Berthold Koletzko

Kinderheilkunde und Jugendmedizin

Begründet von G. A. von Harnack

12., vollständig aktualisierte Auflage

Springer

Berlin
Heidelberg
New York
Hongkong
London
Mailand
Paris
Tokio

Berthold Koletzko (Hrsg.)

Kinderheilkunde und Jugendmedizin

Begründet von G.-A. von Harnack

Unter Mitarbeit von
B. H. Belohradsky, M. Brandis, J. Gärtner, E. Harms, G.-A. von Harnack,
G. Hausdorf, G. Heimann, B. Koletzko, S. Koletzko, H.-H. Kramer,
R. von Kries, K. Kruse, M. Leichsenring, J. Murken, C. Niemeyer, F. U. Niethard,
W. Nützenadel, M. B. Ranke, D. Reinhardt, M. H. Schmidt, H. P. Schwarz,
C. P. Speer, U. G. Stauffer, H. von Voss, U. Wahn, V. Wahn, H. H. Wolff,
L. B. Zimmerhackl

Zwölfte, vollständig aktualisierte Auflage

Mit 453 überwiegend farbigen Abbildungen
und 142 Tabellen

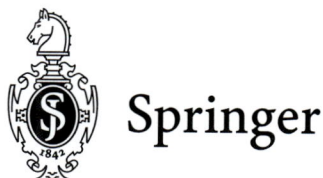

Univ.-Prof. Dr. med. Berthold Koletzko
Klinikum der Universität München
Dr. von Haunersches Kinderspital
Lindwurmstraße 4
80337 München

ISBN 3-540-44365-7 12. Auflage Springer-Verlag Berlin Heidelberg New York
ISBN 3-540-65774-6 11. Auflage Springer-Verlag Berlin Heidelberg New York
Bibliografische Information Der Deutsche Bibliothek
Die Deutsche Bibliothek verzeichnet diese Publikation in der Deutschen Nationalbibliografie; detaillierte bibliografische Daten sind im Internet über <http://dnb.ddb.de> abrufbar.

Dieses Werk ist urheberrechtlich geschützt. Die dadurch begründeten Rechte, insbesondere die der Übersetzung, des Nachdrucks, des Vortrags, der Entnahme von Abbildungen und Tabellen, der Funksendung, der Mikroverfilmung oder der Vervielfältigung auf anderen Wegen und der Speicherung in Datenverarbeitungsanlagen, bleiben, auch bei nur auszugsweiser Verwertung, vorbehalten. Eine Vervielfältigung dieses Werkes oder von Teilen dieses Werkes ist auch im Einzelfall nur in den Grenzen der gesetzlichen Bestimmungen des Urheberrechtsgesetzes der Bundesrepublik Deutschland vom 9. September 1965 in der jeweils geltenden Fassung zulässig.
Sie ist grundsätzlich vergütungspflichtig. Zuwiderhandlungen unterliegen den Strafbestimmungen des Urheberrechtsgesetzes.

Springer-Verlag Berlin Heidelberg New York
ein Unternehmen der BertelsmannSpringer Science+Business Media GmbH
http://www.springer.de/medizin
© Springer-Verlag Berlin Heidelberg 2004
Printed in Germany

Die Wiedergabe von Gebrauchsnamen, Warenbezeichnungen usw. in diesem Werk berechtigt auch ohne besondere Kennzeichnung nicht zu der Annahme, dass solche Namen im Sinne der Warenzeichen- und Markenschutzgesetzgebung als frei zu betrachten wären und daher von jedermann benutzt werden dürften.
Produkthaftung: Für Angaben über Dosierungsanweisungen und Applikationsformen kann vom Verlag keine Gewähr übernommen werden. Derartige Angaben müssen vom jeweiligen Anwender im Einzelfall anhand anderer Literaturstellen auf ihre Richtigkeit überprüft werden.

Planung: Simone Spägele
Projektmanagement: Axel Treiber
Herstellung: PRO EDIT GmbH, Heidelberg
Umschlaggestaltung: deblik Berlin
Layout: deblik Berlin
Satz: Appl, Wemding
Gedruckt auf säurefreiem Papier   15/3160/So – 5 4 3 2 1 0

Vorwort zur zwölften Auflage

Vor nunmehr vier Jahrzehnten gab Professor Gustav-Adolf von Harnack im Jahre 1963 die erste Auflage dieses Lehrbuches im Springer Verlag heraus mit dem Ziel, das Grundwissen der Pädiatrie in prägnanter und lernfreundlicher Weise zu vermitteln.

Seitdem hat dieses Buch in vielen Neuauflagen Generationen von Medizinstudenten das notwendige Examenswissen nahegebracht und Ärzten aller Fachrichtungen, Krankenschwestern und -pflegern sowie Angehörigen anderer Heilberufe einen Überblick über die ganze Breite der Kinderheilkunde und Jugendmedizin gegeben.

Auch die vorangegangene 11. Auflage des Buches war wieder das mit Abstand beliebteste, auflagenstärkste deutschsprachige Lehrbuch der Pädiatrie.

Wesentlich für den großen Erfolg ist wohl das durch Professor von Harnack von Beginn an vorgegebene und von Herausgebern und Autoren bis heute verfolgte Konzept der Begrenzung auf das Wesentliche bei didaktisch klarer Darstellung.

Die vorliegende 12. Auflage wurde in diesem Sinne gründlich überarbeitet und ergänzt. Im Zeitraum der Vorbereitungen zur Neuauflage sind Professor G. Hausdorf (Göttingen) und Professor K. Kruse (Lübeck) unerwartet verstorben. Mit Ihnen haben wir zwei besonders engagierte und begabte Ärzte und akademische Lehrer verloren, denen wir viel zu verdanken haben. Professor H. Kramer (Kiel) hat kurzfristig die Neubearbeitung des Kapitels »Herz- und Kreislauferkrankungen« übernommen. Die bereits fertiggestellten Beiträge von Professor Kruse hat freundlicherweise Professor Hiort (Lübeck) korrigiert. Professor S. Stotz (München) ist in den Ruhestand getreten und nach langjähriger Mitarbeit an diesem Lehrbuch ausgeschieden. Auch ihm danke ich sehr herzlich für das Mitwirken an den bisherigen Auflagen.

Als neuer Autor für das Kapitel »Knochen und Gelenke« kam Herr Professor F. Niethard (Aachen) hinzu. Frau PD Dr. S. Koletzko (München) hat die Koautorenschaft für die »Erkrankungen des Verdauungstraktes« übernommen. Die Bereitschaft so renommierter Fachkenner zur Mitarbeit an unserem Buch freut mich sehr.

Auch die übrigen Kapitel wurden wesentlich verändert und aktualisiert. Ein neues Kapitel »Anamnese und Untersuchung« ist hinzugekommen. Die Ausstattung mit Abbildungen und Graphiken wurde noch weiter verbessert. Eine große Hilfe bei der Überarbeitung waren von vielen Lesern beigetragene, konstruktive Verbesserungsvorschläge.

Mein besonderer Dank gilt dem Springer-Verlag und seinen Mitarbeitern, voran Herrn A. Treiber, Frau C. Sonntag und Frau S. Spägele für die gute Zusammenarbeit und engagierte Betreuung des Buches und seiner Gestaltung.

München, im September 2003

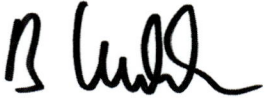

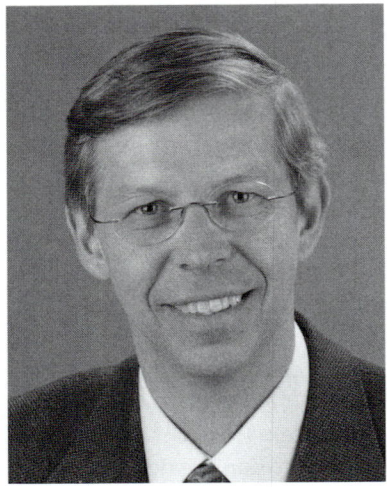

Berthold Koletzko (Herausgeber)

1954 im Münsterland geboren, studierte Medizin in Münster/Westfalen. An die Promotion und klinische Tätigkeit an verschiedenen Kinderkliniken in Deutschland und Afrika schloss sich ein zweijähriger Forschungsaufenthalt in Toronto an. Nach der Habilitation an der Universität Düsseldorf und oberärztlicher Tätigkeit an der dortigen Kinderklinik wechselte er 1992 an die Universität München, wo er an der Universitäts-Kinderklinik im Dr. v. Haunerschen Kinderspital arbeitet. Zahlreiche Forschungsvorhaben, wissenschaftliche Auszeichnungen, sowie die Mitarbeit in verschiedenen Fachkommissionen und in der Schriftleitung pädiatrischer Fachzeitschriften zeugen von seinem wissenschaftlichen Engagement.

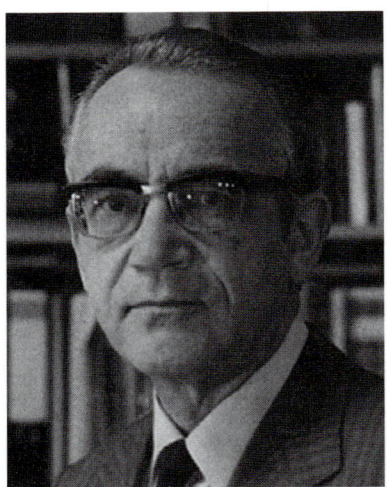

Gustav-Adolf von Harnack

geboren 1917, war von 1945 bis 1966 Assistent, später Oberarzt an der Universitäts-Kinderklinik Hamburg-Eppendorf unter Karl Heinz Schäfer. Von 1966 bis zu seiner Emeritierung 1983 leitete er die Universitäts-Kinderklinik Düsseldorf. Neben Allgemeinpädiatrie waren seine Spezialgebiete Verhaltensstörungen, Schilddrüsenerkrankungen und Arzneimitteldosierung im Kindesalter. – Generationen von Medizinern verehren Gustav-Adolf von Harnack als hervorragenden Kliniker und begnadeten Lehrer.

Mitarbeiterverzeichnis

Belohradsky, B. H.
Prof. Dr.
Abteilung für antimikrobielle Therapie und Infektionsimmunologie,
Dr. von Haunersches Kinderspital
Lindwurmstr. 4
D-80337 München

Brandis, M.
Prof. Dr.
Universitäts-Kinderklinik
Mathildenstr. 1
D-79106 Freiburg

Gärtner, J.
Prof. Dr.
Zentrum Kinderheilkunde
Pädiatrie II mit Schwerpunkt
Neuropädiatrie
Georg-August-Universität
Robert-Koch-Str. 40
D-37075 Göttingen

Harms, E.
Prof. Dr.
Universitäts-Kinderklinik
Albert-Schweitzer-Str. 33
D-48149 Münster

Harnack, G.-A. von
Prof. emer. Dr., ehem. Direktor
der Universitäts-Kinderklinik
Moorenstr. 5
D-40225 Düsseldorf

Hausdorf, G. †
Prof. Dr.
Pädiatrische Kardiologie
und Intensivmedizin
Robert-Koch-Str. 40
D-37075 Göttingen

Heimann, G.
Prof. Dr.
Kinderklinik der RWTH Aachen
Pauwelsstr. 30
D-52074 Aachen

Koletzko, B.
Prof. Dr.
Kinderklinik und Kinderpoliklinik
im Dr. von Haunerschen Kinderspital der Univ. München
Lindwurmstr. 4
D-80337 München

Koletzko, S.
PD Dr.
Kinderklinik und Kinderpoliklinik
im Dr. von Haunerschen Kinderspital der Univ. München
Lindwurmstr. 4
D-80337 München

Kramer, H.-H.
Prof. Dr.
Kinderkardiologie
der Universität Kiel
Schwanenweg 20
D-24105 Kiel

Kries, R. von
Prof. Dr.
Kinderzentrum München
Heiglhofstr. 63
D-81377 München

Kruse, K. †
Prof. Dr.
Klinik für Pädiatrie
der Medizinischen Universität
zu Lübeck
Kahlhorststr. 31–35
D-23562 Lübeck

Leichsenring, M.
PD Dr.
Universitäts-Kinderklinik
Prittwitzstr. 43
D-89075 Ulm

Murken, J.
Prof. Dr.
Kinderpoliklinik,
Abt. Pädiatrische Genetik
Goethestr. 29
D-80336 München

Niemeyer, C.
PD Dr.
Universitäts-Kinderklinik
Mathildenstr. 1
D-79106 Freiburg

Niethard, F. U.
Prof. Dr.
Orthopädische Klinik
der RWTH Aachen
Pauwelsstr. 30
D-52074 Aachen

Nützenadel, W.
Prof. Dr.
Universitäts-Kinderklinik
Im Neuenheimer Feld 150
D-69120 Heidelberg

Ranke, M. B.
Prof. Dr.
Universitäts-Kinderklinik
Rümelinstr. 23
D-72070 Tübingen

Reinhardt, D.
Prof. Dr.
Kinderklinik und Kinderpoliklinik
im Dr. von Haunerschen
Kinderspital der Univ. München
Lindwurmstr. 4
D-80337 München

Schmidt, M. H.
Prof. Dr. Dr.
Kinder- und Jugendpsychiatrische
Klinik des Zentralinstituts
für Seelische Gesundheit, J 5,
D-68072 Mannheim

Schwarz, H. P.
Prof. Dr. Ph. D., Dr.
Kinderklinik und Kinderpoliklinik
im Dr. von Haunerschen
Kinderspital der Univ. München
Lindwurmstr. 4
D-80337 München

Speer, C. P.
Prof. Dr.
Universitäts-Kinderklinik
Josef-Schneider-Str. 2
D-97080 Würzburg

Stauffer, U. G.
Prof. Dr.
Chirurgische Klinik
des Universitäts-Kinderspitals
Steinwiesstr. 75
CH-8032 Zürich

Voss, H. von
Prof. Dr. Dr. h. c.
Kinderzentrum München
Heiglhofstr. 63
D-81377 München

Wahn, U.
Prof. Dr.
Kinderklinik Rudolf Virchow
Klinikum
Augustenburger Platz 1
D-13353 Berlin

Wahn, V.
Prof. Dr.
Klinikum Ückermark
Auguststr. 23
D-16303 Schwedt/Oder

Wolff, H. H.
Prof. Dr.
Klinik für Dermatologie und
Venerologie der Medizinischen
Universität zu Lübeck
Ratzeburger Allee 160
D-23538 Lübeck

Zimmerhackl, L. B.
Prof. Dr.
Universitäts-Kinderklinik
Mathildenstr. 23
D-79106 Freiburg

Inhaltsverzeichnis

1 Wachstum, Entwicklung und Reife *1*
M. B. Ranke und G.-A. von Harnack
1.1 Körperliche Entwicklung *3*
1.2 Sensomotorische Entwicklung und Reifung *9*

2 Anamnese und Untersuchung *15*
B. Koletzko
2.1 Zuwendung zum Kind und zur Betreuungsperson *17*
2.2 Äußere Bedingungen *17*
2.3 Anamneseerhebung *17*
2.4 Körperliche Untersuchung *18*
2.5 Vorsorgeuntersuchungen *19*
2.6 Besonderheiten bei der Untersuchung des Neugeborenen *20*

3 Pädiatrische Genetik und teratogene Fruchtschädigungen *25*
J. Murken
3.1 Chromosomenaberrationen *27*
3.2 Monogene Vererbung *34*
3.3 Multifaktorielle (polygene) Vererbung *39*
3.4 Embryopathien und Fetopathien durch exogene Noxen *40*
3.5 Genetische Beratung und Diagnostik *45*

4 Neonatologie *49*
C. P. Speer
4.1 Grundlagen und Definitionen *52*
4.2 Physiologie der Perinatalzeit *52*
4.3 In der Schwangerschaft und Neugeborenenperiode erkennbare Fehlbildungen *54*
4.4 Perinatale Schäden und ihre Folgen *56*
4.5 Grundzüge der Reanimation des Neugeborenen *60*
4.6 Das Frühgeborene *62*
4.7 Lungenerkrankungen des Neugeborenen *71*
4.8 Bluterkrankungen *79*
4.9 Fehlbildungen des Magen-Darm-Traktes *89*
4.10 Fetale und neonatale Infektionen *93*
4.11 Neugeborenenkrämpfe *109*
4.12 Maternale Drogenabhängigkeit und Entzugssymptomatik des Neugeborenen *112*
4.13 Der plötzliche Säuglingstod *112*

5 Ernährung und Ernährungsstörungen *117*
B. Koletzko
5.1 Ernährung des gesunden Säuglings *119*
5.2 Ernährung im Kleinkind- und Schulalter *130*
5.3 Untergewicht *131*
5.4 Übergewicht *133*

6 Stoffwechselstörungen *139*
E. Harms, B. Koletzko und K. Kruse
6.1 Aminosäurenstoffwechsel *141*
E. Harms
6.2 Störungen des Kohlenhydratstoffwechsels *148*
E. Harms
6.3 Fettstoffwechsel *158*
E. Harms
6.4 Störungen im Abbau komplexer Kohlenhydrate (Heteroglykanosen) *163*
E. Harms
6.5 Kalzium-, Phosphat- und Magnesiumstoffwechsel *168*
K. Kruse, B. Koletzko
6.6 Störungen des Wasser-, Elektrolyt- und Säure-Basen-Haushaltes *175*
K. Kruse
6.7 Vitaminmangel und Hypervitaminosen *181*
B. Koletzko

7 Endokrinologie - Erkrankungen des hormonproduzierenden Systems *191*
H. P. Schwarz
7.1 Wirkung und Steuerung von Hormonen *193*
7.2 Hypothalamus und Hypophyse *196*
7.3 Wachstumsstörungen *200*
7.4 Schilddrüsenerkrankungen *204*
7.5 Epithelkörperchen und Parathormon *208*
7.6 Erkrankungen der Nebennierenrinde *209*
7.7 Erkrankungen des Nebennierenmarkes *215*
7.8 Störungen in der Pubertät *215*
7.9 Hypogonadismus *218*
7.10 Geschlechtliche Differenzierung *220*

8 Infektionskrankheiten *227*
B. H. Belohradsky
8.1 Infektion und Infektionskrankheit *229*
8.2 Virale Infektionskrankheiten *233*

8.3	Bakterielle Infektionskrankheiten 253		11	**Krebserkrankungen** 327
8.4	Infektionen durch Protozoen 269			C. Niemeyer
8.5	Infektionen durch Rickettsien 270		11.1	Grundlagen und allgemeine Prinzipien onkologischer Therapie 329
8.6	Infektionen durch Pilze 270		11.2	Leukämien 333
9	**Erkrankungen des Immunsystems** 273		11.3	Non-Hodgkin-Lymphome (NHL) 339
	U. Wahn und V. Wahn		11.4	Hodgkin-Lyphome 340
9.1	Immundefekte 275		11.5	Tumoren des Zentralen Nervensystems (ZNS) 340
9.2	Allergische Erkrankungen 281		11.6	Retinoblastom 344
9.3	Autoimmunerkrankungen 289		11.7	Weichteilsarkome 345
9.4	Juvenile idiopathische Arthritis, rheumatisches Fieber und verwandte Krankheiten 293		11.8	Maligne Knochentumoren 345
			11.9	Neuroblastom 348
10	**Hämatologische Erkrankungen** 303		11.10	Nierentumoren 350
	C. Niemeyer		11.11	Keimzelltumoren 352
10.1	Physiologie der Blutbildung und Normwerte 305		11.12	Lebertumoren 352
10.2	Basisdiagnostik und Einteilung der Anämien 306		11.13	Langerhanszell-Histiozytose 353
10.3	Mikrozytäre Anämien 307		11.14	Seltene Tumoren 353
10.4	Megaloblastäre Anämien (Vitamin B_{12}-, Folsäuremangel) 310		**12**	**Herz- und Kreislauferkrankungen** 357
				G. Hausdorf und H. Kramer
10.5	Hyporegenerative Anämien 311		12.1	Pädiatrisch-Kardiologische Diagnostik 359
10.6	Hämolytische Anämie bei Membrandefekten 311		12.2	Kardiologische Therapie 364
10.7	Hämolytische Anämie bei Enzymdefekten 313		12.3	Azyanotische Shuntvitien: Angeborene Herzfehler mit Links-rechts-Shunt 368
10.8	Mechanisch und toxisch bedingte Hämolysen 313		12.4	Zyanotische Shuntvitien: Angeborene Herzfehler mit Rechts-links-Shunt 374
10.9	Autoimmunhämolytische Anämien 314		12.5	Funktionell univentrikuläre Herzen: Komplexe angeborene Herzfehler mit univentrikulärer Zirkulation 379
10.10	Sichelzellerkrankung und andere Hämoglobinopathien 314		12.6	Herzfehler ohne Shunt 381
10.11	Angeborene Erkrankungen mit primärem Knochenmarkversagen 316		12.7	Erworbene Herzerkrankungen und Kardiomyopathien 387
10.12	Erworbene aplastische Anämie 317		12.8	Störungen des Herzrhythmus 391
10.13	Polyglobulie 317		12.9	Funktionelle Störungen 395
10.14	Erkrankungen der Granulopoese und Granulozytenfunktion 318		12.10	Schock 396
10.15	Histiozytäre Erkrankungen 318		**13**	**Erkrankungen der Atemwege** 399
10.16	Erkrankungen der Milz 319			D. Reinhardt
10.17	Thrombozytopenie und Thrombozytose 319		13.1	Altersabhängige Besonderheiten 401
10.18	Funktionsstörungen der Thrombozyten 321		13.2	Differentialdiagnostische Symptomatologie 401
10.19	Plasmatische Gerinnungsstörungen 321		13.3	Diagnostik 402
10.20	Thrombophilie 323		13.4	Angeborene Fehlbildungen 404
10.21	Vasopathien 323		13.5	»Banaler« Atemwegsinfekt 406
10.22	Transfusionstherapie 324		13.6	Erkrankungen von Ohren, Nase und Rachen 407
			13.7	Erkrankungen von Kehlkopf, Trachea und Bronchien 414

Inhaltsverzeichnis

- 13.8 Erkrankungen der Lunge 431
- 13.9 Erkrankungen der Pleura 439
- 13.10 Erkrankungen des Mediastinums 440

14 Erkrankungen des Verdauungstraktes 445
W. Nützenadel und S. Koletzko

- 14.1 Leitsymptome 447
- 14.2 Gastroenterologische Diagnostik 450
- 14.3 Fremdkörper und Verätzungen 451
- 14.4 Angeborene Fehlbildungen des Gastrointestinaltraktes 452
- 14.5 Funktionelle Störungen 456
- 14.6 Motilitätsstörungen 458
- 14.7 Akut entzündliche Erkrankungen des Gastrointestinaltraktes 465
- 14.8 Chronisch entzündliche Erkrankungen des Gastrointestinaltraktes 470
- 14.9 Nichtentzündliche Darmerkrankungen 479
- 14.10 Erkrankungen der Gallenwege und Gallenblase 481
- 14.11 Erkrankungen der Leber 484
- 14.12 Erkrankungen der Bauchspeicheldrüse 489

15 Erkrankungen der Niere und ableitenden Harnwege 495
M. Brandis und L. B. Zimmerhackl

- 15.1 Untersuchungsmethoden 498
- 15.2 Angeborene Fehlbildungen der Nieren und ableitenden Harnwege einschließlich genetischer Erkrankungen 499
- 15.3 Nephrotische Syndrome 506
- 15.4 Glomerulonephritis 509
- 15.5 Hämolytisch-urämisches Syndrom (HUS) 513
- 15.6 Interstitielle Nephritiden 514
- 15.7 Nierenvenenthrombose 515
- 15.8 Renal bedingte Hypertonie 515
- 15.9 Nephrolithiasis 518
- 15.10 Tubulopathien 520
- 15.11 Renal-tubuläre Azidose (RTA) 522
- 15.12 Harnwegsinfektionen 523
- 15.13 Enuresis 524
- 15.14 Akutes Nierenversagen (ANV) 526
- 15.15 Chronische Niereninsuffizienz 527
- 15.16 Nierenersatztherapie 528
- 15.17 Nierentransplantation 530
- 15.18 Fehlbildungen und Erkrankungen des äußeren Genitales 530
- 15.19 Tumoren im Bereich der Nieren und ableitenden Harnwege 534

16 Knochen und Gelenke 537
F. Niethard und U. G. Stauffer

- 16.1 Allgemeine Skelettentwicklung 539
- 16.2 Angeborene Skelettanomalien 540
- 16.3 Wirbelsäulenerkrankungen 547
- 16.4 Hüfterkrankungen 555
- 16.5 Kniegelenkserkrankungen 561
- 16.6 Fußerkrankungen 563
- 16.7 Grundzüge der Behandlung kindlicher Frakturen 564
- 16.8 Trichterbrust 568
- 16.9 Osteomyelitis 569
- 16.10 Knochentumoren 572

17 Pädiatrisch wichtige Hauterkrankungen 579
H. H. Wolff

- 17.1 Hereditäre Hauterkrankungen 581
- 17.2 Nävi 583
- 17.3 Viruserkrankungen der Haut 583
- 17.4 Bakterielle Hauterkrankungen 588
- 17.5 Hautmykosen 589
- 17.6 Parasitosen der Haut 591
- 17.7 Dermatitis und Ekzem 592
- 17.8 Urtikariagruppe 595
- 17.9 Infekt- und medikamentenallergische Exantheme 596
- 17.10 Sonstige Hautkrankheiten 597

18 Erkrankungen des Nervensystems 603
J. Gärtner

- 18.1 Psychointellektuelle Entwicklungsstörungen 605
- 18.2 Fehlbildungen 609
- 18.3 Infantile Zerebralparesen 615
- 18.4 Neurometabolische Erkrankungen 617
- 18.5 Neuromuskuläre Erkrankungen 623
- 18.6 Neurokutane Erkrankungen 632
- 18.7 Zerebrovaskuläre Erkrankungen 634
- 18.8 Paroxysmale Erkrankungen 636
- 18.9 Entzündungen 642
- 18.10 Verletzungen 646
- 18.11 Tumoren 650

19 Sozialpädiatrie 653
H. von Voss und R. von Kries

- 19.1 Epidemiologie – Gesundheitsindikatoren: Mortalität, Morbidität 655
- 19.2 Prävention – Prophylaxe 659

19.3	Aufgaben des Gesundheits-, Jugend- und Sozialamtes *660*	21	**Unfälle und akzidentelle Vergiftungen** *693*	
19.4	Rehabilitation *662*		*G. Heimann*	
19.5	Betreuung des sozial gefährdeten Kindes und Jugendlichen *665*	21.1	Thermische Schäden – Verbrühungen und Verbrennungen *695*	
19.6	Kindesmisshandlung, Vernachlässigung und sexueller Missbrauch *665*	21.2	Ertrinkungsunfälle *696*	
		21.3	Vergiftungen *696*	
		21.4	Verätzungen *698*	

20   Wichtige psychische Störungen bei Kindern und Jugendlichen   671
M. H. Schmidt

20.1   Pathogenese und Prävention   *673*
20.2   Diagnostik, Therapie und Verlauf   *675*
20.3   Störungen, die im Kindesalter beginnen   *676*
20.4   Häufige pathogene Bedingungen   *684*
20.5   Störungen mit typischem Beginn in der Adoleszenz   *687*

22   Krankheiten von Kindern in der Dritten Welt   701
M. Leichsenring

22.1   Medizinische Versorgung von Kindern in der Dritten Welt   *703*
22.2   Mangelernährung   *703*
22.3   Malaria   *705*
22.4   Weitere Tropenkrankheiten   *706*
22.5   HIV-Infektionen   *706*

23   Prinzipien der Arzneimitteltherapie beim Kind   709
G. Heimann

Sachverzeichnis   713

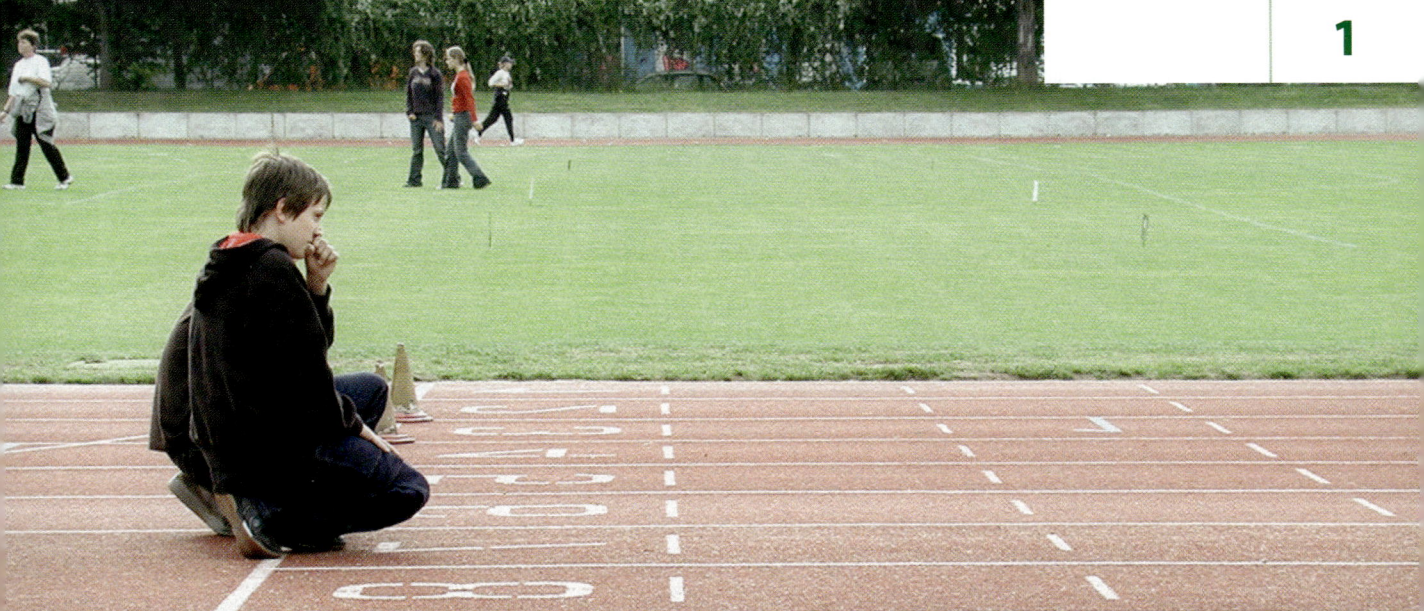

1 Wachstum, Entwicklung und Reife

M. B. Ranke und G.-A. von Harnack

Zu den charakteristischen Besonderheiten des Kindes- und Jugendalters gehören die dynamische Veränderung durch Wachstum und Entwicklung. Das Verständnis dieser Entwicklungsprozesse und ihre konsequente Erfassung erlauben die frühzeitige Erkennung von Abweichungen vom Normalen, die oft auf krankhafte Veränderungen hinweisen.

1 Wachstum, Entwicklung, Reife (Übersicht)

1.1	**Körperliche Entwicklung – 3**		**1.2**	**Sensomotorische Entwicklung und Reifung – 9**
1.1.1	Intrauterines Wachstum – 3			
1.1.2	Wachstum nach der Geburt – 3		1.2.1	Neugeborenenperiode – 9
1.1.3	Wachstumsbeurteilung durch Somatogramme und Perzentilenkurven – 4		1.2.2	Säuglingszeit – 9
			1.2.3	Kleinkindesalter – 11
1.1.4	Säkularer Wachstumstrend (»Akzeleration«) – 6		1.2.4	Schulalter – 11
			1.2.5	Adoleszenz – 11
1.1.5	Formwandel des Organismus – 6		1.2.6	Pubertät – 12
1.1.6	Organwachstum – 7			
1.1.7	Kopfwachstum – 7			
1.1.8	Knochenreifung – 7			
1.1.9	Zahnentwicklung – 9			

1.1 Körperliche Entwicklung

> Von der Befruchtung der Eizelle bis zum Tod ist der Mensch einem *Entwicklungsprozess* unterzogen. Der Wandel betrifft die quantitativen Veränderungen (Wachstum) und die Differenzierung der Organsysteme und ihre Vernetzung (Entwicklung). In morphologischer und funktioneller Hinsicht ist er Ausdruck der individuellen genetischen Anlagen und ihrer Prägung durch äußere Bedingungen. Dieser Wandel ist während der Kindheit am ausgeprägtesten. Er führt in dieser Zeit zur Ausreifung der körperlichen Merkmale, zur Ausprägung der geistigen Fähigkeiten und der persönlichen Eigenschaften. Dieser Prozess ist quantitativ und zeitlich messbar, so dass Abweichungen vom Normalen erfasst werden können.

1.1.1 Intrauterines Wachstum

Während der intrauterinen Entwicklung vollzieht sich die Anlage und Differenzierung der Organe, die Reifung der meisten vitalen Funktionen und ein exponentielles Wachstum der Körpermasse. Die vorgeburtliche Entwicklung wird durch invasive und nicht-invasive Methoden (z. B. Ultraschall) zunehmend erkennbar. Die Messung der Scheitel-Steiß-Länge und des Kopfdurchmessers des Ungeborenen ist von großer Bedeutung; hieraus lassen sich Schlüsse auf den Zustand der feto-plazentaren Einheit und damit therapeutische Konsequenzen ziehen. Bei der Geburt werden Gewicht, Körperlänge und Kopfumfang im Rahmen der Vorsorgeuntersuchung U1 dokumentiert. Unter Berücksichtigung des Gestationsalters können die gewonnenen Werte mit den Normwerten verglichen werden (Abb. 1.1).

So ist es möglich festzustellen, ob das Kind zu früh, zu spät oder reif geboren wurde und ob es – gemessen am Gestationsalter – zu groß oder zu klein (Geburtsgewicht < 10. Perzentile = intrauterine Dystrophie oder »small-for-date«) ist. Untermaßigkeit bei Geburt ist häufig Hinweis auf eine Erkrankung des Neugeborenen.

1.1.2 Wachstum nach der Geburt

Das Wachstum kann durch 2 Begriffe beschrieben werden:
- **Distanz:** die Messgröße, welche zu einem Zeitpunkt erreicht ist.

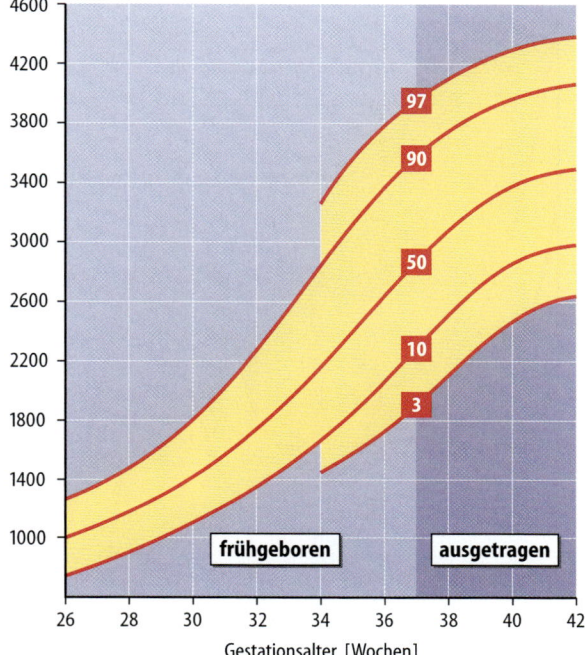

Abb. 1.1. Intrauterines Gewichtswachstum nach Hohenauer (im Anfangsteil leicht modifiziert) mit Angabe der 3., 10., 50., 90., und 97. Perzentile: Jungen und Mädchen kombiniert

- **Geschwindigkeit:** z. B. die Rate des Größenwachstums pro Jahr.

Es kann z. B. die gleiche **Endgröße** bei langsamem (aber längerem) wie bei schnellem (aber kürzerem) Wachstum erreicht werden. Länge wird bis zum Ende des 2. Jahres im Liegen, Größe (Höhe) danach im Stehen gemessen. Die exakte Bestimmung von grundlegenden Wachstumsparametern wie Größe, Gewicht und Kopfumfang ist Bestandteil *jeder* Untersuchung des Kindes.

Die Geschwindigkeit des Größen-(Längen-)wachstums nimmt nach der Geburt stetig ab, erreicht aber während der Pubertät ein erneutes Maximum (**Pubertätswachstumsspurt**) (Abb. 1.2). Bis zum Beginn der Pubertät (Mädchen 10,5, Jungen 12,5 Jahre) sind Jungen und

> **Merke**
>
> Zu jeder Untersuchung eines Kindes gehört die Bestimmung von Größe, Gewicht und Kopfumfang.

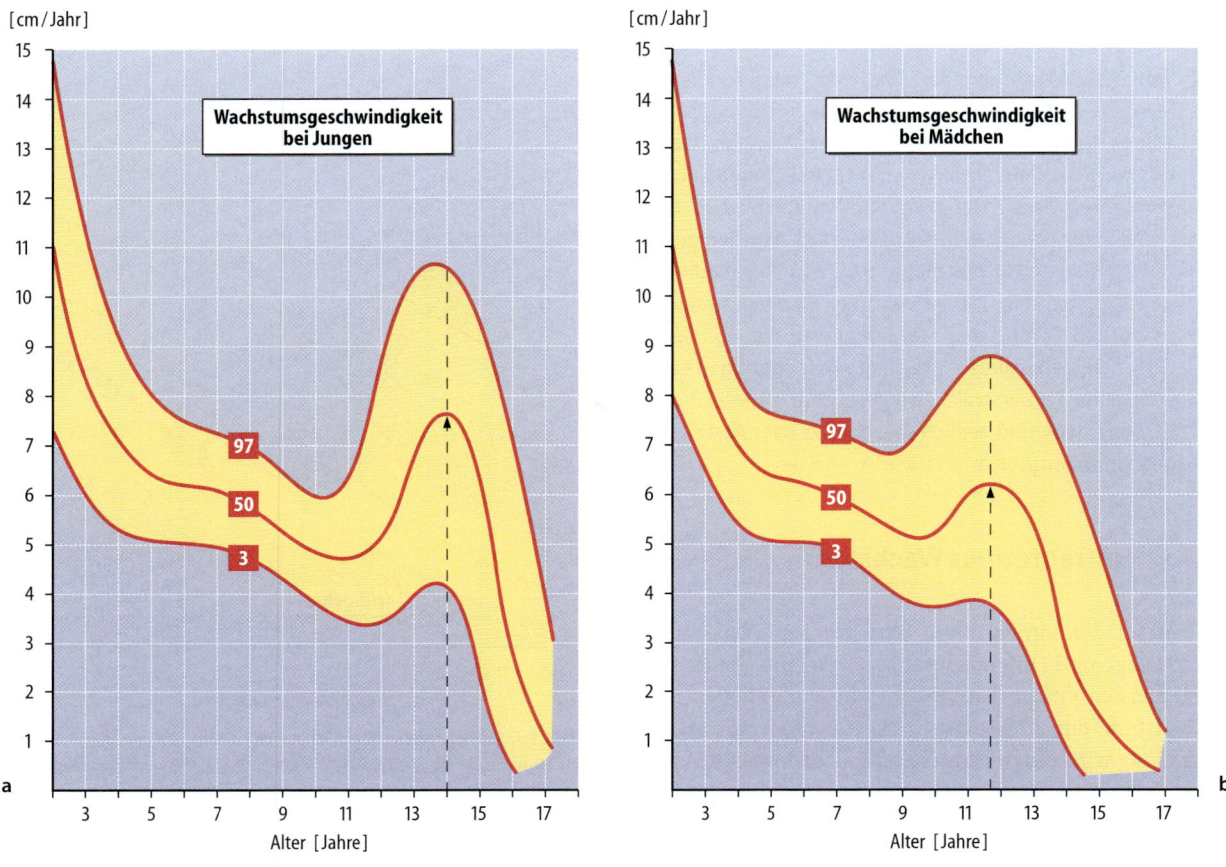

Abb. 1.2. Wachstumsgeschwindigkeit
von Jungen **a** und von Mädchen **b** von 2 bis 17 Jahren: cm/Jahr mit 3., 50., und 97. Perzentile. Maximum der Größenzunahme bei Jungen mit 14, bei Mädchen mit knapp 12 Jahren (nach Prader et al. (1989) Helvet. Paediatr. Acta, Supp. 52)

Mädchen etwa gleich groß. Die Differenz in der Erwachsenengröße (Männer = Frauen + 13 cm) ist durch das längere präpubertäre (50%) und stärkere pubertäre (50%) Wachstum der Knaben bedingt. Mädchen sind mit 16, Jungen mit 18 Jahren in der Regel ausgewachsen. Die biologisch bedingte Variabilität der Wachstumsparameter muss bei der Definität der »Norm« immer berücksichtigt werden.

1.1.3 Wachstumsbeurteilung durch Somatogramme und Perzentilenkurven

■■■ **Somatogramme.** Der Vergleich von individuellen Messgrößen mit altersentsprechenden Normwerten erfolgt mittels Tabellen und/oder Somatogrammen. In ◘ Tabelle 1.1 sind die altersbezogenen Durchschnittsgrößen und -gewichte für Jungen und Mädchen aufgelistet. Der Vergleich der Individualmaße mit Durchschnittstabellen erlaubt eine deskriptive Beschreibung von Wachstumsparametern. (Beispiel: Ein 6 jähriger, der 105 cm hoch ist und 34,5 kg wiegt, ist so groß wie ein 4 jähriger aber so schwer wie ein 11 jähriger.) Eine anschaulichere und den Verlauf berücksichtigende Darstellung und Beurteilung ist durch den altersbezogenen und geschlechtsspezifischen Vergleich innerhalb von Somatogrammen möglich. Somatogramme werden durch die Vermessung von normalen Kindern erstellt.

Merke

Merkregel durchschnittlicher Gewichtszunahme:

	kg		kg
Geburt	3,3	1 Jahr	10
4–5 Monate	6,6	6 Jahre	20

1.1 · Körperliche Entwicklung

Tabelle 1.1. Somatogramm: Mediane der Gewichts- und Längenentwicklung

Knaben		Jahre	Mädchen	
kg	cm		cm	kg
3,5	51,0	0	50,0	3,3
5,9	61,6	1/4	60,4	5,7
7,9	68,5	1/2	67,2	7,4
9,3	73,3	3/4	71,9	8,9
10,5	77,0	1	75,6	10,0
12,1	83,8	1 1/2	82,5	11,5
13,3	88,9	2	87,8	12,8
15,6	97,5	3	96,5	14,9
17,6	105,0	4	104,2	16,9
19,4	111,4	5	110,9	18,9
21,2	117,8	6	117,3	20,8
23,6	123,8	7	123,3	23,2
26,2	129,6	8	129,0	25,8
28,8	134,8	9	134,2	28,5
31,4	139,8	10	139,1	31,3
34,5	144,6	11	144,1	34,8
37,9	149,6	12	151,0	39,7
42,2	155,1	13	157,2	45,0
47,8	161,3	14	161,2	49,8
54,6	168,6	15	163,9	53,4
59,7	173,1	16	165,4	55,8
63,5	176,1	17	166,0	57,2
66,2	177,6	18	166,3	58,2

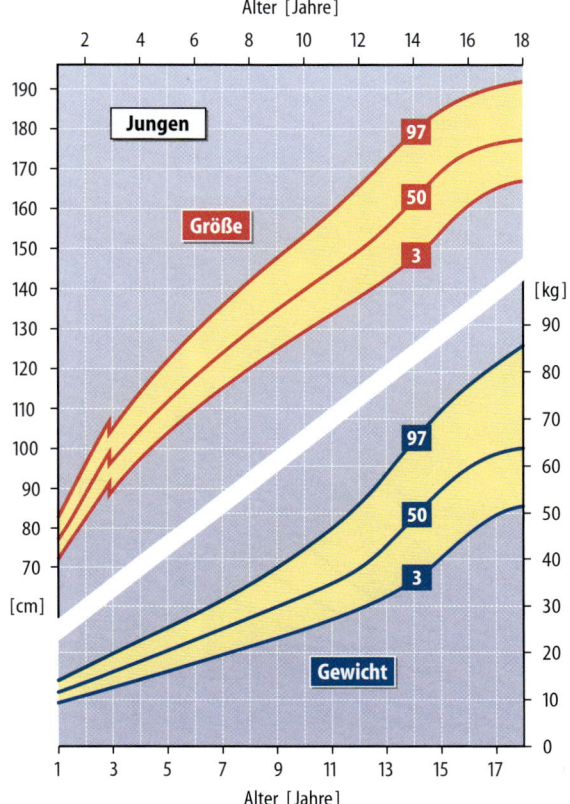

Abb. 1.3. Größe und Gewicht von Jungen von 1 bis 18 Jahren: 3., 50. und 97. Perzentile (Nach Prader et al. (1989) Helvet. Paediatr. Acta, Supp. 52)

■ ■ ■ **Perzentilenkurven.** Innerhalb der Somatogramme zeigen Perzentilenkurven den jeweiligen Prozentrang einer Normpopulation an (z. B.: 50. Perzentile = 50 % der Norm sind größer oder kleiner; 3. Perz. = 3 % der Norm sind kleiner, 97 % sind größer). Zwischen der 3. und 97. Perzentile liegt – definitionsgemäß – der Normbereich. Abweichungen bedürfen der ärztlichen Beurteilung und Zuordnung in normal oder pathologisch. Wachstumstendenzen, die bei longitudinaler Betrachtung innerhalb von Somatogrammen erkennbar werden, können abnormes Wachstumsverhalten aufzeigen, selbst wenn die Messparameter noch im Normbereich liegen.

Langzeitbeobachtungen und die Verwendung von Somatogrammen, welche die Geschwindigkeit eines Wachstumsparameters darstellen, sind daher die Grundpfeiler der Wachstumsdiagnostik. ◘ Abb. 1.3 und 1.4 zeigen Perzentilenkurven für Größe und Gewicht.

Hinweise auf Wachstumsstörungen und ihre Ursachen ergeben sich auch aus der Beziehung zwischen Größe und Gewicht. Der Ermittlung des »Soll«-Gewichts dient nicht das betreffende Alter sondern die zu diesem Zeitpunkt erreichte Körpergröße. Die zugehörige 50. Gewichtsperzentile gibt das »Norm«-Gewicht an. Der Quotient aus Ist- und Sollgewicht (Längensollgewicht in %) ist ein Index für die Gewichtsabweichung.

> **Merke**
>
> Größe und Gewicht im Bereich zwischen der 3. und 97. Perzentile entsprechen dem Normalbereich. Zur eindeutigen Beurteilung ist die Kenntnis des longitudinalen Verlaufes wiederholt erhobener Meßwerte notwendig.
>
> Längensollgewicht ist das Körpergewicht als % des Normalgewichtes für die Körperlänge. Ein Längensollgewicht < 85 % entspricht einem Unter-, > 120 % einem Übergewicht.

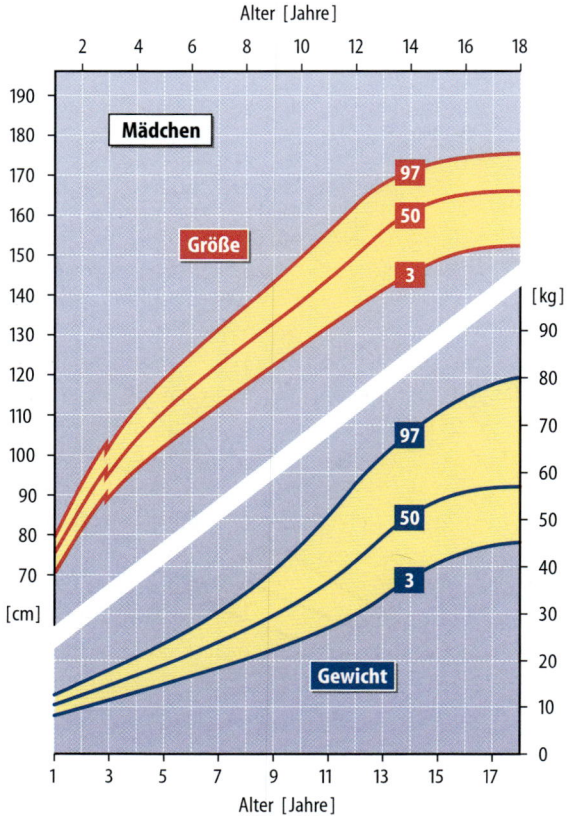

◘ Abb.1.4. **Größe und Gewicht**
von Mädchen von 1–18 Jahren: 3., 50., 97. Perzentile (Nach Prader et al. (1989) Helvet. Paediatr. Acta, Supp. 52)

1.1.4 Säkularer Wachstumstrend (»Akzeleration«)

Langzeitbeobachtungen seit der Mitte des 19. Jahrhunderts haben gezeigt, dass Kinder von Generation zu Generation und in allen Altersphasen, einschließlich des Erwachsenenalters, tendenziell größer werden. Dieser säkulare Wachstumstrend, der in Bezug auf die Erwachsenengröße pro Jahrzent 1–1,5 cm ausmacht, ist bedingt durch die Verbesserung der Lebensbedingungen (Ernährung, Hygiene, Gesundheit), was sich auch in der Reversibilität des positiven Trends in Kriegen und ökonomischen Krisenzeiten dokumentiert. Mit den quantitativen Veränderungen der Wachstumsentwicklung hat sich auch das Tempo der körperlichen Entwicklung beschleunigt («Akzeleration«), was sich in einer Vorverlegung des Pubertätsbeginns zeigt, insbesondere an dem Zeitpunkt der ersten Menstruation (Menarche), welche heute im Mittel mit 13 Jahren auftritt. Mit der Optimierung der Lebensbedingungen (bzw. ihrem Überschreiten) ist auch ein Ende dieser Entwicklung zu erwarten. Das Phänomen und seine zugrunde liegenden sozialmedizinischen Implikationen unterstreichen die Notwendigkeit, regelmäßig neue normative Wachstumsdaten zu erheben. Dieser Forderung wird in Deutschland derzeit nicht institutionalisiert Rechnung getragen.

1.1.5 Formwandel des Organismus

Im Wachstumsverlauf ändern sich die Körperproportionen, d. h. das Verhältnis zwischen der Größe von Rumpf, Extremitäten und Kopf. Die ◘ Abb. 1.5 veranschaulicht die Proportionsverschiebung im Wachstumsverlauf zugunsten der Extremitäten. Größenunterschiede beruhen überhaupt überwiegend auf einer unterschiedlichen Beinlänge. Unterschiedliche Phasen der Entwicklung des Subkutanfetts im Verhältnis zur Körpergröße und der Muskelmasse führen auch schon vor der Pubertät zu einem unterschiedlichen Erscheinungsbild von Kindern, selbst wenn an der Geschwindigkeit des Größenwachstums keine nennenswerten Änderungen zu erkennen sind.

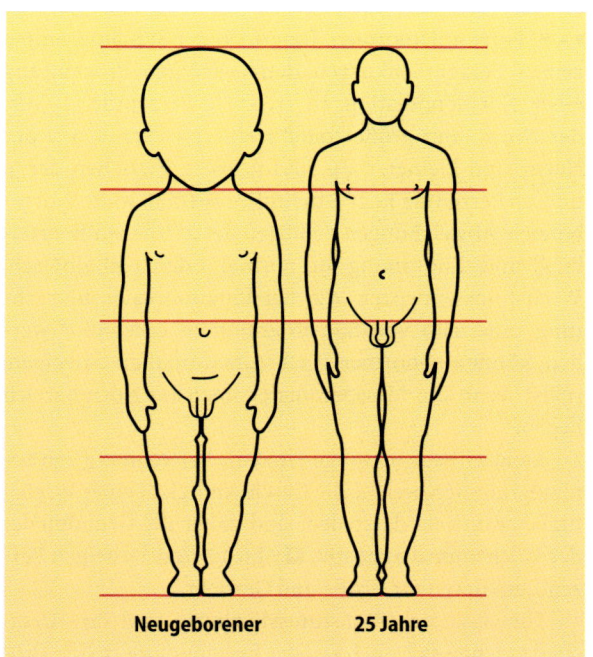

◘ Abb.1.5. **Unterschiedliche Körperproportionen** von Neugeborenem und Erwachsenem

1.1.6 Organwachstum

Obwohl zu jedem Zeitpunkt eine funktionsorientierte Harmonie der Organe des Körpers besteht, wachsen einzelne Organe in ganz unterschiedlicher Weise. Die schematische Darstellung in ○ Abb. 1.6 veranschaulicht den jeweiligen prozentualen Anteil verschiedener Organsysteme an der Masse eines Erwachsenen. Während das Wachstum von Organen mit enger funktioneller Beziehung zur Gesamtmasse (Leber, Herz) parallel verläuft, zeigen insbesondere das Gehirn und die Geschlechtsorgane eine abweichende Wachstumscharakteristik. Das Gehirn hat schon am Ende des 2. Lebensjahrs 80 % der Erwachsenenmasse erreicht. Die Gonaden hingegen sind während der Kindheit von konstanter Größe (was wegen der zunehmenden Diskrepanz zur Gesamtkörpermasse häufig zu Fehlinterpretationen führt) und wachsen während der Pubertät in wenigen Jahren rasch zur adulten Größe. Trotz des unterschiedlichen Pubertätsbeginns und -tempos wird Fertilität bei beiden Geschlechtern schon mit etwa 14–15 Jahren erreicht. Die volle funktionelle Reife von Organsystemen (z. B. Muskelkraft, Knochendichte) stellt sich häufig erst im jungen Erwachsenenalter ein.

1.1.7 Kopfwachstum

Bei Geburt ist der Kopf der größte Körperteil und das Gehirn das größte Organ. Das Gehirn hat bereits bei Geburt 30 % seiner endgültigen Masse erreicht und wächst in den ersten beiden Lebensjahren besonders stark. Als indirekter Hinweis auf das Wachstum des Gehirns wird in der Praxis der frontookzipitale Kopfumfang genutzt, der auch im Rahmen der Vorsorgeuntersuchungen gemessen wird (○ Abb. 1.7). Ist der Kopfumfang im Vergleich zur Altersnorm zu klein, liegt eine **Mikrozephalie**, ist er zu groß eine **Makrozephalie** vor. Die vielfältigen Ursachen können, solange die große Fontanelle offen ist (meist bis zum 18. Lebensmonat), sonographisch, später durch andere bildgebende Verfahren (CT, NMR) evaluiert werden. Bei Wachstumsstörungen ist das Wachstum des Hirnschädels oft weniger beeinträchtigt.

1.1.8 Knochenreifung

Zahl, Form und Größe von Knochenkernen und der Grad des knöchernen Verschlusses der Epiphysenfugen der Röhrenknochen sind während der Entwicklung einem charakteristischen Wandel unterzogen. Genetische (die Knochenreife ist bei Mädchen in jedem Alter höher) und hormonelle Einflüsse bestimmen diese Entwicklung. An der Hand ist die Entwicklung der **Knochenreife** (○ Abb. 1.8) wegen der großen Zahl an knöchernen Strukturen durch eine Röntgenuntersuchung (es wird die ganze linke Hand geröntgt) leicht zu erfassen. Die Strahlenbelastung dieser Untersuchung ist bei Einsatz moderner und kindgerechter Techniken sehr gering. Durch Vergleich mit alterstypischen Bildern in speziellen Atlanten kann die Knochenreife eines Kindes bestimmt und als **Knochenalter** ausgedrückt werden. Das Interesse an diesem Parameter wird dadurch bestimmt, dass das Tempo der Entwicklung stärker mit der Knochenreifung als mit dem Lebensalter korreliert ist. Dies hat für die Bewertung von Tempovarianten des Wachstums und für die Zuordnung von Wachstumsstörungen große praktische Bedeutung. Da der Grad der Knochenreifung mit dem prozentualen Anteil der Größe an der Endgröße gut korreliert ist, ermöglicht das Knochenal-

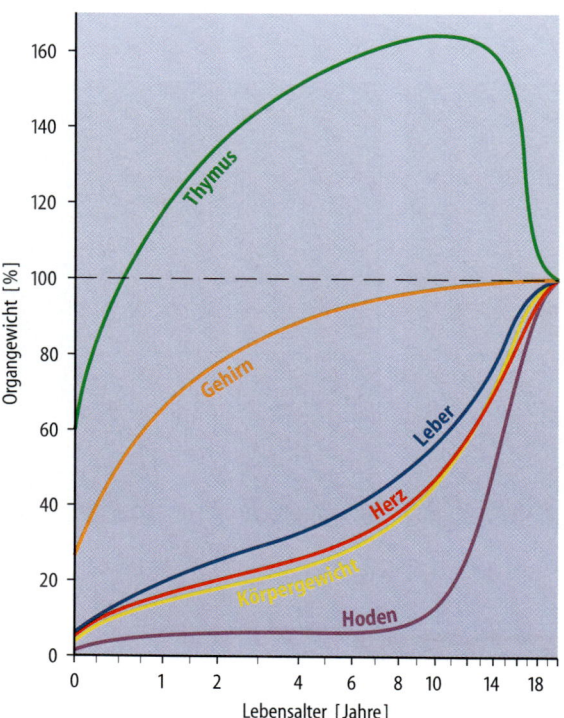

○ **Abb. 1.6. Durchschnittliches Gewichtswachstum** verschiedener Körperorgane. Das Organgewicht Erwachsener ist mit 100 % angesetzt

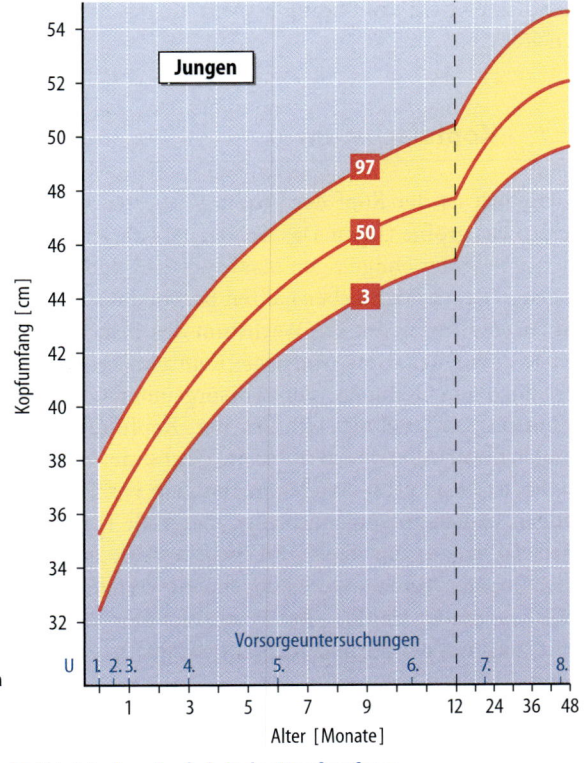
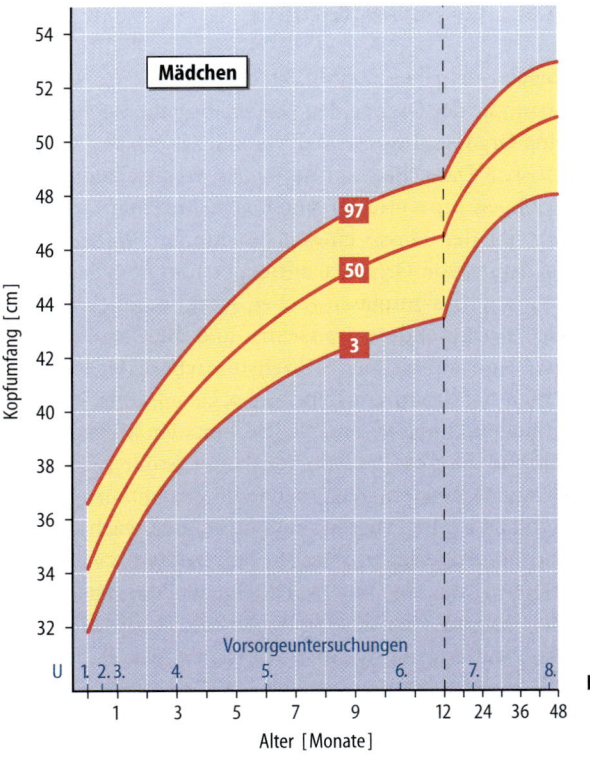

Abb. 1.7. Frontookzipitaler Kopfumfang.
a Jungen, b Mädchen

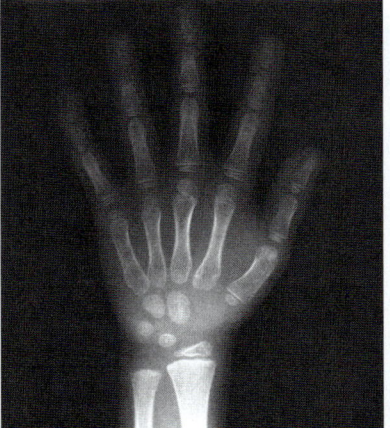
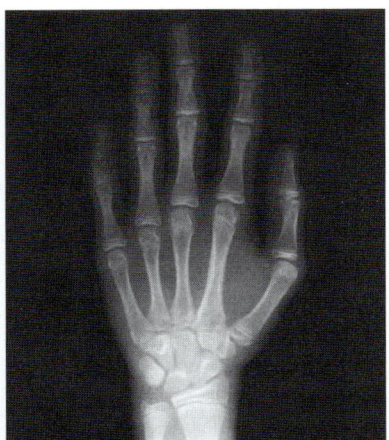

Abb. 1.8. Fortschreiten der Skelettentwicklung
in Beispielen: Junge im Alter von 1½, 4 und 14 Jahren

ter – insbesondere bei normal wachsenden Kindern – eine relativ zuverlässige Vorhersage der Erwachsenengröße. Ein über das Lebensalter avanciertes Knochenalter signalisiert ein reduziertes Wachstumspotential und umgekehrt.

> **Merke**
>
> Mit einer Röntgenaufnahme der linken Hand lässt sich das kindliche Knochenalter bestimmen, das zur Beurteilung von Wachstumsstörungen wichtig ist.

1.1.9 Zahnentwicklung

Der Durchbruch von Milchzähnen ist ein von Eltern mit Interesse verfolgter und häufig von Unpässlichkeiten begleiteter Entwicklungsschritt. Typischerweise brechen die ersten (**mittleren unteren Incisivi**) mit 5 bis 8 Monaten durch, und weitere Milchzähne erscheinen in etwa monatlichem Abstand, so dass das Milchgebiss in der Regel nach dem 2. Lebensjahr komplett ist.

Auch der Zahnwechsel mit Ausbildung des bleibenden Gebisses wird als Entwicklungsmeilenstein mit Aufmerksamkeit verfolgt.

Der erste Molar bricht mit etwa 6 Jahren als erster bleibender Zahn durch.

Obwohl für die Abfolge der Dentition prinzipiell dieselben Gesichtspunkte gelten wie für die Knochenreife (s. o.), so ist die quantitative Beziehung zwischen Zahnstatus und allgemeinem Entwicklungstempo weniger eng als die zwischen Skelettalter und Allgemeinentwicklung. Die numerische Erfassung der Zahnformel gehört als klinisch einfach erfassbarer Entwicklungsparameter zur obligatorischen Mundinspektion des Kindes, zumal die Inspektion der Zähne überhaupt viele wertvolle Hinweise auf allgemeine Erkrankungen geben kann.

> **Merke**
>
> Mit 5–8 Monaten brechen als erste Milchzähne die unteren mittleren Schneidezähne durch.

1.2 Sensomotorische Entwicklung und Reifung

> Bereits das Neugeborene ist zur Wahrnehmung der Umwelt befähigt. Im 2. Lebensmonat kann der Säugling hinhören und hinsehen, im 3. Monat zugreifen. Spracherwerb sowie örtliche und zeitliche Orientierung kennzeichnen seine intellektuellen Fortschritte. Die Denver Entwicklungsskalen erlauben es u. a., bis zum 6. Lebensjahr den Grad des erreichten sozialen Kontakts zu beurteilen.
>
> Statisch-motorische und geistig-seelische Entwicklung sind beim Kind eng miteinander verknüpft und nur gedanklich zu trennen. Man kann mehrere Entwicklungsphasen unterscheiden, die fließend ineinander übergehen.
>
> Die Neugeborenenperiode im weiteren Sinne umfasst die ersten 4 Lebenswochen, die Säuglingszeit ist mit dem ersten Geburtstag beendet. Daran schließt sich das Kleinkindes- und das Schulalter an.

1.2.1 Neugeborenenperiode

Als Neugeborenen- oder Neonatalzeit bezeichnet man den Zeitraum von der Geburt bis zum 28. Lebenstag.

Während der vorgeburtlichen Entwicklung macht das Nervensystem einen komplexen und sehr raschen Reifungsprozess durch, der den Feten bereits in die Lage versetzt, sensorische Reize wahrzunehmen und sich zu bewegen. Die motorischen Fähigkeiten bei der Geburt sind mit dem Gestationsalter so eng korreliert, dass sich das Gestationsalter seinerseits aus dem motorischen Verhaltens- und Reflexmuster bestimmen lässt. Das Neugeborene ist in der Lage, die Umwelt mit seinen Sinnen wahrzunehmen und sich mit ihr vertraut zu machen. Tast- und Temperatursinn haben in dieser **Lebensphase der Anpassung** zunächst Vorrang vor Sehen und Hören. Die Reaktion des Neugeborenen ist vorrangig vom Empfinden von Lust und Unlust bestimmt. Die Entwicklung ist von den internen Bedingungen abhängig wie Reifegrad, Gesundheitszustand und »Temperament«, aber auch von der Fähigkeit der Eltern, sich auf die Bedürfnisse des völlig schutzlosen Kindes einzustellen.

1.2.2 Säuglingszeit

Während der Säuglingszeit (bis zum Ende des 1. Lebensjahres) erweitert sich allmählich der Lebensbereich durch die Differenzierung sensorischer und motorischer Fähigkeiten. Die **Sinneserfahrung** entwickelt sich vom begrenzten oral-taktilen Bereich hin zur bewussten optischen und akustischen Wahrnehmung. Die **Motorik** löst sich aus den Zwängen primitiver Reflexmuster und entwickelt sich zur koordinierten Willkürlichkeit. Die Koordination von Hand und Auge entwickelt sich zunehmend, und durch das Laufen gegen Ende des ersten Lebensjahrs werden die Voraussetzungen für eine weitere Eroberung des Lebensraums in der Kindheit gelegt. Für die weitere psychosoziale Lebensperspektive ist von besonderer Bedeutung, dass der Säugling das **Urvertrauen** bzw. Urmisstrauen entwickelt. Die Beherrschung bestimmter Fähigkeiten (Entwicklungsmeilensteine) spielt sich trotz großer individueller Varianz innerhalb eines bestimmten zeitlichen Rahmens ab, dessen Kenntnis von Bedeutung für die Erkennung von Entwicklungsstörungen ist.

Im **2. Lebensmonat** ist das ZNS so weit ausgereift, dass der Säugling zum Hinhören und Hinsehen befähigt ist. Das erste Lächeln huscht über sein Gesicht – zunächst nur flüchtig und nicht regelmäßig auslösbar, dann jedoch als prompte Reaktion auf jede Zuwendung leicht auslösbar. Es ist das erste sichere Zeichen des eigentlich menschlichen Kontakts und daher so beglückend für Vater und Mutter.

Im **3. Lebensmonat** wendet sich der Säugling Licht- und Schallquellen zu: Die Zuwendung zur Umwelt wird intensiver. In den folgenden Monaten greift er nach vorgehaltenen Gegenständen, betastet sie, führt sie zum Munde. Mit der Fähigkeit zum Sitzen mit 6–7 Monaten gewinnt der Säugling eine neue Übersicht über das Geschehen um ihn her, mit dem Kriechen erweitert sich sein Lebenskreis.

In den **letzten Monaten des 1. Lebensjahres** erlernt das Kind den Werkzeuggebrauch: Ein begehrter Gegenstand kann mit Hilfe einer Schnur herangezogen werden, mit einem Stock können fernliegende Gegenstände bewegt werden. In dieser Zeit sind auch erste »Dressurakte« möglich, wie Bitte-bitte-machen oder Winke-winke.

Prüfung der Motorik

Die Motorik des Säuglings ist charakterisiert durch eine Anzahl primitiver Bewegungs- und Reflexmuster (z. B. Palmar-/Plantargreifreflex, Brustsuchen [Rooting-Reflex], Schreitbewegung, Moro-Reflex, Schulterzugreflex, u. a.), die sich schrittweise verlieren. Ihre Überprüfung ist Bestand der **Entwicklungsdiagnostik**.

Gute Gradmesser einer normalen Reflexreifung sind der **Traktionsversuch** (Abb. 1.9), der vom 3.–4. Monat an positiv ausfällt, der **Landau-Reflex** (Abb. 1.10), der vom 3.–5. Monat an nachweisbar ist, und der **Schaltenbrand-Reflex** (Abb. 1.11), der im 7.–8. Monat voll ausgereift ist.

Im 2. Monat ist das Kind imstande, den Kopf in Bauchlage zu heben, im 4.–5. Monat nach Gegenständen zu greifen. Im 6. Monat stützt sich das Kind in Bauchlage mit gestreckten Armen auf seine Hände. In Rückenlage kann es sich so weit beugen, dass es mit seinen Füßchen spielen kann. Im 7. Monat vermag es sich aus der Rückenlage in die Bauchlage zu drehen.

Im 7.–8. Monat vermag der Säugling frei zu sitzen, im 9.–12. Monat mit Unterstützung zu stehen. Mit 1–1 ½ Jahren kann das Kind frei laufen. Diese Zeitangaben sind Durchschnittswerte, im Einzelfall kommen große individuelle Abweichungen vor, deren Ausmaß mit Hilfe der Denver-Entwicklungsskalen bestimmt werden kann.

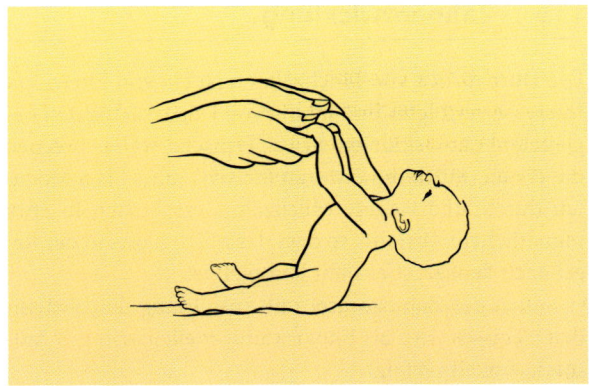

◘ Abb. 1.9. **Traktionsversuch:**
Beim Hochziehen des Kindes fällt der Kopf des Neugeborenen nach hinten. Ab dem 3. bis 4. Monat kann der Kopf aktiv gehalten werden

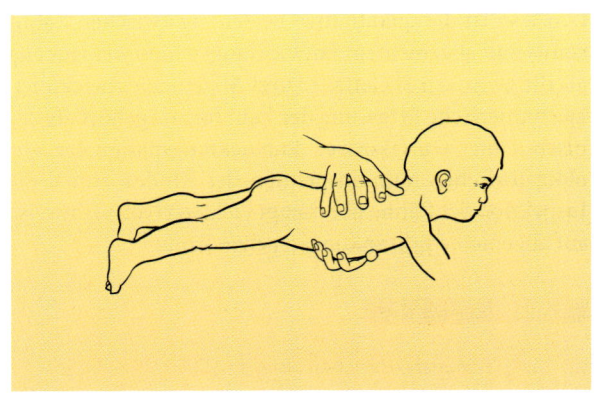

◘ Abb. 1.10. **Landau-Reflex:**
Unterstützung des Kindes unter dem Thorax, so dass es in Bauchlage schwebt. Positiv wenn Kopf und Rücken gestreckt werden; voll ausgereift, wenn der Rücken überstreckt und der Kopf gehoben wird

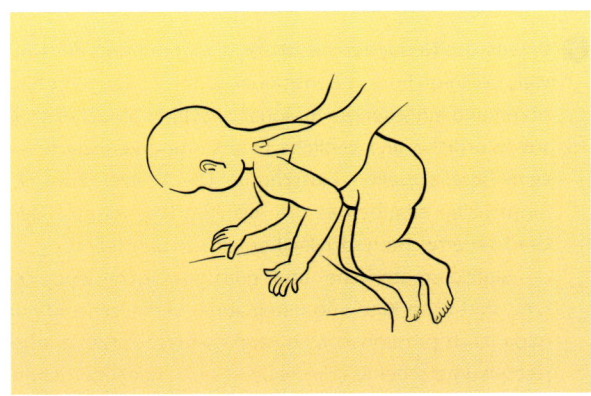

◘ Abb. 1.11. **Schaltenbrand-Reflex**
= Sprungbereitschaft. Eine Abstützreaktion der Arme beim Bewegen des Kindes in Richtung Unterlage: Streckung der Arme zunächst mit geschlossener, später mit völlig geöffneter Hand

1.2 · Sensomotorische Entwicklung und Reifung

> **Merke**
>
> Neurologische Erkrankungen können sich durch ein verzögertes Erreichen der Entwicklungsmeilensteine und ein pathologisches Bewegungs- und Reflexmuster manifestieren.

Spracherwerb

Dem eigentlichen Spracherwerb geht eine **Lallperiode** (Aneinandersetzung gleicher Laute) voraus, welche einer ausgesprochen lustbetonten Stimmungslage entspricht. Sie wird gefolgt von einer Phase der **Nachahmung** von Lautkomplexen ohne Sinngehalt. Erst danach entwickelt sich die Sprache im Sinne ihrer **Nennfunktion**.

Der eigentlichen Sprechfähigkeit geht das **Wortverständnis** lange voraus. Zunächst wächst die Fähigkeit, Mienen und Gesten zu »verstehen«, dann wird auch der Aufforderungscharakter einzelner Worte verstanden. Ende des 1. Jahres verwendet das Kind selbst einzelne Wörter. Mit dem Gebrauch dieser übernommenen oder selbst gewählten Lautsymbole beginnt das **Sprechenlernen**, das über »Ein-Wort-Sätze« zu Zwei- und Drei-Wort-Sätzen gegen Ende des 2. Lebensjahres führt. Wie alle Leistungen ist der Erwerb der Sprache großen individuellen Schwankungen unterworfen und u. a. von den Umgebungsbedingungen abhängig.

1.2.3 Kleinkindesalter

Als Kleinkindesalter gilt der Zeitraum vom 1. bis 6. Lebensjahr. Mit der Fähigkeit zum Laufen gewinnt das Kind vom 2. Lebensjahr an die räumliche **Orientierung**. Die zeitliche Orientierung beginnt erst im 4. Lebensjahr und ist vollständig – nach Tag, Monat und Jahr – erst mit etwa 8–10 Jahren. Zunächst ist die Merkfähigkeit, dann erst das Gedächtnis entwickelt, das bleibende Gedächtnis ist erst vom 4. Lebensjahr an nachweisbar.

Durch **Greifen** kommt das Kind zum Begreifen, durch Eroberung des Raumes zu Erfahrungen. Im ersten Fragealter gewinnt die **Sprache** »Nennfunktion« (»Was ist das?«). Es folgen das »wo?«, »wann?« und schließlich – mit etwa 3 Jahren – das »warum?«.

Im **Spiel** findet die Phantasie ihren Ausdruck. In Rollen- und Fiktionsspielen wird die Umwelt schöpferisch nachgestaltet, in der Beschäftigung mit Lehm, Wasser und Sand lernt das Kind den Umgang mit verschiedenartigem Material.

■■■ **Entwicklungsbeurteilung.** Zur Bestimmung des Entwicklungsstandes eines Kindes bis zum 6. Lebensjahr eignen sich die **Denver-Entwicklungsskalen**. 100 Fragestellungen verteilen sich auf 4 Gruppen. Folgende Leistungen werden z. B. bewertet:
— **Grobmotorik:** Kopfheben, Sitzen, Stehen, Laufen, auf einem Bein Stehen.
— **Feinmotorik – Adaptation:** Mit den Augen folgen, Greifen nach Gegenständen, Opposition von Daumen und Zeigefinger, einen Turm bauen.
— **Sprache:** Imitieren von Sprachlauten, »Mama« und »Papa« mit Bedeutung, Bildbenennung.
— **Sozialer Kontakt:** Lächeln, Scheu vor Fremden, Imitation von Tätigkeiten, Ausziehen, Anziehen.

Der Zeitpunkt, wann 25, 50, 75 bzw 90 % der Kinder die jeweilige Leistung vollbringen, wurde durch Reihenuntersuchungen ermittelt. Der Screeningtest liefert keine Diagnose, lässt aber erkennen, ob ein sich langsam entwickelndes Kind einer eingehenden Untersuchung zuzuführen ist.

1.2.4 Schulalter

Mit Vollendung des 6. Lebensjahres ist das Kind in den meisten Ländern schulpflichtig und im allgemeinen auch **schulreif**. Voraussetzung zum erfolgreichen Schulbesuch ist eine ausreichende Intelligenz, damit der Wissensstoff der Schule aufgenommen und verarbeitet werden kann. Ebenso wichtig ist die soziale Reife: Das Kind muss gelernt haben, sich in die Gemeinschaft einzuordnen und ihre Gesetze zu befolgen. Es muss die Fähigkeit gewonnen haben, kleinkindhafte Wünsche und Triebregungen zu unterdrücken, seine Phantasiewelt der realen Welt anzupassen. Intelligenz allein hilft nicht, wenn das Kind nicht zur willkürlichen Aufmerksamkeitszuwendung fähig ist, sich nicht auf eine Aufgabe konzentrieren kann. Ist die Schulreife eines Kindes fraglich, gelingt es u. U. mit Hilfe von geeigneten Testverfahren, die Entscheidung zu fällen.

1.2.5 Adoleszenz

In zeitlicher und kausaler Beziehung zur sexuellen Reifung vollziehen sich fundamentale psychosoziale Veränderungen, welche letztendlich zur Herausbildung der Erwachsenenpersönlichkeit führen. Basierend auf der Entwicklung eines stabilen Selbstwertgefühls und einer eigenständigen Bindungsfähigkeit entwickelt sich diese dazu, auch für andere Verantwortung zu tragen und eine eigene Familie zu gründen. Die Adoleszenz stellt in emotionaler Hinsicht eine labile Übergansperiode hin zu diesem Zustand dar. Besonders markant sind hierbei die Veränderungen der sozialen Beziehungen. Eltern und Erzieher nehmen in ihrer Bedeutung als Bezugspersonen ab während die Gruppe der Gleichaltrigen (»peers«) als Objekt der Orientierung größeres Gewicht gewinnt. Der ältere Adoleszente findet zudem Orientierung in individueller Partnerbeziehung (Freundschaft und Liebe). Die Suche nach Sinngebung rückt ins existentielle Zentrum. Gleichzeitig entwickeln sich intellektuelle Fähigkeiten auf die formal opertionale Ebene. Abstraktes Denken und planerisches Handeln rücken in den Vordergrund und erlauben es, zu einer beruflichen und persönlichen Lebensperspektive zu gelangen. In unserer durch virtuelle Erfahrungen geprägten und von schweren sozialen Nöten weitgehend freien Gesellschaftsform entstehen dadurch neue Entwicklungskonflikte, dass die biologische Pubertät vorverlegt ist, während Erfahrungen, die zu eigenständiger Sozialkompetenz führen, herausgezögert werden. Besondere Konflikte ergeben sich auch bei Jugendlichen aus anderen Kulturen, die zunehmend bei uns aufwachsen. Der Kinder- und Jugendarzt muss als Vermittler von Toleranz in dieser Phase eine angemessene Rolle übernehmen und in seiner Sprechstunde Möglichkeiten zu einer der Entwicklungsphase angemessenen Kommunikation anbieten.

1.2.6 Pubertät

> Die Pubertät ist die Periode, in der sich die Geschlechtsreife entwickelt. Der zeitliche Ablauf der Pubertät erstreckt sich über mehrere Jahre und ist individuell verschieden. Ihr Beginn hängt eng mit der Knochenreifung (Knochenalter) und nur gering mit dem chronologischen Alter zusammen. Frühe Pubertät mit Frühreifung und späte Pubertät mit Spätreifung sind oft familiär.

Die normale Pubertät
Steuerung
Im Kindesalter produzieren die Gonaden geringe Mengen von Sexualhormonen, die auf Hypophyse und Hypothalamus hemmend wirken. Bei Gonadeninsuffizienz oder Fehlen der Gonaden können schon im Kindesalter

höhere Konzentrationen von LH und besonders FSH im Serum gemessen werden (▶ vgl. Kap. 7). Aus unklaren Gründen kommt es zu Beginn der Pubertät zu einer Sollwertverstellung des Gonadostats im Hypothalamus: der Hypothalamus wird unempfindlicher auf die geringen zirkulierenden Spiegel der Sexualhormone. Es wird pulsatil mehr LHRH in den portalen Kreislauf der Hypophyse sezerniert. Der Hypophysenvorderlappen antwortet mit vermehrter Sekretion der Gonadotropine LH und FSH. Diese bewirken beim Mädchen eine Vergrößerung der Ovarien mit Produktion von Östradiol. Dieses bewirkt eine Vergrößerung der Brustdrüse und ein Wachstum des Uterus. Beim Knaben wirkt LH auf die Leydig-Zellen des Hodens, die vermehrt Testosteron produzieren und so die sekundären Geschlechtsmerkmale zur Ausprägung bringen (◘ Abb. 1.12). FSH bewirkt die

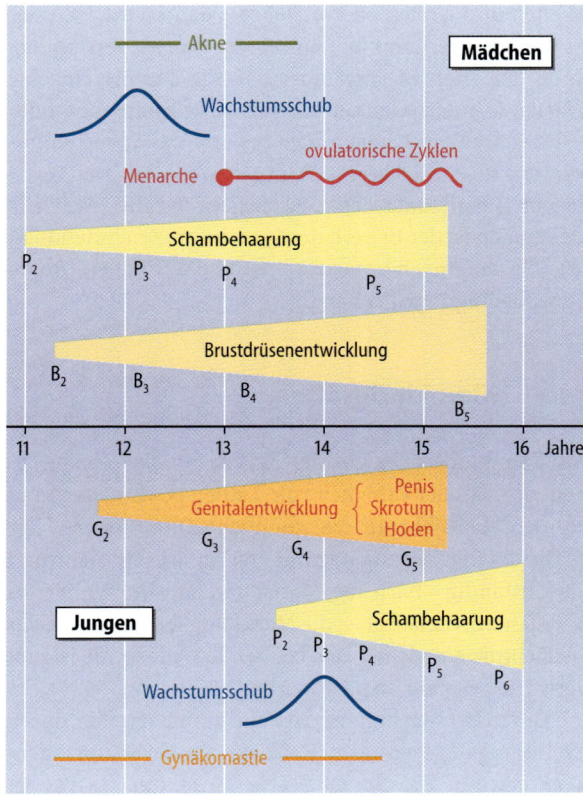

◘ **Abb. 1.12. Schematische Darstellung** des zeitlichen Ablaufs der Pubertät, dabei werden die Entwicklungsstadien als Keile wiedergegeben, um deutlich zu machen, dass die Entwicklung kontinuierlich über mehrere Jahre verläuft. Nur der Menarchetermin und der maximale Wachstumsschub sind Fixpunkte. Das Symbol einer Welle für den Wachstumsschub soll Anstieg, Maximum und Abfall der Wachstumsgeschwindigkeit während der Pubertät symbolisieren

1.2 · Sensomotorische Entwicklung und Reifung

Reifung des Tubulusepithels mit Bildung von Samenzellen. Der Hoden vergrößert sich, weil mehr als 90 % des Volumens aus Tubulusepithel besteht. Die normale Pubertät ist also immer gonadotropinabhängig und isosexuell (Östrogeneffekte beim Mädchen, Androgeneffekte beim Knaben).

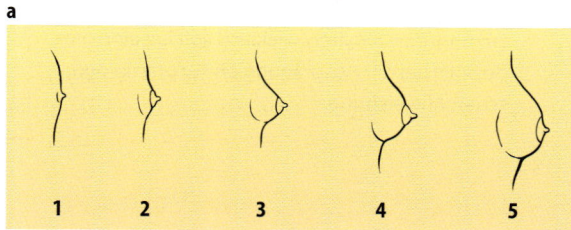
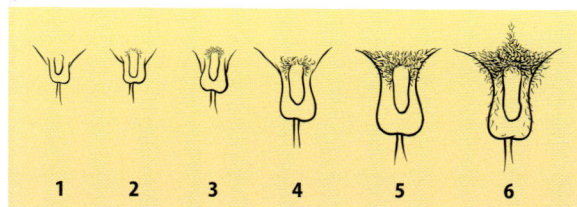

◼ Abb. 1.13 a. **Stadien der Brustentwicklung**
Stadium 1: Präpubertal: Einzig die Brustwarze ist angehoben.
Stadium 2: Knospenbrust: Leichte Erhebung der Brust und der Brustwarze, Areola gegenüber dem Stadium 1, im Durchmesser erweitert.
Stadium 3: Brust und Areola, beide vergrößert und gegenüber dem Stadium 2 weiterhin angehoben, jedoch mit überfließenden Konturen.
Stadium 4: Areola und Warze bilden eine zweite Erhebung, welche sich gegenüber derjenigen der Brust abhebt.
Stadium 5: Vollentwickelte Brust: Die Areola ist abgeflacht und hebt sich von der Kontur der Brust nicht mehr ab.
Das Stadium 4 wird nicht von allen Mädchen durchgegangen, d. h. es kann ein direkter Übergang von Stadium 3 in Stadium 5 geschehen. Ferner kann das Stadium 5 erst recht spät oder überhaupt nie erreicht werden

◼ Abb. 1.13 b.
Stadium 1: Präpuberal, die Behaarung der Genitalgegend ist gleich wie die des Abdomens, d. h. keine Pubes.
Stadium 2: Spärliches Wachstum von langen, leicht pigmentierten, geraden oder nur ganz leicht gekräuselten Haaren an der Basis des Penis oder der großen Labien.
Stadium 3: Wesentlich dunklere, dichtere und gekräuselte Haare über der Symphyse.
Stadium 4: Haarstruktur vom Erwachsenentyp, jedoch noch keine dreieckförmige Verteilung und kein Übergang auf die Oberschenkel.
Stadium 5: Dreieckförmige Verteilung der Haare mit horizontalem Abschluss (klassische feminine Verteilungsform), Übergang auf die Innenseite der Oberschenkel.
Stadium 6: Weitere Verteilung, dreieckförmig auf der Linea alba gegen den Nabel zugespitzt.
(Stadium 6 wird von 80 % der Männer und 20 % der Frauen erreicht.)

Schamhaare und Akne, die im Beginn der Pubertät auftreten können, sind bei beiden Geschlechtern anfänglich durch die vermehrte Bildung von Androgenen aus der Nebennierenrinde bedingt. Diese sog. Adrenarche ist unabhängig von der echten zentral gesteuerten Pubertät und tritt bis zu 2 Jahre vor den ersten echten Pubertätszeichen auf.

Ablauf der sexuellen Reifung

Das erste echte Pubertätszeichen beim Mädchen ist eine Brustdrüsenvergrößerung, die **Thelarche**, die durchschnittlich mit knapp 11 Jahren auftritt (◼ Abb. 1.13 a). Das erste echte Pubertätszeichen beim Knaben ist eine **Vergrößerung der Hoden** von präpubertär 1–3 ml auf > 3 ml (◼ Abb. 1.13 b). Diese tritt im Mittel mit knapp 12 Jahren auf. Die Spannbreite, innerhalb der 95 % der Kinder Pubertätszeichen entwickeln, beträgt ± 2 Jahre. Schamhaare, **Pubarche**, erscheinen im Mittel kurze Zeit vor den ersten echten Pubertätszeichen. Bei einigen Kindern können Schamhaare jedoch erst spät im Verlauf der Pubertät auftreten. Achselhaare wachsen in der Regel eher spät.

Der **Pubertätswachstumsschub** ist bei beiden Geschlechtern östrogenvermittelt, bei Mädchen direkt, bei Knaben indirekt über die periphere Aromatisierung von Androgenen zu Östrogenen. Wachstumshormon wirkt synergistisch. Bei isoliertem Wachstumshormonmangel ist zwar ein Pubertätswachstumsspurt vorhanden, aber von geringerem Ausmaße als im Normalzustand. Bei Mädchen ist die Wachstumsgeschwindigkeit im Mittel im Alter von 12 Jahren, kurz vor der Menarche, maximal. Bei Knaben kommt es durchschnittlich 2 Jahre später, im Alter von 14 Jahren, zum Wachstumsspurt. Dies führt dazu, dass 12- bis 13jährige Mädchen oft größer sind als altersentsprechende Knaben.

Wachstum und sexuelle Reifung sind nur lose an das chronologische Alter gebunden, stehen aber in inniger Verbindung mit dem Skelettalter oder **Knochenalter**.

> **Kernaussagen**
> - Das Kindes- und Jugendalter ist durch dynamische Wachstums- und Entwicklungsprozesse gekennzeichnet, deren Ablauf durch Erkrankungen gestört werden kann.
> - Die Entwicklung von Körpergröße, Gewicht und Kopfumfang wird durch den Vergleich mit Normal

- werten (Somatogramme, Perzentilkurven) beurteilt.
- Die Entwicklung der Knochenreife kann durch eine Röntgenuntersuchung der linken Hand bestimmt werden, was bei der Beurteilung von Wachstumsstörungen von wichtiger praktischer Bedeutung ist.
- Als erste Milchzähne brechen mit 5–8 Monaten die unteren mittleren Schneidezähne durch. Mit etwa 6 Jahren erscheint als erster bleibender Zahn der erste Molar.
- Mit der körperlichen Differenzierung eng verknüpft vollzieht sich die stato-motorische und geistig-seelische Entwicklung, deren Einschätzung bei der Untersuchung gesunder und kranker Kinder unverzichtbar ist.
- Der Ablauf der Pubertät ist nur locker an das chronologische Alter gebunden. Familiäre Faktoren (»Früh-« bzw. »Spätentwickler«) spielen eine große Rolle bei der Ausprägung dieser physiologischen Abweichung.

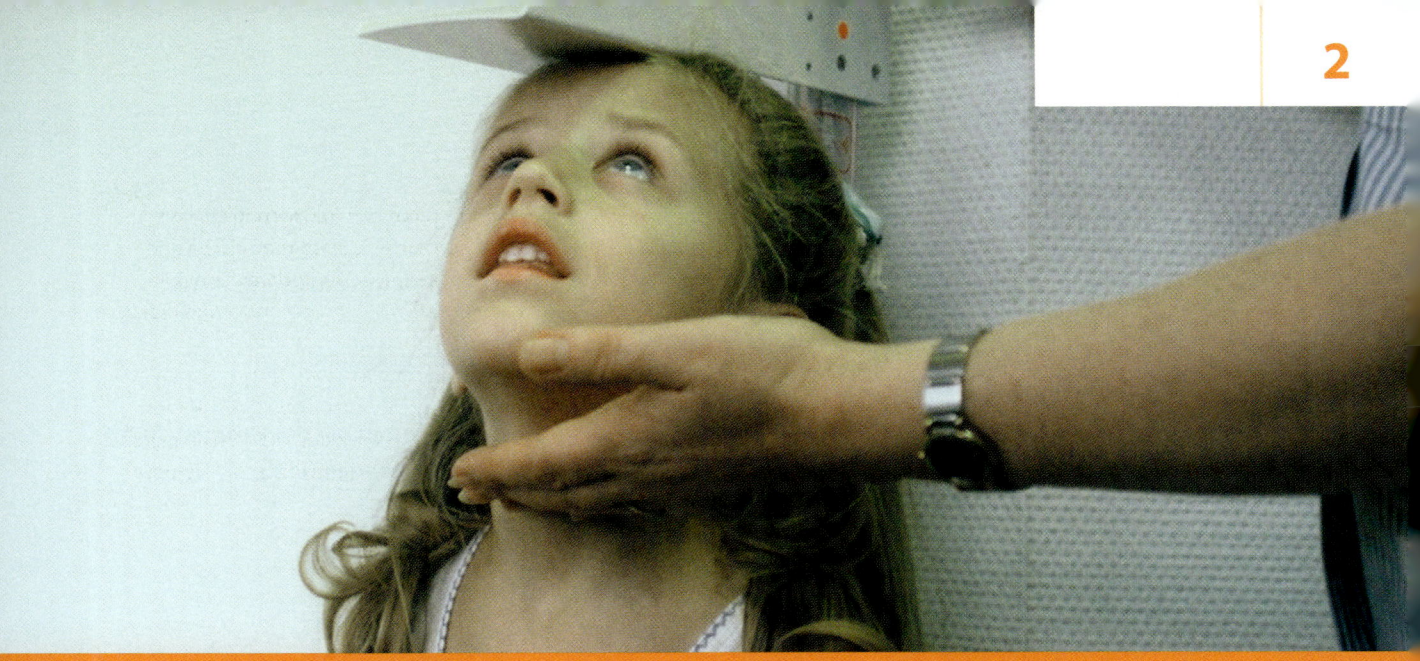

2 Anamnese und Untersuchung

B. Koletzko
(mit Beiträgen von G.-A. von Harnack, M. B. Ranke und C. P. Speer)

Die sorgfältige Erhebung der Vorgeschichte und die gründliche Untersuchung sind der Schlüssel zum Erfolg bei der Betreuung pädiatrischer Patienten. Das ärztliche Vorgehen muss an das Alter und an die Situation des Patienten angepasst werden sowie auf die Bedürfnisse des Patienten und dessen Eltern Rücksicht nehmen.

2 Anamnese und Untersuchung (Übersicht)

2.1 Zuwendung zum Kind und zur Betreuungsperson – 17

2.2 Äußere Bedingungen – 17

2.3 Anamneseerhebung – 17

2.4 Körperliche Untersuchung – 18

2.5 Vorsorgeuntersuchungen – 19

2.6 Besonderheiten bei der Untersuchung des Neugeborenen – 20

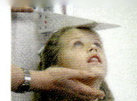

> Das Vorgehen bei der pädiatrischen Anamnese und Untersuchung erfordert verschiedene Besonderheiten. Die Vorgeschichte wird bei jüngeren Kindern nicht nur durch den Patienten, sondern durch Dritte (Mutter oder andere betreuende Personen) vermittelt. Im Schulalter ergänzen sich anamnestische Angaben von Patienten und Betreuungspersonen. Die Untersuchung des Kindes erfordert eine freundliche, vertrauensfördernde Atmosphäre und ein geduldiges und einfühlendes Zugehen auf den Patienten, um kindliche Ängste und Widerstände soweit als möglich zu vermeiden. Der Untersuchungsablauf wird flexibel gehalten und nimmt auf das Kind Rücksicht. Zuletzt werden für das Kind unangenehme Untersuchungen durchgeführt, wie die Racheninspektion. Zur Frühdiagnose von Erkrankungen und Entwicklungsstörungen werden bei allen Kindern regelmäßige Vorsorgeuntersuchungen durchgeführt.

2.1 Zuwendung zum Kind und zur Betreuungsperson

Bei der Anamnese und Untersuchung von Kindern und Jugendlichen muss der Arzt nicht nur auf den Patienten eingehen, sondern in aller Regel zugleich auch das Gespräch mit der Betreuungsperson – meist der Mutter – aufnehmen. Um das Kind erfolgreich untersuchen und weitere diagnostische und therapeutische Maßnahmen durchführen zu können, muss sie/er das Vertrauen von Kind und Betreuungsperson(en) erwerben. Der Aufbau dieses Vertrauens ist nicht nur von solidem Fachwissen und Erfahrung abhängig. Darüber hinaus ist wesentlich, dass sich der Arzt auf das Kind und Betreuungsperson einlässt und sich für beide ausreichend Zeit nimmt.

> **Merke**
>
> Der Arzt muss sich sowohl dem Kind als auch den Betreuungspersonen zuwenden.

2.2 Äußere Bedingungen

Das Untersuchungszimmer sollte für die zu behandelnde Altersgruppe und die Eltern ansprechend gestaltet, hell und freundlich sein. Zu bedenken ist, dass ein Pädiater sowohl Räume mit für Kleinkinder als auch für Jugendliche ansprechender Gestaltung benötigt. Der Untersuchungsraum sollte groß genug und so risikoarm eingerichtet sein, dass während des Anamnesegespräches zwischen Arzt und Bezugsperson ein Kleinkind durch den Raum gehen und diesen selbst »erobern« kann, um Sicherheit zu gewinnen. Distanzbildende Barrieren zwischen Arzt und Kind sowie Betreuungsperson (z. B. sehr großer Schreibtisch, Computermonitor) sollten vermieden bzw. seitlich ausgerichtet werden. Medizinische Geräte und Einrichtungen können soweit als möglich in den Hintergrund treten, um nicht eine zusätzliche Verunsicherung und Angst zu erzeugen. Beispielsweise sind Untersuchungsliegen verfügbar, die den Charakter von Spielelementen haben und bei Kleinkindern die Überwindung von Hemmschwellen unterstützen können.

Besonders die Untersuchungsliege soll dem Tageslicht zugewandt und mit einer zusätzlichen hellen Lichtquelle ausgestattet sein. Für die Untersuchung von Säuglings- und Kleinkindern ist ein Wärmestrahler notwendig, der zur Vermeidung von Verbrennungsrisiken fest an der Wand montiert sein sollte.

Der Untersuchungsraum muss gut belüftet sein, um zwischen den Untersuchungen verschiedener Patienten stark durchlüften zu können und somit das Übertragungsrisiko von über die Luft übertragenen Infektionen zwischen verschiedenen Patienten zu vermindern.

> **Merke**
>
> Die äußeren Bedingungen pädiatrischer Untersuchungsräume sind an den Bedürfnissen kindlicher Patienten zu orientieren.

Für eine patientengerechte Betreuung unverzichtbar ist eine sehr sorgfältige Dokumentation anamnestischer Daten, klinischer Befunde einschließlich der in Perzentilenkurven eingetragenen Wachstumsdaten, Ergebnisse der Labor- und weiterer Diagnostik sowie der durchgeführten Behandlungsmaßnahmen und der Verläufe.

2.3 Anamneseerhebung

Eine sorgfältige und ausführliche Anamnese ist Voraussetzung der Untersuchung. Wie der Untersuchungsgang muss auch das Vorgehen bei der pädiatrischen Anamneseerhebung an das Alter und die Situation des Patienten angepasst werden. Bei Säuglingen und Kleinkindern ist die Betreuungsperson der wichtigste Informationsvermittler. Vor allem bei Jugendlichen, nicht selten aber auch bei Schulkindern und jüngeren Kindern, ist es für eine zielführende Anamnese und für die Vertrauensbildung oft notwendig, den Patienten auch ohne die Anwesenheit von Eltern zu sprechen.

Eine sorgfältige Erhebung der Vorgeschichte ist in vielen Fällen der Schlüssel zum richtigen Vorgehen. Ein gerade von Unerfahrenen häufig gemachter Fehler ist es, Angaben und Hinweise von Kind oder Bezugsperson nicht ernst zu nehmen, wenn sie nicht in das vorgefasste Schema passen. Ärztlicher Grundsatz sollte es sein, zunächst immer von der Richtigkeit der Äußerungen von Kind und Familie auszugehen.

Es ist nützlich, zunächst nach dem Grund der Konsultation zu fragen und dem Kind bzw. den Eltern einen gewissen Raum zum freien Reden zu lassen. Es ist nicht leicht, den richtigen Kompromiss zwischen freiem Redenlassen und gezielter Nachfrage zu finden. Nicht selten werden erst im Laufe eines längeren Gespräches fast beiläufig die eigentlichen Sorgen ausgesprochen, z. B. eine Krebsangst, Sorge von Schulversagen oder die Angst, wegen einer Besonderheit als Außenseiter gehänselt zu werden. Ärztliche Fragen sollten soweit als möglich nicht-direktiv sein. Auf die Frage »Wann treten Beschwerden auf« wird man eine in der Regel unvoreingenommenere Antwort mit wertvollen Informationen erhalten als auf die Frage »Treten die Bauchschmerzen nach dem Abendessen auf?«.

Ergänzende Fragen betreffen die bisherige Entwicklung, frühere Erkrankungen, Operationen und Krankenhausaufenthalte des Kindes, Impfungen und Vorsorgemaßnahmen, Krankheitsfälle in der Umgebung, familiäre Erkrankungen, sowie mögliche psychische und soziale Besonderheiten.

Während der Erhebung der Anamnese durch die Bezugsperson beobachtet man das Kind, dessen Verhalten in der fremden Umgebung und die Interaktion zwischen Kind und Eltern. Hierbei kann man wertvolle Informationen gewinnen, die sich bei der unmittelbaren Beschäftigung mit dem Kind während der Untersuchung z. B. durch dessen Aufregung oft nicht mehr in gleicher Weise erschließen. Besonders zu achten ist auf Allgemeinbefinden, Vigilanz und Spontanmotorik, Ernährungszustand, Atmung, Gesichtsfarbe und Mimik.

2.4 Körperliche Untersuchung

Bei der Untersuchung versucht man, das Vertrauen und die Kooperation des Kindes zu gewinnen. Entsprechend nähert man sich dem Kind behutsam und kündigt mit freundlichen Worten die beabsichtigten Maßnahmen an. Ein Überrumpeln mit falschen Aussagen (z. B. nicht angekündigte Blutentnahme oder Impfung) zerstören das Vertrauen und können weitere Schritte erheblich erschweren.

> **Merke**
>
> Unbedingt Vertrauen herstellen. Sich dem Kind mit Einfühlungsvermögen und Geduld nähern!

■■■ **Wiegen und Messen.** Zur Beurteilung der körperlichen Entwicklung wird jedes Kind gewogen und gemessen, und die Daten werden mit Referenzwerten (Perzentilenkurven) verglichen. Für Säuglinge benötigt man eine (bevorzugt digitale) Säuglingswaage. Die Längenmessung im Liegen wird durch zwei Personen mit einem festen Messstab oder ein Messbrett durchgeführt. Ein flexibles Maßband ist ungeeignet, da es regelmäßig zu einer falschen Längenmessung führt. Der fronto-okzipitale Kopfumfang wird mit einem geeichten Maßband aus flexiblem Metall bestimmt. Als Faustregel gilt: richtig ist der größte gemessene Kopfumfang. Das Gewicht eines älteren Kindes bestimmt man in der Regel stehend auf einer geeichten Waage. Wenn ein Kind nicht auf der Waage stehen kann oder will, kann man zunächst Mutter und Kind gemeinsam und dann die Mutter allein wiegen und aus der Differenz das kindliche Gewicht bestimmen. Die Körpergröße von Klein- und Schulkindern misst man stehend, bevorzugt mit einer wandmontierten geeichten Messeinrichtung (Stadiometer).

> **Merke**
>
> Sorgfältiges Wiegen und Messen ist unverzichtbarer Bestandteil der Untersuchung eines Kindes.

> **Merke**
>
> Bei der Erhebung der Anamnese Kind und Betreuungsperson ernst nehmen, ausreichend Zeit zum Zuhören mitbringen. Bei Schulkindern und Jugendlichen auch das Gespräch mit dem Patienten allein suchen.

Die körperliche Untersuchung des weitgehend unbekleideten Kindes beginnt mit der **Inspektion,** bei der man sich gleichzeitig dem Kind im freundlichen Gespräch schrittweise annähert. Man achtet besonders auf den körperlichen Allgemeinzustand (z. B. Unter- und Übergewicht, vorgewölbter Bauch, Ödeme, Opisthotonus), die Spontanmotorik (symmetrische, koordinierte und altersgemäße Bewegungen), die Mimik und die Augenstellung und -bewegung. Gezielt beurteilt man auch die Hautbeschaffenheit (z. B. Blässe, Zyanose, Exantheme, Hämatome, Narben), die Atmung (z. B. Tachypnoe, Nasenflügeln, juguläre, inter- und subcostale Einziehungen), und Kreislaufzeichen (z. B. Halsvenenstauung, Pulsationen). Man achte besonders auch auf mit bloßem Ohr hörbare **Atemgeräusche** wie einen inspiratorischen oder exspiratorischen Stridors, asthmatisches Pfeifen und Keuchen, ein stöhnendes oder anstoßendes Atemgeräusch bei Pneumonien, und ein »Knorksen« bei Säuglingen mit Aspirationen oder Atelektasen.

Anders als bei der meist festgelegten **Reihenfolge der Untersuchungsschritte** des Erwachsenen werden beim Kind zunächst die Untersuchungsschritte vorgenommen, die Ruhe erfordern, wie die Auskultation des Herzens und die Palpation des Abdomens. Erst zum Schluss führt man als unangenehm empfundene Untersuchungen durch, vor allem die Racheninspektion.

Die **Palpation** des Abdomens wird mit warmen Händen des Untersuchers sanft und vorsichtig durchgeführt, sie soll vom Kind als spielerische Zuwendung empfunden werden. Man fühlt mehr, wenn man vorsichtig mit wenig Druck palpiert und damit weniger Muskelwiderstand des Kindes induziert. Beim ersten Streicheln des Kindes erfühlt man Hautturgor, Hautelastizität und -trockenheit. Mit der flach liegenden Hand tastet man Leber und Milz, weiter sucht man nach abdominellen Resistenzen und prüft das Nierenlager.

Für die **Auskultation** benötigt man ein pädiatrisches Schlauchstethoskop mit kleinem Aufsatztrichter. Der Stethoskoptrichter soll bei der Untersuchung warm sein (ggf. in der Hand anwärmen), um das Kind nicht zu erschrecken. Bei Kleinkindern kann es zum Abbau von Angst vor dem unbekannten Instrument hilfreich sein, zunächst die mitgebrachte Puppe oder den Teddy »abzuhören«. Die Auskultation und ggf. auch Perkussion der ventralen Körperseite des Kindes führt man im Liegen durch, die Untersuchung des Rückens am sitzenden Kind. Ängstliche Kleinkinder kann man auch auf dem Arm der Mutter untersuchen. Die Auskultation und Untersuchung des Herzens wird im ▶ Kap. 12, s. S. 359, eingehend dargestellt. Die Auskultation der Lunge gelingt auch beim schreienden Säugling und Kleinkind, wenn man die hier auftretenden tiefen Inspirationen abwartet.

Am Thorax tastet man die Lage des Herzspitzenstoßes und die Rippenbeschaffenheit (z. B. rachitischer Rosenkranz, ▶ s. S. 170). Lymphknotenvergrößerungen sucht man in den Achselhöhlen, am Nacken, am Kieferwinkel und in den Leisten. In den Leisten tastet man auch die Femoralispulse und sucht nach Leistenhernien. Bei leichter Überstreckung des Halses beurteilt man die Schilddrüse (Struma?). Bei Abtasten des Schädels prüft man die Fontanelle, das Vorhandenseins einer Kraniotabes bei Rachitis (▶ s. S. 170) und eines Tragusdruckschmerzes bei Otitis media (▶ s. S. 413). An den Extremitäten prüft man die aktive und passive Beweglichkeit, die Durchblutung, den Radialispuls und ggf. mittels Druck auf die Fingerspitzen die Rekapillarisierungszeit (verlängert bei Kreislaufzentralisierung). Die neurologische Untersuchung ist in besonderem Maße vom Alter des Kindes abhängig. Sie erfordert Geduld und das Geschick, sie als lustiges Spiel zu inszenieren, bei dem das Kind gern und mit Freude mitmacht.

Am Schluss der klinischen Untersuchung führt man die **Otoskopie** und die für das Kind besonders unangenehme **Mund- und Racheninspektion** durch. Bei beiden Maßnahmen muss der Kopf des Kindes durch die Mutter oder eine andere Hilfsperson gut festgehalten werden. Die Mund- und Racheninspektion kann man dem Kind zunächst als Untersuchung der Zähne ankündigen und sich gleichzeitig nach der Praxis der Zahnpflege erkundigen. Bei der Inspektion mit einer hellen Lampe sucht man nach Auffälligkeiten der Wangenschleimhaut und des Zahnfleisches, der Zunge und des Zahnstatus (altersgemäße Dentition, Karies?). Erst dann legt man nach Ankündigung den Metall- oder Holzspatel auf die Zunge und drückt diese zur Inspektion von Gaumenbögen, Tonsillenloge und Pharynx herunter. Es empfiehlt sich sehr, nach dieser für das Kind unangenehmen Erfahrung die Untersuchung mit einem angenehmen Schlusspunkt enden zu lassen, z. B. einem großen Lob für das gute Mitmachen und der Belohnung mit einem einfachen Plastikspielzeug.

2.5 Vorsorgeuntersuchungen

Seit 1971 besteht in der Bundesrepublik Deutschland für jedes Kind ein gesetzlicher Anspruch auf regelmäßige Untersuchungen zur Früherkennung von Krankheiten und Entwicklungsstörungen, damit diese rechtzeitig er-

Kapitel 2 · Anamnese und Untersuchung

Tabelle 2.1. Vorsorgeuntersuchungen im Kindesalter

Untersuchungszeitpunkt	Alter in Jahren
U1	1. Lebenstag
U2	3.–10. Lebenstag
U3	4.–6. Lebenswoche
U4	3.–4. Lebensmonat
U5	6.–7. Lebensmonat
U6	10.–12. Lebensmonat
U7	21.–24. Lebensmonat
U8	$3\ 1/2$–4 Jahre
U9	5–$5\ 1/4$ Jahre
U10	12–13 Jahre

fasst und behandelt werden können, bevor sich etwa bleibende Schäden einstellen. Im Kinder-Untersuchungsheft werden die erhobenen Befunde dokumentiert.

9 Vorsorgeuntersuchungen sind bis zum Alter von 6 Jahren vorgesehen (◘ Tabelle 1.1):

- **U1** wird am ersten Lebenstag meist unmittelbar nach der Geburt durchgeführt. Sie gibt Auskunft über die vitalen Funktionen und deckt Defekte auf, die ein sofortiges Handeln erfordern z. B. Ösophagus- oder Analatresien oder Knochen- bzw. Gelenkanomalien.
- **U2** folgt am 3. bis 10. Lebenstag als ausführliche Neugeborenen-Basisuntersuchung. Jetzt finden Körperhaltung, Spontanmotorik und Muskeltonus besondere Beachtung, wobei z. B. die Aufdeckung von Halbseitenbefunden, von Hypo- oder Hypertonie möglich wird. Gefahndet wird nach Dislokation bzw. Instabilität der Hüftgelenke und nach sonstigen Befunden, die in Kap. 6 (▶ S. 556) ausführlich dargestellt sind. Das Neugeborenenscreening am 3.–5. Lebenstag dient der Aufdeckung von Stoffwechselerkrankungen (▶ Kap. 6) und dem Ausschluß einer Hypothyreose (▶ s. S. 204). Dieses Neugeborenenscreening wurde in einem Editorial der Zeitschrift »The Lancet« als wichtigste präventivmedizinische Maßnahme überhaupt bezeichnet. Die Anwendung bei allen Neugeborenen ist unbedingt zu unterstützen.
- **U3** und die zunächst in kurzem zeitlichen Abstand folgenden Untersuchungen **U4 bis U7** dienen der Beurteilung der körperlichen Entwicklung: Körperlänge, Gewicht und Kopfumfang werden in die Diagramme des Untersuchungshefts eingetragen und so mit den Durchschnittswerten verglichen, um pathologische Abweichungen zu erfassen. Besonderes Au-

  genmerk gilt z. B. der Aufdeckung von zerebralen Bewegungsstörungen. Im Gespräch wird gefragt, ob die erforderlichen Impfungen zeitgerecht durchgeführt wurden (▶ s. S. 231).
- Bei **U8** im Alter von $3^{1}/_{2}$–4 Jahren kann die erreichte statomotorische Reife eingehend beurteilt werden: Zeigen sich Gang-Asymmetrien? Kann das Kind mindestens dreimal auf einem Bein hüpfen? Kann es ohne größere Abweichungen auf einer Linie gehen? Wie ist seine Muskelkraft? Sind die Sehnenreflexe seitengleich auslösbar? Sind die Sinnesorgane intakt? Finden sich Aussprachestörungen, sind Kiefer- und Zahnstellungsanomalien feststellbar? Bei dieser Untersuchung wird auch eine Harnanalyse vorgenommen.
- Die mit 5–$5^{1}/_{4}$ Jahren durchgeführte **U9** ist u. a. in Hinblick auf die baldige Einschulung wichtig und muss über den körperlich-geistigen Entwicklungsstand Auskunft geben: Wie ist die motorische Geschicklichkeit, die fein- und grobmotorische Koordination? Wie ist das Sprachverständnis? Wie steht es mit den Sinnesorganen? Die Hörfähigkeit kann jetzt mit einem Hörtestgerät beiderseits bestimmt werden, das Sehvermögen mittels Sehtafel für beide Augen getrennt, besser mittels des Sehtestgerätes Rodenstock R 5.
- Bei der im Alter von 13–15 Jahren durchgeführten Jugendgesundheitsuntersuchung **U10** können bekannte Gesundheitsstörungen erfasst und insbesondere hinsichtlich ihrer Auswirkungen auf die soziale Integration des Jugendlichen betrachtet werden. Impfstatus und Jodprophylaxe, besondere Familiensituationen, die schulische Entwicklung und das Gesundheitsverhalten (u. a. Rauchen, Konsum von Alkohol und Drogen) werden erfasst. Es wird nach Auffälligkeiten der Motorik und der seelischen Entwicklung gesucht, sowie der Stand der Pubertätsentwicklung eingeschätzt. Neben der eingehenden körperlichen Untersuchung, die auch gezielt nach Haltungsanomalien sucht, wird eine Blutdruckmessung durchgeführt und eine Cholesterinbestimmung angeboten.

2.6 Besonderheiten bei der Untersuchung des Neugeborenen

Die erste Beurteilung des reifen Neugeborenen erfolgt unmittelbar nach der Geburt (U1). Eine weitere ausführliche Untersuchung (U2) wird durch einen Pädiater durchgeführt. Es empfiehlt sich, zuerst die Auskultation von Lunge und Herz vorzunehmen; sichere Aussagen sind nur beim ruhigen und entspannten Kind möglich! Am Ende der Untersuchung sollte die Inspektion der Mundhöhle und Augen sowie die funktionelle Untersuchung der Hüften stehen. Bei dieser Untersuchung sind eine Reihe von Besonderheiten, insbesondere Fehlbildungen zu beachten:

- **Haut:** Blässe, Zyanose, Plethora, Ikterus, kongenitale Naevi, z. B. Naevus simplex (Augenlider, Stirn, Nacken, Storchenbiss), N. flammeus, Mongolenflecke (dunkelblau-schwärzliche Flecke an distalen Rückenpartien, überwiegend bei Asiaten, Schwarzen), kapilläres oder kavernöses Hämangiom, Erythema toxicum neonatorum (Abb. 2.1)
- **Hirnschädel:** Kopfumfang, Fontanellen, Nähte (prämature Synostose), Kephalhämatom (Abb. 2.2), Caput succedaneum, Frakturen, Hautmarken durch Elektroden, Vakuumextraktionen oder Forzeps (»Zangengeburt«), Fehlbildungen (z. B. Enzephalozele).
- **Gesicht:** Dysmorphie-Zeichen, Hypertelorismus, Lidachse, Epikanthus, präaurikuläre Anhängsel, tiefsitzende Ohren, Spaltbildungen (Lippen-Kiefer-Gaumenspalte, Abb. 2.3), Zähne, weißliche epidermale Zysten (»Epstein-Perlen«) am harten Gaumen (transient, harmlos), Makroglossie.
- **Augen:** Kolobom (angeborene Lücken bzw. Spaltbildung in der Iris), Megalokornea (u.a. Verdacht auf kongenitales Glaukom), Mikrokornea, konjunktivale Blutung (häufig harmloser Befund), Pupillenreflex, Leukokorie, okulärer Tumor u. a.; Katarakt (weißliche Trübung(en) im Linsenbereich; nur durch schräg einfallenden, auf die Pupille gerichteten Lichtstrahl oder direkte Ophthalmoskopie zu erkennen (Abb. 2.4)).
- **Hals:** Struma (Abb. 2.5), nuchales zystisches Hygrom, Flügelfell (Turner-Syndrom), Schiefhals, Hämatom des M. sternocleidomastoideus u. a., Klavikulafraktur.
- **Thorax:** *Herz:* Herztöne, -frequenz, -geräusche, Lage des Herzens; *Lunge:* Atemgeräusch, -frequenz etc., Fehlbildungen des knöchernen Thorax, ver-

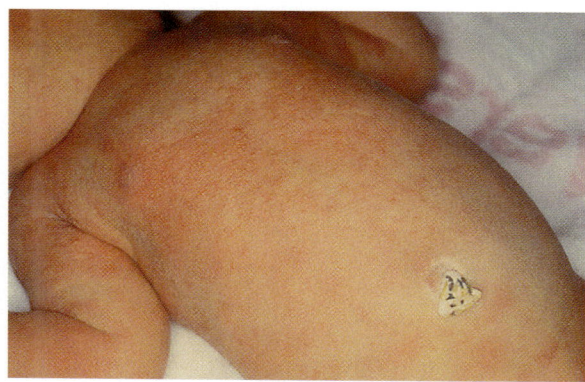

Abb. 2.1. **Erythema toxicum neonatorum:** passageres harmloses makulopapulopustulöses Exanthem (»Hormonelle Umstellung«); im Direktpräparat eines Pustelausstrichs: überwiegend eosinophile Granulozyten

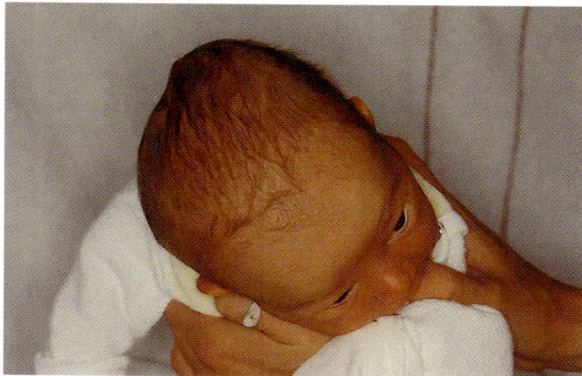

Abb. 2.2. **Kephalhämatom links parieto-okzipital:** Subperiostal gelegenes, fluktuierendes und durch die Schädelnähte begrenztes Hämatom

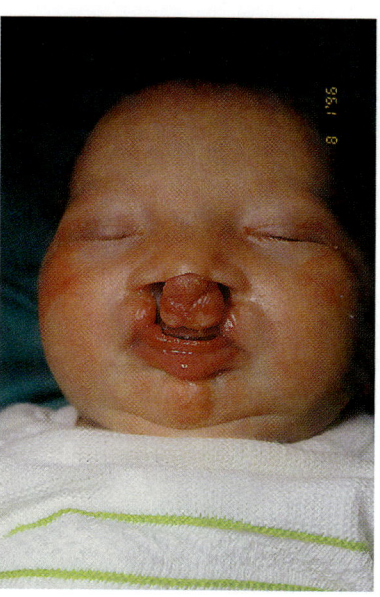

Abb. 2.3. **Beidseitige Lippen-Kiefer-Gaumenspalte**

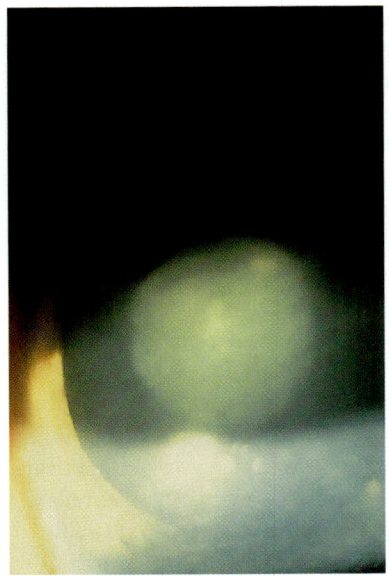

Abb. 2.4. Angeborene Katarakt:
In der Pupille sichtbare, rundliche weißlich-homogene Linsentrübung (Pfeil), die einzelne zusätzliche Verdichtungen enthält

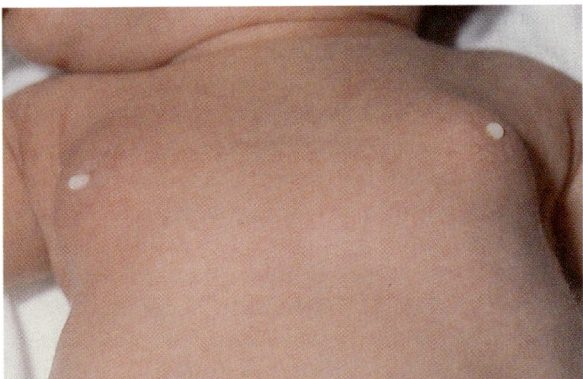

Abb. 2.6. Harmlose transitorische Sekretion
einer milchähnlichen Flüssigkeit (sog. »Hexenmilch«), die gelegentlich unter dem Einfluss plazentarer Hormone bei reifen Neugeborenen beiderlei Geschlechts gebildet wird. Hier 4 Tage altes, reifes gesundes Neugeborenes

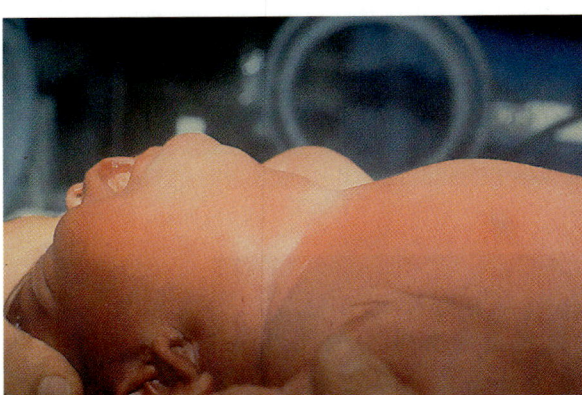

Abb. 2.5. Sichtbare Struma neonatorum
bei Reklination des Kopfes

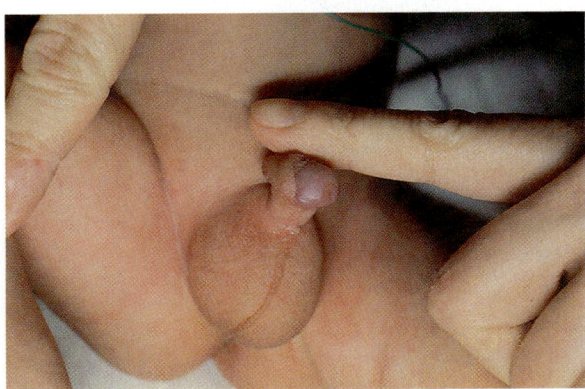

Abb. 2.7. Hypospadia glandis:
ventrale ektope Mündung der Harnröhre mit leichter Verkrümmung des Penis und ventraler Spaltung des Präputiums

größerte Brustdrüsen, Milchsekretion (»Hexenmilch«, ◘ Abb. 2.6).
- **Abdomen:** Leber, Milz, Resistenzen, Nierenvergrößerung, Zustand des Nabels (fällt innerhalb von 5–10 Tagen ab) und der Bauchdecke, Analöffnung (Analatresie, -dystopie), Leistenhernie, Femoralispulse.
- **Genitale:** *männlich:* Hoden deszendiert, Hypospadie (◘ Abb. 2.7), Epispadie, Schwellung des Skrotums (Hydrozele, Hodentorsion in utero); *weiblich:* Genitalaspekt, Vaginalsekretion (weißliches Sekret durch plazentaren Hormoneinfluß), Klitorishypertrophie, Hymenalatresie (◘ Abb. 2.8) u. a..
- **Wirbelsäule:** Spina bifida, Fehlstellungen, Dermalsinus (Vertiefung bzw. geschlossener Kanal der Haut, häufig über Os sacrum bzw. Os coccygis).
- **Extremitäten:** Arme (z. B. Radiusaplasie), Hände, Finger (z. B. Spalthand ◘ Abb. 2.9, Hexadaktylie, Vierfingerfurche), Beine, Füße (Fehlstellungen, z. B. Klumpfuß ◘ Abb. 2.10), Zehen (z. B. Syndaktylie), Hüfte: instabile Hüfte, Hüftgelenksluxation (Ortolani-Phänomen).
- **Muskeltonus:** Beugehaltung der Arme und Beine, Zurückfedern der Extremitäten nach passivem Strecken, Kopfhaltung beim Aufsetzen des Neugeborenen.

2.6 · Besonderheiten bei der Untersuchung des Neugeborenen

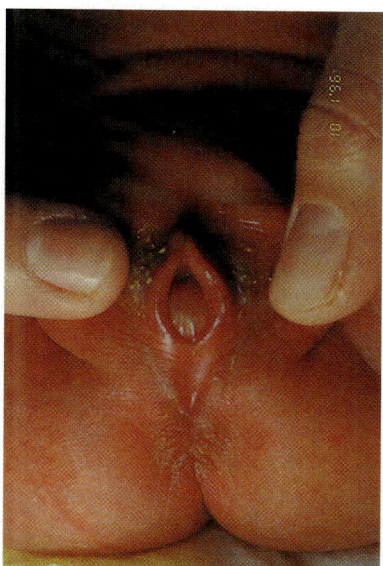

◘ Abb. 2.8. **Hymenalatresie;**
Vorwölbung durch Vaginalsekret

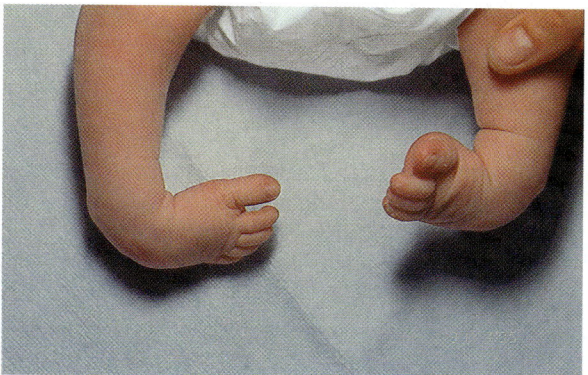

◘ Abb. 2.10. **Bds. angeborene Klumpfüße**

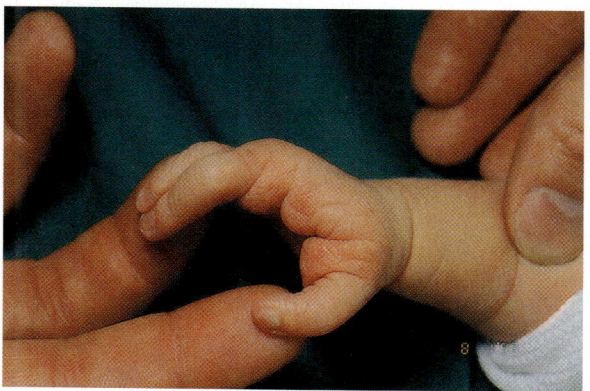

◘ Abb. 2.9. **Sog. »Spalthand«;**
Finger 2 u. 3 sind nicht ausgebildet

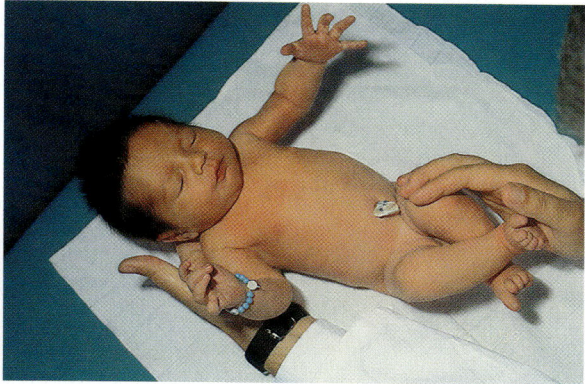

◘ Abb. 2.11. **Moro-Reflex (I):**
durch kurzes Zurückfallenlassen des Kopfes plötzliche Extension und Abduktion der oberen Extremität sowie Spreizung der Finger

- **Bewegungsmuster:** Symmetrie der spontanen Körperbewegungen und Bewegungsautomatismen bzw. Neugeborenenreflexe (Moro-Reflex, Saugreflex, Schreitbewegung u. a.).

Einige Neugeborenenreflexe:
- *Palmar-* und *Plantar-Greifreflex;*
- *Such-* oder *Rootingreflex* (Kopfwendung in Richtung auf Berührungsreiz, ausgelöst durch leichte Berührung der zirkumoralen Haut);
- *Schreitreflex* (Schreitbewegung in aufrechter Körperhaltung bei Berührung der Unterlage);
- *Moro-Reflex* (◘ Abb. 2.11) (Umklammerungsreflex: durch kurzes Zurückfallenlassen des Kopfes plötzliche Extension und Abduktion der oberen Extremität, Spreizung der Finger (I), gefolgt von Flexion und Adduktion (II));
- *Galant-Reflex* (Reizung der Hautoberfläche parallel zur Wirbelsäule führt zu einer konkaven Bewegung der Wirbelsäule).

Kernaussagen

- Bei der pädiatrischen Anamneseerhebung und Untersuchung muss sich der Arzt mit mindestens zwei Personen (Kind und Elternteil oder anderer Betreuungsperson) auseinandersetzen und deren Vertrauen gewinnen.

- Die äußeren Bedingungen des Untersuchungsraumes sind den altersspezifischen Bedürfnissen pädiatrischer Patienten anzupassen.
- Bei der Anamneseerhebung im Säuglings- und Kleinkindesalter sind Eltern und andere Betreuungspersonen die wichtigsten Informationsvermittler. Im Schul- und Jugendalter ist es ratsam, mit dem Patienten auch allein ohne anwesende Eltern zu sprechen.
- Die körperliche Untersuchung eines Kindes erfordert Geduld und ein vertrauensförderndes und einfühlsames Verhalten des Arztes. Wesentliche Informationen erschließen sich vor aktiven Untersuchungsschritten durch sorgfältige Beobachtung.
- Unangenehme Untersuchungen wie die Racheninspektion führt man zuletzt durch. Am Ende der Untersuchung (und ggf. der Behandlung) wird das Kind für seine Tapferkeit gelobt und wenn möglich belohnt.
- Zur Früherkennung von Krankheiten und Entwicklungsstörungen wird in der Bundesrepublik Deutschland allen Kindern die Teilnahme an 10 Vorsorgeuntersuchungen zwischen dem 1. Lebenstag und dem 13.–14. Lebensjahr angeboten.
- Die Screeninguntersuchung für alle Neugeborene ermöglicht die Frühdiagnose behandelbarer, angeborener Stoffwechselerkrankungen und endokriner Störungen aus wenigen Tropfen Kapillarblut.
- Die Untersuchung Neugeborener erfordert besondere Kenntnisse und soll durch hier besonders erfahrene Ärzte vorgenommen werden.

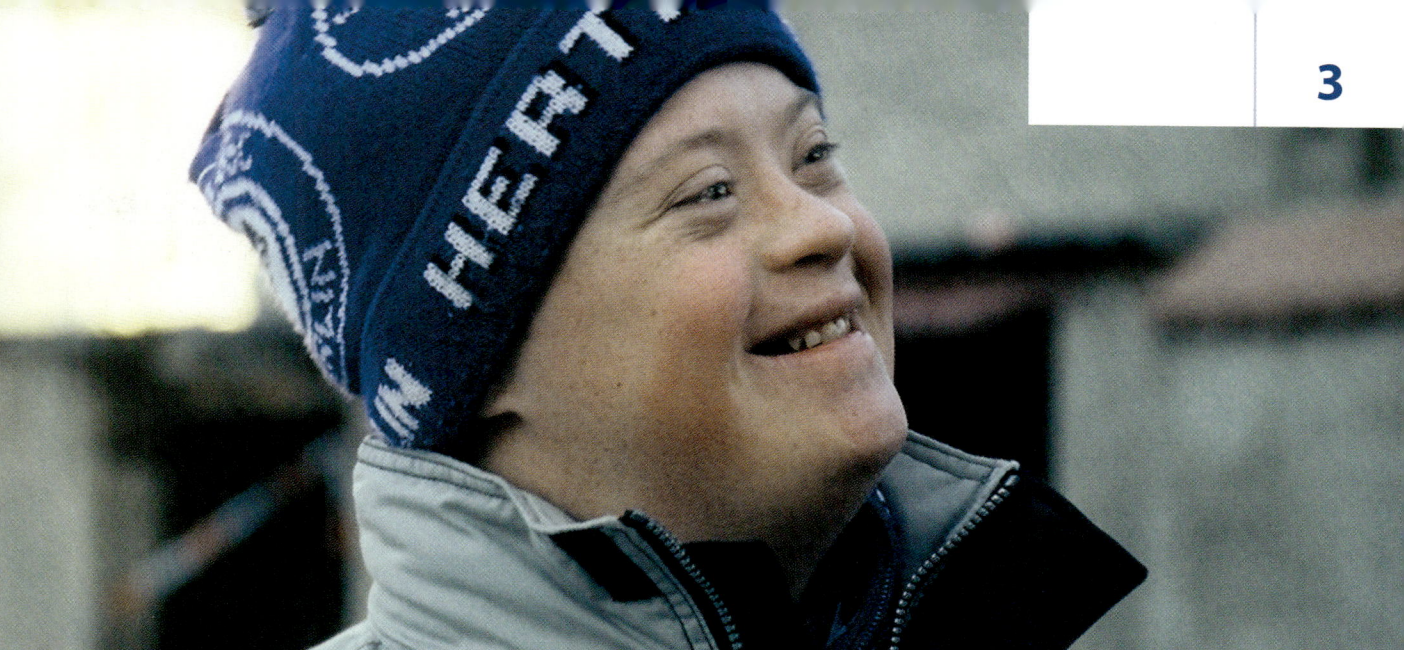

3 Pädiatrische Genetik und teratogene Fruchtschädigung

J. Murken

Der Kinderarzt Down beschrieb 1866 das Krankheitsbild, als dessen Ursache Lejeune 1959 die Trisomie 21 als erste beim Menschen nachgewiesene Chromosomenaberration erkannte. Betroffene Kinder zeigen stark variierende Einschränkungen der kognitiven Fähigkeiten und Entwicklungsmöglichkeiten, sind aber gut förderbar und oft sehr lebensfroh.

3 Pädiatrische Genetik und teratogene Fruchtschädigung (Übersicht)

3.1 **Chromosomenaberrationen** – 27
3.1.1 Numerische Chromosomenaberrationen – 27
3.1.2 Strukturelle Chromosomenaberrationen – 30
3.1.3 Uniparentale Disomie und Genomic Imprinting – 32
3.1.4 Das Fragile-X-Syndrom als Ursache geistiger Behinderung – 33

3.2 **Monogene Vererbung** – 34
3.2.1 Autosomal-dominanter Erbgang – 34
3.2.2 Autosomal-rezessiver Erbgang – 34
3.2.3 X-chromosomal-rezessiver Erbgang – 35
3.2.4 X-chromosomal-dominanter Erbgang – 36
3.2.5 Genetik kindlicher Tumoren – 36
3.2.6 DNA-Analyse – 38
3.2.7 Mitochondriale Gene – 39

3.3 **Multifaktorielle (polygene) Vererbung** – 39

3.4 **Embryopathien und Fetopathien durch exogene Noxen** – 40
3.4.1 Physikalische Noxen/Strahlen – 41
3.4.2 Chemische Noxen – 42

3.5 **Genetische Beratung und Diagnostik** – 45
3.5.1 Genetische Familienberatung – 45
3.5.2 Individuelle genetische Beratung – 46
3.5.3 Pränatale Diagnostik – 46

Die Pädiatrische Genetik analysiert die genetische Information und deren Variationen auf der Ebene der Nukleinsäuren (DNA), der Chromosomen, der Genprodukte und der phänotypischen Merkmale. Ihr Ziel ist, durch ein besseres Verständnis der Ursachen genetisch und teratogen bedingter Krankheiten des Kindes den Weg zur genaueren Prognose, zur Therapie und zur genetischen Beratung zu finden.

3.1 Chromosomenaberrationen

> Als erste Chromosomenaberration beim Menschen wurde 1959 von dem französischen Genetiker Lejeune die Trisomie 21 beim Down-Syndrom entdeckt. Seit Beginn der 60er Jahre sind die Chromosomenanalysen ein fester Bestandteil der pädiatrischen klinischen Diagnostik. Anomalien der Zahl und der Gestalt von Chromosomen sind die Ursache von Fehlgeburten und Störungen der körperlichen und geistigen Entwicklung. Sie gehen meist mit auffallenden Merkmalen an Gesicht, Ohren und Gliedmaßen (»Dysmorphien«), in der Regel auch mit Organfehlbildungen einher.

3.1.1 Numerische Chromosomenaberrationen

Merke

Numerische Chromosomenaberrationen sind Anomalien der Zahl der Chromosomen und treten überwiegend sporadisch auf. Die Häufigkeit der Trisomien der Autosomen und Störungen mit zusätzlichen X-Chromosomen nehmen mit steigendem Alter der Mutter zu.

Tabelle 3.1. Häufigkeit von numerischen Aberrationen der Autosomen bei Neugeborenen

47,+13	1:6000
47,+18	1:3000
47,+21	1:700

Tabelle 3.2. Häufigkeit von numerischen Aberrationen der Geschlechtschromosomen bei Neugeborenen

47, XXY	1:1000 Knaben	47, XXX	1:1000 Mädchen
47, XYY	1:1000 Knaben	45, X	1:4000 Mädchen
		45, X Mosaik	1:4000 Mädchen

Die wesentlichen phänotypischen Merkmale der wichtigsten autosomalen Trisomien (Tabelle 3.1) und numerischen Aberrationen der Gonosomen (Geschlechtschromosomen) (Tabelle 3.2) sind im folgenden dargestellt.

Down-Syndrom (Trisomie 21, Abb. 3.1)

Kraniofaziale Dysmorphien: Brachyzephalie, lateral ansteigende (»mongoloide«) Lidachsen, Epikanthus (zarte Hautfalte am inneren Augenwinkel), Hypertelorismus (vergrößerter Augenabstand), Brushfield Spots der Iris, flache, breite Nasenwurzel, offener Mund, gefurchte Zunge, hervortretende Zunge, Makroglossie, tief angesetzte, rundliche wenig modellierte Ohren, hoher, schmaler Gaumen, kurzer Hals

Extremitäten: kurze, breite Hände, Brachy-/Klinodaktylie 5, Vierfingerfurche, Sandalenlücke

Weitere Merkmale: geistige Behinderung mit Variabilität, muskuläre Hypotonie, verzögerte Reflexe, Infertilität (männl.), Gelenk-Hyperflexibilität, Hüftdysplasie, Herzfehler (AV-Kanal, VSD, ASD)

Chromosomenbefund: zusätzliches Chromosom 21, frei vorliegend (ca. 95 %) oder auf ein anderes akrozen-

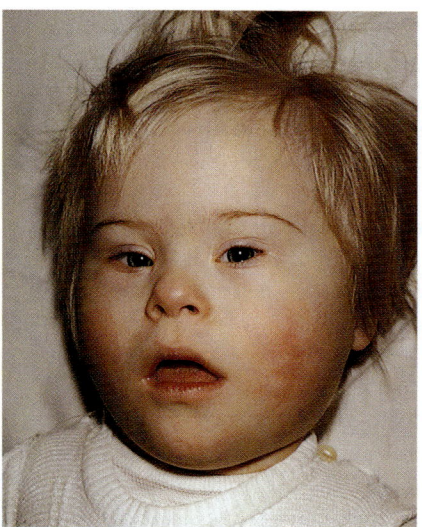

Abb. 3.1. Kleinkind mit Trisomie 21 (Down-Syndrom); lateral ansteigende Lidachsen, Epikanthus, Hypertelorismus, eingesunkene Nasenwurzel, Makroglossie

trisches Chromosom transloziert (Translokationstrisomie 21, ca. 5 %) (◘ s. Abb. 3.4 a, b, c)

Formen der Trisomie 21 beim Down-Syndrom
Häufigkeit und Wiederholungsrisiko

Aberration	Wiederholungsrisiko
freie Trisomie 21 (95 %, davon 2–3 % Mosaike)	ca. 1 %, steigt mit dem mütterlichen Alter (◘ siehe Tabelle 3.15)
Translokationstrisomie 21 Robertson'sche Translokation de novo (3 %) (◘ s. Abb. 3.4 b)	ca. 1 %
Robertson'sche Translokation, familiär (1 %) (◘ s. Abb. 3.4 c)	abhängig von der Translokation und dem Geschlecht des Trägers: bei allen Translokationen 21 außer t (21;21) 10–15 % bei mütterlicher balancierter Translokation 2–4 % bei väterlicher balancierter Translokation
Robertson'sche Translokation (21;21)	100 %, unabhängig davon, ob Vater oder Mutter die Translokation trägt
Partielle Trisomie 21 bei familiärer unbalancierter reziproker Translokation (<1 %)	2–20 %, abhängig im Einzelfall vom Ausmaß und Art der Translokation
de novo Duplikation (< 1 %)	< 1 %

Edwards-Syndrom (Trisomie 18, ◘ Abb. 3.2)

Kraniofaziale Dysmorphien: Mikrozephalus, kleiner Gesichtsschädel, Hypertelorismus, Epikanthus, kleine Nase, hoher Gaumen oder Gaumenspalte, tief angesetzte dysmorphe Ohren (»Faunenohren«), Mikroretrognathie
Extremitäten: Flexionskontrakturen der Finger mit Überlagerung II über III und V über IV,
Thorax/Abdomen: kurzes Sternum, kleine Mamillen mit weitem Abstand, Inguinal- oder Umbilikalhernien, Rektusdiastase
Genitalien: Kryptorchismus (männl.)
Sonstiges: niedriges Geburtsgewicht, Gedeihstörung, Ateminsuffizienz, Krampfanfälle, schwere psychomotorische Entwicklungsverzögerung, hohe Letalität (90 % versterben im ersten Lebensjahr)
Chromosomenbefund: zusätzliches Chromosom 18, selten partielle Trisomie 18 bei unbalancierter reziproker Translokation (◘ s. Abb. 3.4 d)

Pätau-Syndrom (Trisomie 13)

Kraniofaziale Dysmorphien: Mikrozephalie, Kopfhautdefekte, Mikrophthalmie, Iriskolobom, Lippen-Kiefer-Gaumen(LKG)-Spalte, tief angesetzte dysmorphe Ohren
Extremitäten: postaxiale Hexadaktylie
Organe: Holoprosenzephalie (Mißbildungssyndrom mit Arhinenzephalie, Mittellinienfehlbildungen und schwerster geistiger Schädigung), Herzfehler, Zystennieren, Omphalozele
Sonstiges: niedriges Geburtsgewicht, schwere psychomotorische Retardierung, Anfallsleiden, hohe Letalität (90 % versterben im 1. Lebensjahr)
Chromosomenbefund: zusätzliches Chromosom 13, frei vorliegend (ca. 80 %) oder auf anderes Chromosom transloziert (Translokationstrisomie 13, ca. 20 %)

Ullrich-Turner-Syndrom (45,X)

Hohe intrauterine Letalität (ca. 95 % der Schwangerschaften mit 45,X-Konstitution enden mit einer Fehlgeburt, Hydrops fetalis), postnatal große Variabilität im Phänotyp (Chromosomenmosaike), primäre Amenorrhoe.
Äußere Körperform: verminderte Geburtsmaße, Ödeme an Hand- und Fußrücken, Pterygium colli, tiefer Nackenhaaransatz, Schildthorax, Minderwuchs
Organe: Stranggonaden ohne differenziertes Ovarialgewebe, Infertilität, Herzfehler (20 %, meistens Aortenisthmusstenose), Hufeisennieren
Chromosomenbefund: 45,X (ca. 50 %), verschiedene Mosaike (ca. 50 %) z. B. mit 46,XX- oder/und 47,XXX-Zelllinien, auch Strukturaberrationen des X-Chromosoms. Ca. 5 % der Patientinnen zeigen ein Mosaik mit 46,XY-Zellen. Hier ist eine Entfernung der Gonadenrudimente indiziert, da ein hohes Risiko von Malignomen des Gonadengewebes (Dysgerminom, Gonadoblastom) besteht.

Triplo-X-Konstitution (47,XXX)

Häufig asymptomatisch, keine charakteristischen morphologischen Besonderheiten, Pubertät meist normal, häufig verkürzte fertile Phase; Entwicklungsverzögerungen besonders im sprachlichen Bereich, Intelligenz der Mädchen im Vergleich zu Geschwistern leicht erniedrigt
Chromosomenbefund: zusätzliches X-Chromosom bei weiblichem Karyotyp: 47,XXX (ca. 80 %); Mosaike mit 46,XX oder 45,X (20 %); letztere zeigen typische Merkmale des Ullrich-Turner-Syndroms

3.1 · Chromosomenaberrationen

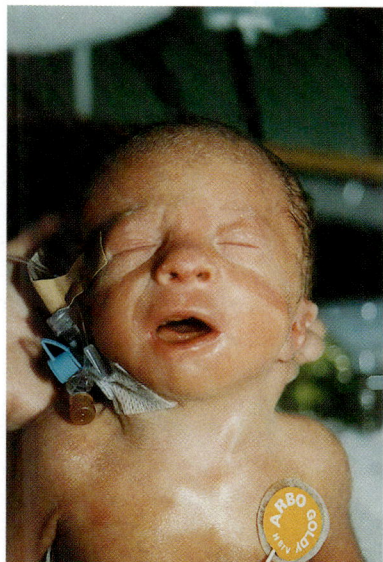
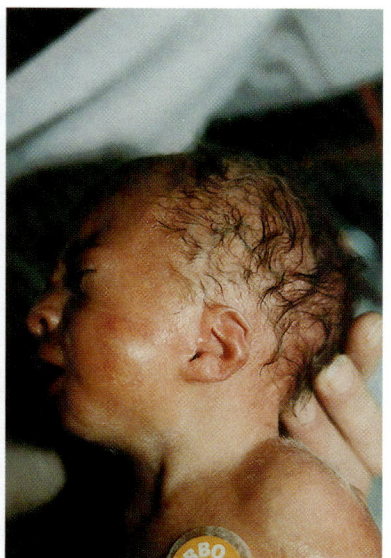
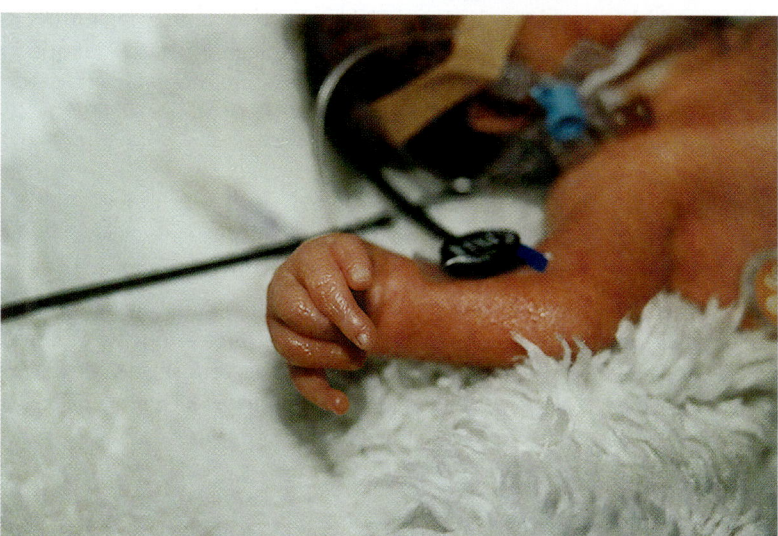

◘ Abb. 3.2 a–c. **Trisomie 18**
Männliches Neugeborenes (1 Tag alt) mit freier Trisomie 18 (Edwards-Syndrom) (Karyotyp: 47, XY, + 18); **a** frontal: kleiner Gesichtsschädel, Hypertelorismus, antimongoloide Lidachsenstellung, verstrichenes Philtrum, kleines Kinn, breiter Hals mit überschüssiger Haut; **b** seitlich: Mikroretrognathie, tiefsitzende dysmorphe Ohren; **c** rechte Hand: typische Fingerüberlagerungen

Klinefelter-Syndrom (47,XXY)

Keine kraniofazialen Dysmorphien, normale Geburtsmaße, häufig Großwuchs; Erfassung der meisten Patienten im Pubertätsalter wegen verzögerter oder ausbleibender sekundärer Geschlechtsentwicklung: kleine Hoden, Gynäkomastie, weiblicher Behaarungstyp, Infertilität, geistige Fähigkeiten im Mittel ca. 10 Punkte gegenüber Geschwistern reduziert, jedoch nicht unter-normal, große Streubreite, häufig nur verzögerte Sprachentwicklung, teilweise Verhaltensauffälligkeiten (z. B. Kontaktschwäche)

Chromosomenbefund: zusätzliches X-Chromosom bei männlichem Karyotyp: 47,XXY (ca. 80 %), Mosaik mit 46,XY oder anderen Zellinien: 48,XXXY; 49,XXXXY (ca. 20 %)

47,XYY-Konstitution

Meist asymptomatisch, außer überdurchschnittlicher Körperhöhe keine charakteristischen morphologischen Besonderheiten, Pubertät normal, Entwicklungsverzögerungen besonders im sprachlichen Bereich möglich, teilweise Verhaltensauffälligkeiten (Anpassungsschwierigkeiten, niedrige Frustrationstoleranz)

Chromosomenbefund: zusätzliches Y-Chromosom bei männlichem Karyotyp: 47,XYY (ca. 90 %); Mosaike mit 46,XY oder anderen Zellinien (10 %)

3.1.2 Strukturelle Chromosomenaberrationen

> **Merke**
>
> Strukturelle Chromosomenaberrationen entstehen durch Umbauten innerhalb eines Chromosoms (z. B. Deletionen) oder zwischen verschiedenen Chromosomen (z. B. Translokationen).

Deletionen (Fehlen von Chromosomenabschnitten)

Bei im Karyogramm sichtbaren Deletionen fehlen 5 Millionen und mehr Nukleotidpaare und damit meist mehr als hundert Gene eines Chromosoms. Die andere Kopie des Chromosoms (homologes Chromosom) ist intakt, d. h., im Genom liegt eine Monosomie des deletierten Chromosomensegmentes vor. Da Deletionen auch familiär gehäuft infolge einer balancierten Translokation bei einem Elternteil auftreten können, d. h. unbalancierte Translokationsprodukte darstellen (s. u.), ist eine Untersuchung des Karyotyps der Eltern indiziert.

Kleinere Deletionen, die mehrere Gene oder nur größere Abschnitte eines Gens umfassen, werden als Mikrodeletionen bezeichnet. Sie lassen sich im Fluoreszenzmikroskop mit einer speziellen Technik, der sogenannten Fluoreszenz-in-situ-Hybridisierung (FISH) nachweisen (Abb. 3.3). Diese Methode, bei der fluoreszenz-markierte DNA-Sonden mit auf Objektträgern präparierten Chromosomen hybridisiert werden, stellt das Bindeglied zwischen der klassischen Zytogenetik und der Molekulargenetik dar. Charakteristische, durch Mikrodeletionen verursachte Krankheitsbilder, werden als **Mikrodeletionssyndrome** bezeichnet (Tabelle 3.3).

Einige Mikrodeletionen gehören zu den häufigen chromosomalen Strukturstörungen, z. B. die beim DiGeorge-Syndrom und ähnlichen Erkrankungen (z. B. Shprintzen-Syndrom) auftretende Mikrodeletion im langen Arm von Chromosom 22 (Häufigkeit ca. 1 : 5000 Neugeborene) oder die beim Prader-Willi-Syndrom und Angelman-Syndrom vorkommende Mikrodeletion im langen Arm von Chromosom 15 (ca. 1 : 10 000).

Eine spezielle Deletion betrifft das Y-Chromosom. Es enthält ein Gen (SRY = sex-determining region des Y-Chromosoms), das die Differenzierung der Gonade zum Hoden induziert. Fehlt dieses Gen infolge einer Deletion beim Karyotyp 46, XY, so ist der Phänotyp weiblich (»XY-Frauen«).

Translokationen (Umlagerung von Chromosomenabschnitten)

Translokationen entstehen durch Stückaustausch zwischen zwei Chromosomen (**reziproke Translokationen**). Bei einem Stückaustausch ohne Verlust oder Zugewinn von genetischem Material handelt es sich um eine balancierte Translokation (Abb. 3.4 d Mitte).

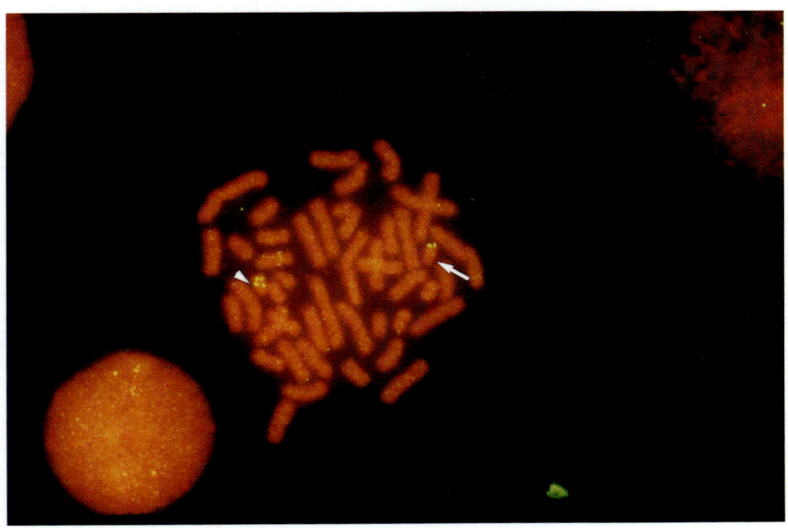

Abb. 3.3. Nachweis einer Mikrodeletion
22q11 bei einem Patienten mit DiGeorge-Syndrom. FISH mit einer spezifischen DNA-Sonde für die Mikrodeletion 22q11 und einer Kontroll-DNA-Sonde für den terminalen Bereich des langen Arms von Chromosom 22. Die spezifischen Chromosomenbereiche wurden durch Hybridisierung mit der verwendeten DNA-Sonde fluoreszenzmarkiert und können mikroskopisch nachgewiesen werden. Das normale Chromosom 22 hat Fluoreszenzsignale in der Region 22q11 (kleiner Pfeil) und am Ende des langen Arms. Das Chromosom 22 mit der Mikrodeletion weist nur Signale der Kontrollsonde auf, der Chromosomenabschnitt für die 22q11-DNA-Sonde fehlt (kein Fluoreszenzsignal, großer Pfeil)

3.1 · Chromosomenaberrationen

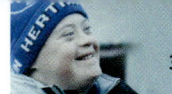

Tabelle 3.3. Mikrodeletionen und Syndrome

Syndrom	Deletion	Symptome
Wolf-Hirschhorn-Syndrom[a]	4p16	LKG-Spalte, faziale Dysmorphien, Kopfhautdefekte, Organdefekte, geistige Behinderung
Katzenschreisyndrom (Cri-du-chat-Syndrom)[a]	5p15	Mikrozephalie, faziale Dysmorphien, charakteristischer Säuglingschrei (Name) geistige Behinderung
Williams-Beuren-Syndrom	7q11	Herzfehler (supravalvuläre Aortenstenose), geistige Behinderung, Verhaltensauffälligkeiten
Wilms-Tumor-Aniridie (WAGR)-Syndrom	11p13	Wilms-Tumor, Aniridie, urogenitale Fehlbildungen, Retardierung
Prader-Willi-Syndrom	15q12 (pat)	Neonatale Hypotonie, Adipositas, Minderwuchs, Hypogenitalismus
Angelman-Syndrom	15q12 (mat)	Schwere geistige Behinderung, Epilepsie, Ataxie, Lachanfälle
Miller-Dieker-Syndrom	17p13	Lissenzephalie (fehlende Gehirngyrierung mit schwerster geistiger Behinderung), faziale Dysmorphien
DiGeorge-Syndrom	22q11	T-Zell-Defekt – Thymushypo/aplasie, Herzfehler, Hypokalzämie, Gaumenspalte, faziale Dysmorphien

[a] Die Mehrheit der Patienten hat eine größere, im Karyogramm sichtbare Deletion.

Eine Sonderform der Translokationen stellen die sogenannten **Robertson-Translokationen** dar, bei denen die langen Arme von zwei akrozentrischen Chromosomen (13, 14, 15, 21, 22) im Zentromerbereich unter Verlust der kurzen Arme verschmelzen (balancierter Karyotyp mit 45 Chromosomen, Abb. 3.4 c Mitte).

Eine balancierte Translokation hat i. d. Regel keine pathologische Bedeutung für den Träger und kann über mehrere Generationen vererbt werden. Bei Trägern einer balancierten Translokation können jedoch in der Meiose Keimzellen entstehen, in denen ein Chromosomenabschnitt fehlt und/oder ein anderer doppelt vorhanden ist.

Als Ergebnis der Befruchtung einer solchen Keimzelle entsteht eine **unbalancierte Translokation,** die durch Monosomie und/oder Trisomie für die an der Translokation beteiligten Chromosomenabschnitte gekennzeichnet ist. Solche unbalancierten Translokationen bedingen wie die oben beschriebenen numerischen Aberrationen prä- und postnatalen Minderwuchs, zahlreiche morphologische Anomalien von Gesicht, Ohren, Extremitäten und Organen sowie geistige Behinderung. Sie sind außerdem eine wichtige Ursache von Fehl- und Totgeburten.

Da jedes der 23 homologen Chromosomen an verschiedenen Stellen brechen und sich mit jedem anderen gebrochenen Chromosom verbinden kann, gibt es eine große Vielfalt von möglichen balancierten und unbalancierten Translokationen. Diese können durch eine Chromosomenanalyse diagnostiziert werden.

Ist das SRY-Gen vom Y-Chromosom auf ein anderes Chromosom eines XX-Individuums transloziert, so ist der Phänotyp männlich (»XX-Mann«) und entspricht dem Klinefelter-Syndrom. In der Regel ist eine solche Translokation nur durch die DNA-Analyse erkennbar.

> **Merke**
>
> Für die klinische Diagnose von Chromosomenaberrationen sind die Merkmalskombinationen entscheidend. Das einzelne betroffene Kind zeigt meist nur einen Teil der genannten Symptome. Die Bestimmung des Karyotyps ist immer notwendig, um die Diagnose zu sichern und um die strukturellen Aberrationen (Translokationen, Deletionen) zu erkennen, die familiär gehäuft auftreten können.

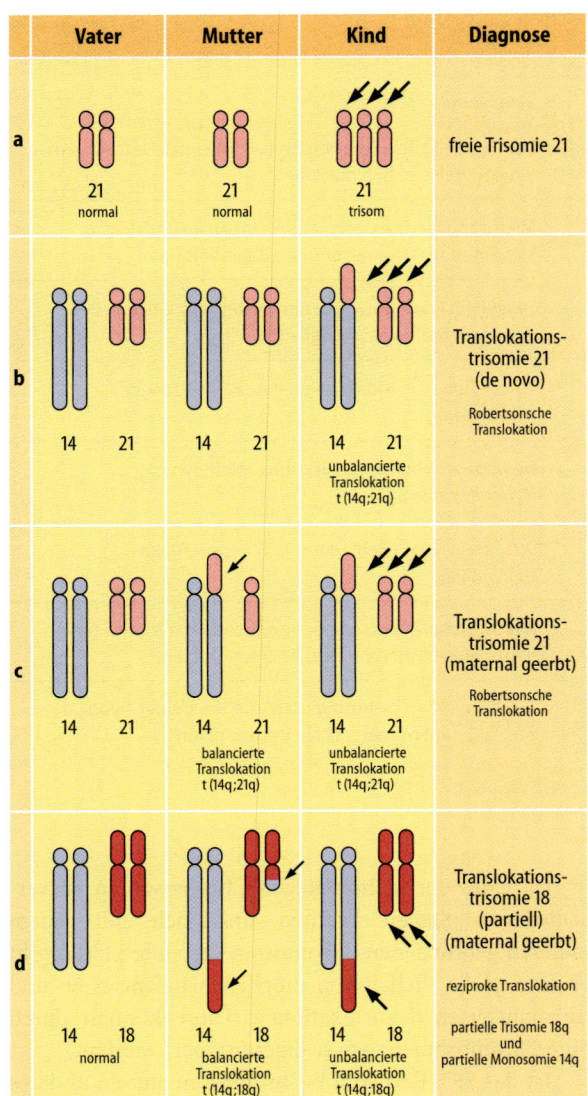

◧ Abb. 3.4 a–d. **Zytogenetische Aberrationstypen** und deren Bedeutung für die genetische Familienberatung am Beispiel der Trisomie 21 (a-c) und der partiellen Trisomie 18 (d). Es sind jeweils nur die beiden betroffenen Chromosomenpaare dargestellt; bei der Karyotypformel ist jeweils ein weiblicher Chromosomensatz angenommen.
a Freie Trisomie 21 (immer Neumutation), Karyotyp des Kindes: 47,XX,+21; empirisches Wiederholungsrisiko ~ 1 %, steigt mit dem mütterl. Alter ▶ s. Tab. 3.15;
b Translokationstrisomie 21 bei Robertsonscher Translokation zwischen den Chromosomen 14 und 21 (de novo =Neumutation). Die Eltern haben normale Karyotypen, der Karyotyp des Kindes ist : 46,XX,-14,+t(14q21 q); Wiederholungsrisiko ~ 1 %;
c Translokationstrisomie 21 bei Robertsonscher Translokation zwischen den Chromosomen 14 und 21 (geerbte Translokation). Die Mutter ist Trägerin einer balancierten Robertsonschen Translokation zwischen den Chromosomen 14 und 21, Karyotyp der Mutter: 45,XX,-14,-21,+t(14q21 q); Karyotyp des Kindes: 46,XX,-14,+t(14q21 q); Wiederholungsrisiko 10–15 %;
d partielle Trisomie 18 (Edwards-Syndrom) auf der Basis einer unbalancierten Translokation zwischen den Chromosomen 14 und 18. Die Mutter ist Trägerin der balancierten reziproken Translokation t(14 q;18 q). Das Kind hat zusätzlich zur partiellen Trisomie des langen Arms von Chromosom 18 (18 q) auch eine partielle Monosomie des terminalen Abschnitts vom langen Arm des Chromosoms 14 (14 q), Karyotyp 46,XX,-14,+der(14) t(14 q;18 q)mat; Wiederholungsrisiko 5–10 %. Die Monosomie 14 q verursacht ebenfalls Fehlbildungen und Dysmorphien, wodurch es zum Abweichen vom Bild des typischen Edwards-Syndroms kommen kann

3.1.3 Uniparentale Disomie und Genomic Imprinting

Bei der Bildung der Zygote (Befruchtung) werden die 23 Chromosomen der Eizelle und die 23 Chromosomen des Spermiums zu einem Chromosomensatz vereinigt (46 Chromosomen), d.h., von jedem Chromosomenpaar (22 Autosomenpaare, 2 Geschlechtschromosomen) stammt je ein Chromosom von der Mutter (maternal) und eins vom Vater (paternal). Die paarigen Chromosomen werden als homologe Chromosomen bezeichnet. Durch Verteilungsstörungen der Chromosomen während der Meiose können jedoch (neben numerischen Aberrationen) auch sogenannte **uniparentale Disomien** eines bestimmten Chromosoms entstehen. Bei diesem Mutationstyp stammen beide homologen Chromosomen entweder nur von der Mutter (maternale Disomie) oder nur vom Vater (paternale Disomie). Dabei kann es sich um zwei verschiedene Chromosomen des gleichen Elternteils handeln (Heterodisomie, ◧ Abb. 3.5 b) oder um zwei identische elterliche Chromosomen (Isodisomie) ◧ Abb. 3.5 e. Die Gesamtzahl der Chromosomen des Karyotyps ist dabei nicht verändert, weshalb diese Mutation nicht im Karyogramm sichtbar ist und nur mit einer DNA-Analyse nachgewiesen werden kann.

Das klassische Beispiel dafür sind das **Prader-Willi-Syndrom (PWS)** und das **Angelman-Syndrom (AS)** – zwei verschiedene genetische Krankheitsbilder, die überwie-

> **Merke**
>
> Die meisten uniparentalen Disomien haben keine pathologische Bedeutung. Uniparentale Disomien bestimmter Chromosomen sind jedoch die Ursache für spezifische Erkrankungen (◧ Tabelle 3.4).

3.1 · Chromosomenaberrationen

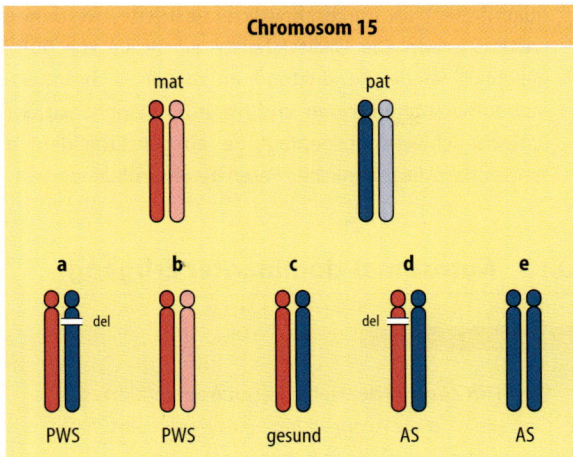

Abb. 3.5 a–e. Mikrodeletion
15q12 und uniparentale Disomie als Ursachen des Prader-Willi-Syndroms (PWS) und des Angelman-Syndrom (AS); **a** de novo Deletion des Chromosomenabschnitts 15q12 auf dem väterlichen Chromosom 15 – PWS; **b** maternale Disomie 15, d. h., beide Chromosomen 15 sind mütterlicher Herkunft (hier als Beispiel zwei verschiedene Chromosomen 15 = Heterodisomie), ein väterliches Chromosom 15 ist im Chromosomensatz nicht vorhanden – PWS; **c** normale Konstitution – gesund; **d** de novo Deletion des Chromsomenabschnitts 15q12 auf dem mütterlichen Chromosom 15 – AS; **e** paternale Disomie 15, d. h., beide Chromosomen 15 sind väterlicher Herkunft (Beispiel zwei identische Chromosomen 15 = Isodisomie 15), ein mütterliches Chromosom 15 ist im Chromosomensatz nicht vorhanden – AS

Tabelle 3.4. Uniparentale Disomie und Krankheitsbilder

Chromosom (Disomie)	Erkrankung	Symptome
7 (maternal)	Minderwuchs	Primordialer, proportionierter Minderwuchs (Silver-Russel-Sydrom)
11 (paternal)	Beckwith-Wiedemann-Syndrom	EMG-Syndrom = Exomphalos, Makroglossie, Gigantismus; geistige Behinderung, Tumoren
15 (maternal)	Prader-Willi-Syndrom	Neonatale Hypotonie, Adipositas, geistige Behinderung, Hypogenitalismus
15 (paternal)	Angelman-Syndrom	Schwere geistige Behinderung, Epilepsie, Ataxie

gend sporadisch auftreten. Beide Syndrome werden meist durch eine interstitielle Deletion im Bereich 15q12 verursacht (Tabelle 3.4.), wobei diese Deletion (Neumutation) beim PWS ausnahmlos auf dem väterlichen Chromosom 15 liegt, beim AS immer auf dem mütterlichen Chromosom 15. Beim PWS fehlen also die väterlichen Gene der Deletionsregion, beim AS die mütterlichen Gene.

Bei einem kleinen Teil der Patienten liegt jedoch keine Deletion dieses Bereiches vor, sondern eine uniparentale Disomie 15. Beim PWS fehlen wiederum die väterlichen Gene – infolge einer maternalen Disomie 15 (beide Chromosomen 15 von der Mutter, keins vom Vater), beim AS fehlen die mütterlichen Gene (paternale Disomie 15) (s. Abb. 3.5).

Der Zusammenhang zwischen Phänotyp und elterlicher Herkunft der Mutationen beruht darauf, dass im proximalen Bereich des langen Arms von Chromosom 15 Gene lokalisiert sind, die nur auf einem elterlichen Chromosom aktiv sind.

PWS-Gen(e) sind auf dem väterlichen Chromosom aktiv und auf dem mütterlichen immer inaktiv, für das/die AS-Gen(e) gelten umgekehrte Verhältnisse. Das Fehlen der aktiven elterlichen Kopie dieser Gene führt deshalb zum völligen Funktionsverlust dieser Gene und damit zur Erkrankung.

Diese spezifische, von der Keimbahnpassage abhängige Inaktivierung von Genen wird als »**Genomic Imprinting**« (genomische Prägung) bezeichnet. Nur wenige von den 50000–100000 Genen des Menschen unterliegen dem Genomic Imprinting. In Abhängigkeit von deren Chromosomenlokalisation führen uniparentale Disomien bestimmter Chromosomen zu Erkrankungen.

3.1.4 Das Fragile-X-Syndrom als Ursache geistiger Behinderung

Das Fragile-X-Syndrom (Martin-Bell-Syndrom) ist die häufigste genetisch bedingte Form der unspezifischen geistigen Behinderung, die überwiegend im männlichen Geschlecht auftritt (Häufigkeit bei Knaben etwa 1: 1250). Zytogenetisch findet man bei den Betroffenen in einem Teil der Metaphasen eine fragile Stelle im langen Arm vom X-Chromosom (Chromosomenbande Xq27), die durch bestimmte Kulturbedingungen induziert wird. Die betroffenen Knaben sind häufig großwüchsig, hyperaktiv und zeigen eine Sprachentwicklungsretardierung; der durchschnittliche IQ liegt bei 50.

Bei dieser X-chromosomal vererbten Krankheit finden sich verschiedene Abweichungen vom klassischen X-chromosomal-rezessiven Erbgang. So gibt es gesunde männliche Überträger und klinisch betroffene Überträgerinnen. Die Schwere der Erkrankung nimmt in der Generationsfolge tendenziell zu (Antizipation).

Die dem Fragile-X-Syndrom zugrundeliegende Mutation wurde 1991 entdeckt. Es handelt sich um eine instabile Trinukleotidsequenz (Trinukleotid CCG) im Gen des *Martin-Bell-Syndroms* (Familiäre Mentale Retardierung = FMR-1). Normale Personen (Nicht-Mutations-Träger) haben 10–50 Kopien des Trinukleotids CCG, gesunde weibliche oder männliche Überträger weisen 50–200 Kopien (= Prämutation) auf, und bei Patienten finden sich über 200 bis zu 2000 Kopien (= Vollmutation). Eine Verlängerung der Nukleotidsequenz in der Generationsfolge findet überwiegend bei Übertragung durch Frauen statt (dynamische Mutation) und erklärt den *Antizipationseffekt*.

Der Nachweis dieser Mutation ist immer mit DNA-Analyse zu führen, wobei sich die unterschiedlichen CCG-Kopiezahlen als unterschiedlich große DNA-Fragmente darstellen lassen.

> **Merke**
>
> Der Mutationsmechanismus einer Trinukleotidverlängerung liegt auch einer Reihe von autosomal-dominanten Erkrankungen mit Antizipationseffekt zugrunde, z. B. der Myotonen Dystrophie, der Chorea Huntington und der Spinocerebellären Ataxie.

3.2 Monogene Vererbung

> Monogene, »mendelnde« Erbleiden sind an ihrem Erbgang erkennbar. Bei autosomal dominantem Erbgang mit voller Penetranz und Expressivität des mutierten Gens ist durchschnittlich die Hälfte der Kinder betroffen, die Weitergabe des Gens kann von Generation zu Generation im Stammbaum beobachtet werden (»senkrechte Weitergabe«).
>
> Autosomal-rezessive Erbleiden treten in der Regel nur bei Geschwistern familiär auf (»waagerechte Weitergabe«). Die meisten Fälle sind »sporadisch«. Verwandtenehen erhöhen das Risiko für das Auftreten rezessiver Krankheiten.
>
> X-chromosomale Erbleiden sind meist rezessiv und werden dann von gesunden Mutationsträgerinnen (Konduktorinnen) an durchschnittlich die Hälfte der Söhne weitergegeben. Die Töchter haben ein Risiko von 50 %, gleichfalls wieder Konduktorinnen zu sein. X-chromosomal-dominante Erbleiden sind meist im männlichen Geschlecht schwerer ausgeprägt, bei einigen Erbleiden so schwer, dass die männlichen Feten bereits früh absterben.

3.2.1 Autosomal-dominanter Erbgang

> **Merke**
>
> Wenn im Zustand der Heterozygotie ein mutiertes Gen allein für die Ausprägung eines Merkmales maßgebend ist, wird es als dominant bezeichnet.

Autosomal-dominante Erbleiden können entweder als sporadische Fälle als Neumutationen auftreten oder von einem der Eltern vererbt sein, wobei das Wiederholungsrisiko 50 % beträgt. Gelegentlich sind auch mehrere Kinder eines gesunden Elternpaares betroffen. Die Erklärung ist in einem Keimzellmosaik zu suchen, d. h. in einer Mutation, die bei einem der Eltern in einer Stammzelle der Gameten aufgetreten ist. Solche Keimzellmosaike wurden bei der Osteogenesis imperfecta und der Dysostosis craniofacialis nachgewiesen.

Bei schweren autosomal-dominanten Erbleiden, die früh zum Tod führen oder die Fortpflanzung stark herabsetzen, sind die meisten Fälle sporadisch. Beispiele sind: Myositis ossificans progressiva, Apert-Syndrom, Achondroplasie.

> **Merke**
>
> Als Faustregel für die Wirkung autosomal-dominanter Gene kann gelten, dass sie Strukturveränderungen der Gewebe bewirken oder eine äußerlich sichtbare Veränderung der Körperform (◻ Tabelle 3.5).

3.2.2 Autosomal-rezessiver Erbgang

In der Regel sind beide Eltern heterozygot, das Risiko für ein homozygotes Kind beträgt 25 %. Sind beide Eltern für dasselbe rezessive Gen homozygot, also selbst krank, so werden sämtliche Kinder ebenfalls homozygot und damit erkrankt sein. Ein klinisches Beispiel hierfür sind bestimmte Formen der Taubstummheit.

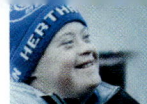

3.2 · Monogene Vererbung

> **Merke**
>
> Wenn ein Gen nur in homozygotem, nicht aber in heterozygotem Zustand in Erscheinung tritt, wird es als rezessiv bezeichnet. Autosomal-rezessive Erbleiden entstehen, wenn beide Eltern einen Defekt des gleichen rezessiven Gens an ein Kind weitergeben.

Tabelle 3.5. Autosomal-dominante Vererbung

Erkrankung	Symptome
Basalzellnävussyndrom	Breite Nasenwurzel, Stirnhöcker, Kieferzysten, Gabelrippen, geistige Behinderung
Hereditäre Sphärozytose	Kugelzellenanämie (▶ S. 312)
Marfan-Syndrom	Arachnodaktylie, Linsenluxation (▶ S. 202)
Medulläres Schilddrüsenkarzinom	Extremer Schlankwuchs, Muskeldystrophie, dicke Unterlippe, Neurinome der Augen- und Mundschleimhaut, Phäochromozytome
Neurofibromatose	Multiple Milchkaffeeflecken, Pseudarthrosen, Hochdruck, Phäochromozytome
Tuberöse Sklerose	geistige Behinderung, Epilepsie, Tumorbildungen

Ein rezessiver Erbgang liegt in der Regel bei Stoffwechseldefekten vor. In heterozygotem Zustand genügt die genetische Information des »normalen Gens« um z. B. eine ausreichende Enzymaktivität zu gewährleisten.

Durch biochemische Untersuchung, z. B. eines Enzyms, durch Belastungstests oder molekulargenetische Diagnostik kann der Heterozygotenstatus nachweisbar sein. Erst bei homozygotem Zustand kommt es zum völligen Ausfall der genetischen Information, z. B. zum Ausfall der Enzymproduktion.

> **Merke**
>
> Als Faustregel für die Wirkung autosomal-rezessiver Gene kann gelten, dass rezessiv bedingte Leiden im allgemeinen primär keine Fehlbildungen oder äußerlich sichtbare Anomalien der Körperform bewirken (Tabelle 3.6).

Tabelle 3.6. Autosomal rezessive Vererbung

Erkrankung	Symptome
Adrenogenitales Syndrom	Nebenniereninsuffizienz, Salzverlust Virilisierung (▶ S. 210)
a1-Antitrypsinmangel	Leberzirrhose im Neugeborenenalter, portale Hypertension, später Lungenemphysem (▶ S. 487)
Galaktosämie	Lebervergrößerung, Ikterus, Katarakt, herabgesetzte Intelligenz (▶ s. Kap. 6)
Homozystinurie	Linsenluxation, Osteoporose, Thrombosen, Embolien (▶ s. Kap. 6)
Hypophosphatasie	Rachitisähnliche Knochenveränderungen, Hyperkalzämie, Zahnausfall (▶ S. 173)
Mukoviszidose	Bronchiektasen, Verdauungsinsuffizienz (▶ S. 420)
Phenylketonurie	Fortschreitende Oligophrenie (▶ s. Kap. 6)

3.2.3 X-chromosomal-rezessiver Erbgang

X-chromosomal-rezessive Erbleiden treten praktisch nur bei Knaben auf, da diese nur *ein* X-Chromosom haben, also hemizygot für die X-chromosomalen Gene sind. Bei Mädchen treten X-chromosomal-rezessive Erkrankungen nur auf, wenn diese homozygot für das betreffende X-chromosomale Gen sind oder den 45-X-Karyotyp haben. Das Erkrankungsrisiko für Söhne heterozygoter Frauen beträgt 50 %; Töchter heterozygoter Frauen sind zu 50 % Konduktorinnen. Söhne hemizygoter Männer haben kein Erkrankungsrisiko, Töchter sind immer Konduktorinnen.

> **Merke**
>
> Bei X-chromosomal-rezessivem Erbgang müssen gesunde Schwestern eines erkrankten Knaben damit rechnen, dass sie Konduktorinnen sind und dass damit ihre Söhne ein Krankheitsrisiko von 50 % haben (Tabelle 3.7).

Tabelle 3.7. X-chromosomal rezessive Vererbung

Erkrankung

Hypogammaglobulinämie mit Plasmazellmangel

Hämophilie A und B (▶ S. 321)

Hunter-Syndrom (Mukopolysaccharidose Typ II)

Muskeldystrophie Typ Duchenne

Norrie-Syndrom (beiderseitiges Pseudogliom mit Taubheit und Oligophrenie)

Wiskott-Aldrich-Syndrom (Ekzem, Thrombozytopenie, Resistenzschwäche) (▶ S. 278)

Tabelle 3.8. X-chromosomal-dominante Vererbung

Erkrankung

Alport-Syndrom (Innenohrschwerhörigkeit und Nephropathie)

Vitamin-D-resistente hypophospatämische Rachitis (▶ S. 172)

Incontinentia pigmenti Bloch-Sulzberger[a] (ektodermaler Symptomenkomplex mit Pigmentierungsanomalien an Rumpf und Extremitäten, Haar- und Nagelwachstumsstörung, in etwa 50 % geistige Behinderung)

Orofaziodigitales Syndrom[a]

[a] Vorgeburtlich letal im männlichen Geschlecht.

3.2.4 X-chromosomal-dominanter Erbgang

Für ein X-chromosomal-dominantes Merkmal ist charakteristisch, dass es bei Männern *und* Frauen (bei Frauen jedoch doppelt so häufig) auftritt. Im einzelnen sind die folgenden Erbgänge typisch:
— Alle Söhne befallener Männer sind merkmalsfrei, bei allen Töchtern tritt das Merkmal in Erscheinung.
— Unter den Kindern weiblicher heterozygoter Merkmalsträger findet sich, wenn der Vater gesund ist, eine 1:1 Aufspaltung wie beim autosomal dominanten Erbgang – unabhängig vom Geschlecht.

X-chromosomal-dominante Vererbung mit Letalität der Hemizygoten liegt vor, wenn die klinische Wirkung der X-chromosomalen Mutation so schwer ist, dass das Überleben nur in Anwesenheit des normalen Allels möglich ist. Männliche Feten sterben ab, es gibt nur weibliche Merkmalsträger. Ein Beispiel ist das **Oro-fazio-digitale(OFD-)Syndrom I** (charakteristischer Gesichtsausdruck: Hypertelorismus, Verkürzung des mittleren Oberlippenteils mit angedeuteter Spaltbildung, schmale Nase, Spaltbildung im Mund- und Gaumenbereich, Syn- und Polydaktylie, in 50 % schwere geistige Behinderung).

Kommen auch die weiblichen Träger eines X-chromosomalen dominanten Erbleidens infolge der Frühletalität nie zur Fortpflanzung, so beruht jede Erkrankung auf einer Neumutation. Ein Beispiel ist das **Rett-Syndrom**.

> **Merke**
>
> Bei X-chromosomal-dominanter Vererbung sind betroffene Knaben meist schwerer erkrankt als betroffene Mädchen. Manche X-chromosomal-dominanten Erbleiden sind vorgeburtlich letal im männlichen Geschlecht (◘ Tabelle 3.8).

3.2.5 Genetik kindlicher Tumoren

> **Merke**
>
> Keimbahnmutationen und nachfolgende somatische Mutationen bestimmter Gene (Protoonkogene und Tumorsupressorgene) sind die Ursache für etwa 10 % der kindlichen Tumoren.

Protoonkogene sind normale, nichtpathologische Gene, deren Genprodukte z. B. an der Zellinteraktion oder an der Regulation der Zellteilung, bzw. Zelldifferenzierung beteiligt sind. Mutationen in diesen Genen können zu Onkogenen führen.

Onkogene können die neoplastische Transformation einer Zelle bewirken. Man unterscheidet zelluläre Onkogene (c-onc) und virale (v-onc). Zelluläre Onkogene entstehen durch die Mutation (Punktmutation, Translokation) eines Protoonkogens im Genom einer Zelle. Virale Onkogene entstehen durch die Veränderung der DNA-Sequenz infolge der Passage durch ein Virusgenom.

3.2 · Monogene Vererbung

Die zugrunde liegenden Mutationen werden als »gain of function« -Mutationen bezeichnet. Diese Mutationen sind, wenn sie somatisch waren, die Ursache sporadischer Tumorerkrankungen (Tabelle 3.9). Eine somatische Mutation tritt *nach* der Befruchtung einer Eizelle auf. In der Regel sind nicht alle Gewebe des entstehenden Individuums von der Mutation betroffen, per definitionem ist sie in den Zellen der Keimbahn nicht nachweisbar.

Wenn die Mutation bereits in der Keimbahn vorhanden war, ist sie die Ursache familiärer Tumorerkrankungen (Tabelle 3.10). Eine Keimbahnmutation ist in der Eizelle bzw. dem Spermium eines Elternteiles entstanden. Wird sie auf ein Kind weitervererbt (50 % Wahrscheinlichkeit) so ist sie in allen Körperzellen des Kindes und wiederum in den Zellen der Keimbahn nachweisbar.

Tumorsupressorgene sind u. a. an der Regulation der Zellteilung und der Reparatur von DNA-Schäden beteiligt. Damit es zur Tumorentstehung kommt, müssen *beide* Allele des entsprechenden Tumorsupressorgens in einer Zelle mutiert bzw. funktionslos sein, d. h. es handelt sich um »loss of function« -Mutationen.

Familiär auftretende Tumoren: Für die familiäre Häufung von Tumorerkrankungen werden Keimbahnmutationen in Protoonkogenen bzw. Tumorsupressorgenen verantwortlich gemacht, die von einer Generation auf die nächste weitervererbt werden können. Die familiäre Belastung mit *einem* mutierten Gen führt jedoch nicht zwangsläufig zur Ausprägung der Krankheit. Damit es zur Tumorentstehung kommt, ist eine *zweite* somatische Mutation notwendig.

Betrifft die Keimbahnmutation ein Allel eines Tumorsupressorgenes, so muss also zur neoplastischen Transformation einer Zelle das zweite, bislang intakte Allel des Tumorsupressorgenes eine »loss of function«- Mutation erfahren. Betrifft die Keimbahnmutation dagegen ein Allel eines Protoonkogens, kann eine zweite Mutation in einem anderen, z. B. an der Zellteilung beteiligten Gen der Zelle zur Tumorentstehung führen.

Das Risiko für den Träger einer Keimbahnmutation, in Folge einer zweiten Mutation einen Tumor zu entwickeln, ist – aus bislang nicht geklärten Gründen – hoch. Daher erscheint der Erbgang für Keimbahnmutationen, in an sich rezessiven Tumorsupressorgenen, dominant.

Bereits 1971 wurde von Knudson die »Zwei-Treffer-Theorie« formuliert. Ihr liegt die Beobachtung zugrunde, dass aufgrund von Keimbahnmutationen entstandene Tumoren klonalen Ursprungs sind, obwohl in allen Zellen die genetische Prädisposition vorhanden ist. Diese Tumoren manifestieren sich früher als sporadische Tumoren, da die Wahrscheinlichkeit für eine Tumorentstehung aufgrund einer zweiten Mutation größer ist, wenn in allen Zellen eine Keimbahnmutation vorhanden ist.

Tabelle 3.9. Beteiligung von Onkogenen an sporadischen Tumoren im Kindesalter

Onkogen	Genort	Funktion	Erkrankung
abl	9 q	Tyrosin-Proteinkinase	CML (Chronisch myeloische Leukämie)
N-myc	2 q	Nukleäres Protein	Neuroblastom
ret	10 q	zytosolische Tyrosinkinase	Schilddrüsentumor

Tabelle 3.10. Beteiligung von Onkogenen und Tumorsuppressorgenen an kindlichen Tumorerkrankungen

Onkogen	Genort	Funktion	Erkrankung
ret	10 q	zytosolische Tyrosinkinase	MEN 2 A (multiple endokrine Neoplasie Typ II a)
Tumorsupressorgen	**Genort**	**Funktion**	**Erkrankung**
Rb	13 q	Nukleäres Protein	Retinoblastom
WT 1		Nukleäres Protein	Wilms-Tumor
NF 1	17 q	GTPase aktivierendes Protein	Neurofibromatose Typ 1
APC	5 q	Nukleäres Protein	Familiäre adenomatöse Polyposis

3.2.6 DNA-Analyse

Bis lang sind die Gene für über 350 monogene Erkrankungen identifiziert und charakterisiert worden, eine beachtliche Anzahl, die ständig weiter wächst (◘ Tabelle 3.11).

Die Lokalisierung und Charakterisierung dieser Gene, die durch eine Vielzahl von in den letzten 2 Dekaden entwickelten molekulargenetischen Methoden ermöglicht wurde, bildet die Voraussetzung für die Identifizierung der krankheitsverursachenden Gen-Mutationen (DNA-Analyse). Das in der DNA-Analyse angewendete Methodenspektrum ist sehr breit und kann hier nicht im Einzelnen dargestellt werden.

Zu den wichtigsten Techniken gehört die Polymerase-Kettenreaktion, mit der aus einer sehr geringen DNA-Menge spezifische DNA-Fragmente in großer Kopienzahl hergestellt werden können, die dann weiteren Untersuchungen z. B. der Analyse der Nukleotidsequenz (DNA-Sequenzierung) zugänglich sind.

Die Ergebnisse der DNA-Diagnostik haben gezeigt, dass die meisten monogenen Erkrankungen durch viele

◘ **Tabelle 3.11. Auswahl an monogenen Erkrankungen,** für die eine DNA-Diagnostik möglich ist (AD = autosomal-dominant, AR = autosomal-rezessiv, XR = X-chromosomal-rezessiv)

Erkrankung	Erbgang	Gensymbol	Genort	vorherrschender Mutationstyp
Achondroplasie	AD	FGFR3	4p	> 99 % Gly380Arg
Chorea Huntington	AD	IT-15	4p	Trinukleotidverlängerung
Fragiles-X-Syndrom	XR	FMR-1	Xq	Trinukleotidverlängerung
Hämophilie A	XR	HEMA, F8C	Xq	Inversion, Punktmutationen
Hämophilie B	XR	HEMB, F9	Xq	Punktmutationen
21-Hydroxylasemangel	AR	CYP21	6p	Deletionen, Punktmutationen, Spleißstellen-Mutationen
LDL-Rezeptor Defekt	AD	LDLR	19p	Punktmutationen, Deletionen, Duplikationen
Lesch-Nyhan-Syndrom	XR	HGPRT	Xq	Punktmutationen, Deletionen, Insertionen Spleißstellen-Mutationen
Marfan-Syndrom	AD	FBN1	15q	Punktmutationen, Deletionen
Mukoviszidose	AR	CFTR	7q	Deletion von 3 Nukleotiden (delta F508)
Muskeldystrophie Duchenne/Becker	XR	DMD	Xp	Deletionen, Punktmutationen
Myotone Dystrophie	AR	DMPK 1	19q	Trinukleotidverlängerung
Phenylketonurie	AR	PAH	12q	> 50 Punktmutationen
Sichelzellanämie	AR	β-Globin (HBB)	11p	Glu6Val
α-Thalassämie	AR	α-Globin (HBA)	16p	Punktmutationen
β-Thalassämie	AR	β-Globin (HBB)	11p	Punktmutationen
Wiskott-Aldrich-Syndrom	XR	WAS	Xp	Punktmutationen

3.3 · Multifaktorielle (polygene) Vererbung

verschiedene Mutationen in den entsprechenden Genen verursacht werden. Solche Mutationen sind z. B. Austausch, Deletion oder Einschub von einzelnen Nukleotiden (Punktmutationen) oder die Deletion von größeren DNA-Abschnitten, die alle nur mit molekulargenetischen Techniken nachgewiesen werden können. Als Ausgangsmaterial für die DNA-Analyse können dabei alle kernhaltigen Zellen dienen, d. h., eine Diagnose kann aus Blutzellen, Hautfibroblasten und auch pränatal aus Chorionzotten oder Fruchtwasserzellen gestellt werden.

> **Merke**
>
> Mit molekularbiologischen Methoden ist es möglich, monogene Erkrankungen auf DNA-Ebene direkt nachzuweisen oder auszuschließen (Genotyp-Diagnostik).

Die Vielfalt der Erkrankungen, Mutationen und der zur Diagnostik notwendigen Methoden sowie das rasch zunehmende Wissen erforderte auch auf dem Gebiet der Humangenetik eine Spezialisierung und Verteilung der diagnostischen Untersuchungen bestimmter Erkrankungen auf verschiedene Zentren. Bei entsprechenden Fragestellungen zur DNA-Diagnostik und genetischen Beratung ist deshalb die Kontaktaufnahme zu einer humangenetischen Einrichtung anzuraten.

3.2.7 Mitochondriale Gene

Außer den Chromosomen enthalten auch die Mitochondrien des Zytoplasmas DNA. Die mitochondriale DNA (mtDNA) ist ein ringförmiges Molekül, das in 2–10 Kopien pro Mitochondrium vorliegt. Jede Zelle enthält mehrere hundert Mitochondrien, die Eizelle sogar 50 000–100 000. Die mtDNA hat eine Länge von ca. 16 500 Nukleotidpaaren und enthält die Information für 24 mitochondriale Transport-RNAs, 2 ribosomale

> **Merke**
>
> Das mitochondriale Genom wird nur über die Eizelle, d. h. maternal vererbt. Stammbäume von mitochondrial vererbten Erkrankungen zeigen ausschließlich weibliche Überträgerinnen. Männer sind genau so häufig wie Frauen betroffen, vererben die Krankheit aber nicht.

Tabelle 3.12. Wichtige mitochondriale Erkrankungen

Krankheit	Symptome
Leber-Optikusatrophie	Blindheit im 2. Lebensjahrzehnt
Myoklonische Epilepsie mit Muskelveränderungen (ragged red fibers) (MERRF)	Muskelschwäche, Myoklonie, zerebrale Krampfanfälle
Mitochondriale Enzephalopathie mit Laktatazidose (MELAS)	Hemiparese, Muskelschwäche, Erbrechen, Minderwuchs, Demenz, kortikale Blindheit
Kearns-Sayre-Syndrom	Ptosis, Ophtalmoplegie, Retinitis pigmentosa, Muskelschwäche

RNAs und 13 der 76 Gene für Enzyme, die an der Energieproduktion der Zelle beteiligt sind.

Die Mutationsrate der mtDNA ist etwa 10 mal so hoch wie die der Kern-DNA. In einer Zelle können Mitochondrien mit normaler und mit mutierter mtDNA vorliegen (Heteroplasmie). Mutationen der mtDNA verursachen eine Reihe von Erkrankungen, deren Schweregrad von verschiedenen Faktoren abhängt (Tabelle 3.12). Solche Faktoren sind der Energiebedarf des Gewebes, in dem es zur Störung kommt, und der Anteil mutierter Mitochondrien in einer Zelle. Mit zunehmendem Alter des Patienten kann es zur Anhäufung mitochondrialer Mutationen in somatischen Zellen kommen.

3.3 Multifaktorielle (polygene) Vererbung

> Viele Merkmale des Phänotyps sind nicht durch ein einzelnes Gen, sondern durch eine Kombination vieler Gene bedingt. Wir sprechen von multifaktorieller oder polygener Vererbung. Der Begriff »polygen« im engeren Sinne bezieht sich auf das Zusammenwirken mehrerer Gene, der Begriff »multifaktoriell« auf das Zusammenwirken mehrerer Gene mit Umweltfaktoren. Im allgemeinen Sprachgebrauch wird zwischen beiden Begriffen nicht scharf unterschieden.

Meinhard von Pfaundler hat 1931 ein »Kräfteparallelogramm« des Einflusses von Erbe und Umwelt entworfen. (Abb. 3.6)

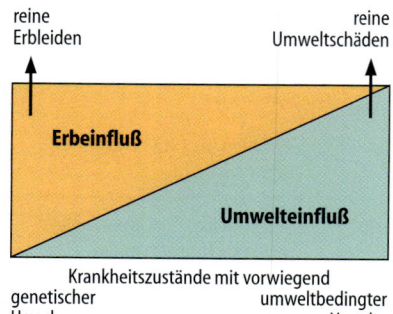

◘ Abb. 3.6. **Kräfteparallelogramm Erbe/Umwelt**
nach Meinhard von Pfaundler 1931. Links sind Merkmale eingetragen, bei denen praktisch nur die genetische Information ursächlich an der Entstehung beteiligt ist (Chromosomenkrankheiten, monogene Krankheiten); am rechten Rand stehen die rein umweltbedingten Leiden, z. B. eine Verbrennung. Zwischen diesen Extremen finden sich all die phänotypischen Merkmale oder Krankheiten, bei denen Erbe oder Umwelt mehr oder weniger stark zusammenspielen. Die Bedeutung der sensiblen Phasen, also des Zeitpunktes der Interaktion zwischen Erbe und Umwelt ist in diesem vereinfachten Schema außer Acht gelassen worden

> **Merke**
>
> Während die Häufigkeit der meisten monogenen Erbleiden seltener als 1 : 10.000 ist (Ausnahme: Mukoviszidose: 1 : 2000, Familiäre Hypercholesterinämie 1 : 500), haben viele multifaktoriell bedingte Fehlbildungen und multifaktorielle Störungen eine Häufigkeit von bis zu 1 %. Das Wiederholungsrisiko kann nicht aus dem Erbgang berechnet, sondern nur empirisch bestimmt werden (◘ Tabelle 3.13 u. 3.14, S. 41, 42).

Wird ein Geschlecht häufiger von einer multifaktoriell bedingten Fehlbildung betroffen, so gilt für die genetische Beratung eine Besonderheit, die von dem britischen Genetiker Carter entdeckt wurde (Carter-Effekt).

Die Wirkung mehrerer Gene kann sich addieren (**additive Polygenie**), mitunter liegt ein Schwellenwerteffekt vor: es bedarf einer bestimmten Zahl von Genen bis sich ein Merkmal ausbildet. Der Zeitpunkt der Umwelteinwirkung kann bei gegebener genetischer Information von größter Bedeutung sein (sensible Phase).

Bei polygen bedingten Merkmalen hat die Mutation einzelner beteiligter Gene keine so schwerwiegende Wirkung wie bei monogenen Merkmalen. Die Veränderungen sind meist leichter und nur quantitativer Art und nicht qualitativ und alternativ. So entsteht für die polygen

> **Merke**
>
> Besteht Geschlechtswendigkeit für ein Merkmal oder eine Fehlbildung, so ist das genetische Risiko für Kinder höher, wenn der Merkmalsträger oder ein vorangegangenes betroffenes Kind dem seltener betroffenen Geschlecht angehört (► s. Tabelle 3.13 z. B. Pylorusstenose, Morbus Hirschsprung).

bedingten Merkmale wie Körperhöhe und Intelligenz bei relativem Gleichgewicht eine gewisse Variationsbreite, die die Anpassung an verschiedene Umweltfaktoren erleichtert.

Polygene, bzw. multifaktorielle Merkmale manifestieren sich in einer kontinuierlichen Variationsreihe und kommen in einer eingipfligen Verteilungskurve (Gauss-Normalverteilung) vor. Der Übergang vom Normalen zum Pathologischen ist fließend, wenn nicht ein Schwellenwert vorliegt. Aus dem Umwelteinfluss auf die Manifestation eines multifaktoriellen Leidens erwächst die theoretische Chance, durch Veränderung der (meist noch unbekannten) Umweltbedingungen, die das krankhafte Merkmal fördern, einem Wiederholungsfall in einer genetisch disponierten Familie vorzubeugen.

Für die Verschlussstörung des Neuralrohres (Spina bifida, Meningomyelozele, Anenzephalie) werden diese Möglichkeiten genutzt. Sorgfältig dosierte perikonzeptionell verabreichte Vitaminbehandlung (besonders wichtig ist hier die Folsäure) kann das Wiederholungsrisiko um eine 10er Potenz senken. Auch mit den isolierten Lippen-Kiefer-Gaumen-Spalten sind vergleichbare positive Erfahrungen gemacht worden.

3.4 Embryopathien und Fetopathien durch exogene Noxen

> Eine Hauptsorge um die Entwicklung des ungeborenen Kindes betrifft das Risiko einer Schädigung der Frucht durch physikalische, chemische oder biologische Noxen (► siehe auch Kap. 4 und 6). Neben Art und Ausmaß der Noxe ist der Zeitpunkt der Einwirkung entscheidend.
>
> Die Sensibilität des Embryo in Abhängigkeit vom Differenzierungsstadium gibt die ◘ Abb. 3.7 wieder. In der Zeit der Blastogenese sind die einzelnen Zellen noch nicht determiniert, gesetzte Schäden werden entweder vollständig regeneriert oder die Blastula stirbt ab (»Alles oder Nichts – Regel«).

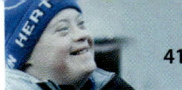

3.4 · Embryopathien und Fetopathien durch exogene Noxen

Tabelle 3.13. Empirische Wiederholungsrisiken für einige wichtige häufige Fehlbildungen

Art der Fehlbildung		Empirisches Risiko in %	Häufigkeit in der Bevölkerung in %
Lippen-Kiefer-Gaumen-Spalte			
nach einem erkrankten Kind (Eltern gesund)		3	0,1–0,2
nach zwei erkrankten Kindern (Eltern gesund)		9	
wenn ein Elternteil erkrankt ist		3	Knaben häufiger
wenn ein Elternteil und 1 Kind erkrankt sind		11	als Mädchen (1,6 : 1)
Das Risiko ist erhöht, wenn der erkrankte Elternteil die Mutter oder das erste erkrankte Kind weiblich ist.			
Spina bifida			
(+ Anenzephalie und/oder Hydrozephalie)			~ 0,1
nach 1 erkrankten Kind (Eltern gesund)		4	
nach 2 erkrankten Kindern (Eltern gesund)		10	
wenn ein Elternteil erkrankt ist		4,5	
wenn ein Elternteil und 1 Kind erkrankt sind		12	
Ventrikelseptumdefekt			~ 0,1
nach 1 erkrankten Kind		2–4	
nach 2 erkrankten Kindern		5–8	
wenn ein Elternteil erkrankt ist		4	
Klumpfuß			
nach 1 erkrankten Kind		3	~ 0,1
Pylorusstenose			
wenn die Mutter betroffen ist	für Knaben	20	
oder nach erkrankter Tochter	für Mädchen	7	
wenn der Vater betroffen ist	für Knaben	5	Knaben 0,6
oder nach erkranktem Sohn	für Mädchen	2,5	Mädchen 0,1
Angeborene Hüftluxation			
nach erkrankter Tochter	für Knaben	0,6	
	für Mädchen	6,25	
nach erkranktem Sohn	für Knaben	0,9	Knaben 0,05
	für Mädchen	6,9	Mädchen 0,3
Morbus Hirschsprung			
nach erkrankter Tochter	für Knaben	10	
	für Mädchen	4	
nach erkranktem Sohn	für Knaben	6	Knaben 0,05
	für Mädchen	2	Mädchen 0,02

Die Sensibilität gegenüber teratogenen Noxen erreicht ihr Maximum in der Embryonalperiode, der Zeit der intensiven Organdifferenzierung. In dieser Zeit können Fehlbildungen induziert werden. In der Fetalperiode sinkt die Sensibilität rasch ab, teratogene Wirkungen manifestieren sich in dieser Periode vor allem in Wachstumsstörungen und Differenzierungsstörungen des Gehirns.

3.4.1 Physikalische Noxen / Strahlen

Nach therapeutischen Bestrahlungen in der Frühschwangerschaft wurden ab Dosen von 200 mSv (1 m Sievert = 100 m Rem) bei Kindern geistige Retardierung, Mikrozephalie, Augenschädigungen, Katarakt und Minderwuchs beobachtet. Es besteht für ionisierende Strahlen eine lineare Dosis-Wirkungs-Beziehung.

☐ Tabelle 3.14. Empirische Wiederholungsrisiken für einige häufige Krankheiten

	Risiko für weiteres Kind	Häufigkeit in der Bevölkerung
Idiopathische Epilepsien		0,5 %
Eltern gesund,		
1 Kind erkrankt		
Erkrankungsalter unter 10 Jahre	6 %	
Erkrankungsalter über 25 Jahre	1–2 %	
1 Elternteil erkrankt	4 %	
Fieberkrämpfe		2–7 %
Eltern gesund,		
1 Kind erkrankt	8–29 %	
Schizophrenie		1,0 %
Eltern gesund,		
1 Kind erkrankt	9 %	
1 Elternteil erkrankt	13 %	
1 Elternteil und		
1 Kind erkrankt	15 %	
beide Eltern erkrankt	40 %	
Manisch-depressive/ rein depressive Psychose		0,4–2,5 %
Eltern gesund,		
1 Kind erkrankt	10–20 %	
1 Elternteil erkrankt	10–20 %	
Diabetes mellitus (Typ 1)		0,2 %
Eltern gesund,		
1 Kind erkrankt	3–6 %	
Kranker und Ratsuchender:		
beide haben DR3/DR4	19 %	
kein HLA-Haplotyp identisch	2 %	
Diabetes mellitus (Typ 2)		2,0 %
Eltern gesund,		
1 Kind erkrankt	10 %	
1 Elternteil erkrankt	10 %	

Diagnostische Röntgenaufnahmen sollten in der Schwangerschaft möglichst unterlassen werden, andererseits führen sie bei korrekter Durchführung zu einer Belastung des Uterus von weniger als 10 mSv. Die kritische Dosis von 100 mSv wird praktisch nie erreicht, muss aber in jedem Einzelfall überprüft werden.

3.4.2 Chemische Noxen

Thalidomid

Die Erfahrungen mit dem als Schlafmittel und zur Lepratherapie eingesetzten Thalidomid (Contergan) haben gezeigt, dass damit gerechnet werden muss, dass Substanzen von geringer akuter Toxizität Fehlbildungen hervorrufen. Thalidomid erzeugt um den 35. Tag post menstruationem Anotie, um den 40. Tag Amelie der Arme und 2 bis 3 Tage danach Phokomelie, um den 46. und 47. Tag meist nur noch Triphalangie der Daumen, Leistenbruch und Rektumstenose. Der Pädiater Widukind Lenz hat diese Zusammenhänge entdeckt und auch festgestellt, dass ein

3.4 · Embryopathien und Fetopathien durch exogene Noxen

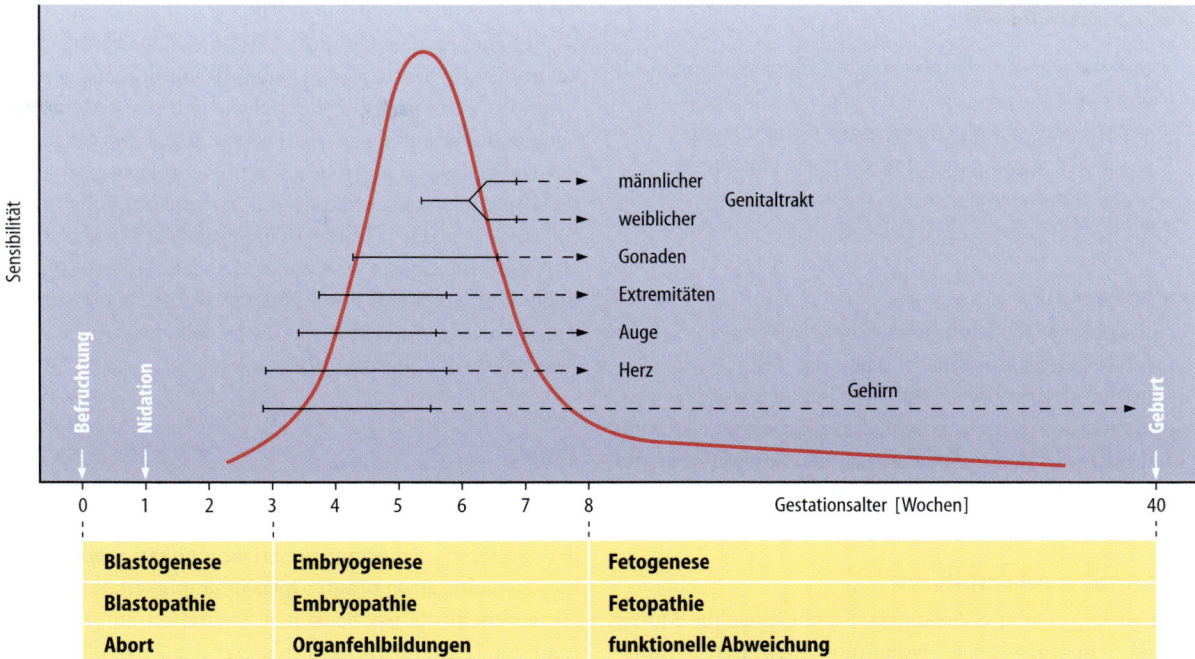

Abb. 3.7. **Zeitplan der Organentwicklung** und Sensibilität gegenüber teratogenen Noxen

Vergleich mit diesen sensiblen Phasen erkennen lässt, ob ein exogener Faktor als Ursache für eine vergleichbare Fehlbildung in Betracht kommt.

Alkohol

Chronischer Alkoholismus während der Schwangerschaft mit der täglichen Einnahme von mehr als 50 g reinem Alkohol reduziert das Wachstum von Länge, Gewicht und Kopfumfang.

Klinisch wird die Alkoholembryopathie (AE) in 3 Schweregrade (AE1–AE3) eingeteilt. Bei Kindern mit AE3 ist das Gesicht so charakteristisch, dass sich die Diagnose leicht stellen lässt (Abb. 3.8). Hauptsymptome sind intrauteriner und postnataler Minderwuchs, Mikrozephalie, geistige Retardierung, Übererregbarkeit, Herzfehler, Anomalien der Genitalien und Gelenke und kraniofaziale Auffälligkeiten. Der Minderwuchs gleicht sich in der Regel nach der Geburt nicht mehr aus, ausgeprägter Zwergwuchs im Kleinkindesalter kann die Folge sein. Die perinatale Sterblichkeit ist hoch, die Intelligenz herabgesetzt (verbaler IQ zwischen 60 und 70, Handlungsteil zwischen 70 und 80). Die leichteren Formen der Alkoholembryopathie (AE2 und AE1) zeigen die Symptome in abgemilderter Form.

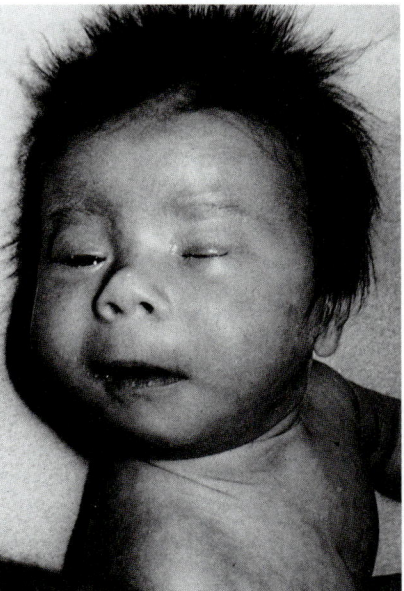

Abb. 3.8. **Typische Fazies**
eines Kindes mit Alkoholembryopathie AE3: Gerundete Stirn, enge Lidspalten, verkürzter eingesunkener Nasenrücken, schmales Lippenrot, langes verstrichenes Philtrum

> **Merke**
>
> Unter allen bekannten Embryopathien ist die Alkoholembryopathie mit Abstand die häufigste. Sie findet sich bei etwa 1:300 neugeborenen Kindern. Klinisch lassen sich schwache, mittlere und starke Manifestationen unterscheiden.

Valproinsäure

Valproinsäure führt zu einem erhöhten Grad an Neuralrohrschlussdefekten (nach Majewski in einer Größenordnung von etwa 5%). Ein Teil der Kinder weist einen charakteristischen Gesichtsausdruck auf: schmale Stirn mit prominenter Mittelstirn, nach außen oben ansteigende Lidachsen, kurze Nase, verkürzte Oberlippe.

Hydantoin und Barbiturat

In etwa 0,5 % aller Schwangerschaften muss die Mutter Antikonvulsiva, wie z. B. Hydantoin einnehmen. Symptome der spezifischen Hydantoin-Embryopathie fand Majewski auch nach Barbiturat- oder Primidon-Therapie. Deshalb erscheint die Bezeichnung Hydantoin-Barbiturat-Embryopathie sinnvoll. Hauptsymptome sind intrauteriner und postnataler Minderwuchs, Mikrozephalie und meist mäßige statomotorische und geistige Retardierung. Das Gesicht wirkt vergrößert, die Nasenwurzel ist breit und tief eingezogen. Dysmorphiezeichen sind Epikanthus, Ptosis, kurze Nase und großer Mund mit vollen, wulstigen Lippen. Die Schädigung tritt bei etwa 6 % der exponierten Kinder auf.

Warfarin

Wenn in der Schwangerschaft Antikoagulantien therapeutisch angesetzt werden müssen, so ist nach der Therapie mit Cumarinderivaten (Marcumar) ein umschriebenes Fehlbildungssyndrom, das der dominanten Form der Chondrodysplasia punctata ähnelt, zu beobachten: verkürzte Extremitäten, hypoplastische eingesunkene Nase, Augenfehlbildungen (Mikrophthalmie, Optikusatrophie) sowie kalkspritzer-förmige Einlagerungen in den Wirbelkörpern und im Kalkaneus. Etwa ein Drittel der Patienten ist geistig mäßig bis stark retardiert, die kritische Phase scheint die vierte bis sechste Woche post conceptionem zu sein.

Vitamin A und Abkömmlinge

Es ist bekannt, dass Vitamin A in hoher Dosierung (über 30.000E tgl.) teratogen ist. Auch die oral genommenen Vitamin-A-Abkömmlinge erweisen sich beim Menschen auch in therapeutischer Dosis als teratogen. Sie werden in der Dermatologie angewandt zur Therapie von schwerster Akne, Psoriasis und anderen Verhornungsstörungen. Bei circa 15 % der intrauterin exponierten Kinder finden sich Fehlbildungen wie: Anotie, Mikrotie, Hydrozephalus oder Mikrozephalus. Bei über 30 % der beobachteten Kinder wurde ein Herzfehler festgestellt, ein Fünftel wies Anomalien des Nervus opticus auf.

Tabak

Im Vordergrund steht eine deutliche Untergewichtigkeit der Kinder rauchender Mütter. Daher besteht wie bei allen anderen Schwangerschaftskomplikationen durch Rauchen eine ausgeprägte Dosisabhängigkeit. Raucht die Mutter mehr als ein Päckchen Zigaretten am Tag während der Schwangerschaft, so steigt das Risiko für einen Spontanabort um 70 %, es verdoppelt sich für die Placenta praevia, die Frühgeburtshäufigkeit liegt gegenüber einer Nichtraucherin um 50 % höher und die perinatale Mortalität um 100 % höher. Eine erhöhte Fehlbildungsrate ist bei Kindern rauchender Mütter nicht gesichert.

Thyreostatika

Bei der Behandlung Schwangerer mit Hyperthyreosen (z. B. Morbus Basedow) ist besondere Sorgfalt geboten. Die mütterliche Therapie muss fortgeführt werden, möglichst mit solchen Thyreostatika, deren Plazentagängigkeit gering ist.

> **Merke**
>
> Neugeborene von Müttern, die in der Schwangerschaft thyreostatisch behandelt wurden, müssen auf ihren Schilddrüsenstatus untersucht werden.

Zytostatika

Bei jeder zytostatischen Therapie in der Schwangerschaft muss Nutzen und Risiko auf das sorgfältigste abgewogen werden. Mit Sicherheit sind Folsäureantagonisten (Aminopterin, Methotrexat) teratogen bzw. letal für den Embryo. Die typischen Symptome der Embryopathie sind: Verknöcherungsstörungen des Gehirnschädels, Hydroze-

3.5 · Genetische Beratung und Diagnostik

phalus, faziale Dysmorphien (z. B. Hypertelorismus) und Fehlbildungen der Gliedmaßen.

Auch bei allen anderen Zytostatika sind teratogene bzw. embryoletale Wirkungen nachgewiesen, ohne dass aufgrund der kleinen Fallzahl im einzelnen spezifische Fehlbildungsmuster beschrieben werden können.

> **Merke**
>
> Bei jeder Zytostatikatherapie muss in einem Zeitraum von sechs Monaten vor und sechs Monaten nach jeder Behandlung eine strikte Kontrazeption durchgeführt werden. Bei einer Schwangerschaft, die unter Zytostatikatherapie eingetreten ist, muss im ärztlichen Konsilium unter Einbeziehung der Eltern über das weitere Handeln entschieden werden.

3.5 Genetische Beratung und Diagnostik

> Die genetische Beratung und Diagnostik will Ratsuchenden helfen, ein möglicherweise bei ihnen bestehendes Risiko zu erkennen oder auszuschließen. Sie hat zwei Schwerpunkte: die genetische Familienberatung und die individuelle persönliche Beratung. Ein Spezialbereich der genetischen Beratung betrifft die pränatale genetische Diagnostik.

3.5.1 Genetische Familienberatung

Beratungssituationen, die die Frage nach der Gesundheit eines Kindes betreffen, sind in ◘ Abb. 3.9 dargestellt.

Die häufigste Beratungssituation ist die Frage nach dem Risiko für weitere Kinder, wenn ein Kind mit einer Fehlbildung oder einem Entwicklungsrückstand geboren wurde.

Vor der Planung einer Schwangerschaft beziehen sich die Fragen der Eltern meist auf eine Krankheit, die entweder bei einem der Eltern oder bei einem nahen Verwandten aufgetreten ist. Es besteht dann die Befürchtung, dass hier eine genetische Ursache – sei sie monogen, chromosomal verursacht oder multifaktoriell bedingt – vorliegen könnte und ein spezielles Risiko bezüglich dieser bestimmten Krankheit für eigene Kinder besteht.

Eine wichtige Rolle spielt die Frage nach möglichen schädlichen Umwelteinwirkungen während der Schwangerschaft (▶ s. Kap. 3.4).

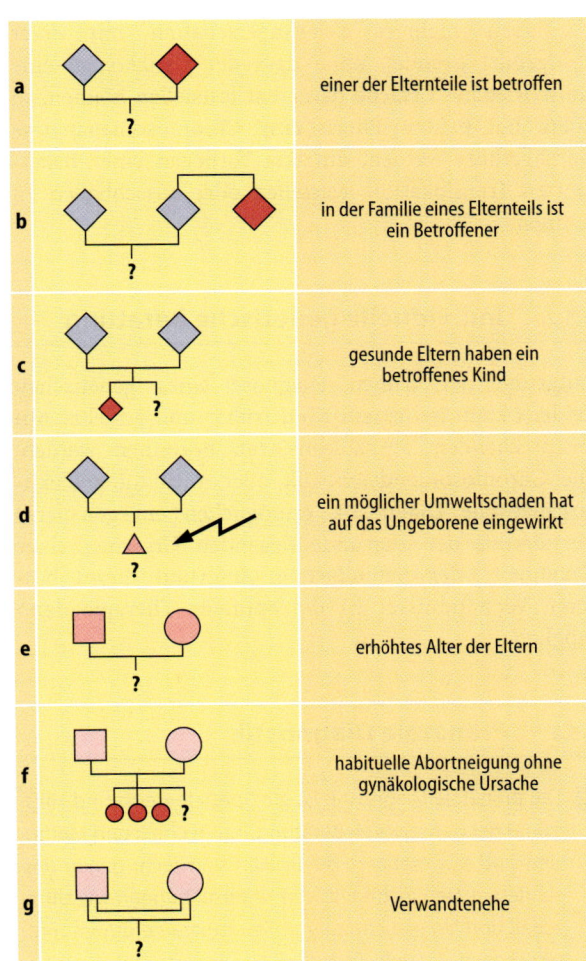

◘ Abb. 3.9 a–g. **Indikationen** zur genetischen Familienberatung

Hauptindikation der pränatalen genetischen Diagnostik – ein Spezialbereich der genetischen Beratung – ist die Zunahme des Risikos für ein Kind mit freier Trisomie aufgrund des mütterlichen Alters.

Bei einem mütterlichen Alter von 35 Jahren und darüber ist es derzeit, auch nach der geltenden Rechtsprechung, zwingend notwendig, mit den Eltern die Fragen der pränatalen genetischen Diagnostik ausführlich zu besprechen. Natürlich muss dabei die völlige Freiheit der Eltern, sich aufgrund eines ausführlichen Beratungsgespräches für oder gegen die Untersuchung zu entscheiden, respektiert werden. Ein Einfluss von Seiten der genetischen Berater (direktive Beratung) darf nicht ausgeübt werden.

Fetale Auffälligkeiten, die bei einer Ultraschalluntersuchung gefunden werden, sind eine zunehmend wichtige Indikation zur pränatalen Diagnostik.

Haben mehrere Schwangerschaften mit einer Fehlgeburt geendet, ohne dass der Gynäkologe eine umschriebene Ursache dafür hat feststellen können, so sollte bei beiden Eltern eine Chromosomenanalyse durchgeführt werden, um das Vorliegen einer balancierten Translokation feststellen oder ausschließen zu können.

3.5.2 Individuelle genetische Beratung

Aufgrund der frühen Diagnose eines genetischen Leidens kann bei einem Kind früher und gezielter mit entsprechenden Therapieansätzen begonnen werden. Die Chromosomendiagnostik oder auch die molekulargenetische Diagnostik ermöglichen ein genaueres Verständnis der zugrunde liegenden Ursachen einer Krankheit oder Behinderung. Aufgrund dieses besseren Verständnisses ist die optimale Therapie dann möglich.

3.5.3 Pränatale Diagnostik

> Die pränatale Diagnostik ist ein Spezialbereich und Hilfsmittel der genetischen Beratung. Ihre Technik und Methoden sind fest etabliert, die Risiken sind recht genau umschrieben. Den nichtinvasiven Untersuchungen wie Ultraschall und Untersuchung von Serumparametern im mütterlichen Blut (Triple-Test) sind die invasiven Untersuchungen (Chorionzottenbiopsie, Amniozentese und Nabelschnurpunktion) gegenüber zu stellen.

Invasive Untersuchungen, bei denen auf direktem Wege – sei es transabdominal oder transzervikal – fetale Zellen, fetales Blut oder Fruchtwasser gewonnen werden, dürfen nur bei definiert bestehendem Risiko durchgeführt werden.

Chromosomenanalysen an Zellen des ungeborenen Kindes sind derzeit möglich durch Direktpräparation und Langzeitkulturen von Chorionzellen, durch Chromosomenpräparation von Amnionzellen nach Langzeitkultur und die Präparation der Lymphozyten des fetalen Blutes nach Nabelschnurpunktion.

Dabei ist die Zellgewinnung durch Chorionbiopsie ab der 10. Woche möglich, die Fruchtwasserentnahme ab der 15. SSW.

Indikationen zur pränatalen Diagnostik, gestaffelt nach dem Risiko, sind in ◘ Tabelle 3.15 wiedergegeben.

◘ Tabelle 3.15. **Indikation zur pränatalen Diagnostik**

Hohes Risiko	10 bis 50 %	Monogene Leiden, elterliche chromosomale Strukturaberrationen, pränataler Virusinfekt (1. und 2. Monat)
Mittleres Risiko	2 bis 10 %	Mütterliches Alter >/= 38 Jahre, multifaktorielle Leiden (z. B. auffälliger Ultraschallbefund), pränataler Virusinfekt (3. und 4. Monat)
Niedriges Risiko	1 bis 2 %	Vorangegangenes Kind mit einer neuentstandenen Chromosomenaberration, mütterliches Alter > 35 Jahre

Mit der Verfeinerung zytogenetischer Methoden und technischer Verfahren werden immer mehr Erkrankungen vorgeburtlich diagnostiziert werden können.

Pränatale Diagnostik wird in immer früheren Schwangerschaftsstadien möglich werden. Da immer mehr Erkrankungen mit unterschiedlichem Krankheitsverlauf diagnostiziert werden können, wird die Entscheidung für die Fortsetzung der Schwangerschaft oder zum Abbruch immer schwieriger.

Vom genetischen Berater ist nach der Erhebung eines pathologischen Befundes in der pränatalen Diagnostik ein Höchstmaß an Sensibilität gefordert, denn in die genetische Beratung fließen komplexe psychische Zusammenhänge mit ein. Dies kann zu emotional belastenden Situationen führen, die Ratsuchende wie Berater gleichermaßen fordern. Zur Bewältigung dieser Situation ist eine interdisziplinäre Zusammenarbeit des Kinderarztes mit Frauenärzten, Hausärzten, genetischen Beratern und Psychotherapeuten hilfreich.

Kernaussagen

— Die Häufigkeit von Trisomien der Autosomen (Down-Syndrom, Edwards-Syndrom, Pätau-Syndrom) und von Störungen mit zusätzlichem X-Chromosom (Triplo-X, Klinefelter-Syndrom) steigt mit zunehmendem mütterlichem Alter.

3.5 · Genetische Beratung und Diagnostik

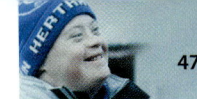

- Verschiedene strukturelle Chromosomen-Aberrationen (Deletionen, Mikrodeletionen, Translokationen) verursachen charakteristische klinische Syndrome.
- Störungen durch uniparentale Disomien (Prader-Willi-Syndrom, Angelmann-Syndrom) beruhen auf der Vererbung beider homologer Chromosomen mit spezifischer Inaktivierung von Genen durch einen Elternteil.
- Bei Erkrankungen durch Trinukleotidverlängerung (Fragiles-X- oder Martin-Bell-Syndrom, myotone Dystrophie, Chorea Huntington, spinozerebelläre Ataxie) besteht eine tendenzielle Zunahme der Symptomatik in der Generationsfolge (Antizipation).
- Die Genotyp-Diagnostik durch DNA-Analyse ermöglicht den Nachweis einer rasch zunehmenden Zahl von monogenen Erbleiden, einschl. mitochondrial vererbter Gendefekte sowie von Onkogenen.
- Teratogene Schädigungen des ungeborenen Kindes entstehen durch ionisierende Strahlen, Medikamente (Thalidomid, Valproinsäure, Hydantoin, Barbiturate, Warfarin, Vitamin A, Thyreostatika, Zytostatika), starken Alkoholkonsum, Rauchen, pränatale Infektionen und mütterliche Stoffwechselstörungen (Diabetes, Phenylketonurie).

Fallbeispiel 3.1

Klinischer Befund und Anamnese: Bei einem dystrophen weiblichen Neugeborenen fallen folgende äußere Merkmale auf: Mikrozephalie, Lippen-Kiefer-Gaumenspalte, tiefsitzende dysmorphe Ohren, postaxiale Hexadaktylie. Zusätzlich werden folgende innere Fehlbildungen diagnostiziert: komplexer Herzfehler, Zystennieren, Holoprosenzephalie. Es handelt sich um das 2. Kind gesunder Eltern, die Mutter hatte bereits 2 frühe Fehlgeburten.
Klinischer Verdacht: Pätau-Syndrom
Laborbefund: Die eingeleitete Chromosomenanalyse aus 2 ml Heparinblut ergibt den Karyotyp 46,XX,t(13q14 q). Bei dem Kind liegt eine Translokationstrisomie 13 vor. Die Verdachtsdiagnose Pätau-Syndrom ist damit bestätigt.
Therapie: Intensivmedizinische Maßnahmen entsprechend den Organfehlbildungen und Symptomen. Das Kind verstirbt in der 2. Lebenswoche an respiratorischer Insuffizienz.
Genetische Beratung: Aufgrund der bei der Patientin vorliegenden Translokation erfolgt eine Chromosomenanalyse der Eltern. Die Mutter ist Trägerin einer balancierten Robertsonschen Translokation zwischen den Chromosomen 13 und 14 (Karyotyp: 45,XX,-13,-14,+t(13q14 q)). Das Wiederholungsrisiko für ein weiteres Kind mit Pätau-Syndrom beträgt 1–2 %. Für weitere Schwangerschaften kann eine Pränataldiagnostik in Anspruch genommen werden.

Fallbeispiel 3.2

Klinischer Befund und Anamnese: Bei einem männlichen Neugeborenen, das 2 Wochen nach errechnetem Termin zur Welt kam, fällt eine starke Muskelhypotonie auf (floppy infant), die eine Sondenernährung erforderlich macht. Die körperliche Untersuchung des Säuglings zeigt einen Kryptorchismus und leichte faziale Dysmorphiezeichen, die vermutlich durch die fetale Hypokinesie bedingt sind.
Es handelt sich um das 3. Kind gesunder Eltern, die Geschwister sind ebenfalls gesund. Die Mutter gibt an, dass sie im Vergleich zu den früheren Schwangerschaften wenig Kindsbewegungen verspürte. Ansonsten war der Schwangerschaftsverlauf normal.
Klinischer Verdacht: Prader-Willi-Syndrom
Laborbefund: Die eingeleitete DNA-Analyse aus 3 ml EDTA-Blut des Patienten zeigt die für das Prader-Willi-Syndrom typische Auffälligkeit. Die Verdachtsdiagnose Prader-Willi-Syndrom ist damit gesichert.
Der Karyotyp des Kindes und beider Eltern ist normal. In der nachfolgenden Mutationsanalyse unter Einbeziehung der Blutproben der Eltern findet sich beim Kind eine uniparentale maternale Disomie des Chromosoms 15. **Therapie:** Zunächst ernährungsfördernde Maßnahmen (im ersten Lebensjahr), später bei Umschlagen der Ernährungsschwierigkeiten in Hyperphagie strenge Eßkontrolle zur Einschränkung oder Vermeidung des sich rasch entwickelnden Übergewichtes erforderlich (Aufklärung der Eltern!!); Krankengymnastik und Bewegungstherapie; später Therapie mit Wachstums- und Sexualhormonen
Genetische Beratung: Das Wiederholungsrisiko für weitere Geschwister ist bei dem hier vorliegenden PWS-Mutationstyp gering (<1%).

Fallbeispiel 3.3

Klinischer Befund und Anamnese: Die Neugeborenenuntersuchung des 2. Kindes gesunder Eltern ergab ein systolisches Herz-Geräusch. Das männliche Neugeborene zeigt leichte faziale Dysmorphiezeichen: Hypertelorismus, kleine Nase mit nach vorn gerichteten Nasenlöchern, kleiner zugespitzter Mund, Retrognathie, tiefsitzende rundliche Ohren. Ein Krampfanfall findet statt. Die weitere Diagnostik zeigt einen komplexen Herzfehler (Fallot-Tetralogie). Außerdem liegt eine Hypokalzämie vor.

Klinischer Verdacht: Partielles DiGeorge-Syndrom (DGS)

Laborbefund: Die immunologischen Untersuchungen zeigen eine verminderte Zahl und Reaktivität der T-Lymphozyten, und einen normalen B-Lymphozytenbefund, was den Verdacht auf ein DGS erhärtet. Mit der daraufhin durchgeführten Chromosomenanalyse aus dem peripheren Blut (Fluoreszenz-in-situ-Hybridisierung) lässt sich die für das DGS typische Deletion 22q11 nachweisen. Da Thymus und T-Zellen nachweisbar sind, handelt es sich um ein partielles DGS, im Gegensatz zum kompletten DGS mit Thymusaplasie.

Therapie: Operative Korrektur des Herzfehlers, Kalziumsubstitution, Infektprophylaxe, Prognose vom Operationserfolg des Herzfehlers und Stabilisierung der T-Zellfunktion abhängig. Leichte bis mittelgradige geistige Behinderung zu erwarten (Frühförderung !).

Genetische Beratung: Da gesunde Personen Überträger der Mikrodeletion 22q11 sein können, ist eine Mikrodeletionsanalyse bei den Eltern indiziert. Wird die Deletion bei beiden Eltern ausgeschlossen, so ist das Wiederholungsrisiko niedrig (<1%).

Ist einer der Eltern Träger der gleichen Mikrodeletion, beträgt das Wiederholungsrisiko für diese Deletion 50%. Da diese Mikrodeletion mit einem breiten Phänotypspektrum assoziiert ist (gesund – isolierter Herzfehler – partielles oder komplettes DGS), kann bezüglich des Krankheitsstatus eines weiteren Deletionsträgers jedoch keine sichere prognostische Aussage getroffen werden.

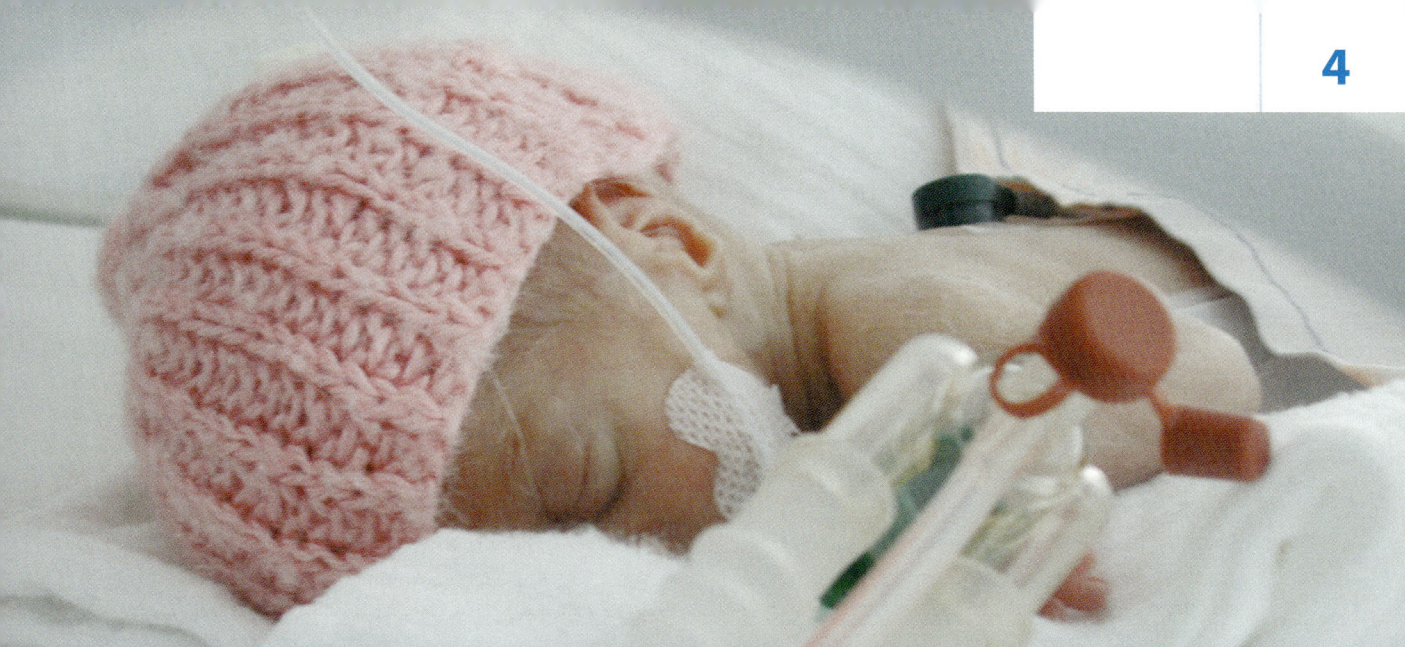

4 Neonatologie

C. P. Speer

Die Überlebenschancen sehr unreifer Frühgeborener haben sich in der jüngeren Vergangenheit dramatisch verbessert, vor allem durch Fortschritte in der wissenschaftlichen Erforschung physiologischer Grundlagen und therapeutischer Interventionen sowie in ihrer Umsetzung in die praktische Geburtshilfe und Neonatologie. Eine umso größere Bedeutung hat heute auch das Ziel einer möglichst guten Langzeitentwicklung und Lebensqualität der überlebenden Kinder.

4 Neonatologie (Übersicht)

4.1 Grundlagen und Definitionen – 52

4.2 Physiologie der Perinatalzeit – 52
4.2.1 Postnatale Adaptation – 52
4.2.2 Postpartale Bestimmung des Reifezustandes (Gestationsalter) – 54

4.3 In der Schwangerschaft und Neugeborenenperiode erkennbare Fehlbildungen – 54

4.4 Perinatale Schäden und ihre Folgen – 56
4.4.1 Asphyxie – 56
4.4.2 Hypoxisch-ischämische Enzephalopathie (HIE) – 57
4.4.3 Geburtstraumatische Schäden – 58

4.5 Grundzüge der Reanimation des Neugeborenen – 60

4.6 Das Frühgeborene – 62
4.6.1 Das Atemnotsyndrom Frühgeborener – 63
4.6.2 Persistierender Ductus arteriosus (PDA) – 65
4.6.3 Bronchopulmonale Dysplasie – 66
4.6.4 Retinopathia praematurorum – 67
4.6.5 Hirnblutungen des Frühgeborenen – 68
4.6.6 Periventrikuläre Leukomalazie – 69
4.6.7 Apnoen – 70

4.7 Lungenerkrankungen des Neugeborenen – 71
4.7.1 Transitorische Tachypnoe – 71
4.7.2 Mekoniumaspirationssyndrom – 72
4.7.3 Pneumothorax – 73
4.7.4 Lobäres Emphysem – 74
4.7.5 Lungenhypoplasie – 75
4.7.6 Zwerchfellhernie (Enterothorax) – 75
4.7.7 Neonatale Pneumonien – 76
4.7.8 Persistierende fetale Zirkulation (PFC-Syndrom) – 77
4.7.9 Weitere Erkrankungen des Neugeborenen, die mit akuter und schwerer Atemnot einhergehen können – 78

4.8 Bluterkrankungen – 79
4.8.1 Fetale Erythropoese – 79
4.8.2 Besonderheiten fetaler Erythrozyten – 79
4.8.3 Blutvolumen – 79
4.8.4 Neonatale Anämie – 79
4.8.5 Polyzythämie, Hyperviskositätssyndrom – 80
4.8.6 Neugeborenenhyperbilirubinämie – 81
4.8.7 Physiologischer Ikterus – 81
4.8.8 Morbus hämolyticus neonatorum – 82
4.8.9 Bilirubinenzephalopathie (Kernikterus) – 85
4.8.10 ABO-Erythroblastose – 85
4.8.11 Das weiße Blutbild Neugeborener – 86
4.8.12 Neonatale Thrombozytopenie – 87
4.8.13 Neonatale Alloimmunthrombozytopenie – 87
4.8.14 Koagulopathien – 88
4.8.15 Morbus haemorrhagicus neonatorum (Vitamin-K-Mangel) – 88
4.8.16 Disseminierte intravaskuläre Gerinnungsstörung – 89

4.9 Fehlbildungen des Magen-Darm-Traktes – 89
4.9.1 Ösophagusatresie – 89
4.9.2 Intestinale Atresien – 90
4.9.3 Mekoniumileus, Mekoniumpfropfsyndrom – 90
4.9.4 Bauchwanddefekte – 90
4.9.5 Nekrotisierende Enterokolitis – 91

4.10 Fetale und neonatale Infektionen – 93
4.10.1 Konnatale Infektionen – 93
4.10.2 Röteln – 94
4.10.3 Zytomegalie – 95
4.10.4 Herpes simplex – 97
4.10.5 Varizella-Zoster – 98
4.10.6 Hepatitis B – 98

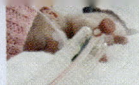

4.10.7	Weitere konnatale Virusinfektionen – 99		4.10.18	Neonataler Tetanus – 108
4.10.8	Toxoplasmose – 100		4.10.19	Konjunktivitis – 108
4.10.9	Besonderheiten des Immunsystems Neugeborener – 101		**4.11**	**Neugeborenenkrämpfe – 109**
4.10.10	Neugeborenensepsis – 101		4.11.1	Metabolische Störungen – 110
4.10.11	Listeriose – 104			
4.10.12	Meningitis – 105		**4.12**	**Maternale Drogenabhängigkeit und Entzugssymptomatik des Neugeborenen – 112**
4.10.13	Osteomyelitis und septische Arthritis – 106			
4.10.14	Haut- und Weichteilinfektionen – 107			
4.10.15	Omphalitis – 108		**4.13**	**Der plötzliche Säuglingstod – 112**
4.10.16	Mastitis – 108			
4.10.17	Lokale Candidainfektionen – 108			

4.1 Grundlagen und Definitionen

> In keiner anderen kindlichen Lebensphase ist die Mortalität so hoch wie in den ersten 4 Lebenswochen. Unreife, intrauterine Mangelernährung sowie schwerwiegende Störungen der postnatalen kardiorespiratorischen Adaptation sind neben neonatalen Infektionen die wichtigsten Ursachen für die neonatale Sterblichkeit. Die Neugeborenensterblichkeit hat sich erfreulicherweise in den letzten 10 Jahren halbiert, sie liegt in Deutschland zur Zeit bei etwa 6‰. Diese positive Entwicklung ist sicherlich auf eine bessere Betreuung von Risikoschwangeren sowie von gefährdeten Früh- und Neugeborenen zurückzuführen.

Erkrankungen des untergewichtigen Neugeborenen, insbesondere des Frühgeborenen, stellen die Hauptursache für die neonatale Mortalität (Anzahl der in den ersten 28 Lebenstagen verstorbenen Neugeborenen/1000 Lebendgeborene) und erworbene Behinderungen dar. Um die Besonderheiten der Neonatalmedizin verstehen zu können, sind Definitionen unerlässlich:

- **Gestationsalter:** Schwangerschaftsdauer vom 1. Tag der letzten normalen Regelblutung der Mutter bis zur Geburt des Kindes, normal ca. 280 Tage
- **Frühgeborenes:** Gestationsalter < 260 Tage, < 37. vollendete Schwangerschaftswoche
- **Reifes Neugeborenes:** Gestationsalter 260–293 Tage (vollendete 37. – Ende der 41. Woche)
- **Übertragenes Neugeborenes:** Gestationsalter >293 Tage (42 Wochen und mehr)

Bei Korrelation des Geburtsgewichts mit dem Gestationsalter lassen sich unterscheiden:
- **Hypotrophe Neugeborene:** Geburtsgewicht < 10. Perzentile
  (SGA: small for gestational age)
- **Eutrophe Neugeborene:** Geburtsgewicht 10.–90. Perzentile
  (AGA: appropriate for gestational age)
- **Hypertrophe Neugeborene:** Geburtsgewicht > 90. Perzentile
  (LGA: large for gestational age)

Zwei weitere, im internationalen Schrifttum häufig verwendete Definitionen lassen das Gestationsalter unberücksichtigt, die Einteilung erfolgt nach dem Geburtsgewicht:

- **Untergewichtige Neugeborene** Geburtsgewicht < 2500 g
  (LBW: low birth weight infant)
- **Sehr untergewichtige Neugeborene** Geburtsgewicht < 1500 g
  (VLBW: very low birth weight infant)

4.2 Physiologie der Perinatalzeit

> Mit der Geburt treten eine Reihe grundlegender Veränderungen für das Neugeborene auf. Die mit Flüssigkeit gefüllte Lunge muss nach wenigen Atemzügen den erforderlichen Gasaustausch übernehmen, eine adäquate Lungendurchblutung setzt mit Umstellung der Herz-Kreislauffunktion auf die extrauterinen Lebensbedingungen ein. Bei ca. 90% aller Neugeborenen verläuft diese kardiorespiratorische Adaptation ohne Probleme, die übrigen Kinder müssen durch eine präzise Einschätzung des Vitalitätszustandes unmittelbar nach der Geburt mit geeigneten Maßnahmen versorgt werden. Durch eine eingeschränkte Temperaturregulation sind diese Risikopatienten besonders gefährdet, an den Folgen einer Hypothermie zu Schaden zu kommen.

4.2.1 Postnatale Adaptation

Die **Geburt** ist mit einer Reihe eingreifender Veränderungen für das Kind verbunden. Die wesentlichen Vitalfunktionen, insbesondere die **kardiorespiratorischen Funktionen** müssen sich an die postnatalen Bedingungen adaptieren. Die **Sauerstoffversorgung des Feten** erfolgt in utero durch die Plazenta; O_2-angereichertes Blut gelangt über die Nabelvene und die untere Hohlvene in das rechte Herz, das ca. 90% des Blutes über das offene **Foramen ovale** und den **Ductus arteriosus** in den linksseitigen Anteil des Kreislaufes befördert; es besteht ein **physiologischer Rechts-Links-Shunt**. Bedingt durch einen hohen **intrapulmonalen Druck** (Vasokonstriktion der Pulmonalarteriolen, Lungenflüssigkeit) fließt nur ca. 10% des zirkulierenden Blutvolumens durch die flüssigkeitsgefüllte Lunge.

Bereits von der 11. Gestationswoche an lassen sich intrauterin **Atembewegungen** beobachten; gegen Ende der Schwangerschaft zeigen die Kinder mehr oder weniger regelmäßig 30–70 Atembewegungen/min; diese »Atmungsübungen« werden wenige Tage vor der Geburt zum größten Teil eingestellt. Die **pulmonale Flüssigkeit**, die das gesamte tracheo-bronchoalveoläre System ausfüllt, ist entscheidend für die normale fetale **Lungenentwicklung**; vermutlich entspricht der Flüssigkeitsgehalt dem Volumen der postpartalen funktionellen Residualkapazität. Bei fehlender Lungenflüssigkeit (Anhydramnion, Potter-Sequenz oder kontinuierlichem Fruchtwasserverlust in der vulnerablen Phase der Lungenentwicklung (vor der 26. Gestationswoche) u. a. bei einem vorzeitigen Blasensprung von mehr als 2 Wochen Dauer (Intervall des Blasensprunges bis zum Zeitpunkt der Geburt) kann sich eine **Lungenhypoplasie** entwickeln.

Unmittelbar nach der Geburt wird die intrapulmonale Flüssigkeit im Wesentlichen durch die Mechanik der ersten Atemzüge über interstitielle Lymph- und Blutgefäße abtransportiert; die meisten Neugeborenen bauen vermutlich bei geschlossener Glottis mit dem **ersten Atemzug einen hohen positiven intrathorakalen Druck** auf. Die Geburtsmechanik hat nur einen geringen Einfluss auf die Ausbildung des intrathorakalen Gasvolumens. Mit Beginn der Atmung steigt u. a. der arterielle Sauerstoffgehalt, der **pulmonale Gefäßwiderstand sinkt**; als Folge der zunehmenden Lungendurchblutung steigen Füllung und Druck im linken Vorhof und Ventrikel; es kommt zum Schluß des **Foramen ovale**. Die hämodynamischen Veränderungen und der erhöhte Sauerstoffpartialdruck lösen den funktionellen Verschluss des **Ductus arteriosus Botalli** aus, der permanente Verschluss (Thrombosierung, Fibrosierung) kann sich über Wochen hinziehen. Mit intakter Lungenfunktion erfolgt die Sauerstoffversorgung des Organismus über das linke Herz und den großen Kreislauf. Die normale Atemfrequenz des Neugeborenen liegt bei durchschnittlich 40 Atemzügen/min. (max. 60/min.), die Herzfrequenz bei 120/min. (max. 160/min.).

■ ■ ■ **Temperaturregulation.** Nach der Geburt muss das in utero vor Wärmeverlusten geschützte Neugeborene Wärme produzieren; dies gelingt durch Oxidation von Fettsäuren im sogenannten braunen Fettgewebe; dieser Prozess ist sauerstoffabhängig. Hypoxische Neugeborene, hypotrophe Neugeborene und Frühgeborene (vermindertes subkutanes Fettgewebe, geringer Gehalt an braunem Fettgewebe) können ihre Körpertemperatur nicht aufrechterhalten. Einen bedeutenden Anteil an Wärmeverlust hat die Verdunstungskälte, die auf der Hautoberfläche des mit Fruchtwasser bedeckten nassen Kindes entsteht. Bedingt durch die große Körperoberfläche im Vergleich zum Gewicht sind diese Kinder bei postpartalem Wärmeverlust gefährdet (mangelhafte Reanimation und Abtrocknung, kalte Umgebungstemperatur), an den Folgen der Hypothermie zu Schaden zu kommen:
- *metabolische Azidose* infolge peripherer Minderdurchblutung (anaerober Metabolismus),
- *Hypoxie*,
- *Surfactantinaktivierung*,
- *Hypoglykämie*,
- *Lungenblutung*,
- *erhöhte Mortalität*.

Die fatalen Auswirkungen der **Hypothermie** auf die Zirkulation und den Metabolismus Neugeborener sind in ◘ Abb. 4.1 schematisch dargestellt.

Weitere Funktionen, die ein Neugeborenes nach der Geburt übernimmt, sind die **Urinausscheidung** innerhalb der ersten 24 Stunden und die **Entleerung von Mekonium** (sogenanntes Kindspech) innerhalb von 48 Stunden. Die selbständige Nahrungsaufnahme spielt sich in den ersten Lebensstunden ein.

> **Merke**
>
> Sofort nach Geburt wird der Vitalzustand des Kindes durch den sogenannten Apgar-Index beurteilt; weiterhin wird auf Fehlbildungen und geburtstraumatische Verletzungen geachtet.

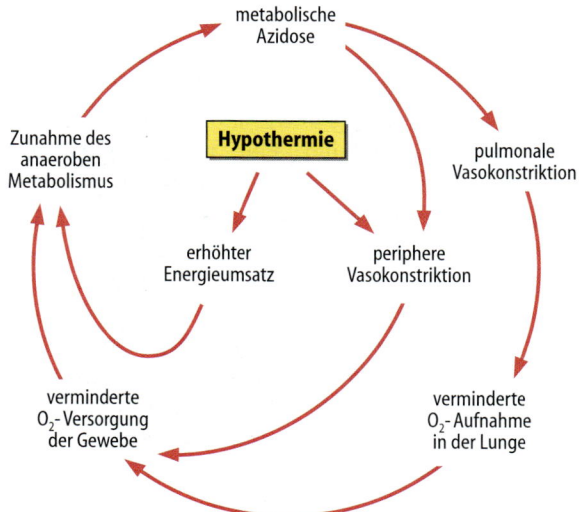

◘ **Abb. 4.1. Einfluss der Hypothermie** auf die pulmonale und periphere Zirkulation sowie den anaeroben Metabolismus Neugeborener

Tabelle 4.1. Apgar-Schema zur Beurteilung von Neugeborenen

Symptom	Apgarzahl		
	0	1	2
Hautfarbe	blau oder weiß	Akrozyanose	rosig
Atmung	keine	langsam, unregelmäßig	gut
Herzaktion	keine	< 100	> 100
Muskeltonus	schlaff	träge Flexion	aktive Bewegung
Reflexe beim Absaugen	keine	Grimassieren	Schreien

Bestimmung nach 1, 5, 10 Minuten

■■■ **Beurteilung der postnatalen Adaptation.** Für die postnatale Beurteilung des reifen Neugeborenen hat sich das von Virginia Apgar 1952 erarbeitete Schema, der sogenannte Apgar-Index, bewährt (◘ Tabelle 4.1).

Er wird 1, 5 und 10 Minuten nach der Geburt bestimmt, die maximale Punktzahl pro Untersuchungszeitpunkt beträgt 10. Besondere prognostische Bedeutung kommt dem 5 Minuten-Apgar-Wert zu, es besteht ein eindeutiger Zusammenhang zwischen niedrigen Apgar-Werten und neurologischen Spätschäden. Frühgeborene lassen sich mit dem Apgar-Score nur unzureichend beurteilen, da Atemtätigkeit, Muskeltonus und Reflexerregbarkeit besonders vom Gestationsalter abhängig sind. Eine wichtige Ergänzung der klinischen Beobachtung stellt die Bestimmung des pH-Wertes aus der Nabelarterie dar (▶ siehe Asphyxie).

4.2.2 Postpartale Bestimmung des Reifezustandes (Gestationsalter)

Nach der Geburt lassen bestimmte körperliche (somatische) und auch neurologische Zeichen Rückschlüsse auf die Reife des Kindes zu; es sind verschiedenste Reifescores entwickelt worden. Da die neurologischen Reifescores für eine Beurteilung schwer kranker Neugeborener ungeeignet sind, soll im folgenden kurz auf die leicht zu beurteilenden somatischen Reifezeichen eutropher Neugeborener eingegangen werden:

- Ohrmuschelknorpel — vollständiges Knorpelgerüst
- Durchmesser der Brustdrüsen — ca. 10 mm
- Testes — deszendiert
- Große Labien — bedecken die kleinen Labien
- Fingernägel — überragen Fingerkuppe
- Fußsohlenfalten — über der ganzen Sohle

Die **Ohrmuscheln** sehr kleiner Frühgeborener haben kaum Profil, tastbare Knorpeleinlagerungen finden sich zuerst im Tragus und Antitragus; der Helixknorpel entwickelt sich zuletzt. Das **Brustdrüsengewebe** und die **Brustwarze** bilden sich zwischen der 28. und 40. Gestationswoche langsam aus, die Mamille ist dann deutlich von der umgebenden Haut abgrenzbar, der Warzenhof erhebt sich über das Hautniveau. Bei männlichen Frühgeborenen können die **Hoden** im Leistenkanal oder darüber liegen, beim weiblichen Frühgeborenen treten kleine **Labien** und **Klitoris** hervor. Die **Nägel** sehr unreifer Neugeborener sind auffallend dünn und ausgefranst; die **Fußsohlenfalten** werden mit steigendem Gestationsalter deutlich sichtbar, ihre Verteilung nimmt von den Zehenballen in Richtung auf die Ferse zu. Die **Haut** sehr unreifer Frühgeborener ist dünn und durchsichtig, sie zeigt keine Fältelung. Die **Lanugobehaarung** entwickelt sich bis zur 35. Gestationswoche – der Rücken ist in dieser Zeit fast vollständig bedeckt –, danach bildet sich die Behaarung wieder zurück.

4.3 In der Schwangerschaft und Neugeborenenperiode erkennbare Fehlbildungen

❯ Durch verschiedenste pränatale Maßnahmen kann eine Reihe schwerwiegender, zum Teil nicht mit dem Leben vereinbarer fetaler Erkrankungen intrauterin diagnostiziert werden. Besonders mit Hilfe der Ultraschalldiagnostik lassen sich bereits in frühen Schwangerschaftsstadien morphologische und funktionelle Störungen der fetalen Entwicklung erkennen. Diese diagnostischen Möglichkeiten haben mit dazu beigetragen, dass ein Teil der Neugeborenen mit operablen Erkrankungen von einer optimalen Geburtsplanung und Erstversorgung sowie geplanten operativen Behandlung profitieren. Bedauerlicherweise gelingt es jedoch nicht immer, die erhobenen Befunde in aller Klarheit zu interpretieren; trotz guter ärztlicher

4.3 · In der Schwangerschaft und Neugeborenenperiode erkennbare Fehlbildungen

Betreuung erleben Mutter und Vater nicht selten Zeiten größter seelischer Anspannung.

Wesentliche Erkrankungen und Fehlbildungen sind in ◘ Tabelle 4.2 zusammengefasst (◘ Abb. 4.2, 4.3). Ein Teil der Erkrankungen, die postpartal durch chirurgische Maßnahmen wirksam zu behandeln sind, werden in den folgenden Kapiteln dargestellt.

◘ **Tabelle 4.2. Beispiele chromosomaler Störungen,** Fehlbildungen und Stoffwechselerkrankungen, die bereits vor der Geburt diagnostiziert werden können

1. Chromosomale Störungen (► s. Kap. 3)
- Trisomie 21
- Trisomie 13
- Trisomie 18
- andere

2. Neuralrohrdefekte und zerebrale Fehlbildungen
- Anenzephalie
- Spina bifida
- Enzephalozele
- Hydrozephalus
- Mikrozephalie
- Tumoren
- Gefäßfehlbildungen (z. B. Vena-Galeni-Aneurysma)
- andere

3. Fehlbildungen verschiedener Organsysteme
- Herz
- Skelett
- Gastrointestinaltrakt
  - Ösophagusatresie
  - Duodenalatresie
  - andere Darmfehlbildungen
- Omphalozele, Gastroschisis
- Zwerchfellhernie, Chylothorax
- Tumoren
- Niere, ableitende Harnwege
  - Nierenagenesie
  - Obstruktive Uropathie, Hydronephrose
  - Polyzystische Nierenerkrankungen u. a.
- andere

4. Angeborene Stoffwechselstörungen
- Aminoazidopathien
- Lipid-Speichererkrankungen
- Mukopolysaccharidosen
- Organoazipämien
- andere

5. Verschiedene Erkrankungen
- Thalassämien
- Schwerer kombinierter Immundefekt
- Kongenitale Nephrose
- andere

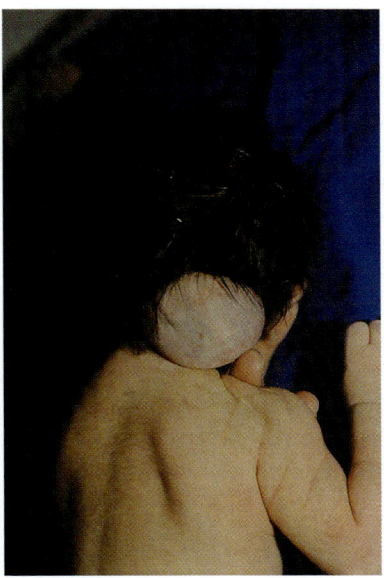

◘ **Abb. 4.2. Okzipitale Meningoenzephalozele;** nach operativer Entfernung (Inhalt der Zele: rudimentäre Kleinhirnanteile) normale neurologische Entwicklung des Kindes

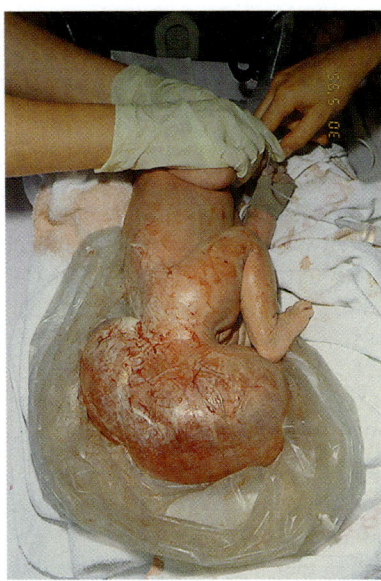

◘ **Abb. 4.3. Ausgedehntes sakrokokzygeales Teratom,** komplette operative Entfernung, komplikationsloser Verlauf

4.4 Perinatale Schäden und ihre Folgen

> Der intrauterine und postnatale Sauerstoffmangel lebenswichtiger Organe (»Asphyxie«) ist eine der bedrohlichsten Situationen für den Fetus und das Neugeborene. Im Verlauf der Asphyxie kann sich ein Multiorganversagen mit hypoxisch-ischämischer Enzephalopathie entwickeln; die Residualsymptomatik ist nicht selten durch lebenslange motorische und psychomentale Behinderung gekennzeichnet. Ernsthafte geburtstraumatische Schädigungen des Neugeborenen sind erfreulicherweise selten geworden; dennoch ist es wichtig, das Spektrum traumatischer Läsionen zu kennen, um adäquate diagnostische und gegebenenfalls therapeutische Maßnahmen einleiten zu können.

4.4.1 Asphyxie

> **Merke**
>
> Der perinatale Sauerstoffmangel ist die schwerwiegendste Bedrohung des Feten und Neugeborenen, eine Asphyxie kann lebenslange motorische und psychomentale Behinderungen nach sich ziehen.

Tabelle 4.3. Ursachen der perinatalen Asphyxie

Mutter	– Uteroplazentare Insuffizienz, Gestose – Hypotension – Übermäßige Sedierung
Plazenta	– Abruptio placentae – Placenta praevia, Vasa praevia – Randsinusruptur
Nabelschnur	– Nabelschnurvorfall, -umschlingung – Kurze Nabelschnur – Knoten, Riss, Kompression
Geburt	– Traumatisch (abnorme Lage, Mißverhältnis Becken-Kind, hypertrophes Neugeborenes, Schulterdystokie, u. a.) – Langdauernd, überstürzt, Sturzgeburt
Kind	– Anämie (fetomaternale Transfusion, Erythroblastose u. a.) – Extreme Unreife – Neuromuskuläre Erkrankungen (Myopathie, kongenitale Myasthenia gravis u. a.) – Erkrankungen der Atemwege und Lungen (Choanalatresie, pulmonale Hypoplasie, Zwerchfellhernie u. a.) – Infektionen (Pneumonie, septischer Schock)

Unter einer **Asphyxie** wird heute in der Neonatologie der **Sauerstoffmangel lebenswichtiger Organe** verstanden; eine Asphyxie kann **intrauterin** oder auch **postnatal** durch pulmonale und kardiozirkulatorische Insuffizienz auftreten (Tabelle 4.3).

Warnzeichen der intrauterinen postnatalen und neonatalen Asphyxie

Die **intrauterine Asphyxie** geht mit einer fetalen Herztondezeleration, kindlicher Bewegungsarmut und mit Mekoniumabgang einher; folgende **Warnzeichen** weisen auf einen *intrauterinen Sauerstoffmangel* hin:
- grünlich verfärbtes Fruchtwasser (vorzeitige Darmentleerung, Mekoniumabgang)
- Herztondezeleration (Norm 120–160 Schläge/min)
- pathologische Herzfrequenzmuster im Kardiotokogramm (CTG: Cardiotokogramm = Ableitung der fetalen Herztöne und der mütterlichen Wehen)
- Laktazidose, pH < 7.2 (kapilläre Mikroblutanalyse aus kindlicher Kopfhaut)

Die **postnatale Asphyxie** manifestiert sich entweder durch Dyspnoe, Atemstillstand, Zyanose, Bradykardie (früher »*blaue Asphyxie*« genannt) oder seltener durch extreme Blässe, Bradykardie und Hypotension (häufig akuter Volumenmangel, wurde früher als »*weiße Asphyxie*« bezeichnet).

Warnzeichen der **neonatalen Hypoxie** sind:
- Apgar-Score 1 min <4, 5 min <6
- verminderte Spontanatmung, Apnoe
- Herzfrequenz < 100/min
- neonatale Azidose, pH <7,15 (Nabelarterie)

Pathophysiologie der perinatalen Hypoxie

Die Auswirkungen des perinatalen Sauerstoffmangels auf die kardiorespiratorische Adaptation des Neugeborenen sind in Abb. 4.4 dargestellt. Bei intranataler oder postpartaler Hypoxie entwickelt sich rasch eine metabolisch-respiratorische Azidose. Die normalerweise unmittelbar nach der Geburt einsetzende Dilatation der Lungenarte-

4.4 · Perinatale Schäden und ihre Folgen

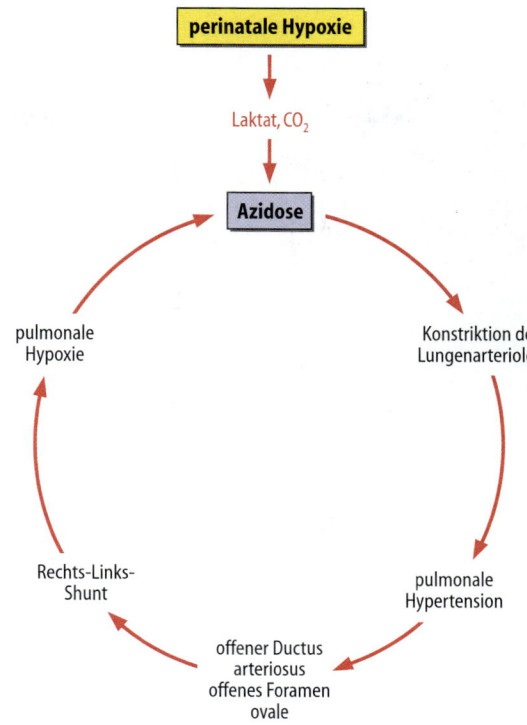

◘ Abb. 4.4. »Circulus vitiosus« des perinatalen Sauerstoffmangels

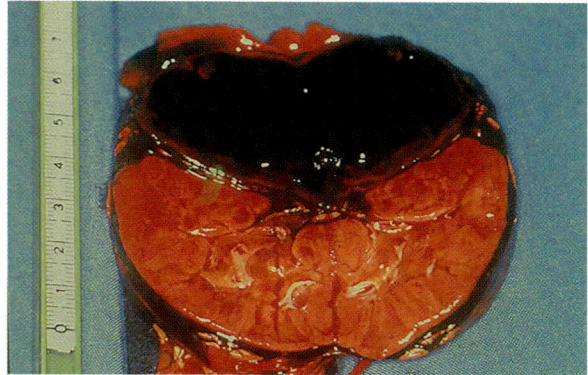

◘ Abb. 4.5. **Ausgedehnte Nebennierenblutung** nach schwerer intrauteriner Asphyxie

— Niere: akute tubuläre oder kortikale Nekrose
— Magen-Darmtrakt: Perforation, Ulzeration, nekrotisierende Enterokolitis
— Nebenniere: Nebennierenrindenblutung (◘ Abb. 4.5)
• Gerinnung: disseminierte intravaskuläre Gerinnungsstörung
• Metabolische Störungen: Hypoglykämie, Hypokalzämie u. a.

rien bleibt aus; die Azidose induziert über eine pulmonale Vasokonstriktion eine pulmonale Hypertonie, die über das Foramen ovale, den Ductus arteriosus Botalli und intrapulmonale Shunts die Entwicklung eines persistierenden Rechts-Links-Shunts nach sich zieht **(persistierende fetale Zirkulation)**.

Es bildet sich eine zunehmende Sauerstoffuntersättigung des arteriellen Blutes aus. Dieser »Circulus vitiosus« zeigt eindrucksvoll die fatalen Auswirkungen einer perinatalen Asphyxie auf das Neugeborene; durch eine wirksame Reanimation (Intubation, maschinelle Beatmung, evtl. Volumensubstitution) muss diese Sequenz durchbrochen werden. Gelingt es nicht, eine schwere oder prolongiert verlaufende Asphyxie zu behandeln, so ist mit einer akuten Beeinträchtigung oder auch bleibenden Schädigung verschiedener Organsysteme zu rechnen:

— Zentrales Nervensystem: hypoxisch-ischämische Enzephalopathie, Krampfanfälle, erhöhte Inzidenz von Hirnblutungen bei Frühgeborenen
— Herz-Kreislauf: myokardiale Ischämie (verminderte Kontraktilität), Hypotension
— Lunge: persistierende fetale Zirkulation (PFC), Atemnotsyndrom (RDS), Lungenblutung

4.4.2 Hypoxisch-ischämische Enzephalopathie (HIE)

Das neurologische Syndrom, das sich nach zerebraler Hypoxie und Ischämie entwickelt, lässt sich in 3 klinische Schweregrade einteilen:

Grad I (mild)   Irritabilität, Schreckhaftigkeit, milde Hypotonie, Trinkschwäche
Grad II (moderat)   Lethargie, Krampfanfälle (Beginn: ~12–24 Stunden), deutliche Hypotonie, Sondenernährung
Grad III (schwer)   Koma, prolongierte Krampfanfälle, schwere Hypotonie, häufig keine Spontanatmung

Neugeborene mit einer milden HIE (Grad I) weisen nach 3 Tagen keine neurologischen Symptome mehr auf, ebenso zeigen Patienten mit moderater HIE (Grad II) innerhalb der 1. Lebenswoche eine deutliche Besserungstendenz des neurologischen Status. Kinder mit schwerer HIE (Grad III) werden nach einer kurzfristigen Stabilisierung mit normaler Eigenatmung komatös und entwickeln u. a. prolongierte, schwer zu behandelnde Krampfanfälle; eine

Besserungstendenz innerhalb der ersten Woche bleibt aus.

Die Prognose der HIE hängt im wesentlichen vom Schweregrad und der Dauer der Asphyxie ab. Wie Ergebnisse einer Studie in Großbritannien zeigen, verstarben in einer Gruppe Neugeborener, die im Alter von 10 Minuten einen Apgar-Score von 0–3 hatten, ein Drittel der Kinder und 17 % hatten eine schwere Zerebralparese. War der Apgar-Score im Alter von 20 Minuten unverändert (0–3), so verstarben 60 % der Neugeborenen und nahezu 60 % der überlebenden Kinder entwickelten eine schwere Zerebralparese.

Die akute Behandlung der HIE zielt auf eine adäquate Oxygenierung, Ventilation und Organperfusion ab (**Cave**: Hirnödem); Einzelheiten der komplexen Behandlungsstrategien sind den Lehrbüchern der Neonatologie zu entnehmen.

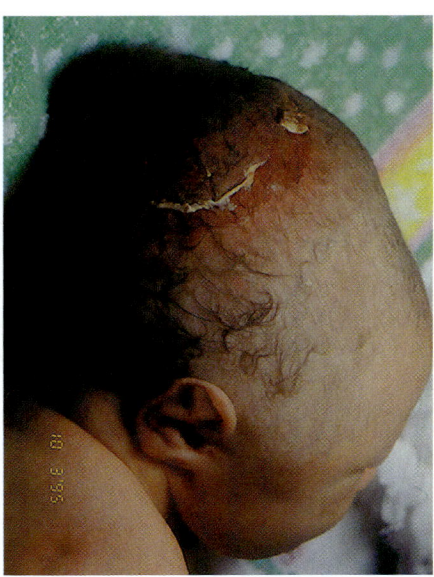

◘ Abb. 4.6. **Ausgedehnte Verletzung der Kopfhaut nach Vakuumextraktion**

4.4.3 Geburtstraumatische Schäden

> **Merke**
>
> Geburtstraumatische Schäden reichen von harmlosen passageren Befunden bis hin zu akut bedrohlichen, zum Teil mit chronischen Folgeschädigungen einhergehenden Verletzungen.

Verletzungen der Haut und Muskulatur

Beim **Caput succedaneum** (Geburtsgeschwulst) handelt es sich um eine teigig-ödematöse, bläulich-rötlich verfärbte Schwellung über der Schädelkalotte; sie bildet sich innerhalb einiger Tage zurück und bedarf keiner Therapie. Von der Geburtsgeschwulst lässt sich eindeutig das **Kephalhämatom**, eine subperiostal gelegene, fluktuierende, durch die Schädelnähte begrenzte Blutung, abgrenzen. Dieses Hämatom (Verletzung subperiostaler Blutgefäße durch Scherkräfte) kann sich in den ersten Lebenstagen vergrößern; eine Rückbildung setzt häufig erst nach Organisation und Verkalkung (Randwall mit zentraler Vertiefung) ein; dieser Prozess kann sich über Monate, selten auch über die ersten Lebensjahre hinziehen; bleibende Schädelverformungen sind nicht zu befürchten. Durch **Vakuumextraktion** können ebenfalls umschriebene Verletzungen der Kopfhaut auftreten (◘ Abb.4.6). Ein **Hämatom des Musculus sternocleidomastoideus**, eine traumatische muskuläre Verletzung (meist nach Geburt aus Beckenendlage) fällt häufig erst einige Zeit nach der Geburt durch eine derbe bis zu pflaumengroße Schwellung der entsprechenden Muskelpartie und einen **kindlichen Schiefhals** auf; der Kopf ist zur Seite des Hämatoms geneigt, die Blickwendung erfolgt zur Gegenseite. Durch intensive krankengymnastische Behandlung lässt sich diese Schädigung meist beheben.

Verletzungen des Nervensystems

■■■ **Periphere Fazialislähmung.** Die **periphere Fazialislähmung** (◘ Abb.4.7) wird vermutlich durch eine Druckschädigung im Geburtskanal (u. a. auch Forzepsextraktion) hervorgerufen; die einseitige Lähmung fällt beim Schreien auf; bei fehlendem Lidschluss muss das Auge vor Austrocknung geschützt werden. Eine weitere Behandlung der prognostisch günstigen Parese ist unnötig. Eine Schädigung des **Plexus brachialis** erfolgt überwiegend durch starke Traktion am Nacken des Kindes oder übermäßige Lateralflexion des Kopfes (Schulterdystokie (erschwerte Entbindung- bzw. Entwicklung der Schulter), Entwicklung nach Veit-Smellie, Beckenendlage). Durch Zerrung, Ödembildung und Hämatom, selten auch Nervenaus- und -abrisse, werden am häufigsten die Nervenfasern der Zervikalsegmente C5 und C6 geschädigt; es entsteht eine **obere Plexuslähmung nach Erb-Duchenne:** Die Neugeborenen halten den Arm typischerweise innenrotiert, proniert und im Ellenbogen gestreckt, der Hand-Greifreflex ist intakt.

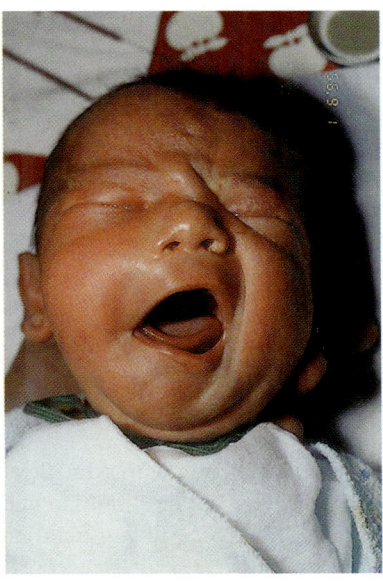

◘ Abb. 4.7. Vermutlich traumatisch bedingte periphere Fazialisparese rechts

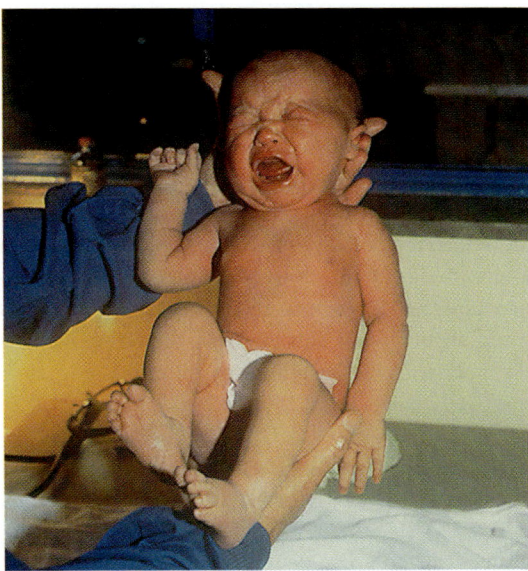

◘ Abb. 4.8. **Neugeborenes mit oberer Plexusparese links,** Zustand nach Schulterdystokie

Die Kinder können den Arm in der Schulter nicht abduzieren, nach außen rotieren und den Unterarm supinieren. Bei Mitbeteiligung des **Nervus phrenicus** kann eine Zwerchfellparese mit Beeinträchtigung der Atmungsfunktion bestehen.

▪▪▪ **Untere Plexusparese (Klumpke).** Sie wird durch eine Schädigung der Segmente C7, C8 und Th1 verursacht, die meisten Handmuskeln sind befallen. Das Handgelenk wird schlaff gebeugt gehalten; bei Mitbeteiligung sympathischer Nervenfasern kann zusätzlich ein ipsilaterales **Horner-Syndrom** bestehen (Ptosis, Miosis).

▪▪▪ **Therapie.** Bei oberer Plexuslähmung (◘ Abb. 4.8) wird der im Ellenbogengelenk gebeugte Arm für ca. 10 Tage am Thorax fixiert, danach sind tägliche krankengymnastische Übungsbehandlungen erforderlich. Die Prognose ist – von kompletten Wurzelausrissen und Plexuszerreißungen abgesehen – gut. Die **untere Plexusparese** wird zur Vermeidung von Kontrakturen durch Schienung der Hand und frühzeitig eintretende physiotherapeutische Maßnahmen behandelt.

▪▪▪ **Geburtstraumatische Verletzungen des Zentralen Nervensystems.** Sie reichen von **Schädelfrakturen** (in der Regel keine Therapie; Cave: »wachsende Fraktur« durch Verlagerung von Weichteilen in den Bruchspalt),

über **Hirnkontusionen** bis hin zu **subduralen Blutungen**. Letztere treten vorwiegend bei reifen, häufig hypertrophen Neugeborenen als Folge von Abrissen der Brückenvenen im Bereich der Falx und des Tentorium cerebelli auf.

Akute schwere Rückenmarksverletzungen werden nach exzessiver Rotations- oder Zugbelastung der Wirbelsäule, vor allem bei Beckenendlagen und Forzepsextraktionen beobachtet. Die klinische **Symptomatologie**, die dem Bild eines spinalen Schocks entspricht, hängt von der Höhe der Rückenmarksverletzung ab.

Am häufigsten treten die Verletzungen im Hals- und Brustwirbelbereich auf. Bei Einblutungen in das Rückenmark (Hämatomyelie) kann eine schwere generalisierte Lähmung vorhanden sein.

Verletzungen des Skeletts

Die isolierte **Klavikulafraktur** wird häufig als Zufallsbefund diagnostiziert (Krepitation, Kallusbildung), sie heilt ohne besondere Maßnahmen aus. Anders die akute **Epiphysenlösung des Humerus**, die klinisch kaum von der oberen Plexusparese abzugrenzen ist und identisch behandelt wird. Die Prognose ist ebenso wie bei Frakturen der langen Röhrenknochen, Rippen u. a. gut.

Organverletzungen

Im Rahmen eines schweren Geburtstraumas können lebensbedrohliche, mit Hypovolämie und Schock einhergehende **Leber- und Milzrupturen** auftreten; die Prognose hängt entscheidend vom Zeitpunkt der Diagnose (Abdomensonographie) ab; **Nebennierenrindenblutungen** verlaufen häufig asymptomatisch, können aber auch Zirkulationsstörungen bis hin zum Schock nach sich ziehen (Abdomensonographie). Bei Abdomen-Übersichtsaufnahmen jenseits der ersten Lebensmonate werden als Ausdruck abgelaufener Blutungen nicht selten Verkalkungen im Bereich der Nebennieren gefunden.

4.5 Grundzüge der Reanimation des Neugeborenen

> Bei ungefähr 10% der Neugeborenen sind unmittelbar postpartal Reanimationsmaßnahmen erforderlich. Treten z. B. respiratorische Anpassungsstörungen durch eine verzögerte Resorption der pulmonalen Flüssigkeit auf, so können diese in den ersten Lebensminuten durch die relativ einfache Maßnahme einer suffizienten Maskenbeatmung behoben werden; dagegen kann zu langes Abwarten eine progrediente Verschlechterung des Neugeborenen bewirken (respiratorisch-metabolische Azidose, persistierende fetale Zirkulation). Gerade dieser Umstand verleitet aber gelegentlich zur voreiligen Anwendung unnötiger Maßnahmen, die nicht nur dem heute verbreiteten Ideal einer »sanften Geburt« widersprechen, sondern auch – z. B. bei ausgedehntem Absaugmanöver mit reflektorischer Bradykardie – eine iatrogene Verschlechterung herbeiführen können. Bei den Maßnahmen zur Neugeborenenreanimation handelt es sich also um differente Eingriffe, die nach sorgfältiger Einschätzung des kindlichen Zustandes weder zu spät noch zu voreilig durchgeführt werden dürfen.

Bei Neugeborenen mit leichten Adaptationsstörungen (zyanotisches Hautkolorit, Herzfrequenz >100/min, gute Reaktion auf taktile Stimuli, aber fehlende oder unregelmäßige Atmung) reicht es in der Regel aus, die Atemwege mit einem großlumigen Katheter (Ch 8–10) abzusaugen. Dabei sollte immer zuerst der Mund-Rachenraum abgesaugt werden. Da alle Neugeborenen ausschließlich über die Nasenwege atmen, würden die Kinder bei primärem Absaugen der Nasenwege das im Mund-Rachenraum vorhandene Sekret möglicherweise aspirieren (Mund vor Nase!). Es ist unbedingt darauf zu achten, dass beim Absaugen keine Bradykardien auftreten (Vagusstimula-

> **Merke**
>
> Eine erfolgreiche Reanimation setzt neonatologische Erfahrung sowie eine optimale Information und Vorbereitung bereits vor der Geburt voraus: Neben einem funktionsfähigen Instrumentarium muss auf eine adäquate Wärmezufuhr sowie einen Schutz vor Wärmeverlusten geachtet werden.

tion). Der Sog am Absauggerät ist auf 200 mbar zu begrenzen, um Verletzungen der Schleimhaut zu vermeiden! Gelegentlich ist die zusätzliche Gabe von Sauerstoff (ca. 40 %) erforderlich.

Bei Früh- und Neugeborenen mit unregelmäßiger oder fehlender Atmung, einer Herzaktion <100/min und fehlendem Muskeltonus wird die Atmungsfunktion durch Beutel-Masken-Beatmung hergestellt. Neugeborene mit fehlender Atmung werden initial durch eine »**Blähatmung**« behandelt, d. h. durch eine **Beutel-Masken-Beatmung** mit hohem inspiratorischem Druckplateau für mindestens 3–5 Sekunden und zusätzlicher Sauerstoffgabe; Ziel ist es, die intraalveoläre Lungenflüssigkeit in das Gefäß- und Lymphsystem zu pressen und somit eine funktionelle Residualkapazität herzustellen. Runde Silikonmasken eignen sich für die Maskenbeatmung am besten; sie erlauben eine optimale Abdichtung der Maske ohne allzu großen Druck auf das Gesicht des Neugeborenen auszuüben (. Abb. 4.9).

Der Vorgang der »Blähatmung« kann dreimal wiederholt werden. Die einsetzende, noch unzureichende Eigenatmung des Neugeborenen wird durch atemsynchrone Maskenbeatmung unterstützt (Atemfrequenz 20–40/min); die Herzfrequenz steigt in der Regel innerhalb kürzester Zeit an. Bleibt ein Neugeborenes apnoisch

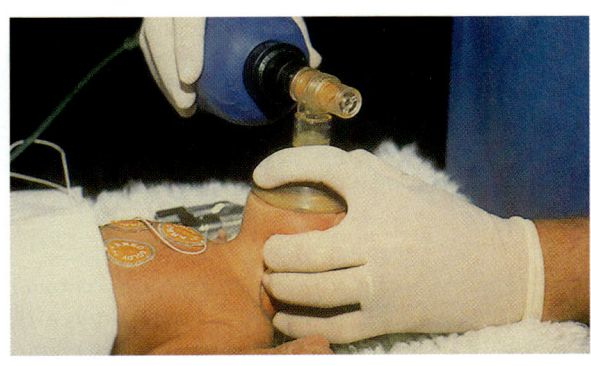

. Abb. 4.9. **Beutel-Masken-Beatmung** eines Frühgeborenen

4.5 · Grundzüge der Reanimation des Neugeborenen

und/oder bradykard, so wird das Kind **endotracheal intubiert**; bei Herzfrequenzen <60/min erfolgt die extrathorakale Herzmassage im Wechsel mit der Beatmung (3–5:1). Für die Herzmassage wird der Thorax des Kindes von beiden Seiten umfasst und am mittleren Drittel des Sternums um 1–2 cm mit einer Frequenz von ca. 100/min. komprimiert.

Besteht die Bradykardie trotz ausreichender Lungenbelüftung fort, so wird **Suprarenin** (0,1 ml/kg der 1:10 000 verdünnten Lösung) endotracheal appliziert; intrakardiale Injektionen sind obsolet. Bei Verdacht auf Volumenmangel wird über eine periphere Vene oder – wenn nicht anders möglich – über einen Nabelvenenkatheter unverzüglich Volumen (Humanalbumin, Blut) zugeführt. Die früher großzügig praktizierte Azidosebehandlung mit Natriumbikarbonat sollte wegen der Gefahr von Hirnblutungen nur unter strengster Indikation erfolgen. Auf Grund der hohen Osmolarität (Osmolaritätsspitzen) sollte Natriumbikarbonat nur verdünnt und langsam injiziert werden (**Cave:** Bolusinjektion).

Bei fehlendem Atemantrieb des Neugeborenen ist an eine maternale Opiatgabe unter der Geburt zu denken. Der Opiatantagonist Naloxon hebt die Wirkung eines diaplazentar auf das Kind übertragenen Morphinderivates auf.

In Tabelle 4.4 sind die wesentlichen Maßnahmen der Reanimation aufgeführt.

> **Merke**
>
> Keine Gabe von Naloxon an Kinder heroinabhängiger Mütter, schwere Entzugssymptomatik des Neugeborenen!

Tabelle 4.4. Wesentliche Maßnahmen der primären Reanimation asphyktischer Neugeborener

- Adäquate Wärmezufuhr; Abtrocknen und Zudecken des Neugeborenen
- Luftwege freimachen (Mund vor Nase gezielt absaugen; Cave: Begrenzung des Sogs)
- Auskultation (Stethoskop)
- Beutel-Masken-O2-Beatmung (100 % O2), initiale »Blähatmung«, assistierte Beatmung (40–60 Atemzüge/min.)

Bei Apnoe und/oder Bradykardie (Herzfrequenz < 60/min):

- Endotracheale Intubation (Tubus: 2,5–3,5 mm)
- Beatmungsfrequenz: Herzmassage (1:3–5)
- Bei Bedarf Suprarenin 0,1 ml/kg, Verdünnung 1:10 000, endotracheal
- Peripherer venöser Zugang, evtl. Nabelvenenkatheter (nur in Notfallsituationen, Cave: Pfortaderthrombose), Volumenzufuhr (Humanalbumin, Blut)
- Bei Bedarf: Natriumbikarbonat (1:1 mit 5 % Glukose verdünnt)
- Bei Bedarf: Naloxon 0,01 mg/kg i. v.; wegen kurzer Wirkdauer evtl. repetitive Dosen

> **Merke**
>
> In der Regel ist eine Erstversorgung mit Beutel-Masken-Beatmung (initiale »Blähatmung«) angezeigt, eine primäre Intubation sollte jedoch immer bei folgenden Erkrankungen erfolgen:
> - Mekonium- oder Blutaspiration (Absaugen, evtl. Bronchiallavage)
> - Zwerchfellhernie
> - Hydrops fetalis
> - »Schwerste« Asphyxie (Apgar 0–3)

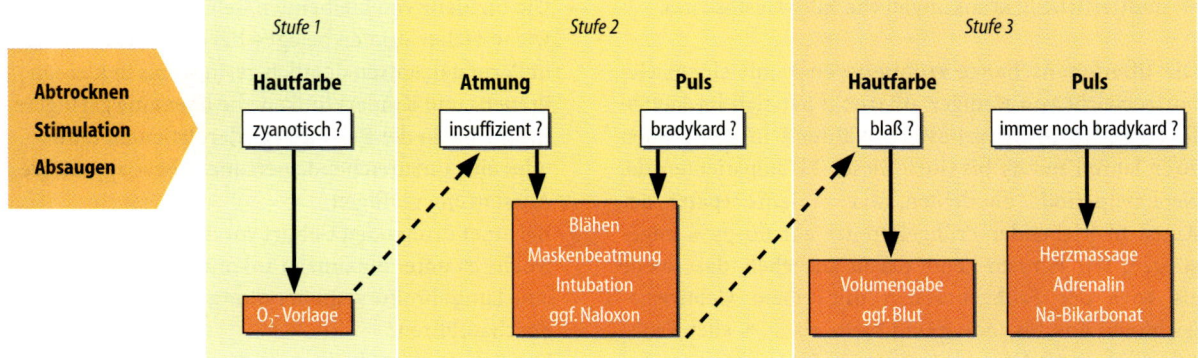

Abb. 4.10. Sequenz der Reanimation

Die Sequenz der Reanimation wird anhand des 3-Stufen-Konzeptes verdeutlicht (Abb.4.10). Mit Hilfe der drei wesentlichen Kriterien – Hautfarbe, Atmung und Puls – lassen sich die adäquaten Maßnahmen der Reanimation ableiten.

4.6 Das Frühgeborene

> Frühgeborene können eine Reihe von akuten und chronischen Erkrankungen entwickeln: Atemnotsyndrom, bronchopulmonale Dysplasie, persistierender Ductus arteriosus, Hirnblutung, periventrikuläre Leukomalazie, Retinopathia prämaturorum, nekrotisierende Enterokolitis. Die Frühgeburtlichkeit trägt als wesentlicher Faktor zur perinatalen und neonatalen Sterblichkeit bei.

Merke

Das Grundproblem sehr kleiner Frühgeborener ist die Unreife von Organsystemen und -funktionen, die zu einer Reihe von akuten und chronischen Erkrankungen führen können.

Ungefähr 7% aller Geburten erfolgen vor der vollendeten 37. Schwangerschaftswoche; etwa 1,5% der Kinder sind sehr kleine Frühgeborene (Geburtsgewicht < 1500 g, Gestationsalter < 32 vollendete Gestationswochen). Die Ursachen der Frühgeburtlichkeit lassen sich nur bei einem Teil der Patienten eruieren:
- vorzeitige Wehen,
- vorzeitiger Blasensprung,
- Amnioninfektionssyndrom,
- Mehrlingsschwangerschaften,
- akute Plazentalösung,
- mütterliche Erkrankungen wie EPH-Gestose u. a.

Die **Überlebenschance Frühgeborener** mit einem Geburtsgewicht von weniger als 1500 g hat sich im letzten Jahrzehnt deutlich verbessert. Während in den frühen 70er Jahren nur 15 bis 40% dieser Risikopatienten die Neonatalperiode überlebten, war 10 Jahre später der Anteil überlebender Frühgeborener auf 60–75% angestiegen. Wir können heute davon ausgehen, dass mehr als 50% der Frühgeborenen mit einem Geburtsgewicht von 600 bis 1000 g und mehr als 85% aller Frühgeborenen mit einem Geburtsgewicht von 1000 bis 1499 g überleben. *Männliche Frühgeborene und Mehrlinge* haben allerdings eine geringere Überlebenschance als weibliche Risikopatienten bzw. Einzelgeborene gleichen Gestationsalters. Die *günstigere Prognose* in der jüngeren Vergangenheit ist zu einem großen Teil auf die *Verbesserung der Betreuung und des perinatalen Managements von Risikoschwangeren sowie die Fortschritte der neonatalen Intensivmedizin* zurückzuführen.

Das Grundproblem sehr kleiner Frühgeborener bleibt jedoch bestehen: die *Unreife von Organsystemen und -funktionen*, die postpartal zu einer Reihe von akuten Erkrankungen und chronischen pulmonalen und neurologischen Folgeschäden führen können:
- Atemnotsyndrom (Surfactant-Therapie), bronchopulmonale Dysplasie
- Intrakranielle Blutung, periventrikuläre Leukomalazie
- Persistierender Ductus arteriosus
- Hypothermie, Hypoglykämie
- Apnoe, Bradykardie
- Erhöhte Infektionsdisposition
- Frühgeborenen-Retinopathie, Taubheit
- Psychomotorische Retardierung, neurologische Schädigung

Bei ca. 4% sehr kleiner Frühgeborener ist mit einer schweren neurologischen *Schädigung* und bei 8% mit geringgradigen neurologischen Auffälligkeiten zu rechnen. Für eine optimale Betreuung von Risikofrühgeborenen müssen bestimmte Bedingungen erfüllt sein:
- *Risikoschwangere* und *Frühgeborene* sollten nur in personell und technisch optimal ausgestatteten **Perinatalzentren** betreut werden. Ein **in utero-Transport** eines gefährdeten Frühgeborenen ist mit ungleich geringeren Risiken verbunden als eine postnatale Verlegung.
- Die Inzidenz von bleibenden Behinderungen ist – wie in vielen Studien belegt – bei einer Behandlung in Perinatalzentren deutlich geringer als in kleinen Frauen- und Kinderkliniken, die über eine geringere Erfahrung in der Behandlung der Patienten und/oder eine unzureichende personelle bzw. apparative Ausstattung verfügen.
- Bei einer drohenden Geburt vor der 34. Gestationswoche ist unter maximaler **tokolytischer Therapie** eine **Lungenreifungsbehandlung** mit Betamethason durchzuführen.
- Die *Geburt* dieser Risikopatienten sollte so **atraumatisch** wie möglich erfolgen. Eine primäre Sectio caesarea ist in jedem Fall bei Kindern mit Beckenendla-

4.6 · Das Frühgeborene

ge, drohender intrauteriner Asphyxie, Verdacht auf Amnioninfektionssyndrom sowie jedweder Form relevanter kindlicher Pathologie indiziert.

- Während der **mütterlichen Anästhesie** muss eine intrauterine und postpartale Depression des Kindes unbedingt vermieden werden. Dies setzt eine enge Abstimmung von Anaesthesieverfahren, chirurgischem Vorgehen und unmittelbar postpartaler Versorgung der Frühgeborenen voraus.
- Nach der *Erstversorgung der Frühgeborenen im Kreißsaal* erfolgt die weitere zeit- und personalaufwendige Behandlung und Pflege der Kinder auf einer **neonatologischen Intensivstation**. Die therapeutischen Maßnahmen zielen auf eine Stabilisierung und Korrektur von postpartal einsetzenden Organstörungen ab. Da Frühgeborene nicht in der Lage sind, die Körpertemperatur selbständig aufrecht zu erhalten, werden die Kinder in einem **Inkubator** gepflegt; die Temperatur wird den Bedürfnissen der Patienten (thermoneutrale Temperatur, ausreichende Luftfeuchtigkeit) angepasst.
- Zur Überwachung der Frühgeborenen werden EKG- und Atmungsmonitore eingesetzt, in Abhängigkeit vom postpartalen Verlauf (maschinelle Beatmung, Sauerstofftherapie) erfolgt eine *kontinuierliche* transkutane Messung des O_2- und CO_2-Partialdruckes, eine *kontinuierliche* Pulsoximetrie, respektive Blutgasanalysen (Nabelarterien-Katheter), Blutdruckmessungen u. a. (◘ Abb.4.11).
- Sehr kleine Frühgeborene werden häufig parenteral (zentrale Katheter) und/oder mit Hilfe einer Magensonde ernährt; auf die Gefahren nosokomialer Infektionen wird an anderer Stelle eingegangen.

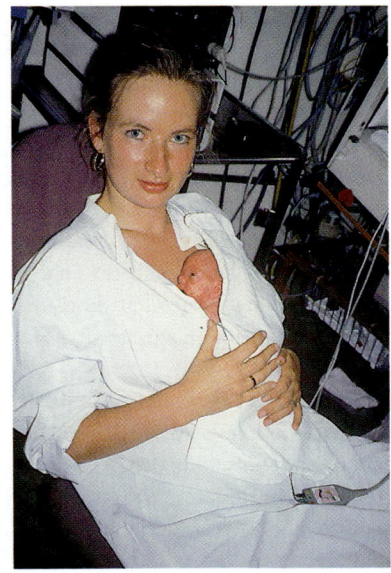

◘ **Abb. 4.12. Direkter Körperkontakt** von Mutter und Kind durch die sog. Känguruh-Methode (Frühgeborenes der 28. Gestationswoche, Geburtsgewicht 840 g)

- So früh wie möglich soll durch engen **Körperkontakt** die psychische Bindung zwischen Mutter und Frühgeborenem, bzw. Vater und Frühgeborenem, gefördert werden. Die sogenannte Känguruh-Methode wird von den meisten Kindern außerordentlich gut toleriert (◘ Abb.4.12).

4.6.1 Das Atemnotsyndrom Frühgeborener

■■■ **Epidemiologie.** Das **Atemnotsyndrom Frühgeborener** (RDS: Respiratory Distress Syndrome; syn: hyalines Membran-Syndrom) stellt die häufigste Todesursache der Neonatalperiode dar. Ungefähr 1 % aller Neugeborenen erkranken an einem RDS. Die Inzidenz steigt mit abnehmendem Gestationsalter; bis zu 60 % der Frühgeborenen < 30. Gestationswoche entwickeln ein RDS.

■■■ **Pathogenese.** Wesentliche Ursache des RDS ist der Mangel eines pulmonalen oberflächenaktiven **Surfactantsystems**, das die Oberflächenspannung der Alveolen vermindert und somit zur Stabilität des Alveolarsystems beiträgt; es beugt einem Alveolarkollaps in der Exspiration vor (**Surfactant** = surface active agent). *Surfactant*, das in Pneumozyten Typ II gebildet und in den

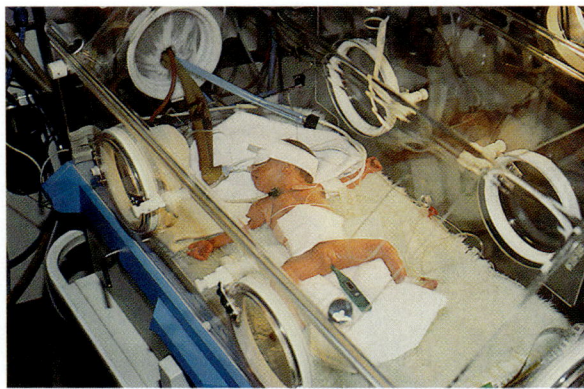

◘ **Abb. 4.11. Intensivmedizinisch-behandeltes Frühgeborenes** der 28. Gestationswoche, Gewicht 1130 g

Alveolarraum sezerniert wird, besteht überwiegend aus verschiedenen **Phospholipiden**. Bei Patienten mit RDS ist die Surfactant-Hauptkomponente Dipalmitoyl-Phosphatidylcholin (**Lecithin**) quantitativ vermindert, **Phosphatidylcholin** fehlt vollständig. Da eine ständige Sekretion von Surfactant in das Fruchtwasser stattfindet, kann durch eine Bestimmung des **L/S-Quotienten** (Lecithin/Sphingomyelin) die **Lungenreife** von Frühgeborenen abgeschätzt werden; der Sphingomyelingehalt im Fruchtwasser bleibt im Verlauf der Schwangerschaft konstant. Ein L/S-Quotient von >2:1 weist auf ein ausgereiftes Surfactantsystem hin.

Neben Phospholipiden enthält Surfactant **Apoproteine** unterschiedlichen Molekulargewichts (SP = Surfactant protein). Während die **hochmolekularen Apoproteine** (SP-A) vermutlich die zelluläre Sekretion und Wiederaufnahme der Phospholipide regulieren, kommt den **hydrophoben niedermolekularen Apoproteinen** (SP-B; SP-C) eine besondere funktionelle Bedeutung zu; sie verbessern die Adsorption und Ausbreitung der Surfactantphospholipide.

Die Surfactantdefizienz wird typischerweise durch eine postnatal einsetzende intraalveoläre **Akkumulation von Plasmaproteinen** kompliziert, die nach Schädigung des Alveolarepithels und Kapillarendothels die Alveoli auskleiden und die Surfactant-Wirkung direkt inhibieren (hyaline Membranen).

Eine ausreichende Surfactantsynthese besteht in der Regel von der 35. Gestationswoche an. Kinder diabetischer Mütter, Neugeborene mit Asphyxie oder schwerer Erythroblastose können eine verzögerte Lungenreifung aufweisen. Eine beschleunigte Lungenreifung wird bei Präklampsie und Wachstumsretardierung, bei intrauterinem Stress durch vorzeitigen Blasensprung (2–7 Tage) und durch mütterliches Amnioninfektionssyndrom beobachtet.

■■■ **Pathophysiologie.** Bei einem **Surfactantmangel** entwickeln sich in den Lungen der Frühgeborenen unmittelbar nach der Geburt zunehmende diffuse Atelektasen, die alveoläre Minderbelüftung führt zu einer Hypoxämie/Hypoxie und zu einem Anstieg des CO_2-Partialdruckes. Die Folgen sind eine systemische Hypotension und Vasokonstriktion der pulmonalen Gefäße, die eine pulmonale Minderperfusion sowie eine Ausbildung intrapulmonaler Shunts und eines Rechts-Links-Shunts auf Vorhofebene (Foramen ovale) bzw. über den Ductus arteriosus nach sich ziehen; der pulmonale Metabolismus wird erheblich eingeschränkt.

Sowohl Azidose, Hypoxie und der veränderte Lungenstoffwechsel inhibieren die postnatal einsetzende de novo-Synthese von Surfactant. In ◘ Abb.4.13 ist der Circulus vitiosus des Atemnotsyndroms dargestellt.

■■■ **Klinik.** Die *klinischen Symptome* des Atemnotsyndroms treten unmittelbar nach der Geburt oder innerhalb der ersten 3–4 Stunden post partum auf:
- Tachypnoe > 60/min
- Nasenflügeln
- Exspiratorisches Stöhnen
- Sternale und interkostale Einziehungen
- Abgeschwächtes Atemgeräusch
- Mikrozirkulationsstörungen: blass-graues Hautkolorit
- Temperaturinstabilität
- Evtl. Zyanose (bei insuffizienter Behandlung)

Bei der *röntgenologischen Untersuchung* des Thorax finden sich typische Veränderungen des RDS. Unter zunehmender Verdichtung des Lungenparenchyms mit Auslöschung der Herz- und Zwerchfellkonturen entwickelt sich eine sogenannte »weiße Lunge« (◘ Abb.4.14) (**Cave:** eine neonatale Infektion mit β-hämolysierenden Streptokokken der Gruppe B kann sich unter klinischen und radiologischen Zeichen eines RDS manifestieren!).

Akute Komplikationen, die im Verlauf der Erkrankung auftreten können, sind:
- Extraalveoläre Luftansammlung, pulmonales interstitielles Emphysem

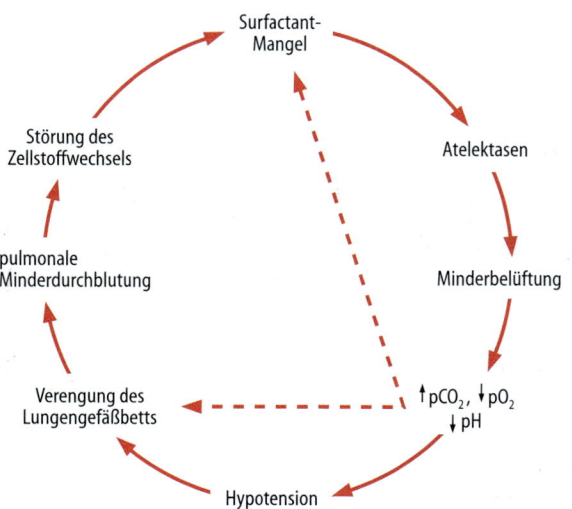

◘ Abb. 4.13. »Circulus vitiosus« des Surfactantmangels

4.6 · Das Frühgeborene

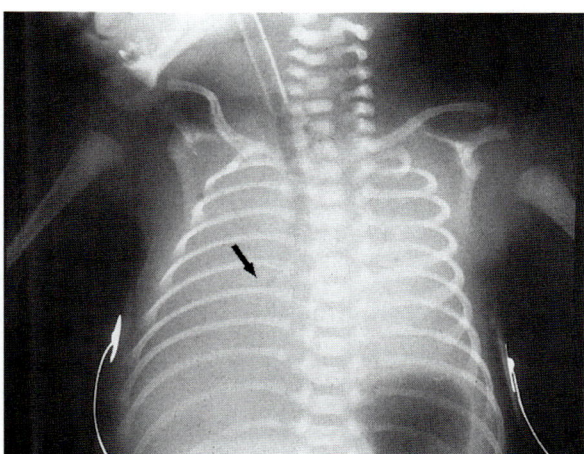

◘ **Abb. 4.14. Radiologische Veränderungen bei einem schweren Atemnotsyndroms.**
Verdichtetes Lungenparenchym, Auslöschung der Zwerchfell- und Herzkonturen, positives Luftbronchogramm (→)

- Pneumothorax
- Pneumomediastinum
- Pneumoperitoneum
- Pneumoperikard

Als Folge der *Lungenunreife, der Langzeitbeatmung und Sauerstofftoxizität* in der Einatmungsluft kann sich bei Risikopatienten eine chronische Lungenerkrankung, die **bronchopulmonale Dysplasie** (BPD), entwickeln.

■ ■ ■ **Symptomatische Behandlung.** Die Therapie des RDS wird vom Schweregrad der pulmonalen Erkrankung bestimmt:
- Bei leichtem RDS: gezielte Sauerstoffzufuhr unter einer »Headbox« oder über einen Nasen-CPAP (CPAP: continuous positive airway pressure = kontinuierlicher positiver Atemwegsdruck [über einen in der Nase liegenden Tubus]).
- Bei deutlicher Ventilations- und Oxygenierungsstörung: intermittierende oder kontrollierte maschinelle Beatmung der Patienten über einen trachealen Tubus.
- Überwachung: kontinuierliche transkutane Messung des pO_2 und pCO_2, kontinuierliche Pulsoximetrie, regelmäßige Blutgasanalysen, engmaschige Blutdruckkontrollen, evtl. Plasma- bzw. Bluttransfusionen u. a. Maßnahmen.
- Grundprinzip: »minimal handling« (möglichst geringe Belastung des Frühgeborenen durch diagnostische und therapeutische Maßnahmen).

■ ■ ■ **Kausale Behandlung.** In den letzten Jahren ist ein entscheidender Fortschritt in der Behandlung des Atemnotsyndroms Frühgeborener erzielt worden, die **Substitution mit natürlichem Surfactant**.

Natürliche Surfactant-Präparationen werden aus zerkleinerten Rinder- oder Schweinelungen extrahiert oder aber aus der menschlichen Amnionflüssigkeit isoliert. Sie unterscheiden sich in der Zusammensetzung der Phospholipid- und Apoproteinmuster. In allen bisher publizierten Studien konnte unmittelbar nach intrabronchialer Applikation natürlicher Surfactant-Präparate eine **Verbesserung der Oxygenierung** und des **Gasaustausches** beobachtet werden. Von den meisten Untersuchern wurde eine **Reduktion der Pneumothoraxinzidenz** und der **RDS-assoziierten Sterblichkeit** beschrieben. Kurzzeitige **Nebenwirkungen** der Surfactantbehandlung sind bisher nicht bekannt.

■ ■ ■ **Prävention.** Die sogenannte *Lungenreifungsbehandlung* durch Betamethason oder andere Glukokortikoidderivate kann die Inzidenz und den Schweregrad des RDS Frühgeborener durch eine Enzyminduktion vermindern. Betamethason sollte möglichst 48 Stunden vor der Geburt der Schwangeren verabreicht werden. Die Lungenreifungsbehandlung ist in 8–10 tägigen Abständen bis zur Geburt des Frühgeborenen zu wiederholen. Pränatale Kortikosteroide in Kombination mit der postnatalen Surfactanttherapie (natürliches Surfactant) reduzieren, wie in einer neuesten Untersuchung belegt wurde, die Sterblichkeit sowie die Inzidenz pulmonaler sowie extrapulmonaler Komplikationen (Hirnblutung). Als weiterer bedeutsamer Faktor in der Prävention des RDS ist eine schonende Geburtseinleitung und optimale primäre Reanimation der Risikokinder anzusehen.

4.6.2 Persistierender Ductus arteriosus (PDA)

■ ■ ■ **Pathogenese und Pathophysiologie.** Bei reifen Neugeborenen setzt mit ansteigenden Sauerstoffpartialdrucken nach der Geburt eine Konstriktion des Ductus

> **Merke**
>
> Ein hämodynamisch wirksamer persistierender Ductus arteriosus stellt das häufigste kardiovaskuläre Problem Frühgeborener dar.

arteriosus und ein konsekutiver Verschluss ein. Der Ductus arteriosus Frühgeborener reagiert schwächer auf die postnatalen Kontraktionsreize; wesentliche Faktoren dürften die unreife Muskulatur des Ductus und der persistierende vasodilatatorische Effekt hoher Prostaglandinkonzentrationen (PGE2) bei Frühgeborenen sein. Bei ausbleibendem Ductusverschluss entwickelt sich in der akuten Phase des RDS ein Shunt zwischen pulmonaler und systemischer Zirkulation (Rechts-links-Shunt). Mit Rückbildung des RDS sinkt der pulmonale Gefäßwiderstand ab; in dieser Phase kann sich ein hämodynamisch signifikanter Links-Rechts-Shunt über den PDA entwickeln. Die Folge ist eine akute pulmonale Überflutung mit **hämorrhagischem Lungenödem** und akuter kardialer Insuffizienz. Die Beatmungssituation der Patienten verschlechtert sich akut; durch Intensivierung der Beatmung und Erhöhung der inspiratorischen Sauerstoffkonzentration nimmt die Lungenschädigung zu (bronchopulmonale Dysplasie). Auch bei protrahierter Manifestation eines PDA können u. a. ein interstitielles Lungenödem und Veränderungen der Organperfusion (Nieren, Magen-Darm-Trakt) auftreten.

■■■ **Klinische Symptomatik.** Ein PDA manifestiert sich häufig zwischen dem 3. und 5. Lebenstag durch:
- Präkordiale Hyperaktivität
- Systolisches Herzgeräusch, gelegentlich kontinuierlich (~ 20 % der Frühgeborenen mit hämodynamisch signifikantem PDA haben kein Geräusch!)
- Pulsus celer et altus (»springende Pulse«), Tachykardie
- Verschlechterung der Beatmungssituation, evtl. feinblasige Rasselgeräusche
- Evtl. Hepatomegalie
- Renale Ausscheidungsprobleme
- Zirkulationsstörungen

Die klinische Verdachtsdiagnose wird durch die **Röntgen-Thorax-Aufnahme**, die 2-dimensionale Echokardiographie und den direkten Shuntnachweis mit Hilfe der Dopplertechnik und Farbdopplerverfahren bestätigt.

■■■ **Therapie.** Die wesentlichen Therapieprinzipien des symptomatischen PDA sind:
- Flüssigkeitsrestriktion
- Prostaglandin-Synthesehemmer (Indometacin)
- Operativer PDA-Verschluss

Durch die Hemmung der Prostaglandinsynthese wird der gefäßerweiternde Effekt von Prostaglandin E_2 antagonisiert. Kontraindikationen der Indometacin-Behandlung sind: Thrombozytopenie, Serum-Kreatinin > 1,8 mg/dl und Oligurie. ~40 % aller Indometacin-behandelten Frühgeborenen sprechen auf diese konservative Behandlung nicht an.

4.6.3 Bronchopulmonale Dysplasie

> **Merke**
>
> Die Entwicklung einer bronchopulmonalen Dysplasie, der chronischen Lungenerkrankung kleiner Frühgeborener, wird im Wesentlichen durch Lungenunreife, Beatmungstrauma und Sauerstofftoxizität bedingt.

Die bronchopulmonale Dysplasie ist eine schwere chronische Atemwegs- und Lungenerkrankung kleiner Frühgeborener; sie entwickelt sich auf dem Boden der **Lungenunreife**, des **bronchoalveolären Traumas** bei maschineller Beatmung (»Barotrauma«) und der **Sauerstofftoxizität** in der Atmungsluft. Als weitere prädisponierende Faktoren sind ein PDA, pulmonale Infektionen und andere Faktoren anzusehen. Ungefähr 10–30 % der Frühgeborenen < 1500 g erkranken an einer BPD. Diese Kinder weisen typische radiologische Lungenveränderungen auf und haben einen erhöhten Sauerstoffbedarf. Die **Histopathologie** der BPD zeigt u. a. ein interstitielles Ödem, Atelektasen, überblähte Alveolen, Metaplasien der Mukosa, sowie eine interstitielle Fibrose. **Pathogenetisch** steht eine pulmonale Inflammationsreaktion im Interstitium und in den terminalen Luftwegen im Vordergrund (Akkumulation von neutrophilen Granulozyten, Makrophagen; Nachweis von verschiedensten Entzündungsmediatoren, elastolytische Schädigung des Lungengewebes, Toxizität von Sauerstoffradikalen, Mangel an Antioxidantien); diese Entzündungsreaktion klingt bei der Mehrzahl der Patienten nach einigen Wochen ab, bei einigen geht sie in das Stadium des fibrotischen Umbaus über.

Klinische Manifestationen der BPD im postkonzeptionellen Alter von 36 Gestationswochen:
- Sauerstoffabhängigkeit
- Beeinträchtigung der Lungenfunktion (pCO_2 ↑, Atemwegswiderstand ↑, Bronchusobstruktion), Dyspnoezeichen, Tachypnoe

Bei schweren Verlaufsformen entwickeln sich:
- Pulmonale Hypertonie, Cor pulmonale, Rechtsherzversagen
- Rezidivierende bronchopulmonale Infektionen
- Psychomotorische Entwicklungsverzögerung

Die radiologischen Veränderungen bei der BPD sind: typische überblähte Areale neben atelektatischen Bezirken (Abb. 4.15). Im Endstadium entwickeln sich große Emphysemblasen und fibrotische Verdichtungen, es besteht eine Kardiomegalie unterschiedlicher Ausprägung.

■■■ **Therapie.** Die Behandlung der BPD ist symptomatisch; wesentliche Grundsätze sind:
- Adäquate Oxygenierung der Patienten (paO_2 > 50 mmHg); Hypoxie erhöht den pulmonalen Gefäßwiderstand
- Ausreichende Kalorienzufuhr
- Flüssigkeitsrestriktion in Kombination mit Diuretika
- Physiotherapie
- Bronchodilatatoren etc.
- Kardiale Therapie

Die postpartale Dexamethasontherapie hat einen positiven Effekt auf die Entwöhnung vom Beatmungsgerät sowie die Sauerstoffabhängigkeit von Risikopatienten. Neueste Untersuchungen weisen jedoch darauf hin, dass eine postnatale Dexamethasonbehandlung mit einer erhöhten Rate an zerebralen Schädigungen Frühgeborener assoziiert ist. Die Indikation für eine postnatale Kortikosteroidtherapie muss daher extrem restriktiv gestellt werden und ist nur bei lebensbedrohlichem Lungenversagen gegeben.

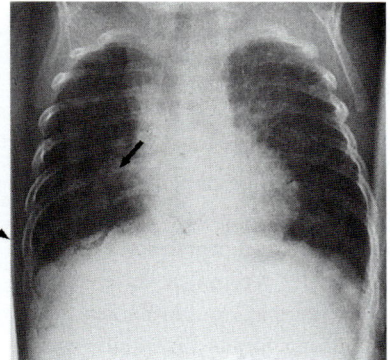

◘ **Abb. 4.15. Radiologischer Befund einer bronchopulmonalen Dysplasie.**
Neben fibrotisch verdichteten und atelektatischen Arealen (↙) finden sich überblähte Bezirke (↘).

■■■ **Prognose.** Die Prognose des einzelnen Patienten ist schwer abzuschätzen. Die Sterblichkeit von Kindern mit pulmonaler Hypertonie und Cor pulmonale ist hoch; mit dem Auswachsen neuer Alveoli während des ersten Lebensjahres sollen sich die Lungenveränderungen graduell zurückbilden können; eine bronchiale Hyperreagibilität bleibt vermutlich bestehen.

4.6.4 Retinopathia praematurorum

> **Merke**
>
> Die Frühgeborenen-Retinopathie ist eine bedrohliche Erkrankung, die zur Erblindung von Risiko-Frühgeborenen führen kann.

Die Retinopathia praematurorum wird im wesentlichen durch die **akute und chronische Toxizität von Sauerstoff** auf die sich entwickelnden retinalen Blutgefäße kleiner Frühgeborener verursacht. Weitere Risikofaktoren, welche die Entwicklung einer Retinopathie besonders bei Frühgeborenen < 1000 g fördern, sind:
- Unreife,
- Hyperkapnie,
- Blutaustauschtransfusionen,
- häufige Bluttransfusionen.

Reife Neugeborene, die in der Regel eine vollständige vaskularisierte Retina besitzen, tragen kein Risiko, eine Retinopathie zu entwickeln.

■■■ **Pathogenese.** Erhöhte arterielle Sauerstoffpartialdrucke induzieren eine initiale Vasokonstriktion der unreifen retinalen Gefäße; bei anhaltender Hyperoxie setzt eine Obliteration vaskulärer Strukturen ein. Die folgenden Stadien sind durch eine extraretinale fibrovaskuläre Proliferation mit Ausbildung von Demarkationslinien und Leistenbildung zwischen vaskulärer und avaskulärer Retina gekennzeichnet (◘ Tabelle 4.5). Bei milden Verläufen bleibt dieses Geschehen auf die Netzhautperipherie beschränkt; bei schweren Verlaufsformen kann eine Neovaskularisation der gesamten Retina beobachtet werden. Durch Traktion von Gefäßen, die u. a. in den Glaskörper einsprießen können, entwickelt sich eine Netzhautablösung. Synechien, die zu einer frontalen Verlagerung der Linse führen, können ein Sekundärglaukom verursachen. In der Regel sind beide Augen eines er-

Tabelle 4.5. Orientierende Stadieneinteilung der Frühgeborenenretinopathie

Stadium	Befund
1	Charakeristische grau-weißliche Grenzlinie, die die normale Netzhaut von der unreifen Retina trennt
2	Erhabener, wallartiger Bindegewebsrand im Bereich der Grenzlinie
3	Bildung von abnormen neuen Blutgefäßen, Vermehrung von Bindegewebe am Rand der wallartigen Veränderung. Blutgefäße und Bindegewebe wachsen in den Glaskörperraum
4	Partielle Netzhautablösung durch Traktion von Gefäßen und Bindegewebe
5	Komplette Netzhautablösung

krankten Frühgeborenen betroffen, die Manifestation der Fundusveränderungen ist häufig asymmetrisch. Der Verlauf der Erkrankung ist variabel, erste retinale Veränderungen können nach ca. 3 Wochen registriert werden, das Maximum der Erkrankung ist um den errechneten Geburtstermin zu erwarten; die Vernarbungsphase beginnt etwa 6 Monate nach der Geburt.

■■■ **Prävention.** Um insbesondere die schweren Verlaufsformen der Frühgeborenenretinopathie zu verhindern, ist eine sorgfältige kontinuierliche Messung der Sauerstoffpartialdrucke bei allen Frühgeborenen, die Sauerstoff erhalten, unabdingbar (kontinuierliche transkutane pO_2-Messung, arterielle Kontrollmessungen), der arterielle O_2-Partialdruck sollte 50–70 mmHg betragen. Regelmäßige und engmaschige Untersuchungen aller neonatologischen Risikopatienten durch einen besonders erfahrenen Ophthalmologen sind unverzichtbar.

■■■ **Therapie.** Während sich die milden Formen einer Frühgeborenenretinopathie ohne Beeinträchtigung des Sehvermögens zurückbilden, kann eine Progredienz der schweren Verlaufsformen (progressive Vasoproliferation) durch **Kryo- und Lasertherapie** verhindert werden; die *operativen* Erfolge bei Netzhautablösung sind enttäuschend. Als Spätfolgen der Retinopathie werden bei einigen Kindern Schielen, Schwach- und Kurzsichtigkeiten sowie selten ein Glaukom beobachtet. Gefürchtet ist eine – durch Narbenzüge ausgelöste – späte Netzhautablösung, die bei wenigen Patienten viele Jahre nach der akuten Retinopathie beobachtet wurde.

4.6.5 Hirnblutungen des Frühgeborenen

> **Merke**
>
> Sehr kleine Frühgeborene haben ein hohes Risiko, eine peri- und intraventrikuläre Hirnblutung zu entwickeln.

Ein häufiges Problem Frühgeborener <1500 g (< 32. Gestationswoche) stellt die Entwicklung einer Hirnblutung dar; bei bis zu 40 % dieser Risikopatienten lassen sich Blutungen unterschiedlichen Ausmaßes nachweisen. Erfreulicherweise wird in den letzten Jahren in den meisten Zentren eine Abnahme der Hirnblutungsinzidenz beobachtet. Die Hirnblutung Frühgeborener geht vom fragilen Kapillar- und Arteriolensystem der **subependymalen Keimschicht (germinale Matrix)** aus. Diese germinale Matrix besteht nur zwischen der 24. und 34. Gestationswoche, nach diesem Zeitintervall tritt eine Involution dieses gefäßreichen Gewebes ein. Bei reifen Neugeborenen tritt daher eine Subependymalblutung in der Regel nicht auf.

Die Keimlagerblutung kann in das Ventrikelsystem einbrechen und die Ventrikel ausfüllen (◘ Abb. 4.16 a, b); als Folge bildet sich eine Arachnoiditis aus, die wiederum einen **Hydrocephalus occlusivus** nach sich ziehen kann (◘ Abb. 4.17). Im Verlauf der akuten Blutung entwickelt sich bei einigen Patienten eine hämorrhagische Infarzierung periventrikulärer Hirnteile; es handelt sich vermutlich um eine Schädigung des Abflussgebietes venöser Gefäße.

■■■ **Einteilung.** Die Einteilung der Hirnblutungen (4 Stadien) erfolgt nach sonographischen Befunden. Bis zu 90 % aller Blutungen treten in den ersten drei Lebenstagen auf. Veränderungen der zerebralen Durchblutung und Schwankungen des zerebralen Blutflusses gehen vermutlich einer Hirnblutung voraus. Eine Reihe von **Risikofaktoren** begünstigen das Auftreten einer Hirnblutung:
- Unreife, Asphyxie, Hypoxie, Azidose, traumatische Geburt

4.6 · Das Frühgeborene

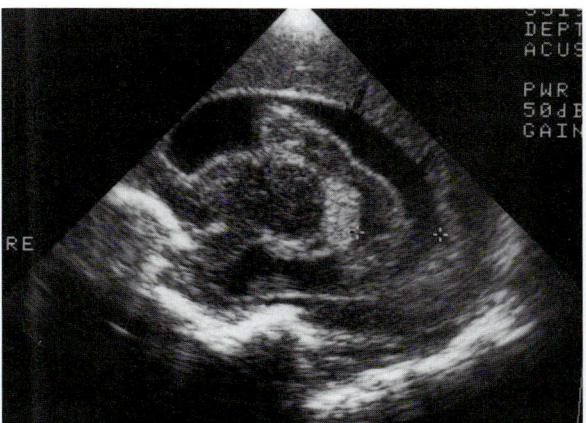

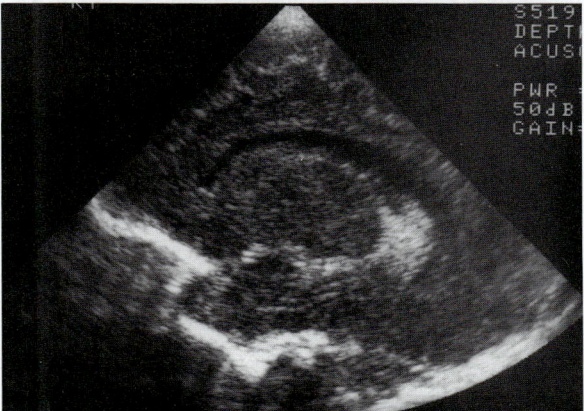

◘ Abb. 4.16. **a** Intraventrikuläre, dem Plexus aufsitzende Blutung, die sich bereits in Auflösung befindet (Schädelsonographie, Längsschnitt)
b Sonographischer Befund nach Auflösung der intraventrikulären Blutung; es ist nur noch eine leichte Erweiterung des Ventrikels nachweisbar

– Reanimation, Transport nach der Geburt, Blutdruckschwankungen, Hypothermie, Hyperkapnie
– Volumenexpansion (Transfusion, hyperosmolare Lösungen, z. B. Natriumbikarbonat)
– Pneumothorax, PDA
– Gerinnungsstörungen, Thrombozytopenie

▪▪▪ **Klinik.** Geringgradige Blutungen können asymptomatisch verlaufen. Das Spektrum der akuten schweren Blutung reicht von
– Atemstillstand,
– Bewegungsarmut,
– schlaffer Parese der gesamten Skelettmuskulatur,
– vorgewölbter Fontanelle,
– Blutdruckabfall,
– Temperaturstörungen,

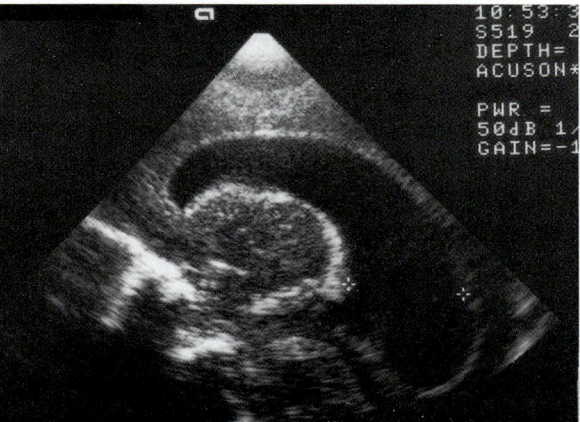

◘ Abb. 4.17. **Entwicklung eines Hydrozephalus occlusivus** nach intraventrikulärer Hirnblutung (Schädelsonographie, Längsschnitt)

– metabolischer Azidose bis zu
– generalisierten Krampfanfällen.

Nach einiger Zeit ist häufig ein Hämatokritabfall zu verzeichnen.

▪▪▪ **Behandlung.** Eine Hirnblutung lässt sich durch keine therapeutische Maßnahme rückgängig machen, das Ausmaß kann möglicherweise durch optimale Supportivmaßnahmen begrenzt werden. Die Langzeitprognose hängt vom Schweregrad der Blutung, der Entwicklung eines Hydrozephalus und dem Ausmaß zusätzlicher hypoxischer Schädigungen ab. Während geringgradige Blutungen in der Regel folgenlos bleiben, ist das Ausmaß der neurologischen Beeinträchtigung bei einzelnen Patienten mit ausgeprägten intraventrikulären und besonders parenchymatösen Blutungen nur schwer abzusehen.

4.6.6 Periventrikuläre Leukomalazie

▪▪▪ **Pathogenese.** Bei der **periventrikulären Leukomalazie** treten bei Frühgeborenen infolge zerebraler

> **Merke**
>
> Auf dem Boden einer zerebralen Minderperfusion kann sich bei kleinen Frühgeborenen eine periventrikuläre Leukomalazie ausbilden.

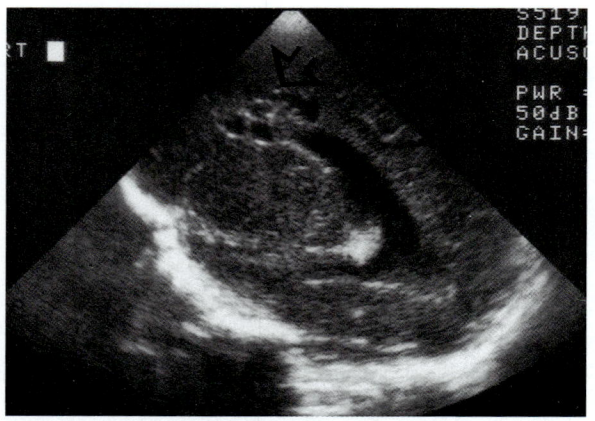

Abb. 4.18. Zystische Erweichungsherde bei periventrikulärer Leukomalazie (Schädelsonographie, Längsschnitt)

Minderperfusion (Ischämie) Nekrosen im Bereich der periventrikulär gelegenen weißen Substanz auf, die mehr oder weniger große Substanzdefekte hinterlassen können (Abb.4.18). Jede prä- und perinatale Komplikation, die zu einer Drosselung der Hirndurchblutung führt, kann zu dieser Schädigung führen; es ist u. a. belegt, dass eine Hyperventilation maschinell beatmeter Frühgeborener (Abnahme des CO_2-Partialdruckes) die Hirnperfusion drastisch vermindern kann.

■ ■ ■ **Klinik.** Bei periventrikulärer Leukomalazie stehen die motorischen Ausfälle, insbesondere der unteren Extremität (spastische Diplegie beider Beine, infantile Zerebralparese, nach dem Erstbeschreiber auch Morbus Little genannt (W. J. Little, englischer Arzt, London, 1810–1894)) im Vordergrund.

4.6.7 Apnoen

Man unterscheidet **zentrale, obstruktive** und **gemischte** Apnoen. Die am häufigsten auftretenden zentralen Apnoen sind durch einen fehlenden Luftfluss und fehlende Atembewegungen charakterisiert, bei obstruktiven Apnoen sind Atembewegungen vorhanden, der Luftfluss fehlt jedoch. Gemischte Apnoen werden häufig von obstruktiven Episoden eingeleitet und gehen dann in eine zentrale Apnoe über. Von den verschiedenen Formen der Apnoen ist die periodische Atmung Frühgeborener abzugrenzen; sie zeichnet sich durch einen Wechsel von Atempausen (5–10 s) und Hyperventilationsphasen (5–15 s) aus. Bei periodischer Atmung treten weder Bradykardien noch Zyanose auf.

■ ■ ■ **Häufigkeit, Ursachen.** Bis zu 30 % aller Frühgeborenen und > 80 % der Frühgeborenen mit einem Geburtsgewicht < 1000 g entwickeln innerhalb der ersten Lebenswoche Apnoen, die bis zur 36. Woche (postkonzeptionelles Alter) sistieren können. Diese **idiopathischen Apnoen** sind Ausdruck eines unreifen Atmungszentrums. Vermutlich wegen einer ungenügenden axodentritischen Verbindung der respiratorischen Neurone im Hirnstammbereich gelingt es den Frühgeborenen insbesondere während des Schlafes nicht, die Atemtätigkeit kontinuierlich aufrecht zu erhalten. Hinzu kommt ein vermindertes Ansprechen von zentralen und peripheren Chemorezeptoren auf Änderungen der Sauerstoff- und Kohlendioxidpartialdrucke.

Im Gegensatz zum reifen Neugeborenen reagieren Frühgeborene in hypoxischen Phasen mit einer Apnoe und nicht mit einer Stimulation der Atmung; eine Hyperkapnie hat keinen Einfluss auf die Atemtätigkeit.

> **Merke**
>
> *Idiopathische Apnoen*, d. h. die typischen Apnoen der Frühgeborenen dürfen nur dann vermutet werden, wenn alle definierten Ursachen, die Apnoen induzieren können, ausgeschlossen sind (Tabelle 4.6).

> **Merke**
>
> Eine *Apnoe* ist ein Atemstillstand für mehr als 10 Sekunden. Häufig ist eine solche prolongierte Atempause von einer Bradykardie (Herzfrequenz < 100/min) und Zyanose sowie einem Verlust des Muskeltonus gefolgt; während einer Apnoe kann im EEG eine Aktivitätsminderung auftreten.

■ ■ ■ **Therapie.** Die Behandlung von Apnoen setzt eine konsequente Therapie der möglicherweise vorhandenen Grunderkrankung voraus. Unabhängig davon müssen Apnoen, die mit einer Bradykardie einhergehen, umgehend behoben werden. Die therapeutische Sequenz umfasst:
- Bei akuter Apnoe: Kutane Stimulation, Maskenbeatmung, O_2-Zufuhr (transkutane pO_2-Messung)
- Bei rezidivierenden Apnoen: Applikation eines nasalen CPAP (CPAP = kontinuierlicher positiver Atem-

Tabelle 4.6. Wesentliche prädisponierende Faktoren für neonatale Apnoen

Störungen	Ursachen
ZNS	Hirnblutung, Krampfanfälle, Hypoxie, mütterliche Drogeneinnahme, Medikamente
Atmung	Fehlbildungen, verminderter laryngealer Reflex und Muskeltonus, Atemwegsobstruktion, Atelektase, RDS, Pneumothorax, Pneumonie, Aspiration u.a.
Infektion	Sepsis, Meningitis, nekrotisierende Enterokolitis
Intestinaltrakt	Orale Nahrungsaufnahme, gastroösophagealer Reflux
Herz-Kreislauf	Hypotension, Hypovolämie, Anämie, Hyperviskositätssyndrom, persistierender Ductus arteriosus
Metabolische Faktoren	Hypoglykämie, Hypokalzämie, Hypoxie, organische Säuren, Hypothermie, Hyperthermie
Idiopathische Faktoren	Unreife des Atemzentrums, Schlafphase

wegsdruck) medikamentöse Therapie mit Theophyllin oder Koffein; bei nicht ausreichendem Therapieerfolg kann eine intermittierende Beatmung nötig sein.

4.7 Lungenerkrankungen des Neugeborenen

> **Merke**
>
> Eine Reihe angeborener und erworbener pulmonaler Erkrankungen des Neugeborenen kann sich unmittelbar nach der Geburt unter dem Bild eines schwer verlaufenden Atemnotsyndroms manifestieren: Mekoniumaspiration, Zwerchfellhernie, neonatale Pneumonie etc. Zeitpunkt der Diagnose sowie adäquater therapeutischer Maßnahmen entscheiden über den Verlauf der oftmals lebensbedrohlichen Erkrankungen.

4.7.1 Transitorische Tachypnoe

> **Merke**
>
> Die transitorische Tachypnoe ist eine relativ häufige Atemstörung Frühgeborener und reifer Neugeborener.

Die transitorische Tachypnoe wird durch eine verzögerte Resorption des in der kindlichen Lunge vorhandenen Fruchtwassers verursacht (s. Reanimation).

■■■ Pathogenese. Normalerweise wird die intrapulmonale Flüssigkeit unmittelbar nach der Geburt durch die Mechanik der ersten Atemzüge über interstitielle Lymph- und Blutgefäße abtransportiert; die meisten Neugeborenen bauen vermutlich bei geschlossener Glottis mit dem ersten Atemzug einen hohen positiven intrathorakalen Druck auf. Die transitorische Tachypnoe wird besonders bei folgenden prädisponierenden Faktoren beobachtet:
- Perinatale Asphyxie
- Mütterlicher Diabetes
- Sectio caesarea
- Exzessive Analgesie

■■■ Klinik. Die klinischen Symptome können das Bild eines milden RDS imitieren. Die Kinder fallen durch eine kurze Zeit nach der Geburt einsetzende Tachypnoe (bis zu 120 Atemzüge/min) auf, die von Einziehungen, Nasenflügeln und gelegentlich exspiratorischem Stöhnen begleitet ist. Bei Zyanose ist in der Regel die Zufuhr von 30–40 % Sauerstoff ausreichend, um eine gute Oxygenierung zu erzielen. Nach 2–3 Tagen ist die Tachypnoe meistens nicht mehr vorhanden. Das Röntgen-Thoraxbild zeigt typischerweise vermehrte zentrale Verdichtungen mit peripherer Überblähung der Lunge, gelegentlich eine interlobäre Flüssigkeitsansammlung und kleine Pleuraergüsse.

■■■ Diagnose. Häufig muss die Diagnose einer transitorischen Tachypnoe retrospektiv gestellt werden, da neonatale Pneumonien (besonders: β-hämolysierende Streptokokken Gruppe B) und ein RDS ein ähnliches Erscheinungsbild haben können. Bei einigen Patienten kann sich infolge eines erhöhten pulmonalen Druckes ein Rechts-Links-Shunt ausbilden (persistierende fetale Zirkulation).

■■■ **Therapie.** Symptomatische Therapie, u. a. bei Atemfrequenz > 80/min keine orale Ernährung (**Cave**: Aspirationsgefahr), intravenöse Flüssigkeitszufuhr, evtl. O_2-Zufuhr; bei schweren Verlaufsformen: CPAP-Beatmung.

4.7.2 Mekoniumaspirationssyndrom

> **Merke**
>
> Die Mekoniumaspiration ist eine schwerwiegende Komplikation einer intrauterinen Asphyxie.

■■■ **Epidemiologie, Pathogenese.** Durch eine Mekoniumaspiration sind überwiegend reife hypotrophe und übertragene Neugeborene gefährdet; bei ca. 10 % dieses Patientenkollektivs wird mekoniumhaltiges Fruchtwasser gefunden. Der Nachweis von Mekonium im Fruchtwasser (»Kindspech«) weist auf eine kindliche **Asphyxie (Hypoxie und Azidose) in utero** hin. Weitere Warnhinweise für eine kindliche Gefährdung sind
— Herztondezelerationen (Abfall bzw. Bradykardie der fetalen Herzfrequenz (normal 120–160 Schläge/min.)
— silentes CTG (eingeschränkte Fluktuation der fetalen Herzschlagfolge (normal: ständige Fluktuation von 10–20 Schlägen/min.))
— prolongierte und komplizierte Geburt

■■■ **Pathophysiologie.** Im Verlauf einer intrauterinen Hypoxie, die zu einer Vasokonstriktion mesenterialer Gefäße, Darmischämie und konsekutiver Hyperperistaltik führt, tritt ein frühzeitiger Mekoniumabgang auf. Die Aspiration von Mekoniumpartikeln kann durch vorzeitige Atemtätigkeit bereits in utero erfolgen; häufiger findet die Aspiration von Mekonium jedoch unmittelbar nach der Geburt statt. Bei > 50 % aller Neugeborenen mit mekoniumhaltigem Fruchtwasser lässt sich Mekonium im Trachealaspirat nachweisen. Mekoniumpartikel, die mit den ersten Atemzügen in die kleineren Luftwege gelangen, führen zu einer partiellen Bronchusobstruktion und Verlegung der Alveolen (◘ Abb. 4.19). Die Folgen sind die Ausbildung von Atelektasen, überblähten emphysematösen Arealen (»air trapping«) und extraalveoläre Luftansammlungen (interstitielles Emphysem, Pneumothorax, Pneumomediastinum etc. [▶ s. schematische Darstellung, ◘ Abb.4.20]).

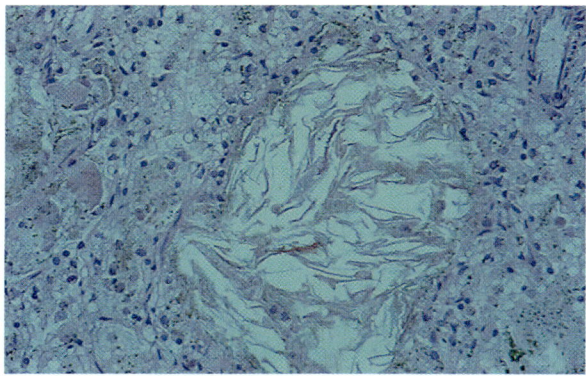

◘ Abb. 4.19. **Verlegung der terminalen Luftwege mit Mekoniumbestandteilen**

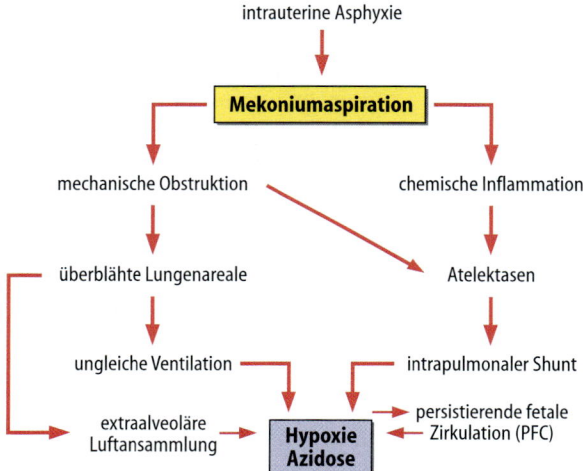

◘ Abb. 4.20. **Pathophysiologische Veränderungen bei Mekoniumaspiration**

Durch im Mekonium enthaltene Substanzen (z. B. Fettsäuren) entwickelt sich innerhalb von 24–48 Stunden eine **chemische** Pneumonie. Darüberhinaus können verschiedene Proteine und Phospholipasen das Surfactantsystem direkt inaktivieren. Häufig bilden sich intrapulmonale Shunts aus; bei ausgeprägtem pulmonalen Hochdruck kann sich eine **persistierende fetale Zirkulation** einstellen. Etwa 10 % der Patienten mit Mekoniumaspiration versterben an den Folgen der Erkrankung.

■■■ **Klinik.** Das klinische Bild wird vom Schweregrad der intrauterinen Asphyxie und dem Ausmaß der Mekoniumaspiration bestimmt. Die Neugeborenen fallen durch folgende Symptome auf:
— Unmittelbar nach Geburt: schwere Atemdepression, Schnappatmung, Bradykardie, Hypotonie, Schock-

4.7 · Lungenerkrankungen des Neugeborenen

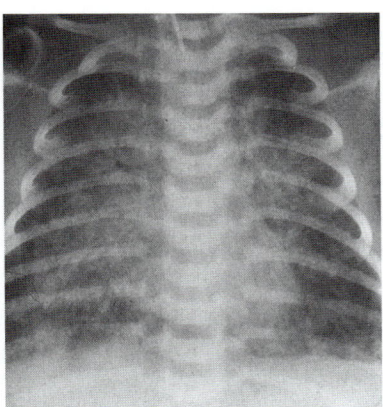

◘ **Abb. 4.21. Radiologische Veränderungen bei einem Neugeborenen mit Mekoniumaspirationssyndrom.**
Weite Teile der Lunge sind dystelektatisch oder atelektatisch verdichtet, einzelne Lungenareale sind leicht überbläht.

symptome; die Haut ist mit Mekonium bedeckt, Fingernägel und Nabelschnur können grünlich verfärbt sein.
— Bei Spontanatmung: Tachypnoe, ausgeprägte Dyspnoezeichen, Zyanose; kardiovaskuläre Insuffizienz.
— Die Röntgen-Thoraxaufnahme zeigt dichte fleckige Infiltrate neben überblähten Arealen, abgeflachte Zwerchfelle und häufig extraalveoläre Luft (◘ Abb. 4.21).

■■■ **Prävention, Therapie.** Durch sorgfältiges fetales Monitoring sind die Warnzeichen der intrauterinen Hypoxie zu erkennen; bestehen Hinweise auf eine kindliche Gefährdung → sofortige Geburtsbeendigung.

> **Merke**
>
> Bei Abgang von mekoniumhaltigem Fruchtwasser muss bereits vom Geburtshelfer vor dem ersten Atemzug Mekonium aus dem Oropharynx entfernt werden!

Findet sich Mekonium im Larynxbereich, erfolgt eine sofortige Intubation mit anschließender tracheo-bronchialer Lavage mit physiologischer NaCl-Lösung (keine primäre Maskenbeatmung!); durch diese Maßnahme kann die Überlebenschance von Patienten mit schwerem Mekoniumaspirationssyndrom erheblich verbessert werden. Nach erfolgreicher Reanimation des Patienten erfolgt die weitere, zum Teil außerordentlich schwierige Behandlung auf einer neonatologischen Intensivstation. Einzelheiten sind den Lehrbüchern für Neonatologie zu entnehmen.

4.7.3 Pneumothorax

> **Merke**
>
> Ein Pneumothorax kann bei verschiedensten pulmonalen Erkrankungen des Neugeborenen auftreten.

■■■ **Epidemiologie.** Ein asymptomatischer Pneumothorax wird bei ca. 1% aller Neugeborenen beobachtet (**Spontanpneumothorax**). Ein symptomatischer Pneumothorax tritt u. a. als Komplikation folgender Erkrankungen auf:
— Atemnotsyndrom
— Kongenitale Zwerchfellhernie
— Mekoniumaspiration
— Unsachgemäße Reanimation
— Staphylokokkenpneumonie
— Beatmungskomplikation

Vor Einführung der Surfactant-Substitutionsbehandlung des Atemnotsyndroms Frühgeborener entwickelten 15–30% der beatmeten Frühgeborenen einen Pneumothorax, diese Komplikation tritt heute nur noch bei <10% der Patienten auf.

■■■ **Pathogenese.** Hoher intraalveolärer Druck (Beatmungsdruck ↑, positiver endexspiratorischer Druck ↑ [PEEP]) führt zu einer Überblähung von Alveolen und zu einer möglichen Ruptur der Alveolarwand. Luft kann durch das interstitielle Gewebe und entlang der perivaskulären Gefäßscheiden und peribronchialen Lymphgefäße entweichen.

Dieses Alveolarleck kann bei weiterer Ausbreitung eine Reihe von Komplikationen nach sich ziehen:
— Interstitielles Emphysem
— Pneumoperitoneum
— Pneumomediastinum
— Pneumoperikard
— Pneumothorax
— Subkutanes Emphysem (zervikal, thorakal)

Während interstitielles Emphysem, kleine mediastinale Luftansammlungen, Hautemphysem und ein kleiner kli-

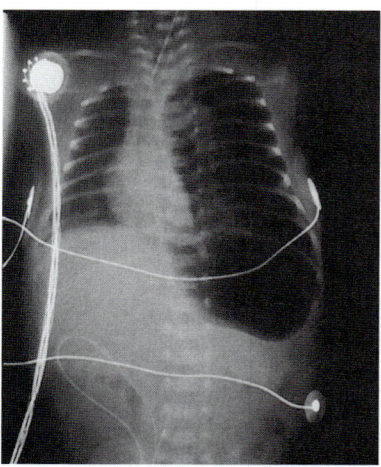

◘ Abb. 4.22. **Beginnender Spannungspneumothorax** links mit Verdrängung des Mediastinums nach rechts

■■■ **Klinik.** Die klinischen Leitsymptome eines Spannungspneumothorax sind:
- Plötzlich einsetzende Atemnot, Zyanose
- Schocksymptome, Bradykardie, RR ↓↓
- Asystolie (Pneumoperikard)
- Thoraxasymmetrie
- Seitendifferentes Atemgeräusch
- Verlagerung der Herztöne

■■■ **Diagnose.** Die klinische Diagnose eines Spannungspneumothorax bei kleinen Frühgeborenen kann schwierig sein, nicht immer ist ein fehlendes oder abgeschwächtes Atemgeräusch bei einem maschinell beatmeten Patienten nachweisbar. Bei linksseitigem Spannungspneumothorax sind die Herztöne nach rechts verlagert. In lebensbedrohlichen Situationen darf keine Zeit durch Anfertigung einer Röntgenaufnahme vergehen, es ist eine sofortige Pleurapunktion mit Entlastung des Pneumothorax durchzuführen. Anschließend wird eine Pleuradrainage unter sterilen Bedingungen gelegt. In der Röntgen-Thorax-Aufnahme findet man eine mehr oder weniger ausgedehnte Ansammlung freier Luft, die zu einer Verlagerung der Lunge (bei Patienten mit RDS ist die Lunge häufig nicht kollabiert), einer Mediastinalherniation und zu einer Verdrängung des Herzens und Gefäßbandes auf die kontralaterale Seite führt (◘ Abb. 4.22).

■■■ **Therapie.** Bei einem signifikanten Pneumoperikard (Bradykardie, »low output«-Syndrom) ist eine sofortige subxiphoidale Perikardpunktion durchzuführen (◘ Abb. 4.23).

4.7.4 Lobäres Emphysem

> **Merke**
>
> Die Überblähung eines oder mehrerer Lungenlappen charakterisiert das lobäre Emphysem.

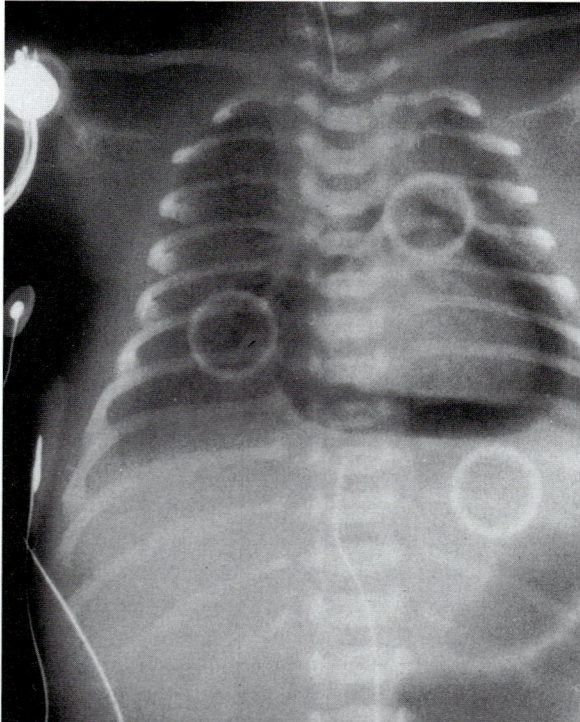

◘ Abb. 4.23. **Pneumoperikard:** das Herz ist vollständig von Luft umgeben, das Perikard ist abgehoben

nisch asymptomatischer Pneumothorax keiner spezifischen Behandlung bedürfen (nur: möglichst Reduktion von Beatmungsdruck und PEEP), stellen **Spannungspneumothorax** und **Pneumoperikard** lebensbedrohliche Notfälle dar.

Das lobäre Emphysem ist durch Überblähung eines oder mehrerer Lungenlappen charakterisiert; meistens sind die Oberlappen oder der rechte Mittellappen betroffen. Durch diese überblähten Lungenareale wird das normale Lungengewebe komprimiert. Ursachen sind:
- Eine Störung im Aufbau der Bronchialwand, z. B. Fehlen des bronchialen Knorpels

4.7 · Lungenerkrankungen des Neugeborenen

- Intraluminale Bronchusobstruktionen (eingedicktes Sekret, Schleimhautfalten)
- Extraluminale Bronchusobstruktion, z. B. Bronchuskompression durch aberrierende Gefäße etc.

Häufig entwickelt sich die klinische Symptomatik (Dyspnoe, Einziehungen etc.) erst innerhalb der ersten Lebenswochen. Nach Abklärung der Ursachen kann eine chirurgische Entfernung des betroffenen Lungensegmentes notwendig werden.

4.7.5 Lungenhypoplasie

> **Merke**
>
> Faktoren, die zu einer Kompression und Wachstumsbehinderung der sich entwickelnden fetalen Lunge führen, können eine Lungenhypoplasie verursachen.

Eine Reihe von Grunderkrankungen und konnatalen Störungen können die pulmonale Entwicklung beeinflussen und eine Lungenhypoplasie nach sich ziehen; die Überlebenschance betroffener Kinder hängt entscheidend vom Schweregrad der Lungenhypoplasie ab.

■■■ **Pathogenese.** Erkrankungen, die zu einer Kompression und Wachstumsbehinderung der sich entwickelnden fetalen Lunge führen, können eine Lungenhypoplasie verursachen; als Beispiele sind die **angeborene Zwerchfellhernie**, der **Hydrops fetalis** (bilaterale Pleuraergüsse) und der **Chylothorax** zu nennen:

Chylothorax: bilaterale aus Lymphflüssigkeit bestehende Pleuraergüsse; Ursache: Defekt im Bereich des Ductus thoracicus, Austritt von Lymphflüssigkeit in den Thoraxraum. Diagnose durch Nachweis von Lymphozyten im Pleurapunktat (◻ Abb. 4.24). Nach Nahrungszufuhr wird die Flüssigkeit weißlich-trüb (typischer Chylus); in der Regel Spontanheilung.

Darüber hinaus sind der chronische Fruchtwasserverlust bei vorzeitigem Blasensprung > 2 Wochen und Erkrankungen, die zu einem ausgeprägten **Oligohydramnion** führen, häufig mit einer Lungenhypoplasie assoziiert, z. B. bilaterale Nierenagenesie (Potter-Syndrom) oder Urethralklappen. Auch bei diesen Erkrankungen scheint eine Kompression des fetalen Thorax vorzuliegen und

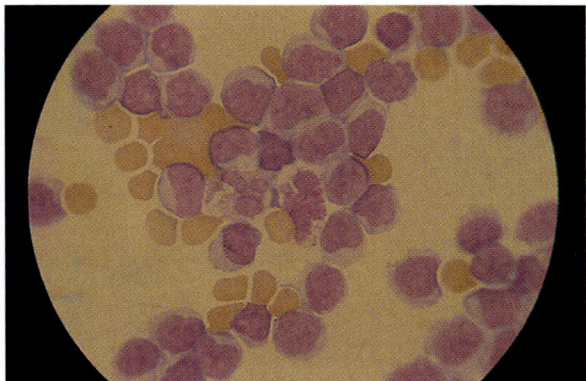

◻ Abb. 4.24. **Pleurapunktat eines reifen Neugeborenen mit Chylothorax,**
1. Lebenstag: typischer Nachweis von Lymphozyten

durch den Mangel an intraalveolärer Flüssigkeit die Lungenentwicklung beeinträchtigt zu sein.

■■■ **Klinik.** Die Lungenhypoplasie manifestiert sich unter dem Bild eines schweren Atemnotsyndroms mit progredienter pulmonaler Insuffizienz. Häufig treten bilaterale Pneumothoraces im Verlauf der ersten Lebensstunden auf, einige Patienten entwickeln das klinische Bild einer persistierenden fetalen Zirkulation.

4.7.6 Zwerchfellhernie (Enterothorax)

> **Merke**
>
> Eine Zwerchfellhernie ist der dringlichste Notfall in der Neugeborenenchirurgie.

■■■ **Pathogenese.** Ein überwiegend linksseitig auftretender Defekt im Zwerchfell kann zu einer Verlagerung sämtlicher Bauchorgane in die Thoraxhöhle führen. Dieses Krankheitsbild ist der dringlichste Notfall in der Neugeborenenchirurgie. Infolge der Lungenkompression und Herzverlagerung kann sich eine schwerste respiratorische und kardiozirkulatorische Insuffizienz mit der Symptomatik einer persistierenden fetalen Zirkulation (PFC-Syndrom) entwickeln (◻ Abb.4.25).

■■■ **Klinik.** Die Leitsymptome sind:
- Zunehmende Atemnot, Zyanose
- Schocksymptome
- Verlagerung der Herztöne

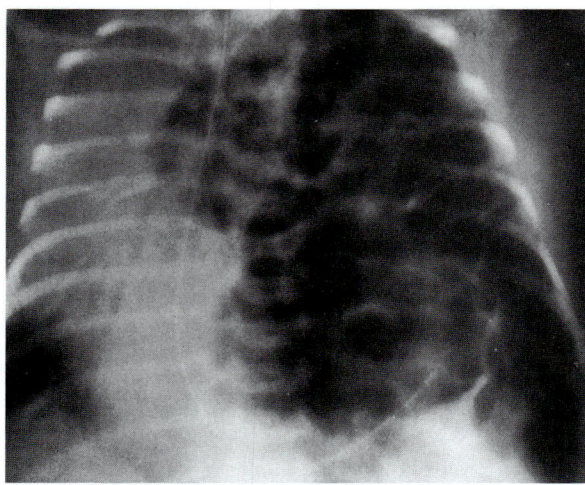

◘ Abb. 4.25. **Zwerchfellhernie links;** der linksseitige Enterothorax (luftgefüllte Darmschlingen) führt zu einer vollständigen Verlagerung der Mediastinalstrukturen nach rechts

- Asymmetrisch vorgewölbter Thorax ohne Atemexkursion
- Fehlendes Atemgeräusch, evtl. Darmgeräusche
- Eingesunkenes »leeres« Abdomen

■ ■ ■ **Akute Maßnahmen.** Mit zunehmender Luftfüllung des intrathorakal gelegenen Darmes werden Lunge, Herz und Mediastinum verdrängt; **Cave:** Spannungssymptomatik!
Daher:
- **Keine** primäre Maskenbeatmung
- Sofortige Intubation
- Offene Magensonde
- Bereits im Kreißsaal Lagerung auf die vom Enterothorax betroffene Seite

Die Prognose der Zwerchfellhernie wird entscheidend vom Grad der Lungenhypoplasie, der optimalen Erstversorgung, der chirurgischen Therapie und der anschließenden intensivmedizinischen Behandlung beeinflusst. Die **Diagnose** einer Zwerchfellhernie sollte bereits pränatal durch fetale Sonographie gestellt werden.

4.7.7 Neonatale Pneumonien

■ ■ ■ **Pathogenese.** Eine neonatale Pneumonie entsteht nicht selten durch Aspiration infizierten Fruchtwassers. Als Risikofaktoren für eine neonatale Pneumonie gelten

> **Merke**
>
> Die neonatale Pneumonie kann sich auf dem Boden einer intrauterinen, sub- oder postpartalen Infektion mit mütterlichen oder nosokomialen Erregern entwickeln.

neben dem vorzeitigen Blasensprung >24 h Hinweise auf ein mütterliches Amnioninfektionssyndrom (s. neonatale Sepsis).

Die häufigsten Erreger der sich früh manifestierenden Pneumonie sind in ◘ Tabelle 4.7 dargestellt.

Beatmete und intensivmedizinisch behandelte Früh- und Neugeborene sind besonders gefährdet, eine Pneumonie mit **Pseudomonas**- oder **Klebsiellenspezies** zu akquirieren. **Chlamydien** kommen ebenfalls als Erreger von Pneumonien Frühgeborener vor (z.T. gleichzeitiges Auftreten einer **Konjunktivitis**). Seltener treten Mykoplasmen als Erreger auf. Bei beatmeten Frühgeborenen, die häufig über längere Zeit antibiotisch behandelt wurden, ist immer an eine Pilzpneumonie, insbesondere mit Candida-Spezies zu denken.

■ ■ ■ **Klinik.** Die klinische Symptomatik einer in den ersten Lebenstagen auftretenden neonatalen Pneumonie verläuft häufig unter dem Bild eines progredienten Atemnotsyndroms mit Tachypnoe, Einziehungen und Nasenflügeln.

◘ **Tabelle 4.7. Typische Erreger von Pneumonien,** die sich bereits intrauterin, prä- bzw. intranatal oder postnatal ausbilden können

Zeitpunkt der Infektion		
intrauterin	prä-/intranatal	postnatal
	– Streptokokken Gruppe B	– E. coli
– Zytomegalie	– E. coli	– S. aureus
– Enteroviren	– Listerien	– Klebsiella-Spezies
– Herpes	– Enterokokken u. a.	– Enterobacter-Spezies
– Röteln	– Herpes-Viren	– Serratien
– Listerien	– Mykoplasmen	– Proteus
– Treponema pallidum	– Chlamydien	– H. influenzae u. a. Bakterien
– Mycobacterium tuberculosis	– Ureaplasmen	– Pneumocystis carinii
– Toxoplasma gondii		

■■■ **Therapie.** Die primäre **antibiotische Behandlung** muss gegen die potentiellen Mikroorganismen gerichtet sein. Bei Atem- und/oder Kreislaufinsuffizienz der erkrankten Neugeborenen wird die erforderliche Supportivtherapie durchgeführt.

4.7.8 Persistierende fetale Zirkulation (PFC-Syndrom)

> **Merke**
>
> Eine durch Hypoxie und Azidose induzierte pulmonale Vasokonstriktion und Hypertonie kann postpartal das lebensbedrohliche Krankheitsbild der persistierenden fetalen Zirkulation auslösen.

■■■ **Pathogenese.** Das PFC-Syndrom ist ein lebensbedrohliches Krankheitsbild, das durch einen signifikanten Rechts-Links-Shunt über das offene Foramen ovale, über den persistierenden Ductus arteriosus und intrapulmonale Shunts ohne Hinweise auf eine strukturelle Herzerkrankung charakterisiert ist. Von dieser Erkrankung sind überwiegend reife oder übertragene Neugeborene betroffen.

Das Auftreten eines PFC-Syndromes ist mit einer Reihe von Erkrankungen assoziiert:
- Fetale Hypoxie / Asphyxie
- Subpartale und postpartale Hypoxie / Asphyxie
- Mekoniumaspirationssyndrom
- Pneumonie
- Hyperviskositätssyndrom
- Zwerchfellhernie
- Lungenhypoplasie
- Hypoglykämie, Hypothermie

■■■ **Pathophysiologie.** Bei intranataler oder postpartaler Hypoxie entwickelt sich rasch eine metabolisch-respiratorische Azidose. Die normalerweise unmittelbar nach der Geburt einsetzende Dilatation der Lungenarterien bleibt aus; die Azidose induziert über eine pulmonale Vasokonstriktion eine pulmonale Hypertonie, die über das Foramen ovale, den Ductus arteriosus Botalli und intrapulmonale Shunts die Entwicklung eines persistierenden Rechts-Links-Shunts nach sich zieht (persistierende fetale Zirkulation, ◘ Abb.4.26). Es bildet sich eine zunehmende Sauerstoffuntersättigung des arteriellen Blutes (Hypoxie) aus. Möglicherweise liegen bei eini-

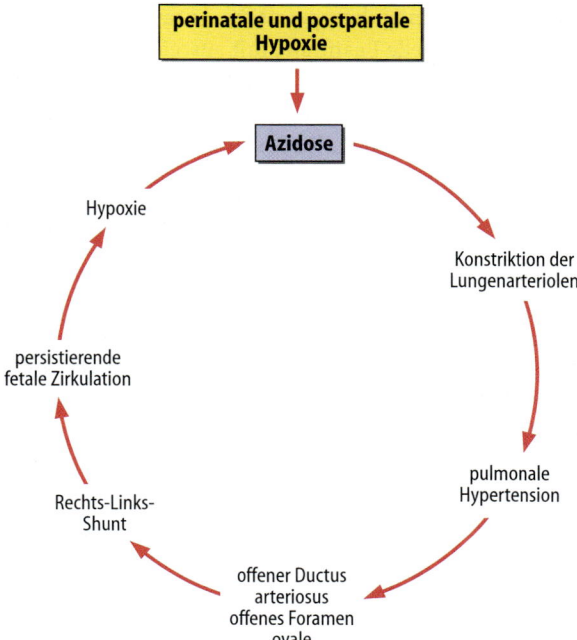

◘ Abb. 4.26. **Pathophysiologie der persistierenden fetalen Zirkulation**

gen Patienten pulmonale Gefäßveränderungen im Sinne einer Mediahypertrophie vor, die Ausdruck einer chronischen intrauterinen Hypoxie sein könnten (primärer pulmonaler Hochdruck). Weitere potente Stimuli der pulmonalen Vasokonstriktion sind Leukotriene, deren Freisetzung durch Hypoxie, Infektion und andere Mechanismen gefördert wird.

■■■ **Klinik.** Die Kinder fallen unmittelbar post partum oder innerhalb der ersten Lebensstunden durch Zyanose und Atemstörungen (Tachypnoe, Einziehungen, exspiratorisches Stöhnen) auf. Die **Verdachtsdiagnose** eines PFC-Syndromes kann durch die prä- und postduktale Sauerstoffdifferenz und nicht zuletzt durch die Echokardiographie bestätigt werden. Der Röntgen-Thorax-Befund ist bei einigen Erkrankungen unauffällig (Asphyxie, Hyperviskositätssyndrom etc.), bei anderen zeigt er die typischen Veränderungen der Grunderkrankung.

■■■ **Therapie.** Zu einer optimalen Behandlung gehört eine gezielte Supportivtherapie aller im Verlauf der Erkrankung aufgetretenen Komplikationen, wie z. B. Hypotension, myokardiale Dysfunktion, Azidose. Die Kinder sind zu sedieren und gegebenenfalls zu relaxieren.

Der entscheidende therapeutische Ansatz ist eine suffiziente maschinelle Beatmung mit ausreichender Oxygenierung. Durch eine Hyperventilationsbehandlung mit $pCO_2 < 25$ mmHg kann die Vasokonstriktion pulmonaler Gefäße bei vielen Patienten aufgehoben werden (zusätzlich: Alkalisierung!). Ist diese Therapie nicht erfolgreich, so können der α-Rezeptoren-Blocker Tolazolin (Cave: systemischer Blutdruckabfall) oder das kurzzeitig wirksame und gut steuerbare Prostacyclin eingesetzt werden. Als vielversprechender neuer therapeutischer Ansatz ist die inhalative Behandlung mit NO (»Nitric Oxide«) anzusehen; NO führt zu einer selektiven Vasodilatation der Pulmonalgefäße in den ventilierten Lungenarealen. Zur Zeit verfügen nur einige Neonatalzentren über die Therapiemöglichkeit. Reichen diese Maßnahmen nicht aus, um eine ausreichende Oxygenierung zu erreichen, so sollte der Patient einer extrakorporalen Membranoxygenierung (ECMO) zugeführt werden; in der Bundesrepublik Deutschland gibt es nur wenige Zentren, die diese Therapie durchführen.

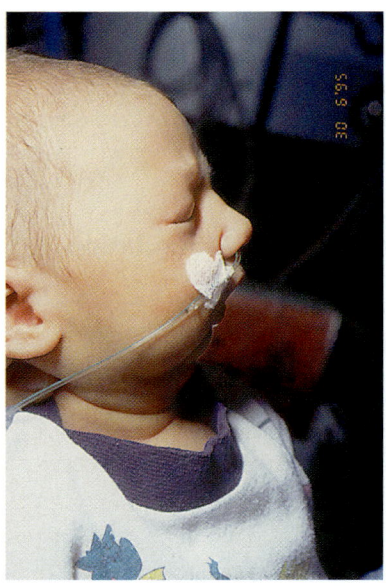

Abb. 4.27. Pierre-Robin-Syndrom bei reifem Neugeborenen
Mikro- und Retrognathie (zusätzlich Gaumenspalte). Durch Zurückfallen der Zunge hatte das Kind postpartal ausgeprägte Atemnot

4.7.9 Weitere Erkrankungen des Neugeborenen, die mit akuter und schwerer Atemnot einhergehen können

Diese sind:
- Choanalatresie: Verhinderung der normalen Nasenatmung Notfallmaßnahme: »Güdeltubus«, gegebenenfalls Intubation, geplante operative Therapie
- Pierre Robin-Syndrom (Mikrognathie, Gaumenspalte und Glossoptose) (○ Abb. 4.27): bei Zurückfallen der Zunge → akute Atemwegsobstruktion Notfallmaßnahme: Bauchlage, »Güdeltubus«, evtl. Intubation; Anfertigung einer speziellen Gaumenplatte
- Glottische Stenose: z. B. Larynxhypoplasie (bei ausgeprägtem Befund: letal
- Subglottische Stenose: z. B. Tracheahypoplasie
- Tracheo-Ösophageale Fistel: s. Ösophagusatresie
- Zystische adenomatoide Malformation der Lunge: multiple Zysten in einzelnen Lungenarealen (Gefahr der progredienten Überblähung) oder der gesamten Lunge (letal)
- Weitere Fehlbildungen: s. Lehrbücher der pädiatrischen Pulmonologie

4.8 Bluterkrankungen

> Nach der Geburt wird die fetale Erythropoese innerhalb von sechs Monaten durch die Bildung adulter Erythrozyten ersetzt. Die geringe Lebensdauer der Neugeborenenerythrozyten bewirkt einen vermehrten Anfall von Bilirubin, das infolge der Leberunreife (verminderte Glukuronidierung) nur unvollkommen ausgeschieden werden kann. Abnorm hoher Bilirubinanfall (bei gesteigerter Hämolyse) kann zu einer behandlungsbedürftigen Steigerung des physiologischen Neugeborenenikterus führen. Eine Bilirubinkonzentration über 20 mg/dl muss wegen der Gefahr der drohenden Bilirubinenzephalopathie vermieden werden. Rh-Erythroblastose, ABO-Erythroblastose, neonatale Anämie, Polyglobulie (Hyperviskositätssyndrom), Morbus haemorrhagicus neonatorum und neonatale Thrombozytopenien können das Neugeborene in hohem Maße gefährden. Eine sorgfältige Diagnostik und zügige Therapie dieser Erkrankungen ist unerlässlich.

4.8 · Bluterkrankungen

4.8.1 Fetale Erythropoese

Die **embryonale Erythropoese** beginnt am 20. Gestationstag; die **fetale Erythropoese** findet überwiegend in Leber und Milz statt; erst im letzten Trimenon wird das Knochenmark zum Hauptbildungsort der Erythropoese. Die Hämoglobinkonzentration steigt von 8–10 g/dl im Alter von 12 Gestationswochen auf 16,5–20 g/dl im Alter von 40 Gestationswochen an. Nach einem kurzen postpartalen Anstieg der Hämoglobinkonzentration (innerhalb von 6–12 Stunden) fällt sie dann kontinuierlich auf 10 g/dl im Alter von 3–6 Monaten ab. Frühgeborene unterhalb der 32. Gestationswoche haben niedrigere Ausgangs-Hämoglobinkonzentrationen und erfahren einen schnelleren Abfall der Hämoglobinkonzentrationen; der Tiefpunkt ist ein bis zwei Monate nach der Geburt erreicht. Während dieser physiologischen Anämisierung lässt sich kaum Erythropoetin im Plasma nachweisen.

4.8.2 Besonderheiten fetaler Erythrozyten

Fetale und neonatale Erythrozyten weisen eine **kürzere Lebensdauer** (70–90 Tage) und ein **größeres** mittleres korpuskuläres Volumen auf (MCV 110–120 fl) als Erythrozyten Erwachsener (Lebensdauer 120 Tage; MCV 85 fl). In den ersten Tagen nach der Geburt besteht in der Regel eine Retikulozytose von 50–120 ‰.

Die Erythrozyten enthalten überwiegend fetales Hämoglobin F, das aus zwei α-Ketten und zwei γ-Ketten besteht. Unmittelbar vor der Geburt setzt bei einem reifen Neugeborenen die Synthese von β-Hämoglobinketten und damit adultem Hämoglobin A ein (zwei α-Ketten und zwei β-Ketten). Zum Zeitpunkt der Geburt haben die Erythrozyten reifer Neugeborener 60–90 % fetales Hämoglobin; diese Konzentration sinkt bis zum Alter von 4 Monaten auf < 5 % ab.

4.8.3 Blutvolumen

Das Blutvolumen reifer Neugeborener beträgt ungefähr 85 ml/kg Körpergewicht; Plazenta und Nabelgefäße enthalten ca. 20–30 ml/kg Blut. Eine späte Abnabelung kann zu einem vorübergehenden Anstieg des neonatalen Blutvolumens innerhalb der ersten Lebenstage führen (siehe Polyzythämie, Hyperviskositätssyndrom), eine zu frühe Abnabelung zu einer Anämie. Um diese Komplikationen zu vermeiden, sollte die Abnabelung ca. 30 Sek. nach der Geburt erfolgen.

4.8.4 Neonatale Anämie

■ ■ ■ **Ätiologie.** Für eine symptomatische Anämie Neugeborener (Hämoglobinkonzentration [Hb] < 14 g/dl, Hämatokrit [Hkt] < 40 %) sind folgende Faktoren verantwortlich:
- Blutverlust
- Verminderte Bildung
- Hämolyse

Die Ursachen sind in ◘ Tabelle 4.8 zusammengefasst.

■ ■ ■ **Blutverlust.** Er kann **akut** auftreten oder **chronisch** verlaufen. Ein **akuter Blutverlust** tritt u. a. durch akute fetomaternale Blutung, durch Ruptur der Nabelschnur, durch Placenta praevia oder innere Organblutungen ein.

◘ Tabelle 4.8. Ätiologie der neonatalen Anämie

Blutverlust	verminderte Blutbildung	Hämolyse
– Fetomaternale Blutung	– Konnatale und perinatale Infektionen	– Rh-Erythroblastose
– Placenta praevia	– Blackfan-Diamond-Anämie	– ABO-Erythroblastose
– Vorzeitige Plazentalösung	– Konnatale Leukämie	– Andere Blutgruppen-Inkompatibilitäten
– Fetofetale Transfusion		– Erythrozytenmembrandefekte
– Nabelschnureinriss		– Erythrozytenenzymdefekte
– Vasa praevia		– Selten: Hämoglobinopathien
– Neonatale Blutung: intrakraniell, gastrointestinal u. a.		

> **Merke**
>
> Die Hämoglobinkonzentration und der Hämatokrit können nach einem akuten Blutungsereignis am Anfang normal sein, fallen jedoch in den ersten Stunden kontinuierlich ab (Hämodilution).

Die **Symptome** *des akuten Blutverlustes* sind:
- Blässe
- Hypotension
- Tachykardie
- Tachypnoe
- Schwache oder nicht tastbare periphere Pulse
- Schnappatmung
- Schock

Ein **chronischer Blutverlust** entwickelt sich u. a. durch fetomaternale oder fetofetale Transfusion (Mehrlingsschwangerschaft). Eine fetomaternale Transfusion wird bei ca. 50 % aller Schwangerschaften beobachtet; der fetale Blutverlust kann erheblich sein. Die Diagnose einer fetomaternalen Transfusion wird durch den Nachweis von *Hb-F-haltigen kindlichen Erythrozyten* im mütterlichen Blut erbracht. *Die* **klinischen Symptome** bei *chronischem* Blutverlust sind:
- Blässe bei erhaltener Vitalität
- Tachykardie
- Normaler Blutdruck
- Herzinsuffizienz
- Hepatomegalie
- Gelegentlich Splenomegalie (Extramedulläre Blutbildung!)
- Evtl. Hydrops (die Hämoglobinkonzentration und Hämatokrit sind erniedrigt, es treten vermehrt Vorstufen von Erythrozyten im peripheren Blut auf)

■■■ **Verminderte Blutbildung.** Eine neonatale Anämie, die durch eine *verminderte Bildung* von Erythrozyten verursacht wird, ist durch niedrige Retikulozytenzahlen und Fehlen von Erythrozytenvorstufen im Knochenmark charakterisiert.

■■■ **Hämolyse.** Häufigste Ursachen für eine *immunologisch vermittelte Hämolyse* der Neugeborenen sind Inkompatibilitäten zwischen mütterlicher und kindlicher Blutgruppe (s. Rh-Erythroblastose, ABO-Erythroblastose etc.).

Nicht-immunologische Erkrankungen, die mit einer Hämolyse einhergehen, sind Defekte der Erythrozytenmembran (hereditäre Sphärozytose) und Erythrozytenenzymdefekte (Glukose-6-Phosphat-Dehydrogenase- und Pyruvat-Kinase-Mangel). Auch seltene Hämoglobinopathien und die α-Thalassämie (Bart-Hämoglobin; Hb besteht aus vier γ-Ketten) oder Hämoglobin H (besteht aus vier β-Ketten) können unter dem Bild einer schweren Anämie als Hydrops fetalis manifest werden.

■■■ **Therapie.** Neugeborene mit ausgeprägtem akuten Blutverlust (hämorrhagischer Schock, »weiße Asphyxie«) werden notfallmäßig mit O-Rh-negativem Erythrozytenkonzentrat ohne vorherige Kreuzprobe transfundiert (Hepatitis B, Anti-HCV, TPHA (Lues), CMV, HIV negativ!). Bei allen anderen Indikationen ist vor der Transfusion eine kindliche Blutgruppenbestimmung und Kreuzprobe durchzuführen.

Bei Verdacht auf Störung der Erythropoese und hämolytische Anämien ist vor Gabe von Blutprodukten kindliches Blut für die entsprechende Spezialdiagnostik abzunehmen (s. Rh-Erythroblastose u. a.).

4.8.5 Polyzythämie, Hyperviskositätssyndrom

> **Merke**
>
> Bei Hämatokritwerten über 65 % (Hämoglobin über 22 g/dl) nimmt die Viskosität des Blutes stark zu, so dass eine vaskuläre Stase mit Mikrothrombosierung gefolgt von Hypoperfusion und Ischämie bestimmter Organe eintreten kann.

■■■ **Ätiologie.** Ca. 3–5 % aller Neugeborenen weisen nach der Geburt einen Hämatokritwert > 65 % auf. Risikokollektive für eine Polyzythämie (synonym: neonatale Polyglobulie) sind reife oder postmature hypotrophe Neugeborene (intrauterine Wachstumsretardierung, chronische fetale Hypoxie), Patienten nach fetofetaler oder maternofetaler Transfusion, Neugeborene nach später Abnabelung, Kinder diabetischer Mütter, Neugeborene mit Hyperthyreose oder Kinder mit angeborenen Erkrankungen (adrenogenitales Syndrom, Trisomie 21, Beckwith-Wiedemann-Syndrom).

■■■ **Klinik.** Symptome und Komplikationen des Hyperviskositätssyndroms sind:
- Plethorisches Aussehen, Belastungszyanose
- Hypotonie, Lethargie
- Hyperexzitabilität, Myoklonien, zerebrale Krampfanfälle
- Atemnotsyndrom, PFC-Syndrom, Herzinsuffizienz
- Hämaturie, Oligurie, Nierenversagen
- Ileus, nekrotisierende Enterokolitis
- Thrombozytopenie
- Hypoglykämie, Hypokalzämie
- Hyperbilirubinämie

■■■ **Therapie.** Beim Auftreten erster Symptome muss unverzüglich eine partielle modifizierte Austauschtransfusion durchgeführt werden. Zur Senkung des Hkt auf 55 % wird kindliches Blut gegen eine Albuminlösung simultan ausgetauscht (Hämodilution).

4.8.6 Neugeborenenhyperbilirubinämie

Bilirubinstoffwechsel

Durch den Abbau von Hämoglobin (→ Biliverdin) im retikulo-endothelialen System entsteht wasserunlösliches unkonjugiertes Bilirubin, aus 1 g Hämoglobin fallen ca. 35 mg Bilirubin an. Im Blut bindet sich das unkonjugierte Bilirubin an Albumin, man vermutet, dass Albumin zwei verschiedene Bindungsstellen mit unterschiedlicher Affinität für Bilirubin besitzt. Nach Transport zur Leberzelle dissoziiert das Bilirubin vom Albumin und wird aktiv mit Hilfe des Leberproteins Y (Ligandin) in das Zellinnere geschleust. Dort erfolgt die Konjugation durch die UDP-Glukuronyltransferase; das an Uridin-5'-di-Phosphat-Glukuronsäure gekoppelte Bilirubin ist wasserlöslich und wird über das biliäre System in den Darm ausgeschieden. Der Bilirubinstoffwechsel des Neugeborenen weist im Vergleich zum Erwachsenen einige Besonderheiten auf, die die Entstehung des **physiologischen Neugeborenenikterus** erklären:
- 2–3-fach höhere Bilirubinproduktion bedingt durch die höhere Erythrozytenkonzentration (Hb ↑, Hkt ↑)
- Verkürzte Erythrozytenüberlebenszeit (Neugeborene 70–90 Tage, Erwachsene –120 Tage)
- Hydrolyse des in den Darm gelangten glukuronidierten Bilirubins durch intestinale Glukuronidase und vermehrte Rückresorption des Bilirubins aus dem Darm (»enterohepatischer Kreislauf«). Dieser Vorgang wird durch eine verzögerte Darmpassage des mekoniumhaltigen Darms und die fehlende intestinale Kolonisation mit Bakterien, die Bilirubin in Urobilinogen und Sterkobilinogen umwandeln, verstärkt

Die Bindungskapazität des Albumins wird nicht nur von der Gesamtkonzentration des Transporteiweißes bestimmt, sondern auch von im Blut vorhandenen Faktoren, die mit Bilirubin um die Albumin-Bindungsstellen konkurrieren. Zu diesen Substanzen gehören freie Fettsäuren, Steroidhormone und Medikamente (Sulfonamide, Salizylate u. a.); eine verminderte Bindungsaffinität wird bei Azidose beobachtet.

4.8.7 Physiologischer Ikterus

> **Merke**
>
> Mehr als die Hälfte aller reifen Neugeborenen entwickelt 2–3 Tage nach der Geburt einen Ikterus, der am 4. bis 5. Lebenstag seinen Höhepunkt erreicht (max. 15 mg/dl) und dann langsam abklingt.

Der Ikterus fällt in der Regel bei Bilirubinkonzentrationen von 5 mg/dl zuerst im Gesicht auf und breitet sich nach kaudal aus; die Kinder sind nicht beeinträchtigt. Bei Frühgeborenen kann der Ikterus ausgeprägter sein, das Maximum des Bilirubinanstieges tritt später auf und der Ikterus hält länger an.

Als pathologische Hyperbilirubinämie werden folgende Grenzwerte angesehen:
- **Icterus praecox:**
  Gesamtbilirubin > 7 mg/dl, innerhalb der ersten 24 Lebensstunden
- **Icterus gravis:**
  max. Gesamtbilirubin > 15 mg/dl bei reifen Neugeborenen
  > 10 mg/dl bei Frühgeborenen
- **Icterus prolongatus:**
  erhöhte Bilirubinkonzentrationen über den 10. Lebenstag hinaus

Icterus praecox und Icterus gravis treten gehäuft bei Grunderkrankungen wie z. B. hämolytischen Erkrankungen auf. Die wichtigsten **Ursachen** der pathologischen Neugeborenenhyperbilirubinämie zeigt ◘ Tabelle 4.9.

Tabelle 4.9. Ätiologie der indirekten Hyperbilirubinämie (Erhöhung des unkonjugierten Bilirubins)

Erkrankungen bzw. Störungen	
mit gesteigerter Hämolyse	**ohne Hämolyse**
Blutgruppeninkompatibilität: — Rh, ABO, Kell, Duffy u. a. **Neon. Infektionen (bakteriell, viral)** **Genetisch bedingte hämolytische Anämien:** — Enzymdefekte: Glukose-6-Phosphat-Dehydrogenase, Pyruvatkinase — Membrandefekte Sphärozytose u. a. — Hämoglobinopathien	**Verminderte Bilirubinkonjugation:** — Physiologischer Ikterus — Muttermilchikterus — Kinder diabetischer Mütter — Crigler-Najjar-Syndrom, (genetisch bedingter Glukuronyltransferasemangel) — Gilbert-Meulengracht-Syndrom (verminderte Bilirubinaufnahme in die Leberzelle) — Hypothyreose — Medikamente (Pregnandiol) **Vermehrter Bilirubinanfall:** — Polyzythämie — Organblutungen, Hämatome **Vermehrte enterale Rückresorption von Bilirubin:** — Intestinale Obstruktion — Unzureichende Ernährung (verminderte Peristaltik)

Tabelle 4.10. Ätiologie der direkten Hyperbilirubinämie (Erhöhung des konjugierten Bilirubins)

Intrahepatische Cholestase	Extrahepatische Cholestase
— Neonatale Hepatitis, Hepatitis B — Perinatale Infektionen (CMV u. a.) — Syndrom der eingedickten Galle (Hämolyse) — Parenterale Ernährung — α_1-Proteinase-Mangel (synonym: α_1-Antitrypsin) — Galaktosämie, Tyrosinose — Intrahepatische Gallengangshypoplasie (Alagille Syndrom)	— Gallengangsatresie — Choledochuszyste — Zystische Fibrose (Mukoviszidose)

Neben den Erkrankungen, die mit einer gesteigerten Hämolyse einhergehen, können pathologische Hyperbilirubinämien bei gestörter Glukuronidierung, vermehrtem Erythrozytenabbau und vermehrter enteraler Bilirubinresorption auftreten. Der sogenannte **Muttermilchikterus** wird vermutlich durch einen in der Muttermilch enthaltenen Inhibitor der Glukuronidierung sowie eine Glukuronidase verursacht, welche die intestinale Bilirubinaufnahme fördert.

Eine **direkte Hyperbilirubinämie** (Anstieg des konjugierten, direkten Bilirubins > 2 mg/dl) wird – wie in der ◻ Tabelle 4.10 aufgelistet – bei einer Reihe von Erkrankungen beobachtet.

■■■ **Therapie des physiologischen Ikterus.** Die meisten Kinder mit **physiologischem Ikterus** bedürfen keiner spezifischen Behandlung; frühes Füttern und ausreichende Flüssigkeitszufuhr wirken sich positiv auf den Verlauf der Bilirubinkonzentrationen aus. Bei Ikterus gravis ist eine Phototherapie (s. u.) angezeigt.

4.8.8 Morbus haemolyticus neonatorum

> **Merke**
>
> Die wichtigsten Ursachen für einen Morbus haemolyticus neonatorum sind Blutgruppenunverträglichkeiten zwischen Mutter und Fetus.

■■■ **Pathogenese.** Durch Übertritt von fetalen inkompatiblen Erythrozyten während der Schwangerschaft oder vorherige Transfusion mit nicht blutgruppengleichen Erythrozyten (Sensibilisierung) reagiert das mütterliche Immunsystem mit der Bildung spezifischer IgG-Antikörper. Diese Immunglobuline sind **plazentagängig** und binden sich nach Übertritt auf das Kind an spezifische Antigenstrukturen fetaler Erythrozyten. Die Folge ist ein vorzeitiger und vermehrter Abbau der fetalen Erythrozyten; der Fetus beantwortet diese in-utero-Hämolyse mit einer Steigerung vorwiegend der **extramedullären Blutbildung** (Leber, Milz), es gelangen unreife Erythrozyten (Erythroblasten) in die kindliche Blutbahn. Das durch die gesteigerte Hämolyse anfallende indirekte Bilirubin wird über die Plazenta transportiert und vom hepatischen Enzymsystem der Mutter glukuronidiert und biliär ausgeschieden, selbst bei schwerer fetaler Hämolyse sind die kindlichen Bilirubinkonzentrationen intrauterin kaum erhöht.

Rh-Erythroblastose

Das erythrozytäre Rhesus-Antigensystem besteht aus fünf Antigenen: C, D, E, c und e; d hat keine antigenen Eigenschaften. Bei ca. 90% der Rhesusinkompatibilität sensibilisiert das D-Antigen des Fetus die Rh(d)-negative Mutter, die in der Folge IgG-Antikörper (Anti-D-Antikörper) bildet. Da in der Frühschwangerschaft nur ausnahmsweise kindliche Erythrozyten in den Kreislauf der Mutter gelangen, bildet die Mutter keine oder nur geringe Mengen an Anti-D-Antikörpern. Das erste Kind bleibt entweder gesund oder entwickelt nur eine hämolytische Anämie und/oder Hyperbilirubinämie, vorausgesetzt, dass eine frühere Sensibilisierung durch Aborte oder Bluttransfusionen ausgeschlossen ist. Die Rh-Erythroblastose manifestiert sich typischerweise während der zweiten und weiteren Schwangerschaft mit zunehmendem Schweregrad der fetalen Erkrankung, die in einen Hydrops fetalis einmünden kann.

■■■ **Klinik.** Folgende klinische Symptome bestehen in Abhängigkeit vom Schweregrad der Erkrankung:
- Anämie
- Icterus praecox
- Icterus gravis mit möglicher Ausbildung einer Bilirubinenzephalopathie (Kernikterus)
- Hepatosplenomegalie (extramedulläre Blutbildung)
- Hydrops fetalis

Als Zeichen der gesteigerten Hämatopoese sind Retikulozyten und Erythroblasten im peripheren Blut vermehrt nachweisbar.

Bei schwerer fetaler Anämie (Hämoglobin < 8 g/dl) entwickeln sich eine intrauterine Hypoxie und Hypoproteinämie, sie ist Ausdruck einer verminderten hepatischen Albuminsynthese. Veränderungen der Zellpermeabilität und Verminderungen des onkotischen Drucks führen zu:
- Generalisierten Ödemen
- Höhlenergüssen (Aszites, Pleuraerguß, Perikarderguss)
- Hypervolämie
- Herzinsuffizienz

Beim generalisierten Hydrops kann es bereits intrauterin zum Fruchttod oder einer irreparablen zerebralen Schädigung kommen.

■■■ **Diagnostik.** Im Rahmen der Schwangerschaftsvorsorge wird bei allen Frauen im Verlauf der Schwangerschaft nach irregulären Antikörpern gesucht, um Inkompatibilitäten in Rh-, Duffy-, Kell- oder anderen Blutgruppen-Systemen zu erkennen. Mit dem indirekten Coombstest werden plazentagängige IgG-Antikörper nachgewiesen. Da keine Korrelation zwischen der Höhe vorhandener maternaler Antikörper und dem Schweregrad der möglichen kindlichen Erkrankung besteht, ist bei vorhandenen Antikörpern gegebenenfalls eine sequentielle Fruchtwasseruntersuchung (Amniozentese) zur Bilirubinbestimmung indiziert. Das Ausmaß der Hämolyse lässt sich durch spektrophotometrische Analyse der optischen Dichte (450 nm) des Fruchtwassers im sogenannten Liley Diagramm ablesen. Durch Zuordnung in drei Gefahrenzonen können der kindliche Zustand beurteilt und entsprechende therapeutische Konsequenzen eingeleitet werden.

■■■ **Intrauterine Therapie des Feten.** Bei ausgeprägter fetaler Anämie ist eine intrauterine Transfusion in die kindliche Bauchhöhle oder Nabelvene möglich; bei ersten Zeichen eines Hydrops fetalis ist eine vorzeitige Beendigung der Schwangerschaft durch Sectio caesarea notwendig. Bei Neugeborenen mit Rh-Erythroblastose ist neben den beschriebenen hämatologischen Auffälligkeiten immer ein positiver direkter Coombstest zu finden (Nachweis von inkompletten, an kindliche Erythrozyten gebundenen Antikörpern).

> **Merke**
>
> Bei einer Rh-Inkompatibilität kann unmittelbar nach der Geburt die Konzentration des indirekten Bilirubins stark ansteigen; es sind daher engmaschigste Bilirubinbestimmungen erforderlich.

■■■ **Phototherapie.** Bei leichten Verläufen kann eine Phototherapie (unter Umständen in zwei Ebenen) zur Behandlung der Hyperbilirubinämie ausreichen. Durch blaues Licht (Wellenlänge 425–475 nm) wird das in der Haut vorhandene Bilirubin zu nicht-toxischen Bilirubin-Isomeren umgeformt, die ohne Glukuronidierung mit Galle und Urin ausgeschieden werden können. Die Indikation für den Beginn einer Phototherapie hängt vom Gestationsalter, Lebensalter, Höhe der Bilirubinserumkonzentration, Dynamik des Bilirubinanstieges, von der Grunderkrankung und anderen Faktoren ab. Bei reifen Neugeborenen ohne weitere Risikofaktoren sollte eine Phototherapie nach dem 3. Lebenstag erst bei Bilirubinserumkonzentrationen > 16 mg/dl begonnen werden (◘ Abb. 4.28).

Durch kritiklose Anwendung von speziell für hämolytische Erkrankungen erstellten Therapieschemata werden zu viele Neugeborene ohne klare Indikationsstellung einer Phototherapie unterzogen. **Nebenwirkungen** dieser Therapie sind **Diarrhoe, vermehrter Flüssigkeitsverlust** und **Dehydratation**. Durch das blaue Licht ist die Hautfarbe des Kindes nicht mehr zu beurteilen; bedrohliche klinische Veränderungen des Kindes werden zu spät erkannt, daher Überwachung von Atmung und Herzaktion. Die zum Schutz von potentiellen Retinaschäden zu applizierenden Schutzbrillen können zu einer Verlegung der Nasenwege führen (◘ Abb. 4.29).

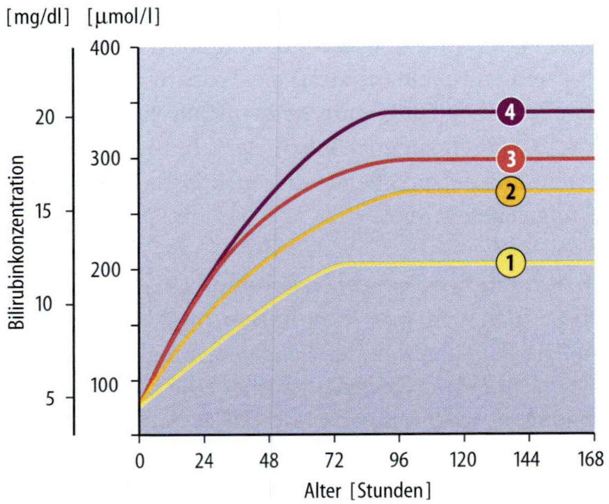

■■■ **Austauschtransfusion.** Bei schweren Grunderkrankungen (Asphyxie, neonatale Sepsis, hämolytische Anämie und Hyperbilirubinämie in den ersten drei Lebenstagen) liegt die Austauschgrenze in der Gruppe reifer Neugeborener niedriger als 20 mg/dl. Für Frühgeborene gelten besondere Austauschgrenzen (Frühgeborene mit einem Gewicht von: > 1500 g: > 15 mg/dl, Frühgeborene > 1000 g: > 10 mg/dl).

> **Merke**
>
> Zur Vermeidung der Bilirubinenzephalopathie wird nach wie vor eine Austauschtransfusion reifer Neugeborener bei Bilirubinserumkonzentrationen > 20 mg/dl empfohlen.

◘ **Abb. 4.28. Indikation zur Phototherapie** bzw. Austauschtransfusion bei Hyperbilirubinämie. *1* Phototherapie bei Frühgeborenen >1500 g, *2* Phototherapie bei reifen Neugeborenen, Austauschtransfusion bei Frühgeborenen mit Komplikationen, *3* Austauschtransfusion bei Frühgeborenen ohne Komplikationen, Austauschtransfusion bei reifen Neugeborenen mit Komplikationen, *4* Austauschtransfusion bei reifen Neugeborenen ohne Komplikationen

Der **Blutaustausch** erfolgt mit kompatiblem Spender-Vollblut in 5–20 ml Portionen über einen liegenden Nabelvenenkatheter; durch diese Maßnahme wird das zwei- bis dreifache Blutvolumen eines Neugeborenen ausgetauscht, d. h. ca. 90 % der kindlichen Erythrozyten werden neben mütterlichen Antikörpern und verfügbarem Bilirubin eliminiert.

> **Merke**
>
> Durch zirkulierende Anti-D-Antikörper, die durch eine Austauschtransfusion nicht eliminiert werden konnten, entwickeln viele Kinder in den ersten Lebenswochen und -monaten eine ausgeprägte Anämie (Spätanämisierung).

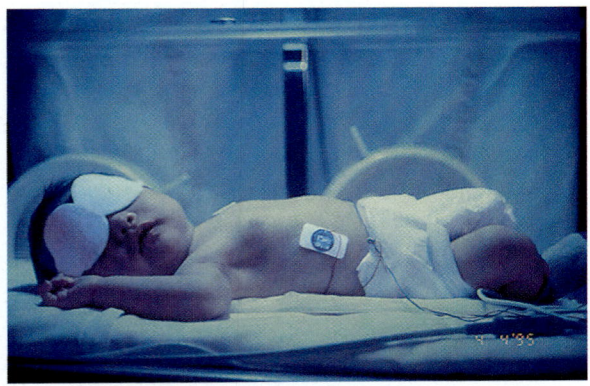

◘ **Abb. 4.29. Phototherapie** eines reifen Neugeborenen mit AO-Inkompatibilität. **Cave:** Durch das blaue Licht ist die Hautfarbe des Kindes nicht mehr zu beurteilen, daher Überwachung von Atmung und Herzaktion. Merke: Es handelt sich nicht um UV-Licht!

Als **Komplikationen** der Blutaustauschtransfusion können Infektionen (u.a. Sepsis), Katheterperforation, Pfortaderthrombose, Hypotension, Azidose, nekrotisierende Enterokolitis und Elektrolytentgleisungen auftreten. Nach einem Blutaustausch besteht häufig eine Anämie und Thrombozytopenie; durch eine zusätzliche kontinuierlich durchgeführte Phototherapie kann die Zahl von mehrfachen Austauschtransfusionen gesenkt werden.

4.8.9 Bilirubinenzephalopathie (Kernikterus)

■■■ **Pathogenese.** Unkonjugiertes, nicht an Albumin gebundenes Bilirubin kann aufgrund seiner lipophilen Eigenschaften leicht in das zentrale Nervensystem eindringen. Es inhibiert den neuronalen Metabolismus (eine Hemmung der oxidativen Phosphorylierung) und hinterlässt eine irreversible Schädigung im Bereich der Basalganglien, des Globus pallidus, des Nucleus caudatus (Kernikterus), des Hypothalamus, einiger Kerngebiete von Hirnnerven und auch der Großhirnrinde.

Die Entstehung einer Bilirubinenzephalopathie hängt von verschiedenen Faktoren ab:
- Lebensalter und Reifegrad der Kinder
- Überschreiten der Albuminbindungskapazität durch zu hohe Bilirubinspiegel
- Verminderung der Bindungskapazität bei Hypalbuminämie
- Verdrängung des Bilirubins durch Gallensäuren, freie Fettsäuren (Hypoglykämie!) oder Medikamente
- Veränderungen bzw. Schädigung der Blut-Hirn-Schranke nach Asphyxie, neonataler Meningitis und anderen Erkrankungen

■■■ **Klinik.** Frühsymptome der Bilirubinenzephalopathie sind:
- Apathie, Hypotonie, abgeschwächte Neugeborenenreflexe
- Trinkschwäche, Erbrechen; schrilles Schreien

Später entwickeln sich:
- Vorgewölbte Fontanelle, opisthotone Körperhaltung
- Muskuläre Hypertonie, zerebrale Krampfanfälle

Überlebende Patienten weisen häufig auf:
- Taubheit
- Choreoathetoide Bewegungsmuster, mentale Retardierung

Prävention der Rh-Inkompatibilität

Die durch fetomaternale Transfusion kurz vor oder während der Geburt in den mütterlichen Kreislauf gelangten fetalen Erythrozyten werden mit Anti-D-Antikörpern beladen und vorzeitig eliminiert. Diese Anti-D-Prophylaxe muss bei Rh-negativen Frauen auch nach Aborten, Amniozentesen oder unsachgemäßen Transfusionen mit Rh-positivem Blut durchgeführt werden. In den neuesten Mutterschaftsrichtlinien wird außerdem in der 28.–30. Gestationswoche eine Anti-D-Prophylaxe bei Rh-negativen Schwangeren mit negativem Anti-D-Nachweis empfohlen. Nach dieser Prophylaxe lassen sich häufig zum Zeitpunkt der Entbindung Rh-Antikörper im maternalen Serum nachweisen, die von der pränatalen Anti-D-Gabe stammen. Bei den Neugeborenen besteht gelegentlich ein schwach positiver Coombstest ohne signifikante Hämolyse. Auch bei dieser Konstellation ist eine postpartale Anti-D-Prophylaxe bei der Mutter durchzuführen. Durch eine konsequente Anti-D-Prophylaxe bei Rh-negativen Müttern konnte, zumindest in den westlichen Ländern, die Inzidenz der Rh-Erythroblastose drastisch gesenkt werden.

> **Merke**
>
> Durch Gabe eines Anti-D-Immunglobulins unmittelbar nach der Geburt kann die Sensibilisierung einer Rh-negativen Mutter (Rh-positives Kind) häufig vermieden werden.

4.8.10 ABO-Erythroblastose

■■■ **Pathogenese.** Im Gegensatz zur Rh-Inkompatibilität tritt die ABO-Erythroblastose häufig in der ersten Schwangerschaft auf. Mütter mit der Blutgruppe O haben natürlich vorkommende Anti-A- und Anti-B-Antikörper (Isoagglutinine), die zur Gruppe der IgM-Antikörper gehören und deshalb nicht die Plazenta passieren. Einige Schwangere bilden plazentagängige IgG-Antikörper, die gegen die kindliche Blutgruppeneigenschaft A, B oder AB gerichtet sind. Eine Ursache ist der Übertritt kindlicher Erythrozyten in die mütterliche Zirkulation; da die Antigenität der kindlichen Blutgruppeneigenschaften gegen Ende der Schwangerschaft noch nicht voll ausgebildet ist, erklärt sich der im Vergleich zur Rh-Inkompatibilität milde Verlauf der hämolytischen Erkrankung beim Neugeborenen. Hinzu kommt, dass nicht nur Erythrozyten A- bzw. B-Antigene tragen, sondern auch viele Gewebszellen; im Serum liegen diese Antigene in gelöster Form vor. Die Antikörper werden von einer ausschließlich erythrozytären Reaktion »abgelenkt«. Die mütterliche IgG-Antikörper-Bildung kann aber auch durch exogene Ursachen wie z. B. Darmparasiten stimuliert werden.

Der Schweregrad der hämolytischen Erkrankung Neugeborener nimmt bei nachfolgenden Schwanger-

Tabelle 4.11. Unterschiede zwischen der Rh- und ABO-Inkompatibilität

	Inkompatibilität	
	Rh	ABO
Erkrankung bei erster Schwangerschaft	selten	häufig
Frühzeitige Anämisierung des Kindes	+	+
Hyperbilirubinämie während der ersten 24 Stunden post partum	++	+
Erythroblasten	+++	+
Sphärozyten	±	++
Retikulozyten	++	+ bis ++
Direkter Coombstest (Kind)	+++	– bis ±[a]
Indirekter Coombstest (Mutter)	+++	±

[a] Coombstest: schwach positiv

schaften in der Regel nicht zu. Der Grund liegt vermutlich in einer Suppression der IgG-Antikörperbildung durch die natürlich vorkommenden IgM-Anti-A- oder Anti-B-Antikörper. Einige wesentliche Unterschiede zwischen der Rh- und ABO-Inkompatibilität sind in der ◘ Tabelle 4.11 zusammengefasst.

■■■ **Klinik.** Die Neugeborenen weisen meistens nur eine geringgradige Anämie auf; es besteht nur selten eine Hepatosplenomegalie; die Kinder entwickeln keinen Hydrops. Im peripheren Blut finden sich neben Retikulozyten und Erythroblasten (Ausdruck der gesteigerten Erythropoese) **Sphärozyten,** die infolge der Komplement-vermittelten Hämolyse durch Fragmentation entstehen. Erkrankte Neugeborene sind lediglich durch die Hyperbilirubinämie und ihre Risiken gefährdet.

■■■ **Therapie.** Durch eine rechtzeitig begonnene und konsequent durchgeführte Phototherapie können bei den meisten Kindern kritische Bilirubinserumkonzentrationen und damit eine Austauschtransfusion vermieden werden. Zirkulierende Antikörper induzieren gelegentlich in den ersten Lebenswochen eine ausgeprägte Anämie.

4.8.11 Das weiße Blutbild Neugeborener

> **Merke**
>
> Die peripheren Gesamtleukozytenzahlen sowie die Verteilung der einzelnen Leukozytensubpopulationen unterscheiden sich während der Neonatalperiode deutlich von denen späterer Lebensalter.

Im Zusammenhang mit dem Geburtsvorgang werden physiologischerweise die Knochenmarksreserven der Früh- und Neugeborenen mobilisiert, d.h. die Zahl unreifer und reifer Granulozyten steigt in der Peripherie an. Das Maximum der Granulozytose ist 12 Stunden post partum erreicht, im Verlauf der ersten drei Lebenstage fällt die Zellzahl kontinuierlich ab. Eine stabile obere Normgrenze findet sich vom fünften Lebenstag an. In den Abbildungen sind die Gesamtzahl der neutrophilen Granulozyten und der unreifen Granulozyten (stabkernige und jugendliche Formen) während der Neonatalperiode dargestellt (◘ Abb. 4.30, 4.31).

Erniedrigte Gesamtzahlen der neutrophilen Granulozyten werden nach mütterlicher Hypertonie, EPH-Gestose, konnatalen viralen Infektionen und intrauteriner Dystrophie beobachtet; sie sind möglicherweise Ausdruck einer verminderten Bildung von Granulozyten im kindlichen Knochenmark. Daneben tritt eine Neutrozytopenie häufig bei Neugeborenen mit neonataler Sepsis auf; im Verlauf der Erkrankung werden überwiegend periphere neutrophile Granulozyten verbraucht, die Knochenmarksreserven sind durch die geburtsbedingte Mobilisierung der Granulozyten erschöpft.

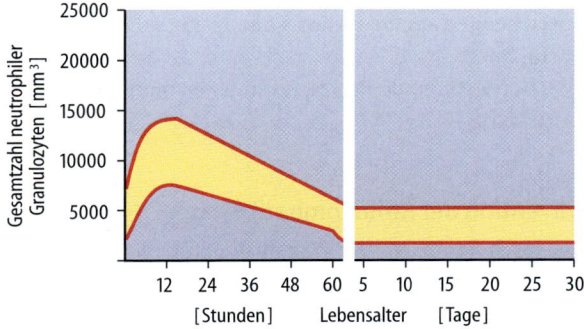

◘ **Abb. 4.30. Gesamtzahl der neutrophilen Granulozyten** gesunder Neugeborener im Verlauf der ersten 28 Lebenstage (Nach Manroe et al, 1979)

4.8 · Bluterkrankungen

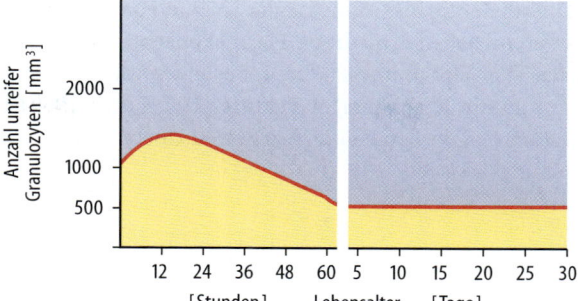

◘ Abb. 4.31. **Anzahl der unreifen Granulozyten** gesunder Neugeborener während der Neonatalperiode

Nach Regeneration der Knochenmarksreserven entwickeln Neugeborene, die nach dem dritten Lebenstag an einer Sepsis erkranken, häufig eine Granulozytose. In der Regenerationsphase einer neonatalen Infektion kann gelegentlich eine leukämoide Reaktion beobachtet werden. Seltenste Ursachen für eine **Neutrozytopenie** sind die angeborenen Formen der Granulozytopenie oder eine fetomaternale Granulozyteninkompatibilität, eine Alloimmungranulozytopenie. In Analogie zu Rh-Inkompatibilität bildet die Mutter IgG-Antikörper gegen bestimmte Antigene der kindlichen Granulozyten, sie treten diaplazentar auf das Kind über und führen zu einem vorzeitigen Abbau der kindlichen Granulozyten. Die restlichen Leukozytenpopulationen verteilen sich auf Lymphozyten und Monozyten, selten wird bei sehr kleinen Frühgeborenen eine ätiologisch ungeklärte Eosinophilie (bis zu 30 % aller Leukozyten) beobachtet.

4.8.12 Neonatale Thrombozytopenie

> **Merke**
>
> Bei Thrombozytenzahlen von weniger als 50 000/ml ist mit lebensbedrohlichen Blutungen zu rechnen.

Die Ursachen einer neonatalen Thrombozytopenie (< 150 000 Thrombozyten/µl) sind in der ◘ Tabelle 4.12 aufgelistet, sie müssen durch sorgfältige Diagnostik erfasst werden. Da ab Thrombozytenzahlen von weniger als 50 000/µl mit dem Auftreten von lebensbedrohlichen Blutungen (gastrointestinale Blutungen, Hirnblutungen) gerechnet werden muss, sind gegebenenfalls repetitive Thrombozytentransfusionen (Halbwertzeit:

◘ Tabelle 4.12. **Ursachen** der neonatalen Thrombozytopenie

Mütterliche Ursachen:
- Idiopathisch thrombozytopenische Purpura der Mutter
- Lupus erythematodes der Mutter
- Medikamente während der Schwangerschaft
- Thrombozyteninkompatibilität: Alloimmunthrombozytopenie

Kindliche Ursachen:
- Konnatale Infektionen: Toxoplasmose, Röteln, Zytomegalie, Herpes simplex, Lues
- Neonatale Infektionen: Sepsis neonatorum
- Disseminierte intravaskuläre Gerinnungsstörung nach Asphyxie, Schock etc.
- Nekrotisierende Enterokolitis
- Austauschtransfusion
- Selten: aplastische Anämie, kongenitale Leukämie, Wiskott-Aldrich-Syndrom, Riesenhämangiom u. a.
- Retardierung
- Polyzythämie

12 Stunden) indiziert. Eine besondere Behandlung ist bei der neonatalen Alloimmunthrombozytopenie erforderlich.

4.8.13 Neonatale Alloimmunthrombozytopenie

■■■ **Pathogenese.** Bei der neonatalen Alloimmunthrombozytopenie handelt es sich um eine fetomaternale Thrombozyteninkompatibilität (► s. S. 320). Kindliche Thrombozyten, die spezifische Antigene tragen und im Verlauf der Schwangerschaft in den mütterlichen Blutkreislauf gelangen, können bei Müttern, deren Thrombozyten dieses Antigen nicht aufweisen, eine humorale Immunantwort gegen das fremde Plättchenantigen auslösen. In der Folge treten die im mütterlichen Organismus gebildeten IgG-Iso-Antikörper diaplazentar auf das Kind über und führen nach Anheftung an die kindlichen Thrombozyten zu einem beschleunigten Abbau der Blutplättchen.

■■■ **Inzidenz.** Mit 1:2–3000 Neugeborenen wird die Inzidenz der Alloimmunthrombozytopenie angegeben. Verantwortlich für die mütterliche Sensibilisierung ist bei ca. 80 % der Fälle das humane Plättchenantigen 1a (HPA-1a), das bereits in der 19. Schwangerschaftswoche von den fetalen Thrombozyten exprimiert wird. 98 % der Bevölkerung besitzen HPA-1a positive Thrombozyten. Bis zu 25 % der betroffenen Neugeborenen versterben an den Folgen einer zu spät erkannten Alloimmunthrombozytopenie (Cave: Hirnblutung). Bei komplikationslosen Verläufen limitiert sich die Krankheit innerhalb der ersten 4–6 Lebenswochen durch Elimination der zirkulierenden Antikörper in der Regel von selbst.

> **Merke**
>
> Bei einer neonatalen Alloimmunthrombozytopenie bietet sich die Mutter als idealer Spender kompatibler Thrombozyten an; die Thrombozytenisolierung erfolgt durch Zellseparation.

■■■ **Therapie.** Bei Thrombozytenzahlen < 50.000/µl oder klinischen Blutungszeichen ist eine sofortige Transfusion eines kompatiblen Thrombozytenkonzentrats angezeigt. Ein Problem stellt jedoch die Selektion geeigneter Thrombozytenspender dar, da 98 % der Bevölkerung PLA1-positive Thrombozyten besitzen und somit als Spender ausscheiden. Eine Thrombozytentypisierung potentieller Spender ist nur in wenigen Blutbanken vorhanden. Als idealer Spender kompatibler Thrombozyten kommt daher die Mutter in Frage. Das Verfahren der Thrombozytenisolierung durch Zellseparation wird auch unmittelbar nach der Geburt von den Müttern gut toleriert. Einige Neugeborene sprechen auch auf eine hochdosierte intravenöse Immunglobulintherapie an. Bei erneuter Schwangerschaft einer sensibilisierten Mutter besteht ein hohes Risiko für das Kind, an einer Alloimmunthrombozytopenie zu erkranken. Der Nachweis einer fetalen Thrombozytopenie kann eine hochdosierte mütterliche Therapie mit Gammaglobulinpräparaten oder sogar eine In-utero-Transfusion von kompatiblen Thrombozyten über die Nabelvene notwendig werden lassen.

4.8.14 Koagulopathien

In der Neonatalperiode werden nicht selten Störungen der plasmatischen Blutgerinnung beobachtet; sie können Ausdruck einer angeborenen Defizienz an Gerinnungsfaktoren (s. Hämophilie), eines Vitamin-K-Mangels oder einer disseminierten intravasalen Gerinnungsstörung (DIC: disseminated intravascular coagulation) sein. Neugeborene haben erniedrigte Plasmakonzentrationen nahezu aller Gerinnungsfaktoren, besonders die Synthese der Vitamin-K-abhängigen Faktoren II, VII, IX und X ist gestört. Es gibt keinen diaplazentaren Übertritt von Gerinnungsfaktoren.

4.8.15 Morbus haemorrhagicus neonatorum (Vitamin-K-Mangel)

Ein Vitamin-K-Mangel kann sich bei Neugeborenen zu verschiedenen Zeitpunkten manifestieren. Eine am 1. Lebenstag auftretende Blutung wird nach mütterlicher Medikamenteneinnahme beobachtet. Phenytoin, Phenobarbital, Primidon, Salizylate, Antikoagulantien u. a. beeinträchtigen den Vitamin-K-Metabolismus Neugeborener. Eine mütterliche Heparinbehandlung dagegen hat keine Auswirkungen auf das kindliche Gerinnungssystem, da Heparin die Plazentaschranke nicht überwinden kann.

Die typische Vitamin-K-Mangelblutung des reifen Neugeborenen tritt vom 3. bis 7. Lebenstag überwiegend bei mit Muttermilch ernährten Kindern auf; Muttermilch hat nur einen geringen Vitamin-K-Gehalt. Bei allen Früh- und Neugeborenen, die einer antibiotischen Langzeitbehandlung oder einer parenteralen Ernährung unterzogen sind, können sich bei mangelnder Vitamin-K-Substitution im Verlauf der Neonatalperiode bedrohliche Blutungen entwickeln.

Eine Spätmanifestation des Vitamin-K-Mangels im Alter von 4–12 Wochen wird bei mit Muttermilch ernährten Säuglingen, besonders aber bei Kindern mit einer Vitamin-K-Malabsorption beobachtet (Mukoviszidose, Cholestase u. a. bei Gallengangsatresie).

■■■ **Klinik.** Eine Vitamin-K-Mangelblutung ist immer dann zu vermuten, wenn ein gesund wirkendes Neugeborenes spontane Hämorrhagien entwickelt: Hämatemesis, gastrointestinale Blutung (Melaena vera), Epistaxis, Nabelschnur- und Hautblutungen, intrakranielle Blutung u. a.

> **Merke**
>
> Eine in den ersten Lebenstagen auftretende Hämatemesis oder Melaena kann auch durch mütterliches, bei der Geburt verschlucktes Blut verursacht sein.

Mit Hilfe des Alkaliresistenztests (Apt-Test) kann in kürzester Zeit entschieden werden, ob es sich um kindliches oder mütterliches Blut handelt. Kindliche Erythrozyten enthalten überwiegend alkaliresistentes Hämoglobin F, sie werden durch 1 % Natronlauge nicht denaturiert, während die mütterlichen Hämoglobin-A-enthaltenden Erythrozyten zerstört werden.

▪▪▪ Prävention und Therapie. Bei manifester Vitamin-K-Mangelblutung (Risikopatienten, Vitamin-K-Malabsorption) muss unverzüglich Vitamin K i. v. appliziert werden, zusätzlich kann die Gabe von Frischplasma notwendig sein. Höhere Dosen von Vitamin K sind bei mütterlicher Medikamenteneinnahme oder Lebererkrankung des Neugeborenen indiziert.

> **Merke**
>
> Durch routinemäßige prophylaktische Gabe von Vitamin K an *alle* Neugeborenen unmittelbar post partum, sowie am 5. und 28. Lebenstag, lässt sich ein Morbus haemorrhagicus neonatorum vermeiden (jeweils 2 mg Vitamin K oral).

4.8.16 Disseminierte intravaskuläre Gerinnungsstörung

Blutungen, die bei kranken Neugeborenen auftreten, sind häufig Ausdruck einer disseminierten intravaskulären Gerinnungsstörung; sie können durch verschiedene Ereignisse, u. a. Freisetzung von gerinnungsaktiven Faktoren und Toxinen ausgelöst werden:
- Hypoxie, Asphyxie, Hypotension, Azidose, Hypothermie, Schock
- Bakterielle Sepsis, Virämie, nekrotisierende Enterokolitis
- Riesenhämangiom, intrauteriner Tod eines Zwillings
- Neoplasie

Eine disseminierte intravaskuläre Gerinnungsstörung wird am wirksamsten durch die Korrektur der zu Grunde liegenden Störung oder Erkrankung behandelt (zirkulatorische Insuffizienz mit Beeinträchtigung der Gewebeperfusion; respiratorische und metabolische Entgleisung); häufig ist eine Therapie mit Frischplasma angezeigt.

4.9 Fehlbildungen des Magen-Darm-Traktes

> Fehlbildungen des Magen-Darm-Traktes müssen frühzeitig erkannt und umgehend behandelt werden. Erbricht ein Neugeborenes innerhalb der ersten Lebenstage, so ist immer an eine intestinale Obstruktion zu denken. Bei den meisten ösophagealen und intestinalen Fehlbildungen besteht eine große Aspirationsgefahr.

4.9.1 Ösophagusatresie

Bei der Ösophagusatresie handelt es sich um einen angeborenen Verschluss der Speiseröhre. Häufig besteht ein Fistelgang zwischen dem distalen Ösophagusblindsack und der Trachea. Es werden verschiedene Formen dieser Fehlbildung unterschieden. Einzelheiten sind dem Kap. 13 sowie den Lehrbüchern der Chirurgie zu entnehmen.

▪▪▪ Klinik. Die Neugeborenen (Anamnese: **Polyhydramnion**) fallen nach der Geburt durch folgende Symptome auf:
- Ansammlung von schaumiger Flüssigkeit im Nasen-Rachenraum
- Verstärkter Speichelfluss
- Niesen, Husten (Magensaft gelangt bei vorhandener Fistel in das Tracheobronchialsystem)
- Magen nicht sondierbar

Bei zu später Diagnosestellung besteht die Gefahr von Erstickung (**Cave:** Aspiration, Pneumonie).

▪▪▪ Erstversorgung. Die Kinder werden gründlich abgesaugt und mit erhöhtem Oberkörper bei Linksseitenlage (Verhinderung von Magensaft-Reflux) unter fortlaufendem Absaugen des Speichels in ein kinderchirurgisches Zentrum verlegt.

Bis zu 20 % der Kinder versterben an operativen oder postoperativen Komplikationen (pulmonale Komplikationen, Mediastinitis). Als Spätkomplikation werden Ösophagusstrikturen, Motilitätsstörung des Ösophagus, Tracheomalazie und andere Veränderungen beobachtet.

4.9.2 Intestinale Atresien

Duodenalatresie

Leitsymptom der Duodenalatresie ist Erbrechen, bei einer Atresie unterhalb der Papilla vateri galliges Erbrechen. Es besteht ein mütterliches Polyhydramnion, bei der pränatalen Sonographie sollte ein Doppelblasenphänomen (»double bubble«) auffallen, dieser Befund bestätigt sich in der nach der Geburt durchgeführten Röntgenaufnahme (◘ Abb.4.32).

Die Duodenalatresie ist häufig mit anderen Fehlbildungen assoziiert (Trisomie 21, Vitium cordis, Malrotation, Pancreas anulare und anderen Darmatresien); es besteht keine Indikation für eine Notoperation (Magensonde, parenterale Infusionstherapie).

Tiefe Darmatresien

Tiefere Dünndarmatresien fallen durch galliges Erbrechen und abdominelle Distension auf, die Kinder können Mekonium entleeren. Der Blindsack vor der Atresie ist stark dilatiert; bei einigen Patienten liegen multiple Atresien vor, die postoperativ ein Kurzdarmsyndrom nach sich ziehen können.

Bei der Analatresie besteht eine Atresie des Anus sowie von Teilen des Rektums. ³/₄ aller Neugeborenen mit Analatresie weisen eine Fistel auf, die in Abhängigkeit von der Höhe der Atresie entweder im Bereich des Peritoneums oder aber mit dem Genitale kommuniziert.

Der Morbus Hirschsprung, eine primäre Aganglionose des Dickdarmes, ist die häufigste Ursache einer angeborenen Dickdarmobstruktion (~1:5000). Ursache ist das Fehlen von Ganglienzellen im Auerbachschen Plexus; die normale Peristaltik ist gestört (▶ vgl. Seite 463).

4.9.3 Mekoniumileus, Mekoniumpfropfsyndrom

Durch Verlegung des terminalen Ileums mit eingedicktem klebrigen Mekonium entwickelt sich überwiegend bei Patienten mit Mukoviszidose ein Mekoniumileus. Das klinische Bild wird bestimmt von:
- Galligem Erbrechen
- Starker abdomineller Distension
- Fehlendem Mekoniumabgang

Bereits vor der Geburt kann eine Perforation mit Mekoniumperitonitis entstehen; da Mekonium steril ist, wird die Diagnose häufig verzögert gestellt. Ein unkomplizierter Mekoniumileus kann durch konservative Maßnahmen behoben werden (Darmspülung mit Kontrastmittel). Ein Strangulationsileus (Beispiel: intestinaler Volvulus) stellt einen absoluten chirurgischen Notfall dar, s. Lehrbuch der Chirurgie.

4.9.4 Bauchwanddefekte

Omphalozele

Bei einer Omphalozele (◘ Abb.4.33) handelt es sich um eine Bauchwandhernie infolge einer Hemmungsfehlbildung der Bauchdecke mit Vorfall des Dünn- und Dickdarmes sowie Teilen der Leber in einem aus Nabelschnurhäuten bestehenden Bruchsack. Häufig treten assoziierte Fehlbildungen auf (Herz, Urogenitalsystem, etc.).

> **Merke**
>
> Die Kinder müssen präoperativ vor Auskühlung und Schock bewahrt werden!

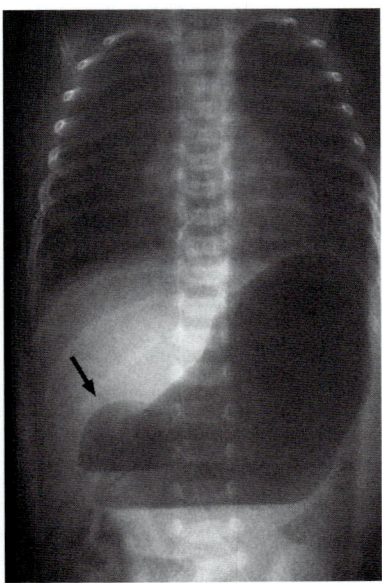

◘ Abb. 4.32. »Double bubble« (Doppelblasenphänomen) bei Duodenalatresie. Neben der mit Luft gefüllten Magenblase zeichnet sich die kleine duodenale Luftblase (%) ab. Pränataler sonographischer Befund.

4.9 · Fehlbildungen des Magen-Darm-Traktes

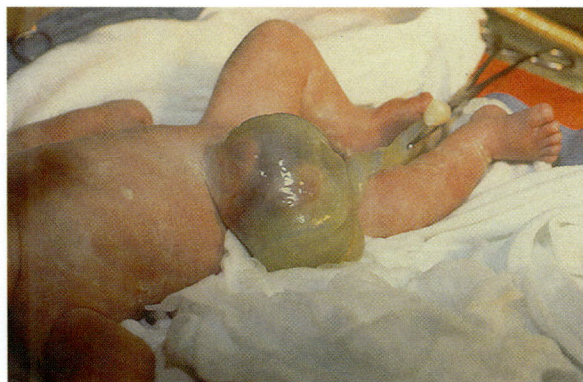

◘ Abb. 4.33. **Omphalozele**

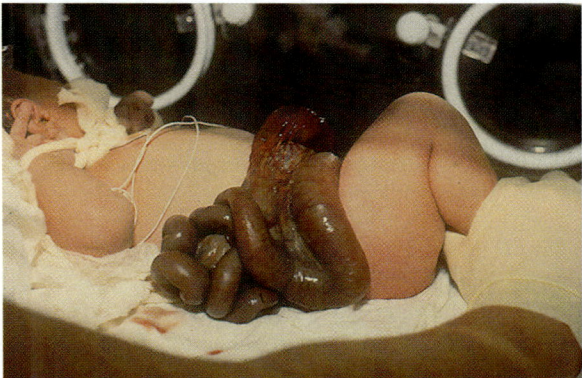

◘ Abb. 4.34. **Gastroschisis** bei einem reifen Neugeborenen. Der überwiegende Anteil des Darmes sowie des Magens liegt extraabdominell, die Blutzirkulation der Darmteile ist u. a. durch den ausgeprägten Zug am Mesenterium erheblich beeinträchtigt. Der Patient befindet sich nicht in der erforderlichen Seitenlage.

▪▪▪ **Erstversorgung.** Hierzu werden benötigt:
– Sterile warme Tücher, Plastikfolie als Wärmeschutz (großer Wärmeverlust über die Zele, Infektionsgefahr)
– Seitenlagerung des Kindes, um Zug auf die großen intraabdominellen Gefäße durch seitliches »Herabhängen« der Zele zu vermeiden (**Cave:** Durchblutungsstörungen, »Low-output-Syndrom« wegen der Gefahr des Abknickens der Vena cava inferior)
– Legen einer offenen Magensonde, aus der regelmäßig aspiriert wird (reduziert die Luftfüllung des Darmes)

Gastroschisis
Bei einer **Gastroschisis** ◘ Abb. 4.34 besteht meistens ein kleiner rechts paraumbilikal gelegener Bauchwanddefekt, durch den verschiedene intestinale Organe prolabiert sind (Dünn- und Dickdarm, Magen, Harnblase, Ovarien). Die strangulierten und torquierten Darmschlingen sind ödematös verändert und häufig durch fibrinöse Beläge miteinander verbacken (»chemische Peritonitis«). Die Diagnose sollte bereits durch pränatale Ultraschalldiagnostik bekannt sein, die Geburt erfolgt durch Sectio caesarea.

▪▪▪ **Erstversorgung.** Nach fachgerechter Erstversorgung (Behebung der Strangulation, identische Versorgung wie bei Omphalozele) ist eine baldige Operation durchzuführen; die Prognose wird vom Ausmaß und Schweregrad der Darmschädigung bestimmt.

4.9.5 Nekrotisierende Enterokolitis

> **Merke**
>
> Die nekrotisierende Enterokolitis (NEC) ist eine hämorrhagisch-nekrotisierende entzündliche Erkrankung des Dünn- und Dickdarmes, von der überwiegend sehr kleine Frühgeborene und hypotrophe Neugeborene betroffen sind. Im Verlauf der Erkrankung bildet sich intramurale Luft (Pneumatosis intestinalis) aus; Komplikationen sind Perforationen, Gangrän und Peritonitis.

▪▪▪ **Epidemiologie.** Die Inzidenz der NEC hat im letzten Jahrzehnt in vielen Ländern zugenommen, sie variiert nicht nur zwischen einzelnen Ländern, sondern auch einzelnen Kliniken. Diese regionalen Unterschiede sind nicht zu erklären. Neben sporadischen Erkrankungen wurde ein epi- und endemisches Auftreten der NEC beobachtet. Die Erkrankungshäufigkeit liegt bei Frühgeborenen mit einem Geburtsgewicht < 1500 g zwischen 2 und 9 %. Mit abnehmendem Geburtsgewicht steigt die Letalitätsrate an, bis zu 50 % der Frühgeborenen < 1000 g versterben im Verlauf der Erkrankung.

▪▪▪ **Risikofaktoren, Pathogenese.** Als wesentliche Risikofaktoren werden die perinatale Asphyxie, Nabelgefäßkatheterisierung, Blutaustauschtransfusionen, persistierender Ductus arteriosus Botalli, Hyperviskositätssyndrom, Hyperalimentation und Ernährung mit hyperosmolarer Nahrung bzw. Medikamenten angesehen. Viele dieser Erkrankungen und therapeutischen Maßnahmen führen über eine Minderperfusion mesenterialer Gefäße zu einer Sauerstoffunterversorgung des Darmes, insbesondere der Submukosa. Die Ischämie begünstigt die Invasion bakterieller intestinaler Erreger ebenso wie andere Faktoren (hyperosmolare Nahrung, Medikamente), die zu einer Schädigung der Mukosa beitragen. Die intestinale bakterielle Infektion und konsekutive Disseminierung von Darmerregern ist vermutlich die Folge der intestinalen Perfusionsstörung bzw. Darmschädigung. Nekrotisierende Enterokolitiden wurden gehäuft auch bei gastrointestinalen Virusinfektionen (Rotaviren, Enteroviren) beobachtet. Erreger, die in Blutkulturen und Peritonealexsudat nachgewiesen werden, umfassen das gesamte bakteriologische Darmspektrum einschließlich Anaerobier (Clostridien, Bacteroides).

■■■ **Klinik.** Während reife Neugeborene häufig in den ersten Lebenstagen erkranken, kann eine NEC bei sehr kleinen Frühgeborenen innerhalb der ersten Lebenswochen auftreten. Möglicherweise erklärt die späte enterale Ernährung den Erkrankungszeitpunkt. Der Beginn kann schleichend oder fulminant sein. Typische Symptome sind:
— Temperaturinstabilität, blass-grau-marmoriertes Hautkolorit
— Apnoen und Bradykardien, Tachypnoe
— Nahrungsverweigerung, Erbrechen (gallig), Nahrungsretention
— Geblähtes und berührungsempfindliches Abdomen
— Schleimig-blutige Stühle
— Ödem und Erythem der prall und schmerzhaft gespannten Bauchhaut
— Azidose, disseminierte intravasale Gerinnung (DIC), Schock

■■■ **Diagnose.** Die röntgenologische Untersuchung des Abdomens zeigt in Abhängigkeit vom Stadium der Erkrankung eine auffallende Distension des Darmes, bläschenförmige intramurale Luft (Pneumatosis intestinalis) (◘ Abb. 4.35), ringförmige Pneumatosis, und/ oder Luft im Pfortadersystem (Pneumatosis Venae portae).
Die typischen Entzündungszeichen im Blut (Leukozyten, neutrophile Granulozyten, I/T-Quotient, CRP) sind zu Beginn der Erkrankung nur bei einigen Kindern nachweisbar; im Verlauf weisen alle Patienten erhöhte Serumkonzentrationen des CRP auf (idealer Verlaufsparameter). Aerobe und anaerobe Blutkulturen sind bei jedem Verdacht einer NEC anzufertigen. Die Ergebnisse bakteriologischer und viraler Stuhluntersuchungen sind mit Vorsicht zu interpretieren.

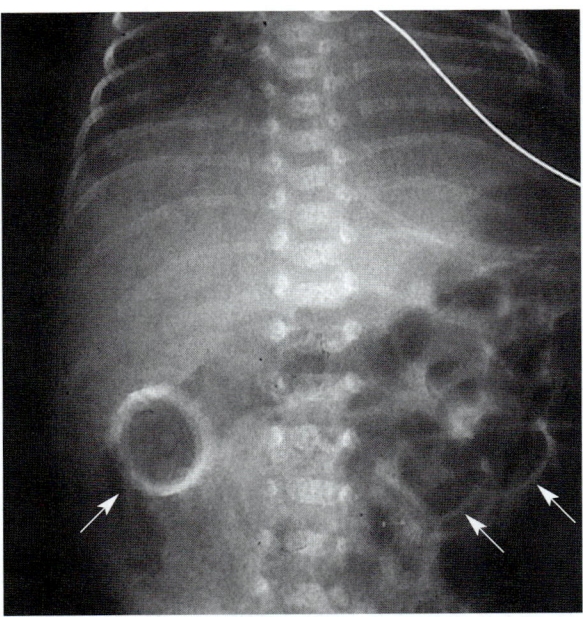

◘ Abb. 4.35. **Ausgeprägte nekrotisierende Enterokolitis** mit Pneumatosis intestinalis *(Pfeile)*

■■■ **Therapie.** Die Behandlung einer nekrotisierenden Enterokolitis beginnt mit sofortiger Nahrungskarenz (offene Magensonde), parenteraler Volumentherapie und intravenöser Antibiotika-Therapie (s. Behandlung der neonatalen Sepsis). Die Antibiotika-Kombination sollte bei gesicherter NEC um ein Anaerobier-wirksames Mittel ergänzt werden (z. B. Metronidazol). Die weiteren supportiven Maßnahmen richten sich nach dem klinischen Bild (Plasmatransfusionen, maschinelle Beatmung etc.). In der Akutphase müssen engmaschige Laboruntersuchungen durchgeführt und häufige Röntgenbilder des Abdomens angefertigt werden. Als absolute Indikation für ein chirurgisches Eingreifen (Laparatomie) gelten die nachgewiesene Darmperforation und intestinale Gangrän. Nicht selten werden nach abgelaufener NEC sekundäre Darmstrikturen beobachtet, sie erfordern ebenfalls eine chirurgische Behandlung.

4.10 Fetale und neonatale Infektionen

> Im Verlauf der Schwangerschaft kann eine Reihe von Infektionen auftreten, die das Kind bedrohen. Während in der Frühschwangerschaft virale Erkrankungen die größte Rolle spielen (Röteln, Zytomegalie u.a.), treten gegen Ende der Gravidität überwiegend bakterielle aszendierende Infektionen auf, die sowohl das Kind als auch die Mutter vital gefährden können (Streptokokken der Gruppe B, Escherichia coli, Listerien u.a.). Im folgenden sind die wesentlichen konnatalen und neonatalen Infektionen dargestellt.

4.10.1 Konnatale Infektionen

Allgemeines

Virale und andere Infektionen, die im Verlauf der Schwangerschaft und der Geburt auftreten, tragen entscheidend zur neonatalen Mortalität und Morbidität bei. In Abhängigkeit von Erreger und Infektionszeitpunkt können Abort, Totgeburt, Mißbildungen oder intrauterine und neonatale Erkrankungen sowie chronische als auch persistierende Infektionen mit oder ohne Folgeschäden resultieren. Die Pathogenese der konnatalen viralen Infektion ist in der ◘ Abbildung 4.36 dargestellt.

Es werden folgende Infektionszeitpunkte unterschieden:

- Die **konnatale Infektion**; im Rahmen einer mütterlichen Infektion wird der Fetus in der Regel transplazentar (hämatogen) oder seltener durch eine Aszension von Viren oder anderen Erregern in die Infektion einbezogen;
- Die **intranatale** und **neonatale Infektion**; sie erfolgt bei vorzeitigem Blasensprung oder durch Kontamination des Neugeborenen während der Passage durch den Geburtskanal;
- Die **postnatale Infektion**; das Neugeborene infiziert sich im Rahmen einer mütterlichen Erkrankung oder durch Infektion im postnatalen Umfeld (◘ Tabelle 4.13).

Infektionen, die **vor** Durchtrennung der Nabelschnur auftreten, werden als **vertikale Infektionen** bezeichnet, **horizontale** Infektionen entwickeln sich **nach** dem Abnabeln.

Erreger, die in der Schwangerschaft zu Schäden beim Kind oder zu neonatalen oder postnatalen Erkrankun-

◘ **Tabelle 4.13. Sensitive Zeitperioden** für unterschiedliche Infektionserreger

Erreger	konnatal	intranatal	postnatal
Zytomegalie-Virus	++	++	++
Röteln	++	–	–
Herpes simplex	(+)	++	+
Varizella-Zoster	++	+	+
Hepatitis B	+	++	+
Parvovirus	++	–	–
Lues	++	++	–
Listeriose	++	++	+
Toxoplasmose	++	–	–

++ Häufige Infektionsperiode
+ seltene Infektionsperiode
– Erregerübertragung nicht sicher nachgewiesen

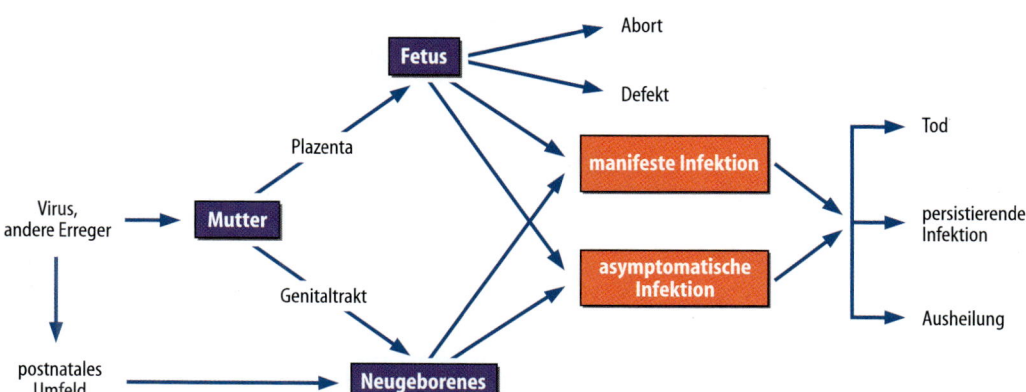

◘ Abb. 4.36. **Pathogenese** der konnatalen Infektionen des Fetus und des Neugeborenen

Tabelle 4.14. TORCH.
Konnatale Infektionen, die unter der amerikanischen Bezeichnung „TORCH" zusammengefasst werden. Die Erreger können zu intrauterinen, neonatalen und postnatalen Erkrankungen des Kindes führen

T	=	Toxoplasmose
O	=	Others; andere infektiöse Mikroorganismen: Varizella-Zoster-Virus Hepatitis-B-Virus HIV-Virus Parvovirus Lues, Listeriose u. a.
R	=	Röteln
C	=	Zytomegalie-Virus
H	=	Herpes-simplex-Virus Typ I und II

gen führen können, sind: Zytomegalie-, Röteln-, Herpes-simplex-, Varizella-Zoster-, Hepatitis-B-Viren, Human-Immunodeficiency-Virus (HIV), Parvovirus, Toxoplasmose, Lues und Listeriose. Sie werden unter der im amerikanischen Schrifttum geläufigen Bezeichnung »TORCH« zusammengefasst (◘ Tabelle 4.14). Die Folgen einer konnatalen Infektion für Fetus und Neugeborenes sind in ◘ Tabelle 4.15 zusammengefasst.

4.10.2 Röteln

■ ■ ■ **Epidemiologie, Pathogenese** (▶ siehe Kap. 8)

■ ■ ■ **Klinik der konnatalen Rötelninfektion.** Die Symptomatologie der konnatalen Rötelninfektion kann variabel und unspezifisch sein; einige Kinder sind zum Zeitpunkt der Geburt asymptomatisch. Das klinische Erscheinungsbild der oftmals dystrophen Neugeborenen reicht vom Befall einzelner Organsysteme bis hin zur schwersten Embryopathie mit multiplen Fehlbildungen; hier stehen
— *Taubheit* (~90 %),
— *Vitium cordis* (~70 %) und
— *Katarakt* (~30 %) im Vordergrund.

Die Erkrankung wird auch als Gregg-Syndrom bezeichnet (William Gregg, australischer Arzt. Erstbeschreibung 1941).

Weitere seltenere Fehlbildungen sind: *Mikrophthalmie, Mikrozephalie, Zahndefekte* u. a.

Die disseminierte Infektion kann sich in unterschiedlichsten Organsystemen manifestieren; ca. 1/3 aller Neugeborenen weisen eine thrombozytopenische Purpura auf, eine Retinopathie (»Pfeffer- und Salz-Fundus«: pfeffer- und salzähnliche kleinfleckige Pigmentierungen der Retinaperipherie) wird ähnlich häufig diagnostiziert. Bis zu 20 % der Kinder haben bei der Geburt eine floride Meningoenzephalitis, eine Erkrankung, die häufig zur geis-

Tabelle 4.15. Erreger konnataler Infektionen
und ihre Folgen für den Feten und das Neugeborene

Erreger	Abort / Totgeburt	Fehlbildungen	konnatale Erkrankungen	akute postnatale Erkrankungen	persistierende postnatale Infektionen
Zytomegalie-Virus	+	+	+ [C]	+	+
Röteln	+	+	+ [C]	–	+
Herpes simplex	+	+	+ [C, A]	+	+
Hepatitis B	–	–	+ [C]	+	+
Varizella-Zoster	+	+	+ [C, A]	+	+
Parvovirus	+	–	+ [A]	–	–
Lues	+	–	+ [C, A]	+	+
Toxoplasmose	+	–	+ [C]	+	+

+	nachgewiesene Komplikation
–	nicht nachgewiesen
C	chronisch persistierende Infektion
A	akute, sich selbst limitierende Infektion

tigen und motorischen Retardierung der Patienten führt. Weiterhin werden Glaukom, Hepatitis, interstitielle Pneumonie, Myokarditis, Ostitis und Affektion des endokrinologischen Systems (Thyreoiditis, Pankreas-Insuffizienz) beobachtet.

Die kongenitalen Herzfehler umfassen den persistierenden Ductus arteriosus, Pulmonalstenose, Aortenstenose u. a.

> **Merke**
>
> Charakteristischerweise persistiert die Rötelninfektion noch lange Zeit nach der Geburt (Virusausscheidung über Stuhl und Urin!).

■■■ **Diagnostik.** Bei Verdacht auf eine Rötelninfektion des Neugeborenen ist immer eine Virusisolierung anzustreben (Rachenabstrich, Blut-/Urinkultur u. a.). Einzelheiten der Diagnostik sind in Kap. 8 dargestellt.

■■■ **Therapie und Prognose.** Eine spezifische Behandlung der fetalen und kindlichen Rötelninfektion steht nicht zur Verfügung. Die Prognose wird im Wesentlichen vom Schweregrad der zerebralen Schädigung bestimmt. Wie Langzeitnachuntersuchungen zeigen, weisen nach etwa 10 Jahren ca. 25 % der Kinder eine schwere mentale Retardierung auf, ca. 30 % haben mehr oder weniger ausgeprägte Verhaltensauffälligkeiten, 5 % einen Autismus. Taubheit kann bei ca. 20 % der Kinder als isolierte Schädigung nachweisbar sein. Bis zu 20 % der Patienten entwickeln im späteren Leben einen Diabetes mellitus. Prophylaktische Maßnahmen sind in Kap. 8 dargestellt.

4.10.3 Zytomegalie

> **Merke**
>
> Das Zytomegalie-Virus (CMV, Gruppe der Herpes-Viren) ist der häufigste Erreger konnataler Infektionen.

■■■ **Ätiologie, Epidemiologie.** Die Inzidenz der CMV-Infektion beträgt ca. 1 % (0,2–2,2 %). Während die CMV-Infektion jenseits der Neonatalperiode klinisch inapparent oder aber mit uncharakteristischen Symptomen verläuft, entwickeln ca. 10 % der intrauterin infizierten Kinder manifeste Zeichen einer Zytomegalie. Charakte-

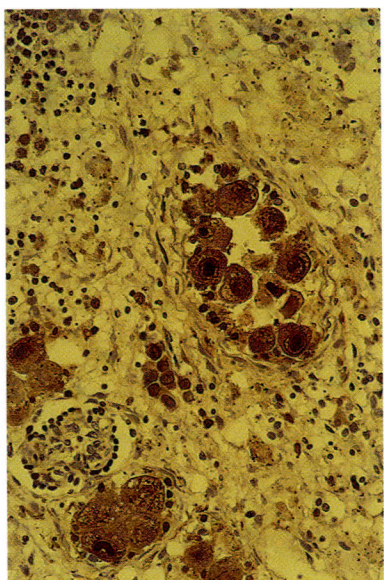

Abb. 4.37. CMV-Infektion.
Im Nierenparenchym nachweisbare, aus CMV-Aggregaten bestehende Zelleinschlusskörperchen sog. »Eulenaugen« (Dieses Bild wurde freundlicherweise von Frau Dr. med. Kendziorra, Pathol.Institut der Universität Tübingen zur Verfügung gestellt)

ristisch für eine CMV-Infektion sind Riesenzellen (»Zytomegalie«), die aus Virusaggregaten bestehende Zellkerneinschlusskörperchen (sog. »Eulenaugen«) enthalten; sie sind in fast allen infizierten Organen zu finden (Abb. 4.37).

Bei CMV-Infektionen unterscheidet man zwischen Primärinfektion und einer endogenen Reaktivierung, die durch die lebenslange Persistenz bedingt ist. Die Durchseuchungsrate von jungen Frauen ist abhängig vom Lebensalter und dem Sozialstatus; in der Bundesrepublik haben max. 55 % junger Frauen eine CMV-Infektion durchgemacht, in Entwicklungsländern erreichen die Durchseuchungsraten in einem vergleichbaren Kollektiv mehr als 90 %.

■■■ **Konnatale CMV-Infektion.** Die Übertragung des Zytomegalie-Virus erfolgt in der Regel diaplazentar; man vermutet, dass ca. 20 % aller Schwangeren eine asymptomatische Primärinfektion mit Virämie durchmachen. Wenn auch seltener (ca. 10 % der Erkrankungen), so kann trotz bestehender mütterlicher Immunität (protektive CMV-spezifische Antikörper) eine Reaktivierung des CMV-Virus erfolgen; über eine Virämie kann der Fetus intrauterin infiziert werden. In der Regel weisen die im Rahmen der Reaktivierung infizierten

Kinder keine gravierenden Schäden auf (vermutlicher Schutz durch maternale Antikörper). Im Gegensatz zur Reaktivierung dürfte eine maternale Reinfektion ein seltenes Ereignis darstellen.

■■■ **Perinatale Infektion.** Perinatale CMV-Infektionen treten zwar 10–20 mal häufiger auf als konnatale Erkrankungen, sie scheinen aber bei reifen Neugeborenen meist subklinisch zu verlaufen. Sehr kleine intensivmedizinisch behandelte Frühgeborene können dagegen manifest erkranken (Pneumonie, Hepatitis, Splenomegalie etc.). Infektionswege der perinatalen CMV-Infektion sind:
— Geburtskanal (CMV im Zervikal- und Vaginalsekret von ~10 % der Schwangeren)
— Muttermilch (CMV-Kontamination bei max. ~ 40 % der Mütter)
— Postnatales Umfeld
— Transfusion von Blut- und Blutprodukten

■■■ **Pathogenese.** Das Zytomegalie-Virus kann zu einer disseminierten fetalen Infektion führen; eine besondere Affinität scheint das Virus jedoch zu Epithelzellen und bestimmten Hirnbestandteilen zu haben (Ependymzellen der Hirnventrikel, Neuronen der 8. Hirnnerven etc.). Folgen der Zytolyse und fokalen Nekrosen sind Fibrosen und Verkalkungen, die subependymal lokalisiert sind (in der Schädelsonographie und im Röntgenbild zu erkennen).

■■■ **Klinik.** Bis zu 95 % der Neugeborenen mit einer konnatalen CMV-Infektion sind bei der Geburt asymptomatisch. Typische Symptome einer manifesten Erkrankung sind in der ◘ Abbildung 4.38 dargestellt: Hepatosplenomegalie, Petechien, Purpura, Ikterus, interstitielle Pneumonie, Mikrozephalie, Chorioretinitis sowie intrazerebrale Verkalkungen. Die Letalität der betroffenen Kinder liegt bei ca. 20 %. Fast 90 % der überlebenden symptomatischen Kinder behalten schwere Folgekomplikationen zurück: Hörverlust, statomotorische und psychomentale Retardierung, Chorioretinitis, Optikusatrophie, Krampfanfälle etc. Aber auch bis zu 15 % der postnatal asymptomatischen Kinder können innerhalb der ersten zwei Lebensjahre ähnlich schwere neurologische Komplikationen entwickeln (◘ Abb.4.39).

Die erworbenen perinatalen CMV-Infektionen können bei sehr kleinen Frühgeborenen eine schwere interstitielle Pneumonie, Hepatosplenomegalie und ein Sepsis-ähnliches Krankheitsbild auslösen. Bei den meisten Neugeborenen verläuft die Erkrankung asymptomatisch.

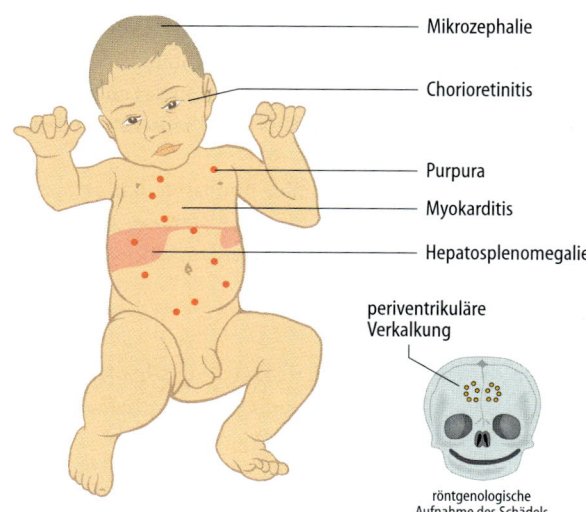

◘ Abb. 4.38. **Klinische Symptomatik** der konnatalen Zytomegalieinfektion

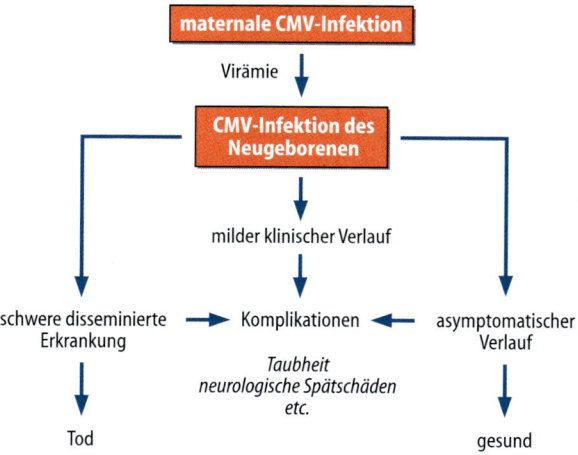

◘ Abb. 4.39. **Konnatale Zytomegalieinfektion.** Verlaufsformen und Residualsymptomatik

■■■ **Diagnostik.** Die wichtigste diagnostische Maßnahme bei Neugeborenen ist die Virusisolierung, sie erfolgt aus dem Urin, Speichel, Leukozytenfraktion von frischem Blut oder mütterlichem Zervikalabstrich. Eine Viruscharakterisierung kann durch Antigen-Nachweis, Protein- und DNA-Analysen erfolgen (ELISA, PCR etc.). Neben der Virusdiagnostik sollte ein Antikörpernachweis von CMV-spezifischem IgM und IgG durchgeführt werden. Bei etwa 50 % der pränatal infizierten Neugeborenen finden sich CMV-IgM-Antikörper.

Ein positiver IgM-Test lässt bei einer Schwangeren eine Primärinfektion vermuten. Bei einer Reaktivierung des Zytomegalie-Virus treten in der Regel sehr hohe spezifische IgG-Antikörpertiter im mütterlichen Serum auf; IgM-Antikörper sind nicht oder nur in geringen Konzentrationen nachweisbar. Allerdings finden sich bei einer Reaktivierung häufig deutlich erhöhte CMV-IgA-Antikörpertiter.

In die Differentialdiagnose gehen andere konnatale Infektionen, die Erythroblastosis fetalis und kongenitale Leukämie ein.

■■■ **Therapie.** Die Therapie der konnatalen CMV-Infektion ist nach wie vor symptomatisch. Über die Anwendung des Virostatikums Gancyclovir bei Ungeborenen existieren bisher nur einige kasuistische Mitteilungen; eine allgemeine Therapieempfehlung kann zur Zeit nicht gegeben werden.

■■■ **Prophylaxe.** Die meisten Ansätze zur Prävention der konnatalen CMV-Infektion sind wenig erfolgversprechend, dazu gehören: Erfassung von Risikokollektiven seronegativer Frauen, Expositionsprophylaxe bei allen Schwangeren, die Kontakt mit Kleinkindern haben (hohe CMV-Infektionsrate!) etc.

Als sinnvolle präventive Maßnahme kann derzeit nur der Schutz Risiko-Frühgeborener vor infizierten Blutkonserven, infizierter Muttermilch und anderen Infektionsquellen angesehen werden.

4.10.4 Herpes simplex

■■■ **Pathogenese.** Das Herpes-simplex-Virus (HSV) kann bei Neugeborenen zu schwerverlaufenden Infektionen führen (hohe Sterblichkeitsrate, schwere Folgekomplikationen).

Für die weiteren Infektionen ist Herpes-simplex-Typ 1 verantwortlich (orale Herpesinfektion bei Mutter oder Familienmitgliedern; nosokomiale Infektionen u. a.).

Ungefähr 50 % der Neugeborenen, die bei einer **genitalen Primärinfektion der Mutter** vaginal geboren werden, erkranken an einer neonatalen Herpesinfektion; bei rezidivierendem Herpes genitalis der Mutter ist nur bei wenigen Neugeborenen mit einer manifesten Infektion zu rechnen (protektive maternale Antikörper). Das Er-

> **Merke**
>
> Etwa $3/4$ aller Patienten erkranken an einer Infektion mit Herpes-simplex-Typ 2, dieser Erreger wird während der Passage durch den Geburtskanal akquiriert.

krankungsrisiko für Neugeborene bei asymptomatischer zervikovaginaler Virusausscheidung ist nicht bekannt.

Nur sehr selten findet ein diaplazentarer Übertritt des Herpes-Virus mit fetaler Infektion statt (Symptome: Hypotrophie, Mikrozephalus, Mikrophthalmie, Katarakt etc.).

■■■ **Klinik.** Die neonatale Herpes-simplex-Infektion kann sich in verschiedenen Verlaufsformen präsentieren, sie reichen von lokalisierten Infektionen der Haut, Augen und Schleimhäute über eine Enzephalitis bis hin zur schwer verlaufenden disseminierten systemischen Infektion. Ungefähr 50 % der infizierten Neugeborenen entwickeln die disseminierte Verlaufsform, die in ihrem Erscheinungsbild kaum von der neonatalen bakteriellen Sepsis zu unterscheiden ist. Bei ca. 60 % der Kinder ist das zentrale Nervensystem in die Infektion einbezogen.

Die initialen Symptome der systemischen Infektionen sind unspezifisch und variabel: Temperaturinstabilität, Hyperexzitabilität, Lethargie, Erbrechen, Apnoen, Ateminsuffizienz, Zirkulationsstörungen u. a. Bei einer Enzephalitis können zusätzlich fokale oder generalisierte Krampfanfälle, Opisthotonus, Koma u. a. zentralnervöse Symptome auftreten. Eine ZNS-Infektion ohne kutane Manifestation des Herpesvirus ist eher selten, kann aber durchaus im Rahmen der disseminierten Verlaufsform entstehen. Insgesamt wird bei ca. 50 bis 80 % der Neugeborenen eine Herpesinfektion der Haut- und Schleimhäute beobachtet: vesikuläre Effloreszenzen, Konjunktivitis, Ulzerationen der Mundschleimhaut. Bei etwa 75 % der Patienten mit einer initial lokalisierten Herpesmanifestation weitet sich die Infektion zu einer systemischen und/oder ZNS-Erkrankung aus.

> **Merke**
>
> Der Erkrankungsbeginn einer Herpesinfektion ist in der Regel während der ersten Lebenswoche, bei einzelnen Neugeborenen manifestiert sich die Infektion innerhalb der ersten drei Lebenswochen.

■■■ **Diagnostik.** Die Diagnose ist durch Virusisolation und -typisierung zu verifizieren (Vesikelinhalt, Schleimhautabstriche, Liquor, Buffycoat, Biopsiematerial). Ein HSV-Antikörpernachweis ist bei der perinatalen Infektion nicht hilfreich, IgM-Antikörper sind in der Regel erst 1–2 Wochen nach Infektionsbeginn im Serum nachweisbar. Nur bei der sehr seltenen konnatalen Herpesinfektion kann die serologische Diagnostik weiterhelfen.

Differentialdiagnostisch muss an andere konnatale Infektionen, Enterovirusinfektionen und nicht zuletzt an die bakterielle Sepsis gedacht werden.

■■■ **Prävention, Therapie.** Bei allen Müttern mit einer floriden Herpes-genitalis-Infektion ist eine Sectio caesarea durchzuführen, der Blasensprung sollte weniger als 4 Stunden zurückliegen. Mütter mit rezidivierendem Herpes genitalis, bei denen zum Zeitpunkt der Geburt weder Effloreszenzen noch ein Virus in wiederholten Kulturen nachweisbar sind, können vaginal entbinden; die Neugeborenen sollten nach der Geburt isoliert werden (Diagnostik, Überwachung, etc.). Jedes Kind mit vesikulären Effloreszenzen ist umgehend systemisch virostatisch zu behandeln (Aciclovir). Die Prognose der neonatalen Herpes-simplex-Infektion wird entscheidend vom Zeitpunkt des Therapiebeginns beeinflusst.

4.10.5 Varizella-Zoster

■■■ **Pathogenese.** Eine Infektion mit Varizella-Zoster-Virus kann intrauterin oder in der unmittelbaren postpartalen Phase auftreten. Bei einer kleinen Anzahl von Neugeborenen, die vermutlich innerhalb der ersten 15 Gestationswochen infiziert wurde, wurden eine Reihe identischer **Fehlbildungen** gefunden: hypoplastische Gliedmaßen, Hautläsionen, kortikale Atrophien, Augenschäden u. a. Selten wurden Aborte und Totgeburten mit einer Varizelleninfektion in der Frühschwangerschaft assoziiert. Bei einer kindlichen Varizelleninfektion um den Geburtstermin besteht das Risiko für eine schwer und oftmals tödlich verlaufende Erkrankung.

■■■ **Klinik.** Bei einer mütterlichen Varizelleninfektion innerhalb der letzten 3 Wochen vor der Geburt erkranken ca. 25 % der Neugeborenen an einer manifesten Infektion.

Bis zu 30 % der Neugeborenen, die innerhalb der ersten 4 Lebenstage manifest an Varizellen erkranken und sich somit im Rahmen der mütterlichen Virämie infiziert haben, versterben im Verlauf einer foudroyanten disseminierten Infektion.

Bei einem Erkrankungsbeginn des Neugeborenen zwischen dem 5. bis 10. Lebenstag ist der Infektionsverlauf in der Regel gutartig. Postpartale Varizelleninfektionen verlaufen ebenfalls ohne größere Komplikationen; vermutlich sind die Neugeborenen durch protektive maternale Antikörper geschützt.

Die klinische Diagnose ist durch die charakteristische Verteilung der vesikulären Effloreszenzen leicht zu stellen. In die Differentialdiagnose sind die disseminierten Herpesinfektionen, die Hand-Fuß-Mund-Erkrankung und andere mit vesikulären Veränderungen einhergehende Erkrankungen (z. B. Impetigo neonatorum) einzubeziehen. Die Diagnose sollte durch den Virusnachweis abgesichert werden.

> **Merke**
>
> Besonders schwer verlaufende Infektionen werden bei einem mütterlichen Erkrankungsbeginn zwischen dem 5. Tag vor und dem 4. Tag nach der Geburt beobachtet.

■■■ **Therapie, Prävention.** Neugeborene, deren Mütter 4–5 Tage vor dem Geburtstermin und innerhalb von 4 Tagen nach der Geburt an Varizellen erkranken, sollten unmittelbar postpartal bzw. nach maternalem Erkrankungsbeginn mit Varizella-Zoster-Immunglobulin geschützt werden. Bei manifesten neonatalen Varizellen ist unverzüglich eine intravenöse Therapie mit Aciclovir (▶ s. Herpes-simplex-Infektion) einzuleiten; eine prophylaktische Behandlung bei o. g. Risikosituation ist zu erwägen.

4.10.6 Hepatitis B

■■■ **Pathogenese.** Die primäre Hepatitis-B-Virus-Infektion ist in der Schwangerschaft ein seltenes Ereignis. Mißbildungen, Fetopathien oder Totgeburten sind bei einer maternalen Infektion nicht zu erwarten. Jedoch kann die akute und chronische Hepatitis-B-Infektion der Mutter zu einer perinatalen Infektion mit erheblichen Folgen für das Kind führen. Bis zu 10 % der Kinder, deren Mütter Träger des Hbs-Antigens sind, acquirieren eine Hepatitis-B-Infektion.

Obwohl das Hepatitis-B-Virus die Plazenta passieren kann, weisen die meisten Neugeborenen zum Zeitpunkt der Geburt kein Hbs-Antigen im Serum auf; sie entwickeln die Antigenämie in der Regel erst im Alter von 6–12 Wochen. Diese Tatsache lässt vermuten, dass eine Virustransmission von der Mutter auf das Neugeborene häufig unter der Geburt stattfindet; seltener ist eine kindliche Infektion über Speichel, Muttermilch und andere Sekrete anzunehmen.

■■■ **Klinik.** Nach Exposition einer maternalen Hepatitis B kann sich eine Infektion bei Kindern unterschiedlich manifestieren:
- Die Kinder werden Hb_s-AG positiv, bleiben klinisch asymptomatisch, aber entwickeln eine persistierende Antigenämie mit Zeichen einer chronischen Lebererkrankung.
- Die Kinder werden Hb_s-AG positiv, bleiben klinisch asymptomatisch oder entwickeln eine passagere milde Hepatitis; die Erkrankung heilt aus, eine Antigenämie ist nicht mehr nachweisbar.
- Die Kinder werden Hb_s-AG positiv und entwickeln eine schwer verlaufende fulminante Hepatitis mit Lebernekrose, die Patienten versterben.
- Die Kinder werden nicht mit dem Hepatitis-B-Virus infiziert.

Die meisten Kinder, die eine Hepatitis B akquirieren, bleiben klinisch asymptomatisch oder entwickeln einen chronischen »Carrier«-Status, d. h., sie sind Hb_s-Antigen positiv und weisen persistierende erhöhte Transaminasenaktivitäten ohne weitere Zeichen einer Lebererkrankung auf. Ergebnisse von Langzeit-Nachuntersuchungen dieser Kinder liegen nicht vor.

■■■ **Therapie.** HB-VAX®, Gen-HB-Vax® oder andere Aktivimpfstoffe werden simultan mit einem Hepatitis-B-Immunglobulin geimpft. Die zweite aktive Impfung sollte 4 Wochen später und die dritte bis zum 6. Lebensmonat durchgeführt werden. Zur Überprüfung der Impferfolge und zum Ausschluss einer perinatalen Infektion sollte im 7. Lebensmonat eine detaillierte serologische Hepatitis-B-Diagnostik erfolgen. Durch das Hepatitis-B-Screening bei allen Schwangeren sollten alle Risikoneugeborenen rechtzeitig identifiziert werden.

4.10.7 Weitere konnatale Virusinfektionen

Parvovirus B 19

Das Parvovirus B 19 ist der Erreger der im Kindesalter gehäuft endemisch auftretenden Ringelröteln (Erythema infectiosum); darüber hinaus ist dieses Virus für aplastische Krisen bei Patienten mit verschiedenen Formen angeborener hämolytischer Anämien verantwortlich (▶ siehe Kap. 10).

Die Durchseuchung im Erwachsenenalter ist regional unterschiedlich, sie beträgt ca. 40–50 %. Aus diesem Grund können sich schwangere Frauen bei Kontakt mit infektiösen Kindern erstmals infizieren; die Erkrankung verläuft ohne das typische Exanthem bei 35 % der Frauen subklinisch. Dennoch kann im Rahmen einer mütterlichen Virämie eine diaplazentare Infektion des Kindes erfolgen.

■■■ **Pathogenese, Klinik.** Eine konnatale Parvovirus-B-19-Infektion kann zu einer Hemmung der fetalen Erythropoese mit Entwicklung einer aplastischen Krise führen. Bei schwerer Anämie (Hämoglobin < 8 g/dl) entwickelt sich eine intrauterine Hypoxie und infolge einer verminderten hepatischen Albuminsynthese eine Hypoproteinämie. Veränderungen der Zellpermeabilität und Verminderungen des onkotischen Drucks führen zu generalisierten Ödemen, Höhlenergüssen (Aszites, Pleuraerguß, Perikarderguss), Hypervolämie und Herzinsuffizienz. Bei generalisiertem Hydrops kann ein intrauteriner Fruchttod auftreten; ein Hydrops fetalis wird bei ca. 25 % der infizierten Schwangeren diagnostiziert, 70 % der hydropischen Kinder versterben. Das Zeitintervall zwischen mütterlicher und kindlicher Infektion beträgt 2–8 Wochen. Kindliche Missbildungen sind bei dieser Infektion nicht bekannt.

■■■ **Diagnose, Therapie.** Die Diagnose einer akuten Parvovirus-Infektion kann durch den Nachweis von IgM- und IgG-Antikörpern sowie die direkte Virusidentifizierung gestellt werden. Nach einem Kontakt mit Ringelröteln sollte der spezifische Immunstatus einer Schwangeren ermittelt werden. Bei fehlenden protektiven Antikörpern sind engmaschige Ultraschalluntersu-

> **Merke**
>
> Das Neugeborene einer Hbs-Antigen-positiven Mutter muss unmittelbar nach der Geburt aktiv und passiv immunisiert werden.

chungen des Feten erforderlich; bestehen Hinweise auf einen inzipienten Hydrops fetalis, so sind eine spezifische Diagnostik sowie eventuell intrauterine Bluttransfusionen indiziert. Nach erfolgreicher intrauteriner Behandlung ist die Prognose der Kinder als gut anzusehen.

4.10.8 Toxoplasmose

Eine während der Schwangerschaft auftretende Primärinfektion durch Toxoplasma gondii verläuft bei ca. 50 % der betroffenen Frauen asymptomatisch, die andere Hälfte hat unspezifische Symptome (Schwäche, Müdigkeit, Lymphknotenschwellungen und subfebrile Temperaturen).

Im Verlauf einer mütterlichen Primärinfektion werden etwa 40 % der Feten durch diaplazentaren Übertritt des Erregers infiziert. Eine intrauterine Infektion findet am häufigsten im letzten Trimenon statt; fetale Infektionen vor der 20. Gestationswoche gehen allerdings häufig mit einem intrauterinen Fruchttod oder schweren bleibenden kindlichen Schäden einher. Trotz der konnatalen Infektion sind nur 10–15 % der Neugeborenen symptomatisch.

■■■ **Klinik.** Man unterscheidet zwei unterschiedliche Manifestationsformen der konnatalen Toxoplasmose:
- die generalisierte Form der Toxoplasmose und
- die initial subklinisch verlaufende Form, die sich erst im Verlauf durch eine Infektion des zentralen Nervensystems manifestiert (Hydrozephalus, Mikrozephalie, Konvulsionen, psychomotorische Retardierung, Chorioretinitis etc.) (◘ Tabelle 4.16).

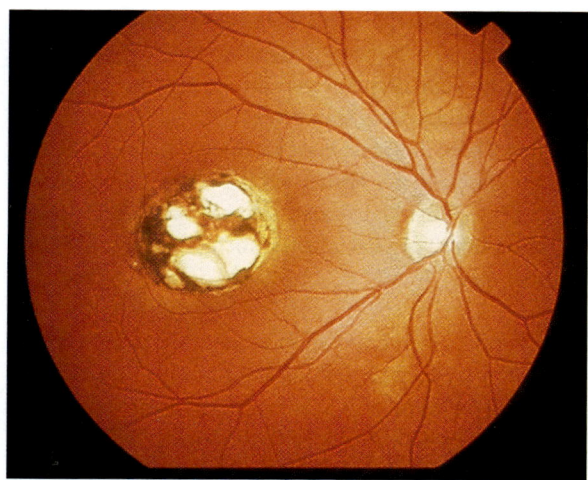

◘ Abb. 4.40. **Konnataler Toxoplasmose**
Ausgeprägte Chorioretinitis

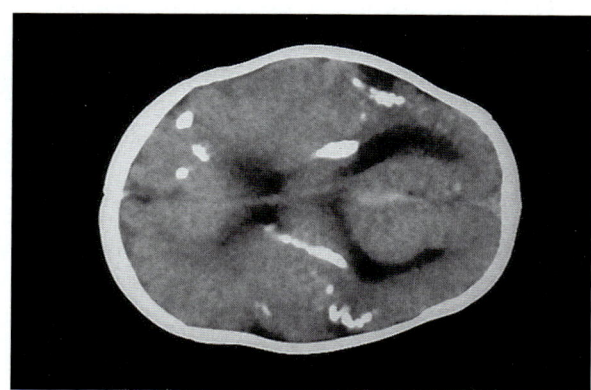

◘ Abb. 4.41. **Typische intrazerebrale Verkalkungen**
bei konnataler Toxoplasmose

◘ Tabelle 4.16. **Klinische Symptomatologie** und Folgeerkrankungen der konnatalen Toxoplasmose

Generalisierte Infektion	ZNS-Manifestation
– Intrauterine Dystrophie	– Enzephalitis
– Hepatosplenomegalie	– Hydrozephalus
	– Mikrozephalus
– Hepatitis, Ikterus	– Intrazerebrale Verkalkungen
– Thrombozytopenische Purpura	– Chorioretinitis
– Pneumonie	– Krampfanfälle
– Myokarditis	– Zerebralparese
– Lymphadenopathie	– Postenzephalitisches Syndrom

Im Verlauf der generalisierten Erkrankung können neben dem ZNS viszerale Organsysteme befallen sein (Hepatosplenomegalie, Pneumonie, Myokarditis) (◘ Abb. 4.40). Die klassische Trias Hydrozephalus internus (oder Mikrozephalus), intrazerebrale Verkalkungen (◘ Abb. 4.41) und Chorioretinitis ist nur bei vollausgeprägtem Krankheitsbild vorhanden.

■■■ **Diagnostik.** Zur Diagnostik stehen verschiedene serologische Methoden zur Verfügung (Sabin-Feldmann-Test, Komplementbindungsreaktion, indirekter Immunfluoreszenztest u. a.). Bei symptomatischem Verlauf kann ein direkter Erregernachweis gelingen (Mikroskopie, Antigennachweis, DNA-Amplifikation, Tierversuch etc.). In den zur Zeit gültigen Mutterschaftsrichtlinien ist ein generelles Toxoplasmosescreening während der Schwangerschaft nicht vorgesehen.

Die therapeutischen Maßnahmen sind in Kap. 8 dargestellt.

> **Merke**
>
> Zur Früherkennung der Chorioretinitis sind in den ersten Lebensjahren regelmäßige augenärztliche Untersuchungen erforderlich!

4.10.9 Besonderheiten des Immunsystems Neugeborener

> **Merke**
>
> Ob Früh- und Neugeborene an einer systemischen Infektion erkranken, wird auf der einen Seite von der Virulenz und Quantität pathogener Erreger bestimmt, auf der anderen Seite von der Summation einer Reihe von partiellen Immundefizienzen.

■■■ **Pathogenese.** Neugeborene haben im Vergleich zu Erwachsenen deutlich eingeschränkte Knochenmarkreserven für neutrophile Granulozyten. Diese quantitative Defizienz wird durch die verminderte Adhärenz und Verformbarkeit sowie die eingeschränkte zielgerichtete Zellbeweglichkeit (Chemotaxis) neonataler neutrophiler Granulozyten aggraviert; der Granulozyteninflux in Entzündungsgebiete ist vermindert. Eine lokale Entzündung, insbesondere die neonatale Pneumonie, kann so zum Ausgangspunkt einer Sepsis werden.

Ein Mangel an spezifischen IgG-Antikörpern führt zu einer substantiellen Beeinträchtigung der opsoninabhängigen Phagozytose. Die im kindlichen Blut zirkulierenden IgG-Antikörper sind ausschließlich mütterlichen Ursprungs; sie werden in der zweiten Hälfte des letzten Trimenons durch aktive Transportmechanismen diaplazentar auf den Fetus übertragen. Ein Frühgeborenes unterhalb der 30. Gestationswoche hat noch unzureichende Serum-IgG-Konzentrationen. Fehlen der Mutter spezifische IgG-Antikörper gegen Erreger konnataler und neonataler Infektionen, weist auch das reife Neugeborene ein spezifisches Antikörpermangelsyndrom auf. Der protektive Effekt von mütterlichen IgG-Antikörpern, z. B. gegen systemische Infektionen durch Herpes-simplex-Typ II oder Streptokokken der Gruppe B ist belegt.

◘ Tabelle 4.17. **Partielle Immundefizienzen** Früh- und Neugeborener

Immunfaktoren bzw. Zellfunktionen	Verminderung
– Serum-Immunglobulinkonzentration bei Frühgeborenen	obligat
– Konzentration spezifischer Antikörper	fakultativ
– Opsoninabhängige Phagozytose	fakultativ
– Knochenmarkreserven von Granulozyten	obligat
– Granulozytenfunktion Adhärenz Chemotaxis	obligat
– Makrophagenaktivierung durch Gamma-Interferon	obligat

Einige Früh- und Neugeborene haben zusätzlich verminderte Aktivitäten der klassischen und alternativen Komplement-Kaskade; auch diese humorale Defizienz kann zu einer Beeinträchtigung der opsoninabhängigen Phagozytose beitragen.

Die T-Zell-vermittelte Zytotoxizität ist neben anderen Partialfunktionen des neonatalen Lymphozytensystems (u. a. verminderte Zytokin- und Lymphokinproduktion) eingeschränkt. Die deutlich verminderte Synthese von γ-Interferon führt zu einer suboptimalen Aktivierung neonataler Makrophagen im Verlauf eines Entzündungsgeschehens. Die Disseminierung zirkulierender Erreger wird durch die eingeschränkte Makrophagenfunktion begünstigt. Die einzelnen Immundefizienzen sind in der ◘ Tabelle 4.17 zusammengefasst.

4.10.10 Die Neugeborenensepsis

■■■ **Epidemiologie.** In Westeuropa und den USA erkranken 1–4 von 1000 Lebendgeborenen an einer neonatalen Sepsis, 10–25 % der Patienten versterben an den

> **Merke**
>
> Die neonatale Sepsis, nach wie vor eines der Hauptprobleme der Neugeborenenmedizin, ist durch die klinischen Symptome einer systemischen Infektion und die Septikämie mit kulturellem Nachweis pathogener Erreger in der Blutkultur charakterisiert. Im Rahmen des septischen Schocks kann ein Multiorganversagen auftreten.

Komplikationen dieser oftmals foudroyant verlaufenden Infektion, bis zu 25% der Kinder entwickeln als Folge einer zu spät diagnostizierten Sepsis eine eitrige Meningitis. Besonders kritisch ist die Situation auf neonatologischen Intensivstationen: bis zu 25% der Kinder erkranken im Verlauf der Intensivtherapie an einer eindeutig nachgewiesenen Sepsis. Wie eine Reihe von epidemiologischen Untersuchungen belegt, hat die Inzidenz der neonatalen Sepsis in den letzten 20 Jahren zugenommen.

■■■ Verlaufsformen der Sepsis. Die neonatale Sepsis manifestiert sich in zwei Verlaufsformen (Tabelle 4.18), der
- früheinsetzenden Form (Frühsepsis),
- späteinsetzenden Form (Spätsepsis).

Tabelle 4.18. Verlaufsformen der neonatalen Sepsis

	frühe Verlaufsform	späte Verlaufsform
Erkrankungsbeginn	≤ 4 Tage	≥ 5 Tage
Durchschnittliches Erkrankungsalter	20 Stunden	18 Tage
Schwangerschaftskomplikationen	+	+
Herkunft der Erreger	Mütterlicher Genitaltrakt	Mütterlicher Genitaltrakt Postnatales Umfeld
Klinische Verlaufsform	Fulminant	Foudroyant oder langsam fortschreitend
Häufig:	Pneumonie	Meningitis
Sterblichkeit	15–50%	10–20%

Tabelle 4.19. Risikofaktoren der früheinsetzenden Sepsis

- Vorzeitiger Blasensprung
- Amnioninfektionssyndrom
- Fieber, Bakteriämie der Mutter
- Frühgeburtlichkeit

Die **früheinsetzende Form** zeichnet sich durch den Krankheitsbeginn in den ersten Lebenstagen, das typische Erregerspektrum (s. u.) und die fulminante Verlaufsform aus. Häufig entwickelt sich die systemische Infektion auf dem Boden einer neonatalen Pneumonie. Bei vielen Kindern sind geburtshilfliche Risikofaktoren vorhanden.

Die **späteinsetzende Form** tritt in der Regel nach dem 5. Lebenstag auf, der klinische Verlauf kann entweder foudroyant oder langsamer fortschreitend sein; die Neugeborenen erkranken häufig an einer Meningitis. Die Erreger stammen häufig aus dem postnatalen Umfeld. Besonders intensivmedizinisch behandelte Früh- und Neugeborene sind gefährdet, an einer späteinsetzenden **nosokomialen** Sepsis zu erkranken.

■■■ Pathogenese, Risikofaktoren. Die geburtshilflichen Risikofaktoren der früheinsetzenden Sepsis sind in Tabelle 4.19 aufgelistet.

Durch vorzeitigen Blasensprung, Aszension vaginaler Erreger (aszendierende Infektion) oder im Rahmen einer mütterlichen Bakteriämie (deszendierende Infektion) kann das Neugeborene bereits in utero infiziert werden und manifest erkranken (Abb. 4.42).

■■■ Ätiologie, Erregerspektrum. Eines der faszinierenden, aber immer noch nicht geklärten Phänomene neonataler Infektionen ist ein von Zeit zu Zeit auftretender Wechsel im bakteriologischen Spektrum. In Deutschland wurden β-hämolysierende Streptokokken der Gruppe B erstmals Ende der 70er Jahre beobachtet; sie sind inzwischen in den meisten Regionen die häufigsten Erreger der neonatalen Sepsis. Weiterhin sind E. coli, Listerien, Enterokokken und S. aureus typische Erreger der Frühsepsis.

Es gilt jedoch festzustellen, dass nicht nur zwischen geographisch definierten Regionen, sondern auch zwischen einzelnen Hospitälern mit unterschiedlichen Infektionserregern zu rechnen ist. In vielen neonatologischen Zentren wird Staphylococcus epidermidis als häufigster Erreger von späteinsetzenden nosokomialen Infektionen isoliert; dieser Erreger führt darüber hinaus immer wieder zu »Ausbrüchen« von Hospitalinfektionen. Daneben spielen Klebsiella-Enterobacter-Spezies, Pseudomonas-Spezies, Staphylococcus aureus und andere pathogene Mikroorganismen eine unveränderte Rolle als gefürchtete Erreger einer nosokomialen Spätsepsis. Sehr kleine Frühgeborene können auch an einer Pilzsepsis besonders mit Candida-Spezies erkranken. In Tabelle 4.20 sind die wesentlichen Erreger der neonatalen Sepsis zusammengefasst.

4.10 · Fetale und neonatale Infektionen

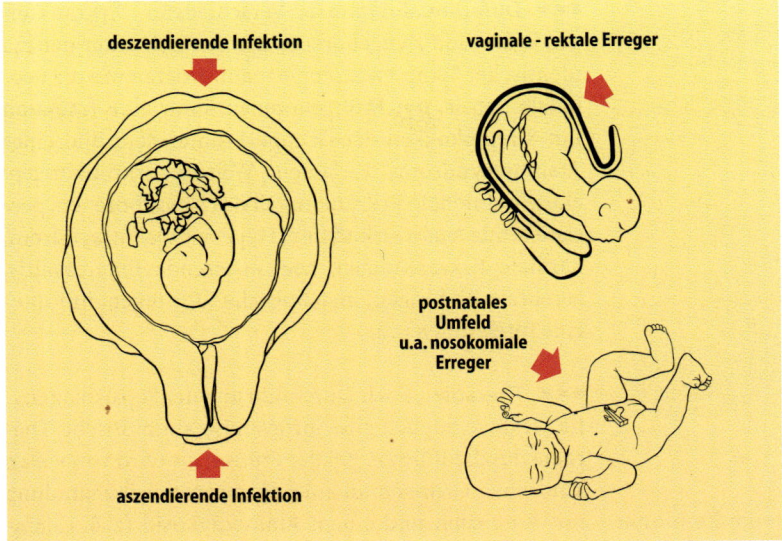

○ Abb. 4.42. **Prä- und postnatale Infektionswege** der neonatalen Sepsis

■■■ **Klinik.** Einer der wichtigsten Hinweise auf eine neonatale Sepsis ist das von einer erfahrenen Kinderkrankenschwester registrierte »schlechte Aussehen« des Neugeborenen. Neben Störungen der Temperaturregulation und der Atmungsfunktion werden gastrointestinale Symptome beobachtet (○ Tabelle 4.21). Phasenweise nachweisbare Veränderungen des Hautkolorits weisen auf die im Rahmen der Bakteriämie auftretende Mikrozirkulationsstörung hin. Daneben können Hyperexzitabilität, Hypotonie, Apathie und zerebrale Krampfanfälle auftreten. Petechien, verstärkte Blutungsneigung, Hypotension und septischer Schock entwickeln sich im Verlauf der Erkrankung. Bei klinischen Warnzeichen muss solange der Verdacht auf eine neonatale Sepsis bestehen, bis das Gegenteil bewiesen ist, d. h. eine Infektion ausgeschlossen oder eine andere Ursache für die Verschlechterung des kindlichen Zustandes gefunden wurde. Der Verlauf der

> **Merke**
>
> Die klinische Symptomatik der Neugeborenensepsis ist uncharakteristisch und variabel; bleiben die oftmals diskreten klinischen Zeichen unerkannt, so kann sich innerhalb kurzer Zeit das Vollbild des septischen Schocks entwickeln.

○ **Tabelle 4.20. Wesentliche Erreger** der früheinsetzenden und späteinsetzenden neonatalen Sepsis

Früheinsetzende Sepsis	Späteinsetzende Sepsis
— Streptokokken Gruppe B	— Escherichia coli
	— Staphylococcus epidermidis
— Escherichia coli	— Klebsiella-Enterobacter-Spezies
— Staphylococcus aureus	— Pseudomonas aeruginosa
— Listeria monocytogenes	— Proteus-Spezies
— Enterokokken u. a.	— Candida albicans u. a.

○ **Tabelle 4.21. Wesentliche Symptome** der neonatalen Sepsis

Temperaturinstabilität:	Hyper-, Hypothermie
Atemstörungen:	Tachypnoe, Dyspnoe, Apnoe
Gastrointestinale Symptome:	Trinkschwäche, Erbrechen, abdominelle Distension
Zirkulatorische Insuffizienz:	Periphere Mikrozirkulationsstörungen, Blässe, grau-marmoriertes Hautkolorit, septischer Schock, Multiorganversagen, DIC
Neurologische Störungen:	Hyperexzitabilität, Lethargie, Krampfanfälle

> **Tabelle 4.22. Früherkennung und Warnzeichen** neonataler Infektionen (Elastase-α_1-PI = Elastase-α_1-Proteaseinhibitorkomplex)
>
> - Geburtshilfliche Risikofaktoren
> - Klinische Zeichen
> - Entzündungsparameter
>   - Leukozyten
>   - Gesamtzahl aller neutrophilen Granulozyten
>   - Gesamtzahl der unreifen Granulozyten
>   - I/T-Quotient
>   - CRP
>   - Interleukin-6
>   - Elastase-α1-PI
> - Erregernachweis

Neugeborenensepsis wird entscheidend vom Zeitpunkt der Diagnose bzw. des Behandlungsbeginns beeinflusst.

■■■ Diagnostik. Blutkulturen (aerob, anaerob), gegebenenfalls Liquorkulturen, Urin, Haut- und Schleimhautabstriche, Magensekret. Bei jedem isolierten Erreger ist eine Resistenztestung durchzuführen. Verschiedene Entzündungsparameter können als Warnzeichen einer neonatalen Infektion angesehen werden und zur Früherkennung der neonatalen Sepsis beitragen (Tabelle 4.22).

Zu diesen Entzündungsindikatoren gehören die Gesamtzahl der Leukozyten am ersten Lebenstag (< 10 000 Leukozyten/ml), die Gesamtzahl aller neutrophilen Granulozyten sowie der unreifen Granulozyten sowie der I/T-Quotient (Immature/Total neutrophils = Gesamtzahl aller unreifen Granulozyten/Gesamtzahl aller Granulozyten; >0,2) (s. Abb. 4.41 und 4.42). Eine Thrombozytopenie tritt häufig erst im Verlauf der Infektion auf.

Auch erhöhte Konzentrationen des C-reaktiven Proteins (CRP) und der Granulozytenelastase können auf eine Infektion hinweisen. Während der Phagozytose von Bakterien wird die in den Granulozyten gespeicherte Elastase innerhalb von Minuten freigesetzt und ist bei ausreichenden Granulozytenzahlen im Plasma nachweisbar. Mit einem Konzentrationsanstieg des in der Leber synthetisierten Akute-Phase-Proteins CRP ist erst 4–6 Stunden nach Keiminvasion zu rechnen. Das CRP ist allerdings ein idealer Verlaufsparameter einer neonatalen Infektion. Die Sensitivität und Spezifität dieser Entzündungszeichen wird von verschiedensten internationalen Arbeitsgruppen unterschiedlich beurteilt. Die Wertigkeit der verschiedenen Infektionszeichen sollte auf keinen Fall überschätzt werden.

■■■ Differentialdiagnose. Verschiedene Erkrankungen Früh- und Neugeborener können sich unter nahezu identischer Symptomatologie manifestieren wie die neonatale Sepsis. Bei Frühgeborenen kann eine Infektion mit Streptokokken der Gruppe B unter dem Bild eines Atemnotsyndroms verlaufen. Weitere Erkrankungen: akute pulmonale Erkrankungen des Neugeborenen, persistierende fetale Zirkulation, Hyperviskositätssyndrom, kardiale Erkrankungen, nekrotisierende Enterokolitis, zerebrale Blutungen, metabolische Störungen, intrauterine Infektionen u. a.

■■■ Therapie. Nach Durchführung der Sepsisdiagnostik ist unverzüglich eine intravenöse antibiotische Therapie durchzuführen. Bei der **Frühsepsis** wird von vielen klinischen Gruppen an einer Kombinationsbehandlung mit **Ampicillin** und einem **Aminoglykosid** (z. B. Gentamycin) festgehalten; alternativ wird eine Therapie mit **Ampicillin** und einem **Cephalosporin der 3. Generation** (z. B. Cefotaxim) praktiziert.

> **Merke**
>
> Ein antibiotisches Therapiekonzept sollte sich immer nach dem lokalen Erregerspektrum richten.

4.10.11 Listeriose

Hervorgerufen durch das kleine grampositive Stäbchenbakterium **Listeria monocytogenes**; zählt zu den Anthropozoonosen. Reservoir bieten praktisch alle Tiere, sowohl wildlebende als auch Haustiere.

■■■ Klinik. Die klinische Bedeutung liegt vor allem bei den Neugeboreneninfektionen sowie bei opportunistischen Erkrankungen immundefekter Patienten. Unter den infizierten Neugeborenen sind zu 50 % Frühgeborene; die intrauterine, meist diaplazentare Infektion scheint die Frühgeburtlichkeit zu fördern.

Nach kurzer **Inkubationszeit** kann es zur Frühform der Infektion kommen (»early-onset«), oder nach wochenlanger Latenz zu einer Spätmanifestation (»late-onset«), meist als Meningoenzephalitis. Die klinischen Symptome sind so vielgestaltig wie bei jeder Neugeborenensepsis. Erfolgte die Infektion hämatogen-diaplazentar, sind alle Organe betroffen; erfolgte sie durch Fruchtwasseraspiration, steht die pulmonale Infektion im Vordergrund (miliare Aussaat im Röntgenbild). Pathognomonisch sind Hautveränderungen: stecknadelkopfgroße, weißlich-gelbe Knötchen mit einem roten Hof; diese Hautveränderungen finden sich nur in der Hälfte der Fälle. Autoptisch findet man in allen Organen Granulome mit zentraler Nekrose (Granulomatosis infantiseptica der Neugeborenenlisteriose).

Postnatale Infektionen werden häufig über unpasteurisierte Milchprodukte übertragen.

■■■ **Diagnose.** Bei klinischem Verdacht ist der Erregernachweis mit Direktpräparaten (Trachealsekret, Mekonium, Liquor, Blut, Granulom, Urin, Plazenta, Fruchtwasser) bzw. in der bakteriologischen Kultur möglich. Die Serologie ist unzuverlässig.

Die Behandlung erfolgt antibiotisch (z. B. Ampicillin).

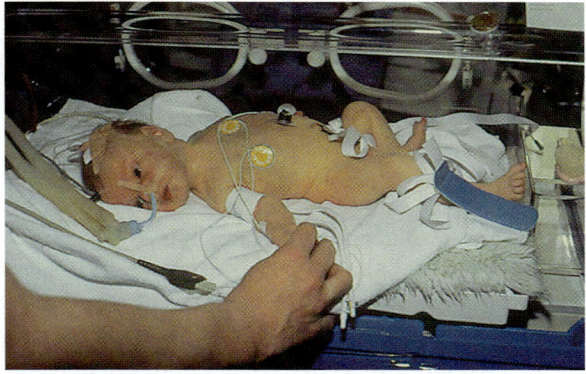

◘ Abb. 4.43. **Neugeborenes mit Sepsis und Meningitis** (Erreger: Proteus vulgaris): bewegungsarmes und berührungsempfindliches 12 Tage altes Neugeborenes mit grau-gelblichem Hautkolorit

4.10.12 Meningitis

■■■ **Definition.** Die neonatale Meningitis ist eine mikrobielle Infektion der Hirnhäute, des Gehirns und häufig auch der Ventrikel; sie wird durch die typischen Erreger neonataler Infektionen verursacht.

■■■ **Epidemiologie.** Die Inzidenz der neonatalen Meningitis hat in den letzten 10 Jahren abgenommen; vermutlich haben die verbesserte Perinatalversorgung und Früherkennung neonataler Infektionen sowie die rechtzeitige antibiotische Behandlung zu diesem Rückgang beigetragen. Die durchschnittliche Erkrankungsrate liegt zwischen 0,1–0,4 pro 1000 Lebendgeborene.

■■■ **Pathogenese, Risikofaktoren.** Die bekannten geburtshilflichen, pränatalen und postnatalen Risikofaktoren der neonatalen Sepsis sind uneingeschränkt bei der Meningitis Neugeborener nachweisbar.

> **Merke**
>
> Eine Meningitis entwickelt sich häufig als Folge einer zu spät diagnostizierten Sepsis.

Ausgangspunkte für die hämatogene Streuung sind:
- *Pneumonien,*
- *Hautinfektionen,*
- *infizierter Nabel,*
- *Harnwegsinfektionen,*
- *Otitis media etc.*

Säuglinge mit Liquor-Shunt-Systemen sind besonders gefährdet, über eine Bakteriämie eine Infektion des Shunt-Systems zu entwickeln.

■■■ **Klinik.** Die klinischen Zeichen der neonatalen Meningitis sind unspezifisch und in der Regel nicht von den Symptomen der Neugeborenensepsis zu unterscheiden (◘ Abb.4.43). Als zusätzliche Symptome können **Berührungsempfindlichkeit**, **spärliche Spontanbewegungen** und **schrilles Schreien** hinzukommen. Eine **gespannte Fontanelle**, die **opisthotone Körperhaltung** oder gar Nackensteifigkeit treten insgesamt selten und erst im fortgeschrittenen Stadium der Meningitis auf. **Krampfanfälle** werden bei ca. 15 % der erkrankten Neugeborenen beobachtet. Aufgrund der uncharakteristischen Symptomatologie sollte bei jedem Patienten, bei dem eine neonatale Sepsis zu vermuten ist, eine **Liquoruntersuchung** erfolgen. Bei ausgeprägter Instabilität der Kinder kann man jedoch gezwungen sein, die erforderliche Lumbalpunktion erst nach Therapiebeginn durchzuführen.

■■■ **Diagnostik.** Die Besonderheiten der Liquordiagnostik sind an anderer Stelle ausgeführt (▶ siehe S. 643).

■■■ **Therapie.** Die Prognose der neonatalen Meningitis wird entscheidend vom Therapiebeginn und der Wahl der Antibiotika bestimmt; die antibiotische Behandlung muss sich gegen das besondere Spektrum der zu vermutenden Erreger neonataler Infektionen richten (▶ s. neonatale Sepsis). Eine zuverlässige Liquorgängigkeit sowie eine ausreichende Dosierung der Antibiotika ist unbedingt zu beachten; die Dosierung der verschiedenen Präparate liegt in der Regel höher als bei der neonatalen Sepsis.

■■■ **Prognose.** Die Prognose der neonatalen Meningitis ist trotz aller Behandlungsfortschritte immer noch als ernst anzusehen. Die Letalität beträgt 20–50 %. Akute Komplikationen sind ein kommunizierender oder nichtkommunizierender Hydrozephalus, subdurale Effusionen, Taubheit und Blindheit. Bis zu 70 % aller Patienten mit E. coli-Meningitis entwickeln eine Ventrikulitis. Selten werden Hirnabszesse beobachtet; sie treten u. a. bei Infektionen mit Citrobacter diversus, Proteus mirabilis und Enterobacter-Spezies auf.

Schwere neurologische Spätschäden (Zerebralparesen, Anfallsleiden, mentale Retardierung, Taubheit, Blindheit) sind bei ungefähr 10 % der Patienten nachweisbar; ein Viertel aller erkrankten Kinder weisen leichte bis mittelschwere neurologische und psychomentale Beeinträchtigungen auf. Über den Effekt einer im akuten Erkrankungsstadium durchgeführten Dexamethason-Therapie auf die Komplikationsrate der neonatalen Meningitis liegen zur Zeit noch keine Ergebnisse vor, so dass die Ergänzung der Meningitistherapie durch Dexamethasongabe erst ab der 6. Lebenswoche empfohlen wird. Aspekte zur Prophylaxe der neonatalen Meningitis sind im Kapitel »neonatale Sepsis« abgehandelt.

4.10.13 Osteomyelitis und septische Arthritis

■■■ **Epidemiologie, Ätiologie.** Die Osteomyelitis und bakterielle Arthritis (▶ s. S. 569) sind seltene Erkrankungen im Neugeborenenalter; verläßliche Inzidenz-Angaben liegen nicht vor. S. aureus wird bei bis zu 85 % der Patienten mit Osteomyelitis als kausaler Erreger identifiziert.

Daneben werden Streptokokken der Gruppen A und B, S. epidermidis und S. pneumonie sowie eine Reihe gramnegativer Erreger nachgewiesen. Besonders bei der septischen Arthritis lassen sich neben S. aureus E. coli, Klebsiella-Enterobacter-Spezies, Pseudomonas, Salmonellen, Serratia, N. gonorrhoeae und auch C. albicans isolieren.

■■■ **Pathogenese.** Aufgrund der besonderen ossären Gefäßversorgung bei Neugeborenen und Säuglingen treten **Osteomyelitis** und **septische Arthritis** häufig zusammen auf.

> **Merke**
>
> Diaphyse, Metaphyse und Epiphyse werden über gemeinsame Arterien versorgt, daher treten Osteomyelitis und septische Arthritis häufig zusammen auf.

Als Konsequenz können sich Erreger, die in die Metaphyse der langen Röhrenknochen gelangt sind, über diese Gefäßverbindungen zur Epiphyse ausbreiten und das Gelenk in das Infektionsgeschehen einbeziehen. Erst gegen Ende des ersten Lebensjahres werden diese Gefäßverbindungen und somit die ungehinderte Infektionsausbreitung unterbrochen.

Die meisten Osteomyelitiden bei jungen Säuglingen treten **hämatogen** auf; systemische bakterielle Infektionen können ebenso wie lokale Infektionen (Pyodermie, Omphalitis, Mastitis u. a.) oder infizierte Infusionssysteme (Nabelgefäßkatheter, zentrale Silastickatheter u. a.) im Rahmen einer Bakteriämie zu einer Absiedlung von Erregern in Knochen und Gelenk führen. Bei einem Teil der Patienten lassen sich multiple Knochenherde nachweisen.

Neben der hämatogenen Genese kann auch ein lokales Entzündungsgeschehen per continuitatem eine Osteomyelitis induzieren (Abszess, infiziertes Kephalhämatom etc.). Durch repetitive Fersenpunktionen zur kapillären Blutentnahme kann sich eine Kalkaneusosteomyelitis entwickeln.

■■■ **Klinik.** Häufig finden sich eine lokalisierte Schwellung im Bereich der betroffenen Knochen bzw. Gelenke sowie eine eingeschränkte Beweglichkeit mit Schonhaltung der Extremität (sog. Pseudoparalyse). Am häufigsten sind die langen Röhrenknochen Femur, Humerus und Tibia betroffen. Aber auch die Maxilla und andere Schädelknochen können ebenso wie Finger- oder Wirbelknochen infiziert sein. Die häufigsten eitrigen Arthritiden treten in Hüft-, Knie- und Schultergelenken auf.

■■■ **Diagnostik.** Die diagnostischen Maßnahmen sind in Kap. 6 dargestellt.

■■■ **Differentialdiagnose.** Neben Frakturen und Paresen müssen Weichteilinfektionen sowie ossäre Veränderungen durch intrauterine Infektionen von der Osteomyelitis abgegrenzt werden.

■■■ **Therapie, Prognose.** Bei dem in Frage kommenden Erregerspektrum empfiehlt sich eine antibiotische

4.10 · Fetale und neonatale Infektionen

Initialbehandlung in Analogie zur Sepsistherapie, zusätzlich sollte in jedem Fall ein Staphylokokkenwirksames Medikament (z. B. Oxacillin) eingesetzt werden.

Die Langzeitprognose der Neugeborenenosteomyelitis/Arthritis ist immer noch alles andere als zufriedenstellend. Eine chronische Osteomyelitis, Skelett- oder Knochendeformitäten und gestörtes Knochenwachstum sind bei 25–50 % aller Kinder zu erwarten.

4.10.14 Haut- und Weichteilinfektionen

■■■ **Definition.** Das Spektrum neonataler Hautinfektionen, die durch Bakterien, Viren oder Pilze hervorgerufen werden, reicht von unproblematischen lokalen Affektionen bis hin zu lebensgefährlichen Erkrankungen.

Pustulöse und bullöse Hautveränderungen

Die **Impetigo neonatorum**, eine oberflächliche pustulöse Pyodermie-Erkrankung ist die häufigste Hautinfektion der Neugeborenenperiode. Die Pusteln sind häufig in der Inguinalregion, periumbilikal, nuchal und retroaurikulär zu finden. Erreger: S. aureus. Lokale Behandlungsmaßnahmen sind ausreichend; Kontaktinfektionen sind unbedingt zu vermeiden.

■■■ **Differentialdiagnose.** Erythema toxicum neonatorum (rötliche Flecken, die von einer gelblichen Pustel besetzt sein können, treten am ganzen Körper auf; Direktpräparat der Pustel: eosinophile Granulozyten), Milien (weißlich-gelbliche Talgretentionen an Nase, Wange oder Stirn).

Eine weitere Staphylokokkenerkrankung ist die **Impetigo bullosa** oder **Pemphigus neonatorum**. Durch intra- oder postpartale Besiedlung mit S. aureus (Phagengruppe II; Produktion des Exotoxins Exfoliatin) kann das Neugeborene diese ernste Hauterkrankung akquirieren. Es bilden sich größere, von einem roten Hof umgebene Blasen aus; diese hinterlassen nach Platzen gerötete, nässende Hautstellen (◘ Abb. 4.44). 3–5 Tage nach Erkrankungsbeginn tritt eine Desquamation von epidermalen Teilen auf (Nikolski-Phänomen negativ, Nikolski-Zeichen: Ablösbarkeit der Epidermis durch Druck auf die Haut). Die schwerste Verlaufsform einer durch hämatogene Aussaat des S. aureus-Exotoxins ausgelösten Hautinfektion ist die **Dermatitis exfoliativa neonatorum** (Ritter von Rittershain) (◘ Abb. 4.45). Im Bereich großflächiger, unscharf begrenzter Erytheme entstehen nach Hautablösung große Wundflächen (Nikolski-Phänomen positiv).

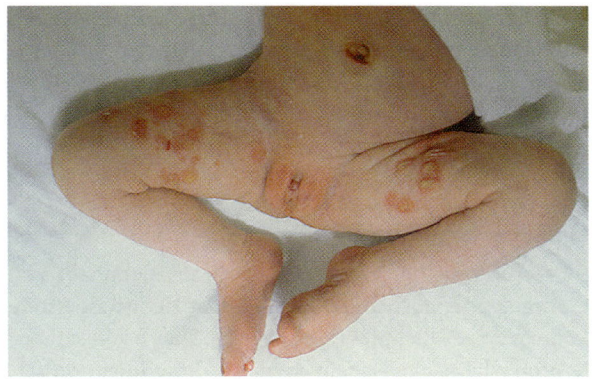

◘ Abb. 4.44. **Impetigo bullosa** bei einem 4 Tage alten Neugeborenen, Erreger: S. aureus, Phagengruppe II

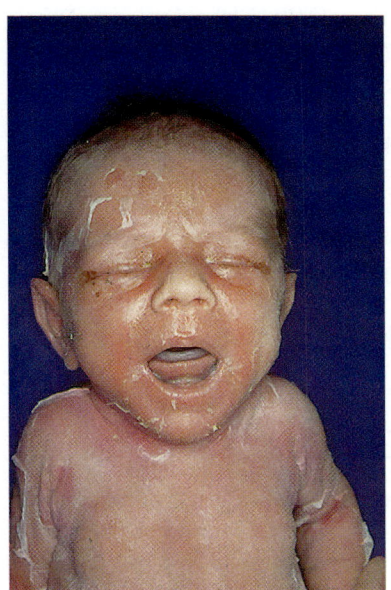

◘ Abb. 4.45. **Dermatitis exfoliativa neonatorum;** Erreger: S. aureus, Phagengruppe II, Exotoxinbildner

■■■ **Therapie.** Die antibiotische Behandlung beider Verlaufsformen muss immer systemisch (intravenös) erfolgen. Die Supportivtherapie der Dermatitis exfoliativa erfolgt nach den Prinzipien der Verbrennungstherapie.

■■■ **Komplikationen.** Neonatale Sepsis, Osteomyelitis etc.

■■■ **Diffentialdiagnose.** Vesikuläre Effloreszenzen bei neonataler Herpes simplex-, Zytomegalie- und Varizelleninfektion, bullöse Veränderungen bei Lues connata (Pemphigus syphiliticus).

4.10.15 Omphalitis

■■■ **Ätiologie.** Bevorzugter Erreger der Omphalitis ist S. aureus, aber auch andere Erreger der Neonatalperiode können eine Nabelinfektion auslösen. Durch konsequente prophylaktische Nabelhygiene ist diese Infektion selten geworden.

■■■ **Klinik.** Die eitrige Entzündung des Nabels manifestiert sich durch eine periumbilikale Rötung, derbe Infiltration und gegebenenfalls Ulzeration, der Nabelgrund kann eitrig belegt sein, häufig entleert sich purulentes Sekret.

■■■ **Diagnostik.** Abstriche, Entzündungszeichen, Blutkulturen

■■■ **Komplikationen.** Nabelphlegmone, Nabelsepsis, Infektion der Nabelgefäße etc.

■■■ **Therapie.** Lokalbehandlung, Antibiotika i. v.

4.10.16 Mastitis

■■■ **Epidemiologie.** Eine Mastitis entwickelt sich in der Regel zwischen der 2. und 3. Lebenswoche; weibliche Neugeborene erkranken häufiger als männliche. Diese Erkrankung tritt nicht bei Frühgeborenen auf (vermutliche Erklärung: noch nicht entsprechend entwickelte Brustdrüsen). Eine beidseitige Affektion ist selten.

■■■ **Ätiologie.** Häufigster Erreger S. aureus; zunehmend auch E. coli, Streptokokken der Gruppe B u. a. Der Entstehungsmechanismus ist unklar, es ist nicht auszuschließen, dass Manipulationen an der geschwollenen Brust die Infektion begünstigen.

■■■ **Diagnostik.** Direktpräparat des Brustdrüsensekrets, Abstriche.

■■■ **Therapie.** Antibiotika i. v.; bei ausgeprägten Befunden kann eine chirurgische Intervention notwendig werden. Langzeitnachuntersuchungen lassen vermuten, dass einige der erkrankten Mädchen ein vermindertes Brustgewebe auf der erkrankten Seite zurückbehalten.

Weitere recht häufige bakterielle Lokalinfektionen des Neugeborenen sind:
— Kopfschwartenabszess (Verletzung durch CTG-Elektroden, Erreger: S. aureus, Streptokokken Gruppe B u. a. Erreger neonataler Infektionen)
— Infiziertes Kephalhämatom (s. Kopfschwartenabszess)
— Paronychien (wichtigste Erreger: S. aureus, Streptokokken Gruppe B).

4.10.17 Lokale Candidainfektionen

Der **Mundsoor** ist eine häufig auftretende Lokalinfektion des Neugeborenen; weißliche Beläge, die im Gegensatz zu Milchresten nicht abwischbar sind, kleiden überwiegend die Wangenschleimhaut Neugeborener aus. Diese Infektion mit Candida albicans wird entweder unter der Geburt oder durch postpartale Kontamination von verschiedenen Gegenständen übertragen. Sie verheilt unter konsequenter lokaler antimykotischer Behandlung. Eine Candidiasis tritt häufig auch als **perianale intertriginöse Dermatitis auf**; neben blass-gelblichen makulösen Veränderungen finden sich feuerrote, leicht schälende Areale. Die Behandlung erfolgt durch orale und lokale Applikation von Antimykotika.

4.10.18 Neonataler Tetanus

In einigen Teilen der Welt stellt der neonatale Tetanus eine ernsthafte Bedrohung Neugeborener dar. Von einer Infektion des Nabels ausgehend entwickeln die Neugeborenen gegen Ende der ersten Lebenswoche **Trinkschwäche, muskuläre Hypertonie** und **generalisierte Spasmen**. Die akute Erkrankung kann nur durch neuromuskuläre Blockade und maschinelle Beatmung wirksam behandelt werden.

4.10.19 Konjunktivitis

■■■ **Epidemiologie, Ätiologie.** Die neonatale Konjunktivitis ist eine eitrige, häufig bakterielle Entzündung, die bei ca. 10 % aller Neugeborenen anzutreffen ist. Eine bereits im Alter von 6–12 Stunden nach der Geburt

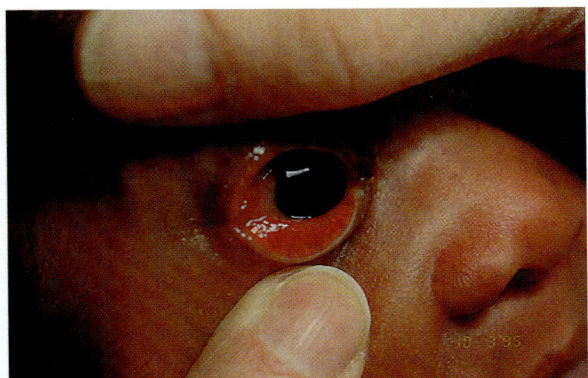

Abb. 4.46. **Ausgeprägte neonatale Konjunktivitis;** ein Erregernachweis ist nach erfolgter Credé-Prophylaxe nicht mehr gelungen

auftretende Konjunktivitis ist durch die Gabe von 1% Silbernitrat (chemische Konjunktivitis) verursacht; diese Credé-Prophylaxe wird zur Zeit nur noch in einigen Geburtskliniken zur Prävention der Ophthalmia neonatorum (Erreger: Neisseria gonorrhoeae) bei allen Neugeborenen durchgeführt. Die Inkubationszeit für die Gonokokken-Konjunktivitis beträgt in der Regel 2–5 Tage (Abb.4.46) (Gefahr der Erblindung), für eine Chlamydien-Infektion 5–14 Tage. Eine Staphylokokken-Konjunktivitis manifestiert sich nach einigen Tagen.

Neisseria gonorrhoeae, Streptokokken der Gruppe B, S. aureus, Chlamydia trachomatis, Herpes-Viren u.a. werden auf dem Weg durch den Geburtskanal akquiriert. Die im Verlauf der Neonatalperiode auftretenden eitrigen Konjunktividen entstehen überwiegend durch Schmierinfektionen (typische Erreger von Neugeboreneninfektionen).

■■■ **Klinik.** Symptome sind die konjunktivale Hyperämie mit mehr oder minder ausgeprägter eitriger Sekretion, Lidrötung und -schwellung. Bei Gonokokken-Konjunktivitis und auch Pseudomonas-Infektion: Gefahr der Kornea-Ulzeration, Perforation, Iridozyklitis, Ausbildung von vorderen Synechien und selten auch Panophthalmitis.

■■■ **Diagnostik, Therapie.** Eine nach dem 2. Lebenstag auftretende eitrige Konjunktivitis bedarf einer diagnostischen Abklärung (Direktpräparat, bakteriologische Kultur, Chlamydiennachweis) und umgehenden Behandlung. Die primär lokale antibiotische Therapie wird bei Gonokokken-Infektion und Keratitis bzw. weiteren Komplikationen durch eine systemische Behandlung ergänzt.

4.11 Neugeborenenkrämpfe

> Zerebrale Anfälle Neugeborener stellen unabhängig von ihren vielfältigen Ursachen eine klinische Notfallsituation dar. Gelegentlich werden Hypoglykämie und Hypokalzämie als Ursache ermittelt. Das klinische Erscheinungsbild unterscheidet sich von den Krämpfen älterer Kinder und Erwachsener; sie treten oft nur als diskrete fokale oder multifokale tonisch-klonische Muskelzuckungen auf.

Merke

Neugeborenenkrämpfe treten häufig im Verlauf einer Grunderkrankung auf, eine rasche Abklärung und Behandlung der Konvulsionen ist für die Prognose entscheidend.

Wesentliche Ursachen von Neugeborenenkrämpfen sind in der Tab. 4.23 aufgeführt:
- Metabolische Störungen, z. B.:
  - Hypoglykämie, Hypokalzämie, Hypomagnesiämie
  - Hypo- und Hypernatriämie
  - Aminoazidopathien, Störungen im Stoffwechsel organischer Säuren
  - Vitamin-B6-Mangel oder -Abhängigkeit
  - Bilirubinenzephalopathie
- Hypoxisch-ischämische Schädigung
- Intrakranielle Blutungen, traumatische Hirnschädigung
- Infektionen (neonatal, konnatal):
  - Sepsis, Meningitis, Enzephalitis
- Polyglobulie, Hyperviskositätssyndrom

Tabelle 4.23. Zeitliches Auftreten verschiedener neonataler Krampfanfälle und relative Häufigkeit (+)

Ursache	0–3 Tage	3–10 Tage
Asphyxie	+++	–
Hypokalzämie	++	+
Hypoglykämie	++	+
Infektionen	+	++
Hirnblutungen	++	–
Drogenentzug	+	–
Stoffwechselstörungen	+	+
Zerebrale Fehlbildungen	+	–
Vit.B6-Mangel	+	–
Bilirubinenzephalopathie	–	+
„Fünftagekrämpfe"	–	+

- Drogenentzug bei mütterlicher Drogen- oder Medikamentenabhängigkeit
- Angeborene zerebrale Fehlbildungen
- Degenerative zerebrale Erkrankungen
- »Fünftageskrämpfe« (»Fifth day fits«) u. a.

Klinik. Krämpfe sehen bei Neugeborenen anders aus als bei älteren Kindern oder Erwachsenen. Nur selten treten generalisierte tonisch-klonische Anfälle auf. Häufiger werden wechselnd lokalisierte Zuckungen auch kleiner Muskelgruppen (z. B. horizontale Augenbewegung, rhythmische oder »tanzende« Augenbewegungen, »Schmatzen«, Saugautomatismen), Tonusveränderungen, Apnoen, Hautblässe und Veränderungen der Vitalparameter beobachtet. Bei unreifen Frühgeborenen können die motorischen Begleitphänomene des Anfalls nur geringgradig ausgeprägt sein. Eine Abgrenzung von Krämpfen gegenüber harmlosen Myoklonien (muskuläre Zuckungen ohne Bewusstseinsverlust) kann gelegentlich schwierig sein. In Abhängigkeit von den Ursachen manifestieren sich die Krämpfe zu unterschiedlichen Zeitpunkten (Tabelle 4.23). Die **diagnostischen Maßnahmen** zielen auf eine rasche Klärung der o. g. Ursachen ab.

Therapie. Bei Hypoglykämie, Elektrolytentgleisungen, Infektionen, Polyglobulie etc. ist eine unverzügliche **adäquate Behandlung der zugrundeliegenden Störung** durchzuführen. Grundsätzlich gilt, dass bei rezidivierenden Anfällen oder Krämpfen, die länger als eine Minute dauern, unabhängig von der Ätiologie eine antikonvulsive Behandlung durchgeführt werden muss. Das unreife Gehirn kann möglicherweise durch langdauernde Krämpfe dauerhaft geschädigt werden. Als wesentliches Medikament hat sich Phenobarbital bewährt, bei therapieresistenten Konvulsionen wird Phenytoin appliziert (zur Durchbrechung von Anfällen: Clonazepam).

Prognose. Die Prognose der Neugeborenenkrämpfe ist schwer einzuschätzen, als prognostisch günstig sind die sogenannten »Fünftagekrämpfe« (3.–7. Lebenstag) anzusehen. Ca. 10 % aller Kinder mit Neugeborenenkrämpfen entwickeln später eine Epilepsie. Die Rate für mentale und motorische Behinderungen ist in der Gruppe von Neugeborenen mit Krampfanfällen im Vergleich zu einem Kollektiv ohne Krampfereignis erhöht.

4.11.1 Metabolische Störungen

Fetopathia diabetica

> **Merke**
>
> Die Entwicklung einer Fetopathia diabetica wird entscheidend von der Einstellung des mütterlichen Diabetes während der Schwangerschaft beeinflusst; bei optimaler Überwachung des Diabetes und Einhaltung normoglykämischer Werte kann sich die intrauterine Entwicklung normal vollziehen, bei schlechter Einstellung bilden sich Makrosomie oder Hypotrophie aus.

Jenseits der 28. Gestationswoche besteht ein erhöhtes Risiko intrauteriner Sterblichkeit, die Postpartalperiode ist durch eine Reihe von schwerwiegenden Adaptationsstörungen kompliziert.

Pathophysiologie. Da Glukose ungehindert durch die Plazenta diffundiert, führt die mütterliche Hyperglykämie zu erhöhten Blutzuckerkonzentrationen beim Feten. Als Folge entwickelt sich beim Feten eine Hyperplasie der pankreatischen Beta-Zellen mit einem Hyperinsulinismus. Insulin, das die Lipogenese und Proteinsynthese stimuliert – die Lipolyse ist gehemmt – wirkt als fetales Wachstumshormon. Die meisten kindlichen Organe sind, vom Gehirn abgesehen, vergrößert, die Kinder werden **makrosom**, das Geburtsgewicht liegt oberhalb der 90. Perzentile, per definitionem ist das Neugeborene hypertroph (Abb. 4.47).

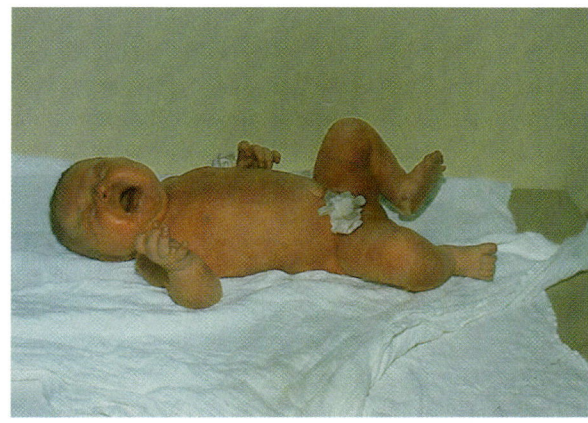

Abb. 4.47. Makrosomes Neugeborenes einer diabetischen Mutter; Gewicht 4920 g; Fetopathia diabetica

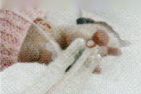

Da sich der Hyperinsulinismus nach der Geburt nur langsam zurückbildet, sind die Kinder extrem Hypoglykämie-gefährdet, die hepatische Glukoseproduktion durch Glykogenolyse und Glukoneogenese ist eingeschränkt, die Surfactant-Synthese ist bereits in utero verzögert; einige Kinder weisen eine Polyzythämie mit den Zeichen des Hyperviskositätssyndroms auf, gefürchtet ist das Auftreten einer Nierenvenenthrombose. Bei schwerem mütterlichen Diabetes, der bereits zu einer Vasopathie geführt hat, sind die Kinder häufig hypotroph.

Klinische Symptomatik:
- Makrosomie, cushingoides Aussehen
- Hepatomegalie, Hyperbilirubinämie
- Hypertrophe Kardiomyopathie (Glykogeneinlagerung)
- Atemnotsyndrom
- Plethora, Polyzythämie
- Erhöhte Inzidenz geburtstraumatischer Komplikationen
- Hypoglykämie, Hypokalzämie, Hypomagnesiämie
- Fehlbildungen (kaudales Regressionssyndrom, Mikrokolon, Vitium cordis)

■■■ **Therapie.** Neben einer kontinuierlichen intravenösen Glukosezufuhr sind die klinischen und metabolischen Störungen konsequent zu behandeln. Die wichtigste präventive Maßnahme ist die Verhütung der Fetopathia diabetica durch strenge Überwachung des mütterlichen Diabetes und Erreichen normoglykämischer Werte.

Hypoglykämie

Hypoglykämien können bei einer Reihe von neonatalen Erkrankungen und Störungen auftreten (■ Tabelle 4.24); eine frühzeitige Identifikation von Risikopatienten kann dazu beitragen, das Auftreten von Hypoglykämien durch frühzeitige Ernährung oder intravenöse Glukosezufuhr zu vermeiden.

■■■ **Definition der Hypoglykämie.**
Unterschieden wird:
- Reife Neugeborene:
  Blutzucker < 35 mg/dl in den ersten 24 Lebensstunden
- Frühgeborene:
  Blutzucker < 25 mg/dl in den ersten 24 Lebensstunden,
  < 45 mg/dl nach dem ersten Lebenstag

> **Merke**
>
> Die Hypoglykämie ist die häufigste in der Postnatalzeit auftretende Stoffwechselstörung; sie muss umgehend behandelt werden.

Besonders **hypotrophe und dystrophe Neugeborene** sind Hypoglykämie-gefährdet. Ursache der intrauterinen Dystrophie ist eine gestörte Plazentafunktion (chronische Plazentainsuffizienz), die bei schwangerschaftsspezifischen Erkrankungen, z. B. der EPH-Gestose, aber auch maternalen Grunderkrankungen auftreten kann. Die Plazenta ist oft klein und enthält zahlreiche Kalkinfarkte. Infolge der intrauterinen Mangelernährung haben diese Kinder reduzierte Glykogendepots.

■■■ **Klinik.** Hypoglykämien verlaufen nicht selten asymptomatisch, sie können jedoch durch folgende zentralnervöse und vegetative Symptome auffallen:
- Apnoen, Hypotonie, Apathie
- Trinkschwäche, Blässe, Hypothermie
- Hyperexzitabilität, Krampfanfälle

Es ist stets daran zu denken, dass viele dieser Symptome bei definierten Grunderkrankungen und metabolischen Störungen der Neonatalperiode auftreten. Vor dem Hintergrund der bekannten Risikokonstellationen sollte eine Hypoglykämie vermieden oder aber rechtzeitig erkannt werden. Konsequenz: engmaschige Kontrolle des Blutzuckerspiegels, frühe Nahrungszufuhr; bei Hypogly-

■ Tabelle 4.24. Ursachen der neonatalen Hypoglykämie

- **Verminderte Substrat-Verfügbarkeit**
  Intrauterine Hypotrophie, -Dystrophie, Frühgeburtlichkeit, wachstumsretardierter 2. Zwilling
- **Vermehrter Glukose-Verbrauch**
  Hyperinsulinismus: Kinder diabetischer Mütter, Erythroblastosis fetalis, Nesidioblastose, Beckwith-Wiedemann-Syndrom
- **Polyzythämie**
- **Störung des Glukosestoffwechsels**
  Glykogenose, Galaktosämie, hereditäre Fruktoseintoleranz, Aminosäurestoffwechselstörungen
- **Verschiedenes**
  Asphyxie, Sepsis neonatorum, endokrinologische Erkrankungen, Hypothermie

kämie sofortige intravenöse Glukosezufuhr (3 ml/kg 30 % Glukose i. v.).

Hypokalzämie

Hypotrophe und kranke Neugeborene sowie Frühgeborene entwickeln häufig im Verlauf der ersten Lebenstage eine Hypokalzämie (< 7 mg/dl); ein transitorischer Hypoparathyreoidismus und ein vermindertes Ansprechen der Parathyreoidea auf den nach der Geburt einsetzenden physiologischen Abfall des Kalzium-Spiegels können diese Frühform der Hypokalzämie erklären, die häufig asymptomatisch verläuft. Eine angeborene Aplasie der Parathyreoidea (Di-George-Syndrom, Thymusaplasie) ist extrem selten.

Die späte Manifestation der neonatalen Hypokalzämie (> 7. Lebenstag) wird durch zu hohe Phosphatzufuhr mit der Nahrung (Kuhmilchernährung), Malabsorptionssyndrome (Hypomagnesiämie (< 1,5 mg/dl) oder inadäquate Vitamin-D-Zufuhr induziert, andere Ursachen sind selten.

Bei den **klinischen Symptomen** stehen Hyperexzitabilität, Tremor, Myoklonien im Vordergrund; es können aber auch Laryngospasmen, Apnoen und Krampfanfälle auftreten. Die typischen Tetaniezeichen (Chvostek, Trousseau) werden gelegentlich beobachtet. Eine frühzeitige Kalziumsupplementation bei Risikopatienten kann eine Hypokalzämie verhindern.

Bei einer symptomatischen Hypokalzämie sind unvermittelt 2 ml/kg einer 10 % Kalziumglukonatlösung zu verabreichen; wegen der Gefahr von Bradykardien und Herzrhythmusstörungen muss die i. v. Injektion allerdings sehr langsam unter Monitorkontrolle erfolgen. Zusätzlich erfolgt eine (orale) Substitutionsbehandlung mit Kalziumglukonatlösung.

Bei der späten Form der Hypokalzämie ist eine alleinige Kalziumgabe meist nicht ausreichend, hier kann die Gabe von hochdosiertem Vitamin D oder Kalzitrol notwendig werden. Nach Normalisierung des Serumkalziumspiegels und Beendigung der Therapie ist eine sorgfältige weitere Überwachung der Kinder notwendig, um einen persistierenden Hypoparathyreochismus nicht zu übersehen (▶ s. Hypomagnesiämie, S. 74).

4.12 Maternale Drogenabhängigkeit und Entzugssymptomatik des Neugeborenen

> Weltweit wird eine zunehmende Anzahl von Neugeborenen beobachtet, die als Folge der mütterlichen Drogenabhängigkeit postnatale z. T. schwere Entzugssymptome entwickeln.

Nach maternalen Heroinabusus treten in Abhängigkeit von der Dauer und dem Ausmaß des Heroinabusus sowie dem Intervall der letzten Dosis bis zur Geburt innerhalb von 24–72 Stunden nach der Geburt folgende Symptome beim Neugeborenen auf: Hyperexitabilität, Tremor, Unruhe, hochfrequentes Schreien, Erbrechen, Diarrhoe, Trachykardia, »verstopfte« Nase, auffälliges Niesen sowie selten zerebrale Krampfanfälle. Die Therapie ist symptomatisch; die Gabe des Opiatantagonisten Naloxon ist strengstens kontraindiziert. Die Heroinersatztherapie mit Methadon hat ähnlich gravierende Auswirkungen auf das Neugeborene wie Heroin. Die Entzugserscheinungen treten auf Grund der längeren Wirkdauer von Methadon jedoch verspätet auf und können häufig über mehrere Wochen anhalten; im Vergleich zu Heroin treten häufiger zerebrale Anfälle auf. Bei Polytoxikomanie der Mütter u.a. mit Benzodiazepinen machen Neugeborene häufig schwere und protrahierte Entzugserscheinungen durch.

4.13 Der plötzliche Säuglingstod

> Nach der Neugeborenenperiode gehört der plötzliche, unerwartete und unerklärbare Kindstod (engl. »sudden infant death syndrome: SIDS«) zu den häufigsten Todesursachen des 1. Lebensjahres.

■■■ **Grundlagen.** In der Bundesrepublik versterben immer noch 0,5–1,5 ‰ aller anscheinend gesunden Kinder an einem SIDS. Der Häufigkeitsgipfel des plötzlichen Säuglingstodes liegt zwischen dem 2. und 4. Lebensmonat; etwa 80 % der Todesfälle treten vor dem 6. Lebensmonat auf. Erklärbare, plötzliche Todesfälle von Kindern mit unerkannten angeborenen oder erworbenen Erkrankungen des Kardiovaskulären Systems, der Atemwege, des Zentralen Nervensystems sowie seltenen Stoffwechselerkrankungen, insbesondere Störungen der mitochondrialen Fettsäureoxidation, Defizienzen der Atmungskettenenzyme und anderer Mitochondriopathien, werden nicht unter dem Begriff SIDS subsumiert. Die **pathogenetischen Mechanismen**, die zum plötzlichen, während des Schlafes auftretendem Säuglingstod führen, sind mehr oder weniger spekulativ. Es wird vermutet, dass verstorbene Säuglinge eine wesentliche Funktionsstörung von autonomen zentralen Regionen aufweisen, die lebenswichtige Vitalfunktionen steuern und normalerweise in bedrohlichen Situationen während des Schlafes die protektiven Reflexe zur Selbstreanimation in Gang setzen.

Das funktionstragende anatomische Korrelat ist der Hirnstamm mit der Medulla oblongata.

Als Risikofaktoren für den nicht erklärbaren plötzlichen Säuglingstod wurden u. a. folgende Faktoren und Situationen identifiziert:
- Intrauterine Dystrophie (besonders bei Nikotinabusus während der Schwangerschaft)
- Bauchlage
- Überwärmung
- Rauchen in der Umgebung des Kindes
- Nicht-Stillen, sehr junges Alter der Mutter, alleinstehende Mütter
- Drogenabhängigkeit

Einige dieser Risikofaktoren treten häufig in sozial benachteiligten Schichten der Bevölkerung auf.

Beim **Rauchen** während der Schwangerschaft steigt das spätere Risiko für den plötzlichen Säuglingstod mit der Zahl der gerauchten Zigaretten. Eine wesentliche Folge des maternalen Nikotinabusus ist die fetale Wachstumsretardierung; man vermutet, dass bei diesen Kindern potentiell irreversible Veränderungen in der Ausbildung von Rezeptoren wichtiger Neurotransmitter, vor allem in dem Atemregulationszentrum des Hirnstamms auftreten.

Bei der **Bauchlage** besteht für die Säuglinge die Gefahr mit dem Gesicht »nach unten« zu schlafen. Besonders bei weichen Kissen sind die Kinder oftmals nicht in der Lage, über das Gesicht Wärme und Schweiß abzugeben. Durch eine vermehrte Atemarbeit steigt der Sauerstoffverbrauch und die Bildung von CO_2, das vermehrt rückgeatmet wird; zusammen mit einer teilweise obstruierten Mund- und Nasenöffnung kann sich eine fatale Atemdepression einstellen.

Eine zu hohe **Raumtemperatur**, zu warme Bekleidung und zu viel Körperbedeckung induzieren im Rahmen der Temperaturregulation ebenfalls eine kompensatorisch vermehrte Atemtätigkeit des Säuglings, der allerdings zeitliche Grenzen gesetzt sind. Bei einer Überwärmung des Kindes scheint nach neuesten Erkenntnissen die lebenswichtige neuronale Transmission afferenter und efferenter Signale vermindert zu sein, und somit eine wesentliche Beeinträchtigung protektiver Reflexmechanismen einzutreten. Die Kinder verlieren die Fähigkeit aus dem Schlaf zu erwachen, eine wichtige Voraussetzung für die Selbstreanimation.

■■■ **Klinik.** Nahezu die Hälfte der an SIDS verstorbenen Säuglinge haben anamnestisch oder klinisch die Zeichen einer »milden« Infektion der oberen Atemwege. Die Mehrzahl der Kinder wird morgens leblos im Bettchen vorgefunden. Der Notarzt kann häufig nur noch den Tod feststellen. Er veranlasst die umgehende Überführung des Kindes in das zuständige Institut für Rechtsmedizin. Der plötzliche Tod eines Kindes stellt für die verzweifelten Eltern und ggf. Geschwisterkinder ein extrem traumatisches Ereignis dar. Von allen ärztlichen und nichtärztlichen Personen, die mit der Versorgung des verstorbenen Säuglings und der Betreuung der Eltern sowie Geschwister betraut sind, wird ein höchstes Maß an Sensibilität und Einfühlungsvermögen erwartet. Den Familien sollte eine langfristige psychische Betreuung angeboten werden.

> **Merke**
>
> Auf der amtlichen Todesbescheinigung muss bei Verdacht auf SIDS immer »Todesursache ungeklärt« angegeben werden.

■■■ **Anscheinend lebensbedrohliche Ereignisse (engl.: apparent life threatening evens: ALTE).** Solche akuten und anscheinend lebensbedrohlichen Ereignisse werden in der Regel tagsüber von den Eltern beobachtet. Die Kinder werden oftmals mit folgenden Symptomen vorgefunden: blass, zyanotisch, nicht reagierend, flach oder gar nicht atmend, schlaff. Diese Zustände können meistens durch sofortiges Eingreifen (taktile Stimulation, Atemhilfe, etc.) unterbrochen werden. Entscheidend ist, dass alle Kinder mit solchen lebensbedrohlich erscheinenden Ereignissen umgehend in eine Kinderklinik eingewiesen werden. Dort muss eine umfassende Diagnostik zum Ausschluss von Erkrankungen der Atemwege, des Herz-Kreislaufsystems, des ZNS, des Gastrointestinaltrakts und nicht zuletzt von Stoffwechselstörungen erfolgen.

■■■ **Prävention.** Durch eine breitgefächerte, elterliche Aufklärung über die Bedeutung der potentiellen Risikofaktoren des plötzlichen Säuglingstodes vor allem der Bauchlage und deren Vermeidung, hat die Inzidenz des SIDS in der Bundesrepublik abgenommen. In den sozial benachteiligten Schichten der Bevölkerung mit einer besonders hohen Prävalenz häufig kombinierter Risiken waren die Aufklärungsmaßnahmen allerdings bisher wenig effektiv.

> **Kernaussagen**
>
> — Unmittelbar nach der Geburt müssen der Vitalzustand des Neugeborenen präzise eingeschätzt und mit geeigneten Maßnahmen optimale Bedingungen für die postnatale Adaptation geschaffen werden (**Cave:** Hypothermie).
> — Durch verschiedenste pränatale diagnostische Maßnahmen kann eine Reihe schwerwiegender, zum Teil nicht mit dem Leben vereinbarer fetaler Erkrankungen intrauterin erkannt werden.
> — Der intrauterine und postnatale Sauerstoffmangel lebenswichtiger Organe, die Asphyxie, ist eine der bedrohlichen Situationen für den Fetus und das Neugeborene.
> — Eine erfolgreiche Reanimation eines Früh- oder Neugeborenen setzt klinische Erfahrung, eine optimale Information vor der Geburt und eine ausreichende Vorbereitungszeit für die spezifische Notfallsituation voraus.
> — Das Grundproblem sehr kleiner Frühgeborener ist die Unreife von Organsystemen und -funktionen, die zu einer Reihe von akuten und chronischen Erkrankungen führen kann.
> — Verschiedene angeborene und erworbene pulmonale Erkrankungen des Neugeborenen manifestieren sich nach der Geburt unter dem Bild einer mehr oder weniger schwer verlaufenden Atemnotsymptomatik.
> — Ein physiologischer Ikterus tritt bei mehr als der Hälfte aller reifen Neugeborenen auf; ein Morbus haemolyticus neonatorum wird am häufigsten bei Blutgruppenunverträglichkeiten zwischen Mutter und Kind beobachtet.
> — Fehlbildungen des Magen-Darm-Traktes müssen bei Früh- und Neugeborenen rasch erkannt und umgehend behandelt werden.
> — Bereits im Verlauf der Schwangerschaft können eine Reihe von mütterlichen, überwiegend viralen Infektionen den Fetus bedrohen. Gegen Ende der Gravidität sowie unter der Geburt und in der Postnatalzeit ist das Kind am häufigsten durch bakterielle Infektionen gefährdet.
> — Neugeborenenkrämpfe treten häufig im Verlauf einer Grunderkrankung auf, eine schnelle Abklärung und Behandlung der zerebralen Anfälle ist für die Prognose entscheidend.

Fallbeispiel 4.1

Anamnese. Nach unauffälligem Schwangerschaftsverlauf bei einer 24-jährigen Zweitgebärenden in der 29. Gestationswoche plötzlich auftretende vorzeitige Wehen und rasche Muttermundseröffnung, unauffälliges kindliches CTG. Trotz sofortigen Beginns einer tokolytischen (wehenhemmenden) Therapie und einmaliger Kortisongabe Spontangeburt wenige Stunden nach stationärer Aufnahme.

Befund und Erstversorgung. Weibliches Frühgeborenes der 29. Gestationswoche. Geburtsgewicht 1060 g; vital, wegen unregelmäßiger Atmung kurzzeitige Maskenbeatmung mit 40 % Sauerstoff: stabiler klinischer Zustand; Sauerstoffsättigung 92 %. Nach 45 Minuten zunehmende Tachypnoe (Atemfrequenz um 70/Minute), »stöhnende« Atmung und beginnende juguläre und interkostale Einziehungen. Endotracheale Intubation.

Verlauf. Unter maschineller intermittierender Beatmung zunehmender Sauerstoffbedarf, im Alter von 3 Stunden 80 % inspiratorischer O_2-Gehalt, unter diesen Maßnahmen normale Sättigung, Ventilation und systemischer Blutdruck.

Röntgenthorax. Typische diffuse feingranuläre Verdichtung des Lungenparenchyms mit beginnender Auslöschung des Herzrandes; RDS Grad III.

Therapie. Intratracheale Applikation eines natürlichen Surfactantpräparates (100 mg Phospholipide/kg Körpergewicht > 1,25 ml Flüssigkeit/kg). Innerhalb weniger Minuten Reduktion des inspiratorischen Sauerstoffgehaltes auf 30 % sowie des Beatmungsdruckes. Extubation am 5. Lebenstag. Keine pulmonalen und zerebralen Komplikationen (Hirnblutung) im Verlauf des Atemnotsyndroms. Unkomplizierter weiterer Verlauf, Entlassung eines gesunden ehemaligen Frühgeborenen in der 10. Lebenswoche, Gewicht 2560 g.

Beurteilung. Typisches mittelschweres, durch Surfactantmangel bedingtes Atemnotsyndrom, erfolgreiche Surfactantsubstitutionsbehandlung.

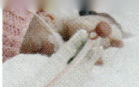

Fallbeispiel 4.2

Anamnese. Unauffällige Schwangerschaft bis zur 41. Gestationswoche, bei Routine-Kardiotokographie eingeschränktes CTG und plötzliche kindliche Herztondezeleration (Abfall der Herzfrequenz von 140/Min. auf 65/Min.); Entschluss zur sofortigen Not-Sectio caesarea.

Befund. Reifes, von Mekonium überzogenes, zyanotisches männliches Neugeborenes, Herzfrequenz 80/Min., unregelmäßige frustrane Atemzüge; sofortige endotracheale Intubation und Bronchiallavage, Entfernung mekoniumhaltigen Fruchtwassers, Apgar 4/7/8, Nabelarterien-pH: 6,92, BE -21, Gewicht 4230 g.

Verlauf. Unter maschineller Überdruckbeatmung und 100 % inspiratorischem Sauerstoff adäquate Oxigenierung und Ventilation; Blutdruck im Normbereich. Rasche Normalisierung des Säurebasenhaushaltes, suffiziente Sedierung des Neugeborenen.

Röntgenthorax. Diffuse fleckige Infiltrate und überblähte Lungenareale.

Im Verlauf der ersten 40 Lebensstunden keine wesentliche Verbesserung des klinischen Zustandes und der Beatmungssituation. Danach plötzliche Verschlechterung des klinischen Befundes, Abfall der Sauerstoffsättigung auf 72 %, Anstieg des pCO2 von 45 mm Hg auf 68 mm Hg, Blutdruckabfall (von 73/40 mm Hg auf 51/30 mm Hg).

Aktueller Befund. Über der linken Lunge deutlich abgeschwächtes Atemgeräusch, Verlagerung der Herztöne nach rechts.

Klinische Diagnose. Verdacht auf Spannungspneumothorax. Sofortige Anlage einer Thoraxdrainage und Aspiration von 180 ml Luft. Diagnose eines Spannungspneumothorax radiologisch bestätigt.

Danach rasche Stabilisierung des Kindes und langsame Reduktion der Beatmungstherapie. Extubation am 8. Lebenstag, Entlassung eines gesunden Neugeborenen im Alter von 16 Lebenstagen.

Beurteilung. Typisches Mekoniumaspirationssyndrom nach ungeklärter intrauteriner Hypoxie und Azidose, Komplikation Spannungspneumothorax ohne Folgeschäden.

Fallbeispiel 4.3

Anamnese. Erste Vorstellung einer 26-jährigen Frau aus Bosnien in der errechneten 38. Gestationswoche; 2. Schwangerschaft, Alter des 1. Kindes 1½ Jahre, gesund. Nachweis von Anti-D-Antikörpern im Blut, Blutgruppe 0 Rh negativ. Keine Anti-D-Prophylaxe nach Geburt des 1. Kindes. Durch intrauterine Sonographie Nachweis eines geringgradigen Aszites sowie diskreter Pleuraergüsse beim Kind. Nach Information und Vorbereitung aller notwendigen Maßnahmen: Sectio caesarea und sofortige Verabreichung von Anti-D-Gabe an Mutter.

Befund und Verlauf. Auffällig blasses, reifes Neugeborenes mit leichten Hautödemen, Herzfrequenz 200/Min., sonst unauffällig, Gewicht 3400 g, Hämoglobinkonzentration 6,5 g/dl. Sofortige Bluttransfusion (0 Rh negativ) und Vorbereitung zur Austauschtransfusion. [Anstieg des kindlichen Serum-Bilirubinspiegels innerhalb 1 Stunde von 3 mg/dl auf 6 mg/dl]. Direkter Coombstest positiv, 220‰ Retikulozyten und viele Erythroblasten. Albuminkonzentration 3,2 g/dl. Nach Beendigung der Blutaustauschtransfusion (Austauschvolumen 800 ml) Bilirubinkonzentration 3,6 mg/dl, Hb 16,2 mg/dl. Einleitung einer mehrtägigen Phototherapie, darunter maximaler Bilirubinspiegel 16,6 mg/dl am 4. Lebenstag. Rasche Rückbildung von Aszites, Pleuraergüssen und Hautödemen. Entlassung eines gesunden Neugeborenen im Alter von 10 Tagen, Bilirubinspiegel 7 mg/dl, direkter Coombstest positiv; ambulante Kontrolle wegen der Gefahr der Nachanämisierung.

Beurteilung. Rh-Inkompatibilität mit beginnendem kindlichen Hydrops. Durch eine mütterliche Anti-D-Prophylaxe nach der ersten Geburt wäre die Erkrankung des beschriebenen Kindes vermutlich verhindert worden.

Fallbeispiel 4.4

Anamnese. Unauffällige Schwangerschaft; Vorzeitiger Blasensprung 26 Stunden vor der Geburt; 18 Stunden später mütterliches Fieber 39,2 °C und Leukozytose von 24.200 Leukozyten/mm³. Spontangeburt in einer kleinen Geburtsklinik ohne Kinderabteilung. Postpartales reifes, vitales und rosiges Neugeborenes ohne klinisch auffälligen Befund, Apgar 9/10/10, Geburtsgewicht 3740 g.

Verlauf. Im Lebensalter von 2 Stunden beginnende Tachypnoe (Atemfrequenz ca. 60/Min.) und »stöhnende« Atmung, sonst vitales Neugeborenes, keine Temperaturerhöhung. Progrediente Zunahme der respiratorischen Symptomatik. Der betreuenden Krankenschwester fiel das Kind im Alter von 8 Stunden durch ein plötzliches, wenige Minuten anhaltendes blass-graues Aussehen auf. Nach Rücksprache mit dem verantwortlichen Geburtshelfer wurde das Kind in Begleitung einer Schwesternschülerin in eine 40 km entfernte Kinderklinik zur weiteren Beobachtung verlegt. Auf dem Transport weiterhin bestehende Tachypnoe (Atemfrequenz von ca. 100/Min.), Nasenflügeln und »stöhnende« Atmung. Kurz vor Ankunft in der Kinderklinik traten bei dem Kind erstmalig Atempausen auf.

Befund bei Aufnahme in der Kinderklinik. Schwer krank wirkendes Neugeborenes mit einem blaß-grau-marmorierten Hautkolorit, beschriebene Atemnot und Apnoen von 20 Sekunden Dauer, kalte Extremitäten, RR 40/18 mm Hg. Sofortige Intubation und intravenöse Schocktherapie, zusätzlich Antibiotikabehandlung.
Laborbefunde: Hb 16 g/dl, 2100 Leukozyten/mm^3, 540 Granulozyten/mm^3, 90.000 Thrombozyten/mm^3, pH 7,05, pCO$_2$ 70 mm Hg, O$_2$-Sättigung 80%, CRP 4,1 mg/dl.
Verlauf. Trotz aller zur Verfügung stehenden intensivtherapeutischen Maßnahmen verstarb das Neugeborene im septischen Schock mit einer schweren disseminierten intravasalen Gerinnungsstörung.
Beurteilung. Foudroyant verlaufende Sepsis neonatorum verursacht durch β-hämolysierende Streptokokken der Gruppe B. Durch korrekte Einschätzung der maternalen Risikofaktoren, die auf ein Amnioninfektionssyndrom hinwiesen, sowie die frühzeitige Erkennung der Warnzeichen hätte dieser fatale Verlauf mit großer Sicherheit verhindert werden können (umgehende postpartale Verlegung des Kindes; bei ersten klinischen Symptomen oder Nachweis von Entzündungszeichen im Blut $\Rightarrow$ umgehende antibiotische Therapie).

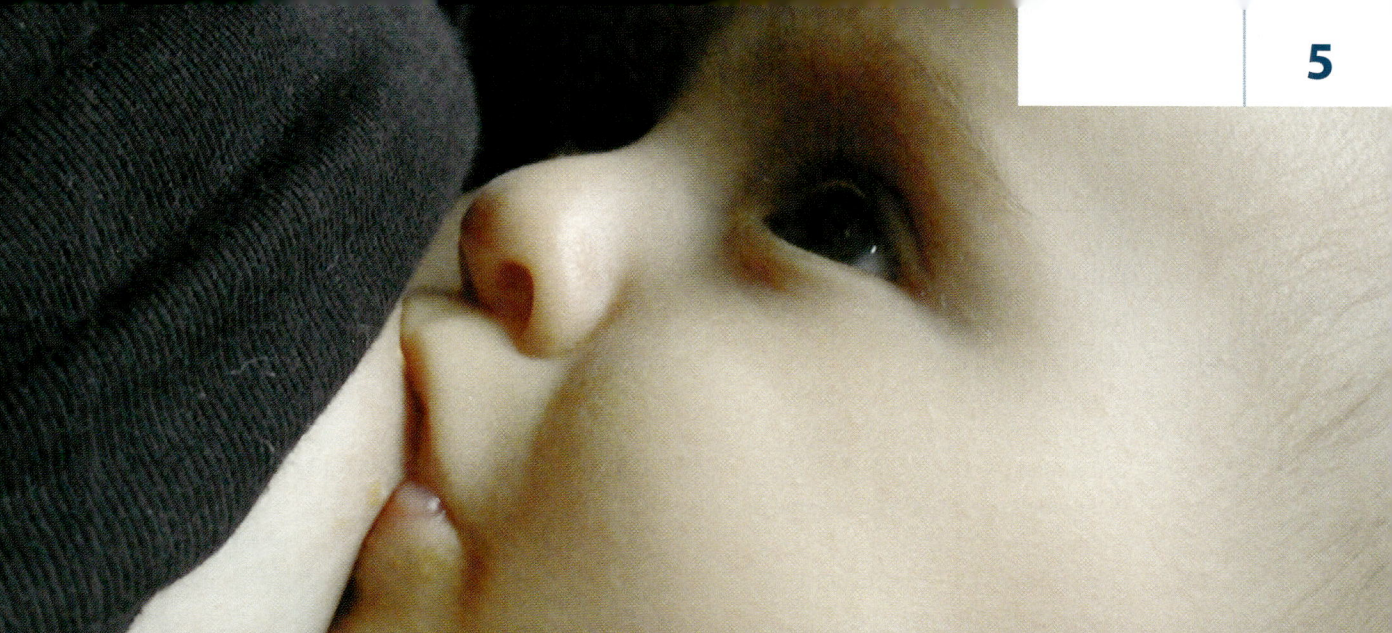

5 Ernährung und Ernährungsstörungen

B. Koletzko

In keinem anderen Lebensabschnitt ist die Qualität der Ernährung von so wichtiger klinischer Bedeutung wie in den ersten Lebensjahren. Stillen ist die ideale Ernährungsform für gesunde Säuglinge. Das Stillen bietet nicht nur eine bedarfsgerechte Nährstoffzufuhr, sondern vermindert auch das kindliche Risiko für Infektionen und andere Erkrankungen und kann darüber hinaus intensive Zuwendung, Geborgenheit und Sicherheit für Kind und Mutter vermitteln.

5 Ernährung und Ernährungsstörungen (Übersicht)

5.1 Ernährung des gesunden Säuglings – 119

5.1.1 Stillen – 119
5.1.2 Säuglingsmilchnahrungen – 124
5.1.3 Säuglingsernährung und Allergievorbeugung – 126
5.1.4 Praktische Aspekte der Neugeborenenernährung – 127
5.1.5 Supplementierung von Vitamin K, Vitamin D und Fluorid – 128
5.1.6 Beikost, Ernährung im 2. Lebenshalbjahr – 129

5.2 Ernährung im Kleinkind- und Schulalter – 130

5.3 Untergewicht – 131

5.4 Übergewicht – 133

5.1 Ernährung des gesunden Säuglings

> Zu kaum einem anderen Zeitpunkt sind Zufuhr und Utilisation der Nahrung von größerer biologischer Bedeutung als während der frühen kindlichen Entwicklung. Während die Nährstoffzufuhr beim Erwachsenen lediglich den Erhaltungsbedarf für die Organfunktionen und den zusätzlichen Bedarf für körperliche Arbeit decken muss, kommt beim Kind der hohe Energie- und Substratbedarf für das Körperwachstum hinzu. Das enorm rasche Wachstum, mit einer Verdopplung des Körpergewichtes reifer Neugeborener in nur 4–5 Monaten nach der Geburt (bei Frühgeborenen sogar in nur ca. 6 Wochen), und auch die rasante Differenzierung der Gewebe und Organe hängen von einer sehr hohen Nährstoffzufuhr pro kg Körpergewicht ab. Die Qualität der kindlichen Ernährung hat kurz- und langfristige Auswirkungen auf die Gesundheit.

Ein junger Säugling benötigt vor allem aufgrund seiner hohen Wachstumsgeschwindigkeit im Vergleich zum Erwachsenen pro kg Körpergewicht fast die 3 fache Energiezufuhr (◘ Tabelle 5.1). Eine marginale oder im Verhältnis verschiedener Nährstoffe untereinander unausgewogene Substratzufuhr ist bei einem wachsenden, sich entwickelnden Organismus sehr viel kritischer als bei Erwachsenen in einer Gleichgewichtssituation, zumal Säuglinge nur sehr begrenzte Kompensationsmöglichkeiten haben: Einerseits sind nur geringe körpereigene Nährstoffreserven vorhanden, andererseits besteht eine Unreife verschiedener Stoffwechselwege (z. B. Aminosäurestoffwechsel: Cystein kann im frühen Lebensalter nicht effektiv endogen synthetisiert werden und wird zur essentiellen Aminosäure) und physiologischer Homöostasemechanismen (z. B. Nierenfunktion: die geringe Fähigkeit zur Urinkonzentrierung bei jungen Säuglingen führt zu hoher Anfälligkeit gegen niedrige Wasser- bzw. hohe Salzzufuhr). Entsprechend treten bei gesunden, aber auch bei chronisch kranken Kindern sehr rasch klinisch offensichtliche Auswirkungen einer unausgewogenen Ernährung auf, deutlich erkennbar z. B. durch eine gestörte Gewichts- und Längenzunahme. Die Qualität der Ernährung beeinflusst zudem Wachstum, Differenzierung und Funktionen einzelner Organsysteme, wie z. B. des Nervensystems. Neuerdings wird zunehmend deutlich, dass die frühkindliche Ernährung auch ausgeprägte Langzeiteffekte auf die Gesundheit und physiologische Funktionen im Erwachsenenalter hat. Man spricht hier von frühkindlicher »metabolischer Programmierung« späterer Effekte. Ein Beispiel für eine solche frühkindliche, meta-

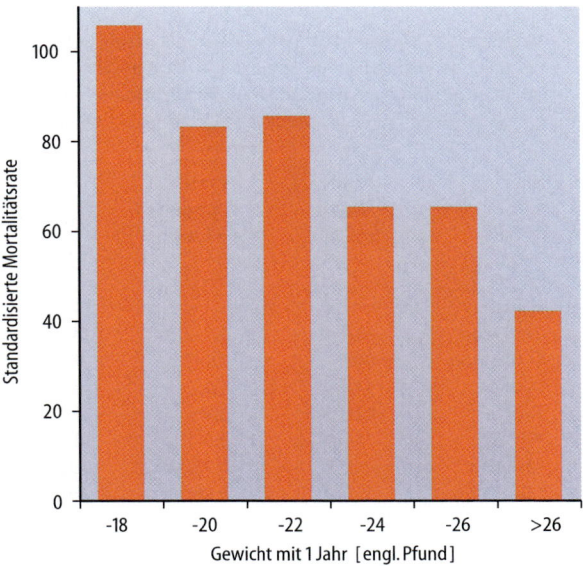

◘ **Abb. 5.1. Mögliche metabolische Programmierung** der Gesundheit im Erwachsenenalter durch die frühkindliche Ernährungsweise: Das Körpergewicht mit 1 Lebensjahr, das von der Säuglingsernährung abhängt, ist ein signifikanter Prädiktor der Sterblichkeitsrate an koronarer Herzkrankung bis zum Alter von 65 Jahren bei 10.141 in den 1910–1930 er Jahren in England geborenen Männern (nach Barker 1994)

bolische Programmierung der späteren Gesundheit ist der Zusammenhang zwischen der ernährungsabhängigen frühkindlichen Gewichtsentwicklung und der späteren Sterblichkeit an koronarer Herzkrankung (◘ Abb. 5.1).

5.1.1 Stillen

Das Stillen ist die natürliche und ideale Ernährung für gesunde Säuglinge im 1. Lebenshalbjahr. Muttermilch liefert nicht nur eine weitgehend bedarfsgerechte Nährstoffzufuhr, sondern schützt durch ein komplexes System von immunologisch wirksamen Faktoren auch vor Infektionen. Nicht zuletzt vermittelt das Stillen Geborgenheit und Sicherheit für Kind und Mutter, fördert den emotionalen Kontakt und stärkt die Mutter-Kind-Bindung.

■ ■ ■ **Physiologie der Milchbildung.** Die Muttermilch wird in den Alveolarepithelzellen der Brustdrüse gebildet und in die sekretorischen Alveoli der 18–20 Segmente jeder Brust abgegeben. Kleine Milchgänge drainieren die Alveoli und münden in große Milchgänge, die jeweils

Tabelle 5.1. Richtwerte für die Zufuhr an Energie und wichtigen Substraten bei gesunden Kindern in Abhängigkeit vom Lebensalter (Angaben als Bedarf pro kg Körpergewicht und Tag [/kg/d] oder als Bedarf pro Tag [/d]; mod. nach den Empfehlungen der Deutschen, Österreichischen und Schweizerischen Gesellschaft für Ernährung). **Beachte:** Der Bedarf beim individuellen Kind kann u. U. erheblich von diesen Richtwerten abweichen!

Alter	Kcal /kg& d ml./wbl.	Protein (g/kg&d) ml./wbl.	Fett (%d. kcal)	Essentielle Fettsäuren (%d. kcal)		Kalzium (mg/d)	Magnesium (mg/d) ml./wbl.
				w 6	w 3		
0–<4 Mon.	91/94	1,5–2,7	45–50	4,5	0,5	220	24
4–<12 Mon.	90/91	1,1–1,3	35–45	3,5	0,5	400	60
1–<4 J.	91/88	1,0	30–40	3,0	0,5	600	80
4–<7 J.	82/78	0,9	30–35	2,5	0,5	700	120
7–<10 J.	75/68	0,9	30–35	2,5	0,5	900	170
10–<13 J.	64/55	0,9	30–35	2,5	0,5	1100	230/250
13–<15 J.	56/47	0,9	30–35	2,5	0,5	1200	310
15–<19 J.	46/43	0,9/0,8	30	2,5	0,5	1200	400/350

Alter	Eisen (mg/d) ml./wbl.	Jod (µg/d) ml./wbl.	Zink (mg/d)	Vit. A (mg Retinol-äquivalent/d)	Vit. D (µg/d)	Vit. K (µg/d) ml./wbl.
0–<4 Mon.	0,5	40	1	0,5	10	4
4–<12 Mon.	8	80	2	0,6	10	10
1–<4 J.	8	100	3	0,6	5	15
4–<7 J.	8	120	5	0,7	5	20
7–<10 J.	10	140	7	0,8	5	30
10–<13 J.	12/15	180	9/7	0,9	5	40
13–<15 J.	12/15	200	9,5/7	1,1/1,0	5	50
15–<19 J.	12/15	200	10/7	1,1/0,9	5	70/60

Alter	Thiamin (mg/d) ml./wbl.	Riboflavin (mg/d) ml./wbl.	Niacin (mg Niacin-Äquival./d) ml./wbl.	Vit. B6 (mg/d)	Folat (µg Folat-äquivalente)	Vit. B$_{12}$ (µg/d)	Vit. C (mg/d)
0–<4 Mon.	0,2	0,3	2	0,4	60	0,4	50
4–<12 Mon.	0,4	0,4	5	0,8	80	0,8	55
1–<4 J.	0,6	0,7	7	1,0	200	1,0	60
4–<7 J.	0,8	0,9	10	1,5	300	1,5	70
7–<10 J.	1,0	1,1	12	1,8	300	1,8	80
10–<13 J.	1,2/1,0	1,4/1,2	15/13	2,0	400	2,0	90
13–<15 J.	1,4/1,1	1,6/1,3	18/15	3,0	400	3,0	100
15–<19 J.	1,3/1,0	1,5/1,2	17/13	3,0	400	3,0	100

zu einer eigenen Öffnung in der Brustwarze führen. Wachstum und Differenzierung der Brustdrüse sowie die Milchbildung unterliegen endokriner Kontrolle. Die postnatal fallende Östrogenkonzentration im mütterlichen Plasma und die mit der Wehentätigkeit einsetzende Prolaktinsekretion des Hypophysenvorderlappens triggern in den ersten Tagen nach der Geburt eine verstärkte Milchbildung. Die Entleerung der Brust durch das kindliche Saugen fördert die Milchbildung (◘ Abb. 5.2), so dass das Neugeborene frühzeitig nach der Geburt und häufig wiederkehrend angelegt werden sollte, auch wenn zunächst nur eine geringe Milchmenge bis zum sogenannten Milcheinschuss am 3.–5. Tag gebildet wird. Bei einer Trinkschwäche oder noch bestehender Unfähigkeit des Kindes zum Saugen (z. B. unreifes Frühgeborenes) kann die Milchbildung auch durch re-

5.1 · Ernährung des gesunden Säuglings

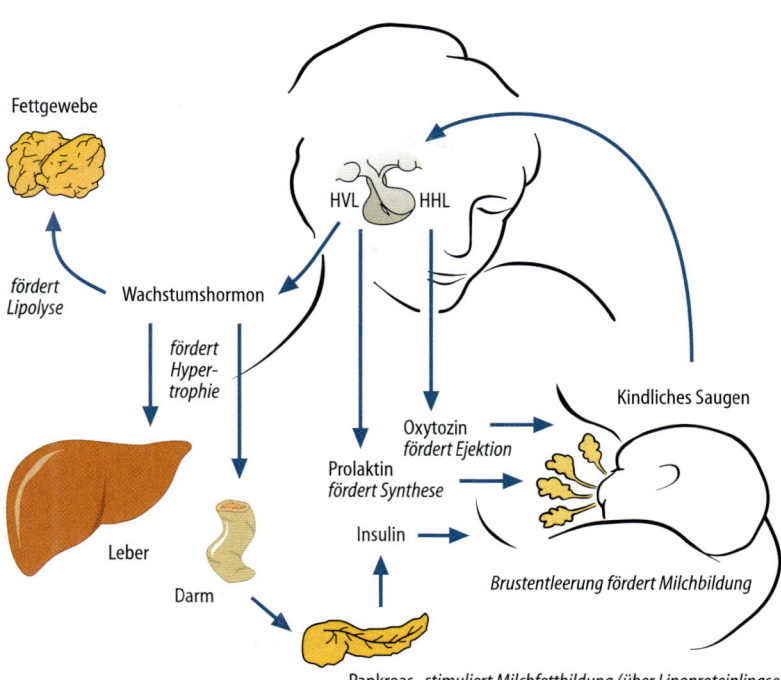

◘ Abb. 5.2. **Regulation die Bildung der Muttermilch** und ihrer Entleerung aus der Brustdrüse. Die gebildete Milchmenge wird durch das kindliche Saugbedürfnis moduliert

gelmäßiges Abpumpen der Brust stimuliert werden (am effektivsten mit einer elektrischen Milchpumpe). Durch das kindliche Saugen an der Brustwarze wird über neurale Afferenzen im Hypophysenhinterlappen auch die Freisetzung des Hormons Oxytozin stimuliert, welches die Ejektion der Milch aus den Alveoli und Milchgängen und damit den Milchfluss fördert. Gleichzeitig bewirkt das kindliche Saugen und die dadurch induzierte Oxytozinausschüttung Uteruskontraktionen, die anfangs beim kindlichen Saugen als schmerzhaft empfunden werden können, und hierdurch eine beschleunigte postpartale Uterusinvolution bei stillenden Müttern. Der Milchfluss wird durch reflektorische Relaxation der Muskelsphinkter im Bereich der Brustwarze in Gang gesetzt. Der Ejektionsreflex (oder Let-down-Reflex) wird durch das Anlegen des Kindes und ggf. auch andere, mit der Zeit konditionierte Stimuli in Gang gesetzt (»schon das Anschauen des Kindes lässt meine Bluse feucht werden«). Mütterliche Anspannung, Angst- und Überforderungssituationen können den Ejektionsreflex stören und damit den Stillerfolg gefährden. Entsprechend ist eine konsequente Unterstützung der Mutter und eine entspannte, freundliche Atmosphäre besonders in den ersten Tagen nach der Geburt für die Etablierung des Stillens förderlich.

Die Zusammensetzung der Muttermilch (◘ Tabelle 5.2) ist an den Nährstoffbedarf des Säuglings angepasst und ändert sich mit der Dauer der Laktation, entsprechend einer Anpassung an den sich mit dem kindlichen Alter ändernden Bedarf. Während der ersten etwa 5 Tage nach der Geburt sezerniert die Brustdrüse die gelbliche Vormilch (Kolostrum) mit sehr hohen Gehalten an Proteinen, Immunglobulinen und Leukozyten. Die Vormilch liefert durch ihre besondere Zusammensetzung trotz der vergleichsweise kleinen Menge, die das Neugeborene in den ersten Tagen trinkt, einen wertvollen Infektionsschutz. Mit zunehmender Stilldauer kommt es mit dem ansteigenden Milchvolumen und dem Übergang zur transitorischen Milch (etwa ab dem 6. Tag) und der reifen Milch (ab der 3. Woche) zu einem deutlichen Rückgang des Protein- und Mineralgehaltes, während die Laktose- und Fettkonzentration im Laufe der ersten Wochen zunimmt. Aber auch während jeder Brustentleerung ändert sich die Milchzusammensetzung mit ausgeprägtem, etwa 1,5 bis 3 fachen Anstieg des Fettgehaltes im Laufe einer Stillmahlzeit. So nimmt der Säugling bei Beginn der Stillmahlzeit zunächst eine an Protein, Mineralien und wasserlöslichen Vitaminen reiche Milch auf, im Falle eines großen Saugbedürfnisses bei großem Hunger und hohem Energiebedarf erhält er dann eine zunehmend fett- und energiereichere Milch. Dabei reguliert das Ausmaß des kindlichen Saugens die gebildete Milchmenge (◘ s. Abb. 5.2).

Tabelle 5.2. Mittlere Gehalte der Hauptnährstoffe in Muttermilch und Kuhmilch

Bestandteil	Reife Muttermilch (≥14. Tag)		Kuhmilch	
	g/100 g	% der Kalorien	g/100 g	% der Kalorien
Protein	1,0	6 %	3,4	21 %
davon Kaseine	*0,4 [40 % des Proteins]*	*2,4 %*	*2,8 [80 % des Proteins]*	*17 %*
Fett	3,8	52 %	3,7	51 %
Laktose	7,0	42 %	4,6	28 %
Mineralstoffe	0,2	–	0,8	–
Kalorien	66	100 %	65	100 %

Die Bioverfügbarkeit einiger Nährstoffe aus der Muttermilch ist höher als aus Säuglingsmilchnahrungen. So findet man meist eine bessere Resorption der Muttermilchfette, unter anderem aufgrund der Aktivität der in der Muttermilch enthaltenen, durch Gallensäuren im kindlichen Dünndarm aktivierten Lipase.

Die gastrointestinale Transitzeit ist bei Muttermilchernährung oft kürzer. Die typischen »Muttermilchstühle« sind meist weich und oft hellgelb gefärbt, die bakteriologische Untersuchung zeigt einen höheren Anteil an Bifidusbakterien als bei flaschenernährten Kindern. Die Spannbreite der normalen Stuhlfrequenz ist bei gestillten Kinder groß: sie können täglich mehrere Stühle oder auch nur alle 3–4 Tage einen Stuhl absetzen.

■■■ **Immunologische Komponenten der Muttermilch.** Das gestillte Kind erhält mit der Muttermilch nicht nur eine bedarfsgerechte Nährstoffzufuhr, sondern auch eine Vielzahl miteinander funktionell interagierender, antiinfektiös und antiinflammatorisch wirksamer Komponenten (Tabelle 5.3). Von den enthaltenen Immunglobulinen wird der überwiegende Anteil durch sekretorisches Immunglobulin A (sIgA) beigetragen, das bereits in den ersten Lebenstagen mit dem Kolostrum in großen Mengen (ca. 50 mg/Tag) zugeführt wird. Das sIgA der Milch ist weitgehend stabil gegen niedriges pH und die im Dünndarm freigesetzten eiweißspaltenden Enzyme, so dass es im gesamten kindlichen Gastrointestinaltrakt wirksam Mikroorganismen und andere makromolekulare Fremdantigene binden und hierdurch deren Eindringen in die Mukosa hemmen kann. Die Muttermilch enthält aufgrund des enterobronchomammären Systems (Abb. 5.3) hohe Titer spezifischer Antikörper gerade gegen diejenigen Erreger, welche die mütterlichen Schleimhäute besiedeln und damit mit hoher Wahrscheinlichkeit auch das Neugeborene kolonisieren.

Tabelle 5.3. Wichtige antiinfektiös wirksame Komponenten der Muttermilch

Humorale Komponenten
- Immunglobuline (vorwiegend sekretorisches IgA, daneben IgG, IgM, IgD)
- Lysozym *(Lyse von Bakterienzellmembranen)*
- Laktoferrin *(entzieht eisenabhängigen Bakterien das Eisen)*
- Laktoperoxidase
- Oligo- und Polysaccharide, Glykokonjugate
- Monoglyzeride, nicht veresterte Fettsäuren *(Lyse von Bakterienzellmembranen)*,
- Membranen der Milchfettkügelchen *(bakterielle Adhäsion)*

Zelluläre Komponenten
- Neutrophile Granulozyten, Makrophagen
- Lymphozyten
- Epithelzellmembranen *(bakterielle Adhäsion)*

Zu den unspezifischen Abwehrfaktoren der Muttermilch zählt **Lysozym**, das Mukopolysaccharide und Mukopeptide in Zellwänden grampositiver Bakterien spaltet und damit zu deren Elimination beiträgt. **Laktoferrin** bindet Eisen und erzielt dadurch eine bakteriostatische Wirkung auf eisenabhängige Enterobakterien, denen das essentielle Substrat entzogen wird. Vitale **Leukozyten** sind in besonders großer Zahl um $4 \cdot 10^8$/l im Kolostrum enthalten und bleiben während der ersten 3–4 Monate der Laktation in der Milch nachweisbar. Die zahlenmäßig überwiegenden Makrophagen und neutrophilen Granulozyten können weitgehend ungeschädigt das saure Magenmilieu passieren und im Dünndarm eine antibakterielle Wirkung entfalten. Unter den Milchlymphozyten überwiegen T-Zellen mit einem dem peripheren Blut analogen Verhältnis zwischen CD4-Lymphozyten (Helferzellen) und CD8-Zellen (Suppressorzellen).

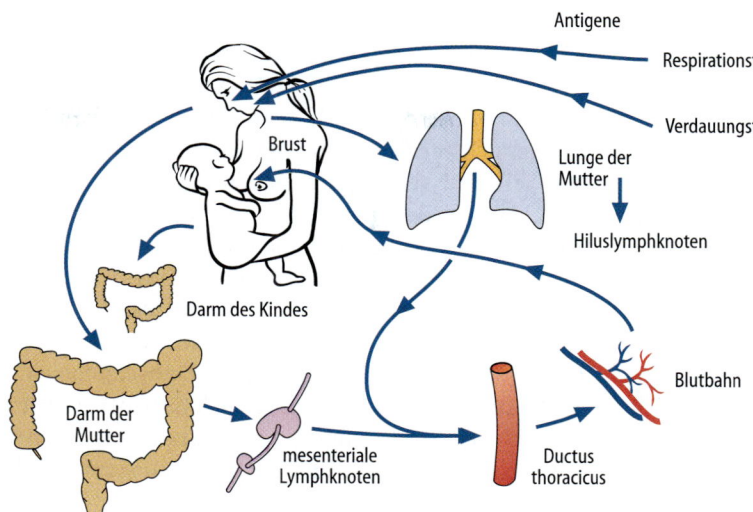

Abb. 5.3. Enterobronchomammäres System.
Im mütterlichen Gastrointestinal- und Bronchialtrakt werden Lymphozyten gegen die dort kolonisierenden Mukosakeime sensibilisiert und wandern über das mukosaassoziierte lymphatische Gewebe, den Ductus thoracicus und die Blutbahn zur Brustdrüse, wo sie sich zu Plasmazellen mit sIgA-Produktion differenzieren. Dadurch enthält die Muttermilch hohe Titer spezifischer sIgA-Antikörper gerade gegen diejenigen Mikroorganismen, welche die mütterlichen Schleimhäute besiedeln und mit hoher Wahrscheinlichkeit auch den gestillten Säugling kolonisieren

■■■ **Infektionsprotektion.** Junge Säuglinge mit ihrem funktionell noch unreifen Immunsystem werden durch das Stillen wirksam vor Infektionen geschützt. Nicht nur in tropischen Ländern, sondern auch in Europa und Nordamerika haben gestillte Säuglinge eine etwa 5fach geringere Erkrankungsrate an infektiösen Durchfallerkrankungen als flaschenernährte Kinder. Auch extraintestinale Infektionen wie z. B. respiratorische Erkrankungen, Otitis media und Harnwegsinfektionen treten seltener auf. Die Ernährung mit Muttermilch hat auch langfristige Auswirkungen auf später auftretende, immunologisch modulierte Erkrankungen. Mit dem Stillen verbunden ist eine signifikante Risikoverminderung für erst viele Jahre nach dem Ende des Stillens auftretende maligne Lymphome, und bei genetisch belasteten Kindern auch für die Entwicklung von Diabetes mellitus und Morbus Crohn.

■■■ **Potentielle Risiken des Stillens für das Kind.** Neben allen Vorteilen kann das Stillen für das Neugeborene auch potentielle Nachteile mit sich bringen (Tabelle 5.4). Wegen des meist erst 3–5 Tage nach der Geburt eintretenden Milcheinschußes (bei Erstgebärenden im Mittel einen Tag später als bei Frauen mit früherer Laktation) ist bei ausschließlich gestillten Kindern die Trinkmenge initial geringer und die postpartale Gewichtsabnahme stärker als bei zugefütterten Neugeborenen, so dass Reifgeborene mit niedrigem Geburtsgewicht, Frühgeborene und Neugeborene diabetischer Mütter ohne eine Zufütterung gefährdet werden können

Tabelle 5.4. Mit dem Stillen verbundene, potentielle Nachteile für das Neugeborene

— **Stärkere postpartale Gewichtsabnahme**
Cave: dystrophe Neugeborene, Frühgeborene, Neugeborene diabetischer Mütter!

— **Verstärkter und verlängerter Neugeborenenikterus**
Bilirubin im Mittel um etwa 1 mg/dl höher (meist ohne Bedeutung)

— **Übertragung mütterlicher Infektionen**
z. B. Zytomegalie, Virushepatitis, HIV, Tbc

— **Risiko marginaler Nährstoffversorgung des Kindes**
je nach mütterlicher Versorgung, z. B. Vitamin K, D, B_{12}, Jod

— **Belastung mit von der Mutter aufgenommenen Fremdstoffen**
Nikotin, Medikamente, Alkohol, allergen wirksame Proteine aus der mütterlichen Nahrung (z. B. intakte Kuhmilchproteine)

— **Belastung mit Umweltschadstoffen**
Vor allem lipophile Schadstoffe aus dem mütterlichen Fettgewebe (z. B. PCB, DDT, Dioxine).
Cave: Reduktionsdiäten mit starker Gewichtsabnahme erhöhen die Belastung der Milch!

und ggf. rechtzeitig eine Supplementierung mit einer geeigneten Säuglingsmilchnahrung erhalten müssen. Der physiologische Neugeborenenikterus zeigt unter Muttermilchernährung etwas höhere Bilirubinwerte und vor allem einen längeren Verlauf, eine Stillpause ist aber nur in sehr seltenen Fällen bei Anstieg der Bilirubinwerte in die Nähe der Austauschgrenze indiziert. Mütterliche **Infektionen** durch verschiedene Viren und Bakterien (u. a. Zytomegalie, Hepatitis, HIV, Tuberkulose) können, soweit sie nicht schon perinatal übertragen worden sind, postnatal über das Stillen zu einer Infektion des Säuglings führen.

Der Gehalt einiger kritischer Nährstoffe in der Muttermilch kann für das Kind unzureichend sein, insbesondere bei marginaler mütterlicher Nährstoffversorgung. Die Vitamine K und D werden allen Säuglingen als Supplement gegeben, um eine Mangelversorgung zu verhüten (▶ vgl. 5.1.5, S. 128). Eine **Jodunterversorgung** ist in Deutschland immer noch verbreitet, so dass für stillende Frauen generell eine Supplementierung mit tgl. 200 µg Jodid empfohlen wird (durch jodiertes Speisesalz, jodierte Backwaren und andere Lebensmittel mit Jodsalz, sowie ggf. Tabletten). Bei Frauen mit jahrelanger streng pflanzlicher Ernährungsweise ohne Zufuhr von Fleischwaren, Milch und Eiern (sog. veganische Ernährung) kommt es ohne Supplementierung zwangsläufig zu einer Vitamin-B_{12}-Verarmung mit niedrigen Vitamin-B_{12}-Gehalten in der Muttermilch, die bei den von Veganerinnen gestillten Kindern zu schwerem **Vitamin-B_{12}-Mangel** mit irreversibler neurologischer Schädigung führen kann.

Von der Mutter konsumierter Alkohol, auch Nikotin, Drogen, allergene Eiweiße aus der mütterlichen Nahrung und eingenommene **Medikamente** können in die Milch übergehen und das Kind belasten. Bei einer Medikamenteneinnahme ist im Einzelfall sorgfältig abzuwägen, ob die zu erwartende Substanzkonzentration in der Milch und deren mögliche Wirkungen auf das Kind eine vorübergehende Stillpause oder sogar ein Abstillen erforderlich machen (◘ vgl. Tabelle 22.3), sofern nicht auf die mütterliche Therapie mit dem entsprechenden Medikament verzichtet werden kann.

In der menschlichen Muttermilch findet man langlebige lipophile **Schadstoffe** wie die Pestizide DDT und dessen Metabolite, Hexachlorbenzol (HCB), Lindan (HCH) oder die aus industriellen Prozessen stammenden polychlorierten Biphenyle (PCB), Dibenzodioxine und -furane. Diese in der Nahrungskette angereicherten fettlöslichen Schadstoffe werden vom Menschen in vergleichsweise hohen Mengen aufgenommen und im Fettgewebe gespeichert. Mit der in der Stillzeit physiologischen, verstärkten Lipolyse werden gespeicherte fettlösliche Substanzen vermehrt freigesetzt und gehen in die fettreiche Muttermilch über. Da bei starker mütterlicher Gewichtsabnahme durch die Stillzeit lipophile Schadstoffe vermehrt aus dem Fettgewebe freigesetzt und mit der Milch abgegeben werden, wird von Reduktionsdiäten in der Stillzeit abgeraten. Für viele lipophile Schadstoffe wurden in der Milch Konzentrationen gemessen, die deutlich über den gesetzlich festgelegten Höchstmengen für Lebensmittel liegen. Allerdings sind die mittleren Konzentrationen seit den 1970 er Jahren um etwa die Hälfte gefallen, und toxische Wirkungen bei gestillten Kindern sind nicht beobachtet worden. Entsprechend wird das Stillen im Hinblick auf die vielfältigen, unnachahmlichen Vorteile für den Säugling weiterhin uneingeschränkt empfohlen.

Mütterliche Stillhindernisse können bei ernsten mütterlichen Erkrankungen wie Kachexie oder Psychosen vorliegen. Eine biologisch bedingte, unzureichende Milchbildung ist offenbar extrem selten, in aller Regel ist eine geringe Milchbildung durch fehlende Unterstützung und unzureichende Anleitung, mütterliche Unsicherheit oder durch eine ablehnende Haltung gegenüber dem Stillen zu erklären. Anomalien der Brustwarzen (Flach- und Hohlwarzen) sowie Wundsein der Brustwarzen bzw. Rhagaden können durch Abpumpen der Milch oder Verwendung sog. Stillhütchen aus Silikon, die beim Anlegen des Kindes über die Brustwarze gelegt werden, überwunden werden. Im Falle eines Milchstaus sollte nicht abgestillt, sondern im Gegenteil besonders häufig angelegt oder die Milch abgepumpt werden, um den Milchabfluss zu fördern. Auch im Falle einer bakteriellen Mastitis sollte der Milchfluss durch Abpumpen in Gang gehalten werden, bei erheblicher bakterieller Kontamination der Milch muss die Verfütterung ggf. bis zum Einsetzen der Wirkung der antibiotischen Therapie unterbrochen werden.

> **Merke**
>
> Das Stillen ist die ideale Ernährung für gesunde Säuglinge im 1. Lebenshalbjahr und sollte konsequent gefördert werden. Das Stillen liefert eine bedarfsgerechte Nährstoffzufuhr, schützt vor Infektionen, fördert den emotionalen Kontakt und stärkt die Mutter-Kind-Bindung.

5.1.2 Säuglingsmilchnahrungen

Mit den heute handelsüblichen, qualitativ hochwertigen Säuglingsmilchnahrungen können nicht bzw. nicht voll gestillte Neugeborene sicher und gut ernährt werden. Muttermilch und Kuhmilch weisen große Unterschiede

5.1 · Ernährung des gesunden Säuglings

im Gehalt der Hauptnährstoffe (s. Tabelle 5.2) und auch vieler Mikronährstoffe auf. Deshalb ist unveränderte Kuhmilch ebenso wie andere unveränderte Tiermilchen für die Ernährung im 1. Lebenshalbjahr völlig ungeeignet. Die Herstellung einer Säuglingsnahrung aus Kuhmilch mit einer an die Muttermilch angenäherten, dem physiologischen Bedarf entsprechenden Zusammensetzung erfordert einen hohen Aufwand.

Säuglingsanfangsnahrungen nach den in Europa festgelegten Standards sind für die Säuglingsernährung von Geburt an bestimmt und können als alleinige Nahrung die kindlichen Ernährungserfordernisse decken. Für die Neugeborenenernährung und für die Zufütterung zum Stillen sind Nahrungen mit Laktose als einzigem Kohlenhydrat empfehlenswert (sog. »Pre«-Nahrungen, vgl. Tabelle 5.5), mit denen kaum ein Risiko einer Überfütterung besteht und wie beim Stillen eine Fütterung nach Bedarf möglich ist. Dagegen sollten Säuglingsnahrungen mit weiteren Kohlenhydraten (sog. »1«-Nahrungen, vgl. Tabelle 5.5) nicht bei Neugeborenen, sondern erst bei etwas älteren Säuglingen eingesetzt werden. Insbesondere sollten Säuglinge im 1. Lebenshalbjahr keine Nahrungen erhalten, in denen Fruktose oder Saccharose (Haushaltszucker, »Kristallzucker«) vorkommt, da hierdurch bei Säuglingen mit hereditärer Fruktoseintoleranz (▶ vgl. Kap. 6.2.4, S. 155) eine frühe Krankheitsmanifestation mit schwerer kindlicher Schädigung provoziert werden kann.

Folgenahrungen (Tabelle 5.5) können erst ab dem 5. Lebensmonat gefüttert werden, weil sie einerseits weniger an die Zusammensetzung der Muttermilch angenähert und damit für junge Säuglinge ungeeignet sind, andererseits eine für ältere Säuglinge günstige Nährstoffversorgung ermöglichen (z. B. in der Regel deutlich höherer Eisengehalt als in Säuglingsanfangsnahrungen).

Die Produktverpackungen müssen Hinweise über die Altersindikation tragen. »Säuglingsanfangsnahrungen« und »Folgenahrungen« können aus Kuhmilch oder Sojaeiweiß hergestellt werden. Die bevorzugt eingesetzten Nahrungen auf der Basis ausschließlich von Kuhmilcheiweiß werden als »Säuglingsmilchnahrung« (von Geburt an) oder als »Folgemilch« (ab dem 5. Monat) bezeichnet.

Sojanahrungen (Humana SL, Milupa SOM, Prosoybee) werden bei gesunden Neugeborenen nicht als Nahrung der ersten Wahl empfohlen, sondern nur bei besonderer Indikation eingesetzt. Die Sojanahrungen sind laktosefrei, so dass bei ihrer Verwendung die beim Neugeborenenscreening auf Galaktosämie (▶ vgl. Kap. 6) üblicherweise eingesetzten Methoden falsch-negativ ausfallen

---

Tabelle 5.5. Einteilung einiger handelsüblicher Säuglingsnahrungen
auf Kuhmilchbasis und antigenreduzierte Nahrungen für gesunde, reifgeborene Säuglinge (jeweils in alphabetischer Reihenfolge)

Säuglingsnahrungen auf Kuhmilchbasis

Säuglingsanfangsnahrungen auf Kuhmilchbasis (Säuglingsmilchnahrungen)

»Pre«-Nahrungen mit Laktose als einzigem Kohlenhydrat

(für die Neugeborenenernährung und die Zufütterung zum Stillen empfohlen)

z. B. Aponti Pre, Pre Hipp, Pre Aletemil, Pre Aptamil mit LCP Milupan, Beba Pre, Pre Humana Anfangs-Milchnahrung, Pre Lactana A, Pre Milasan, Pre Milumil

»1«-Nahrungen mit weiteren Kohlenhydraten neben Laktose

(nicht für die Neugeborenenernährung und die Zufütterung zum Stillen empfohlen)

z. B. Aletemil 1, Aponti 1, Aptamil 1, Beba 1, Bebivita 1, Hipp 1, Humana 1 Dauernahrung, Humana 1 babyfit, KiNa-1, Lactana B, Milasan 1, Milumil 1

Folgenahrungen auf Kuhmilchbasis (Folgemilchen, erst ab 5. Lebensmonat)

z. B. Aletemil 2 plus, Aponti 2, Aptamil 2, Beba 2, Beba 2 probiotisch, Bebivita 2, Hipp 2, Humana 2 baby-fit, Humana 2 Folgemilch, Ki-Na-2 Folgemilchnahrung, Lactana C, Milasan 2, Milumil 2, Milumil 2 kristallzuckerfrei

Antigenreduzierte Milchnahrungen (»hypoallergene« oder »H.A.«-Nahrungen)

»H.A.«-Säuglingsanfangsnahrungen

»Pre«-Nahrungen mit Laktose als einzigem Kohlenhydrat

z. B. Aletemil HA mit LC-PUFA (nur f. Kliniken), Aponti HA mit LC-PUFA (nur f. Kliniken), Aptamil HA1 mit LCP Milupan, Nestle Beba Start HA,

»H.A.1«-Nahrungen mit weiteren Kohlenhydraten neben Laktose

z. B. Aletemil HA1, Aponti HA, Beba H.A. 1, Hipp H.A. 1, Humana HA 1, Milasan HA 1, Milumil HA 1

»H.A.«-Folgenahrungen (erst ab 5. Lebensmonat)

z. B. Aletemil HA2, Aptamil HA2, Beba H.A. 2, Milasan HA 2, Milumil HA 2

---

können. Indikationen zur Verwendung einer Sojanahrung sind z. B. eine nachgewiesene Laktoseunverträglichkeit oder elterliche Ablehnung einer Kuhmilchnahrung aufgrund streng vegetarischer Orientierung.

■■■ **Selbsthergestellte Flaschennahrung.** Die früher verbreitete, häusliche Selbstherstellung von Flaschennahrungen aus pasteurisierter Kuhmilch unter Zugabe von Wasser, Kohlenhydraten und Pflanzenöl kann aufgrund von hygienischen und vor allem ernährungsphysiologischen Bedenken heute nicht mehr empfohlen werden. Selbst hergestellte Säuglingsnahrungen können eine angemessene Deckung des kindlichen Bedarfs an vielen Nährstoffen, wie z. B. Vitaminen, Spurenelementen und essentiellen Fettsäuren, nicht sicher gewährleisten und sollten nur ausnahmsweise in ökonomischen Notsituationen zur Anwendung kommen. Die Zugabe von Getreiden, die das Klebereiweiß Gluten enthalten (Weizen, Roggen, Gerste, aber auch Haferflocken einschl. sog. Schmelzflocken) zur Flaschennahrung im 1. Lebenshalbjahr ist wegen des damit verbundenen erhöhten Risikos für das frühe Auftreten einer Zöliakie (▶ vgl. S. 474) kontraindiziert.

Dringend gewarnt werden muss auch vor der in jüngerer Zeit vor dem Hintergrund sog. alternativer Überzeugungen wieder zunehmenden Verwendung von roher Kuhmilch in der Säuglingsernährung. Neben bakteriologischen Risiken, nicht zuletzt der möglichen Übertragung einer lebensbedrohlichen Infektion mit toxinbildenden enterohämorrhagischen E. coli (EHEC), ist nicht hitzebehandelte Kuhmilch auch besonders stark allergen wirksam. Die Fütterung unveränderter Kuhmilch oder anderer unveränderter Tiermilchen (z. B. Esels-, Ziegen- oder Stutenmilch) im 1. Lebenshalbjahr führt aufgrund der im Vergleich zu Muttermilch völlig verschiedenen Zusammensetzung (◘ vgl. Tabelle 5.2) zu einer unphysio- logischen Substratzufuhr mit großen Risiken und ist kontraindiziert.

Auch die bei alternativen Überzeugungen vielfach propagierten milchfreien Nahrungen auf der Grundlage von Mandelmus, Obst oder Vollkorngetreide sind als Säuglingsnahrungen unphysiologisch und völlig ungeeignet. Diese Nahrungen decken oft den Nährstoffbedarf eines Säuglings nicht und können ernste kindliche Schädigungen wie z. B. ausgeprägte Gedeihstörungen und Mineralisationsstörungen des Skeletts auslösen.

5.1.3 Säuglingsernährung und Allergievorbeugung

Die Neugeborenenperiode ist eine besonders kritische Phase für die Sensibilisierung gegenüber Nahrungsmittelproteinen. Offenbar besteht in dieser Phase noch eine erhöhte Permeabilität des unreifen Gastrointestinaltraktes für intakte Fremdproteine, die vermehrt dem Mukosa-assoziierten lymphatischen Gewebe präsentiert werden und dort eine Sensibilisierung induzieren können. Ein besonders hohes Risiko für die Entwicklung allergischer Reaktionen tragen familiär belastete Neugeborene, deren Eltern oder Geschwister an atopischen Manifestationen wie Heuschnupfen, allergischem Asthma oder atopischem Ekzem (Neurodermitis) leiden. Einige, aber nicht alle vergleichende Untersuchungen zeigen, dass ausschließliches Stillen über 4–6 Monate ohne jede Zufütterung kuhmilcheiweißhaltiger Nahrung im Vergleich zur Ernährung mit Säuglingsnahrungen auf Kuhmilchbasis oder auf Sojaeiweißbasis zu einer reduzierten Rate einer Kuhmilcheiweißallergie mit unterschiedlichen allergischen Symptomen führen kann. Allerdings muss berücksichtigt werden, dass intakte Fremdproteine aus der mütterlichen Nahrung in die Muttermilch übergehen können und bei stark sensibilisierten Säuglingen auch unter ausschließlicher Muttermilchernährung eine Nahrungsmittelallergie gegen Fremdeiweiße aus der mütterlichen Nahrung auslösen können, z. B. unter dem Bild einer blutigen Kolitis des Säuglings.

Bei nicht gestillten Säuglingen mit familiärer Allergiebelastung kann die Ernährung mit antigenreduzierten Säuglingsnahrungen auf der Grundlage von Eiweißhydrolysaten die Häufigkeit allergischer Manifestationen, vor allem von ekzematösen Hautveränderungen und gastrointestinalen Allergiemanifestationen, reduzieren. Dagegen hat die Ernährung mit Sojanahrungen kei-

> **Merke**
>
> Nicht oder nicht voll gestillte Säuglinge erhalten industriell gefertigte Säuglingsnahrungen. Säuglingsanfangsnahrungen können von Geburt an gegeben werden, wobei für Neugeborene und junge Säuglinge sowie für die Zufütterung zum Stillen sog. »Pre-Nahrungen« bevorzugt werden. Folgenahrungen setzt man erst ab dem 5. Lebensmonat ein. Die Selbstzubereitung von Säuglingsmilchnahrungen wird nicht empfohlen. Die Fütterung unveränderter Tiermilchen (auch handelsüblicher Trinkmilch) an junge Säuglinge ist kontraindiziert, für die Dauer des ganzen 1. Lebensjahres wird sie nicht empfohlen.

nen allergiepräventiven Effekt. Deshalb wird für nicht oder nicht voll gestillte Neugeborene mit familiärer Allergiebelastung (atopische Erkrankungen bei Eltern und/oder Geschwistern) als Flaschennahrung ausschließliche eine klinisch geprüfte hypoallergene Säuglingsnahrung empfohlen (◘ Tabelle 5.5). Die zur Therapie von Malabsorptionssyndromen entwickelten Diätprodukte mit hochgradig hydrolysiertem Eiweiß (z. B. Alfare, Nutramigen, Pregomin, Pregestimil) oder mit Aminosäuremischungen (z. B. Neocate, Pregomin AS) entsprechen in ihren Zusammensetzungen nicht dem Nährstoffbedarf von Säuglingen mit normaler gastrointestinaler Funktion und sind deshalb für die allergiepräventive Ernährung gesunder Neugeborener und Säuglinge nicht geeignet; darüber hinaus ergibt sich auch hier wegen der fehlenden Laktosezufuhr die Problematik eines nicht unter allen Bedingungen zuverlässigen Neugeborenenscreenings auf Galaktosämie (▶ vgl. Sojanahrungen). Die empfohlenen diätetischen Maßnahmen für Neugeborene aus allergisch belasteten Familien sind in ◘ Tabelle 5.6 zusammengefasst.

5.1.4 Praktische Aspekte der Neugeborenenernährung

Die ersten Mahlzeiten des Neugeborenen mit Anlegen an der Brust oder einer Flaschenfütterung können für die Eltern beglückende Momente des Kennenlernens ihres Kindes und der Zuwendung sein, für die nach Möglichkeit eine ruhige und geborgene Atmosphäre hergestellt werden sollte. Bei mütterlicher Bereitschaft zum Stillen, die vor und nach der Geburt konsequent gefördert werden soll (◘ Tabelle 5.7), und gutem Zustand von Mutter und Kind wird etwa innerhalb der ersten 30 min nach der Geburt Gelegenheit zum ersten Anlegen gegeben. In den folgenden Tagen soll das Kind zur Förderung der Milchbildung in den ersten Tagen häufig und nach Bedarf angelegt werden. Günstig ist ein mindestens etwa 6stündliches Anlegen jeweils für kurze Zeit an beiden Brüsten (jeweils 5–10 Min., längeres Saugen in den ersten Tagen kann ein Wundwerden der Brustwarzen fördern). Mit dem Eintritt des Milcheinschusses wird etwa 6–8 (-10) mal in 24 Stunden angelegt.

■ ■ ■ **Wägung und Zufütterung zum Stillen.** Die früher vielfach routinemäßig eingesetzte Wägung vor und nach jedem Stillen (sog. Stillprobe) ist nur bei besonderer In-

---

◘ Tabelle 5.6. **Allergieprävention:**
Empfohlene diätetische Maßnahmen zur Prävention früher allergischer Manifestationen bei Säuglingen mit familiärer Allergiebelastung

1. Vollstillen über mindestens 4, besser 6 Monate
2. Vermeidung der Zufütterung des Kindes mit Nahrungen, die intaktes Fremdprotein enthalten (Säuglingsnahrungen mit Kuhmilch- oder Sojaeiweiß, Zubereitungen aus Schaf-, Ziegen-, Esels- oder Stutenmilch, Mandelmus u. a.)
3. Nicht oder nicht voll gestillte Säuglinge sollten während der ersten 6 Lebensmonate ausschließlich antigenreduzierte Säuglingsnahrungen erhalten
4. Beikostprodukte nicht vor dem 5. Monat einführen, nur eine begrenzte Zahl von Beikostprodukten verwenden und kritische Allergene (Kuhmilch, Hühnerei, Weizen) meiden

---

Merke

Säuglinge mit familiärer Allergiebelastung sollten zur Prävention allergischer Manifestationen ab Geburt 4–6 Monate lang ausschließlich gestillt werden. Nicht gestillte oder nicht voll gestillte Säuglinge mit familiärer Allergiebelastung erhalten in den ersten 4–6 Monaten ausschließlich hypoallergene Säuglingsnahrungen auf der Basis von Eiweißhydrolysaten. Nahrungen mit intaktem Kuhmilcheiweiß werden in diesem Zeitraum vollständig gemieden.

◘ Tabelle 5.7. **Maßnahmen zur Förderung des Stillens**

— Fundierte Information über das Stillen und Motivationsförderung bereits in der Schwangerschaft und erneut im Wochenbett, entsprechende Schulung der Mitarbeiter/innen der geburtshilflichen Klinik
— Praktische Anleitung, Hilfe und Ermutigung der Mutter beim Anlegen und Stillen
— Frühes Anlegen des Neugeborenen zum Stillen innerhalb der 1. halben Stunde nach der Geburt, sofern mütterlicher und kindlicher Zustand dies erlauben
— Möglichkeit zum Stillen nach Bedarf zu jeder Tageszeit, bevorzugt durch gemeinsame Unterbringung von Mutter und Kind (»rooming in«)
— Unbegründete Restriktionen, z. B. hinsichtlich der mütterlichen Ernährung, vermeiden

dikation sinnvoll und sollte nicht generell bei allen Neugeborenen angewandt werden, da sie oft zu erheblicher mütterlicher Verunsicherung führt (»nur 20 g, habe ich wohl zu wenig Milch?«). Bei gesunden Kindern ist in den ersten Lebenstagen ein 1 mal tägliches Wiegen zur Zustandsbeurteilung und zur Entscheidung über ein ggf. angemessenes Zufüttern völlig ausreichend. Zusätzliche Flüssigkeit soll in den ersten Lebenstagen nicht routinemäßig, sondern nur bei begründeter Indikation gegeben werden, wenn Dehydratationszuständen und Hypoglykämien vorgebeugt werden muss. Allerdings kann im Einzelfall ein zu restriktives Flüssigkeitsangebot das Neugeborene auch derart schwächen, dass der Stillerfolg gefährdet wird. Gesunden Neugeborenen kann bei geringer Muttermilchzufuhr am 1.–3. Lebenstag und bis zum Eintreten des Milcheinschusses etwa 2 mal tgl. *nach dem Anlegen* 30–50 ml einer 10 %igen Glukoselösung (oder einer Dextrinmaltose-Lösung) angeboten werden, ohne dass Nachteile für den Stillerfolg zu befürchten sind. Wenn am 4.–5. Lebenstag die kindliche Gewichtsabnahme anhält, der Gewichtsverlust seit der Geburt 5 % übersteigt und kein mütterlicher Milcheinschuss erfolgt ist, kann dem Neugeborenen *nach dem Anlegen* 3- bis 4 mal/Tag 50 ml einer antigenreduzierten Säuglingsnahrung angeboten werden.

■■■ **Ernährung mit Säuglingsmilchnahrungen.** Nicht gestillte Kinder werden mit einer Pre-Nahrung oder im Falle einer familiären Allergiebelastung mit einer antigenreduzierten Nahrung (◘ s. Tabelle 5.5) nach Bedarf gefüttert. Meist werden zunächst 6 (bei anfänglicher Trinkschwäche auch 8) Mahlzeiten angemessen sein, mit zunehmendem Alter kommen die meisten Säuglinge mit 5 Flaschenmahlzeiten/24 Stunden aus. Bei gesunden, reifen Neugeborenen steigt die getrunkene Milchmenge – bei großer interindividueller Variation – in den ersten Lebenstagen tgl. im Mittel um etwa 70–80 g. Ab dem Ende der 1. Woche sollte die tägliche Trinkmenge bei etwa 1/5 bis 1/6 des Körpergewichtes liegen, um bei einem Kaloriengehalt der Säuglingsnahrungen von etwa 65–70 kcal/100 ml den kindlichen Bedarf (◘ s. Tabelle 5.1) decken zu können.

■■■ **Flaschen und Sauger.** Glasflaschen haben den für junge Säuglinge wichtigen Vorteil einer höheren hygienischen Sicherheit, ältere Kinder können das Selbsthalten von Flaschen aus Kunststoff leichter erlernen. Die Größe des Saugerloches ist angemessen, wenn aus der mit dem Sauger nach unten gehaltenen Flasche die Nahrung langsam mit etwa 1 Tropfen pro Sekunde heraustropft. Die Temperatur der Nahrung, die etwa Körpertemperatur entsprechen soll, ist vor jeder Fütterung zu prüfen. Besonders beim Erhitzen von Säuglingsnahrung mit Mikrowellengeräten können Fehleinschätzungen mit der Folge schwerer Verbrennungen der kindlichen Mundschleimhaut auftreten.

Nach dem Trinken verbleibende Milchreste bieten pathogenen Erregern einen guten Nährboden. Deshalb wird die Milch aus Pulverprodukten vor jeder Mahlzeit frisch zubereitet, alle Reste werden konsequent weggeworfen. Flaschen und Sauger werden nach der Benutzung unverzüglich mit Wasser ausgespült, um ein Antrocknen von Milchresten zu vermeiden. Nach sorgfältiger Reinigung werden für junge Säuglinge bestimmte Flaschen und Sauger in sprudelnd kochendem Wasser keimfrei gemacht. Die zur Desinfektion angebotenen sog. Sterilisierbäder bieten keine gleichwertige hygienische Sicherheit. In Kliniken sollen wegen des erhöhten Risikos der Übertragung nosokomialer Infektionen nur hitzesterilisierte Sauger und Glasflaschen Verwendung finden.

5.1.5 Supplementierung von Vitamin K, Vitamin D und Fluorid

Die Vitamin-K-Zufuhr mit der Muttermilch reicht nicht aus, um den überwiegend bei gestillten Kindern im Laufe der ersten Lebensmonate auftretenden späten Vitamin-K-Mangel mit ernsten Blutungen (z. B. Hirnblutungen) sicher zu verhindern (▶ vgl. S. 88). Zur Prävention erhalten alle Säuglinge 3 mal jeweils 2 mg Vitamin K oral zu den Zeitpunkten der Vorsorgeuntersuchungen U1 (1. Lebenstag), U2 (im Zeitraum vom 3.–10. Lebenstag) und U3 (4.–6. Lebenswoche). Zur Prophylaxe der Vitamin-D-Mangelrachitis (▶ vgl. S. 170) erhalten alle Säuglinge 400–500 I. E. Vitamin D pro Tag. Diese orale Vitamin-D-Prophylaxe wird bis zum 2. vom Kind erlebten Frühsommer gegeben, d.h. je nach Geburtsdatum bis zum Alter von 1–1½ Jahren, bis im Frühsommer bei der dann stärkeren UV-Lichtexposition die körpereigene Vitamin-D-Synthese zunimmt. Mit dem Vitamin-D-Präparat wird gleichzeitig tgl. 0,25 mg Fluorid gegeben, da hierdurch eine effektive Kariesprophylaxe mit sehr starker Verminderung von Zahl und Ausmaß kariöser Schäden erreicht werden kann (Präparate, z. B. D-Fluoretten 500, Fluor-Vigantoletten 500, Zymafluor D 500). Nach dem Ende der Vitamin-D-Prophylaxe wird die Fluoridsupplementierung durch die tägliche Gabe einer Tablette mit 0,25 mg Fluorid bis zum Ende des 2. Lebensjahres fortgesetzt, danach soll Fluorid weiterhin durch Verwendung von jodiertem und fluoridiertem Speisesalz als Regelsalz zugeführt werden. Die Compliance junger Familien mit diesen für die kindliche Gesundheit wichtigen Präventionsmaßnahmen hängt stark vom Ausmaß des Engagements und der Beratung durch den Arzt ab.

> **Merke**
>
> Alle Säuglinge erhalten zur Prävention von Vitamin-K-Mangelblutungen 3 mal 2 mg Vitamin K per os, zur Rachitisprophylaxe tgl. 400–500 Einheiten Vitamin D und zur Kariesprophylaxe 0,25 mg Fluorid.

5.1.6 Beikost – Ernährung im 2. Lebenshalbjahr

Breikost wird schrittweise ab dem 5.–7. Lebensmonat (nach dem vollendeten 4. Monat) eingeführt. Durch die Beikost soll gut bioverfügbares Eisen (z. B. aus Fleisch oder Eigelb) bereitgestellt werden, um der Entleerung kindlicher Eisenspeicher gegen Ende des 1. Lebenshalbjahres zu begegnen. Auch die Zufuhr von Zink, Ballaststoffen und anderen Nährstoffen wird mit der Beikost gefördert. Weiterhin ermöglicht die Beikosteinführung dem Kind eine Erweiterung der geschmacklichen Erfahrungen und gewöhnt es schrittweise an die Zufuhr von Speisen mit breiiger und später fester Konsistenz. Die Umstellung vom Trinken an der Brust bzw. aus der Flasche zur Löffelfütterung ist ein schrittweiser und nicht immer ganz einfacher Lernprozess, der sich über einige Zeit hinziehen kann. Man beginnt zweckmäßigerweise mit dem täglichen Angebot nur einiger weniger Löffel eines einfachen Breies (z. B. Karottenbrei, Reisbrei). Wenn das Kind die Löffelfütterung akzeptiert und gelernt hat, gibt man bevorzugt einen Gemüse-Kartoffel-Brei mit Fleisch. Die Breimenge kann dann zügig auf etwa 200 bis 250 g gesteigert werden, so dass die Breimahlzeit eine Milchmahlzeit ersetzen kann (◘ Abb. 5.4). Mit einem Zeitintervall von etwa 1 Monat kann eine weitere Milchmahlzeit durch einen Brei ersetzt werden, bevorzugt durch einen mit Trinkmilch oder besser Säuglingsmilchnahrung zubereiteten Getreidebrei (◘ s. Abb. 5.4). Glutenhaltige Getreide (Weizen, Roggen, Gerste, Hafer; z. B. viele handelsübliche Vollkorn- bzw. Vielkornbreie oder

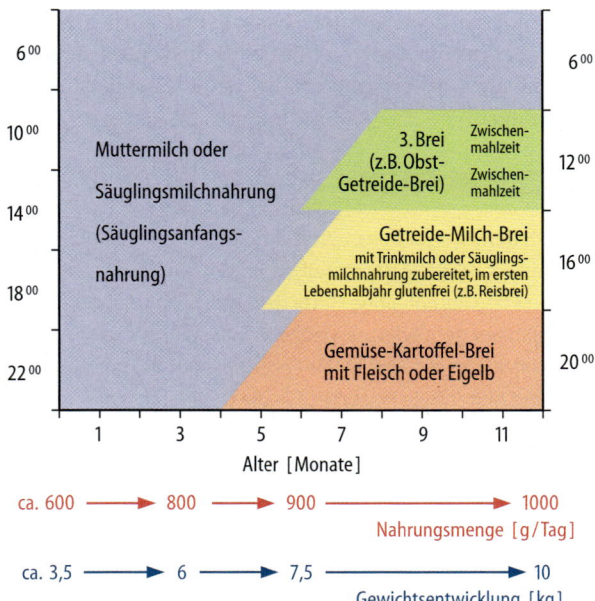

◘ Abb. 5.4. **Aufbau der Beikostfütterung** ab dem 5. Lebensmonat

Haferbreie) sollen erst nach Ende des 1. Lebenshalbjahres gegeben werden, da eine frühzeitige Glutenzufuhr frühe Manifestationen einer Zöliakie provozieren kann (▶ vgl. S. 474). Als erste Getreidebreie eignen sich besonders glutenfreie Reisbreie. Bei Kindern mit familiärer Allergiebelastung wird eine begrenzte Zahl von Beikostprodukten mit erfahrungsgemäß geringem Allergiepotential eingesetzt (◘ s. Tabelle 5.6).

Etwa 4–6 Wochen nach der Einführung des 2. Breies kann eine weitere Milchmahlzeit durch einen 3. Brei (z. B. Obst-Getreide-Brei) ersetzt werden.

Neben den selbst im Haushalt zubereiteten Breien wird heute zunehmend Fertigbreikost (Gläschenkost und Fertigbreie) eingesetzt. Vorteile sind neben dem geringen Zeit- und Arbeitsaufwand bei der Zubereitung auch eine ausgewogene und altersgerechte Nährstoffzusammensetzung, Keimfreiheit und eine strenge Kontrolle der Schadstoff- und Pestizidfreiheit, die bei Selbstzubereitung aus handelsüblichen Lebensmitteln nicht in gleicher Weise gewährleistet werden kann.

Bis zum Ende des 1. Lebensjahres soll mindestens 1 Milchmahlzeit pro Tag gegeben werden, die durch Muttermilch oder eine Säuglingsmilchnahrung beigetragen werden kann. Das Trinken handelsüblicher Trinkmilch (»Vollmilch«) in den ersten 10–12 Monaten wird nicht empfohlen, da Trinkmilch einen niedrigen Eisengehalt hat, darüber hinaus die Eisenresorption aus anderen Lebensmitteln hemmt und auch hinsichtlich der Zufuhr anderer Nährstoffe insgesamt deutlich ungünstiger ist als Muttermilch oder Säuglingsmilchnahrungen.

> **Merke**
>
> Ab dem 5.–7. Lebensmonat werden die Milchmahlzeiten schrittweise durch Beikost ergänzt und teilweise ersetzt. Glutenhaltige Getreide werden im 1. Lebenshalbjahr gemieden, um frühe Manifestationen einer Zöliakie zu reduzieren. Als erste Breie gut geeignet sind glutenfreie Reisbreie. Für die Dauer der ersten 10–12 Monate wird für die Milchmahlzeiten keine handelsübliche Trinkmilch, sondern Muttermilch oder eine Säuglingsmilchnahrung empfohlen.

5.2 Ernährung im Kleinkind- und Schulalter

> Mit dem Übergang zur Kleinkinder- und Schulkinderkost werden langfristig wirksame Ernährungsgewohnheiten eingeübt und gefestigt. Gesundheitspräventiv wichtige Präferenzen in der Auswahl von Nahrung und Getränken sollen deshalb schrittweise schon ab dem frühen Kindesalter vermittelt werden.

Etwa vom 10. bis 12. Monat an beginnt der Übergang zur Kleinkinder- bzw. Familienkost. Das Kind beginnt, vom Tisch der Geschwister und Eltern mit zu essen und zunehmend auch feste Nahrung zu verzehren. Mit dem eigenen Gebrauch der Hände und den zahlreicher werdenden Zähnen werden gegen Ende des 1. Lebensjahres vermehrt feste Nahrungsbestandteile (z. B. Brotrinde) verzehrt. Die reine Milchmahlzeit am Morgen wird durch ein Brot mit Aufstrich oder Zerealien mit Milch oder Joghurt ersetzt, und auch bei den anderen Mahlzeiten wächst das Kind an den Familientisch heran.

Besonders gewarnt werden muss vor dem Gebrauch einer mit gezuckertem Tee oder Fruchtsaft gefüllten Nuckelflasche im Säuglings- und Kleinkindalter. Die langzeitige Zuckerexposition der Zähne durch dauerndes Nuckeln, z. B. auch zum Einschlafen, kann zu verheerenden Zahnschäden mit Zerstörung vor allem der Frontzähne führen (Nuckelflaschen-Karies).

Klein- und Schulkinder sollten eine abwechslungsreiche Mischkost zu sich nehmen. Erwünscht ist ein reichlicher Verzehr von Gemüse, Obst, Vollkornprodukten und fettreduzierten Milchprodukten (z. B. Trinkmilch mit 1,5 % Fett), ein regelmäßiger Verzehr von Seefisch, pflanzlichen Ölen und in mäßigem Ausmaß auch von Fleisch als wichtiger Quelle von gut bioverfügbarem Eisen und Zink. Die Nährstoffzufuhr muss den sich altersabhängig verändernden Bedarf (◘ s. Tabelle 5.1) decken, der insbesondere während der Phase des Pubertätswachstumsschubes stark ansteigen kann. Auch nimmt mit der Pubertät bei Mädchen der Eisenbedarf durch die menstruationsbedingten Eisenverluste stark zu (◘ s. Tabelle 5.1), so dass insbesondere bei starken Monatsblutungen ein regelmäßiger Fleischverzehr zur Vorbeugung eines Eisenmangels nützlich ist.

Zur Prävention hoher Serumcholesterinwerte und einer frühen Entwicklung von atherosklerotischen Gefäßläsionen ist eine eher sparsame Zufuhr von gesättigten Fetten (tierische Fette) und Cholesterin ratsam. Gefäßpräventiv wirksam können auch eine reichliche Zufuhr der antioxydativ wirksamen Vitamine C und E sowie der Vitamine Folsäure und B_{12} sein, die zu einer Senkung erhöhter Homocysteinspiegel beitragen.

Zucker und zuckerhaltige Speisen sollten insbesondere unter dem Gesichtspunkt der Kariesprävention nur in Maßen verzehrt werden, allerdings haben gerade Kleinkinder oft eine ausgesprochene Präferenz für süße Speisen, die man deshalb nicht ganz eliminieren kann und soll. Ein häufiger Konsum zuckerhaltiger Zwischenmahlzeiten ist besonders ungünstig, da hierbei meist eine stärkere Zucker-induzierte Säureexposition des Zahnschmelzes erfolgt. Dagegen wird eine Zuckerzufuhr mit den Hauptmahlzeiten, bei denen durch das stärkere Kauen der Speichelfluss vermehrt in Gang kommt und den Zahnschmelz schützt, als weniger schädigend angesehen, so dass Süßigkeiten besser als Nachtisch als zwischen-

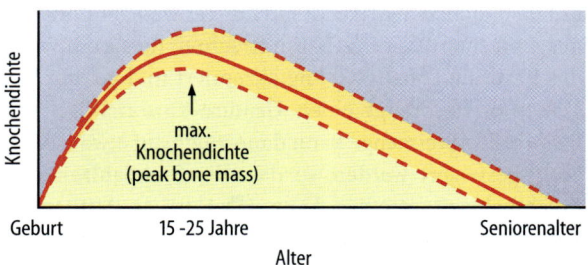

◘ Abb. 5.5. **Altersabhängige Entwicklung der Knochendichte.** Die von körperlicher Bewegung und alimentärer Kalziumaufnahme im Kindes- und Jugendalter stark beeinflusste maximale Knochendichte im jungen Erwachsenenalter beeinflusst die Knochendichte und damit das Frakturrisiko im höheren Lebensalter

durch gereicht werden sollten. Protektiv wirkt auch (zuckerfreies) Kaugummi, das ebenfalls den Speichelfluss fördert.

In der Kindheit und in der Adoleszenz ist eine hohe Zufuhr gut bioverfügbarer Kalziumsalze erwünscht, wie sie insbesondere durch Milch und Milchprodukte beigetragen werden. Die Kalziumaufnahme in Kindheit und Jugend beeinflusst unmittelbar die im jungen Erwachsenenalter erreichte maximale Knochendichte und damit die Knochendichte und das Frakturrisiko im Alter (◘ Abb. 5.5).

> **Merke**
>
> Mit dem Übergang zur Kleinkinder- und Schulkinderkost wird ein reichlicher Verzehr von Gemüse, Obst, Vollkornprodukten und fettreduzierten Milchprodukten, ein regelmäßiger Verzehr von Seefisch, pflanzlichen Ölen und in mäßigem Ausmaß auch von Fleischwaren sowie eine begrenzte Zufuhr von Fett und insbesondere von gesättigten Fetten empfohlen. Zur Kariesprävention ist eine häufige und protrahierte Zuckerexposition der Zähne zu vermeiden.

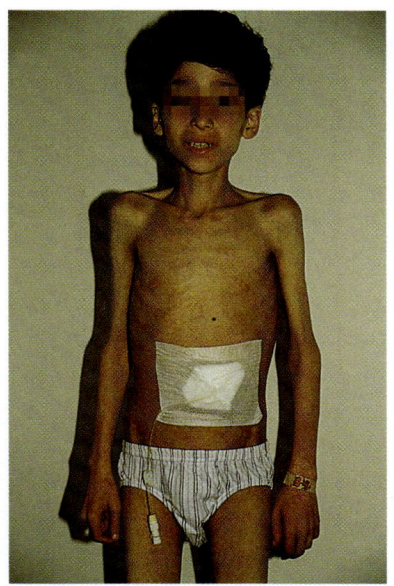

◘ Abb. 5.6. **Schwere Mangelernährung** bei einem 12jährigen Jungen mit chronisch rezidivierenden Infektionen bei Immundefekt durch HIV-Infektion. Zur Behandlung der eingetretenen sekundären Malnutrition erhält das Kind zusätzlich zur kalorienreichen Nahrung nachts eine Sondenernährung über eine perkutan endoskopisch angelegte Gastrostomie (PEG)

5.3 Untergewicht

> Kindliches Untergewicht tritt primär durch eine mangelnde Nahrungszufuhr oder in unseren Breiten häufiger sekundär als Folge einer meist chronischen Erkrankung auf. Die Entwicklung von Untergewicht gefährdet die kindliche Gesundheit und Entwicklung und erfordert eine frühzeitige Intervention.

■■■ **Definition.** Kindliches **Untergewicht** ist definiert als ein im Verhältnis zur Körperlänge vermindertes Körpergewicht (<3. Perzentile) und geht mit einer veränderten Körperzusammensetzung einher (◘ Abb. 5.6). Der Bezug des Körpergewichtes auf das Lebensalter ist aufgrund der Variation der Körperlänge weniger aussagekräftig. Als **Gedeihstörung** bezeichnet man ein Abknicken von der vom Kind etablierten Gewichtsperzentile, in der Folge bleibt häufig das Längenwachstum, seltener bei jungen Säuglingen auch das Kopfumfangswachstum zurück. Eine Gedeihstörung kann also bereits erfasst werden, wenn ein Untergewicht noch nicht erreicht ist (z. B. Abfall von der 60. auf die 15. längengezogene Gewichtsperzentile). Gedeihstörung und Untergewicht sind in der klinischen Pädiatrie wichtige Befunde und treten sekundär bei chronischen oder schwerwiegenden Erkrankungen auf.

Klinisch hat sich die Einschätzung des Schweregrades einer Unterernährung anhand der Verminderung des Körpergewichtes im Verhältnis zum Längensollgewicht (LSG) bewährt:

Längensollgewicht (%) = Körpergewicht · 100/ Gewichtsmedian für die Körperlänge

Ein Längensollgewicht zwischen 90 und 110 % gilt als normal, niedrigere Werte entsprechen einem Untergewicht bzw. einer Malnutrition. Bei länger bestehender, schwerer Malnutrition entwickelt sich sekundär auch ein Minderwuchs.

Die schwersten Formen der Protein-Energie-Malnutrition können sich in den beiden klassischen Syndromen des **Marasmus (vorwiegend Energiemangel)** und des **Kwashiorkor (vorwiegend Eiweißmangel)** manifestieren (◘ Tabelle 5.8), die Extreme eines kontinuierlichen und breiten Spektrums an Symptomen und Befunden bei Mangelernährung darstellen. Diese schweren Formen der Unterernährung sind regelmäßig durch Imbalancen des Flüssigkeits- und Elektrolythaushaltes sowie begleitende Infektionen kompliziert und haben ein erhebliches Mortalitätsrisiko.

◘ Tabelle 5.8. **Typische Befunde bei Marasmus und Kwashiorkor** als den beiden extremen klinischen Manifestationen des breiten Spektrums schwerer Protein-Energie-Mangelernährung

	MARASMUS	KWASHIORKOR
Typisches Alter	<1 Jahr	>1 Jahr
Körperlicher Verfall	vorwiegend Verlust von subkutanem Fett und Muskulatur	geringer Verlust von subkutanem Fett und Muskulatur
Gewicht für das Alter	stark reduziert	gering reduziert, bei Ödemen ggf. sogar erhöht
Ödeme	keine	Gesicht, untere Extremitäten
Mentale Veränderungen	keine	erhöhte Erregbarkeit
Haare und Haut	milde Veränderungen, Verlust des subkutanen Fettgewebes	Dermatitis, dyspigmentiertes Haar
Albumin i. Serum	normal	niedrig
Immunfunktion	mäßig reduziert	schwere Störung der T-Zell-Funktion, Lymphopenie
Leber	normal	Hepatomegalie mit Steatose
Vitaminmangel	mild	schwer durch reduzierte Transportproteine

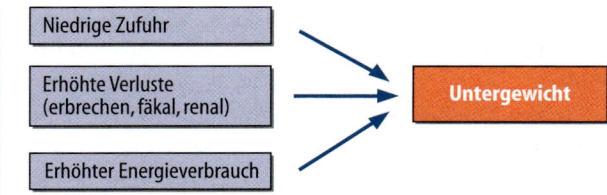

◘ Abb. 5.7. **Mögliche, einzeln oder in Kombination auftretende Ursachen des Untergewichtes** bei Kindern und Jugendlichen

Ausgeprägtes Untergewicht im Sinne einer Malnutrition im Kindesalter gefährdet die körperliche Entwicklung (Längenwachstum, bei Säuglingen z. T. Kopfumfang, Pubertätsentwicklung), die mentale Entwicklung und induziert einen sekundären Immundefekt mit gehäuften Infektionen. Bei mangelernährten Patienten wird die Wundheilung gestört und postoperative Komplikationen treten vermehrt auf, der Verlauf chronischer Erkrankungen wird nachteilig beeinträchtigt. So ist beispielsweise Untergewicht bei Mukoviszidosepatienten (► vgl. S. 420) mit einer kürzeren Lebensdauer und bei einer Lebertransplantation im Kindesalter mit niedrigerer Überlebenswahrscheinlichkeit verbunden.

Die Differentialdiagnose der einem Untergewicht zugrundeliegenden Ursachen umfasst die gesamte Breite der klinischen Pädiatrie und ist Voraussetzung für eine effektive Therapie.

■■■ **Ursachen des Untergewichtes.** Als mögliche Ursachen kommen eine verminderte Nahrungszufuhr, erhöhte Nährstoffverluste oder ein erhöhter Energieverbrauch einzeln oder in Kombination in Frage (◘ Abb. 5.7). Hinweisend auf eine Unterernährung ist ein überproportionaler Abfall der Gewichtskurve mit weitgehend normalem oder langsamer zurückbleibendem Perzentilenverlauf für die Länge und den Kopfumfang. Dagegen spricht eine weitgehend proportionale Retardierung von Gewicht, Länge und Kopfumfang für eine konstitutionelle, genetische oder eine frühzeitig eingetretene exogene Schädigung (z. B. kongenitale Infektion) bzw. auch für eine endokrine Ursache.

■■■ **Therapie.** Wenn bei einem Kind mit Untergewicht eine niedrige Nahrungsaufnahme vorliegt und sich keine Hinweise auf erhöhte Verluste ergeben, wird meist ein Therapieversuch mit erhöhter oraler Nahrungszufuhr durchgeführt, ggf. auch mit einer Sondenernährung (◘ s. Abb. 5.6), um eine Inappetenz als Regulator der Nahrungsaufnahme zu umgehen. Im 1. Lebensjahr kann die Säuglingsnahrung energetisch z. B. durch Zugabe von Maltodextrin (Glukosepolymere) und Öl angereichert werden. Bei Kleinkindern und Grundschülern werden neben der Gabe energiereicher Speisen und Zwischenmahlzeiten für die enterale Ernährungstherapie besondere pädiatrische Trink- und Sondennahrungen eingesetzt, die dem altersentsprechenden Nährstoffbedarf angepasst sind. Führt die erhöhte Energiezufuhr zum Gedeihen des Kindes, erhärtet dies den Verdacht einer Kausalbeziehung zwischen niedriger Zufuhr und Mangelernährung. Ist aber ein schlechtes Ansprechen auf die erhöhte Nahrungszufuhr zu beobachten, so müssen andere Ursachen wie erhöhte Nährstoffverluste in Stuhl und Urin oder eine ineffiziente Verwertung resorbierter Nahrungsbestandteile erwogen werden.

> **Merke**
>
> Untergewicht und Gedeihstörung erfordern eine diagnostische Abklärung der zugrunde liegenden Ursachen (Zufuhr, Resorption, Verbrauch) und eine dem individuellen Bedarf angepasste Substratzufuhr.

5.4 Übergewicht

> Übergewicht ist die häufigste kindliche Ernährungsstörung in industrialisierten Ländern, die wegen der ausgeprägten gesundheitlichen Folgen eine konsequente Prävention und Therapie erfordert.

Übergewicht ist die häufigste Ernährungsstörung bei Kindern und Jugendlichen in den Industrieländern, deren Prävalenz stark zunimmt. Übergewichtige Kinder haben ein hohes Risiko, übergewichtige Erwachsene zu werden, und erleiden langfristig gehäuft Gesundheitsstörungen wie Erkrankungen des Bewegungsapparates, arterielle Hypertonie, Dyslipidämie, koronare Herzerkrankungen, Gicht und psychosoziale Störungen.

Adipositas ist definiert als eine über das normale Maß hinausgehende Akkumulation von Fettgewebe. Im klinischen Alltag werden unterschiedliche Maße zur Definition des Übergewichtes herangezogen. Der **Körpermassenindex** (Body-mass-Index, **BMI,** Quetelet-Index; Gewicht in kg dividiert durch das Quadrat der Körperlänge in Metern) hat auch im Kindesalter eine gute Korrelation mit der Körperfettmasse. Referenzwerte und obere Grenzwerte für den BMI sind allerdings nicht nur geschlechtsspezifisch, sondern auch sehr stark altersabhängig, so dass anders als bei Erwachsenen in jedem Einzelfall altersnormierte Referenzwerte herangezogen werden müssen. Übergewicht bei Kindern und Jugendlichen kann im ärztlichen Alltag einfacher, gut praktikabel und für klinische Bedingungen ausreichend genau als ein Gewicht oberhalb der 95. Perzentile für die Körperlänge oder als ein Längensollgewicht über 120 % (120 % des Median-Gewichtes der jeweiligen Population für die Körperlänge) definiert werden.

■■■ **Ursachen des Übergewichtes.** Obwohl monogenetische und endokrine Störungen nur für einen sehr kleinen Anteil des Übergewichtes im Kindesalter verantwortlich sind, müssen diese bei jedem übergewichtigen Kind sorgfältig ausgeschlossen werden. Endokrine Ursachen beinhalten insbesondere Cushing-Syndrom, Hyperthyreose, primärer Hyperinsulinismus und Pseudoparathyreodismus. Erworbene hypothalamische Störungen infektiöser, traumatischer, maligner und vaskulärer Ursache sind seltene Auslöser der kindlichen Adipositas. Für das praktische Vorgehen kann gelten, dass Kinder mit normaler körperlicher oder geistiger Entwicklung, ohne Wachstumsstörungen und ohne Hinweise auf Unterzuckerung, in der Regel eine primär alimentäre Adipositas aufweisen.

■■■ **Leptindefekte.** Das Hormon Leptin wird durch das Fettgewebe in Abhängigkeit von den Fettreserven produziert und stellt ein afferentes Signal der Fettspeicher dar. Die Plasmaleptinkonzentration wird in erster Linie durch die Menge des Fettgewebes reguliert, daneben durch metabolische Faktoren wie Fasten oder Nahrungszufuhr, Insulin und Kortison (◻ Abb. 5.8). Beim sehr seltenen Vorliegen einer Nonsensmutation des Leptingens und dadurch bedingter fehlender Leptinwirkung wird vom frühen Kindesalter an eine massive Adiposi-

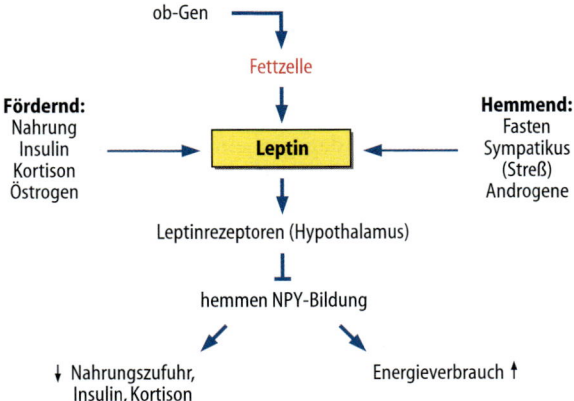

◻ **Abb. 5.8. Leptin**
wird in Fettzellen abhängig von der gespeicherten Fettmenge gebildet. Nahrungszufuhr, Insulin, Kortison und Östrogene fördern, Fasten, Katecholamine und Androgene hemmen die Leptinbildung. Durch Bindung an hypothalamische Rezeptoren hemmt Leptin die Bildung des Neuropeptid Y (NPY) im hypothalamischen Nucleus arcuateus und bewirkt eine Verminderung von Nahrungszufuhr, Insulin- und Kortisonausschüttung sowie eine Steigerung des Energieverbrauches. Sehr selten führen angeborene Leptindefekte ab dem frühen Kindesalter zu massivem Übergewicht, Hyperphagie und starkem Hyperinsulinismus. Im Gegenteil haben die meisten übergewichtigen Kinder erhöhte Leptinspiegel

tas, Hyperphagie und Hyperinsulinismus beobachtet, die auf Leptinsubstitution anspricht. Die meisten adipösen Kinder und Jugendliche haben jedoch keine Leptindefekte, sondern im Gegenteil proportional zur Körperfettmasse erhöhte Plasmaleptinkonzentrationen.

Eine genetische Prädisposition für die Entwicklung von Übergewicht ist eindeutig belegt worden. Einzelne, seltene genetische Defekte wurden beschrieben. In der Polarisation insgesamt zeigen sich die überzeugensten Hinweise auf einen starken genetischen Einfluss in Zwillingsstudien, bei denen genetisch identische eineiige Zwillinge, die unter unterschiedlichen Lebensbedingungen aufwuchsen, erstaunlich ähnliche Raten von Übergewicht aufweisen. Auch unter Berücksichtigung der unterschiedlichen genetischen Prädispositionen unterschiedlicher Individuen resultiert Übergewicht aber letztlich aus einer unausgewogenen Energiebilanz, bei der die Energiezufuhr den Energieverbrauch überschreitet. Hauptziele der Prävention und Therapie des kindlichen Übergewichtes sind deshalb die Förderung körperlicher Aktivität und Begrenzung der Energiezufuhr.

∎∎∎ **Therapie des Übergewichtes.** Für übergewichtige Kinder wird eine Vielzahl unterschiedlicher Behandlungsmethoden wie spezielle Diäten, Sportprogramme und verhaltens- und psychotherapeutische Interventionen angeboten. Bei mäßig übergewichtigen Kindern kann die Stabilisierung des Körpergewichtes ein angemessenes Ziel sein, da hierdurch mit dem Längenwachstum das relative Körpergewicht abnimmt. Für stark übergewichtige Kinder ist dagegen eine Gewichtsabnahme notwendig. Strikte Diäten können in der ambulanten Therapie oft nicht langfristig durchgehalten werden. Erfolgversprechender sind verhaltenstherapeutisch orientierte Strategien mit praktischer Einübung von Änderungen der Lebens- und Ernährungsweise, starker Motivation und familiärer und sozialer Unterstützung (▶ s.a. www.powerkids.de). Auch eine strikte Kalorienrestriktion ist bei ambulanter Therapie langfristig oft wenig praktikabel und wirksam. Ein etwas leichter praktikabler Weg ist eine konsequente Fettreduktion mit einem hohen Kohlenhydratanteil in der Ernährung, wodurch die gesamte Energiezufuhr und die Fettdeposition günstig beeinflusst werden kann. Praktische Hinweise zum Austausch fettreicher gegen fettarme Lebensmittel zeigt die ◘ Tabelle 5.9.

> **Merke**
>
> Übergewicht ist selten die Folge einer angeborenen oder erworbenen Erkrankung, häufiger die Folge einer unausgewogenen Energiebilanz mit hoher Zufuhr und niedrigem Verbrauch auf der Basis einer genetischen Prädisposition. Für die Prävention und die ambulante Therapie eignet sich die Förderung körperlicher Bewegung und eine kohlenhydratreiche, fettarme Ernährungsweise.

> **Kernaussagen**
>
> — Säuglinge und Kinder haben einen sehr hohen Nährstoffbedarf/kg Körpergewicht. Die Qualität der Ernährung hat direkte Auswirkungen auf Wachstum und Differenzierung der Gewebe sowie kurz- und langfristig modulierende Effekte auf physiologische Funktionen.
>
> — Die ideale Nahrung für gesunde, reifgeborene Säuglinge ist Muttermilch. Das Stillen liefert ein optimal auf die Bedürfnisse des Säuglings abgestimmtes Nährstoffangebot, schützt vor Infektionen und Allergien und vermittelt Sicherheit und Geborgenheit. Empfohlen wird ein Vollstillen möglichst über 4–6 Monate.
>
> — In jeder Entbindungsklinik sollte eine aktive Stillförderung mit Information über die Vorteile des Stillens, freundlicher Ermutigung und praktischer Anleitung der Wöchnerinnen angeboten werden. Fördernd für den Stillerfolg wirken ein frühes und häufiges Anlegen sowie ein unbeschränkter Mutter-Kind-Kontakt (»rooming in«). Die Zufütterung von Flüssigkeit (Glukose- oder Maltodextrinlösun-

◘ **Tabelle 5.9.** Austausch fettreicher gegen fettarme Lebensmittel

ANSTATT	BESSER
Vollmilch	Fit-Milch (1,5 % Fett)
Saure Sahne, Mayonnaise	fettarmer Joghurt (1,5 %)
dünnes Brot	dicke Brotscheiben
Wurstbrot	Cornflakes mit Obst
Nuss-Nougat-Creme	Honig, Marmelade
Leberwurst, Salami	Putenschinken, Corned Beef
Bratwurst	Bockwurst
fritierte Pommes	Backofenpommes
Nudeln mit Sahne	Spaghetti mit Tomaten
Schokolade	Gummibärchen
Eiscreme	Fruchteis

5.4 · Übergewicht

- gen) nach dem Anlegen bis zum Milcheinschuss am 3.–5. Tag sollte nur bei gegebener Indikation erfolgen und gefährdet den Stillerfolg nicht.
- Kinder, die nicht oder nicht voll gestillt werden können, erhalten eine Säuglingsmilchnahrung mit einer an die Muttermilch angenäherten Zusammensetzung. Wegen erheblicher Risiken muss vor einer Säuglingsernährung mit unveränderten Tiermilchen (Kuhmilch, Esel- oder Stutenmilch), selbst hergestellten Kuhmilchverdünnungen oder sog. »alternativen« Säuglingsnahrungen (z. B. Zubereitungen aus Mandelmus und Obst) dringend gewarnt werden.
- Alle gesunden Säuglinge erhalten Vitamin K (3 mal 2 mg per os bei den Vorsorgeuntersuchungen U1, U2 und U3), sowie tgl. 1 Tablette mit 400–500 I. E. Vitamin D und 0,25 mg Fluorid.
- Ab dem 5.–7. Lebensmonat wird Beikost eingeführt (Gemüse-Fleisch-Breie oder Getreide-Obst-Breie, die im 1. Lebenshalbjahr glutenfrei sein sollen), um den Bedarf an Eisen und anderen Nährstoffen zu decken.
- Bis zur Geburt muss geklärt werden, ob eine familiäre Allergiebelastung besteht, bei der eine konsequente alimentäre Allergieprävention durchgeführt werden sollte. Gerade auch bei diesen Kindern empfiehlt man ein Vollstillen möglichst über 4–6 Monate. Bei Flaschenfütterung werden Kuhmilch- oder Sojanahrungen vermieden und statt dessen nur antigenreduzierte Säuglingsnahrungen auf der Basis von Eiweißhydrolysaten (sog. HA-Nahrungen) gegeben. Eine späte Einführung weniger, erfahrungsgemäß selten allergisierender Beikostprodukte wird empfohlen.
- Eine häufige und protrahierte Zuckerexposition der Zähne (z. B. Nuckelflasche mit zuckerhaltigen Getränken) begünstigt die Kariesentstehung und ist zu vermeiden.
- Im Kleinkind- und Schulalter ist ein reichlicher Verzehr von Gemüse, Obst, Vollkornprodukten und fettreduzierten Milchprodukten, ein regelmäßiger Verzehr von Seefisch, pflanzlichen Ölen und in mäßigem Ausmaß auch Fleischwaren sowie eine begrenzte Zufuhr von Fett und insbesondere von gesättigten Fetten erwünscht.
- Unter- und Übergewicht haben ernste Auswirkungen auf die kindliche Gesundheit und erfordern eine frühzeitige Intervention.

> **Fallbeispiel 5.1**
>
> Anamnese. Die am 5. Lebenstag zur Vorsorgeuntersuchung U2 vorgestellte Christine ist das 1. Kind gesunder Eltern. Spontangeburt nach unkompliziertem Schwangerschaftsverlauf in der 39. Gestationswoche mit einem Gewicht von 3010 g. Die 29jährige Mutter, von Beruf Lehrerin, möchte stillen und lehnt in der Entbindungsklinik jede Zufütterung von Flüssigkeit nach dem Anlegen konsequent ab. In der Klinik wird das bei der Mutter untergebrachte Kind (»rooming in«) häufig angelegt, die Entlassung nach Hause erfolgt am 2. Lebenstag. Zu Hause wird das Kind weiter häufig angelegt, aber die Milchbildung kommt nicht recht in Gang, die Brustwarzen werden wund und schmerzhaft.
>
> Befunde. Gewicht am 5. Lebenstag 2590 g (14 % unter dem Geburtsgewicht). Das Kind ist apathisch, schlapp, deutlich dehydriert mit vermindertem Hautturgor und ikterisch. Beim Trinkversuch an der Brust zeigt das Kind eine Trinkschwäche und rasche Erschöpfung. Die durch Wägung vor und nach dem Anlegen bestimmte Trinkmenge (Stillprobe) beträgt <5 g. Die Mutter ist besorgt und verzweifelt.
>
> Diagnose. Schwere Dehydratation eines gesund geborenen Kindes bei geringer Zufuhr an Muttermilch und nicht erfolgtem Ausgleich des eingetretenen Flüssigkeitsdefizites.
>
> Therapie und Verlauf. Lange und eingehende Diskussion mit der Mutter, die eine Zufütterung ablehnt aus der Sorge, das Kind dann nicht mehr stillen zu können, nachdem sie vor der Geburt über das mögliche Auftreten einer sog. Saugverwirrung gelesen hat. Endlich Einwilligung zur Zufütterung des Säuglings mit tgl. 4 mal 50 g einer HA-Nahrung und 10%iger Dextrinmaltoselösung ad libitum jeweils nach dem weiteren Anlegen an der Brust. Darunter bis zum Folgetag Gewichtszunahme nach 2680 g, das Kind ist gekräftigt und lebhaft. Bei einer erneuten Stillprobe trinkt es an der Brust 70 g, die Mutter ist wieder ruhig und gelassener.
>
> An diesem 6. Lebenstag wird noch 10%ige Dextrinmaltoselösung nach dem Stillen angeboten, ab dem 7. Tag wird das Kind ausschließlich gestillt und zeigt im weiteren Verlauf eine perzentilenparallele Gewichtszunahme.

> **Fallbeispiel 5.2**
>
> Anamnese. Maximilian wird als 2. Kind gesunder Eltern nach unkompliziertem Schwangerschaftsverlauf in der 37. Woche spontan geboren. Apgar-Index 8/10/10. Die 3jährige Schwester ist gesund. Das vollgestillte Kind erhält

wegen eines starken Ikterus vom 3.–5. Lebenstag in der Entbindungsklinik eine Phototherapie, der weitere Verlauf nach der Entlassung nach Hause am 7. Tag ist komplikationslos. Das Kind trinkt gut und nimmt an Gewicht zu. Die empfohlene Vit. K-, Vit.-D- und Fluoridprophylaxe wird von den Eltern aus alternativer Überzeugung abgelehnt, anstelle der »Chemie« geben sie dem Kind ein »natürliches« Kalziumpulver aus dem Reformhaus zur Rachitisprävention. Bei dem vollgestillten Kind bleibt bis in die 4. Lebenswoche hinein ein mäßiger Ikterus sichtbar.

Am 43. Lebenstag fällt der Mutter plötzlich ein vermehrtes Schreien ihres Kindes auf. Abends beobachtet sie beim Wechseln der Windel eine leichte Blutauflagerung auf dem Stuhl und beschließt, am nächsten Tag den Kinderarzt aufzusuchen. In der Nacht erbricht Maximilian 2 mal.

Befunde. Am folgenden Morgen wird der Junge von den Eltern in die Kinderklinik gebracht, weil sich sein Zustand drastisch verschlechtert hat. Bei der Untersuchung zeigt das somnolente Kind einen Opisthotonus und eine vorgewölbte Fontanelle. Die Ultraschalluntersuchung des Schädels sowie das kraniale Computertomogramm zeigen eine Einblutung in den 4. Ventrikel bis hin zum Kleinhirnhemisphärenspalt. Links frontal findet sich eine kleinere intrazerebrale Blutung. Es bestehen Zeichen des Hydrocephalus internus mit Erweiterung der Seitenventrikel und des 3. Ventrikels im Sinne einer Abflussbehinderung des Liquors.

Die Gerinnungsuntersuchung zeigt eine über 120 sec. verlängerte PTT und einen auf <10 % verminderten Quickwert. Die Gerinnungsfaktoren II und VII sind auf <10 % vermindert.

Diagnose. Späte Vitamin-K-Mangelblutung bei nicht verabreichter Vitamin-K-Prophylaxe.

Therapie und Verlauf. Nach Gabe von 5 mg. Vitamin K s. c. zeigen sich am Folgetag normale Werte für die PTT (32 s) und den Quick-Wert (100 %).

Die weitere Diagnostik zeigt einen mäßig auf 4,3 mg/dl erhöhten Bilirubinwert. GOT 23 U/l, GPT 26 U/l, γ-GT 604 U/l. Das α1-Antitrypsin ist mit 86,9 mg/dl niedrig, die Typisierung zeigt einen pi-Typ ZZ. Somit ist anzunehmen, dass ein subklinischer α1-Antitrypsinmangel mit milder Cholestase die Entstehung des klinisch manifesten Vitamin-K-Mangels begünstigt hat.

Im weiteren Verlauf entwickelt sich ein progredienter Hydrozephalus, der eine Versorgung mit einer ventrikuloperitonealen Ventilableitung erforderlich macht. Die statomotorische Entwicklung des Kindes bleibt retardiert.

Fallbeispiel 5.3

Anamnese. Manuela ist das 1. Kind einer gesunden, alleinerziehenden Mutter. Sie wird nach unkompliziertem Schwangerschaftsverlauf in der 41. Woche wegen protrahiertem Geburtsverlauf durch Sectio geboren; Apgar-Index 7/9/10. Die Mutter leidet seit Jahren unter Heuschnupfen und unter allergischen Hautreaktionen beim Tragen von nickelhaltigen Uhren und Schmuck. Manuela wird ausschließlich gestillt. In der 5. Lebenswoche beobachtet die Mutter wiederholt frisches Blut in der Windel.

Befunde. Das 5 Wochen alte Mädchen in gutem Allgemeinzustand ist gut gediehen und wirkt nicht krank. Sie zeigt gutes Trinken an der Brust. Anus äußerlich unauffällig. Bei der vorsichtigen rektalen Untersuchung ist am untersuchenden Kleinfinger frisches Blut. Ein Ausstrich des anal abgehenden Schleims zeigt eine ausgeprägte Eosinophilie.

Diagnose. Allergische, blutige Kolitis als Manifestation einer Nahrungsmittelallergie bei vollgestilltem Kind.

Therapie und Verlauf. Unter der versuchsweise über 1 Woche durchgeführten, streng kuhmilchfreien Ernährung der stillenden Mutter keine Änderung der Symptomatik: Bei gutem Allgemeinzustand des Kindes werden weiterhin blutige Stühle abgesetzt. Daraufhin Stillpause und ausschließliche Ernährung mit einer therapeutischen Säuglingsnahrung auf der Basis eines extensiven Eiweißhydrolysates. Darunter nach 2 Tagen symptomfrei. Die Mutter stillt ab und verwendet weiterhin ausschließlich die extensive Hydrolysatnahrung. Das Kind bleibt unauffällig und gedeiht gut. Mit 6 Monaten erfolgt eine Belastung mit einer Säuglingsmilchnahrung auf der Basis von intaktem Kuhmilcheiweiß, die das Kind jetzt gut toleriert.

Fallbeispiel 5.4

Anamnese. Der mit 14 Monaten vorgestellte Jonas ist das 3. Kind gesunder Eltern. Die Mutter ist seit 14 Jahren Vegetarierin, seit 6 Jahren ernährt sie sich ausschließlich aus pflanzlichen Lebensmitteln bei völligem Ausschluss von Milch, Eiern und anderen Lebensmitteln tierischen Ursprungs (sog. veganische Ernährung).

Jonas wurde 9 Monate lang voll gestillt, dann erhielt er zusätzlich kleine Mengen pflanzlicher Beikost (z. B. Datteln, Trockenobst). Bis zum Alter von 10 Monaten erschien seine Entwicklung den Eltern unauffällig, mit 8 Monaten konnte er frei sitzen, mit 10 Monaten an der Hand laufen. Seit dem 12. Monat jedoch kam es zum Verlust zuvor beherrschter Fertigkeiten, so konnte er nicht mehr laufen und schließlich auch nicht mehr sitzen, wurde zunehmend apathisch und verweigerte schließlich die Nahrung.

Befunde. Blasser, somnolenter, 14 Monate alter Junge in schlechtem Allgemeinzustand. Länge (70 cm) und Gewicht (7,3 kg) <3. Perzentile. Ausgeprägte Muskelhypotonie, schrilles Schreien, keine Kontaktaufnahme möglich.

Die Laboruntersuchungen zeigten eine makrozytäre Anämie (Hb 8,2 g/dl, MCV 117 fl) trotz eines Eisenmangels (Ferritin 4,0 ng/ml). Es lag ein Vitamin-B12-Mangel vor (Vitamin B12 im Serum <100 pg/ml) mit sekundär resultierender vermehrter Urinausscheidung an Methylmalonsäure (32,4 mmol/g Kreatinin). In der mütterlichen Milch war der Vitamin B12-Gehalt stark vermindert (0,04 ug/100 g).

Diagnose. Alimentärer Vitamin-B_{12}-Mangel (als Folge der mütterlichen veganischen Ernährung) mit schwerer Enzephalopathie, Eisenmangel, allgemeine Mangelernährung.

Therapie und Verlauf. Nach i.m.-Gabe von 250 μg Vitamin B_{12} klarte Jonas innerhalb von einigen Stunden auf. Unter weiterer Gabe von tgl. 25 mg Vitamin B_{12} per os konnte er am 2. Tag wieder lächeln und erlangte Kopfkontrolle. Ab dem 3. Behandlungstag konnte er wieder selbst trinken und essen. In der Magnetresonanztomographie des Schädels zeigte sich eine hochgradige Hirnatrophie. Unter weiterer Gabe von Vitamin B_{12} normalisierte sich die makrozytäre Anämie, aber leider blieb auch im Kleinkindesalter eine schwerwiegende Entwicklungsretardierung bestehen.

Kommentar. Durch die jahrelange rein pflanzliche Ernährung der Mutter, bei der das ausschließlich in tierischen Produkten enthaltene Kobalamin nicht in nennenswerten Mengen zugeführt wird, kam es zur allmählichen Depletion der mütterlichen Kobalaminvorräte und damit bei ihrem lange gestillten und danach ebenfalls veganisch ernährten Kind zu einem schweren Kobalaminmangel mit irreversibler neurologischer Schädigung. Bei Anhängern alternativer Ernährungsformen sind diese und andere Risiken einseitiger Ernährungsformen wenig bekannt, so dass eine einfühlsame ärztliche Beratung von großer Wichtigkeit ist.

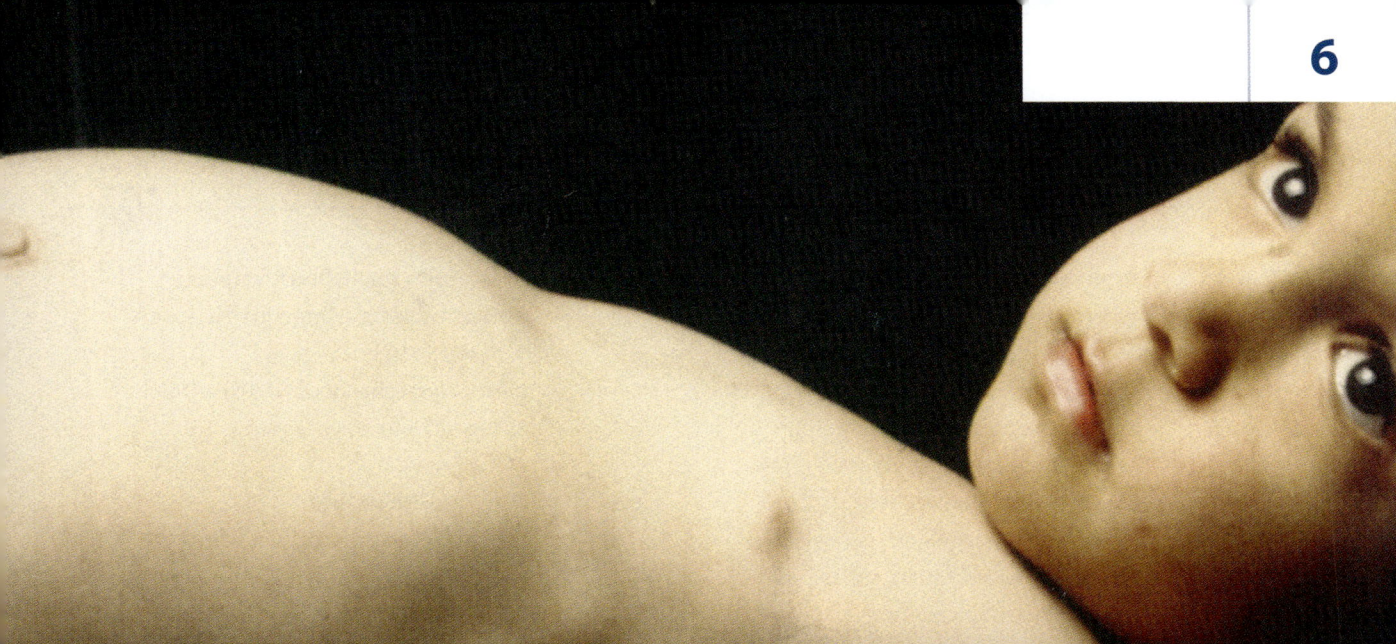

6 Stoffwechselstörungen

E. Harms, B. Koletzko und K. Kruse

Angeborene Stoffwechselstörungen können sich in jedem Lebensalter von der Neugeborenenperiode bis zum Erwachsenenalter manifestieren. Die intensive Erforschung der molekularen und pathophysiologischen Grundlagen sowie neue Methoden der Neugeborenen-Screening-Untersuchungen haben zu wesentlichen Verbesserungen der diagnostischen und therapeutischen Möglichkeiten geführt, mit großem Nutzen für die betroffenen Patienten.

6 Stoffwechselstörungen (Übersicht)

6.1 Aminosäurenstoffwechsel
E. Harms – 141

6.1.1 Störungen des Stoffwechsels aromatischer Aminosäuren – 141
6.1.2 Störungen des Stoffwechsels verzweigtkettiger Aminosäuren – 144
6.1.3 Störungen des Stoffwechsels schwefelhaltiger Aminosäuren – 145
6.1.4 Störungen der Harnstoffsynthese – 147
6.1.5 Weitere Enzymopathien des Aminosäurestoffwechsels – 147
6.1.6 Aminosäurentransportdefekte – 147

6.2 Störungen des Kohlenhydratstoffwechsels
E. Harms – 148

6.2.1 Hypoglykämien – 148
6.2.2 Glykogenosen – 150
6.2.3 Störungen des Galaktosestoffwechsels – 153
6.2.4 Störungen des Fruktosestoffwechsels – 155
6.2.5 Diabetes mellitus
B. Koletzko – 156

6.3 Fettstoffwechsel
E. Harms – 158

6.3.1 Veränderungen der Blutlipide – 158
6.3.2 Sphingolipidosen – 160
6.3.3 Heredopathia atactica polyneuritiformis (Refsum-Krankheit) – 163

6.4 Störungen im Abbau komplexer Kohlenhydrate (Heteroglykanosen)
E. Harms – 163

6.4.1 Mukopolysaccharidosen (MPS) – 163
6.4.2 Seltenere Heteroglykanosen – 167

6.5 Kalzium-, Phosphat- und Magnesiumstoffwechsel
K. Kruse, B. Koletzko – 168

6.5.1 Rachitis – 169
6.5.2 Kalzipenische Rachitis – 169
6.5.3 Phosphopenische Rachitis – 172
6.5.4 Kongenitale Hypophosphatasie – 173
6.5.5 Hyperkalzämie – 173
6.5.6 Hyperphosphatasie – 174
6.5.7 Störungen des Magnesiumstoffwechsels – 174

6.6 Störungen des Wasser-, Elektrolyt- und Säure-Basen-Haushaltes
K. Kruse – 175

6.6.1 Vorbemerkungen – 175
6.6.2 Störungen des Natrium- und Wasserhaushaltes – 176
6.6.3 Störungen des Kaliumhaushaltes – 179
6.6.4 Störungen des Säuren-Basen-Haushaltes – 179

6.7 Vitaminmangel und Hypervitaminosen
B. Koletzko – 181

6.7.1 Wasserlösliche Vitamine – 181
6.7.2 Fettlösliche Vitamine – 185

6.1 Aminosäurenstoffwechsel

> Der Stoffwechsel der essentiellen und nichtessentiellen Aminosäuren kann durch verschiedene hereditäre Enzymdefekte gestört sein. Störungen der psychomotorischen Entwicklung und andere neurologische Symptome wie z. B. Krampfanfälle, Bewusstseinsstörungen, aber auch Störungen des Säuren-Basen-Haushalts (Azidose) sind führende Symptome. Einige dieser erblichen Aminoazidopathien wie z. B. die Phenylketonurie können durch eine Diät erfolgreich behandelt werden. Voraussetzung hierfür ist die rechtzeitige Erkennung entweder durch ein generelles Screening in der Neugeborenenzeit oder im Verdachtsfall durch ein selektives Screening auf abnorme Stoffwechselmetabolite im Blut und/oder Urin. Die meisten Aminoazidopathien können pränatal diagnostiziert werden.

Die erblichen Enzymdefekte im Aminosäurenstoffwechsel werden fast alle autosomal-rezessiv übertragen.

Die biochemische Frühdiagnose durch ein Neugeborenenscreening ermöglicht bei einigen Aminosäurestoffwechselstörungen eine wirksame Therapie vor dem Auftreten irreversibler Schäden. Ist eine Frühdiagnose durch Screening nicht möglich, sollte vor allem bei psychomotorischer Entwicklungsverzögerung, neurologischen Symptomen ohne erkennbare organische Ursache, persistierender metabolischer Azidose, Hepatopathien und bei Nephrolithiasis das Vorliegen einer Aminosäurenstoffwechselstörung in Betracht gezogen werden. Durch dünnschichtchromatographische Analyse von Urin und Plasma wird ein gezieltes Screening auf diese Störungen durchgeführt.

Bei einigen Aminoazidopathien lässt sich eine pränatale Diagnose aus einer Chorionzottenbiopsie in der 9.–10. oder aus kultivierten Amnionzellen nach Amniozentese in der 15.–17. Graviditätswoche stellen. Die Stoffwechselstörung kann in den kindlichen Zellen durch biochemisch-enzymatische Untersuchungen und zunehmend auch durch molekulargenetische Untersuchungen erfasst werden.

In der postpartalen Phase finden sich bei hohem Eiweißangebot in der Nahrung häufig erhöhte Konzentrationen für einzelne oder mehrere Aminosäuren (Tyrosin, Methionin, Phenylalanin, Histidin). Die Normalisierung erfolgt in den ersten Lebenswochen spontan oder unter einem verminderten Eiweiß- und erhöhten Vitaminangebot. Diese *passageren* Aminoazidämien, die Folge der postpartalen Adaptation bzw. Enzymreifung sind, müssen von den *erblichen* Aminoazidopathien differenziert werden.

Sekundäre Störungen des Aminosäurenstoffwechsels kommen bei zahlreichen Erkrankungen der Leber, der Niere und des Darmkanals, bei endokrinen Störungen sowie bei massivem Gewebezerfall vor.

Primäre Störungen des Aminosäurenstoffwechsels können entweder durch Mangel an aktivem Enzymprotein (Apoenzymdefekt) oder aber durch das Fehlen eines für die Enzymreaktion benötigten Kofaktors verursacht sein. Die Synthese der Apoenzyme kann durch mehr als ein Gen reguliert werden. Dies macht die klinische und biochemische Heterogenität der einzelnen Stoffwechseldefekte verständlich. Die Methoden der molekularen Genetik erlauben heute in vielen Fällen eine bessere Differenzierung dieser Erkrankungen.

6.1.1 Störungen des Stoffwechsels aromatischer Aminosäuren

Phenylketonurie

Beim Phenylbrenztraubensäureschwachsinn (Fölling) ist die Phenylalaninhydroxylase defekt und dadurch die Umwandlung von Phenylalanin in Tyrosin gestört. Infolgedessen staut sich Phenylalanin an. Es wird in erhöhtem Maß im Urin ausgeschieden und außerdem zu Phenylbrenztraubensäure und anderen Verbindungen abgebaut (◘ Abb. 6.1).

■■■ **Klinik.** Nach anfänglich normaler Entwicklung zeigt sich vom 4.–6. Lebensmonat an ein fortschreitender geistiger Entwicklungsrückstand, in etwa der Hälfte der Fälle treten cerebrale Anfälle auf. Andere häufige, aber nicht konstante Symptome sind hellblonde Haare und blaue Augenfarbe, ekzematöse Hautveränderungen sowie ein mäusekot- oder pferdestallähnlicher Uringeruch nach Phenylessigsäure. Der Hirnschaden ist bis zur Pubertät progredient, dann stationär und führt in über der Hälfte der Fälle zu schwerer Idiotie. Verlaufsformen mit nur leichter Debilität oder völligem Fehlen der Hirnschädigung sind selten. Die Krankheit betrifft in der Bundesrepublik Deutschland etwa 1 von 7000 Neugeborenen.

■■■ **Labor.** Schon bei Neugeborenen, lange bevor irreversible Hirnschäden eintreten, kann die Phenylketonurie durch Bestimmung des Phenylalaninblutspiegels diagnostiziert werden. Hierzu diente früher der mikrobiologische Test nach Guthrie, der allerdings erst ab dem

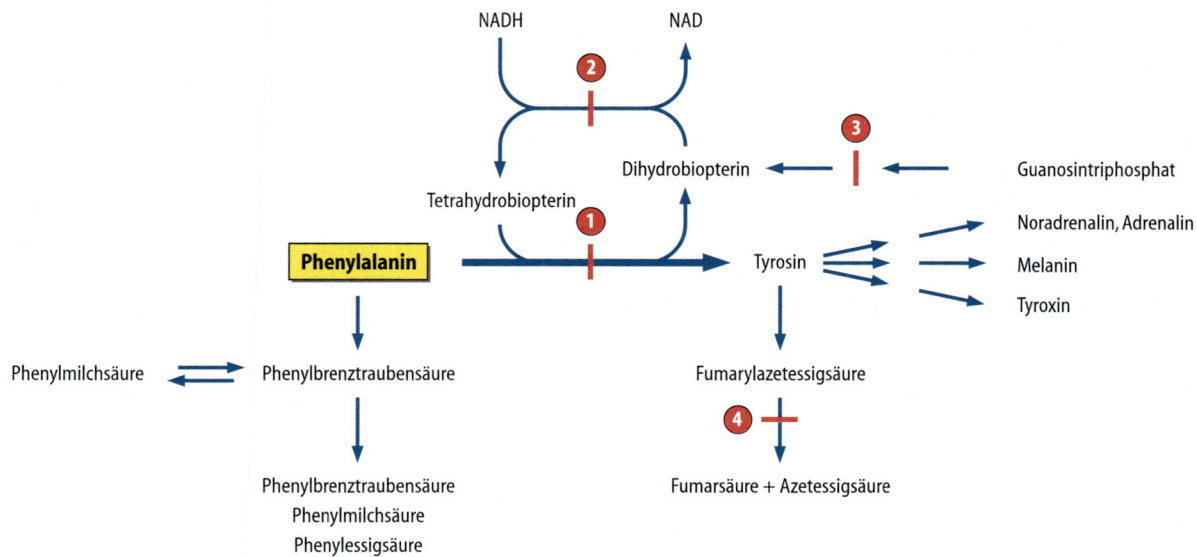

Abb. 6.1. Störungen des Stoffwechsels aromatischer Aminosäuren

1 Phenylalaninhydroxylasedefekt → PKU, HPA
2 Dihydrobiopterinreduktasedefekt → atypische PKU
3 Dihydrobiopterinsynthesedefekt → atypische PKU
4 Fumarylazetoazetasedefekt → Tyrosinämie Typ I

5. Lebenstag sichere Ergebnisse liefert. Bei zunehmend häufiger Frühentlassung der Neugeborenen nach unkomplizierter Geburt schon in den ersten drei Lebenstagen ist diese Methode nicht mehr spezifisch und sensitiv genug. Inzwischen wird fast überall die **Tandem-Massenspektrometrie (TMS)** als Standardmethode für das Neugeborenenscreening verwendet. Damit kann bereits am 1. Lebenstag auch ohne Nahrungszufuhr die Phenylketonurie sicher diagnostiziert werden. Ein weiterer Vorteil dieser Methode ist, dass in nur einem Arbeitsgang eine größere Zahl von Störungen im Stoffwechsel der Aminosäuren, der organischen Säuren und der Fettsäureoxidation simultan diagnostiziert werden. Um die Vorteile der umfangreicheren Diagnostik mit dieser Methode nutzen zu können, sollte der Regelzeitpunkt für das Neugeborenenscreening der kalendarisch **3. Lebenstag** sein. Der Phenylalaninblutspiegel beträgt normal 1–2 mg/dl, bei ausgeprägtem Leiden bis über 30 mg/dl. Neben der »klassischen« Phenylketonurie gibt es Varianten mit leichterer Hyperphenylalaninämie, deren genetische und enzymatische Differenzierung noch nicht vollständig gelungen ist. Die Diagnose sollte stets durch quantitative Bestimmung des Phenylalanins im Serum bestätigt werden.

■■■ **Pränatale Diagnose.** Eine pränatale Diagnose der Phenylketonurie durch Bestimmung der Enzymaktivität ist in Amnionzellen nicht möglich, da die Phenylalaninhydroxylase hier nicht messbar ist. Zahlreiche Mutationen des Gens der Phenylalaninhydroxylase sind heute bekannt. Molekulargenetische Untersuchungen des Gens ermöglichen eine pränatale Diagnostik schon in der Frühschwangerschaft aus Chorionzotten. In Deutschland ist allerdings eine pränatale Diagnostik der Phenylketonurie angesichts der guten Behandlungsmöglichkeiten nicht indiziert.

■■■ **Therapie.** Da ein pathogenetischer Zusammenhang zwischen hohen Phenylalaninplasmaspiegeln und Schwachsinn bewiesen ist, muss eine Normalisierung der hohen Phenylalaninspiegel Ziel der diätetischen Therapie sein.

Alle natürlichen Proteine enthalten ca. 5 % Phenylalanin, sie müssen daher in der Nahrung weitgehend reduziert werden. Als zusätzliche Eiweißquelle werden spezielle Proteinhydrolysate oder Aminosäurengemische (z. B. Milupa PKU 1 und 2, PAM SHS, Aponti-PKU-Diät) gereicht, die Phenylalanin nicht oder nur in Spuren enthalten. Da Phenylalanin eine essentielle Aminosäure ist, darf es nicht vollständig in der Ernährung fehlen. Eine Zufuhr im Säuglingsalter von 30–50, später 10–30 mg/kg/Tag muss gesichert sein. Dieser Bedarf wird durch die Gabe natürlichen Eiweißes gedeckt (bei Säuglingen eine begrenzte Menge an Muttermilch oder anderer Milchnahrung). Eine Unterdosierung der Phenylalaninzufuhr führt zu erheblichen Hunger- und Mangelschäden. Die Behandlung wird bei wiederholten Phenylalaninserumwerten von 10 mg/dl und darüber begonnen und muss durch häufige Kontrollen überwacht werden, um den Plasmaspiegel zwischen 2 und 4 mg/dl zu halten und eine Über- sowie Unterdosierung des zugeführten Phenylalanins rechtzeitig zu erkennen. Der Beginn der Diät in der Neugeborenenperiode vermag den Hirnschaden ganz zu verhüten, eine später im Säuglings- und Kleinkindesalter einsetzende Behandlung ergibt begrenzte Erfolge mit Besserung des IQ um 10–30 Punkte. Auch Krämpfe werden günstig beeinflusst. Die diätetische Therapie soll mindestens bis zum 12. Lebensjahr fortgeführt werden. Auch nach Absetzen der streng phenylalaninarmen Kost sollte die tägliche Eiweißaufnahme den notwendigen Bedarf nicht wesentlich überschreiten, da die völlige Unschädlichkeit hoher Phenylalaninblutspiegel in fortgeschrittenem Lebensalter bislang nicht zweifelsfrei erwiesen ist.

> **Merke**
>
> Die Phenylketonurie wird mit einer phenylalaninarmen Diät behandelt, die in den ersten 2 Lebensmonaten beginnen muss.

Ein neues Problem, das in künftigen Jahren zunehmend an Bedeutung gewinnen dürfte, ist die **maternale Phenylketonurie**. Aus Beobachtungen an Kindern hyperphenylalaninämischer Mütter, die von ihrer unbehandelten, leichteren Stoffwechselstörung oft keine Kenntnis hatten, hat man gelernt, dass es durch erhöhte Phenylalaninblutspiegel während der Schwangerschaft zu einer Embryopathie kommt, die zu Fehlgeburten, neonataler Dystrophie, Mikrozephalie mit psychointellektuellen Entwicklungsverzögerungen und Herzmissbildungen führt. Nach dem gegenwärtigen Wissensstand muss daher phenylketonurischen Frauen geraten werden, schon vor einer geplanten Schwangerschaft und während des gesamten Schwangerschaftsverlaufes erneut eine streng phenylalaninarme Diät mit entsprechenden Kontrollen einzuhalten (Phenylalaninblutspiegel 2–4 mg/dl). Es wäre fatal, wenn der gute Behandlungserfolg einer Erkrankung in der ersten Generation zu unbehandelbarem Leiden in der folgenden Generation führt.

Hyperphenylalaninämien durch Tetrahydrobiopterinmangel

Tetrahydrobiopterin ist der aktive Kofaktor der Phenylalaninhydroxylasereaktion (s. Abb. 6.1), wird aber auch zur Synthese von Neurotransmittern benötigt (Hydroxylierung von Tyrosin und Tryptophan). Bekannt sind der Defekt der Reduktase, die Dihydrobiopterin zu Tetrahydrobiopterin reduziert, und verschiedene Störungen der Biosynthese von Tetrahydrobiopterin.

Die Patienten fallen im Screening durch erhöhte Phenylalaninblutspiegel auf. Trotz phenylalaninarmer Diät kommt es jedoch vom 2.–4. Lebensmonat zu Tonusverlust, Myoklonien, Krampfanfällen und Verlust motorischer Funktionen, ohne Behandlung schließlich zum Tod.

Diagnostisch wertvoll ist die orale Applikation von Tetrahydrobiopterin, da dadurch das normale Phenylalaninhydroxylaseapoenzym aktiviert wird und es zu einem Abfall des Phenylalaninblutspiegels innerhalb weniger Stunden kommt. Die Therapie in diesen seltenen Fällen ist daher nicht phenylalaninarme Diät, sondern regelmäßige Verabreichung von Tetrahydrobiopterin sowie zusätzliche Gabe von Neurotransmittervorstufen, die die Bluthirnschranke passieren können.

Auch ein Teil der mäßiggradigen Hyperphenylalaninämien spricht auf eine Tetrahydrobiopterin-Gabe an.

Tyrosinämien

Ursache der **Tyrosinämie Typ I** ist ein Defekt der Fumarylazetoazetase im Abbauweg des Tyrosins (Abb. 6.1). Das Krankheitsbild ist in der klassischen Form durch eine Leberzirrhose und renaltubuläre Symptome geprägt. Zur Diagnose führt der Nachweis einer Sukzinylazetonurie. Die ohne Behandlung sehr ungünstige Prognose dieser Erkrankung kann durch Gabe der Substanz NTBC zur Hemmung der Bildung von Sukzinylazeton und anderer toxischer Tyrosinabbauprodukte deutlich gebessert werden. Auch eine erfolgreiche Lebertransplantation kann die Stoffwechsellage normalisieren.

Dass Tyrosin selbst in hohen Konzentrationen nicht lebertoxisch ist, wird am Beispiel der seltenen **Tyrosinämie Typ II** (Richner-Hanhart-Syndrom) deutlich, bei der Tyrosinspiegel bis über 30 mg/dl auftreten und die durch ein Fehlen der zytosolischen Tyrosinaminotransferase verursacht wird. Typische Symptome sind palmare und plantare Hyperkeratosen sowie beidseitige herpetiforme Keratokonjunktivitis, die sich unter tyrosin- und phenylalaninarmer Kost zurückbilden.

Alkaptonurie
Es handelt sich um eine sehr seltene Störung des Tyrosinabbaus, bei der vermehrt Homogentisinsäure im Urin ausgeschieden (dunkle Farbe in alkalischem Milieu) und in Haut, Schleimhaut und Knorpel als dunkles Pigment abgelagert wird, was im Kindes- oder erst Erwachsenenalter zu arthrotischen Veränderungen führt.

Albinismus
Der totale Albinismus (okulokutane Form) wird durch Defekte der Melaninbildung bei der Umwandlung von Tyrosin über Dopa und Dopa-o-Chinon verursacht (s. Abb. 6.1). Die Haut der Patienten ist weiß und stark sonnenempfindlich, das Haar weiß oder fahlgelb, die Iris transparent mit rotdurchscheinender Chorioidea. Es kommt zur Beeinträchtigung der Sehschärfe sowie zu zentralen Skotomen durch Überbelichtung der Makula. Die Therapie beschränkt sich auf Strahlenschutz von Haut und Augen.

6.1.2 Störungen des Stoffwechsels verzweigtkettiger Aminosäuren

Ahornsirupkrankheit
Bei dieser Erkrankung ist der Abbau der nach Desaminierung entstehenden α-Ketosäuren von Leuzin, Isoleuzin und Valin gestört. Entsprechend diesem biochemischen Block sind Leuzin, Isoleuzin und Valin sowie ihre Ketosäuren in Serum und Urin erhöht.

■■■ **Diagnose.** Eine Frühdiagnose im Neugeborenen-Screening ist möglich, wenn massenspektrometrische Verfahren verwandt werden. Das Leiden verdankt seinen Namen dem charakteristischen Uringeruch nach dem Sirup einer nordamerikanischen Ahornart, er lässt sich bei uns mit dem Geruch von Maggiwürze oder Lakritze vergleichen. Gegen Ende der 1. Lebenswoche kommt es zu einer rasch zunehmenden Hirnstörung mit Rigidität, Opisthotonus, Krämpfen und asphyktischen Anfällen; ohne Behandlung erfolgt der Tod meist im Säuglingsalter.

■■■ **Therapie.** Diese muss in den ersten Lebenstagen einsetzen, wenn sie erfolgreich sein will. Zur akuten Entgiftung eignen sich Blutreinigungsverfahren wie Peritonealdialyse oder kontinuierliche venovenöse Hämofiltration. Es wird eine Nahrung ähnlich der Phenylketonuriediät gereicht. Sie ist arm an Leuzin, Isoleuzin und Valin. Zur Deckung des täglichen Eiweißbedarfes gibt man eine entsprechende Aminosäuremischung. Diese Diät muss lebenslang fortgeführt werden, da es beim Absetzen erneut zu neurologischer Symptomatik kommt (Ataxie, Koma). Neben der typischen, im Neugeborenenalter beginnenden Verlaufsform sind intermediäre und intermittierende Varianten bekannt, bei denen eine Restaktivität der α-Ketosäurendekarboxylase vorhanden ist. Diese gestattet den Patienten eine tägliche Eiweißaufnahme von 1–1,5 g/kg Körpergewicht; erst bei Überschreitung kommt es zu den Symptomen der Ahornsirupkrankheit. Eine pränatale Diagnose ist durch Nachweis des Defektes der α-Ketosäurendekarboxylase in der Amnionzellkultur möglich.

Organoazidurien
Im sehr komplexen Abbauweg der verzweigtkettigen Aminosäuren ist eine Reihe von Störungen bekannt, die zu einer Vermehrung organischer Säuren aus dem Abbau dieser Aminosäuren führen. Leitsymptom ist eine persistierende oder in periodischen Attacken auftretende metabolische Azidose, die besonders durch eiweißreiche Nahrung oder katabole Zustände bei Hunger und Infektionen ausgelöst wird. Im Blut findet sich häufig eine sekundäre Hyperglyzinämie, weshalb diese Krankheitsgruppe früher auch als »**ketotische Hyperglyzinämie**« bezeichnet wurde. Im Verdachtsfall muss die Ausscheidung der organischen Säuren im Urin durch gaschromatographische Untersuchungen bestimmt werden. Mit der weiteren Verbreitung der Tandem-Massenspektrometrie im Neugeborenenscreening kann erwartet werden, dass immer mehr Organoazidurien schon beim Neugeborenen vor Auftreten ernsthafter Stoffwechselentgleisungen erkannt werden. Für die nicht so seltene Methylmalonazidämie gibt es einen einfachen Harnsuchtest (Farbtest). Bei der **Methylmalonazidämie** und der **Propionazidämie** kommt es oft schon in der Neugeborenenperiode zu ersten schweren **Ketoazidosen,** häufig mit Thrombopenie und Neutropenie und letalem Ausgang in der 1. Lebenswoche. Die Behandlung erfolgt durch eine Diät, die arm an Valin, Isoleuzin, Methionin und Threonin ist.

Eine weitere mit Ketoazidose, Hirnschädigung und Dystrophie akut oder chronisch verlaufende Störung im Leuzinabbau ist die **Isovalerianazidämie,** bei der charakteristischerweise ein intensiver Geruch nach Schweißfüßen auftritt. Bei dieser Erkrankung erfolgt die Behandlung durch eine leuzinarme Diät.

Wahrscheinlich häufiger als bisher angenommen ist der **multiple Karboxylasemangel**. Ein Mangel an Biotin, eines bei Karboxylierungen notwendigen Kofaktors, bewirkt eine Störung im Abbau mehrerer organischer Säuren. Neben der metabolischen Azidose ist meistens ein typisches klinisches Bild mit Muskelhypotonie, Ataxie und Alopezie vorhanden. Der Stoffwechsel kann durch Gabe von Biotin rasch normalisiert werden. Ein Screening in der Neugeborenenzeit macht die Behandlung vor Auftreten erster Symptome möglich.

Die pränatale Diagnose dieser Organoazidurien ist möglich.

6.1.3 Störungen des Stoffwechsels schwefelhaltiger Aminosäuren

Homozystinurie

Bei dieser Erkrankung fehlt die Aktivität des Enzyms Zystathioninsynthetase auf dem Syntheseweg des Zysteins aus Methionin, so dass Zystathionin nicht aus Serin und Homozystein gebildet werden kann (◘ Abb. 6.2). Infolgedessen sammeln sich Homozystein und Methionin (durch Remethylierung von Homozystein) in Blut und Urin an.

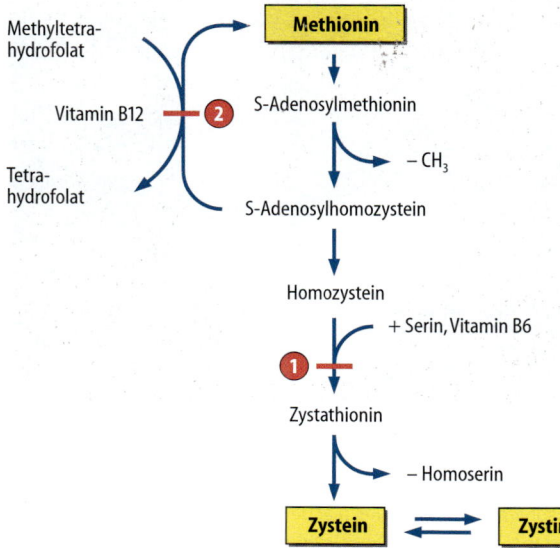

◘ Abb. 6.2. **Störungen des Stoffwechsels** schwefelhaltiger Aminosäuren. *1* Zystathioninsynthetasedefekt; *2* Remethylierungsdefekt

■ ■ ■ **Diagnose.** Die Trias von Linsenektopie, Langgliedrigkeit und kardiovaskulären Erkrankungen könnte an das Marfan-Syndrom denken lassen, doch weisen der gelegentliche geistige Entwicklungsrückstand, thromboembolische Komplikationen und das charakteristische Aussehen der Patienten diagnostisch auf den richtigen Weg: dünne Haare, watschelnder Gang, gelegentlich Wangenröte und Kyphoskoliose.

Die **Homozystinausscheidung im Harn** ist stark erhöht und lässt sich chromatographisch darstellen. Als erster Hinweis dient der Zyanid-Nitroprussid-Test. Die Bestimmung der Zystathioninsynthetase ist in kultivierten Fibroblasten und Amnionzellen (pränatale Diagnose) möglich. Eine Früherfassung gelingt teilweise durch Screening auf Methioninerhöhung im Blut.

■ ■ ■ **Therapie.** Ein Teil der Patienten spricht auf pharmakologische Dosen von Vitamin B_6 an. Ist dies nicht der Fall, so ist eine methioninarme Diät mit zusätzlicher Gabe von Zystin zu verabreichen, um die lebensbedrohlichen thromboembolischen Komplikationen zu verhindern.

Klinisch und biochemisch differente, *seltene* Formen der Homozystinurie werden durch das Fehlen der Remethylierung von Homozystein zu Methionin verursacht (◘ s. Abb. 6.2). Patienten mit einem **Mangel an Methylentetrahydrofolatreduktase** zeigen psychiatrische und neurologische Symptome.

Zystinose

Die Häufigkeit der Zystinspeicherkrankheit wird auf 1:50 000 bis 1:100 000 geschätzt. **Ursache** ist eine Transportstörung des Zystins aus Lysosomen. Das für die Zystinose verantwortliche Gen konnte inzwischen identifiziert werden. Das Genprodukt **Cystinosin** ist ein lysosomales Membranprotein, vermutlich ein Transporter für Zystin. Eine Speicherung des schwer löslichen Zystins findet sich vor allem in retikuloendothelialen Zellen verschiedener Organe: Besonders betroffen sind Kornea, Konjunktiva, Leber, Milz, Lymphknoten und Knochenmark. Während die Zystinspeicherung in den genannten Organen keine wesentlichen klinischen Symptome hervorruft, kommt es in der Niere zu schweren Funktionsstörungen, zuerst am Tubulus, später auch am Glomerulus.

■ ■ ■ **Klinik.** Nach den ersten symptomfreien Lebensmonaten stellen sich hartnäckige Appetitlosigkeit, Erbrechen, Gewichtsstillstand, unklares Fieber, Dystrophie, Polydipsie, Polyurie und eine Vitamin-D-refraktäre Rachitis ein (Abb. 6.3). Die intellektuelle Entwicklung ist ungestört, die Kinder sind oft hellblond und lichtscheu. Bei Spaltlampenuntersuchung leuchten zahlreiche Zystinkristalle in Kornea und Konjunktiva der Augen auf. Die Retina zeigt eine typische Pigmentveränderung. Dehydratation, Azidose und Hypokaliämie durch renalen Wasser- und Elektrolytverlust können besonders im Verlauf von Infekten zu schweren Stoffwechselkrisen führen, denen die Patienten oft schon im Säuglings- oder Kleinkindesalter erliegen. Die Erkrankung kann jahrelang mit relativem Wohlbefinden einhergehen, sich evtl. nur in Kleinwuchs mit und ohne Rachitis, Durst und Polyurie äußern, bis infolge der Abnahme der glomerulären Filtration das urämische Endstadium im Schulalter mit hypokalzämischen Krämpfen beginnt.

■■■ Labor. Die Zystinspeicherung lässt sich mikroskopisch an Nativpräparaten von Knochenmark, Lymphknoten oder Konjunktiva zeigen (doppelbrechende Kristalle in polarisiertem Licht). Beweisend ist der mit Mikromethoden geführte quantitative Nachweis einer intrazellulären Zystinvermehrung in den peripheren Leukozyten, in Hautfibroblasten und in Amnionzellkulturen, die beim homozygot Kranken stark, bei Heterozygoten gering ist. Dies ermöglicht eine pränatale Diagnostik Homozygoter.

Die Tubulusinsuffizienz betrifft nach Art des DeToni-Debré-Fanconi-Syndroms (▶ s. S. 520) bevorzugt den proximalen, dann auch den distalen Tubulus:
- Generalisierte Aminoazidurie
- Glukosurie
- Polyurie
- Renale Azidose
- Phosphaturie
- Hyperkaliurie

Im fortgeschrittenen Stadium nimmt die Urinproduktion wegen der glomerulären Dysfunktion ab, bis schließlich die terminale Niereninsuffizienz (Urämie) erreicht wird.

■■■ Therapie. Diese ist bisher symptomatisch, trägt jedoch wesentlich zur Lebensverlängerung in gutem Allgemeinzustand bei. Polyurie, Azidose und Hypokaliämie müssen durch ausreichende Zufuhr von Flüssigkeit, Kalium und Natriumzitrat bzw. -bikarbonat ausgeglichen werden. Die hypophosphatämische Vitamin-D-resisten-

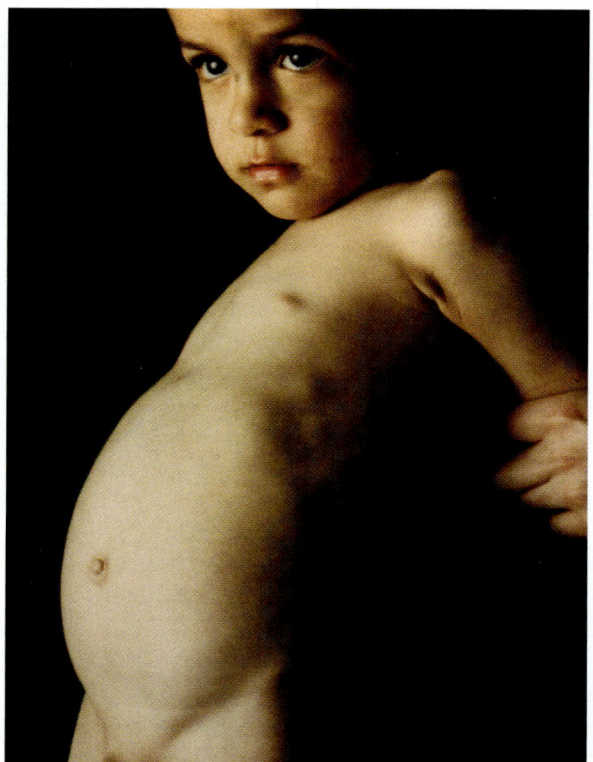

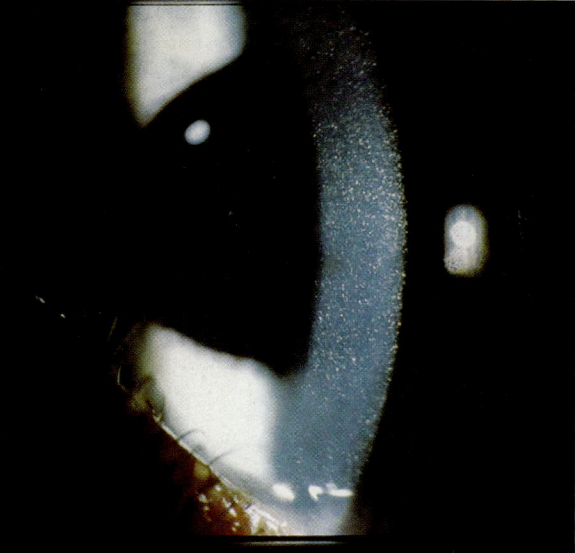

◘ Abb. 6.3. **a** 4 jähriger Junge mit nephropathischer Zystinose. Neben den typischen Symptomen Kleinwuchs, Polyurie, Photophobie finden sich die klinischen und laborchemischen Zeichen der hypophosphatämischen Rachitis, hier der charakteristische rachitische Rosenkranz. **b** Typischer Spaltlampenbefund bei Zystinose mit im Hornhautstroma eingelagerten Zystinkristallen. Dieser pathognomonische Befund entwickelt sich bei den meisten Zystinose-Patienten innerhalb der ersten zwei Lebensjahre

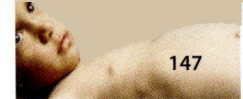

te Rachitis erfordert zunächst eine ausreichende Phosphatsubstitution, welche die renalen Verluste ersetzen muss. Vitamin D wird in normaler bis allenfalls leicht erhöhter Dosierung zugeführt. Eine zystinentspeichernde Therapie mit Zysteamin kann die glomeruläre Funktion weitgehend erhalten, wenn sie früh genug begonnen wird. Ultima ratio im Stadium der Urämie ist die Hämodialyse und/oder Nierentransplantation. Durch die verlängerte Lebenserwartung werden aber auch späte zusätzliche Organmanifestationen wie Blindheit, zerebrale Atrophie und Diabetes mellitus beobachtet.

6.1.4 Störungen der Harnstoffsynthese

Allen diesen Störungen gemeinsam ist die **Hyperammonämie,** die diagnostisch richtungsweisend ist. Die Hyperammonämie Typ I und II führt schon in den ersten Lebenstagen zu Spastik, Krämpfen und Koma. Auch von der **Zitrullinämie** und der **Argininsukzinurie** gibt es eine neonatale, meist letale Form, daneben mildere Verlaufsformen, die vor allem zu Krampfanfällen und Schwachsinn führen. Bei rechtzeitiger Erkennung können einige Defekte des Harnstoffzyklus heute erfolgreich durch Diät, kombiniert mit alternativer Ammoniakentgiftung, behandelt werden.

6.1.5 Weitere Enzymopathien des Aminosäurenstoffwechsels

Bei der **nichtketotischen Hyperglyzinämie** ist der Glyzinspiegel im Blut und Liquor stark erhöht und die Ausscheidung im Urin massiv vermehrt.

Typisch für das Leiden sind ausgeprägte Muskelhypotonie und myoklonische Anfälle von den ersten Lebenstagen an. Eine wirksame Therapie ist nicht bekannt.

Die Defekte der beiden **Oxaloseformen** führen zur Kalziumoxalatablagerung. Es kommt zur rezidivierenden Nierensteinbildung, Nephrokalzinose, Begleitpyelonephritis und nach Jahren zur Niereninsuffizienz. Bei der **Histidinämie** kommt es infolge Histidasemangels zu einer Anhäufung von Histidin und zu einer starken Ausscheidung von Imidazolbrenztraubensäure im Urin, die mit FeCl$_3$ eine blaue Farbe bildet (**Cave:** Fehldiagnose Phenylketonurie!).

6.1.6 Aminosäurentransportdefekte

Bei den renalen Formen der Aminosäurentransportdefekte unterscheiden wir *partielle* Defekte, mit vermehrter Ausscheidung einzelner oder Gruppen von Aminosäuren (z. B. Zystinurie), von den universellen oder *generalisierten* Aminoazidurien mit erhöhter Ausscheidung fast aller Aminosäuren. Die **generalisierten Aminoazidurien** entstehen meist sekundär durch andersartige Stoffwechselstörungen (z. B. Zystinose, Galaktosämie, Tyrosinämie Typ I, Morbus Wilson). Sie kombinieren sich häufig mit weiteren tubulären Funktionsstörungen wie Glukosurie, Phosphaturie mit Vitamin-D-refraktärer Rachitis oder Osteomalazie, renaler Azidose und Polyurie. Dieses wird als **DeToni-Debré-Fanconi-Syndrom** bezeichnet. Der sekundären Erkrankung wird eine idiopathische Form gegenübergestellt. Hier wird ein primärer hereditärer Tubulusdefekt vermutet, der sich vor allem auf den Transport von Aminosäuren, Glukose und Phosphaten bezieht.

Zystinurie

> **Merke**
>
> Die Zystinurie hat mit der Zystinose weder klinisch noch pathogenetisch etwas gemeinsam.

Sie beruht auf einem **hereditären Transportdefekt des Tubulusepithels.** Die Rückresorptionsstörung betrifft außer Zystin auch Lysin, Arginin und Ornithin. Im Blut findet sich keine verminderte Aminosäurenkonzentration. Die Zystinurie ist eine harmlose Stoffwechselanomalie, solange es nicht zur Steinbildung durch auskristallisierendes, sehr schlecht lösliches Zystin in den Harnwegen kommt. Bei jedem Kind mit einer Urolithiasis sollte als orientierender Schnelltest die Zyanid-Nitroprussid-Probe im Urin angestellt werden. Diagnostisch beweisend ist der chromatographische Nachweis des charakteristischen Aminosäurenmusters im Urin. Eine Steinprophylaxe gelingt durch konsequente Alkalizufuhr (erhöhte Löslichkeit von Zystin bei alkalischem pH) und reichliche Flüssigkeitsgabe sowie evtl. durch Gabe von D-Penicillinamin oder Mercaptopropionylglycin, die mit Zystin ein besser lösliches Disulfid bilden.

Das **Hartnup-Syndrom** (nach der ersten Patientenfamilie benannt) ist Folge eines Defektes der Aufnahme verschiedener Aminosäuren im Darm und der Rückresorption im Tubulus, darunter Tryptophan. Pellagraähnliche Hauterscheinungen an den belichteten Hautpartien, eine zerebellare Ataxie und manchmal Intelligenzschäden geben dem Leiden das charakteristische Gepräge. Diagnostisch entscheidend ist der Nachweis einer erhöhten Ausscheidung der neutralen Aminosäuren und von Indolkörpern im Urin. Neben Lichtschutz wird therapeutisch Nikotinsäureamid empfohlen.

6.2 Störungen des Kohlenhydratstoffwechsels

> Störungen des Kohlenhydratstoffwechsels betreffen Synthese, Abbau und die Gewinnung von Energie aus den Monosacchariden Glukose, Galaktose, Fruktose, sowie deren Polymeren. Die Stoffwechselwege dieser drei Monosaccharide sind eng miteinander verbunden und werden durch den Einfluss verschiedener Hormone gesteuert. Die Leber ist dabei das zentrale Organ zur Aufrechterhaltung der Blutzuckerhomöostase. Hypoglykämien sind im Kindesalter häufig; die Ursachen im Einzelfall sind nur aus der Kenntnis der Verbindungen des Energiestoffwechsels verständlich. Nüchtern-Hyperglykämie ist charakteristisch für den durch Insulinmangel verursachten juvenilen Typ-I-Diabetes (insulin dependent diabetes mellitus, IDDM). Ziel der Therapie des Diabetes mellitus ist eine permanente Normoglykämie, welche durch eine Diät, angepasste Insulininjektionen und eine permanente Selbstkontrolle zu erreichen ist

6.2.1 Hypoglykämien

Hypoglykämien begegnet man im Kindesalter bei vielen Stoffwechselentgleisungen und verschiedenen angeborenen Stoffwechseldefekten. Hypoglykämien sind gefährliche Störungen der Energiezufuhr, insbesondere des Gehirns, das seine Energie bei einem ausgeglichenen Ernährungszustand ausschließlich aus Glukose bezieht (☐ Tabelle 6.1). In Mangel- und Fastensituationen kann sich das Gehirn daran adaptieren, auch alternative Brennstoffe zu verwenden, so z. B. nach längerem Fasten Ketonkörper bis zu $^2/_3$ des Energiebedarfs. Einmalige Hypoglykämien verursachen akute, reversible Funktionsstörungen, rezidivierende Hypoglykämien irreversible Schäden des Gehirns. Die **Gefährdung des Gehirns** hängt von der Verfügbarkeit und Nutzbarkeit alternativer Substrate für die Energieversorgung ab. Die gefährlichsten Hypoglykämien werden durch **Hyperinsulinismus** verursacht, da bei dieser Stoffwechselentgleisung dem Organismus auch keine Ketonkörper oder freie Fettsäuren mehr zur Verfügung stehen.

Hypoglykämien verursachen **vegetative** und **neurologische Symptome.** Die vegetativen Symptome sind Folge der hormonalen Gegenregulation, die durch die Hypoglykämie ausgelöst wird. Bei Neugeborenen und jungen Säuglingen überwiegen eher die oft uncharakteristischen vegetativen Symptome, während beim älteren Kind wie beim Erwachsenen die neurologischen Symptome im Vordergrund stehen (☐ Tabelle 6.2).

☐ **Tabelle 6.1. Untere Grenzwerte** des normalen Blutzuckerspiegels

	Alter: ≤ 24 Lebensstunden	Alter: ≥ 24 Lebensstunden
Reife Neugeborene	35 mg/dl	45 mg/dl
Frühgeborene	25 mg/dl	45 mg/dl
Ältere Kinder	–	50 mg/dl

☐ **Tabelle 6.2. Symptome der Hypoglykämie**

Neugeborene	Säuglinge/Kinder
Trinkschwäche	Blässe, Schwitzen
Tremor (»zittrig«)	Hunger, Bauchschmerzen
Apnoe, Zyanose	Übelkeit, Erbrechen
Blässe	Schwäche, Apathie
Tachypnoe	Kopfschmerzen
Hypotonie	Sehstörungen
Hyperexzitabilität	abnorme Verhaltensmuster
Krampfanfälle	Bewusstseinstrübung
Koma	Krampfanfälle
	Koma

> **Merke**
>
> Bei einem 1. Krampfanfall muss grundsätzlich sofort der Blutzucker zum Ausschluss einer Hypoglykämie bestimmt werden!

Hypoglykämien sind Energiemangelsituationen, auf die der Körper hormonal und mit der Bereitstellung alternativer Energiesubstrate reagiert. Die Vielfalt pathobiochemischer und endokrinologischer Ursachen machen die

Differentialdiagnose der Hypoglykämien schwierig. Die Kenntnis der Verbindungen und der Regulation des gesamten Energiestoffwechsels ist aber Voraussetzung für eine gezielte Diagnosestellung der zugrundeliegenden Erkrankungen.

Abbildung 6.4 zeigt ein vereinfachtes Schema der wichtigsten Reaktionen des Energiestoffwechsels und der Regulation durch die Hormone Insulin, Glukagon, Adrenalin und Kortisol. Hervorgehoben sind Metabolite, die Energie zwischen verschiedenen Organen transportieren können; neben Glukose sind dies Milchsäure, Ketonkörper, freie Fettsäuren, Triglyzeride und Aminosäuren. Die durch Glukosemangel ausgelöste metabolische und hormonale Reaktion führt zu einem charakteristischen, diagnostisch bedeutsamen **Muster dieser Metabolite.**

Die **Leber** ist das zentrale Stoffwechselorgan für die Glukosehomöostase und Energieversorgung des Körpers. Sie verfügt über die bei weitem größte Kapazität der Glukoseneubildung (Glukoneogenese) und besitzt alleine die Fähigkeit der Ketonkörperbildung (Ketogenese) und der Umwandlung von Galaktose und Fruktose in Glukose. Abbildung 6.5 gibt ein einfaches Schema zum Verständnis der zentralen Stellung der Leber für den Energiestoffwechsel. Dargestellt sind neben Leber auch Skelettmuskel und Fettgewebe, in denen ebenfalls große Energiemengen gespeichert und umgesetzt werden.

Im Glukoseüberschuss werden die Energiespeicher (in der Abb. 6.5 markiert) Triglyzeride und Glykogen gefüllt. Im Glukosemangel werden unter der Kontrolle der hormonalen Regulation die Speicher entleert und die Glukoneogenese aktiviert. Durch
- Glykogenolyse und Glukoneogenese werden Glukose,
- durch Lipolyse freie Fettsäuren und Ketonkörper
- sowie durch Proteolyse Ketonkörper und Vorstufen für die Glukoneogenese

freigesetzt. Voraussetzung für eine funktionierende Glukoneogenese sind aber auch die Verfügbarkeit von Oxalazetat und ein Überschuss an ATP. Schlüsselsubstanz ist das Pyruvat, dessen Stoffwechsel entweder durch die Pyruvatkarboxylase (Pyruvat → Oxalazetat) in Richtung

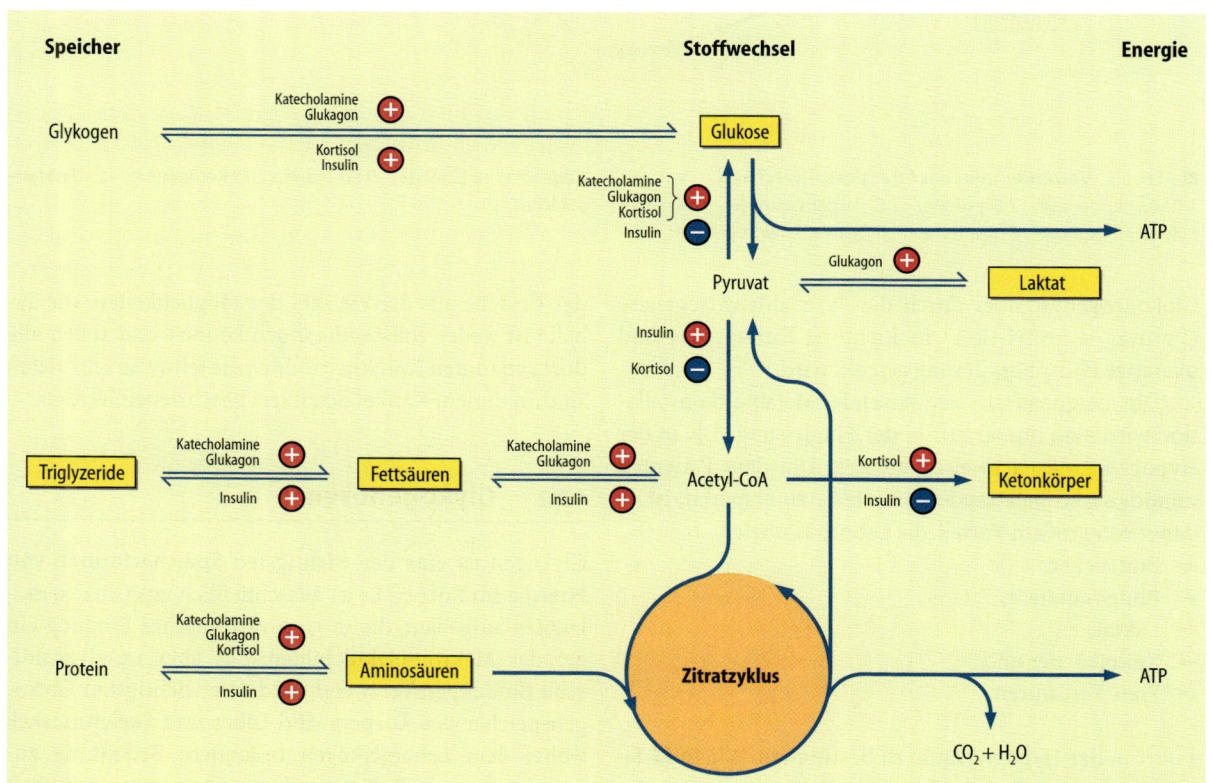

Abb. 6.4. Regulation des Energiestoffwechsels.
Transportformen von Energie; ⊕ Aktivierung; ⊖ Hemmung

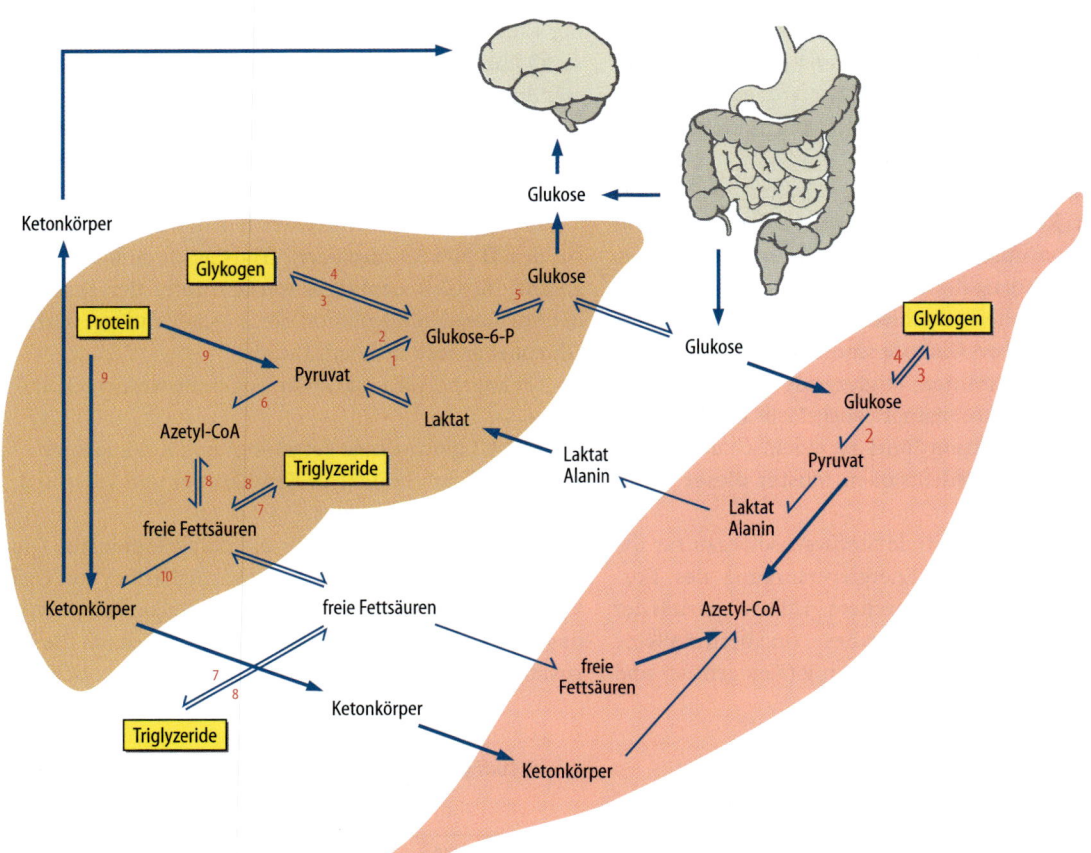

Abb. 6.5. Verbindungen des Energiestoffwechsels.
1 Glukoneogenese; *2* Glykolyse; *3* Glykogensynthese; *4* Glykogenolyse; *5* Glukose-6-Phosphatase; *6* Pyruvatdehydrogenase; *7* Lipogenese; *8* Lipolyse; *9* Proteolyse; *10* Ketogenese; ☐ Energiespeicher

Glukoneogenese oder durch die Pyruvatdehydrogenase (Pyruvat → Acetyl-CoA) in Richtung Zitratzyklus und oxidative Phosphorylierung gelenkt wird.

Die diagnostisch wegweisende Metabolitkonstellation wird man immer nur in der Entgleisung, d. h. in der Hypoglykämie nachweisen können. Um dem Patienten unnötige und belastende Fastentests zu ersparen, ist es daher von großem Vorteil, die Laborparameter
- Blutzucker,
- Blutgasanalyse,
- Laktat,
- Ketonkörper und
- Freie Fettsäuren

sofort in der Hypoglykämie zu bestimmen. Wie in ☐ Tabelle 6.3 dargestellt, erleichtert die Kenntnis dieser 5 Parameter während der Hypoglykämie zusammen mit dem klinischen Bild ganz wesentlich die gezielte Suche nach der Ursache aus der Vielzahl der Möglichkeiten. Die Tabelle ist weder vollständig, noch können und sollen alle dort genannten Krankheitsbilder, die teilweise sehr selten sind, in diesem Kapitel detailliert beschrieben werden.

6.2.2 Glykogenosen

Glykogen ist eine der wichtigsten **Speicherformen von Energie** im Körper. Es ist ausschließlich aus Glukosemolekülen aufgebaut, die in 1,4-glykosidischer Bindung ein gerades Makromolekül bilden, das über 1,6-glykosidische Bindungen verzweigt wird. Die wichtigsten Glykogenspeicher des Körpers sind Leber und Skelettmuskel, wobei dem Leberglykogen besondere Bedeutung zukommt, da es in Fastensituationen dem gesamten übrigen Körper als schnell verfügbare Glukosereserve zur Verfügung steht. Das Glykogenmolekül wird durch

6.2 · Störungen des Kohlenhydratstoffwechsels

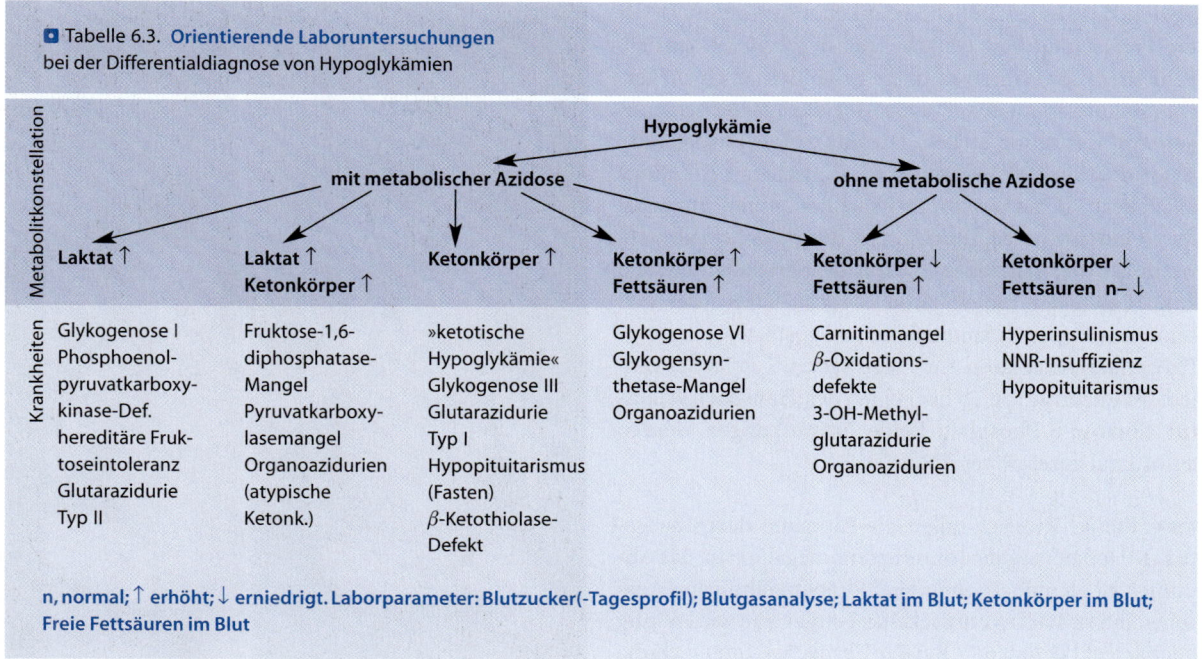

Tabelle 6.3. Orientierende Laboruntersuchungen bei der Differentialdiagnose von Hypoglykämien

Metabolitkonstellation	Hypoglykämie mit metabolischer Azidose				Hypoglykämie ohne metabolische Azidose	
	Laktat ↑	Laktat ↑ Ketonkörper ↑	Ketonkörper ↑	Ketonkörper ↑ Fettsäuren ↑	Ketonkörper ↓ Fettsäuren ↑	Ketonkörper ↓ Fettsäuren n– ↓
Krankheiten	Glykogenose I Phosphoenol-pyruvatkarboxy-kinase-Def. hereditäre Fruktoseintoleranz Glutarazidurie Typ II	Fruktose-1,6-diphosphatase-Mangel Pyruvatkarboxylasemangel Organoazidurien (atypische Ketonk.)	»ketotische Hypoglykämie« Glykogenose III Glutarazidurie Typ I Hypopituitarismus (Fasten) β-Ketothiolase-Defekt	Glykogenose VI Glykogensyn-thetase-Mangel Organoazidurien	Carnitinmangel β-Oxidations-defekte 3-OH-Methyl-glutarazidurie Organoazidurien	Hyperinsulinismus NNR-Insuffizienz Hypopituitarismus

n, normal; ↑ erhöht; ↓ erniedrigt. Laborparameter: Blutzucker(-Tagesprofil); Blutgasanalyse; Laktat im Blut; Ketonkörper im Blut; Freie Fettsäuren im Blut

Hydrolyse und Phosphorolyse enzymatisch zu Glukose abgebaut.

Fast alle Glykogenosen werden durch das **Fehlen einzelner enzymatischer Abbauschritte** vom Glykogen zur freien Glukose verursacht. Die ◘ Abb. 6.6 zeigt schematisch den Abbau des Glykogens und die den klinisch bedeutsamen Typen der Glykogenosen zugrundeliegenden Defekte dieser Abbauschritte. Nur auf diese soll im folgenden eingegangen werden.

Glykogenosen Typ I (v. Gierke)

■■■ **Ursache.** Glykogenosen Typ I werden verursacht durch einen **Defekt der Glukose-6-Phosphatase.** Dieses

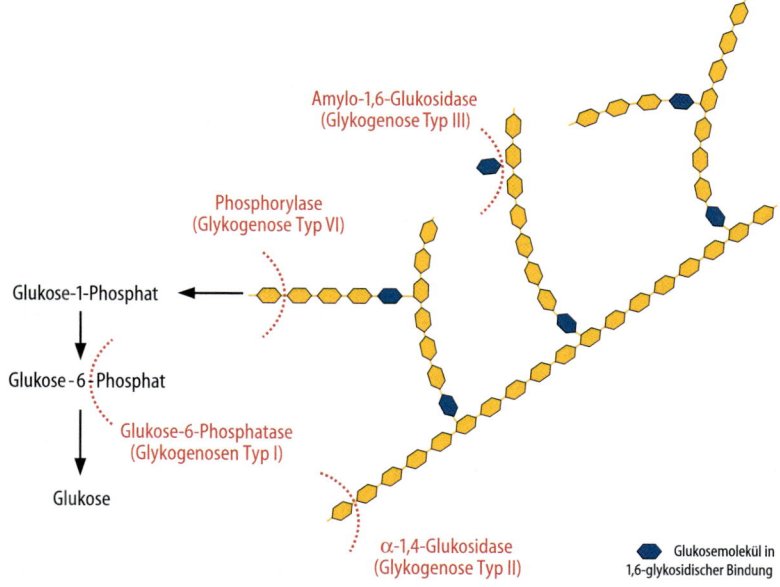

◘ **Abb. 6.6. Struktur und Abbau von Glykogen**

Enzym, das ausschließlich in der Leber vorkommt, ist für die Freisetzung von Glukose aus der Leber essentiell. Fehlt dieses Enzym, so kann die Leber dem übrigen Körper Glukose nur aus der Hydrolyse der 1,6-Verzweigungen zur Verfügung stellen. Die Glukose-6-Phosphatase ist in den Vesikeln des endoplasmatischen Retikulums lokalisiert, d. h. Glukose-6-Phosphat muss zunächst durch einen aktiven Transport in diese Vesikel gebracht werden, wo es durch die Phosphatase gespalten werden kann. Nach der molekularen Ursache kann man verschiedene Typen definieren, die eine gestörte Glukose-6-Phosphatase-Reaktion zur Folge haben: Typ I a bei Fehlen des Enzyms, Typ I b bei Fehlen des Transportsystems für Glukose-6-Phosphat. Beide Erkrankungen werden autosomal-rezessiv vererbt.

■■■ **Klinik.** Klinisch fallen die Patienten durch ausgeprägte Hepatomegalie (ohne Splenomegalie) auf, das Abdomen ist oft aufgetrieben, ein »Puppen«-ähnliches Aussehen durch stärker entwickeltes Fettgewebe wird häufig beobachtet (Abb. 6.7). Bei der Ultraschalluntersuchung findet man die Nieren ebenfalls vergrößert. Oft ist ein Krampfanfall das erste Symptom. Die Kinder können jedoch extrem niedrige Blutzuckerwerte (< 20 mg/dl) ohne neurologische Symptome tolerieren, da das Gehirn sich an die Metabolisierung des stark vermehrten Laktats gewöhnt hat. Seltenere, oft erst später hinzukommende Symptome sind Xanthome, als Folge der Hyperlipidämie, Blutungsneigung und Gicht-Tophi. Patienten mit dem selteneren Typ I b haben zusätzlich eine Neutropenie, neigen zu rekurrierenden Infekten und entwickeln häufig chronisch-entzündliche, dem M. Crohn ähnliche Darmerkrankungen.

■■■ **Diagnose.** Die Diagnose der Glykogenosen Typ I wird durch die typischen Laborbefunde gestellt: sehr niedrige Blutzuckerwerte im Tagesprofil bei gleichzeitig exzessiv erhöhtem Serumlaktat, erhöhte Triglyzeride, erhöhte Harnsäure (Hemmung des renalen Transports durch Laktat) bei leichter Erhöhung der Transaminasen. Beweisend ist der Ausfall der Glukosebelastungstests, unter dem es zum raschen Abfall des Serumlaktats kommt.

■■■ **Therapie.** Grundprinzip der Behandlung der Glykogenosen Typ I ist, Glukose-Mangelsituationen durch ständige exogene Zufuhr zu vermeiden. Neben häufigen Mahlzeiten erreicht man dies durch nächtliche Dauersondierung (»Drip«) von Dextrinlösungen und in letzter

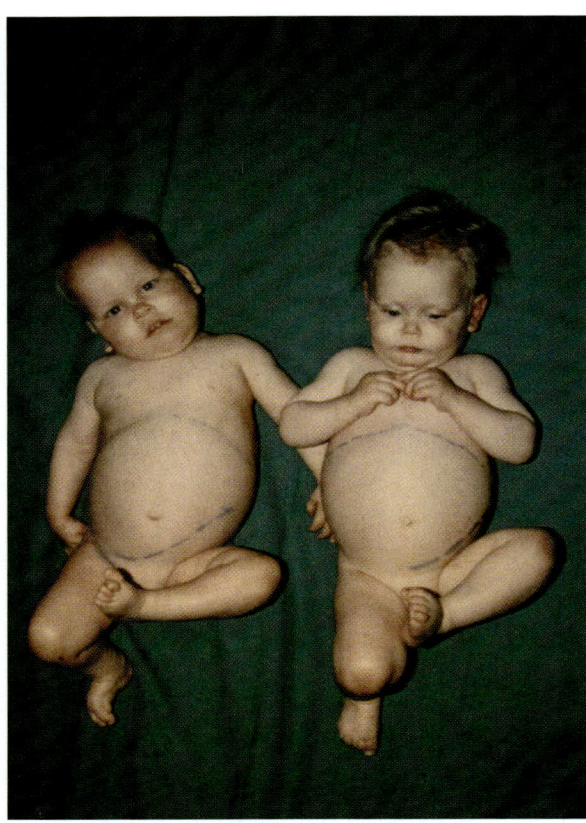

◘ Abb. 6.7. **Zweieiige Zwillinge mit Glykogenose Typ I.** Beachte den typischen klinischen Aspekt mit weitausladendem, durch die Hepatomegalie bedingten Abdomen und Puppengesicht

Zeit sehr erfolgreich durch die orale Verabreichung von ungekochter Stärke (Mondamin), die im Darm erst langsam aufquillt und entsprechend langsam verdaut wird. Der Erfolg der Behandlung zeigt sich in Normoglykämie, niedrigerem Laktatspiegel, normalen Triglyzeridspiegeln und Normalisierung der Lebergröße (reduzierte Glykogenspeicherung).

■■■ **Prognose.** Die Prognose hängt von der Einstellungsqualität ab; die mentale Entwicklung ist bei anhaltender Normoglykämie normal; schlecht eingestellte Patienten können im Verlauf ihres Lebens Hepatome entwickeln, die evtl. auch maligne entarten.

Glykogenose Typ II *(Pompe)*

■■■ **Ursache.** Ursache der Glykogenose Typ II ist der Mangel an saurer α-1,4-Glukosidase (saure Maltase), einem lysosomalen Enzym. Dieses Enzym dient daher auch ausschließlich dem Abbau von in Lysosomen deponiertem Glykogen. Der Erbgang ist autosomal-rezessiv. Das Enzym kann in Muskel, Leber, Leukozyten und kultivierten Fibroblasten gemessen werden. Eine pränatale Diagnostik ist möglich.

■■■ **Klinik.** Klinisch fällt oft schon bei Neugeborenen, sonst meist in den ersten 3 Lebensmonaten die Muskelhypotonie als Leitsymptom auf. Eine vergrößerte, vorstehende Zunge (Makroglossie) wird häufig gesehen. Das Röntgenthoraxbild zeigt eine vergrößerte Herzsilhouette (Kardiomegalie), echokardiographisch findet man eine hypertrophe Kardiomyopathie. Typisch ist die Verkürzung der PR-Zeit bei riesigen QRS-Komplexen.

■■■ **Labor.** Bei den klinisch-chemischen Laboruntersuchungen finden sich keine abnormen Metabolite im Serum; insbesondere ist der Blutzucker immer normal, da die saure Maltase keine Bedeutung für die Blutzuckerhomöostase hat. Histologisch findet man Glykogenspeicherung in zahlreichen Geweben, besonders in der Muskulatur.

■■■ **Prognose/Therapie.** Die Prognose der infantilen Erkrankung ist infaust; die Kinder sterben in den ersten 2 Lebensjahren an Herzversagen. Juvenile und adulte Verlaufsformen der Erkrankung sind bekannt. Therapieversuche mit intravenösem Enzymersatz werden durchgeführt.

Glykogenose Typ III *(Cori)*

■■■ **Ursache.** Ursache der Glykogenose Typ III ist der Mangel des Enzyms Amylo-1,6-Glukosidase, das die in 1,6-Bindung stehenden Glukosemoleküle an den Verzweigungspunkten des Glykogenmoleküls abspaltet. Deshalb wird ein abnormales Glykogen mit ganz kurzen Verzweigungen in den meisten Körperzellen gespeichert. Enzym und Glykogenspeicherung lassen sich am einfachsten in Erythrozyten messen. Der Erbgang ist autosomal-rezessiv.

■■■ **Klinik.** Das klinische Bild wird geprägt durch mehr oder weniger ausgeprägte Hepatomegalie, die mit dem Alter abnehmen kann. Dazu kommt bei vielen Patienten, vor allem Jungen eine Myopathie, die im Laufe des Lebens eher zunimmt.

■■■ **Labor.** Die laborchemischen Veränderungen sind viel weniger ausgeprägt als bei der Glykogenose Typ I; die Neigung zu Hypoglykämien ist geringer, eine Laktaterhöhung findet sich kaum. Im Gegensatz zum Typ I kommt es beim Typ III in Fastensituationen zu ausgeprägter Ketose. Transaminasen und Kreatinkinase sind erhöht.

■■■ **Therapie.** Die Behandlung des Typ III ist dem Typ I ähnlich, muss aber weniger strikt durchgeführt werden. Die Prognose ist sehr unterschiedlich von fast symptomfreien Patienten, deren metabolische Situation sich mit zunehmendem Lebensalter stabilisiert, bis zu schwer myopathischen Verlaufsformen.

Glykogenosen Typ VI

■■■ **Ursache.** Ursache der Glykogenosen Typ VI ist eine mangelnde Aktivität der Leber-Phosphorylase. Verschiedene Defekte mit unterschiedlichem Erbgang sind bekannt: 1. Defekt der Phosphorylase-b-Kinase ausschließlich der Leber mit X-gebundenem Erbgang; 2. Defekt der Phosphorlyase-b-Kinase von Leber und Muskel mit autosomal-rezessivem Erbgang; 3. vollständiger oder partieller Defekt der Leber-Phosphorylase mit autosomal-rezessivem Erbgang. Die Kinase kann in Leukozyten und Erythrozyten, die Leberphosphorylase selbst mit ausreichender Sicherheit nur in Lebergewebe gemessen werden.

■■■ **Klinik.** Die Glykogenosen Typ VI sind die häufigsten Glykogenosen überhaupt (ca. $^1/_3$ aller Glykogenosen). Sie verursachen jedoch nur milde klinische Symptome, wobei die Hepatomegalie das Leitsymptom ist. Hypoglykämien treten seltener auf; Hypoglykämieneigung und Hepatomegalie bilden sich im Laufe des Lebens zurück.

■■■ **Therapie/Prognose.** Die meisten Patienten benötigen keine Behandlung; die Prognose ist sehr gut.

6.2.3 Störungen des Galaktosestoffwechsels

Galaktose kommt überwiegend im Milchzucker (Laktose) und damit in sämtlichen Milchprodukten vor. Das Disaccharid Laktose wird durch die Laktase der Dünndarmschleimhaut in die Monosaccharide Glukose und Galaktose gespalten. Versteckt kommt Galaktose in freier Form in Obst und Gemüse, und in polymerer Form in

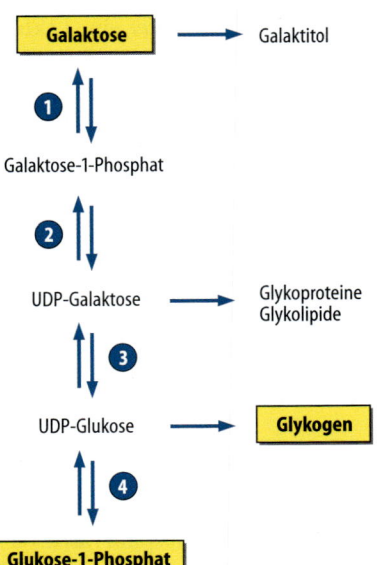

Abb. 6.8. Stoffwechselwege der Galaktose.
1 Galaktokinase; *2* Galaktose-1-Phosphat-Uridyltransferase; *3* UDP-Galaktose-4-Epimerase; *4* UDP-Glukose-Pyrophosphorylase

Hülsenfrüchten als Stachyose und Raffinose vor, die von Darmbakterien auch zu Galaktose zersetzt werden können. Nach der Aufnahme unterliegt Galaktose dem in Abb. 6.8 dargestellten Stoffwechsel. Im menschlichen Körper ist Galaktose ein wichtiger Bestandteil von Glykolipiden und Glykoproteinen. Ein Erwachsener hat eine tägliche endogene Biosynthese von 1 bis 2 Gramm Galaktose.

Galaktosämie

■■■ **Ursache.** Ursache der klassischen Galaktosämie ist ein Mangel der Galaktose-1-Phosphat Uridyltransferase. Der Erbgang ist autosomal-rezessiv; in Deutschland ist die Häufigkeit etwa 1 : 40 000.

■■■ **Klinik.** Klinische Symptome treten innerhalb der ersten 2 Wochen nach Beginn der Laktosezufuhr, d. h. des Stillens oder der Milchfütterung auf. Trinkschwäche, Gedeihstörung mit Gewichtsabnahme, Erbrechen, Durchfall, sepsisähnliches Bild, Hepatomegalie, Ikterus und Gerinnungsstörungen sind die Leitsymptome. Laborchemisch findet man eine zunehmende direkte Hyperbilirubinämie, ein renal-tubuläres Syndrom. Im Blut kann man Galaktose und Galaktose-1-Phosphat und Galaktitol, im Urin Galaktose nachweisen (Reduktionsprobe positiv, Glukostix negativ!).

Innerhalb weniger Wochen bilden sich Katarakte. Unbehandelt führt die Erkrankung zur **klassischen Symptomtrias** Leberzirrhose, Katarakt und geistige Retardierung.

■■■ **Labor.** In Deutschland wird zur Erkennung der Galaktosämie bundesweit ein Screening in der Neugeborenenperiode durchgeführt, wobei in den Screeninglabors bisher überwiegend Testverfahren zum Nachweis von Galaktose und Galaktose-1-Phosphat angewandt wurden. Bei der heute üblichen Frühentlassung oder fehlender Milchzufuhr sollte das Neugeborenen-Screening durch Bestimmung der Uridyltransferase aus dem eingetrockneten Blutstropfen durchgeführt werden (Beutler-Test). Die Uridyltransferase kann in Hämolysaten gemessen werden.

■■■ **Therapie.** Die Behandlung der Galaktosämie erfolgt durch eine lebenslange, möglichst galaktosefreie Diät, wobei auch die Aufnahme versteckter Galaktose (s. oben) berechnet werden muss. Die Prognose der Erkrankung ist auch unter Behandlung nicht so gut wie ursprünglich angenommen. Seit längerem ist schon bekannt, dass Mädchen mit dieser Erkrankung an einem hypergonadotropen Hypogonadismus leiden. Neuere Studien haben darüber hinaus eine Abnahme des Intelligenzquotienten mit dem Alter, teilweise mit Mikrozephalie, Störungen der visuellen Perzeption, der Sprache, des Rechnens und Ataxie aufgedeckt. Es ist denkbar, dass diese Schäden mindestens zum Teil eher durch die endogene Biosynthese von Galaktose als durch eine schlechte Diätführung verursacht werden.

Galaktokinasemangel

■■■ **Ursache/Klinik.** Dieser Defekt des Galaktosestoffwechsels ist sehr viel seltener als die Galaktosämie und wird ebenfalls autosomal-rezessiv vererbt. Einziges konstantes Symptom ist das frühzeitige Auftreten einer Katarakt, die schon bei der Geburt bestehen kann.

■■■ **Pathogenese.** Die Pathogenese der Katarakt wird mit dem Zuckeralkohol Galaktitol in Zusammenhang gebracht, der sowohl bei der Galaktosämie als auch beim Galaktokinasemangel erhöht ist. Im Gegensatz zur Galaktosämie ist beim Galaktokinasemangel die Funktion der Leber nicht beeinträchtigt, da das lebertoxische Galaktose-1-Phosphat nicht gebildet wird.

6.2 · Störungen des Kohlenhydratstoffwechsels

■ ■ ■ Therapie. Die Behandlung des Galaktokinasedefekts erfolgt durch eine möglichst galaktosefreie Diät wie bei der Galaktosämie.

6.2.4 Störungen des Fruktosestoffwechsels

Fruktose wird aus der Nahrung entweder als freie Fruktose, zum überwiegenden Teil jedoch aus dem Disaccharid Saccharose aufgenommen, das im Darm in die Monosaccharide Glukose und Fruktose gespalten wird. Fruktose wird in der Leber umgesetzt, wie das Stoffwechselschema der ◘ Abb. 6.9 zeigt.

Hereditäre Fruktoseintoleranz (HFI)

■ ■ ■ Ursache. Ursache der hereditären Fruktoseintoleranz ist der Mangel an Fruktose-1-Phosphat Aldolase (Aldolase B), einem vor allem in der Leber lokalisierten Enzym. Es kommt zu starkem Anstieg der Gewebsspiegel des nicht weiter metabolisierbaren Fruktose-1-Phosphats, das toxisch für Leber- und Nierenfunktion ist. Mangel an energiereichen Phosphaten (ATP, GTP) und Hemmung von Glukoneogenese und Glykogenolyse sind die Folge. Die Häufigkeit der autosomal-rezessiv vererbten Erkrankung liegt bei etwa 1:20.000. Das Gen der Aldolase B konnte auf dem Chromosom 9 identifiziert werden.

■ ■ ■ Klinik. Klinisch bleiben Patienten symptomfrei, solange sie keine fruktose- bzw. saccharosehaltige Nahrung erhalten. Symptome treten erst mit der Umstellung von Muttermilch oder »Pre«-Milchnahrung (enthalten nur Laktose, keine Saccharose) auf saccharosehaltige Säuglingsmilchen (einige »1«-Säuglingsanfangsnahrungen und Folgenahrungen), Gemüse und Obst auf. Blässe, Schwitzen, Erbrechen, hypoglykämische Krampfanfälle sind die ersten Symptome. Wird weiter Fruktose (Saccharose) zugeführt, kommt es zu Gedeihstörung, Hepatomegalie, Ikterus, Blutungsneigung (Quick erniedrigt) und zu renaler proximal-tubulärer Dysfunktion (tubuläres Syndrom). Ohne Diagnose und ohne Behandlung kann es zum Tod durch Leber- und Nierenversagen kommen. HFI-Patienten entwickeln eine spontane Abneigung gegen fruktose- und saccharosehaltige Nahrungsmittel, da die Aufnahme mit Missempfindungen verbunden ist. So wird bei lange gestillten Kindern die Diagnose z. T. nach der Säuglingszeit, gelegentlich erst Jahre später gestellt.

■ ■ ■ Diagnose. Anamnese, klinisches Bild, Hypoglykämien, Transaminasenerhöhung, Quick-Erniedrigung und proximal-tubuläres Syndrom legen die Diagnose nahe. Ein intravenöser Belastungstest mit Fruktose führt zu charakteristischem Abfall von Blutzucker und Phosphat. Dieser Test ist gefährlich und darf nur bei liegendem venösen Zugang durchgeführt werden, damit eine Hypoglykämie sofort durch i. v.-Gabe von Glukose unterbrochen werden kann. Das Fehlen des Enzyms Aldolase B kann in Leber- oder Dünndarmschleimhautbiopsien nachgewiesen werden.

■ ■ ■ Therapie. Zur Behandlung der HFI muss lebenslang eine möglichst weitgehend fruktose- und saccharosearme Diät (< 1 g Fruktose täglich) eingehalten werden. Die größte Gefahr für Patienten mit HFI sind Infusionslösungen, die Fruktose (Laevulose) oder Sorbit (= Fruktose-Polymer) enthalten. Erhält ein HFI-Patient versehentlich eine solche Infusion, so kommt es zum tödlichen Leberversagen.

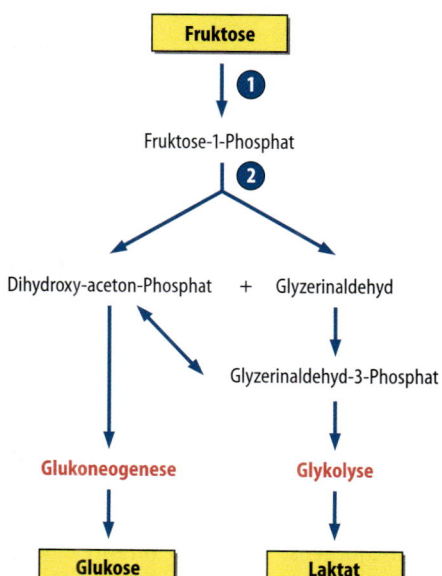

◘ Abb. 6.9. **Stoffwechselwege von Fruktose.**
1 Fruktokinase; *2* Fruktose-1-Phosphat Aldolase (Aldolase B)

> **Merke**
>
> Fruktose- und sorbithaltige Infusionslösungen gehören nicht in eine Kinderklinik! Abgesehen von der Gefährdung für HFI-Patienten bieten diese Lösungen gegenüber Glukoselösungen auch keine metabolischen Vorteile!

6.2.5 Diabetes mellitus
(B. Koletzko)

> **Merke**
>
> Beim Typ-I-Diabetes (insulin dependent diabetes mellitus, IDDM), »juveniler Diabetes«, besteht ein Insulinmangel. Beim Typ-II-Diabetes (non insulin dependent diabetes mellitus, NIDDM) besteht eine Insulinresistenz. Ziel der Therapie des Diabetes mellitus ist eine Normoglykämie, welche durch angepasste Insulininjektionen, Diät und eine fortlaufende Selbstkontrolle zu erreichen ist.

■■■ **Ätiologie und Pathogenese.** Beim im überwiegend Kindes- und Jugendalter vorliegenden Typ-I-Diabetes handelt es sich um eine Störung der Glukoseverwertung, welche durch einen Mangel an Insulin oder durch eine verminderte Insulinwirkung bedingt ist. Bei exzessiver Adipositas kann ein Typ II-Diabetes aufgrund einer Insulinresistenz in einzelnen Fällen auch schon im jugendlichen Alter auftreten.

Als Ursache des Typ-I-Diabetes wird eine autoimmunologisch bedingte Zerstörung der β-Zellen des Pankreas (Insulitis) angenommen, die durch Virusinfektionen (Mumps, Coxsackie B 4) ausgelöst werden kann. Die überzufällig häufige Assoziation mit bestimmten Antigentypen des Histokompatibilitätskomplexes (z. B. DR 3/4) weist auf eine genetische Prädisposition hin. Als Ausdruck des immunologischen Geschehens können Autoantikörper gegen Insulin und/oder Inselzellen vor Manifestation der Erkrankung nachweisbar sein.

Durch den Mangel an Insulin vermindert sich die zelluläre Aufnahme von Glukose, dem wichtigsten energieliefernden Substrat. Durch eine kompensatorische Mehrsekretion von antiinsulinären Hormonen (Wachstumshormon, Glukagon, Adrenalin) verstärkt sich die Hyperglykämie, die bei Überschreiten der sog. Nierenschwelle (bei ca. 160 mg/dl Glukose im Blut) zur Glukosurie und Harnflut (Diabetes) führt. Eine verstärkte Lipolyse führt zu einem Anstieg der freien Fettsäuren im Blut, die zu Ketonkörpern (z. B. Azeton) verstoffwechselt werden. Der vermehrte Anfall von sauren Stoffwechselprodukten kann schließlich zur metabolischen Azidose führen. Die durch eine permanente Hyperglykämie bedingte Anlagerung von Glukose und anderen Zuckern an Strukturproteine führt zu Gewebsveränderungen.

■■■ **Klinik.** Das klinische Bild wird von der Geschwindigkeit der Krankheitsentwicklung bestimmt. Bei schneller Entwicklung (20 %) stellt sich eine ketoazidotische Stoffwechselentgleisung ein mit Übelkeit, Erbrechen, Azetongeruch in der Atemluft, Bauchschmerzen (kann wie eine Appendizitis imponieren), Zeichen der Exsikkose und Bewusstseinstrübung bis hin zum Coma diabeticum. Bei einer protrahierten Entwicklung stehen Polyurie (auch erneutes Einnässen), vermehrter Durst (Polydipsie), Gewichtsabnahme und allgemeine Leistungsschwäche im Vordergrund.

> **Merke**
>
> Klinische Symptome des Diabetes mellitus:
> - Polydipsie
> - Polyurie, evtl. sekundäre Enuresis
> - Gewichtsverlust
> - Müdigkeit, Leistungsknick
> - Erbrechen
> - Bewusstseinstrübung/Koma

Die Diagnose stützt das gleichzeitige Vorliegen von Hyperglykämie und Glukosurie. Dagegen ist das isolierte Auftreten eines der beiden Symptome Anlaß für differentialdiagnostische Überlegungen (z. B. renale Glukosurie) und standardisierte Belastungstests mit Glukose.

■■■ **Therapie.** Bei der Behandlung wird zwischen der *Initialbehandlung* und der *Langzeitbehandlung* unterschieden. Ist das Maß der Stoffwechselentgleisung gering, ist der Patient bewusstseinsklar und erbricht nicht, kann die Rehydratation peroral und die Insulinsubstitution subkutan (ca. 1 IE/kg KG/Tag) erfolgen. Etwa $^2/_3$ der Tagesdosis werden morgens, $^1/_3$ abends verabreicht. In der Regel beginnt man die Therapie der Erstmanifestation mit Normalinsulin (Altinsulin) und setzt zur weiteren Behandlung eine Mischung aus Normal- und Verzögerungsinsulin ein.

Die diabetische **Ketoazidose** – bis hin zum Coma diabeticum – ist ein Notfall. Im Vordergrund steht zunächst die Volumensubstitution zur Erzielung normaler Kreislaufverhältnisse und nachgeordnet ein Programm zur kompletten Rehydratation. Die Stoffwechselstörung lässt sich durch eine intravenöse Gabe von Altinsulin (ca. 0,05–0,1 E/kg KG und h) in der Regel gut steuern. Bei ausreichender Rehydratation ist ein Azidoseausgleich mit $NaHCO_3$ nur in Ausnahmefällen (pH < 7,10) und in Schritten (jeweils ca. $1/3$ des Defizits) erforderlich. Der durch die Therapie eintretenden **Hypokaliämie** muss energisch entgegengetreten werden, da sie sich als eine der Hauptursachen für eine erhöhte Mortalität herausgestellt hat. Drastische Änderungen der Stoffwechselentgleisung (Blutzucker, Osmolalität und Überwässerung) sind zur Prävention eines Hirnödems zu vermeiden.

> **Merke**
>
> Die diabetische Ketoazidose ist ein Notfall. Im Vordergrund steht die Substitution von Flüssigkeit und Elektrolyten, gefolgt von Azidoseausgleich und i. v.-Insulingaben.

Die **Langzeitbehandlung** erfordert die Anpassung der gesamten Lebensführung an die Bedürfnisse der Erkrankung.

> **Merke**
>
> Ziel der Langzeitbehandlung ist die Normoglykämie, welche ein normales Wachstum, die Vermeidung von Spätschäden und eine normale soziale Integration ermöglicht. Die Therapie beruht auf:
> - Insulingabe,
> - Diät mit kohlenhydratdefinierter Ernährung
> - Stoffwechselkontrolle.

Während früher die Behandlung mit Insulin vom Rind oder Schwein üblich war, erfolgt die Behandlung heute vorzugsweise mit menschlichem (gentechnologisch hergestelltem) Insulin. Das **Normalinsulin** (synonym: Altinsulin) mit einer Wirkdauer von etwa 4–6 h kann durch Zusätze, welche die Resorption am Injektionsort verlängern, in seiner Wirkdauer verändert werden **(Verzögerungsinsuline)**. Durch die Mischung von Altinsulin mit Verzögerungsinsulinen können bestimmte Wirkprofile (Höhe und Dauer der Insulinkonzentration nach Injektion) erzielt werden. Bei der *konventionellen* Insulintherapie werden tgl. 2 Injektionen einer Mischung von Alt- und Verzögerungsinsulin verabreicht. Durch das Wirkprofil der Insulinmischung liegen Zeitpunkt und Menge der nachfolgenden Mahlzeiten fest. Bei der *intensivierten konventionellen* Therapie **(Basis-Bolus-Prinzip)** wird neben einer niedrigen Dosis von Verzögerungsinsulin (Basis) Altinsulin den Mahlzeiten entsprechend injiziert. Diese Therapieform erlaubt eine freiere Lebensführung und meist bessere Stoffwechseleinstellung, erfordert allerdings eine gute Schulung und größere Eigenverantwortlichkeit des Patienten.

Die **Diät** zielt auf ein ausgeglichenes, bedarfsgerechtes Nahrungsangebot ab, welches die Erzielung eines normalen Glukosespiegels im Tagesverlauf erleichtert. Die Hauptnahrungsträger Kohlenhydrate, Fett und Eiweiß sollten im Verhältnis von ca. 55 % : 30 % : 15 % der Gesamtkalorienmenge angeboten werden. Der mittlere Gesamtkalorienbedarf kann im Kindes- und Jugendalter nach der Formel (kcal/Tag): 1000 + 100 × Alter in Jahren grob geschätzt oder besser aus Tabellen abgeleitet werden. Wichtig sind **häufige (6–7) Mahlzeiten** mit Bevorzugung langsam resorbierbarer Kohlenhydrate. Die Ernährung eines Diabetikers kann weitgehend der für Gesunde empfohlene, gemischten Normalkost entsprechen. Wichtig ist es, durch regelmäßige **körperliche Bewegung** (Diabetiker dürfen und sollen Sport treiben) die Energiebilanz auch von der Ausgabenseite zu regulieren. Durch Muskelarbeit wird der Insulinbedarf gesenkt. Eine optimale Krankheitsführung kann nur durch **regelmäßige Stoffwechselkontrollen** erzielt werden. Dies bedeutet die regelmäßige Messung der Blutzuckerkonzentration mehrmals täglich. Durch die Nutzung moderner Hilfsmittel (Teststreifen, Reflektometer) haben sich die Bestimmungen heute sehr vereinfacht. Nachdem das Prinzip der sog. Sicherheitsglukosurie verlassen wurde und dauerhafte **Normoglykämie** angestrebt wird, gewinnt die Bestimmung des Blutzuckers an Bedeutung. Als Ausdruck der mittelfristigen Qualität der Stoffwechseleinstellung (über Wochen) wird die Konzentration des glykolysierten Hämoglobinanteils **(HbA 1 c)** gewertet. Die regelmäßige und selbständig durchgeführte Stoffwechselkontrolle lässt den jugendlichen Diabetiker Sicherheit im Umgang mit seiner Krankheit gewinnen und macht ihn unabhängig. Da der Erfolg der Behandlung ganz entscheidend von der Motivation abhängt, ist eine kontinuierliche Führung und eingehende Schulung im Umgang mit der Krankheit zwingend.

■■■ **Komplikationen.** Akute Stoffwechselentgleisungen können in Form von Ketoazidosen und Hypoglykämien auftreten. **Ketoazidosen** (▶ s. S. 156) kündigen sich in der Regel allmählich an. Bei regelmäßigen Kontrolluntersuchungen wird die Entwicklung zur Stoffwechselentgleisung früh erkennbar und kann somit rechtzeitig behandelt werden. Oft sind interkurrente Infekte mit Appetitlosigkeit und gastro-intestinalen Beschwerden die Auslöser. **Hypoglykämien** (BZ < 50 mg/dl) treten meist rasch auf und sind durch ein unzureichendes Nahrungsangebot, einen Insulinüberschuss oder durch erhöhten Glukoseverbrauch (körperliche Belastung) bedingt. Hungergefühl, Schwitzen, Herzklopfen, Tremor, Blässe, jedoch auch Verhaltensauffälligkeiten sind typische Symptome.

> **Merke**
>
> Klinische Symptome der Hypoglykämie:
> — Schwitzen
> — Tachykardie
> — Tremor
> — Blässe
> — Unruhe
> — Verhaltensauffälligkeiten
> — Bewusstlosigkeit
> — Krämpfe

Es kann jedoch auch ohne erkennbare Symptome unvorhergesehen zu Krämpfen und Bewusstlosigkeit (Schock) kommen. Zur Beseitigung des Zustands wird dem bewusstseinsklaren Patienten rasch resorbierbarer Zucker p.o. verabreicht (z.B. Traubenzuckerlösung, Fruchtsaft). In schweren Fällen wird Glukose i.v. oder, solange dies noch nicht möglich ist, Glukagon i.m. oder s.c. verabreicht. Ein bewusstloser Diabetiker sollte, solange keine exakte Diagnostik möglich ist, im Zweifel eher unter der Annahme einer Hypoglykämie therapiert werden. Die übertriebene Angst vor der Hypoglykämie verhindert oft eine gute Stoffwechseleinstellung. Spätkomplikationen des Diabetes mellitus, welche das Lebensschicksal der Patienten bestimmen, sind die diabetische **Retinopathie, Nephropathie** und **Neuropathie,** oft auch eine **Makroangiopathie.** Sie können in Abhängigkeit von der Qualität der Stoffwechselführung nach 10–20 Jahren auftreten. Durch eine verbesserte Einstellung sind Komplikationen z.T. reversibel oder treten später auf.

■■■ **Prognose.** Nach der Erstmanifestation der Erkrankung und der primären Behandlungsphase kommt es in aller Regel zu einer teilweisen Erholung der β-Zellen mit Rückgang des Insulinbedarfs (< 0,5 E/kg KG tgl.), der sog. **Remission,** welche 3–12 Monate anhalten kann (»honeymoon«), gelegentlich auch länger. In der danach folgenden Phase der vollständigen Insulinabhängigkeit ist es wichtig, eine stabile Stoffwechselführung zu erreichen. Bedeutsam für die Behandlung diabetischer Kinder und Jugendlicher ist es, eine weitestgehend normale Lebensführung zu erzielen, wodurch sich eine normale langfristige Lebensperspektive ergibt. Erfolgreiche Betreuung von Diabetikern kann am besten durch das Zusammenwirken von Ärzten, Diabetes- und Diätberatern, Lehrern und der Familie erzielt werden. Durch die Erkennung eines erhöhten Risikos, an Typ-I-Diabetes zu erkranken (Messung von Autoantikörpern gegen Insulin bzw. Inselzellen bei Verwandten 1. Grades) ergeben sich möglicherweise in Zukunft Perspektiven zu präventiven Therapien.

6.3 Fettstoffwechsel
(E. Harms)

> Epidemiologische Studien haben gezeigt, dass das Risiko einer vorzeitigen Arteriosklerose und deren Folgeerkrankungen mit der Höhe des Serumcholesterinspiegels korreliert. Angeborene Stoffwechselstörungen des Cholesterins sollten früh diagnostiziert werden, damit eine Therapie vor dem Auftreten irreversibler Schäden begonnen werden kann.

6.3.1 Veränderungen der Blutlipide

Der Gehalt des Blutplasmas an Fetten (Triglyzeride, Cholesterin und Phospholipide) ist in der frühen Kindheit, insbesondere während der Neugeborenenperiode, noch niedrig und erreicht erst in der Adoleszenz Erwachsenenwerte. Die im Blut vorkommenden Fette (Lipide) zirkulieren nicht frei, sondern sind, da sie wasserunlöslich sind, an Eiweiße (Apolipoproteine) gebunden und werden als sog. Lipoproteine transportiert. Darüber hinaus aktivieren Apolipoproteine lipidmetabolisierende Enzyme und steuern über Rezeptoren die Verteilung der Lipide zwischen Darm, Leber und peripheren Geweben.

Normales Nüchternplasma enthält im Kindesalter unter 200 mg/dl Cholesterin (davon weniger als 150 mg/dl LDL-Cholesterin und mehr als 35 mg/dl HDL-

Cholesterin) und unter 150 mg/dl Triglyzeride. Zur Differenzierung der Hypo- und Hyperlipoproteinämien ist zudem die Kenntnis des Lipoproteinmusters erforderlich. Die Lipoproteine werden durch Ultrazentrifugation (bzw. nach ihrer elektrophoretischen Mobilität) in verschiedene Dichteklassen eingeordnet:

HDL: high density lipoproteins (α)
LDL: low density lipoproteins (β)
VLDL: very low density lipoproteins (prä-β)

Hypolipoproteinämien

Diese Erkrankungen sind selten. Bei der **Abetalipoproteinämie** (Kornzweig-Bassen-Syndrom), einer autosomal-rezessiv vererbten Erkrankung infolge Fehlens von Apolipoprotein B, sind Triglyzeride und Cholesterin im Serum vermindert. Chylomikronen, LDL und VLDL fehlen. Die schon im Säuglingsalter beginnenden Symptome sind Fettmalabsorption, Ataxie, Retinitis pigmentosa und Stechapfelbildung der Erythrozyten (Akanthozytose). Bei der **familiären Hypobetalipoproteinämie** sind LDL und Cholesterin im Serum erniedrigt. Während bei Heterozygoten nur niedrige Serumcholesterinwerte und Akanthozytose beobachtet werden, erkranken Homozygote mit ähnlichem klinischen Bild wie bei Abetalipoproteinämie. Bei der **Tangier-Erkrankung** (familiärer HDL-Mangel, Fehlen von Apolipoprotein A–I) haben Heterozygote erniedrigte HDL-Spiegel ohne Krankheitserscheinungen. Bei Homozygoten mit ausgeprägtem HDL-Mangel tritt eine charakteristische Speicherung von Cholesterylestern in Tonsillen (orange bis gelbgraue, hyperplastische Tonsillen) und in den retikuloendothelialen Zellen anderer Organe auf. Die Speicherung führt im Nervengewebe zu peripherer Neuropathie.

Smith-Lemli-Opitz-Syndrom. Ursache dieses autosomal-rezessiv vererbten, angeborenen Fehlbildungssyndroms (etwa 1 : 20.000 Neugeborene) ist eine Störung der endogenen Cholesterinbiosynthese. Durch den Mangel an 7-Dehydrocholesterin-Δ7-Reduktase kommt es im Plasma zur diagnostisch wegweisenden Akkumulation von 7-Dehydrocholesterin bei niedrigem Cholesterin (meist deutlich unter 100 mg/dl). Die betroffenen Kinder zeigen eine faziale Dysmorphie (Mikrozephalie, Ptosis, Epikanthus, antevertierte Nasenöffnung, Mikrognathie), eine schwere mentale Retardierung, sowie Fehlbildungen der Genitalien und anderer Organe.

Hyperlipoproteinämien

Die Kenntnis der Lipoproteinveränderungen im Serum ermöglicht die Differentialdiagnose einer Hyperlipidämie mit erhöhter Cholesterin- und/oder Triglyzeridkonzentrationen im Serum. Am häufigsten treten Hyperlipoproteinämien sekundär bei anderen Grunderkrankungen auf, z. B. bei schlecht eingestelltem Diabetes mellitus, nephrotischem Syndrom, Glykogenose Typ I, Cholestase, Hypothyreose und idiopathischer Hyperkalzämie. Von den erblichen, primären Hyperlipoproteinämien lassen sich aufgrund des Lipoproteinmusters mindestens 6 Formen unterscheiden, darunter:

Hyperlipoproteinämie Typ I (Bürger-Grütz). Schon in der frühen Kindheit kann es unter Anstieg der Plasmatriglyzeride zu heftigen Abdominalkoliken kommen, die durch rezidivierende Pankreatitisschübe (bei Triglyzeriden > 1000 mg/dl) hervorgerufen werden. Xanthome, gelb- bis orangefarbene Papeln oder Knötchen mit einem roten Hof, treten vor allem an den Streckseiten der Extremitäten, am Gesäß und im Gesicht auf.

Die charakteristische milchweiße Trübung des Nüchternserums durch die Vermehrung von Chylomikronen kann den ersten Hinweis auf die *Diagnose* geben. Im Augenhintergrund ist die retinale Lipämie erkennbar. Chemisch ist eine starke Erhöhung der exogenen Triglyzeride (Chylomikronen) nachweisbar und ein geringer sekundärer Anstieg von Phospholipiden und Cholesterin. Differentialdiagnostisch ist an symptomatische Hyperlipämien bei Diabetes mellitus, Glykogenose, Hypothyreose usw. zu denken.

Die *Krankheit* beruht auf einem Mangel an **Triglyzeridlipase** (Lipoproteinlipase), einem Enzym, das für den Abbau der Chylomikronen verantwortlich ist und im Plasma nach Injektion von Heparin nachgewiesen werden kann, oder einem Mangel an **Apoprotein C-II,** dem Aktivator der Lipoproteinlipase. Die *Behandlung* besteht in einer strengen, fast vollständigen Fettkarenz. Durch mittelkettige Triglyzeride (Ceres-Öl und -Margarine), die in größeren Mengen toleriert werden, kann die Diät akzeptabler gestaltet werden.

Hyperlipoproteinämie Typ II (Hyperbetalipoproteinämie, familiäre Hypercholesterinämie, FH). Sie stellt eine relativ häufige Form unter den familiären Hyperlipoproteinämien dar. Auch Heterozygote zeigen Krankheitserscheinungen. Tendinöse oder tuberöse Xanthome, Xanthelasmen und Arcus lipoides corneae sind oft äußere Zeichen dieser Stoffwechselerkrankung. Patienten mit dieser Hyperlipoproteinämie sind durch eine frühzeitige

Arteriosklerose gefährdet (Herzinfarkt, periphere Verschlusskrankheiten). Kinder mit der sehr seltenen homozygoten Form entwickeln bereits sehr früh Xanthome und koronarsklerotische Veränderungen. Als *Ursachen* wurden Defekte der Low-density-Lipoproteinrezeptoren bzw. genetische Defekte des an den Rezeptor bindenden Apoprotein B erkannt. *Diagnostisch* ist der Nachweis eines erhöhten Serumcholesterins aufgrund einer Erhöhung der LDL-Cholesterinfraktion. Als *Therapie* empfiehlt sich eine Beschränkung des mit der Nahrung zugeführten Cholesterins und der gesättigten Fettsäuren sowie eine Diät, die reich an ungesättigten Fettsäuren (Linolsäure u. a.) ist. Als Pharmaka können Colestyramin (z. B. Quantalan 16 g/Tag) und Nikotinsäure bzw. Nikotinylalkohol (z. B. Niconacid oder Ronicol, ungefähr 1,5 g/Tag) versucht werden. Eine Hemmung der endogenen Cholesterinbiosynthese ist durch HMG-CoA-Reduktasehemmer, z. B. Pravastatin, möglich, die allerdings für das Kindesalter wegen fehlender Erfahrung noch nicht zugelassen sind.

6.3.2 Sphingolipidosen

> Bei den Sphingolipidosen handelt es sich um Krankheiten mit Speicherung bestimmter Lipide in Ganglienzellen, Neuroglia, Markscheiden sowie im retikulohistiozytären System von Leber, Milz, Knochenmark und Lymphknoten, ferner in Nierenepithelien. Die Konzentration der gespeicherten Lipide ist im Blut gewöhnlich nicht vermehrt, die Speicherung ist in den meisten Fällen auf autosomalrezessiv vererbte Enzymdefekte zurückzuführen (◘ Abb. 6.10).

Es handelt sich um lysosomale Enzymdefekte, d. h. die bei den einzelnen Erkrankungen fehlenden Enzyme sind vorwiegend oder ausschließlich in den Lysosomen lokalisiert, deren Funktion der intrazelluläre Abbau von Makromolekülen ist (vgl. Mukopolysaccharidosen). Eine spezifische Therapie fehlt noch, Versuche mit Enzymersatztherapie sind nur teilweise erfolgreich.

Gangliosidosen

Ganglioside werden dünnschichtchromatographisch aufgetrennt, unter anderen die nach dieser chromatographischen Auftrennung als GM_1 und GM_2 genannten.

Die **GM_2-Gangliosidose** (infantile amaurotische Idiotie, **Tay-Sachs-Erkrankung**) beschränkt sich auf das Gehirn und die Ganglienzellen der Retina.

■■■ **Verlauf.** In der 2. Hälfte des 1. Lebensjahres fallen die bis dahin normal entwickelten Kinder, die oft jüdischer Abstammung sind, durch Verlust bereits erworbener statischer Fähigkeiten und myoklonische Schreckbewegungen besonders bei kurzen, scharfen Geräuschen auf (Frühsymptom!). Bei einer Krankheitsvariante (**Sandhoff**) unter nichtjüdischen Kindern sind lipidchemisch auch Viszeralorgane (Niere) befallen.

Im 2. Lebensjahr liegen sie in Froschschenkelstellung bewegungsarm im Bett, ihre zunehmende Muskelatro-

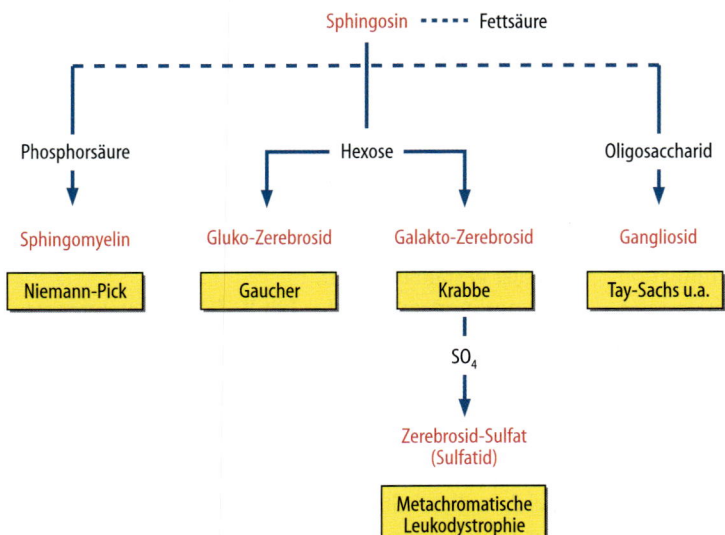

◘ **Abb. 6.10. Gespeicherte Substanzen bei Sphingolipidosen:**
rot = gespeichertes Lipid; *gelbe* Felder = Erkrankung

phie wird durch Vermehrung des subkutanen Fettgewebes maskiert. Feiner Fingertremor, Krämpfe, Opisthotonushaltung (Überstreckung des Nackens), Nystagmus und Erblindung stellen sich ein, bis im 2.–4. Lebensjahr das Finalstadium mit Kachexie und Dezerebrationsstarre erreicht ist.

Im Computertomogramm oder Kernspintomogramm des Gehirns finden sich zunächst Hinweise auf eine Atrophie der Hirnrinde, später bisweilen eine Volumenzunahme des Gehirns durch Gliavermehrung. Im Elektroenzephalogramm häufen sich langsame Wellengruppen und Krampfpotentiale. Der charakteristische kirschrote, bilaterale Makulafleck wird von der rot durchscheinenden Chorioidea gebildet, welche von lipidgefüllten Ganglienzellen weiß umrahmt ist. Er kann in den ersten Lebensmonaten noch fehlen, ist dann aber bei 90 % der infantilen Fälle vorhanden.

■■■ **Pathogenese.** Die im Hirn autoptisch nachweisbare Speichersubstanz besteht zu 90 % aus dem Tay-Sachs-Gangliosid (Abb. 6.10), welches im normalen Hirn nur in geringer Menge vorkommt. Es unterscheidet sich von den Hauptgangliosiden des Hirns durch das Fehlen der endständigen Galaktose. Die Gangliosside sind Glykolipide, die aus Sphingosin, Fettsäuren, Glukose, Galaktose, N-Acetylgalaktosamin und N-Acetylneuraminsäure aufgebaut sind. Gegenwärtig unterscheidet man 12 Ganglioside, die sich durch Unterschiede in der Struktur des Kohlenhydratanteils und der Anzahl der Neuraminsäuremoleküle auszeichnen. Den verschiedenen Varianten der **Tay-Sachs-Erkrankung** liegt ein Defekt der Hexosaminidase A und/oder B zugrunde.

Bei der generalisierten oder **GM$_1$-Gangliosidose** wird eines der Hauptganglioside des Gehirns gespeichert; sie entsteht durch einen β-Galaktosidasemangel. Zusätzlich kommt es zu einer Vergrößerung viszeraler Organe und zur Ablagerung von Mukopolysacchariden, so dass häufig auch klinisch eine Ähnlichkeit mit dem M. Hurler in Erscheinung tritt.

■■■ **Therapie.** Da diese Krankheiten prognostisch infaust und ohne Behandlungsmöglichkeiten sind, ist es von Bedeutung, dass ihr Vorliegen bereits in utero durch **Amniozentese** in der 15.–17. Schwangerschaftswoche erkannt werden kann (▶ s. S. 46). Die aus der Amnionflüssigkeit gewonnenen Amnionzellen können kultiviert, der jeweilige Enzymdefekt in der Zellkultur erfasst und der graviden Mutter eine Schwangerschaftsunterbrechung angeboten werden. Bei der Häufigkeit der Tay-Sachs-Krankheit unter den Aschkenasi-Juden Nordamerikas von 1 : 2500 Neugeborenen (in nichtjüdischen Bevölkerungsgruppen 1 : 200 000) ist diese Möglichkeit der pränatalen Diagnostik für jüdische Eltern mit bereits einem kranken Kind bzw. für Eltern mit enzymatisch nachgewiesener Heterozygotie für den M. Tay-Sachs von großem praktischen Wert.

Die meisten Fälle von spätinfantiler und juveniler amaurotischer Idiotie gehören nicht zu den Gangliosidosen (z. B. neuronale Zeroidlipofuszinose).

Nieman-Pick-Krankheit (Sphingomyelinose)

Die autosomal-rezessiv vererbte Erkrankung ist durch eine Speicherung des Phosphatids **Sphingomyelin** charakterisiert.

■■■ **Klinik.** Das Krankheitsbild ist uneinheitlich; von einer *akuten neuronopathischen* Form mit viszeraler Beteiligung lassen sich *chronisch viszerale* Formen ohne Beteiligung des ZNS und *chronisch neuronopathische* Formen abgrenzen. Bei der akuten neuronopathischen Form tritt bereits im 1. Lebensjahr eine Dystrophie auf. Der Leib ist durch eine enorme Lebervergrößerung aufgetrieben, auch die Milz ist geschwollen. Im weiteren Verlauf stellen sich Aszites und Beinödeme ein, an der Haut fallen gelblichbraune Pigmentationen auf. Lipidzellinfiltrationen der Lunge führen zu miliaren und bronchopneumonischen Herden. Weitere Symptome sind

- Osteoporose,
- Fieber und
- Speichelfluss bei offenstehendem Mund und großer Zunge.

Die Speicherung im Nervengewebe äußert sich in
- zunehmender Demenz,
- Muskelrigidität,
- Tremor,
- Athetose,
- Sehstörungen,
- Taubheit,
- Krämpfen und
- Dezerebration.

Der kirschrote **Makulafleck** ist (ein- oder beidseitig) nur bei einem Teil der Patienten nachweisbar. Die Kinder sterben meist in den ersten 2 Lebensjahren.

■■■ **Therapie.** Eine Behandlungsmöglichkeit ist nicht bekannt. Der Nachweis der charakteristischen **Niemann-Pick-Zellen** im Blutausstrich, in Milz- oder Knochenmarkpunktat stützt die Diagnose. Das Zytoplasma dieser großen retikuloendothelialen Schaumzellen ist uniform von vielen kleinen Vakuolen und Partikeln angefüllt und hat eine feinkörnig-retikuläre, später grobwabig-maulbeerförmige Struktur. Bei den klassischen Verlaufsformen bestätigt der Defekt des Enzyms Sphingomyelinase die Diagnose.

Die **Wolman-Krankheit,** eine Cholesterinester- und Neutralfettlipidose infolge des Fehlens der sauren (lysosomalen) Lipase, ist klinisch und histologisch der Niemann-Pick-Erkrankung ähnlich. Als pathognomonisch gilt eine Verkalkung der Nebennieren. Beide Krankheiten können analog den Gangliosidosen pränatal durch Nachweis des Defekts der Sphingomyelinase – soweit im Indexfall gezeigt – bzw. der sauren Lipase in Amnionzellkulturen erkannt werden.

Gaucher-Krankheit (Glukozerebrosidose)

Die Zerebrosidspeicherung findet sich vorwiegend im retikuloendothelialen System von Milz und Leber, in Knochenmark und Lymphknoten, sowie in der Lunge in Form miliarer Infiltrationen.

■■■ **Klinik.** Die **infantile Form** (akute neuronopathische) beginnt im 1. Lebensjahr mit Anorexie, Dystrophie und Fieber, gefolgt von Hepatosplenomegalie mit Überwiegen der Milzschwellung, generalisierter Lymphknotenvergrößerung, miliaren Lungeninfiltraten und progredientem Zerebralbefall mit Strabismus, Spastizität der Extremitätenmuskeln, Jaktationen und Oligophrenie. Die Kinder überleben selten das 1. Lebensjahr.

Die **juvenilen und adulten Formen** gehen ohne klare Abgrenzung ineinander über und können sich über Jahrzehnte erstrecken. Bei der adulten Form (nicht neuronopathisch) ist die Funktion des ZNS nicht beeinträchtigt. Verdrängungserscheinungen von seiten des riesigen Milztumors und Knochenschmerzen mit Spontanfrakturen stehen im Vordergrund. Die Haut kann bei der adulten Form an lichtausgesetzten Stellen, aber auch an den Schleimhäuten, braungelb, bronzen oder bleiern pigmentiert sein.

■■■ **Pathogenese.** Pathognomonisch ist der Nachweis von **Gaucher-Zellen** im Knochenmark und in anderen befallenen Organen. Diese Retikulumspeicherzellen zeigen eine eigentümlich retikuläre Zytoplasmastruktur, die mit zerknittertem Zellstoff oder verdrückter Seide verglichen wird. Die Speicherung des Glukozerebrosids ist auf den Enzymdefekt bei der Glukoseabspaltung vom Zerebrosidmolekül zurückzuführen (Glukozerebrosid-β-Glukosidase).

■■■ **Therapie.** Bei hochgradiger Splenomegalie führt eine Splenektomie zur Besserung der mechanischen Beschwerden und hämatologischen Befunde (Thrombopenie), jedoch werden dann andere Organe stärker mit Speicherzellen infiltriert. Für eine erfolgreiche Behandlung der rein viszeralen Formen steht heute ein Enzym für die intravenöse Enzymersatztherapie zur Verfügung. Der Enzymdefekt lässt sich bereits pränatal in Amnionzellkulturen nachweisen.

Metachromatische Leukodystrophie (Sulfatidose)

■■■ **Krankheitsbild.** Die Krankheit beginnt meist jenseits des Säuglingsalters: Die Kinder verlieren bereits erworbene statische und geistige Fähigkeiten. Die Muskelkraft nimmt ab, oder es stellen sich spastische Lähmungen ein; Ataxie, Tremor und Nystagmus vervollständigen das Bild. In der Folge entwickelt sich eine progressive Demenz, gelegentlich auch eine Optikusatrophie mit kirschrotem Makulafleck. Unter dem Bild der Enthirnungsstarre führt eine zunehmende Bulbärparalyse mit 3–6 Jahren schließlich zum Tode. Auch spätjuvenile und adulte Verlaufsformen kommen vor.

■■■ **Pathogenese.** Das metachromatische Speichermaterial besteht aus Sulfatiden, die in einer normalen weißen Hirnsubstanz 10–25%, bei den Patienten aber 70–80% der Gesamtzerebroside ausmachen (◻ Abb. 6.10). Auch das Tubulusepithel der Nieren, das Leberparenchym, die Wände der Gallenblase und die peripheren Nerven nehmen an der Sulfatidspeicherung teil (verzögerte Nervenleitgeschwindigkeit!).

■■■ **Diagnose.** Als ein diagnostisches Verfahren kommt der Nachweis der charakteristischen histologischen Veränderungen im Biopsiepräparat eines peripheren Nerven (z. B. N. suralis oder Zahnpulpa) in Frage, jedoch ist das Fehlen der Arylsulfatase A in Urin, Serum, Leukozyten und Fibroblasten von entscheidender diagnostischer Bedeutung.

6.4 · Störungen im Abbau komplexer Kohlenhydrate

Bei der sog. **Globoidzelleukodystrophie** (Galaktozerebrosidose, **M. Krabbe**) treten die Symptome der neurodegenerativen Erkrankung bereits im frühen Säuglingsalter auf; in den typischen Globoidzellen kommt es zur Anreicherung von Galaktozerebrosiden infolge eines Defekts der Galaktozerebrosid-β-Galaktosidase.

Auch diese Leukodystrophien sind pränatal in der Amnionzellkultur durch Nachweis der zugrunde liegenden Enzymdefekte diagnostizierbar.

6.3.3 Heredopathia atactica polyneuritiformis (Refsum-Krankheit)

Im Gegensatz zu den Sphingolipidosen liegt bei dieser Erkrankung eine Verwertungsstörung exogen zugeführten Lipids vor, die zur Speicherung führt.

■■■ Klinik. Das Leiden wurde vorwiegend in den ersten 2 Lebensjahrzehnten beobachtet. Eine infantile Verlaufsform wird von einer adulten unterschieden. Die letztere ist durch polyneuritische Symptome mit Paresen, eine zerebellare Ataxie, Taubheit, Geruchs- und Sehstörungen (atypische Retinitis pigmentosa), Ichthyose und Herzrhythmusstörungen charakterisiert. Der Verlauf ist chronisch-progredient mit Remissionen. Der Krankheit liegt ein **peroxysomaler Enzymdefekt** (Phytansäure-α-Oxydase) im Abbau des Chlorophyllbestandteils Phytol zugrunde, wobei Phytansäure vermehrt anfällt und u. a. in Leber-, Nieren-, Muskel- und Nervengewebe gespeichert wird. Im Serum ist eine Fettsäure, die Phytansäure, stark vermehrt. Auf stehendem Urin bildet sich manchmal eine Fettschicht aus feinsten Neutralfetttröpfchen. Diätetische Beeinflussung ist durch Chlorophyllkarenz bzw. Vermeidung von Milchprodukten möglich.

6.4 Störungen im Abbau komplexer Kohlenhydrate (Heteroglykanosen)

> Heteroglykane sind komplexe Kohlenhydratketten aus Neutralzuckern, Aminozuckern und Zuckersäuren, die für den Aufbau des Bindegewebes, die Funktion der Zellmembran und die Steuerung zahlreicher biologischer Vorgänge große Bedeutung haben. Diese Kohlenhydratketten werden durch lysosomale Hydrolasen sequentiell wieder abgebaut. Erbliche Störungen einzelner Abbauschritte dieser komplexen Kohlenhydratketten führen zu einer Vielfalt lysosomaler Speicherkrankheiten, für die es bislang wenig Therapiemöglichkeiten gibt.

Heteroglykane sind komplexe Kohlenhydratketten, die aus Neutralzuckern, Aminozuckern und Zuckersäuren aufgebaut sind. Zu diesen Heteroglykanen zählen die Glykosaminoglykane **(Mukopolysaccharide)** sowie die Kohlenhydratanteile der Glykoproteine und Glykolipide.

Die Glykosaminoglykane (Mukopolysaccharide) der Proteoglykane sind wichtig für den Aufbau des Bindegewebes. Es handelt sich um lange Ketten einer sich wiederholenden Folge von Aminozuckern, Uronsäuren (Glukuronsäure oder Iduronsäure) und evtl. Galaktose, die an verschiedenen Stellen sulfatiert sind.

Die Kohlenhydratketten der Glykoproteine haben große Bedeutung für die Zell-Zell-Interaktion, die Bindung von Zellen an andere Strukturen, Antigen-Antikörper-Bindungen, Hormonwirkungen, rezeptorvermittelte Endozytose und den Aufbau der Körpersekrete.

Heteroglykane werden sequentiell durch lysosomale Hydrolasen abgebaut. Fehlt ein Enzym in der Abbausequenz, so wird die nicht weiter abgebaute Kohlenhydratkette gespeichert. Die Heteroglykanosen zählen deswegen zu den **lysosomalen Speicherkrankheiten.**

Die ❏ Abb. 6.11 und die ❏ Abb. 6.12 zeigen die Kohlenhydratbausteine der 4 wichtigsten Mukopolysaccharide und einer Kohlenhydratkette eines Glykoproteins. Aus diesen Abbildungen wird verständlich, weshalb ein Enzymdefekt unterschiedliche Moleküle betreffen kann. Für manche Hydrolasen gibt es darüber hinaus mehrere Isoenzyme, die für unterschiedliche Substrate spezifisch sind. Betrachtet man die Moleküle in ❏ Abb. 6.11 und ❏ Abb. 6.12, so wird auch verständlich, warum es bei unterschiedlichen biochemischen Defekten zu ähnlichen klinischen Krankheitsbildern kommt.

Mit einer Gesamthäufigkeit von mindestens 1 : 20.000 gehören die Heteroglykanosen zu den bedeutsameren und häufiger anzutreffenden angeborenen Stoffwechselstörungen.

6.4.1 Mukopolysaccharidosen (MPS)

■■■ Definition. Mukopolysaccharidosen werden durch Störungen im Abbau der Glykosaminoglykane, des Kohlenhydratanteils der Proteoglykane verursacht.

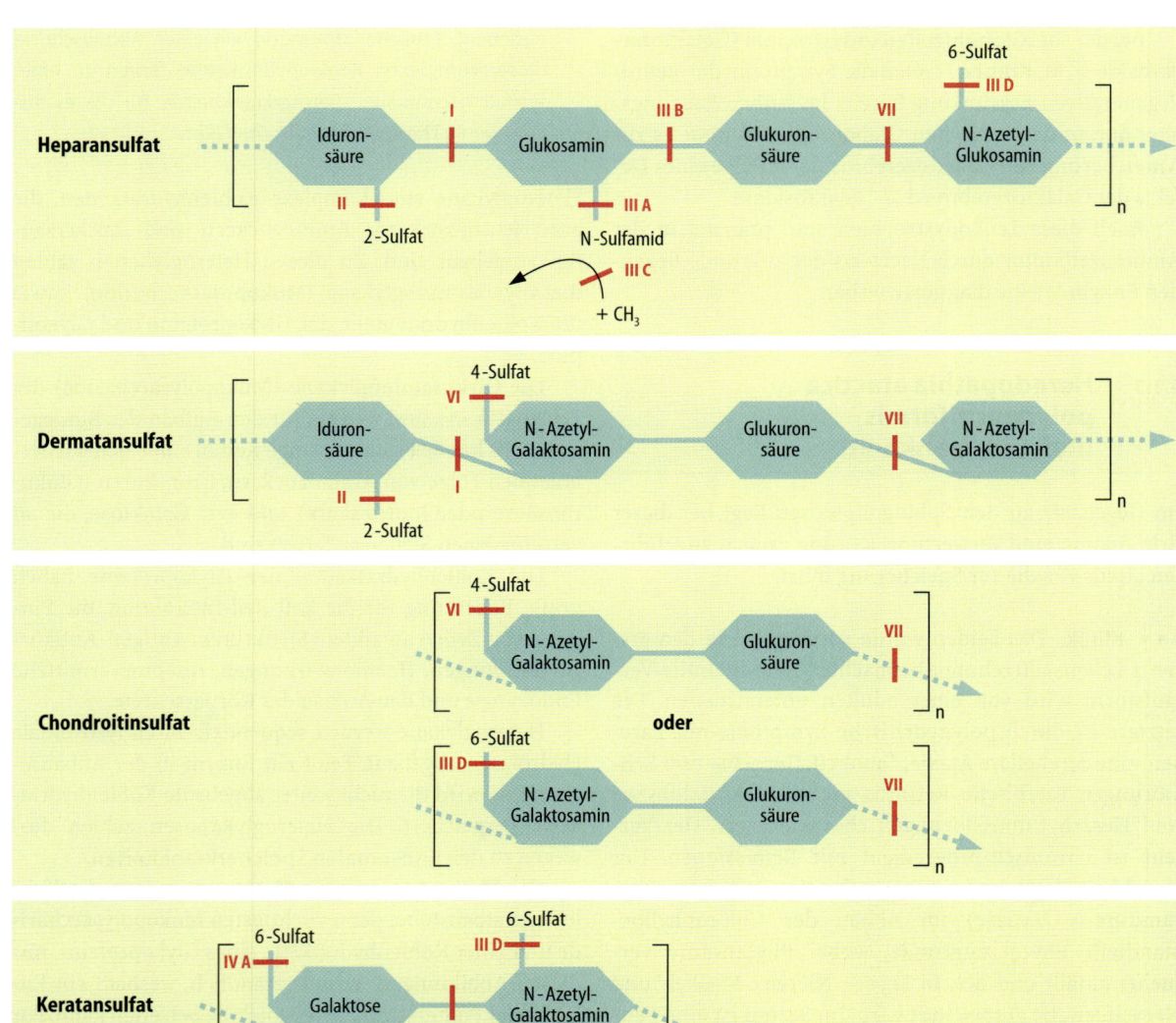

◨ Abb. 6.11. **Bausteine der vier wichtigsten Mukopolysaccharide.**
Die Elemente aus sulfatierten Hexosen, Aminozuckern und Uronsäuren wiederholen sich immer wieder. Durch spezifische Sulfatasen und Glykosidasen der Lysosomen werden die Mukopolysaccharide sequentiell abgebaut. Die römischen Ziffern (rot) entsprechen der gebräuchlichen Numerierung der Mukopolysaccharidosen (MPS), die bei den jeweiligen Abbaustörungen auftreten (Eigennamen der Erkrankungen in Klammern): MPS I (Hurler, Scheie), MPS II (Hunter); MPS III A bis D (Sanfilippo A bis D), MPS IV A und B (Morquio A und B), MPS VI (Maroteaux-Lamy), MPS VII (Sly). Klinische Leitsymptome siehe ◨ Tabelle 6.4

Mindestens 10 verschiedene Enzymdefekte sind heute bekannt, die zu Mukopolysaccharidosen führen (◨ s. Abb. 6.11).

■■■ **Klinik.** Hauptsymptome der Mukopolysaccharidosen sind die Gesichtsdysmorphie mit breiten, plumpen Gesichtszügen, Wachstumsstörungen, Gelenkkontrakturen, Hernien, Hepatosplenomegalie, Hornhauttrübungen und geistige Retardierung (◨ Abb. 6.13). Je nach Typ der Mukopolysaccharidose fällt als erstes eher die Dysmorphie (z. B. **MPS I, Hurler-Erkrankung**) oder aber der Verlust intellektueller und motorischer Fähigkeiten (**MPS III, Sanfilippo**) auf. Als Spätsymptome kann es zu Blindheit (Glaukom, Optikusatrophie), Hydrozephalus, Schwerhörigkeit und Fehlfunktion der ebenfalls betroffenen Herzklappen kommen. Eine

6.4 · Störungen im Abbau komplexer Kohlenhydrate

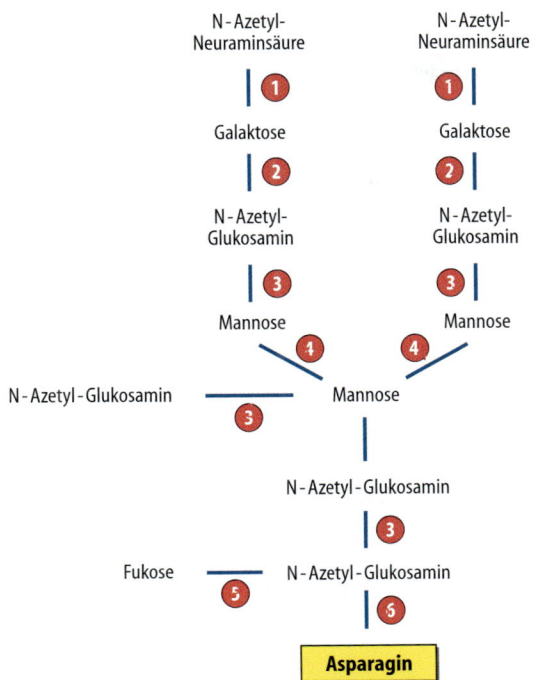

Abb. 6.12. Beispiel für den Abbau komplexer Kohlenhydrate. Die Ziffern bezeichnen die bei defekten Abbauschritten entstehenden Erkrankungen. *1* Sialidose; *2* β-Galaktosidase-Defekte (einschl. GM₁-Gangliosidose); *3* M. Sandhoff (Defekt von β-Hexosaminidase A und B); *4* Mannosidose; *5* Fukosidose; *6* Aspartylglukosaminurie

Übersicht über die wichtigsten Leitsymptome gibt die Tabelle 6.4, die damit auch eine klinische Differenzierung der verschiedenen MPS-Typen erlaubt. Da es für viele MPS-Typen auch Schwachformen gibt, erlaubt der klinische Befund alleine kaum eine sichere Diagnose. Das erste Auftreten klinischer Symptome kann bei manchen MPS später im Kleinkindesalter liegen. So bei den verschiedenen Formen der MPS III (Sanfilippo), bei denen Verhaltensauffälligkeiten und der Verlust intellektueller Fähigkeiten zuerst auffallen. Im fortgeschrittenen Stadium bei älteren Patienten kann die Differenzierung der verschiedenen MPS vom Aspekt her sehr schwierig sein.

■■■ **Diagnose.** Bedeutsam sind Röntgenaufnahmen des Skeletts. Hierzu sollte zumindest eine Aufnahme des Handskeletts und der Wirbelsäule angefertigt werden (s. Abb. 6.14 und 6.15). Die generalisierte Ossifikationsstörung, die als **Dysostosis multiplex** bezeichnet wird, zeigt typischerweise verkürzte und plumpe Röhrenknochen, bikonvexe Wirbelkörper mit Hakenwirbelbildung und eine Makrozephalie mit einer verdickten Schädelkalotte. Diese Skelettveränderungen sind im Anfang der Erkrankung viel geringer ausgeprägt und sind nicht auf die Mukopolysaccharidosen beschränkt, sondern werden auch bei anderen Heteroglykanosen im Verlauf der

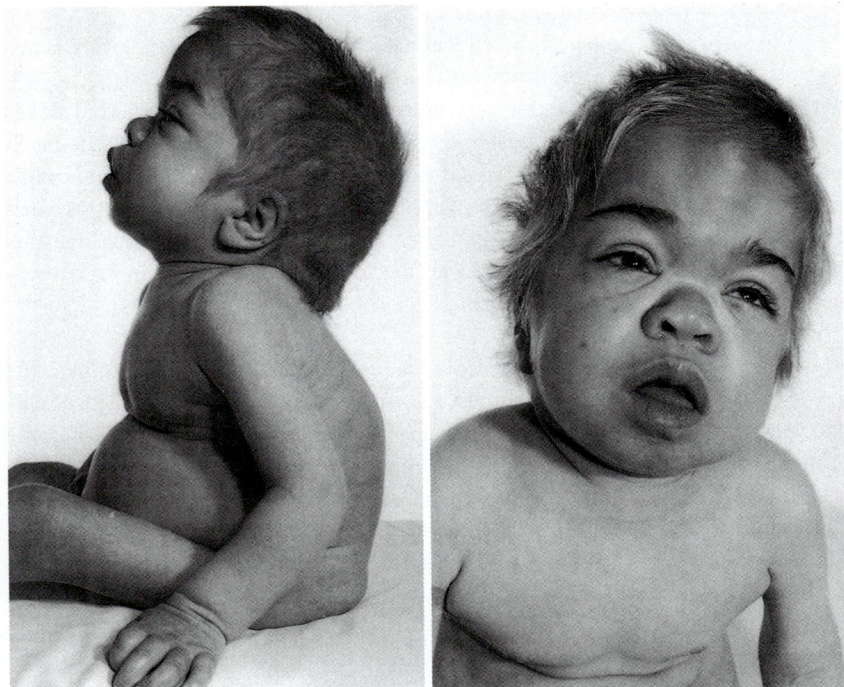

Abb. 6.13 a, b. Typische, ausgeprägte Dysmorphie und Skelettdeformierungen bei einer 9 jährigen Patientin mit MPS I H (Hurler)

Tabelle 6.4. Ausprägung klinischer Leitsymptome bei den verschiedenen Formen der Mukopolysaccharidosen

	Dysostosis multiplex	Psychomotorische Retardierung	Hornhauttrübung
MPS I H (Hurler)	+++	+++	+++
MPS I S (Scheie)	+	0	++
MPS II (Hunter)	++	+++	0
MPS III (Sanfilippo A,B,C,D)	+	+++	0
MPS IV (Morquio A,B)	+++	0	+
MPS VI (Maroteaux-Lamy)	+++	0	++
MPS VII (Sly)	++	++	w

0, fehlt; w, wechselnd; +, leicht; ++, mittel; +++, schwer.

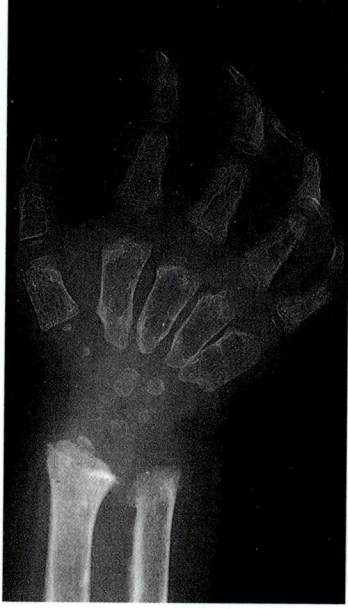 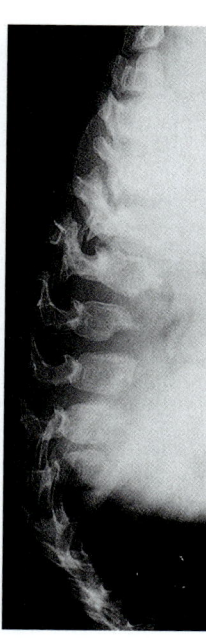

Abb. 6.14.   Abb. 6.15.

□ **Abb. 6.14. Röntgenhandskelett einer MPS I H (Hurler)** mit ausgeprägter »Dysostosis multiplex«, mit u. a. verkürzten plumpen Metacarpalia und Phalangen, Abschrägung der distalen Unterarmknochen

□ **Abb. 6.15. Hakenwirbel und bikonvexe Wirbelkörper** bei Mukopolysaccharidose

Krankheit beobachtet. Die Skelettveränderungen nehmen im Krankheitsverlauf zu. Aus der Art der Skelettveränderungen allein lässt sich die genaue Diagnose nicht stellen. Relativ typisch ist die Hypoplasie des Dens axis bei der **MPS IV (Morquio),** wobei es durch atlantoaxiale Instabilität zu einer Rückenmarkkompression mit Querschnittsymptomatik kommen kann. Im peripheren Blutbild können vakuolisierte Lymphozyten gefunden werden. Die wichtigste Untersuchung ist die Suche nach sauren Mukopolysacchariden im Urin. Die einfachen MPS-Suchtests erfassen oft nicht das ganze Spektrum der Mukopolysaccharidosen. Bei Verdacht muss die Ausscheidung saurer Mukopolysaccharide quantifiziert und differenziert werden. Da die Krankheitsbilder anderer Heteroglykanosen ähnlich den eigentlichen Mukopolysaccharidosen sein können, sollte auch immer gleichzeitig eine dünnschichtchromatographische Untersuchung der Oligosaccharide im Urin erfolgen. Die Enzymaktivitäten der lysosomalen Hydrolasen können in Serum, peripheren Leukozyten oder kultivierten Fibroblasten bestimmt werden.

Der Vererbungsmodus aller Mukopolysaccharidosen ist autosomal rezessiv mit Ausnahme der MPS II, die X-chromosomal vererbt wird. Eine pränatale Diagnose ist bei allen Mukopolysaccharidosen durch Enzymnachweis aus Chorionzotten oder kultivierten Amnionzellen oder durch Nachweis der Mukopolysaccharide im Fruchtwasser möglich.

■■■ **Therapie.** Sie beschränkt sich auf symptomatische Maßnahmen, z. B. orthopädische Versorgung, Hornhauttransplantation, Hörgeräteanpassung u. a. Eine Therapie durch Knochenmarktransplantation ist mehrfach versucht worden; bei kritischer Prüfung sind die Ergebnisse bei den Mukopolysaccharidosen durchweg sehr enttäuschend. Enzymersatztherapien befinden sich im Erprobungsstadium.

6.4.2 Seltenere Heteroglykanosen

Seltenere Formen von Heteroglykanosen betreffen überwiegend den Abbau der komplexen Kohlenhydratseitenketten von Proteinen. Hier sind besonders die **Mannosidose, Fukosidose** und die **Aspartylglukosaminurie** zu nennen. Auch für diese Erkrankungen typisch sind die psychomotorische Retardierung unterschiedlichen Ausmaßes und die Skelettdeformitäten ähnlich den Mukopolysaccharidosen.

Bei den verschiedenen Formen der **Sialidose** (Neuraminidase-Mangel), der **G_{M1}-Gangliosidosen** (β-Galaktosidase-Mangel), des **M. Sandhoff** (Mangel von Hexosaminidase A und B) ist neben dem Abbau der Glykoproteine insbesondere auch der Abbau der Glykolipide (s. oben) gestört. Die klinischen Erscheinungen dieser Erkrankungen, die in verschiedenen Varianten vorkommen, liegen zwischen den Sphingolipidosen und den Mukopolysaccharidosen.

■■■ **Diagnose.** Allen diesen selteneren Heteroglykanosen ist gemeinsam, dass sie in einem selektiven **Screening** durch Untersuchung des Urins auf saure Mukopolysaccharide und dünnschichtchromatographischer Auftrennung von Oligosacchariden entdeckt werden können. Für alle diese Störungen gibt es auch die Möglichkeit der pränatalen Diagnose, wie für die Mukopolysaccharidosen beschrieben.

Eine Sonderform der Heteroglykanosen sind die Mukolipidose II und III. Die Mukolipidose II wird wegen der in kultivierten Fibroblasten beobachteten vermehrten lysosomalen Speicherung auch **I-cell disease** (inclusion-cell disease) genannt. Bei diesen Mukolipidosen fehlt die Phosphotransferase, die zum Aufbau des Mannosephosphats notwendig ist. Das Mannose-6-Phosphat-Rezeptor-System dirigiert lysosomale Enzyme in die Lysosomen. Bei der Mukolipidose II und III fehlt der korrekte lysosomale Erkennungsmarker, weshalb viele Hydrolasen statt in die Lysosomen zu gelangen, in den Extrazellulärraum sezerniert werden. Klinisch sind die Patienten sehr ähnlich einer schweren Mukopolysaccharidose mit ausgeprägter Dysostosis multiplex und psychomotorischem Entwicklungsrückstand. Obwohl diese Krankheiten extrem selten sind, hat deren Untersuchung wesentlich zum Verständnis der Biosynthese und der intrazellulären Verteilung lysosomaler Hydrolasen beigetragen.

Kernaussagen

- Bei Nutzung der Tandem-Massenspektrometrie kann das Neugeborenenscreening heute eine größere Anzahl angeborener Stoffwechselstörungen vor Auftreten von Symptomen erfassen, die zum größeren Teil behandelt werden können.
- Die Phenylketonurie muss von der frühen Säuglingszeit an durch eine konsequente phenylalaninarme Diät behandelt werden, um neurologische Schäden zu verhindern.
- Bei schwangeren Frauen mit erhöhten Phenylalaninspiegeln im Blut aufgrund einer nicht mehr behandelten Phenylketonurie kann das ungeborene, eigentlich stoffwechselgesunde Kind schwer geschädigt werden (Maternale Phenylketonurie). Frauen mit Phenylketonurie müssen während der gesamten Schwangerschaft eine strenge Diät mit entsprechenden Kontrollen einhalten, um eine Fruchtschädigung zu vermeiden.
- Weitere wichtige Störungen des Aminosäurestoffwechsels sind die Tyrosinämie Typ I (Leberschädigung und renal tubuläre Symptome), die Tyrosinämie Typ II (Hyperkeratosen, Keratokonjunctivitis), die Ahornsirupkrankheit (Sepsis-ähnlicher Verfall in den ersten Lebenstagen) sowie Organoazidurien (Methylmalonazidämie, Propionazidämie, Isovalerianazidämie, multipler Karboxylasemangel).
- Linsenektopie, Langgliedrigkeit, kardiovaskuläre Erkrankungen, Thromboembolien und gelegentlich geistige Retardierung sind typisch für die Homozystinurie.
- Bei der Zystinose führt eine Zysteineinlagerung zur Schädigung der Augen (Lichtscheu) und der Nieren (tubuläre Schädigung mit Rachitis, Niereninsuffizienz).
- Die Zystinurie, die keine klinischen oder pathogenetischen Gemeinsamkeiten mit der Zystinose hat, führt durch einen tubulären Transportdefekt zu Nierensteinen.
- Die Differentialdiagnose rezidivierender Hypoglykämien beruht wesentlich auf einem biochemischen Metabolitprofil während einer Hypoglykämie.
- Die Glykogenose Typ I (v. Gierke) ist durch Hypoglykämie- und Laktatazidoseneigung sowie Hepatorenomegalie charakterisiert und erfordert eine

strenge Diättherapie. Beim Typ Ib liegt zusätzlich eine Neutropenie mit Infektionsneigung vor. Die Befunde beim Typ III sind dem Typ I ähnlich, aber milder.
- Bei der Glykogenose Typ II (Pompe) kommt es zu Muskelhypotonie und hypertropher Kardiomyopathie, die Prognose ist infaust.
- Die Galaktosämie führt nach Laktosezufuhr (Muttermilch oder übliche Milchnahrungen) zu Leberschädigung, Katarakt und geistiger Retardierung. Auch bei konsequenter galaktosefreier Diät müssen Spätschäden befürchtet werden.
- Die hereditäre Fruktoseintoleranz manifestiert sich nach Fruktose- bzw. Saccharosezufuhr (Obst, Gemüse, Rohrzucker-haltige Milchnahrungen) durch Hypoglykämien, Leberschädigung und renal tubuläre Dysfunktion.
- Schwere angeborene Fettstoffwechselstörungen sollten bereits im Kindes- und Jugendalter diagnostiziert und behandelt werden, um Spätschäden zu verhüten.
- Zu den Lipidspeicherkrankheiten gehören Gangliosidosen, die Niemann-Pick-Krankheit, die Wolman-Krankheit, die heute durch Enzymersatz therapierbare Gaucher-Krankheit, die metachromatische Leukodystrophie und die Refsum-Krankheit.
- Die lysosomale Speicherung von Heteroglykanen führt zu Mukopolysaccharidosen mit Gesichtsdysmorphien, Wachstumsstörungen, Skelettdysplasien, Hepatosplenomegalie und teilweise auch geistiger Retardierung.

6.5 Kalzium-, Phosphat- und Magnesiumstoffwechsel
(K. Kruse, B. Koletzko)

> Vitamin-D-Mangel verursacht eine Rachitis mit unzureichender Einlagerung von Kalzium und Phosphor in das Osteoid des wachsenden Skelettes. Eine Rachitis führt zu Allgemeinsymptomen, pathologischer Weichheit des Skelettsystems, Wachstumsstörungen, überschießender Osteoidbildung und charakteristischen Veränderungen im Röntgenbild. Bei einem Vitamin-D-Mangel bilden sich die Veränderungen durch eine dreiwöchige Gabe von tgl. 5000 I. E. Vitamin D zurück, bei ausbleibendem therapeutischen Effekt ist an das Vorliegen einer Vitamin-D-resistenten Rachitisform durch angeborene Stoffwechselstörungen oder zugrundeliegende andere Erkrankungen zu denken. Hypokalzämien und Hypomagnesiämien treten bevorzugt im Säuglingsalter auf und können Übererregbarkeit und Krampfanfälle hervorrufen. Eine Hyperkalzämie kann akut Bradykardie und ggf. Herzstillstand hervorrufen, bei chronischem Bestehen zu gastrointestinalen und renalen Symptomen mit der Gefahr der Niereninsuffizienz führen. Verursacht werden Hyperkalzämien durch hochdosierte Vitamin-D-Gaben, durch angeborene Stoffwechseldefekte oder sekundär durch andere Grunderkrankungen.

Das Skelett enthält etwa 99 % des Gesamtkörperbestandes an Kalzium und etwa 85 % des Phosphors in der anorganischen Form, vorwiegend als Hydroxylapatit. Die restlichen, etwa 1 % des Gesamtkörperkalzium spielen eine wichtige Rolle in der Erregungsleitung im Nervensystem, Muskelkontraktion, Zellmembranstabilisierung, Blutgerinnung sowie Sekretion und Funktion zahlreicher Hormone, Neurotransmitter und Enzyme. Phosphor ist ein wichtiger intrazellulärer Bestandteil von Proteinen, Nukleinsäuren, Lipiden und energiereichen Phosphaten wie ATP und Kreatinphosphat. Als wesentliches intrazelluläres Kation erfüllt Magnesium wichtige Funktionen, z. B. als Co-Faktor vieler Enzyme, bei der neuromuskulären Erregung und als Strukturelement des Skeletts.

Der Kalzium-Phosphat-Stoffwechsel wird durch die beiden Hormone 1,25 Dihydroxyvitamin D (1,25(OH)$_2$D) und Parathormon (PTH) reguliert:

Das in der Haut gebildete oder mit der Nahrung aufgenommene Vitamin-D wird in der Leber in 25-Hydroxyvitamin D (25-OHD) und anschließend in der Niere in das aktive Hormon 1,25(OH)$_2$D umgewandelt. Letztere Hydroxylierung wird durch PTH und eine Hypophosphatämie stimuliert (Abb. 6.16). Die Regulation der PTH-Sekretion und eines Teiles der renalen Kalziumausscheidung erfolgt durch den Kalziumrezeptor: ein Anstieg der Serum-Kalziumkonzentration bewirkt nach Bindung von Kalzium an diesen Rezeptor eine rasche Freisetzung des intrazellulär gespeicherten Kalziums und damit in der Nebenschilddrüse die Hemmung der PTH-Sekretion und in der Niere die Hemmung der Kalzium-Rückresorption.

Eine **Hypokalzämie** bewirkt eine vermehrte Sekretion von PTH aus den Nebenschilddrüsen. PTH hat 3 Angriffspunkte, um den Kalzium-Spiegel anzuheben:
- in der Niere hemmt es die Kalziumausscheidung;
- am Skelett fördert PTH zusammen mit 1,25(OH)$_2$D die Freisetzung von Kalzium und Phosphat;

6.5 · Kalzium-, Phosphat- und Magnesiumstoffwechsel

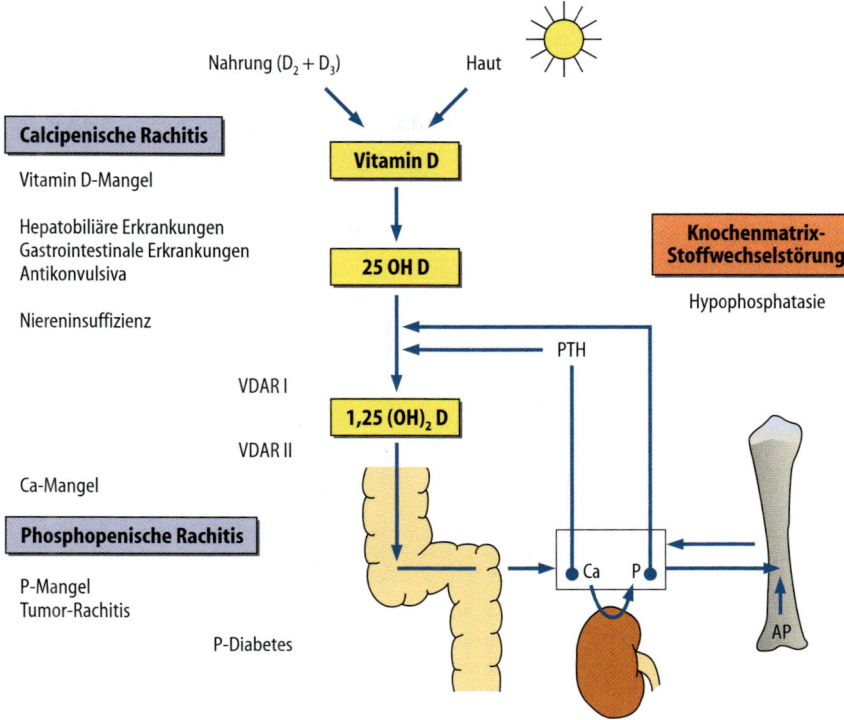

◨ **Abb. 6.16. Vitamin-D- und Kalziumstoffwechsel.**
Die verschiedenen zu einer Rachitis führenden Erkrankungen sind auf der entsprechenden Ebene der Stoffwechselwege eingezeichnet. VDAR I/II = Vitamin-D-abhängige Rachitis Typ I/II, AP = alkalische Phosphatase, PTH = Parathormon. Die Serum-Konzentrationen von Kalzium (Ca) und Phosphat (P) sind durch ein rechteckiges Kästchen symbolisiert.

- im Darm stimuliert PTH indirekt über die vermehrte $1,25(OH)_2D$-Sekretion die Kalzium- und Phosphataufnahme.
- ein unerwünschter gleichzeitiger Serum-Phosphatanstieg wird durch eine PTH-induzierte renale Phosphatausscheidung verhindert.

Eine **Hyperkalzämie** führt über eine Hemmung von PTH- und $1,25(OH)_2D$-Sekretion zu einer verminderten Kalziummobilisierung aus Niere, Skelett und Darm. Die Serumkonzentrationen von Phosphat und Magnesium werden vorwiegend durch die renale Rückresorption bestimmt.

6.5.1 Rachitis

Voraussetzung für eine normale Mineralisierung des Skeletts sind ausreichende Konzentrationen von Kalzium und Phosphat im Serum sowie eine normale Aktivität der Knochenphosphatase, die beim Mineralisierungsvorgang des Skeletts eine wesentliche Rolle spielt.

Rachitis bezeichnet eine gestörte Mineralisierung und eine Desorganisation der Wachstumsfuge, Osteomalazie eine mangelnde Mineralisation von Spongiosa und Compacta. Daher kommen beim Kind beide Defekte gleichzeitig vor, während beim Erwachsenen nach Epiphysenfugenschluss lediglich eine Osteomalazie auftreten kann.

Pathogenetisch können folgende 3 Rachitisformen unterschieden werden: kalzipenische Rachitis, phosphopenische Rachitis sowie eine Störung des Knochenmatrixstoffwechsels durch Aktivitätsverminderung der alkalischen Phosphatase (Hypophosphatasie).

> **Merke**
>
> Bei einer Rachitis liegt eine mangelhafte Mineralisation des Osteoids im wachsenden Knochen vor. Besonders betroffen sind die Wachstumszonen der Metaphysen.

6.5.2 Kalzipenische Rachitis

Sie ist Folge eines Mangels an Vitamin-D, einer gestörten Umwandlung von Vitamin-D in das aktive Vitamin-D-Hormon, einer $1,25(OH)_2D$-Resistenz oder einer stark verminderten Kalziumzufuhr. In ◨ Abbildung 6.16 sind die wichtigsten erworbenen und angeborenen kalzipenischen Rachitisformen jeweils auf der Ebene der entsprechenden Vitamin-D-Stoffwechselstörung aufgeführt. Im ersten Stadium kommt es zur Hypokalzämie. Kompensatorisch wird vermehrt PTH sezerniert, das den Serum-Kalzium-Spiegel durch eine vermehrte Kalziumfreisetzung aus dem Skelett normalisiert und infolge einer vermehrten renalen Phosphatausscheidung eine Hypophosphatämie hervorruft (Stadium 2). Schließlich ist im Endstadium trotz eines ausgeprägten sekundären Hyperparathyreoidismus nicht mehr genügend Kalzium aus dem Skelett mobilisierbar, neben der Hypophosphatämie tritt eine Hypokalzämie auf (Stadium 3). Die alkalische Phosphataseaktivität im Serum ist als Ausdruck einer gesteigerten Osteoblastentätigkeit, also eines gesteigerten Knochenumsatzes, in allen Rachitisstadien erhöht.

∎∎∎ **Laboruntersuchungen.** Die Serum-Kalzium-Spiegel sind niedrig oder normal, immer findet sich ein sekundärer Hyperparathyreoidismus und immer eine erhöhte Aktivität der alkalischen Serum-Phosphatase, oft, jedoch nicht immer eine Hypophosphatämie und eine Hypokalziurie. Die Serum-Spiegel der Vitamin-D-Metabolite 25 OHD und 1,25(OH)$_2$D sind in Abhängigkeit von der jeweiligen Störung verändert und können differentialdiagnostisch wegweisend sein.

∎∎∎ **Röntgenuntersuchungen.** In fortgeschrittenen Stadien findet man eine Auftreibung/Becherung der metaphysären Wachstumsfugen (◘ Abb. 6.17), Kalkarmut und Deformierung des Skeletts, Grünholz-Frakturen, kolbige Auftreibungen der vorderen Rippenenden und bisweilen subperiostale Knochen-Resorptionen als Folge des sekundären Hyperparathyreoidismus.

Vitamin D-Mangelrachitis

Voraussetzung für das Auftreten dieser bei uns häufigsten kalzipenischen Rachitisform ist die eingeschränkte physiologische Vitamin-D-Bildung in der Haut durch herabgesetzte Sonneneinwirkung in Kombination mit einer zu geringen Vitamin-D-Zufuhr mit der Nahrung bzw. einer unzureichenden Vitamin-D-Prophylaxe. Die Diagnose »Vitamin-D-Mangel« wird vermutet durch die Anamnese und kann gesichert werden durch den Nachweis erniedrigter Serum-25OHD-Spiegel (< 10 ng/mL bzw. 12,5 nmol/L, normal 10–50 ng/mL bzw. 15–125 nmol/L).

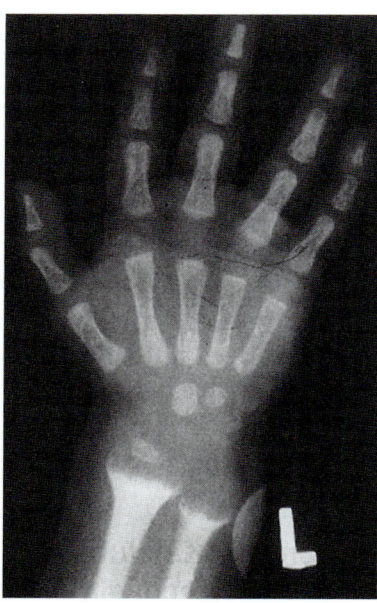

◘ Abb. 6.17. **Vitamin-D-Mangel-Rachitis.**
Röntgenaufnahme der linken Hand eines 17 Monate alten Knaben. Beachte die Kalkarmut sowie die Auftreibung und Becherung der distalen Metaphysen von Ulna und Radius.

∎∎∎ **Klinik.** Die Vitamin-D-Mangelrachitis manifestiert sich meist in den ersten beiden Lebensjahren, also z. Zt. des stärksten Längenwachstums, mit folgenden Symptomen:
a) Hypokalzämiesymptome: Tetanie, epileptische Anfälle;
b) Skelettveränderungen: Verdickung von Hand- und Fußgelenken, Quadratschädel, Kraniotabes (Erweichungsbezirke am Hinterkopf), Harrison-Furche (horizontale Einbuchtungen der seitlichen Thoraxpartien), Sitzkyphose, Genua valga oder vara, Frakturen;
c) Myopathie: Bewegungsarmut, Muskelhypotonie, schlechte Kopfkontrolle;
d) bei längerer Dauer ohne Behandlung Verzögerung von Wachstum und psychomotorischer Entwicklung, Infektanfälligkeit, Zahnschmelzdefekte, Anämie.

∎∎∎ **Therapie.** Eine wirksame Behandlung besteht in der Verabreichung von 5000 IE Vitamin-D3 und 0,5 bis 1 g Kalzium täglich per os über 3 Wochen. Anschließend sollte einem Rezidiv durch entsprechende prophylaktische Maßnahmen, also im Säuglingsalter täglich 500 IE Vitamin-D3 vorgebeugt werden.

> **Merke**
>
> Die Vitamin-D-Gabe zur Behandlung einer Rachitis kann initial eine schwere Hypokalzämie mit Symptomen (z. B. Krampfanfall) auslösen. Eine Kalziumzulage ist für die Therapiedauer erforderlich, bei initial schon bestehender Hypokalzämie sollte Kalzium für einige Tage intravenös zugeführt werden.

Immigrantenrachitis

Durch die Fortsetzung der gewohnten Ernährungsweise mit faserreichen Getreide- und Hülsenfrüchten, welche die Absorption von Vitamin-D-Metaboliten im Darm hemmen sowie eine mangelnde Aufnahme von Phosphat- und Vitamin-D-haltigem Fleisch und Fisch kann eine besondere kalzipenische Rachitis auftreten. Da die mangelnde Vitamin-D-, Kalzium- und Phosphatzufuhr jetzt nicht mehr – wie im sonnenreichen Herkunftsland – durch die natürliche Vitamin-D-Bildung über die Haut kompensiert wird, kann bei diesen Personen, vor allem bei jungen Adoleszentinnen, eine Vitamin-D-Mangelrachitis auftreten.

> **Merke**
>
> Alle Säuglinge erhalten für ein bis eineinhalb Jahre (bis zum zweiten erlebten Frühjahr) zur Rachitisprophylaxe täglich 400–500 I. E. Vitamin D_3.

Rachitis bei hepatobiliären und gastrointestinalen Erkrankungen sowie unter antiepileptischer Langzeittherapie

Bei diesen Erkrankungen kann ebenfalls eine Vitamin-D-Mangelrachitis mit gleicher Laborkonstellation auftreten. Die Ätiopathogenese dieser Rachitisformen ist meist multifaktoriell. Die Behandlung besteht in der Therapie der Grundkrankheit, bei hepatobiliären und gastrointestinalen Erkrankungen eventuell einer zusätzlichen enteralen oder einer parenteralen Vitamin-D-Substitution. Behandlung und Prophylaxe der Rachitis antiepileptica entsprechen der Vitamin-D-Mangelrachitis.

Renale Osteopathie

Sie entsteht durch die Kombination einer herabgesetzten renalen $1,25(OH)_2D$-Sekretion mit einer verminderten renalen Phosphatausscheidung. Laborchemisch findet man in fortgeschrittenen Fällen Hypokalzämie, Hyperphosphatämie, sekundären Hyperparathyreoidismus und Erhöhung der alkalischen Serum-Phosphatase. Die Therapie besteht in der frühzeitigen oralen Gabe von Kalzium, die in fortgeschrittenen Stadien der Niereninsuffizienz durch phosphatarme Diät und Behandlung mit Vitamin-D oder $1,25(OH)_2D$ ergänzt wird.

Vitamin-D-abhängige Rachitis Typ I (VDAR I)

Die autosomal rezessiv erbliche angeborene renale Synthesestörung von $1,25(OH)_2D$ ist klinisch, radiologisch und laborchemisch nicht von der Vitamin-D-Mangelrachitis zu unterscheiden, fällt allerdings auf durch das Auftreten weiterer familiärer Fälle und das fehlende therapeutische Ansprechen auf Vitamin-D-Dosen, die zur Behandlung der Vitamin-D-Mangelrachitis ausreichen. Die Serum-$1,25(OH)_2D$-Spiegel sind bei unbehandelten Patienten stark erniedrigt. Die Erkrankung wird durch inaktivierende Mutationen des Gens für die renale 25-OHD-1α-Hydroxylase auf Chromosom 12 verursacht. Die Therapie besteht in der lebenslangen Gabe von 10–25 µg/kg Körpergewicht $1,25(OH)_2D_3$ (Calcitriol) bei ausreichender Kalziumzufuhr mit der Nahrung.

Vitamin-D-abhängige Rachitis Typ II (VDAR II)

Dieser seltenen, vorwiegend bei aus Arabien und Japan stammenden Patienten vorkommenden schweren kalzipenischen Rachitis liegt eine inaktivierende Mutation des Gens für den Vitamin-D-Rezeptor auf Chromosom 12 zugrunde. Die Erkrankung ist autosomal-rezessiv erblich und geht in der Hälfte der Fälle mit einer totalen Alopezie einher. Die $1,25(OH)_2D$-Konzentrationen im Serum unbehandelter Patienten sind stark erhöht, die des 25-OHD normal. Die Therapie erfolgt mit massiven Dosen von $1,25(OH)_2D_3$ oder Vitamin-D_3, bei einem Therapieversagen ist die Verabreichung von mehreren Gramm Kalzium täglich i. v. oder oral notwendig.

Kalziummangelrachitis

Eine kalzipenische Rachitis infolge eines Kalziummangels kommt bei uns äußerst selten vor. Sie findet sich durch inadäquate Zufuhr bei Frühgeborenen, bei parenteral ernährten Patienten oder bei streng vegetarisch ernährten Kindern.

6.5.3 Phosphopenische Rachitis

Familiäre, X-chromosomal vererbte hypophosphatämische Rachitis (Phosphatdiabetes)

Der Phosphatdiabetes ist mit einer Inzidenz von 1:20 000 Neugeborenen die häufigste der erblichen Rachitisformen.

Er wird X-chromosomal-dominant vererbt und ist durch verschiedene, auf dem distalen Anteil des kurzen Arms des X-Chromosoms lokalisierte Mutationen des PHEX-Gens (**ph**osphate regulating gene with homologies to **e**ndopeptidases located on the **X**-chromosome) hervorgerufen. Vermutlich wird durch die Mutationen die Aktivität eines Enzyms (neutrale Endopeptidase) inaktiviert, das den phosphaturischen Faktor »Phosphatonin« inaktiviert. Das überschießend in Osteoblasten-gebildete Phosphatonin hemmt die tubuläre Phosphat-Rückresorption und 1,25(OH)$_2$D-Bildung im proximalen Nierentubulus. Die herabgesetzte renale Phosphat-Rückresorption bewirkt etwa ab dem 3. Lebensmonat eine ausgeprägte Hypophosphatämie, das dadurch herabgesetzte Kalzium-Phosphat-Produkt im Serum führt zu Rachitis und Osteomalazie.

■■■ **Kinik.** Die Erkrankung manifestiert sich meist erst am Ende des 1. oder häufiger im 2. Lebensjahr. Die betroffenen Patienten fallen durch Minderwuchs, einen breitbeinig-watschelnden Gang und rachitische Beindeformitäten auf (◘ Abb. 6.18 a, b). Muskelschmerzen treten nicht auf, eine gestörte Zahnentwicklung und Zahnabszesse können vorkommen. Unbehandelte erwachsene Patienten können symptomfrei sein oder Verkalkungen im Bereich von Sehnen, Gelenkkapseln und Ligamenten sowie eine Innenohrschwerhörigkeit aufweisen und über Knochenschmerzen klagen.

■■■ **Laboruntersuchungen.** Die wichtigsten Laborbefunde sind eine Hypophosphatämie und verminderte tubuläre Phosphat-Rückresorption sowie eine mäßig erhöhte Aktivität der alkalischen Phosphatase (für alle 3 Parameter altersabhängige Normwerte im Kindesalter beachten). Kalzium, PTH und 25OHD im Serum sind bei unbehandelten Patienten meist normal.

■■■ **Röntgenuntersuchungen.** Neben klassischen Rachitiszeichen finden sich typischerweise eine mediale Verbreiterung der Epiphysen am distalen Femur und an der proximalen Tibia sowie eine O-Bein-Stellung der

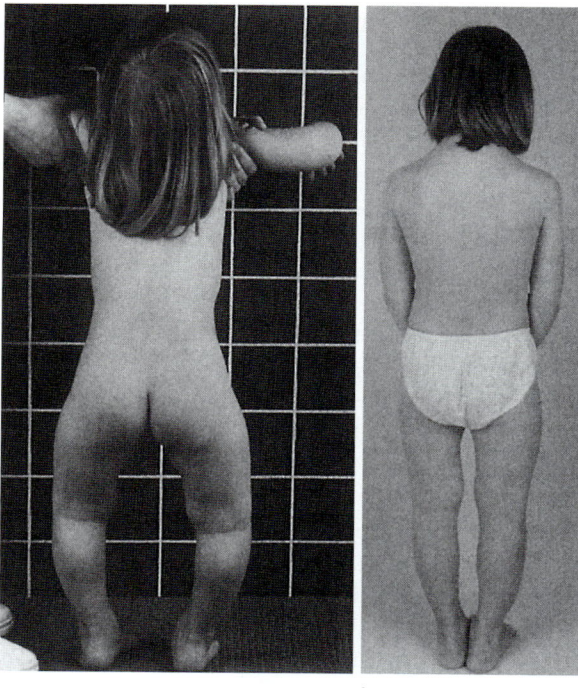

◘ **Abb. 6.18. Phosphatdiabetes.**
Die Abbildung zeigt dieselbe Patientin im Alter von 3 Jahren vor Behandlung (**a**) und im Alter von 5½ Jahren unter Therapie mit 1,25-Dihydroxyvitamin D$_3$ (Calcitriol) mit Phosphat p. o. (**b**). Beachte die weitgehende Normalisierung der ausgeprägten O-Beine unter konservativer Therapie.

Unterschenkel mit einem keilförmigen Defekt der statisch überlasteten medialen Tibiametaphyse.

■■■ **Therapie.** Sie besteht in der Gabe von Phosphat in 4–6 über den Tag verteilten Einzeldosen in Verbindung mit 1,25(OH)$_2$D$_3$ (Calcitriol) in 2 Einzeldosen. Beide Präparate werden schrittweise bis zu einer Erhaltungsdosis langzeitig gesteigert und in Abhängigkeit von Kalziumausscheidung, Längenwachstum und Aktivität der alkalischen Phosphatase dosiert. Eine Mitbetreuung durch einen Kinderorthopäden ist erforderlich.

Differentialdiagnostisch ist an die **hereditäre hypophosphatämische Rachitis mit Hyperkalziurie** (im Vergleich zum Phosphatdiabetes hohe 1,25(OH)$_2$D-Spiegel im Serum und erhöhte Kalziumausscheidung im Urin) und die **Tumorrachitis** zu denken. Bei letzterer handelt es sich im Gegensatz zum Phosphatdiabetes um sporadische Fälle, die sich im späteren Kindes- oder im Erwachsenenalter mit Knochenschmerzen, Muskelschwäche und gelegentlich Spontan-Frakturen manifestieren. Laborchemisch und radiologisch entsprechen die Befunde dem Phosphatdiabetes. Die Tumoren bilden eine hormonähnliche Substanz (Phosphatonin), die die Phosphat-Rückresorption im proximalen Nierentubulus hemmt. Durch Entfernung der meist gutartigen mesenchymalen Tumoren normalisieren sich laborchemische und röntgenologische Veränderungen. Bei jeder »sporadischen hypophosphatämischen Rachitis oder Osteomalazie« die mit Knochenschmerzen einhergeht und sich nicht bereits im Kindesalter manifestiert, sollte an eine Tumorrachitis gedacht werden.

6.5.4 Kongenitale Hypophosphatasie

Die Häufigkeit der aufgrund einer Aktivitätsverminderung der alkalischen Knochenphosphatase zu einer Knochenmatrixstoffwechselstörung mit rachitisähnlichen Veränderungen führenden, autosomal-rezessiv-erblichen Erkrankung wird mit etwa 1:100 000 Neugeborenen angenommen. Molekulargenetisch konnten zahlreiche inaktivierende Genmutationen auf dem kurzen Arm von Chromosom 1 nachgewiesen werden.

■■■ **Klinik.** Bei der **infantilen Form** treten im Alter zwischen 1 und 6 Monaten schwere rachitische Veränderungen, eine Gedeihstörung, vorzeitiger Ausfall der Milchzähne, eine prämature Schädelnahtsynosthose, Krampfanfälle und eine ätiologisch ungeklärte Hyperkalzämie mit Nephrokalzinose auf. Die **kindliche Form** manifestiert sich meist erst nach dem 1. Lebensjahr durch vorzeitigen Ausfall der Milchzähne, Rachitiszeichen und Minderwuchs. Die **adulte Form** ist durch Knochenschmerzen und -deformierungen, Osteoporose und ektope Verkalkungen charakterisiert.

■■■ **Laboruntersuchungen.** Die Diagnostik stützt sich auf den Nachweis einer verminderten Aktivität der alkalischen Gesamtphosphatase, einer gesteigerten Ausscheidung von Phosphoethanolamin und Pyrophosphat im 24-Stunden Urin oder einen erhöhten Plasma-Spiegel von Pyridoxal-5-Phosphat. Ursache der Rachitis ist vermutlich ein unzureichender Phosphateinbau in den Knochen.

■■■ **Therapie.** Sie ist symptomatisch und besteht vorwiegend in orthopädisch-operativen Korrekturen der Skelettveränderungen. Aufgrund der Hyperkalzämie-Tendenz ist eine Vitamin-D-Behandlung kontraindiziert.

> **Merke**
>
> Die Vitamin-D-resistenten Rachitisformen sprechen auf die übliche Standardtherapie der Vitamin-D-Mangelrachitis (3 Wochen lang tgl. 5000 I.E. Vitamin D) nicht an. Sie beruhen auf unterschiedlichen Ursachen wie vermehrtem renalen Phosphatverlust (Familiäre Hypophosphatämie), gestörter Bildung oder Wirkung von Kalzitriol (Pseudo-Vitamin-D-Mangelrachitis), verminderter Aktivität der alkalischen Phosphatase (Hypophosphatasie), chronischen intestinalen, hepatischen oder renalen Erkrankungen sowie Nebenwirkungen antikonvulsiver Medikamente.

6.5.5 Hyperkalzämie

Bei Überschreiten der Gesamt-Kalziumkonzentration im Serum von 2,65 mmol/L (10,6 mg/dl) oder des ionisierten Kalziums von 1,4 mmol/L (5,6 mg/dl) ist an die in ❒ Tabelle 6.5 aufgeführten Erkrankungen zu denken.

■■■ **Klinik.** Die Symptome einer ausgeprägten Hyperkalzämie sind Appetitlosigkeit, Übelkeit, Erbrechen, Obstipation, Hypertonie, zentralnervöse Störungen und Muskelschwäche. Als Folge der Hyperkalziurie können Nephrokalzinose, Nephrolithiasis, Polyurie und Polydipsie auftreten.

■■■ **Laboruntersuchungen.** Bei einer gleichzeitigen Erhöhung des Serum-PTH in Verbindung mit einer Hyperkalziurie ist die Diagnose eines **primären Hyperparathyreoidismus** gesichert (▶ s. S. 208).

Vom primären Hyperparathyreoidismus ist die **familiäre hypokalziurische Hyperkalzämie** abzugrenzen. Hierbei handelt es sich um eine autosomal-dominant erbliche Erkrankung aufgrund einer inaktivierenden Mutation des Gens für den Kalziumrezeptor. Die meisten Patienten weisen trotz der Hyperkalzämie keine Symptome auf. Bei Neugeborenen können lebensbedrohliche Verläufe mit massiver Hyperkalzämie auftreten. Eine Nebenschilddrüsen-Operation ist kontraindiziert, lediglich bei Neugeborenen mit ausgeprägter Hyperkalzämie und stark erhöhten Serum-PTH-Spiegeln ist sie notwendig.

Diagnostisch wegweisend für eine **Vitamin-D-Intoxikation** ist eine erniedrigte PTH-Konzentration im Serum in Verbindung mit einer Hyperkalziurie und einer Erhöhung des 25-Hydroxyvitamin D-Spiegels im Serum. The-

> **Tabelle 6.5.** Ursachen der Hyperkalzämie

Endokrinopathien
1. Primärer Hyperparathyreoidismus
   - sporadisch
   - familiär
   - multiple endokrine Neoplasie Typen I und II
   - familiäre hypokalziurische Hyperkalzämie
2. Hypothyreose
3. Hyperthyreose
4. Nebennierenrindeninsuffizienz

Medikamente
1. Vitamin D
2. Vitamin A
3. Thiazide

Erhöhte Calcitriolsekretion/Wirkung
1. Idiopathische Hyperkalzämie des Säuglings
   - ohne assoziierte Störungen
   - mit Retardierung und kardiovaskulären Fehlbildungen (FANCONI-SCHLESINGER-Syndrom)
2. Sarkoidose
3. Adiponecrosis subcutanea neonatorum

Tumoren
1. Direkte Wirkung auf das Skelett
   - Infiltration
   - Metastasen
2. Fernwirkung auf das Skelett durch Sekretion von Hormonen
   - parathormonähnliches Peptid (PTHrP)
   - Prostaglandine

Sonstige Ursachen
1. Plötzliche Immobilisierung
2. Phosphatmangel
3. Morbus JANSEN

rapeutisch ist das sofortige Absetzen des Vitamin-D-Präparates in Verbindung mit einer kalziumarmen Ernährung, reichlicher Flüssigkeitszufuhr, NaCl-Infusion, Furosemid und Glukokortikoiden indiziert.

Bei der **idiopathischen infantilen Hyperkalzämie** handelt es sich um eine ungeklärte Hyperkalzämie, die sich im Säuglingsalter unter den Zeichen einer Vitamin-D-Intoxikation manifestiert und sowohl ohne als auch mit assoziierten Störungen wie kraniofazialer Dysmorphie, hypoplastischen Zähnen, Minderwuchs, psychomotorischer Retardierung und kardiovaskulären Fehlbildungen einhergehen kann. Es bestehen Beziehungen zum **Williams-Beuren-Syndrom**. In der Regel sistiert die Hyperkalzämie vor dem 4. Lebensjahr. Laboruntersuchungen und Therapie entsprechen weitgehend derjenigen der Vitamin-D-Intoxikation.

6.5.6 Hyperphosphatasie

Eine isolierte Erhöhung der alkalischen Serum-Phosphatase kann transitorisch oder permanent auftreten. Sie setzt den Ausschluss hepatobiliärer Erkrankungen oder einer Osteopathie durch Dokumentation von Normalwerten für Leberenzyme, Kalzium und Phosphat im Serum sowie einer unauffälligen Röntgenaufnahme der linken Hand voraus.

Die **transitorische Hyperphosphatasie** ist häufig, kommt bei Säuglingen und Kleinkindern vor und normalisiert sich spontan nach 6–12 Wochen. Bei vielen der betroffenen Kinder besteht zum Zeitpunkt der Hyperphosphatasie ein Infekt der oberen Luftwege oder eine Durchfallserkrankung. Ursächlichen wird ein transitorisch gestörter Abbau der alkalischen Phosphatase durch ein infektiöses Agens vermutet.

Bei der **persistierenden Hyperphosphatasie** handelt es sich um eine viel seltenere, idiopathisch oder hereditär auftretende Anomalie, die mit geistiger Retardierung einhergehen kann.

Bei allen Formen der isolierten Hyperphosphatasie sind eine weiterführende Diagnostik, wie Knochenszintigraphie oder -biopsie oder eine probatorische Vitamin-D-Behandlung unangebracht.

6.5.7 Störungen des Magnesiumstoffwechsels

Hypomagnesiämie

Ursachen des Unterschreitens des Serum-Magnesium-Spiegels von 0,7 mmol/L (1,7 mg/dl) sind eine Malabsorption oder gastrointestinale Verluste, eine vermehrte renale Ausscheidung oder Endokrinopathien wie Hyperparathyreoidismus und Hyperthyreosa. Die intestinale Magnesiummalabsorption und gestörte tubuläre Magnesium-Rückresorption können auch als angeborene familiäre Störungen vorkommen (primäre Hypomagnesiämie bzw. primär renaler Magnesiumverlust).

∎∎∎ **Klinik.** Symptome treten in der Regel erst bei einer Serum-Konzentration < 0,4 mmol/L (1 mg/dl) auf. Sie ähneln denen der Hypokalzämie: neuromuskuläre Überregbarkeit mit Krämpfen, Tetanie, psychische Veränderungen sowie Tachykardie und Rhythmusstörungen.

■■■ **Therapie.** Sie besteht in der lebenslangen Zufuhr großer Magnesiummengen, bei ausgeprägten Symptomen parenteral, sonst oral.

Hypermagnesiämie

Ursachen einer Erhöhung des Serum-Magnesium-Spiegels (> 1 mmol/L = 2,4 mg/dl) sind vor allem die exzessive Zufuhr, z. B. durch magnesiumhaltige Antazida oder Infusionen, bei gleichzeitig gestörter renaler Ausscheidung (Niereninsuffizienz).

■■■ **Klinik.** Symptome treten in der Regel erst bei Serum-Spiegeln > 2 mmol/L (4,8 mg/dl) auf. Sie äußern sich in Paresen, Atemlähmung, kardiovaskulären Störungen, Übelkeit und Erbrechen.

■■■ **Therapie.** Vermeidung exogener Magnesiumzufuhr, intravenöse Kalziuminjektion, in bedrohlichen Fällen Dialyseverfahren.

> **Kernaussagen**
>
> — Zur Rachitis-Prophylaxe erhalten alle Säuglinge täglich 400–500 I. E. Vitamin D_3.
> — Eine Vitamin-D-Mangelrachitis manifestiert sich bevorzugt in den ersten beiden Lebensjahren durch Weichheit des Skelettsystems (Kraniotabes), überschießende Osteoidbildung (Marfan-Zeichen, rachitischer Rosenkranz), Allgemeinsymptome und Wachstumsstörungen.
> — Zur Therapie einer Vitamin-D-Mangelrachitis gibt man für 3 Wochen täglich 5000 I. E. Vitamin D_3 in Kombination mit einer Kalziumzulage.
> — Bei fehlender klinischer und röntgenologischer Besserung einer Rachitis unter üblicher Therapie ist an Vitamin-D-resistente Rachitisformen (familiäre, X-chromosomal vererbte Hypophosphatämie, Pseudo-Vitamin-D-Mangelrachitis Typ I und II, Hypophosphatasie) zu denken.
> — Sekundäre Rachitisformen treten bei intestinalen hepatischen und renalen Erkrankungen sowie unter antikonvulsiver Therapie auf.

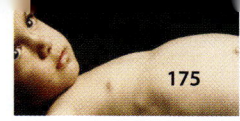

6.6 Störungen des Wasser-, Elektrolyt- und Säure-Basen-Haushaltes
(K. Kruse)

> Das Gesamtkörperwasser verteilt sich funktionell und anatomisch auf Extrazellulärraum (= Plasma + interstitieller Raum) und Intrazellulärraum. Extra- und Intrazellulärraum sind durch die Zellmembran, Plasma und interstitieller Raum durch die Kapillarmembran getrennt. Im Extrazellulärraum überwiegen Natrium und Chlorid, im Intrazellulärraum Kalium und Phosphat.

6.6.1 Vorbemerkungen

Die Summe der Kationen und Anionen und die sich daraus ergebende Osmolalität (molare Konzentration gelöster Teilchen/kg Wasser) im Plasma ist im interstitiellen und intrazellulären Raum gleich.

Voraussetzung für die Erhaltung der normalen Zusammensetzung des kindlichen Organismus an Wasser (**Isovolämie**) und Elektrolyten (**Isotonie**) sind eine ausgeglichene Bilanz und eine ungestörte Regulation des Wasser- und Elektrolyt-Haushaltes, in deren Mittelpunkt die Niere steht.

> **Merke**
>
> Veränderungen der Plasmaosmolalität werden durch Änderungen der Wasserausscheidung, Schwankungen des Plasmavolumens durch Änderungen der Natriumausscheidung ausgeglichen.

Der **Wasserbestand** und seine Verteilung ändern sich im Laufe des Lebens erheblich in Abhängigkeit von dem durch Wachstum bedingten Energiebedarf. Bezogen auf das Körpergewicht hat das Kind einen höheren Wasserbestand als der Erwachsene. Das Gesamtkörperwasser beträgt bei reifen Neugeborenen etwa 70 %, bei Frühgeborenen noch mehr. Im Verlauf der Kindheit erfolgt bis zum ersten Lebensjahr ein rascher, dann ein langsamer Abfall des Körperwassers, das vom zehnten Lebensjahr ab etwa 60 % des Körpergewichtes beträgt. Der **Wasserumsatz** (Ein- und Ausfuhr von Wasser) ist, bezogen auf das extrazelluläre Flüssigkeitsvolumen beim Säugling, 3- bis 4mal größer als beim Erwachsenen. Die Elektrolytkonzentrationen und der Elektrolytbedarf sind dagegen weitgehend altersunabhängig. Beim Kind, besonders beim Säugling, bestehen gegenüber Erwachsenen ein stärkerer Wasserumsatz und eine beschränkte Leistungsfähigkeit der für den Säure-Basen-Haushalt wichtigen Regulationsorgane Nieren und Lunge.

> **Merke**
>
> Je jünger das Kind, um so größer die Labilität des Wasser-, Elektrolyt- und Säure-Basen-Haushaltes, und um so geringer die Kompensationsfähigkeit bei Störungen.

6.6.2 Störungen des Natrium- und Wasserhaushaltes

Da eine Isovolämie Voraussetzung für einen funktionierenden Kreislauf ist und eine Isotonie das Volumen des Intrazellulärraumes steuert, haben Veränderungen des Extrazellulärraums über Änderungen des Volumens Auswirkung auf den Kreislauf, und Änderungen der Osmolalität Auswirkung auf den Intrazellulärraum, besonders im Gehirn.

> **Merke**
>
> Unter Berücksichtigung des extrazellulären Volumens werden Zustände mit Dehydratation (extrazellulärer Volumenmangel) und Zustände mit Hyperhydratation (extrazellulärer Volumenüberschuss) unterschieden. Dehydratationen und Hyperhydratationen sind immer kombinierte Störungen von Wasser- und Elektrolythaushalt.

Dehydratation

■■■ **Ursachen.** Übermäßige Flüssigkeitsabgabe und/oder eine ungenügende Flüssigkeitsaufnahme. Die häufigsten Ursachen einer Dehydratation sind Gastroenteritis mit Erbrechen und Diarrhoe bei gleichzeitiger Nahrungsverweigerung.

■■■ **Anamnese.** Neben der Dauer der Erkrankung sind Ausmaß und Häufigkeit des Erbrechens, Stuhlfrequenz, -menge und -konsistenz sowie die Körpertemperatur von Bedeutung. Prognose und Therapie hängen weniger von der Grundkrankheit als vom Schweregrad und Typ der Dehydratation ab. Wichtige Hinweise auf den **Typ der Dehydratation** können Angaben über die Art der Flüssigkeitszufuhr (relativ salzarm oder salzreich) sowie Zeitpunkt und Frequenz der letzten Urinentleerung vermitteln. Wenn die Urinausscheidung trotz einer bestehenden Exsikkose nicht eingeschränkt ist, muss an einen Diabetes mellitus, Diabetes insipidus oder eine Niereninsuffizienz gedacht werden.

■■■ **Klinik.** Das Allgemeinbefinden variiert von leicht bis schwerkrank.
- Ausmaß der Exsikkose: eingesunkene Fontanelle, tiefliegende Augen, verminderter Hautturgor, langsames Verstreichen einer angehobenen Hautfalte, trockene Mundschleimhaut
- Kreislaufsymptome: Tachykardie, Blutdruckerniedrigung, marmorierte Haut, kühle Extremitäten
- Atemtyp: beschleunigte und vertiefte Atmung bei schwerer metabolischer Azidose
- Zentralnervöse Symptome: Unruhe, schrilles Schreien, Apathie, Koma, Krämpfe

■■■ **Diagnose.** Während der Schweregrad der Dehydratation vorwiegend durch die klinische Symptomatik bestimmt wird, ergeben Laborparameter Aufschluss über den Dehydratationstyp. Für die Beurteilung der Beschaffenheit des Extrazellulärraums sind neben der Messung von Osmolalität, Natrium und Eiweiß im Serum die Bestimmung des mittleren Erythrozytenvolumens (MCV) hilfreich (◘ Abb. 6.19).

Bei der **isotonen Dehydratation,** die durch isotone Flüssigkeitsverluste (Wasser- und Elektrolytdefizit etwa gleich stark) entsteht, sind Natrium und Osmolalität im Serum und MCV normal, Hämoglobin, Hämatokrit und Serumeiweiß erhöht. Bei der **hypotonen Dehydratation** ist der Salzverlust größer als der Wasserverlust, die Extrazellulärflüssigkeit ist vermindert. Die normale Salzkonzentration der Zelle saugt osmotisch extrazelluläres Wasser an, Folge ist eine Ausweitung des Intrazellulärraumes (intrazelluläres Ödem). Ursachen sind ungenügender oraler oder parenteraler Natriumersatz bei Erbrechen, Durchfall und Schwitzen oder gesteigerter Natriumverlust bei Niereninsuffizienz und Nebenniereninsuffizienz. Laborchemisch findet man erniedrigte Werte für Serumnatrium und Serumosmolalität und erhöhte Werte für MCV, Hämoglobin, Hämatokrit und Serumeiweiß.

Bei der **hypertonen Dehydratation** übertrifft der Wasserverlust den Salzverlust. Die hohe Osmolalität des Extrazellulärraumes saugt Wasser aus dem Intrazellulärraum an, dadurch kommt es neben einer Verminderung des Extrazellulärraumes auch zu einer Verminderung des

6.6 · Störungen des Wasser-, Elektrolyt- und Säure-Basen-Haushaltes

		Serum-Natrium Serum-Osmolalität	mittleres Erythrozytenvolumen (MCV)	Hämatokrit Hämoglobin Serum-Eiweiß
Dehydratation	Isoton	normal	normal	
	Hypoton	↓	↑	↑
	Hyperton	↑	↓	
Hyperhydratation	Isoton	normal	normal	
	Hypoton	↓	↑	↓
	Hyperton	↑	↓	

◘ Abb. 6.19. **Laborveränderungen** bei Dehydratation und Hyperhydratation

Intrazellulärraumes. Ursachen sind ungenügende Wasserzufuhr bei erloschenem Durst oder nicht befriedigtem Durstgefühl, Durchfallserkrankungen, starkem Schwitzen, Hyperventilation, Diabetes mellitus und insipidus sowie Nierenerkrankungen. Laborchemisch sind Serumnatrium, Serumosmolalität, Hämoglobin und Serumeiweiß erhöht, Hämatokrit nur mäßig erhöht, MCV erniedrigt.

Im Gegensatz zu den beiden anderen Dehydratationsformen ist bei der hypertonen Dehydratation der Hautturgor meist weniger vermindert, die Haut fühlt sich eher teigig an. Bei ausgeprägter hypertoner Dehydratation sind zentral-nervöse Störungen (Hyperexzitabilität, Muskelhypertonie, Nackensteifigkeit, Krämpfe) typisch.

■■■ **Therapie.** Die Dehydratationsbehandlung muss den Basis- und Korrekturbedarf berücksichtigen.

Als Bezugsgrößen zur Ermittlung des **Basisbedarfs** an Wasser, Natrium, Chlorid und Kalium haben sich Körpergewicht und Körperoberfläche bewährt: Der tägliche Basisbedarf an **Wasser** beträgt für Säuglinge 120–140 ml/kg KG, für Kleinkinder 80–100 ml/kg KG und für Schulkinder 50–70 ml/kg KG. Der Basisbedarf an Natrium und Chlorid beträgt für alle Altersstufen 3–4 mmol/kg KG und für Kalium 2 mmol/kg KG.

Der **Korrekturbedarf** soll das Defizit zurückliegender und fortbestehender Verluste durch Erbrechen, Durchfälle und Hyperthermie decken. Bei leichter Exsikkose rechnet man mit einem Defizit an Wasser von 5% des Körpergewichtes (50 ml/kg). Infusionslösungen, die den Basisbedarf von Wasser, Natrium, Chlorid und Glukose bei unkomplizierten Fällen decken, sind Mischlösungen von 5%iger Glukose und 0,9%iger NaCl-Lösung. Diesen Lösungen wird bei ausreichender Nierenfunktion der Basisbedarf an Kalium zugesetzt.

■■■ **Praktisches Vorgehen.** Die Dehydratationsbehandlung richtet sich nach dem Grad der Dehydratation und der Art der Wasser- und Elektrolytverluste.

Bei leichter Exsikkose orale Zufuhr einer Glukose-Salz-Lösung (z. B. Oralpädon 240, Elotrans).

Die Therapie der mittelschweren und schweren Dehydratation erfolgt immer *parenteral* in 3 Phasen:

- **1. Phase:** Bei *schwerer Exsikkose* Infusion von 5%igem Humanalbumin (10–20 ml/kg KG in 10–30 min), anschließend 0,9%ige NaCl-Lösung (20 ml/kg/h). Sobald Laborwerte vorliegen, Übergang auf Phase 2. Bei *mittelschwerer Exsikkose* sofortiger Beginn mit 0,9%iger NaCl-Infusion. Auch hier Übergang auf Phase 2 mit Eintreffen der Labordaten. Während der 1. Phase der Dehydratationsbehandlung erfolgen eine kurze Anamneseerhebung und klinische Untersuchung des Patienten, Feststellung des Gewichtes und Vorkleben eines Urinbeutels zur genauen Messung des Urinvolumens.
- **2. Phase:** Diese Phase beginnt sofort nach Eintreffen der wichtigsten Labordaten und richtet sich nach dem Typ der Dehydratation:
  - **Isotone Dehydratation** (Serum-Natrium 130–150 mmol/l)
    Aus dem vermuteten Gewichtsverlust wird zunächst das Defizit an Wasser (z. B. 100 ml/kg KG bei 10%igem Gewichtsverlust) ermittelt und der

bisherige Natriumverlust abgeschätzt (bei schwerer isotoner Dehydratation etwa 10–15 mmol/kg KG). Dieses Wasser- und Natriumdefizit wird bei einer schweren Dehydratation nach Abzug der in Phase 1 verabreichten Menge zu $3/4$ in den ersten 24 h und zu $1/4$ in der 25. bis 48. h nach Beginn der Therapie ersetzt. Zusätzlich werden neben dem täglichen Erhaltungsbedarf anhaltende Mineral- und Wasserverluste durch Erbrechen und Durchfall ausgeglichen.

- **Hypotone Dehydratation** (Serum-Natrium < 130 mmol/l)
  Die Behandlung entspricht derjenigen der isotonen Dehydratation, der zusätzliche Natriumverlust muss ergänzt werden. Treten vor oder während der Behandlung einer hypotonen Dehydratation zerebrale Krämpfe auf, muss Natrium in hoher Konzentration langsam intravenös injiziert werden.
- **Hypertone Dehydratation** (Serum-Natrium > 150 mmol/l)
  Die größte Gefahr einer Therapie einer hypertonen Dehydratation (hyperpyretische Toxikose, hyperosmolares Koma) liegt in der zu raschen Senkung des Natriumspiegels durch Infusion einer hypotonen Lösung. Da bei diesem Typ der Dehydratation auch eine intrazelluläre Hyperosmolalität besteht, würde bei der Infusion hypotoner Lösungen ein rascher Wassereintritt in die Zellen und damit ein Hirnödem auftreten.

> **Merke**
>
> Der Serumnatriumspiegel darf nur langsam gesenkt werden (Faustregel: Abfall des Serum-Natrium pro Stunde maximal 1 mmol/l).

— **3. Phase:** Nach der akuten Rehydratation, die nicht länger als 48 h dauert, kann mit oraler Ernährung begonnen werden, die schrittweise die Infusionsbehandlung ersetzt.

Hyperhydratation

Hyperhydratationszustände sind im Kindesalter gegenüber einer Dehydratation selten.

■■■ **Klinik.** Gewichtszunahme und Ödeme.

■■■ **Diagnose und Ursachen.** Laborchemisch finden sich eine Verminderung von Hämoglobin, Hämatokrit und Serumeiweiß und vom Typ der Hyperhydratation abhängige Veränderungen von Serumnatrium, MCHC und MCV (◘ s. Abb. 6.19).

Isotone Hyperhydratation (Serum-Natrium 130–150 mmol/l)

Die gleichzeitige Vermehrung von Natrium und Wasser führt zur Expansion des Extrazellulärraumes ohne Änderung der Osmolalität, das Volumen des Intrazellulärraumes bleibt unverändert, MCHC und MCV sind normal.

■■■ **Ursachen.** Häufigste Ursachen sind übermäßige Infusionstherapie mit isotonen Salzlösungen, Herzinsuffizienz, Nierenerkrankungen.

■■■ **Therapie.** Die Therapie besteht in einer Flüssigkeitsrestriktion und Verabreichung von Diuretika und ggf. Humanalbumin.

Hypotone Hyperhydratation (Serum-Natrium < 130 mmol/l)

■■■ **Ursachen.** Wichtigste Ursachen sind eine verminderte renale Ausscheidung freien Wassers infolge einer inadäquat hohen Adiuretin-Sekretion (Schwartz-Bartter-Syndrom) und eine übermäßige Zufuhr freien Wassers (Wasserintoxikation).

Das Schwartz-Bartter-Syndrom kommt bei Kindern im Rahmen zahlreicher Grundkrankheiten vor, insbesondere bei Störungen des zentralen Nervensystems (bakterielle Meningitis, Schädelhirntrauma, Tumor, Enzephalitis), bei Lungenkrankheiten (z. B. Pneumonien) und als Nebenwirkung verschiedener Medikamente (z. B. Vincristin, Carbamazepin und Indometachin).

Bei Kindern unter DDAVP-Behandlung wegen Enuresis besteht das Risiko für hypotone Hyperhydratation bei nicht beschränkter Flüssigkeitszufuhr.

■■■ **Diagnose.** Sie stützt sich auf den Nachweis einer trotz Hyponatriämie hohen Natriumkonzentration im Urin (> 20 mmol/l).

■■■ **Klinik.** Extrazelluläres und intrazelluläres Volumen nehmen mit der Gefahr eines Hirnödems zu, es treten Erbrechen, Kopfschmerzen, Krämpfe und Bewusstseinsstörungen auf.

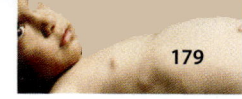

■■■ **Therapie.** Sie besteht in der Behandlung der Grundkrankheit, Wasserrestriktion und evtl. Furosemid.

Hypertone Hyperhydratation
(Serum-Natrium > 150 mmol/l)

Diese ist bei Kindern meist Folge einer unkontrollierten Infusion hypertoner NaCl- oder Na-Bikarbonatlösungen sowie fehlerhafter oraler Rehydrierung. MCHC ist erhöht, MCV erniedrigt. Durch eine Wasserbewegung aus dem Intra- in den Extrazellulärraum können zerebrale Symptome wie bei einer hypertonen Dehydratation auftreten.

■■■ **Therapie.** Es muss eine Natrium- und Flüssigkeitsrestriktion erfolgen.

6.6.3 Störungen des Kaliumhaushaltes

Das mit der Nahrung aufgenommene Kalium wird fast vollständig im oberen Dünndarm resorbiert, die Ausscheidung erfolgt zu etwa 90 % über die Nieren, zu 9 % über den Darm und zu 1 % über die Haut.

> **Merke**
>
> Der Serumkaliumspiegel wird durch Regulation der renalen Ausscheidung und durch Umverteilung von Kalium zwischen Intra- und Extrazellulärraum in einem engen Bereich von 3,5 bis 5,5 mmol/l konstant gehalten.

Eine Azidose bewirkt einen Anstieg und eine Alkalose einen Abfall des Serumkaliumspiegels.

Hypokaliämie
(Serum-Kalium < 3,5 mmol/l)

■■■ **Ursachen.** Unzureichende Zufuhr (besonders bei parenteraler Ernährung), vermehrte renale Ausscheidung (renale Erkrankungen, Behandlung mit Diuretika), vermehrte gastrointestinale Verluste durch Erbrechen und Durchfall sowie Umverteilung von Kalium aus dem Extra- in den Intrazellulärraum (Alkalose).

■■■ **Klinik.** Adynamie, Hyporeflexie, schlaffe Lähmungen, paralytischer Ileus, in schweren Fällen Polyurie und Herzrhythmusstörungen (Tachykardie, Arrhythmie bis zum Herzstillstand).

■■■ **Therapie.** Bei leichter bis mittelschwerer Hypokaliämie orale Kaliumsubstitution, bei schwerer Hypokaliämie intravenöse Dauerinfusion (maximal 4 mmol/kg KG/24 h).

Hyperkaliämie
(Serum-Kalium > 5,5 mmol/l)

■■■ **Ursachen.** Unkontrollierte intravenöse Zufuhr, gestörte renale Ausscheidung infolge Niereninsuffizienz, Umverteilung aus dem Intra- in den Extrazellulärraum (Azidose) sowie Freisetzung großer Kaliummengen durch Zelluntergang (ausgedehnte Hämolyse, Verbrennungen, zytostatische Behandlung von Leukämien).

■■■ **Klinik.** Störungen der neuromuskulären Erregbarkeit (Schwäche, Paresen) und Herzrhythmusstörungen (Bradykardie, Arrhythmie bis zum Kammerflimmern).

■■■ **Therapie.** Eine exzessive Hyperkaliämie erfordert eine Notfallbehandlung. Sie besteht prinzipiell in einem Azidoseausgleich, Infusion einer Glukoselösung mit Insulinzusatz, intravenöser Kalziumgabe sowie Anwendung eines Kationenaustauschers, evtl. in Dialyse.

6.6.4 Störungen des Säure-Basen-Haushaltes

> **Merke**
>
> Zur Aufrechterhaltung biologischer Funktionen muss die Wasserstoffionenkonzentration in einem engen Bereich (Isohydrie) zwischen pH 7,35 bis 7,45 konstant gehalten werden. Dies wird durch Puffersysteme, pulmonale und renale Regulation gewährleistet.

— **Puffersysteme:** Biologisch wichtig sind im Blut Kohlensäure/Bikarbonat sowie Oxyhämoglobin/Hämoglobin und im Urin Dihydrogenphosphat/Hydrogenphosphat sowie Ammonium/Ammoniak.
— **Pulmonale Regulation:** Ein Anstieg der Kohlensäurekonzentration im Blut bewirkt über eine Stimulation des Atemzentrums eine Hyperventilation und Abatmung des überschüssigen CO_2. Umgekehrt

		pH	Standard-bikarbonat	pCO₂
Normalwerte		7,35 – 7,45	21 – 28 mmol/l	35 – 45 mm Hg
Azidose	metabolische	↓	↓	normal
Azidose	respiratorische	↓	normal	↑
Alkalose	metabolische	↑	↑	normal
Alkalose	respiratorische	↑	normal	↓

Abb. 6.20. **Laborveränderungen** bei dekompensierter Azidose und Alkalose

führt ein Abfall der Kohlensäurekonzentration im Blut zu Hypoventilation und CO_2-Retention.

— **Renale Regulation:** Das bei der Pufferung und pulmonalen Regulation ständig verbrauchte Bikarbonat wird fast ausschließlich durch die Nieren nachgeliefert. Wird die Veränderung der H^+-Ionen im Extrazellularraum durch Veränderung der CO_2-Konzentration ausgelöst, handelt es sich um eine **respiratorische Azidose** bzw. **Alkalose**. Ist die Ursache im Wesentlichen durch eine Konzentrationsänderung von Bikarbonat ausgelöst, also im wesentlichen nichtrespiratorisch, spricht man von einer **metabolischen Azidose bzw. Alkalose** (Abb. 6.20).

Primäre respiratorische Störungen werden durch Änderung der Bikarbonatausscheidung über die Nieren ausgeglichen, primär metabolische Störungen durch entsprechende Änderung der CO_2-Abatmung in der Lunge kompensiert.

> **Merke**
>
> Die Anpassungsfähigkeit beider Systeme ist unterschiedlich: Die Lunge kompensiert rasch und viel, die Niere langsam und wenig.

Azidose

Unterschieden wird zwischen der stoffwechselbedingten (metabolischen) und der durch Hypoventilation entstandenen (respiratorischen) Azidose. Die **metabolische Azidose** wird verursacht durch übermäßige Säurenbelastung (z. B. Ketokörper bei Diabetes mellitus), verminderte renale Wasserstoffionenexkretion oder Bikarbonatrückresorption (Niereninsuffizienz, tubuläre Azidose), gesteigerten Verlust bikarbonatreicher Sekrete (Diarrhoe). **Klinisch** ist die respiratorische Kompensation an der Kussmaul-Atmung (vertiefte und beschleunigte Atmung) erkennbar. **Therapie** der Grundkrankheit und bei pH-Wert unter 7,2 parenterale Pufferung mit 8,4 %igem (1 mmol/ml) Natrium-Bikarbonat nach folgender Formel:

ml = Basendefizit (mmol/l) × kg Körpergewicht × 0,3.

Berechnungsbeispiel: 6 Monate alter, 6 kg schwerer Säugling mit einem Basendefizit von – 16:

ml 8,4 % Natrium-Bikarbonat = 16 × 6 × 0,3 = 28,8.

Von diesem Defizit wird innerhalb 1 h zunächst nur die Hälfte verabreicht, um eine unerwünschte Überpufferung zu vermeiden.

Ursache der **respiratorischen Azidose** ist eine respiratorische Insuffizienz als Folge pulmonaler, neurogenmuskulärer oder zentral-nervöser Erkrankungen. Die **Therapie** besteht in der Behandlung der Grundkrankheit, evtl. ist Beatmung notwendig.

Alkalose

Die **metabolische Alkalose** wird verursacht durch gesteigerten Säureverlust aufgrund von anhaltendem Erbrechen, übermäßiger Zufuhr von Basen durch zu starke Pufferung mit Bikarbonat u. a. Die **Therapie** besteht in der Behandlung der Grundkrankheit; eine Pufferung mit ansäuernden Substanzen (Argininhydrochlorid) ist nur bei schwerer Alkalose indiziert.

Ursache der **respiratorischen Alkalose** ist eine Hyperventilation infolge psychischer Störungen, Stimulation des Atemzentrums (Enzephalitis, Schädelhirntrauma, Hirntumoren) oder Überbeatmung kontrolliert beatmeter Kinder. Die **Therapie** besteht in der Behandlung der Grundkrankheit, evtl. Sedierung.

> **Kernaussagen**
>
> — Voraussetzungen für die Erhaltung der normalen Zusammensetzung des kindlichen Organismus an Wasser (Isovolämie) und Elektrolyten (Isotonie) sind eine ausgeglichene Bilanz und eine unge-

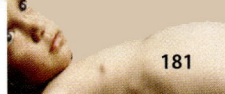

6.7 · Vitaminmangel und Hypervitaminosen

störte Regulation des Wasser- und Elektrolyt-Haushaltes.
- Veränderungen der Plasmaosmolalität werden durch Änderungen der Wasserausscheidung, Schwankungen des Plasmavolumens durch Änderungen der Natriumausscheidung ausgeglichen.
- Je jünger das Kind, um so größer ist die Labilität des Wasser-, Elektrolyt- und Säure-Basen-Haushaltes und um so geringer die Kompensationsfähigkeit bei Störungen.
- Die häufigsten Ursachen einer Dehydratation sind Gastroenteritis mit Erbrechen und Diarrhoe bei gleichzeitiger Nahrungsverweigerung. Die Therapie muss den Basis- und Korrekturbedarf berücksichtigen und erfolgt in drei Phasen:
1. rasche Rehydratation (5 %iges Humanalbumin oder 0,9 %ige NaCl-Lösung innerhalb einer Stunde);
2. langsame Rehydratation und langsamer Ausgleich von Störungen des Natrium-, Kalium- und Säure-Basen-Haushaltes.
Bei einer hypertonen Dehydratation darf der Natrium-Spiegel im Serum nur langsam gesenkt werden (max. um 1 mmol/l pro Stunde).
3. Schrittweiser oraler Nahrungsaufbau bei gleichzeitiger Reduktion der Infusionsmenge.
- Primäre respiratorische Störungen werden langsam und geringfügig durch Änderung der Bikarbonatausscheidung über die Nieren ausgeglichen, primär metabolische Störungen rasch und ausgiebig durch entsprechende Änderung der CO_2-Abatmung in der Lunge kompensiert.

6.7 Vitaminmangel und Hypervitaminosen
(B. Koletzko)

> Vitamine müssen als essentielle, im körpereigenen Stoffwechsel nicht (oder nicht immer ausreichend wie z. B. Vitamin D) synthetisierte Nährstoffe regelmäßig zugeführt werden. Wasserlösliche Vitamine sind vorwiegend als Kofaktoren biochemischer Reaktionen wirksam. Sie werden im Körper nur in begrenztem Umfang retiniert und bei überschüssiger Zufuhr in der Regel mit dem Urin ausgeschieden. Die fettlöslichen Vitamine (A, D, E, K) können in größerem Umfang gespeichert werden. Sehr hohe Zufuhren der Vitamine A und D rufen eine Hypervitaminose mit Krankheitserscheinungen hervor. Bei einigen angeborenen Stoffwechselkrankheiten werden günstige Effekte durch z. T. hochdosierte Vitamingaben erzielt.

Eine ausreichende Verfügbarkeit von Vitaminen ist für zahlreiche Stoffwechselvorgänge und für die Funktion des Organismus essentiell. Wasser- und fettlösliche Vitamine werden mit pflanzlichen und tierischen Lebensmitteln aufgenommen. Richtwerte für die Zufuhr bei gesunden Kindern in Abhängigkeit vom Lebensalter zeigt die ◘ Tabelle 5.1 (▶ s. S.120). Fettlösliche Vitamine werden mit den Nahrungsfetten zugeführt und resorbiert. Bei chronischer Fettmalabsorption (z. B. durch cholestatische Lebererkrankung, ▶ s. S.491 exokrine Pankreasinsuffizienz, ▶ s. S.420) müssen fettlösliche Vitamine unter regelmäßiger Kontrolle der Serumspiegel substituiert werden.

6.7.1 Wasserlösliche Vitamine

Eine Übersicht zu den physiologischen Funktionen, den Hypovitaminosen und den Auswirkungen überhöhter Vitaminzufuhr ist in ◘ Tabelle 6.6 zusammengetragen.

Thiamin (Vitamin B$_1$)

Thiaminpyrophosphat dient als Koenzym zahlreicher Stoffwechselreaktionen, darunter Karboxylierungsreaktionen (Pyruvat und α-Ketoglutarat) und Transketolasereaktionen. Ein **Thiaminmangel** kommt bei Kindern mit Malabsorption und bei Lebererkrankungen vor, des weiteren bei sehr einseitiger Ernährung mit poliertem Reis (**Beri-Beri-Krankheit**), im Erwachsenenalter auch bei mangelernährten Alkoholikern. Klinische Symptome sind Gedeihstörung, Müdigkeit, periphere Neuropathie und Ataxie, ZNS-Störungen, Muskelatrophien sowie Herzinsuffizienz. Die **infantile Beri-Beri-Krankheit** tritt bei gestillten Säuglingen von Müttern mit Thiaminmangel auf und manifestiert sich mit Trinkschwäche, Erbrechen, Apathie oder Unruhe, bei akuten Verläufen auch mit lebensbedrohlicher Herzinsuffizienz.

Riboflavin (Vitamin B$_2$)

Riboflavin ist Bestandteil von als Oxidoreduktasen wirksamen Koenzymen wie dem für die Atmungskette benö-

Tabelle 6.6. Wasserlösliche Vitamine

Vitamin	Physiologische Funktionen	Mangel	Überhöhte Zufuhr
Thiamin (B_1)	Koenzym verschiedener Reaktionen	Beri-Beri-Krankheit	Keine Symptome
Riboflavin (B_2)	Koenzym verschiedener Flavinenzyme (Oxidoreduktase)	Haut- und Augenveränderungen	Keine Symptome
Niacin	Bildung von NAD und NADP	Pellagra (Dermatitis, Diarrhoe, Demenz)	Hauterscheinungen (»flush«), Hyperurikämie, hepatische und okuläre Anomalien
Pyridoxin (B_6)	Pyridoxalphosphat, Koenzym zahlreicher Reaktionen	Periphere Neuritis, Krampfanfälle, Gedeihstörung, Hautveränderungen	Sensorische Neuropathie
Pantothensäure	Synthese von Coenzym-A	Neuropathie	Keine Symptome
Biotin	Koenzym verschiedener Karboxylierungsreaktionen	Dermatitis, multipler Karboxylasemangel	Keine Symptome
Folsäure (B_9)	Koenzym zahlreicher Methylierungsreaktionen	Makrozytäre Anämie, Leuko- und Thrombopenie, Schleimhautschäden (bei Schwangeren: fetale Fehlbildungen)	Keine Symptome
Kobalamine (B_{12})	Koenzym bei der Methioninsynthese und beim Propionat- und Methylmalonatabbau	Perniziöse Anämie, Hunter-Glossitis, funikuläre Mylose, Hirnatrophie, ZNS-Schädigung	Keine Symptome
Ascorbinsäure (C)	Antioxidans, Kofaktor von Hydroxylierungsreaktionen	Skorbut, Möller-Barlow-Krankheit	Hyperoxalurie

tigten Flavin-Adenin-Dinukleotid (FAD). Ein **Riboflavinmangel** äußert sich an Haut und Schleimhäuten des Kopfes (Mundwinkelrhagaden, glatte, glänzende und hochrote Lippen, periorale seborrhoische Dermatitis, Glossitis) und an den Augen (Keratitis mit Tränenfluss, Korneavaskularisation, Katarakt).

Niacin

Nikotinsäure und Nikotinsäureamid werden für die Bildung des **Nikotinamid-Adenin-Dinukleotid (NAD)** und des phosphorylierten **NADP** benötigt, die als Wasserstoffübertragende Koenzyme zahlreicher Dehydrogenasen wirksam werden (z. B. Lipidsynthese und Fettsäureoxidation, anaerobe Glykolyse, Krebs-Zyklus). Niacin kann aus mit der Nahrung aufgenommenem Tryptophan (in Eiern und Kuhmilch) gebildet werden (60 mg Tryptophan ent-

spricht etwa 1 mg Niacin). Ein **Nikotinsäuremangel** äußert sich unter dem klinischen Bild der **Pellagra** mit der Trias Dermatitis, Diarrhoe und Demenz. Die **Pellagradermatitis** tritt zunächst nur an der belichteten Haut auf (Fehldiagnose: Sonnenbrand) und zeigt Erythem, Juckreiz, später auch Austrocknung und braune Pigmentierung. Die neurologische Symptomatik äußert sich in Depression, Lethargie, Delirien, peripherer Neuropathie und Muskelschwäche.

Pyridoxin (Vitamin B_6)

Pyridoxin, Pyridoxal und Pyridoxamin sind Vorstufen des Pyridoxalphosphats und Pyridoxaminphosphats mit Koenzymfunktion bei mehr als 100 enzymatischen Reaktionen des Intermediärstoffwechsels (u. a. Aminosäuren-, Phospholipid-, und Myelinsynthese). Besonders gute

Nahrungsquellen sind Leber, Hühner- und Schweinefleisch sowie Fisch. **Pyridoxinmangel** tritt auf als Folge von Malabsorption, Malnutrition und der Einnahme von medikamentösen Vitamin B_6-Antagonisten (z. B. D-Penicillamin, Isoniazid; Cycloserin; bei entsprechender medikamentöser Therapie prophylaktisch Vitamin B_6 supplementieren!). Klinische Symptome des Pyridoxinmangels sind Anorexie und Gewichtsverlust, Dermatitis, Glossitis und periphere Neuropathie. Bei einigen Säuglingen und Kleinkindern mit Übererregbarkeit und Krampfanfällen besteht eine Pyridoxinabhängigkeit. Die hochdosierte Pyridoxingabe kann hier zum Sistieren der Krämpfe führen.

Pantothensäure

Pantothensäure und Pantothenol sind Vorstufen für die Bildung von Coenzym A, das Fettsäuren und Azetylgruppen aktiviert und für die weitere Metabolisierung zugänglich macht. Aufgrund des verbreiteten Vorkommens von Pantothensäure tritt ein Mangel nur bei schwerster Malnutrition auf und verursacht dann eine periphere Neuropathie.

Biotin

Biotin wirkt als Koenzym verschiedener Karboxylierungsreaktionen. Ein alimentärer **Biotinmangel** entsteht nach längerfristiger Ernährung mit rohem Hühnereiweiß, das ein Biotin-bindendes Protein (Avidin) enthält. Leitsymptome sind Gedeihstörung, eine desquamative Dermatitis mit Haarausfall sowie eine vermehrte Urinausscheidung bestimmter organischer Säuren. Ein sekundärer Biotinmangel entsteht durch den angeborenen **Biotinidasemangel**, bei dem zugeführtes Biotin nicht utilisiert werden kann. Die auftretende klinische Symptomatik mit Fütterungsschwierigkeiten, mentaler Retardierung, Krampfanfällen, Hauterscheinungen und Alopezie lässt sich bei frühzeitiger Diagnosestellung durch Biotinsupplementierung verhindern. Derzeit wird der Biotinidasemangel im Neugeborenenscreeening allerdings nur in einigen Regionen Deutschlands mit erfasst. Auch viele Patienten mit genetisch bedingten multiplen Karboxylasedefekten mit ähnlicher klinischer Präsentation sprechen auf die Biotingabe an.

Folsäure

Die aktive Form des Vitamins, Tetrahydrofolsäure, ist die entscheidende Koenzymform für die Übertragung von C_1-Gruppen (Hydroxymethyl- und Formylgruppen), die an Methylierungsreaktionen und z. B. der Synthese von Amino- und Nukleinsäuren beteiligt ist. Folsäure ist in der Nahrung (Folia, grüne Pflanzen) vorwiegend in Form von Polyglutamaten enthalten, die nur eine geringe Bioverfügbarkeit von etwa 50 % haben, während die synthetischen Monoglutamatverbindungen vom Organismus sehr gut aufgenommen werden.

Ein klinisch manifester **Folsäuremangel** entsteht bei sehr einseitiger Ernährung oder längerfristiger Malabsorption (z. B. Zöliakie, ▶ vgl. S. 474) und äußert sich durch Gedeihstörung, makrozytäre Anämie, Leuko- und Thrombopenie sowie Schleimhautschäden (Ulzerationen der Mundschleimhaut). Im Blutaustrich findet man eine vermehrte Hypersegmentierung neutrophiler Granulozyten, im Knochenmark Megaloblasten. Vor einer Therapie muss ein **Kobalaminmangel** ausgeschlossen werden, denn hier kann eine Folsäuregabe die gleichartige hämatologische Symptomatik bessern, während irreversible neurologische Folgen des Kobalaminmangels fortschreiten können.

■■■ **Gesundheitsprävention durch Folsäure.** Gemeinsam mit Vitamin B_{12} ist Folsäure als Kofaktor des Enzyms Methylen-Tetrahydrolfolat-Reduktase (MTHFR, ◨ Abb. 6.21) von wesentlicher Bedeutung für die Regulation des Homozystein-Spiegels. Eine gute Folsäureversorgung senkt das Homozystein im Serum, insbesondere auch bei den etwa 10 bis 15 % der Bevölkerung mit einer durch genetischen Polymorphismus bedingten thermolabilen Variante des Enzyms MTHFR. Dieser Mechanismus ist offenbar kausal verbunden mit der Entstehung der häufigen angeborenen **Neuralrohrdefekte** (Spina bifida, Myelomeningozelen, Anenzephalien, ▶ vgl. S. 609) und weiterer Fehlbildungen. Die Supplementierung von täglich 0,4 mg Folsäure mit Beginn vor der Konzeption und für die Dauer bis zur 6. Woche nach Konzeption kann die Häufigkeit von angeborenen Neuralrohrdefekten um 50–70 % vermindern und wird für alle Frauen mit Kinderwunsch empfohlen. Nachdem mäßig stark erhöhtes Homozystein ein Risikofaktor für die koronare Herzerkrankung ist und durch die Supplementierung von Folsäure auch das **Herzinfarktrisiko** um etwa 30 % gesenkt werden kann, wird eine bevölkerungsweite Supplementierung von Folsäure angestrebt. In den USA ist sie in Form einer Folsäureanreicherung von Mehl bereits realisiert.

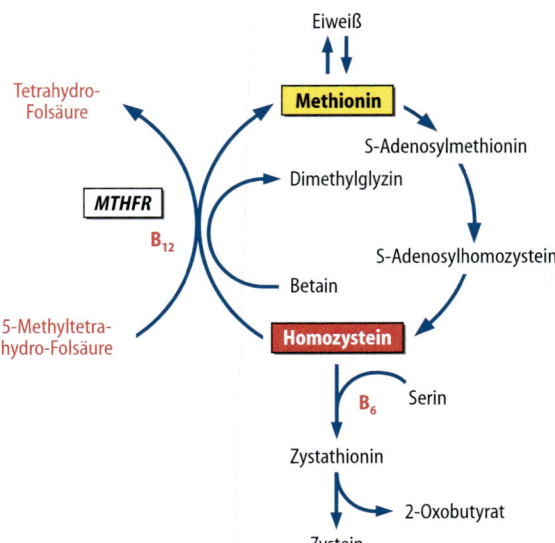

◘ Abb. 6.21. **Schema der Homozystein-Metabolisierung.**
Die Remethylierung zu Methionin wird durch das Enzym Methylen-Tetrahydrofolat-Reduktase (MTHFR) reguliert. Etwa 10 bis 15 % der Bevölkerung zeigen durch einen genetischen Polymorphismus eine thermolabile Variante der MTHFR mit verminderter Enzymaktivität. Die Homozystein-Metabolisierung hängt von der Verfügbarkeit der Vitamine Folsäure und Vitamin B_{12}, in geringerem Ausmaß auch Vitamin B_6 ab. Bei guter Versorgung mit Folsäure und Vitamin B_{12} sind die mittleren Homozystein-Spiegel niedriger, was in der Frühschwangerschaft mit verminderter Rate angeborener Fehlbildungen und generell mit niedrigerem Risiko für thrombotische Gefäßverschlüsse und für Herzinfarkte assoziiert ist

Kobalamine (Vitamin B_{12})

Kobalamine dienen als Koenzyme bei der Synthese von Methionin (◘ Abb. 6.21) und beim Abbau von Propion- und Methymalonsäure. Vitamin B_{12} wird ausschließlich durch Mikroorganismen gebildet und findet sich unter hygienischen Verhältnissen nur in tierischen, nicht aber in rein pflanzlichen Lebensmitteln. Eine alimentär bedingte Hypovitaminose entsteht deshalb zwangsläufig bei mehrjähriger rein pflanzlicher Ernährung, bei der auch Milch und Eier streng gemieden werden (sog. **veganische Ernährung**). Aufgrund großer hepatischer Speicher kommt es bei erwachsenen Veganern erst nach Jahren zu klinischen Symptomen (Anämie, Lethargie, später funikuläre Myelose). Dagegen entwickeln gestillte Säuglinge veganischer Mütter oft bereits nach wenigen Monaten ein schweres Vitamin B_{12}-Mangelsyndrom mit ernster und z. T. irreversibler Hirnschädigung (◘ Abb. 6.22). Ein **sekundärer Vitamin B_{12}-Mangel** ensteht bei eingeschränkter Resorption durch Malabsorption (z. B. Kurzdarmsyndrom), bakterieller oder parasitärer Dünndarmbesiedlung, oder

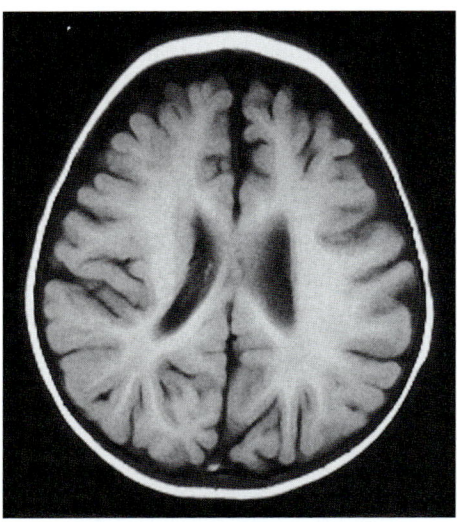

◘ Abb. 6.22. **Ausgeprägte Hirnatrophie**
mit Erweiterung der inneren und äußeren Liquorräume bei 14 Monate altem Kind mit alimentärem Vitamin B_{12}-Mangel. Das Kind wurde von der sich jahrelang veganisch ernährenden Mutter mit subklinischem Vitamin B_{12}-Mangel gestillt und erhielt rein pflanzliche Beikost

Fehlen des für die Resorption notwendigen »intrinsic factor« bei Magenschleimhautatrophie oder nach Magenresektion. Beim **Imerslund-Grasbeck-Syndrom** fehlen die Intrinsic Factor-Kobalamin-Rezeptoren, beim **Transkobalamin II-Mangel** kann Vitamin B_{12} im Serum nicht regelrecht transportiert werden. Auch eine exokrine Pankreasinsuffizienz kann zu einem Vitamin B_{12}-Mangel führen. Das sog. R-Protein, das im Gegensatz zum proteolyseresistenten »intrinsic factor« bei intakter Pankreasfunktion proteolytisch gespalten wird, bleibt bei Pankreasinsuffizienz intakt und kann dann die Kobalaminbindung an den »intrinsic factor« kompetitiv hemmen.

■■■ **Klinische Symptomatik des Vitamin B_{12}-Mangels.**
Nach initialer Appetitlosigkeit und Gedeihstörung entwickelt sich eine **perniziöse Anämie** mit Makrozytose, Leuko- und Thrombopenie sowie Megaloblasten im Knochenmark. Nicht selten findet sich ein Zungenbrennen als frühes Symptom der **Hunter-Glossitis**, später wird die Zunge wie die Magenschleimhaut atrophisch. Bei längerem Bestehen der Hypovitaminose kommt es zur neurologischen Schädigung mit Demyelinisierung, Degeneration der weißen Substanz besonders der Seiten- und Hinterstränge (funikuläre Myelose), Hirnatrophie und beeinträchtigten zentralnervösen Funktionen. Die neurologischen Schädigungen sind nur partiell reversibel, so dass einer frühen Diagnosestellung große Bedeutung zu-

kommt. Der Verdacht lässt sich durch eine verminderte Vitamin B$_{12}$-Serumkonzentration und eine vermehrte Urinausscheidung von Methylmalonsäure erhärten.

L-Ascorbinsäure (Vitamin C)

L-Ascorbinsäure ist ein starkes Reduktionsmittel und wirkt bei der Kollagenbiosynthese mit. Auch andere Hydroxylierungsreaktionen (z. B. Gallensäuresynthese), die Bildung von Carnitin und von Neurotransmittern sowie die Aktivierung neuroendokriner Hormone hängen von Vitamin C ab. Ascorbinsäure fördert die enterale Eisenresorption und dient als Kofaktor bei der hepatischen Entgiftung von toxischen Metaboliten und Medikamenten durch Hydroxylierungsreaktionen.

Die als Skorbut bezeichnete schwere Hypovitaminose ist aufgrund des verbreiteten Vorkommens von Vitamin C (z. B. in Obst und Gemüse) extrem selten und tritt nur bei schwerer Fehlernährung auf. Typische Befunde sind Blutungen, Gingivitis, vermehrte Infektionsanfälligkeit und gestörte Kollagensynthese mit schlechter Heilung von Wunden und Frakturen. Ein **infantiler Skorbut (Möller-Barlow-Krankheit)** wird gelegentlich bei Säuglingen beobachtet, die für 6–12 Monate mit hausgemachten Kuhmilchzubereitungen ohne ausreichende Vitamin C-Zugabe (Gemüse, Obst) ernährt wurden. Diese Kinder entwickeln eine Überregbarkeit, Anorexie und Gedeihstörung. Schmerzhafte Schwellungen der Extremitäten können eine Pseudoparalyse mit Froschbeinhaltung hervorrufen. Es treten Blutungen auf, typischerweise subperiostale Blutungen an den langen Röhrenknochen. Der skorbutische Rosenkranz (Abb. 6.23) entsteht, anders als bei der Rachitis, durch Subluxation der Knochen-Knorpel-Verbindungen mit bajonettartiger Deformierung.

Überhöhte Vitamin C-Zufuhr (>4 g/Tag) führt zu einer erhöhten Urinausscheidung von Oxalsäure und kann hierdurch die Bildung von Oxalatsteinen in den ableitenden Harnwegen fördern. Eine Vitamin C-Einnahme in Megadosen sollte deshalb vermieden werden.

6.7.2 Fettlösliche Vitamine

Eine Übersicht zu den physiologischen Funktionen, den Hypovitaminosen und den Auswirkungen überhöhter Vitaminzufuhr der fettlöslichen Vitamine ist in Tabelle 6.7 zusammengetragen.

Retinol (Vitamin A) und Carotinoide (Provitamin A)

Retinol wird mit tierischen Lebensmitteln zugeführt. In pflanzlichen Nahrungsmitteln sind als Provitamine wirksame Karotinoide enthalten, aus denen im Körper Vitamin A gebildet werden kann. Bei gemischter Ernährung gelten 6 mg β-Karotin bzw. 12 mg anderer Karotinoid-Provitamine als äquivalent zu 1 mg Retinol. Retinol bildet Sehpigment (Rhodopsin), darüber hinaus modulieren Retinoide eine Vielzahl zellulärer Funktionen sowie Wachstum und Differenzierung verschiedener Gewebe.

Die Verfügbarkeit von Vitamin A ist nicht allein von der Zufuhr und der Resorption, sondern auch von der Plasmakonzentration verschiedener Bindungsproteine abhängig, u. a. Retinol-bindendes Protein (RBP). Bei gestörter RBP-Synthese durch Mangel an Protein, Energie bzw. Zink oder durch Leberinsuffizienz kann es trotz hoher Retinolreserven in der Leber aufgrund einer Beeinträchtigung von Mobilisierung und Transport zu einem klinischen Vitamin A-Mangel kommen.

Ein frühes Symptom bei Vitamin A-Mangel ist eine verlangsamte Dunkeladaptation, aus der sich eine manifeste Nachtblindheit entwickeln kann. Bei Weiterbestehen der Mangelsituation entsteht eine Xerophthalmie

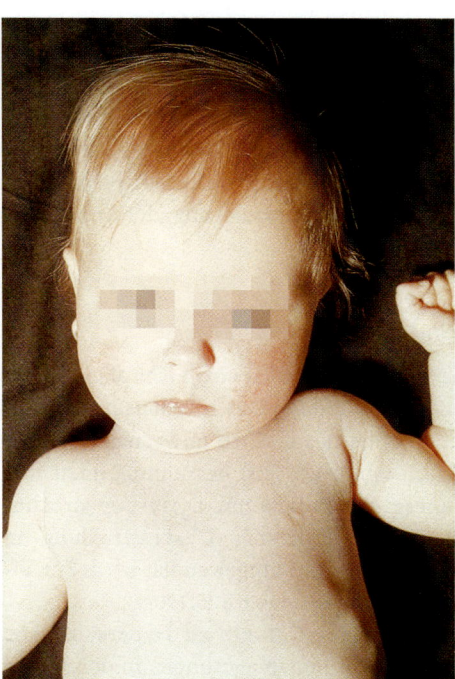

Abb. 6.23. Skorbutischer Rosenkranz an der Knorpel-Knochengrenze der Rippen bei 11 Monate altem Kind mit Möller-Barlow-Krankheit (infantiler Vitamin C-Mangel)

Tabelle 6.7. Fettlösliche Vitamine

Vitamin	Physiologische Funktionen	Mangel	Überhöhte Zufuhr
Retinol (A)	Bildung von Sehpigment (Rhodopsin), Zellwachstum und -differenzierung	Nachtblindheit, Xerophthalmie, Hautveränderungen, Immundefekt	*Akut:* Hirndruck, ZNS Symptome *Chronisch:* Kopfschmerzen, Alopezie, Hauterscheinungen, Hepatomegalie u. a. *Teratogen:* Aborte, Fehlbildungen, neurologische Retardierung
Calciferole (D)	Intesinale und tubuläre Absorption von Kalzium u. Phosphat, Knochenmineralisation	Rachitis	Hyperkalzämie, Hyperkalziurie, Anorexie, Nausea, Erbrechen
Tokopherole (E)	Antioxidans	Hämolytische Anämie, Neuropathie	Keine Symptome
Phyllochinon, Menachinon (K)	γ-Karboxylierung von Gerinnungsfaktoren, Osteokalzin	Hypoprothrombinämie, Blutungen	Keine Symptome

mit konjunktivaler Xerose (Austrocknung) und Korneatrübung (Keratomalazie) sowie Entwicklung trockener, silbergrauer Flecken auf der Konjunktiva **(Bitot-Flecken)** (Abb. 6.24). Die Epithelschädigung betrifft auch andere Gewebe und verursacht Bronchitiden, gastrointestinale Symptome, Gallen- und Nierensteine, daneben treten gestörtes Knochenwachstum und Anämie auf. Bei Säuglingen findet man nicht selten erhöhten Hirndruck mit vorgewölbter Fontanelle.

■■■ **Hypervitaminose A.** Die **akute Vitamin A-Intoxikation** (bei einer Dosis ab 300.000 I. E. oder mehr) verursacht Kopfschmerzen, Schwindel, Benommenheit, Anorexie, Erbrechen und erhöhten Hirndruck mit bei Säuglingen vorgewölbter Fontanelle. Die **chronische Hypervitaminose A** zeigt Appetitverlust und Gedeihstörung, Mundwinkelrhagaden und trockene, juckende Hautveränderungen mit Haarausfall, Hepatomegalie und diaphysären kortikalen Hyperostosen der langen Röhrenknochen. Bei sehr hoher Zufuhr im 1. Trimenon der Schwangerschaft wurde eine **Vitamin A-Teratogenität** mit vermehrten Aborten, kindlichen Fehlbildungen und neurologischer Retardierung der geborenen Kinder beobachtet.

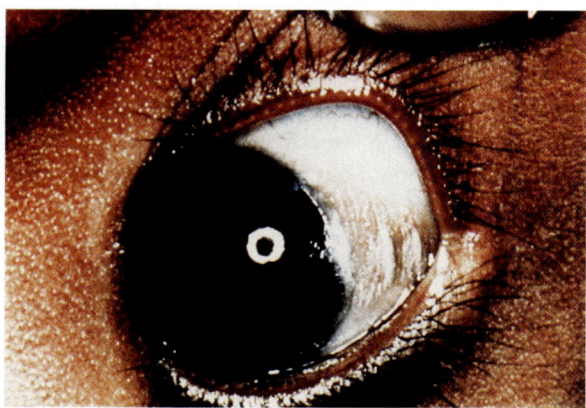

◘ Abb. 6.24. **Xerophthalmie** bei Vitamin A-Mangel

Calciferole (Vitamin D)

Der kindliche Vitamin D-Status wird nicht allein durch die Vitaminzufuhr v. a. mit tierischen Lebensmitteln und durch die Aktivität der hepatischen und renalen Hydroxylierung (vgl. Abb. 6.16, S. 169) bestimmt. Hinzu tritt die Eigensynthese aus Provitamin D_3 (7-Dehydrocholesterin), das in der Haut bei UV-Einstrahlung in Cholecalciferol (Vitamin D_3) umgewandelt wird. Zur Vitamin D-Mangelrachitis ▶ s. Kap. 6.5, (S. 170).

Die **Hypervitaminose D** führt zu Hyperkalzämie, Hyperkalziurie und Kalziumablagerungen in den Geweben (Niere, Leber, Blutgefäße), Erbrechen, Schwindel und Muskelschwäche. Meist kann die Symptomatik durch Stopp der Vitamin D-Aufnahme und stark eingeschränkte Kalziumzufuhr behoben werden. In schweren Fällen können Kortikoide und Calcitonin eingesetzt werden.

Tokopherole (Vitamin E)

Das α-Tokopherol und andere, biologisch weniger aktive Tokol- und Tokotrienolverbindungen stellen wichtige fettlösliche Antioxidantien dar, die Zellmembranen vor peroxidativer Schädigung schützen. Die Zufuhr von Vitamin E erfolgt vor allem aus pfanzlichen Lebensmitteln und Pflanzenölen. Ein **Vitamin E-Mangel** kann sich relativ rasch bei Frühgeborenen manifestieren, die nur geringe körpereigene Reserven haben, und eine hämolytische Anämie mit verkürzter Erythrozytenlebensdauer hervorrufen. Bei älteren Kindern ist eine klinisch manifeste Hypovitaminose praktisch immer die Folge einer chronischen Resorptionsstörung durch eine allgemeine Fettmalabsorption, eine Abeta-Lipoproteinämie (▶ vgl. Kap. 6) oder einen seltenen genetischen Defekt eines Tokopherol-Transportproteins. Neben einer milden hämolytischen Anämie entwickelt sich eine ernste, nicht voll reversible neuroaxonale Dystrophie mit gestörter Sensibilität, Reflexausfällen, neuronaler Myopathie mit Muskelschwäche, Ophthalmoplegie, Ataxie und spinozerebellärer Degeneration. Zur Behandlung gibt man oral hochdosiertes Vitamin E oder wasserlösliche Tokopherolderivate. In einzelnen Fällen ist auch eine parenterale Zufuhr angezeigt.

Phyllochinon und Menachinon (Vitamin K)

Phyllochinon (Vitamin K_1) kommt in pflanzlichen Chloroplasten vor und wird v. a. mit grünem Blattgemüse aufgenommen. Menachinon (Vitamin K_2) wird durch Bakterien gebildet. Vitamin K ist beteiligt an der γ-Karboxylierung der Gerinnungsfaktoren II, VII, IX und X sowie Protein C und Protein S und bewirkt damit ihre Umwandlung in die gerinnungswirksamen Formen. Auch die γ-Karboxylierung anderer Proteine wie z. B. des Osteocalcins ist von Vitamin K abhängig.

Ein **Vitamin K-Mangel** (▶ vgl. S. 88, S. 128) tritt vor allem bei gestillten Säuglingen auf, die keine prophylaktische Vitamin K-Supplementierung erhalten haben, und äußert sich durch hypoprothrombinämische Blutungen. Auch bei chronischer Fettmalabsorption (z. B. chronische Diarrhöen, cholestatische Lebererkrankung, Mukoviszidose) kann es zu Hypoprothombinämie-bedingten Blutungen kommen, so dass Kontrollen der Gerinnungsparameter und ggf. eine prophylaktische Vitamin K-Gabe vorgenommen werden.

> **Kernaussagen**
>
> - Vitamin B_6-Mangel kann bei Säuglingen und Kindern Krampfanfälle hervorrufen.
> - Folsäuremangel führt zu makrozytärer Anämie, Leuko- und Thrombopenie.
> - Die Supplementierung von täglich 0,4 mg Folsäure mit Beginn vor der Konzeption und für die Dauer bis zur 6. Woche nach der Konzeption kann die Häufigkeit von angeborenen Neuralrohrdefekten um 50–70 % vermindern und wird für alle Frauen mit Kinderwunsch empfohlen.
> - Eine rein pflanzliche Ernährung (veganische Ernährung) oder eine gestörte Kobalaminutilisation kann zu einem Vitamin B_{12}-Mangel führen, der makrozytäre Anämie, Ataxie, Parästhesien und zentralnervöse Schäden verursacht.
> - Bei verschiedenen angeborenen Enzymdefekten (Biotinidasemangel, multipler Karboxylasemangel), die mit Muskelhypotonie, Krampfanfällen und Hautveränderungen einhergehen, ist eine erfolgreiche Therapie mit Biotin möglich.
> - Vitamin A-Mangel kann sekundär bei chronischer Fettmalabsorption auftreten und zu gestörter Dunkeladaptation, Nachtblindheit, Keratomalazie und Blindheit führen.
> - Eine chronische Fettmalabsorption (z. B. bei Mukoviszidose, cholestatische Lebererkrankungen) kann einen Vitamin E-Mangel mit irreversibler spinozerebellärer Degeneration und neurogener Myopthie verursachen.
> - Gestillte Säuglinge, die keine Vitamin K-Prophylaxe erhalten haben, können einen Vitamin K-Mangel mit schweren hypoprothrombinämischen Blutungen erleiden.
> - Toxische Hypervitaminosen treten vorwiegend bei den fettlöslichen Vitaminen A und D auf.

▼ Fallbeispiel 6.1

Anamnese. Das Kind gedieh nach normaler Geburt regelrecht, doch zeigte es vom 7. Monat an wenig Appetit. Gelegentlich erbrach es ohne äußeren Anlass, es nahm an Gewicht nur unzureichend zu. Unklares Fieber führt zum Arzt.

Befund. Relativ zierliches hellblondes 14 Monate altes Kleinkind. Bei der Untersuchung fällt auf, dass es »blinzelt«.

Auf Befragen wird gesagt, dass das Kind ungern bei Sonne spazieren geht. Bei der Spaltlampenuntersuchung leuchten in Kornea und Konjunktiva Kristalle auf. An den inneren Organen ist ein wesentlicher pathologischer Befund nicht zu erheben, doch findet sich im Urin Zucker. Im Serum sind die Kalium- und Phosphatwerte deutlich vermindert. Das Röntgenbild zeigt an der Tibiametaphyse eine unscharfe, aufgelockerte Zeichnung im Sinne rachitischer Veränderungen. Die intrazelluläre Zystinvermehrung in den Leukozyten bestätigt die Verdachtsdiagnose.
Diagnose. Zystinose.
Therapie. Das Kind erhält reichlich Flüssigkeit, der Kalium- und Natrium-Zitrat zugefügt wird. Wiederholte Vitamin-D-Gaben. Versuch, mittels Zysteamin-Gabe die Zystinspeicherung zu verhindern.
Weiterer Verlauf. Ständige Überwachung mit Bestimmung der Blutwerte und Korrektur der Natrium-Kalium-Gaben. Trotzdem Verschlechterung der Nierenfunktion. Dialyse? Nierentransplantation??

Fallbeispiel 6.2
Anamnese. Bis auf häufiges Nasenbluten war den Eltern bei ihrem Jungen nichts aufgefallen. Gelegentliche Krämpfe beunruhigten die Eltern sehr, doch wurden sie als »Fieberkrämpfe« angesehen. Da jetzt im Alter von 5 Jahren wieder Krämpfe auftraten, wenden sich die Eltern an die Klinik.
Befund. Kleines, etwas rundliches Kind von puppenähnlichem Aussehen mit deutlich aufgetriebenem Abdomen. Die Leber ist 6 cm unter dem Rippenbogen tastbar, die Milz nicht vergrößert. Der Blutzucker ist mit 25 mg/dl sehr tief, die Triglyzeride mit 190 mg und die Harnsäure mit 9 mg/dl deutlich erhöht. Der Laktatwert ist im Serum exzessiv erhöht, im Glukosebelastungstest fällt er rasch ab.
Diagnose. Glykogenose Typ I (von Gierke)
Therapie. Alle 1½–2 Std kleine kohlenhydratreiche Mahlzeiten tagsüber. Nachts kontinuierliche Magentropfinfusion mit Glukosepolymeren (Dextrinlösung) oder orale Gaben von Mondamin.
Weiterer Verlauf. Rückgang der Lebergröße. Unter sorgfältiger Betreuung durch die zuverlässigen Eltern gutes Gedeihen, normaler Schulbesuch.

Fallbeispiel 6.3
Anamnese. Ein im Juli reifgeborener, in den ersten Lebensmonaten vor intensiver Sonnenbestrahlung geschützter Säugling, wird im Februar des Folgejahres im Alter von 8 Monaten vorgestellt. Das Kind wurde zunächst für 3 Monate vollgestillt, danach mit zu Hause selbst zubereiteter Milchnahrung und Beikost ernährt. Trotz der Empfehlung des Kinderarztes erfolgte keine prophylaktische Gabe von Vitamin-D und Fluor (Wunsch der Eltern nach »natürlicher Ernährung«).
Klinische Befunde. Unzufriedener, krank wirkender, muskelhypotoner Säugling. Bei der Untersuchung finden sich Kraniotabes sowie Auftreibungen der Handgelenke und der ventralen Rippenendigungen.
Laborbefunde. Erhöhte alkalische Phosphatase (1200 U/L), Serumkalzium im unteren Normalbereich (2,3 mmol/L), Phosphat erniedrigt (0,8 mmol/L).
Röntgenbefund. Die Röntgenaufnahme der linken Handwurzel zeigt becherförmig aufgetriebene Radius- und Ulnametaphysen mit unscharfer Begrenzung sowie eine erhöhte Strahlentransparenz der abgebildeten Skelettanteile.
Diagnose. Vitamin-D-Mangelrachitis bei unzureichender Vitamin-D-Zufuhr mit der Nahrung und jahreszeitlich bedingt geringer Sonnenlichtexposition.
Therapie. Die Gabe von täglich 5000 I.E. Vitamin D mit Kalziumzulage (5 g Kalziumglukonat/Tag) über 3 Wochen bewirkt eine rasche Erholung des Allgemeinbefindens. Nach der 3wöchigen Behandlung normale Laborbefunde und deutlich gebesserter Röntgenbefund. Unter anschließender weiterer Vitamin-D-Gabe in prophylaktischer Dosis (täglich 500 I.E.) ist der weitere Verlauf unauffällig.

Fallbeispiel 6.4
Anamnese. Reifgeborener Säugling einer Mutter mit Diabetes mellitus. Zur Prophylaxe einer Hypoglykämie unmittelbar nach der Geburt Versorgung mit einer Glukoseinfusion und Verlegung in die Kinderklinik, dort Beginn der Ernährung mit Muttermilch. Am zweiten Lebenstag zunehmend Trinkschwäche, Spucken, Unruhe und starke Zittrigkeit.
Befunde. Kräftiger, reifer Säugling (3,8 kg) mit deutlicher Hyperexzitabilität, gesteigerte Muskeleigenreflexe mit verbreiterten Reflexzonen. Labor: Blutzucker mit 3,3 mmol/L (60 mg/dL) altersgemäß normal, Serumkalzium vermindert auf 1,5 mmol/L.
Diagnose. Frühe Hypokalzämie bei Neugeborenem einer Mutter mit Diabetes mellitus.
Therapie. Initial intravenöse Gabe von 7 ml Kalziumglukonat 10 % (= 2 ml/kg) sehr langsam unter EKG-Monitorkontrolle. Hierdurch unmittelbar Rückbildung der Übererregbarkeit. Anschließend für 3 Tage täglich 6 × 3 ml Kalzium-

6.7 · Vitaminmangel und Hypervitaminosen

glukonat 10% per os vor den Mahlzeiten. Bei dann normalem Serumkalzium Absetzen der Kalziumgabe und weitere Kontrollen der klinischen Befunde und der Kalziumwerte, die im weiteren Verlauf normal bleiben.

▼ Fallbeispiel 6.5

Anamnese. 7 Monate alter Säugling, seit 4 Tagen wässrig-breiige Stühle, während der letzten beiden Tage mehrfaches Erbrechen und Trinkunlust.

Befunde. Somnolenter Säugling, Gewicht 6 kg, ausgeprägte Exsikkose (stehende Bauchhautfalten, trockene Mundschleimhaut), Puls 180/min, Blutdruck kaum messbar, Temperatur 36,5 Grad Celsius, beschleunigte, vertiefte Atmung.

Sofortmaßnahmen. Anlegen einer Infusion von 60 ml 5%igem Humanalbumin und daran anschließend 120 ml 0,9%ige NaCl-Lösung in einer Stunde (1. Phase der Dehydratations-Therapie).

Diagnose. Inzwischen liegen die Laborwerte vor: Natrium 140 mmol/l, Chlorid 95 mmol/l, Kalium 3,8 mmol/l, pH 7,15; Bicarbonat 10 mmol/l, Basendefizit – 24.

Es handelt sich um eine isotone Dehydratation mit schwerem Schock und metabolischer Azidose.

Therapie. Das geschätzte Defizit an Flüssigkeit (150 ml/kg KG) und Natrium (15 mmol/kg KG) wird zu 75% auf die ersten 24 Stunden und zu 25% auf die nächsten 24 Stunden aufgeteilt infundiert. Dazu wird jeweils der tägliche Erhaltungsbedarf (100 ml 5%ige Glukose/kg KG und 3 mmol/Natrium/kg KG) addiert (2. Phase der Dehydratations-Therapie).

Zur Azidose-Behandlung werden 18 ml 8,4% Natrium-Bicarbonat, also die Hälfte des Defizits innerhalb einer Stunde verabreicht. Nach Einsetzen der Urin-Produktion – 13 Stunden nach Beginn der Behandlung wird Kalium als KCl in einer Menge von 3 mmol/kg KG und Tag den oben genannten Infusionslösungen zugesetzt.

Am 3. Tag hat sich der Säugling so gut erholt, dass er bereits ein Viertel seines Erhaltungsbedarfs als Tee-Ringer-Glukose-Lösung und Reisschleim oral erhalten kann, während der Rest als Glukose-NaCl-Lösung unter Zusatz von Kalium infundiert wird (3. Phase der Dehydratations-Therapie).

In der Praxis wird man Infusionsmenge und -zusammensetzung nicht starr nach dem berechneten Schema ausrichten, sondern nach klinischem Befund und Laborwerten modifizieren.

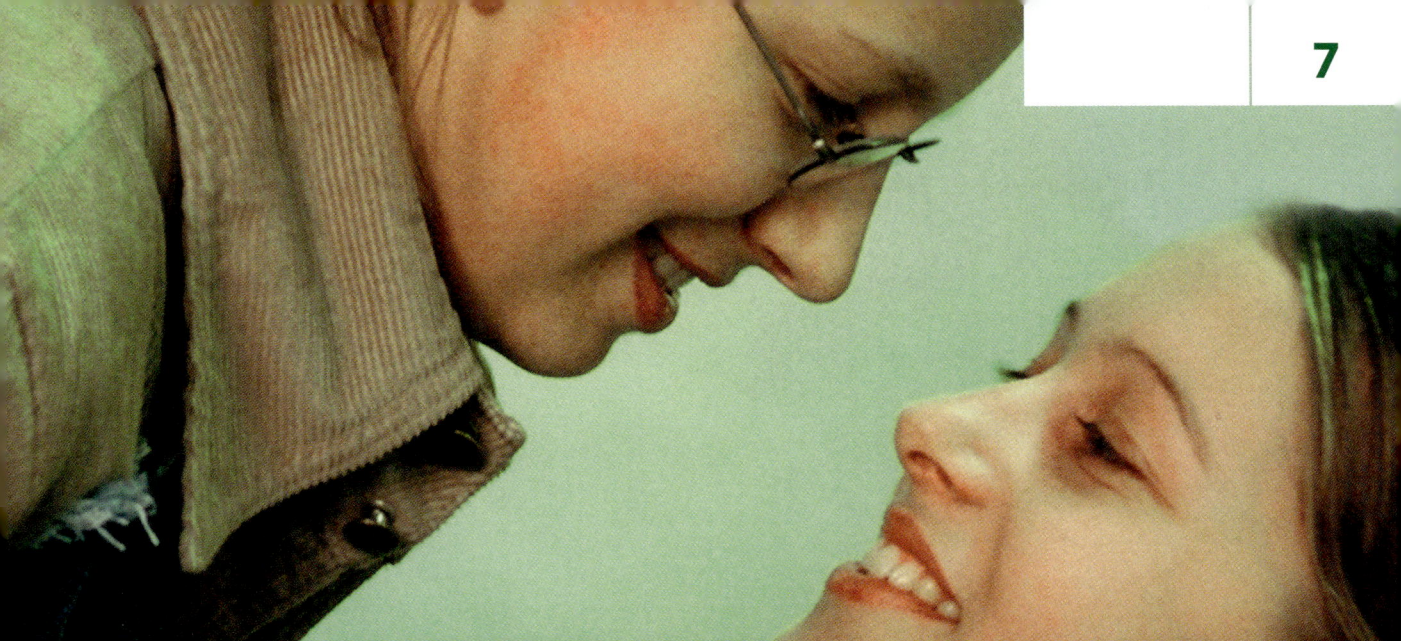

7 Endokrinologie – Erkrankungen des hormonproduzierenden Systems

H. P. Schwarz

Die hormonelle Signalübertragung beeinflusst Wachstum, sexuelle Differenzierung und Pubertätsentwicklung, die Homöostase des Stoffwechsels und die Anpassung an Stresssituationen sowie auch die psychische und soziale Entwicklung. Endokrine Erkrankungen können Wachstum und Entwicklung tiefgreifend verändern.

7 Endokrinologie – Erkrankungen des hormonproduzierenden Systems

7.1	**Wirkung und Steuerung von Hormonen – 193**	7.5.2	Parathormon beim Neugeborenen – 208
		7.5.3	Hypoparathyreoidismus – 209
7.1.1	Klassische Definition – 193	7.5.4	Pseudohypoparathyreoidismus – 209
7.1.2	Portalkreislauf der Hypophyse – 193	7.5.5	Hyperparathyreoidismus – 209
7.1.3	Die Wirkung der Hormone – 193		
7.1.4	Die Steuerung der Hormone – 194	7.6	**Erkrankungen der Nebennierenrinde – 209**
7.1.5	Besonderheiten der Hormone im Kindesalter – 194	7.6.1	NNR-Steroide und deren Steuerung – 210
7.1.6	Einige Definitionen – 195	7.6.2	Chronisches Nebennierenrindenversagen (M. Addison) – 210
7.2	**Hypothalamus und Hypophyse – 196**	7.6.3	Enzymdefekte der Kortisolsynthese – 211
7.2.1	Anatomie und Physiologie – 196	7.6.4	Enzymdefekte der Aldosteronsynthese – 213
7.2.2	Insuffizienz des Hypophysenvorderlappens (Panhypopituitarismus) – 197	7.6.5	Enzymdefekte der Androgensynthese – 213
7.2.3	Vermehrte Sekretion hypophysärer Hormone – 199	7.6.6	Überfunktion der Nebennierenrinde – 213
7.2.4	Diabetes insipidus centralis (neurohormonalis) – 199	7.7	**Erkrankungen des Nebennierenmarkes – 215**
		7.7.1	Neuroblastom – 215
7.2.5	Inadäquate ADH-Sekretion – 200	7.7.2	Phäochromozytom – 215
7.3	**Wachstumsstörungen – 200**	7.8	**Störungen in der Pubertät – 215**
7.3.1	Primärer Kleinwuchs – 201	7.8.1	Pubertas praecox – 215
7.3.2	Sekundärer Kleinwuchs – 202	7.8.2	Pseudopubertas praecox – 215
7.3.3	Permanenter Großwuchs – 203	7.8.3	Partielle Frühreife – 217
7.3.4	Transitorischer Großwuchs – 203	7.8.4	Pubertas tarda – 217
		7.8.5	Konstitutionelle Entwicklungsverzögerung – 217
7.4	**Schilddrüsenerkrankungen – 204**		
7.4.1	Physiologie der Schilddrüsenfunktion – 204		
7.4.2	Angeborene Schilddrüsenunterfunktion (konnatale Hypothyreose) – 205	7.9	**Hypogonadismus – 218**
		7.9.1	Primärer Hypogonadismus – 218
		7.9.2	Primärer Hypogonadismus beim Knaben – 218
7.4.3	Sonstige Formen der Schilddrüsenunterfunktion – 206	7.9.3	Hodenhochstand – 218
7.4.4	Überfunktion der Schilddrüse – 207	7.9.4	Primärer Hypogonadismus beim Mädchen – 219
7.4.5	Euthyreote Struma des Kindes und Jugendlicher – 207	7.9.5	Sekundärer Hypogonadismus – 220
7.4.6	Die Struma des Neugeborenen – 208		
7.4.7	Tumoren der Schilddrüse – 208	7.10	**Geschlechtliche Differenzierung – 220**
		7.10.1	Physiologie der geschlechtlichen Differenzierung – 221
7.5	**Epithelkörperchen und Parathormon – 208**	7.10.2	Störungen der sexuellen Differenzierung – 221
7.5.1	Anatomie und Physiologie – 208	7.10.3	Behandlung der Intersexualität – 223

7.1 Wirkung und Steuerung von Hormonen

> Die pädiatrische Endokrinologie befasst sich mit den Erkrankungen der hormonproduzierenden Drüsen bei Kindern und Jugendlichen. Eine endokrine Störung kann sich schon intrauterin manifestieren und sich bei der Geburt in einer verminderten Knochenreifung oder einem abnorm differenzierten Genitale äußern.
>
> Postnatal beeinflussen endokrine Erkrankungen beim Kind fast immer das Wachstum und die Pubertätsentwicklung. Da Hormonstörungen dabei häufig den Körperbau und das Aussehen des Patienten verändern, können sie auch tiefgreifende Einflüsse auf die psychische und soziale Entwicklung des jungen Menschen haben. Einige Hormone werden in Zellen innerhalb des ZNS gebildet, viele andere Hormone können in das ZNS gelangen und so eine direkte Wirkung auf die Psyche entfalten.

7.1.1 Klassische Definition

Hormone sind Botenstoffe, die in spezialisierten Zellen, Zellgruppen oder Organen gebildet werden. Chemisch handelt es sich entweder um Proteine, Steroide oder Aminosäurederivate. Hormone werden nach ihrer Bildung in die Kapillaren der Drüse abgegeben (»endokrine Sekretion«) und gelangen auf dem Blutwege zu ihrem Wirkungsort an entferntliegende Zellen und Organe. Viele Hormone zirkulieren an Transporteiweiße gebunden.

Diese Transporteiweiße haben Depotfunktion und verlängern die Verweildauer des Hormons in der Zirkulation. Gelegentlich wirken Hormone nicht entfernt von ihrem Bildungsort, sondern an benachbarten Zellen (parakrine Sekretion) oder wirken auf die Zelle der Bildung zurück (autokrine Sekretion). In diesen Fällen ist die Abgrenzung von Hormon und Neurotransmitter eine Definitionsfrage.

7.1.2 Portalkreislauf der Hypophyse

Die im Hypothalamus gebildeten Freisetzungshormone (»releasing hormones«) werden in den Portalkreislauf der Hypophyse sezerniert und gelangen so zu den Zellen des Hypophysenvorderlappens (HVL). Hier setzen sie spezifische Hormone des HVL frei, die dann in die systemische Zirkulation gelangen. Die Hypophyse funktioniert als Verstärker der schwachen hypothalamischen Impulse (Abb. 7.1).

7.1.3 Die Wirkung der Hormone

Die Proteohormone (wie ACTH, Wachstumshormon, Insulin) wirken über spezifische Bindungsstellen oder Rezeptoren an der Zelloberfläche. Nach der Bindung an diese Rezeptoren, welche die Zellmembran durchspannen, wird intrazellulär ein zweiter Bote (»second messenger«) aktiviert. Beispielsweise kann es sich um zyklisches AMP

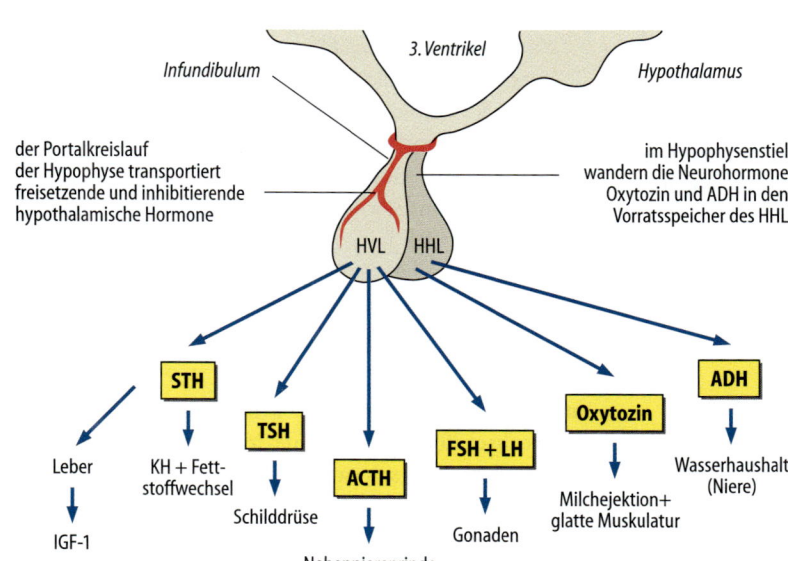

Abb. 7.1. **Hypothalamo-hypophysäre Steuerung**

(cAMP) nach Aktivierung der Adenylatzyklase handeln. Über eine weitere Kaskade kommt es dann schließlich zu der durch das Hormon bewirkten Stoffwechselveränderung in der Zelle.

Die Steroidhormone (wie Kortisol, Testosteron) gelangen als fettlösliche Substanzen durch die Zellmembran hindurch und binden an zytoplasmatische Rezeptoren. Dieser Hormon-Rezeptor-Komplex verlagert sich dann in den Zellkern, bindet dort an eine spezifische DNA-Sequenz und entfaltet seine Wirkung über eine Veränderung der Transkription.

Die Rezeptoren sind Eiweißmoleküle, die selektiv und spezifisch ein bestimmtes Hormon oder eine Gruppe von Hormonen mit ähnlicher Struktur und Wirkung (wie Androgene, Östrogene) binden. Die Rezeptoren sind dafür verantwortlich, dass ein Hormon seine Wirkung gezielt an einer bestimmten Zelle in einem bestimmten Gewebe ausübt. Rezeptoren können vermehrt oder vermindert synthetisiert werden, und vermehrt oder vermindert vom Zytoplasma an die Zelloberfläche verlagert werden. Dadurch wird die Hormonwirkung quantitativ verändert. Bei hoher Hormonkonzentration können unbesetzte Rezeptoren von der Zelloberfläche internalisiert werden (»downregulation«), was die Hormonwirkung abschwächt. Es gibt Krankheiten, deren Symptome aussehen, als fehle ein Hormon (wie Parathormon oder Testosteron), obwohl das entsprechende Hormon in hoher Konzentration im Blut vorhanden ist. Tatsächlich handelt es sich aber um einen angeborenen Rezeptormangel oder um einen defekten Rezeptor mit verminderter Bindung des Hormons (»loss of function mutation«: Pseudohypoparathyreoidismus, Androgenresistenz). Es gibt wenige andere Krankheiten, bei denen übermäßig viele Hormone (Gonadotropine, TSH) vorhanden zu sein scheinen, obwohl die Konzentration im Blut niedrig ist. Hier handelt es sich um einen angeborenen Rezeptordefekt, bei dem der Rezeptor ohne Bindung des Hormons konstitutiv aktiviert ist (»gain of function mutation«: Testotoxikose, McCune-Albright-Syndrom, Form der Hyperthyreose). Die Bedeutung der Konzentration von Hormonen im peripheren Blut darf deshalb nicht überschätzt werden.

7.1.4 Die Steuerung der Hormone

Diese soll hier am Beispiel des Kortisols dargestellt werden: Kortisol wird in der Nebennierenrinde unter dem Einfluss von ACTH produziert. Der Kortisolspiegel im Blut wird in hypothalamischen Zentren registriert. Wenn der Kortisolspiegel durch Verbrauch in der Peripherie oder Abbau in der Leber sinkt, dann kommt ein Regelkreis in Gang. Hypothalamische Zentren setzen Kortikotropin-Releasinghormon (CRH) frei, das über den Portalkreislauf an den HVL gelangt und dort die ACTH-produzierenden Zellen stimuliert. Der CRH-Impuls des Hypothalamus wird durch das ACTH der Hypophyse verstärkt. ACTH gelangt auf dem Blutweg zur Nebennierenrinde, induziert dort Enzyme; es kommt zur verstärkten Kortisolbildung. Wenn ein bestimmter Blutspiegel von Kortisol erreicht ist, wird die CRH-Produktion vermindert (»negatives Feedback«). Eine derartige Steuerung wird als **Rückkopplungsmechanismus** in einem Regelkreis bezeichnet (s. Abb. 7.1).

Die Höhe der Einstellung des Sollwerts oder der **Stellwert** in einem solchen Regelkreis wird von Zentren, die dem Hypothalamus übergeordnet sind, bestimmt. So ist der Kortisolspiegel vom Lebensalter, von der Tageszeit und von äußeren Bedingungen (Krankheit, Fieber, emotionale Belastung) abhängig. Vergleichbare Regelkreise gibt es auch in der Technik (Thermostat, Stellwert: Temperatur; Tempostat, Stellwert: Geschwindigkeit).

Fehlt das Erfolgsorgan für die hypophysären Hormone (Athyreose, M. Addison, Gonadendysgenesie), so finden sich im Blut hohe Spiegel des entsprechenden Hypophysenhormons (TSH, ACTH, LH und FSH). Dies ist ein Beweis für die Steuerung durch Rückkopplung und gleichzeitig ein wichtiges Zeichen bei der Diagnosestellung.

> **Merke**
>
> Die einmalige Bestimmung der Serumkonzentration eines Hormons ist eine Momentaufnahme und bringt nur selten eine definitive Information. Wegen der Dynamik der Hormonkonzentrationen ist oft die Bestimmung mehrerer Hormone nötig (ACTH und Kortisol; LH und FSH und Testosteron/Östradiol). Gelegentlich sind Langzeitprofile oder Funktionstests erforderlich.

7.1.5 Besonderheiten der Hormone im Kindesalter

Intrauterin stehen mütterlicher und kindlicher Hormonstoffwechsel über die Plazenta in Verbindung. Die Plazenta liefert das schwangerschaftserhaltende humane Choriongonadotropin (hCG) und wandelt Dehydroepiandrosteronsulfat (DHEAS) der fetalen Nebennierenrinde (NNR) in Östriol um.

7.1 · Wirkung und Steuerung von Hormonen

Die **Bestimmung der mütterlichen hCG- und Östriolspiegel** erlaubt damit Rückschlüsse auf die Funktion der fetoplazentaren Einheit. Bei niedrigen hCG- und/oder Östriolspiegeln ist meistens die Funktion der Plazenta selbst gestört und die Schwangerschaft ist gefährdet. Selten kann ein niedriger Östriolspiegel auch durch das sich entwickelnde Kind bedingt sein. Falls die fetale NNR zuwenig DHAS bildet (ACTH-Mangel bei Anenzephalie, Enzymdefekte in der NNR), ist auch Östriol im mütterlichen Blut niedrig. Dies hat für die Schwangerschaft an sich keine prognostische Bedeutung, weist aber auf eine sich postnatal manifestierende Krankheit des werdenden Kindes hin.

Mütterliche Erkrankungen in der Schwangerschaft können sich auf den Feten und das neugeborene Kind auswirken. Ein androgenproduzierender Tumor bei der Mutter kann zur Vermännlichung (Virilisierung) des äußeren Genitale bei einem weiblichen Feten führen. Ein M. Basedow mit stimulierenden Antikörpern bei der Mutter kann eine Hyperthyreose beim Neugeborenen verursachen, die mehrere Wochen anhält.

Postnatal verursachen die hohen mütterlichen Östrogene, die auf das Kind übergegangen sind, Brustdrüsenschwellungen bei beiden Geschlechtern, selten sogar mit

Tabelle 7.1. Einfluss verschiedener Hormone auf Wachstum und Knochenreifung

	Längenwachstum	Knochenreifung
Schilddrüsenhormon*	++	++
Wachstumshormon	+++	+
Androgene	++	+
Östrogene	+	++
Kortisol	–	–

* Permissiv; Schilddrüsenhormone steuern das Wachstum nicht; ein normaler Schilddrüsenhormonspiegel ist jedoch eine grundsätzliche Voraussetzung für alle Wachstumsvorgänge.

Milchproduktion. Nach dem Abfall der Östrogenspiegel kann bei neugeborenen Mädchen eine vaginale Blutung infolge des Abbruchs der Uterusschleimhaut auftreten.

Viele Hormone beeinflussen das Wachstum. Ein normales Wachstum ist deshalb von der ungestörten Produktion dieser Hormone abhängig (Abb. 7.2; Tabelle 7.1).

Unter- oder Überproduktion von Hormonen führen zu einer körperlichen Wachstumsstörung mit veränderter Wachstumsgeschwindigkeit und Knochenreifung. In der Pubertät steigen die Spiegel der Sexualhormone an und bedingen den Pubertätswachstumsschub und die Entwicklung der sekundären Geschlechtsmerkmale.

7.1.6 Einige Definitionen

Krankmachende Störungen der Hormone können durch eine **Über- oder Unterproduktion von Hormonen** oder durch eine veränderte Wirkung bei **Rezeptordefekten** verursacht werden. Erkrankt ein hormonproduzierendes Organ, das mehrere Hormone sezerniert (Hypophyse, NNR), so fallen oft Hormone mit unterschiedlicher Wirkung aus. Die so entstehenden Krankheiten können vielgestaltig sein.

Von einer **primären** Über- oder Unterfunktion sprechen wir, wenn die endokrine Drüse selbst erkrankt ist. Eine primäre Hypothyreose ist Folge einer anatomischen oder funktionellen Störung der Schilddrüse selbst. Als **sekundäre** Über- oder Unterfunktion wird eine Störung des direkt übergeordneten Steuerungsorgans bezeichnet. Ein Ausfall von TSH (Thyreoidea-stimulierendes Hormon oder Thyreotropin) infolge einer

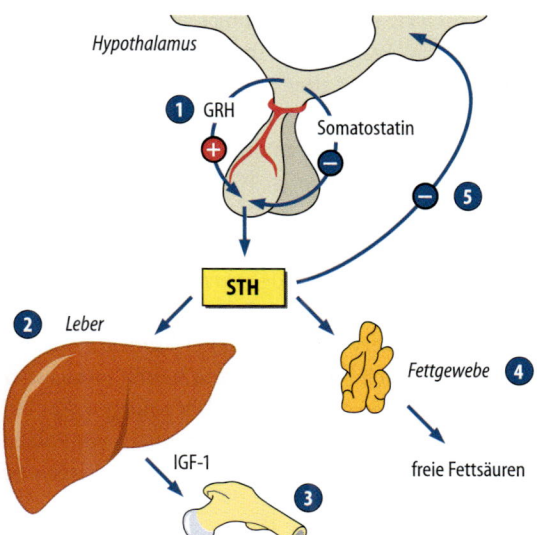

Abb. 7.2. Steuerung und Funktionen des Wachstumshormons.
1 GRH (»growth hormone-releasing hormone«) fördert, Somatostatin inhibiert die Synthese des Wachstumshormons (STH, Somatotropes Hormon) im HVL. **2** In der Leber, aber auch vor Ort, also in den unter Wachstumshormoneinfluss wachsenden Geweben (im Schema nicht dargestellt), bewirkt STH die IGF-1-Synthese. **3** IGF-1 bewirkt am Epiphysenknorpel das Längenwachstum. **4** Am Fettgewebe bewirkt STH eine Lipolyse. **5** Steuerung der STH-Synthese durch Rückkopplung

Zerstörung der Hypophyse führt zur sekundären Hypothyreose. **Tertiäre** Über- oder Unterfunktionen sind durch hypothalamische Schädigungen, beispielsweise als Folge eines perinatalen Traumas, bedingt. Bei Fehlen von TRH (TSH-Releasinghormon) kommt es zur tertiären Hypothyreose.

7.2 Hypothalamus und Hypophyse

▸ Hypothalamus und Hypophyse sind übergeordnete Regulationszentren innerhalb des endokrinen Systems und haben Steuerungsfunktion. Der Hypothalamus bildet Hormone, die in den portalen Kreislauf der Hypophyse abgegeben werden und an der Hypophyse wirken. Die meisten Hormone des Hypophysenvorderlappens (HVL) werden durch hypothalamische Freisetzungshormone (»releasing hormones«) gesteuert, beispielsweise GRH (»growth hormone-releasing hormone«), LHRH (»luteinizing hormone-releasing hormone«), TRH (»TSH-releasing hormone«), CRH (»corticotropin-releasing hormone«). Einige HVL-Hormone werden in ihrer Sekretion auch durch freisetzungshemmende Hormone (»releasing inhibiting hormones«) beeinflusst, beispielsweise Somatostatin (hemmt Wachstumshormon) oder Dopamin (hemmt Prolaktin).

Das antidiuretische Hormon (ADH) wird im Nucleus supraopticus und paraventricularis des Hypothalamus gebildet und gelangt durch Neurosekretion gebunden an Neurophysin in den Hypophysenhinterlappen (HHL). Veränderungen der Osmolalität werden von peripheren und zentralen Osmorezeptoren registriert: Steigt die Serumosmolalität, wird ADH freigesetzt und Wasser in der Niere rückresorbiert, sinkt die Serumosmolalität, wird ADH zurückgehalten, und es kommt zur verstärkten Wasserausscheidung.

7.2.1 Anatomie und Physiologie

Anatomie und Entwicklungsgeschichte

Der Hypophysenvorderlappen (HVL) entwickelt sich aus dem Endothel des embryonalen Mundhöhlendachs, das als Rathke-Tasche nach oben wächst. Der Hypophysenhinterlappen (HHL) entstammt dem Hypothalamus und wächst zapfenartig nach unten. Diese ontogenetisch verschiedenen Gewebe verschmelzen zur Hypophyse.

Die hypothalamischen Steuerungshormone gelangen aus dem Bereich der Eminentia mediana über den Portalkreislauf an die Zellen des HVL. Der HHL bleibt mit dem Hypothalamus, aus dem er hervorging, per continuitatem über Axone verbunden. Die Hormone des HHL, ADH und Oxytozin, gelangen als neurosekretorische Granula vom Hypothalamus durch Neuronen direkt in den HHL.

Die Hypophyse wird von der knöchernen Struktur des Türkensattels (Sella turcica) und der bindegewebigen Sellamembran umschlossen. Einerseits ist die Hypophyse durch diese Lage sehr geschützt; andererseits kann es bei Einwirkung von starken Scherkräften auf den Hirnstamm und die Schädelbasis (Schädelhirntrauma, schwere Geburt) zu einer Durchtrennung des Hypophysenstiels mit konsekutivem Funktionsverlust des HVL kommen.

Das Wachstumshormon (Somatotropes Hormon = Somatropin = STH)

Die Sekretion von STH wird durch hypothalamisches GRH (»growth hormone releasing hormone«) gefördert und durch Somatostatin gehemmt.

Das STH hat direkte und indirekte Wirkungen. Bei körperlicher Belastung und bei Glukosemangel fördert es die Freisetzung freier Fettsäuren aus den Fettzellen, hemmt die Glukoseaufnahme und die Glukoseoxidation im Muskel (Insulin-antagonistische Wirkung). Indirekt wirkt STH über die Bildung und Freisetzung von insulinähnlichen Wachstumsfaktoren und deren Bindungsproteinen in der Leber und anderen Organen. Der wichtigste dieser Faktoren ist IGF-1 (»insulin-like growth factor 1«, früher auch Somatomedin C genannt), das wichtigste Bindungsprotein ist IGFBP-3 (IGF-Bindungsprotein 3). Die Wirkung von STH auf wachsende Gewebe, besonders die Wirkung auf das Längenwachstum an der Epiphysenfuge, wird durch IGF-1 vermittelt.

Die Serumspiegel von STH sind starken kurzfristigen Schwankungen unterworfen. Tagsüber sind die Serumspiegel von STH auch beim Gesunden häufig unmessbar niedrig. Die STH-Ausschüttung ins Blut erfolgt außer bei körperlicher Belastung vorwiegend nachts in 3–5 Pulsen mit hohen Spiegeln beim Eintritt in eine tiefe Schlafphase (Stadium IV).

Merke

Zwei wichtige Wirkungen des Wachstumshormons:
Energiestoffwechsel: Freisetzung von freien Fettsäuren (Lipolyse)
Wachstumsfaktor: Stimulation der Synthese von IGF-1.

Das thyreotrope Hormon (TSH)

Das hypothalamische TRH (»TSH-releasing hormone«) fördert die Bildung und Sekretion des hypophysären TSH, das als trophes Hormon die Schilddrüsengröße beeinflusst, sowie Jodidaufnahme, Synthese und Freisetzung der Schilddrüsenhormone Thyroxin (T4) und Trijodothyronin (T3) bewirkt. Hohe Schilddrüsenhormonspiegel hemmen TSH-Bildung und -Ausschüttung auf der Ebene der Hypophyse und TRH-Freisetzung im Hypothalamus.

Übrige Hormone des HVL

Informationen über die Regulation von ACTH, das die Kortisolsynthese steuert, finden sich auf ▶ S. 208. Die Gonadotropine LH und FSH sowie die Sexualhormone Testosteron und Östradiol sind im Kindesalter nur in sehr kleinen Mengen im Blut vorhanden. Die Rückkopplung funktioniert aber auch schon in diesem Zeitabschnitt auf sehr niedrigen Niveau, so dass die Gonadotropine bei fehlenden Gonaden auch in der Kindheit erhöht sein können. Prolaktin und MSH (Melanozyten-stimulierendes Hormon) haben physiologischerweise beim Kind keine Bedeutung.

Das antidiuretische Hormon (Adiuretin oder ADH)

Bei Wassermangel infolge eines Wasserverlusts über Niere, Darm, Schweiß oder Atmung steigt die Serumosmolalität. Bei Werten über 280 mOsm/kg wird progressiv aus dem HHL Adiuretin freigesetzt, das die Rückresorption von Wasser in der Niere fördert und damit zu einem stärker konzentrierten Urin führt.

Die Steuerung des Wasserhaushaltes ist häufig auch dann noch intakt, wenn der HVL mangelhaft angelegt ist. Andererseits kann ein Adiuretinmangel das erste Zeichen eines Prozesses sein, der später auch den HVL betreffen wird.

7.2.2 Insuffizienz des Hypophysenvorderlappens (Panhypopituitarismus)

Bei einer Insuffizienz des Hypophysenvorderlappens (HVL) tritt häufig ein Wachstumshormonmangel als erstes klinisches Zeichen in Erscheinung. Der gleichzeitige Mangel von TSH, ACTH oder der Gonadotropine ist in der Regel weniger auffällig. Leitsymptom der Insuffizienz des HVL ist eine abnorm niedrige Wachstumsgeschwindigkeit, die schließlich zu einem Kleinwuchs führt.

■■■ **Ursachen.** Am häufigsten ist der idiopathische STH-Mangel ohne klinisch erkennbare Ursachen. Gelegentlich findet man im Kernspintomogramm einen hypoplastischen HVL oder einen ektopen HHL bei einer »empty sella«, was auf eine Anlagestörung hinweist. Angeborene anatomische Defekte können als sog. Mittelliniendefekte in Erscheinung treten. Falls zusätzlich eine Sehstörung hinzutritt, die bis zur Blindheit ausgeprägt sein kann, spricht man von septooptischer Dysplasie. In der Mehrzahl der Fälle ist der STH-Mangel hypothalamisch bedingt, was dazu führt, dass das im HVL vorhandene STH nicht ausgeschüttet werden kann. Geburtstraumatische Ursachen kommen vor. Unverhältnismäßig häufig findet sich ein STH-Mangel nach einer Geburt aus Beckenendlage. Der STH-Mangel kann sich auch nach einem schweren Schädel-Hirn-Trauma oder nach Schädelbestrahlung entwickeln. Genetische Defekte mit Störung der Wachstumshormonsynthese kommen selten vor (autosomal-rezessive oder dominante Formen). Eine wichtige Ursache dagegen sind Tumoren im Bereich von Hypophyse und Hypothalamus; der häufigste Tumor ist das Kraniopharyngeom.

Der psychosoziale Kleinwuchs ist eine funktionelle transitorische Störung bei Kindsvernachlässigung (auch Wohlstandsvernachlässigung) oder Kindesmisshandlung. Übergeordnete zentralnervöse Einflüsse hemmen die STH-Sekretion, die Wachstumsgeschwindigkeit ist vermindert, ein Kleinwuchs kann auftreten. Die Diagnose wird oft erst retrospektiv gestellt, wenn nach Wegfall der hemmenden Faktoren ein spontanes Aufholwachstum stattfindet. Bei jedem idiopathischen STH-Mangel muss differentialdiagnostisch an diese Ursache gedacht werden.

Beim Laron-Syndrom liegt ein STH-Rezeptordefekt an peripheren Geweben vor. Die STH-Spiegel sind hoch, die IGF-1-Spiegel niedrig. Die Klinik entspricht dem Bild eines schweren STH-Mangels.

■■■ **Klinik.** Die niedrige Wachstumsgeschwindigkeit mit dem daraus resultierenden Kleinwuchs stellen das Leitsymptom dar (◘ Abb. 7.3). Die Körperproportionen, wie das Verhältnis Oberlänge zu Unterlänge und das Verhältnis der Gliedmaßen, sind für das Entwicklungsalter normal. Häufig sind allerdings kleine Finger und Zehen

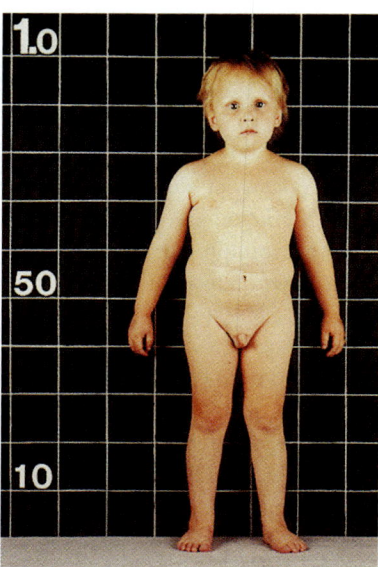

◘ Abb. 7.3. **Wachstumshormonmangel**
bei einem 6 5/12 Jahre alten Jungen nach Behandlung eines Medulloblastoms im Alter von 3 8/12 Jahren. Der Junge ist sehr klein, sein Längenalter beträgt 3 6/12 Jahre, er ist typischerweise dicklich und hat reichlich Subkutangewebe im Gesicht und am Stamm, was den kleinkindlichen Aspekt verstärkt

(Akromikrie). Kinn und Nase sind kurz, das Gesicht wirkt puppenhaft rundlich. Fettpolster, besonders am Bauch, sind ausgeprägt. Die Entwicklung der Knochenreifung und die Wachstumsfugen, geprüft an einer Röntgenaufnahme von Hand und Handwurzel, ist für das chronologische Alter stark verzögert.

Beim Neugeborenen kann sich ein STH-Mangel durch **Hypoglykämien** mit Krämpfen und bei Knaben durch eine Genitalhypoplasie (Mikropenis) bemerkbar machen. Intrauterines und postnatales Wachstum in den ersten Monaten sind bei STH-Mangel jedoch nicht eingeschränkt.

> **Merke**
>
> Bei einem chronologisch 10 Jahre alten Kind mit einem STH-Mangel sind Längenalter und auch Knochenalter retardiert, typischerweise auf 6 Jahre. Psychisch ist das Kind altersentsprechend, wird aber von der Umgebung nicht altersentsprechend behandelt.

■■■ **Diagnostik.** Die Diagnose eines Wachstumshormonmangels kann schwierig sein. Da STH im Serum tagsüber auch beim Gesunden nur in geringer Konzentration nachweisbar ist, müssen pharmakologische Stimulationstests durchgeführt werden. Die dabei am meisten verwendeten Substanzen sind Insulin, Clonidin, Arginin und L-DOPA. Physiologisch bestimmen lässt sich die spontane STH-Sekretion durch ein Nachtprofil, bei dem alle 20–30 min während des Schlafs Blut abgenommen wird. Falls normale pharmakologische Stimulationstests bei abnormer nächtlicher STH-Spontansekretion vorliegen, spricht man von neurosekretorischer Dysfunktion für STH. Diese ist selten, kann sich aber wie ein klassischer STH-Mangel äußern. GRH hat in der Diagnostik des STH-Mangels keine praktische Bedeutung. Mit Hilfe von GRH kann nicht festgestellt werden, ob ein STH-Mangel herrscht, sondern lediglich, auf welcher Ebene dieser sein könnte.

> **Merke**
>
> **Vorgehen bei Verdacht auf Wachstumshormonmangel**
> - Zuerst müssen auxologische Kriterien herangezogen werden: die Wachstumsgeschwindigkeit ist während längerer Zeit vermindert, unter der 25. Perzentile für das Alter. Dies hat zu einem Kleinwuchs geführt (Länge unter der 3. Perzentile) oder wird zu einem Kleinwuchs führen.
> - Als Screening für einen STH-Mangel kann ein niedriges IGF-1 oder ein niedriges IGFBP-3 im Serum dienen.
> - Nur bei Vorliegen entsprechender auxologischer Daten ist die Durchführung von STH-Stimulationstests zu rechtfertigen. Ein klassischer STH-Mangel liegt dann vor, wenn die maximale STH-Konzentration im Serum in zwei unabhängig voneinander durchgeführten Stimulationstests unter 10 ng/ml beträgt.
> - Eine konstitutionelle Entwicklungsverzögerung kann im späteren Kindesalter einen STH-Mangel vortäuschen. Deshalb muss vor Durchführung eines STH-Stimulationstests bei Mädchen von über 10 Jahren und bei Knaben von über 12 Jahren eine kurze Vorbehandlung mit Östrogenen oder Testosteron erfolgen.
> - Die STH-Bestimmung sollte nur in erfahrenen Labors durchgeführt werden, da es für die STH-Bestimmung noch keine international verbindliche Standardisierung gibt.

— Liegt ein so definierter STH-Mangel vor, dann ist vor Beginn einer Therapie zum Ausschluss eines Tumors die Durchführung einer Kernspintomographie von Hypophyse und Hypothalamus obligatorisch.

■■■ **Therapie.** Seit 1985 wird nur noch gentechnologisch produziertes, rekombinantes humanes Wachstumshormon verwendet. Dies wird täglich 1 mal subkutan injiziert. Der Erfolg der Behandlung lässt sich am Ausmaß des Aufholwachstums ermessen. Das Aufholwachstum hält in der Regel so lange an, bis der genetisch determinierte Wachstumskanal wieder erreicht ist. Um einen optimalen Erfolg zu erzielen, muss die Behandlung bis zum Schluss der Epiphysenfugen durchgeführt werden. Da rekombinantes STH weiterhin sehr teuer ist, gehört die Behandlung in die Hand eines pädiatrischen Endokrinologen. Die Patienten müssen bezüglich Compliance und Behandlungserfolg engmaschig, beispielsweise alle 3 Monate, nachkontrolliert werden.

7.2.3 Vermehrte Sekretion hypophysärer Hormone

Eine Wachstumshormonübersekretion ist im Kindesalter eine Rarität und führt zum Gigantismus, da die Epiphysenfugen noch offen sind. Wie bei der Akromegalie des Erwachsenen findet sich als Ursache meist ein eosinophiles Adenom des HVL.

Der M. Cushing ist durch eine übermäßige ACTH-Produktion verursacht. Hier liegt meist ein basophiles Adenom des HVL vor. Eine zentrale Pubertas praecox entsteht bei vorzeitiger, nicht altersgemäßer Gonadotropinproduktion (◘ Abb. 7.4). Ganz selten sind Prolaktinome, die sich in der Pubertät durch eine Galaktorrhö (Milchaustritt aus Mamille) bemerkbar machen können.

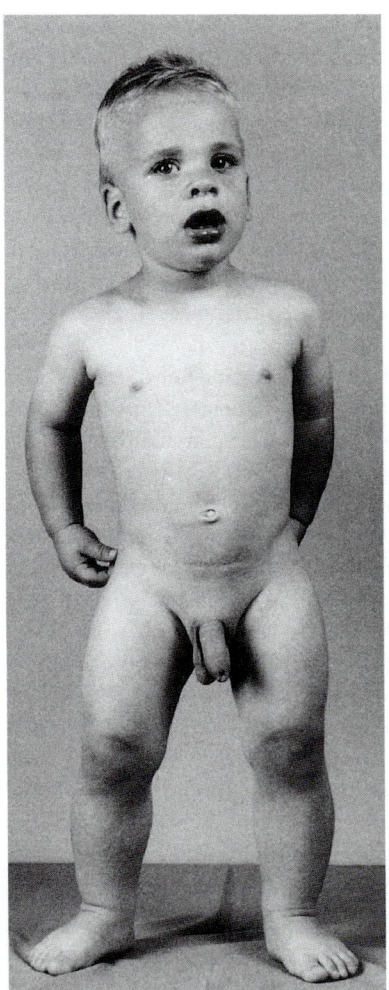

◘ **Abb. 7.4. Zentrale Pubertas praecox**
bei einem 15 Monate alten Knaben verursacht durch einen Tumor im Hypothalamus. Der Junge ist auffallend kräftig, die Muskulatur ist bereits gut entwickelt, sekundäre Geschlechtsmerkmale sind ausgeprägt: Vergrößerung des Penis, Fältelung der Skrotalhaut (Wirkungen von Testosteron). Die beginnende Hodenvergrößerung (bei Palpation feststellbar) ist durch die erhöhten Gonadotropine, besonders FSH, bedingt

7.2.4 Diabetes insipidus centralis (neurohormonalis)

■■■ **Ursache.** Störung der Regulation des Wasserhaushaltes durch das antidiuretische Hormon (Aiduretin – ADH). Die renale Wasserrückresorption ist vermindert, es kommt zur Polyurie und Exsikkose. Die Störung kann idiopathisch sein, als Folge einer Autoimmunerkrankung mit Antikörpern gegen ADH-produzierende Zellen auftreten, oder familiär gehäuft vorkommen.

Bei jedem ADH-Mangel sind aber auch Tumoren im Bereich von Sella und Hypothalamus (Kraniopharyngeom, Langerhans-Histiozytose) auszuschließen.

■■■ **Klinik.** Die Symptome können schleichend oder plötzlich beginnen. Leitsymptome sind Polyurie, unerträglicher Durst und Polydipsie. Die Kinder trinken alle erreichbaren Flüssigkeiten. Nächtliches Wasserlassen und sekundäre Enuresis nocturna sind typisch. Bei längerem Verlauf kommt es zu Appetitverlust und Gewichtsabnahme, da der Magen wegen des Durstes ständig wassergefüllt ist. Bei Säuglingen mit Diabetes insipidus beeindruckt neben der Exsikkose das Fieber, was den Verdacht auf Sepsis erweckt. Wenn ein dehydrierter Säugling trotzdem noch uriniert, sind die wahrscheinlichsten Differentialdiagnosen ein Diabetes insipidus, ein Diabetes mellitus oder eine Niereninsuffizienz.

■■■ **Diagnostik.** Hinweisend ist eine hohe Serumosmolalität bei unverhältnismäßig niedriger Urinosmolalität, beweisend ein gleichzeitig inadäquat niedriger ADH-Spiegel. Zur Klärung ist oft ein kontrollierter Durstversuch erforderlich. Weiter diagnostisch unterstützend ist eine verminderte Diurese mit Ansteigen der Urinosmolalität nach Verabreichung des synthetischen ADH-Analogons DDAVP (Desamino-D-Arginin-Vasopressin oder Minirin). Bei Säuglingen und Kleinkindern ist nach Verabreichung von DDAVP eine Einschränkung der Flüssigkeitszufuhr nötig, da es sonst zur Überwässerung mit Krämpfen kommen kann. Bei jedem ungeklärtem ADH-Mangel muss eine neuroradiologische Diagnostik zum Ausschluss einer Raumforderung durchgeführt werden.

■■■ **Differentialdiagnose.** Selten gibt es einen autosomal-dominant oder x-chromosomal vererbten **Diabetes insipidus renalis**. Dabei handelt es sich um eine Störung der Rezeptorfunktion oder der Ionenkanäle bei hohen ADH-Spiegeln. In Frage kommen weiterhin ein Diabetes mellitus, eine Hypokaliämie, eine Hyperkalziämie, die polyurische Phase einer Niereninsuffizienz. Schwierig kann die Abgrenzung einer psychogenen Polydipsie als Verhaltensstörung mit übermäßigem Trinken sein. Hier sind Osmolalität in Urin und Serum niedrig.

■■■ **Therapie.** DDAVP wird intranasal appliziert und über die Nasenschleimhaut resorbiert. Die Dosis muss individuell ermittelt und meistens 2 mal täglich gegeben werden. Neuerdings steht DDAVP auch in Tablettenform zur Verfügung.

7.2.5 Inadäquate ADH-Sekretion

Eine inadäquate oder unangemessene ADH-Sekretion **(Schwartz-Bartter-Syndrom)** liegt dann vor, wenn trotz niedriger Serumosmolalität weiterhin ADH sezerniert wird. Trotz Hyponatriämie wird ein konzentrierter Urin ausgeschieden. Diese Komplikation tritt bei schweren entzündlichen Hirnerkrankungen (Meningitis, Enzephalitis) oder nach Schädelhirntraumen auf. Die Therapie besteht in einer Wassereinschränkung. Bei Meningitis ist zu Beginn die restriktive Wasserzufuhr eine gute prophylaktische Vorsichtsmaßnahme.

7.3 Wachstumsstörungen

> Wachstumsstörungen sind häufig und haben vielfältige Ursachen. Das eigentliche Charakteristikum von Wachstumsstörungen ist eine veränderte Wachstumsrate. Eine längerdauernde abnorm niedrige Wachstumsgeschwindigkeit führt zum Kleinwuchs, eine abnorm hohe Wachstumsgeschwindigkeit zum Großwuchs. Die Wachstumsgeschwindigkeit kann schon intrauterin verändert sein. Postnatal kann sich eine Wachstumsstörung sofort nach Geburt oder zu einem beliebigen Zeitpunkt in der Wachstumsphase manifestieren.

> **Merke**
>
> Nach Definition spricht man von Kleinwuchs bei einer Körperlänge (im Liegen) oder einer Körperhöhe (im Stehen) unter der 3. Perzentile der altersentsprechenden Normpopulation. Bei einer Körperlänge oder Körperhöhe über der 97. Perzentile liegt ein Großwuchs oder Hochwuchs vor.

In den ersten Monaten des Lebens ist ein Wechsel des Wachstumskanals noch normal. Großgeborene Kinder können anfänglich eher schlecht wachsen, kleingeborene Kinder zeigen dagegen in den ersten Monaten häufig Aufholwachstum. Anschließend spielen genetische Faktoren, wie Elterngröße, eine zunehmend wichtige Rolle. Bei normalem Wachstum wird der erreichte Wachstumskanal nach dem 2. Lebensjahr in der Regel bis zum Erreichen der Endgröße eingehalten. Dazu muss die Wachstumsgeschwindigkeit im Mittel auf der 50. Perzentile bleiben. Schwankungen zwischen 25.–75. Pezentile sind normal. Idealerweise entspricht die Endgröße der Zielgröße. Zielgröße bei Knaben = mittlere Elterngröße (arithmetisches Mittel) + 6,5 cm; Zielgröße bei Mädchen = mittlere Elterngröße −6,5 cm. Perzentilenkurven für Größe, Gewicht, Kopfumfang und Wachstumsgeschwindigkeit erleichtern die Beurteilung. Kleinwuchs, echt oder vermeintlich, führt viel häufiger zur Vorstellung des Kindes beim Arzt als Großwuchs. Bezeichnungen wie Zwergwuchs, Minderwuchs und Riesenwuchs sind diskriminierend und sollten nicht mehr verwendet werden.

> **Merke**
>
> Regelmäßige Dokumentation von Größe, Gewicht und Kopfumfang im Kindesalter sind unerlässlich, damit Wachstumsstörungen rasch erfasst werden können.

7.3.1 Primärer Kleinwuchs

Beim primären Kleinwuchs ist die Knochenreifung (Skelettalter) in der Regel normal. Die wohl häufigste Form ist der familiäre Kleinwuchs. Ein Elternteil oder beide Eltern sind selbst kleinwüchsig. Genetische Faktoren der Eltern bestimmen ganz wesentlich das Wachstum ihrer Kinder. Das Längenwachstum solcher Kinder verläuft auf einem für die Familie normalen Wachstumskanal, der aber unterhalb der Norm für die allgemeine Population liegen kann. Die Wachstumsgeschwindigkeit ist normal, der Entwicklungsverlauf zeitgerecht. Eine medikamentöse Beeinflussung der Endgröße ist nicht möglich.

Zur Erfassung von Skelettdysplasien und Knochenstoffwechselstörungen (◘ Tab. 7.2) ist der klinische Blick unerlässlich. Typisch ist ein dysproportionierter Kleinwuchs mit abnormem Verhältnis zwischen Rumpf und Extremitäten oder proximalem und distalem Anteil der Extremitäten. Messungen von Sitzhöhe und Spannweite sind hilfreich. Diagnostisch hilfreich sind radiologische Untersuchungen des Skeletts. Kausale Behandlungsmöglichkeiten bestehen derzeit nicht.

Viele Chromosomenstörungen führen zu einem primären Kleinwuchs und werden oft durch äußere Auffälligkeiten vermutet. Eine häufige Form ist das Ullrich-Turner-Syndrom (▶ S. 28). Bezogen auf die Elterngröße sind Mädchen mit Ullrich-Turner-Syndrom zu klein. Beim Noonan-Syndrom sind äußerlich ähnliche Veränderungen wie beim Ullrich-Turner-Syndrom vorhanden, es kommt bei Knaben und Mädchen vor, Chromosomenveränderungen fehlen. Im Gegensatz zum Ullrich-Turner-Syndrom haben Kinder mit Noonan-Syndrom häufig Fehler am rechten Herzen (Pulmonalstenosen), die Pubertät tritt spontan auf.

Beim Prader-Willi-Syndrom, verursacht durch eine Strukturstörung an Chromosom 15, besteht ein Klein-

◘ **Tabelle 7.2. Wichtige Ursachen des Kleinwuchses**

Primärer Kleinwuchs
- Familiärer (genetischer) Kleinwuchs
- Skelettdysplasien und Knochenstoffwechselstörungen (Achondroplasie, Hypochondroplasie, Osteogenesis imperfecta, Mukopolysaccharidosen)
- Chromosomenstörungen (Ullrich-Turner-Syndrom, Prader-Willi-Syndrom, Trisomie 21)
- Intrauteriner Kleinwuchs (Embryopathien, Fetopathien: intrauterine Infektionen, Toxine; fetales Alkoholsyndrom; Kleinwuchssyndrome, wie Russell-Silver-Syndrom)

Sekundärer Kleinwuchs
- Konstitutionelle Entwicklungsverzögerung
- Nutritive Störungen (Mangel- oder Fehlernährung, Anorexie)
- Systemische Erkrankungen (chronische Organerkrankungen)
  - Darmerkrankungen (Zöliakie, Morbus Crohn)
  - Lebererkrankungen (chronische Hepatitis, Leberzirrhose)
  - Herzerkrankungen (zyanotische Herzfehler, große Shuntvitien)
  - Nierenerkrankungen (Niereninsuffizienz, tubuläre Azidosen)
  - Rheumatische Erkrankungen
- Metabolische Erkrankungen (Kohlehydrat-, Eiweiß-, Fett-, Mineralstoffwechsel)
- Hormonelle Störungen (Wachstumshormonmangel, Schilddrüsenhormonmangel, Glukokortikoidexzess)
- Psychosoziale Deprivation

> **Merke**
>
> Bei jedem kleinwüchsigen Mädchen ohne erkennbare Ursache muss ein Ullrich-Turner-Syndrom ausgeschlossen werden.

wuchs assoziiert mit Adipositas, muskulärer Hypotonie, mentaler Retardation und Hypogonadismus. Diese Kinder können von einer Behandlung mit Wachstumshormon profitieren.

Der intrauterine Kleinwuchs kann durch mütterliche, plazentare oder kindliche Faktoren bedingt sein. Bei Geburt sind diese Kinder bezogen auf das Gestationsalter zu leicht und zu klein (»Mangelgeburten«). Ist die intrauterine Wachstumsverzögerung bereits früh in der Schwangerschaft erfolgt, liegt ein symmetrischer Kleinwuchs vor: Länge, Gewicht und Kopfumfang sind vermindert. Das Wachstumspotential dieser Kinder ist häufig definitiv eingeschränkt, sie bleiben kleinwüchsig und sind oft mikrozephal. Ist die Wachstumsverzögerung erst spät in der Schwangerschaft erfolgt, ist meistens nur das Geburtsgewicht vermindert. Solche Kinder zeigen oft ein spontanes Aufholwachstum während den ersten Lebensjahren, die Endlänge liegt schließlich im familiären Zielbereich. Therapeutisch wird bei schlecht wachsenden Kindern mit intrauterinem Kleinwuchs oft Wachstumshormon eingesetzt. Über eine sichere positive Beeinflussung der Endlänge kann aber noch nichts ausgesagt werden.

7.3.2 Sekundärer Kleinwuchs

Beim sekundären Kleinwuchs ist die Knochenreifung immer verzögert. Das Knochenalter, bestimmt anhand eines Röntgenbildes von Handwurzel und Finger der linken Hand, ist retardiert (Tab. 7.3). Dies führt zu Verlangsamung des Entwicklungstempos mit einem verspäteten Eintritt der Pubertät. Da das Wachstumspotential durch die Knochenreifung bestimmt wird, ist die Endgrößenerwartung bei rechtzeitiger Beseitigung der Ursache nicht eingeschränkt.

Die häufigste Form des sekundären Kleinwuchses ist die **konstitutionelle Entwicklungsverzögerung**. Der Kleinwuchs macht sich besonders dann bemerkbar, wenn zusätzlich ein familiärer Kleinwuchs vorliegt. Häufig kommen die Patienten dann zum Arzt, wenn der pubertäre Wachstumsspurt, der bei Knaben physiologischerweise 2 Jahre später ist als bei Mädchen, nicht zeitgerecht auftritt. Deshalb werden Knaben mit konstitutioneller Entwicklungsverzögerung häufiger vorgestellt als Mädchen. Die Diagnose ist eine Ausschlussdiagnose und oft schwierig.

> **Merke**
>
> Der familiäre Kleinwuchs und die konstitutionelle Entwicklungsverzögerung sind die häufigsten Formen von Kleinwuchs. Sie sind keine eigentlichen Wachstumsstörungen, sondern Varianten der Norm.

Nutritive Störungen als Ursache von Kleinwuchs sind weltweit häufig. Bei uns sind Fehlernährungen bei extremen Diäten ebenso in Betracht zu ziehen wie eine sekundäre Mangelernährung bei zugrundeliegender Darmerkrankung. Bei Ernährungsstörungen und Darmerkrankungen mit Malabsorption fällt typischerweise der Gewichtsverlauf früher aus der Norm als das Längenwachstum.

Jede **systemische, chronisch verlaufende Organerkrankung** kann einen Kleinwuchs verursachen. Bei jedem Kleinwuchs muss eine systemische Ursache ausgeschlossen werden. Oligosymptomatisch kann beispielsweise die Zöliakie verlaufen und sich nur durch einen latenten Eisenmangel äußern. Auch Leber- und Nierenerkrankungen können lange ohne Symptome oder mit unspezifischen Symptomen (Anorexie, Gliederschmerzen)

Tabelle 7.3. Rationelle Diagnostik bei Kleinwuchs: Stufenplan

Untersuchung	Fragestellung
Anamnese	familiär? konstitutionell? intrauterin? nutritiv? systemisch? psychosozial?
Klinik	Skelettdysplasie? Syndrom? systemisch?
Wachstumsdaten	Wachstumsgeschwindigkeit?
Handröntgen	Knochenalter? Primärer oder sekundärer Kleinwuchs?
Hb, rotes Blutbild	nutritiv? Malabsorption?
Blutsenkung	systemisch? Rheumatische Erkrankung? M. Crohn?
Kreatinin, Harnstoff, Blutgase	Nierenerkrankung?
GOT, GPT, GGT	Lebererkrankung?
Ca, P, alk. Phosphatase	Malabsorption? Rachitis? Phosphatdiabetes?
Fe, Ferritin	Malabsorption?
Gliadin-/Endomysium-AK	Zöliakie?
Chromosomenanalyse	Chromosomenstörung, bes. Ullrich-Turner-Syndrom?
TSH, fT4	Schilddrüsenhormonmangel (Hypothyreose)?
IGF-1 und/oder IGFBP-3	Wachstumshormonmangel?

einhergehen. Häufig stehen Symptome und Zeichen der Grunderkrankung jedoch deutlich im Vordergrund.

Viele Hormone beeinflussen das Wachstum. Trotzdem sind **Hormonstörungen** nur für eine kleine Zahl der Fälle von Kleinwuchs verantwortlich. Eine rasche Diagnostik ist jedoch wichtig, weil eine kausale Behandlung möglich ist. Beim Schilddrüsenhormonmangel ist eine rasche Behandlung mit Thyroxin nicht nur für die körperliche, sondern auch für die geistige Entwicklung, unerlässlich.

Eine **psychosoziale Deprivation** als Ursache eines Kleinwuchses bleibt oft unerkannt (Umzug der Familie, Scheidung, Wohlstandsverwahrlosung), gelegentlich ist sie offensichtlich (Armut, Flucht, Waisenhaus). Häufig wird die Diagnose erst retrospektiv gestellt, wenn es nach Lösung des Problems zu einem spontanen Aufholwachstum gekommen ist.

□ Tabelle 7.4. **Wichtige Ursachen des Großwuchses**

Permanenter Großwuchs
- Familiärer Großwuchs
- Großwuchssyndrome (Sotos-Syndrom, Marfan-Syndrom, Homozystinurie)
- Chromosomenstörungen (47,XXY; 47,XYY)
- Wachstumshormonexzess (hypophysärer Gigantismus)

Transitorischer Großwuchs
- Konstitutionelle Entwicklungsbeschleunigung
- Adipositas mit Entwicklungsbeschleunigung (»Adiposogigantismus«)
- Hormonstörungen (Adrenogenitales Syndrom, Pubertas praecox)

7.3.3 Permanenter Großwuchs

Am häufigsten ist der **familiäre Großwuchs**, welcher das Gegenstück zum familiären Kleinwuchs darstellt und damit eine Variante der Norm ist (□ Tab. 7.4). Großwüchsige Kinder werden oft altersmäßig überschätzt und geistig überfordert. Eine prognostizierte Endgröße über 185 cm beim Mädchen und über 200 cm beim Knaben steigert oft den Leidensdruck. Elektiv kann dann eine wachstumshemmende Behandlung mit hohen Dosen von Östrogen beim Mädchen oder Testosteron beim Knaben erwogen werden. Unter den Großwuchssyndromen ist das **Sotos-Syndrom** mit Großwuchs, vergröberten Gesichtszügen, Makrozephalie und Intelligenzverminderung zu erwähnen. Die Erwachsenengröße ist nur mäßig erhöht.

Das **Marfan-Syndrom**, eine Strukturstörung des Bindegewebes, muss gegenüber der Homozystinurie abgegrenzt werden. Es geht mit Arachnodaktylie (Spinnenfingrigkeit), Linsensubluxation (Linsenschlottern), Gelenküberstreckbarkeit und späteren Aortenaneurysmen einher.

Bei den Chromosomenstörungen ist das **Klinefelter-Syndrom** mit Karyotyp 47,XXY häufig (▶ S. 29). Die Knaben fallen gelegentlich durch einen dysproportionierten Großwuchs mit langen Beinen auf.

Ein **Wachstumshormonexzess** ist im Kindesalter im Gegensatz zum Erwachsenenalter extrem selten. Unbehandelt führt er zum hypophysären Gigantismus, Ursache ist meist eine eosinophiles Adenom der Hypophyse.

7.3.4 Transitorischer Großwuchs

Bei der **konstitutionellen Entwicklungsbeschleunigung** kommt es zu einer beschleunigten Skelettreifung mit akzeleriertem Knochenalter, die Wachstumsgeschwindigkeit ist beschleunigt, eine Frühpubertät tritt auf, die Endgröße liegt jedoch im familiären Zielbereich. Eine Abgrenzung gegenüber einer behandlungsbedürftigen Pubertas praecox ist wichtig, aber nicht immer leicht. Häufig geht die **Adipositas** mit einer Entwicklungsbeschleunigung und Großwüchsigkeit einher. Früher wurde dies als »Adiposogigantismus« bezeichnet.

Hormonstörungen, wie adrenogenitales Syndrom oder Pubertas praecox, können zu Großwuchs im frühen Kindesalter führen. Eine rasche Diagnosestellung ist wichtig, da sonst durch die fortgeschrittene Skelettreifung ein früher Epiphysenschluss mit Wachstumsstillstand und Kleinwuchs im Erwachsenenalter droht.

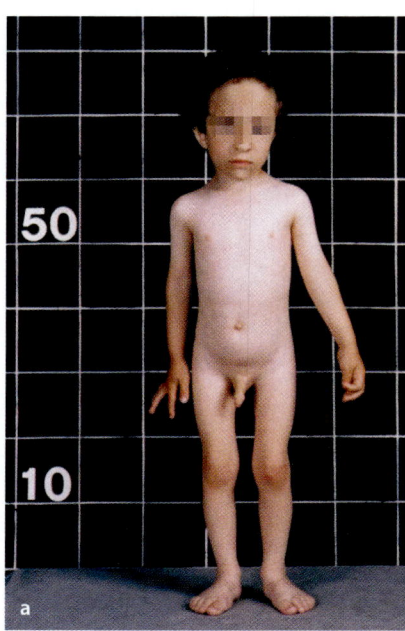
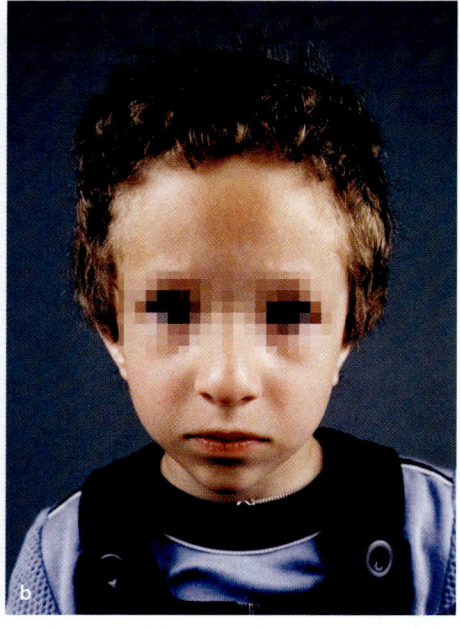

◧ Abb. 7.5 a, b. **4-jähriger kleinwüchsiger Knabe mit Russel-Silver-Syndrom.**
Er wog bei Geburt am Termin nur 1600 g. Typisch ist das dreieckförmige Gesicht und die Hemihypertrophie mit linksseitig deutlich längeren Extremitäten

7.4 Schilddrüsenerkrankungen

> Im Kindesalter können Funktionsstörungen der Schilddrüse besonders schwerwiegende Folgen haben. Schilddrüsenhormone haben vielfältige Wirkungen im Intermediärstoffwechsel und beeinflussen die Hirnentwicklung. Fehlt Schilddrüsenhormon, sistieren Wachstum, körperliche und geistige Entwicklung. Bei Schilddrüsenüberfunktion kommt es zu einer leichten Wachstumsbeschleunigung. Unabdingbare Voraussetzung für eine normale Schilddrüsenhormonbildung ist eine ausreichende Jodversorgung mit der Nahrung.

Dank des TSH-Screenings bei Neugeborenen werden extreme Entwicklungsverzögerungen bei angeborener Hypothyreose heute kaum mehr gesehen.

7.4.1 Physiologie der Schilddrüsenfunktion

Gesteuert vom hypophysären TSH kommt es zur Jodaufnahme in die Schilddrüse, zur Synthese der jodhaltigen Hormone Thyroxin (T4) und in geringem Masse Trijodothyronin (T3) und zu deren Sekretion. Beide Hormone zirkulieren an Transportproteine gebunden (vorwiegend TBG oder thyroxinbindendes Globulin). In peripheren Geweben wird T4 zum aktiven T3 dejodiert, das die vielfältigen Wirkungen im Intermediärstoffwechsel vermittelt.

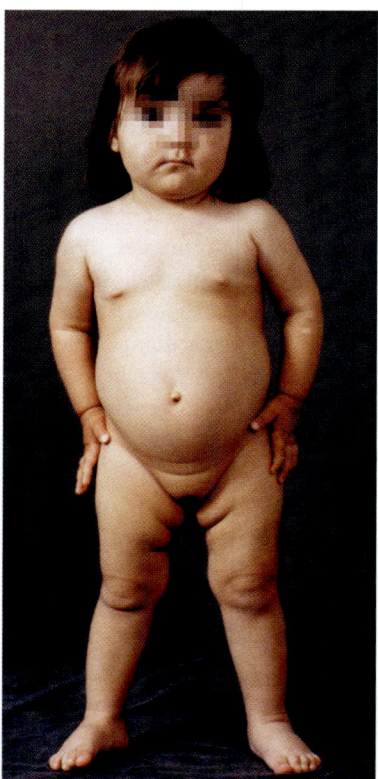

◧ Abb. 7.6. **8-jähriges Mädchen mit Zöliakie.**
Bis auf Kleinwüchsigkeit mit nur gering vorgewölbtem Abdomen und einer leichten Eisenmangelanämie hatte das Kind keine weiteren klinischen Zeichen und Symptome

7.4.2 Angeborene Schilddrüsenunterfunktion (konnatale Hypothyreose)

■■■ **Ursachen.** Die fetale Anlage der Schilddrüse befindet sich am Zungengrund und wandert im Verlaufe der Entwicklung mit den großen Gefäßen kaudalwärts (Ductus thyreoglossus). Bleibt dieser Deszensus aus, kommt es zur **Schilddrüsenektopie am Zungengrund** (Zungengrundschilddrüse). Ist die Schilddrüse nur mangelhaft entwickelt, liegt aber orthotop, spricht man von einer **Schilddrüsenhypoplasie**. Diese lässt sich von der häufig vorkommenden transitorischen Hypothyreose oft nicht sicher unterscheiden. Fehlt die Schilddrüse ganz, handelt es sich um eine **Schilddrüsenaplasie**. Die Ursache einer Aplasie ist unklar, diskutiert werden Störungen der Blutversorgung oder mütterliche zytotoxische antithyreoidale Antikörper. Die Häufigkeit der konnatalen Hypothyreose beträgt weltweit etwa 1:3000 aller Neugeborenen. Seltene Ursachen einer angeborenen Hypothyreose sind vererbte Enzymdefekte in der Schilddrüsenhormonsynthese **(Dyshormonogenese)** oder ein schwerer Jodmangel bei der Mutter während der Schwangerschaft **(Kretinismus)**. In den letzteren beiden Fällen fällt beim Neugeborenen ein Kropf (Struma) auf.

■■■ **Klinik.** Dank der Vorsorgeuntersuchung bei Neugeborenen sehen wir heute das Vollbild der schweren Hypothyreose nur noch selten (◘ Abb 7.7). Trotzdem muss damit gerechnet werden, dass nicht alle Fälle in der Vorsorgeuntersuchung erfasst werden. Neugeborene mit Hypothyreose erleben eine etwas verlängerte Schwangerschaftsdauer und haben ein etwas erhöhtes Geburtsgewicht. Unmittelbar nach der Geburt sind sie sonst unauffällig. Als erstes Zeichen kann eine **Hypothermie** auftreten. Später kommt es zu Trinkfaulheit, Apathie (»brave Kinder«), Obstipation, ausladendem Abdomen, Nabelhernie, verlängertem Neugeborenenikterus. Die Zunge ist groß, der Schrei heiser, das Haar struppig. Die Haut ist kühl, trocken und teigig, bedingt durch das charakteristische Myxödem. Unbehandelt wächst das Kind kaum, die Fontanellen sind sehr groß, der Zahndurchbruch ist stark verzögert, die statomotorische und geistige Entwicklung bleiben zurück.

■■■ **Diagnostik.** Meist wird die Diagnose bereits im Rahmen des Neugeborenenscreenings auf angeborene Stoffwechselkrankheiten vermutet. Bei primärer Schilddrüsenunterfunktion ist das TSH stark erhöht. Da die

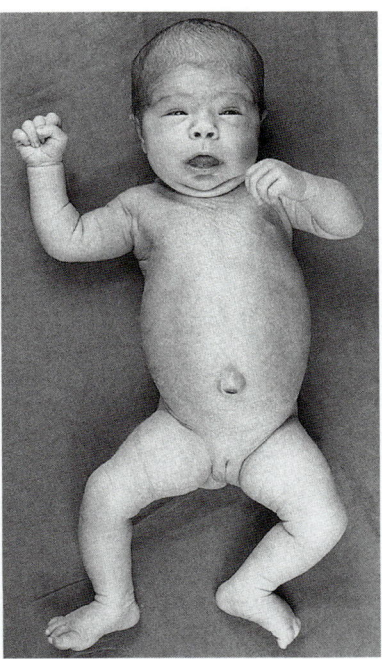

◘ **Abb. 7.7. Schwere angeborene Hypothyreose**
bei einem 3 Monate alten Säugling. Das Kind wirkt aufgequollen, hat eine teigige Haut und eine große Zunge (Myxödem), der Gesichtsausdruck erinnert an das Down-Syndrom. Es besteht ein ausladendes Abdomen mit Nabelhernie. Die muskuläre Hypotonie lässt sich an der Henkelstellung der Arme erahnen

TSH-Bestimmung im Screening aus kapillärem Fersenblut nur semiquantitativ ist, muss sofort nach Meldung des abnormen Befundes eine quantitative Bestimmung von TSH, T3 und T4 erfolgen und eine Behandlung noch vor Eintreffen des definitiven Resultates eingeleitet werden. Typischerweise sind die T3- und T4-Werte sehr niedrig. Bei Athyreose stammen die Hormone von der Mutter, da die Plazenta für Schilddrüsenhormone gering durchgängig ist. Zur Unterstützung der Diagnose kann eine Knochenalterbestimmung am Kniegelenk beitragen (◘ Abb. 7.8). Die Knochenreifung ist bei schwerer Hypothyreose schon intrauterin stark verzögert. Eine Szintigraphie der Schilddrüse mit Technetium oder Radiojod (^{123}J) ist nicht zwingend, eine Ultraschalluntersuchung soll dagegen immer versucht werden.

Im Alter von 2–4 Jahren und nochmals am Ende der Pubertät sollte die Diagnose nach einem Absetzen der Behandlung während 6 Wochen (Auslassversuch) überprüft werden.

■■■ **Therapie.** Zur Verhütung einer Hirnschädigung muss die Behandlung so früh als möglich beginnen. Es

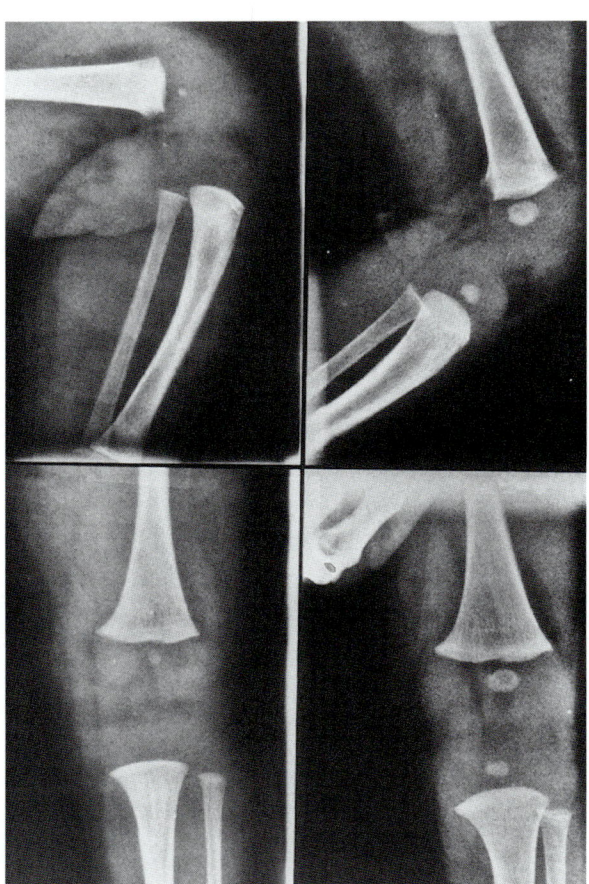

Abb. 7.8. Röntgenbilder von Knie seitlich und ap bei eineiigen Zwillingen im Alter von 65 Tagen. Beim Zwilling mit kongenitaler Athyreose sind noch keine Epiphysenkerne von Femur und Tibia vorhanden, das Knochenalter beträgt 34–35 Schwangerschaftswochen *(links)*; beim gesunden Bruder sind die entsprechenden Epiphysenkerne bereits gut ausgebildet, das Knochenalter beträgt 44 Wochen *(rechts)*. Das Knochenalter kann bereits bei Frühgeburten oder bei intrauteriner Retardierung auf einer Röntgenaufnahme des Kniegelenkes anhand des Atlas von Pyle und Hoerr bestimmt werden

wird per os 50 µg/die L-Thyroxin verabreicht. Sobald sich der TSH-Wert normalisiert hat, kann die tägliche Dosis auf 10–15 µg/kg vermindert werden. Im Kindesalter liegt die Dosis zwischen 70 und 120 µg/m². Anfänglich sind Kontrollen von Klinik und TSH und T4 im Blut alle 3 Monate erforderlich, nach dem 2. Lebensjahr genügen Kontrollen alle 6 Monate. Da sich die Kinder unter der Behandlung vollkommen normal entwickeln, haben die Eltern oft Mühe, die Diagnose zu akzeptieren und müssen immer wieder zur regelmäßigen Tablettengabe motiviert werden. Die Behandlung muss bei bestehender Hypothyreose lebenslänglich erfolgen.

■■■ **Prognose.** Diese hängt vom Zeitpunkt des Therapiebeginns und der Zuverlässigkeit der Behandlung ab. Bei früher Diagnosestellung entwickeln sich die Kinder körperlich und geistig vollkommen normal. Wird die Diagnose spät gestellt, bleibt meistens eine geistige Entwicklungsverzögerung zurück. Körperlich dagegen kommt es auch bei später Behandlung zu einem guten Aufholwachstum mit Normalisierung der Knochenreifung.

7.4.3 Sonstige Formen der Schilddrüsenunterfunktion

Angeborene Anlagestörungen der Schilddrüse können sich bei Vorliegen von Restgewebe (Ektopie oder Hypoplasie der Schilddrüse) erst in den ersten Lebensmonaten oder Lebensjahren als Wachstumsverzögerung bemerkbar machen; die Symptome können schleichend auftreten. Häufig sind transitorische Formen der konnatalen Hypothyreose, deren Ursachen oft nicht ersichtlich sind, die aber im Zweifelsfall doch rasch behandelt werden sollten. Bei jedem unklaren Kleinwuchs gehört eine Bestimmung der Schilddrüsenhormone zur Untersuchung.

Eine **erworbene Hypothyreose** kann durch Jodkontamination bereits beim Neugeborenen vorkommen, falls die Mutter in der Schwangerschaft ein jodhaltiges Kontrastmittel erhielt oder bei der Geburt eine großflächige Desinfektion mit einem jodhaltigen Mittel vorgenommen wurde. Die Schilddrüse, besonders beim Neugeborenen, reagiert auf große Jodmengen sehr empfindlich und lässt sich in ihrer Funktion blockieren (Wolff-Chaikoff-Effekt). Im Urin lässt sich Jodid in hoher Konzentration nachweisen. Diese Form der Hypothyreose ist transitorisch, muss gelegentlich aber doch behandelt werden.

Am häufigsten ist die erworbene Hypothyreose im Kindesalter als Endstadium eines Autoimmunprozesses im Rahmen einer lymphozytären Thyreoiditis Hashimoto. Oft lässt sich sonographisch in diesen Fällen kaum mehr Schilddrüsengewebe nachweisen (atrophische Thyreoiditis).

Die **sekundäre Hypothyreose** entsteht durch Ausfall von TSH bei Insuffizienz des Hypophysenvorderlappens. Leitsymptom ist der Kleinwuchs als Folge des Wachstumshormonmangels. Die klinischen Zeichen der Hypothyreose sind diskret und stehen im Hintergrund.

7.4.4 Überfunktion der Schilddrüse

■■■ **Ursachen.** Die **Basedow-Krankheit** ist die häufigste Form der Hyperthyreose im Kindesalter. Betroffen sind vorwiegend Mädchen in der Zeit der Pubertät. Es handelt es sich um eine Autoimmunerkrankung. Der Körper bildet IgG-Antikörper gegen den TSH-Rezeptor. Diese binden an den TSH-Rezeptor und stimulieren die Schilddrüse unkontrolliert zur Bildung und Freisetzung von Schilddrüsenhormonen. Weiterhin kann im Verlaufe einer lymphozytären **Thyreoiditis Hashimoto** eine hyperthyreote Phase infolge Zerstörung von Schilddrüsengewebe auftreten. Hier sind meist Autoantikörper gegen Thyreoglobulin und mikrosomales Schilddrüsenantigen (Peroxidase) nachweisbar, es fehlen aber die TSH-Antikörper. Eine Seltenheit im Kindesalter sind toxische Adenome.

■■■ **Klinik.** Die Symptome der Hyperthyreose im Kindesalter sind im Gegensatz zum Erwachsenen unspezifisch. Häufig finden sich Verhaltensauffälligkeiten mit Schulproblemen. Oft fallen Störungen der Feinmotorik auf, beispielsweise beim Schreiben. Bei der körperlichen Untersuchung wird ein hoher Ruhepuls festgestellt, ohne dass anamnestisch eine verminderte körperliche Belastbarkeit angegeben wird. Typische Befunde wie Struma und Exophthalmus können fehlen. Vermehrtes Schwitzen und Gewichtsverlust sind selten. Haarausfall kann vorkommen.

■■■ **Diagnostik.** Im Serum sind T4 und T3 erhöht, TSH liegt unter der Nachweisbarkeitsgrenze (in einem empfindlichen Assay). In der Regel ist ein TRH-Test nicht mehr erforderlich, in Zweifelsfällen kann er durchgeführt werden. Es zeigt sich, dass nach TRH kein Anstieg von TSH auftritt. Meistens lassen sich im Serum Antikörper gegen Thyreoglobulin und mikrosomales Schilddrüsenantigen (Peroxidase) nachweisen, bei der Basedow-Krankheit zusätzlich gegen den TSH-Rezeptor. Unterstützend ist die Sonographie der Schilddrüse, bei der sich oft eine unregelmäßige Echotextur des Gewebes bei vergrößertem Volumen darstellen lässt.

■■■ **Therapie.** Die Schilddrüsenfunktion wird mit Thyreostatika, wie Methimazol, Carbimazol oder Phenylthiouracil (PTU) geblockt. Bei schweren Fällen kann initial zusätzlich ein Betablocker (Propranolol) gegeben oder eine rasche Blockade durch »Plummern« mit Lugol-Lösung (Jod-Kaliumjodid) erzielt werden. Im Kindesalter ist es oft günstig, eine vollkommene Blockade mit Thyreostatika zu erzielen und zusätzlich eine Substitution mit L-Thyroxin durchzuführen. Damit lässt sich eine iatrogene Hypothyreose sicher vermeiden, und die Zeitabstände der Kontrollen lassen sich ausdehnen. Die Behandlung muss oft über viele Jahre durchgeführt werden. Trotzdem ist gelegentlich eine subtotale Thyreoidektomie mit anschließender lebenslänglicher Thyroxinsubstitution nicht zu umgehen. Zur definitiven Therapie wird in den USA auch im Kindesalter oft Radiojod (^{131}J) zur Zerstörung des hormonproduzierenden Schilddrüsengewebes eingesetzt.

7.4.5 Euthyreote Struma des Kindes und Jugendlicher

■■■ **Ursachen.** In Jodmangelgebieten kann eine Struma schon beim Neugeborenen vorhanden sein und ist in der Pubertät häufig (endemische Struma). In großen Teilen von Deutschland ist die Jodversorgung ungenügend, eine Jodierung des Kochsalzes ist nicht obligatorisch. Angeborene partielle Defekte in der Schilddrüsenhormongenese sind ein zusätzliches Risiko zur Kropfbildung.

■■■ **Klinik.** Die Tendenz zur Strumabildung ist individuell verschieden ausgeprägt. Besonders gefährdet sind Jugendliche und Schwangere. Die chronische Einwirkung erhöhter TSH-Werte und intrathyreoidaler Zytokine führt anfänglich zu einer noch reversiblen diffusen Schilddrüsenvergrößerung, später zu einer irreversiblen Knotenbildung.

■■■ **Diagnostik.** Inspektion und Palpation geben Auskunft über Größe und Konsistenz der Schilddrüse. Die Sonographie dient zur exakten Bestimmung von Volumen, Echotextur und umschriebenen knotigen oder zystischen Veränderungen. Der Nachweis von Autoantikörpern weist auf eine Thyreoiditis Hashimoto hin. Ein Schilddrüsenknoten ist im Kindesalter immer malignomverdächtig und muss chirurgisch entfernt werden.

■■■ **Therapie.** Bei Jodmangel und Struma muss Jod in Form von Jodid substituiert werden. Die Dosis beträgt 100 µg täglich bei Kindern, 200 µg bei Jugendlichen und 300 µg in der Schwangerschaft. Bildet sich die Struma nicht zurück, sollte eine Behandlung mit L-Thyroxin versucht werden.

> **Merke**
>
> Jodsalz ist für die bevölkerungsweite Prophylaxe der Jodmangelstruma wichtig. Eine manifeste Struma aber muss durch zusätzliche Jodsubstitution, allenfalls auch durch Thyroxingabe behandelt werden.

7.4.6 Die Struma des Neugeborenen

Sie findet sich bei den seltenen, stark ausgeprägten Enzymdefekten oder bei Kindern von Müttern mit schwerem Jodmangel in der Schwangerschaft (Abb. 7.9). Selten kann die Struma auch Folge von IgG-Antikörpern sein, die bei einer oft klinisch nicht erkennbaren Schilddrüsenerkrankung der Mutter auf das Kind übergehen. Diese Antikörper können beim Kind einige Monate persistieren und je nach Art der Antikörper eine vorübergehende Hypothyreose oder Hyperthyreose verursachen.

7.4.7 Tumoren der Schilddrüse

Primäre Neoplasien der Schilddrüse im Kindesalter sind selten. Ein papilläres oder follikuläres Schilddrüsenkarzinom fällt oft nicht als Knoten in der Schilddrüse auf, sondern als lokale Metastase in einem vergrößerten Halslymphknoten. Im Rahmen der seltenen familiären multiplen endokrinen Neoplasie (MEN-Syndrom) kommen schon im Kleinkindesalter hochmaligne medulläre Schilddrüsenkarzinome vor. Diese gehen von den Kalzitonin-produzierenden C-Zellen der Schilddrüse aus. Die Bestimmung von Thyreoglobulin dient als Tumormarker. Die Behandlung besteht in allen Fällen in einer totalen Thyreoidektomie und lebenslänglicher hochdosierter L-Thyroxin-Behandlung. Bei differenzierten Schilddrüsenkarzinomen lassen sich auch Metastasen gut mit Radiojod (^{131}J) behandeln.

7.5 Epithelkörperchen und Parathormon

> Besonders in der Wachstumsphase ist ein intakter Kalziumstoffwechsel zum Knochenaufbau nötig. Wichtige »Spieler« sind dabei Kalzium, Phosphat, Vitamin D und Parathormon. Primäre Erkrankungen der Nebenschilddrüsen sind im Kindesalter selten.
>
> Bei einem Krampfanfall im Säuglings- und Kindesalter muß u. a. immer auch an eine Hypokalzämie infolge einer Störung der Kalziumhomöostase gedacht werden.

7.5.1 Anatomie und Physiologie

Die 4 Nebenschilddrüsen oder Epithelkörperchen wiegen zusammen nur etwa 170 mg. Die unteren 2 stammen von der 3. Kiementasche ab wie auch der Thymus, die oberen 2 von der 4. Kiementasche. Das Parathormon ist ein labiles Polypeptid aus 84 Aminosäuren. Im Blut zirkulieren neben intaktem Hormon auch Fragmente.

Ein Abfall der Konzentration des ionisierten Serumkalziums führt zur Freisetzung von Parathormon. Parathormon fördert die renale Kalziumrückresorption, stimuliert die renale Phosphatausscheidung und vermittelt die renale Bildung des aktiven Vitamin D-Metaboliten 1,25-Dihydrocholecalciferol aus 25-Hydroxycholecalciferol. Aktiviertes Vitamin D steigert die enterale Resorption von Kalzium. Mangel an Parathormon ist eine der Ursachen für Hypokalzämie, Überproduktion führt zu Hyperkalzämie.

7.5.2 Parathormon beim Neugeborenen

Mit der Mutter steht der Fetus in uneingeschränktem Kalziumionenaustausch über die Plazenta. Bei ungestörter Kalzium- und Phosphatregulation der Mutter sind die

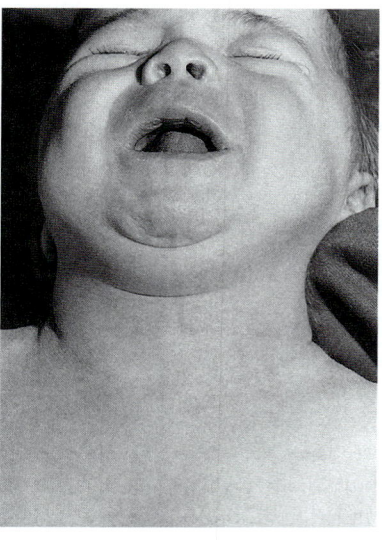

Abb. 7.9. **Jodmangelstruma** bei einem 7 Monate alten Säugling

fetalen Nebenschilddrüsen bis zur Geburt wenig aktiv. Ein **transitorischer Hypoparathyreoidismus** gehört daher zu den physiologischen Anpassungsphänomenen beim Neugeborenen. Die relative Insuffizienz dauert nur wenige Tage und ist eine der Ursachen für die relativ häufige Hypokalzämie in den ersten 2 Lebenswochen.

Bei einem **Hypoparathyreoidismus** der Mutter sind die Nebenschilddrüsen des Feten überaktiv, bei einem **Hyperparathyreoidismus** der Mutter dagegen wird die Aktivität der fetalen Nebenschilddrüsen unterdrückt; postnatal kommt es beim Kind zu einem verlängerten transitorischen Hypoparathyreoidismus.

7.5.3 Hypoparathyreoidismus

■■■ **Klinik.** Die akuten Zeichen und Symptome erklären sich durch die Hypokalzämie mit erhöhter muskulärer Erregbarkeit, Tetanie, Karpopedalspasmen und Krämpfen. Der **chronische Hypoparathyreoidismus** bedingt Störungen der ektodermalen Entwicklung mit trockener und atrophischer Haut, Dystrophie von Nägeln und Zähnen, Haarausfall, Hypotonie der Muskulatur, Konzentrationsschwäche, depressiver Verstimmung und Kleinwuchs.

■■■ **Diagnose.** Verdächtig sind ein niedriger Kalziumspiegel und ein hoher Phosphatspiegel im Serum, beweisend das gleichzeitige Vorliegen eines inadäquat niedrigen Parathormonspiegels.

■■■ **Ursachen.** Ein primärer Hypoparathyreoidismus wird verursacht durch:
- Autosomal-rezessiv oder X-chromosomal vererbte Störung;
- Störung der Entwicklung der 3. und 4. Kiementasche mit auffälliger Fazies mit Mikrognathie, Vitium cordis und Immundefekten bei Thymusaplasie (**DiGeorge-Syndrom**); die Expressivität kann stark variieren;
- Autoimmunerkrankung im Rahmen einer autoimmunen Polyendokrinopathie (APECED-Syndrom) mit Kandidiasis, Alopezie, Thyreoiditis, M. Addison, perniziöser Anämie und Diabetes mellitus (autosomal-rezessiv vererbt);
- Zerstörung der Epithelkörperchen durch Eisenüberladung nach vielen Bluttransfusionen (Hämosiderose) oder ungewollte Entfernung bei totaler Thyreoidektomie.

■■■ **Therapie.** Die Behandlung der akuten Tetanie erfolgt mit parenteraler Kalziumzufuhr, die Langzeitbehandlung mit Kalzitriol (1,25-Dihydroxycholecalciferol).

7.5.4 Pseudohypoparathyreoidismus

Hier handelt es sich um eine autosomal-dominant vererbte Erkrankung mit Zeichen des Hypoparathyreoidismus, bei der typische körperliche Veränderungen wie Kleinwuchs, gedrungener Körperbau, rundes Gesicht und Brachydaktylie vorhanden sind. Der Parathormonspiegel im Serum ist normal oder sogar hoch; es liegt eine **Störung der Rezeptorfunktion** für das Hormon vor. Oft ist auch eine Resistenz für andere Hormone vorhanden, die einen G-Protein abhängigen Rezeptor haben, wie das Schilddrüsenhormon. Liegen nur die körperlichen Veränderungen ohne die biochemischen Störungen vor, spricht man von einem Pseudopseudohypoparathyreoidismus.

7.5.5 Hyperparathyreoidismus

Er ist die Folge einer ungesteuerten Produktion von Parathormon in einem Adenom eines Epithelkörperchens oder einer Hyperplasie aller Epithelkörperchen. Ein solcher primärer Hyperparathyreoidismus ist beim Kind äußerst selten. Bei ungeklärter Hyperkalzämie sind zunächst destruierende Knochenprozesse bei einem Osteosarkom oder eine Vitamin D-Intoxikation auszuschließen. Ein sekundärer Hyperparathyreoidismus ist viel häufiger. Sinkt das Kalzium im Blut ab, z. B. bei Vitamin D-Mangel, Kalziumverlust im Darm oder bei Niereninsuffizienz in der Niere, wird vermehrt Parathormon sezerniert. Dadurch wird Kalzium aus dem Knochen freigesetzt, der Serumkalziumspiegel wird normalisiert, der Phosphatspiegel sinkt ab, die alkalische Phosphatase ist erhöht. Besteht dieser Zustand lange, kommt es zu einer Osteomalazie.

7.6 Erkrankungen der Nebennierenrinde

> In der Nebennierenrinde werden 3 Gruppen von Steroidhormonen gebildet: Mineralokortikoide in der Zona glomerulosa, Glukokortikoide in der Zona fasciculata und Sexualsteroide in der Zona reticularis. Die bei Störungen auftretenden Krankheitsbilder können sehr verschiedenartig

sein, je nachdem, ob nur eine Gruppe von Hormonen ausfällt (Enzymdefekte) oder ob alle Gruppen zusammen ausfallen (Enzymdefekt bei der Bildung des gemeinsamen Vorläufers Pregnenolon aus Cholesterin oder Zerstörung der Nebennierenrinde). Ähnlich verhält es sich bei den Krankheitsbildern infolge einer Überproduktion von einzelnen oder mehreren dieser Steroide.

7.6.1 NNR-Steroide und deren Steuerung

Die Ausgangssubstanz für die Bildung sämtlicher Steroidhormone ist das Cholesterin (◘ Abb. 7.10). Die physiologisch wichtigen Hormone der NNR sind das Glukokortikoid **Kortisol** und das Mineralokortikoid **Aldosteron**. Die Androgene spielen eine untergeordnete Rolle. Daneben werden noch Zwischenprodukte der Steroidsynthese sezerniert und lassen sich im Serum nachweisen. Unter anderem gehören dazu **Desoxykortikosteron** (DOC) und einige schwach wirksame Androgene, wie Dehydroepiandrosteronsulfat (DHEAS).

Die **Kortisolproduktion** wird durch einen negativen Rückkopplungsmechanismus über CRF aus dem Hypothalamus und ACTH aus der Hypophyse gesteuert. Kortisol ist das klassische Streßhormon, u. a. fördert es die Bildung von Glukose aus Eiweiß (kataboler Effekt) und wirkt entzündungshemmend (antiphlogistisch). Die **Aldosteronproduktion** unterliegt der Steuerung durch das Renin-Angiotensin-System. Sinkt der Perfusionsdruck in der Arteriola afferens der Niere, wird Renin freigesetzt. Aldosteron bewirkt am Tubulusepithel der Niere eine Natrium- und Wasserrückresorption im Austausch mit Kalium und Protonen. In geringem Maße erfolgt eine Aldosteronfreisetzung auch über eine hohe Kalium- und ACTH-Konzentration.

7.6.2 Chronisches Nebennierenrindenversagen (M. Addison)

■■■ **Ursachen.** Eine Zerstörung der hormonproduzierenden Zellen der Nebennierenrinde im Rahmen einer Autoimmunerkrankung oder durch einen tuberkulösen Prozess führt zu einer chronischen Unterfunktion der NNR, dem **M. Addison**. Gleichzeitig werden oft Autoantikörper gegen andere hormonproduzierende Zellen gebildet. Bekannt ist die Kombination mit einer Autoimmunthyreoiditis und einem Hypoparathyreoidismus. Differentialdiagnostisch muss auch an einen X-chromosomal vererbten M. Addison (DAX-Gen) oder an eine Nebennierenrindeninsuffizienz im Rahmen einer Adrenoleukodystrophie mit erhöhtem Spiegel überlangkettiger Fettsäuren im Serum gedacht werden. Hier kann die Nebennierenrindeninsuffizienz vor Auftreten neurologischer Symptome vorhanden sein.

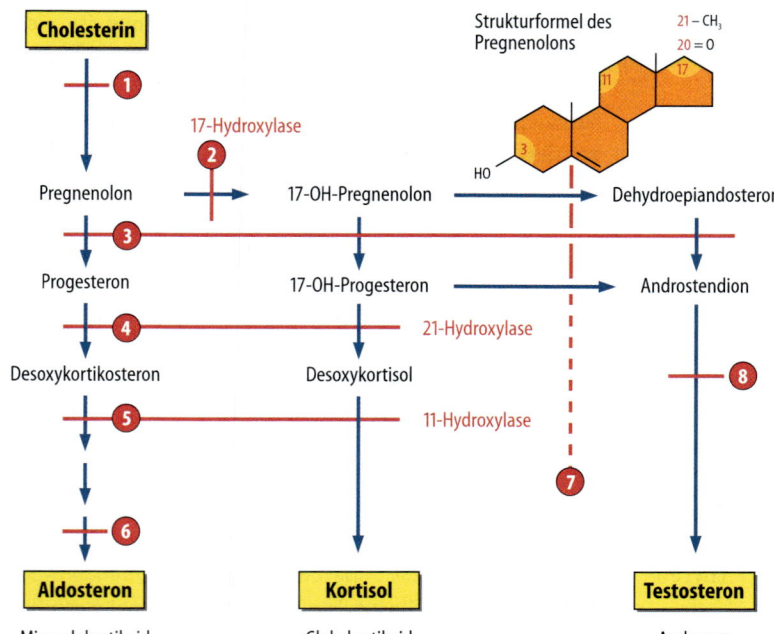

◘ Abb. 7.10. **Schema der Steroidsynthese.** Bei Defekt der Enzyme 1–5 ist die Kortisolsynthese eingeschränkt. Bei Defekt des Enzyms 4 (klassisches AGS) oder des Enzyms 5 (AGS mit Hypertension) kommt es durch vermehrte Androgenproduktion (»im Überlauf«) zur Virilisierung. Der mögliche Salzverlust bei den Defekten 1, 4 und 6 ist durch mangelhafte Aldosteronproduktion bedingt, dagegen ist die Hypertension beim Defekt 5 Folge einer vermehrten Bildung von Desoxykortikosteron. Bei den Defekten 1 und 3 ist die Bildung aller biologisch aktiven Steroide (auch Sexualsteroidhormone) eingeschränkt, beim Defekt 2 ist dagegen die Produktion von Mineralokortikoiden nicht behindert, eher erhöht. Defekt 7 (17,20-Desmolasedefekt) und 8 (Steroid-17-Reduktase) bedingen mangelhafte Androgenproduktion und dadurch bei männlichen Föten einen Pseudohermaphroditismus masculinus

7.6 · Erkrankungen der Nebennierenrinde

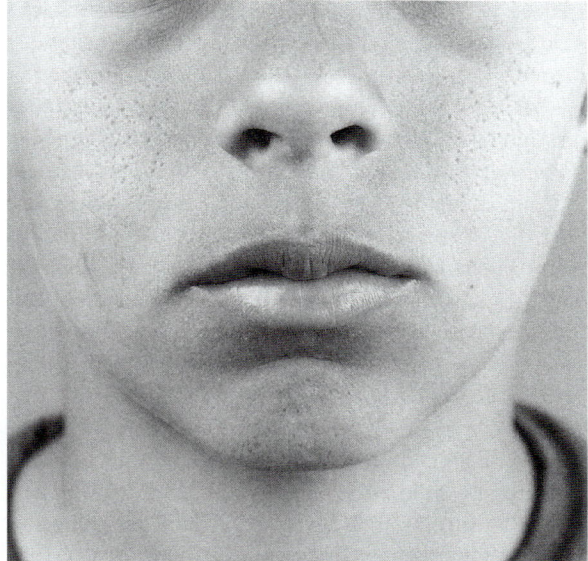

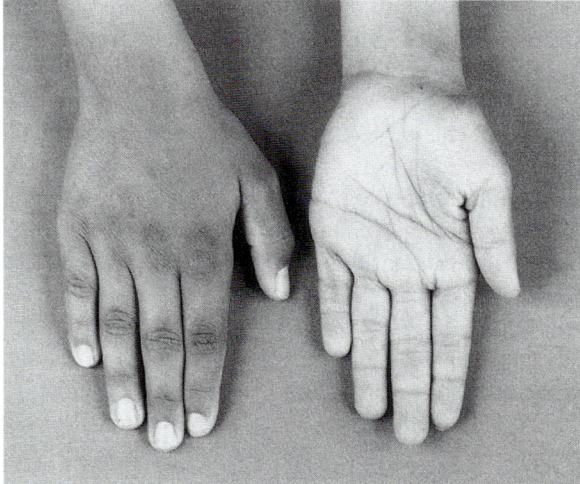

◘ Abb. 7.11. **Vermehrte Pigmentation** von Händen und Gesicht bei einem 12 Jahre alten Jungen mit M. Addison

■■■ **Klinik.** Der Mangel an Kortisol und Aldosteron bedingt zahlreiche, zunächst uncharakteristische Symptome. Die Patienten werden zunehmend schwach und appetitlos. Zusätzlich kommt es zu Bauchschmerzen und Erbrechen. Die Beschwerden können schleichend über längere Zeit oder akut als lebensbedrohliche Dekompensation mit schockähnlichem Zustand und Hypoglykämie (Addison-Krise) in Erscheinung treten. Charakteristisch sind Hyperpigmentationen an belichteten Stellen der Haut und in Hautfalten (◘ Abb. 7.11). Zusammen mit ACTH wird vom HVL auch vermehrt MSH (Melanozyten-stimulierendes Hormon) sezerniert.

■■■ **Diagnostik.** Die Kortisolserumspiegel sind zu jeder Tageszeit sehr niedrig. Der ACTH-Spiegel ist stark erhöht und auf intravenöse Gabe von ACTH (ACTH-Test) kommt es zu keinem Anstieg von Kortisol. Aldosteron und andere NNR-Steroide sind niedrig, die Plasmareninaktivität ist stark erhöht. Als Folge des Aldosteronmangels besteht eine Hyponatriämie und eine Hyperkaliämie.

■■■ **Therapie.** Es muss lebenslänglich eine Substitution mit Hydrokortison (Kortisol) und Fludrokortison, einem synthetischen Mineralokortikoid, durchgeführt werden. Bei Fieber und schwerer körperlicher Belastung ist eine Verdopplung der Hydrokortisondosis erforderlich.

7.6.3 Enzymdefekte der Kortisolsynthese

Fünf enzymatische Schritte führen von Cholesterin zur Synthese von Kortisol in der Nebennierenrinde. Bei verminderter Aktivität eines dieser Enzyme entsteht klinisch ein adrenogenitales Syndrom (AGS) oder eine kongenitale adrenale Hyperplasie. Allen Formen von AGS gemeinsam ist eine verminderte Kortisolsynthese mit entsprechend erhöhter ACTH-Ausschüttung und Hyperplasie der NNR. Hormonmetabolite, die sich vor dem Enzymblock anstauen, können in die Synthese anderer Steroide umgeleitet werden. Das klinische Erscheinungsbild ist je nach Enzymdefekt ganz unterschiedlich. Bei einer Form werden gar keine Steroide gebildet, bei den anderen Formen werden entweder zuviele oder zuwenige Mineralokortikoide gebildet; es kann zu einem Mangel oder Überschuss an Androgenen kommen.

Bei 98 % aller Fälle von AGS liegt ein 21-Hydroxylasemangel vor, bei den restlichen Fällen ein 11-Hydroxylasemangel. Der 11-Hydroxylasemangel unterscheidet sich vom 21-Hydroxylasemangel vorwiegend dadurch, dass kein Salzverlust vorliegt, sondern eine schwere arterielle Hypertension auftreten kann. Die übrigen AGS-Formen sind Seltenheiten.

■■■ **Ursache.** Beim AGS infolge eines 21-Hydroxylasemangels handelt es sich um eine autosomal-rezessiv vererbte Erkrankung. Die Häufigkeit beträgt etwa 1:10.000 Neugeborene. Das CYP21-Gen, dessen Struktur bekannt

stenose ist keine Alkalose, sondern eine **metabolische Azidose** vorhanden. Undiagnostiziert und unbehandelt führt der Salzverlust zu Kreislaufschock und Tod.

Bei Mädchen ist immer eine **Virilisierung des äußeren Genitale** vorhanden. Diese Intersexualität oder **Pseudohermaphroditismus femininus** (femininus bezieht sich auf den normalen weiblichen Chromosomensatz) lässt die Diagnose oft schon bei Geburt vermuten. Bei neugeborenen Knaben ist das Genitale unauffällig. Die Virilisierung des weiblichen Genitale entsteht bereits embryonal, zwischen der 6. und 12. Woche der Schwangerschaft. Nach Prader wird der Schweregrad in Stufen I bis V eingeteilt. Im leichtesten Fall ist lediglich eine Klitorisvergrößerung vorhanden. Bei Grad V besteht ein äußerlich vollkommen männliches Genitale: die großen Schamlippen sind zu einem Pseudoskrotum fusioniert, aus der Klitoris hat sich ein Penis gebildet, der Sinus urogenitalis mündet auf der Spitze der Glans. In der Tiefe zweigt sich der Sinus urogenitalis in eine kurze weibliche Urethra und eine Vagina auf. Uterus und Ovarien sind normal vorhanden, das Pseudoskrotum ist immer leer. Zwischenstufen der Virilisierung können wie eine Hypospadie von unterschiedlichem Ausmaß bei fehlenden Hoden aussehen.

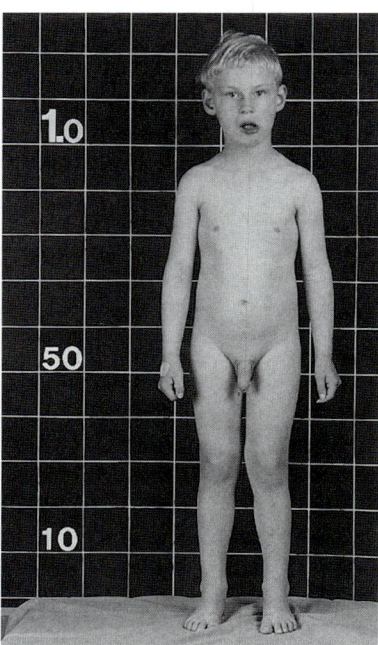

◻ Abb. 7.12. **Einfach virilisierendes adrenogenitales Syndrom** bei einem 3 Jahre alten Jungen mit Großwuchs und einzelnen Schamhaaren. Die Diagnose war erst bei Geburt einer Schwester mit intersexuellem Genitale bei AGS erfolgt

ist und auf dem kurzen Arm von Chromosom 6 innerhalb dem HLA-Lokus liegt, kann fehlen oder eine von vielen Punktmutationen aufweisen.

■ ■ ■ **Klinik.** Wenn ein schwerer Enzymdefekt vorliegt, ist nicht nur die Kortisol-, sondern auch die Mineralokortikoidsynthese betroffen; es entsteht eine **salzverlierende Form des AGS**. Bei leichteren Formen mit intakter Mineralokortikoidsynthese spricht man von **einfach virilisierender Form des AGS** (◻ Abb. 7.12). Daneben gibt es **nichtklassische AGS-Formen**, sog. Late-onset-Formen, die sich erst bei erwachsenen Frauen mit Hirsutismus, Zyklusstörungen und eingeschränkter Fertilität äußern und beim Mann meist unerkannt bleiben. Bei allen Formen besteht eine vermehrte Androgenbildung aus Kortisolvorstufen.

Beim **salzverlierenden AGS** kommt es in den ersten Lebenswochen bei beiden Geschlechtern zu einer Gedeihstörung mit Gewichtsstillstand, dann Gewichtsabnahme, Exsikkose und Erbrechen. Im Vollbild entsteht eine **Hyperkaliämie** und Herzrhythmusstörungen können auftreten. Initial geht Natrium und Wasser renal verloren, später kommt es zu einer **Hyponatriämie**. Im Gegensatz zum Erbrechen bei hypertrophischer Pylorus-

Im Kleinkindesalter kommt es bei beiden Geschlechtern sowohl beim AGS mit Salzverlust als auch beim einfach-virilisierenden AGS zur **Pseudopubertas praecox**. Diese ist Ausdruck der adrenalen Androgenüberproduktion. Im Gegensatz zu einer zentralen oder gonadotropinabhängigen Pubertas praecox bleiben Ovarien und Hoden unstimuliert und klein. Frühzeitig treten sekundäre Geschlechtsmerkmale mit Schambehaarung (prämature Pubarche) und großem Penis auf. Da beim Mädchen keine Östrogene gebildet werden, fehlen Vergrößerungen von Brust und Uterus, Abbruchblutungen bleiben aus. Die Androgene führen zu einer Beschleunigung von Wachstum und Knochenreifung mit Großwuchs. Auffällig sind Akne und eine tiefe Stimme (Stimmbruch). Die Kinder sind für ihr Alter ungewöhnlich muskulös. Es droht vorzeitiger Schluss der Epiphysenfugen mit frühem Ende der Wachstumsphase und Kleinwuchs im Erwachsenenalter. Bei schweren Infektionen sind die Kinder durch den Kortisolmangel gefährdet.

Im Erwachsenenalter leiden Frauen mit AGS häufig unter Zeichen der Virilisierung mit eingeschränkter Fertilität. Bei beiden Geschlechtern können Adenome der Nebennierenrinde auftreten; bei Männern Adenome der Hoden.

7.6 · Erkrankungen der Nebennierenrinde

> **Merke**
>
> Wenn bei Geburt oder bei einer Vorsorgeuntersuchung bei einem männlichen Kind keine Hoden zu tasten sind, muss daran gedacht werden, dass es sich um ein vollkommen virilisiertes Mädchen mit AGS handeln könnte.

■■■ Diagnostik. Beweisend sind enorm hohe **17-Hydroxyprogesteronspiegel** im Serum (Metabolit vor dem Enzymblock). Im Urin findet sich als entsprechendes Abbauprodukt vermehrt **Pregnantriol** und **Pregnantriolon**. Hinweis kann das Vorhandensein eines Uterus im Beckenultraschall des Neugeborenen sein.

Pränatal kann die Diagnose durch eine HLA-Bestimmung (falls ein Indexfall vorhanden ist) oder des Gendefekts aus DNA einer Chorionzottenbiopsie oder durch die Bestimmung von 17-Hydroxyprogesteron im Fruchtwasser erfolgen.

■■■ Therapie. Die Behandlung des AGS besteht in einer Substitution des vermindert produzierten Kortisols als **Hydrokortison** in der Dosis von 10–20 mg/m²/Tag. Bei der salzverlierenden Form muss zusätzlich ein Mineralokortikoid wie **Fludrokortison** gegeben werden. Bei Fieber und starker körperlicher Belastung muss die Dosis von Hydrokortison verdoppelt werden. Bei Mädchen sind operative Korrekturen am äußeren Genitale erforderlich. Diese sollten von einem erfahrenen Kinderchirurgen durchgeführt werden und mit Hinsicht auf eine normale Geschlechtsidentität des Kindes bis zum 2. Lebensjahr erfolgt sein. Nach Beendigung des Wachstums kann Hydrokortison durch **Prednison** ersetzt werden. Prednison ist billiger und muss nur 2 mal täglich eingenommen werden. Die Substitution ist regelmäßig und engmaschig zu überwachen (mindestens alle 3 Monate bis zum Alter von 2 Jahren, dann mindestens alle 6 Monate). Als Kriterien für die Beurteilung der therapeutischen Einstellung dienen die Wachstumsgeschwindigkeit, die Knochenreifung, die Ausscheidung von Pregnantriol im Sammelurin. Werte von 17-Hydroxyprogesteron im Serum sind wegen des diurnalen Rhythmus schwierig zu interpretieren, können jedoch aus Speichel gewonnen zur Kontrolle dienen, falls ein Profil mit mehreren Werten erhoben wird. Bei der salzverlierenden Form muss auch die Plasmareninaktivität regelmäßig kontrolliert werden.

Ziel der Behandlung des AGS ist die Verhinderung des lebensbedrohlichen Salzverlustes, die Verhinderung der postnatalen Virilisierung, das Erreichen einer zeitgerechten Pubertät mit einer normalen Körpergröße und einer normalen Fertilität.

Die **pränatale Therapie** mit Gabe von Dexamethason an die Mutter zur Verhinderung der genitalen Missbildungen beim weiblichen Embryo mit AGS sollte nur von erfahrenen Spezialisten durchgeführt werden.

> **Merke**
>
> Eine abnorme Wachstumsgeschwindigkeit bedeutet immer eine schlechte Einstellung des AGS. Zu schnelles Wachstum weist auf unregelmäßige Tabletteneinnahme oder eine zu niedrige Hydrokortisondosis hin, verzögertes Wachstum auf eine zu hohe Hydrokortisondosis oder ein baldiges Ende des Wachstums.

7.6.4 Enzymdefekte der Aldosteronsynthese

Ein Aldosteronmangel kommt am häufigsten im Rahmen eines salzverlierenden AGS vor. Er kann isoliert vorkommen, wenn einer der beiden letzten enzymatischen Schritte, die zur Bildung von Aldosteron aus Kortikosteron nötig sind, beeinträchtigt ist. Ein scheinbarer Aldosteronmangel liegt beim **Pseudohypoaldosteronismus** vor. Hier handelt es sich um eine Endorganresistenz; die Aldosteronspiegel sind hoch. In allen Fällen kommt es zu einem renalen Salzverlustsyndrom mit metabolischer Azidose.

7.6.5 Enzymdefekte der Androgensynthese

Da es sich um Enzyme handelt, die auch in den Gonaden exprimiert werden, besteht bei diesen Defekten immer auch eine Störung der Geschlechtsdifferenzierung (▶ s. Kap. 7.10). Zusätzlich kann ein AGS mit oder ohne Salzverlust bestehen.

7.6.6 Überfunktion der Nebennierenrinde

❯ Im Kindesalter ist das Cushing-Syndrom als Ausdruck des endogenen Kortisolexzesses selten. Häufiger ist das iatrogene Cushing-Syndrom durch langdauernde hochdosierte Glukokortikoidtherapie bei malignen oder rheumatischen Erkrankungen. Auch die ACTH-Behandlung beim

BNS-Leiden des Säuglings, einer speziellen Anfallserkrankung, kann ein Cushing-Syndrom erzeugen.

Das erste Zeichen einer übermäßigen endogenen Kortisolproduktion bei Kindern ist eine Wachstumsstörung, die Wachstumsgeschwindigkeit ist erniedrigt, die Knochenreifung verzögert. Bei der einfachen Fettsucht ist das Wachstum jedoch nicht gestört, diese Kinder wachsen meist sogar schneller und sind gegenüber den Altersgenossen in ihrer körperlichen Entwicklung etwas beschleunigt.

■■■ **Ursachen.** Zu einer NNR-Überfunktion kann einerseits eine zentrale Regulationsstörung mit vermehrter ACTH-Produktion führen, andererseits hormonproduzierende Tumoren der Nebennierenrinde. Im Kindesalter sind Tumoren der Nebenniere häufiger als die ACTH-bedingte Überfunktion. Das Krankheitsbild ist abhängig von der Art der vermehrt gebildeten Steroidhormone. Bei überwiegender Glukokortikoidproduktion kommt es zur Ausbildung eines Cushing-Syndroms. Bei überwiegender Produktion von Androgenen muss an ein adrenogenitales Syndrom, aber auch an einen virilisierenden Nebennierenrindentumor gedacht werden. Eine überwiegende Aldosteronproduktion kommt beim Conn-Syndrom und anderen seltenen Regulationsstörungen vor und ist vergesellschaftet mit einem arteriellen Hypertonus, einer Hypokaliämie und einer metabolischen Alkalose bei unterdrückter Plasmareninaktivität. Häufiger ist ein sekundärer Hyperaldosteronismus als Folge eines renalen Salzverlustes bei obstruktiver Uropathie (Hydronephrose, Zystenniere, Pyelonephritis).

■■■ **Klinik.** Beim Glukokortikoidexzess entsteht das Bild eines typischen **Cushing-Syndroms** (◘ Abb. 7.13). Die Patienten sind oft klein, die Wachstumsgeschwindigkeit war während längerer Zeit abnorm niedrig. Sie haben eine Stammfettsucht und ein gerötetes rundes Gesicht (Mondgesicht). Häufig bestehen etwas Akne und eine verstärkte Behaarung an Rücken, Armen und Beinen (Hypertrichose). Blassrote Striae distensae können im Gegensatz zum Erwachsenen fehlen.

■■■ **Diagnostik.** Eine einzelne Bestimmung von Serumkortisol ist wegen des diurnalen Rhythmus und wegen hoher Spontanwerte bei Stress wenig hilfreich. Diagnostisch sind starr erhöhte Serumkortisolkonzentrationen während des ganzen Tags ohne diurnalen Rhythmus, eine Erhöhung des freien Kortisols im Sammelurin und ein morgendlicher Kortisolwert, der sich durch Dexamethason nicht unterdrücken lässt (abnormer Dexamethasonhemmtest). Ein erhöhter ACTH-Wert deutet auf ein zentrales Cushing-Syndrom (sog. M. Cushing), meist bedingt durch ein basophiles Adenom des HVL, hin. Ein erniedrigter ACTH-Wert ist typisch bei einem peripheren Cushing-Syndrom, bedingt

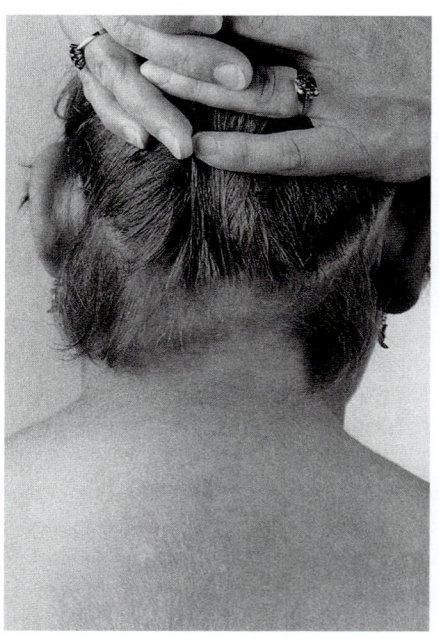
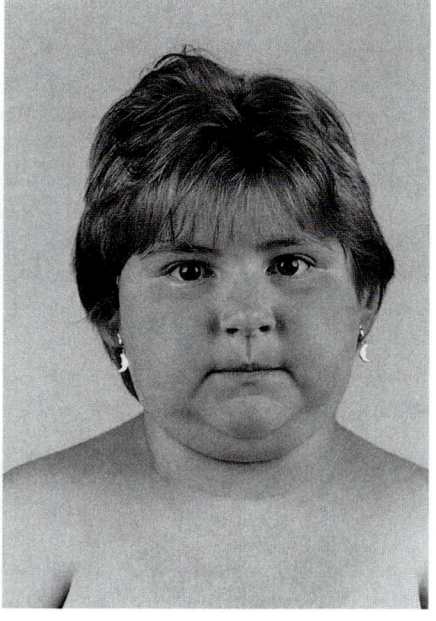

◘ Abb. 7.13. **Cushing-Syndrom** bei unilateraler NNR-Hyperplasie bei einem 9 jährigen Mädchen. Aufgefallen war eine starke Gewichtszunahme, ein vermindertes Längenwachstum, Striae distensae waren nicht vorhanden, jedoch Hypertrichose am Rücken

durch ein NNR-Adenom oder eine bilaterale noduläre Hyperplasie beider Nebennierenrinden. Eine ektope ACTH-Produktion kommt ganz selten vor.

Einen hohen Stellenwert hat auch die moderne Bildgebung: die kleinen Hypophysenadenome können häufig, aber nicht immer, mittels Kernspintomographie visualisiert werden; bei NNR-Adenomen gelingt dies oft bereits sonographisch und fast immer ebenfalls kernspintomographisch.

Die definitive Behandlung ist immer primär chirurgisch: transsphenoidale Exstirpation des HVL-Adenoms oder bei peripherem Cushing-Syndrom unilaterale oder bilaterale Adrenalektomie.

> **Merke**
>
> Adipöse, kleine, schlecht wachsende Kinder können eine Hormonstörung haben. Als Ursache kommen ein Cushing-Syndrom, eine Hypothyreose oder ein Wachstumshormonmangel in Frage. Adipöse, große, gut wachsende Kinder haben praktisch nie eine endokrine Erkrankung.

7.7 Erkrankungen des Nebennierenmarkes

Das Nebennierenmark ist neuroektodermaler Herkunft und dabei ein Abkömmling eines sympathischen Ganglioms. Tumoren des Nebennierenmarkes sind Neuroblastome beim Säugling und Kleinkind, sowie Phäochromozytome beim älteren Kind und beim Erwachsenen.

7.7.1 Neuroblastom

Das Neuroblastom ist neben den Leukämien und den Gliomen die dritthäufigste maligne Erkrankung im Kindesalter. Typischerweise kommen spontane Rückbildungen des Tumors vor.

■■■ **Klinik.** Nicht selten wird der vom Grenzstrang ausgehende Tumor zufällig bei einer Sonographie aus anderen Gründen oder bei der Palpation klinisch als Tumor in abdomine gefunden. In der Regel verursacht der Primärtumor keine Beschwerden, er kann aber frühzeitig metastasieren. Typisch sind dann knotige Hautmetastasen, Lebermetastasen oder Metastasen in die Augenhöhlen, was zu einer Protrusio bulbi führen kann. Allgemeinsymptome sind Fieber, Durchfall, Knochenschmerzen.

■■■ **Diagnostik.** Im Urin ist die Ausscheidung von Katecholaminen, wie DOPA, Dopamin und Vanillinmandelsäure, erhöht. Im Knochenmark finden sich typische rosettenartige Tumorzellnester. Bei der Suche nach der Lokalisation des Tumors kann eine MJBG (Metajodobenzoguanidin)-Szintigraphie hilfreich sein.

■■■ **Therapie.** Bei der Behandlung kommen Chemotherapie, Radiotherapie und Chirurgie zum Einsatz. Die Prognose ist umso günstiger, je jünger das Kind bei der Diagnosestellung war.

7.7.2 Phäochromozytom

Trotz seiner Seltenheit muss an diesen meist gutartigen Tumor auch im Kindesalter bei arterieller Hypertension gedacht werden. Familiäre Fälle kommen vor. Bei allen Fällen von medullärem Schilddrüsenkarzinom sollte nach dem gleichzeitigen Vorhandensein von oft bilateralen Phäochromozytomen gesucht werden. Gehäuftes Vorkommen wird bei Neurofibromatose, tuberöser Sklerose und Sturge-Weber-Syndrom beobachtet. Die Therapie ist chirurgisch.

7.8 Störungen in der Pubertät

7.8.1 Pubertas praecox

Definitionsgemäß handelt es sich um das Auftreten von Pubertätszeichen im Alter von unter 8 Jahren beim Mädchen und unter 9 Jahren beim Knaben. Man unterscheidet die echte Pubertas praecox von der Pseudopubertas praecox. Die normale Pubertät wird im Kapitel 1 beschrieben (▶ S.12).

■■■ **Ursachen.** Die echte oder zentrale Pubertas praecox ist immer durch eine verfrühte Ausschüttung von Gonadotropinen (LH und FSH) bedingt. Häufig ist die Ursache nicht bekannt oder idiopathisch. Bei Mädchen sind jedoch in 20 % und bei Knaben in bis zu 50 % der Fälle organische Läsionen im Hypothalamusbereich nachweisbar. Es kann sich um kleine Hamartome oder Gliome im Bereich des Tuber cinereum handeln, es können aber auch größere Tumoren wie Germinome vorhanden sein. Andere Ursachen sind Hydrozephalus, Zustand nach Schädelbestrahlung oder weitere ZNS-Läsionen.

■■■ **Klinik.** Brustdrüsenvergrößerung und Vergrößerung der Hoden treten vorzeitig auf. In unterschiedlichem Tempo schreitet die Pubertät dann fort. Es folgen Entwicklung der sekundären Geschlechtsmerkmale mit Wachstumsspurt bei beiden Geschlechtern. Die Kinder sind häufig sehr groß (◘ Abb. 7.14). Die Menarche tritt bald auf und ist gefolgt von menstruellen Zyklen. Mädchen und Knaben können in ungewöhnlich jungem Alter fertil sein. Die Epiphysenfugen schließen sich frühzeitig, das Wachstum kommt zum Stillstand, als Erwachsene sind die Patienten kleinwüchsig. Psychisch sind die Kinder altersentsprechend. Es besteht eine Diskrepanz zwischen somatischer und psychischer Entwicklung, was nicht nur dem Kind selbst Probleme schafft, sondern auch für die Eltern und das Umfeld schwierig zu verstehen ist. Frühreife Mädchen sind der Gefahr des sexuellen Missbrauchs ausgesetzt.

■■■ **Diagnostik.** Die Gonadotropine sind häufig bereits basal bei beiden Geschlechtern für das Alter erhöht, beim Mädchen ist Östradiol, beim Knaben Testosteron im Serum nachweisbar. Typischerweise steigen die Gonadotropine nach intravenöser Gabe von LHRH stark an (LHRH-Test), LH mehr als FSH. Das Knochenalter kann zu Beginn noch altersentsprechend sein, entwickelt sich dann oft beschleunigt vorwärts. Bei der Ultraschalluntersuchung der Beckenorgane sind Ovarien und Uterus für das Alter vergrößert. Eine Kernspintomographie des Schädels ist obligat.

■■■ **Therapie.** Heute stehen hochwirksame LHRH-Analoga zur Verfügung. In Deutschland ist Leuprorelin (Enantone) zur Behandlung der zentralen Pubertas praecox zugelassen. Dieses Präparat kann monatlich einmal in Depotform subkutan gespritzt werden und verhindert durch dauerhafte feste Bindung an die LHRH-Rezeptoren am HVL die Ausschüttung von Gonadotropinen (»down regulation«). Vor Therapiebeginn ist jedoch eine Beobachtungsperiode von einigen Monaten wichtig. Es gibt langsam verlaufende, nicht therapiebedürftige Formen der Frühentwicklung.

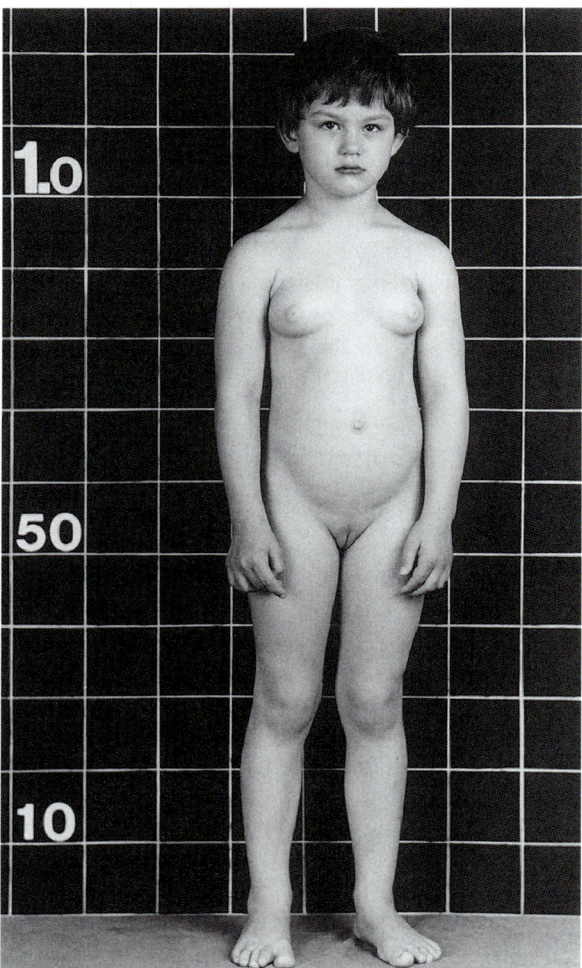

◘ **Abb. 7.14. Zentrale Pubertas praecox**
bei einer 4 jährigen Patientin mit einem Knochenalter von knapp 8 Jahren. Sie wurde erfolgreich während 6 Jahren mit einem LHRH-Analogon behandelt und erreichte eine Endlänge von 169 cm im Alter von 14 Jahren

7.8.2 Pseudopubertas praecox

Wie bei der zentralen Pubertas praecox treten frühzeitig Zeichen der sexuellen Entwicklung auf. Die Bildung der Sexualhormone ist jedoch peripher gesteuert und erfolgt **gonadotropinunabhängig**.

Eine erhöhte Androgenproduktion kann bedingt sein durch ein adrenogenitales Syndrom, einen virilisierenden Nebennierenrinden- oder Ovarialtumor, oder durch einen Leydigzelltumor. Androgene verursachen bei Knaben eine isosexuelle, beim Mädchen eine heterosexuelle Pseudopubertas praecox.

Eine erhöhte Östrogenproduktion ist häufig durch einen Granulosazelltumor des Ovars bedingt. Ganz selten sind östrogenproduzierende Tumoren der Nebennieren. Zu denken ist auch an eine exogene Östrogenzufuhr (Medikamente, Phytoöstrogene in verdorbenem Getreide). Östrogene verursachen bei Mädchen eine isosexuelle, beim Knaben eine heterosexuelle Pseudopubertät.

7.8.3 Partielle Frühreife

■■■ **Prämature Thelarche.** Darunter versteht man eine frühzeitige isolierte Brustdrüsenschwellung. Diese kann als Säuglingsthelarche vorkommen oder typischerweise bei Mädchen im Alter von 1–2 Jahren, häufig bei ehemaligen Frühgeburten. Eine Rückbildung erfolgt meistens nach mehreren Monaten. Andere Pubertätszeichen und ein Wachstumsspurt fehlen. Als Ursache kommt eine vorübergehende Östrogenproduktion in kleinen Ovarialzysten in Frage. Wichtig ist eine längerfristige klinische Beobachtung, was oft eingreifende und teure Laboruntersuchungen erspart.

■■■ **Prämature Pubarche.** Hier handelt es sich um ein vorzeitiges Auftreten von Schamhaaren. Etwas Akne kann vorhanden sein, andere Zeichen der Virilisierung fehlen. Es besteht kein Wachstumsspurt, das Knochenalter ist altersentsprechend. Echte Pubertätszeichen treten zur normalen Zeit auf. Die Ursache ist meist unklar.

Die **Pubertätsgynäkomastie** bei Knaben ist ein vorübergehendes Phänomen, kann jedoch beim Patienten selbst zu großer Verunsicherung führen. Häufig werden solche Buben gehänselt und ziehen sich vom Sport zurück. Bei adipösen Jungen ist das Bild durch die zusätzliche Fettbrust verstärkt. Die Rückbildung erfolgt meist innerhalb von 1–2 Jahren. Differentialdiagnostisch muss ein Klinefelter-Syndrom ausgeschlossen werden. Brustdrüsenkarzinome kommen in der Pubertät praktisch nicht vor und sind beim Mann äußerst selten. Therapeutisch kommt bei starkem Leidensdruck eine subareoläre Mammaexstirpation durch einen erfahrenen plastischen Chirurgen in Frage. Antiöstrogene und Aromatasehemmer wirken nur partiell und ungenügend.

> **Merke**
>
> Bei 6 von 10 Knaben kommt es in der Pubertät zur vorübergehenden Brustdrüsenschwellung. Diese stellt in der Regel eine harmlose, sich spontan zurückbildende Entwicklungsvariante dar.

Eine Brustdrüsenschwellung beim präpubertären Knaben ist im Gegensatz zur Pubertätsgynäkomastie immer pathologisch und muss intensiv abgeklärt werden.

7.8.4 Pubertas tarda

Dieser Begriff ist rein deskriptiv. Ein Auftreten von Pubertätszeichen nach dem 14. Lebensjahr beim Mädchen oder nach dem 15. Lebensjahr beim Knaben gilt als verspätet, weil es außerhalb der normalen zeitlichen Schwankungsbreite liegt. Häufig liegt eine konstitutionelle Entwicklungsverzögerung vor. Differentialdiagnostisch muss jedoch an einen Hypogonadismus, bei dem die Pubertät nicht spontan eintreten wird, gedacht werden. Weitere endokrine Ursachen, die mit Kleinwuchs, Verzögerung der Knochenreifung und verzögerter Pubertätsentwicklung einhergehen, sind Wachstumshormonmangel, Hypothyreose, schlecht eingestellter Diabetes mellitus, Cushing-Syndrom. Alle schweren chronischen systemischen Erkrankungen können eine verspätete oder ausbleibende Pubertätsentwicklung verursachen. Beispiele sind Mangelernährung, Anorexia nervosa, Zöliakie, M. Crohn, zystische Fibrose, entzündliche Erkrankungen, Nierenerkrankungen.

7.8.5 Konstitutionelle Entwicklungsverzögerung

Dies ist eine häufige Variante der Norm. Frühzeitig fällt im Kleinkindesalter die Wachstumsgeschwindigkeit ab, die Knochenreifung entwickelt sich verzögert. Fast immer lag bereits bei den Eltern eine Spätentwicklung vor (Menarche nach dem 14. Lebensjahr bei der Mutter, erhebliches Wachstum nach Schulaustritt beim Vater). Ansonsten macht das Kind einen vollkommen gesunden Eindruck. Später wächst es wiederum regulär, ist aber für das chronologische Alter zu klein. Wenn die Eltern groß sind, fällt dies nicht stark auf. Sind die Eltern von normaler Größe oder klein, sind Kinder mit konstitutioneller Entwicklungsverzögerung kleinwüchsig. Dieser Kleinwuchs verstärkt sich relativ im späteren Kindesalter, weil der pubertäre Wachstumsspurt auf sich warten lässt. Knaben fallen stärker auf als Mädchen, weil sie physiologischerweise einen um 2 Jahre späteren Wachstumsspurt haben. Gerade im späteren Kindesalter wird der Leidensdruck oft sehr stark. Eine elektive Behandlung mit Oxandrolone, einem wachstumsstimulierenden Anabolikum, mit Östrogenen oder Testosteron in niedriger Dosierung kann hilfreich sein und den Besuch beim Psychiater ersparen. Diese Behandlungen beschleunigen vorübergehend die Wachstumsgeschwindigkeit, beeinflussen aber die Endlänge nicht. Das beste Vorgehen besteht jedoch in Beruhigung von Kind und Familie mit Abwarten. Schließlich treten Pubertätszeichen dann auf, es kommt zum pubertären Wachstumsspurt, verspätet wird eine normale Endlänge innerhalb des familiären Zielbereichs erreicht.

7.9 Hypogonadismus

> Das gesunde Kind hat einen physiologischen Hypogonadismus und entwickelt seine erwachsene Gonadenfunktion in der Pubertät. Da die Pubertätsentwicklung bezüglich Beginn und Dauer individuell verschieden ablaufen kann, sollte keine zu frühe und zu eingreifende Diagnostik erfolgen. Werden bei der Bestimmung von Sexualhormonen Normen von Erwachsenen verwendet, ergibt sich ein vollkommen falsches Bild. Jede ungerechtfertigte Hormonbehandlung sollte unterbleiben.

7.9.1 Primärer Hypogonadismus

Ein primärer oder hypergonadotroper Hypogonadismus besteht, wenn die Gonade selbst geschädigt ist. Wegen des Regelkreises kommt es bei einer Verminderung der im Blut zirkulierenden Sexualsteroide zu einer Erhöhung der Gonadotropinsekretion. Bei der empfindlichen Einstellung des hypothalamischen Gonadostats im Kindesalter ist diese Erhöhung der Gonadotropine auch bei Fehlen von Gonaden zwischen dem 4. bis 10. Lebensjahr wenig oder nicht ausgeprägt, bei jüngeren oder älteren Kindern aber meist eindeutig vorhanden.

7.9.2 Primärer Hypogonadismus beim Knaben

Entsprechend den zwei Hauptfunktionen des Hodens gibt es Krankheiten, die sowohl den Tubulusapparat als auch die Testosteronproduktion in den Leydig-Zellen betreffen, sowie Störungen, die vorwiegend eine dieser beiden Funktionen schädigen. Eine isolierte Schädigung des Keimepithels führt zur Sterilität ohne sonstige Symptome.

Im Kindesalter wirkt sich eine Schädigung der Leydig-Zellen oder das Fehlen des ganzen Hodens vorerst gar nicht auf Entwicklung und Wachstum aus. Kommt die Testosteronproduktion später nicht in Gange, treten keine sekundären Geschlechtsmerkmale auf. Das äußere Genitale bleibt infantil, die Körperbehaarung ist gering, weil nur durch adrenale Androgene bedingt, die Stimme bleibt hoch. Die Muskulatur ist wenig ausgeprägt, die Extremitäten wachsen mehr als der Stamm, was zu eunuchoiden Körperproportionen mit übermäßig langen Armen und Beinen führt. Da die Epiphysenfugen offen bleiben, kommt es häufig zum Hochwuchs. Bereits im frühen Erwachsenenalter tritt bei Testosteronmangel eine Osteoporose auf.

Das **Klinefelter-Syndrom** (▶ vgl. S. 29) ist die häufigste Form des primären Hypogonadismus beim Knaben und kommt bei 1:800 männlichen Neugeborenen vor. Die Ursache ist eine Chromosomenstörung mit dem Vorliegen eines Karyotyps 47,XXY. Bei Geburt und im Kindesalter sind die Knaben äußerlich unauffällig. Verhaltensauffälligkeiten können vorkommen. Die Pubertät beginnt meist zeitgerecht, in vielen Fällen sind Virilisierung und Testosteronproduktion initial vollkommen normal, die Gonadotropine, vor allem FSH, sind stark erhöht. Die Hoden bleiben klein (unter 4 ml). Im Erwachsenenalter kann eine Testosteronsubstitution notwendig werden, auch zur Verhinderung einer frühen Osteoporose. Eine Infertilität ist obligat, das Tubulusepithel ist fibrotisch. Häufig wird die Diagnose verpasst oder zufällig gestellt bei einer Amniozentese, bei der Einmusterungsuntersuchung zum Militärdienst oder im Rahmen einer Fertilitätsabklärung. Durch die pränatale Diagnostik werden Genetiker und Pädiater zunehmend mit der Problematik der genetischen Beratung betroffener Eltern konfrontiert.

7.9.3 Hodenhochstand

Ein Hodenhochstand, auch Maldescensus testis oder Retentio testis genannt, findet sich bei etwa 3% aller neugeborenen Knaben, besonders häufig bei Frühgeborenen. In den ersten Lebensmonaten kommt es in vielen Fällen zum spontanen Deszensus, so dass am Ende des 1. Lebensjahres weniger als 1% der Knaben nicht deszendierte Hoden haben. In einigen Fällen verhindern anatomische Hindernisse den normalen Deszensus, so dass die Hoden ektop zu liegen kommen.

Von **Kryptorchismus** spricht man, wenn die Hoden auch bei sorgfältiger Palpation in warmer Umgebung und bei ruhigem Kind nicht zu finden sind. Sie können in der Bauchhöhle liegen oder ganz fehlen (Anorchie). In diesen Fällen kann ein hCG-Test hilfreich sein. Nach dem Spritzen von hCG (humanes Choriongonadotropin) kommt es schon im Kleinkindesalter zum Ansteigen von Testosteron im Serum, falls funktionierende Leydig-Zellen und damit Hodengewebe vorhanden sind. Ist der hCG-Test bei Kryptorchismus positiv, müssen die Hoden laparaskopisch gesucht und nach Möglichkeit skrotal verlagert werden. Ein Hoden im Leistenkanal wird als **Leistenhoden** bezeichnet. Falls sich ein solcher Hoden durch Druck von kranial in den Hodensack verlagern lässt, bei Loslassen des Druckes aber sofort wieder in den Leistenkanal oder vor den äußeren Leistenring zurückspringt, liegt ein **Gleithoden** vor. In allen diesen Fällen ist eine Behandlung angezeigt. Falls die Hoden bis zum Ende des 2. Lebensjahres nicht orthotop im Skrotum liegen, besteht die Gefahr einer dauerhaften Tubulusschädigung mit möglicher späterer Infertilität.

Die Therapie besteht in intramuskulärer Gabe von hCG in wöchentlichen Abständen während 5 Wochen. Die Dosis ist altersabhängig. Der Therapieerfolg liegt insgesamt bei etwa 50 %. Alternativ kann auch eine intranasale Behandlung mit LHRH (Kryptocur) erwogen werden. Diese Behandlung ist für die kleinen Knaben nicht unbelastend, hat eine schlechte Compliance, die Erfolgsquote ist nicht besser als bei hCG, die Kosten sind um ein vielfaches höher. Kommt es zu keinem Deszensus, sollte am Ende des 2. Lebensjahres eine **Funikulo-Orchidolyse mit Orchidopexie** durchgeführt werden. Wegen der Gefahr der operativen Hodenschädigung mit nachfolgender Hodenatrophie sollte der Eingriff nur von erfahrenen Kinderchirurgen ausgeführt werden.

Eine Variante der Norm stellt der **Pendelhoden** dar. In diesen Fällen können die Hoden bei der Untersuchung nicht palpabel oder sehr hochstehend sein. Bei Druck von kranial lässt sich der Hoden ins Skrotum verlagern, wo er mehrere Sekunden verweilt. Auf Kremasterreiz zieht sich der Hoden sehr prompt wieder nach kranial. Solche Pendelhoden sind nicht therapiebedürftig. Die Untersuchung kann jedoch bei unruhigem Kind oder kalter Umgebung häufig sehr schwierig sein. Bis zum 6. Lebensjahr sind Patienten mit Pendelhoden jährlich zu kontrollieren, da sich aus einem Pendelhoden gelegentlich doch ein therapiebedürftiger Gleithoden entwickeln kann.

7.9.4 Primärer Hypogonadismus beim Mädchen

Eine gonadale Funktionsstörung infolge primärer Ovarialinsuffizienz beim sonst gesunden Mädchen mit normalem 46,XX-Chromosomensatz ist sehr selten. Die häufigste Ursache für den gestörten Ablauf der sexuellen Reifung ist das Ullrich-Turner Syndrom.

Ullrich-Turner Syndrom

■■■ **Ursache.** Es liegt eine gonosomale Chromosomenaberration vor. Im klassischen Fall fehlt ein X-Chromosom, der Karyotyp lautet dann 45,X (▶ vgl. S. 28). Häufig liegen Mosaike vor, Deletionen und Ringchromosomen. Gemeinsam ist allen das Fehlen des kurzen Armes bei einem der X-Chromosomen. Die Häufigkeit beträgt 1 : 3000 aller Mädchen.

■■■ **Klinik.** Bei Geburt fallen gelegentlich Ödeme an Hand- und Fußrücken auf. Phänotypisch handelt es sich um Mädchen mit einem deutlichen Kleinwuchs (◘ Abb. 7.15). Der kurze Hals erscheint oft sehr breit; manchmal findet sich ein »Pterygium colli«, eine Hautduplikatur zwischen Mastoid und Schultern. Der Thorax kann schildförmig verbreitert sein, die Mamillen sind hypoplastisch und stehen weit auseinander. Der Haaransatz im Nacken ist typischerweise nach oben gerichtet, das aber sieht man auch bei vielen gesunden Menschen. Die oft dysplastischen Ohren sitzen relativ tief. Am Ellbogengelenk zeigt sich häufig eine deutliche Abwinkelung der Unterarme nach außen (Cubita valga). Oft sind die Zeichen sehr diskret, so dass nur eine Chromosomenanalyse weiterhelfen kann.

Charakteristische Fehlbildungen an inneren Organen sind Aortenisthmusstenose, Fehlmündungen der Lungenvenen und Nierenfehlbildungen (Doppelnieren, Hufeisennieren). Alle diese Zeichen sind nicht obligat. Praktisch obligat dagegen sind die **Gonadendysgenesie** und der **Kleinwuchs**. Anstelle der Ovarien finden sich bindegewebige Stränge ohne germinatives Epithel. Tuben und Uterus sind infantil. Weil in den allermeisten Fällen keine Östrogene gebildet werden, kommt es nicht zur Pubertät; der Pubertätswachstumsschub bleibt aus.

■■■ **Diagnostik.** Für die Diagnose beweisend ist allein die Chromosomenkultur. Falls ein Mosaik mit Y-Chromosomenanteilen besteht, sollte rasch nach der Diagnosestellung eine Entfernung beider Gonadenstränge er-

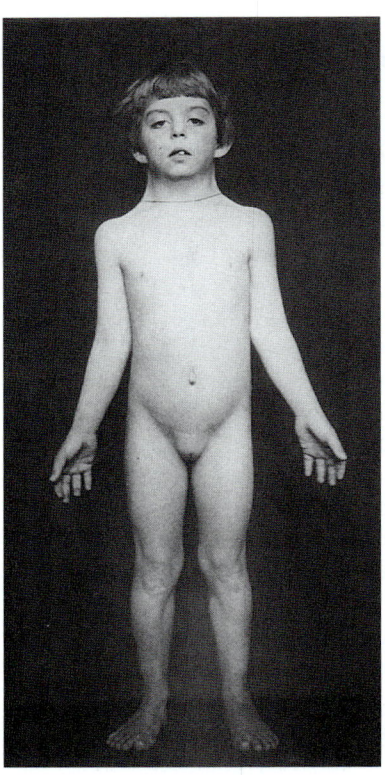

Abb. 7.15. 8 jährige Patientin mit den typischen Stigmata des Ullrich-Turner-Syndroms.
Es handelt sich um die von O. Ullrich in der Zeitschrift für Kinderheilkunde 1930 erstmals beschriebene Patientin. Das Mädchen ist klein, hat eine antimongoloide Stellung der Lidachsen mit Lidptose, schlecht modellierte Ohren, eine typische seitliche Hautfalte am Nacken (Pterygium colli), einen gedrungenen breiten Körperbau mit angedeutetem Schildthorax und weit auseinander liegenden Mamillen (Mamillae alatae), sowie überstreckbare Ellenbogengelenke (Cubita valga)

folgen. In diesen Fällen können nämlich schon bei sehr jungen Mädchen Gonadoblastome auftreten. Bei gestellter Diagnose sollten ein EKG, sowie eine Sonographie von Herz und Nieren durchgeführt werden.

■■■ **Therapie.** Das Ullrich-Turner-Syndrom stellt in vielen Ländern eine Indikation zur Behandlung mit rekombinantem Wachstumshormon dar. Da kein Wachstumshormonmangel besteht, sind doppelt so hohe Dosen wie beim klassischen Wachstumshormonmangel nötig. Die Behandlungsdauer kann mit Zugabe von Oxandrolone zeitlich etwas abgekürzt werden. Viele Patientinnen, die früher unbehandelt eine Endgröße um 145 cm erreichten, werden unter der Behandlung jetzt über 150 cm groß. Die Pubertät muss mit Östrogenen eingeleitet werden, wobei diese nicht zu früh gegeben werden sollten, da sich die Epiphysenfugen sonst sehr rasch schließen und das Wachstum aufhört. Die Östrogensubstitution sollte aber aus psychologischen Gründen auch nicht später als mit 14 Jahren begonnen werden. Wegen sonst drohender Osteoporose ist eine lebenslängliche Behandlung mit einem Östrogen-Gestagen-Substitutionspräparat nötig. Obwohl die überwiegende Mehrzahl der Patientinnen steril sind, sind Schwangerschaften bei Müttern mit Ullrich-Turner-Syndrom beschrieben.

7.9.5 Sekundärer Hypogonadismus

Bei beiden Geschlechtern ist ein isolierter Ausfall der Gonadotropinsekretion bekannt. Das Krankheitsbild entspricht dem der primären Gonadeninsuffizienz. Gleichzeitige Anosmie (Riechverlust) lässt an eine hypothalamische Störung denken **(Kallmann-Syndrom)**. Oft ist der sekundäre Hypogonadismus vergesellschaftet mit dem Ausfall mehrerer oder aller Hormone des Hypophysenvorderlappens **(Panhypopituitarismus)**. Passagere Formen des sekundären Hypogonadismus treten bei vielen anderen hormonellen oder systemischen Erkrankungen auf, wie unter Pubertas tarda beschrieben.

7.10 Geschlechtliche Differenzierung

❯ Die Entwicklung des Genitale vollzieht sich von der 6.–12. Schwangerschaftswoche und wird primär durch den Karyotyp determiniert. An der weiteren Differenzierung sind Enzyme, Hormone und Rezeptoren beteiligt. Störungen auf einer oder mehreren Stufen der Entwicklung führen meistens unabhängig von der Konstellation der Geschlechtschromosomen zur Ausprägung intersexueller (weder eindeutig männlich noch eindeutig weiblich) oder weiblicher äußerer Geschlechtsmerkmale.

Die Differentialdiagnose und die Behandlung von Störungen der somatischen sexuellen Entwicklung sind schwierig und sollten nur in einem Zentrum mit enger Zusammenarbeit zwischen pädiatrischen Endokrinologen, Genetikern, Kinderchirurgen und Psychologen erfolgen. Ein Neugeborenes mit intersexuellem Genitale ist immer ein psychosozialer Notfall.

7.10.1 Physiologie der geschlechtlichen Differenzierung

Der Mensch hat mindestens 5 Geschlechter, die im Idealfall übereinstimmen:
- das *chromosomale oder genetische* Geschlecht,
- das *gonadale* Geschlecht,
- das *phänotypische oder äußerliche* Geschlecht,
- das *standesamtliche* Geschlecht (Namensgebung) und
- das *psychologische* Geschlecht (Geschlechtsidentifizierung und Geschlechtsrolle).

Chromosomale Faktoren (SF-1, WT-1) sind bereits notwendig, damit sich die undifferenzierte, bipotentiale Gonade bildet. Ob die Determinierung der Gonade in weiblicher (Ovar) oder männlicher Richtung (Hoden) abläuft, hängt wesentlich vom Vorhandensein von SRY, früher TDF oder Testis-determinierender Faktor genannt, auf dem kurzem Arm des Y-Chromosoms ab (Abb. 7.16). Fehlt das Y-Chromosom oder ist das SRY-Gen mutiert oder deletiert, entwickelt sich die gonadale Anlage zum Ovar.

Anti-Müller-Hormon (AMH)

Dieses Hormon wird von den Sertoli-Zellen im fetalen Hoden gebildet und bewirkt die Rückbildung der **Müller-Gänge**, die ursprünglich auch beim Knaben angelegt sind. Derivate der Müller-Gänge sind Eileiter, Uterus und oberer Vaginalanteil. Selten kommt ein angeborener Defekt der AMH-Bildung bei sonst normaler Hodenfunktion vor. Bei sonst gesunden Knaben oder Männern kann dann als Zufallsbefund bei Operationen oder Sektionen ein Uterus mit Eileitern entdeckt werden (Ovidukt-Persistenz).

Testosteron und Dihydrotestosteron (DHT)

Die Leydig-Zellen des fetalen Hodens bilden früh aus Cholesterin Testosteron. Dazu sind mehrere Enzymschritte notwendig. Testosteron bewirkt die weitere Differenzierung der **Wolff-Gänge** zu Samenstrang, Nebenhoden und Prostata. Sowohl AMH und Testosteron wirken in dieser Phase der Genitalentwicklung lokal auf die Anlage der gleichen Seite. Fehlt einseitig eine funktionierende Hodenanlage, so bleiben auf dieser Seite die Müller-Gänge erhalten und die Wolff-Gänge, die nun nicht durch Testosteron in ihrer Entwicklung gestützt werden, gehen unter.

Das äußerliche männliche Genitale mit Penis, Harnröhre und Skrotum entwickelt sich aus Genitalhöcker und Genitalfalten unter der Einwirkung von Dihydrotestosteron. Dieses Hormon ensteht aus Testosteron durch das in diesen Geweben aktiv vorhandene Enzym 5α-Reduktase. Fehlen Testosteron oder die 5α-Reduktase, dann bildet sich aus den Anlagen ein weibliches äußeres Genitale mit Klitoris, Labia minora und majora (Abb. 7.16).

7.10.2 Störungen der sexuellen Differenzierung

Störungen des genetischen Geschlechts

Störungen des genetischen oder chromosomalen Geschlechts können Folge einer abnormen Anzahl von Geschlechtschromosomen sein, es können Anteile des Y- oder X-Chromosoms verloren gehen. Andererseits kann eine ungestörte sexuelle Entwicklung bei heterosexueller chromosomaler Konstellation beobachtet werden: es gibt XX-Männer, aber auch XY-Frauen. In vielen Fällen ist dies durch die Anwesenheit oder das Fehlen des SRY-Gens erklärbar.

Wenn SRY nachgewiesen wird, ist unabhängig von der Anzahl der X-Chromosomen die Voraussetzung für die Differenzierung eines männlichen Genitales gegeben. Es können aber Funktionsstörungen der Hoden bestehen, wie beim Klinefelter-Syndrom (Karyotyp 47,XXY).

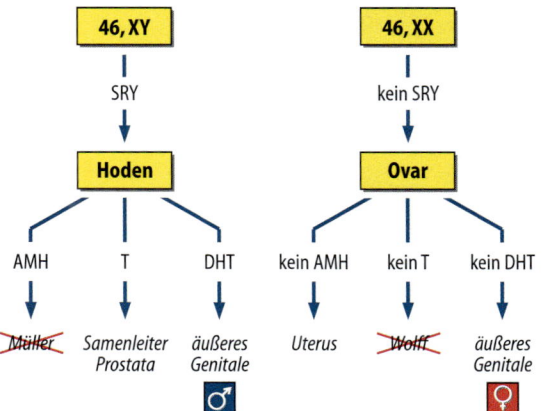

Abb. 7.16. Schema der normalen sexuellen Differenzierung. Ist ein Y-Chromosom vorhanden, so wird SRY gebildet, es entwickeln sich Hoden. Das Anti-Müller-Hormon (AMH) zerstört die Anlagen der Müller-Gänge. Testosteron (T) fördert die Entwicklung der Wolff-Strukturen. Das Dihydrotestosteron (DHT) bewirkt die Entwicklung des äußeren männlichen Genitale

Je höher die Anzahl der X-Chromosomen, desto stärker entwickeln sich zusätzliche allgemeine Krankheitszeichen wie intellektuelle Retardierung oder Hochwuchs. Beim Ullrich-Turner-Syndrom (45,X0) sind nur bindegewebige Gonaden angelegt.

Wenn 2 Zelllinien (z. B. 45,X0/46,XY) im Körper vorhanden sind, so ist dies als Folge einer Verschmelzung zweier befruchteter Eizellen zu verstehen (Chimärismus). Patienten mit einer solchen gemischten Gonadendysgenesie können sich phänotypisch weiblich, intersexuell oder rein männlich entwickeln. Es können reine Hoden vorhanden sein oder auch dysgenetische Gonaden, die zur Entartung neigen und frühzeitig entfernt werden müssen.

Störungen des gonadalen Geschlechts

Beim **echten Hermaphroditismus** sind gleichzeitig Hoden- und Eierstockanteile angelegt. Diese können isoliert als Ovar auf der einen und als Hoden auf der anderen Körperseite bestehen. Viel häufiger sind jedoch ein- oder beidseitige Ovotestes (Mischgonaden). Die Ursache einer solchen seltenen Störung ist unklar. Die Individuen haben immer ein intersexuelles Genitale, oft mit deutlicher Phallusbildung. Gelegentlich findet sich im Karyotyp ein echter Chimärismus 46,XY/46,XX, viel häufiger ist jedoch der Karyotyp 46,XX. Dabei ist zu berücksichtigen, dass der Karyotyp meistens in Lymphozyten des peripheren Blutes bestimmt wird und in anderen Geweben durchaus eine andere Chromosomenkonstellation vorliegen kann.

Störungen des phänotypischen Geschlechts

Unter Pseudohermaphroditismus werden Störungen der sexuellen Entwicklung zusammengefasst, die darin bestehen, dass das äußere Genitale eines chromosomal und gonadal männlichen Individuums nicht oder zuwenig virilisiert ist (*Pseudohermaphroditismus masculinus*), das äußere Genitale eines chromosomal und gonadal weiblichen Individuums dagegen übermäßig virilisiert erscheint (*Pseudohermaphroditismus femininus*) (Abb. 7.17).

■■■ **Pseudohermaphroditismus masculinus.** Als Ursache kommen folgende Störungen in Frage:
- Fehlen der Leydig-Zellen (*Leydigzellhypoplasie* oder *-aplasie*) oder Defekt des hCG/LH-Rezeptors an den Leydig-Zellen: eine Testosteronproduktion ist schon intrauterin nicht möglich.
- *Enzymdefekt in der Testosteronsynthese*. Das Schema der Abb. 7.10 lässt verstehen, dass bei Defekten der Enzyme 1,2,3, sowie 7 und 8 zuwenig Testosteron gebildet wird. Bei den ersten drei dieser Defekte ist die

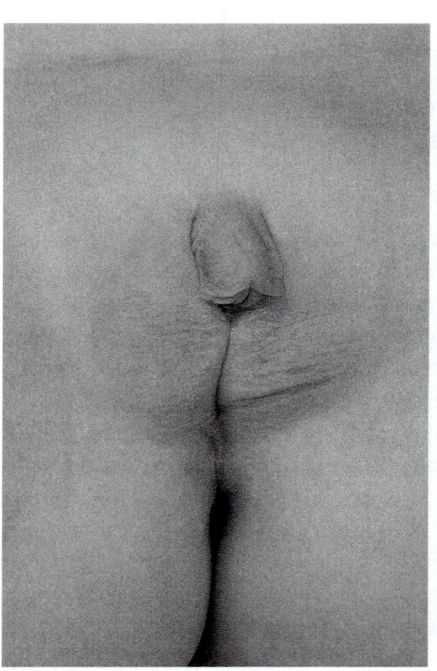
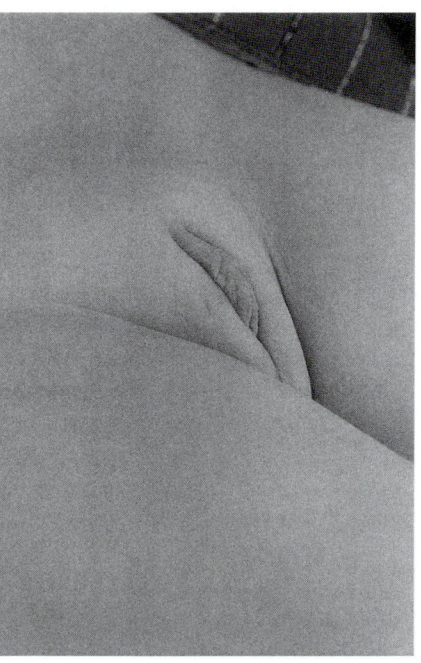

Abb. 7.17. Intersexuelles äußeres Genitale. Eine derartige Veränderung findet sich bei genetisch männlichen Individuen durch unvollständige Virilisierung (Pseudohermaphroditismus masculinus), oder aber bei genetisch weiblichen Individuen durch intrauterine Virilisierung (Pseudohermaphroditismus femininus)

Bildung weiterer Steroidhormone betroffen. Es handelt sich um seltene Erkrankungen. Eine Analyse der Steroidmetabolite in Blut und Urin gestattet die Lokalisierung des Enzymdefektes.
- *Defekt in der Metabolisierung von Testosteron zu Dihydrotestosteron (5α-Reduktasemangel).* Wegen des Fehlens von Dihydrotestosteron bleibt die Entwicklung des Phallus und die Fusion der Genitalfalten zum Skrotum aus.
- *Androgenrezeptordefekte.* Testosteron und Dihydrotestosteron binden an den intrazellulären Androgenrezeptor, der sich dann an die DNA bindet und die Transkription androgenabhängiger Gene veranlasst.

Die komplette Androgenresistenz führt zur sog. testikulären Feminisierung. Die Individuen haben einen normalen männlichen Chromosomensatz und normal funktionierende Hoden. Obwohl hohe Testosteronspiegel vorhanden sind, erkennen die Zellen den Spiegel nicht, da der Rezeptor defekt ist. Das innere Genitale ist männlich, das normal vorhandene AMH hat zu einer Rückbildung der Müller-Gänge geführt, ein Uterus ist also nicht vorhanden. Das äußere Genitale ist weiblich, eine rudimentäre Vagina angelegt. Gelegentlich werden solche Frauen erst anlässlich der Abklärung einer primären Amenorrhö entdeckt. Gelegentlich fallen die Kinder einem aufmerksamen Kinderchirurgen auf, der bei der Operation einer Leistenhernie bei einem Mädchen einen prolabierten Hoden findet. Individuen mit Androgenresistenz zeigen eine gute Brustentwicklung, da genügend Androgene als Vorläufer von Östrogenen gebildet werden. Bei Diagnosestellung sollten die Hoden entfernt werden, da rasch isosexuelle Verhältnisse geschaffen werden sollten und die Hoden bei diesen Individuen nach der Pubertät häufig entarten. Eine lebenslängliche Östrogensubstitution ist notwendig. Da der Androgenrezeptor X-chromosomal kodiert wird, ist eine genetische Beratung der Familie nötig. Die Familie sollte bei Diagnosestellung und die Betroffenen sobald das entsprechende Verständnis besteht voll über die Situation aufgeklärt werden.

Die inkomplette oder partielle Androgenresistenz kann als Intersexualität unterschiedlichen Grades in Erscheinung treten. Es sind eine Vielzahl von Defekten im Androgenrezeptor beschrieben worden. Erschwerend hinzu kommt eine sehr schlechte Korrelation von Genotyp zu Phänotyp. Im Einzelfall kann also die Entscheidung über die Geschlechtszuordnung und die entsprechende Behandlung sehr schwierig sein.

> **Merke**
>
> Wenn die pränatale Diagnostik eine 46,XY-Konstellation ergibt, das Neugeborene dann aber augenscheinlich weiblich ist, sind meist eine testikuläre Feminisierung oder ein ausgeprägter Defekt der Testosteronsynthese Ursache des vorliegenden Pseudohermaphroditismus masculinus.

Der Pseudohermaphroditismus femininus wird vor allem durch das adrenogenitale Syndrom bei 21-Hydroxylasemangel verursacht. Die Genitalveränderungen sind die Folge der Überproduktion adrenaler Androgene.

Bei einem androgenbildenden Nebennierenrinden- oder Ovarialtumor der Mutter kann das äußere Genitale des Fetus vermännlichen. Auch Medikamente mit anaboler oder virilisierender Wirkung in der Frühschwangerschaft können das Genitale eines weiblichen Feten vermännlichen.

7.10.3 Behandlung der Intersexualität

Diese hat zum Ziel, dem Patienten zu einer eindeutigen geschlechtlichen Rolle zu verhelfen und ihm auch ein Optimum an sexueller Funktion zu ermöglichen. Diesem Ziel wird am besten Rechnung getragen, wenn die Wahl der Geschlechtsrolle, in der das Kind aufwachsen soll, in erster Linie von der gegebenen Form des äußeren Genitales und erst in zweiter Linie von Art der Chromosomen und Gonaden abhängig gemacht wird. Die psychosexuelle Entwicklung eines Menschen wird ganz wesentlich durch die Umgebung während der langen Kindheit geprägt.

Die Durchführung der **plastischen Operationen** am Genitale darf nur durch einen auf diesem Gebiet erfahrenen und häufig operierenden Kinderchirurgen vorgenommen werden. Sie sollte so früh als möglich erfolgen. Bei Durchführung vor Ende des 2. Lebensjahres kann damit gerechnet werden, dass das Kind selbst noch keine geschlechtliche Identität geformt hat. Das Kind sollte initial solange hospitalisiert bleiben und erst dann entlassen werden, wenn der Entscheid über das standesamtliche Geschlecht, in dem die Erziehung erfolgen soll, gefallen ist. Die Operation kann dann später erfolgen, es darf aber für die Familie kein Zweifel an der Geschlechtsrolle des Kindes haften bleiben. Es ist eine philosophische Frage, ob Knaben und Mädchen in der Gesellschaft verschieden erzogen werden sollen. Es ist jedoch eine praktische Gegebenheit, dass die Gesellschaft nur 2 Geschlechter akzeptiert und für den Umgang mit einem »3. Geschlecht« vorläufig nicht vorbereitet ist.

> **Kernaussagen**
>
> - Beim Kind haben die ungenügende Produktion eines Hormons ebenso wie ein Hormonüberschuss fast immer deutliche Auswirkungen auf das Längenwachstum.
> - Das Wachstumshormon (STH) spielt eine wichtige Rolle im Energiehaushalt des Menschen. Im Kindesalter bedingt ein STH-Mangel über den resultierenden IGF-1-Mangel den hypophysären Kleinwuchs.
> - Wird der angeborene Mangel an Schilddrüsenhormon nicht in den ersten Lebenswochen entdeckt (TSH-Test), so kommt es beim Neugeborenen zu einer irreparablen Hirnschädigung.
> - Beim Mädchen verursacht der angeborene Defekt der Steroid-21-Hydroxylase eine intrauterine Virilisierung des äußeren Genitales (adrenogenitales Syndrom). Bei stärkerer Ausprägung der Störung entwickelt sich eine lebensbedrohliche Salzverlustkrise mit Hyperkaliämie.
> - Kinder mit einem frühen Pubertätswachstumsschub bei Pubertas praecox sind zunächst deutlich größer als gleichaltrige gesunde Kinder. Die Sexualsteroidhormone bedingen aber einen vorzeitigen Schluss der Wachstumsfugen, als Erwachsene sind sie deshalb oft sehr klein.

Fallbeispiel 7.1

Anamnese. 4 Jahre altes Mädchen wird auf der Straße vor dem Kindergarten angefahren, Schädel-Hirn-Trauma, tiefe Bewusstlosigkeit. Kommt beatmet auf unsere Intensivstation.
Befunde. Keine Kornealreflexe, weite Pupillen, keine Reaktion auf Schmerzreize. Zunächst Polyurie, niedrige Urinosmolalität, Gewichtsverlust, Natriumkonzentration im Serum auf 162 mosmol/l ansteigend. Nach 48 Stunden klinisch zwar unverändert, jetzt aber Anstieg des Körpergewichts, Oligurie, Urin hochkonzentriert, Natrium im Serum 130 mosmol/l.
Diagnose. Zunächst Diabetes insipidus bei Schädel-Hirn-Trauma (SHT), nach 2 Tagen schlägt die Symptomatik um zu einem Bild wie bei inadaequater ADH-Sekretion. Ein derartiger Verlauf ist bei SHT nicht selten.

Therapie und Verlauf. Zunächst DDAVP-Injektionen, nach Beginn der Symptomatik der inadaequaten ADH-Sekretion Flüssigkeitsreduktion und vorsichtige Erhöhung der NaCl-Konzentration in der Infusion. Ein stärkerer zerebraler Residualschaden ist zu erwarten.

Fallbeispiel 7.2

Anamnese. Am 5. Lebenstag wird uns ein reifes ikterisches Neugeborenes aus einem 50 km entfernten Krankenhaus verlegt.
Befunde. Serumbilirubin: 24 mg/dl bei Anti-A-Erythroblastose. Austauschtransfusion. Am 14. Lebenstag Bilirubin nur noch 11 mg/dl, jetzt aber trinkt das Kind kaum, schlaffes Erbrechen (»herauslaufen lassen«), kein Stuhl.
Diagnose. Angeborene Athyreose. Sowohl das einweisende Krankenhaus als auch wir hatten den üblicherweise am 5. Lebenstag durchzuführenden TSH-Test im Vertrauen darauf, dass der andere diesen schon veranlasst habe, bzw. noch machen werde, unterlassen. Die Anti-A-Erythroblastose, die zur Überweisung führte, hat mit der Athyreose nichts zu tun.
Verlauf und Therapie. TSH-Konzentration im Plasma am 14. Lebenstag: > 200 mE/l, sofortige Thyroxin-Substitution, rasche Besserung, Das Mädchen ist heute unter regelmäßiger Thyroxingabe völlig gesund und normal entwickelt.

Fallbeispiel 7.3

Anamnese. Die Eltern des 12 Jahre alten Mädchens sind recht groß; sie sagen, Julia sei im letzten Jahr gar nicht mehr gewachsen, auch habe sie an Gewicht zugenommen und sei im Gegensatz zu früher sportlich sehr wenig leistungsfähig. Wachstumsgeschwindigkeit: 1 cm im letzten Jahr.
Befund. Körpergröße knapp über dem Durchschnitt von Mädchen im gleichen Alter, allerdings deutlich unter der aufgrund der Familiengröße in diesem Alter zu erwartenden Größe. Körpergewicht 6 kg über dem Durchschnittsgewicht gleichlanger und gleichalter Mädchen. Sonst keine Hinweise auf die Grundkrankheit. Kortisolspiegel morgens zwar völlig normal, aber kaum Schwankung über 24 Stunden.
Diagnose. Bilaterale Nebennierenrindenhyperplasie (M. Cushing)
Verlauf und Therapie. Nachweis eines ACTH-produzierenden Mikroadenoms und operative Entfernung. Heute ist Julia gesund und wächst gut.
Merke: Die Bedeutung der Wachstumsgeschwindigkeit!

7.10 · Geschlechtliche Differenzierung

▼ Fallbeispiel 7.4

Anamnese. Wegen eines »Riesenwuchses« wird ein 8 Jahre altes Mädchen, Vanessa, vorgestellt. Sie sei im letzten Jahr 13 cm gewachsen, ein Wachstum von knapp 6 cm wäre angemessen.

Befund. Vanessa ist 145 cm groß, damit ist sie 17 cm oder 3,5 SD größer als gleichaltrige Mädchen, sie wirkt wie ein gesundes 12–13 Jahre altes Mädchen. Die Brustdrüsenentwicklung und die Schambehaarung sind schon recht weit entwickelt, sie hat noch keine Regelblutungen. Knochenalter 13 Jahre.

Diagnose. Idiopathische Pubertas praecox, eine zerebral-organische Verursachung oder ein gonadaler Tumor können ausgeschlossen werden.

Verlauf und Therapie. Statt eines »Riesenwuchses« hat Vanessa eine geringe Körpergröße zu erwarten, unbehandelt wird sie als Erwachsene etwa 153 cm groß werden. Wir beginnen eine Behandlung mit einem LHRH-Analogon.

Merke: Auch eine stark beschleunigte Wachstumsgeschwindigkeit ist ein Krankheitszeichen!

▼ Fallbeispiel 7.5

Familienanamnese. Der Vater von Michael musste während seiner Lehre in einer Motorenwerkstätte bis zum 18. Lebensjahr auf einem Schemel stehen, damit er an der Werkbank arbeiten konnte.

Eigenanamnese. Michael ist 16 Jahre alt, er sei im letzten Jahr gar nicht gewachsen (tatsächlich waren es 4 cm), er habe noch keinen Stimmbruch, er sei Einzelgänger und habe Schulprobleme.

Befunde. Körpergröße 150 cm, das sind rund 25 cm oder 3,4 Standardabweichungen unter der Durchschnittsgröße gleich alter Jugendlicher. Noch keine Schambehaarung, Hodenvolumen 7 ml, Knochenalter 12 Jahre und 6 Monate.

Diagnose. Konstitutionelle Entwicklungsverzögerung, eine zerebrale bzw. gonadale Erkrankung wurde ausgeschlossen.

Therapie und Verlauf. Nach mehreren Gesprächen wurde eine abwartende Haltung beschlossen. Die seelische Situation stabilisierte sich, da Michael bald die Fortschritte der Pubertät selbst feststellen konnte. Er erreichte schließlich eine Endlänge von 174 cm, was seiner Zielgröße genau entsprach.

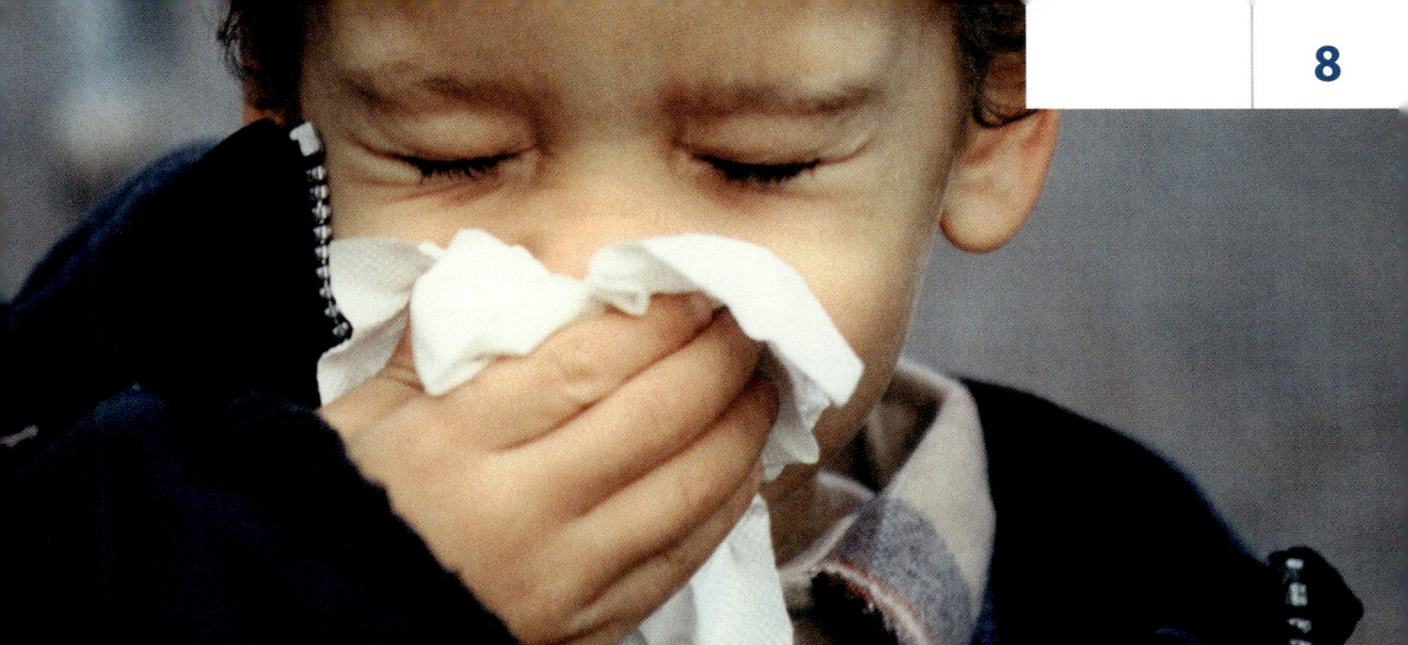

8 Infektionskrankheiten

B. H. Belohradsky

Infektiöse Mikroorganismen können in jedem Lebensalter gefährlich werden, aber sie stellen gerade während der intrauterinen Entwicklung sowie bei Säuglingen und Kindern eine besonders große Bedrohung dar. Trotz moderner Hygiene, öffentlicher Gesundheitsfürsorge sowie der Verfügbarkeit von Impfungen und Antibiotika ist auch heute eine hohe Zahl von akuten Infektionen im Verlauf des Kindesalters charakteristisch.

8 Infektionskrankheiten (Übersicht)

8.1 Infektion und Infektionskrankheit – 229
8.1.1 Grundlagen – 229
8.1.2 Infektionswege und Infektionsübertragung – 230
8.1.3 Krankenhauserworbene (nosokomiale) Infektionen – 230
8.1.4 Infektionsdiagnostik – 230
8.1.5 Infektionsbehandlung – 231
8.1.6 Infektionsprophylaxe (Chemoprophylaxe, Hygiene, Impfungen) – 231

8.2 Virale Infektionskrankheiten – 233
8.2.1 Viruskrankheiten mit flächenhaftem Exanthem – 234
8.2.2 Viruskrankheiten mit bläschenförmigem Exanthem – 240
8.2.3 Viruskrankheiten ohne obligates Exanthem – 245
8.2.4 HIV-Infektionen und AIDS – 247
8.2.5 Virusinfektionen der Luftwege – 248
8.2.6 Viruskrankheiten mit bevorzugter Beteiligung des ZNS – 250
8.2.7 Zytomegalievirusinfektion – 252
8.2.8 Rotavirusinfektion (Rabies) – 252
8.2.9 Tollwutvirusinfektion – 253
8.2.10 Frühsommer-Meningoenzephalitis (FSME) – 253
8.2.11 Seltener vorkommende Virusinfektionen – 253

8.3 Bakterielle Infektionskrankheiten – 253
8.3.1 Diphtherie – 253
8.3.2 Keuchhusten (Pertussis) – 255
8.3.3 Streptokokkeninfektionen – 257
8.3.4 Tetanus (Wundstarrkrampf) – 259
8.3.5 Salmonellosen – 261
8.3.6 Andere bakteriell bedingte Durchfallerkrankungen – 262
8.3.7 Legionellose (Legionärskrankheit) – 264
8.3.8 Lyme-Borreliose – 264
8.3.9 Meningokokken-Infektionen – 265
8.3.10 Haemophilus-influenzae-Infektionen – 266
8.3.11 Bakteriämie und Sepsis – 266
8.3.12 Tuberkulose – 267

8.4 Infektionen durch Protozoen – 269
8.4.1 Toxoplasmose – 269
8.4.2 Sonstige Protozoenerkrankungen – 269

8.5 Infektionen durch Rickettsien – 270

8.6 Infektionen durch Pilze – 270
8.6.1 Infektionen durch Candida spp. – 270
8.6.2 Infektionen durch Aspergillus spp. – 270

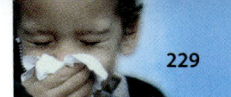

8.1 Infektion und Infektionskrankheit

> Infektionskrankheiten gehören im Kindesalter zu den *häufigsten Erkrankungen* überhaupt.

Die moderne *klinische Infektiologie* arbeitet mit den Methoden und Grundlagen der Mikrobiologie und Serologie, der Pharmakologie und Immunologie. Daneben sind Kenntnisse der Epidemiologie, der Infektionskontrolle und der Infektionsimmunologie mit Impffragen und Immuntherapie erforderlich. Denn das Spektrum der Diagnostik, Behandlung und Prävention aller bakteriellen, viralen, mykotischen und parasitären Infektionskrankheiten ist weit gefächert und in dauerndem Fluss. Auch heute noch werden »neue« Infektionskrankheiten entdeckt, bessere Nachweismethoden, Schnelldiagnosen und Behandlungsmöglichkeiten für bedrohliche Infektionsprobleme benötigt. Molekularbiologie, Molekulargenetik und Gentechnik sind im Begriff, die pädiatrische Infektiologie neu zu definieren.

8.1.1 Grundlagen

Nach einer intrauterinen Lebensphase unter sterilen Bedingungen wird der Mensch in eine mikrobiell belebte Umwelt geboren. Lebenslänglich wird er sich mit Bakterien, Viren, Protozoen, Pilzen und Parasiten auseinandersetzen. Die Auswirkungen dieser Interaktionen sind zum einen von den Eigenschaften der Mikroorganismen abhängig, zum anderen von den Abwehrfähigkeiten des Wirts sowie von Umweltfaktoren, die die Lebensbedingungen beider beeinflussen.

- Eine **Infektion** entsteht durch das aktive Eindringen (Invasion) selbständiger oder wirtsabhängiger Organismen mit nachfolgender Vermehrung. Eine passive Übertragung (Inokulation) kann z. B. durch eine Verletzung erfolgen.
- Bei der **Infektionskrankheit** reagiert der Organismus mit subjektiven oder objektiven Krankheitszeichen (Fieber, Schmerzen, Schwellung, Organdysfunktion), oder die Infektionskrankheit verläuft unbemerkt (inapparente oder subklinische Erkrankung).
- Im Gegensatz zur Infektion und Infektionskrankheit steht die **physiologische Kolonisation** der Körperoberfläche, der Körperöffnungen und Teile des Gastrointestinaltraktes. Die Abwehrkräfte des Wirts verhindern eine Keiminvasion in einem biologischen Gleichgewicht.
- Die **Phasen einer Infektionskrankheit** umfassen: die **Inkubationszeit** vom Zeitpunkt der Infektion bis zum Auftreten der Symptome; ist der Mensch schon vor der Krankheitsmanifestation ansteckend, so spricht man von der **Latenzphase**. Überleben die Erreger für einige Zeit nach Ende der Infektionskrankheit, kann es zur **Erregerpersistenz** kommen. So bleiben z. B. Tuberkulosebakterien oder Herpes-simplex-Viren auf Dauer im Organismus.
- Mit dem **Überwinden der Infektion** erringt der Patient meist, aber nicht immer eine mehr oder weniger gut ausgeprägte **Immunität** gegen eine erneute Infektion mit diesem Erreger.
- Das **Ausmaß einer Erkrankung** hängt neben der Immunität von der Infektiosität, Kontagiosität, Pathogenität und Virulenz der Erreger ab. **Infektiosität** definiert, dass ein Erreger übertragen werden kann, in den Organismus eindringt und sich dort vermehrt. **Kontagiosität** beschreibt die Häufigkeit der Infektionsübertragung. **Pathogenität** ist die Erregereigenschaft, zur Erkrankung des Wirts zu führen. Mit **Virulenz** wird die Fähigkeit zu Invasion und Vermehrung im Wirtsorganismus beschrieben. Die Definition der **Pathogenität ist relativ**: Erreger, die normalerweise zur physiologischen Keimflora zählen, können bei gestörter Abwehrfunktion des Wirts zu einer Infektionskrankheit führen, man spricht von **opportunistisch pathogenen Erregern** (z. B. Staphylococcus epidermidis, normalerweise ungefährlicher Hautbewohner, kann immundefekte Patienten über die »Leitschiene« eines zentralen Venenkatheters infizieren).
- Die **Organotropie** beschreibt den bevorzugten Befall bestimmter Organe durch eine Reihe von Infektionserregern, wie z. B. Tollwutvirus und ZNS, Hepatitisviren und Leber, Meningokokken und Hirnhaut, Pneumokokken und Atemwege, Enteroviren und Magen-Darmtrakt.
- Für die **Ausbreitung einer Infektion** in einer Population werden folgende Definitionen verwendet:
  - **Kontagionsindex:** Zahl der Infizierten auf 100 Exponierte
  - **Manifestationsindex:** Zahl der tatsächlich Erkrankten unter 100 Infizierten

- **Endemie:** Infektion führt in einer Population immer wieder zu Erkrankungen
- **Epidemie:** Infektionskrankheit in großer Zahl (z. B. 100 auf 100 000 Einwohner) in einem begrenzten Gebiet und Zeitraum
- **Pandemie:** Eine Epidemie, die einen Großteil der Bevölkerung eines Landes oder eines Kontinents betrifft

8.1.2 Infektionswege und Infektionsübertragung

Die häufigsten **Übertragungswege** eines Erregers sind:
- Direkt von Mensch zu Mensch (z. B. Masern, Windpocken)
- Indirekt über gesunde Zwischenwirte (z. B. Scharlach), über Tiere (z. B. Malaria, Gelbfieber) oder über Gegenstände (z. B. Tetanus)
- **Tröpfcheninfektion**, d. h. über das Einatmen infizierter Partikel (z. B. Influenzaviren)
- **Schmierinfektion**, durch direkten Kontakt über die Haut oder Schleimhäute (z. B. Staphylokokken, HIV)
- **endogene Infektion**, durch Invasion eines Erregers der körpereigenen Flora (z. B. Candida aus dem Magen-Darm-Trakt)

8.1.3 Krankenhauserworbene (nosokomiale) Infektionen

Eine nosokomiale Infektion ist eine durch Erreger jeder Art **während des Krankenhausaufenthaltes** erworbene Infektion. Diese Art der Infektionskrankheiten ist von großer praktischer Bedeutung.

Es erkranken im Durchschnitt 5 bis 8 % aller stationär aufgenommenen Kinder an nosokomialen Infektionen. Die Infektionshäufigkeit ist abhängig von **disponierenden** und **exponierenden Faktoren**. Zur Infektion disponieren gestörte Abwehrsituationen der Kinder (Intensivpatienten, Frühgeborene, Immunsupprimierte u. a.) Zur Infektionsexposition gehören z. B. invasive diagnostische Eingriffe (z. B. Endoskopien, Biopsien), aber auch notwendige therapeutische Maßnahmen (Operationen, Gefäßkatheter, Bestrahlungen u. a.).

Die große Mehrzahl der nosokomialen Infektionen werden über die Hände des patientenversorgenden Personals übertragen.

> **Merke**
>
> **Händewaschen** ist die billigste, einfachste und effektivste Maßnahme zur Verhütung von nosokomialen Infektionen!

Beispiele nosokomialer Infektionen:
- Gastroenteritiden (z. B. Rotaviren)
- Katheterinfektionen (z. B. Staphylokokken)
- Wundinfektionen (z. B. Staphylokokken)
- Transfusionsbedingte Infektionen (z. B. Hepatitis C, Zytomegalie)
- Tröpfcheninfektionen (z. B. RS-Viren)

Gesetzlich sind Kontrollen und Meldung nosokomialer Infektionen vorgeschrieben (Infektionsschutzgesetz; Hospitalhygienekommission; infektionenerfassende Hygienefachkraft).

8.1.4 Infektionsdiagnostik

Für eine erfolgreiche mikrobiologische Diagnostik, von der die beste Infektionsbehandlung abhängt, ist die sachgerechte **Materialgewinnung** von größter Bedeutung.
- Abstriche von Wunden, infizierten Oberflächen: bei Raumtemperatur in Transportmedium, schnell zur Verarbeitung in das Labor
- Liquorproben: bei 37 °C, steril gewonnen, zur mikrobiologischen Kultur
- Blutkulturen: bei 37 °C ins Labor, steril gewonnen, für aerobe Kulturen wird die Flasche belüftet
- Urin: wird gekühlt (z. B. Wasser mit Eiswürfel) ins Labor transportiert und dort im Kühlschrank aufbewahrt
- Stuhl: schneller Transport für schnelle Verarbeitung, bei Raumtemperatur

Die **Untersuchungsmethoden** reichen von gefärbten **Direktpräparaten** (z. B. Suche nach gramgefärbten Meningitiserregern im Ausstrichpräparat eines Liquors) über **kulturell** auf Agarplatten oder in Flüssigmedien angereicherte bakterielle Erreger, bis hin zum **elektronenmikro-**

skopischen Erregernachweis (meist Viren) oder zum molekularbiologischen Nachweis von Erreger-Nukleinsäuren (PCR oder Polymerasekettenreaktion).

Zellkulturen (Virusnachweis), immunologischer Antigennachweis (z. B. Agglutination von B-Streptokokken im Liquor mit Latexpartikeln) sind oft erst in Kombination mit serologischen Methoden (Antikörpernachweis) beweisend für eine manifeste oder abgelaufene Infektion. Die Testung der Antibiotikaempfindlichkeit (Bakterien, Pilze) mit einem Plättchentest auf Agar oder bei der Bestimmung der minimalen Hemmkonzentration (MHK) in einem Reihenverdünnungstest gibt für die Infektionsbehandlung eine manchmal lebensentscheidende Zusatzinformation.

Der Arzt entscheidet, welche zusätzlichen Laborparameter er für die Behandlungskontrolle benötigt: Blutbild, Zahl der Neutrophilen, Linksverschiebung, Lymphozytose bei viraler Infektion, akute Entzündungsparameter (z. B. C-reaktives Protein = CRP, erhöht bei bakteriellen Infektionen) u. a.

8.1.5 Infektionsbehandlung

Für die Infektionsbehandlung sind bestimmte Voraussetzungen erforderlich:
- Kenntnis des Erregers (durch das klinische Bild, durch die mikrobiologische Diagnostik).
- Nicht jeder Erreger ist spezifisch behandelbar; so z. B. für viele virale Erreger.
- Die Resistenztestung des bakteriellen Erregers zeigt das Spektrum der in vitro wirksamen Antibiotika.
- Der Infektiologe bzw. Kliniker entscheidet sich für eine antimikrobielle Therapie, die für den Patienten individuell abgestimmt wird:
  - Pharmakokinetische Gründe (z. B. Liquorgängigkeit bei Meningitis)
  - Nebenwirkungspotential (z. B. bei bestehender Niereninsuffizienz)
  - Synergistische, additive oder antagonistische Wirkung bei Medikamentenkombination
  - Dosierung, je nach Erreichbarkeit des Infektionsherdes (z. B. Abszess, Osteomyelitis u. a.)
  - Orale oder intravenöse Gabe (z. B. gestörte Aufnahme oral gegebener Antibiotika bei Diarrhoe)
  - Dauer der Behandlung je nach Ansprechen des einzelnen Patienten.

- Der Infektiologe kennt die Vor- und Nachteile einzelner Antibiotikagruppen für die Infektion eines bestimmten Patienten (β-Laktamantibiotika, Aminoglykoside, Glykopeptide, Chinolone u. a.).
- Virostatika sind in den letzten Jahren zunehmend verfügbar geworden. Die AIDS-Forschung hat Fortschritte mitbewirkt.
- Antimykotika zur Behandlung der Pilzinfektionen stellen wichtige Therapeutika dar. Candida-, Aspergillus-, Kryptokokken- und Mukorinfektionen sind erfolgreich behandelbar (Amphotericin B, 5-Flucytosin, Flukonazol, Itrakonazol, Caspofungin, Voriconazol u. a.).
- Der Begriff der supportiven Maßnahmen oder adjuvanten Therapie umfasst unterschiedliche, meist unspezifische Maßnahmen, eine Infektionskrankheit zu überwinden. Dazu zählen:
  - Intensivmedizinisches Aufrechterhalten der Vitalfunktionen (Herz-Kreislauf, Atmung, Sauerstoffaufnahme, Ausscheidung und Entgiftung über die Nieren)
  - Energiezufuhr, ausreichende kalorische Ernährung, oral oder parenteral
  - Verabreichung infektionsmodulierender, immunstimulierender Medikamente; z. B. Immunglobuline gegen spezifische Erreger; hämatopoetische Wachstumsfaktoren wie G-CSF (Neupogen®) bei Neutropenie.

8.1.6 Infektionsprophylaxe (Chemoprophylaxe, Hygiene, Impfungen)

Im weitesten Sinne zählen zur Infektionsverhütung folgende Bereiche:
- Die medikamentöse oder Chemoprophylaxe: hierzu werden Antibiotika nach infektiöser Exposition oder in der Inkubationsphase gegeben; Beispiele:
  - Einmalige Gabe vor einem operativen Eingriff zur Wundinfektionsverhütung (z. B. bei einer langdauernden intraabdominellen Operation)
  - Erythromycin nach Pertussiskontakt
  - Isoniazid nach Tuberkulinkonversion
  - Penicillinprophylaxe für Kinder nach Scharlachkontakt
  - Antibiotische Endokarditisprophylaxe bei Patienten mit Herzfehlern

- Maßnahmen der **Infektionshygiene,** zu denen neben den direkten **hygienischen Methoden** (Sterilisation, Desinfektion) auch **Isolationsmaßnahmen** zählen.

Das am 1.1. 2001 in Kraft getretene neue **Infektionsschutzgesetz (IfSG)** regelt die Melde- und Aufzeichnungspflicht für Infektionskrankheiten und Krankheitserreger, einschließlich nosokomialer Infektionen.
- **Impfungen** gehören zu den wichtigsten und wirksamsten präventiven Maßnahmen in der gesamten Medizin.
- Moderne Impfstoffe sind **sehr gut verträglich.** Der **individuelle Schutz eines Geimpften** ist das eine Ziel der Impfung, die **Elimination von Erregern** bei hohen Durchimpfungsraten (85 bis 95 % der Bevölkerung) das andere.
- In Deutschland gibt es **keine Impfpflicht.** Die obersten Gesundheitsbehörden der Länder können einzelne, besonders wichtige Impfungen als »**öffentlich empfohlen**« bezeichnen. Die Bundesländer leisten dann bei anerkannten Impfschäden die Versorgung.
- Es ist eine **wichtige ärztliche Aufgabe,** für den Impfschutz anvertrauter Personen zu sorgen (Grundimmunisierung, Wiederholungsimpfungen, Indikationsimpfungen, s. Impfplan Abb. 8.1).
- Die **Impfleistungen des Arztes** umfassen:
  - Information über den Nutzen der Impfung
  - Hinweise auf Nebenwirkungen
  - Impfanamnese, Frage nach Allergien
  - Ausschluss einer akuten Erkrankung
  - Hinweise auf Verhaltensmaßnahmen nach der Impfung

Impfstoff/Antigenkombinationen	Alter in vollendeten Monaten						Alter in vollendeten Jahren	
	Geburt	2	3	4	11–14	15–23 siehe 1)	4–5 siehe 1)	9–17 siehe 1)
DTaP*		1.	2.	3.	4.			
DT/Td**							A	A
aP								A
Hib*		1.	siehe 2)	2.	3.			
IPV*		1.	siehe 2)	2.	3.			A
HB*	siehe 3)	1.	siehe 2)	2.	3.			G
MMR***					1.	2.		

Um die Zahl der Injektionen möglichst gering zu halten, sollten vorzugsweise Kombinationsimpfstoffe verwendet werden. Impfstoffe mit unterschiedlichen Antigenkombinationen von D/d, T, aP, HB, Hib, IPV sind bereits verfügbar. Bei Verwendung von Kombinationsimpfstoffen sind die Angaben des Herstellers zu den Impfabständen zu beachten.

1) Zu diesen Zeitpunkten soll der Impfstatus überprüft und gegebenenfalls vervollständigt werden.
2) Antigenkombinationen, die eine Pertussiskomponente (aP) enthalten, werden nach dem für DTaP angegebenen Schema benutzt.
3) Siehe Anmerkungen »Postexpositionelle Hepatitis-B-Immunprophylaxe bei Neugeborenen« (s. S. 485)
A Auffrischimpfung: Diese sollte möglichst nicht früher als 5 Jahre nach der vorhergehenden letzten Dosis erfolgen.
G Grundimmunisierung aller noch nicht geimpften Jugendlichen bzw. Komplettierung eines unvollständigen Impfschutzes
* Abstände zwischen den Impfungen mindestens 4 Wochen; Abstand zwischen vorletzter und letzter Impfung mindestens 6 Monate
** Ab einem Alter von 5 bzw. 6 Jahren wird zur Auffrischimpfung ein Impfstoff mit reduziertem Diphtherietoxid-Gehalt (d) verwendet.
*** Mindestabstand zwischen den Impfungen 4 Wochen

Abb. 8.1. Impfkalender für Säuglinge, Kinder und Jugendliche
Empfohlenes Impfalter und Mindestabstände zwischen den Impfungen (*D* = Diphtherie, *T* = Tetanus, *aP* = azelluläre Pertussis, *d* = Diphtherie mit niedrigerem Antigengehalt, *Hib* = Haemophilus influenzae Typ b, *IPV* = inaktivierte Polioviren, *HB* = Hepatitis B, *MMR* = Masern, Mumps, Röteln)

Tabelle 8.1. Meldepflicht bei Infektionskrankheiten
(§ 6 IfSG). Die meldepflichtigen Nachweise von Krankheitserregern regelt § 7 IfSG.

Namentlich ist zu melden:
- der Krankheitsverdacht, die Erkrankung sowie der Tod an
  - Botulismus
  - Cholera
  - Diphtherie
  - humaner spongiformer Enzephalopathie, außer familiär-hereditärer Formen
  - akuter Virushepatitis
  - enteropathischem hämolytisch-urämischem Syndrom (HUS)
  - virusbedingtem hämorrhagischem Fieber
  - Masern
  - Meningokokken-Meningitis oder -Sepsis
  - Milzbrand
  - Poliomyelitis
  - Pest
  - Tollwut
  - Typhus abdominalis/Paratyphus
- die Erkrankung und der Tod an einer behandlungsbedürftigen Tuberkulose, auch wenn ein bakteriologischer Nachweis nicht vorliegt
- Behandlungsverweigerung bzw. -abbruch von Personen, die an einer behandlungsbedürftigen Lungentuberkulose leiden
- der Verdacht auf und die Erkrankung an einer mikrobiell bedingten Lebensmittelvergiftung oder an einer akuten infektiösen Gastroenteritis, wenn Personen betroffen sind, die beruflich mit bestimmten Lebensmitteln umgehen oder wenn zwei oder mehr gleichartige Erkrankungen auftreten, bei denen ein epidemischer Zusammenhang wahrscheinlich ist oder vermutet wird
- der Verdacht einer über das übliche Ausmaß einer Impfreaktion hinausgehenden gesundheitlichen Schädigung
- die Verletzung eines Menschen durch ein tollwutkrankes, -verdächtiges oder ansteckungsverdächtiges Tier sowie die Berührung eines solchen Tieres oder Tierkörpers
- das Auftreten einer sonstigen bedrohlichen Krankheit oder von zwei oder mehr gleichartigen Erkrankungen, bei denen ein epidemischer Zusammenhang wahrscheinlich ist oder vermutet wird, wenn dies auf eine schwerwiegende Gefahr für die Allgemeinheit hinweist

---

- Information über Beginn und Dauer des Impfschutzes
- Hinweise auf Wiederimpfungen
- Dokumentation im Impfpass

Für Deutschland sind die Impfempfehlungen der Ständigen Impfkommission (STIKO) gültig. Die Empfehlungen entsprechen dem Stand Juli 2001 (◘ Abb. 8.1).

In **Weiterführung des Impfplanes** sollte der Impfschutz gegen Infektionskrankheiten in späteren Lebensjahren **aufgefrischt** oder versäumte Impfungen **nachgeholt** werden.

Andere Impfungen können bei besonderen Situationen und Gefährdungen indiziert sein; zu den Indikationen zählen z. B. auch **Reiseimpfungen.**

Zu den sogenannten **Indikationsimpfungen** zählen z. B. Impfungen gegen die Frühsommermeningoenzephalitis (FSME), gegen Tuberkulose, Influenza, Hepatitis A, Windpocken, Tollwut, Typhus, Cholera, Gelbfieber, Pneumokokken und Meningokokken.

Als praktische Beispiele individueller Impfempfehlungen bei besonderen Personengruppen, die entweder ein besonderes Impfrisiko tragen (z. B. HIV-Infizierte) oder bei denen mangelnde Impfdokumentation vorliegt (z. B. Asylsuchende in Gemeinschaftsunterkünften), werden auch für diese die Impfpläne der STIKO vorgelegt.

8.2 Virale Infektionskrankheiten

> Zahlreiche Viruskrankheiten gehen mit Exanthemen einher. Da sie z. T. hochkontagiös sind (z. B. Masern), gehörten sie zu den charakteristischen Kinderkrankheiten, bis durch die systematischen Impfaktionen ein Wandel eintrat. Manche dieser Viruskrankheiten, wie z. B. das Exanthema subitum, kommen praktisch nur bei älteren Säuglingen und Kleinkindern vor, andere, wie z. B. Ringelröteln, bevorzugen das Schulkindalter. Bläschenförmige Exantheme werden u. a. vom Varizella-Zoster-Virus hervorgerufen, wobei es sich beim Herpes Zoster (Gürtelrose) um eine Reaktivierung der latenten Infektion handelt. Das Herpes-simplex-Virus kann nach seiner Erstmanifestation zu einer Vielfalt von Krankheitsbildern führen. Zu den Viruskrankheiten ohne obligates Exanthem gehören u. a. Mumps und Mononucleosis infectiosa. HIV-Infektionen und AIDS-Erkrankungen spielen vor allem in Ländern der Dritten Welt auch im Kindesalter eine bedeutende Rolle.

Grundlagen

Viren werden nach dem **Aufbau ihrer Nukleinsäuren** in DNS- oder RNS-Viren eingeteilt und sind mit oder ohne Proteinhülle ausgestattet.

RNS-Viren sind z. B. Rotaviren, Mumps, Masern, Influenza, HIV, Polio, Coxsackie und Hepatitis A.

DNA-Viren sind z. B. Pockenvirus, H. simplex, Epstein-Barr, Adenovirus, Hepatitis-B-Virus.

Die verschiedensten **Übertragungswege** sind möglich: Tröpfcheninfektion, fäkalorale Schmierinfektion, mit Blut und Blutderivaten, Körpersekreten, Sperma oder über Tierkontakt.

Nach der Virusübertragung kommt es im RES zur **Virusreplikation,** dann über eine **virämische Phase** mit einem klinischen Krankheitsbild zum Organbefall. Virusinfizierte Zellen produzieren das unspezifisch antiviral wirksame Interferon. Spezifische Antikörper und zelluläre **Immunreaktionen** überwinden die Infektion und führen meist zur Immunität. Das latente Überleben von Viren im Organismus kann zu rezidivierenden Infektionen (z. B. H. simplex labialis) führen.

Aktive Immunisierung (Impfung) und passive Immunisierung (Applikation von Antiseren) stellen wichtige und effiziente Prophylaxemaßnahmen gegen viele klinisch relevante Viren dar.

Virostatika zur Behandlung manifester Erkrankungen gewinnen zunehmend an Bedeutung.

8.2.1 Viruskrankheiten mit flächenhaftem Exanthem

In ◘ Tabelle 8.2 ist die Symptomatik der häufigsten mit einem flächenhaften Exanthem einhergehenden Krankheiten aufgeführt, unter Einschluss differentialdiagnostisch wichtiger Ursachen.

Masern (Morbilli)

Masern sind in der ganzen Welt verbreitet, gehen mit einem typischen Exanthem einher und hinterlassen eine dauerhafte Immunität. Die Erreger gehören zur Gruppe der Myxoviren; sie sind kugelförmig, mit einem Durchmesser von 120–150 nm.

Die **Inkubationszeit** beträgt bis zum Beginn der ersten Symptome 9–12 Tage, bis zum Auftreten des Exanthems rund 12–15 Tage.

■■■ **Epidemiologie.** Masern sind hoch kontagiös und werden als Tröpfcheninfektion übertragen. Schon ein kurzer Kontakt über eine Entfernung von wenigen Metern genügt, um das Virus von Mensch zu Mensch zu übertragen. Die Zeit der höchsten Infektiosität beginnt mit dem Prodromalstadium und endet 3–5 Tage nach Exanthemausbruch. Eintrittspforten sind die Schleimhäute des Respirationstraktes und der Augen. Der Manifestationsindex beträgt über 99 %, d. h. fast jeder infizierte Empfängliche erkrankt. Die 3 Faktoren »hoher Kontagionsindex«, »hoher Manifestationsindex« und »hoher Immunitätsgrad« machen die Masern zu einer ausgesprochenen Kinderkrankheit. Erwachsene erkranken sehr selten. Epidemien mit einem hohen Anteil an Erwachsenen sind aber bei isolierten Bevölkerungsgruppen beobachtet worden, die mehrere Jahrzehnte keinen Kontakt mehr mit dem Masernvirus gehabt hatten (Faröer, Grönland, Tahiti).

■■■ **Klinik.** Das **Prodromalstadium** beginnt mit katarrhalischen Symptomen: Schnupfen, Husten, Bindehautentzündung und Fieber um 39 °C (◘ Abb. 8.2). Obwohl die Kinder mit ihrer deutlichen Lichtscheu, dem bellenden Husten und dem gedunsenen Gesicht bald ein typisches Bild bieten, wird die Diagnose vor Exanthemausbruch meist nicht gestellt. In 60–70 % aller Erkrankungen treten am 2. oder 3. Tag des Prodromalstadiums die charakteristischen »**Koplik-Flecken**« an der Wangenschleimhaut in Gegend der vorderen Backenzähne auf (◘ Abb. 8.3 d). In ausgeprägten Fällen kann die ganze Schleimhaut der Wangen und der Lippen sowie manchmal auch der Konjunktiven mit dichtstehenden weißen Flecken »kalkspritzerartig« bedeckt sein. Die Flecken lassen sich mit dem Spatel nicht abwischen. Die Wangenschleimhaut ist nicht mehr spiegelglatt, sondern aufgelockert, samtartig verdickt und gerötet. Die »Kopliks« bleiben meistens bis zum 2. Exanthemtag nachweisbar. Am weichen Gaumen tritt ein Enanthem auf, bestehend aus 2 bis 5 mm großen, dunkelroten Flecken. Nach 3–5 Tagen geht das Prodromalstadium über in das **Exanthemstadium.** Zuerst hinter dem Ohr, innerhalb weniger Stunden im Gesicht, schießt ein anfangs hellroter, später dunkel werdender Ausschlag auf

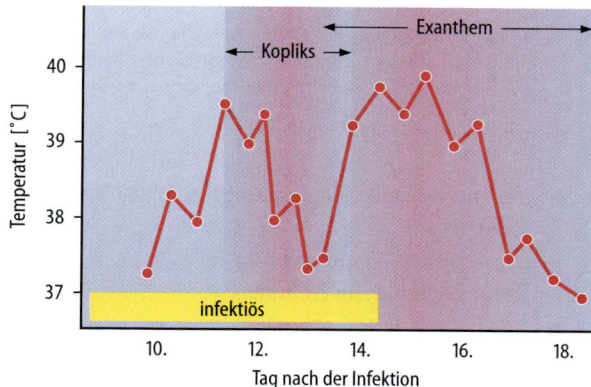

◘ Abb. 8.2. Krankheitsverlauf bei Masern

8.2 · Virale Infektionskrankheiten

Tabelle 8.2. Differentialdiagnose von Krankheiten unterschiedlicher Ätiologie mit flächenhaftem Exanthem

Diagnose	Dauer der Prodromi (Tage)	Form des Exanthems	Lokalisation und Prädilektionsstellen des Exanthems	Mundhöhlenbeteiligung	Fieber	Leukozyten	Differentialblutbild
Masern	3–5	Großfleckig, konfluierend	Beginn hinter den Ohren, über Rumpf zu den Extremitäten absteigend	Koplik-Flecken, Enanthem	Zweigipflig	Leukopenie	Lymphopenie
Röteln	1–2	Mittelfleckig	Beginn am Kopf, spärlicher am Rumpf	Diskretes Enanthem	Mäßig	Leukopenie	Lymphozytose, Plasmazellen
Scharlach	0	Feinfleckig	Blasses Munddreieck, Beginn in Achselbeugen und Leistenbeugen	Tonsillitis, Enanthem, Himbeerzunge	Plötzlicher Beginn	Leukozytose	Eosinophilie
Exanthema subitum	3–4	Klein- bis mittelfleckig	Hauptsächlich am Stamm	Keine	3 Tage, mit Fieberabfall Exanthem	Leukopenie	Hohe Lymphozytose
Erythema infectiosum	0	Mittelfleckig, konfluierend	Schmetterlingsfigur im Gesicht, Girlanden an Extremitäten	Keine	Mäßig	Uncharakteristisch	
Andere Viruskrankheiten (ECHO, Coxsackie A und B)	0–4	Klein- bis mittelfleckig	Stamm	Pharyngitis, Herpangina bei Coxsackie A	Hoch	Leukopenie	Lymphozytose
Allergische Exantheme	0	Multiform, Quaddeln	Meist Extremitäten und Gesicht	Keine	Selten	Verschieden	Eosinophilie

(◘ Abb. 8.3 a–c und 8.4). Die Flecken sind 3–6 mm groß und leicht erhaben. Sie neigen zum Konfluieren, bekommen vom 2. Tag an einen Stich ins Bläuliche und breiten sich über den Körper kraniokaudal aus. Nach dem Kopf werden der Rumpf, die Arme und zuletzt die Beine befallen (◘ Abb. 8.5). Mit der Ausbreitung des Exanthems steigt das Fieber, das gegen Ende der Prodromi abfiel, abrupt wieder an, nicht selten über 40°. Die Kinder sind deutlich krank apathisch, appetitlos und weinerlich, durch Konjunktivitis, Tracheobronchitis und Laryngitis gequält. Nicht selten treten Durchfälle als Ausdruck einer Beteiligung der Darmschleimhaut auf. Die Lymphknoten des Halses sind vergrößert, manchmal ist auch eine Milzvergrößerung festzustellen. Hat das Exanthem auch hämorrhagischen Charakter, muss nicht unbedingt auf einen besonders schweren Verlauf geschlossen werden. Vom 3. Tag an geht das Exanthem in derselben Reihenfolge wieder zurück, in der es gekommen ist. Dabei hinterlässt es oft bräunliche Flecken, die manchmal noch nach 10–14 Tagen zu sehen sind. War das Exanthem stark ausgeprägt, zeigt sich – besonders am Stamm – oft noch für einige Zeit eine

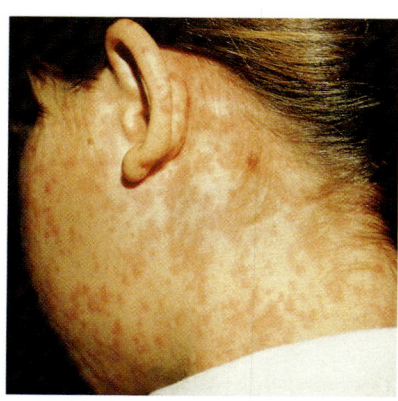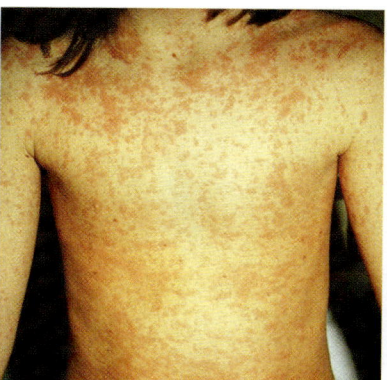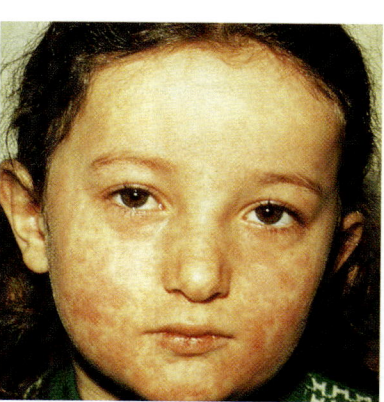

Abb. 8.3 a–c. Fortgeschrittenes, z. T. schon konfluierendes makulopapulöses Masernexanthem

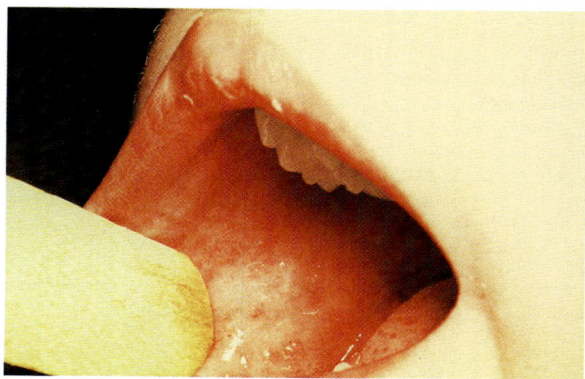

Abb. 8.3 d. Koplik'sche Flecken der Wangenschleimhaut bei Masern (noch vor Exanthemausbruch)

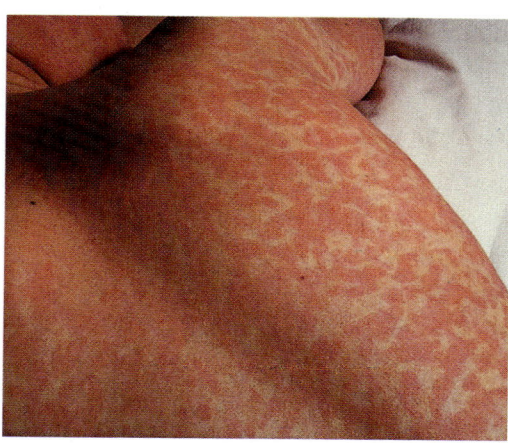

Abb. 8.5. Masernexanthem am Rücken: Universelles großfleckiges Exanthem. Leicht erhabene konfluierende Effloreszenzen mit einem Stich ins Bläuliche

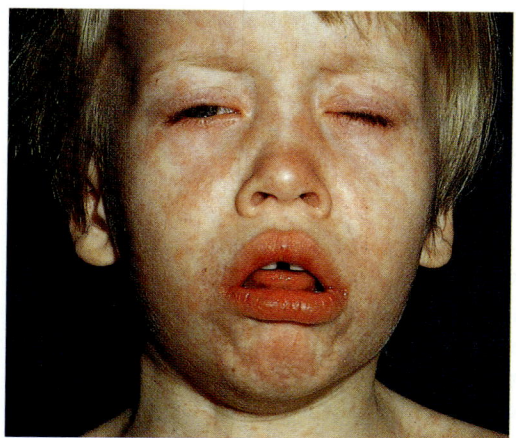

Abb. 8.4. Masern: Konjunktivitis, Rhinitis, großfleckiges konfluierendes Exanthem, das auch die Mundpartie befällt, quälender Husten

kleieförmige, feine Schuppung. Gleichzeitig mit dem Abblassen des Exanthems fällt beim unkomplizierten Verlauf das Fieber ab.

■■■ **Besondere Verlaufsformen.** Bis zum 6.–8. Lebensmonat erkranken Säuglinge bei uns normalerweise nicht, da sie über eine diaplazentar erworbene Immunität verfügen. Nur in den extrem seltenen Fällen, in denen die Mutter noch keine Masern hatte, kann es zur Erkrankung bei jungen Säuglingen, ja sogar bei Neugeborenen kommen.

»Mitigierte« Masern sind abgeschwächte Verlaufsformen bei Kindern, denen vor oder kurz nach der Infektion Antikörper übertragen wurden (Immunglobuline). Auch bei abklingendem Nestschutz können Säuglinge an mitigierten Masern erkranken.

8.2 · Virale Infektionskrankheiten

■■■ **Laborbefunde.** Schon zu Beginn des Prodromalstadiums bildet sich eine Leukopenie aus, die hauptsächlich durch Lymphopenie bedingt ist. Tiefpunkt ist der 2. Exanthemtag mit 3000–4000 Leukozyten/µl, hauptsächlich segmentkernigen Granulozyten mit deutlicher Linksverschiebung. Im *Urin* ist oft eine geringe Albuminurie festzustellen. In etwa der Hälfte der Patienten kommt es zu pathologischen Veränderungen des Elektroenzephalogramms, die aber nur bei 3 % der Kinder persistieren. Masernvirus lässt sich in der infektiösen Phase in Blut, Rachensekret, Konjunktivalflüssigkeit und Urin nachweisen. IgM-Antikörper erscheinen am 1. Exanthemtag, erreichen in den folgenden 3 Wochen hohe Werte und sinken dann allmählich ab.

■■■ **Differentialdiagnose.** Verwechslungen mit Röteln, Scharlach oder allergischen Exanthemen sind möglich. Die flüchtigen Exantheme, die bei anderen Viruskrankheiten auftreten können, werden seltener mit Masern verwechselt.

■■■ **Komplikationen.** Die häufigsten Komplikationen sind Bronchopneumonie und Otitis media (◘ Abb. 8.6). Sie treten meistens während oder kurz nach dem Exanthemstadium auf. Sehr selten geworden ist die Laryngitis (Krupp). Mit einer Masernenzephalitis ist bei Kleinkindern in 1 von etwa 15 000 Fällen, bei Schulkindern in 1 von etwa 2000 Fällen zu rechnen. Sie kann schon im Prodromalstadium auftreten, meist aber erst 3 bis 10 Tage nach Exanthemausbruch. Die Letalität beträgt etwa 20 %; Defektheilungen 10 bis 30 %.

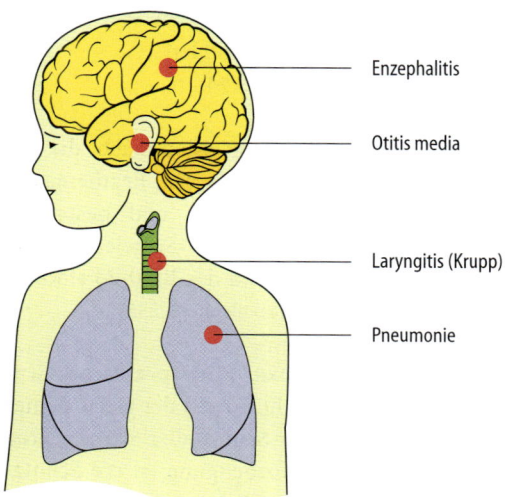

◘ Abb. 8.6. Wichtige Masernkomplikationen

Die subakute sklerosierende Panenzephalitis (SSPE) tritt mit einer Latenz von 5–10 Jahren auf und gilt als »slow-virus«-Maserninfektion mit degenerativer Erkrankung der weißen Hirnsubstanz.

Die Masern führen zu einer deutlichen **Verminderung der Resistenz** gegenüber vielen Infektionen. Besonders auffällig ist die veränderte Reaktion gegenüber der **Tuberkulose** (Tuberkulinanergie), und zwar vom Beginn des Exanthemstadiums an bis in die 6. Krankheitswoche. Gleichzeitig können alte Infektionen aktiviert werden. Miliare Aussaat, auch tuberkulöse Meningitis, kann die Folge sein.

■■■ **Prognose.** Die unkomplizierten Masern haben eine gute Prognose. Die Kinder erholen sich nach Fieberabfall erstaunlich rasch. Das gilt auch für ausreichend behandelte Fälle von Masernpneumonie und -otitis.

■■■ **Therapie.** Das Masernvirus ist einer gezielten Behandlung nicht zugänglich. Bei unkomplizierten Fällen sollte symptomatisch mit Antipyretika, ausreichender Flüssigkeitszufuhr und hustenstillenden Medikamenten behandelt werden. Masernpneumonie und -otitis müssen antibiotisch behandelt werden. Die Masernenzephalitis kann nur symptomatisch behandelt werden. In Ländern der Dritten Welt wird Vitamin A bei akuten Masern empfohlen; dadurch konnte die Letalität erheblich gesenkt werden.

■■■ **Prophylaxe.** Für alle gesunden Kinder ist die Masernimpfung (in Kombination mit Mumps und Röteln) eine öffentlich empfohlene Impfung (▶ s. S. 232). Mit einem Mindestabstand von 4 Wochen sollte die Nachimpfung im 2. Lebensjahr erfolgen.

Masern können durch die Gabe von 0,2 ml/kg KG eines i. m. zu applizierenden polyvalenten Immunglobulins innerhalb der ersten 4 Inkubationstage verhindert werden. Zwischen dem 5. und 7. Inkubationstag kann der Verlauf noch mitigiert werden. Auch die aktive Impfung in den ersten 4–5 Inkubationstagen kann den Ausbruch der Wildvirusmasern verhindern (sog. Riegelungsimpfung).

Röteln (Rubeola)

Leicht verlaufende und mit einem Exanthem einhergehende Infektionskrankheit, die durch Viren verursacht wird und lebenslange Immunität hinterlässt. Die **Inkubationszeit** beträgt meist 2–3 Wochen. Hauptsächlich werden ältere Kinder und jugendliche Erwachsene befallen.

Kinder unter 6 Monaten erkranken sehr selten. Die Kontagiosität ist nicht sehr groß, die Übertragung erfolgt als Tröpfcheninfektion. Der Manifestationsindex beträgt rund 30%, bei engem Kontakt bis 70%; ein Teil der Infizierten macht nur eine abortive Erkrankung durch. Die Infektiosität beginnt 4 Tage vor Beginn des Exanthems und endet etwa 2 Wochen danach.

∎∎∎ **Klinik.** Im fieberhaften Prodromalstadium bestehen nur leichte katarrhalische Erscheinungen, 1–2 Tage später beginnt das Exanthem zuerst hinter den Ohren und im Gesicht, dann geht es kraniokaudal auf Stamm und Extremitäten über (◘ Abb. 8.8). Die Effloreszenzen sind hellrot, selten größer als 5 mm, ohne Tendenz zum Konfluieren, etwas erhaben und manchmal von einem blassen Hof umgeben. Ein mittelfleckiges Enanthem kann am Gaumen auftreten (◘ Abb. 8.7). Häufig ist die Körpertemperatur normal, nur selten erreicht das Fieber höhere Werte als 38,5 °C. Charakteristisch sind indolente Lymphknotenschwellungen am Hals; besonders retroaurikulär, nuchal und okzipital sind oft erbs- bis bohnengroße Schwellungen tastbar. Die Milz ist bei 50% der Patienten vergrößert. Typisch ist meistens auch das Blutbild. Es besteht eine Leukopenie mit Lymphozytose und Vermehrung der Plasmazellen. Die Eosinophilenzahl ist normal bis vermehrt. Lymphknotenschwellungen und typisches Blutbild persistieren noch einige Zeit nach Ab-

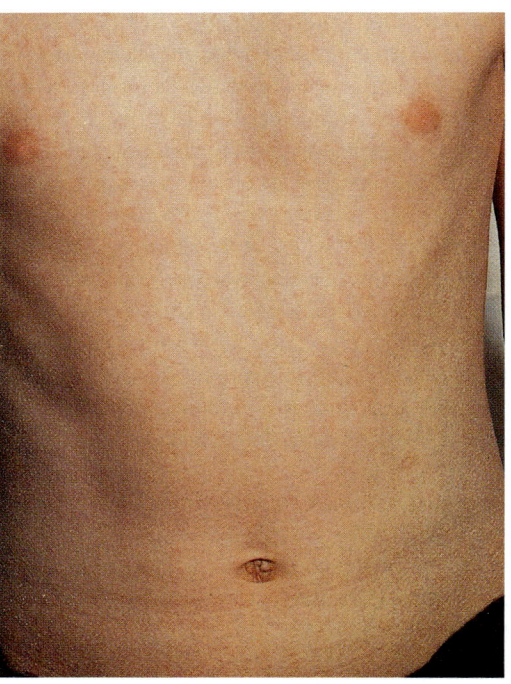

◘ Abb. 8.8. **Röteln:**
Hellrote, zarte, etwas erhabene, nicht konfluierende Effloreszenzen. Die maximal linsengroßen Flecken sind z.T. von einem blassen Hof umgeben

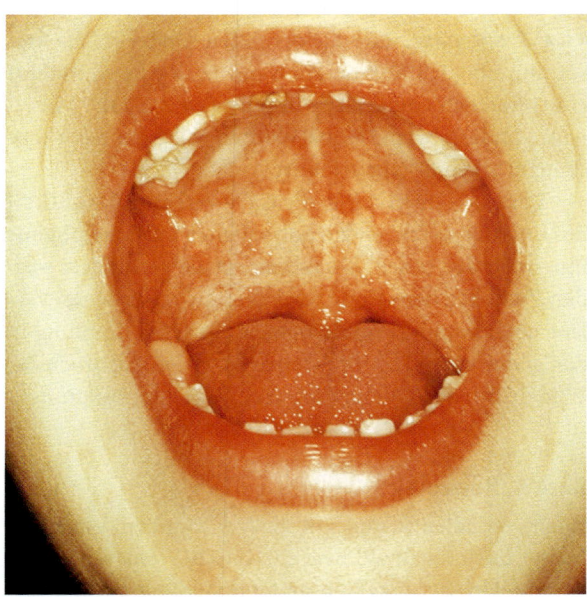

◘ Abb. 8.7. **Enanthem** am weichen Gaumen bei Rötelninfektion

blassen des Exanthems, das meist schon nach 3 Tagen wieder verschwunden ist. Der Verlauf ist bei Kindern fast immer komplikationslos und die Prognose gut. Ganz vereinzelt treten Enzephalitiden auf, meist in unmittelbarem Anschluss an das Exanthem. Spätschäden oder Todesfälle sind sehr selten. Bei größeren Kindern und Erwachsenen kommen Arthralgien vor, die sich aber ohne Therapie wieder zurückbilden.

Zur Rötelnembryopathie ▶ s. S. 94.

∎∎∎ **Differentialdiagnose.** Gelegentlich macht die Abgrenzung gegenüber atypischen Masern, Erythema infectiosum und Exanthema subitum und besonders gegenüber allergischen Exanthemen Schwierigkeiten. Der IgM-Antikörpernachweis und das Blutbild sind diagnostisch wegweisend (◘ s. Tabelle 8.2, S. 235).

∎∎∎ **Therapie und Prophylaxe.** Eine spezifische virustatische Therapie gibt es nicht. Wegen der Gefahr einer Rötelnembryopathie steht der Schutz aller Schwangeren im Vordergrund. Die beste Vorbeugung ist die Schutzimpfung aller Kinder ab dem 12. Lebensmonat (als Kombinationsimpfung mit Mumps und Masern), gefolgt von einer zweiten Impfung im 2. Lebensjahr, zur Schließung von Impflücken. Eine zusätzliche monovalente Rötelnimpfung für Mädchen ist nicht erforderlich, wenn zwei MMR-Impfungen dokumentiert sind.

Exanthema subitum (Drei-Tage-Fieber, HHV-6-Infektion)

Das Exanthema subitum ist eine Infektionskrankheit, die fast ausschließlich Kinder im Alter von 6 Monaten bis zu 2 Jahren befällt und die mit dem Ausbruch des Exanthems praktisch beendet ist. Sie wird meist durch das humane Herpes Virus Typ 6 (HHV6), seltener durch HHV7, verursacht und hinterlässt lebenslange Immunität.

■■■ **Klinik.** Die Inkubationszeit beträgt 3–7 Tage. Es kommt dann zu plötzlichem und hohem Fieberanstieg, nicht selten mit Erbrechen, Durchfall und Krämpfen (Abb. 8.9). Manchmal bestehen geringe katarrhalische Erscheinungen, welche die hohe Temperatur aber nicht erklären. Bei Säuglingen ist die Fontanelle häufig gespannt und vorgewölbt, die Lumbalpunktion ergibt aber keinen pathologischen Befund. Das Fieber bleibt meistens für 3–4 Tage bestehen (deshalb »Drei-Tage-Fieber«). Unter mehr oder weniger plötzlichem Fieberabfall tritt dann ein Exanthem auf, das sich in Stunden über den ganzen Körper ausbreitet. Befallen ist hauptsächlich der Stamm, während Extremitäten, Gesicht und behaarte Kopfhaut eine geringere Intensität des Exanthems zeigen (Abb. 8.10). Es ist meistens klein- bis mittelfleckig, am Stamm zum Teil sehr dichtstehend, blassrot und kaum erhaben. So schnell wie es kam, verschwindet es auch wieder – meist bis zum nächsten Tag. Im Blutbild findet sich eine Leukopenie mit hochgradiger relativer Lymphozytose.

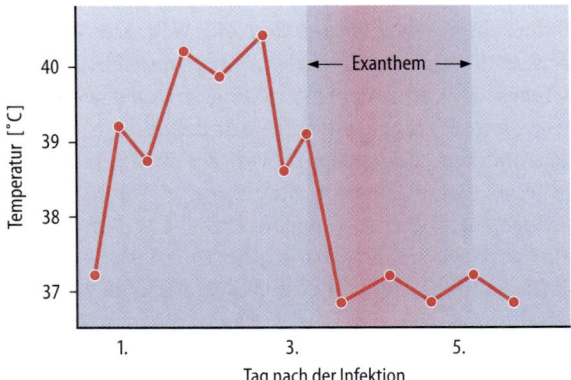

■ Abb. 8.9. Krankheitsverlauf bei Exanthema subitum

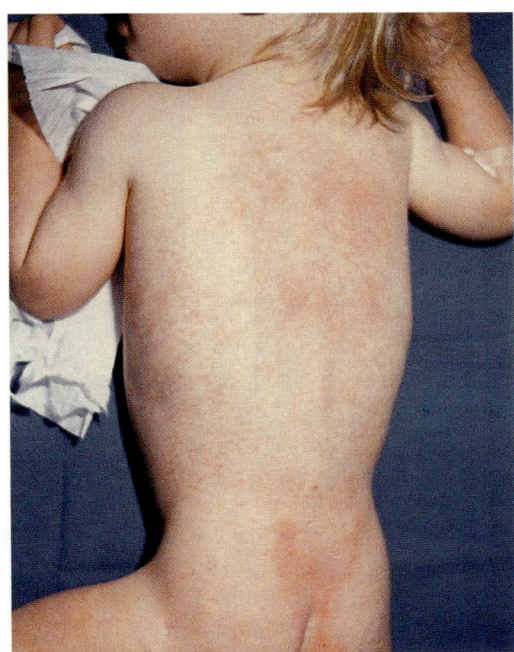

■ Abb. 8.10. **Exanthema subitum (Dreitagefieber):** Flüchtiges, blassrötliches klein- bis mittelfleckiges makulöses Exanthem, das vor allem den Rumpf befällt

■■■ **Differentialdiagnose.** Die Differentialdiagnose des Exanthema subitum ist im febrilen Stadium sehr schwierig. Leiden Kinder im 1. oder 2. Lebensjahr an hohem Fieber, ohne Infektzeichen zu bieten, und besteht Meningismus ohne pathologischen Liquorbefund, so ergibt sich zwar der Verdacht, bestätigt wird die Diagnose aber erst durch das Auftreten des Exanthems mit der Entfieberung oder über den Nachweis spezifischer IgM-Antikörper. Der Erregernachweis ist mittels PCR möglich (Blut, Speichel, Urin, Liquor).

■■■ **Komplikationen.** Extrem selten sind Enzephalitiden mit bleibenden Schäden oder ein Guillain-Barré-Syndrom beobachtet worden.

■■■ **Prognose und Therapie.** Die Prognose ist sehr gut. Die Therapie muss sich auf symptomatische Maßnahmen beschränken.

Ringelröteln (Erythema infectiosum, 5. Krankheit)

Das Erythema infectiosum ist eine durch Parvovirus B19 hervorgerufene Infektionskrankheit.

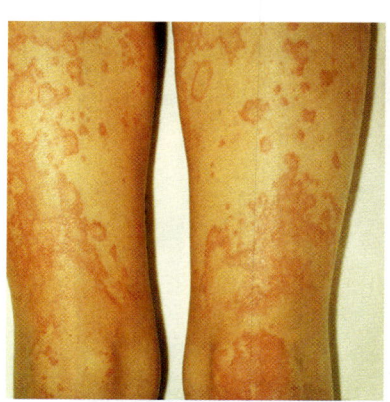 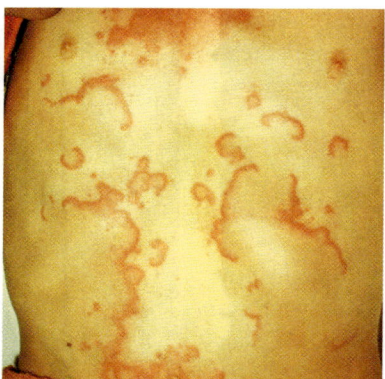 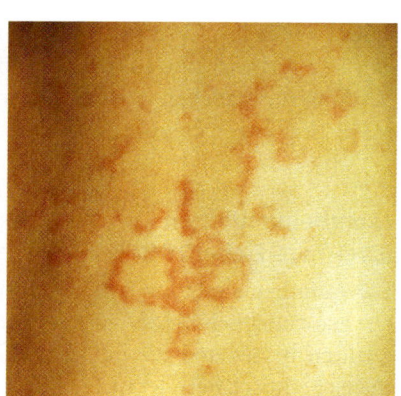

Abb. 8.11 a–c. **Ringelröteln (Parvovirus B 19)** an den Oberschenkeln, am Rumpf und in Nahaufnahme

Epidemiologie. Die Inkubationszeit beträgt 6–14 Tage. Die meisten Infektionen sind klinisch stumm. Das Exanthem tritt nur bei 15–20 % aller Infizierten auf. Die Übertragung erfolgt durch Tröpfcheninfektion, seltener über kontaminierte Hände oder infizierte Blutprodukte. Mit Auftreten des Exanthems sind Patienten schon nicht mehr ansteckungsfähig.

Klinik. Der Ausschlag tritt ohne wesentliche Beeinträchtigung des Allgemeinbefindens auf. Zuerst wird das Gesicht befallen: Auf den Wangen kommt es zur Ausbildung einer intensiven Rötung mit leichter Schwellung (»slapped cheek«), die das Munddreieck freilässt und die Gestalt eines Schmetterlings hat. Es fühlt sich etwas heiß an, die Haut spannt und juckt in diesem Bezirk. Nach 1–2 Tagen geht das Exanthem auf die Extremitäten über und befällt hier vor allem die Streckseiten und das Gesäß (Abb. 8.11). Es kommt zu girlandenförmigen Figuren durch zentrales Abblassen und Fortschreiten am Rande, bis die »Ringelröteln« nach durchschnittlich 8 Tagen wieder verschwinden. Das Blutbild ist uncharakteristisch. Die Diagnose ist über den Antikörpernachweis, aber auch über DNA-Nachweis (Hybridisierung oder PCR) möglich. Komplikationen treten selten auf (aplastische Krise bei hämolytischen Anämien, chronischer Verlauf bei Immundefekten), die Prognose ist günstig, eine Therapie erübrigt sich. Die Infektion nicht-immuner Schwangerer kann in ca. 5–10 % zur Fetopathie (Hydrops fetalis durch aplastische Anämie) führen; intrauterine Erythrozytengaben können das Leben des Kindes erhalten.

8.2.2 Viruskrankheiten mit bläschenförmigem Exanthem

Die Tabelle 8.3 zeigt die Symptomatik der häufigsten Krankheiten mit bläschenförmigem Exanthem. Außer den nachfolgend beschriebenen Viruskrankheiten sind auch das Erythema exsudativum multiforme (Stevens-Johnson-Syndrom) sowie der Strophulus infantum aufgeführt, deren Ätiologie noch unklar ist. Für die Differentialdiagnose können diese Krankheitsbilder aber bedeutungsvoll sein.

Windpocken (Varizellen)

Die Windpocken und der Zoster sind verschiedene Erscheinungsformen einer Infektion durch dasselbe Virus (Varicella-Zoster-Virus); beide gehen mit einem bläschenförmigen Exanthem einher.

Epidemiologie. Windpocken sind die klinische Manifestation der Erstinfektion mit VZV. Die Inkubationszeit beträgt 2–3 Wochen, in Ausnahmefällen bis zu 28 Tagen. Die meisten Erkrankungen treten zwischen dem 2. und 6. Lebensjahr auf. Sie kommen aber auch in allen anderen Altersgruppen vor. Bei Erkrankung der Mutter in der Schwangerschaft kann es infolge intrauteriner Infektion zu »angeborenen Varizellen« kommen (Varizellen-Embryofetopathie) (▶ s. S. 98).

Die Krankheit wird nur durch Erkrankte, meist durch Kontakt mit Effloreszenzen, seltener über Tröpfchen, möglicherweise auch mit der Luft übertragen. Die Infektiosität beginnt 1–2 Tage vor Auftreten des Hautausschlages und endet rund 1 Woche später, noch vor Abfall der

8.2 · Virale Infektionskrankheiten

◘ Tabelle 8.3. **Differentialdiagnose von Krankheiten unterschiedlicher Ätiologie** mit bläschenförmigem Exanthem

Diagnose	Prodromi	Form des Exanthems	Lokalisation und Prädilektionsstellen	Schleimhautbeteiligung	Fieber	Leukozyten
Varizellen	Selten »Rash«	Kleine Bläschen mit dünner Decke, ungekammert	Kopf und Stamm, weniger an Extremitäten	Charakteristisch	Mäßig	Später Leukozytose
Zoster	Neuralgie	Gruppiert stehende kleine Bläschen	Einseitig, segmental	Meist fehlend	0	Uncharakteristisch
Stomatitis aphthosa*	0	Einzelne umkammerte Bläschen, meist mazeriert	Fast ausschließlich Mundschleimhaut und Lippen	Vorwiegend	Hoch	Leukozytose
Herpes simplex	0	Dicht stehende, juckende Bläschen	Perioral, perianal, perigenital, Kornea	0	0	Uncharakteristisch
Erythema exsudativum multiforme	Fieber	Schlaffe Blasen, oft groß und leicht zerreißlich, mit rotem Hof (Kokardenform)	Hauptsächlich an Extremitäten, weniger am Stamm, selten im Gesicht	Stark	Vorhanden	Leukozytose, Linksverschiebung

* meist Erstmanifestation einer Herpes simplex Infektion

letzten Borken. Der Kontagionsindex liegt bei etwa 70–80 %. Auch der Manifestationsindex ist hoch. Nach Abklingen der Varizellen persistiert das VZV in den sensorischen Spinalganglien.

■■■ **Klinisches Bild.** Das klinische Bild der Varizellen wird durch ein plötzliches Auftreten von Hauterscheinungen ohne wesentliche Vorboten eingeleitet. Manchmal kommt es allerdings am Ende der Inkubationszeit kurz vor Ausbruch des typischen Exanthems zu einem kleinfleckigen, scharlachartigen »Vorexanthem« (Rash) mit leichtem Fieber, das aber höchstens 1 Tag anhält. Das eigentliche Exanthem tritt mit gleichzeitigem Fieberanstieg eruptionsartig an Stamm, behaartem Kopf und Gesicht auf und besteht aus 2–5 mm großen Bläschen, die sich aus ca. 2–3 mm großen Knötchen entwickeln und manchmal heftig jucken (◘ Abb. 8.12). Sie haben einen wasserklaren Inhalt und sind von einem roten Saum umgeben. Die Bläschen sind nicht gekammert: schon ein leichter Druck bringt die Blasendecke zum Zerreißen. Größere Blasen können sich nach einiger Zeit trüben und haben manchmal eine zentrale Delle. Da sich das Exanthem in 1–3 Tagen schubweise entwickelt, findet

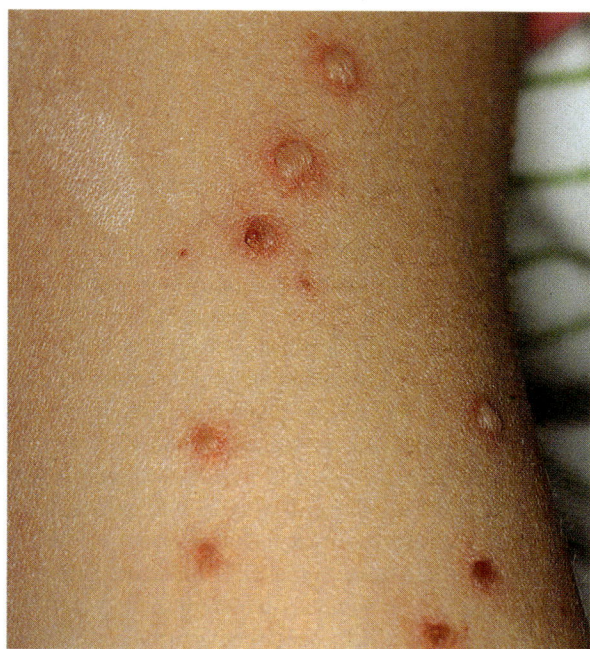

◘ Abb. 8.12. **Windpocken:** Varizellen-Effloreszenzen in unterschiedlichen Entwicklungsstadien am Rumpf (sogenannter Heubnerscher Sternenhimmel)

man nebeneinander kleine rote Papeln, frische Bläschen und abtrocknende, mit einer Kruste bedeckte Effloreszenzen. Dieses »Bild einer Sternkarte« ist charakteristisch und erleichtert die Diagnose. Das Exanthem ist am dichtesten am Rumpf, weniger befallen sind die Extremitäten. Im Gesicht sind fast immer Bläschen zu sehen, daneben kommt es oft zum Befall der Mundschleimhaut, manchmal auch der Konjunktiven und der Genitalschleimhaut. Die Schleimhautbläschen mazerieren nach kurzer Zeit; es finden sich dann kleine Ulzera, die ziemlich schmerzhaft sein können, so dass die Kinder nicht essen wollen. Nach einigen Tagen trocknen alle Effloreszenzen ab, die Krusten bleiben aber noch 7–10 Tage haften, sind aber nicht infektiös. Wenn sie abgefallen sind, ist oft für längere Zeit eine depigmentierte Stelle zu sehen. Ist es durch Zerkratzen zur bakteriellen Superinfektion des Bläscheninhalts gekommen, so können weiße kreisrunde oder ovale Narben zurückbleiben. Oft verlaufen die Windpocken afebril, andererseits kommen, vor allem bei Erwachsenen und speziell bei Schwangeren, schwere Verlaufsformen mit tagelang anhaltendem Fieber vor.

■ ■ ■ **Differentialdiagnose.** Andere Krankheiten mit bläschenförmigen Eruptionen kommen in Frage (s. Tabelle 8.3). Die virologische Diagnostik (IgM-Antikörper) erlaubt eine Unterscheidung gegenüber dem durch Herpes-simplex-Virus verursachten Eczema herpeticatum (▶ S. 243, 244), für das in der Anamnese wichtig ist, dass die Effloreszenzen im Bereich eines Ekzems auftreten.

■ ■ ■ **Komplikationen.** Durch bakterielle Sekundärinfektionen der Varizellenbläschen können Komplikationen entstehen (Pneumonie, Otitis, Nephritis). Es kann außerdem 3–10 Tage nach der akuten Phase zum Auftreten einer zerebellären Varizellenenzephalitis kommen, die zwar in der Regel eine günstige Prognose hat, aber in Einzelfällen zu Defektheilungen führen kann. Schwere Verlaufsformen, mit hämorrhagischer Komponente des Exanthems und tödlichem Ausgang, können bei Immundefekten, unter Kortison- und Zytostatikatherapie auftreten (Abb. 8.13). Es kommt dabei infolge Resistenzminderung zu einer massiven Virusausbreitung insbesondere in Lunge, Leber und Milz. Kinder, die lange mit Kortison behandelt werden, müssen deshalb gezielt vor einer Windpockeninfektion geschützt werden (Immunglobulin und Impfung). Auch wiederholte Erkrankungen sind unter einer Kortisontherapie möglich. Schwere nekrotisierende Streptokokken- oder Staphylokokken-

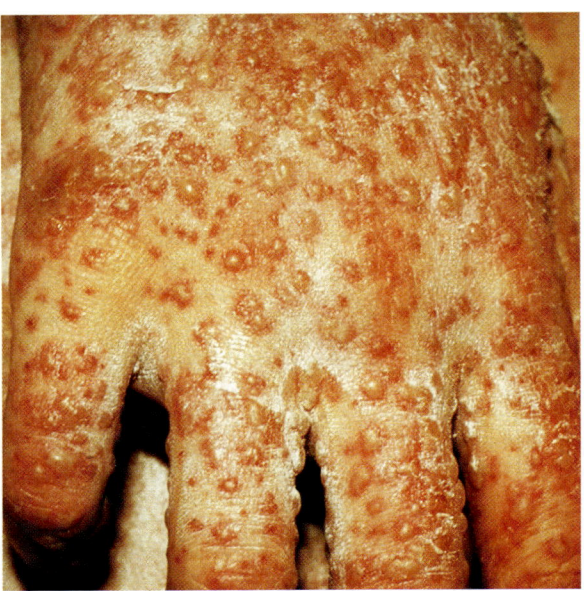

◘ Abb. 8.13. **Ungewöhnlich starke Pustelbildung,** z. T. schon Krustenstadium, bei ausgeprägten Varizellen eines immunsupprimierten Leukämiepatienten

infektionen (Abszesse, nekrotisierende Fasciitis) werden immer wieder bei Varizellen beobachtet und gelten als grampositive Schockäquivalente, hervorgerufen durch sogenannte bakterielle Superantigene.

Gürtelrose (Herpeszoster)

Beim Zoster handelt es sich um die Zweitmanifestation der Varizellen bei Menschen, die nach zurückliegender Varizelleninfektion eine Reaktivierung des latenten Virus durchmachen.

■ ■ ■ **Klinik.** Durch eine Reinfektion oder Reaktivierung von latent im Organismus verbliebenen Varizellenviren kommt es zu örtlich begrenzten Eruptionen von dichtstehenden Bläschen (Gürtelrose, ◘ Abb. 8.14). Im Bläscheninhalt lässt sich Varizellenvirus nachweisen. Die fast immer einseitige bandförmige Anordnung der Effloreszenzen im Bereich eines Dermatoms deutet darauf hin, dass die Erkrankung von den hinteren Nervenwurzeln oder Ganglien ausgeht. Es kann jedes Nervensegment befallen sein, am häufigsten sind es Thorax und Nacken-, Schulter-, Armregionen. Es kann aber auch zum Befall von Hirnnerven kommen (Trigeminus, Zoster ophthalmicus, Zoster oticus). Seltener erfolgt eine Aussaat über den ganzen Körper (Zoster generalisatus);

8.2 · Virale Infektionskrankheiten

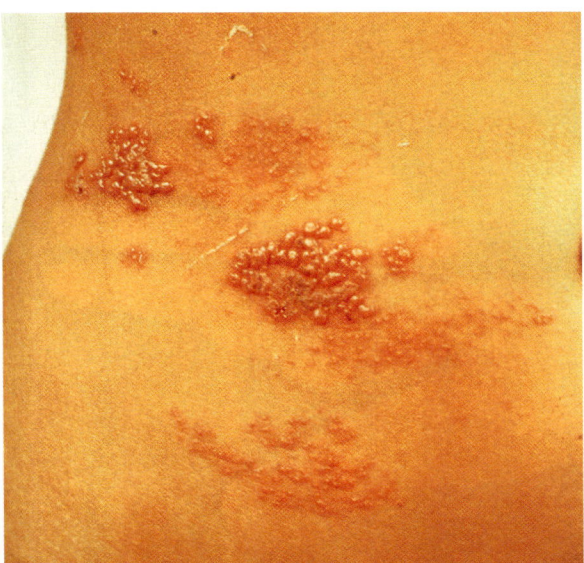

◘ Abb. 8.14. **Gruppenförmig zusammenstehende Bläschen,** über mehrere Dermatome verteilt bei Varicella-Zoster-Infektion (Gürtelrose)

eine Unterscheidung von Varizellen ist dann nur noch durch den serologischen Befund mit raschem Anstieg der IgG-Antikörper bei fehlendem oder sehr niedrigem IgM möglich. Bei normalem Verlauf trocknen die Effloreszenzen nach 1–2 Wochen ein. Nach weiteren 2–3 Wochen stoßen sich die gelb-braunen Borken unter Hinterlassung von depigmentierten Narben ab. Postinfektiöse Neuralgien sind bei Kindern sehr viel seltener als bei Erwachsenen.

▪▪▪ Therapie. Die Therapie der unkomplizierten Varizellen und des Zoster besteht in symptomatischen Maßnahmen, wie Linderung des Juckreizes bzw. der Neuralgien, Verhütung von Superinfektionen. Bei bedrohlichen Infektionen (z. B. immunsupprimierte Patienten) wird Aciclovir u. a. Nukleosidanaloga gegeben.

▪▪▪ Prophylaxe. Eine Expositionsprophylaxe (Isolierung) umfasst die 5 Tage nach Exanthemausbruch, in denen ein Erkrankter kontagiös ist. Eine Lebendimpfung gegen Varizellen ist verfügbar (und wird in den USA im Impfkalender im 2. Lebensjahr für alle Kinder empfohlen); die Indikationen sind hierzulande bisher auf bedrohlich gefährdete Patienten beschränkt (z. B. Leukämien). Mit hochtitrigen Hyperimmunglobulinen kann innerhalb 48 bis 72 h eine erfolgreiche Expositionsprophylaxe durchgeführt werden.

Herpes-simplex-Infektionen

Das Herpes-simplex-Virus ist für eine Reihe verschiedener Infektionen verantwortlich. Serologisch kann man HSV1 (H. simplex labialis) und HSV2 (H. simplex genitalis) unterscheiden.

Infektionen durch das HSV1

▪▪▪ Epidemiologie. Infektionen mit dem Herpes-simplex-Virus sind weit verbreitet: über 60 % der erwachsenen Bevölkerung hat Herpesantikörper. Ein großer Teil der Infektionen verläuft inapparent. Nach Reaktivierung des in sensorischen Spinalganglien persistierenden Virus gehen aus der latenten Infektion lokale Krankheitsmanifestationen hervor. Auslösend sind hauptsächlich hochfieberhafte Erkrankungen, besonders häufig bakterielle Pneumonien und Meningitiden, aber auch physikalische Reize, wie Sonnenbestrahlung, Änderungen der Resistenzlage oder Menstruation.

▪▪▪ Allgemeininfektion. Die **Gingivostomatitis herpetica (Stomatitis aphthosa)** tritt bei Kindern zwischen dem 1. und 3. Lebensjahr nach einer Inkubationszeit von 3–7 Tagen mit hohem Fieber und der Bildung von zahlreichen Bläschen auf der Mund- und Rachenschleimhaut auf, die rasch mazerieren und als multiple Ulzerationen mit blutigem Blasengrund imponieren (◘ Abb. 8.15). Sie sind sehr schmerzhaft, so dass die Nahrungsaufnahme verweigert wird. Örtliche Lymphknoten sind schmerzhaft geschwollen. Nach 5–7 Tagen reinigen sich die Schleimhautulzera, die Temperatur normalisiert sich, und die Krankheit heilt aus.

Beim **Eczema herpeticatum**, einer infektiösen Komplikation des atopischen Ekzems, breitet sich das Herpesvirus auf ekzematös veränderter Haut aus und führt zu dichtstehenden bläschenförmigen Eruptionen (◘ Abb. 8.16).

Die **nekrotisierende Herpesenzephalitis** ist die bedrohlichste Herpes simplex Infektion. Durch die frühzeitige Aciclovirbehandlung kann die Letalität auf etwa 20 % gesenkt werden, allerdings mit einer etwa 30 %igen Defektheilungsrate.

▪▪▪ Herpes simplex labialis. Beginnt mit einer juckenden Hautrötung perioral. Rasch entwickeln sich dichtstehende kleine Bläschen mit klarem Inhalt, die nach 2–3 Tagen eintrocknen, verschorfen und ohne Narbenbildung abheilen (◘ Abb. 8.17). Es besteht eine hohe Rezidivfrequenz.

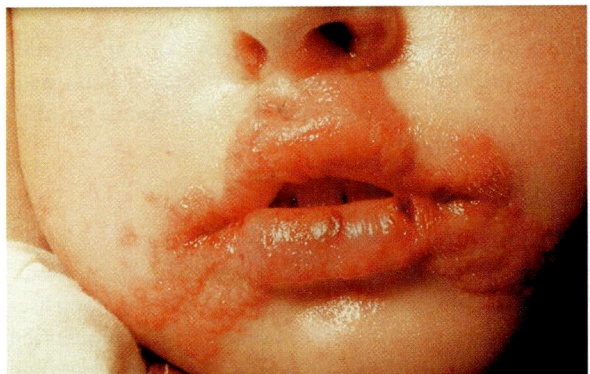

◘ Abb. 8.15 a. **Ausgeprägte Herpes simplex labialis Infektion** mit Befall der Mundschleimhaut (Stomatitis aphthosa)

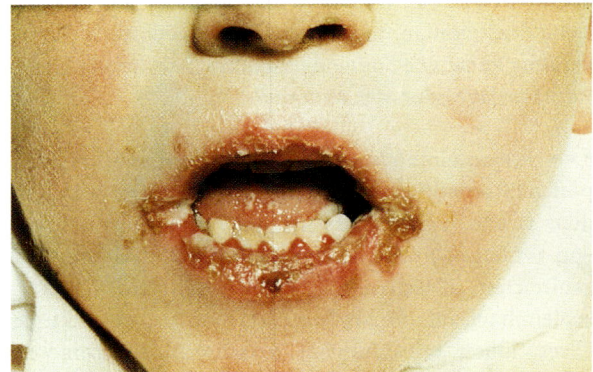

◘ Abb. 8.15 b. **Stomatitis aphthosa,** mit Gingivitis bei primärer Herpes simplex labialis Infektion

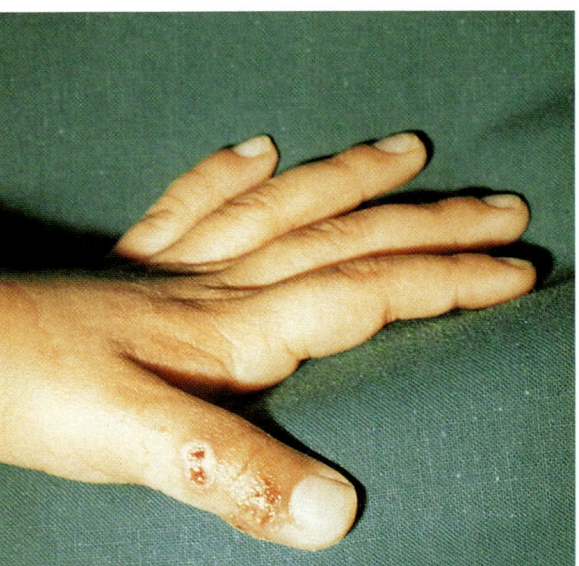

◘ Abb. 8.15 c. **Abheilende Herpes-simplex-Effloreszenzen** am Daumen eines daumenlutschenden Kindes mit einem Herpes simplex labialis

Die **Keratoconjunctivitis herpetica** ist eine oft langwierige Krankheit, die sich hauptsächlich in der gefäßlosen Kornea abspielt und nicht selten zu Hornhauttrübungen mit Visusverminderung führt.

Infektionen durch das HSV2

▪▪▪ **Klinik** Das Herpes-simplex-genitalis-Virus wird venerisch übertragen und erzeugt bei Mann und Frau Haut-Schleimhautinfektionen im Genitalbereich, die zu Rezidiven neigen. *Neugeborene* können bei Durchtritt durch die Geburtswege einer primär infizierten Frau, die noch keine Antikörper gebildet hat, infiziert werden (◘ Abb. 8.18). Die Letalität des Neugeborenen liegt bei 30 %, wenn nicht sofort mit Aciclovir behandelt wird.

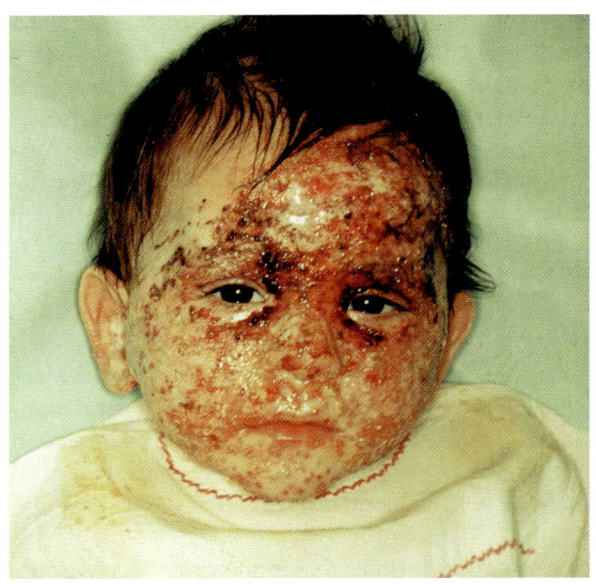

◘ Abb. 8.16. **Eczema herpeticatum Kaposi.** Herpes-simplex-Infektion auf dem Boden eines Ekzems. Erfolgreiche Behandlung mit Aciclovir

8.2 · Virale Infektionskrankheiten

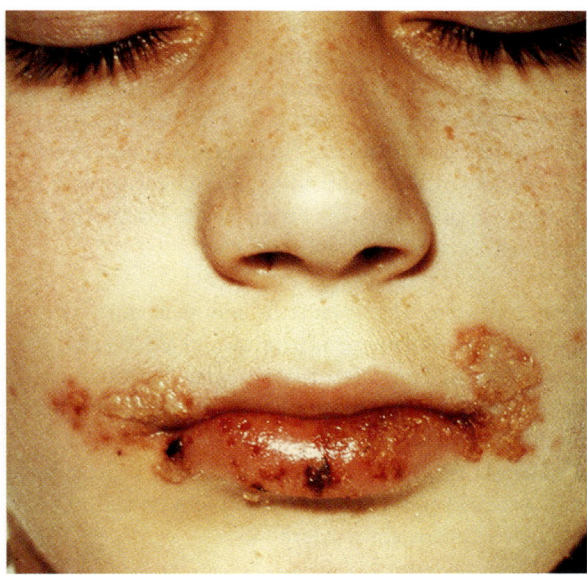

◘ Abb. 8.17. **Akute vesikuläre Effloreszenzen** bei Herpes simplex labialis

8.2.3 Viruskrankheiten ohne obligates Exanthem

Mumps (Parotitis epidemica, Ziegenpeter)

Mumps ist eine Viruskrankheit, die hauptsächlich die Speicheldrüsen befällt und eine dauerhafte Immunität hinterlässt. Der Erreger gehört zur Gruppe der Paramyxoviren.

■■■ **Epidemiologie.** Die Inkubationszeit beträgt 2–4 Wochen. Die Patienten sind bereits ca. 5 Tage vor Auftreten der Speicheldrüsenschwellung bis zur endgültigen Abschwellung (ca. 8 Tage) infektiös. Das Virus wird in Speichel, Urin und Muttermilch ausgeschieden und durch Tröpfchen verbreitet. Eintrittspforte ist die Mundschleimhaut. Befallen werden hauptsächlich Kinder zwischen dem 4. und 10. Lebensjahr. Der Kontagionsindex ist hoch, der Manifestationsindex dagegen relativ niedrig: Etwa 50 % aller Mumpsinfektionen verlaufen inapparent, hinterlassen aber trotzdem Immunität.

■■■ **Klinik.** Charakteristisch ist die entzündliche schmerzhafte Schwellung der Ohrspeicheldrüsen (◘ Abb. 8.19). Nach einem uncharakteristischen 1- bis 2tägigen Prodromalstadium, aber auch ohne Vorboten, kommt es zur Anschwellung einer Parotisdrüse. Dabei klagen die Kinder oft über Schmerzen beim Kauen, in den Ohren oder beim Bewegen des Kopfes. In $^3/_4$ der Fälle folgt 1–2 Tage später die Schwellung der anderen Seite. Das Gesicht der Patienten bietet dann ein typisches Bild: Die Ohrläppchen stehen ab, über der teigigen Schwellung der Drüsen ist die Haut ödematös und gespannt. Die Einmündung des Ductus parotidis in der Wangenschleimhaut ist oft gerötet und geschwollen. Die submaxillaren und sublingualen Speicheldrüsen können mitbetroffen, gelegentlich auch isoliert befallen sein. Die Kinder fiebern um 38 °C, nicht selten verläuft die Krankheit aber afebril, nach einigen Tagen geht die Schwellung zurück.

■■■ **Labor.** An Laborbefunden findet man erhöhte Amylase- und vor allem Lipasewerte im Blut infolge Pankreasbeteiligung. Die Diagnose wird durch spezifische IgM-Antikörper bestätigt.

■■■ **Differentialdiagnose.** Eitrige Parotitiden, Lymphadenitiden oder Sekretstauungen durch Speichelsteine kommen in Frage. Die toxische Diphtherie mit periglandulären Ödemen (Caesarenhals) kann nur bei oberflächlicher Untersuchung zur Verwechslung Anlass geben.

a
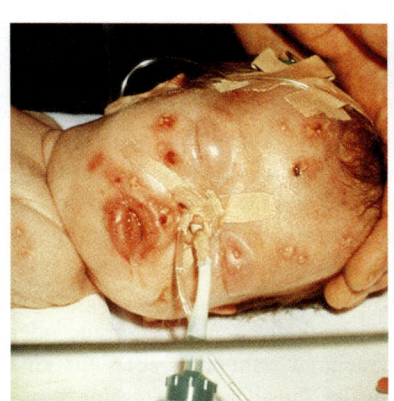

b
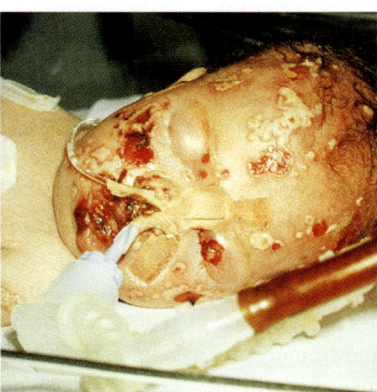

◘ Abb. 8.18 a, b. **Intrapartum übertragene Herpes simplex genitalis Infektion** auf ein Neugeborenes (H. simplex Sepsis) mit nekrotisierenden Hauteffloreszenzen, aus denen das Virus nachgewiesen werden konnte (Verlauf). Die Mutter war an einem Herpes genitalis erkrankt.

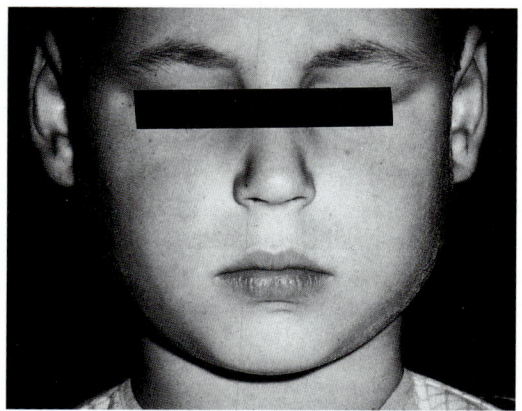

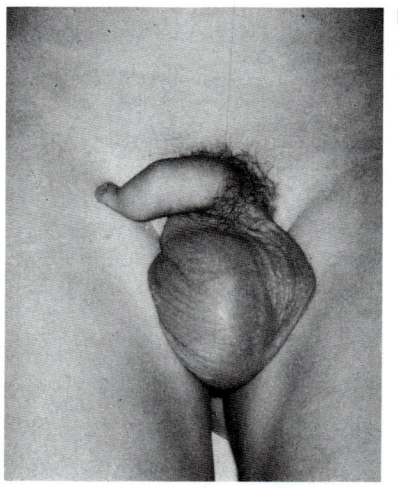

Abb. 8.19 a, b. 12 jähriger Junge mit Mumps:
a beidseitiger Befall der Parotis (5. Krankheitstag); b beginnende Orchitis. (Bildarchiv für Medizin München)

■■■ **Häufigste Komplikation.** Im Kindesalter ist eine blande verlaufende seröse Meningitis mit Zellvermehrung im Liquor bis zu 500/mm³ mononukleären Zellen häufigste Komplikation. Es können aber auch Meningoenzephalitiden auftreten mit Benommenheit, Erbrechen und neurologischen Ausfällen. Dabei kann es zur Beteiligung des N. statoacusticus mit nachfolgender Taubheit kommen. Etwa die Hälfte der Mumpspatienten weist Liquorveränderungen auf, auch wenn klinisch keine Meningitis vorliegt. Andererseits wird ein großer Teil der ätiologisch unklaren Fälle von seröser Meningitis durch eine sonst inapparent verlaufende Mumpsinfektion hervorgerufen. Das Mumpsvirus kann außerdem andere drüsige Organe befallen, z. B. Pankreas, Thymus, Thyreoidea oder Tränendrüsen. Der Zusammenhang zwischen Erstmanifestation eines Diabetes mellitus Typ I und einer Mumpserkrankung ist nicht gesichert. Die von der Pubertät an nicht seltene Orchitis mit Epididymitis (in ca. 20 %) ist gekennzeichnet durch eine ein- oder doppelseitige schmerzhafte Hodenschwellung, in ca. 10 % mit nachfolgender Hodenatrophie und Sterilität (◘ Abb. 8.19 b). Differentialdiagnostisch ist an eine Hodentorsion zu denken. Die Prognose des Mumps ist auch in komplizierten Fällen meistens gut.

■■■ **Therapie.** Therapeutisch kommen nur symptomatische Maßnahmen, wie milde lokale Wärme und Analgetika in Frage. Bei ausgeprägter enzephalitischer Komponente und vor allem bei Orchitis ist eine Kortikosteroidbehandlung indiziert.

Die aktive Impfung erfolgt ab dem 12. Lebensmonat in Kombination mit Masern und Röteln (▶ s. S.232) und wird im 2. Lebensjahr wiederholt.

Mononucleosis infectiosa
(Pfeiffer-Drüsenfieber, Epstein-Barr-Virusinfektion)

Die infektiöse Mononukleose ist eine akute Erkrankung des lymphatischen Systems mit typischem Blutbild. Der Erreger ist das zu den Herpesviren zählende Epstein-Barr-Virus (EBV). Das Burkitt-Lymphom und das Nasopharynxkarzinom enthalten das EBV-Genom als Hinweis auf eine mögliche onkogene Potenz des Virus.

■■■ **Epidemiologie.** Die Inkubationszeit beträgt 1–2 Wochen. Befallen werden Kinder und Erwachsene. Die Erkrankung hinterlässt Immunität. Wie allen Viren der Herpesgruppe kommt auch dem EB-Virus die Eigenschaft der Persistenz im Gewebe, vor allem in lymphatischen Zellen zu. Die Übertragung erfolgt meist durch Speichel (»kissing disease«), selten durch Transfusion oder Organtransplantation. Die Durchseuchung der Bevölkerung erreicht fast 100 %.

■■■ **Klinik.** Das klinische Bild der infektiösen Mononukleose ist vielfältig. Bei Kindern wird meistens der Symptomenkomplex Fieber, Tonsillitis, generalisierte Lymphknotenhyperplasie und Milzvergrößerung beobachtet. Das Fieber kann anfangs ohne Symptome auftreten und dann nach Ausbildung der typischen Symptomatik remittierend oder intermittierend tage- oder wochenlang anhalten. Die Tonsillitis kann vielgestaltig sein: Oft bestehen flächenhafte, schmutzig-graue oder gelbliche Beläge, manchmal sieht man aber nur eine katarrhalische Rötung der Tonsillen oder einzelne Stipp-

8.2 · Virale Infektionskrankheiten

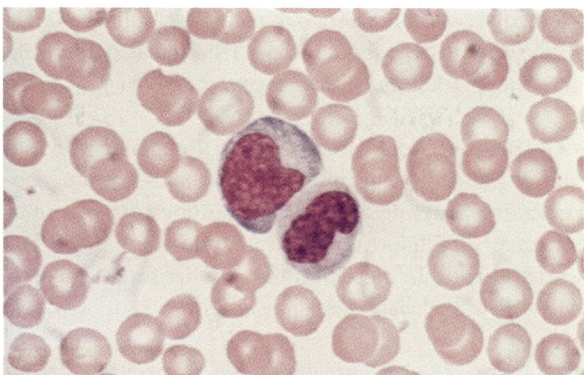

◨ Abb. 8.20. **Typisches Blutbild bei Mononukleose** (Morbus Pfeiffer) mit lymphoiden »Drüsenfieberzellen«.

chen. Oft findet sich ein hämorrhagisches Enanthem aus stecknadelkopfgroßen Petechien am weichen Gaumen.

Die **Lymphknotenschwellungen** finden sich vorzugsweise am Hals, aber auch in den Achselhöhlen, den Leistenbeugen und nicht selten auch intrathorakal, wo sie röntgenologisch als Vergrößerung der Hilusfigur nachweisbar sind. Die Milz ist in den meisten Fällen vergrößert.

Das **Blutbild** (◨ Abb. 8.20) klärt häufig die Diagnose: Die Leukozytenzahl kann erhöht sein, im Ausstrich findet sich ein starkes Überwiegen der Lymphozyten, Monozyten und Plasmazellen, 5–20 % der mononukleären Zellen sind »Drüsenfieberzellen« (»Reizformen«). Diese Zellen sind bei der üblichen Färbung relativ groß und haben einen exzentrischen gelappten Kern in einem dunkelgrau-blauen Plasma mit Vakuolenbildung; es sind spezifische T-Lymphozyten (Killerzellen). An sonstigen Symptomen werden uncharakteristische, polymorphe Exantheme, Lidödeme und katarrhalische Erscheinungen mit Husten und Schnupfen beobachtet. Die Kinder machen anfangs einen deutlich kranken Eindruck und erholen sich relativ langsam, manchmal erst nach 2–3 Wochen.

■■■ **Laborbefunde.** Hinweisend für die Diagnose ist der Antikörpernachweis (IFT = indirekte Immunfluoreszenz oder ELISA). Die Serologie kann zwischen akuter, chronischer und reaktivierter Infektion unterscheiden. Bei Immunsupprimierten kann die Viruslastbestimmung im Blut mittels quantitativer Polymerase-Kettenreaktion (PCR = polymerase chain reaction) sinnvoll sein.

■■■ **Differentialdiagnose.** Erkrankungen mit akuter Tonsillopharyngitis (Streptokokkeninfektion, Diphtherie) oder akuter Lymphknoten- und Milzvergrößerung (Leukämie) müssen abgegrenzt werden. Das Exanthem ist meist morbilliform.

■■■ **Komplikationen.** Es werden Myokarditis, Meningoenzephalitis und Polyneuritis beobachtet; sie sind im Kindesalter selten, nur ausnahmsweise kommt es zu einer Hepatitis.

■■■ **Prognose und Therapie.** Die Prognose ist gut. Die Therapie sollte bei gesicherter Diagnose nur symptomatisch sein (Antipyretika); wegen Verdachts auf eine bakterielle Tonsillitis werden oft Antibiotika angewandt; die Grundkrankheit lässt sich dadurch nicht beeinflussen. Die Gabe von Ampicillin bei Mononucleosis infectiosa führt mit großer Häufigkeit zu einem stark juckenden morbilliformen Arzneimittelexanthem.

8.2.4 HIV-Infektionen und AIDS (Acquired Immune Deficiency Syndrome)

■■■ **Epidemiologie, Übertragungswege.** Im Kindes- und Jugendalter können die Erreger von AIDS, die humanen Immundefektviren (HIV 1, 2 und 0), auf folgenden Wegen übertragen werden:
- über Gerinnungskonzentrate (bei Blutern) und andere Blutprodukte, Transplantate,
- über infizierte Nadeln und Transfusionsbestecke,
- von infizierten Müttern auf Kinder im Mutterleib oder unter der Geburt,
- durch Geschlechtsverkehr,
- durch sexuellen Missbrauch,
- beim Stillen.

Nachdem durch Hitzebehandlung von Gerinnungskonzentraten und Antikörpertestung aller Blutspender kaum noch Infektionen über Blutprodukte auftreten werden, wird sich in Zukunft die Zahl der pädiatrischen Patienten parallel zur Zahl der HIV-infizierten Schwangeren entwickeln.

■■■ **Erreger.** HIV sind Retroviren (RNA-Viren), die ihre Erbinformation mittels reverser Transkription in das menschliche Genom (DNA) einspeichern können und eine chronische Infektionskrankheit mit zunehmendem Immundefekt hervorrufen.

■■■ **Pathogenese.** Nachdem HIV in den menschlichen Organismus eingedrungen ist, reagiert es spezifisch mit einem zellulären Rezeptor (CD4 = cluster of differentiation 4), der vorwiegend auf T-Helfer-Zellen, seltener auf Makrophagen, Nervenzellen u. a. exprimiert ist. Nachdem von der Virus-RNA mittels einer reversen Transkriptase eine DNA-Kopie angefertigt worden ist, kann diese in die menschliche DNA eingebaut werden. Mittels Transkription wird wieder Virus-RNA und schließlich neues HIV gebildet, das dann die Wirtszelle verlässt und neue Zellen infiziert. Folge dieser Virusausbreitung ist ein komplizierter Immundefekt, der vor allem B-Zellen, T-Zellen, Monozyten und Makrophagen betrifft. Klinische Symptome sind Folge dieses Immundefektes, mit Ausnahme der AIDS-Enzephalopathie, die durch HIV selbst hervorgerufen wird.

■■■ **Immunologische Befunde.** Von den vielen pathologischen Befunden, die am Immunsystem erhoben werden können, sind die wichtigsten:
- B-Zell-System: Immunglobuline, insbesondere IgG und IgA, erhöht; spezifische Antikörper, z. B. nach Impfung, vermindert;
- T-Zell-System: T-Helfer-Zellen (CD4 positiv) zunehmend vermindert, Verlust von helferzellabhängigen Funktionen.

■■■ **Klinik.** Die klinischen Symptome definieren die Krankheitsstadien nach der CDC (= Centers for Disease Control)-Klassifikation:

Kategorie A: Lymphadenopathie, Hepatosplenomegalie, Dermatitis, Parotisschwellungen, rezidivierende Infektionen der oberen Luftwege, Sinusitis oder Otitis media

Kategorie B: Fieber > 1 Monat, Anämie, Leukopenie, Thrombopenie, Karditis, lymphoide interstitielle Pneumonie, Hepatitis, Nephropathie, Diarrhö, CMV-Infektion, H.-simplex-Infektionenrezidive, Zoster, komplizierte Windpocken, Meningitis, Pneumonie, Sepsis, persistierende Candidose, Toxoplasmose, Leiomyosarkom

Kategorie C: AIDS-definierende Erkrankungen wie z. B. Pneumozystis-carinii-Pneumonie, primäre ZNS-Lymphome u. v. a.

Zusätzlich wird die altersbezogene T-Zellzahlverminderung zur CDC-Klassifikation der HIV-Infektion bei Kindern unter 13 Jahren herangezogen.

■■■ **Diagnose der HIV-Infektion.** Bei einer von der Mutter übertragenen Infektion können beim Neugeborenen und Säugling die diaplazentar übertragenen mütterlichen HIV-IgG-Antikörper diagnostisch nicht verwertet werden. In diesem Alter muss der direkte quantitative Virusnachweis versucht werden.

■■■ **Therapie.** Wesentlich ist die frühzeitige Erkennung und konsequente Behandlung von Infektionen aller Art. Antiretrovirale Medikamente haben, vor allem in Kombination verschiedener Präparate, lebensverlängernde Wirkung. Wird Retrovir einer HIV-infizierten Schwangeren und ihrem Neugeborenen gegeben, zusammen mit einer Schnittentbindung, so wird die Transmissionsrate auf das Neugeborene von früher 20–40 % auf derzeit ca. 1 % reduziert. Eine Heilung oder einen Impfstoff gibt es bis heute nicht.

8.2.5 Virusinfektionen der Luftwege

Im Kindesalter spielen sich die meisten Infektionen an den Luftwegen ab. Im Durchschnitt macht jedes Kind jährlich mehrere derartige »Infekte« durch. Bevorzugt sind die Herbst- und Wintermonate.

Die vielfältigen Erkrankungen wie Rhinitis, Pharyngitis, Tonsillitis, Laryngitis, Tracheitis und Bronchitis werden als »grippale Infekte«, »Nasen-Rachen-Infekte« oder einfach »Virusinfekte« zusammengefasst und von verschiedenen Erregern hervorgerufen (◘ s. Tabelle 8.4).

Diesen Virusinfektionen ist eine **Inkubationszeit** zwischen 2 und 7 Tagen und eine hohe Infektiosität gemeinsam, wobei die Eintritts- und Austrittspforte meist der Respirationstrakt ist.

Grippe durch Influenzavirus

Die Virusstämme A, A_1 und A_2 sind die Erreger von Grippeepidemien, die z. T. ein weltweites Ausmaß annahmen (Pandemien). Grippevirus B ist für umschriebene Ausbrüche verantwortlich. Typ C ruft nur lokale Nasenerkrankungen hervor.

■■■ **Klinik der Grippe.** Das Fieber steigt unter Schüttelfrost überfallsartig an, die Patienten leiden unter

8.2 · Virale Infektionskrankheiten

Tabelle 8.4. Erreger von Virusinfektionen der oberen und unteren Luftwege

Virusgruppe	Wichtige Typen	Symptome		
		Mundhöhle, Luftwege und Lunge	ZNS	Sonstige Organe
Myxoviren				
Influenza	A, A_1, A_2, B, C	Epidemische und endemische Grippe, Pneumonie	Enzephalitis	–
Parainfluenza	1–4	Rhinopharyngitis, Tracheobronchitis, Pneumonie, Krupp	Enzephalitis	–
RS-Viren	A, B	Rhinopharyngitis, Bronchiolitis, Pneumonie	–	–
Rhinoviren	1–30	Rhinopharyngitis, Tracheobronchitis, Pneumonie	–	Konjunktivitis
Adenoviren	1, 2, 5, 6	Endemisch Pharyngitis, Lymphadenitis, Infektionen von Gaumen- und Rachenmandeln	–	–
	3, 4, 7 7 a, 14, 21	Epidemisch Rhinopharyngitis, Pneumonie	–	Pharyngokonjunktivalfieber, Enteritis, Exantheme
Reoviren	1–3	Rhinopharyngitis	–	Otitis, Enteritis
Enteroviren				
ECHO-Viren	1–31	Rhinopharyngitis	Meningitis	Enteritis, Exantheme
Coxsackie A	1–23	Rhinopharyngitis »Herpangina«	Meningitis	Exantheme
Coxsackie B	1–6	–	–	Epidemische Myalgie (Pleurodynie), Myokarditis
Polioviren	1–3	Rhinopharyngitis	Myelomeningo-enzephalitis	–

Kopf-, Rücken-, Kreuz- und Gliederschmerzen und liegen schwer darnieder. Zum Gefühl des »Wundseins« im Hals und den Schmerzen hinter dem Brustbein kommt ein quälender, hartnäckiger trockener Husten.

Komplikationen entstehen vor allem durch bakterielle Infektionen mit Haemophilus influenzae, Pneumokokken und Staphylokokken. Sie führen zur stenosierenden **Laryngotracheitis** (Grippekrupp), zur nekrotisierenden **Tracheobronchitis** und zur **Grippepneumonie**. Die Letalität war vor allem bei der Pandemie von 1918 erschreckend hoch (weltweit 20 Millionen Tote), die »Asiatische Grippe« von 1957, hervorgerufen durch einen A_2-Stamm, verlief weniger schwer. Impfungen mit lebenden oder inaktivierten Viren sind verfügbar. Neuraminidase-Hemmstoffe (z. B. Zanamivir) werden therapeutisch verwendet.

Parainfluenzaerkrankungen

Sie sind in Deutschland endemisch und führen zu weniger dramatischen Ausbrüchen. Klinisch beobachtet man fieberhafte Pharyngitiden, Bronchitiden und Pneumonien. Typ 1 und 2 sind für etwa die Hälfte der Fälle von stenosierender Laryngitis (Pseudokrupp) bei Kleinkindern verantwortlich.

RS-Viruserkrankungen

Die Bezeichnung leitet sich von »Respiratory Syncytial« her: Der zytopathogene Effekt des Virus bedingt in vitro die Bildung von großen synzytialen Verbänden. Vor allem obstruktive Bronchiolitiden von Säuglingen und Kleinkindern (▶ S. 419) werden überwiegend durch RS-Viren ausgelöst. In schweren Fällen muss eine symptomatische Therapie erfolgen (O_2-Gabe, $\beta 2$-Sympathikominetika), eventuell eine antivirale Behandlung mit Ribavirin. Zur Prophylaxe bei strenger Indikationsstellung eignet sich ein humanisierter monoklonaler Antikörper (Palivizumab). Eine Impfung ist bisher nicht zugelassen.

Adenoviruserkrankungen

Nicht alle Serotypen sind pathogen. Fieber und grippale Symptome sind führend. Schwere Pneumonien mit persistierenden Lungenschäden (Bronchiektasien) betreffen bevorzugt Immundefekte. Gastroenteritiden treten auf, mesenteriale Lymphadenitiden können zur Darminvagination führen.

8.2.6 Viruskrankheiten mit bevorzugter Beteiligung des ZNS

Poliomyelitis (»Kinderlähmung«)

Die Poliomyelitis ist eine akute Infektionskrankheit, bei der es durch Befall des ZNS zu schlaffen Lähmungen kommen kann. Der Erreger, von dem es die Serotypen I, II und III gibt, gehört zur Gruppe der Enteroviren.

Die **Inkubationszeit** beträgt im Allgemeinen 1–2 Wochen.

■■■ **Epidemiologie.** Die Poliomyelitis wird meist durch Schmierinfektion, bei engem Kontakt, von Mensch zu Mensch übertragen. In Gegenden mit geringem zivilisatorischen Standard werden die Kinder frühzeitig durchseucht (»Kinderlähmung«), die Erkrankung verläuft dabei meist inapparent.

In der BRD wurden bis 1960 2000–4000 Fälle pro Jahr gemeldet, seit Einführung der Impfung (▶ S. 232) sank die Zahl praktisch auf Null ab. Impfprogramme der WHO zielen auf eine weltweite Ausrottung der Poliomyelitis in den nächsten Jahren.

■■■ **Pathogenese.** Nach der Infektion vermehrt sich das Virus im Epithel und im lymphoretikulären Gewebe des Pharynx und des Darmkanals. Meist bleibt die Erkrankung inapparent, hinterlässt aber eine typenspezifische Immunität. Gelangt das Virus durch die Blut-Liquor-Schranke, wird vor allem die graue Substanz (motorische Vorderhornzellen) befallen (polios: grau).

■■■ **Klinik.** Die **Initialphase** der manifesten Erkrankung geht mit katarrhalischen Erscheinungen der Luftwege und Durchfall einher (◘ Abb. 8.21).

Nach einem Latenzstadium setzt das **präparalytische** Stadium mit meningitischen Symptomen ein. Nur etwa jede 100.–200. Infektion führt zu Lähmungen, d. h. zum **paralytischen** Stadium.

Bei der **spinalen** Form sind bevorzugt die Beine betroffen, dann erst Arme und Rumpfmuskulatur. Beim Befall der Interkostalmuskeln entsteht eine periphere Atemlähmung (◘ Abb. 8.23). Bei der **bulbär-pontinen** Form kann es zur prognostisch ungünstigen zentralen Atemlähmung kommen.

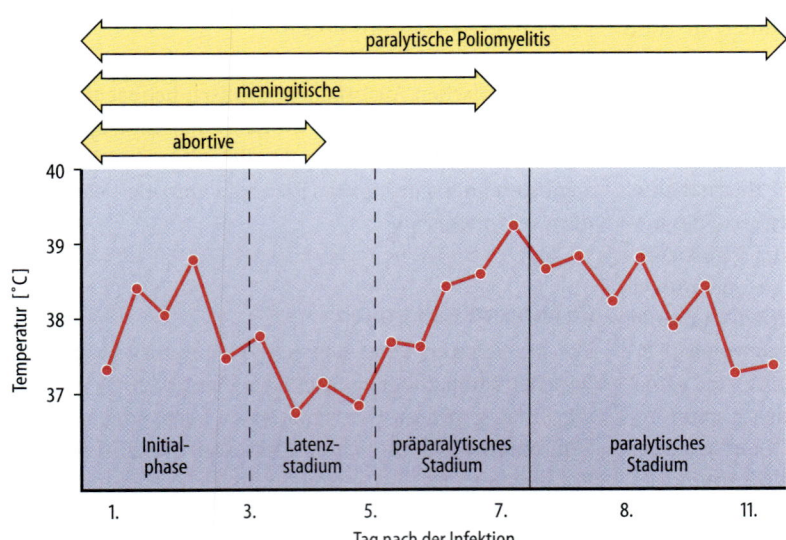

Abb. 8.21. Krankheitsverlauf bei Poliomyelitis

8.2 · Virale Infektionskrankheiten

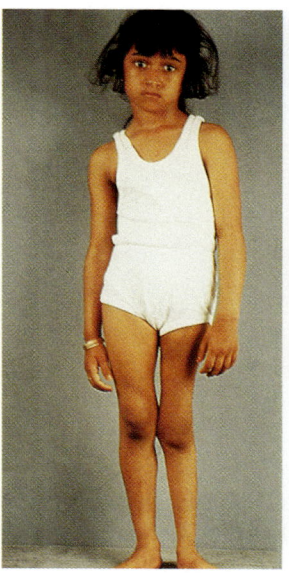
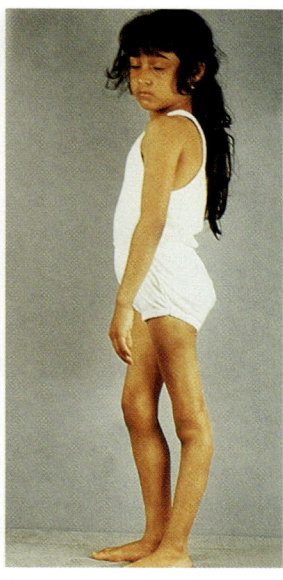

Abb. 8.22 a, b. Folgezustand nach Poliomyelitis

■■■ **Laborbefunde.** Im Liquor findet sich eine Pleozytose von 10 bis zu einigen 100 Zellen, dabei dominieren anfangs die polynukleären Zellen. Die Eiweißvermehrung ist zu Beginn gering. Später nimmt die Zellzahl ab und der Eiweißgehalt steigt an. Der Zuckergehalt des Liquors ist normal oder sogar erhöht.

Das Virus kann aus Rachenspülwasser oder Stuhl isoliert werden; ein Anstieg der neutralisierenden und komplementbindenden Antikörper innerhalb von 14 Tagen stützt die Diagnose.

■■■ **Prognose.** Etwa in jedem 2. Fall von paralytischer Poliomyelitis bleiben Restlähmungen bestehen (Abb. 8.22 u. 8.24).

■■■ **Therapie.** Eine spezifische Therapie gibt es nicht.
Die Prophylaxe, früher mit der oralen Schluckimpfung (Sabin) und jetzt mit dem inaktivierten Totimpfstoff (Salk) ist von größter Wirksamkeit (▶ S. 232).

Coxsackieviruserkrankungen

Coxsackie-Viren gehören zur Gruppe der Enteroviren (s. Tabelle 8.4, S. 249). Die wichtigsten Erkrankungen, die durch sie hervorgerufen werden, sind die Herpangina (Fieber, Halsschmerzen, Bläschen am Gaumen), die Sommergrippe (Fieber, Pharyngitis, Tonsillitis, Rhinitis) und das Hand-Fuß-Mund-Syndrom (Abb. 8.24).

Die Bornholmsche Krankheit (Pleurodynie mit Fieber, Muskelschmerzen, abdominellen Beschwerden) wird von Erregern der Serogruppe B verursacht.

Coxsackieviren können Myokarditiden, aseptische Meningitis, Gastroenteritiden und respiratorische Infektionen hervorrufen.

ECHO-Viruserkrankungen

Ebenfalls zur Gruppe der Enteroviren gehören die ECHO-Viren **(Enteric Cytopathogenic Human Orphanvirus)** (Tabelle 8.4, S. 249). Sie rufen die gleichen Krankheitsbilder hervor wie die Coxsackieviren. Beide Virusgruppen rufen wegen ihrer hohen Kontagiosität häufig nosokomiale Infektionen hervor.

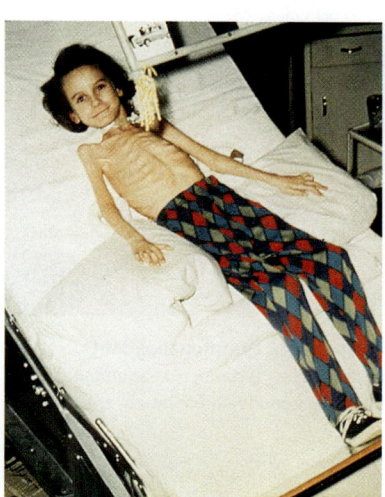
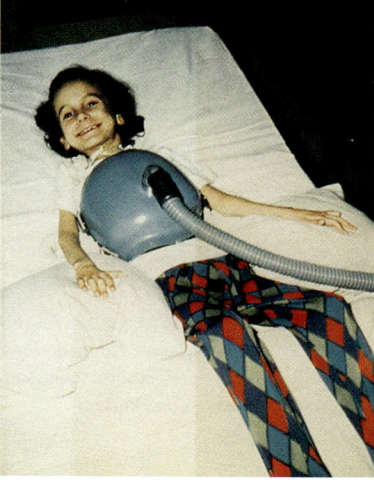

Abb. 8.23. **Schwerer und ausgedehnter Poliomyelitis-Folgezustand,** schlaffe Lähmungen, Muskelatrophie (mit mechanischer Atemhilfe)

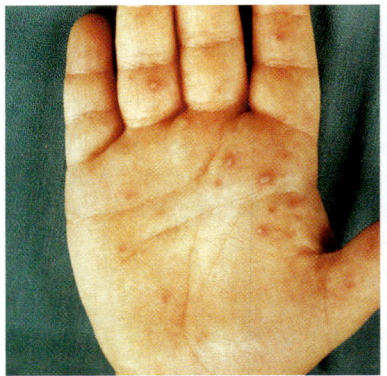 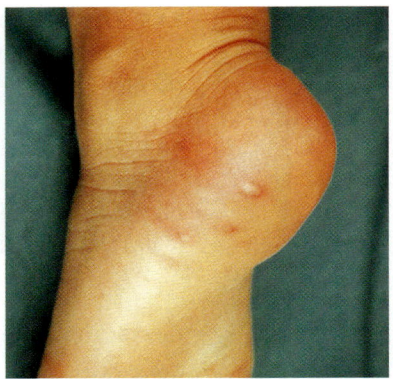 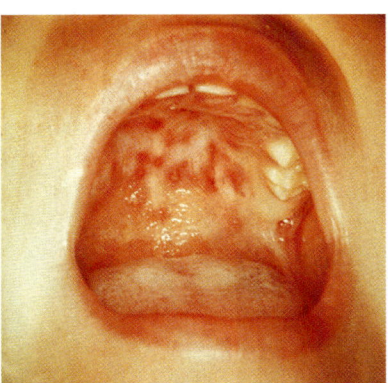

Abb. 8.24. **Papulovesikuläre Effloreszenzen** an Hand-, Fußflächen und Gaumen bei Coxsackie-A-Virusinfektion (Hand-Fuß-Mund-Syndrom)

8.2.7 Zytomegalievirusinfektion

Sie gehört zur Gruppe der Herpesviren und führt zu einer hohen Durchseuchung in der Bevölkerung. Die Übertragung erfolgt durch Blut (Transfusion), Speichel, Urin, genitale Sekrete, Spermien und Muttermilch. So werden bis zu ca. 1 % aller Neugeborenen bei der Geburt infiziert, von ihnen erkranken etwa 10 % mit Symptomen, weitere 10 % nach einem z. T. monatelangen Intervall.

Die akute Infektion beginnt mit Fieber, gefolgt von Krankheitsgefühl, generalisierten Lymphknotenschwellungen, einer Hepatosplenomegalie. Immundefekte Patienten (z. B. AIDS-Kranke, Immunsupprimierte, Transplantatempfänger) können Pneumonien, nekrotisierende Retinitiden, Enterocolitiden erleiden. Die Primärinfektion einer Schwangeren kann zur fetalen Infektion führen (▶ siehe TORCH, S. 94) (◘ Abb. 8.25). Der Antigennachweis ist in Körperflüssigkeiten möglich (CMV-Antigen pp 65, CMV-early-antigen, CMV-PCR).

Mit Hyperimmunglobulinen ist die Infektionsprophylaxe möglich. Leukozytenfilter reduzieren das Infektionsrisiko der Bluttransfusion. Die Behandlung mit Ganciclovir ist bei klinisch relevanten Infektionen angezeigt. Ein Lebendimpfstoff ist in Entwicklung.

8.2.8 Rotavirusinfektionen

Rotaviren sind RNA-Viren mit den Gruppen A–E, wovon der Gruppe A die entscheidende klinische Bedeutung zukommt. Im Kindesalter ist es der häufigste Durchfallerreger. Die Infektion erfolgt von Mensch zu Mensch, fäkal-oral, aber auch durch Tröpfchen. Die Ausscheidung beträgt 1 bis 2 Wochen, bei Frühgeborenen und Immundefekten allerdings Wochen bis Monate. Respiratorische Symptome sind oft vergesellschaftet. Der Antigennachweis im Stuhl ist zuverlässig. Die orale oder intravenöse Behandlung ist gegen die Dehydratation gerichtet. Im Krankenhaus werden erkrankte Kinder kohortiert, d. h. zusammengelegt und vom gleichen Personal versorgt. Inzwischen sind erfolgreich erprobte Impfstoffe zugelassen worden, wegen unerwarteter Nebenwirkungen (Invaginationen) aber wieder vom Markt genommen worden.

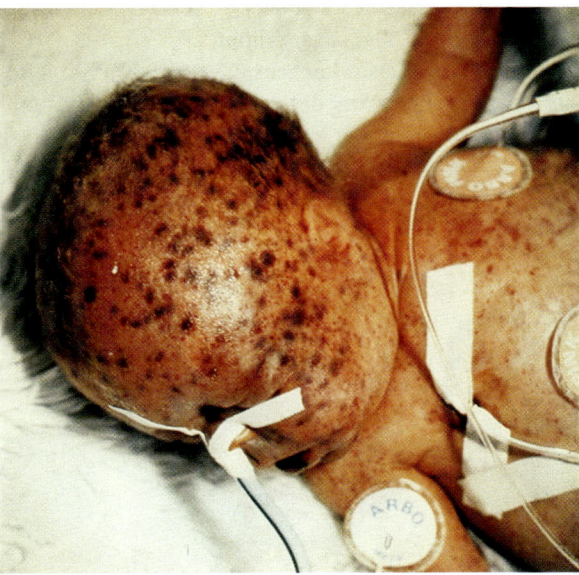

Abb. 8.25. **Angeborene schwere Zytomegalieinfektion** eines Neugeborenen mit schwerer Verbrauchskoagulopathie und Hautblutungen (sog. »blue berry muffin«-Phänomen, amerik. Blaubeerkuchen)

8.2.9 Tollwutvirusinfektion (Rabies)

Die Lyssaviren, die Erreger der Tollwut, sind RNA-Viren. Die Übertragung erfolgt durch Biss, Kratzen und Schleimhautkontakt mit virushaltigem Speichel. Nach einem uncharakteristischen Prodromalstadium folgt die Enzephalitis (Depression, Halluzination, Reizbarkeit), schließlich ein paralytisches Stadium und unausweichlich der Tod in der zentralen Ateminsuffizienz.

Eine antivirale Behandlung gibt es nicht. Die passive Immunisierung erfolgt immer als Simultanprophylaxe, d. h. in Verbindung mit einer aktiven Impfung. Der Impfstoff besteht aus inaktivierten Viren. Beruflich exponierte Personen (Jäger, Waldarbeiter, Tierzüchter usw.) werden präexpositionell geimpft.

8.2.10 Frühsommer-Meningoenzephalitis (FSME)

Das FSME-Virus ist ein RNA-Virus. Überträger ist die Zecke, die in bewaldeten und auch im Winter nicht zu kalten Flussniederungen lebt. Die Inkubationszeit beträgt 1–8 Tage. Kinder erkranken weniger schwer als Erwachsene. Über regionäre Lymphknoten gelangt das Virus in das RES und hämatogen in das Gehirn. Die Symptome der Meningoenzephalitis (Fieber, Somnolenz, Sprachstörung, Ataxie, Hirnnervenläsionen usw.) treten in einer zweiten Krankheitsphase auf. Es gibt keine wirksame antivirale Therapie. Eine passive Prophylaxe mit Hyperimmunglobulin muss in den ersten 1–3 Tagen nach Zeckenbiss erfolgen. 1997 ist das Hyperimmunglobulin für eine Anwendung bei Kindern zurückgezogen worden. Guten Schutz vermittelt die aktive Impfung.

8.2.11 Seltener vorkommende Virusinfektionen

Das Spektrum der bei Kindern in unseren Breitengraden seltener oder nicht vorkommenden Virusinfektionen ist weit; um nur einige zu nennen: HHV 8, virale hämorrhagische Fieber (z. B. Lassa-, Dengue-, Ebola-Fieber), Hantavirus-Infektionen u. a.

8.3 Bakterielle Infektionskrankheiten

> Der Verlauf einer klinisch manifesten bakteriellen Infektionskrankheit ist ein komplexes Ereignis. Ein potentieller Erreger, der eben noch zur normalen Körperflora gehörte, nutzt einen Moment der Abwehrschwäche des Wirts, um sich massiv zu vermehren, in die Körperoberfläche einzudringen, an den Zielort der Infektion zu gelangen und hier ein charakteristisches Krankheitsbild auszulösen. Die Vorgänge des Infektionsweges, der Organschädigung, der Körperabwehr, des Aufbaus einer anhaltenden Immunität, der Organreparatur – all das gehört zu den klinischen und wissenschaftlichen Beschäftigungen mit den erregerabhängigen Erkrankungen.
>
> Von einem oberflächlichen eitrigen Abszess bis zu einer lebensbedrohlichen eitrigen Meningitis muss jede Infektion ätiologisch diagnostiziert werden, um gezielt antibiotisch behandelt zu werden. Impfungen, Infektionskontrolle und Chemoprophylaxe sind zu wirksamen infektionsverhütenden Maßnahmen geworden. Die Epidemiologie lehrt uns, dass »neue« Infektionskrankheiten entdeckt werden (z. B. die Lyme-Borreliose) und »alte« wieder auftauchen (z. B. Diphtherieepidemien unter Ungeimpften in Russland).

8.3.1 Diphtherie

Die Diphtherie ist eine bakterielle Infektionskrankheit mit **pseudomembranösen Belägen** auf Tonsillen, Pharynx-, Larynx- und Nasenschleimhaut. Die Krankheitszeichen werden durch **Bakterientoxine** hervorgerufen und können zu neuro-, kardio- und nephrologischen Komplikationen führen. Die aktive Impfung hat die Krankheit weit zurückgedrängt. Ungenügendes Durchimpfen einer Bevölkerung hat die Diphtherie wieder epidemisch auftreten lassen.

■■■ **Epidemiologie.** Die Übertragung erfolgt meist als **Tröpfcheninfektion;** nur der Mensch ist als Erregerreservoir bekannt. Erkrankungen in Ländern mit hohem Hygienestandard ereignen sich nur bei ungenügend Geimpften. Die **Inkubationszeit** beträgt 2–6 Tage. Unter antibiotischer Behandlung besteht die Kontagiosität für etwa 2 Tage, unbehandelt bis zu 4 Wochen.

■■■ **Erreger.** Die Diphtherie wird durch das grampositive Stäbchen **Corynebacterium diphtheriae** hervorgerufen, das das für die klinischen Manifestationen verantwortliche Exotoxin produziert. Nur durch Bakteriophagen infizierte Bakterien sind zur Toxinbildung fähig.

■■■ **Klinik.** Nach 1–2 Tage dauernden Prodromi (Fieber, Krankheitsgefühl, katarrhalische Symptome) kann es zu einer lokalen, progredienten oder toxischen Form der Diphtherie kommen. Zur **lokalen Diphtherie** zählen:

- Die **Tonsillen-** oder **Rachendiphtherie** mit grau-weißen, dick-speckigen Pseudomembranen, mit dem Spatel kaum abstreifbar (Abb. 8.26), leicht blutend, von den Tonsillen auf Uvula und Rachen übergreifend, begleitet von Fieber, Schluckbeschwerden, faulig-süßem Mundgeruch, schmerzhaften Kieferwinkellymphknotenschwellungen.
- Die **Nasendiphtherie,** meist Säuglinge betreffend, beginnt wie ein gewöhnlicher Schnupfen, dann mit serös-eitrigem und schließlich blutigem Sekret sowie mit kleinen Membranfetzen am Naseneingang (Abb. 8.27).
- Die **Kehlkopfdiphtherie,** bei welcher die Membranbildung meist vom Rachen abwärts zieht. Es kommt schnell zu Heiserkeit, Aphonie, bellendem Husten (Krupp), inspiratorischem Stridor mit Dyspnoe und drohender Erstickung, die zur Intubation oder Tracheotomie zwingt.
- Die **Hautdiphtherien** stellen seltene, eher ungefährliche Sonderformen der lokalen Erkrankung dar, meist als Geschwür mit scharfem Rand und pseudomembranösem Belag, im Bereich von Nabel, Konjunktiven, vulvovaginaler Schleimhaut.

Die **progrediente** Diphtherie geht meist von einer Tonsillendiphtherie aus; ihr dynamischer Charakter deutet sich schon dadurch an, dass sich an mehreren Stellen Membranen bilden, die schnell konfluieren. Toxinbedingte Komplikationen sind häufiger und verursachen eine größere Letalität. Die **toxische** oder auch **maligne** Diphtherie entwickelt sich entweder aus lokalen Formen oder primär mit einem schwereren Krankheitsverlauf: Fieber, Ödeme, Nekrosen, Membranen (Abb. 8.28), Lymphknotenschwellungen sind ins Groteske gesteigert (Caesarenhals).

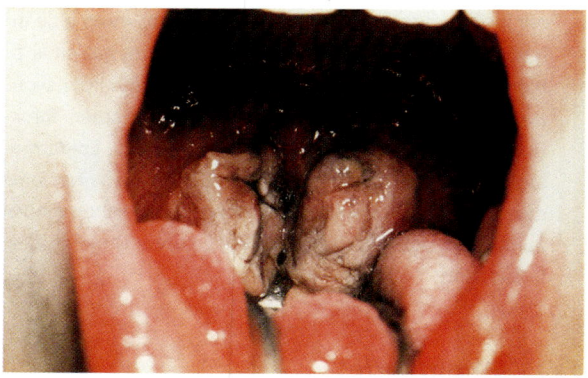

Abb. 8.26. Membranen auf Tonsillen und Zungengrund bei Diphtherie. Schmutziggraue, großflächige und fest haftende Beläge

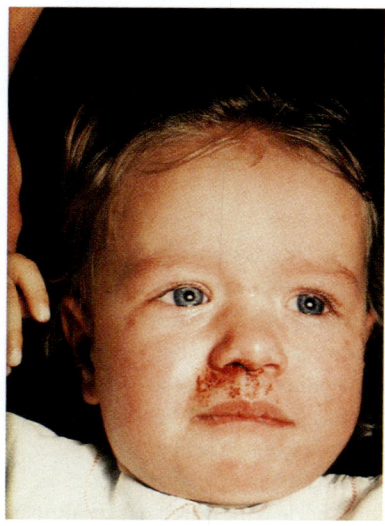

Abb. 8.27. Nasendiphtherie, klinisch leichter Verlauf

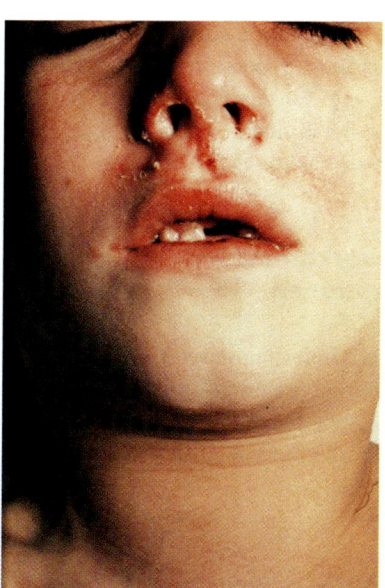

Abb. 8.28. Toxische Diphtherie mit nasalen Membranen

■■■ **Komplikationen.** Etwa ab der 2. Krankheitswoche können exotoxinbedingte Komplikationen auftreten, wie Myokarditis (akute Herztodesfälle) und Polyneuritis (Paresen des Gaumensegels, der Schlund-, Augen- und Atemmuskulatur).

■■■ **Diagnose.** Entscheidend ist, dass das klinische Bild frühzeitig an eine Diphtherie denken lässt. Die Impfanamnese ist hilfreich. Mikroskopische Direktpräparate sind unzuverlässig. Abstriche sollen unter den Membranen erfolgen.

■■■ **Therapie.** Komplikationen und die damit verbundene Letalität können durch die sofortige Anwendung des Antitoxinserums (vom Pferd) beeinflusst werden. Penicillin wird über 2 Wochen gegeben.

■■■ **Prophylaxe.** Die passive Immunisierung mit dem Antiserum ist bei Erkrankungshäufung z. B. intrafamiliär anzuraten. Gleichzeitig erfolgt eine aktive Immunisierung bzw. Auffrischimpfung.

Die sicherste Prävention stellt die aktive Immunisierung aller Säuglinge dar (▶ s. Impfungen, S. 232). Ebenso wichtig sind Auffrischungen bis ins Erwachsenenalter.

8.3.2 Keuchhusten (Pertussis)

Der Keuchhusten ist eine bakterielle Infektionskrankheit des Respirationstraktes, die – zumindest im Kindesalter – mit einer charakteristischen Hustenform abläuft: **stakkatoartige Hustenattacken** mit zwischengeschalteter, laut hörbarer Inspiration und oft abschließendem Erbrechen. Strukturbausteine des Erregers, sowie ein Endo- und Ektotoxin führen zur Schädigung des Flimmerepithels im Respirationstrakt und zur lokalen Entzündungsreaktion.

■■■ **Epidemiologie.** Die stark kontagiöse Erkrankung wird als Tröpfcheninfektion nur von Mensch zu Mensch übertragen. Die Exposition führt in 70–80 % der Fälle zur Erkrankung, in Familien in bis zu 100 %. Kleinkinder sind am stärksten gefährdet. Da die Immunität nicht lebenslang besteht, erkranken auch Erwachsene, oft aber nur mit anhaltendem, uncharakteristischem Husten; sie stellen ein wichtiges Erregerreservoir dar.

Die Ansteckungsfähigkeit ist im Stadium catarrhale, also zu einer Zeit, in der die Infektion als Keuchhusten kaum erkennbar ist, am höchsten. Mit Eintritt in das Stadium convulsivum lässt sie rasch nach.

Tabelle 8.5. Klinische Stadien des Keuchhustens

Stadieneinteilung	Dauer	Klinische Zeichen
Inkubationszeit	5–10(–20) Tage	Fehlen
Stadium catarrhale	1–2 Wochen	Rhinitis, Konjunktivitis, Fieber, uncharakteristischer Husten (»Katarrh«)
Stadium convulsivum	3–6(–8) Wochen	Typische Hustenanfälle, Erbrechen, Leukozytose mit Lymphozytose
Stadium decrementi	2–4 Wochen	Nachlassender Husten, evtl. Husten-Tic

■■■ **Erreger.** Der Erreger des Keuchhustens ist Bordetella pertussis, ein gramnegatives, pleomorphes, unbewegliches Stäbchen. Je nach epidemiologischer Situation rufen auch Bordetella parapertussis und Bordetella bronchiseptica (kommt auch bei Tieren vor) Keuchhusten hervor.

■■■ **Klinik.** Der klassische Krankheitsverlauf lässt 3 charakteristische Stadien erkennen (◘ Tabelle 8.5).

1. Das Stadium catarrhale oder *Prodromalstadium* beginnt wie ein banaler Infekt.
2. Das Stadium convulsivum verläuft meist ohne Fieber und kennzeichnet die Krankheit mit den paroxysmalen Hustenattacken: Nach einer tiefen Inspiration folgt ein Stakkatohusten mit 15–20 Hustenstößen; das Gesicht des Kindes verfärbt sich rot, dann zyanotisch-blau; das Kind scheint zu ersticken, bis eine laut ziehende, krächzend-juchzende Inspiration erfolgt, die zu neuen Hustenstößen führen kann (»reprise«). Der Anfall wird dann oft durch Herauswürgen eines zähen Schleims oder durch Erbrechen beendet (◘ s. Abb. 8.30). Die Anfälle treten gehäuft nachts auf; typisch sind die refraktären Intervallphasen, in denen das Kind gesund erscheint. Klinisch besonders wichtig sind die Krankheitsverläufe bei jungen Säuglingen, die statt typischer Hustenanfälle oft nur »kläglich piepsen« oder lebensbedrohliche Apnoeanfälle durchmachen. Durch das gewaltsame Herausstrecken der Zunge im Hustenanfall kommt es, wenn das Kind schon Zähne hat, oft zu einem Zungenbandge-

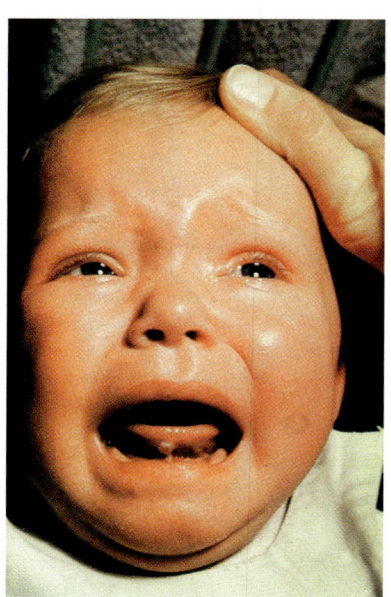

◘ Abb. 8.29. **Zungenbandgeschwür** bei Säugling mit Pertussis. Bei Hustenanfällen scheuert die herausgestreckte Zungenunterseite über die Schneidezähne (Prof. Dr. B. Stück, Berlin)

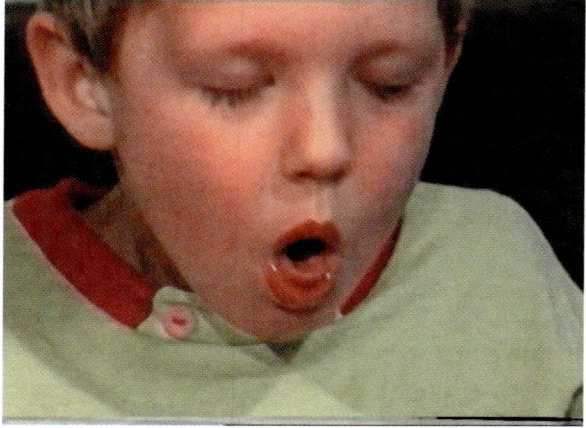

◘ Abb. 8.30. **Hustenattacke bei Keuchhusten.** (Mit freundlicher Genehmigung des Verlages Hansisches Verlagskontor)

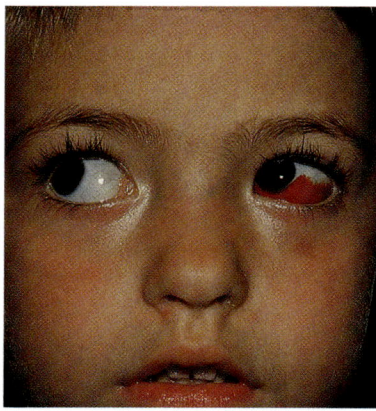

◘ Abb. 8.31. **Subkonjunktivale Blutung** bei Pertussis

schwür (◘ Abb. 8.29). Die venöse Einflussstauung bei intrathorakaler Drucksteigerung kann zu Konjunktivalblutungen (◘ Abb. 8.31), Petechien im Kopfbereich und Nasenblutung führen. Die intraabdominellen Drucksteigerungen können – eher bei Säuglingen – zu Nabel- oder Leistenhernien, selten zu einem Rektumprolaps führen.

3. Im **Stadium decrementi** nehmen die Hustenanfälle an Zahl und Heftigkeit allmählich ab. Sensible Kinder können diesem Krankheitsstadium ein besonderes Gewicht geben, wenn sie für Monate jeden unbedeutenden Reiz zum Anlass für Hustenanfälle nehmen (»Keuchhusten-Tic«).

■■■ **Komplikationen.** Die häufigsten Komplikationen sind Bronchitiden und Bronchopneumonien, hervorgerufen durch andere bakterielle Infektionserreger. Die interstitielle Keuchhustenpneumonie ist für die meisten Keuchhustentodesfälle im Säuglingsalter verantwortlich. Ebenso können chronisch-bronchitische Komplikationen, eitrige Otitiden, Atelektasen, Bronchiektasen, Emphysem sowie alveoläre Rupturen mit Pneumothorax entstehen.

■■■ **Diagnose und Differentialdiagnose.** Bei typischen Hustenanfällen im Stadium convulsivum ist die Diagnose einfach. Der Erregernachweis mittels Nasen-Rachenabstrich (Kultur oder PCR) gelingt am besten im Stadium catarrhale und sollte bei jedem Verdacht durchgeführt werden. Die Antikörperdiagnostik ist erst 2–4 Wochen nach Erkrankungsbeginn sinnvoll und verliert an Bedeutung. Im Blutbild findet sich meist eine hohe Leukozytose mit absoluter und relativer Lymphozytose, oft aber erst am Ende des Stadium catarrhale.
Differentialdiagnostisch sind pertussiforme Hustenanfälle bei viraler Bronchiolitis (RS-, Adeno-, Parainfluenza-, Influenzaviren), Chlamydienpneumonie, zystischer Fibrose, Fremdkörperaspiration, Hiluslymphknotenvergrößerung, Tuberkulose u. a. zu bedenken.

■■■ **Therapie.** Die antimikrobielle Therapie über 14 Tage (Erythromycin) kann im katarrhalischen Stadium zu einer mitigierten Verlaufsform führen. Im Stadium convulsivum läuft die Krankheit mit ihrer Eigengesetzlichkeit ab. Die Antibiotika unterbrechen aber in dieser Krankheitsphase die Infektiosität, auch Komplikationen scheinen durch Antibiotika seltener aufzutreten.

Im Stadium convulsivum werden Säuglinge stationär behandelt (ruhige Umgebung, Anwesenheit der Mutter, häufige kleine Mahlzeiten, Sedierung, angefeuchtete Atmungsluft, Sauerstoffzufuhr). Hustenstillende Präparate, Mukolytika oder Hyperimmunseren sind nicht wirksam.

■ ■ ■ **Prophylaxe.** Da es beim Keuchhusten keine transplazentar erworbene Immunität (»Nestschutz«) gibt, muss der junge Säugling sorgfältig vor der Infektion geschützt werden. Die aktive Immunisierung kann vom 3. Monat an durchgeführt werden. Es resultiert daraus kein sicherer Impfschutz, meistens jedoch ein abgeschwächter Verlauf. Ein nebenwirkungsfreier azellulärer Impfstoff hat den bisher verwendeten reaktogenen Ganzkeim-Impfstoff abgelöst (► s. S. 232).

Die Chemoprophylaxe mit Erythromycin geht über 10–14 Tage.

8.3.3 Streptokokkeninfektionen

Bei den hier zu besprechenden Infektionen handelt es sich ausschließlich um solche, die durch Erreger der **Lancefield-Gruppe A** hervorgerufen werden. Sie führen in der überwiegenden Zahl der Fälle zu einer akuten Infektion der oberen Luftwege, können aber aufgrund ihrer Virulenz und toxischen Eigenschaften sowie je nach Wirtsfaktoren und Eintrittspforte verschiedene Krankheitsbilder hervorrufen, wie Tonsillitis (◘ Abb. 8.32), Scharlach (◘ Abb. 8.33–8.35), Erysipel, Impetigo, toxi-

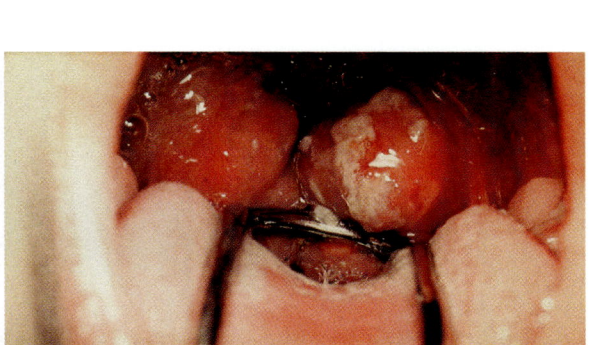

◘ Abb. 8.32. **Hochrot geschwollene und eitrig belegte Tonsillen** bei A-Streptokokkeninfektion

sches Schocksyndrom, nekrotisierende Fasziitis u. a. Ferner sind diese Erreger als **immunpathogenetischer Faktor** des **rheumatischen Fiebers**, der **Chorea minor** und der **Poststreptokokkenglomerulonephritis** anzusehen.

Streptokokkeninfektionen der Gruppe B bei Früh- und Neugeborenen ► s. S. 101.

■ ■ ■ **Epidemiologie.** Standort der Streptokokken sind die oberen Luftwege des Menschen. 10–20 % der Bevölkerung sind symptomlose Keimträger. Die Übertragung erfolgt als **Tröpfcheninfektion.** Der Höhepunkt der Infektionsinzidenz dürfte nach dem Ende des 1. Lebensjahrzehnts erreicht sein und bis zum 3. Lebensjahrzehnt wieder abklingen. Ein hoher Kontagionsindex besteht bei einigen Menschenkontakten, z. B. in Kinderheimen oder Militärunterkünften.

Die **Pathogenese** wird einerseits durch die typenspezifische, immunogene Wirkung der Oberflächen-M-Sub-

◘ Tabelle 8.6. **Beispiele klinischer Streptokokkeninfektionen (S)** mit ihrer Lancefield-Typisierung bzw. Hämolyseart

Lancefield-Gruppe	Spezies (z. B.)	Hämolyseart	Normaler Standort	Erkrankungen beim Menschen
A	S. pyogenes	β	Pharynx, Haut, Rektum	Tonsillitis, Pharyngitis, Impetigo, Sepsis, Otitis, Meningitis, Pneumonie, Endokarditis, Erysipel
B	S. agalactiae	β	Pharynx, Vagina, Rektum	Puerperalsepsis, Neugeborenensepsis, Meningitis, Osteomyelitis
C	S. equi	β	Pharynx, Vagina, Haut	Puerperalsepsis, Wundinfektion
Nicht typisierbar	S. viridans	α	Pharynx	Endokarditis

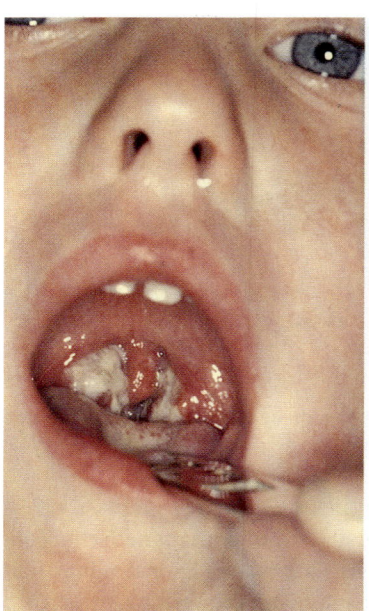
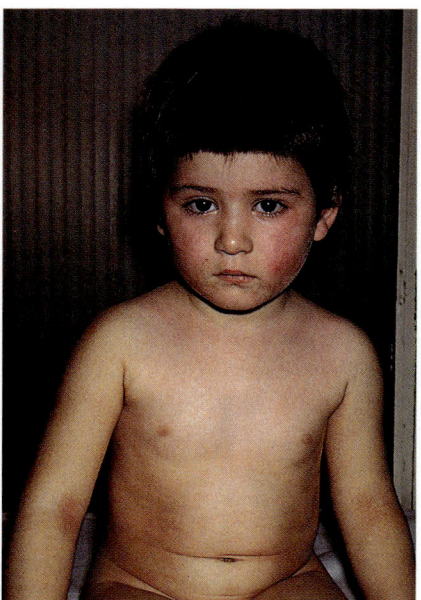
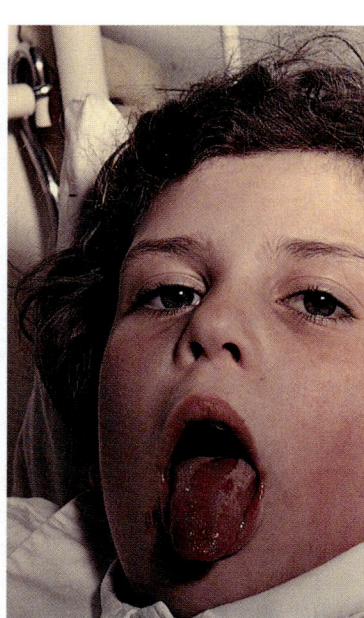

◘ Abb. 8.33. Tonsillopharyngitis

◘ Abb. 8.34. **Fiebergerötete Wangen,** blasses Kinn-Mund-Dreieck bei Scharlach

◘ Abb. 8.35. Scharlachzunge

stanz geprägt, andererseits durch 3 typenspezifische pyrogene Exotoxine, die nicht an bestimmte A-Streptokokken gebunden sind. Die Virulenz beruht auf zellulären (Schleimhülle, Fimbrien, Zellwand) und extrazellulären Bestandteilen (Toxine, Enzyme).

■■■ **Erreger.** Streptokokken sind grampositive Kokken. Die klinisch wichtigsten Typen sind in ◘ Tabelle 8.6 aufgeführt. Es gibt über 80 verschiedene M-Serotypen. Die **Klassifizierung nach Lancefield** erfolgt nach gruppenspezifischen Kohlenhydraten der Zellwand (A, B, C, D usw.).

■■■ **Klinik.** 1. **Lokale Manifestationen.** Im Säuglingsalter meist als Pharyngitis. Im Kleinkindesalter kommt es dann zu uncharakteristischen Rhinopharyngitiden, Lymphadenitiden, Sinusitiden und Otitis media. Zur Diagnose sind Nasopharyngealabstrich (Kultur oder Streptokokkenschnelltest) und Antistreptolysintiter (ASL) hilfreich. Das typische Bild der Streptokokkenpharyngitis oder -angina findet sich etwa ab dem 3. Lebensjahr gehäuft. Nach einer **Inkubationszeit** von 2–4 Tagen treten Halsschmerzen, Fieber, Kopfschmerzen, Übelkeit, Erbrechen und nicht selten Bauchschmerzen auf. Bei älteren Kindern findet sich die **Streptokokkenimpetigo**, mit Bläschen beginnend, dann eitrig-verkrustet.

2. **Scharlach.** Die **Inkubationszeit** beträgt 2–4 Tage. Die Prodromi entsprechen meist einer Tonsillopharyngitis (◘ Abb. 8.33). Neben den oben genannten Symptomen findet sich ein **Enanthem** mit düsterroter Färbung der Schleimhaut im Gaumen- und Rachenbereich sowie eine regionäre Lymphknotenreaktion. Das typische **Exanthem** tritt 12–48 h später auf; es beginnt in den Beugefalten der Achsel und Leisten, breitet sich über den gesamten Körper aus und lässt ein **blasses Munddreieck** frei (◘ Abb. 8.34). Die Einzeleffloreszenzen sind blass- bis hochrot – unter dem Glasspateldruck ist die Haut blassgelb – stecknadelkopfgroße Makulopapeln stehen dicht beieinander und fühlen sich sandpapier- oder samtartig an. Gelegentlich treten kleinste Petechien auf. Die anfangs belegte Zunge reinigt sich ab dem 3.–4. Krankheitstag vom Rand her und bietet schließlich das Bild der hochroten papillentragenden **Himbeerzunge** (◘ Abb. 8.35).

Die charakteristische **Hautschuppung** beginnt kleieförmig im Gesicht und am Körper schon um den 7. Tag; sie erreicht ihren Höhepunkt nach 2–3 Wochen, wobei sich dann Hände und Füße auch groblamellös schälen; die Schuppung kann bis zu 8 Wochen bestehen (◘ Abb. 8.36).

Beim **toxischen Scharlach** mit foudroyantem (foudre frz., der Blitz) Verlauf, Hyperpyrexie, Delir, Krämpfen und Hautblutungen, kann der Tod in den ersten Tagen auftreten. Bei der **septischen Form** finden sich septische Krankheitszeichen neben nekrotisierender Angina, Oti-

8.3 · Bakterielle Infektionskrankheiten

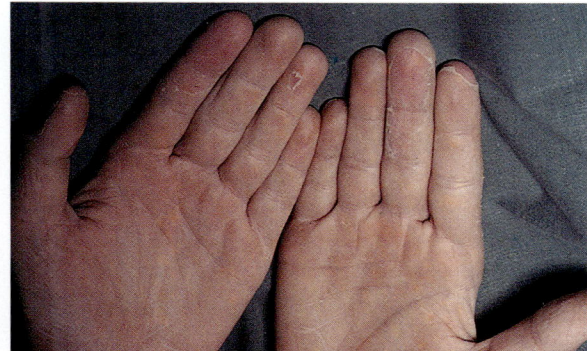

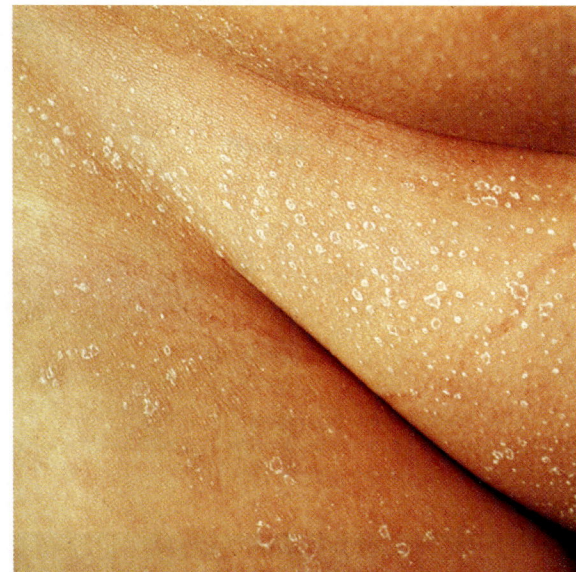

◘ Abb. 8.36 a, b. **Charakteristische Schuppung nach Scharlach;**
a groblamellär an den Händen, b kleieartig in der Leistenbeuge

tis media, Sinusitis oder Mastoiditis. Diese beiden Verlaufsformen kommen nur noch extrem selten vor.

3. **Erysipel.** Akute Hautinfektion, ausgehend von Verletzungen, manifestiert sich meist im Gesicht. Charakteristisch ist die rasch fortschreitende Rötung mit Schwellung, der erhabene und unregelmäßige, gegen die Umgebung aber doch scharf abgegrenzte Rand des Erythems. Fieber und allgemeine Krankheitszeichen kommen hinzu. Eine Immunität entwickelt sich nicht, die Rezidivneigung kann ausgeprägt sein. Rezidive im Bereich verödeter Lymphbahnen (z. B. nach Bestrahlung oder Operation an regionären Lymphknoten).

■■■ **Komplikationen.** Charakteristisch sind Lymphadenitiden, Otitiden, Sinusitiden, Tonsillarabszesse, sehr viel seltener Osteomyelitis, Pneumonie, Sepsis, Meningitis und septische Arthritis nach einer hämatogenen Ausbreitung. Das rheumatische Fieber, die Chorea minor und die akute Poststreptokokkenglomerulonephritis sind immunologisch bedingte Spätkomplikationen, die nach 1–3 Wochen Latenzzeit auftreten können. 2–3 Wochen nach einer Streptokokkeninfektion sollte eine Nachuntersuchung erfolgen (Urinstatus, Blutdruck, Herzauskultation, Gelenkinspektion).

■■■ **Diagnose und Differentialdiagnose.** Neben der bakteriologischen Kultur bieten sich Streptokokkenschnelltests zum direkten Erregernachweis an.

Pharyngitiden müssen differentialdiagnostisch gegen Virusinfektionen (z. B. infektiöse Mononukleose) abgegrenzt werden.

Das typische Blutbild zeigt eine Neutrophilie mit Linksverschiebung, beim Scharlach nicht selten mit einer Eosinophilie. Serologisch wird 8–14 Tage nach Krankheitsbeginn nach einem Titeranstieg der Antistreptolysinantikörper gesucht. Titerbestimmungen gegen andere Enzyme (z. B. Hyaluronidase, DNAse, Streptokinase) verbessern die Aussagekraft.

■■■ **Therapie.** Alle A-Streptokokken sind empfindlich gegenüber Penicillin. Obwohl sich sehr schnell eine klinische Besserung einstellt, ist wegen der möglichen Spätkomplikationen unbedingt eine 10tägige Behandlung zur definitiven Erregerelimination erforderlich.

■■■ **Prophylaxe.** Gegen Streptokokken gibt es keine aktive oder passive Immunisierung. Bei Scharlachausbruch in einer Gemeinschaftseinrichtung für Kinder oder in einer Familie ist die Chemoprophylaxe mit Oralpenicillin sinnvoll und wirksam.

8.3.4 Tetanus (Wundstarrkrampf)

Der Wundstarrkrampf ist eine mit tonischen Muskelkrämpfen einhergehende bakterielle toxämische Infektionskrankheit. Sie beruht auf einer zentralnervösen Schädigung durch ein Exotoxin (Tetanospasmin), das von einem anaeroben Sporenbildner, Clostridium tetani, gebildet wird, der über Haut- und Schleimhautverletzungen in den Körper eindringen kann.

■■■ **Epidemiologie.** Der weltweit verbreitete Tetanus ist durch die aktive Impfung in den industrialisierten Ländern selten geworden (10–20 Fälle/Jahr in der BRD), während er in tropischen Ländern noch immer eine signifikante Todesursache darstellt, so z. B. bei den Neugeborenen ungeimpfter Mütter, mit dem Nabel als Eintrittspforte. Tetanusbakterien gehören zur normalen Darmflora von Tieren und Menschen. Über kotverschmutzte Erde kommt es zur Schmierinfektion über taschenreiche Wunden, die anaerobes Wachstum begünstigen. Von Mensch zu Mensch ist Tetanus nicht ansteckend.

■■■ **Erreger.** **Clostridium tetani** ist ein grampositives, anaerobes Bakterium mit der Fähigkeit zur Sporenbildung. Sein **Exotoxin** (Tetanospasmin) verhindert die Freisetzung von Transmittersubstanzen, die auf die motorischen Neurone wirken und die Erregung hemmen, wodurch die bekannten Muskelkrämpfe ausgelöst werden. Das Toxin benutzt die motorischen Nervenfasern als Leitschiene. Dieses an das Nervensystem gebundene Toxin kann durch Antitoxin nicht mehr neutralisiert werden.

■■■ **Klinik.** Die **Inkubationszeit** beträgt im Mittel 5–14 Tage. Ein schneller Krankheitsbeginn mit Krämpfen spricht eher für eine schlechtere Prognose. Die Erkrankung beginnt meist schleichend, mit neurovegetativen Störungen (Schwitzen, Schlaflosigkeit, Frösteln u. a.). Dann kommt es zu Muskelsteifheit, vor allem im Nacken und den Masseteren (**Trismus** = Masseterkrampf), dann der mimischen Muskulatur (»risus sardonicus« mit verkniffen-grinsendem Gesicht), es treten Zwerchfellkrämpfe hinzu, schließlich anfallsweise Muskelspasmen des gesamten Körpers, die 5–10 s dauern, den Körper des Patienten in einen Opisthotonus mit überstreckter Wirbelsäule zwingen, verbunden mit starken Schmerzen und bei vollem Bewusstsein (◘ Abb. 8.37–8.39). Wirbelkörperfrakturen sind geläufige Folgen. Geringste äußere Reize können die Krämpfe auslösen. Akute Lebensbedrohung besteht bei Krämpfen der Atemmuskulatur, des Larynx und der Schlundmuskulatur.

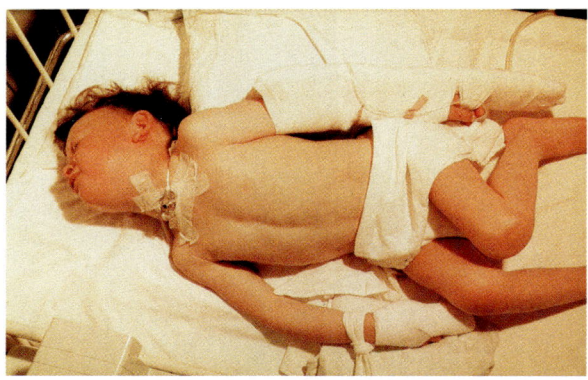

◘ **Abb. 8.38. Tracheotomierter Junge**
mit opisthotoner Kopfhaltung, überstreckter Wirbelsäule, grimassierendem Gesicht bei Tetanus

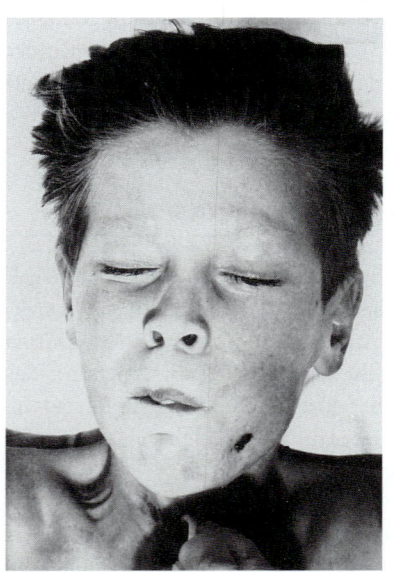

◘ **Abb. 8.37.** Muskelspasmen bei Tetanus

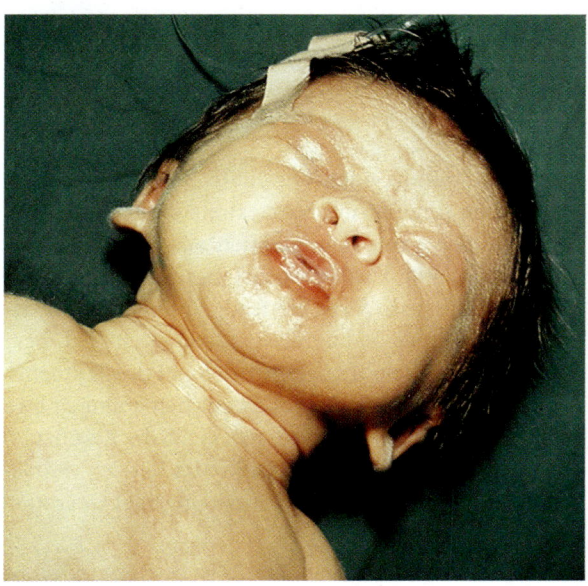

◘ **Abb. 8.39. Krampfhaft verzogenes Gesicht,**
zugespitzter Mund, angespannte Halsmuskulatur bei Tetanus neonatorum

8.3 · Bakterielle Infektionskrankheiten

■■■ **Komplikationen.** Sekretverhalt und Aspirationen führen zu schweren Pneumonien. Die Letalität liegt bei 20–50 %, beim Neugeborenentetanus über 50 %.

■■■ **Diagnose und Differentialdiagnose.** Das klinische Bild erlaubt die Diagnose. Meningitis, Enzephalitis, rachitogene Tetanie, Tollwut und Vergiftungen (z. B. Strychnin) können differentialdiagnostisch in Betracht kommen.

■■■ **Therapie.** An erster Stelle stehen Sedierung, Muskelrelaxierung, pflegerische und intensivmedizinische Maßnahmen. Es folgt die chirurgische Wundtoilette mit sofortiger Simultanimpfung (aktiv und passiv). Penicillin G wird über 14 Tage i. v. verabreicht. Die Krankheit hinterlässt keine Immunität.

■■■ **Prophylaxe.** Routinemäßig soll ab dem 3. Lebensmonat die Durchimpfung aller Säuglinge erfolgen (▶ s. Impfplan S. 232). Auffrischimpfungen sind bis ins Erwachsenenalter nötig.

8.3.5 Salmonellosen

Es handelt sich um bakterielle Infektionen, die primär den Gastrointestinaltrakt befallen und ein weites Spektrum klinischer Bilder von asymptomatischen Infektionen über Gastroenteritiden bis zur schweren Allgemeininfektion (**Typhus abdominalis**) hervorrufen können.

■■■ **Epidemiologie.** Die Salmonellen sind bei Tier und Mensch weltweit verbreitet. Dabei ist z. B. **Salmonella typhi**, Erreger des Typhus abdominalis, ausschließlich menschenpathogen und hat auch beim Tier keinen Standort. Die Infektionsübertragung erfolgt hauptsächlich durch infizierte Nahrungsmittel (Geflügel, Ei, Milch usw.), aber auch durch Trinkwasser und führt daher oft zu Gruppenerkrankungen.

■■■ **Erreger.** Salmonellen sind gramnegative Stäbchen. Über ihre Zellwandantigene (O-Antigene), Geißelantigene (H-Antigene) und Virulenzantigene (Vi) sind sie klassifizierbar; es sind über 2400 Serovare und mehrere Serogruppen (A bis D_1) bekannt.

■■■ **Klinik.** Mit fließenden Übergängen lassen sich 3 Krankheitsbilder unterscheiden.

1. Die **Salmonellengastroenteritis** tritt nach einer **Inkubationszeit** von wenigen Stunden bis wenigen Tagen akut mit Bauchschmerzen, Erbrechen und Durchfällen auf. Die Stühle sind wässrig-schleimig, manchmal blutig; Fieber, Kopfschmerzen, Krankheitsgefühl kommen hinzu. Das klinische Spektrum reicht von schweren bis zu harmlosen, kaum beachteten und kurzdauernden Diarrhöen.

Das Blutbild zeigt bei der Gastroenteritis meist eine **Leukozytose**, selten eine Leukopenie. Eine **Bakteriämie** ist nicht selten. Die definitive Diagnose erfolgt über Erregeranzüchtung und -identifizierung. Antikörpertests (z. B. ELISA) habe eine geringe Bedeutung; Antigen-Nachweismethoden (z. B. PCR, Vi-Antigen) nehmen an Bedeutung zu. Die Symptome klingen nach wenigen Tagen ab; der Erreger wird meist noch nach 2–6 Wochen im Stuhl nachgewiesen; es besteht Meldepflicht. **Dauerausscheider** (Erregernachweis über 6 Monate) sind bei Kindern sehr selten. Die Therapie besteht in der adäquaten oralen oder parenteralen Rehydrierung. Die Indikation zur antibiotischen Behandlung besteht nur bei wirtsbedingten Risikofaktoren. Bei der unkritischen antibioti-

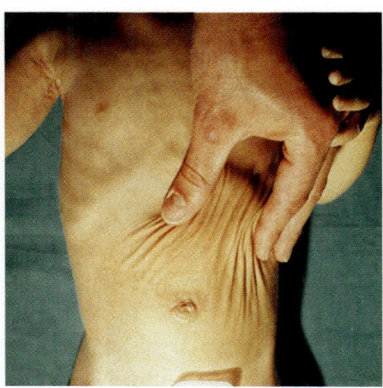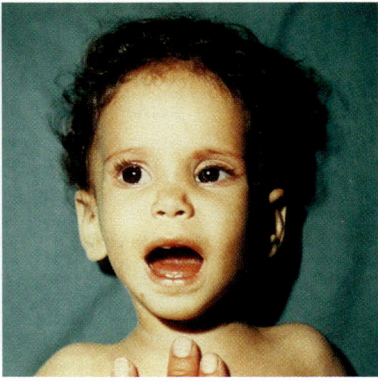

◘ Abb. 8.40. **Schwere Exsikkose** (stehende Hautfalten, Hautturgorverlust, tiefliegende große Augen, trockene Mundschleimhaut) bei bakterieller Gastroenteritis

schen Behandlung leichter gastroenteritischer Fälle kann die Rezidivrate erhöht, die Resistenzentwicklung gefördert und vor allem die Ausscheidezeit und Dauerausscheiderrate erhöht werden.

2. Der Typhus abdominalis wird vor allem von Salmonella typhi, seltener von Salmonella paratyphi A oder B hervorgerufen. Der Erreger des Typhus stammt nur aus menschlichen und nicht aus tierischen Quellen. Diese Infektionskrankheit ist als eine Allgemeininfektion anzusehen und unterscheidet sich damit grundlegend von den gastroenteritischen Salmonellosen. Die mittlere Inkubationszeit beträgt 2 Wochen. Je jünger der Patient, um so weniger zeigt er die klassischen Verlaufsformen des Erwachsenen. Der Krankheitsbeginn ist schleichend. Anfangs bestehen Fieber, Müdigkeit, Kopfschmerzen; gelegentlich Bronchitis, Angina; die Zunge ist dick weißlich belegt; bei Fieber ist eine relative Bradykardie auffällig; Durchfälle (meist blutig) und Obstipation sind etwa gleich häufig; Erbsenbreistühle treten, wenn überhaupt, später auf, und bestehen nur kurze Zeit; Splenomegalie und vor allem enzephalitisartige Störungen des Bewusstseins (Typhos: Dunst, Nebel) sind äußerst verdächtig. Die blassroten Roseolen sind zwar charakteristisch, müssen aber gesucht werden, vor allem an der Bauchhaut; es sind Bakterienembolien in Kapillargefäßen, aus denen der Erreger gezüchtet werden kann. Für den Fieberverlauf ist die Kontinua zwar typisch, aber bei jüngeren Kindern viel seltener. In der Regel führt die antibiotische Therapie innerhalb 3–5 Tagen zum Entfiebern. Gefürchtete Komplikationen sind Darmblutungen mit Perforation. Hämatogen können fokale Infektionen an allen anderen Organen auftreten. Diagnostisch zeigt das Blutbild Leukozytenwerte zwischen 5000 und 10 000/µl, mit Neutrophilie und Linksverschiebung, ab der 2. Woche in eine Lymphozytose übergehend. Die Blutkultur ist mit Krankheitsbeginn positiv; Stuhl und Urin oft erst nach 10–14 Tagen. Die Serologie erbringt den Antikörpernachweis nach etwa 2 Wochen Krankheitsverlauf. Antibiotika beeinflussen den Krankheitsverlauf hinsichtlich Dauer und Intensität entscheidend, wenn auch einzelne Rezidive nicht völlig verhindert werden können.

3. Die fokalen Organinfektionen entstehen hämatogen. Risikofaktoren für invasive Infektionen sind u. a. Alter unter 1 Jahr, angeborene oder erworbene Immundefekte, hämolytische Anämien (z. B. Sichelzellanämie). Im Vordergrund der betroffenen Organe stehen Knochen, Lunge, Mittelohr, Perikard, Nieren und Meningen.

■■■ **Prophylaxe.** Die Beachtung hygienischer Anforderungen bei der Essenzubereitung und der Produktion Salmonella-freier Lebensmittel ist entscheidend. Aktive Typhusimpfung mit Lebendimpfstoff und inaktiviertem Polysaccharidimpfstoff möglich.

8.3.6 Andere bakteriell bedingte Durchfallerkrankungen

Akute infektiöse Gastroenteritiden gehören zu den häufigsten Infektionskrankheiten des Menschen, mit erheblicher Mortalität in den Drittweltländern. Neben der Diarrhö können vielfältige Krankheitszeichen durch Bakterien, Viren oder Protozoen hervorgerufen werden. Im Kindesalter überwiegen Viren als Infektionserreger bei weitem.

Staphylokokkengastroenteritis (»akute Nahrungsmittelvergiftung«)

30 % aller S.-aurens-Stämme bilden Enterotoxine (A bis E), die zu einer Nahrungsmittelintoxikation führen können. Die Erreger werden von Keimträgern übertragen, die z. B. an Pyodermien oder Panaritien erkrankt sind. Die hitzestabilen Toxine führen etwa 2–8 h nach Aufnahme hochakut zu schwerem Erbrechen, Koliken, Diarrhö, im schwersten Fall zum hypovolämischen Schock. Die Behandlung ist symptomatisch. Die Erkrankung klingt nach 12–48 h wieder ab. Die Erreger werden in Nahrungsmittelresten nachgewiesen; Gruppeninfektionen geben einen Hinweis auf eine gemeinsame Infektionsquelle. Prophylaktisch gilt das Einhalten der Lebensmittelhygiene als wirksamste Maßnahme.

Mit Escherichia coli assoziierte Durchfallerkrankungen

Die labormäßige Unterscheidung der 5 pathogenetisch unterschiedlichen Erregergruppen ist aufwendig und keine Routineuntersuchung. Zu den enterotoxigenen Stämmen (ETEC) zählen die Erreger der »Reisediarrhö«; die enteroinvasiven E. coli (EIEC) führen zu ruhrähnlichen schweren Krankheitsbildern, und die enteropathogenen Stämme (EPEC) findet man z. B. bei Säuglingsdiarrhöen mit protrahiertem Verlauf (»Dyspepsie-Coli«). Enteroaggregative E. coli (EAggEC) sind mit persistierender Diarrhö bei Säuglingen assoziiert, enterohämorrhagische E. coli (EHEC) mit blutiger Diarrhö, hämorrhagischer Kolitis und der Serotyp 0157:H7 mit einem signifikanten Anteil am **hämolytisch-urämischen Syndrom**. Bei schwereren Verlaufsformen ist eine antibiotische Behandlung indiziert (Cotrimoxazol); die Rehydratation ist die entscheidende symptomatische Maßnahme.

Campylobacter

Unter den Keimen der Campylobactergattung zählen **Campylobacter jejuni** und **Campylobacter fetus** als Enteritiserreger. Diese gramnegativen Stäbchenbakterien haben ihren Standort in Haustieren und infizierten Menschen, werden aber auch über Nahrungsmittel übertragen. Nach einer Inkubationszeit von 1–8 Tagen kommt es akut zu Fieber und Durchfällen. Die Behandlung mit Erythromycin kürzt den Verlauf signifikant ab. Nach Wochen kann es zu einer postinfektiösen Arthritis kommen, die mit HLA-B-27 in hohem Maße assoziiert ist und damit auf eine genetische Disposition weist. Weitere immunreaktive Komplikationen wie Guillain-Barré-Syndrom (▶ s. S. 631), Reiter-Syndrom oder ein Erythema nodosum (▶ s. S. 597) können die Rekonvaleszenz begleiten. Campylobacter fetus befällt bevorzugt Neugeborene und junge Säuglinge.

Yersinien

Für menschliche Erkrankungen spielen unter den Yersinien **Yersinia pestis** (Erreger der Pest) sowie **Y. enterocolitica** und **Y. pseudotuberculosis** als Enteritiserreger eine Rolle. Standort mit weiter Verbreitung sind Nager, Katzen und Vögel. Die Y. pseudotuberculosis ruft bei Kindern das Bild der Appendizitis hervor; septische Verläufe sind bei Immundefekten bekannt; postinfektiös können Erythema nodosum und Arthritiden auftreten. Der Erreger lässt sich in der Blutkultur nachweisen. Die Y. enterocolitica-Enteritis betrifft bevorzugt Säuglinge und Kleinkinder bis zum 6. Lebensjahr, dann wieder Erwachsene. Die antibiotische Behandlung ist bei anhaltenden Beschwerden angezeigt.

Shigellosen

Die Shigellen gehören zur Familie der Enterobacteriaceae. Biochemisch-serologisch werden 4 Subgruppen mit ihren Spezies unterschieden (Gruppe A: S. dysenteriae; Gruppe B: S. flexneri; Gruppe C: S. boydii; Gruppe D: **S. sonnei**). In der BRD kommt vorwiegend S. sonnei vor, seltener S. flexneri; S. dysenteriae ist meist aus warmen Länder importiert. Alle Erreger produzieren ein Enterotoxin. Hauptansteckungsquelle sind Erkrankte oder Keimträger; der Infektionsweg geht über Schmierinfektionen, aber auch über Nahrungsmittel und von Mensch zu Mensch.

Nach einer **Inkubationszeit** von etwa 36–72 h tritt eine akute ulzerierende Kolitis auf mit Leibschmerzen, Durchfällen, ausnahmsweise mit Erbrechen. Die wässrigschleimigen Stühle enthalten Blut und Eiter, sie fallen mit einem faden Geruch auf. Hohes Fieber ist selten, zerebrale Krampfanfälle kommen vor, meist in der akuten Phase der Wasserelektrolytentgleisung. Harmlosere Verläufe sind eher mit S. sonnei assoziiert. Meningitisch-enzephalitische Verläufe zählen zu den Komplikationen, ebenso wie Myokarditiden, Otitiden und Pneumonien. S. dysenteriae bildet das Shigetoxin 1 und kann ein hämolytisch-urämisches Syndrom auslösen. Die Diagnose wird bakteriologisch in ganz frischen Stuhlproben gestellt. Außer der symptomatischen Rehydrierung wird antibiotisch behandelt.

Botulismus

Eine durch **Clostridium botulinum**-Toxine hervorgerufene **Lebensmittelvergiftung**. Neben Erbrechen und Durchfall steht die neurologische Symptomatik ganz im Vordergrund mit Augenmuskel-, Schluck- und Atemlähmungen sowie Sprachstörungen, innerhalb weniger Stunden bis Tage nach erfolgter Infektion durch die Neurotoxine A bis G. Antibiotika sind unwirksam; das vom Pferd stammende Antitoxin sollte sofort gegeben werden.

Antibiotikainduzierte Enterokolitiden

Sie können im Verlauf einer Antibiotikabehandlung durch Clostridium difficile mit den Toxinen A und B ausgelöst werden, mit einer sog. pseudomembranösen oder antibiotikainduzierten Enterokolitis. Die Behandlung besteht im Absetzen der Antibiotika und der oralen Gabe von Vancomycin oder Metronidazol. Die charakteristischen klinischen Zeichen bestehen in Meteorismus, abdominellen Krämpfen, blutiger Diarrhö, Fieber und toxischem Bild.

8.3.7 Legionellose (Legionärs-Krankheit)

■■■ **Klinik.** 1976 als epidemisch auftretende Pneumonie mit schweren gastrointestinalen, renalen und zerebralen Begleiterscheinungen erstmals beschrieben: die sog. **Legionärskrankheit** (der Erreger, Legionella pneumophila, wurde bei einem Veteranentreffen isoliert). Erkrankungen von Kindern sind selten. Wasser ist das Hauptreservoir des Erregers. Infektionswege laufen über Luftbefeuchter, Klimaanlagen und Trinkwasser.

■■■ **Diagnose.** Nach der **Inkubationszeit** von 2–10 Tagen kann der Erreger im Trachealsekret und Lungengewebe (Direktnachweis, Kultur und PCR) nachgewiesen werden. Die Serologie ist meist nach 1–6 Wochen positiv.

■■■ **Therapie.** Makrolidantibiotika (z. B. Erythromycin) sind Mittel der ersten Wahl.

8.3.8 Lyme-Borreliose

Erreger ist die Spirochäte Borrelia burgdorferi. Reservoir sind Nagetiere, Überträger sind vor allem Zecken (z. B. Ixodes ricinus, »Holzbock«) in stark durchseuchten Regionen.

■■■ **Klinik** (◨ s. Tabelle 8.7)

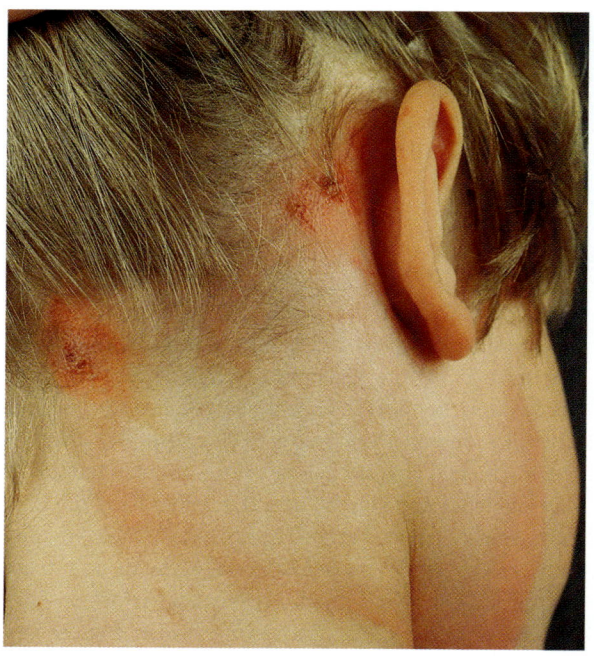

◨ **Abb. 8.41. Erythema migrans:** Handflächengroße wandernde Rötung hinter dem rechten Ohr, der Einstichstelle der Zecke. Der scharf begrenzte rote Rand ist etwas erhaben, das Zentrum des Erythems blasst seit Tagen ab

■■■ **Diagnose.** Die Serologie ist noch unzuverlässig (Antikörpernachweis und Bestätigungstest, z. B. Westernblot). Direktnachweis schwierig und kein Routinetest. Das klinische Bild ist führend.

◨ **Tabelle 8.7.** Klinische Stadien und Organmanifestationen

Organsystem	Frühstadium		Spätstadium
	lokalisiert	generalisiert	
Haut	Erythema migrans	Lymphozytom	(Akrodermatitis chronica atrophicans*)
Nervensystem		Fazialisparese Meningitis (Meningoradikulitis*)	chronische Enzephalomyelitis
Gelenke		Arthralgien Oligoarthritis	chronisch-rezidivierende Arthritis
sonstige		Karditis Myositis Augenaffektionen	

* im Unterschied zu Erwachsenen seltene Manifestation der Lyme-Borreliose im Kindesalter

8.3 · Bakterielle Infektionskrankheiten

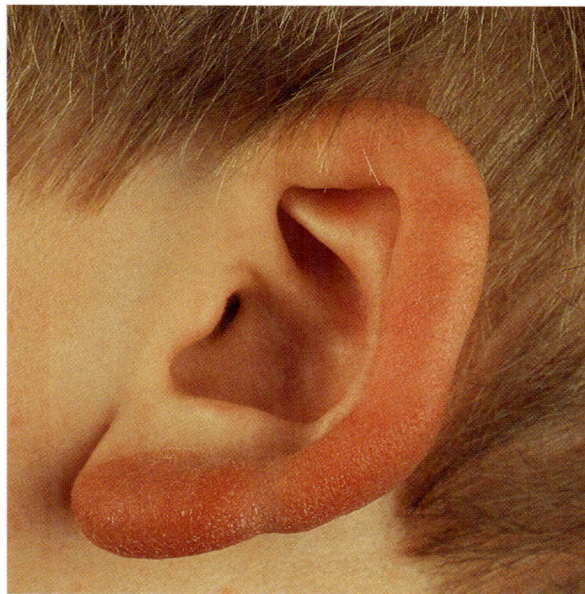

Abb. 8.42. Lymphozytom
am Ohrläppchen mit Rötung und derber Infiltration als seltenere Hautmanifestation einer Lyme-Borreliose. Persistiert im Gegensatz zum Erythema migrans oft über Wochen und Monate. Andere Prädilektionsorte sind z. B. Mamillen oder das Skrotum

■■■ **Therapie.** Richtet sich nach dem Krankheitsstadium und der Infektionslokalisation (Erythema migrans, Lymphozytom: Cefuroxim, Amoxicillin, Makolide; Neuroborreliose, Arthritis, Karditis: Cefotaxim, Ceftriaxon, Penicillin G über 2–3 Wochen.

■■■ **Prophylaxe.** Die Infektion hinterlässt keine Immunität; Rezidive sind möglich. Ein gegen die amerikanischen Serotypen erprobter Impfstoff ist zugelassen.

8.3.9 Meningokokken-Infektionen

Neisseria meningitidis ist ein gramnegatives, diplokokkoides Bakterium mit den häufigsten Serogruppen A bis D und X bis Z, wobei in der BRD die Serogruppen B (ca. 70 %) und C (ca. 20 %) überwiegen. Meningokokken gehören zur normalen Standortflora des Nasenrachenraumes. Von dieser Schleimhautbesiedlung ausgehend kann es zur Invasion kommen, zur hämatogenen Aussaat und zur Erregervermehrung, z. B. in den Meningen, Haut, Gelenke, Lungen u. a.

Waterhouse-Friderichsen-Syndrom: ist eine Sonderform einer **Meningokokkensepsis** (Abb. 8.43) mit Endotoxinausschüttung, Vaskulitis, disseminierter Verbrauchskoagulopathie, Schock und Blutungen in die Nebennierenrinde. Eine gleichzeitige Meningitis ist möglich. Innerhalb weniger Stunden kommt es zu einem petechialen Exanthem, das in großflächige Hautblutungen mit Nekrosen übergehen kann. Schock, Organversagen und pathologische Blutungsneigung treten in den Vordergrund. Die Letalität beträgt bis zu 95 %. Außer der frühzeitigen antibiotischen Behandlung ist eine konsequente Schocktherapie (Beatmung, Volumensubstitution, Katecholamine, Hydrocortison, Antithrombin III) erforderlich.

a
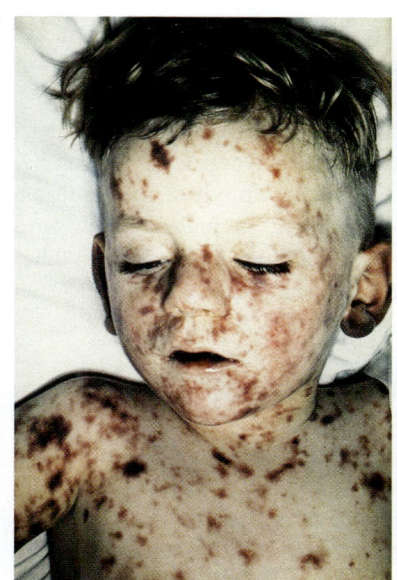

b
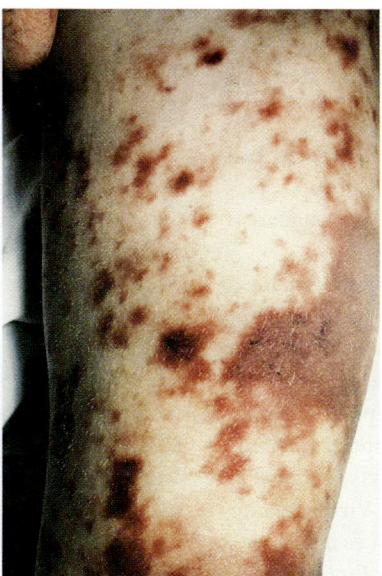

Abb. 8.43 a, b. Schwerstes Schocksyndrom
innerhalb weniger Stunden mit Ausbildung flächenhafter Hautblutungen bei Verbrauchskoagulopathie. Als Ursache eine foudroyante Meningokokkensepsis mit Nebennierenblutungen (Waterhouse-Friderichsen-Syndrom)

Impfstoffe sind verfügbar, außer für den Serotyp B. Bei akuten Krankheitsfällen werden gefährdete Kontaktpersonen prophylaktisch mit z. B. Rifampicin (oral) über 2 Tage behandelt.

8.3.10 Haemophilus-influenzae-Infektionen

Der Erreger ist ein gramnegatives Stäbchen mit den bekapselten Serotypen A bis F. Die invasiven Infektionen (Meningitis, Epiglottitis, Arthritis, Osteomyelitis, Zellulitis) werden meist durch den Typ B (HiB) hervorgerufen; am häufigsten sind Säuglinge und Kleinkinder bis zum 6. Lebensjahr betroffen. H. influenzae gehört zur Normalflora des Rachenraumes.

■■■ **Klinik.** Bis Ende der 80er Jahre war H. influenzae der häufigste Erreger der bakteriellen Meningitis im Kindesalter. Die breite Durchimpfung ab dem Säuglingsalter hat diese Situation innerhalb weniger Jahre grundlegend geändert; invasive Infektionen sind um > 90 % zurückgegangen.

Die Behandlung erfolgt mit Cephalosporinen der 3. Generation (z. B. Cefotaxim).

Als öffentlich empfohlene Impfung sollen alle Säuglinge ab dem 3. Monat mit einer konjugierten HiB Vakzine (Polysaccharid mit einem Protein konjugiert für bessere Immunogenität) geimpft werden. Kontaktpersonen erhalten eine Chemoprophylaxe mit Rifampicin.

8.3.11 Bakteriämie und Sepsis

Folgende Kriterien gehören zur Sepsisdefinition:
- Der **primäre bakterielle Herd**, der mit der Eintrittspforte der Erreger nicht identisch sein muss (z. B. Panaritium, gefolgt von Pneumonie, Lungenabszess als Sepsisherd).
- Die **positive Blutkultur** als Ausdruck der hämatogenen Streuung, von septischen Symptomen begleitet (Fieber, Schüttelfrost, Krankheitsgefühl, Schock, Gerinnungsstörung u. a.). **Risikofaktoren** der Sepsisentwicklung bestehen bei immunsuppressiv behandelten Patienten: Man spricht von dispositionellen und expositionellen Faktoren des Wirts (Patient) und den meist weniger bedeutsamen Virulenzfaktoren der Erreger. »Problemkeime« gibt es nur in wenigen Ausnahmen; meist erkranken »Problempatienten« in »Problemsituationen« an opportunistischen Erregern ihrer körpereigenen, d. h. normalen Flora.
- **Sekundäre bakterielle Infektionsherde** (septisch-metastatisch) finden sich in Lunge, Herz, Skelett, Niere, Meningen, Gehirn u. a.

> **Merke**
>
> Von einer Sepsis spricht man, wenn sich innerhalb des Körpers ein Herd gebildet hat, von dem aus konstant oder periodisch pathogene Keime in den Kreislauf gelangen, und dadurch subjektive und objektive Krankheitszeichen auslösen.
>
> Demgegenüber ist eine Bakteriämie ein vorübergehendes Ereignis, ohne klinisch relevante Symptome (z. B. Eindringen von Bakterien in die Blutbahn beim Zähneputzen, bei einem chirurgischen Eingriff usw.).

■■■ **Klinik.** Die Sepsis stellt weder ätiologisch noch pathogenetisch ein einheitliches Krankheitsbild dar. Mit dem Zusammenbruch der Abwehrsysteme beim Prädisponierten und dem nachfolgenden Organversagen stellt jede Sepsis eine Notfallsituation dar. Koagulasepositive Staphylokokken, Streptokokken, Meningokokken, Haemophilus influenzae und gramnegative Enterobakterien zählen zu den »klassischen« Sepsiserregern. Die schwersten klinischen Zeichen werden durch bakterielle Endo- oder Exotoxine hervorgerufen. Die meisten *opportunistisch-pathogenen* Erreger lassen eher eine schleichendere, diskretere Symptomatik erkennen, zumindest im Sepsisbeginn (z. B. Candida albicans, koagulasenegative Staphylokokken, Serratia marcescens, Korynebakterien, Pseudomonas aeruginosa u. a.).

Für das praktische klinische Vorgehen ist es von Bedeutung, über sog. Risikofaktoren oder Eintrittspforten den Ausgangs- und Streuherd zu finden. Damit wird nicht nur der Infektionsherd beseitigt, sondern über Standardsituationen kann auf den wahrscheinlichsten Erreger geschlossen werden (s. Tabelle 8.8).

■■■ **Therapie.** Sobald alle diagnostischen Maßnahmen bei Verdacht auf eine Sepsis abgeschlossen sind (Blutkultur, Liquor, Urin-, Stuhlkultur u. a.), muss ohne Verzögerung die antimikrobielle Behandlung beginnen, die alle bei diesem Patienten denkbaren Erreger erfassen muss (sogenannte empirische Therapie). In der Regel wird es eine Kombinationsbehandlung sein, die

8.3 · Bakterielle Infektionskrankheiten

Tabelle 8.8. Zu erwartende Erreger in verschiedenen klinischen Ausgangssituationen

Situation	Wahrscheinlicher Erreger
Ventrikuloatrialer Shunt	Staphylokokken, koagulasenegativ
Ventrikuloperitonealer Shunt	Erreger der Darmflora, aerob und anaerob
Zentraler Venenkatheter	Staphylococcus epidermidis
Blasenkatheter	Gramnegative Erreger
Intubation mit maschineller Beatmung	Staphylokokken, Pseudomonas aeruginosa
Agranulozytose	Pseudomonas aeruginosa

gramnegative und grampositive Erreger einschließt. Glückt der Erregernachweis, wird die Therapie nach Antibiogramm und individuellen Faktoren (z. B. Niereninsuffizienz, Liquorgängigkeit usw.) angepasst. Der infektiologische Patient mit einer bakteriellen Sepsis muss notfallmäßig auf der Intensivstation behandelt werden, um die vitalen Funktionen der wichtigsten Organe zu überwachen.

8.3.12 Tuberkulose

Die Tuberkulose ist eine akut beginnende und chronisch verlaufende bakterielle Infektionskrankheit, die ganz überwiegend durch das Mycobacterium tuberculosis hervorgerufen wird. Nach der Infektion, für die jeder Mensch – bevorzugt aber Kleinkinder und Adoleszente – empfänglich ist, können in allen Organen vielgestaltige Krankheitsbilder entstehen. Die Mehrzahl der Primärtuberkulosen betrifft die Lungen.

Ätiologie

Erreger der Tuberkulose sind säurefeste Mykobakterien. Unter dem Begriff Mycobacterium-tuberculosis-Komplex werden M. tuberculosis, M. bovis und M. africanum zusammengefasst. Der häufigste Erreger der Tuberkulose ist M. tuberculosis. So genannte atypische Mykobakterien rufen nur ausnahmsweise pulmonale Infektionen hervor.

Epidemiologie

Die Tuberkulose ist weltweit verbreitet. Jährlich erkranken ca. 8 Millionen Menschen neu, zu 90 % in den Entwicklungsländern, mit 2–3 Millionen Toten pro Jahr. Dabei ist AIDS ein hoher Risikofaktor. Begünstigende Faktoren sind medizinische Unterversorgung, hohes Bevölkerungswachstum, Armut, Krieg und Migration. In der BRD und vergleichbaren Industriestaaten hält demgegenüber der Rückgang der Tuberkulose-Neuerkrankungen seit Ende des 2. Weltkrieges kontinuierlich an (1998: ca. 10 000 gemeldete Behandlungsfälle). Der Anstieg der Tuberkulose und der Erregerresistenzen in Osteuropa hat für Deutschland aktuelle Relevanz (Migration).

Infektionsweg sind überwiegend aerogene Exspirationströpfchen, die beim Husten oder Niesen freigesetzt werden. Ob es z. B. im Haushalt von Tuberkulosepatienten mit Erregern im Sputum zu Infektionen von Mitbewohnern kommt (ca. 30 %) hängt von Häufigkeit und Enge des Kontakts, Menge und Virulenz der Erreger und Risikofaktoren der exponierten Personen ab. Risikofaktoren sind: Säuglingsalter, schwarze Rasse, Unterernährung, Immunsuppression, AIDS, nach Masern etc.

Die **Inkubationszeit** kann Wochen bis Monate betragen. Reaktivierungen latenter Herde können auch nach Jahrzehnten auftreten. Zwischen Erstinfektion und positiver Tuberkulinreaktion vergehen 4–12 Wochen, im Mittel 6 Wochen.

Die **Ansteckungsfähigkeit** ist am höchsten, solange säurefeste Stäbchen im Direktpräparat (Sputum, Bronchialsekret, Magensaft) nachweisbar sind. Die Infektiosität ist wesentlich geringer, wenn der Keimnachweis nur noch kulturell oder molekularbiologisch gelingt. Unter wirksamer Therapie klingt sie innerhalb von 2–3 Wochen rasch ab.

■■■ **Diagnose.** Zum Nachweis einer Tuberkulose-Infektion ohne Erkrankung dient ausschließlich der **Tuberkulintest**. Bei Tuberkuloseverdacht wird der nach Mendel-Mantoux intrakutan als Quaddel gesetzte Test (mit GT 10 = gereinigtes Tuberkulin der Stärke 10) verwendet. Die Interpretation kann durch Infektionen mit atypischen Mykobakterien oder durch vorausgegangene BCG-Impfungen erschwert sein. Für Screeninguntersuchungen großer Gruppen sind die Tuberkulin-Stempeltests praktikabler. Ein Test ist positiv, wenn nach 48–72 h eine tastbare Induration (nicht alleine Rötung) vorliegt. Starke Reaktionen können Blasen- oder Ulkusbildung hervorrufen.

Die **Röntgendiagnostik** spielt in der Erkennung und Verlaufsbeurteilung eine große Rolle. Sie ist die Methode der Wahl in der Früherkennung der Erkrankung und bei der Abklärung tuberkuloseverdächtiger Symptome (Müdigkeit, Gewichtsabnahme, Fieber, nächtliches Schwitzen, Husten länger als 3 Wochen, blutiger Auswurf etc.).

Der **bakteriologische** Erregernachweis ist aus Sputum, Bronchialsekret, Magensaft, Urin, Liquor, Pleuraexsudat u. a. Materialien möglich. Der mikroskopische Nachweis (Ziehl-Neelsen, Auraminfärbung und Immunfluoreszenz) wird immer durch eine Kultur ergänzt. Flüssigmedien verkürzen die Detektionszeit auf 1–2 Wochen und erhöhen die Sensitivität.

PCR-Methoden ermöglichen einen schnellen (48 h) und empfindlichen Erregernachweis, zusätzlich mit einer eindeutigen Erregeridentifikation; es ist allerdings kein Screeningverfahren, ersetzt also die Kultur nicht.

Eine **Typidentifikation** (mit molekular-biologischen Methoden) erlaubt die Abschätzung der pathogenen Bedeutung des Erregers.

Resistenztestungen der Erreger sind für die Therapiefestlegung und zur Kontrolle auf erworbene Resistenzen erforderlich.

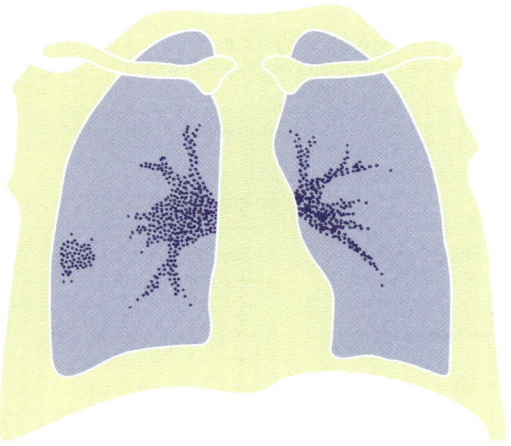

Abb. 8.44. Bipolares Stadium bei tuberkulösem Primärkomplex der rechten Lunge. Die lymphangitische Verbindung zwischen Primärherd und Hiluslymphknoten ist hier röntgenologisch (noch) nicht erkennbar

Primärtuberkulose der Lunge

■■■ **Symptomatik.** Die primäre Infektion erfolgt in Ländern mit hoher Tbc-Inzidenz meist im frühen Kindesalter (Primärkomplex mit Primärinfiltrat = Hiluslymphknoten + Lymphangitis + Lungenherd; ▢ Abb. 8.44 und 8.45). In 80% manifestiert sich die Tuberkulose als Lungen-Tbc, sie kann aber jedes andere Organ befallen.

Generalisierte Formen können bei ungünstiger Abwehrlage oder massiver Bakteriämie auftreten (lymphogene-hämatogene Aussaat). Es finden sich hochakut bei pulmonalem Befall multiple Miliartuberkel **(Miliartuberkulose)** mit Infiltraten in allen Organen (Haut, Leber, Milz, Chorioidea etc.; ▢ Abb. 8.46).

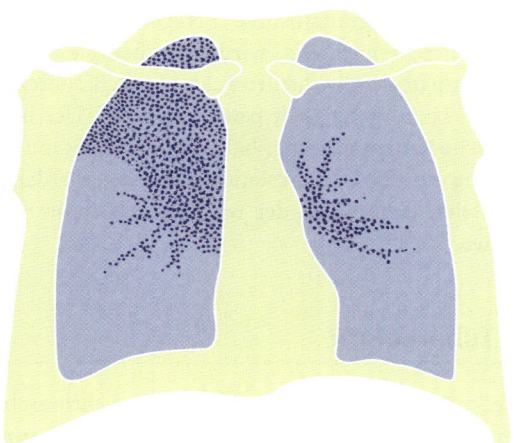

Abb. 8.45. Atelektase des rechten Oberlappens. Die Lymphknotentuberkulose des rechten Hilus war in den rechten Hauptbronchus eingebrochen. Infiziertes Gewebe ist in den Oberlappen aspiriert worden und hat zur Atelektase geführt

Die **tuberkulöse Meningitis** betrifft meist Säuglinge und Kleinkinder nach einer Primärinfektion. Wichtig ist es, bei einem unerwartet wesensveränderten und neurologisch auffällig werdenden Kind an diese Komplikation zu denken.

Postprimäre Lungen-Tbc, Kavernenbildung und **Phthise** (Bindegewebsproliferation, fibrotische Schrumpfung = »Lungenschwindsucht«) sind sehr seltene Ereignisse bei Kindern mit guter medizinischer Versorgung.

Extrapulmonale Organtuberkulosen, wie Halslymphknoten-Tbc, peritoneale Abdominal-Tbc, Urogenital-Tbc, Skelett-Tbc können nach hämatogener Streuung Jahre bis Jahrzehnte nach einer Primärinfektion auftreten.

■■■ **Therapie.** Die **prophylaktische Gabe** von **Isoniacid** (INH) für alle Kinder mit einer positiv gewordenen Tuberkulinprobe (Tuberkulinkonversion) und ohne Hinweis auf eine aktive Erkrankung bietet in 80% Schutz vor einer Erkrankung (so genannte Generalisationsprophylaxe).

Die **Chemotherapie** wird im Allgemeinen über 6 bis 9 Monate als Kombinationsbehandlung durchgeführt.

8.4 · Infektionen durch Protozoen

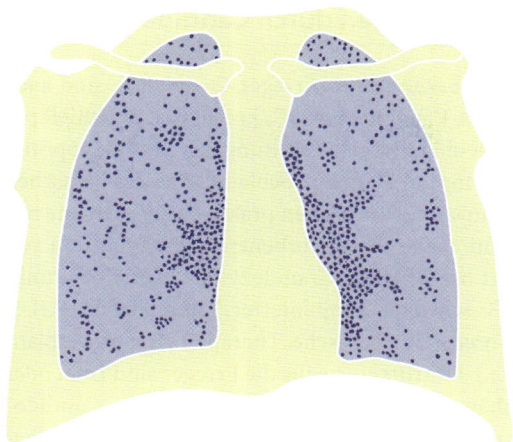

◘ Abb. 8.46. Miliartuberkulose

Dabei soll die Medikamentenkombination eine Resistenzentwicklung verhindern. Die Medikamentenwahl erfolgt nach Erregertestung. Multiresistente Erreger nehmen auch in der BRD an Bedeutung zu [1996: 1,2 %; 1998: 1,8 %]. Die Patientencompliance muss überwacht werden. Typische antituberkulöse Medikamente sind Isoniacid, Rifampicin, Pyrazinamid, Ethambutol u. a.

∎∎∎ **Prophylaxe.** Die beste Bekämpfung der Tuberkulose besteht in der Aufdeckung bisher unerkannter Tuberkulosepatienten. Gefährdete Personen (z. B. Kleinkinder) erhalten eine Chemoprophylaxe mit INH (sog. Expositionsprophylaxe). Bei jeder Neuerkrankung besteht Meldepflicht, um eine eingehende Untersuchung der Umgebung durchführen zu können (aktive Fallsuche).

8.4 Infektionen durch Protozoen

> Von den Protozoenerkrankungen sind in unseren Breitengraden die Toxoplasmose, die Lambliasis und die interstitielle Pneumonie durch Pneumocystis carinii die wichtigsten.

8.4.1 Toxoplasmose

Toxoplasma gondii ist ein bis zu 2 μm langes und gebogenes Protozoon.

∎∎∎ **Epidemiologie.** Toxoplasma gondii ist weltweit verbreitet und befällt sehr viele Warmblüter. Der Mensch infiziert sich entweder über ungenügend gekochtes Fleisch (Gewebszysten) oder über Katzenkot (Oozysten). Selten sind Infektionen über Transfusionen oder Organtransplantationen beschrieben. Die Primärinfektion verläuft inapparent oder mit uncharakteristischen Krankheitszeichen: Fieber, Glieder- und Muskelschmerzen, Hepatosplenomegalie, Lymphknotenschwellungen. Bei AIDS-Patienten kann es über eine Reaktivierung zu Encephalitis, nekrotisierender Retinitis und anderen Organbeteiligungen kommen (▶ s. S. 247).

Kongenitale Toxoplasmose

Wegen der Gefahr der diaplazentaren Infektion ist die Primärinfektion einer Schwangeren von größter Bedeutung (▶ s. S. 100).

∎∎∎ **Diagnose.** Sie erfolgt serologisch durch den Antikörpernachweis, aber auch der direkte Antigennachweis ist möglich.

∎∎∎ **Therapie.** Unkomplizierte, postnatal erworbene Infektionen bedürfen keiner **Behandlung.** Schwangere mit einer Primärinfektion werden zum Schutz des Feten mit einem plazentagängigen Antibiotikum erfolgreich behandelt (Spiramycin). Organmanifestationen (z. B. Chorioretinitis) werden mit Pyrimethamin und Sulfadiazin (Sulfonamid) behandelt.

∎∎∎ **Prävention.** Kongenitale Infektionen können verhütet werden, wenn Primärinfektionen der Schwangeren verhindert werden. Wichtigste Präventivmaßnahmen umfassen: Fleisch kochen, Früchte und Gemüse waschen; Händewaschen nach Kontakt mit rohem Fleisch, Gemüse und Früchten; vor allem aber: Katzenkotkontakt vermeiden.

8.4.2 Sonstige Protozoenerkrankungen

Über **Pneumocystis carinii** als Erreger der interstitiellen plasmazellulären Pneumonie ▶ s. S. 435.

Giardia lamblia, der Erreger der Giardiasis (Lambliasis), kommt ubiquitär vor, besiedelt Duodenum und Jejunum und kann in die Mukosazellen eindringen. Bauchschmerzen, Durchfälle und Malabsorption können die Folge sein. Zur Behandlung eignet sich Metronidazol.

Die folgenden Protozoenerkrankungen kommen vorwiegend in den Tropen und Subtropen vor und werden bei uns gelegentlich eingeschleppt (z. B. aus dem Mittelmeerraum): **Amöbenruhr** (Entamoeba histolytica), **Malaria** (Plasmodieninfektion) und **Kala-Azar** (Leishmaniose).

8.5 Infektionen durch Rickettsien

Rickettsien sind gramnegative Mikroorganismen, die sich intrazellulär vermehren.

Q-Fieber, Mittelmeerfleckfieber und das klassische Fleckfieber (Rickettsia prowazekii), gekennzeichnet durch akute oder chronische Fieberschübe, sind Beispiele der häufigsten Rickettsiosen in Mitteleuropa.

Als Überträger dienen Zecken, Läuse, Flöhe und Milben, als natürliches Reservoir Nagetiere und der Mensch. Eine Ausnahme macht das Q-Fieber (R. burnetii), hier sind Schaf, Ziege und Rind die Infektionserregerträger. Die Inhalation getrockneter Tierausscheidungen führt beim Menschen zur atypischen interstitiellen Pneumonie.

Fieber, Kopfschmerzen und Myalgien sind die häufigsten Symptome; außer beim Q-Fieber tritt häufig ein makulopapulöses Exanthem hinzu. Pneumonien sind die Regel, Enzephalitiden die Ausnahme. Mit der Komplementbindungsreaktion (KBR) und dem Immunfluoreszenztest wird der Antikörpernachweis geführt. Tetrazykline und Chloramphenicol verkürzen den Krankheitsverlauf. Die Entlausung ist die entscheidende prophylaktische Maßnahme beim Fleckfieber, das durch die Kleider- oder Kopflaus übertragen wird.

8.6 Infektionen durch Pilze

Dermatophyten, Hefen und Sproßpilze sowie Schimmelpilze umfassen das Spektrum der wichtigsten humanpathogenen Pilze. Sie können oberflächliche oder invasive, systemische Infektionen verursachen. Charakteristisch ist ihr opportunistisches Verhalten: als natürlich vorkommende Bewohner des Menschen nutzen sie exogene und endogene Risikofaktoren, um krankheitserregend invasiv zu werden, wie z. B. immunsuppressive Behandlungen, langdauernde Antibiotikagaben mit Unterdrückung der körpereigenen Flora u. v. a. Im folgenden seien die wichtigsten Erreger, Candida spp. und Aspergillus spp., erwähnt.

8.6.1 Infektionen durch Candida spp.

Außer dem bekanntesten Erreger, **C. albicans,** sind auch C. tropicalis, C. parapsilosis, C. krusei u. a. potentiell pathogen. Bei ubiquitärer Verbreitung der Candida spp. und Kolonisierung der Haut und Schleimhäute des Menschen kommen invasive Infektionen praktisch aller Organe nur bei angeborenen oder erworbenen Immundefekten vor, bevorzugt bei gestörter Granulozyten- oder T-Zellfunktion (z. B. schwerer kombinierter Immundefekt, AIDS, Frühgeborene, zytostatische Therapie, Organtransplantierte u. a.). Eintrittspforte für die Erreger sind Haut oder Schleimhäute, vor allem des Intestinaltraktes. Candidosen der Haut, der Schleimhäute (Mundsoor, Soorösophagitis), Windeldermatitis oder eine Sepsis mit Absiedlung in inneren Organen (Pneumonie, Osteomyelitis, Endophthalmitis u. a.) sind die wichtigsten klinischen Krankheitsbilder. Direktpräparate, kultureller Nachweis aus Abstrichen, Blut- und Urinkulturen sind für die Diagnose erforderlich, wobei die Blutkulturen trotz Sepsis häufig negativ sind. Die serologischen Methoden sind wenig sensitiv und wenig spezifisch. Die Behandlungserfolge der lokalen Infektionen (z. B. Nystatin) sind günstiger als die der systemischen Infektionen (Amphotericin B, liposomales Amphotericin, Fluconazol u. a.). Die Prognose der Grunderkrankung beeinflusst sehr stark das Behandlungsergebnis.

8.6.2 Infektionen durch Aspergillus spp.

Aspergillus fumigatus ist der häufigste Infektionserreger unter den Schimmelpilzen, daneben sind A. flavus, A. niger, A. nidulans u. a. vertreten. Ubiquitäres Vorkommen, saprophytäre Besiedlung der Schleimhaut, meist aerogene Infektionspforte und invasiver Organbefall, bevorzugt der oberen und unteren Atemwege (Nasennebenhöhlen, Lunge) sind die charakteristischen Merkmale dieser Erreger.

Kinder mit angeborener oder erworbener Granulozytenfunktionsstörung (z. B. einer septischen Granulomatose), einer Leukämie, einer zystischen Fibrose und anderen Grunderkrankungen werden bevorzugt von einer **invasiven Aspergillose** betroffen. Ein ganz anderer pathogenetischer Vorgang liegt bei der **allergischen Aspergillose** vor, die asthmaähnliche Beschwerden macht, bei Atopikern oder auch Kindern mit zystischer Fibrose vorkommt; hierbei kommt es nicht zur Organinvasion und -destruktion. Mikroskopisch und mikrobiologisch-kulturell ist der Erregernachweis möglich, wobei immer die physiologische Kolonisation als Normalbefund und nur der Erregernachweis mit klinischen Symptomen als krankheitsspezifisch gewertet werden dürfen. Trotz Empfindlichkeit der Aspergillen auf Amphotericin B, Itrakonazol u. a. ist die Prognose einer invasiven Aspergillose, vor allem auch abhängig von der Grundkrankheit, als schlecht zu bezeichnen.

> **Kernaussagen**
>
> - Eine Infektion kann – muss aber nicht – zu einer Infektionskrankheit führen. Besonderheiten der Infektionserreger und die Abwehrmöglichkeiten des Wirts können den Infektionsverlauf entscheidend beeinflussen.
> - Eine erfolgreiche Infektionsdiagnostik bietet die besten Möglichkeiten für eine effektive Behandlung. Besser, und für viele bedeutende Krankheiten verfügbar, ist die Infektionsverhütung mittels aktiver Impfungen.
> - Virusinfektionen umfassen eine Reihe bekannter Kinderkrankheiten, aber darüber hinaus eine Vielzahl weiterer klinisch bedeutungsvoller Infektionskrankheiten. Glücklicherweise nimmt die Zahl antiviral wirksamer Medikamente in den letzten Jahren kontinuierlich zu, so dass auch für lebensbedrohliche Virusinfektionen erfolgreiche Behandlungen zur Regel werden.
> - Schon immer bekannte Infektionen (z. B. Tuberkulose) sind nicht verschwunden, neue Infektionen werden entdeckt (z. B. Lyme-Borreliose).
> - Die Verfügbarkeit antimikrobieller Medikamente (Antibiotika) hat den meisten bakteriellen Infektionen den größten Schrecken genommen. Das Wissensgebiet ist aber derartig umfangreich, dass die diagnostischen, therapeutischen und präventiven Maßnahmen bakteriell bedingter Infektionskrankheiten nur in der Hand Erfahrener optimal genutzt werden.
> - Pilze gelten als typische opportunistische Infektionserreger, d. h. dass natürlich vorkommende Bewohner des Menschen zu lebensbedrohlichen Infektionen führen, wenn der Patient dafür empfänglich geworden ist. Ein gesunder Mensch würde nicht in gleicher Weise erkranken.

Fallbeispiel 8.1

Anamnese. Der 11 Monate alte Säugling hatte bisher nur gelegentlich Infekte der oberen Luftwege, bei denen er aber kaum fieberte und in seinem Allgemeinbefinden wenig beeinträchtigt war. Seit gestern hat er plötzlich Fieber bis über 40 °C, ist unruhig und erbricht einmal. Ein plötzlich einsetzender kurzdauernder zerebraler Krampfanfall führt die Eltern auf kürzestem Wege in die Klinikambulanz.

Befund. Der Säugling ist in gutem Ernährungszustand, aber wirkt sehr krank. Die große Fontanelle ist leicht prominent. Zum sicheren Ausschluss einer Meningitis wird eine Lumbalpunktion vorgenommen, die aber einen Normalbefund ergibt. Im Blutbild Leukozytopenie und überwiegende Lymphozytose.

Verdachtsdiagnose. Exanthema subitum, Infektkrampf.

Therapie. Wadenwickel, Parazetamol zur Fiebersenkung.

Weiterer Verlauf. Das Fieber lässt sich kaum senken. Nach 2 Tagen entfiebert das Kind aber spontan. Am Stamm lässt sich jetzt ein schütteres, blassrosa Exanthem nachweisen, das nur wenig auf Oberarme und Oberschenkel übergreift. Es ist 24 h später schon nicht mehr nachweisbar. Volles Wohlbefinden. Die Verdachtsdiagnose bestätigte sich also. Humanes Herpesvirus-6 (HHV-6) gilt als häufigste aber nicht alleinige Ursache des Exanthema subitum. Auch HHV-7 kann ein Dreitagefieber verursachen.

Fallbeispiel 8.2

Anamnese. Das $5^{1}/_{4}$ jährige Mädchen hustet seit 2–3 Wochen und hat gelegentlich subfebrile Temperaturen. Bis auf eine gewisse Appetitlosigkeit ist sonst nichts auffällig. Als es aber erneut fiebert, wird es dem Arzt vorgestellt, der eine Röntgenaufnahme des Thorax veranlasst. Dabei findet sich eine rechtsseitige »Pneumonie«, die trotz Behandlung mit Ampicillin nicht zurückgeht. Das Kind wird deshalb der Klinik überwiesen.

Befund. Das Kind ist normal entwickelt. Über der Lunge findet sich physikalisch kein sicher pathologischer Befund. Bei der Röntgenuntersuchung fällt neben einer Verschattung im rechten Mittelfeld, die kranial glatt begrenzt ist, eine deutliche Schwellung der rechten Hiluslymphknoten auf. Der Tuberkulintest nach Mendel-Mantoux fällt stark positiv aus. Das Kind war nicht BCG geimpft. Der Erregernachweis gelingt im Nüchternmagensaft (Ziehl-Neelsen-Färbung, Nachweis säurefester Stäbchen).

Diagnose. Progrediente Primär-Tuberkulose mit Bronchiallymphknotenbefall und Mittellappenatelektase.

Therapie. Gaben von Isoniazid, Rifampicin und Pyrazinamid über 6–12 Monate.

Weiterer Verlauf. Da die Eltern sehr zuverlässig sind, kann das Kind in ambulante Behandlung entlassen werden. Eine Bronchoskopie war nicht erforderlich geworden. Nach der Meldung ans Gesundheitsamt wurde bei der Großmutter eine offene Lungentuberkulose festgestellt.

Die Prognose der Erkrankung des Kindes ist durchaus günstig.

▼ Fallbeispiel 8.3

Anamnese. Ein 12 jähriger Junge musste wegen eines Rezidivs einer akuten lymphatischen Leukämie knochenmarktransplantiert werden. Er ist am 15. Tage der bisher unkompliziert verlaufenen Transplantation. In den letzten 6 bis 12 Stunden hat er Fieberschübe bis 39°C entwickelt.

Befund. Fieber bei einem transplantierten Patienten in der frühen Phase des Engraftments bedeutet zunächst immer, dass ein infektiologischer Notfall möglich ist. Bei der sorgfältigen klinischen Durchuntersuchung fällt nur eine Tachypnoe mit Dyspnoe auf, bei normalem Auskultationsbefund der Lunge. Im Blutbild noch immer eine absolute Neuropenie und Thrombopenie, bedingt durch die medikamentöse Vorbehandlung zur Transplantation. Im Röntgen des Thorax zwei Rundherde, im rechten Mittellappen, von ca. 2 cm Durchmesser.

Verdachtsdiagnose. Infektiöse Komplikation mit unbekanntem Erreger. Weiterführende Diagnostik ist sofort erforderlich. In der bronchoalveolären Lavage, die über eine kurzdauernde Bronchoskopie durchgeführt wird, finden sich Hyphen von Aspergillus-Spezies. Das Ergebnis der Kulturen kann Wochen dauern und auch dann negativ ausfallen.

Therapie. Wegen der extremen Gefährdung des Patienten wird sofort mit einer antimykotischen Therapie begonnen (Amphotericin B); da aber eventuell zusätzlich eine bakterielle Infektion vorliegen kann, werden auch Antibiotika empirisch angesetzt, gegen grampositive wie gramnegative Erreger (z. B. ein Cephalosporin der 3. Generation mit Pseudomonas-Wirksamkeit = Ceftazidim und ein Glykopeptid gegen grampositive Erreger = Teicoplanin).

Verlauf. In den nächsten 2–3 Tagen zeigen sich im peripheren Blut die ersten Granulozyten und Thrombozyten – das transplantierte Knochenmark ist angegangen, die Zellen helfen entscheidend bei der Überwindung der Infektion; nach 4 Wochen Therapie hat der Patient alle Zeichen der überwundenen Leukämie, der überwundenen Aspergillus-Infektion und ein Knochenmark von seinem Spender. Einen so guten Ausgang nehmen leider nicht alle vergleichbaren Patienten.

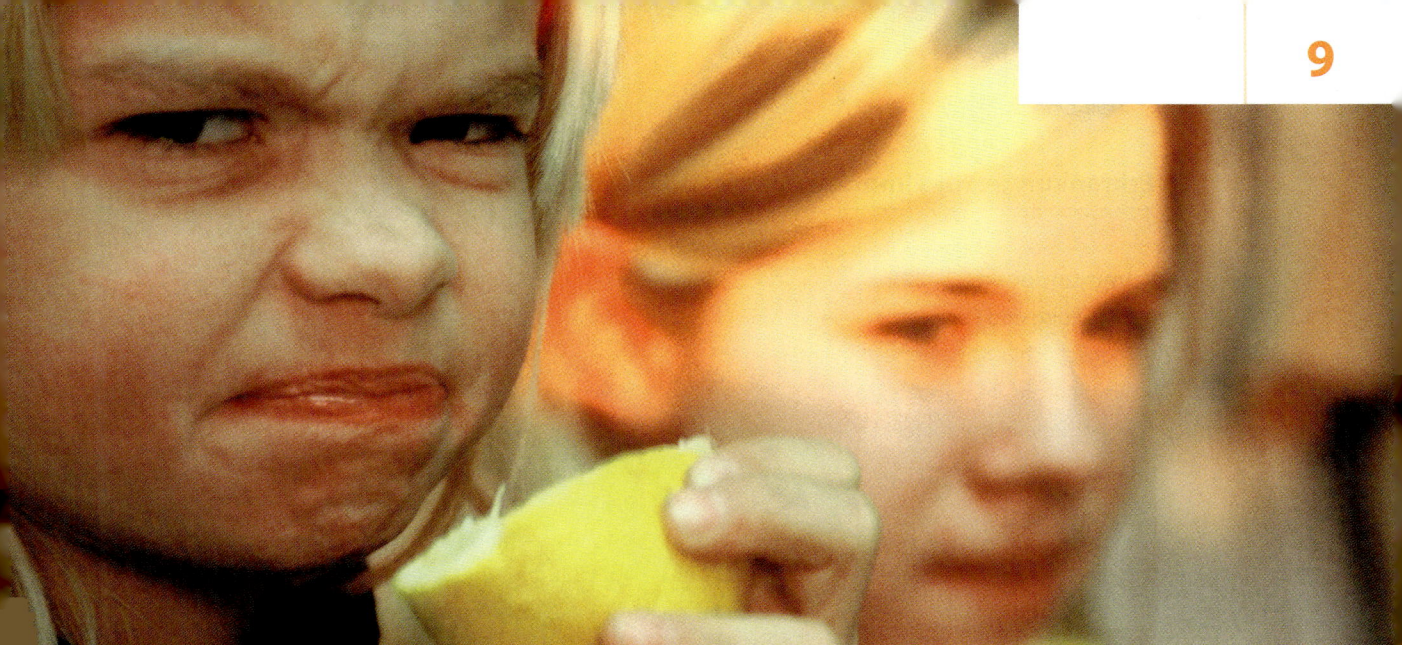

9 Erkrankungen des Immunsystems

U. Wahn und V. Wahn

Erkrankungen des Immunsystems können bei verminderter Abwehrreaktion zu Immundefekten führen. Die überschießende Reaktion gegen fremde Antigene nennen wir »Allergie«, ein im Jahr 1906 vom Kinderarzt Klemens Johann von Pirquet geprägter Begriff. Eine vermehrte Reaktion gegen körpereigene Antigene kann zu Autoimmunerkrankungen führen.

9 Erkrankungen des Immunsystems (Übersicht)

9.1	**Immundefekte** – 275	9.3.4	Dermatomyositis/Polymyositis – 292
9.1.1	Einteilung und Funktion menschlicher Abwehrmechanismen – 275	9.3.5	Weitere Autoimmunerkrankungen – 292
9.1.2	Angeborene Immundefekte – 276	9.4	**Juvenile idiopathische Arthritis, rheumatisches Fieber und verwandte Krankheiten** – 293
9.1.3	Erworbene Immundefekte – 281		
9.2	**Allergische Erkrankungen** – 281	9.4.1	Juvenile idiopathische Arthritis – 293
9.2.1	Allergische Sofortreaktion, andere Reaktionstypen – 281	9.4.2	Rheumatisches Fieber (RF) – 297
9.2.2	Allgemeine diagnostische Maßnahmen – 283	9.4.3	Postinfektiöse (reaktive) Arthritiden nach sonstigen bakteriellen Infektionen – 298
9.2.3	Atopische Krankheitsbilder – 284	9.4.4	Virusinduzierte para- und postinfektiöse Arthritiden – 299
9.2.4	Therapeutische Prinzipien – 288		
9.3	**Autoimmunerkrankungen** – 289	9.4.5	Septische Arthritis – 299
9.3.1	Allgemeine Pathogenese von Autoimmunerkrankungen – 289	9.4.6	Familiäres Mittelmeerfieber – 300
9.3.2	Systemischer Lupus erythematodes – 290	9.4.7	Weitere mit Arthritis einhergehende Erkrankungen – 300
9.3.3	Neonataler systemischer Lupus erythematodes (LE) – 291		

9.1 · Immundefekte

Störungen im kindlichen Abwehrsystem lassen sich wie folgt charakterisieren:
- Kann das Immunsystem keine oder nur zu schwache Abwehrreaktionen erzeugen, ist die klinische Folge ein **Immundefekt**
- Überreaktion gegen Fremdantigene führt zu **Allergien**,
- Überreaktion gegen Autoantigene führt zur **Autoimmunität**.

9.1 Immundefekte

> Immundefekte führen klinisch zu häufigen, schweren oder opportunistischen Infektionen. Solche Defekte können nur ein oder auch mehrere Abwehrsysteme betreffen. Eine frühzeitige Diagnosestellung ist nötig, damit geeignete Behandlungsmaßnahmen wie Antibiotikagaben, Immunglobulinsubstitution, Injektionen hämatopoetischer Wachstumsfaktoren oder Knochenmarkstransplantation in die Wege geleitet werden können.

Bei allen ungewöhnlich häufigen, ungewöhnlich schweren, polytopen und opportunistischen Infektionen sollten Immundefekte ausgeschlossen werden. Dasselbe gilt für den Fall, wenn bereits in einer Familie ein Kind mit einem Immundefekt diagnostiziert wurde.

9.1.1 Einteilung und Funktion menschlicher Abwehrmechanismen

Antikörper (Immunglobuline der Isotypen IgD, IgM, IgG, IgA und IgE) sind Träger spezifisch humoraler Immunreaktionen. Sie werden von Plasmazellen sezerniert, welche zunächst im Zuge eines Reifungsprozesses aus Vorläuferzellen (Prä-B-Zellen, B-Zellen) gebildet werden müssen. Reife B-Zellen bekommen Signale durch den Kontakt mit Antigen-spezifischen Helfer-T-Zellen, vom Antigen und von Zytokinen, die wiederum vorwiegend von Helferzellen gebildet werden (Abb. 9.1). Antikörper sind gut löslich und können ihre Funktion ohne Anwesenheit der sie produzierenden Zellen ausüben (daher »humorale Immunität«). Die Immunantwort führt zunächst zur IgM-, sekundär zur IgG-Bildung (Abb. 9.2).

Spezifisch zelluläre Immunreaktionen werden durch **T-Lymphozyten** vermittelt. Sie können nur dort ablaufen, wo T-Zellen vorhanden sind (daher **zelluläre Immu-**

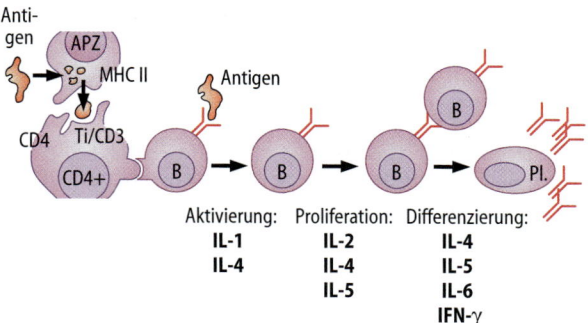

Abb. 9.1. B-Zell-Differenzierung

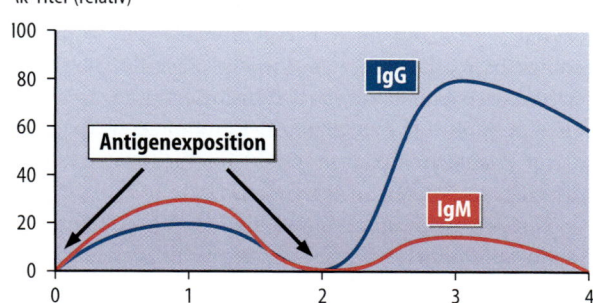

Abb. 9.2. Primäre und sekundäre Immunantwort

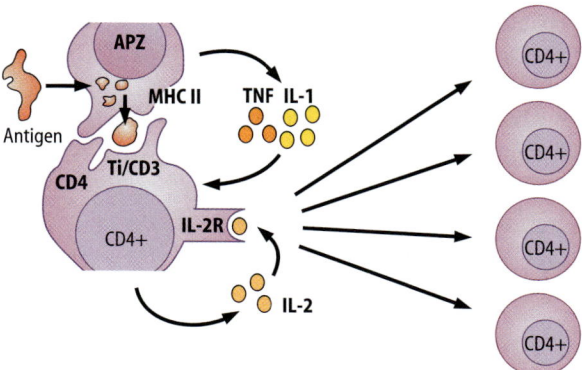

Abb. 9.3. T-Zell-Proliferation

nität). Für eine T-Zell-Aktivierung erhalten Helfer-T-Zellen zunächst ein Signal über den T-Zell-Rezeptor, mit Hilfe dessen präsentierte Peptide erkannt werden, daneben bedarf es der Signale von Zytokinen wie Tumor-Nekrose-Faktor (TNF) und Interleukin-1 (IL-1). Eine T-Zell-Proliferation kommt durch IL-2 zustande (Abb. 9.3). Das komplette T-Zell-Repertoire ist bereits bei der Geburt vorhanden. Die T-Zell-Reifung vollzieh sich im Thymus im Zuge eines Selektionsprozesses, bei dem alle autoreaktiven T-Zell-Klone eliminiert werden. Nützliche, den Organismus gegen Mikroorganismen schützende Klone bleiben erhalten. Mit zunehmendem Reifegrad verändern sich die Oberflächeneigenschaften der T-Zellen. Unterschiedliche Phänotypen haben unterschiedliche Funktionen (z. B. CD4-positive Zellen haben Helferfunktion, CD8-positive Zellen zytotoxische Funktion usw.).

Granulozyten vermitteln unspezifisch zelluläre Abwehrreaktionen (Chemotaxis, Phagozytose, Mikrobizidie), insbesondere gegenüber Bakterien und Pilzen. Dazu wandern sie zunächst aus der Blutbahn aus, um an den Ort der Entzündung zu gelangen (Abb. 9.4). Im Granulozyten wird dann nach Erregerkontakt der oxidative Stoffwechsel aktiviert: zwei lösliche Eiweiße (p47 und p67) werden phosphoryliert, transloziert, und assoziieren sich dann mit Zytochrom B-Komponenten (p22, gp 91) zur Phagozytenoxidase (phox), die Elektronen auf O_2 überträgt, um diesen zu aktivieren.

Von den unspezifisch humoralen Abwehrsystemen ist das **Komplementsystem** das wichtigste. Es besteht aus einer Reihe von Enzymen, die zunächst in biologisch inaktiver Form vorliegen, bevor sie durch Aktivatoren modifiziert werden. Es gibt drei Aktivierungswege, über welche die wichtigste Komponente, C3, aktiviert wird (Abb. 9.5). Danach werden auch die terminalen Komponenten aktiviert, wodurch der lytische Komplex C5b–C9 entsteht. Komplement hat im Wesentlichen folgende Aufgaben:
- Abwehr von Bakterien (teilweise auch Viren),
- Elimination von Immunkomplexen,

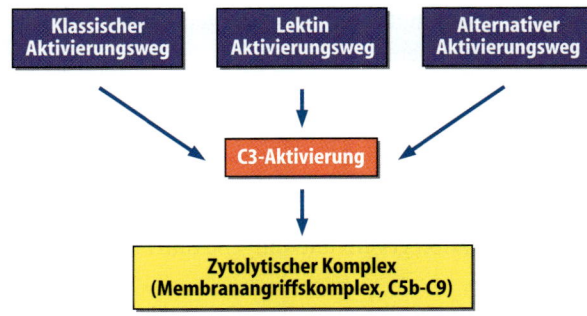

Abb. 9.5. Aufbau des Komplementsystems

- Bildung biologisch aktiver Peptide (für Entzündungsreaktionen, Histaminfreisetzung, Freisetzung weiterer Mediatoren, Makrophagenaktivierung usw.).

Unkontrollierte Aktivierung der Komplementkaskade wird durch die Anwesenheit mehrerer **Inhibitoren** verhindert.

> **Merke**
>
> Bei Entzündungsreaktionen, z. B. Infektionen, kommt es praktisch immer zu einem Zusammenspiel verschiedener Elemente des Abwehrsystems.

9.1.2 Angeborene Immundefekte

Entsprechend einer internationalen Übereinkunft werden angeborene Immundefekte nach dem vorwiegend betroffenen Abwehrmechanismus eingeteilt. So finden wir Krankheiten des lymphatischen Systems (B-Lymphozyten, T-Lymphozyten), der Phagozyten (Granulozyten, Monozyten, Makrophagen) und des Komplementsystems. Diese »experiments of nature« haben wesentlich zum Verständnis des Immunsystems beigetragen. Im Folgenden werden exemplarisch einige Defekte beschrieben.

B-Zell-Defekte (Antikörpermangelsyndrome)

Im Blut des Neugeborenen findet man nur wenig IgA und IgM, der IgG-Spiegel hingegen entspricht dem der Mutter. IgG wird von der Mutter diaplazentar übertragen und verleiht dem Neugeborenen den sog. »Nestschutz«. Die niedrigsten IgG-Spiegel werden mit 3–4 Monaten erreicht. Danach bildet das Kind – nach entsprechenden

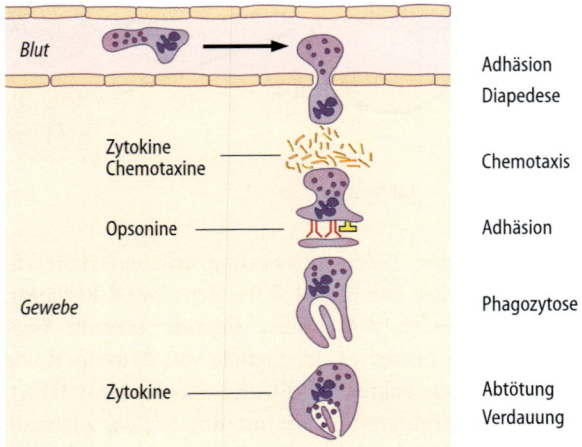

Abb. 9.4. Phagozytose (Übersicht)

9.1 · Immundefekte

Antigenkontakten – zunehmend alle Antikörper selbst. Bei Frühgeborenen liegt nur ein unzureichender »Nestschutz« vor.

Liegen die bei einem Kind gemessenen Immunglobulinspiegel unterhalb der jeweiligen Altersnorm, muss an einen B-Zell-Defekt oder kombinierten B/T-Zell-Defekt gedacht werden.

■■■ X-chromosomal vererbte Agammaglobulinämie (Typ Bruton). Molekulare Ursache dieser Erkrankung sind Mutationen im Gen für die Bruton-Tyrosin-Kinase (btk), einem Enzym, das an der Signalübertragung zwischen Zellmembran und Zellinnerem beteiligt ist. Die Störung wird von weiblichen Konduktorinnen übertragen, nur Jungen erkranken. B-Zellen und Plasmazellen fehlen fast vollständig, während Prä-B-Zellen im Knochenmark nachweisbar sind. Alle Serumimmunglobuline sind nur in Spuren vorhanden. Betroffene Kinder entwickeln die Neigung zu vorwiegend bakteriellen Infektionen dann, wenn sie durch passiv übertragene Antikörper von der Mutter nicht mehr ausreichend geschützt sind, also meist jenseits des 2. Trimenons. Es kommt zu Otitiden, Bronchitiden, Pneumonien, später Sinusitiden. Teilweise führen sonst apathogene Erreger zu Erkrankungen. Hinzu kommen Gastroenteritiden mit Malabsorption, seltener auch Arthritiden, Osteomyelitiden, Meningitiden, Empyeme und Septikämien. Durch die rezidivierenden pulmonalen Infektionen entwickeln sich im Spätstadium Bronchiektasen, in deren Gefolge die Patienten in der Vergangenheit verstorben sind.

Bei der klinischen Untersuchung fällt die Hypoplasie des gesamten lymphatischen Gewebes auf (Lymphknoten, Milz, Tonsillen). Isohämagglutinine (Anti-A-, Anti-B) fehlen, aktive Impfungen (z.B. gegen Diphtherie, Tetanus, Polio) führen nicht zur Bildung protektiv wirkender Antikörper. Die Poliolebendimpfung ist kontraindiziert, da Impfpoliomyelitiden beschrieben sind. Die BCG-Impfung darf bei gegebener Indikation (▶ Impfungen, s. S.231) durchgeführt werden, weil die angestrebte T-Zell-Immunität normal entwickelt werden kann.

Die Therapie besteht in der konsequenten antibiotischen Behandlung auftretender Infektionen. Hinzu kommt die regelmäßige Substitution der fehlenden Antikörper mit Hilfe von Immunglobulinkonzentraten. Diese werden am sinnvollsten auf intravenösem Weg alle 3–4 Wochen in einer Dosis von 0,3–0,4 g/kg KG verabreicht. In einigen skandinavischen Ländern wird auch die subkutane Gabe mit Erfolg praktiziert. IgG-Spiegel vor Substitution sollten die jeweilige Altersnorm nicht unterschreiten. Die Prognose wird durch diese Maßnahmen erheblich verbessert.

■■■ »Common variable immunodeficiency«. Unter diesem Begriff (ein geeigneter deutscher Ausdruck ist nicht vorhanden) werden alle Formen von humoralen Immundefekten zusammengefasst, bei denen keine spezifischen Antikörper gebildet werden können und eine Zuordnung zu einem klar definierten B-Zell-Defekt nicht möglich ist. Die Pathogenese ist uneinheitlich, die Erkrankung kommt bei Jungen und Mädchen vor, in vielen Fällen wird die Erkrankung erst im Erwachsenenalter manifest. Die einzelnen Immunglobuline sind in unterschiedlicher Ausprägung vermindert, Störungen der zellulären Immunität kommen vor. Klinik und Therapie sind ähnlich wie bei der X-chromosomal vererbten Agammaglobulinämie. Einzelne Patienten entwickeln außer der Infektneigung auch Autoimmunerkrankungen, insbesondere solche des blutbildenden Systems (autoimmunhämolytische Anämie, Autoimmunthrombopenie, selten Autoimmunneutropenie).

■■■ Selektiver IgA-Mangel. Mit rund 1:700 ist dies der häufigste Immundefekt. Der Vererbungsmodus kann dominant oder rezessiv sein, die Mehrzahl der Fälle tritt aber sporadisch auf. IgA fehlt im Serum und in aller Regel auch in exokrinen Sekreten. Hier bildet es normalerweise als sekretorisches IgA einen wichtigen Bestandteil der lokalen Immunabwehr. Andere Immunglobuline sind in normaler Menge vorhanden, die zelluläre Immunität ist meist normal. Falls es bei Patienten überhaupt zu Symptomen kommt, finden sich rezidivierende Sinubronchitiden, gehäuft Zöliakie (▶ vgl. S.474) oder Autoimmunerkrankungen. Die Therapie ist symptomatisch, die Gabe von Immunglobulinen parenteral, von wenigen Ausnahmen abgesehen (▶ s.u.), kontraindiziert: Das verabreichte IgA kann die Bildung von Antikörpern gegen IgA induzieren, was dann bei erneuter Exposition zu anaphylaktischen Reaktionen Anlass geben kann. Zudem gelangt Serum-IgA nicht auf die Schleimhäute.

■■■ Mangel an Immunglobulinsubklassen. Das menschliche IgG besteht aus 4 Subklassen. Diese werden als IgG_1-IgG_4 bezeichnet und haben unterschiedliche Aufgaben im Rahmen der humoralen Abwehr. So wirken IgG_1 und IgG_3 besonders gegen Proteinantigene, IgG_2 besonders gegen Polysaccharidantigene. Selektive Defekte dieser Subklassen kommen vor, wobei im Kindesalter meist IgG$_2$ (und damit Polysaccharidantikörper) und IgG$_4$ vermindert sind. Nicht selten ist ein IgG$_2$/IgG$_4$-Defekt mit einem IgA-Mangel kombiniert. Nach solchen Defekten sollte bei allen Kindern mit Neigung zu Infektionen im HNO-Bereich und im Respirationstrakt gefahndet werden. Eine Immunglobulinsubstitution hat sich in vielen Fällen als wirksam erwiesen.

Kombinierte B-/T-Zell-Defekte

Sind humorale und zelluläre Immunität in gleicher Weise gestört, sprechen wir von kombinierten Immundefekten.

■■■ **Schwerer kombinierter Immundefekt (severe combined immune deficiency: SCID).** Varianten kommen X-chromosomal oder autosomal-rezessiv vererbt vor. Die molekularen Ursachen sind weitgehend bekannt. So können Oberflächenmoleküle auf T-Zellen fehlen, Elemente der Signaltransduktion, Zytokinrezeptoren, aber auch bestimmte Enzyme, die toxische Metaboliten entfernen oder Enzyme, die am Rearrangement es T-Zell-Rezeptors beteiligt sind. Beim MHC Klasse II-Defekt werden MHC-II-Moleküle nicht transkribiert. Betroffene Kinder werden bereits in den ersten Lebensmonaten durch Pneumonien, Diarrhöen, Dystrophie, Mykosen u. a. auffällig. Nach BCG-Impfung kann es zu einer disseminierten, oft tödlichen Infektion (BCG-itis) kommen. Im Kind persistierende diaplazentar übertragene mütterliche Lymphozyten können eine chronische **Graft-versus-host-Reaktion** verursachen. Über Transfusionen verabreichte Lymphozyten können eine akute und fast immer tödliche GvH-Reaktion hervorrufen. Im Blutbild kann eine Lymphopenie auffallen, Stimulationsversuche mit Mitogenen und Antigenen fallen meist negativ aus. Hauttests mit Candidaantigen bleiben trotz bestehender Candidainfektion negativ, ebenso die Tuberkulinprobe trotz BCG-Impfung. Ohne spezifische Therapie versterben die Kinder im Säuglingsalter. Als **therapeutische Maßnahme** kommt neben einer intensiven Chemotherapie von Infektionen nur die Stammzelltransplantation, meist in Form einer Knochenmarkstransplantation in Betracht. Nur bei zwei Varianten, dem **Adenosindesaminase-Mangel** (ADA-Mangel) und dem x-chromosomal vererbten SCID gibt es erste erfolgversprechende Ansätze einer somatischen Gentherapie.

Weitere gut definierte Störungen

■■■ **DiGeorge-Syndrom.** Bei dieser Erkrankung liegt ein isolierter **T-Zell-Defekt** in Verbindung mit einem **Hypoparathyreoidismus** und weiteren Fehlbildungen vor. Ursache ist eine mangelhafte Entwicklung der 3. und 4. Schlundtasche. Kinder mit DiGeorge-Syndrom haben eine auffällige Fazies mit Fischmund, tiefem Ohransatz, Hypertelorismus, Mikrognathie und antimongoloiden Lidachsen. Hinzu können verschiedene **Herzfehler** kommen. Der **Thymusschatten** lässt sich röntgenologisch nicht abgrenzen. Im peripheren Blut findet man bei Verminderung von T-Zellen eine Lymphopenie, Stimulationsversuche mit T-Zell-Mitogenen können normale bis völlig fehlende Reaktionen liefern. Bei partiellen Formen sind alle Symptome nur schwach oder vereinzelt ausgebildet.

In den ersten Lebenswochen stehen die Hypokalzämie mit Krämpfen und kardiale Probleme im Vordergrund, erst später wird die Infektneigung apparent. Als Erreger findet man neben Bakterien auch Viren und Pilze. Das Gedeihen ist z. T. erheblich beeinträchtigt. Bei Transfusion von unbestrahltem Blut kann eine **Graft-versus-host-Reaktion** auftreten: Immunkompetente T-Zellen aus der Blutkonserve verursachen eine Abstoßungsreaktion gegen den Wirt. Falls betroffene Kinder nicht infolge von Herzfehlern sterben, ist bei schwerem T-Zell-Defekt der Versuch einer **immunologischen Rekonstitution** mit Hilfe der Knochenmarktransplantation angezeigt.

■■■ **Ataxia teleangiectatica (Louis-Bar-Syndrom).** Die Erkrankung wird autosomal-rezessiv vererbt. Sie ist charakterisiert durch eine ab dem 1. Jahr auftretende **zerebelläre Ataxie,** ab dem 3. Jahr nachweisbare **Teleangiektasien** (besonders Skleren) sowie rezidivierende sinupulmonale Infektionen als Folge von Störungen im B- und T-Zell-System. Chromosomenbrüche treten gehäuft auf, der DNA-Reparaturmechanismus ist defekt. Das Risiko zur Entwicklung lymphoretikulärer Tumoren ist gesteigert. Eine spezifische Therapie ist nicht bekannt. Bei schwerem Antikörpermangel können Immunglobuline i. v. versucht werden.

■■■ **Immundefekt mit Thrombozytopenie und Ekzem (Wiskott-Aldrich-Syndrom).** Bei dieser X-chromosomalen Erkrankung liegt meist bereits bei Geburt eine **Thrombozytopenie** vor. Auch die Funktion der Thrombozyten ist gestört. Thrombopenie und -dysfunktion können schon früh zu schweren Blutungen beitragen.

Meist im Laufe der ersten Lebensjahre treten Ekzem und die Neigung zu bakteriellen Infektionen in Form von Otitis media, Pneumonie, Meningitis und Sepsis hinzu. Die zelluläre Immunität ist zunächst normal. Dann lassen sich zunehmende Funktionsstörungen nachweisen. Im humoralen Bereich findet man eine Dysgammaglobulinämie mit vermindertem IgM, erhöhtem IgA und IgE. IgG ist normal. Charakteristisch ist das Fehlen von Isohämagglutininen trotz vorhandenem IgM sowie das Fehlen Polysaccharid-spezifischer Antikörper. Als Ursache des WAS gilt die insuffiziente Regulation des WAS-Proteins, WASP, durch eine GTPase.

Die Therapie ist zunächst symptomatisch mit Antibiotika und i.v.-Immunglobulinen, bei thrombopenischen Blutungen mit Kortikosteroiden. Bei schweren Blutungen oder Immundefekten sollte eine Stammzelltransplantation versucht werden.

Phagozytosedefekte

Wir beschränken uns hier auf Defekte der Granulozyten. Diese können untergliedert werden in Störungen der Granulozytenzahl und solche der Granulozytenfunktion.

■■■ **Störungen der Granulozytenzahl.** Liegen die peripheren Granulozytenzahlen unter 1500/µl, sprechen wir von Neutropenie, bei Zahlen unter 500/µl von *schwerer* Neutropenie oder Agranulozytose. Ursächlich können Störungen der Granulozytenreifung im Knochenmark oder Störungen der Ausschleusung aus dem Knochenmark zugrundeliegen. Letztere können mit einer Störung der Granulozytenbeweglichkeit (Chemotaxis) assoziiert sein.

Klinisch dominieren rezidivierende bakterielle Infektionen, seltener Pilzinfektionen. Die Abwehr von Virusinfektionen oder parasitären Infektionen ist, von einzelnen Ausnahmen abgesehen, intakt. Während im Differentialblutbild die Neutrophilen stark vermindert sind oder fehlen, kann die Zahl der Eosinophilen oder Monozyten vermehrt sein (Kompensationsversuch?). Auch die Immunglobuline sind in der Regel erhöht.

Zur Differenzierung der Störungen ist die Knochenmarkpunktion unerlässlich (Ausnahme: Autoimmunneutropenie). Stimulationstests mit Hydrokortison oder G-CSF (Granulozyten-Kolonie-stimulierender Faktor) geben Aufschluss über die Mobilisierbarkeit der Granulozyten aus dem Knochenmark.

Agranulozytose Typ Kostmann: Das schwerste Krankheitsbild ist die autosomal-rezessiv erbliche Agranulozytose vom Typ Kostmann. Hierbei ist ohne spezifische Therapie mit einem letalen Verlauf meist in den ersten Lebensjahren zu rechnen. Im Knochenmark kommt es zu einem Stillstand der Entwicklung auf der Stufe der Myelozyten/Promyelozyten. Therapeutisch empfiehlt sich ein großzügiger Einsatz von Antibiotika bei manifesten Infektionen. Eine kausale Behandlung gelingt in fast allen Fällen mittels s.c. Gabe von G-CSF. Langzeitergebnisse bleiben aber abzuwarten. Für Kinder, bei denen G-CSF nicht wirksam ist, bleibt die Möglichkeit der Stammzelltransplantation.

Chronisch benigne Neutropenie: Hier liegen zwar im infektfreien Intervall die absoluten Granulozytenwerte ebenfalls < 500/µl, bei Infekten aber deutlich höher. Da das Knochenmark normal aussieht, liegt am ehesten eine Ausschleusungsstörung zugrunde. Die Prognose ist gut, weil keine lebensbedrohlichen Infektionen auftreten.

■■■ **Störungen der Granulozytenfunktion.** Zwei Störungen sollen näher beschrieben werden, der Adhäsions-Proteinmangel und die progressiv-septische Granulomatose.

Adhäsions-Proteinmangel (LFA-1-Mangel): Ursache dieses Immundefekts ist die Synthesestörung einer Gruppe von Zellmembranglykoproteinen auf Leukozyten. Diese Glykoproteine [Lymphozytenfunktionsantigen 1 (LFA-1), Komplementrezeptor Typ 3 (CR3) und ein weiteres Mokekül] sind aus einer gemeinsamen β-Kette und 3 unterschiedlichen α-Ketten zusammengesetzt. Die gemeinsame β-Kette (CD 18) fehlt aufgrund eines autosomal-rezessiven Defekts. Alle Glykoproteine erfüllen normalerweise wichtige Funktionen bei der Interaktion von Abwehrzellen untereinander, sowie zwischen Abwehrzellen und Bakterien. Dadurch ist nicht nur die Phagozytenfunktion gestört, sondern auch die spezifische Immunität und die Aktivität der natürlichen Killerzellen.

Das *erste auffällige* Symptom ist der verzögerte Abfall des Nabelschnurrestes, meist jenseits der 3. Lebenswoche (normalerweise bis zum 14. Lebenstag). Später dominieren rezidivierende schwere bakterielle Infektionen. Ohne spezifische Behandlung führt die Erkrankung innerhalb der ersten Lebensjahre zum Tode. Bei partiellen Formen sind chronische Verläufe möglich.

Die Diagnose ergibt sich aus dem flowzytometrisch nachweisbaren Fehlen von LFA-1 (CD 11a, CD 18) auf Lymphozyten oder CR3 (CD 11b, CD 18) auf Monozyten. Weitere Funktionstests helfen bei der Quantifizierung des Defekts.

Für die **Therapie** haben Antibiotika nur palliativen Wert. Als kurative Maßnahme kommt nur die Stammzelltransplantation in Betracht. Gentherapeutische Ansätze erscheinen möglich.

Progressiv-septische Granulomatose (chronic granulomatous disease: CGD): Bei diesem meist X-chromosomal-rezessiv, seltener autosomal-rezessiv vererbten Leiden können die morphologisch unauffälligen Granulozyten Bakterien zwar normal phagozytieren, aber aufgrund ätiologisch uneinheitlicher Enzymdefekte im oxydativen Stoffwechsel (meist gp91) nicht intrazellulär abtöten. Folge davon ist, dass bestimmte Bakterien und Pilze, die Katalase enthalten, intrazellulär überleben und, von Granulozyten transportiert, im gesamten Organismus septische Metastasen bilden. Unvollständig eliminierte Antigene bleiben im Gewebe und führen dort zur Bildung charakteristischer Granulome, die histologisch an tuberkulöse Granulome erinnern.

Früher dominierten Infektionen mit Staphylokokken und anderen Bakterien (Pneumonien, Lymphadenitis, Sepsis, Osteomyelitis, Arthritis u. a.). Nachdem man mit Hilfe von prophylaktisch eingesetztem Trimethoprim/Sulfamethoxazol (TMP/SMX), Co-trimoxazol, in der Lage ist, den Granulozyten eine begrenzte antibakterielle Aktivität zu verleihen, sind jetzt Infektionen mit Aspergillus das Hauptproblem. Hinzu kommen Probleme durch Granulome, welche Funktionsstörungen der Lunge, des Magen-Darm-Traktes und der ableitenden Harnwege verursachen können.

Zur **Diagnosestellung** wurde früher meist der Nitroblautetrazoliumtest (NBT-Test) herangezogen. Da er in einigen Fällen keine zuverlässige Diagnose liefert, empfiehlt sich die quantitative Messung des oxidativen Stoffwechsels der Granulozyten.

Bewährt hat sich die **Langzeitprophylaxe** mit Co-trimoxazol. Auftretende bakterielle Infektionen werden mit solchen Antibiotika behandelt, die sich in den Granulozyten anreichern und dort bakterizid wirken. Bei Pilzinfektionen müssen systemisch wirksame Antimykotika verwendet werden. Ergänzend kommen im Notfall Granulozytentransfusionen in Betracht, bei der Dauerbehandlung scheint γ-Interferon die Infekthäufigkeit zu verringern. Oral prophylaktisch verabreichtes Itraconazol kann teilweise die oft lebensbedrohlichen Aspergillusinfektionen verhindern. Die Stammzelltransplantation konnte bei frühzeitiger Transplantation mit HLA-genoidentischen Geschwistern mehrfach mit Erfolg durchgeführt werden. Versuche einer somatischen Gentherapie waren in vitro erfolgreich, erste Anwendungen in vivo werden zur Zeit unternommen. Unter konsequentem Einsatz aller Therapiemaßnahmen können einige Patienten das Erwachsenenalter erreichen.

Komplementdefekte

Rund 25 verschiedene genetische Komplementdefekte sind bekannt. Patienten mit solchen Defekten fallen im Wesentlichen durch 3 **Leitsymptome** auf:
- rezidivierende bakterielle Infektionen,
- Autoimmunerkrankungen (Immunkomplexerkrankungen),
- Angioödem (nicht allergisch).

Die Neigung zu **bakteriellen Infekten** beruht darauf, dass die antibakteriellen Eigenschaften des Komplements nicht optimal genutzt werden können. Werden Immunkomplexe durch Komplement nicht ausreichend aufgelöst und eliminiert, wird ihre Ablagerung im Gewebe begünstigt, und es kommt zu Immunkomplexerkrankungen. Fehlen Regulatorproteine, läuft eine spontane, unkontrollierte Komplementaktivierung ab. Die dabei entstehenden Spaltprodukte sind vasoaktiv und rufen spontane Schwellungszustände an Haut und Schleimhäuten hervor.

1. Der häufigste Defekt betrifft den **C1-Inhibitor** (C1-Inaktivator); die Störung führt zum **hereditären Angioödem** (HAE). Patienten fallen durch spontan auftretende kutane Schwellungszustände von Gesicht und Extremitäten auf, eine allergische Ursache fehlt. Schwellungszustände am Darm können unter der Verdachtsdiagnose »Appendizitis« zur chirurgischen Intervention Anlass geben. Besonders gefürchtet sind Ödemzustände des Larynx, die zum Tode führen können. Glukokortikoide oder Antihistaminika sind wirkungslos. In **Akutsituationen** steht gereinigter C1-Inhibitor zur Verfügung; zur **Dauertherapie** kann Danazol, ein attenuiertes Androgen, eingesetzt werden, mit Hilfe dessen die C1-Inhibitor-Spiegel im Blut deutlich angehoben werden können.

2. Der nächsthäufige Defekt (rund 1 : 40 000) ist der des **C2**. Leitsymptome sind entweder Autoimmunerkrankungen oder schwere bakterielle Infekte. Eine kausale Therapie des C2-Defekts ist ebensowenig wie bei weiteren Defekten bekannt.

Die übrigen Komplementdefekte treten noch seltener auf. Symptomatisch kann bei rezidivierenden bakteriellen Infekten eine Antibiotikaprophylaxe indiziert sein.

Zur **Diagnostik** wird das hämolytische Gesamtkomplement CH 50 (Suchtest) verwendet, bei Verdacht auf hereditäres Angioödem wird der C1-Inhibitor bestimmt.

Die **Prognose** der C-Defekte variiert stark: Sie reicht vom Tod im Säuglingsalter bis zu normaler Lebenserwartung.

9.1.3 Erworbene Immundefekte

Verschiedene Grunderkrankungen können die kindliche Abwehr so stark beeinträchtigen, dass eine gesteigerte Anfälligkeit gegenüber allen Arten von Infektionen resultiert.

> **Merke**
>
> Ursachen für erworbene Immundefekte (Beispiele):
> - Mangelernährung, Fehlernährung
> - Verbrennungen
> - Virusinfektionen (z. B. Masern, Zytomegalie, AIDS)
> - Maligne Tumoren und/oder zytostatische Behandlung
> - Autoimmunerkrankungen incl. Autoimmunneutropenie
> - Umweltgifte?

In den meisten Fällen ist der erworbene Immundefekt nur *passager* vorhanden und verschwindet mit Besserung der Grunderkrankung. Eine Ausnahme bildet die HIV-Infektion, die gesondert abgehandelt wird (▶ s. S. 247).

> **Kernaussagen**
>
> - Bei ungewöhnlich häufigen, schweren, polytopen, opportunistischen, chronischen oder therapierefraktären Infektionen muss daran gedacht werden, dass die Immunabwehr betroffener Kinder gestört ist.
> - Defekte können bei der Antikörperbildung, den T-Lymphozyten, den Granulozyten und beim Komplementsystem auftreten. Sie wurden in den letzten Jahren zunehmend auf molekularer Ebene definiert.
> - Frühzeitige Diagnosestellung ist für viele Kinder lebensrettend, da eine ganze Palette wirksamer Therapiemaßnahmen zur Verfügung steht.

9.2 Allergische Erkrankungen

> Unter *Allergie* verstehen wir eine spezifische Änderung der Immunitätslage im Sinne einer krankmachenden Überempfindlichkeit. Bei einer genetischen Disposition zur Überempfindlichkeit gegenüber natürlichen Allergenen der Umwelt, die mit Asthma, Rhinitis oder Neurodermitis assoziiert ist, sprechen wir von *Atopie*.

Atopische Erkrankungen gehören zu den besonders verbreiteten Gesundheitsproblemen bei Säuglingen, Kindern und Jugendlichen. Ihre Bedeutung hat in den letzten Jahrzehnten vor allem in den Industrienationen zugenommen.

9.2.1 Allergische Sofortreaktion, andere Reaktionstypen

Immunologische Reaktionen gegen endogene oder exogene Antigene werden, vorwiegend aus didaktischen Gründen, in 5 verschiedene Typen gegliedert (◘ Tabelle 9.1). Diese Reaktionsformen werden nicht nur zur Erklärung allergischer Krankheitserscheinungen herangezogen, sondern dienen auch dem Verständnis von Autoimmunerkrankungen.

Die **Sofortreaktion (Typ I)** ist die für die Entstehung allergischer Krankheitsbilder wichtigste, wenngleich auch andere Reaktionen im Organismus häufig parallel dazu ablaufen und sich gegenseitig beeinflussen. Im Zentrum der Typ I-Reaktion steht das gegen ein Allergen gerichtete IgE. Das Allergen wird zunächst von einer Antigen-präsentierenden Zelle (z. B. B-Zelle) aufgenommen. Immunogene Peptide werden dann über das MHC II-Molekül Helfer-T-Zellen präsentiert (◘ Abb. 9.6). Das von T-Zellen sezernierte IL-4 induziert in B-Zellen die IgE-Synthese. IgE gelangt dann auf die Oberfläche von Mastzellen und basophilen Leukozyten, an die es über einen hochaffinen Rezeptor bindet. Mastzellen als Effektorzellen bei der Sofortreaktion enthalten zum einen in spezifischen Granula präformierte Mediatoren (z. B. Histamin), zum anderen sind sie in der Lage, wichtige Mediatoren im Rahmen der Zellaktivierung aus dem Lipidstoffwechsel der Zellmembran freizusetzen (Prostaglandine, Leukotriene). Kommt eine sensibilisierte Zelle mit einem Allergen in Kontakt, kann dieses 2 benachbarte IgE-Moleküle miteinander vernetzen (»bridging«), was Anlass für die Freisetzung bzw. Neusynthese von Mediatorsubstanzen ist. Auch Mediatoren

Tabelle 9.1. Typen von Überempfindlichkeitsreaktionen

Typ	Kurzbezeichnung	Mechanismus	Klinische Beispiele
I	Soforttyp	Degranulation von IgE-beladenen Mastzellen durch Allergene	Anaphylaktischer Schock
II	Zytotoxische Reaktion	Zellschaden durch zytotoxische Antikörper (IgG)	Immunhämolyse
III	Immunkomplextyp	Ablagerung von Immunkomplexen (IgG, IgM), Komplementaktivierung, Entzündung	Serumkrankheit, systemischer Lupus erythematodes
IV	Tuberkulintyp	Freisetzung von Mediatoren (Lymphokinen) aus spezifischen T-Lymphozyten	Tuberkulinreaktion, Transplantatabstoßung
V	Stimulatorische Immunreaktion	Reaktion mit Hormonrezeptoren, damit hormonartige Effekte	Hyperthyreose (M. Basedow)

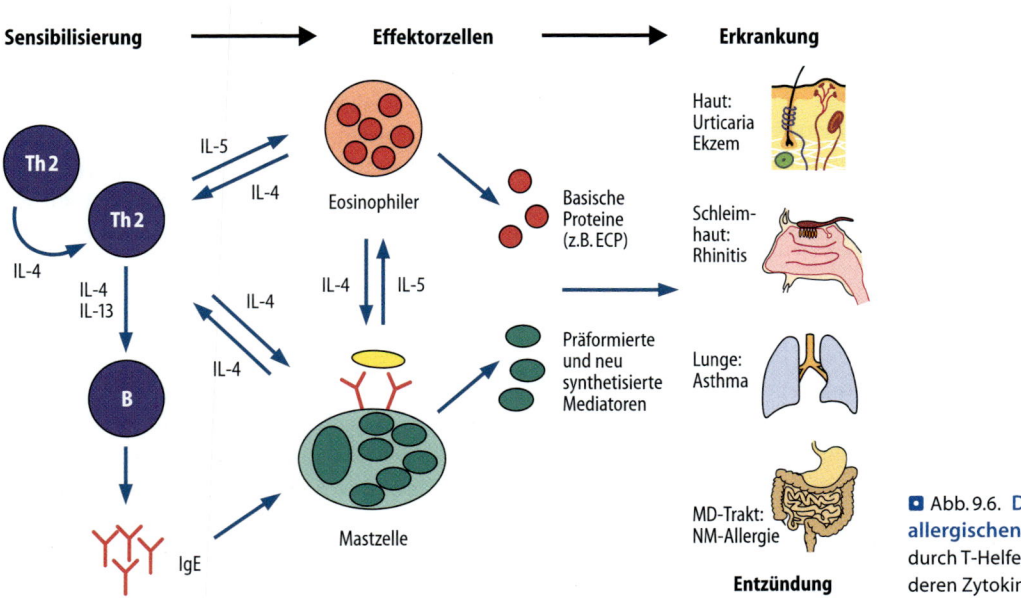

Abb. 9.6. **Die Regulation der allergischen Entzündung** durch T-Helfer-2-Zellen (Th2) und deren Zytokine

aus Eosinophilen tragen zur klinischen Symptomatik bei.

Bei **Typ-II-Reaktionen** finden sich zytotoxische Antikörper, meist der IgG-Klasse, gegen die zu zerstörenden Zielzellen. Die eigentliche Zellzerstörung erfolgt unter Mitwirkung von entweder Komplement (z. B. autoimmunhämolytische Anämie) oder sog. Killerzellen (z. B. Rhesusinkompatibilität). Bei der **Typ-III-Reaktion** (= Arthus-Reaktion) werden zunächst aus einem Antigen und Antikörpern der IgG- oder IgM-Klasse Immunkomplexe gebildet, die im Gewebe abgelagert werden können. Dort aktivieren sie Komplement, wobei weitere freigesetzte Mediatoren eine Entzündung verursachen. Bei **Typ-IV-Reaktionen** gelangen antigenspezifische T-Lymphozyten in Kontakt mit einem Antigen, bilden vor Ort ein zelluläres Infiltrat (Makrophagen, Lymphozyten) und setzen Zytokine frei. Beim **Typ V** werden Autoantikörper gebildet, die gegen Hormonrezeptoren gerichtet sind. Reagiert ein solcher Antikörper mit dem Rezeptor, geschieht dasselbe wie bei der Reaktion des Hormons selbst.

9.2.2 Allgemeine diagnostische Maßnahmen

> **Merke**
>
> Die allergologische Diagnostik umfasst in der Regel eine differenzierte Anamnese, die Hauttestung, verschiedene In-vitro-Tests sowie, falls erforderlich, geeignete Provokationsmethoden.

Die Dosisabhängigkeit verschiedener, durch Allergene induzierter Veränderungen muss bei einigen Verfahren berücksichtigt werden. Allergenextrakte, die in der Diagnostik verwendet werden, sollten gut standardisiert und charakterisiert sein. Nur bei Nahrungsmittelallergie kann der Einsatz frischer Nahrungsmittel sinnvoll sein.

Anamnese

Eine subtile Eigen- und Familienanamnese ist der wichtigste Bestandteil der Diagnostik. Eine Atopie lässt sich danach leicht vermuten. Die Abhängigkeit der Krankheitssymptome von bestimmten Allergenkontakten (Pollensaison, Aufenthalt im Haus, Tierkontakt, Reaktion auf Insektenstiche, Nahrungsmittel und Medikamente) sowie die Besserung der Symptomatik bei Milieuwechsel oder Elimination verdächtiger Allergene sind diagnostisch hilfreich. Bei der **Pollenallergie** ist die Angabe des Beschwerdezeitraums, der mit dem Pollenflugkalender verglichen werden kann, von Bedeutung. Bei **Sensibilisierungen gegen tierische Allergene** ist zu berücksichtigen, dass tierisches Material (Rosshaarmatratzen, Felle etc.) ebenso als Allergenträger in Frage kommt wie lebende Tiere.

Hauttests

In der Kinderheilkunde kommt besonders dem Prick-Test, in wenigen Fällen auch dem Intrakutantest diagnostische Bedeutung zu. Der Epikutantest (»atopy patch test«) ist bei Patienten mit Kontaktekzemen und bei Nahrungsmittelallergie hilfreich. Wegen der Belastung der Kinder werden Hauttests bei Säuglingen und Kleinkindern zurückhaltend eingesetzt. Hauttests sollten nicht eingesetzt werden, wenn gleichzeitig Medikamente gegeben werden, die die Sofortreaktion unterdrücken (z. B. Glukokortikoide, Antihistaminika).

■■■ **Prick-Test.** Bei diesem Test wird ein Tropfen eines Allergenextrakts auf die Volarseite des Unterarms aufgetropft und die Haut durch den Tropfen mit einer Prick-Lanzette kurz angestochen. Nach 15 min wird die Quaddelgröße abgelesen. Das Testspektrum richtet sich nach dem vorliegenden Krankheitsbild: Bei vermuteter Nahrungsmittelallergie oder atopischem Ekzem wird man sich auf Nahrungsmittel konzentrieren, bei Heuschnupfen und Asthma auf inhalative Allergene.

■■■ **Intrakutantest.** Hierbei werden 0,03 ml einer Allergenlösung streng intrakutan injiziert. Der Test kommt bei der titrierten Testung von Insektengift oder Penicillindeterminanten zum Einsatz.

In-vitro-Testungen

Insbesondere im Säuglings- und Kleinkindesalter (bis zu 5 Jahren) stehen in-vitro-Verfahren an erster Stelle der Diagnostik. Sie sind für Kinder oft weniger traumatisierend.

■■■ **Gesamt-IgE im Serum.** Das Gesamt-IgE ist bei Allergien meist (Aber nicht immer!) erhöht, aber auch bei anderen Erkrankungen (Parasitosen, einzelnen Immundefekten u.a.m.).

■■■ **Allergenspezifische IgE-Antikörper im Serum.** Für die allergologische Routine-Diagnostik können inzwischen spezifische IgE-Antikörper gegen zahlreiche Inhalations- und Nahrungsmittelallergene auch als kostengünstige Such- oder Panelteste bestimmt werden. Der Nachweis allergenspezifischer IgE-Antikörper im Serum beweist allerdings lediglich die Sensibilisierung, nicht aber die klinische Aktualität für den Patienten. Als Methode hat sich der Radio-Allergo-Sorbent-Test (RAST) oder eine seiner Varianten bewährt. Die Untersuchung ist nur bei erhöhtem Gesamt-IgE sinnvoll.

Provokationsproben

Provokationsproben werden bei unklaren Fällen zum Nachweis der Aktualität einer Sensibilisierung durchgeführt. Sie erfolgen direkt am betroffenen Organ (Nase, Bronchien, orale Provokation). Es muss dabei berücksichtigt werden, dass die natürliche Exposition gegenüber Inhalations- und Nahrungsmittelallergenen im Labor nur bedingt simuliert werden kann. Provokationsproben sollten wegen der Dosisabhängigkeit der allergischen Reaktion titriert durchgeführt werden.

■ ■ ■ **Nasale Provokation.** Die am besten reproduzierbare Methode ist das Aufsprühen eines trägerfreien wässrigen Allergenextrakts *auf die untere Nasenmuschel*, wobei die Reaktion sowohl rhinoskopisch (Ödem, Sekret, Rötung) als auch rhinomanometrisch (Messung des nasalen Strömungswiderstandes) beurteilt werden kann.

■ ■ ■ **Bronchiale (inhalative) Provokation.** Sie wird nur dann durchgeführt, wenn aufgrund von Anamnese, Hauttest, RAST und evtl. nasaler und konjunktivaler Provokation keine Klarheit über die Relevanz einer Sensibilisierung erreicht werden kann und wenn das Ergebnis praktische Konsequenzen für den Patienten erwarten lässt (z. B. Hyposensibilisierung, Entfernung eines liebgewonnenen Haustieres). Daraus ergibt sich, dass eine Indikation am ehesten bei Milben- oder Tierhaarsensibilisierungen besteht, weniger bei Pollen- oder Schimmelpilzsensibilisierungen. Mit Hilfe eines besonders geeigneten Inhaliergeräts wird eine definierte Menge einer wässrigen Allergenlösung in ansteigender Konzentration *in die Atemwege* appliziert. Die Atemwegsobstruktion kann spirometrisch oder bodyplethysmographisch gemessen werden (▶ s. S. 403). Die Reaktion erfolgt innerhalb einiger Minuten als Sofortreaktion und ist nach Bronchospasmolyse in der Regel rasch reversibel. Bei einem Teil der Patienten wird 4–8 h nach der Inhalation eine zweite, verzögerte Reaktion beobachtet, die als Ausdruck einer anhaltenden Mediatorwirkung oder einer durch zelluläre Infiltration ablaufenden Entzündungsreaktion gedeutet wird. Inhalative Allergenprovokationen dürfen wegen dieser Spätreaktionen nur unter stationären Bedingungen durchgeführt werden.

■ ■ ■ **Weitere Provokationsproben.** Auf die orale Provokation wird auf ▶ S. 428 eingegangen.

9.2.3 Atopische Krankheitsbilder

Der Begriff »atopischer Marsch« nimmt Bezug auf die typische altersabhängige Sequenz des Auftretens und in den Hintergrund Tretens bestimmter atopischer Sensibilisierungen und Krankheitserscheinungen (◘ Abb. 9.7).

Das Risiko eines Neugeborenen, an einer Atopie zu erkranken, ist gegenüber der Normalbevölkerung dann deutlich erhöht, wenn
– die Familienanamnese positiv (d. h. eine Atopie bei einem Verwandten 1. Grades vorliegt)

> **Merke**
>
> Mit dem Atopiebegriff (griechisch: atopos = ungewöhnlich) verbindet sich ein Spektrum von Krankheitserscheinungen, bei dem der Organismus aufgrund einer genetischen Prädisposition über die Eigenschaft verfügt, auf minimale Konzentrationen natürlicher Allergene seiner Umwelt vermittelte Überempfindlichkeitsreaktionen zu entwickeln. Diese manifestieren sich an der Haut (atopisches Ekzem, ◘ Abb. 9.7), dem Gastrointestinaltrakt sowie den Atemwegen (allergische Rhinitis, Asthma bronchiale). Die kumulative Prävalenz atopischer Erkrankungen in Deutschland wird auf 25 % geschätzt.

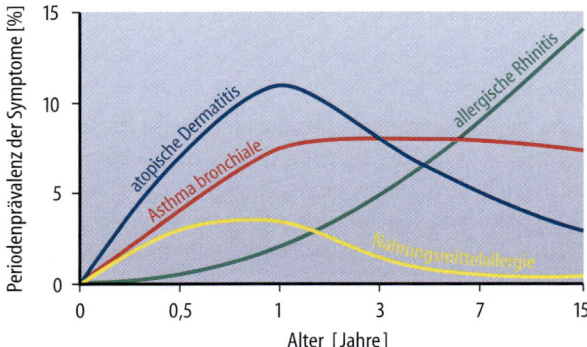

◘ **Abb. 9.7. Der Atopische Marsch:**
Natürlicher Verlauf der Atopiekrankheit im Kindesalter. In den ersten 3 Lebensjahren steht die atopische Dermatitis im Vordergrund, gelegentlich begleitet von einer Nahrungsmittelallergie. Im Kleinkind- und Schulkindalter wird der Krankheitsverlauf von allergischen Atemwegssymptomen bestimmt

Das atopische Ekzem (atopische Dermatitis, Neurodermitis)

■ ■ ■ **Pathogenese.** Die Pathogenese der Erkrankung ist noch nicht abschließend geklärt. Wesentlich ist fraglos die ererbte atopische Disposition. Hinzu kommt bei ca. 1/3 der schweren Fälle eine Nahrungsmittelallergie als ein mit auslösender Faktor. Bestimmte bakterielle Endotoxine (sog. Superantigene) können bei Besiedlung der Haut die Freisetzung von inflammatorischen TH2-Zytokinen triggern. TH1-Zytokine wie Interferon-γ, welche die allergische Entzündung hemmen könnten, werden vermindert gebildet. Mediatorhaltige Zellen wie Eosinophile und Basophile zeigen eine erhöhte Bereitschaft, diese Entzündungsmediatoren auch freizusetzen.

9.2 · Allergische Erkrankungen

> **Merke**
>
> Das atopische Ekzem ist in vielen Fällen die erste klinische Manifestation der Atopie.

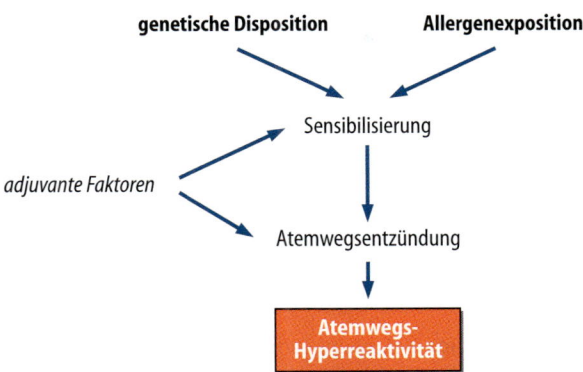

◘ Abb. 9.8. Allergie und Atemwegshyperreaktivität

■■■ Symtome. Die Entzündung der Haut beginnt oft als »Milchschorf« auf den Wangen, breitet sich aber später auf die Beugen (=Beugenekzem) aus, gelegentlich auf das gesamte Integument. Je aktiver das Ekzem ist, um so quälender ist der Juckreiz. Die Haut ist anfällig für Superinfektionen.

■■■ Diagnostik. Hautteste sind oft wegen der alterierten Haut nicht einsetzbar. An erster Stelle steht daher die *serologische* Diagnostik: Der Nachweis von allergenspezifischem IgE gegen Nahrungsmittelallergene (Kuhmilch, Hühnerei) oder Allergene der Umwelt (Tiere, Hausstaubmilben) gibt einen Hinweis auf eine bestehende Sensibilisierung. Die klinische Aktualität einer solchen Sensibilisierung muss aber in jedem Einzelfall überprüft und belegt werden. Keinesfalls ist die Erkrankung immer als Folge einer Kuhmilchallergie zu deuten!

In unklaren Fällen bzw. bei nicht durch IgE vermittelten Reaktionen (▶ vgl. Tab. 9.1, S. 282) ist die pathogenetische Rolle von Nahrungsmitteln nur mit Hilfe des **oralen Provokationstests** nachzuweisen, wobei steigende Mengen des vermuteten Allergens sinnvollerweise im Doppelblindversuch verabreicht werden. Bei relevanter Sensibilisierung kommt es innerhalb weniger Minuten (Sofortreaktion) oder einiger Stunden (Spätreaktion) zu einer Verschlechterung der Hautsymptomatik. Elimination des vermuteten Allergens dagegen zieht eine Besserung nach sich.

■■■ Therapie. Therapeutisch liegt das Schwergewicht auf einer Pflege der Haut (▶ s. S. 593). Bestehende Superinfektionen der Haut mit Bakterien, Herpesviren oder Pilzen sollten chemotherapeutisch angegangen werden. Bei relevanter Sensibilisierung gegen Kuhmilch ist bei Säuglingen die Gabe eines Proteinhydrolysats indiziert. Bei älteren Kindern mit fraglicher Sensibilisierung gegen Nahrungsmittel wird als Basis eine Kartoffel-Reis-Diät gewählt, bevor alle 2 Tage gezielt weitere Nahrungsbestandteile in die Diät eingeführt werden. Die Diät zur Therapie darf dann keine Bestandteile enthalten, die eine Exazerbation der Hautsymptome provoziert haben.

Rhinitis allergica

Sie kann ganzjährig oder saisonal auftreten und wird durch eine Sensibilisierung gegen Inhalationsallergene ausgelöst. Die Krankheit wird nur selten vor dem 3. Lebensjahr manifest. Größte Bedeutung bei der Auslösung haben Gräserpollen, Getreidepollen und Pollen der Frühblüher (Birke, Erle, Haselnuss). Ganzjährige allergische Rhinitiden finden sich bei Hausstaubmilbenallergie.

■■■ Symptome. Die durch Allergenkontakt ausgelöste klinische Symptomatik reicht von einer behinderten Nasenatmung über häufige Niesanfälle bis zur serösen Sekretion mit Juckreiz der Nase und Augen.

■■■ Diagnose. Zur Diagnostik reichen meist Hauttest und Anamnese aus, in Zweifelsfällen wird die Diagnose durch den Nachweis von spezifischem IgE und den nasalen Provokationstest gesichert.

■■■ Therapie. Im Vordergrund steht die Lokalbehandlung mit topischen Kortikosteroiden sowie die systemische Gabe von Antihistaminika. Bei schweren Verlaufsformen der saisonalen allergischen Rhinitis hat die Hyposensibilisierung ihren Platz.

Asthma bronchiale

Die Mehrzahl der kindlichen Asthmatiker (▶ s. auch S. 426) zeigt Hinweise auf eine exogene allergische Sensibilisierung, wobei als **Allergenträger** neben der Hausstaubmilbe vor allem tierische Allergene und Pollen von Bedeutung sind. Die Erkrankung manifestiert sich meist im 4.–10. Lebensjahr, seltener auch noch danach. Mediatorsubstanzen der Mastzellen führen entweder direkt zur Bronchokonstriktion oder tragen zu einer längerfristigen Entzündung

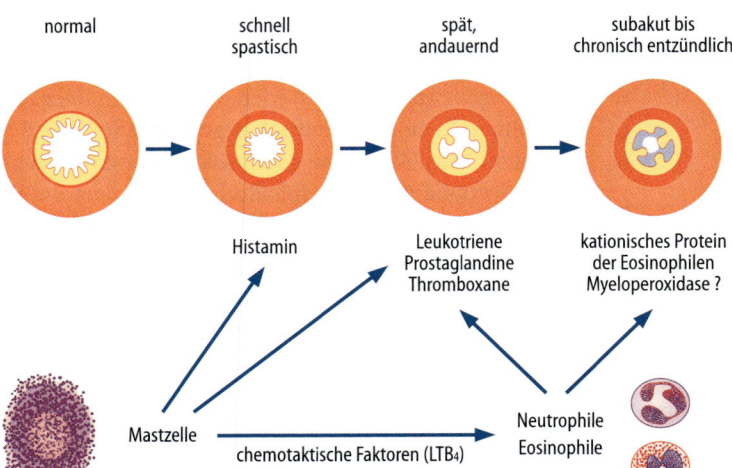

◻ Abb. 9.9. **Einflüsse von Mediatoren und zellulären Elementen** auf den Zustand des Bronchialsystems. Sie werden zu unterschiedlichen Zeitpunkten der bronchialen Obstruktion bedeutsam

der Bronchialschleimhaut bei (◻ Abb. 9.9). Diese begünstigt eine Verstärkung der für das Asthma charakteristischen Reagibilität, die ihrerseits dazu führt, dass der allergische Asthmatiker auf eine Vielzahl unspezifischer Reize (Kälte, Rauch, körperliche Belastung) reagiert.

Nahrungsmittelallergie

Sie tritt meist bereits im 1. Lebensjahr auf und kann über einige Jahre im Säuglingsalter persistieren. Die Langzeitprognose ist in der Regel gut, diätische Maßnahmen sind meist nur für einige Jahre erforderlich.
Werden solche Allergene oral appliziert (orale Provokation), können dadurch Hauterscheinungen (Urtikaria),

> **Merke**
>
> Unter den Nahrungsmittelallergenen im Säuglingsalter spielen tierische Eiweiße wie Kuhmilchproteine (β-Laktoglobulin, Kasein) sowie Hühnereiweiß (Ovalbumin) die Hauptrolle.

gastrointestinale (Erbrechen, Koliken, Durchfall) oder respiratorische Symptome (Rhinitis, Asthma) ausgelöst werden. Berichtet wird auch eine Migräne als Ausdruck einer Nahrungsmittelallergie.

■■■ **Diagnose.** Zur Diagnostik werden Prick-Tests (teilweise als Prick-to-Prick Test, dabei Prick-Nadel erst in das frische Nahrungsmittel, dann in die Haut), der spezifische IgE-Nachweis im Serum und orale Provokationsteste eingesetzt.

■■■ **Therapie.** Bei nachgewiesener Nahrungsmittelallergie (Provokation!) ist eine Karenz- bzw. Eliminationsdiät die Therapie der Wahl.

Insektengiftallergie

Sensibilisierungen durch Insektengiftproteine, besonders von Bienen und Wespen, kommen bei Atopikern und Nichtatopikern in vermutlich gleicher Häufigkeit vor. Verstärkte **Lokalreaktionen** disponieren nur selten zu späteren anaphylaktischen Reaktionen und bedürfen keiner spezifischen Therapie. Hingegen sind **Allgemeinreaktionen** in jedem Fall diagnostisch abzuklären. Sie können von einer generalisierten Urtikaria bis zu schweren Schockzuständen mit Atemstillstand reichen.

■■■ **Diagnose.** Die notwendigen Untersuchungen umfassen neben der Anamnese die Bestimmung allergenspezifischer IgE-Antikörper im Serum, eine Hauttitration mit gereinigtem Bienen- oder Wespengift und im Zweifelsfall eine Provokation durch einen Insektenstich. Diese setzt die Möglichkeit intensivmedizinischer Intervention voraus, kann also nur unter stationären Bedingungen durchgeführt werden.

■■■ **Therapie.** Die Hyposensibilisierungsbehandlung ist bei stattgehabter Allgemeinreaktion und nachgewiesener Sensibilisierung indiziert, in der Regel in Form der **Schnellhyposensibilisierung.** Dabei wird innerhalb 1 Woche die verabreichte Insektengiftdosis auf 100 µg (entspricht etwa dem Gift von 2 Insektenstichen) gesteigert, und anschließend als Dauertherapie über 3 Jahre fortgeführt. Langfristig wird ein Abfall von allergenspezifischem IgE erreicht. Das vorhandene TH2-Zytokinsekretionsmuster verschiebt sich in Richtung auf ein TH1-Muster. Die Häufigkeit und Schwere anaphylaktischer Reaktionen auf Insektengift nimmt nach der Hyposensibilisierung deutlich ab.

Urtikaria und Quincke-Ödem

Im Kindesalter tritt die Urtikaria zumeist in ihrer akuten Form, die einige Tage anhält und allmählich abklingt, auf. Auslösend ist ein Infekt, oder eine durch IgE vermittelte allergische Reaktion (▶ s. S. 282). Von Quincke-Ödem sprechen wir, wenn auch die tiefen Hautschichten mit beteiligt sind.

Die chronische Urtikaria, die über Monate und Jahre persistiert, ist im Kindesalter wesentlich seltener als bei Erwachsenen. Sie kann durch Allergene, häufiger jedoch durch nichtimmunologische Faktoren wie Berührung, Druck, Kälte, Wärme, körperliche Anstrengung oder Sonnenbestrahlung induziert werden. Gelegentlich können auch Autoimmunerkrankungen oder maligne Systemerkrankungen unter dieser Symptomatik manifest werden. Trotz Einsatzes eines umfangreichen diagnostischen Programms gelingt eine ätiologische Einordnung nur in etwa der Hälfte der Fälle.

■■■ **Diagnose.** Die Diagnose wird klinisch gestellt. Differentialdiagnostisch ist bei rezidivierenden kutanen Schwellungen an das hereditäre Angioödem (HAE) zu denken (▶ s. S. 280).

■■■ **Therapie.** Bei der chronisch idiopathischen Urtikaria empfiehlt sich der Einsatz nichtsedierender H_1-Antihistaminika (z. B. Loratadin, Cetirizin), ggf. in Kombination mit H_2-Antihistaminika, β_2-Mimetika oder Kortikosteroiden.

Arzneimittelunverträglichkeit

Unverträglichkeitsreaktionen gegenüber Arzneimitteln können immunologisch vermittelt sein. Neben dem anaphylaktischen Reaktionstyp (Typ I) können immunkomplexvermittelte (Typ III) und zelluläre Reaktionen (Typ IV) eine Rolle spielen. Ähnelt das klinische Bild einer Allergie, wobei ein immunologischer Mechanismus aber nicht nachgewiesen werden kann, sprechen wir von anaphylaktoider oder pseudoallergischer Reaktion (Beispiele: Azetylsalizylsäure, Röntgenkontrastmittel).

Bei der Anamnese müssen all diese Reaktionsformen bedacht werden.

Unter den IgE-vermittelten Unverträglichkeitsreaktionen gegenüber Arzneimitteln kommt der Penicillinallergie eine besondere Bedeutung zu. Penicillin fungiert dabei als Hapten, wird an Albumin als Träger gebunden und kann in dieser Form mediatorhaltige Zellen aktivieren.

■■■ **Diagnose.** Für die Diagnostik stehen nur wenige geeignete Extrakte für den Hauttest und den Nachweis von spezifischem IgE zur Verfügung. Ein Provokationstest erübrigt sich meist. In Fällen von pseudoallergischen Reaktionen kann die Diagnose nur durch den Provokationstest gestellt werden.

■■■ **Differentialdiagnose.** Die Penicillinallergie vom Soforttyp (selten gibt es auch Typ-III-Reaktionen) hat meistens nichts mit den im Kindesalter häufig beobachteten Exanthemen nach Gabe von Ampicillin (Ampicillin-Exanthem) zu tun: Diese treten in den meisten Fällen nach ca. 8 Tagen Ampicillintherapie auf. Die Entstehung dieser Exantheme ist derzeit noch nicht geklärt. Beim Pfeiffer-Drüsenfieber (EBV-Infektion, ▶ s. S. 246) führt Ampicillin in fast 100 % der Fälle zum Exanthem.

Allergische und pseudoallergische Reaktionen auf Arzneimittel können durch Karenzmaßnahmen vermieden werden. Ein Ampicillinexanthem klingt meistens auch bei weiterer Verabreichung von Ampicillin ab.

Latexallergie

In den letzten Jahren wurde auch bei Kindern mehrfach über z. T. schwere allergische Reaktionen auf Latex berichtet. Besonders gefährdet sind Kinder mit Myelomeningozele, Hydrocephalus oder Shuntimplantation, aber auch andere Kinder, die schon früh und auch häufig schon im ersten Lebensjahr operiert werden müssen (Kinder mit gastrointestinalen Fehlbildungen oder Eingriffen am Magen/Darm- und Urogenitaltrakt). Auch atopische Kinder sind vermehrt gefährdet.

Die klinischen Reaktionen reichen von lokalen Schwellungen, z. B. beim Aufblasen eines Luftballons, bis hin zu schweren anaphylaktischen Schockreaktionen.

■■■ **Diagnose.** Die überwiegende Mehrzahl der sensibilisierten Kinder lässt sich mittels Hauttest oder spezifischem IgE-Nachweis im Serum identifizieren.

■■■ **Therapie.** Therapie der Wahl ist die Vermeidung aller Kontakte zu Latex-haltigen Materialien. Im medizinischen Bereich ist zu fordern, dass gefährdete Kinder in Latex-freier Umgebung operiert werden.

Anaphylaktischer Schock

> **Merke**
>
> Der anaphylaktische Schock ist keine eigenständige Krankheit, sondern die schwerste und bedrohlichste Form der systemischen Reaktion vom Soforttyp.

Im Kindesalter tritt er bei hochgradiger Sensibilisierung gegen Tierepithelien, Nahrungsmittel, Medikamente, Latex oder Insektengift auf.

■■■ **Klinik.** Klinisch zeigen sich zunächst Juckreiz, Urtikaria oder eine Hautrötung **(Stadium I)**. Dann treten Übelkeit und leichte Kreislaufreaktionen in Form von Tachykardie und Hypotension hinzu **(Stadium II)**. Im **Stadium III** kommt es zum Erbrechen, schwerem Bronchospasmus, evtl. Defäkation, Zyanose und Schock, im **Stadium IV** zum Atem- und Herz-Kreislaufstillstand.

■■■ **Therapie.** Jegliche Allergenzufuhr muss, falls möglich, sofort gestoppt werden, evtl. vorhandenes Allergen im Magen ggf. durch Spülung entfernt werden. Medikamentös verabreicht man zunächst parenteral Adrenalin, dann Kortikosteroide und Antihistaminika; bei Schockzeichen ist Volumensubstitution angezeigt, im schweren Schock (Stadium IV) sind Wiederbelebungsmaßnahmen erforderlich.

9.2.4 Therapeutische Prinzipien

■■■ **Prävention.** Unter den therapeutischen Prinzipien ist sie an erster Stelle zu nennen.
Die Ernährung mit »hypoallergenen« Hydrolysatnahrungen, deren Allergenaktivität reduziert wurde, hat wirksame präventive Effekte. Auch die Entfernung oder Verminderung weiterer wichtiger Allergene (z. B. Haustiere, Hausstaubmilbe) kann zur Verhinderung von Krankheitserscheinungen beitragen.

> **Merke**
>
> Verschiedene Maßnahmen können bei atopisch belasteten Kindern das Risiko für eine manifeste Erkrankung vermindern. So sollten solche Kinder über 6 Monate voll gestillt und auch die Beikost erst jenseits des 6. Monats eingeführt werden.

■■■ **Karenzmaßnahmen.** Kann bei einer monovalenten Allergie das Allergen aus der Umgebung des Patienten entfernt werden, ist der Patient ohne weitere Therapie beschwerdefrei. Dies gilt beispielsweise für den Säugling mit Kuhmilchallergie, der bei kuhmilchfreier Ernährung (z. B. mit einer Nahrung auf Sojabasis) normal gedeiht. Analog wird auch bei anderen Sensibilisierungen vorgegangen (Entfernung von Haustieren, Hausstaubmilben etc.).

■■■ **Hyposensibilisierung.** Sie hat das Ziel, den Zustand der Überempfindlichkeit zu mildern. Das Verfahren wird eingesetzt, wenn Karenzmaßnahmen nicht möglich sind (z. B. Pollenallergie).

> **Merke**
>
> Unter Hyposensibilisierung (auch als »Immuntherapie« bezeichnet) versteht man die subkutane Applikation von Allergenen, gegen die eine Überempfindlichkeit besteht, in unterschwelligen, allmählich ansteigenden Konzentrationen.

Die klinische Wirksamkeit der Hyposensibilisierung ist bei der allergischen Rhinoconjunctivitis, dem allergisch bedingten Asthma (Sensibilisierung durch Pollen- und Milbenallergene) sowie bei der Insektengiftallergie gut belegt. Der Einsatz dieser Therapie ist nur bei eindeutigem Nachweis der Sensibilisierung sowie der klinischen Aktualität derselben gerechtfertigt, meist bei Kindern jenseits des 6. Lebensjahrs. Die Hyposensibilisierung erstreckt sich im Allgemeinen über 3 Jahre.
Unter den Lymphozyten beobachtet man nach der Hyposensibilisierung ein vermindertes Auftreten des TH2-Subtyps (Interleukin-4-Produzenten). In vivo findet man bei Hauttests und Provokationsproben eine Verminderung der allergenspezifischen Reagibilität (Verschiebung der Schwellendosis).

■■■ **Pharmakotherapie.** Verbleibende Symptome können durch Medikamente kontrolliert werden. Für das Asthma bronchiale werden die Prinzipien auf ▶ S. 426 dargestellt.

> **Kernaussagen**
>
> — Atopische Erkrankungen entstehen auf dem Boden einer genetischen Veranlagung durch immunologische Überempfindlichkeitsreaktionen auf Allergene der Umwelt, die auf oralem, inhalativem oder parenteralem Weg in den Körper gelangen.
> — Mittels Anamnese, Hauttest spezifischen IgE-Nachweis und ggf. Provokationsmethoden wird das allergieauslösende Agens identifiziert.
> — Wichtigstes Element der Behandlung ist die Allergenkarenz.
> — Ist Allergenkarenz nicht möglich, kommen bei den unterschiedlichen atopischen Krankheitsbildern (atopisches Ekzem, allergische Rhinitis, Asthma bronchiale, Nahrungsmittelallergie, Insektengiftallergie, Urticaria u. a.) symptomatische Maßnahmen, in Einzelfällen auch die subkutane Hyposensibilisierung in Betracht.

9.3 Autoimmunerkrankungen

> Autoimmunerkrankungen entstehen, wenn das Immunsystem gegen körpereigene Strukturen reagiert, wenn also »Selbst« nicht als »Selbst«, sondern als »Fremd« erkannt wird. Fast alle Organe können von Autoimmunprozessen betroffen sein. Aufgrund des Organbefallmusters und nachweisbarer Autoantikörper werden Krankheitsbilder wie z. B. der systemische Lupus erythematodes oder die Dermatomyositis definiert. Eine immunsuppressive Therapie führt in den meisten Fällen zur Kontrolle des Krankheitsbildes.

9.3.1 Allgemeine Pathogenese von Autoimmunerkrankungen

Das menschliche Abwehrsystem ist unter normalen Umständen auf die Abwehr von Erregern sowie die Elimination von Fremdantigenen programmiert. Zelluläre und humorale Immunreaktionen gegen körpereigene Strukturen kommen nicht zustande, weil entweder das Immunsystem vom Autoantigen nicht erreicht wird oder aber das Immunsystem dieses Autoantigen toleriert. Immuntoleranz ist eine aktive Leistung des Immunsystems. Sie wird bereits pränatal induziert und schützt den Körper vor Autoimmunreaktionen. Dieser immunologische Schutzmechanismus kann jedoch versagen, wodurch autoimmune B- und T-Zellen entweder nicht eliminiert werden oder aber neu entstehen. Folgende Faktoren können einzeln oder in Kombination zur Manifestation von Autoimmunphänomenen beitragen:

1. Körpereigene Zellen oder ihre Bestandteile werden durch eine Noxe aus ihrem Geweberband herausgerissen und gelangen zum immunologisch kompetenten Gewebe, wo sie eine humorale oder zelluläre Autoimmunreaktion hervorrufen. So werden beispielsweise Autoantikörper gegen Herzmuskelstrukturen nach entzündlichen Herzaffektionen oder Herzoperationen beobachtet.

2. Exogene Einflüsse (z. B. Virusinfekte, Medikamente) verändern körpereigene Strukturen und machen sie zu einem Autoantigen. Das Immunsystem erkennt diese alterierten Strukturen als fremd und reagiert mit einer Autoimmunreaktion. Die Erkennung solcher Autoantigene geschieht in vielen Fällen in Verbindung mit Strukturen des menschlichen HLA-Systems.

3. Strukturverwandtschaft, sog. Sequenzhomologien zwischen körpereigenen Strukturen auf der einen und viralen oder bakteriellen Strukturen auf der anderen Seite, so dass bei der Immunantwort z. B. gegen ein Virus »Selbst«-Strukturen mit erkannt werden. Sequenzhomologien sind in der Natur vielfach nachgewiesen worden.

4. Immuntoleranz kann auch *ohne exogene Einflüsse* verlorengehen, evtl. durch somatische Mutationen. Die Folge ist die Expansion und Proliferation von immunkompetenten autoreaktiven Lymphozyten, die sich gegen körpereigene Strukturen richten.

5. Im Rahmen **unspezifischer Entzündungsvorgänge** kann es auf Zellen, die konstant keine HLA-Klasse II Antigene exprimieren, zur aberranten Klasse II-Expression kommen. Diese Zellen werden dadurch befähigt, Autoantigene zu präsentieren.

Von Tiermodellen her weiß man, dass bestimmte Tiere zur Entwicklung von Autoimmunerkrankungen genetisch disponiert sind. Ein analoges Phänomen existiert beim Menschen: Das Vorhandensein bestimmter HLA-Antigene geht mit einer Neigung zur Entwicklung von Autoimmunreaktionen einher. Erklärt wird dies dadurch, dass Autoantigene nur in Verbindung mit HLA-Antigenen gut erkannt und mit Immunreaktionen beantwortet werden.

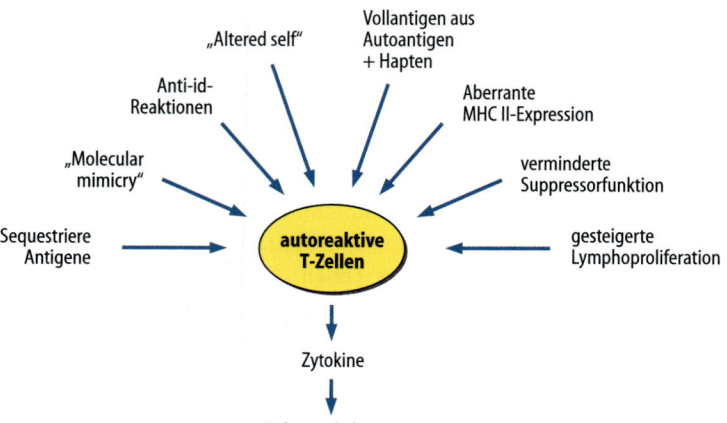

◯ Abb. 9.10. Entstehung von Autoimmunerkrankungen

In ◯ Abb. 9.10 wird versucht, die Entstehung von Autoimmunerkrankungen schematisch zusammenzufassen.

Autoantikörper sind nur gelegentlich pathogenetisch bedeutsam, sie können möglicherweise auch als »Epiphänomen« bei Abräumvorgängen von untergegangenem Gewebe fungieren. Sie tragen dazu bei, bestimmte Erkrankungen serologisch zu definieren.

■■■ **Diagnose.** Diese wird in der Regel aufgrund von etablierten Diagnosekriterien gestellt, die auf klinischen und serologischen Aspekten basieren.

■■■ **Therapie.** Im Hinblick auf die Therapie muss bei allen Autoimmunerkrankungen geklärt werden, ob sie medikamentös induziert oder endogen entstanden sind. Im ersten Fall ist die Ausschaltung der exogenen Noxe kurativ, im zweiten Fall sind in der Regel immunsuppressive Maßnahmen erforderlich.

9.3.2 Systemischer Lupus erythematodes

■■■ **Definition.** Der systemische Lupus erythematodes (SLE) ist gekennzeichnet durch den Befall mehrerer Organe, multiple Autoantikörper und eine große Zahl weiterer Störungen im Bereich der humoralen und zellulären Immunität. 1982 wurden von der American Rheumatism Association (ARA) Kriterien erarbeitet, die auch zur Definition des kindlichen SLE herangezogen werden können. Eine definitive Diagnose wird gestellt, wenn 4 der 11 Kriterien erfüllt sind. Oft kann allerdings erheblich früher bei Auftreten von nur 2 oder 3 Kriterien eine Verdachtsdiagnose gestellt und eine spezifische Behandlung eingeleitet werden. ◯ Tabelle 9.2 (S. 291) fasst die 11 Kriterien zusammen.

■■■ **Pathogenese und pathologische Anatomie.** Pathogenetisch spielen zirkulierende Immunkomplexe eine zentrale Rolle. Sie sind oft aus DNA und Anti-DNA zusammengesetzt. Solche Komplexe aktivieren und verbrauchen Komplement und setzen im Zuge der Komplementaktivierung Entzündungsmediatoren frei. Granulozyten infiltrieren, setzen lysosomale Enzyme frei und führen auf diesem Weg Gewebeläsionen herbei. Solche Läsionen können z. B. in der Niere eine Glomerulonephritis, in kleinen Arterien und Arteriolen eine Vaskulitis auslösen.

■■■ **Klinisches Bild.** Das klinische Bild ist uneinheitlich: Jedes Zeichen kann Initialsymptom sein oder sich erst im Krankheitsverlauf manifestieren. Bei Kindern finden sich am häufigsten Gelenk- und Hauterscheinungen (◯ Abb. 9.11), Fieber, und Nierenbeteiligung gefolgt von den übrigen in ◯ Tabelle 9.2 aufgeführten Zeichen und Befunden. Ebenso wie die klinischen Symptome sind auch die Verlaufsformen sehr variabel: Einige Kinder entwickeln einen langsam *schleichenden* Verlauf, es können aber auch in Einzelfällen *akut lebensbedrohliche* Situationen entstehen, etwa durch Krankheitsmanifestationen an Herz, Lunge, ZNS oder Nieren. Mädchen sind erheblich häufiger betroffen als Jungen.

Eine hohe Blutsenkungsgeschwindigkeit und die Hypergammaglobulinämie sind Ausdruck der chronischen Entzündung. Antinukleäre Antikörper werden mit Hilfe indirekter Immunfluoreszenz bei mehr als 95% der Patienten gefunden. Erhöhte Titer von Autoantikörpern

9.3 · Autoimmunerkrankungen

Tabelle 9.2. Die 11 Diagnosekriterien des systemischen Lupus erythematodes.
ANA = antinukleäre Antikörper, LE-Zellen = Lupus erythematodes-Zellen. Sm-Antigen = Autoantigen, das erstmals bei einem Patienten namens Smith beschrieben wurde. Diskoider Lupus = plaqueförmige Läsionen mit Rötung, Hyperkeratose, Pigmentverschiebung und Atrophie

Betroffenes Organ	Klinische Manifestation
Haut	1. Schmetterlingserythem im Gesicht 2. Diskoider Lupus 3. Photosensibilität (anamnestisch oder Befund)
Schleimhaut	4. Ulzerationen an der Mundschleimhaut (meist schmerzlos)
Gelenke	5. Arthralgien, Arthritis
Seröse Haut	6. Pleuritis, Perikarditis
Niere	7. Chronische Glomerulonephritis
ZNS	8. Krämpfe, Psychosen
Hämatopoese	9. Coombs-Test-positive hämolytische Anämie, Leukopenie < 4000/mm³, Lymphopenie < 1500/m³, Thrombozytopenie < 100 000/mm³
Autoimmunphänomene	10. LE-Zellen, Antikörper gegen native Doppelstrang-DNA oder Sm-Antigen, falsch-positive Wassermann-Reaktion
Antinukleäre Antikörper	11. ANA, meist mit homogenem oder peripherem Fluoreszenzmuster

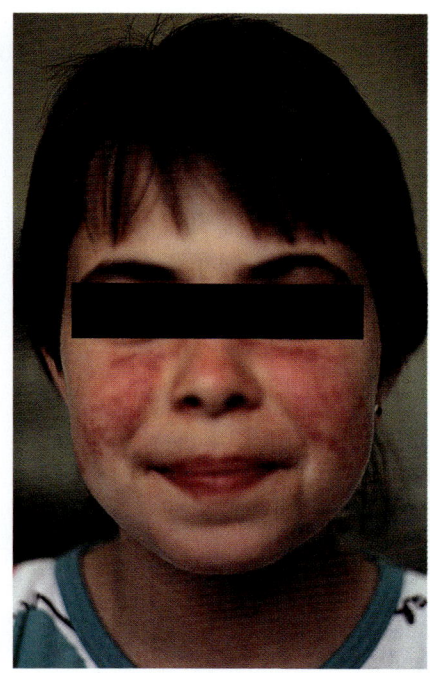

Abb. 9.11. Schmetterlingserythem bei SLE

gegen native Doppelstrang-DNA oder das Sm-Antigen sind weitgehend beweisend für einen SLE, aber sehr vom Krankheitsstadium und der Therapieintensität abhängig. Dasselbe gilt für das gesamthämolytische Komplement CH 50 und die Komponenten C3 und C4, die bei aktiver Erkrankung fast immer vermindert sind als Folge von Komplementaktivierung und -verbrauch durch zirkulierende Immunkomplexe.

■■■ **Therapie und Prognose.** Therapeutisch werden in erster Linie Glukokortikoide eingesetzt. Bei milden Verlaufsformen können ergänzend Antimalariamittel (z. B. Chloroquin) hinzukommen, bei aggressiveren Verläufen ist der Einsatz von Immunsuppressiva (z. B. Azathioprin) oder Zytostatika (z. B. Zyklophosphamid) gerechtfertigt. Über Therapieversuche mit Zyklosporin A und Methotrexat liegen bisher nur unzureichende Erfahrungen vor. Bei der Überbrückung lebensbedrohlicher Akutsituationen kann die Plasmapherese oder die hochdosierte Glukokortikoidstoßtherapie hilfreich sein. Grundkrankheit und Therapiemaßnahmen bedürfen intensiver ärztlicher Überwachung. Es gelingt dann, Fünfjahresüberlebensraten von über 90 % zu erreichen.

9.3.3 Neonataler systemischer Lupus erythematodes (LE)

Auch beim Neugeborenen kann es durch diaplazentar übertragene Antikörper zu SLE-Manifestationen kommen, wenn die Mutter an einem SLE leidet oder asymptomatische Trägerin von Autoantikörpern ist.

zwei Leitsymptome dominieren:
- transitorischer kutaner LE,
- AV-Block III. Grades bei Abwesenheit von Herzfehlern.

Bei fast allen Kindern mit angeborenem AV-Block III. Grades und ihren Müttern lassen sich Antikörper gegen das Ro-(SS-A für »Sjögren-Syndrom A«)- und/oder La-(SS-B)-Antigen nachweisen. Diese Antigene gehören zur Gruppe der pufferlöslichen Kernantigene und weisen Sequenz- und Epitophomologien zu myokardialen Strukturen im Erregungsleitungssystem auf.

9.3.4 Dermatomyositis/Polymyositis

■■■ **Definition.** Die Dermatomyositis ist eine mit erythematösen, indurativen und atrophischen Hautveränderungen einhergehende, nichteitrige Entzündung der Muskulatur. Wegen der charakteristischen Farbveränderungen an Augenlidern und über den Fingergelenken wird sie auch als »Lilakrankheit« bezeichnet. Fehlen die Hauterscheinungen, spricht man von Polymyositis.

■■■ **Ätiologie und Pathogenese.** Noch vor wenigen Jahren wurden auf Grund serologischer Untersuchungen myotrope Viren wie Coxsackie B mit der Entstehung der DM in Verbindung gebracht. Die Pathogenese muss in einem neuen Licht gesehen werden, seit bei einem hohen Prozentsatz von Kindern mit DM ein Mikrochimärismus mit Persistenz bestimmter maternaler Zellen nachgewiesen wurde. Damit wird eine Verwandtschaft zur chronischen Graft- vs. Host-Reaktion belegt.

■■■ **Klinisches Bild.** Die Erkrankung kann sich wie der SLE akut oder *schleichend* manifestieren. Erstsymptome sind meist symmetrische stammbetonte Muskelschwächen und Muskelschmerzen in Verbindung mit ausgeprägtem subjektiven Krankheitsgefühl. Wenn Hautmanifestationen auftreten, zeigen sich diese bevorzugt periorbital und über den Fingergelenken, vereinzelt treten schmetterlingsförmige Gesichtsertheme auf, die an einen SLE erinnern. Herzbeteiligung, Gastrointestinalbeteiligung, Nieren- und Lungenfunktionsstörungen können hinzutreten. Ein Teil der betroffenen Kinder entwickelt Verkalkungen im Bereich der Subkutis, der Faszien und der Muskulatur, die schwere Behinderungen nach sich ziehen können.

■■■ **Diagnostik.** Muskelenzyme (Kreatinkinase, Aldolase) sind als Folge der Zerstörung von Muskelzellen im Plasma fast immer erhöht. Die Elektromyographie ist pathologisch, die Diagnose wird durch Muskelbiopsie gesichert. Nach den oben beschriebenen Viszeralmanifestationen wird gezielt gesucht. Im Blut finden sich allgemeine Entzündungszeichen und, als Zeichen einer Autoimmunerkrankung, bei 60–80 % der Fälle antinukleäre Antikörper.

■■■ **Behandlung und Prognose.** Zur Behandlung werden in erster Linie Glukokortikoide eingesetzt: initial 2 mg/kgKG Prednisonäquivalent. Nach Erreichen der Remission wird die Dosis vorsichtig reduziert. Bei therapieresistenten Fällen kommen wie beim SLE zusätzlich Immunsuppressiva (Cyclosporin A, Azathioprin) oder Zytostatika (Methotrexat) zum Einsatz. In letzter Zeit wurden auch positive Erfahrungen mit hochdosierten i. v. Immunglobulinen veröffentlicht. Die medikamentöse Therapie wird durch vorsichtige Physiotherapie ergänzt, damit Fehlstellungen weitgehend vermieden werden.

Die Überlebensrate liegt bei über 90 %, die meisten Kinder weisen nach überstandener Erkrankung keine Residuen mehr auf, bei einigen bleiben z.T. schwere Behinderungen.

9.3.5 Weitere Autoimmunerkrankungen

Wegen der ausgesprochenen Seltenheit dieser Erkrankungen im Kindesalter wird darauf nicht eingegangen.

> **Kernaussagen**
>
> — Autoimmunerkrankungen basieren auf einer krankhaften Reaktion des Immunsystems gegenüber körpereigenen Strukturen.
> — Krankheiten können isoliert an einzelnen Organen oder aber als Systemerkrankung auftreten, wobei das Organbefallsmuster und bestimmte serologische Autoimmunphänomene zur Diagnosestellung beitragen.
> — Zur Behandlung von Autoimmunerkrankungen werden immunsuppressive Maßnahmen eingesetzt.

9.4 Juvenile idiopathische Arthritis, rheumatisches Fieber und verwandte Krankheiten

> Rheumatische Entzündungen können sich an Gelenken, aber auch an inneren Organen manifestieren. Die wichtigste chronische rheumatische Erkrankung ist die juvenile idiopathische Arthritis, JIA. Sie wird gemäß klinischen und serologischen Kriterien in 7 Subtypen mit unterschiedlichem Verlauf und Prognose eingeteilt. Die Intensität der Therapie muss diesen Subtypen und der Aktivität der Erkrankung angepasst werden. Zur Verfügung stehen nichtsteroidale Antirheumatika, Glukokortikoide, Basistherapeutika, Immunsuppressiva und Zytostatika sowie immunmodulierende Maßnahmen. Bevor die Diagnose JIA gestellt wird, muss ein breites Spektrum von Differentialdiagnosen ausgeschlossen worden sein.

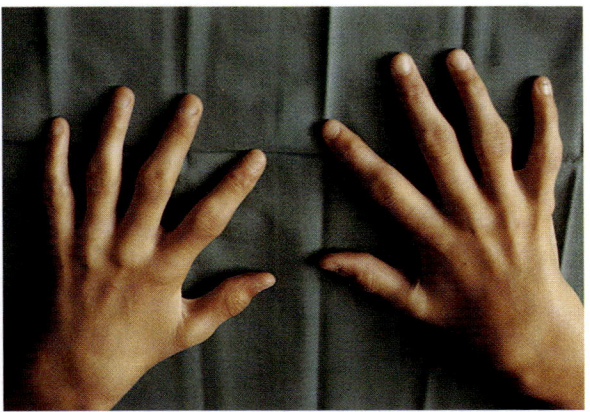

Abb. 9.12. Arthro- und Tendosynovitis bei seronegativer Polyarthritis

9.4.1 Juvenile idiopathische Arthritis (Synonyma: juvenile rheumatoide Arthritis/juvenile chronische Arthritis)

■■■ **Definition.** Die juvenile idiopathische Arthritis (JIA) ist eine wahrscheinlich auf autoimmunologischer Basis entstehende, entzündliche Erkrankung, deren Hauptmanifestation die **Synovitis großer und kleiner Gelenke** ist. In den betroffenen Gelenken kommt es zu Schwellungen, Schmerzen, Rötung, Überwärmung und Bewegungseinschränkung. Persistiert die zugrundeliegende Entzündung, sind Knorpel- und Knochendestruktion und schließlich knöcherne **Ankylose** möglich (Abb. 9.12 und 9.13). Bei einigen Patienten geht die Erkrankung mit Fieberschüben einher. Auch das Auge und innere Organe können befallen sein. Man kann daher definieren:

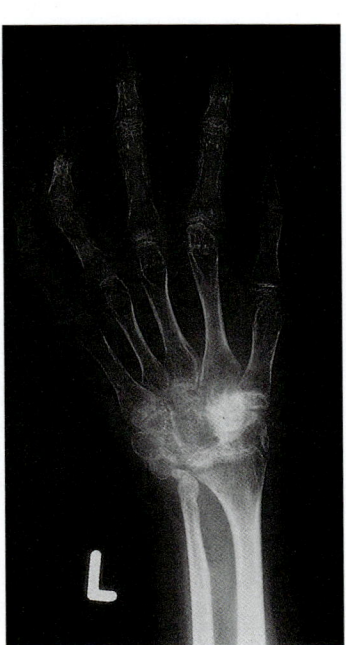

Abb. 9.13. Röntgenaufnahme der Hand bei Polyarthritis

> **Merke**
>
> Die Arthritis ist die „Manifestation einer entzündlichen Systemerkrankung am Gelenk".

■■■ **Häufigkeit.** Die JIA ist bei Kindern nach der **Coxitis fugax** (»Hüftschnupfen«) die häufigste Ursache von Gelenkbeschwerden (Häufigkeit ca. 1:1000 bei Kindern < 16 Jahre).

■■■ **Pathogenese.** Ein kausaler Zusammenhang mit Streptokokkeninfektionen besteht nicht. Je nach Subtyp der Erkrankung (▶ s. unten) lassen sich disponierende Faktoren erkennen: Alter, Geschlecht, HLA-Typ. Diese Faktoren sind auch von prognostischer Bedeutung.

■■■ **Klinisches Bild, Verlaufsformen, Prognose.** Aufgrund klinischer und serologischer Parameter unterscheiden wir folgende Subtypen der Erkrankung (Tabelle 9.3):

Tabelle 9.3. **Klassifikation der idiopathischen Arthritiden des Kindesalters** (entsprechend Empfehlungen der International League against Rheumatism, ILAR)

Erkrankung	Kriterien
1. Systemische Arthritis	Definitiv: 1. Tgl. Fieberschübe > 2 Wochen 2. Typischer Rash 3. Arthritis Wahrscheinlich (ohne Arthritis, aber 1 und 2 (oben) vorhanden), plus 2 der folgenden: 1. Generalisierte Lymphadenopathie 2. Hepato- oder Splenomegalie 3. Serositis
2. Seronegative Polyarthritis	Arthritis an >= 5 Gelenken innerhalb der ersten 6 Krankheitsmonate
3. Seropositive Polyarthritis	Arthritis an >= 5 Gelenken innerhalb der ersten 6 Krankheitsmonate 2x Nachweis des IgM- Rheumafaktors im Abstand von mindestens 3 Monaten
4. Oligoarthritis	Arthritis an 1–4 Gelenken innerhalb der ersten 6 Krankheitsmonate
5. Erweiterte Oligoarthritis	Arthritis an 1–4 Gelenken innerhalb der ersten 6 Krankheitsmonate Arthritis an >= 5 Gelenken nach den ersten 6 Krankheitsmonaten
6. Arthritiden mit Enthesitisneigung	Arthritis + Enthesitis, oder, bei Fehlen der Enthesitis, neben Arthritis mindestens 2 der folgenden Zeichen: 1. Schmerzhafte Iliosakralgelenke 2. Schmerzen im Bereich der Wirbelsäule 3. HLA B 27 4. Positive Familienanamnese für mindestens eines von: Schmerzhafte Uveitis anterior, Spondylarthropathie, chronisch-entzündliche Darmerkrankung
7. Psoriasisarthritis	Arthritis + Psoriasis oder, bei Fehlen der Psoriasis, positive Familienanamnese für Psoriasis bei den Eltern oder Geschwistern + eines der folgenden: 1. Daktylitis beim Patienten 2. Nagelabnormitäten (Tüpfelnägel, Onycholyse)

1. Systemische Erkrankung. Charakteristisch für diesen Typ der JIA ist neben der Polyarthritis das hohe, meist intermittierende Fieber. Zu den **Manifestationen** an inneren Organen gehören die Serositis von insbesondere Perikard und Pleura, Hepatosplenomegalie, Lymphadenopathie, Anämie und Leukozytose. An der Haut kann sich ein Rash (flüchtiges Exanthem) entwickeln, mit leicht erhabenen, lachsfarbenen, meist umschriebenen, nur gelegentlich konfluierenden Effloreszenzen. Sie finden sich vorwiegend am Stamm und haben selten mehr als 10 mm Durchmesser. Auch morbilliforme und rubeoliforme Exantheme können vorkommen. Die **Diagnose** kann schwierig werden, wenn initial Gelenkmanifestationen fehlen und intermittierendes Fieber das Leitsymptom ist. Die früher als spezielle Verlaufsform abgegrenzte **»Subsepsis allergica Wissler«** wird heute als Variante der Systemischen Erkrankung aufgefasst.

Die Systemische Verlaufsform tritt zwar bevorzugt im Kleinkindesalter auf, kann sich aber auch bis in das Erwachsenenalter hinein manifestieren. Serologische Krankheitsmarker existieren nicht. Die serologisch fassbare Entzündungsaktivität ist hoch (BSG↑, CRP↑, Leuko- und Thrombozyten↑). Die **Prognose** bezüglich einer Heilung ist meist schlecht: Die Mehrzahl der Patienten bedarf einer ständigen, intensiven medikamentösen Therapie. Bei konsequenter Therapie entwickeln heute nur noch wenige Kinder eine Sekundäramyloidose.

2. Von der **seronegativen Polyarthritis** sind vorwiegend Mädchen aller Altergruppen betroffen. Viszerale Symptome fehlen meist.

3. **Seropositive Polyarthritis.** Auch sie tritt meist bei Mädchen ab dem Schulalter auf. Die Präsenz des Rheumafaktors deutet eine schlechte Prognose an. Der Verlauf entspricht dann meist dem bei Erwachsenen mit rheumatoider Arthritis. Oft sind bei seropositiven JIA-Patienten auch antinukleäre Antikörper nachweisbar.

4. Eine bezüglich der Gelenke meist gute Prognose haben *kleine Mädchen,* die an einer Monarthritis oder Oligoarthritis der großen Gelenke erkranken (bei Monarthritis ist ein Gelenk, bei Oligoarthritis sind 2–4 Gelenke befallen. Hand- und Sprunggelenke werden als je 1 Gelenk gerechnet, ebenso die meist bei der Systemischen Erkrankung betroffene Halswirbelsäule). Bei ihnen entwickelt sich aber, insbesondere bei Vorhandensein antinukleärer Antikörper, gehäuft eine chronische Iridozyklitis, die unbehandelt schwerwiegende Komplikationen verursachen kann (▶ s. unten). Regelmäßige Spaltlampenuntersuchungen durch den Ophthalmologen sind also hier besonders wichtig.

5. Die erweiterte Oligoarthritis (bis zu 30 % aller Oligoarthritiden) ist schwerwiegender einzuschätzen. Sie beginnt wie die reguläre Oligoarthritis, zeigt im Verlauf aber eine Progredienz mit Zunahme der Zahl befallener Gelenke und entspricht dann der seronegativen Polyarthritis.

6. Bei *größeren Kindern* mit Mon- oder Oligoarthritis sind Jungen ab dem Adoleszentenalter eindeutig häufiger betroffen. Eine genetische Veranlagung zur Entwicklung dieses Erkrankungstyps lässt sich daran ablesen, dass 75 % der Patienten das HLA-Alloantigen B 27 aufweisen (Normalbevölkerung etwa 4 %). Ein Teil dieser Patienten wird nach mehrjähriger Erkrankung einen Morbus Bechterew (Spondylitis ankylosans) entwickeln, insbesondere, wenn eine familiäre Belastung oder eine Uveitis vorliegt. Dem Pädiater gelingt es oft nicht, den Morbus Bechterew zweifelsfrei zu diagnostizieren, da beweisende Röntgenzeichen an Iliosakralfugen und Wirbelsäule meist erst nach dem 20. Lebensjahr nachweisbar werden.

7. Die Psoriasisarthritis wird als eigenständiges Krankheitsbild abgegrenzt. Die Diagnose kann durch sorgfältige Anamnese und klinische Untersuchung korrekt gestellt werden.

Im Einzelfall muss mit diagnostischen Problemen gerechnet werden, wenn entweder die Kriterien 1–7 nicht erfüllt sind, oder aber mehr als 1 Kriterium fest zutrifft.

Klinische Besonderheiten

■■■ **Herzbeteiligung.** Nur etwa $1/3$ der JIA-Patienten mit Manifestation am Herz hat subjektive Beschwerden. Zur Objektivierung von Befunden muss daher jeder Patient mit Gelenkbeschwerden kardiologisch untersucht werden! Dabei sind neben der Röntgendiagnostik und Auskulatation das EKG und vor allem die zweidimensionale Echokardiographie heranzuziehen. Letztere ist oft als einzige Methode in der Lage, kleinere Perikardergüsse nachzuweisen. Die Perikarditis (▶ s.S. 391) ist die häufigste kardiale Krankheitserscheinung. Erheblich seltener (im Gegensatz zum rheumatischen Fieber) sind Myo- und Endokarditis mit Herzklappenbeteiligung.

■■■ **Auge.** Auch für das Auge gilt, dass nur weniger als die Hälfte der JIA-Patienten mit Iridozyklitis wegen subjektiver Beschwerden in Form von Schmerzen, Sehverlust, Lichtempfindlichkeit oder Kopfschmerzen den Arzt aufsucht. Auch der Umgebung der Patienten fallen nicht immer die geröteten Augen oder die Anisokorie auf. Nur die routinemäßige Untersuchung aller Kinder mit JIA an der Spaltlampe bringt alle Fälle von Uveitis zum Vorschein. Solche Untersuchungen sind auch indiziert, wenn die Gelenkbeschwerden schon abgeklungen sind, da Gelenk- und Augenbeteiligung um Jahre getrennt auftreten können. Wie wichtig ophthalmologische Untersuchungen sind, kann an den möglichen Folgen einer unbehandelten Uveitis abgelesen werden (in abnehmender Häufigkeit): hintere Synechien, Visusverlust, Katarakt, Glaukom, bandförmige Keratopathie, Phthisis bulbi etc.

■■■ **Amyloidose.** Nach mehrjährigem Verlauf kommt es heute nur noch selten zur Entwicklung einer sekundären Amyloidose. Patienten mit nichtsystemischer Erkrankung sind kaum betroffen, bei Kindern mit Systemischer Erkrankung war in der Vergangenheit in bis zu 10 % damit zu rechnen. Häufigstes klinisches Zeichen ist die Proteinurie. Die Diagnose wird durch Rektumschleimhaut- oder Nierenbiopsie gestellt. Therapeutisch kann Chlorambucil versucht werden, bei isoliertem Nierenbefall eine Nierentransplantation. Trotz dieser Maßnahmen ist die Lebenserwartung bei manifester Amyloidose erheblich reduziert.

Serologische Krankheitsmarker, Entzündungsparameter

Mit Hilfe von 3 Laborparametern (1–3) lassen sich bestimmte Krankheitsvarianten differenzieren:

▬▬▬ **1. IgM-Rheumafaktor.** Dieser ist ein Autoantikörper der IgM-Klasse, der gegen bestimmte Determinanten im Fc-Teil des IgG gerichtet ist. Durch ihn werden mit Human-IgG beladene Latexpartikel (Latextest) oder mit Kaninchen-IgG-beladene Hammelerythrozyten (Waaler-Rose-Test) agglutiniert. Der Test fällt bei ca. 5–10 % der JIA-Patienten positiv aus (Erwachsene RA-Patienten > 90 %!). Das Vorkommen von Rheumafaktoren ist nicht krankheitsspezifisch. Man findet sie auch bei verschiedenen anderen autoimmunologischen, infektiösen und malignen Erkrankungen. Bei Vorhandensein von IgM-Rheumafaktoren wird von seropositiver Erkrankung gesprochen. Seropositivität bei Polyarthritis lässt eine ungünstige Prognose hinsichtlich der Gelenke erwarten.

▬▬▬ **2. Antinukleäre Antikörper (ANA).** Dies sind Autoantikörper, die gegen bestimmte Bestandteile von Zellkernen gerichtet sind. Titer über 1 : 40 sind bei Kindern pathologisch und treten bei ca. 30 % der JIA-Patienten auf. ANA findet man auch in unterschiedlicher Häufigkeit bei fast allen Autoimmun- sowie einigen Infektionskrankheiten. Bei ANA-positiven Kindern – v. a. bei frühkindlichen Mon- oder Oligoarthritiden – tritt gehäuft eine Iridozyklitis auf.

▬▬▬ **3. HLA-B27.** Das humane Leukozytenantigen (HLA) B27 findet man bei ca. 40 % der juvenilen Rheumatiker, insbesondere bei Adoleszenten mit seronegativer Oligoarthritis. Der Nachweis bedeutet klinisch ein gesteigertes Uveitis- und Sakroileitisrisiko. Etwa jeder 10.–20. kindliche Rheumatiker mit B27-Nachweis entwickelt später einen Morbus Bechterew. Wie andere serologische Marker auch, ist der HLA-B27-Nachweis nicht krankheitsspezifisch. Dieses Antigen kommt gehäuft auch bei den reaktiven Arthritiden (▶ s. S. 298) sowie Arthritiden in Verbindung mit der Colitis ulcerosa und dem Morbus Crohn vor.

▬▬▬ **4. Entzündungsparameter.** Bei JIA findet sich in der Regel eine enge Korrelation zwischen serologischer und klinischer Entzündung. Wichtigste Parameter sind die BSG und die Akute-Phase-Proteine, insbesondere das CRP.

Therapie

Die Therapie hat folgende Ziele: Heilung oder Milderung der Entzündung, Erhaltung der Beweglichkeit in den betroffenen Gelenken, Vorbeugung von Deformitäten, nachhaltige Förderung der psychischen und körperlichen Entwicklung trotz der Behinderung durch die Krankheit.

▬▬▬ **Allgemeinbehandlung.** Eine Ruhigstellung entzündeter Gelenke ist nur in seltenen Einzelfällen erforderlich und nicht ohne Risiko: Kontrakturen und Muskelatrophie sind möglich, schon nach wenigen Tagen auftretende Folgen. Bettruhe ist allenfalls bei Karditis oder schwerem Krankheitsbild indiziert. Dagegen ist frühzeitiger Einsatz der Physiotherapie geboten. Diese wird bei florider Entzündung unterstützt durch kühlende Maßnahmen, bei Bewegungseinschränkung ohne nennenswerte Entzündung (Spätstadium) durch überwärmende Maßnahmen. Der Patient muss frühzeitig zur aktiven Mitarbeit motiviert werden. Insbesondere therapeutisches Schwimmen, möglichst in einem Thermalbad, sollte gefördert werden.

▬▬▬ **Medikamentöse Behandlung.** Antirheumatika werden unterteilt in Substanzen, die antientzündlich wirken (nichtsteroidale Antirheumatika und Steroide), den Krankheitsverlauf aber nicht beeinflussen, und solche, die als sog. Basistherapeutika die Progression der Erkrankung selbst aufhalten oder verlangsamen (Antimalariamittel, Gold, Sulfasalazin). In den letzten Jahren hat der Einsatz von Immunsuppressiva (Azathioprin) und Zytostatika (Methotrexat) deutlich zugenommen und die klassischen Basistherapeutika in den Hintergrund gerückt.

Nichtsteroidale Antirheumatika: Die *klassische* Substanz ist die Azetylsalizylsäure (Aspirin). Da sie in hohen Dosen (80 mg/kg KG) verabreicht werden muss, um therapeutische Blutspiegel (15–25 mg/dl) zu erreichen, werden heute meist andere Substanzen (z. B. Indometacin, Diclofenac, Naproxen, Ibuprofen) verwendet, die z. T. auch als Suspensionen oder Suppositorien zur Verfügung stehen.

Glukokortikoide sind die wirksamsten antiinflammatorischen Substanzen, können aber insbesondere bei Langzeitanwendung zu schweren, z. T. irreversiblen Nebenwirkungen führen. Sie sollten daher unter engmaschiger ärztlicher Überwachung nur bei folgenden Manifestationen systemisch eingesetzt werden:
- Systemische Erkrankung, sofern eine Behandlung mit nichtsteroidalen Antirheumatika erfolglos bleibt,
- Iridozyklitis, sofern örtliche Steroidtropfen oder Salben keine Wirkung zeigen,
- Karditis mit deutlichem Perikarderguss,
- Einzelfälle mit schwerer Polyarthritis.

Gelegentlich ist topische Anwendung in Form von intraartikulären Injektionen in entzündete Gelenke hilfreich.

Basistherapeutika werden in erster Linie bei Polyarthritiden angewandt, obwohl die wissenschaftliche Rechtfertigung für den Einsatz dieser Medikamente bei Kindern umstritten ist. Bei geringer oder mäßiger Entzündungsaktivität ist ein Therapieversuch mit Chloroquin oder Hydroxychloroquin gerechtfertigt. Auch Sulfasalazin zeigt insbesondere bei HLA B27-assoziierten Arthritiden antirheumatische Wirkung. Goldpräparate treten wegen der häufigen Nebenwirkungen in den Hintergrund. Bei hoher Entzündungsaktivität werden heute meist **Immunsuppressiva** (Azathioprin, Methotrexat) zur Kombination eingesetzt, während die anderen Basistherapeutika (Gold, D-Penicillamin) in den Hintergrund getreten sind. Insbesondere bei der B27-assoziierten Oligoarthritis wurde über Erfolge mit Sulfasalazin berichtet. Bei der Systemischen Erkrankung wurden mehrfach hochdosierte i.v.-Immunglobuline erfolgreich eingesetzt, allerdings bisher nicht im Rahmen überzeugender kontrollierter Studien. Großes Interesse haben in den letzten Jahren TNF-α-Blocker (monoklonale Antikörper, lösliche TNF-Rezeptoren) hervorgerufen, da diese Substanzen große Effektivität bei niedriger Toxizität versprechen.

■■■ **Prognose.** Zu bleibender Behinderung kommt es beim systemischen Verlauf in ca. 60 % der Fälle, bei der Polyarthritis in fast 50 %, bei der Mon- und Oligoarthritis in knapp 20 %. Bei Patienten mit Iridozyklitis kann es zu bleibenden Schäden am Auge kommen (▶ s. oben). Etwa 10 % aller JIA-Patienten bleiben kleinwüchsig. Todesfälle treten extrem selten und fast nur bei der Systemischen Erkrankung auf, entweder im Gefolge der Grunderkrankung, einer Sepsis oder Amyloidose.

9.4.2 Rheumatisches Fieber (RF)

■■■ **Pathogenese, Disposition, Häufigkeit.** Die Besonderheit in der Pathogenese des rheumatischen Fiebers ist das Auftreten von Antikörpern, die sowohl mit Streptokokkenantigenen, wie auch mit körpereigenen Antigenen im Herzmuskel oder bestimmten Basalganglien im ZNS reagieren (»kreuzreagieren«) und so zur Entwicklung von Symptomen wie **Karditis** und **Chorea** (= Veitstanz, unwillkürliche Zuckungen an den Extremitäten, Grimassieren) beitragen.

> **Merke**
>
> Das rheumatische Fieber ist eine postinfektiöse Arthritis, die sich wenige Wochen nach einer Infektion mit β-hämolysierenden Streptokokken der Gruppe A (Tonsillitis, Sinusitis, Scharlach) entwickelt. Die besondere Bedeutung liegt darin, dass sich im Gefolge eines RF, oft erst nach vielen Jahren, Herzklappenfehler entwickeln können.

Im Gegensatz zu den »reaktiven« Arthritiden (▶ s. unten) lässt sich beim RF eine relevante Assoziation mit bestimmten HLA-Antigenen nicht nachweisen.

Durch konsequenten Einsatz von Penicillin bei eitrigen Racheninfektionen und infolge eines Wandels der Eigenschaften von hämolysierenden Streptokokken ist das RF heutzutage in Mitteleuropa eine Rarität. In Entwicklungsländern stellt es auch heute noch ein wichtiges epidemiologisches Problem dar.

■■■ **Klinik.** Zur Diagnose werden die in ◘ Tabelle 9.4 aufgeführten Symptome herangezogen.

Fast immer finden sich Fieber und unspezifische Entzündungszeichen im Blut: Blutsenkungsbeschleunigung, Erhöhung des C-reaktiven Proteins (CRP), Leukozytose u. a. In der überwiegenden Mehrzahl der Fälle kann die Präsenz von hämolysierenden Streptokokken der Gruppe A kulturell oder durch Anstieg streptokokkenspezifischer Antikörper (AST, Anti-DNase B, Antihyaluronidase) nachgewiesen werden.

Ein RF ist gesichert bei Vorliegen von
- 2 Hauptkriterien oder
- 1 Hauptkriterium und 2 Nebenkriterien.

Auch abortive Verläufe kommen vor. In Zweifelsfällen sollte eine **Penicillinprophylaxe** (▶ s. unten) durchgeführt werden.

◘ **Tabelle 9.4.** Haupt- und Nebenkriterien des rheumatischen Fiebers

Hauptkriterien	Wichtige Nebenkriterien
Sichere Karditis	Fieber
Polyarthritis	Karditisverdacht (PR-Intervall ↑)
Chorea minor	Flüchtige Arthralgien
Erythema anulare	RF in der Anamnese
Subkutane Noduli	

Die wesentliche Bedeutung des RF liegt darin, dass es nach Ausheilung auch noch viele Jahre später zur Ausbildung von Herzklappenfehlern kommen kann.

■■■ **Therapie.** **Bettruhe** ist bei Karditis und (wegen der bestehenden Verletzungsmöglichkeit) meist auch bei Chorea angezeigt. Zur Elimination noch vorhandener Streptokokken wird **Penicillin** verabreicht, das auch nach der akuten Krankheitsphase noch weiter prophylaktisch gegeben wird. Die Prophylaxe sollte lebenslang durchgeführt werden, mindestens aber bis zum 20. Lebensjahr und 5 Jahre über das erste RF hinaus.

Zur Polyarthritistherapie wird z. B. **Azetylsalizylsäure** eingesetzt, bei bestehender Karditis evtl. auch Glukokortikoide. Diazepam oder Phenothiazine können bei Chorea zusätzlich notwendig werden.

9.4.3 Postinfektiöse (reaktive) Arthritiden nach sonstigen bakteriellen Infektionen

■■■ **Definition.** Hier handelt es sich meist um Oligoarthritiden, die sich wenige Wochen nach bestimmten bakteriellen Infektionen, meist Darminfektionen, entwickeln.

■■■ **Ätiologie, Pathogenese, Disposition.** Arthritis und Gelenkbeschwerden können nach **Darminfektionen** mit Salmonellen, Shigellen, Yersinien, Brucellen, Campylobacter, Chlamydien u. a. auftreten.

Für die Entwicklung einer »reaktiven« Arthritis nach Darminfektionen besteht eine genetische Veranlagung: Die überwiegende Mehrzahl der Patienten (ca. 80 %) verfügt über das Leukozytenantigen HLA-B27.

■■■ **Klinik.** Die Oligoarthritis, meist der unteren Extremitäten, entwickelt sich typischerweise wenige Wochen nach einer Darminfektion mit einem der obengenannten Erreger. Die Erkrankung wird meist bei Kindern über 10 Jahre beobachtet, Knaben sind häufiger betroffen.

■■■ **Differentialdiagnose.** Die Abgrenzung gegenüber der seronegativen JIA, der Crohn- oder Colitis-Arthritis, dem juvenilen M. Bechterew und der Psoriasisarthritis kann gelegentlich Probleme bereiten.

■■■ **Symptome.** Folgende extraartikuläre Symptome können auftreten: Augenbefall mit Konjunktivitis, Keratitis und Uveitis, Hautbeteiligung als Keratoderma blenorrhagicum, Karditis u. a. Bei Vorliegen der klassischen Trias von Konjunktivitis, Urethritis und Polyarthritis spricht man von einem **Reiter-Syndrom**. Für den Verlauf der reaktiven Arthritiden sind von Bedeutung:

– Ein Teil der Kinder mit reaktiver Arthritis entwickelt ein komplettes Reiter-Syndrom.
– Ein Teil der Kinder mit reaktiver Arthritis entwickelt, wenn auch oft erst nach vielen Jahren, eine Spondylarthritis.

■■■ **Laborbefunde.** Serologische Untersuchungen dienen dazu, den auslösenden Erreger durch Titeranstieg spezifischer Antikörper im Blut zu identifizieren. Kulturell gelingt dieser Nachweis zum Zeitpunkt der manifesten Arthritis meist nicht mehr. Die Messung von Entzündungsparametern dient, wie bei der JIA, der Quantifizierung der Entzündungsaktivität.

■■■ **Therapie.** Wie bei JIA werden **nichtsteroidale Antirheumatika** eingesetzt. Bei viszeralen Komplikationen (Auge, Herz) sind **Steroide** indiziert. Dagegen sollten Basistherapeutika mit Zurückhaltung angewendet werden, da ihre Wirksamkeit in klinischen Studien nicht ausreichend dokumentiert ist (Ausnahme: Sulfasalazin). Einige Autoren berichteten über positive therapeutische Erfahrungen mit Antibiotika; dies könnte die Hypothese einer Erregerpersistenz im Darm unterstützen. Wichtig ist eine frühzeitig einsetzende **Physiotherapie**, besonders bei Patienten mit Wirbelsäulenbefall.

Eine besondere Erkrankung stellt die sog. **Lyme-Arthritis** dar, die sich wenige Wochen nach einem Zeckenbiss entwickeln kann, sofern über diesen Biss eine Spirochäte, Borrelia burgdorferi, übertragen wurde. Sie entwickelt sich zwar nach einer Infektion, wird aber am ehesten nicht durch Immunreaktionen gegen die Borrelien, sondern durch die Erreger selbst verursacht, und ist somit eher als Infektionskrankheit zu verstehen (▶ s. S. 264).

Mögliche Frühsymptome sind Erythema migrans, lymphozytäre Meningitis und Facialisparese, Arthralgien und Gliederschmerzen. Spätmanifestationen finden sich an Gelenken, Augen und ZNS. Klinisch eindrucksvoll ist oft die erhebliche Schwellung z. B. der Kniegelenke bei vglw. wenig Schmerzen. Die Diagnose wird in der Regel serologisch mit Hilfe des ELISA und Western Blot gestellt. Die Behandlung erfolgt heute meist mit Ceftriaxon intravenös über 2 Wochen. Die Mehrzahl der Kinder wird damit geheilt.

9.4.4 Virusinduzierte para- und postinfektiöse Arthritiden

■■■ **Definition.** Arthritische Symptome können im Rahmen von Allgemeininfektionen Ausdruck der Grundkrankheit sein *(parainfektiös)*, oder aber im Gefolge einer solchen entstehen, wenn die Infektion bereits abgeklungen ist *(postinfektiös)*. Neben den Wildviren können auch attenuierte Impfviren (z. B. Röteln) derartige Arthritiden auslösen.

■■■ **Ätiologie, Pathogenese, Häufigkeit.** Bei den parainfektiösen Arthritiden kann gelegentlich Virus aus einem Gelenkpunktat kultiviert werden (z. B. Röteln). Direkte Virusinvasion in das betroffene Gelenk mag also ein Faktor in der Entzündungspathogenese sein. Ein zweiter Faktor sind Immunkomplexe, die sich nach der Bildung von Antikörpern gegen das Virus entwickeln, Komplement aktivieren und dadurch Entzündungsmediatoren freisetzen.

Weitere Viren, die Arthritiden hervorrufen können, sind: Hepatitis A und B, Mumps, Varizellen, Influenza, Adenoviren, Epstein-Barr-Virus, Arboviren, Pocken, ECHO-Coxsackie-Viren, Parvoviren (Erreger des Erythema infectiosum), Zytomegalie u. a.

■■■ **Klinik.** Im Gegensatz zur chronisch verlaufenden JIA sind die Infektarthritiden (klassisches Beispiel: Coxitis fugax = »Hüftschnupfen« ▶ s. S.293) meist *transient* und heilen spontan aus. Oft bestehen nur Arthralgien. Fast nie entwickeln sich Erosionen oder bleibende Funktionsverluste. In Einzelfällen sind Rezidive, z. T. mehrfach über Jahre, beschrieben.

■■■ **Labor.** Die Ätiologie kann durch Virusnachweis im Gelenkpunktat (selten!) oder durch einen signifikanten Anstieg spezifischer Antikörper gesichert werden. Einige Infektarthritiden bleiben ätiologisch unklar.

■■■ **Therapie.** Die Behandlung erfolgt ausschließlich mit nichtsteroidalen Antirheumatika. Nur in seltenen Einzelfällen bedarf es weiterer Medikamente.

9.4.5 Septische Arthritis

■■■ **Definition.** Meist entsteht die septische Arthritis auf hämatogenem Weg. Sie setzt als akute Infektion eines Gelenks ein, mit allen Zeichen einer Arthritis. Im Gelenkpunktat finden sich Bakterien oder selten Pilze sowie massenhaft Granulozyten (meist über 50 000/mm^3).

■■■ **Ätiologie.** Seit der Impfung gegen Haemophilus influenzae Typ B ist in allen Altersgruppen Staphylococcus aureus der wichtigste Erreger. Danach finden sich Streptokokken, Pneumokokken, Pseudomonas, Mykobakterien u. a.

■■■ **Klinisches Bild.** Die Anamnese mit Fieber und schmerzhafter Schwellung sowie Bewegungseinschränkung eines Gelenks beträgt meist nur wenige Tage, bevor eine Klinikeinweisung veranlaßt wird. Gelegentlich kommen aber auch protrahierte Verläufe vor, die große diagnostische Probleme bereiten können. Im Blut ist die BSG erhöht, ebenso die Leukozytenzahl (mit Linksverschiebung) und das C-reaktive Protein. Infektionsorte sind meistens die großen Gelenke (Knie, Hüfte, Ellbogen, Sprunggelenk). Die septische Arthritis ist in der Regel eine Monarthritis.

■■■ **Diagnostik.** Um eine gezielte antibiotische Therapie einleiten zu können, muss der Erreger identifiziert werden. Bei jedem Verdacht auf septische Arthritis muss sofort eine Gelenkpunktion zum Erregernachweis, zur Leukozytenzählung und -differenzierung durchgeführt werden. Der Nachweis bakterieller Antigene mit Hilfe von Gegenstromelektrophorese oder Latexagglutination kann zusätzliche Informationen bringen. Mykobakterien können mit Hilfe der Polymerase-Kettenreaktion in wenigen Tagen charakterisiert werden. Ergänzend zur Kultur des Aspirats werden mehrere Blutkulturen angelegt. Der Infektionsort kann mit Hilfe der Kernspintomographie, evtl. auch der Szintigraphie, von einer Osteomyelitis (▶ s. S. 569) abgegrenzt werden, was mit konventionellem Röntgen erst nach 1–2 Wochen gelingt.

■■■ **Therapie.** Eine hochdosierte, gezielte, intravenöse Antibiotikagabe über mindestens 2 Wochen ist so früh wie möglich einzuleiten. Diese Maßnahme wird oft sinnvoll durch eine Spüldrainage mit physiologischer Kochsalzlösung ergänzt. Intraartikuläre Antibiotika sind nicht indiziert. Je früher die Therapie einsetzt, desto geringer ist die Häufigkeit von Defektheilungen.

9.4.6 Familiäres Mittelmeerfieber

■ ■ ■ Definition. Das familiäre Mittelmeerfieber ist eine autosomal rezessiv vererbte entzündliche Systemerkrankung, die in erster Linie bei Juden, Armeniern, Türken und anderen ursprünglich im Mittleren Osten beheimateten ethnischen Gruppen angetroffen wird.

■ ■ ■ Ätiologie. Ursache sind Mutationen im sog. Pyrin-Gen (kurzer Arm von Chromosom 16), welches wahrscheinlich für ein antiinflammatorisches Protein kodiert. Funktionelle Defekte dieses Proteins erlauben rezidivierend auftretende, durch Granulozyten vermittelte Entzündungszustände an verschiedenen serösen Häuten.

■ ■ ■ Klinisches Bild. Die wichtigsten klinischen Symptome sind Fieberattacken bis 40 °C, verbunden mit Thorax- oder Abdominalschmerzen als Folge einer Serositis. Seltener kommt es zur Perikarditis. Die Mehrzahl der Patienten präsentiert sich im Anfall mit einer Mon- oder Oligoarthritis an großen Gelenken der unteren Extremität. Unbehandelt entwickeln viele Patienten eine Sekundäramyloidose (AA-Typ), die schließlich zur Niereninsuffizienz führt.

■ ■ ■ Diagnose. Zur Diagnosestellung wurden in Analogie zum Rheumatischen Fieber Kriterien entwickelt, die die Diagnose mit hoher Sensitivität und Spezifität stellen lassen. Molekularbiologische Verfahren können ergänzend verwendet werden.

■ ■ ■ Therapie. Die Behandlung besteht in einer lebenslangen Dauertherapie mit Colchicin, wodurch sich Anzahl/Schwere der Attacken, aber auch das Risiko für eine Sekundäramyloidose drastisch senken lassen.

9.4.7 Weitere mit Arthritis einhergehende Erkrankungen

Die im Kindesalter häufige **Purpura Schoenlein-Henoch** kann mit einer Arthritis einhergehen (▶ s. S. 323). Daneben müssen weitere Erkrankungen differentialdiagnostisch bedacht werden, die unter dem Bild einer Gelenkschwellung oder Arthralgie auffallen können. ◘ Tabelle 9.5 gibt eine Übersicht über die häufigsten Gelenkerkrankungen bei Kindern (ohne orthopädische Erkrankungen).

◘ Tabelle 9.5. **Wichtige mit Gelenkbeschwerden einhergehende Erkrankungen bei Kindern** (Beispiele)

Rheumatische Erkrankungen
Juvenile idiopathische Arthritis

Autoimmunerkrankungen
Systemischer Lupus erythematodes
Dermatomyositis

Vaskulitiden
Purpura Schoenlein-Henoch
Kawasaki-Syndrom

Arthritiden im Zusammenhang mit Infektionen
Rheumatisches Fieber
Reaktive Arthritiden
Lyme-Arthritis
Virusinduzierte para- und postinfektiöse Arthritiden

Eitrige Gelenkprozesse
Akute septische Arthritis
Chronische Prozesse (z. B. Tuberkulose)

Entzündliche Systemerkrankungen
Familiäres Mittelmeerfieber

Hämatologische Erkrankungen
Hämophilie A und B

Maligne Erkrankungen
Leukämie
Neuroblastom
Knochentumoren

Defektimmunopathien
Antikörpermangelsyndrom

Kernaussagen

- Bei den chronischen Arthritiden des Kindesalters ist die juvenile idiopathische Arthritis die häufigste Erkrankung.
- Für die Diagnosestellung der JIA ist wesentlich, eine große Palette differentialdiagnostisch relevanter Erkrankungen auszuschließen.
- Zur Therapie der JIA kommen analgetische, antiphlogistische, immunsuppressive und immunmodulatorische Maßnahmen zum Einsatz.

Fallbeispiel 9.1

Anamnese. Der Junge hat, als er mit 5 Jahren in unsere Behandlung kommt, schon eine lange Leidensgeschichte mit immer wiederkehrenden eitrigen Infektionen hinter sich. Es begann mit Hautabszessen und Furunkeln schon

9.4 · Juvenile idiopathische Arthritis, rheumatisches Fieber und verwandte Krankheiten

im Säuglingsalter, die trotz antibiotischer Behandlung nur schwer heilten. Später kamen Lungenentzündungen hinzu, 2 mal wurde am Hals wegen einer eitrigen Lymphadenitis coli chirurgisch interveniert. Die Eltern sind gesund, ein entfernter Onkel soll mit einem ähnlichen Krankheitsbild früh verstorben sein. Wurden mit dem Eiter bakterielle Kulturen angelegt, ließ sich fast regelmäßig Staphylococcus aureus nachweisen.

Befund. Der Junge ist bei der Aufnahme 5 Jahre alt, ist zu klein und macht einen leidenden, unkindlichen Eindruck. Er fiebert hoch und zeigt bei der klinischen Untersuchung ausgeprägte Lymphknotenschwellungen und eine Splenomegalie. Die Blutsenkung ist beschleunigt, die Immunglobuline erhöht, ebenso die Leukozyten mit einer ausgeprägten Neutrophilie. Die Morphologie der Granulozyten ist unauffällig. Eine histologische Untersuchung der Lymphknoten lässt Granulome mit Epitheloidzellen und Langerhans'schen Riesenzellen erkennen. Der Befund lässt an eine Tuberkulose denken, die Intrakutantestung mit gereinigtem Tuberkulin ist aber selbst beim GT 100 negativ. Ein Funktionstest der Granulozyten zeigt, dass diese nicht in der Lage sind, bakteriotoxische Sauerstoffmetaboliten zu bilden.

Diagnose. Progressiv septische Granulomatose.

Therapie. Dauerprophylaxe mit Cotrimoxazol.

Weiterer Verlauf. Die akute bakterielle Infektion wird durch i.v. Antibiotika, die gut in die Granulozyten penetrieren, erfolgreich behandelt. 5 Jahre später Schmerzen im linken Hüftgelenk, szintigraphisch Nachweis einer Osteomyelitis. Trotz antibiotischer Behandlung wenige Wochen später Entwicklung einer pathologischen Fraktur. Im Rahmen der offenen chirurgischen Korrektur Nachweis von Aspergillus fumigatus im Knochengewebe. Im Gefolge trotz antimykotischer Therapie Disseminierung der Aspergillen in die Lunge. Septisches Krankheitsbild, therapieresistente Gewichtsabnahme, schließlich Exitus letalis.

Fallbeispiel 9.2

Anamnese. Ein 14 jähriges Mädchen wurde zu uns mit unklaren Beschwerden eingeliefert. Bereits mit 12 Jahren hatte sie eine idiopathisch-thrombozytopenische Purpura durchgemacht. Zwischenzeitlich klagte sie über Gelenkschmerzen, die Gelenke waren aber nie geschwollen und normal beweglich. Gelegentlich hatte sie unklare Fieberschübe ohne Infektionshinweise. Die allgemeine Leistungsfähigkeit hatte in den letzten Monaten vor stationärer Aufnahme deutlich abgenommen.

Befund. Altersgemäß entwickeltes, schlankes Mädchen. Bis auf eine mäßige Milz- und Lebervergrößerung klinisch kein pathologischer Befund. Der Blutdruck ist normal. Die BSG ist stark beschleunigt, alle Immunglobuline erhöht. Das Blutbild weist eine Leukopenie von 3500/µl auf, zudem eine Thrombopenie mit 80000/µl. Der direkte Coombs-Test ist positiv, weitere Laboruntersuchungen deuten auf eine leichte Hämolyse hin. Das Gesamtkomplement CH50 ist mit 50% des Standards deutlich vermindert. Antinukleäre Antikörper finden sich mit einem Titer von 1:2560 stark positiv, auch die Antikörper gegen native Doppelstrang-DNA sind positiv. Die Urineiweißausscheidung liegt mit 520 mg/Tag leicht oberhalb der Norm.

Diagnose. Systemischer Lupus erythematodes.

Therapie. Zunächst Glukokortikosteroide.

Weiterer Verlauf. Zunächst Besserung. Die Steroiddosis wird vom Hausarzt sehr schnell reduziert. Nach einigen Wochen wieder Fieberschübe, verstärkte Gelenkschmerzen, und jetzt erstmals ein Gesichtserythem, welches über die Nasenwurzel herüberreicht. Darauf ambulante Vorstellung bei uns. Hier Intensivierung der Behandlung mit Glukokortikoiden plus Azathioprin. Damit Kontrolle der Erkrankung über 3 Jahre. Zu diesem Zeitpunkt Vorstellung mit arterieller Hypertonie und Ödemen an den unteren Extremitäten, Eiweißausscheidung im Urin 4 g/Tag. Nierenbiopsie: Typische Lupus-Nephritis. Seither regelmäßige Behandlung mit Zyklophosphamidpulsen i.v. Der schwerwiegende Verlauf lässt die Prognose als ernst erscheinen.

Fallbeispiel 9.3

Anamnese. Ein 3 jähriges Mädchen beginnt zu hinken, ohne dass ein Trauma oder ähnliches bekannt wäre. Es zieht beim Gehen das rechte Bein nach und vermeidet den Einbeinstand rechts. Die Eltern machen feuchte Wickel, die gewisse Linderung bewirken. Nach 1 Monat erneutes Hinken. Man sieht jetzt, dass das rechte Hüftgelenk und das linke Sprunggelenk geschwollen und etwas druckempfindlich sind. Zudem fällt den Eltern auf, dass das Kind helles Licht vermeidet.

Befund. Altersentsprechend entwickeltes Kleinkind. Bis auf eine pralle Schwellung des rechten Knies und leicht verstrichene Gelenkkonturen im Bereich des linken Sprunggelenkes klinisch keine besonderen Auffälligkeiten. Antinukleäre Antikörper mit einem Titer von 1:320 deutlich positiv, BSG mit 20/43 leicht beschleunigt, CRP mit 2,3 mg/dl leicht erhöht. Blutbild unauffällig.

Spaltlampenuntersuchung. Nachweis von Entzündungszellen in der vorderen Augenkammer.

Diagnose. Juvenile idiopathische Arthritis (frühkindliche Oligoarthritis) mit chronischer Iridozyklitis

Therapie. Indometacin 2 mg/Kg KE oral, am Auge nachts Cortison-Augensalbe, tagsüber Cortison-Augentropfen.

Verlauf. Durchführung der Therapie ohne nachweisbare Nebenwirkungen. Gelenkschwellungen und Schmerzen verschwinden vollständig. Auch die Iridozyklitis bildet sich innerhalb von 3 Wochen vollständig zurück. Die Behandlung kann nach 3 Jahren beendet werden, Funktionen von Augen und Gelenken sind normal.

Fallbeispiel 9.4

Anamnese. Die Mutter stellt einen 9 jährigen Jungen vor, weil er beim Sport (Dauerlauf) nicht mehr so leistungsfähig ist wie früher und mehrfach das Laufen wegen Atemnot unterbrechen musste. Zudem meidet der Junge Haselnüsse, da er zweimal nach Genuss der Nüsse geschwollene Lippen und Augenlider entwickelt hatte. 3 Jahre vorher hatte das Kind nach einem Bienenstich eine Urtiaria mit Kreislaufschock entwickelt und war ins Krankenhaus gekommen.

Befund. Der Junge ist altersgemäß entwickelt und weist keinen pathologischen Befund auf.

Lungenfunktionsdiagnostik. Leichte obstruktive Ventilationsstörung besonders in der Lungenperipherie. Nach Inhalation von 2 Hüben Salbutamol vollständige Normalisierung.

Pricktestung. Deutliche Quaddelbildung bei Testung mit Frühblüherpollen (Hasel, Erle, Birke), Roggen- und Gräserpollen. Bei der titrierten Testung mit Insektengiften Quaddel von 3 mm Durchmesser mit Bienengift 300 µg/ml.

Diagnosen. Allergisches Asthma bronchiale, Nahrungsmittelallergie (Haselnüsse), Bienengiftallergie

Therapie. Dauertherapie mit 2 x 200 µg Budesonid pro Tag inhalativ. Vermeiden von Haselnüssen und Haselnussprodukten. Stationäre Aufnahme zur Schnellhyposensibilisierung mit Bienengift.

Verlauf. Nach 2 Wochen Therapie Zunahme der Belastbarkeit, nur noch selten Atemnot beim Sport. Bei einem erneuten Bienenstich kommt es zu einer ausgeprägten Schwellung von 10 cm Durchmesser an der Einstichstelle, aber zu keiner Allgemeinreaktion.

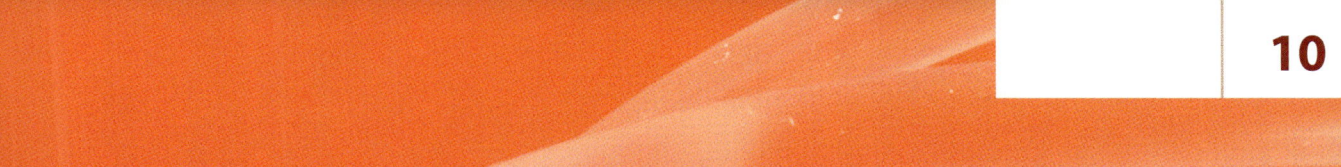

10 Hämatologische Erkrankungen

C. Niemeyer

Anomalien der Erythrozytenmembran sowie des Hämoglobins können Anämien hervorrufen, welche das Wachstum und die kindliche Entwicklung ernsthaft beeinträchtigen. Im direkten Zusammenhang mit der Entdeckung, dass ein anomales Hämoglobin (HbS) das Krankheitsbild der Sichelzell-Anämie verursacht, prägten Linus Pauling und Mitarbeiter 1949 den Begriff der »molekularen Krankheit«. Das war die Geburtsstunde der molekularen Genetik, von der die gesamte Medizin bis heute unendlich profitieren sollte.

10 Hämatologische Erkrankungen (Übersicht)

10.1 Physiologie der Blutbildung und Normwerte – 305

10.2 Basisdiagnostik und Einteilung der Anämien – 306

10.3 Mikrozytäre Anämien – 307

10.4 Megaloblastäre Anämien (Vitamin B_{12}-, Folsäuremangel) – 310

10.5 Hyporegenerative Anämien – 311

10.6 Hämolytische Anämie bei Membrandefekten – 311

10.7 Hämolytische Anämie bei Enzymdefekten – 313

10.8 Mechanisch und toxisch bedingte Hämolysen – 313

10.9 Autoimmunhämolytische Anämien – 314

10.10 Sichelzellerkrankung und andere Hämoglobinopathien – 314

10.11 Angeborene Erkrankungen mit primärem Knochenmarkversagen – 316

10.12 Erworbene aplastische Anämie – 317

10.13 Polyglobulie – 317

10.14 Erkrankungen der Granulopoese und Granulozytenfunktion – 318

10.15 Histiozytäre Erkrankungen – 318

10.16 Erkrankungen der Milz – 319

10.17 Thrombozytopenie und Thrombozytose – 319

10.18 Funktionsstörungen der Thrombozyten – 321

10.19 Plasmatische Gerinnungsstörungen – 321

10.20 Thrombophilie – 323

10.21 Vasopathien – 323

10.22 Transfusionstherapie – 324

10.1 Physiologie der Blutbildung und Normalwerte

> Obwohl das hämatopoetische System sehr komplex ist, kann allein durch die Anamnese, den körperlichen Untersuchungsbefund, die Beurteilung des Blutbildes und die mikroskopische Betrachtung des Blutausstrichs bei nahezu allen hämatologischen Erkrankungen im Kindesalter eine Einordnung des Krankheitsbildes erreicht werden. Voraussetzung sind Kenntnisse der physiologischen Veränderungen der Blutwerte bis zum Erwachsenenalter.

Da die meisten Blutzellen nur eine begrenzte Lebensdauer haben (Erythrozyten 120 Tage, Granulozyten 5–8 Stunden, Thrombozyten 7–10 Tage) muss eine ständige Neubildung hämatopoetischer Zellen gewährleistet sein. Ausgehend von wenigen pluripotenten hämatopoetischen Stammzellen werden unter zunehmender Einschränkung des Differenzierungspotentials Progenitorzellen (»colony forming units«, CFU) und morphologisch differenzierbare Vorläuferzellen gebildet (Abb. 10.1). Die Differenzierung steht unter der Kontrolle verschiedener Zytokine, die in Stromazellen, Lymphozyten und der Niere (Erythropoetin) produziert werden.

Die Entwicklung des hämatopoetischen Systems ist im Gegensatz zu den meisten Gewebetypen nicht mit der Embryonalentwicklung abgeschlossen, sondern verlagert sich vielmehr in unterschiedliche Gewebe. Die erste Blutbildung im Dottersack wird ab dem 2. Fetalmonat durch die Hämatopoese in der Leber und diese ab dem 5. Fetalmonat durch die bleibende Hämatopoese im Knochenmark abgelöst. Die Hämoglobinkonzentration steigt kontinuierlich bis zur Geburt, fällt postnatal in der Trimenonreduktion bis zum Alter von 3–6 Monaten ab, um dann bis zum Erwachsenenalter langsam anzusteigen (Abb. 10.2, Tabelle 10.1). Das mittlere korpuskuläre Volumen der Erythrozyten (MCV) verringert sich prä- und postnatal bis zum Alter von 1 Jahr, dann steigt es wie der Hämoglobinwert bis zum Erwachsenenalter langsam an. Nach zunächst embryonalen Formen wird fetales Hämoglobin (HbF), später adultes Hämoglobin produziert (Tabelle 10.2). Das Neugeborene zeigt noch 50–80% HbF. Bei primärem (z.B. Fanconi-Anämie, Diamond-Blackfan-Anämie) oder sekundärem (z.B. nach Chemotherapie) Knochenmarkversagen und in Phasen der deutlich gesteigerten Regeneration (z.B. nach Erythroblastopenie) werden ähnlich wie in der Fetalzeit Erythrozyten mit hohem MCV und HbF gebildet (sog. »Stresserythropoese«). Die Zahl der Leukozyten und neutrophilen Granulozyten zeigt nach Geburt innerhalb von 12 Stunden einen raschen Anstieg gefolgt vom Abfall auf Ausgangswerte bis zum Alter von 5 Tagen. Die Normwer-

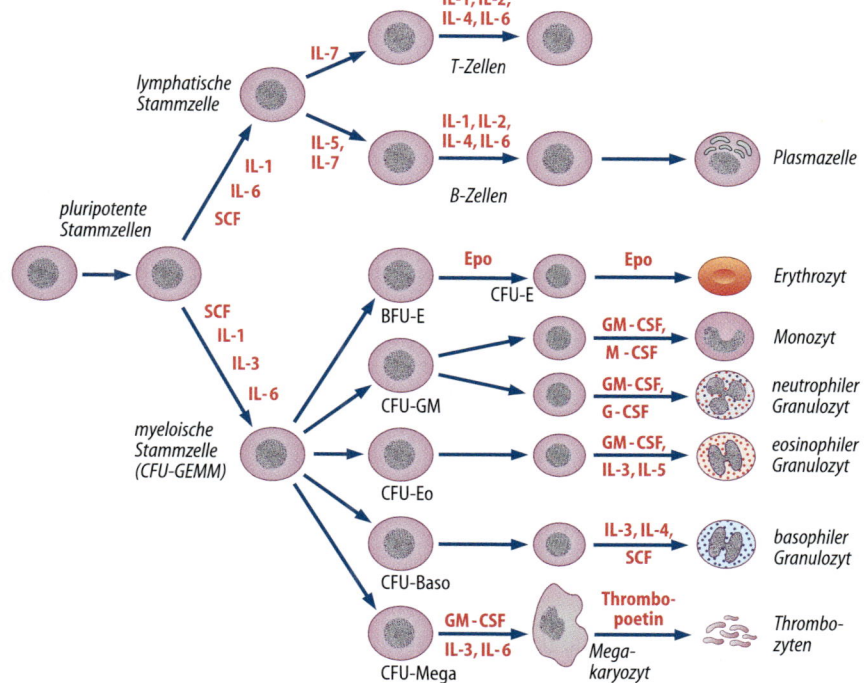

 Abb. 10.1. **Schematische Darstellung der Differenzierung und Reifung der Hämatopoese.** Die Differenzierung der pluripotenten Stammzelle erfolgt in eine lymphatische und hämatopoetische Stammzelle. Aus diesen gehen Progenitorzellen hervor. Da die Progenitorzellen im semi-soliden Kulturmedium zu Kolonien reifer Zellen differenzieren, werden sie auch als CFU = Colony forming units oder BFU = Burst forming units bezeichnet. Progenitorzellen differenzieren in morphologisch klassifizierbare Vorläuferzellen. Die Differenzierung wird durch unterschiedliche Zytokine gesteuert (IL = Interleukin, SCF = Stammzellfaktor, CSF = Kolonie-stimulierender Faktor, EPO = Erythropoetin, M = Monozyten, Mega = Megakaryozyten, E = Erythrozyten).

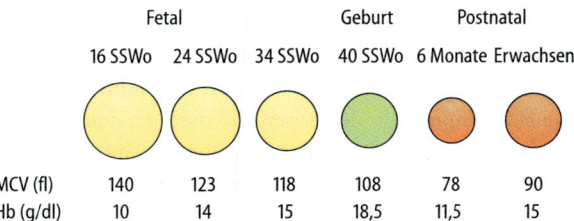

Abb. 10.2. **Veränderungen von Hämoglobinkonzentration und mittlerem korpuskulärem Volumen (MCV)** von der 16. Schwangerschaftswoche bis zum Erwachsenenalter.

te für Thrombozyten sind in jedem Lebensalter > 130–150 × 10^9/µl. Bei Frühgeborenen und Kleinkindern mit Infektionen finden sich nicht selten Werte > 1×10^{12}/l (1 Mio/µl), ohne dass ein Thromboserisiko oder Handlungsbedarf bestehen.

10.2 Basisdiagnostik und Einteilung der Anämien

Eine Anämie ist eine Verminderung der Hämoglobinkonzentration unter die Altersnorm (Tabelle 10.1). Die klinischen Symptome einer Anämie ergeben sich weniger aus der Höhe der Hämoglobinkonzentration als aus der Geschwindigkeit des Hämoglobinabfalls (Kreislaufbelastung). Neben Anamnese und Untersuchungsbefund ist das Blutbild wegweisend. Aus der Hämoglobinkonzentration, der Erythrozytenzahl und dem Hämatokrit lassen sich Indizes berechnen (Tabelle 10.3). Das MCV beschriebt die Größe der Erythrozyten als mikro-, normo- oder makrozytär. Das MCH sagt aus, ob die Anämie

Tabelle 10.2. Hämoglobin-Formen in verschiedenen Lebensaltern

Embryonal	Hb Gower 1	ζ_2/ε_2	
	Hb Gower 2	α_2/ε_2	
	Hb Portland	ζ_2/γ_2	
Fetal	HbF	α_2/γ_2	
Adult	HbA	α_2/β_2	normal: 97 %
	HbA2	α_2/δ_2	normal: 2–3 %
	HbF	α_2/γ_2	normal: < 0,5 %

Tabelle 10.3. Berechnung der Erythrozytenindizes

MCV	(mean corpuscular volume) Normalwerte siehe Tabelle 10.1.1	$\dfrac{\text{HKT (\%)} \times 10}{\text{Eryzahl} (\times 10^{12}/l)}$
MCH	(mean corpuscular hemoglobin) Altersabhängig ähnlich wie MCV, Geburt: 34 pg, 2 Jahre: 27 pg, Erw.: 30 pg	$\dfrac{\text{Hb (g/dl)} \times 100}{\text{Eryzahl} (\times 10^{12}/l)}$
MCHC	(mean corpuscular hemoglobin concentration) Normal 31–36 g/dl	$\dfrac{\text{Hb (g/dl)} \times 100}{\text{Hkt (\%)}}$

Tabelle 10.1. Blutbildwerte in Abhängigkeit vom Lebensalter

Alter	Hämoglobin (g/dl)	Erythrozyten (× 10^{12}/l)	Hämatokrit (%)	MCV (fl)	Leukozyten (× 10^9/l)
Geburt*	14.9–23.7	3.7–6.5	47–75	100–125	10–26
2 Wochen*	13.4–19.8	3.9–5.9	41.65	88–110	6–21
2 Monate*	9.4–13.0	3.1–4.3	28–42	84–98	5–15
6 Monate	10.0–13.0	3.8–4.9	30–38	73–84	6–17
1 Jahr	10.1–13.0	3.9–5.0	30–38	70–82	6–16
2–6 Jahre	11.0–13.8	3.9–5.0	32–40	72–87	6–17
6–12 Jahre	11.1–14.7	3.9–5.2	32–43	76–90	4.5–14.5
12–18 Jahre					
♀	12.1–15.1	4.1–5.1	35–44	77–94	4.5–13
♂	12.1–16.6	4.2–5.6	35–49	77–92	4.5–13

* reifes Neugeborenes. Frühgeborene zeigen in den ersten Lebenswochen niedrigere Werte (Ausnahme MCV).

hypo-, normo- oder hyperchrom ist. Das MCHC ist die zelluläre Hämoglobinkonzentration bezogen auf das Erythrozytenvolumen. Die Retikulozytenzahl gibt an, ob die Anämie normo-, hypo- oder hyperregenerativ ist. Die mikroskopische Beurteilung der Erythrozyten am gefärbten Blutausstrich nach Form, Größe und Inhalt ist unverzichtbar (Abb. 10.3–10.11). Die Klassifizierung der Anämien kann anhand des MCV (Tabelle 10.4) oder der Ätiologie (Tabelle 10.5) erfolgen. In einigen Fällen muss die Diagnostik durch die Beurteilung des Knochenmarks ergänzt werden.

> **Merke**
>
> Mit Kenntnis der altersabhängigen Normwerte kann jede Anämie anhand von MCV, Retikulozytenzahl und Mikroskopie des Blutausstrichs eingeordnet werden. Weitere Laboruntersuchungen dienen ausschließlich dazu, die gestellte Verdachtsdiagnose zu beweisen.

10.3 Mikrozytäre Anämien

Eisenmangelanämie

Die **Eisenmangelanämie** ist weltweit die häufigste Anämie. Die mikrozytäre hypochrome Anämie (Abb. 10.3) mit Retikulozytopenie ist Zeichen einer ausgeprägten Verminderung von Eisen im Organismus.

■■■ **Ätiologie und Pathogenese.** Ursache ist meist eine ungenügende Eisenaufnahme bei raschem Wachstum. Neben Frühgeborenen sind Kleinkinder bis zum 2. Lebensjahr und Adoleszenten betroffen. Obwohl heute vielen Nahrungsmitteln Eisen zugesetzt wird, kann eine einseitige Ernährung (auch Kuhmilch statt Stillen oder handelsübliche Säuglingsmilchnahrungen) zum klinisch manifesten Eisenmangel führen. Außerhalb der Zeiten schnellen Wachstums ist ein Eisenmangel häufiger durch erhöhte Blutverluste im Darm (entzündliche Darmerkrankungen, Meckelsches Divertikel, Zöliakie, Refluxösophagitis besonders bei Kindern mit zentral-

Tabelle 10.4. Klassifikation der Anämie nach dem mittleren Erythrozytenvolumen (MCV)

I. Mikrozytäre Anämien (MCV erniedrigt)
1. Eisenmangelanämie (nutritiv, chronischer Blutverlust)
2. Thalassämien
3. Sideroblastische Anämie
4. Chronische Entzündung
5. Chronische Bleivergiftung
6. Einige kongenitale hämolytische Anämien mit instabilem Hämoglobin

II. Makrozytäre Anämien (MCV erhöht)
1. mit megaloblastären Veränderungen im Knochenmark
   - Vitamin-B_{12}-Mangel
   - Folsäuremangel
   - hereditäre Orotazidurie
   - Thiamin-sensitive Anämien
2. ohne megaloblastäre Veränderungen im Knochenmark
   - Aplastische Anämien
   - Diamond-Blackfan-Anämie
   - Dyserythropoetische Anämien
   - Hypothyreose
   - Lebererkrankung
   - Bildungsstörung bei Markverdrängung (kann auch normozytär sein)
   - einige hämolytische Anämien mit starker Retikulozytose

III. Normozytäre Anämien (MCV normal)
1. Angeborene hämolytische Anämien
   - Membrandefekte
   - Enzymdefekte
   - Anomale Hämoglobine
2. Erworbene hämolytische Anämien
   - Immunhämolytische Anämien
   - Mikroangiopathische hämolytische Anämien
3. Akuter Blutverlust
4. Bildungsstörungen bei chronischer Niereninsuffizienz
5. Bildungsstörungen bei Markverdrängung (kann auch makrozytär sein)
6. Verteilungsstörungen (Poolen bzw. Sequestrations in Organen)

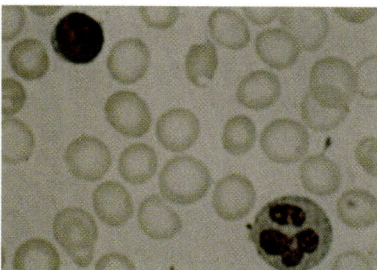

Abb. 10.3. Anisozytose (= unterschiedliche Größe), Mikrozytose und Hyochromie bei Eisenmangelanämie. Rechts unten ein segmentkerniger Granulozyt, links oben ein Lymphozyt.

Tabelle 10.5. Klassifikation der Anämie nach ihrer Ätiologie

I. Störung der Zellproliferation mit Neubildung unter dem Bedarf
Kennzeichen: Retikulozytopenie, aregeneratorische bzw. aplastische Anämie

1. Knochenmarkversagen
   - Aplastische Anämie (Verringerung aller Zellreihen): kongenital oder erworben
   - Isolierte hypo- oder aregeneratorische Anämie (nur Erythropoese)
   - Diamond-BlackfanAnämie (kongenital), Transitorische Erythroblastopenie (erworben)
   - Markverdrängung: Leukämie, Osteopetrose, Myelofibrose

2. Störungen der Erythropoetinproduktion
   - Chronische Nierenerkrankung
   - Hypothyreose, Hypophyseninsuffizienz
   - Chronische Entzündung
   - Eiweißmangel
   - Hämoglobinmutationen mit erniedrigter Sauerstoffaffinität

II. Reifungs- und Produktionsstörung von Hämoglobin und/oder Erythrozyten
Kennzeichen: Normabweichung von MCV und MCH

1. Störung der Hämoglobinisierung
   - Eisenmangel
   - Thalassämie
   - Sideroblastische Anämie
   - Bleivergiftung

2. Störung der Kernreifung
   - Vitamin B_{12}: Mangel, kongenitale Stoffwechseldefekte
   - Folsäure: Mangel, kongenitale Stoffwechseldefekte
   - Oratazidurie
   - Thiamin-sensitive megaloblastäre Anämien

III. Verkürzte Lebenszeit von Erythrozyten und/oder Erythroblasten
Kennzeichen: Hämolyse, Retikulozytose, ineffektive Erythropoese

1. Hereditäre hämolytische Anämien
   - Membrandefekte
   - Enzymdefekte
   - Hämoglobindefekte (Strukturvarianten wie Sichelzellerkrankung und instabile Hämoglobine, α-Thalassämie (HbH Krankheit))

2. Erworbene hämolytische Anämien
   - Membranschäden (immunologische, mechanische, thermische, oxidative, toxische Schäden)
   - Hämoglobinschäden (Oxidative Schäden)

3. Ineffektive Erythropoese
   - Kongenitale dyserythropoetiche Anämien
   - Dyserythropoese bei kongenitalen erythropoetischen Erkrankungen (β-Thalassämie, Hämolytische Anämien)

IV. Erythrozytenverlust und Verteilungsstörung
Kennzeichen: keine typischen Merkmale

1. Akuter Blutverlust
2. Blutverdünnung
   - iatrogen durch Infusion
3. Verteilungsstörung
   - Poolen bzw. Sequestration in Organen

---

nervöser Schädigung und Gastritis), im Urin (Hochleistungssportler, Bilharziose) oder durch eine verstärkte Menstruation bedingt.

▪▪▪ **Diagnose.** Abgesehen von der typischen Blutbildkonstellation ist kein klinisch-chemischer Parameter allein beweisend für einen Eisenmangel. Der verlässlichste Laborparameter ist das erniedrigte Serumferritin.

▪▪▪ **Therapie.** Die Therapie besteht – neben dem Ausschalten der Ursachen für Mangelernährung oder Blutverlust – aus der oralen Eisensubstitution von Ferroeisen (Fe^{++}) als Eisensulfat, -fumarat oder -glukonat mit 3–(5) mg/kg/Tag in 2 Dosen. Die Einnahme erfolgt morgens und abends eine halbe Stunde vor den Mahlzeiten. Fruchtsäfte und Vitamin C erhöhen die Eisenaufnahme, während Tee oder Kaffee sie durch Komplexbildung verringern. Die Gesamtlänge der Therapie bis zum Auffüllen der Eisenspeicher beträgt 3 Monate. Frühgeborene werden in der Regel nach den ersten Lebenswochen mit Eisen substituiert.

> **Merke**
>
> Der Erfolg der Behandlung einer Eisenmangelanämie ist zu dokumentieren. Bei adäquater Eisensubstitution ist nach 10 Tagen eine Retikulozytose, nach 3 Wochen ein Hämoglobinanstieg zu beobachten.

Thalassämiesyndrome

Die Thalassämien sind eine heterogene Gruppe von angeborenen Störungen der Hämoglobinsynthese mit verringerter Produktion einer oder mehrerer Globinketten. Die jeweilige Globinkette kann gar nicht (α^0- oder β^0-Thalassämie) oder nur verringert (α^+- oder β^+-Thalassämie) produziert werden. Die Pathophysiologie ergibt sich aus der Überschussbildung der anderen Globinketten mit Präzipitation als instabile Proteine. Es kommt zur Membranschädigung und Hämolyse peripherer Erythrozyten (vorwiegend bei der α-Thalassämien) oder zum vorzeitigen Untergang von Erythroblasten im Knochenmark (ineffektive Erythropoese, vorwiegend bei der β-Thalassämien). α- und β-Thalassämien zeigen eine ähnliche Verbreitung in Asien, Afrika und im Mittelmeerraum. Da in diesen Regionen auch strukturelle Hämoglobinvarianten wie die Sichelzellerkrankung vorkommen, ergibt sich eine Vielfalt von Vererbungsmöglichkeiten und klinischen Ausprägungsformen der Hämoglobinopathien. Trotz der genetischen Komplexität ist das Vererbungsmuster meist autosomal-rezessiv oder kodominant. Heterozygote Genträger sind meist symptomlos, während schwer betroffene Patienten homozygot oder gleichzeitig (compound) heterozygot für die α- und β-Thalassämie oder für eine der anderen Hämoglobinopathien sind. Nach klinischen Gesichtspunkten können die Thalassämiesyndrome in 3 Gruppen eingeteilt werden (◻ Tabelle 10.6).

■■■ **β-Thalassämien.** Über 150 verschiedene Mutationen im β-Globingen auf Chromosom 11 wurden bei Patienten mit β-Thalassämien beschrieben. Die Anämie bei homozygoten oder compound heterozygoten Genträgern ist Folge der ineffektiven Erythropoese und verkürzten Erythrozytenüberlebenszeit. Einige Erythroblasten enthalten auch extrauterin die Fähigkeit zur Produktion von γ-Ketten. Da in diesen Zellen der Überschuss von α-Ketten durch die Bindung an γ-Ketten geringer ist, kommt es zur Selektion dieser Erythrozyten mit Hämoglobin F

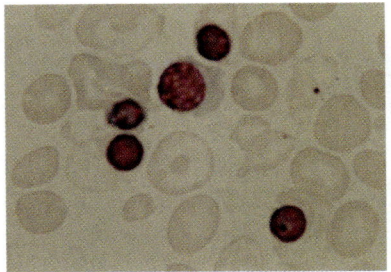

◻ **Abb. 10.4. Unbehandelte homozygote β-Thalassämie.**
Blutbild mit vielen Normoblasten

($\alpha_2\gamma_2$), das 20–90 % des Gesamthämoglobins beträgt. Bei unbeeinträchtigter Produktion der δ-Ketten ist auch die Konzentration von Hämoglobin A_2 ($\alpha_2\delta_2$) erhöht.

Kinder mit β-Thalassämia major (Cooley-Anämie) fallen meist im 1. Lebensjahr mit Anämie (Hb 2–8 g/dl), Mikrozytose (MCV 40–60 fl), Hypochromie und Formveränderungen der Erythrozyten wie Schießscheibenzellen, Poikilozytose (unterschiedliche Form) und Anisozytose (unterschiedliche Größe), sowie Ausschwemmung von Normoblasten und moderater Retikulozytose auf (◻ Abb. 10.4). Die Milz ist vergrößert, das Knochenmark zeigt eine ausgeprägte erythropoetische Hyperplasie. Ohne adäquate Transfusionstherapie kommt es zur schweren Gedeihstörung mit zunehmender Hepatosplenomegalie (extramedulläre Hämatopoese) und ausgeprägter Erweiterung des Markraums besonders im Bereich der Kalotte (radiologisch »Bürstenschädel«), des Stirnbeins und Oberkiefers (Mittelgesichtsverbreiterung, ◻ Abb. 10.5). Mit regelmäßigen, ca. 4wöchentlichen Erythrozytentransfusionen bei Hämoglobinwerten von > 9 g/dl vor Transfusion kann meist bis zur Pubertät ein regelmäßiges Wachstum erzielt werden. Um die Folgen der transfusionsbedingten Hämosiderose wie Kardiomyopathie, Diabetes mellitus, Hypothyreose und Hypophyseninsuffizienz zu vermeiden, wird meist ab dem 3. Lebensjahr eine Chelattherapie mit täglich (nachts) über 8–12 Stunden kontinuierlich subkutan verabreichten Deferoxamin notwendig. Bei Patienten mit einem HLA-identischen Familienspender besteht frühzeitig ab dem 2.–3. Lebensjahr die Indikation zur allogenen hämatopoetischen Stammzelltransplantation.

Heterozygote Genträger mit Thalassämia minor haben bei normalen Hämoglobinkonzentrationen eine Mikrozytose der Erythrozyten. In der Hämoglobinelektrophorese zeigen sie eine Erhöhung von Hämoglobin A_2 auf 4–6 % (Doppelte der Norm) und oft eine mo-

◻ Tabelle 10.6. Klinische Einteilung der Thalassämien	
Thalassämia major	Schwere, transfusionsbedürftige Anämie
Thalassämia minor	Symptomloser Überträger
Thalassämia intermedia	Intermediärer Schweregrad

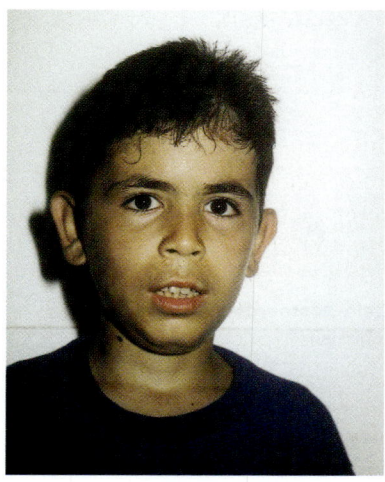

◻ Abb. 10.5. **12 jähriger libanesischer Junge mit homozygoter β-Thalassämie.**
Durch Erweiterung des Markraums kam es zur Verbreiterung des Mittelgesichtes und der Stirn

derate Erhöhung von Hämoglobin F. Um wiederholte Verwechslungen mit einer Eisenmangelanämie zu vermeiden, ist der Heterozygotenstatus sicher zu dokumentieren. Eine genetische Beratung ist angezeigt, die pränatale Diagnostik bei Kenntnis der Gendefekte möglich.

> **Merke**
>
> Die Lebenserwartung bei Thalassämia major ist abhängig von der Compliance bei der täglich durchgeführten subkutanen Deferoxamin-Behandlung.

∎∎∎ **α-Thalassämien.** Mit 2 α-Genen auf jedem Chromosom 16 (αα/αα) ist die Genetik der α-Thalassämien komplizierter als die der β-Thalassämien. Die Pathophysiologie kann am einfachsten als einfacher Gen-Dosis-Effekt verstanden werden. Bei dem homozygoten Status der α°-Thalassämie (--/--) ohne Produktion von α-Ketten werden Tetramere aus γ-Ketten (Hämoglobin Barts) gebildet, die als Homotetramere keine allosterischen Veränderungen durchmachen können und so keinen Sauerstoff abgeben. Die Erkrankung führt zum Hydrops fetalis. Eine Compoundheterozygotie für die α°- und α$^+$-Thalassämie (--/-α) geht mit weniger schwerer Imbalance einher und ist mit dem Leben vereinbar. Es bilden sich Homotetramere der β-Kette (HbH Krankheit), die eine variable hämolytische Anämie bedingen. Ein Heterozygotenstatus für die α°-Thalassämie (--/αα) und ein Homozygotenstatus für die α$^+$-Thalassämie (-α/-α) sind mit einer milden hämolytischen Anämie assoziiert.

10.4 Megaloblastäre Anämien (Vitamin-B$_{12}$-, Folsäure-Mangel)

Eine makrozytäre Anämie mit megaloblastären Veränderungen im Knochenmark (= megaloblastäre Anämie) ist meist Folge eines Vitamin-B$_{12}$-, seltener Folsäure-Mangels (◻ Abb. 10.6) (▶ s. S. 82). Ein nutritiver Vitamin-B$_{12}$-Mangel kann besonders bei gestillten Kindern von Müttern mit vegetarischer Ernährung ohne Fleisch, Fisch, Milch, Käse oder Ei (Veganer) auftreten. Während der Vitamin-B$_{12}$-Mangel bei der Mutter klinisch oft asymptomatisch ist, fällt der Säugling zunächst durch Irritabilität, Gedeihstörung, Entwicklungsverzögerung bzw. auch Verlust von motorischen Fertigkeiten auf. Später treten eine makrozytäre Anämie, Neutropenie mit hypersegmentierten Granulozyten, Thrombozytopenie und megaloblastäre Veränderungen mit vorzeitigem Zelluntergang im Knochenmark hinzu. Ähnliche Symptome finden sich bei genetischen Defekten des Vitamin-B$_{12}$-Transports (Mangel an Intrinsic Faktor, defekter Transport von Vitamin B$_{12}$ durch Enterozyten, Mangel am Transportprotein Transkobalamin II) oder Metabolismus (verschiedene Formen der Methylmalonazidurie), wie auch bei erworbenen Formen der Malabsorption. Folsäuremangel tritt in der Regel in Verbindung mit Mangelernährung und Erkrankungen mit erhöhtem Umsatz von Erythrozyten (hämolytische Anämien) auf, angeborene Störungen im Folsäuremetabolismus sind selten. Die Therapie besteht jeweils aus der Substitution des Vitamins i. m. oder p. o..

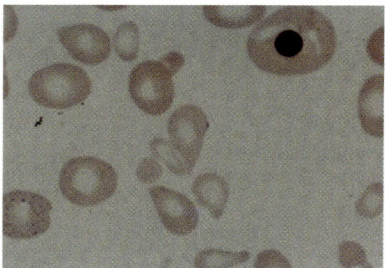

◻ Abb. 10.6. **Anisozytose, Makrozytose und Poikilozytose bei megaloblastärer Anämie.**
Rechts oben ein kernhaltiger Makrozyt, links unten ein basophil punktierter Erythrozyt.

Die hereditäre Orotazidurie (Defekt im Pyrimidinstoffwechsel) und die Thiamin-sensitiven Anämien (Defekte der Phosphorylierung von Thiamin) sind sehr seltene Ursachen megaloblastärer Anämien.

10.5 Hyporegenerative Anämien

Die 3 wesentlichen Ursachen der isolierten hyporegenerativen Anämie im Kindesalter sind die Diamond-Blackfan-Anämie, die transitorische Erythroblastopenie und die aplastische Krise bei hämolytischer Anämie.

■■■ **Angeborene hypoplastische Anämie (Diamond-Blackfan-Anämie).** Die seltene angeborene hypoplastische Anämie (Diamond-Blackfan-Anämie) ist durch eine makrozytäre Anämie, Retikulozytopenie, Erhöhung von Hämoglobin F und Fehlen von Vorstufen der roten Blutkörperchen im Knochenmark bei regelrechter Granulo- und Thrombozytopoese charakterisiert. Die Kinder fallen meist im Alter von 2–3 Monaten, nahezu immer im ersten Lebensjahr, durch Blässe auf. Ca. 50 % der Patienten zeigen andere, assoziierte Fehlbildungen (Gaumenspalte, Hypertelorismus, Daumenveränderungen) oder Minderwuchs, 10–20 % der Fälle sind familiär. Der Pathomechanismus der Erkrankung ist noch unklar, auch wenn kürzlich gezeigt werden konnte, dass bei einigen Patienten das Gen des ribosomalen Proteins S19 mutiert ist. Therapeutisch zeigen 70 % der Patienten auf Prednisolon 2 mg/kg ein gutes Ansprechen. Langfristig bleibt die Erythropoese bei 40 % der Patienten von oft minimalen Steroiddosen abhängig, 40 % der Patienten sind transfusionsabhängig und 20 % benötigen keine Therapie. Bei transfusionsabhängigen Patienten besteht die Indikation zur hämatopoetischen Stammzelltransplantation vom HLA-identischen Familienspender.

■■■ **Transitorische Erythroblastopenie.** Die transitorische Erythroblastopenie (Erythroblastophthise) des Kindesalters ist eine erworbene, selbstlimitierende Erkrankung des Kleinkinds (6 Monate bis 5 Jahre) bisher unbekannter Pathogenese. Vermutlich post-viral kommt es zum Sistieren der sonst regelrechten Erythropoese. Bei der langsamen Entwicklung der normozytären Anämie mit Retikulozytopenie sind die Kinder an den niedrigen Hämoglobinwert meist gut adaptiert. Oft erfolgt die Diagnosestellung wenn die spontane Erholungsphase mit Retikulozytose schon eingesetzt hat. Eine Transfusion ist nur bei symptomatischen Kindern mit noch fehlender Regeneration und Hämoglobinkonzentrationen < 5 g/dl angezeigt.

■■■ **Aplastische Krise bei chronisch-hämolytischer Anämie.** Ursache der aplastischen Krise bei chronisch-hämolytischer Anämie ist eine Infektion mit Parvovirus B19, dem Erreger von Ringelröteln. Das Virus repliziert in erythropoetischen Progenitoren, die es lysiert. Bis zum Einsetzen der Antikörperantwort kommt es für 7–10 Tage zur Retikulozytopenie. Bei verkürzter Erythrozytenüberlebenszeit fällt der Hämoglobinwert rasch ab, gelegentlich müssen Kinder mit hämolytischer Anämie transfundiert werden. Abgesehen von der normozytären Anämie mit Retikulozytopenie kann auch eine durch peripheren Verbrauch entstandene Neutro- und Thrombozytopenie bestehen. Bei Patienten mit angeborenen oder erworbenen Immundefekten (HIV, Chemotherapie) kann bei Parvovirus-B19-Infektion durch Ausbleiben der Immunantwort eine chronische Anämie auftreten, welche durch die Gabe von Antikörpern (Immunglobulinen) erfolgreich behandelbar ist. Eine maternale Infektion mit Parvovirus B19 kann auch Ursache eines Hydrops fetalis sein.

> **Merke**
>
> Kinder mit aplastischer Krise bei hämolytischer Anämie sind hochinfektiös und sollten keinen Kontakt zu Schwangeren haben.

10.6 Hämolytische Anämien bei Membrandefekten

Die Erythrozytenmembran besteht aus einer äußeren Lipidschicht und einer darunterliegenden Proteininformation, dem Zytoskelett (◘ Abb. 10.7). Wesentliche Strukturproteine des Zytoskeletts sind Heterodimere aus α- und β-Spektrinketten. Ankyrin, Bande 3 (= Anion Exchanger), Bande 4.1 und andere Proteine verankern das Zytoskelett in der äußeren Fettschicht. Mutationen in den verschiedenen Proteinen können zur Membraninstabilität und damit zur hämolytischen Anämie führen. Die Einteilung der hämolytischen Anämien erfolgt entsprechend der Formveränderung der Erythrozyten im Blutausstrich.

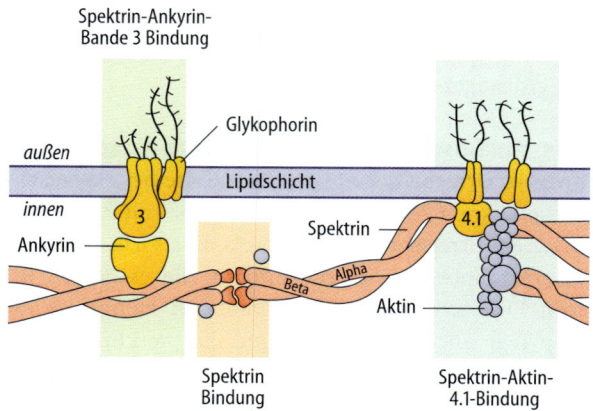

◘ Abb. 10.7. Schematische Darstellung der Erythrozytenmembran

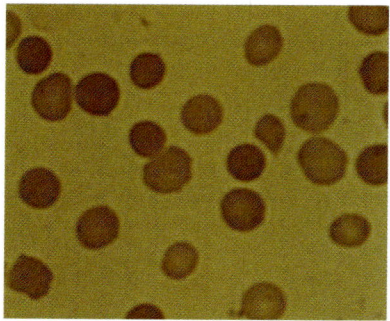

◘ Abb. 10.8. **Farbstoffdichte Kugelzellen** bei hereditärer Sphärozytose.

Hereditäre Sphärozytose

Die hereditäre Sphärozytose (Kugelzellanämie) ist die häufigste hämolytische Anämie in Nordeuropa (Inzidenz $300/10^6$).

■■■ **Ätiologie und Pathogenese.** Sie wird autosomal-dominant (75%) oder -rezessiv (25%) vererbt und ist durch Kugelzellen (Sphärozyten) im Blutausstrich (◘ Abb. 10.8) gekennzeichnet. Auf molekularer Ebene liegen ihr unterschiedliche Mutationen in den Genen für Ankyrin, Bande 3 und α- oder β-Spektrin zugrunde, die jeweils eine geschwächte vertikale Verankerung der äußeren Lipidschicht mit dem Zytoskelett zur Folge haben. Durch Mikrovesikelbildung der Lipidschicht kommt es zum Membranverlust mit zunehmender Kugelform und verringerter Verformbarkeit der Erythrozyten. Dies führt besonders im Kapillarbett der Milz zur Stase der Kugelzellen und zur Phagozytose durch wandständige Makrophagen (extravaskuläre Hämolyse). Der Membranverlust mit verringerter Ratio von Oberfläche zu Volumen verringert auch die Möglichkeit des Erythrozyten Wasser aufzunehmen, d. h. die osmotische Resistenz ist verringert.

■■■ **Klinik.** Die Anämie bei hereditärer Sphärozytose kann gering, moderat oder schwer mit ausgeprägter Splenomegalie, indirekter Hyperbilirubinämie und Ikterus sein. Langfristig bilden sich oft Gallensteine. Wie auch bei anderen chronischen hämolytischen Anämien sind 3 Arten von Exazerbationen der Anämie häufig (◘ Tabelle 10.7).

■■■ **Diagnose.** Die verminderte osmotische Resistenz wird nachgewiesen als frühzeitige Hämolyse in Salzlösungen abnehmender Tonizität.

■■■ **Therapie und Verlauf.** Bei den meisten Patienten ist keine Therapie notwendig. Bei moderater oder schwerer Anämie kann durch eine Splenektomie das Ausmaß der Anämie verringert und hämolytische Krisen verhindert werden. Wegen der Gefahr einer rasch tödlich verlaufenden Sepsis (▶ s. S. 266) wird die Indikation zur Splenektomie selten vor dem 6. Lebensjahr gestellt.

◘ Tabelle 10.7. Ursachen von Hämoglobinabfall (»Krise«) bei chronischer Hämolyse

Art der »Krise«	Anämie	Retikulozyten	Ikterus	Ursache	Kommentar
Hämolytisch	↑	↑	↑	Infektion mit ↑ Phagozytose + ↑ Milz	häufig, mild
Aplastisch	↑	↓	↓	Parvo B19	bei Ringelröteln, schwer
Megaloblastisch	↑	↓	↑	relat. Folsäuremangel	selten

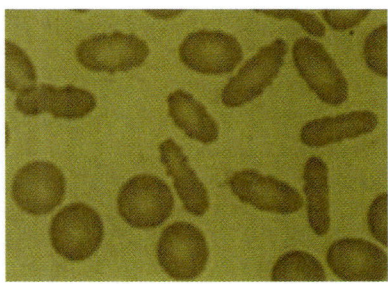

◘ Abb. 10.9. **Elliptozyten** bei hereditärer Elliptozytose

Hereditäre Elliptozytose

Membranveränderungen, die zur hereditären Elliptozytose (1% der Bevölkerung in Westafrika, ◘ Abb. 10.9) oder Ovalozytose (15% der Bewohner in einigen Regionen in Neuguinea) führen, bedeuten ähnlich wie einige Erythrozytenenzymdefekte eine erhöhte Resistenz gegenüber Malaria und werden meist autosomal-dominant vererbt.

Erythrozyten mit spitzförmigen Ausziehungen der Membran (Echinozyten, Akanthozyten) finden sich bei Lipidstoffwechselstörungen, Schießscheibenzellen (target cells) mit erhöhter Ratio von Oberfläche zu Volumen bei Lebererkrankungen und verringerter Hämoglobinsynthese (Thalassämie).

> **Merke**
>
> Ohne die mikroskopische Beurteilung des Blutausstrichs lassen sich Formveränderungen der Erythrozyten nicht diagnostizieren.

10.7 Hämolytische Anämie bei Enzymdefekten

Da der Erythrozyt weder Zellkern noch Mitochondrien, Ribosomen oder andere Zellorganellen besitzt, fehlt ihm die Kapazität zur Zellreplikation, Proteinsynthese und oxydativen Phosphorylierung.

■■■ **Pyruvatkinasemangel.** Die einzige Energiequelle ist die Glykolyse mit Produktion von ATP. Eine verringerte Produktion oder defekte Funktion der einzelnen Enzyme der Glykolyse (Emden-Meyerhof-Weg) können daher ursächlich für eine hämolytische Anämie sein. Der häufigste Defekt ist der Pyruvatkinasemangel. In seiner schweren Form wird er im Neugeborenenalter diagnostiziert, kann eine lebenslange Tranfusionsbedürftigkeit bedeuten und wird durch eine Splenektomie nur geringgradig gebessert.

■■■ **Glucose-6-Phosphat-Dehydrogenase- (G6PD-) Mangel.** Durch ihre Rolle als Sauerstoffträger sind Erythrozyten gegenüber oxydativer Schädigung empfindlich. Die pathophysiologischen Konsequenzen eines Glucose-6-Phosphat-Dehydrogenase- (G6PD-)Mangels finden sich daher auch ausschließlich in Erythrozyten, obwohl das Enzym normalerweise in allen Zellen (mit Ausnahme der reifen Erythrozyten) produziert wird. Die Vielzahl der Varianten des G6PD-Mangels werden X-chromosomal vererbt. Im Regelfall liegt bei den betroffenen Jungen keine Anämie vor, eine Hämolyse kann sich jedoch bei oxydativem Stress rasch entwickeln. Auslöser können Infektionen, Medikamente (Antimalaria-Mittel, Sulfonamide, Nitrofurantoin, Vitamin K, Acetylsalicylsäure) und Verzehr von Fava-Bohnen sein. In der Neonatalperiode wird häufig eine ausgeprägte Hyperbilirubinämie beobachtet. Der G6PD-Mangel ist die häufigste Ursache des Kernikterus in Afrika und Südostasien, Regionen mit hoher Prävalenz des Enzymdefekts.

■■■ **Seltene Ursachen für eine hämolytische Anämie.** Selten können auch Defekte im Nukleotidstoffwechsel (z. B. Pyrimidine, 5'-Nukleotidase-Mangel) oder im Glutathionstoffwechsel zu angeborenen hämolytischen Anämien führen.

10.8 Mechanisch und toxisch bedingte Hämolysen

Neben intrakorpuskulären Defekten können extrakorpuskuläre Veränderungen zur Hämolyse des Erythrozyten führen (◘ Tabelle 10.8). Mechanisch-bedingte Hämolysen können bei angeborenen Herzfehlern oder Herz-

◘ **Tabelle 10.8.** Ursachen der Hämolyse

1. Intrakorpuskulär	Membrandefekte Enzymdefekte Hämoglobinopathien
2. Extrakorpuskulär	Immunhämolyse Mikroangiopathie Toxine Thermische Schädigung Hypersplenismus

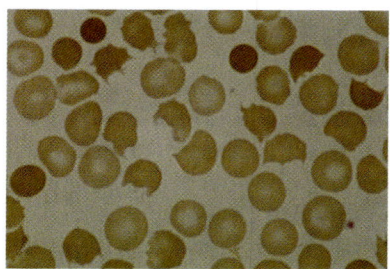

◘ Abb. 10.10. **Fragmentozyten (Eierschalenformen) und Kugelzellen** beim hämolytisch-urämischen Syndrom

klappen vorkommen, bei Mikroangiopathien wie dem hämolytisch-urämischen Syndrom (▶ s. S. 513) sind sie ein Leitsymptom. Im Blutausstrich imponieren Fragmentozyten (Eierschalen, ◘ Abb. 10.10). Auslöser der seltenen toxisch-bedingten Hämolysen können Bakterientoxine (u. a. von Clostridien), bakterielle Neuraminidasen (u. a. von Pneumokokken), Medikamente (u. a. Resorchin, Vitamin K) und Gifte sein.

10.9 Autoimmunhämolytische Anämien

■■■ **Ätiologie und Pathognese.** Immunhämolytische Anämien können durch Allo- (z. B. Blutgruppenunverträglichkeit, ▶ s. S. 82) oder Autoantikörper induziert werden. Die Mehrzahl der Autoantikörper sind IgG-**Wärmeantikörper**, gelegentlich auch IgG- oder IgM **Kälteantikörper** mit Komplementbindung. Autoimmunhämolytische Anämien folgen meist Virusinfektionen, IgM-Antikörper werden nach Mykoplasmen-Pneumonien oder infektiöser Mononukleose beobachtet.

■■■ **Diagnose.** Der direkte Coombs-Test ist generell positiv, bei Anwesenheit von ungebundenen Antikörpern im Patientenserum auch der indirekte Coombs-Test. Im Blutausstrich zeigen sich bei IgG-Wärmeantikörpern Sphärozyten (Membranverlust durch Phagozytose der Antikörper/Komplement besetzten Erythrozytenoberfläche), Retikulozyten, gelegentlich Normoblasten.

■■■ **Klinik.** Besonders bei IgG-Wärmeantikörpern führt eine schnelle Hämolyse mit raschem Hämoglobinabfall frühzeitig zu Symptomen der Anämie und Herzinsuffizienz.

■■■ **Therapie und Verlauf.** Im Kleinkindesalter ist die Erkrankung meist selbstlimitierend, bei älteren Patienten kann sie im Rahmen von Kollagenosen wie dem Lupus erythematodes auftreten. Therapeutisch können Steroide eingesetzt werden, notfallmäßig kann bei niedrigen Hämoglobinwerten auch die langsame Transfusion einer möglichst kompatiblen Erythrozytenkonserve indiziert sein.

> **Merke**
>
> Eine autoimmunhämolytische Anämie kann durch einen raschen Hämoglobinabfall mit folgender Herzinsuffizienz einen der wenigen Notfälle in der Hämatologie darstellen. Die Patienten sind sofort in ein Zentrum mit einer Blutbank vor Ort zu verlegen.

10.10 Sichelzellerkrankung und andere Hämoglobinopathien

Strukturanomalien der Globinketten des Hämoglobinmoleküls entstehen durch unterschiedliche Mutationen in den Genen der verschiedenen Globinketten. Die Folge sind Veränderungen in der Sequenz der Aminosäuren, die zu funktionellen (O_2-Transport) oder strukturellen (Stabilität, Aggregationsneigung) Störungen mit entsprechenden Krankheiten (Hämoglobinopathien) führen können. Von den über 700 bekannten Strukturvarianten sind nur ein geringer Teil krankmachend.

■■■ **Sichelzellerkrankung.** Bei der Sichelzellerkrankung kommt es durch Mutation im Codon für die Aminosäure an 6. Position der Globinkette zum Austausch von Glutaminsäure gegen Valin. Das resultierende HbS Molekül ($\alpha_2\beta_2^S$) zeigt eine veränderte Ladung und unterliegt bei Desoxygenierung der intrazellulären längsgerichteten Aggregation (◘ Abb. 10.11).

Vererbung von einem HbS-Gen durch einen Elternteil (Heterozygotie) mit 20–40 % HbS (und 60–80 % HbA) ist im Allgemeinen harmlos, da bei normaler Oxygenierung keine Polymerisation der Hämoglobinmoleküle auftritt. Der Heterozygotenstatus bedingt jedoch einen Überlebensvorteil in Regionen mit *Malaria falciparum*, welches die primäre geographische Verteilung dieser häufigen Hämoglobinopathie in Zentralafrika verständlich macht. Bei Homozygotie mit 90 % HbS (und 10 % HbF) treten rezidivierend akute Gefäßverschlusskrisen mit heftigen Schmerzattaken auf (◘ Tabel-

10.10 · Sichelzellerkrankung und andere Hämoglobinopathien

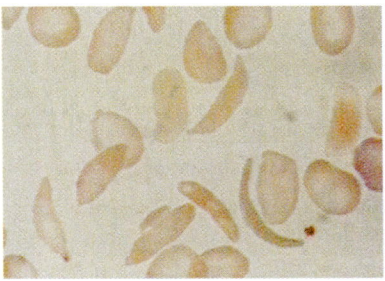

■ Abb. 10.11. **Sichelzellen (elongierte Erythrozyten)** bei Sichelzellkrankheit (Homozygotie für HbS)

■ Tabelle 10.9. **Krisen bei Sichelzellerkrankung**

Knochen	avaskuläre Nekrose von Knochenmark Kleinkind: Daktylitis mit Schwellung über den kleinen Knochen der Hände und Füße Älterer Patient: lange Röhrenknochen (Hüftkopfnekrose), Sternum, Wirbelsäule, Becken
Thorax	Infektion, Infarkt, (Fett-)Embolie (aus Knochenmark), Sequestration In allen Lebensaltern, Hauptursache der frühen Mortalität
Abdomen	Akutes Abdomen, Ileus, oft in Assoziation mit Knocheninfarkt und Thoraxsyndrom Konservatives Management
ZNS	Infarkte größerer Gefäße mit Hemiplegie, oft bleibende neurologische Ausfälle Wegen Wiederholungsrisiko lebenslanges Transfusionsprogramm
Priapismus	Verlegung der Corpora cavernosa, frühzeitige chirurgische Drainage, sonst Impotenz
Milz	Besonders Kleinkinder vor erfolgter Autosplenektomie: Milzsequestration mit plötzlichem Hämoglobinabfall Frühzeitige Transfusion ist lebensrettend, hohe Mortalität

le 10.9). Diese Organkrisen bedingen eine hohe Morbidität mit deutlich reduzierter Lebensqualität und Lebenserwartung.

Therapeutisch sind Unterkühlung und Sauerstoffmangel zu vermeiden. Bei Schmerzkrisen sind Schmerzmittel großzügig zu verwenden, es ist auf eine ausreichende Hydrierung und Oxygenierung zu achten. Da die chronisch-hämolytische Anämie selten ausgeprägt ist, sind Erythrozytentransfusionen nur bei wenigen Krisen (ZNS-Infarkt, Priapismus) oder vor Operationen indiziert. Durch multiple Milzinfarkte kommt es schon in den ersten Lebensmonaten zum Funktionsverlust der Milz (Autosplenektomie) mit hohem Risiko einer schweren Sepsis mit Pneumokokken, *Haemophilus influenzae* oder Salmonellen. Abgesehen von einer obligaten Penicillin-Prophylaxe im Vorschulalter und der Immunisierung gegen Pneumokokken und *Haemophilus influenzae* sind Infektionen frühzeitig antibiotisch zu behandeln.

> **Merke**
>
> Neben den sozialen Verhältnissen bestimmt vor allem die fachkundige ärztliche Versorgung die Lebensqualität und Lebenserwartung der Patienten mit Sichelzellkrankheit.

■■■ **SC-Krankheit.** Zu ähnlichen Symptomen wie die homozygote Sichelzellerkrankung führt auch ein Compound-Heterozygotenstatus für HbS und HbC (SC-Krankheit), oder für HbS und β^0-Thalassämie. HbC (Aminosäureaustausch an Postion 6 der β-Globinkette von Glutaminsäure zu Lysin) ist bei westafrikanischer Abstammung die zweithäufigste Hämoglobinopathie und im Homozygenstatus mit einer milden hämolytischen Anämie mit Mikrozytose und Splenomegalie verbunden.

■■■ **Instabile Hämoglobine.** Instabile Hämoglobine verursachen im Heterozygotenstatus spontane oder medikamenteninduzierte Hämolysen, im Homozygotenstatus sind sie oft letal. Molekular liegt ihnen meist ein Aminosäureaustausch in der Häm-Tasche der β-Globinkette zugrunde. Nach Autooxydation zu Methämoglobin präzipitiert das Hämoglobin zu sog. Heinzschen-Innenkörperchen (■ Abb. 10.12). **Hämoglobine mit abnormer Sauerstoffaffinität** sind selten.

■■■ **M-Hämoglobine.** Bei den M-Hämoglobinen liegen Aminosäuresubstitutionen der Globinketten im Bereich der Bindung an Häm-Eisen vor, die eine permanente Oxydation des Eisens zu Fe^{3+} bedingen. Die resultierende Methämoglobinämie ist Ursache einer Zyanose und muss gegenüber der toxischen Methämoglobinämie des jungen Säuglings (Nitritvergiftung) und enzymopenischen Formen (Mangel an Cytochrom-b_5-Reduktase oder Cytochrom b_5) abgegrenzt werden. Während die

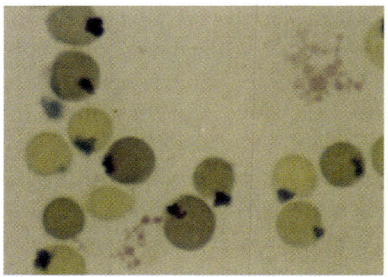

◘ Abb. 10.12. **Intraerythrozytäre Heinz-Innenkörperchen** (Färbung mit Brillantkresylblau) bei Hämoglobinopathie durch instabiles Hämoglobin

◘ Tabelle 10.10. **Erkankungen mit angeborenen Knochenmarkversagen**

Panzytopenie	Fanconi Anämie
	Shwachman-Diamond Syndrom
	Dyskeratosis congenita
	Amegakaryozytäre Thrombozytopenie
Andere genetische Syndrome	Dubowitz-Syndrom
	Seckel-Syndrom
	Retikuläre Dysgenesie
	Familiäre aplastische Anämie
Zytopenie einer Zellreihe	Diamond-Blackfan-Anämie
	Kongenitale Neutropenie (Kostmann-Syndrom)
	Thrombozytopenie mit fehlendem Radius

HbM-Anomalie keine Therapie erfordert, wird bei toxischer Methämoglobinämie des Säuglings mit Methylenblau und bei den enzymopenischen Formen und hoher Methämoglobinkonzentration mit Askorbinsäure oder Methylenblau behandelt.

> **Kernaussagen**
> - Die Normalwerte des Blutbildes ändern sich von der Geburt bis zum Erwachsenenalter.
> - Die Kenntnis der altersabhängigen Normalwerte ist die Basis für die hämatologische Diagnostik.
> - Anämien lassen sich nach einfachen Kriterien differenzieren: MCV, Retikulozytenzahl und Morphologie des peripheren Blutausstriches.
> - Aplastische Krisen bei hämolytischer Anämie sind Folge einer Infektion mit Parvo-Virus (Erreger von Ringelröteln). Die Kugelzellanämie ist die häufigste angeborene hämolytische Anämie in Nordeuropa.
> - Patienten mit Hämoglobinopathien (Thalassämien, Sichelzellanämie) sollten von pädiatrischen Hämatologen mitbetreut werden. Die Kenntnis des Gendefekts ist Voraussetzung für eine pränatale Diagnostik.

10.11 Angeborene Erkrankungen mit primärem Knochenmarkversagen

Zu dieser heterogenen Gruppe angeborener Störungen der Hämatopoese gehören Erkrankungen mit Versagen aller (Panzytopenie) oder einer Zellreihe (◘ Tabelle 10.10). Die Anämie ist immer makrozytär, das HbF meist erhöht. Einige Erkrankungen zeigen eine hohe Wahrscheinlichkeit, in ein myelodysplastisches Syndrom (MDS) oder eine akute myeloische Leukämie (AML) überzugehen. Die allogene Stammzelltransplantation kann die Zytopenie korrigieren, oft ist sie jedoch mit hoher Morbidität und Mortalität verbunden. Die molekularen Defekte der verschiedenen Krankheitsbilder sind zum Teil noch unbekannt.

■ ■ ■ **Fanconi-Anämie.** Die Fanconi Anämie, eine autosomal-rezessiv vererbte Krankheit mit einer Heterozygotenfrequenz von 1: 200, ist durch eine erhöhte Chromosomenbrüchigkeit in allen Körperzellen gekennzeichnet. Die Hälfte der Patienten zeigt assoziierte Auffälligkeiten wie z. B. Pigmentstörungen, Minderwuchs und Skelettanomalien. Das Knochenmarkversagen beginnt in unterschiedlichem Lebensalter zunächst mit Thrombozytopenie, gefolgt von Anämie, Leukopenie mit Neutropenie. Die Therapie ist supportiv mit Androgenen, Zytokinen und Transfusionen. Eine Stammzelltransplantation kann die hämatologischen Veränderungen beheben, insbesondere wenn sie vor der Entwicklung einer Leukämie und mit deutlich reduzierten Medikamenten- und Strahlendosen (wegen der erhöhten Chromosomanbrüchigkeit aller Körperzellen) vorgenommen wird. Im Alter von 40 Jahren haben alle Patienten hämatologische Auffälligkeiten, die Hälfte hat ein MDS oder eine AML entwickelt. Auch solide Tumoren, insbesondere Plattenepithelkarzinome des Gastrointestinaltrakts und gynäkologische Tumoren, treten gehäuft auf. Bei 6 von insgesamt 7 Untergruppen der Fanconi-Anämie konnten die Gendefekte kürzlich identifiziert werden. Die Proteine der Fanconi-Gene spielen eine kritische Rolle bei der Reparatur von DNS-Defekten.

Weitere Erkrankungen mit primärem Knochenmarkversagen.

Bei dem Shwachman-Diamond-Syndrom liegen eine exokrine Pankreasinsuffuzienz mit Minderwuchs, eine Neutropenie oft mit Anämie und Thrombozytopenie und Skelettanomalien vor. Bei gleichzeitigem Chemotaxisdefekt der Granulozyten stellen sich häufig schwere bakterielle Infektionen ein.

Die Dyskeratosis congenita zeigt ektodermale Veränderungen (retikuläre Hautpigmentierung, Leukoplakie der oralen Mukosa, Nageldystrophie) mit progressivem Knochenmarkversagen.

Bei der amegakaryoztären Thrombozytopenie besteht die Thrombozytopenie oft bei Geburt, die Panzytopenie entwickelt sich in den ersten Lebensjahren.

Auch andere genetische Erkrankungen wie das Dubowitz-Syndrom (auffällige Fazies, Ekzeme, Minderwuchs, Mikrozephalie), das Seckel-Syndrom (u. a. vogelähnliches Gesicht, mentale Retardierung), die retikuläre Dysgenesie (schwerer kombinierter Immundefekt mit Lymphopenie und Neutropenie) und die familiäre aplastische Anämie können mit Panzytopenie einhergehen. Die Zytopenien einzelner Zellreihen wie die Diamond-Blackfan-Anämie (▶ s. S. 311), die kongenitale Neutropenie (▶ s. S. 318) und die Thrombozytopenie mit fehlendem Radius (▶ s. S. 320) sind getrennt dargestellt.

10.12 Erworbene aplastische Anämie

■■■ **Ätiologie und Pathogenese.** Die erworbene aplastische Anämie ist durch eine Panzytopenie, eine verringerte Zellularität im Knochenmark, die Abwesenheit einer zugrundeliegenden hämatopoetischen Neoplasie und das Fehlen einer definierten angeborenen Erkrankung mit Knochenmarkversagen charakterisiert. In 70–80 % der Fälle ist die Erkrankung idiopathisch. Identifizierbare Ursachen sind Virusinfektionen (insbesondere Hepatitis), Medikamente (Phenylbutazon, Indomethazin, Chloramphenicol, Antikonvulsiva), Toxine (Pestizide, Farben) und das Vorliegen eines Thymoms. Pathophysiologisch liegt der aplastischen Anämie ein Versagen der hämatopoetischen Stammzellen zugrunde. Als Mechanismus dieser Schädigung wird ein immun-mediierter Prozess angenommen.

■■■ **Diagnose.** Der Schweregrand einer aplastischen Anämie wird durch die absolute Granulozytenzahl definiert. Bei der schweren aplastischen Anämie (SAA) ist die absolute Granulozytenzahl $< 0,5 \times 10^9/l$, bei der sehr schweren aplastischen Anämie (vSAA) $< 0,2 \times 10^9/l$.

■■■ **Therapie und Verlauf.** Ohne frühzeitige Behandlung geht die aplastische Anämie durch Infektion und Blutung mit einer hohen Mortalität einher. Bei Vorhandensein eines HLA-identischen Familienspenders besteht die Indikation zur allogenen Stammzelltransplantation. Bei Fehlen eines passenden Familienspenders wird eine immunsuppressive Therapie mit Cyclosporin und heterologem Anti-Thymozyten-Serum (ATG = Anti-Thymozytenglobulin) durchgeführt. Bei vSAA kann der Granulozyten-Kolonie-stimulierende Faktor (G-CSF) appliziert werden. Unter immunsuppressiver Behandlung steigen die Blutwerte über mehrere Wochen langsam an. Sowohl die Transplantation wie auch die immunsuppressive Therapie gehen heute mit einer 5-Jahresüberlebensrate von ca. 80 % einher. Nach immunsuppressiver Therapie ist jedoch mit einer hohen Rezidivrate und der Entwicklung klonaler maligner Knochenmarkerkrankungen zu rechnen. Ähnlich wie onkologische Erkrankungen werden auch Kinder mit erworbener aplastischer Anämie in multizentrischen Therapiestudien behandelt.

> **Merke**
>
> Zur Diagnostik aplastischer Anämien ist neben der Knochenmarkaspiration auch die Knochenmarkbiopsie notwendig, um die Zellularität im Knochenmark sicher beurteilen zu können. Durch eine frühzeitige immunsuppressive Behandlung oder eine Stammzelltransplantation vom HLA-identischen Familienspender kann die Mehrzahl der Patienten mit einer erworbenen aplastischen Anämie geheilt werden.

10.13 Polyglobulie

Eine Vermehrung von Erythrozyten (Erythrozytose, Polyglobulie) erhöht die Blutviskosität und erfordert eine Hämodilution, wenn der venöse Hämatokrit über 70 % ansteigt. Eine absolute Polyglobulie kann es bei Neugeborenen, zyanotischen Herzfehlern, pulmonaler Insuffizienz, Hämoglobinopathien mit hoher O_2-Affinität oder autonomer Erythropoetinbildung (Tumoren der Niere, Leber, zerebrale Angiome) geben. Die relative Polyglobulie entsteht über eine Reduktion des Plasmavolumens.

10.14 Erkrankungen der Granulopoese und Granulozytenfunktion

In den ersten 3 Lebenstagen liegen die Neutropilenzahlen physiologischerweise zwischen $8-15 \times 10^9$/l, um in den Folgetagen auf $1,5-5 \times 10^9$/l abzufallen. Im Rahmen von Infektionen kann es besonders beim Kleinkind zur Neutrophilie und Ausschwemmung unreifer Vorstufen kommen. Eine Neutrophilie zeigt sich auch bei akuten Hämolysen, Blutverlust, Krampfanfall, Steroidtherapie und nach Splenektomie. Eine **Eosinophilie** kann bei Asthma, Heuschnupfen, Urtikaria, Laktoseintoleranz, Neurodermitis, Ekzem, Morbus Crohn sowie bei Befall mit Parasiten beobachtet werden. Das hypereosinophile Syndrom bezeichnet Erkrankungen unbekannter Ätiologie mit Eosinophilen $> 1,5 \times 10^9$/l und Gewebeschädigung (Herz, ZNS). Eine **Basophilie** hat oft ähnliche Ursachen wie eine Eosinophilie; sie ist ferner charakteristisch für die Philadelphia-Chromosom-positive chronisch-myeloische Leukämie (CML).

■■■ **Isolierte Neutropenien.** Isolierte Neutropenien können angeboren oder erworben sein. Kinder mit autosomal-rezessiv vererbter **schwerer kongenitaler Neuropenie** fallen meist kurz nach der Geburt durch lebensbedrohliche Infektionen auf. Die absolute Granulozytenzahl ist $< 0,2 \times 10^9$/l, es besteht eine Monozytose und Eosinophilie. Bei einigen Patienten zeigt sich im Knochenmark ein Ausreifungsstop auf Promyelozytenebene (Kostmann-Syndrom), bei anderen Patienten finden sich unterschiedliche Ausreifungsstörungen. Vor Einsatz von Granulozyten-Kolonie-stimulierendem Faktor (G-CSF) starb die Mehrzahl der Patienten trotz antibiotischer Therapie im frühen Kindesalter. Mit der täglichen Gabe von G-CSF s. c. kann bei 90 % der Patienten eine absolute Granulozytenzahl von $> 1,5 \times 10^9$/l mit deutlich verbesserter Lebensqualität erzielt werden. Wie bei kongenitalen Erkrankungen des Knochenmarks mit Panzytopenie (▶ siehe 10.11), besteht auch bei der schweren kongenitalen Neutropenie ein hohes Risiko, eine Leukämie zu entwickeln.

Die **zyklische Neutropenie** ist eine seltene Erkrankung, die durch wiederholte Episoden (3–6 Tage, ca. alle 3 Wochen) einer schweren Neutropenie gekennzeichnet ist. Bei Abfall der Granulozyten kann eine Stomatitis mit Ulzerationen auftreten. Die Erkrankung ist meist benigne und nicht therapiebedürftig.

■■■ **Immunneutropenien.** Der seltenen neonatalen **Alloimmunneutropenie** liegt ein der Rhesusinkompatibilität vergleichbarer Pathomechanismus zugrunde. Die **Autoimmunneutropenie** ist eine gut beschriebene und selbstlimitierende Erkrankung des Kleinkindsalters. Nach initialem symptomfreiem Intervall treten wiederholt kleinere bakterielle Infektionen auf. Bei schwerer Neutropenie zeigt das Knochenmark eine Hyperplasie der Myelopoese. Auslöser sind Autoantikörper mit Spezifität gegen unbekannte Neutrophilenantigene. Die Erkrankung ist abzugrenzen gegenüber Autoimmunneutropenien meist älterer Kindern im Rahmen von Multisystemerkrankungen (Lupus erythematodes, rheumatoide Arthritis) oder in Verbindung mit weiteren Antikörpern gegen Erythrozyten und Thrombozyten.

■■■ **Neutropenie bei Virusinfektion.** Die häufigste Neutropenie im Kindesalter ist die Neutropenie bei Virusinfektion. Neben der toxischen Granulierung von Granulozyten kommt es aufgrund des induzierten Gewebeschadens zum vermehrten Verbrauch von Neutrophilen. Bei bakterieller Sepsis kann auch ein toxischer Knochenmarkschaden auftreten.

■■■ **Funktionelle Granulozytendefekte.** Funktionelle Granulozytendefekte sind Leukozyten-Adhäsionsdefekte, Chemotaxisdefekte wie beim Chediak-Higashi-Syndrom und die septische Granulomatose (▶ s. S. 280) als Defekt des oxidativen Metabolismus.

■■■ **Morphologische Auffälligkeiten der Granulozyten.** Morphologische Auffälligkeiten finden sich besonders im Rahmen von Infektionen. Neben toxischen Granulationen werden **Döhle-Körperchen** (fein blassblaue Einschlüsse) beobachtet. Bei der funktionell bedeutungslosen **Pelger-Huet-Kernanomalie** fehlt die Segmentierung der Kerne.

10.15 Histiozytäre Erkrankungen

Das Monozyten-Makrophagen-System (retikuloendotheliales System) hat seinen Ursprung im Knochenmark (◘ s. Abb. 10.1). Über den Blutweg gelangen die Monozyten in die Organe und übernehmen dort unter Wandlung ihrer Morphologie verschiedene Aufgaben als Gewebsmakrophagen (Histiozyten) wahr. Zu den Histiozyten zählen die Kupferschen Sternzellen in der Leber, die

Mikroglia im ZNS, die Langerhans-Zellen in der Haut und die Osteoklasten im Knochenmark. Normale histiozytäre Zellen lassen sich in 2 Gruppen unterteilen: antigen-präsentierende (dentritische) Zellen oder antigen-prozessierende Makrophagen. Während quantitative oder qualitative Veränderungen der Monozyten im Blut in der Regel belanglos sind, können reaktive oder maligne histiozytäre Erkrankungen schwere Krankheitsbilder darstellen. Die Langerhans-Zell-Histiozytose, eine Erkrankung der dendritischen Zellen, ist auf ▶ S. 353 beschrieben.

Die hämophagozytäre Lymphohistiozytose (HLH), eine Erkrankung der Makrophagen, ist durch eine Gewebsinfiltration morphologisch benigner Histiozyten mit Hämophagozytose und eine Infiltration reifer Lymphozyten gekennzeichnet. Neben autosomal-rezessiv vererbten primären Formen kann die HLH besonders bei immunkomprimitierten Patienten sekundär infektions-assoziiert auftreten. Klinische Symptome sind Fieber, Splenomegalie, Panzytopenie, Hypertriglyzeridämie und Hypofibrinogenämie. Ohne eine zunächst immunsuppressive Behandlung und spätere allogene Stammzelltransplantation verläuft die primäre HLH rasch tödlich.

Kernaussagen

— Quantitative und qualitative Defekte der weißen Blutzellen manifestieren sich vorwiegend als schwere rezidivierende bakterielle Infektionen. Gehäufte banale Infekte sind nicht typisch für eine »Abwehrschwäche«.
— Der therapeutische Einsatz von Wachstumsfaktoren wie G-CSF hat die Prognose von verschiedenen Formen der Granulozytopenien deutlich verbessert.
— Die erworbene aplastische Anämie hat bei immunsuppressiver Behandlung im Rahmen von Therapieoptimierungsstudien eine gute Prognose. Eine probatorische Steroidtherapie ist nicht indiziert.
— Erkrankungen des histiozytären Systems gehören zu den seltenen und zudem nicht einfach zu diagnostizierenden Krankheiten.

10.16 Erkrankungen der Milz

Die Milz ist ein lymphatisches und retikuloendotheliales Organ. Sie entfernt gealterte Zellen aus der Blutbahn und spielt eine wesentliche Rolle bei der Antigenpräsentation.

Bei Verlust der Milzfunktion durch Agenesie (u. U. in Verbindung mit Situs inversus und/oder Herzmissbildungen = Ivemark-Syndrom), vaso-okklusiven Krisen bei Sichelzellanämie oder Splenektomie kann es zu schwer verlaufenden bakteriellen Infektionen insbesondere mit Pneumokokken und *Haemophilus influenzae* kommen. Besonders gefährdet sind Kleinkinder, bei denen deshalb neben Impfungen gegen Pneumokokken und *Haemophilus influenzae* eine tägliche Penicillin-Prophylaxe indiziert ist.

Eine Splenomegalie findet sich im Kindesalter in erster Linie bei Infektionen mit Viren und Parasiten, hämatologischen Erkrankungen, rheumatoiden Systemerkrankungen und Thrombosen von Milzvene oder Pfortader. Als Hypersplenismus wird ein Zustand bezeichnet, bei dem es bei ausgeprägter Splenomegalie zum vermehrten Abbau von Blutzellen in der Milz kommt.

Merke

Bei funktioneller Asplenie besteht das Risiko einer Postsplenektomiesepsis lebenslang. Abgesehen von Impfungen gegen Pneumokokken und *Haemophilus influenzae* ist bei allen hochfieberhaften Infektionen sofort eine antibiotische Behandlung zu beginnen. Ein orales Antibiotikum (z. B. Cephalosporin der 3. Generation) gehört ins Reisegepäck jedes Patienten mit funktioneller Asplenie!

10.17 Thrombozytopenie und Thrombozytose

Thrombozytenwerte $< 130–150 \times 10^9$/l zeigen in jedem Lebensalter eine Thrombozytopenie an. Eine verlängerte Blutungszeit findet sich in der Regel erst bei Thrombozytenzahlen $< 70 \times 10^9$/l, Blutungen bei $< 20 \times 10^9$/l und lebensbedrohliche Blutungen bei $< 5 \times 10^9$/l. Die automatisierte Zählung der Thrombozyten wird bei Werten $< 30 \times 10^9$/l ungenau, so dass eine mikroskopische Bestimmung angezeigt ist. Ursächlich für eine Thrombozytopenie kann eine Produktionsstörung, häufiger jedoch ein Verbrauch und selten eine Sequestrierung der Blutplättchen sein (◘ Tabelle 10.11).

Tabelle 10.11. Ursachen der Thrombozytopenie

1. Verringerte Produktion	Kongenital	– Thrombozytopenie mit fehlendem Radius – Erkrankungen mit primären Knochenmarkversagen (▶ Kapitel 10.1.11) – Bernard-Soulier Syndrom – May-Hegglin Anomalie – Wiskott-Aldrich Syndrom
	Metabolisch	– Methylmalonazidurie – ketotische Glyzinämie
	Erworben	– Aplastische Anämie (▶ Kapitel 10.1.12) – Knochenmarkinfiltration – Medikamente, Bestrahlung – Vitamin-B12-, Folsäure-Mangel (▶ Kapitel 10.1.4)
2. Vermehrter Verbrauch	Immunologisch	– Autoimmunthrombozytopenie (ITP) – Neonatale Alloimmunthrombozytopenie – Maternale Autoimmunthrombozytopenie – Medikamenten-induziert – Infektions-assoziiert
	Mechanisch	– Mikroangiopathie (hämolytisch-urämisches Syndrom) – Katheter, Prothesen – angeborene Herzfehler
	Verbrauch von Gerinnungsfaktoren	– Disseminierte intravaskuläre Gerinnung
3. Sequestration		– Hypersplenismus – Hypopthermie

Die kongenitale isolierte **Produktionsstörung** der Thrombopoese geht mit Skelettanomalien der oberen Extremität **(Thrombozytopenie mit fehlendem Radius)** einher. Thrombozytopenien finden sich auch bei Erkrankungen mit Thrombozytenfunktionsstörungen wie dem Bernard-Soulier Syndrom (▶ s. S. 321), der May-Hegglin Anomalie (Riesenthrombozyten, Einschlusskörperchen in Granulozyten) und dem Wiskott-Aldrich-Syndrom (▶ s. S. 278).

▪▪▪ **Immunthrombozytopenien.** Immunthrombozytopenien finden sich besonders in der Neonatalperiode und im Kleinkind- und frühen Schulalter. Bei der **Alloimmunthrombozytopenie des Neugeborenen** liegt eine Immunisierung der Mutter gegen Thrombozytenantigene des Kindes, in 80% der Fälle gegen HPA-1a (HPA = human platelet antigen), vor (▶ S. 87). Da Thrombozyten des Feten schon früh in der Schwangerschaft in den mütterlichen Kreislauf übertreten können, ist bei einer Alloimmunthrombozytopenie im Gegensatz zur Rhesusinkompatibilität schon das erste Kind betroffen. Ca. 20% der Kinder erleiden eine Hirnblutung, oft schon in utero.

Die Therapie besteht aus der Transfusion mütterlicher Thrombozyten. Bei der **maternalen Autoimmunthrombozytopenie** lösen die gegen ubiquitäre Thrombozytenantigene gerichteten Antikörper der Mutter beim Kind eine weniger schwere Thrombozytopenie und Blutungsneigung aus.

> **Merke**
>
> Beim gesunden Neugeborenen mit Thrombozytopenie ist eine Alloimmunisierung der Mutter durch Typisierung der Thrombozytenantigene bei Vater, Mutter und Kind auszuschließen.

▪▪▪ **Autoimmunthrombozytopenie (ITP).** Die ITP des Kleinkinds ist eine häufige, postinfektiös auftretende und meist selbstlimitierende Erkrankung. Autoantikörper oder Immunkomplexe binden an Fc-Rezeptoren der Thrombozytenoberfläche. Die so opsonierten Thrombozyten werden nach Bindung an Fc-Rezeptoren der Makrophagen des retikuloendothelialen Systems schnell aus der Zirkulation entfernt. Thrombozytenproduktion und Megakaryozytenzahl im Knochenmark sind kompensatorisch gesteigert. Die unbeeinträchtigten Kinder fallen bei Thrombozytenwerten < 20×10^9/l durch Hämatome, Petechien und Schleimhautblutungen auf. Hirnblutungen werden selten bei 0,5–1 % der Kinder beobachtet. Der Untersuchungsbefund ist abgesehen von Blutungszeichen unauffällig. Rotes und weißes Blutbild zeigen altersentsprechende Normwerte. Die Diagnose ITP ist nach Beurteilung von Klinik und Blutbild in der Regel eine Ausschlussdiagnose. Bei Blutungen, die meist mit einer Thrombozytenzahl von ca. 10×10^9/l einhergehen, ist eine i. v. Behandlung mit Immunglobulinen indiziert. Die infundierten Immunglobuline binden ebenfalls an die Fc-Rezeptoren der Makrophagen und führen so kompetitiv und kurzfristig zum Thrombozytenanstieg. Als Alternative zu Immunglobulinen können auch Steroide eingesetzt werden. Vor Steroidgabe ist jedoch zum definitiven Ausschluss einer akuten lymphatischen Leukämie (ALL) eine Knochenmarkuntersuchung obligat, da eine Steroidmonotherapie bei ALL eine Remission, aber keine Heilung induzieren kann. Eine Spontanheilung der ITP ist bei 80–90 % der Kinder innerhalb von 6 Monaten zu erwarten. Chronische Verläufe (> 6 Monate), auch als Morbus Werlhof bezeichnet, finden sich besonders bei adoleszenten Mädchen. In diesen Fällen kann eine Splenektomie oder immunsuppressive Therapie indiziert sein.

Thrombozytosen, nicht selten > 1×10^{12}/l (1 Mio/μl), treten reaktiv bei Infektionen, Trauma, Autoimmunerkrankungen oder Medikamentengabe (Steroide) auf. Sie haben im Kindesalter im allgemeinen keinen Krankheitswert und bedürfen keiner Therapie.

10.18 Funktionsstörungen der Thrombozyten

■■■ **Angeborene Membrandefekte.** Angeborene Membrandefekte führen ab dem Kleinkindesalter zu vermehrten Hämatomen und Ecchymosen nach geringfügigem Trauma, Epistaxis, Schleimhautblutungen und Menorrhagien. Die konservative Therapie steht immer im Vordergrund. Thrombozytentransfusionen (möglichst HLA-identisch wegen der Gefahr der Alloimmunisierung) können lebensrettend sein.

Bei der Thrombasthenie Glanzmann-Naegeli ist der Komplex Glykoprotein (GP) IIb-IIIa, bei dem ebenfalls autosomal-rezessiv vererbten Bernard-Soulier-Syndrom der Komplex GP Ib-IX verringert. Letztere Erkrankung zeigt auch große, morphologisch auffällige Thrombozyten und eine Thrombozytopenie. **Störungen der Granulierung** (storage pool defect) verursachen leichte Blutungsneigungen. Beim Hermansky-Pudlack-Syndrom sind die dichten Granula vermindert. Neben der moderaten Blutungsneigung besteht ein okulo-kutaner Albinismus und eine Ablagerung von Ceroid-Pigment in Makrophagen.

■■■ **Erworbene Defekte der Thrombozytenfunktion.** Erworbene Defekte der Thrombozytenfunktion sind oft mit Thrombozytopenie und Veränderungen der plasmatischen Gerinnung vergesellschaftet, so dass die relative Bedeutung der einzelnen Komponenten in der Pathogenese der Blutungsneigung schwer zu gewichten ist. Nierenversagen, Lebererkrankungen, chronische Hypoglykämie und Medikamente (Acetylsalicylsäure, Indomethacin, Phenylbutazon, β-Lactam Antibiotika, Penicilline, Cephalosporine, Dextran, Heparin, Valproat) können ursächlich sein.

10.19 Plasmatische Gerinnungsstörungen

Wesentliche Voraussetzung für die Blutstillung sind Thrombozytenadhäsion und -aggregation einerseits und die Bildung eines Fibrinnetzwerks andererseits. Eine fehlerhafte Fibrinbildung findet sich bei Störungen der plasmatischen Gerinnung (Koagluopathien). Während Thrombozytopenie oder -pathie durch Hämatome, Petechien und Schleimhautblutungen charakterisiert sind, zeichnen sich plasmatische Gerinnungsstörungen durch eine Tendenz zu Nachblutungen bei Verletzungen, Operationen und Zahnextraktionen, ausgedehnte Blutungen in große Gelenke und Muskeln sowie flächenhafte Einblutungen aus.

Hämophilie A und B

■■■ **Ätiolgie und Pathogenese.** Der Hämophilie A und B liegen Mutationen in den x-chromosomalen Genen für Faktor VIII bzw. IX mit entsprechend fehlender Gerinnungsaktivität zugrunde. Die Erkrankungen werden x-chromosomal-rezessiv vererbt und betreffen mit Ausnahmen nur Knaben. In 30 % der Fälle liegen Neumutationen vor. Die Hämophilie A zeigt eine Häufigkeit von 1/10.000 Knaben, die Hämophilie B 1/50.000. Der Schweregrad der Hämophilie wird je nach Faktoraktivität in eine leichte (Faktoraktivität 5–30 %), mittelschwere (1–5 %) und schwere Form (0–1 %) unterteilt.

■■■ **Klinik.** Schwere Formen können schon in der Neonatalperiode durch Hirnblutung oder Blutung bei Zirkumzision auffallen. Anderenfalls treten meist ab dem Krabbelalter erste Symptome mit Blutungen in Gelenke und aus Mund- oder Zungenläsionen auf. Bei älteren Kindern stehen wiederholte Blutungen in Knie-, Fuß- und Ellbogengelenke, in die Muskulatur des Ileopsoas und die Flexorengruppe am Unterarm (Kompartment Syndrom) sowie Hirnblutungen und Hämaturie im Vordergrund.

■■■ **Therapie und Verlauf.** Um spätere Kontrakturen zu vermeiden ist ein Hämarthros sofort mit einer i. v. Substitution des fehlenden Faktors zu behandeln. Neben Plasmaprodukten stehen gentechnisch hergestellte Konzentrate zur therapeutischen oder prophylaktischen Gabe (Heimbehandlung) zur Verfügung. Die Höhe der in vivo angestrebten Faktorkonzentration und die Dauer der Behandlung sind von der Art der zu behandelnden Blutung abhängig. Virusinfektionen und die Bildung von neutralisierenden Antikörpern (Hemmkörpern) stellen die wesentlichen Risiken einer Faktorensubstitution dar. Bei leichter Hämophilie A (nicht B) kann die i. v. oder nasale Administration von DDAVP (= 1-Deamino-8-D-Arginin-Vasopressin, einem synthetischen Vasopressin-Analog) zu einem für kleinere Blutungen oder Eingriffe ausreichenden Anstieg der Faktor-VIII-Konzentration führen. Ähnlich wie für Faktor VIII und IX sind auch für jeden anderen Gerinnungsfaktor Mangelzustände bekannt.

Von-Willebrand-Jürgens-Syndrom

■■■ **Ätiologie und Pathogenese.** Die häufigste Gerinnungsstörung mit einer Prävalenz von 1% in der Bevölkerung ist das Von-Willebrand-Jürgens-Syndrom. Der Von-Willebrand-Faktor (vWF) ist ein multifunktionales Adhäsionsprotein, das an verschiedene Liganden des Plasmas und der subendothelialen Matrix bindet. vWF wird von der basolateralen Seite der Endothelzellen sezerniert und bindet an Glykoprotein Ib auf der Thrombozytenoberfläche, um so die Plättchenadhäsion und -aggregation zu initiieren. Gleichzeitig ist der vWF-Trägerprotein für Faktor VIII. Ein Mangel an vWF führt so auch zu einer verringerten Konzentration von Faktor VIII. Im Plasma zirkuliert der vWF in Form unterschiedlich großer Multimere. Das Gen, das für den vWF kodiert, ist sehr groß und posttranslationale Modifikationen sind zahlreich. Die resultierende Vielzahl der Defekte lässt sich laborchemisch und klinisch in 3 Hauptgruppen unterteilen (◘ Tabelle 10.12).

◘ **Tabelle 10.12.** Einteilung des Von-Willebrand-Jürgens-Syndroms

Typ 1	Verringerte Konzentration von vWF	80% der Patienten
Typ 2	Synthese von Mutanten des vWF mit Auffälligkeiten bei der Multimerisierung (Typ 2A), der Bindung an Thrombozyten (Typ 2B) oder Faktor VIII	20% der Patienten
Typ 3	Kompletter Mangel an vWF	Sehr selten

■■■ **Klinik.** Patienten mit Typ 1 und 2 des Von-Willebrand-Jürgens-Syndroms zeigen in erster Linie Schleimhautblutungen, Patienten mit Typ 3 einen der Hämophilie ähnlichen Blutungstyp.

■■■ **Diagnose.** Bei der sehr aufwendigen und u. U. schwierigen Diagnostik werden neben der Blutungszeit (verlängert) das Von-Willebrand-Antigen, der RistocetinCofaktor, die Faktor-VIII-Konzentration und die Multimere gemessen.

■■■ **Therapie und Verlauf.** Bei vielen Patienten kann bei kleineren Blutungen oder Operationen eine adäquate Blutstillung durch Gabe von DDAVP erreicht werden. Durch DDAVP kommt es zur Erhöhung der Serumkonzentration von vWF und Faktor VIII (vermutlich Freisetzung aus Endothelzellen). Bei schweren Blutungen ist eine Substitution mit Plasmaprodukten notwendig. Adjuvant wird mit antifibrinolytischen Substanzen (Tranexamsäure, Aminokapronsäure) behandelt.

Verbrauchskoagulopathie

Zu den erworbenen Koagulopathien gehört die Verbrauchskoagulopathie, die im Kindesalter meist generalisiert und akut verläuft. Auslöser sind in erster Linie bakterielle (z. B. Meningokokken) oder virale (Varizellen, Hepatitis, Zytomegalie) Sepsiserkrankungen. In der Labordiagnostik spiegelt sich der Verbrauch von Gerinnungsfaktoren und die Fibrinolyse (verlängerte PTT, Erniedrigung von Quickwert, Antithrombin III, Plasminogen, Thrombozytopenie, Fibrinspaltprodukte) wider. Die Therapie besteht aus der Substitution von Gerinnungsfaktoren, die Antikoagulation mit Heparin ist umstritten.

Vitamin-K-Mangel

Ein Vitamin-K-Mangel außerhalb der Neonatalperiode (▶ s. S. 88, S. 128) wird meist durch eine Malabsorption (Zöliakie, Morbus Crohn, Mukoviszidose, Gallengangsatresie oder andere Gründe der biliären Obstruktion) verursacht. Unter den vitamin-K-abhängigen Faktoren fällt zuerst Faktor VII (niedriger Quick), dann die Faktoren II, IX und X (verlängerte PTT) ab. Therapie der Wahl ist die Vitamin K Substitution p.o. oder s.c., bei der i.v. Gabe sind (selten) anaphylaktische Reaktionen beobachtet worden. Bei schwerer Lebererkrankung sind (mit Ausnahme von Faktor VIII und vWF) alle Faktoren erniedrigt.

10.20 Thrombophilie

Thromboembolische Komplikationen im Kindesalter sind insgesamt selten. Sie finden sich am häufigsten bei Säuglingen und Adoleszenten. Bei der Mehrzahl der Kinder mit venösen thromboembolischen Komplikationen bestehen schwerwiegende Erkrankungen mit mehr als einem Risikofaktor für die Entstehung einer Thrombose. Die häufigste direkte Ursache für Thromboembolien ist ein zentraler Venenkatheter.

Therapeutisch stehen wie auch im Erwachsenenalter eine Therapie mit Heparin, die orale Antikoagulation und eine Thrombolyse-Behandlung zur Verfügung. Da größere klinische Studien bisher fehlen, wird die Therapie meist individuell gestaltet. Die Behandlung sollte Spezialisten überlassen werden.

■■■ **Angeborene Störungen.** Unter den angeborenen Störungen mit einem erhöhten Risiko für Thromboembolien ist der Heterozygotenstatus für Faktor-V-Leiden am häufigsten. Die zugrundeliegende Punktmutation im Faktor-V-Gen bedingt eine Resistenz des aktivierten Faktor V gegenüber dem Abbau durch aktiviertes Protein C (APC-Resistenz). Bei großen regionalen Schwankungen findet sich die Faktor-V-Leiden-Mutation bei ca. 5 % der Bevölkerung und bei 20 % unselektionierter Patienten mit Thrombosen. Die zweithäufigste angeborene Störung mit Thrombophilie ist die Prothrombinmutante (FII 20210A). Die selteneren quantitativen und qualitativen Mängel von Antithrombin III, Protein C und Protein S entsprechen unterschiedlichen molekularen Defekten. Die Therapie erfolgt wie bei den erworbenen Störungen.

10.21 Vasopathien

Zu den vaskulären Erkrankungen, die mit Blutungsneigung einhergehen, gehören seltene angeborene Krankheitsbilder wie die Teleangiektasia hereditaria (M. Rendu-Osler) (Verminderung von Muskelzellen und elastischen Fasern in teleangiektatischen Gefäßen) und das Ehlers-Danlos-Syndrom (Kollagenstoffwechselstörungen). Sehr viel häufiger sind erworbene Vaskulitiden wie die Purpura Schönlein-Henoch und das mukokutane Lymphknotensyndrom (Kawasaki Syndrom).

Erworbene Vaskulitiden

■■■ **Purpura Schönlein-Henoch.** Die Purpura Schönlein-Henoch ist eine generalisiert verlaufende, schubartige Vaskulitis der kleinen und mittleren Gefäße. Die Genese dieser relativ häufigen Erkrankung im Klein- und Schulkindesalter ist unklar. Typisch sind makulöse und papulöse Effloreszenzen sowie purpuraförmige Hautblutungen besonders an der Streckseite der unteren Extremität (◘ Abb. 10.13). Unterschiedliche Gelenke

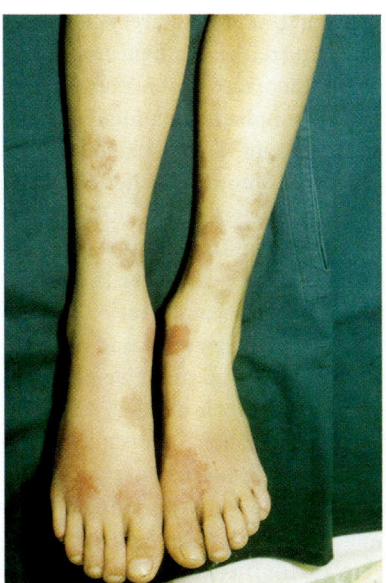

◘ Abb. 10.13. **Purpurförmige Hautblutungen** an den Streckseiten der unteren Extremität bei Purpura Schönlein-Henoch

können mit schmerzhafter Schwellung und Bewegungseinschränkung betroffen sein (Purpura rheumatica). Die Vaskulitis der Mesenterialgefäße verursacht kolikartige Bauchschmerzen und kann zu blutigen Stühlen und Invagination führen (Purpura abdominalis). Eine Nierenbeteiligung (Schönlein-Henoch-Nephritis) ist bei der Hälfte der Patienten nachweisbar (▶ s. S. 512). Ein zerebraler Befall (Purpura cerebralis) ist selten. Die selbstlimitierende Erkrankung bedarf in der Regel keiner Therapie. Bei Abdominalkoliken wird mit Steroiden behandelt. Für die Prognose ist im Wesentlichen der Verlauf der Nierenbeteiligung entscheidend.

Bei der Purpura fulminans kommt es zu plötzlichen flächenhaften Hautblutungen, die mit einer lebensbedrohlichen Schocksymptomatik einhergehen können und über ein Blasenstadium in flächenhafte Nekrosen übergehen. Die Purpura necroticans ist eine leichtere Verlaufsform der Purpura fulminans mit spontan abheilenden Haut- und Weichteilnekrosen.

■■■ **Mukokutanes Lymphknotensyndrom (Kawasaki-Syndrom).** Das mukokutane Lymphknotensyndrom (Kawasaki-Syndrom) ist eine akut verlaufende Entzündung mit Multiorganbefall und Vaskulitis. Bei unklarer Ätiologie sind in erster Linie Kinder in den ersten beiden Lebensjahren betroffen. Die 6 klinischen Hauptsymptome sind: Hohes Fieber über 5 Tage, Hautveränderungen an den Extremitäten (Palmar- und Plantarerythem, später Schuppung der Fingerspitzen), Exanthem am Stamm, hochrote Lippen mit Enanthem und Erdbeerzunge, Konjunktivitis und zervikale Lymphadenopathie. Ein komplettes Kawasaki-Syndrom kann diagnostiziert werden, wenn mindestens 4 Hauptsymptome und der Nachweis von Koronaraneurysmen vorliegen. Die klinischen Begleitsymptome des Magen-Darm-Trakts (Erbrechen, Enteritis), der Gelenke (Schwellung), der Leber (Erhöhung der Transaminasen), der Niere (Leukozyturie, Proteinurie), des ZNS (Meningismus, Pleozytose) und des Herzens (Myokarditis, Perikarditis) sind meist weniger ausgeprägt. Laborchemisch zeigen sich deutliche Entzündungszeichen mit stark erhöhter Blutsenkungsgeschwindigkeit, Leukozytose, Thrombozytose und Anämie. Die Behandlung besteht aus einer Immunglobulingabe 2 g/kg einmalig kombiniert mit Azetylsalizylsäure 30–50 mg/kg bis zur Entfieberung, anschließend 5 mg/kg bis Echokardiographie und Laborwerte unauffällig sind. Die Prognose wird im Wesentlichen von der Hauptkomplikation, der Ausbildung von Aneurysmen der Koronararterien bestimmt, die sich sich bei einem Teil der Patienten nicht zurückbilden, sondern zu Stenosen führen.

10.22 Transfusionstherapie

Die Transfusion von Blutbestandteilen ist ein wesentlicher Bestandteil der hämatologischen und onkologischen Therapie. Blutkomponenten werden aus Vollblutspenden (mit nachfolgender Separierung von Erythrozyten, Thrombozyten und Plasma) oder mittels Zellseparatoren (Gewinnung von Erythrozyten, Thrombozyten, Granulozyten oder Plasma) gewonnen. Erythrozytenpräparate enthalten in der Regel 250 ml und haben einen Hämatokrit von 60–75 %. Sie sind bei 4 °C in Blutkühlschränken rüttelfrei zu lagern. Die Temperatur soll auch während des Transports zwischen +1 °C und +10 °C liegen (Kühlkette!). Thrombozytenkonzentrate (TK) werden aus Vollblutspenden (Einzelspender-TK, Pool-TK) oder durch Thrombozytapherese hergestellt. Ein Einzelspender-TK enthält 60–80 × 10^9 Thrombozyten in etwa 40–80 ml Plasma. Es entspricht etwa $\frac{1}{4}$ bis $\frac{1}{6}$ der therapeutischen Dosis für einen Erwachsenen. Deshalb werden sogenannte Pool-TK durch das Zusammenführen von 4–6 Einzelspender-TK hergestellt. Apherese-TK enthalten in der Regel 200–400 × 10^9 Thrombozyten eines Einzelspenders in etwa 200–300 ml Plasma. Da das Apherese-TK nur das Infektions- und Immunisierungsrisiko eines Spenders hat, ist es einem Pool-TK vorzuziehen. Thrombozytenpräparate werden bei 22 °C aufbewahrt. Für ein optimales Transfusionsergebnis, ist eine möglichst kurze Lagerungsdauer anzustreben. Zwischenlagerungen sind nur unter kontinuierlicher Bewegung auf einem Rüttler möglich.

Alle Erythrozyten- und Thrombozytenkonzentrate werden in den Blutbanken in meist funktionell geschlossenen Systemen (inline-Filtration) leukozytendepletiert. Durch die Leukozytendepletion wird das Risiko einer Immunisierung gegen Leukozytenantigene (HLA-Antigene) stark reduziert und die Übertragung zellständiger Viren, wie z. B. CMV, HHV-8 und HTLV-I/II weitgehend verhindert. Nach derzeitigem wissenschaftlichen Kenntnisstand ist die Leukozytendepletion zur Prävention der transfusionsassoziierten CMV-Infektion der Testung von Blutspendern gleichwertig. Mit Einführung der Leukozytendepletion können CMV-negative immundefiziente Patienten Erythrozyten und Thrombozytenkonzentraten CMV-positiver Spender erhalten.

10.22 · Transfusionstherapie

Die Transfusion kontaminierender vermehrungsfähiger, immunkompetenter T-Lymphozyten kann bei immunkompromittierten Patienten zu einer tödlich verlaufenden Graft-versus-Host-(GvH-)Erkrankung führen. Bei kompatibler HLA-Konstellation, vor allem bei Blutsverwandten, kann in seltenen Fällen eine GvH auch ohne Immunsuppression auftreten. Die Proliferation der T-Zellen und damit die GvH Erkrankung kann durch Bestrahlung der Blutprodukte mit 30 Gy verhindert werden. Bestrahlte zelluläre Blutprodukte erhalten daher alle Frühgeborenen, Neugeborene bei Verdacht auf Immundefizienz, Kinder mit schwerem Immundefektsyndrom, Kinder mit Immunsuppression bei zytostatischer Therapie und Patienten mit gerichteten Blutspenden von Blutsverwandten.

Die gerichtete Familienspende wird (auch bei gleicher Blutgruppe und CMV-Negativität) nach den Richtlinien des Bundesgesundheitsamts aufgrund des im Vergleich zum freiwilligen Spender angenommenen erhöhten Infektionsrisikos nicht empfohlen. Zusätzlich ist bekannt, dass bei allogener Stammzelltransplantation eine vorausgegangene Transfusion vom HLA-ähnlichen Familienspender zur Verhinderung des Engraftments führen kann. Eigenblutspenden können bei hämatologisch gesunden jugendlichen Patienten vor elektiver Operation sinnvoll sein.

In Deutschland wird im Allgemeinen bei Transfusion von Erythrozyten- und Thrombozytenpräparaten freiwilliger Spender das Risiko für eine **transfusionsbedingte Infektion** mit HIV mit 1 : 1 Mio und mit einem der Hepatitis-Viren mit 1 : 50.000 angegeben. Das Infektionsrisiko nach Transfusion von Präperaten mit Einzelfaktoren, Immunglobulinen oder Albumin ist gering, aber nicht null.

Akute Transfusionsreaktionen wie eine **allergische Reaktion** auf lösliche Plasmabestandteile mit Urtikaria, Bronchospasmus oder anaphylaktische Reaktion sind nicht selten. Eine **febrile Reaktion** als Antwort auf lösliche Zytokine (IL-1β, IL-6, Il-8 und TNF) im Plasma findet sich bei bis zu 30 % aller Thrombozytentransfusionen.

G-CSF mobilisierte Granulozyten gesunder Spender können durch Zytapherese gewonnen werden und nach Transfusion bei Patienten mit schwerer Neutropenie und lebensbedrohlichen Infektionen kurzfristig zum Granulozytenanstieg führen. **Fresh frozen Plasma (FFP)** enthält nach Auftauen keine intakten zellulären Bestandteile, so dass weder die Bestrahlung noch ein Leukozytenfilter notwendig sind.

> **Merke**
>
> Aus Sicherheitsgründen erhalten in vielen Kliniken alle onkologisch/hämatologischen Patienten, bestrahlte Blutprodukte.

> **Kernaussagen**
>
> - Die Betreuung von Hämophilie-Patienten erfordert Ärzte mit ausgezeichnetem Fachwissen und großem Engagement.
> - Die Autoimmunthrombozytopenie (ITP) ist eine häufige, meist selbst limitierende Krankheit im Kindesalter. Thrombozytosen bei Kindern sind im Allgemeinen reaktiv und bedürfen keiner Therapie.
> - Ein entscheidender Faktor für die Prognose der Verbrauchskoagulopathie ist die frühe Diagnostik und die jeweils richtige Interpretation der Laborbefunde. Im Zweifelsfall immer einen Hämostaseologen zur aktiven Mitarbeit bitten.
> - Unter den Vasopathien wird das Kawasaki-Syndrom wegen seiner Seltenheit oft spät erkannt, wodurch sich die Prognose verschlechtern kann.

Fallbeispiel 10.1

Anamnese. Ein 16 jähriger Knabe wird wegen Anämie trotz wiederholter Eisentherapie vorgestellt.
Befunde. Der Untersuchungsbefund ist abgesehen von Blässe bemerkenswert für eine fehlende Pubertätsentwicklung. Das Blutbild zeigt eine Hämoglobinkonzentration von 9,5 g/dl, MCV 62 fl, Retikulozytenzahl 1 ‰. Weißes Blutbild und Thrombozytenzahl liegen im Normbereich. Im Blutausstrich findet sich eine ausgeprägte Hypochromie der Erythrozyten. Die Hämocult-Untersuchung zeigt Blut im Stuhl. Auf genauere Befragung gibt der Junge an, häufiger Bauchschmerzen zu haben. In der Endoskopie und Histologie wird ein Morbus Crohn nachgewiesen.
Diagnose. Morbus Crohn mit Eisenmangelanämie und Entwicklungsverzögerung.

Fallbeispiel 10.2

Anamnese. Ein fünfzehn Monate altes Mädchen wird zur Impfung vorgestellt. Schon der Arzthelferin fällt die extreme Blässe des Kindes auf. Die Mutter erklärt, ihre Tochter sei wie sie selbst ein blasser nordischer Typ.

Befunde. Der Untersuchungsbefund des munteren und altersgerecht entwickelten Kindes ist abgesehen von einer leichten Tachykardie und einem 2/6 Systolikum mit p. m. über Erb unauffällig. Im Blutbild finden sich Hb 4,5 g/dl, MCV 79 fl, Retikulozyten 15 ‰ (normozytäre Anämie mit – für das Ausmaß der Anämie– zu niedrigen Retikulozytenzahl). Weißes Blutbild mit Differenzierung, Thrombozytenzahl und Mikroskopie des Blutausstrichs ergeben Normwerte. Die Impfung wird verschoben, am Folgetag ist die Retikulozytenzahl auf 70 ‰ angestiegen.
Diagnose: Transitorische Erythroblastopenie
Therapie und Verlauf: Unter der Diagnose transitorische Erythroblastopenie des Kindesalters wird der weitere Verlauf beobachtet. In den folgenden Wochen kommt es zur Normalisierung des Blutbilds, die Impfung wird nachgeholt.

Fallbeispiel 10.3

Anamnese. Ein 5 jähriger Junge nigerianischer Abstammung mit bekannter homozygoter Sichelzellerkrankung (90 % HbS, 8 % HbF, 2 % HbA$_2$) zeigte bisher einen recht blanden klinischen Verlauf mit nur 3 stationären Aufenthalten wegen vaso-okklusiver Schmerzkrisen. Der Junge ist gegen Pneumokokken und *Haemophilus influenzae* geimpft und nimmt seine tägliche Penicillin-Prophylaxe (250 mg morgens und abends) gewissenhaft. An seinem 5. Geburtstag fällt ihm morgens beim Zähneputzen plötzlich die Zahnbürste aus der rechten Hand. Die Mutter findet das verstörte, weinende Kind auf dem Fußboden. Die sofortige Klinikeinweisung erfolgt.
Befunde. 5 jähriger Junge in reduziertem Allgemeinzustand mit Lähmung der rechten Körperhälfte. Das notfallmäßig durchgeführte MRT zeigt einen Verschluss der Arteria carotis interna links.
Diagnose. Verschluss der Arteria carotis interna links mit Lähmung der rechten Körperhälfte.
Therapie und Verlauf. Innerhalb der nächsten Stunden wird ein Teilaustausch des Blutvolumens durchgeführt, um die HbS-Konzentration unter 30 % zu senken. Durch intensive Rehabilitation bessert sich die Hemiparese. Da die Gefahr eines erneuten ZNS-Infarkts in den kommenden Jahren sehr hoch ist, wird der Junge in ein Transfusionsprogramm aufgenommen. Die allogene Stammzelltransplantation von der HLA-identischen heterozygoten Schwester (35 % HbS, 62 % HbA, 2 % HbA$_2$, 1 % HbF) wird angestrebt.

Fallbeispiel 10.4

Anamnese. Ein 7 jähriger Junge wird von der Sportlehrerin in der Klinikambulanz vorgestellt. Bei multiplen Hämatomen an Beinen, Armen und auf dem Rücken des Kindes äußert die Lehrerin den Verdacht auf Kindesmisshandlung.
Befunde. Die klinische Untersuchung zeigt auch Mundschleimhautblutungen (sehr ungewöhnlich bei Kindesmisshandlung). Im Blutbild findet sich eine Thrombozytenzahl von 5×10^9/l. Das rote und weiße Blutbild und die Mikroskopie des Blutausstrichs sind unauffällig.
Diagnose. Autoimmunthrombozytopenie
Therapie und Verlauf. Die Eltern des Kindes werden über die Diagnose Autoimmunthrombozytopenie (ITP) informiert. Nach einer einmaligen Gabe von Immunglobulin i. v. kommt es zum raschen Anstieg der Blutplättchen gefolgt von einer Spontanheilung. Der Junge nimmt weiterhin am Sportunterricht teil.

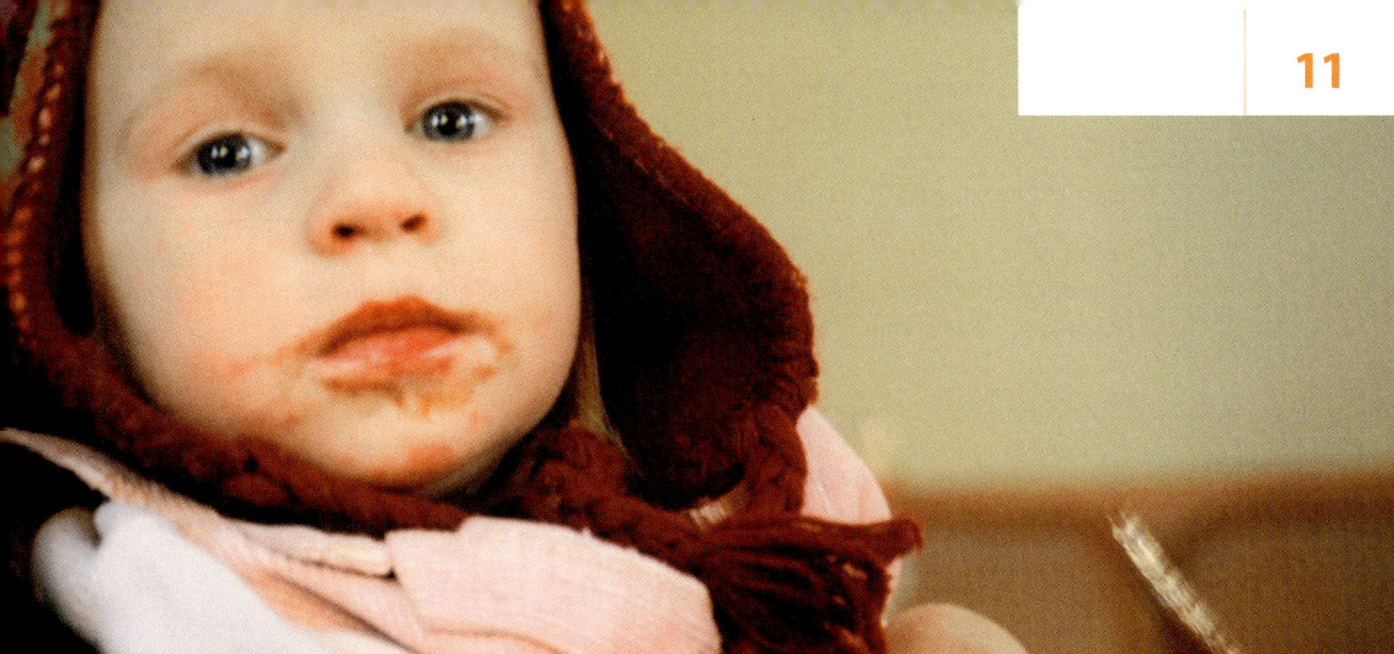

11 Krebserkrankungen

C. Niemeyer

Kinder und Jugendliche mit bösartigen Erkankungen haben heute bei optimaler Therapie eine große Chance auf Heilung ihrer Erkrankung. Die in nur wenigen Jahrzehnten ganz erheblich verbesserte Prognose verdanken wir den Erfolgen der Grundlagenforschung, den konsequent verfolgten klinischen Behandlungsstudien sowie der intensiven Betreuung in spezialisierten Behandlungszentren für Kinder mit Krebserkrankungen.

11 Krebserkrankungen (Übersicht)

11.1 Grundlagen und allgemeine Prinzipien onkologischer Therapie – 329

11.2 Leukämien – 333

11.3 Non-Hodgkin-Lymphome (NHL) – 339

11.4 Hodgkin-Lyphome – 340

11.5 Tumoren des Zentralen Nervensystems (ZNS) – 340

11.6 Retinoblastom – 344

11.7 Weichteilsarkome – 345

11.8 Maligne Knochentumoren – 345

11.9 Neuroblastom – 348

11.10 Nierentumoren – 350

11.11 Keimzelltumoren – 352

11.12 Lebertumoren – 352

11.13 Langerhanszell-Histiozytose – 353

11.14 Seltene Tumoren – 353

11.1 Grundlagen und allgemeine Prinzipien onkologischer Therapie

> An Krebs erkrankte Kinder und Jugendliche haben heute mit adäquater Behandlung eine hohe Heilungswahrscheinlichkeit. Voraussetzung für diese günstige Prognose sind die Diagnostik und Therapie innerhalb klinischer Studien an spezialisierten pädiatrisch-onkologischen Zentren. Einer von 1000 jungen Erwachsenen ist heute ein Überlebender einer Krebserkrankung im Kindes- oder Jugendalter. Mögliche Spätfolgen der Behandlung rücken daher zunehmend in den Mittelpunkt von Therapie und Nachsorge.

■■■ **Epidemiologie.** Jährlich erkranken 15 von 100.000 Kindern unter 15 Jahren an Krebs. In Deutschland sind dies 1700 Neuerkrankungen pro Jahr. Die Inzidenz der Krebserkrankungen ist im ersten Lebensjahr am höchsten und fällt bis zum Alter von 6 Jahren kontinuierlich ab, um bis in das Adoleszentenalter konstant zu bleiben. Dabei zeigen die einzelnen Erkrankungen recht unterschiedliche Altersgipfel (◘ Tabelle 11.1). Durch die Meldung aller pädiatrisch-onkologischer Patienten an das Kinderkrebsregister in Mainz stehen für Deutschland gute epidemiologische Daten zur Verfügung. Die häufigsten Krebserkrankungen bei Kindern und Jugendlichen sind Leukämien und Lymphome, gefolgt von ZNS-Tumoren (◘ Abb. 11.1). Karzinome, d.h. epitheliale Tumoren der Haut und Schleimhäute, welche bei Erwachsenen über 80 % aller Krebserkrankungen ausmachen, sind mit weniger als 1 % bei Kindern und Jugendlichen selten.

■■■ **Pathogenese.** Genetische Faktoren und damit familiäre Häufungen spielen in der Pathogenese der Krebserkrankungen bei Kindern und Jugendlichen eine große Rolle. So sind z. B. beim Li-Fraumeni-Syndrom Mammakarzinome junger Frauen mit Weichteilsarkomen, Osteosarkomen, Hirntumoren, akuten Leukämien oder dem Adrenokortikalen Karzinom im Kindesalter assoziiert. Die Mehrzahl der betroffenen Patienten mit Li-Fraumeni-Syndrom hat in dem väterlichen oder mütterlichen Allel eine Keimbahnmutation im p53 Gen und erwirbt in den Krebszellen im anderen Allel eine zweite, somatische p53 Mutation (Zwei-Mutationen-Theorie nach Knudson). Auch Keimbahnmutationen in anderen Tumor-Suppressor-Genen sind assoziiert mit einer erhöhten Inzidenz bestimmter Krebserkrankungen im Kindesalter (◘ Tabelle 11.2). Daneben haben Patienten mit angeborenen DNA-Reparaturdefekten (z. B. Fanconi-Anämie, Ataxia teleangiectatica) oder Immundefekten (z. B. Wiskott-Aldrich-Syndrom) ein erhöhtes Risiko an Leukämien, Lymphomen oder anderen Tumoren zu erkranken. Kinder mit Down-Syndrom erkranken 20 mal häufiger an akuten Leukämien als Kinder ohne Down-Syndrom. Neoplasien können auch in Anlagestörungen entstehen, z. B. Dysgerminome in Gonadendysgenesien, Nephroblastome (Wilms-Tumoren) in Nephrogeneseresten der Niere.

Die Bedeutung exogener Faktoren in der Pathogenese der Krebserkrankungen im Kindes- und Jugendalter ist, abgesehen von Hepatitis B beim hepatozellulärem Karzinom und Exposition von Strahlen- oder Chemotherapie

◘ **Tabelle 11.1. Altersmedian** für die häufigsten Einzeldiagnosen der Krebserkrankungen bei Kindern und Jugendlichen unter 15 Jahren

Einzeldiagnose	Altersmedian (Jahre)
Retinoblastom	1,3
Hepatoblastom	1,4
Neuroblastom	1,4
Nephroblastom	2,9
Ependymom	3,6
Akute lymphatische Leukämie (ALL)	4,7
Rhabdomyosarkom	5,2
Akute myeloische Leukämie (AML)	5,8
Primitive neuroektodermale Tumoren im ZNS	6,0
Keimzelltumoren	6,3
Astrozytom	6,8
Non-Hodgkin-Lymphom	8,6
Ewing-Sarkom	11,0
Osteosarkom	11,8
Morbus Hodgkin	12,0

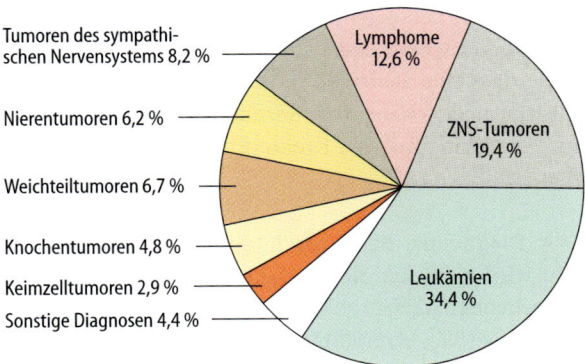

◘ **Abb. 11.1. Relative Häufigkeit maligner Erkrankungen** bei Kindern unter 15 Jahren nach Diagnosegruppen

◘ **Tabelle 11.2.** **Syndrome mit Keimbahnmutationen,**
die mit Krebserkrankungen im Kindes- und Jugendalter assoziiert sind

Syndrome	Gen mit Keimbahnmutation	Assoziierte Krebserkrankung
Retinoblastom	RB1	Retinoblastom, Pinealoblastom, Sarkome
Li-Fraumeni Syndrom	p53	Sarkome, Hirntumoren, adrenokortikales Karzinom, Leukämien, Lymphome, Osteosarkom, Mammakarzinom
Denys-Drash Syndrom	WT1	Nephroblastom (Wilms-Tumor)
Neurofibromatose Typ 1	NF1	Optikusgliom, Astrozytom, Glioblastom, Sarkome, maligner Nervenscheidentumor
von Hippel-Lindau Syndrom	VHL	Nierenzellkarzinom, Hämangioblastom, Retinoangiom, Phäochromozytom
Adenomatöse Polyposis Coli	APC	Hepatoblastom, Kolonkarzinom, Hirntumoren
Multiple endokrine Neoplasie Typ 2	RET	Phäochromozytom, Schilddrüsenkarzinom

bei Zweiterkrankungen, wesentlich unklarer. Nach Daten des Kinderkrebsregisters in Mainz gibt es keine Hinweise, dass eine niedrigdosierte radioaktive Bestrahlung wie sie in der Nähe von Kernkraftwerken beobachtet wird die Häufigkeit von Krebserkrankungen im Kindesalter erhöht.

▪▪▪ **Diagnostik.** Bei Verdacht auf einen malignen Tumor wird zunächst die Ausdehnung des Prozesses mit bildgebenden Verfahren wie der Magnetresonanztomographie (MRT), Computertomographie (CT), Szintigraphie oder Positronenemissionstomographie (PET) exakt dargestellt. Nur bei Tumoren im Zentralnervensystem (ZNS) und sehr kleinen Tumoren außerhalb des ZNS wird im nächsten Schritt die komplette Entfernung des histologisch noch unbekannten Tumors angestrebt. Für alle anderen Tumoren gilt, dass zunächst eine Biopsie für diagnostische Zwecke durchgeführt wird. Diese Biopsie wird nach operativer Freilegung des zu biopsierenden Gewebes durchgeführt; Feinnadelbiopsien sind meist inadäquat, da zu wenig Gewebe gewonnen wird (Ausnahme: Schilddrüsentumoren). Das Biopsiematerial wird nicht nur (immun-)histologisch, sondern immer auch molekular- bzw. zytogenetisch untersucht. Die Einordnung und damit weitere Therapie eines Tumors ist ganz entscheidend von der An- bzw. Abwesenheit molekularer Marker abhängig. Für die molekular- bzw. zytogenetische Untersuchung muss ein Teil des Biopsats direkt nach Entnahme in flüssigem Stickstoff schockgefroren werden. Steht nach Biopsie ausschließlich formalinfixiertes Material zur Verfügung, können oft wesentliche prognostisch relevante und die Therapiestrategie bestimmende Untersuchungen nicht oder nur unvollständig durchgeführt werden. Aufgrund der sehr spezifischen und im Detail abgestimmten Diagnostik sind Kinder und Jugendliche mit Verdacht oder zum Ausschluss eines malignen Tumors schon zur Planung und Durchführung der Biopsie an ein pädiatrisch-onkologisches Zentrum zu überweisen. Eine enge Kooperation der beteiligten pädiatrisch-onkologischen Zentren mit Referenzeinrichtungen gewährleistet den notwendigen hohen diagnostischen Standard. Da die Tumormasse der meist schnell wachsenden Tumoren ein entscheidender prognostischer Parameter ist, muss diese Diagnostik ohne Verzögerung erfolgen.

Bei Leukämien und Lymphomen ist für die Zuordnung der Erkrankung neben zytologischen, zyto- und molekulargenetischen Untersuchungen auch die Charakterisierung der Oberflächenantigene der Leukämie- bzw. Lymphomzellen (Immunphänotypisierung) notwendig. Molekulare Marker oder die Immunphänotypisierung erlauben im Behandlungsverlauf den Nachweis der sogenannten minimalen Resterkrankung.

Bei einigen Tumoren können Immunmarker wie β-HCG bei Keimzelltumoren oder α-Fetoprotein beim Hepatoblastom in erhöhten Konzentrationen im Serum vor-

11.1 · Grundlagen und allgemeine Prinzipien onkologischer Therapie

liegen. Beim Neuroblastom findet sich stadienabhängig eine Erhöhung der Katecholaminmetaboliten wie Vanillinmandelsäure und Homovanilinsäure in Urin und Blut.

Bei der raschen Proliferation der Tumoren im Kindesalter ist im Gegensatz zu Karzinomen des Erwachsenenalters eine Früherkennung (Vorsorge) bisher nicht möglich.

▪▪▪ **Prognose.** Die Prognose eines Patienten mit einer Krebserkrankung wird zunächst durch die histologische Zuordnung der Erkrankung, die Anwesenheit spezifischer chromosomaler Veränderungen, die Tumormasse und das Auftreten von Metastasen bestimmt. Der Ausdehnungsgrad des Tumors wird im Staging festgelegt und im TNM-Schema (<u>t</u>umor, <u>l</u>ymph <u>n</u>ode, <u>m</u>etastasis) beschrieben. Daneben sind für die einzelnen Tumorentitäten unterschiedliche Stadieneinteilungen bekannt. ◘ Tabelle 11.3 gibt eine verallgemeinernde Übersicht einer oft angewandten Stadieneinteilung von I bis IV wieder.

Abgesehen von den obengenannten Faktoren ist die Geschwindigkeit des Ansprechens des Tumors oder der Leukämie auf die gewählte Therapie ein entscheidender prognostischer Faktor. Schnell ansprechende Erkrankungen zeigen generell eine bessere Prognose als langsam ansprechende. Wichtigster Prognosefaktor ist aber immer die Qualität der onkologischen Behandlung selbst.

▪▪▪ **Therapie.** Die Behandlung onkologischer Erkrankungen bei Kindern und Jugendlichen erfolgt in Deutschland, Österreich und einigen Zentren der Schweiz entsprechend den Therapiestudien der Gesellschaft für Pädiatrische Onkologie und Hämatologie (GPOH). Nur durch prospektive Therapiestudien können die hohen Heilungsraten (◘ Tabelle 11.4) gewährleistet und verbessert werden. Abgesehen von der Behandlung der akuten lymphatischen Leukämie (ALL), der häufigsten malignen Erkrankung im Kindesalter, liegt für jedes Krankheitsbild nur eine Therapiestudie vor. Die Behandlung erfolgt generell stratifiziert in Therapiegruppen entsprechend dem Risiko einen Rückfall zu erleiden. Sie stützt sich auf die drei Säulen Chemotherapie, Operation und Strahlentherapie.

Die rasche Proliferationsrate der Krebserkrankungen im Kindesalter gibt der chemotherapeutischen Behandlung einen besonderen Stellenwert, da die sich teilende Zelle allgemein empfindlicher für Zellgifte ist. In einem Therapiezyklus werden mehrere Zytostatika mit unterschiedlichem Wirkmechanismus und möglichst wenig überlappendem Nebenwirkungsspektrum kombiniert. Nach einer Erholungsphase kann erneut derselbe oder ein anderer Therapiezyklus appliziert werden.

Nach alleiniger kompletter Resektion solider Tumoren im Kindesalter und ohne Einsatz von Chemotherapie tritt in der Mehrzahl der Fälle später eine Metastasierung auf. Diese schon bei Diagnose anwesenden aber nicht erkannten »Mikrometastasen« können durch eine der Operation folgende zytostatische (adjuvante) Chemotherapie erfolgreich behandelt werden. Um den Effekt der chemotherapeutischen Behandlung mit Verkleinerung des Tu-

◘ **Tabelle 11.3. Klinische Stadieneinteilung solider Tumoren (allgemein)**

Stadium I	Tumor auf Ursprungsorgan begrenzt, komplett entfernt ohne mikroskopische Tumorreste
Stadium II	Tumor auf Ursprungsorgan begrenzt, mikroskopisch nicht komplett entfernt, und/oder lokaler Lymphknotenbefall
Stadium III	Tumor in Nachbarschaft eingewachsen, makroskopisch nicht komplett entfernt, und/oder regionaler Lymphknotenbefall
Stadium IV	Anwesenheit von Fernmetastasen

◘ **Tabelle 11.4. Geschätzte Überlebenswahrscheinlichkeit nach Diagnosen**
für Kinder und Jugendliche unter 15 Jahren

Diagnose	Wahrscheinlichkeit des Überlebens nach 5 Jahren (%)
Retinoblastom	97
Hodgkin Lymphom	94
Nephroblastom	86
Keimzelltumoren	83
Non-Hodgkin-Lymphom	79
Akute lymphatische Leukämie (ALL)	76
Rhabdomyosarkom	66
Osteosarkom	66
ZNS Tumoren	62
Ewing-Sarkom	61
Neuroblastom	59
Akute myeloische Leukämie (AML)	39
Alle Malignome	**70**

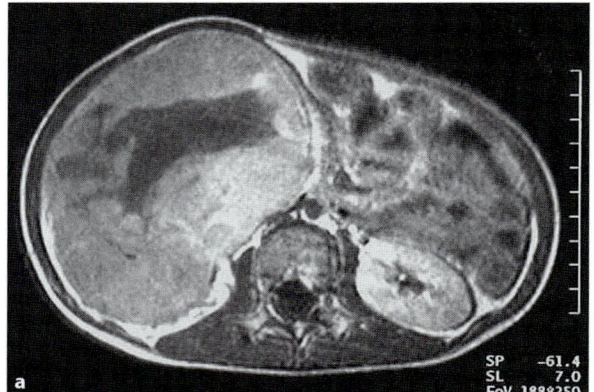

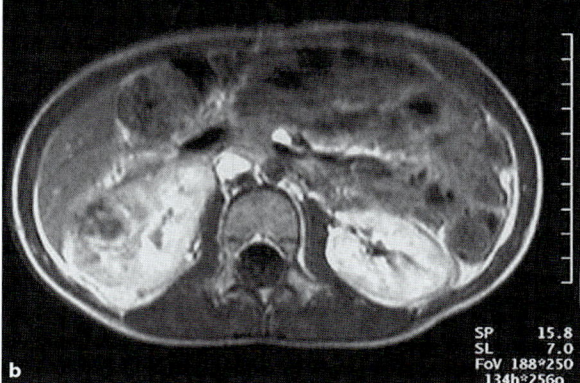

◘ Abb. 11.2. **MRT des Abdomens eines 6 jährigen Kindes mit Nephroblastom.**
Zum Zeitpunkt der Diagnose (**a**) und nach 4 wöchiger Chemotherapie (**b**). Der Tumor der rechten Niere zeigt Einblutungen und Nekrosen.

mors auch für die Operation zu nutzen und risikoreiche, verstümmelnde Operationen oder intraoperative Tumorrupturen (z. B. beim Nephroblastom) zu vermeiden, hat sich heute die präoperative (neoadjuvante) Chemotherapie durchgesetzt (◘ Abb. 11.2). Sie erlaubt auch das klinische und histologische Ansprechen des Tumors auf die eingesetzte Therapie als wesentlichen prognostischen Parameter zu beurteilen. Für Tumoren außerhalb des ZNS gilt daher, dass nach Diagnosestellung durch eine Biopsie zunächst eine mehrere Wochen dauernde chemotherapeutische Behandlung erfolgt. Erst im zweiten Schritt wird die operative Entfernung des meist verkleinerten und regressiv veränderten Tumors angestrebt. Postoperativ wird die zytostatische Therapie fortgesetzt.

Bei einigen Tumoren wird je nach Operabilität und klinischem und histologischem Tumoransprechen auf die präoperative Chemotherapie zusätzlich eine Strahlentherapie notwendig. Die Gesamtstrahlendosis ist abhängig von Tumorart und Therapiekonzept (Schädelbestrahlung bei ALL: 12 Gy, Hodgkin Lymphom: 20–30 Gy, Rhabdomyosarkom: 45 Gy, Medulloblastom: 55 Gy). Die Bestrahlung wird immer fraktioniert an 5 Werktagen der Woche entweder »konventionell« in Fraktionen von 1,5–2 Gy oder hyperfraktioniert mit kleineren, zweimal pro Tag gegebenen Dosen appliziert.

■■■ **Akute Nebenwirkungen und Supportivtherapie.**
Mit Beginn einer zytostatischen Behandlung ist bei raschem Tumorwachstum und großer Zellmasse, z. B. bei Non-Hodgkin-Lymphomen, mit einem Tumorlysesyndrom zu rechnen. Durch Zellzerfall werden Laktatdehydrogenase (LDH), Phosphat, Kalium und Harnsäure aus den Tumorzellen freigesetzt. Hyperkaliämie, Hyperphosphatämie und nachfolgend Hypokalzämie, Uratnephropathie mit Niereninsuffizienz sind die oft lebensbedrohlichen Folgen. Neben einer ausreichenden Hydrierung und Alkalisierung kann eine Dialysebehandlung frühzeitig indiziert sein.

Die systemisch applizierte Chemotherapie schädigt nicht nur die maligne entartete Zelle, sondern auch gesunde, rasch proliferierende Gewebe, wie die hämatopoetischen Zellen im Knochenmark, Schleimhäute im Gastrointestinaltrakt und die Zellen der Haarwurzel. Hieraus ergeben sich die Nebenwirkungen Neutropenie mit Infektionsgefahr, Anämie und Thrombozytopenie mit Transfusionsbedürftigkeit, Mukositis und Haarverlust. Je nach eingesetzten Zytostatika besteht auch das Risiko einer Nephro- und Hepatotoxizität oder anderer Organschädigungen.

Die therapiebedingten schwersten Komplikationen sind in erster Linie Folge von Infektionen bei Neutropenie und herabgesetzter Barrierefunktion der veränderten Schleimhäute. Häufigste Erreger der bakteriellen Sepsis sind heute die grampositiven Keime *Staphylococcus aureus* und *Streptococcus viridans* vor den gramnegativen Bakterien *Klebsiella pneumoniae* und *Pseudomonas aeroginosa*. Jeder Patient mit Fieber und Neutropenie ist unverzüglich intravenös antibiotisch mit einer Kombinationstherapie (Penicillin und Aminoglykosid) oder einem Breitspektrum-Cephalosporin zu behandeln. Bei persistierendem Fieber über 72 h ist eine intravenöse antimykotische Behandlung meist mit Amphotericin B indiziert. Invasive Pilzinfektionen mit *Candida*- oder *Aspergillus*-Spezies gehen mit hoher Mortalität einher. Der Einsatz von hämatopoetischen Wachstumsfaktoren wie G-CSF (granulocyte-colony-stimulating factor) kann die therapiebedingte Aplasie des Knochenmarks verkürzen. Zur

Prophylaxe von Infektionen im Gastrointestinaltrakt werden orale Gaben von Nystatin oder Amphotericin B und nicht-resorbierbare Antibiotika supportiv eingesetzt.

Die therapieinduzierte herabgesetzte Funktion des T-Zellsystems hat eine besondere Gefährdung immunsupprimierter Kinder für Infektionen mit Varizella-zoster-Virus (VZV), Herpes-simplex-Virus (HSV), Zytomegalievirus (CMV) und Epstein-Barr-Virus (EBV) zur Folge. Während die VZV-Erstinfektion, Windpocken, früher oft tödlich verlief, kann eine viszerale VZV-Disseminationen heute durch eine i. v. Behandlung mit Acyclovir verhindert werden. Interstitiellen Pneumonien mit Pneumocystis carinii wird durch eine Trimethoprim/Sulfamethoxazol-Prophylaxe vorgebeugt.

■ ■ ■ **Spätfolgen.** In der Regel sind die oben genannten Nebenwirkungen vorübergehender Art. Auch wenn die Mehrzahl der geheilten Patienten nach Beendigung der Therapie keine wesentlichen gesundheitlichen Spätfolgen aufweist, so sind doch dosisabhängig langfristige Spätfolgen wie Kardiotoxizität (Anthrazykline), Infertilität (besonders bei Knaben durch Cyclophosphamid, Bestrahlung), Neurotoxizität (ZNS-Bestrahlung) und orthopädische Probleme (Osteoporose bei Steroiden, operative Maßnahmen bei Knochentumoren, verringertes Wachstum nach Strahlentherapie) möglich. Schwerwiegenste Spätfolge ist das Auftreten von Zweitmalignomen. Das kumulative Risiko nach der erfolgreichen Behandlung einer Krebserkrankung im Kindesalter innerhalb der nächsten 25 Jahre einen Zweittumor zu entwickeln liegt je nach Untersuchung bei 3,7–12 %. Das Risiko ist abhängig von der Art der Ersterkrankung (am höchsten beim Retinoblastom mit Keimbahnmutation: 30–50 % Zweitmalignome innerhalb von 30 Jahren) und der Art der Therapie (am höchsten beim Ewing-Sarkom, am niedrigsten beim Nephroblastom). Kinder von ehemals erkrankten Patienten zeigen allgemein keine erhöhte Rate von Fehlbildungen und haben (mit Ausnahme der Erkrankungen mit Keimbahnmutation) kein wesentlich erhöhtes Risiko, selbst eine Krebserkrankung im Kindesalter zu entwickeln.

■ ■ ■ **Psychosoziale Betreuung.** Bei der Lebensbedrohlichkeit der Erkrankung und der Intensität der Therapie kommt der psychosozialen Betreuung und Rehabilitation des Patienten und seiner Familie eine besondere Bedeutung zu. Ziel der Behandlung ist nicht nur die körperliche Heilung, sondern auch die seelische Gesundheit des Patienten, seiner Geschwister und der Eltern zu erhalten bzw. zu unterstützen. Die Betreuung der betroffenen Familien ist deshalb nur im multidisziplinären Team mit Beteiligung von Psychologen, Sozialarbeitern, Erziehern und Seelsorgern möglich. Auch sehr junge Kinder wissen um die Schwere ihrer Erkrankung und setzen sich altersentsprechend mit dem Tod auseinander. Spieltherapeutisch können Erlebtes, Ängste und Wünsche bearbeitet werden. Ohne Hoffnungen zu nehmen, sind wir Kindern, Jugendlichen und Eltern ehrliche Antworten auf ihre Fragen schuldig.

11.2 Leukämien

Leukämien bei Kindern und Jugendlichen repräsentieren ca. 35 % aller Krebserkrankungen in dieser Altersgruppe (◘ s. Abb. 11.1). Im Gegensatz zum Erwachsenenalter überwiegen die akuten Leukämien; 80 % der Leukämien sind akute lymphatische Leukämien (ALL), 15 % akute myeloische Leukämien (AML) und 5 % chronisch myeloische Leukämien (CML) oder myelodysplastische Syndrome (MDS).

Akute Leukämien

■ ■ ■ **Klinik.** Akute Leukämien sind maligne Erkrankungen unreifer hämatopoetischer Progenitor- oder Vorläuferzellen. Sie sind durch eine fehlende Ausdifferenzierung und unregulierte Proliferation dieser Zellen gekennzeichnet. Durch Verdrängung der normalen Blutbildung im Knochenmark kommt es zu Anämie mit Blässe und Müdigkeit, Thrombozytopenie mit Blutungsneigung, Leukopenie mit Infektionen und Mukositis (◘ Tabelle 11.5). Über den Blutstrom infiltrieren leukämische Zellen alle Organe und führen u. a. zur Vergrößerungen von Lymphknoten, Leber und Milz. Knochenschmerzen (Kleinkind ist unleidlich und will getragen werden) stehen oft im Vordergrund. Seltener sind klinisch erkennbare Infiltrationen des Hodens, der Haut, der Tränen- und Speicheldrüsen mit Protrusio Bulbi (Mikulicz-Syndrom). Ein Befall des ZNS kann zu Kopfschmerzen, Erbrechen, Sehstörungen und Krampfanfällen führen. Im Allgemeinen ist die Anamnese kurz, die Symptome sind unspezifisch.

■ ■ ■ **Diagnostik.** Während die Leukozytenzahl sehr variabel ist, zeigt sich meist eine Neutropenie, normozytäre Anämie mit Retikulozytopenie und Thrombozytopenie. Bei genauer mikroskopischer Durchsicht des peri-

Tabelle 11.5. Symptome bei akuter Leukämie

Allgemeinsymptome	Antriebslosigkeit Gewichtsverlust Fieber
Anämie	Blässe Müdigkeit reduzierte körperliche Belastbarkeit
Granulozytopenie	gehäufte Infektionen
Thrombozytopenie	Petechien Hämatome Nasenbluten
Organinfiltration	Hepatomegalie Splenomegalie Lymphadenopathie Knochenschmerzen Gelenkbeschwerden Hodenschwellung Atemnot, Stridor (Thymusinfiltration) Hautinfiltrate
Infiltration des ZNS	Hirnnervenausfälle Hirndruckzeichen: Erbrechen, Kopfschmerzen, Lethargie, Papillenödem

pheren Blutausstrichs finden sich oft Blasten. Für die exakte morphologische Zuordnung der Leukämie ist jedoch nahezu immer eine Knochenmarkpunktion oder -biopsie notwendig. Aufgrund der Verteilung des blutbildenden Markraums erfolgt die Punktion beim Neugeborenen und jungen Säugling im Bereich des Tibiakopfs, beim älteren Kind am hinteren oder vorderen Beckenkamm. Sternalpunktionen sind wegen der größeren Verletzungsgefahr obsolet.

Eine akute Leukämie liegt definitionsgemäß vor, wenn die Blastenpopulation > 30 % der Gesamtzellzahl im Knochenmark beträgt. Bei der diagnostischen Knochenmarkpunktion muss genügend Knochenmarkblut für die Bestimmung des Immunphänotyps und zyto- und molekulargenetische Untersuchungen gewonnen werden. Eine Lumbalpunktion gibt Aufschluss, ob ein gleichzeitiger ZNS-Befall vorliegt.

Im Serum sind Laktatdehydrogenase (LDH) und Harnsäure meist erhöht, gelegentlich auch Kalium und Phosphat (Tumorlysesyndrom). In der Röntgenaufnahme des Thorax kann sich bei einer ALL der T-Zellreihe (T-ALL) ein Thymustumor zeigen. In der Röntgenbildern besonders der langen Röhrenknochen können charakteristische Veränderungen wie subperiostale Knochenneubildung, transversale metaphysäre Knochenverdichtungen (Wachstumsstörung) und Osteopenien beobachtet werden. Im MRT zeigt sich die leukämische Infiltration mit signalarmen Bezirken im Markraum. Letztere Untersuchungen sind allerdings für die Diagnostik einer Leukämie im Allgemeinen nicht indiziert.

■■■ **Klassifikation.** Die Klassifikation der akuten Leukämien erfolgt entsprechend der unreifsten Zellelemente (Blasten) der betroffenen Zellreihe. Die Blasten werden morphologisch nach Zellgröße, Kernform, Chromatinstruktur, Größe und Zahl der Nukleolen sowie Breite, Basophilie und Vakuolisierung des Zytoplasmasaums beurteilt (Abb. 11.3). Die morphologische Zuordnung wird durch immunhistochemische Untersuchungen, die Charakterisierung der Oberflächenantigene (Immunphänotypisierung) und zyto- und molekulargenetische Analysen zum Nachweis von Chromosomenveränderungen erweitert. Wesentliche prognostische Bedeutung kommt dabei den genetischen Veränderungen der Leukämiezelle zu.

■■■ **Differentialdiagnose.** Wichtige Differentialdiagnosen zur Leukämie im Kindesalter sind
1) Infektionen mit Epstein-Barr Virus (infektiöse Mononukleose), Zytomegalievirus oder anderen Erregern,
2) rheumatische Erkrankungen (mit Knochenschmerzen, Hepatosplenomegalie),
3) nicht-maligne hämatologische Erkrankungen wie die Autoimmunthrombozytopenie (ITP) und die Aplastische Anämie sowie
4) Knochenmarkinfiltrationen durch andere maligne Erkrankungen wie Neuroblastom oder Non-Hodgkin-Lymphom.

> **Merke**
>
> Wechselnde Knochenschmerzen sind ein häufiges Symptom der akuten Leukämie. Vor der Behandlung von rheumatischen Erkrankungen mit Kortikosteroiden ist immer eine Knochenmarkpunktion zum Ausschluss einer Leukämie durchzuführen.

■■■ **Therapieprinzipien.** Die Behandlung der akuten Leukämie besteht aus den Elementen Induktion, Konso-

11.2 · Leukämien

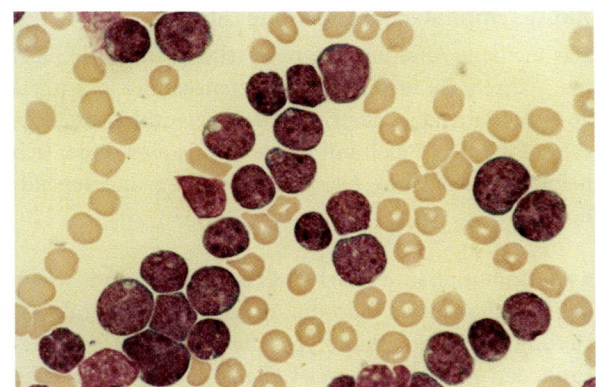
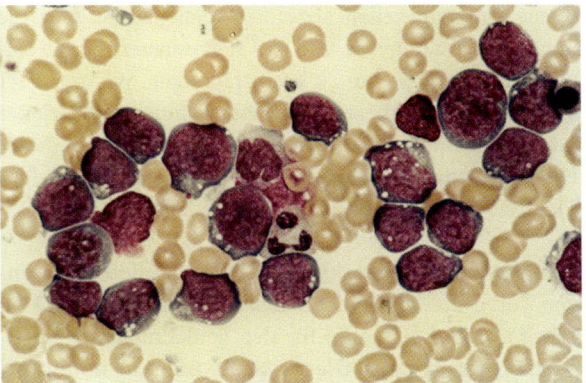
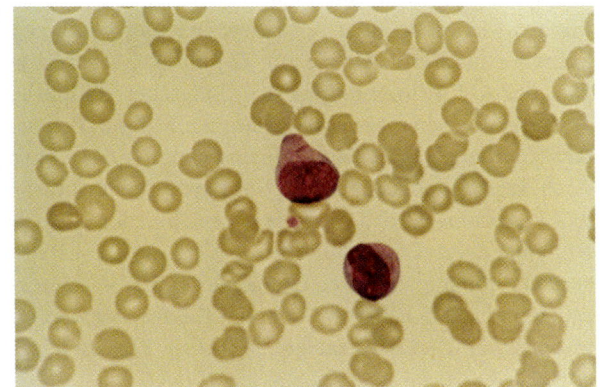
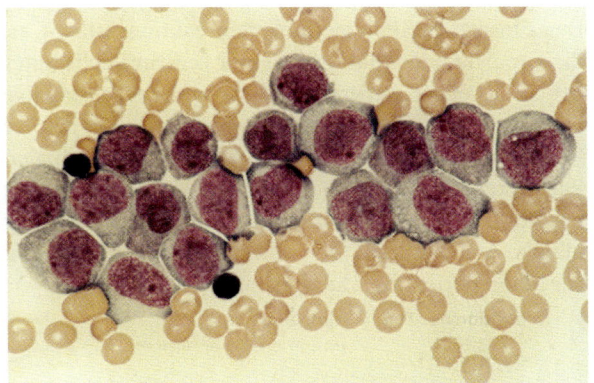

Abb. 11.3. Morphologie der akuten Leukämien.
Oben links: akute B-Zell-Vorläufer ALL mit schmalem Zytoplasmasaum, keinen oder selten Nukleolen im Kern. Oben rechts: akute B-ALL mit Vakuolisierung im basophilen Zytoplasma, Nukleolen im Kern. Unten links: akute Myeloblastenleukämie, undifferenzierte Zellen mit Auerstäbchen, Nukleolen im Kern, breitem Zytoplasmasaum. Unten rechts: akute Monoblastenleukämie. Große, unregelmäßig geformte Kerne mit z. T. aufgelockerter Chromatinstruktur und Nukleolen sowie einem breiten basophilen Zytoplasmasaum

lidierung, ZNS-Behandlung, Erhaltungstherapie. Ziel der Induktionstherapie ist die morphologische Remission (< 5 % Blasten im Knochenmark). Dies entspricht einer Reduktion der leukämischen Zellmasse von 10^{12} (ca. 1 kg) auf weniger als 10^9 (ca. 1 g) Zellen. Die Induktion ist im allgemeinen das intensivste Therapieelement, da die Geschwindigkeit der initialen Zytoreduktion wesentlich mit der Prognose korreliert. Die Intensität der Behandlung einer akuten Leukämie wird angepasst an das Risiko des Patienten, einen Rückfall zu erleiden, d. h. die Patienten werden in unterschiedlichen Risikogruppen behandelt.

Jede akute Leukämie infiltriert immer auch das ZNS. Da die Mehrzahl der Medikamente in den verwendeten Dosierungen die Blut-Hirnschranke nicht penetriert, ist immer eine spezielle Behandlung des ZNS notwendig. Ohne ZNS wirksame Therapie findet sich auch ohne initialen Nachweis von Leukämiezellen im Liquor bei bis zu 50 % der Patienten ein ZNS-Rezidiv. Bei Nachweis von Leukämiezellen im Liquor (»ZNS-Befall«) ist eine intensivierte ZNS-Therapie notwendig. Für die ZNS Behandlung stehen drei Komponenten zur Verfügung:
1) intrathekale Therapie (Methotrexat, Cytosin-Arabinosid, Dexamethason),
2) intravenös appliziertes hochdosiertes und damit liquorgängiges Methotrexat (ALL), Dexamethason (ALL) und/oder Cytosin-Arabinosid (AML, ALL) und
3) Schädelbestrahlung.

Auf eine Schädelbestrahlung kann zur Vermeidung von neuropsychologischen Spätfolgen heute bei der Mehrzahl der Kinder verzichtet werden.

Die intensive Behandlungsphase einer Leukämie einschließlich ZNS-Therapie und Konsolidierung hat eine Dauer von ca. 8 Monaten. Die folgende, im wesentlichen orale, Erhaltungschemotherapie hat die Aufgabe, residuelle Leukämiezellen abzutöten, gleichzeitig aber die normale Hämatopoese und das sich regenerierende Immunsystem nur wenig zu beeinträchtigen. Während der Erhaltungschemotherapie ist ein Schulbesuch wieder möglich, therapiebedingte Komplikationen sind in dieser Phase besonders unerwünscht. Die Gesamtlänge der Therapie bei akuter Leukämie beträgt 2 Jahre.

■■■ **Minimale Resterkrankung.** Leukämiezellen können durch ihre chromosomalen Translokationen (◘ Tabelle 11.7) und/oder ihre für den Leukämieklon spezifischen Rearrangements der Gene der Immunglobulinketten oder des T-Zell Rezeptors charakterisiert werden. Der Einsatz der Polymerasekettenreaktion erlaubt es, diese molekularen Marker auf einer Leukämiezelle unter 10^4- 10^5 Knochenmarkzellen nachzuweisen. Prospektive Studien zeigten, dass bei Patienten in morphologischer Remission die Kinetik des Rückgangs der minimalen Resterkrankung wesentliche prognostische Bedeutung hat. Zur Zeit laufende Studien zur Leukämiebehandlung nützen den Nachweis der minimalen Resterkrankung zur Modifikation der Therapieintensität.

Akute lymphatische Leukämie (ALL)

Das mediane Alter bei Diagnosestellung einer ALL liegt bei 5 Jahren, die mediane Leukozytenzahl bei 10×10^9/L, 20 % der Patienten haben eine Leukozytenzahl von $\geq 50 \times 10^9$/L. Eine ZNS-Befall mit Blasten im Liquor findet sich bei Diagnosestellung bei 3 % der Kinder und Jugendlichen.

■■■ **Immunphänotypische Charakterisierung.** Nach der morphologische Zuordnung erlaubt die Charakterisierung des Immunphänotyps eine genauere Klassifizierung der ALL. Dabei weist die klonale leukämische Stammzelle (nahezu) alle phänotypischen und genotypischen Merkmale einer normalen Zelle der jeweiligen Zellreihe und Reifungsstufe auf (◘ Abb. 11.4). Die Mehrzahl der ALL Erkrankungen im Kindesalter (◘ Tabelle 11.6) entsprechen einer Entwicklungsstufe der B-Vorläuferzellen, bei der das CD10-Antigen (common ALL), aber noch kein zytoplasmatisches Immunglobulin (prä-B-ALL) exprimiert wird. Unreifere Leukämien mit noch fehlender CD10-Expression (pro-B-ALL) finden sich besonders im Säuglingsalter. Leukämien der B-Vorläuferzellen und alle T-Zell-Leukämien im Kindesalter werden mit gleicher Therapiestrategie behandelt. Patienten mit

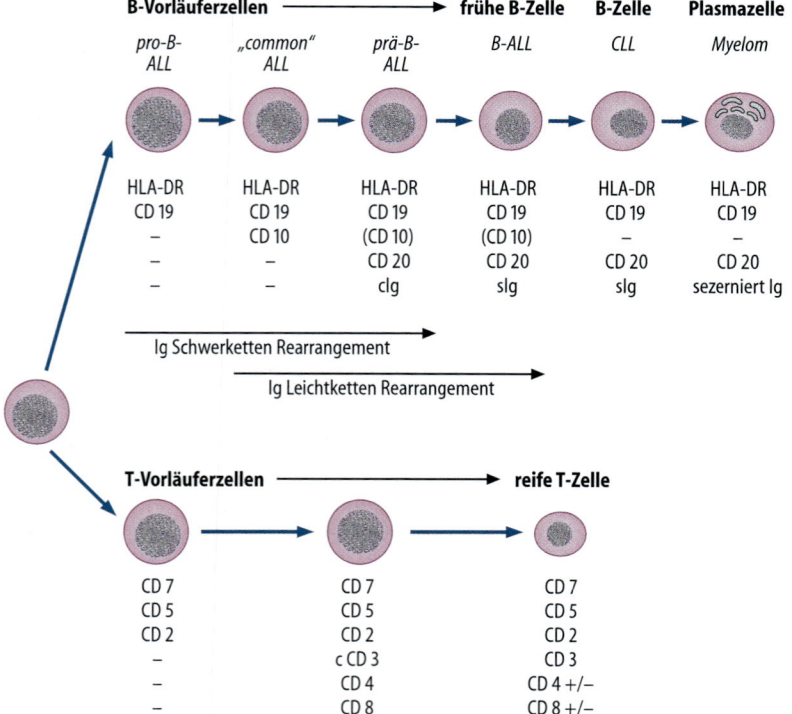

◘ **Abb. 11.4. Vereinfachtes Schema der Differenzierung von B- und T- Lymphozyten.**
Aus einer bereits lymphatisch determinierten Progenitorzelle entwickeln sich über Vorläuferzellen reife B- und T-Lymphozyten. Für die B-Zelldifferenzierung ist die Expression der Oberflächenantigene, die Produktion von zytoplasmatischem (cIg) oder Oberflächenimmunglobulin (sIg) und das Rearrangement der Gene der Immunglobulin Schwer- und Leichtketten dargestellt. Für die T-Zelldifferenzierung ist neben verschiedenen Oberflächenantigenen auch die Expression von CD3 und dem T-Zellrezeptor im Zytoplasma (cCD3, cTCR) oder auf der Zelloberfläche (CD3, TCR) angegeben. Auf jeder Reifungsstufe können sich Leukämien entwickeln. Die Erkrankungen der reifen B-Zelle, die chronisch lymphatische Leukämie (CLL) und das Myelom, kommen im Kindesalter nicht vor.

Tabelle 11.6. Immunphänotyp der ALL im Kindesalter

Immunphänotyp	% der Patienten
pro-B	5
common	60
prä-B	15
B	2
T	13

Tabelle 11.7. Chromosomenveränderungen bei ALL im Kindesalter; n. a. nicht analysiert

Chromosomenveränderung	Betroffene Gene	Häufigkeit (%)	Überleben (%)
t(12;21)	TEL–AML1	22	80
t(1;19)	E2A–PBX1	5	80
14q11	TCR$\alpha\delta$	4	75
7q35	TCRβ	3	75
t(9;22)	BCR–ABL	4	30
t(4;11), t(11;19), t(1;11)	MLL (11q23)	6	30
t(8;14), t(2;8), t(8;22)	MYC (8q24)	2	80
Hyperdiploidie		25	80
Hypodiploidie		1	n.a.
Andere		28	n.a.

T-ALL sind meist älter als 10 Jahre, bevorzugt Knaben und haben neben einem Mediastialtumor (Infiltration des Thymus) meist eine höhere Leukozytenzahl. Leukämien der Entwicklungsstufe früher B-Zellen mit Expression von Oberflächenimmunglobulin (B-ALL), zeichnen sich durch eine besondere Morphologie (▸ s. Abb. 11.3) und eine sehr hohe Proliferationsrate aus. Sie können als eine disseminierte Form der Burkitt-Lymphome aufgefasst werden (▸ s. S. 339) und erhalten wie diese eine intensivere Behandlung als eine Prä-B/T ALL.

Chromosomenveränderungen.
Bei zwei Drittel der Kinder und Jugendlichen mit ALL finden sich in den Leukämiezellen spezifische genetische Veränderungen (▸ Tabelle 11.7). Dies sind zum einen Hyperdiploidie (> 50 Chromosomen), zum anderen Translokationen mit Fusionsgenen, die transformierende oder dysregulierende Wirkung haben, oder Deletionen bzw. funktionelle Inaktivierungen von Tumor-Suppressor-Genen. Ein hyperdiploider Chromosomensatz und die Translokationen t(12;21) und t(1;19) gehen mit günstiger Prognose einher. Demgegenüber sind die Translokation t(9;22) (Philadelphia-Chromosom) und die Translokationen, die das *MLL*-Gen auf Chromosom 11q23 betreffen, unabhängig von anderen Risikofaktoren prognostisch ungünstig. Rearrangements im *MLL*-Gen finden sich besonders bei Leukämien im Säuglingsalter. T-Zell Leukämien weisen häufig Karyotypen mit Chromosomenbruchpunkten in den Genen des T-Zellrezeptors auf. Bei der B-ALL wie auch bei den Burkitt-Lymphomen finden sich in der Mehrzahl der Fälle Translokationen, die das *c-myc* Protoonkogen auf Chromosom 8q24 in den Genlokus der schweren (14q32) oder leichten $\varkappa$- (2p12) oder λ- (22q11) Immunglobulinkette verlagern. Die resultierende Überexpression von *c-myc* ist für den transformierten Phänotyp der Zelle entscheidend.

Therapie.
Die Behandlung der ALL erfolgt stratefiziert in Risikogruppen entsprechend der Wahrscheinlichkeit des Patienten, einen Rückfall der Erkrankung zu erleiden. Die bei Diagnosestellung bekannten Risikofaktoren sind das Alter, die Leukozytenzahl und die Anwesenheit spezifischer Chromosomenveränderungen. Der wesentlichste Risikofaktor ist jedoch das Ansprechen auf die Therapie. Die Studien ALL-BFM (BFM für Berlin-Frankfurt-Münster als erste teilnehmende Kliniken) haben seit 1970 zu einer kontinuierlichen Verbesserung der Prognose der Kinder und Jugendlichen mit ALL geführt wie auch wesentliche Impulse für die Behandlung der ALL im Erwachsenalter gegeben. Das Therapiekonzept wird heute in modifizierter Form in vielen Ländern Europas, Asiens, Nord- und Südamerikas eingesetzt.

Das Therapiekonzept der Studien ALL-BFM sieht eine intensive Induktionsbehandlung (Protokoll I), eine ZNS-Behandlung mit Hochdosis Methothrexat (Protokoll M), eine Konsolidierungsbehandlung (Protokoll II) und eine Erhaltungstherapie mit oralem 6-Mercaptopurin und Methotrexat vor (◘ Abb. 11.5). Die Gesamtlänge der Therapie beträgt 2 Jahre. Die Induktionstherapie der ALL-BFM-Studien beginnt mit einer 8tägigen Prednisonvorphase (◘ Abb. 11.5). Das Ansprechen, d. h. die Reduktion der Blasten im peripheren Blut unter dieser Therapie und der Verlauf der minimalen Resterkrankung im Protokoll I und vor Protokoll II, sind wesentliche prognostische Parameter, die die Einteilung der Risikogruppen mit bestimmen.

Prognose.
Mit einer intensiven Behandlung wie der ALL-BFM-95-Therapie können ca. 75 % aller Kinder und Jugendlichen mit prä-B/T ALL geheilt werden

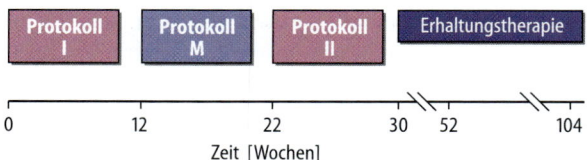

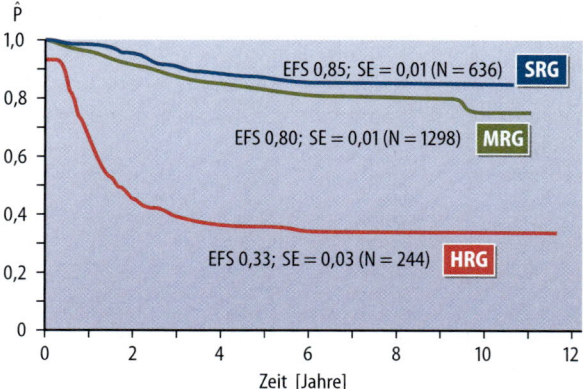

◘ Abb. 11.5. **Therapiestudien ALL-BFM.**
Allgemeines Therapiekonzept, das modifiziert in den verschiedenen Studien zum Einsatz kommt.

(◘ Abb. 11.7). Rückfälle werden in der Regel zuerst in Blut und Knochenmark diagnostiziert, gelegentlich sind primär ZNS und Hoden betroffen. Die Prognose beim Rezidiv ist u. a. von der Länge der Erstremission abhängig.

Akute myeloische Leukämie (AML)

Bei der Mehrzahl der Kinder und Jugendlichen mit AML tritt die Erkrankung ohne bekannte Prädisposition auf. Trotz einer im Vergleich zur ALL intensiveren Behandlung erreichen nur 80 % der Patienten eine Remission, ca. 40 % können geheilt werden. Kinder mit Down-Syndrom haben ein 20fach erhöhtes Risiko an einer akuten Leukämie zu erkranken. Während ihre Prognose im Vergleich zu Kindern mit normalem konstitutionellem Karyotyp bei ALL etwas ungünstiger ist, zeigen sie bei AML und adäquater Behandlung eine deutlich bessere Heilungsrate. Auch Patienten mit DNS-Reparaturdefekten (Fanconi-Anämie, Bloom-Syndrom), Erkrankungen mit Knochenmarkversagen (kongenitale Neutropenie, Shwachman-Syndrom, erworbene aplastische Anämie) oder vorausgegangener Chemo- oder Strahlentherapie haben eine höhere Inzidenz myeloischer Neoplasien. Häufig geht diesen sekundären Leukämien ein myelodysplastisches Syndrom (MDS) voraus. Typische Chromosomenveränderungen in Leukämiezellen der sekundären Erkrankungen sind eine Monosomie 7 und Veränderungen an 11q23. Sekundäre MDS/AML-Erkrankungen sind prognostisch ungünstig, meist besteht eine Indikation zur Stammzelltransplantation.

Chronische Leukämien und Myeloproliferative Syndrome

Die chronisch myeloische Leukämie (CML) mit der Translokation t(9,22) (Philadelphia Chromosom) bzw. dem molekuargenetischen Äquivalent, dem *BCR-ABL*-Fusionsprodukt, unterscheidet sich im Kindesalter in Therapie und Verlauf nicht von der des Erwachsenen. Die juvenile myelomonozytäre Leukämie (JMML) ist eine sel-

◘ Abb. 11.7. **Ereignisfreies Überleben in Therapiestudie ALL-BFM 90**
für Kinder in der Standardrisikogruppe (SRG), der mittleren Risikogruppe (MRG) und der Hochrisikogruppe. Angegeben sind das Ereignisfreie Überleben (EFS) und die Standardabweichung (SE)

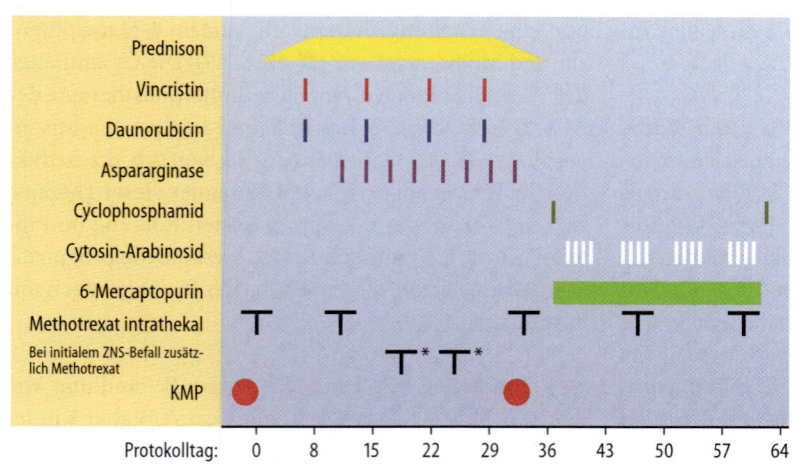

◘ Abb. 11.6 **Therapiestudie ALL-BFM 2000:**
Induktionstherapie (Protokoll I)

tene Erkrankung des Kleinkindesalters. Sie kann mit der Neurofibromatose Typ I assoziiert sein und zeichnet sich durch ausgeprägte Organinfiltrationen mit oft extremer Hepatosplenomegalie aus. Ohne Stammzelltransplantation verläuft die JMML rasch tödlich.

Stammzelltransplantation (SZT)

Die Indikation zur SZT bei akuter Leukämie ist abhängig von den Heilungschancen bei Behandlung mit Chemotherapie alleine. Bei ALL in 1. Remission besteht nur selten eine Indikation zur allogenen SZT vom HLA-identischen Familien- oder Fremdspender, bei AML in 1. Remission häufiger. Ein wesentliches therapeutisches Element der allogenen SZT ist die immunologische Reaktion der transplantierten Spenderlymphozyten gegen residuelle Leukämiezellen (Graft-versus-Leukemia). Da diese Reaktion bei einer autologen SZT fehlt, wird letztere bei der Behandlung akuter Leukämien im Kindesalter nur selten eingesetzt. Bei der Vorbehandlung vor SZT (»Konditionierung«) im Kindesalter wird – wenn möglich – auf eine Ganzkörperbestrahlung verzichtet. Die transplantierten hämatopoetischen Stammzellen können aus Knochenmark, Nabelschnurblut oder peripherem Blut nach Mobilisierung des Spenders mit dem Zytokin G-CSF stammen.

11.3 Non-Hodgkin Lymphome (NHL)

Lymphome sind mit 13 % aller Krebserkrankungen die drittgrößte Diagnosegruppe maligner Erkrankungen bei Kindern und Jugendlichen. Ca. 60 % sind Non-Hodgkin-Lymphome, 40 % Hodgkin-Lymphome.

■■■ **Epidemiologie.** Das NHL tritt bei Knaben 3 mal häufiger auf als bei Mädchen. Kinder mit angeborenen Immundefekten (Ataxia teleangiectasia, Wiskott-Aldrich-Syndrom, schwerer kombinierter Immundefekt, X-chromosomales lymphoproliferatives Syndrom), erworbenen Immundefekten (AIDS) und Patienten unter immunsuppressiver Therapie haben ein erhöhtes Risiko, ein NHL zu entwickeln. Einige dieser Lymphome bei Immundefizienz sind mit Epstein-Barr-Virus (EBV) assoziiert mit dem Nachweis von EBV-Genom in Tumorzellen. Inzidenz und histologische Subtypen bei NHL zeigen weltweit eine sehr unterschiedliche geographische Verbreitung. Während das NHL in Japan selten ist, macht das NHL vom B-Zelltyp (Burkitt-Lymphom) in Zentralafrika ca. die Hälfte aller Krebserkrankungen bei Kindern aus.

■■■ **Histopathologische Subtypen und ihre klinische Präsentation.** Das NHL im Kindesalters kann in 3 histologische und immunologische Subtypen unterteilt werden.

Die B-Zell-Lymphome, ca. 60 % der NHL im Kindesalter, sind Lymphome reifer B-Zellen mit Expression von IgM auf der Zelloberfläche (◘ s. Abb. 11.4). Sie wurden 1958 von Burkitt bei afrikanischen Kindern beschrieben (Burkitt-Lymphom). Das Burkitt-Lymphom präsentiert sich in Mitteleuropa und Nordamerika in 90 % der Fälle als Abdominaltumor mit Schmerzen, Ileus oder Invagination. Seltener liegt ein Tumor im Bereich des Kiefers vor. Bei Dissemination mit mehr als 25 % Lymphomzellen im Knochenmark spricht man definitionsgemäß von B-ALL (▶ s. S. 337). Nahezu alle Burkitt Lymphome/B-ALL zeigen eine Translokation bei der das c-myc Gen involviert ist (◘ s. Tabelle 11.7, s. S. 337).

Die T-Zell-Lymphome, ca. 30–40 % der NHL im Kindesalter, sind lymphoblastische Lymphome, die wie die T-ALL unreifen T-Zellen entsprechen (◘ s. Abb. 11.4). Sie präsentieren sich meist als Tumoren im vorderen Mediastinum, oft mit Pleuraerguss. Durch Kompression von Trachea und Bronchien können Stridor und Luftnot entstehen. Diese Kinder sind lebensgefährlich bedroht. Unter Vermeidung von Stress und Sedierung ist notfallmäßig auch ohne histologische Sicherung des Tumors eine zytostatische Therapie zu beginnen. Andere Hauptmanifestationsorte der T-NHL sind Leber und Milz.

Die großzellig anaplastischen Lymphome sind eine kleine Gruppe von NHL, die durch die Oberflächenexpression des CD30 Antigen, auch Ki-1 genannt, charakterisiert sind (Ki-1-Lymphome). Sie können sich klinisch wie T-Zell- oder B-Zell-Lymphome präsentieren.

■■■ **Therapie.** Die B-Zell-Lymphome sind extrem rasch proliferierende Tumoren mit meist großer Tumormasse. Entsprechend findet sich häufig ein Tumorlysesyndrom (▶ siehe S. 332). Mit einer sehr intensiven zytostatischen Behandlung können heute 90 % aller Kinder und Jugendliche mit B-NHL/B-ALL geheilt werden. Die Behandlung der Kinder mit B-Zell-Lymphom ist wenigen spezialisierten pädiatrisch-onkologischen Zentren vorbehalten, da bei der für die hohen Heilungsrate notwendigen Therapieintensität therapiebedingte Todesfälle und Rezidive nahezu gleich häufig beobachtet werden. Rezidive treten früh, innerhalb eines Jahres nach Diagnose auf. Großzellig anaplastische Lymphome werden ähnlich wie B-Zell-Lymphome behandelt.

Die Therapie der **T-Zell-lymphoblastischen Lymphome** ist mit der der prä-B-/T-ALL weitestgehend identisch (▶ siehe S. 327). Eine Strahlentherapie ist bei allen 3 histologischen Subtypen des NHL im Kindesalter in der Regel nicht indiziert.

11.4 Hodgkin-Lymphome

Das Hodgkin-Lymphom, von seinem Namensgeber Hodgkin als Lymphogranuloma malignum beschrieben, zeigt eine bimodale Altersverteilung mit Erkrankungsgipfeln zwischen dem 15.–30. und 45.–55. Lebensjahr. Bei Kindern unter 5 Jahren kommt das Hodgkin Lymphom nahezu nicht vor.

■■■ **Histopathologie.** Zentral für die Diagnose des Hodgkin-Lymphoms ist die Reed-Sternberg-Zelle, eine große, multinukleäre Zelle mit großen Nukleoli mit einem blassen Hof. Sie ist die eigentliche Tumorzelle und in der Mehrzahl der Fälle klonal aus einer B-Zelle hervorgegangen. Wie das NHL ist auch das Hodgkin Lymphom mit Epstein-Barr-Virus assoziiert. Von den 4 histologischen Subtypen finden sich meist die Formen der nodulären Sklerose und gemischten Zellularität, seltener die lymphozytenreiche oder lymphozytenarme Form.

■■■ **Klinische Präsentation.** Die weitaus häufigste Präsentation des Hodgkin-Lymphoms ist die schmerzlose zervikale Lymphknotenschwellung. Meist besteht auch eine Mediastinalverbreiterung als Zeichen der Beteiligung der angrenzenden mediastinalen Lymphknoten (Stadium II bei 2 betroffenen Lymphknotenstationen). Benachbarte extralymphatische Strukturen wie Lunge oder Perikard können infiltriert sein (Stadium II$_E$). Das Hodgkin-Lymphom breitet sich von Lymphknotenstation zu Lymphknotenstation aus, ohne Lymphknoten zu überspringen. Bei einer Erkrankung beidseits des Zwerchfells liegt ein Stadium III vor, bei gleichzeitigem Milzbefall ein Stadium III$_S$. Das Stadium IV bezeichnet den disseminierten extranodalen Befall meist im Knochenmark. Besonders die höheren Stadien gehen mit den Allgemeinsymptomen Fieber > 38,5°C, Nachtschweiß und Gewichtsverlust von ≥ 10 % des Körpergewichts (B-Symptomatik) einher.

■■■ **Diagnostik.** Die histologische Sicherung erfolgt an einem zu diagnostischen Zwecken operativ entfernten Lymphknoten. Die Ausdehnung des Lymphoms wird durch MRT/CT exakt beschrieben. Bei heutigen Therapiekonzepten ist eine explorative Laparatomie mit diagnostischen Lymphknotenbiopsien und Splenektomie nicht mehr notwendig.

■■■ **Therapie und Prognose.** Seit den 1970er Jahren konnten die meisten Patienten mit Hodgkin-Lymphom mit einer Strahlentherapie der betroffenen und angrenzenden Lymphknotenstationen mit 40–44 Gy geheilt werden. Im Strahlenfeld kommt es jedoch zum verringerten Wachstum von Weichteilen und Knochen. Orthopädische (Skoliose) und kosmetische Probleme sind die Folge. Ferner wird das Risiko, im Strahlenfeld einen Zweittumor (bes. Schilddrüsen- und Mammakarzinom) zu entwickeln, nach 30 jähriger Beobachtungszeit mit bis zu 35 % angegeben. Das Behandlungskonzept der Hodgkin-Lymphome bei Kindern und Jugendlichen kombiniert daher Radiotherapie mit systemischer Chemotherapie, und konnte so Strahlendosis (20–30 Gy) und -feldgröße deutlich verringern.

> **Merke**
>
> Bei Heilungsraten von über 90 % ist die Behandlung jedes Patienten mit Hodgkin-Lymphom so zu optimieren, dass möglichst wenig Spätfolgen induziert werden.

11.5 Tumoren des Zentralen Nervensystems (ZNS)

Tumoren des ZNS sind nach Leukämien die zweitgrößte Diagnosegruppe der Krebserkrankungen bei Kindern und Jugendlichen (◘ s. Abb. 11.1). Auch histologisch gutartige Tumoren dieser sehr heterogenen Gruppe sind für den Patienten meist bösartig, da sie zu neurologischen Ausfällen und zum Tod führen können. Die Behandlung der Patienten mit Hirntumoren kann nur durch eine interdisziplinäre Zusammenarbeit von Spezialisten aus Neuropädiatrie, pädiatrischer Onkologie, Neurochirurgie, Strahlentherapie, Neuroradiologie, Neuropathologie und Sozialpädiatrie erfolgen. Wie bei keiner anderen Diagnosegruppe steht neben der Heilung die Minimierung von Spätfolgen im Vordergrund der Therapiekonzepte.

11.5 · Tumoren des Zentralen Nervensystems (ZNS)

■■■ Klinik. Hirntumoren können zum einen durch Kompression oder Infiltration des normalen Hirngewebes, zum anderen durch Liquorzirkulatonsstörungen mit nachfolgend erhöhtem Hirndruck symptomatisch werden. Erhöhter Hirndruck mit (Nüchtern-)Erbrechen, Kopfschmerzen und Sehstörungen (Papillenödem) findet sich besonders häufig bei rasch wachsenden Tumoren der Mittellinie und der hinteren Schädelgrube. Bei morgendlichem Nüchternerbrechen (oft ohne Übelkeit) ist immer ein Hirntumor auszuschließen. Infratentorielle Tumoren gehen häufig mit Gleichgewichtsstörungen, Nystagmus und Hirnnervenausfällen einher. Bei supratentoriellen Tumoren sind die Symptome je nach Lokalisation sehr vielfältig. Kopfschmerzen und Krampfanfälle stehen im Vordergrund, aber auch Wesensveränderung und Leistungsknick werden beobachtet. Raumforderungen im Dienzephalon (Hypophyse, Hypothalamus) können mit Anorexie, Bulimie, Gewichtsverlust, Somnolenz, Gedeihstörung, Minderwuchs, Diabetes insipidus, Pubertas präcox oder tarda einhergehen. Visusverlust durch Kompression des N. opticus oder Chiasma optici kann bei Tumoren im Hypothalamus auftreten.

■■■ Diagnostik. Nach ausführlicher Anamnese, körperlicher und neurologischer Untersuchung mit Spiegelung des Augenhintergrunds zum Ausschluss von Hirndruck kann als erste orientierende Untersuchung bei Kindern mit offener Fontanelle die Schädelsonographie sinnvoll sein. Ansonsten ist das MRT mit und ohne Kontrastmittel die Bildgebung der Wahl (◘ Abb. 11.8), ersatzweise kann auch ein CT durchgeführt werden. Eine präoperative angiographische Darstellung des Tumors ist im Allgemeinen nicht notwendig (Ausnahme Gefäßmissbildungen), auch die Myelographie ist im Wesentlichen durch das MRT des Spinalkanals ersetzt worden. Bei Hirntumoren mit möglicher leptomeningealer Aussaat ist das MRT der gesamten Neuroachse mit Spinalkanal notwendig.

■■■ Klassifikation. Die Einteilung der ZNS Tumoren basiert zunächst auf ihrer Histologie (◘ Tabelle 11.8), molekulargenetische Charakteristika spielen z.Zt. noch eine untergeordnete Rolle. Die Mehrzahl der Gliatumoren im Kindesalter sind Astrozytome, selten Oligodendrogliome. Eine histologische Unterteilung von I bis IV gibt einen Anhalt für die Bösartigkeit des Tumors (Grad I + II niedrig, Grad III + IV hochmaligne). Undifferenzierte Tumoren aus embryonalen neuroektodermalen Zellen werden unter dem Konzept der »primitiven neu-

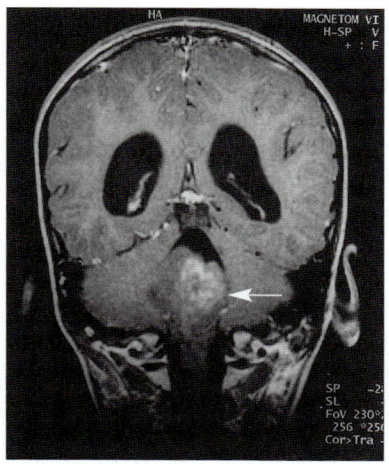

◘ **Abb. 11.8. MRT des Schädels eines 8 jährigen Jungen mit Medulloblastom.**
Der kontrastmittelaufnehmende Tumor in der hinteren Schädelgrube (←) führte durch Obstruktion des IV. Ventrikels zum Hydrocephalus occlusus

roektodermalen Tumoren (PNET)« zusammengefasst. Zu der Gruppe der PNET gehören das Medulloblastom (Kleinhirn), der supratentorielle PNET, das Pinealoblastom (Vierhügelregion), das Retinoblastom (Retina) und der periphere PNET (außerhalb ZNS). Bei gleicher Histologie ist die Lokalisation des PNET wesentlich für dessen biologisches Verhalten und Prognose. Das Medulloblastom ist der häufigste PNET im ZNS. Zwischen den einzelnen histologischen Entitäten der Hirntumoren bestehen z.T. erhebliche Überlappungen. Die heutige

◘ **Tabelle 11.8. Prozentuale Häufigkeit der Hirntumoren**

Hirntumor	Häufigkeit (%)
Glia Tumoren	
■ Astrozytome	
– im Kleinhirn	10–20
– supratentoriell, niedrigradig maligne	15–25
– supratentoriell, hochgradig maligne	10–15
■ Hirnstammgliome	10–20
■ Ependymome	5–10
Primitive neuroektodermale Tumoren (PNET)	
■ Medulloblastom	10–20
Kraniopharyngiome	6–9
Andere	12–14

Klassifikationen der Hirntumoren bleibt daher in vielen Aspekten unbefriedigend.

Im Gegensatz zum Erwachsenenalter findet sich im Kindesalter ca. die Hälfte aller ZNS Tumoren in der hinteren Schädelgrube in Kleinhirn und Hirnstamm (Medulloblastom, Astrozytom). Nur im Kleinkindalter und in der Adoleszenz überwiegen supratentorielle Tumoren.

∎∎∎ **Therapie.** Im Gegensatz zu soliden Tumoren außerhalb des ZNS, bei denen zunächst immer eine Biopsie und nur selten primär eine komplette Resektion des Tumors indiziert ist, werden Hirntumoren, wenn möglich schon initial, ohne Kenntnis der histologischen Diagnose makroskopisch komplett reseziert. Bei tiefergelegenen oder diffus infiltrierenden Tumoren können eine Resektion oder offene Biopsie unmöglich sein, so dass stereotaktisch diagnostisches Material entnommen werden muss. Nach der chirurgischen Resektion (wenn immer möglich) kommt der Strahlentherapie bei den meisten Tumoren eine besondere Bedeutung zu. Die Radiotherapie kann als externe Bestrahlung (Standard), als Brachytherapie (Einbringen von Strahlern, meist ^{125}Jod, in den Tumor) oder als Radiochirurgie (stereotaktische Bestrahlungstechnik mit rotierender hochenergetischer Photonenquelle oder multipler ^{60}Kobaldstrahler, sog. »gamma knife«) durchgeführt werden. Chemosensibel sind primitive neuroektodermale Tumoren (z. B. Medulloblastom), so dass bei diesen Tumoren eine zusätzliche zytostatische Behandlung indiziert ist. Die Bedeutung einer Hochdosistherapie mit autologer Blutstammzelltransplantation bei chemosensiblen Tumoren mit minimalem residuellem Tumor ist Gegenstand klinischer Studien, wie auch unterschiedliche Ansätze der Immuntherapie und des Gentransfers.

Medulloblastom

∎∎∎ **Ätiologie und Pathogenese.** Das Medulloblastom ist ein PNET in der hinteren Schädelgrube. Es zeigt eine frühzeitige Dissemination in den Liquorraum, gelegentlich auch »Abtropfmetastasen« als solide Tumormassen im Subarachnoidalraum. Bei einem medianen Alter von 5 Jahren tritt das Medulloblastom nahezu ausschließlich in den ersten beiden Lebensjahrzehnten auf.

∎∎∎ **Klinik.** Bei häufigstem Sitz im Kleinhirnwurm mit Obstruktion des IV. Ventrikels sind die frühesten Symptome Hirndruckzeichen (Kopfschmerzen, (Nüchtern-)Erbrechen, Papillenödem, Müdigkeit), die bei zunächst intermittierendem Auftreten häufig übersehen werden. Später kommen eine Ataxie besonders der unteren Extremität, Doppelbilder und andere Hirnnervenausfälle (Hirnstamminfiltration) hinzu. Nackensteifigkeit und Schiefhals sind Zeichen der beginnenden Herniation der Kleinhirnhemisphären im Foramen magnum und müssen eine sofortige neurochirurgische Intervention zur Folge haben.

∎∎∎ **Therapie und Verlauf.** Die Behandlung der Patienten mit Medulloblastom besteht zunächst aus suboccipitaler Kraniotomie mit möglichst kompletter Entfernung des Tumors. Bis zu 40 % der Patienten haben postoperativ neurologische Symptome. Hierzu gehört auch das Posterior-Fossa-Syndrom mit Mutismus, Ataxie und Hemiparese, das sich oft erst nach Wochen langsam bessert. Der Resektion folgt eine Bestrahlung der gesamten Neuroachse mit 35 Gy mit einem Boost bis 55 Gy für die hintere Schädelgrube. Da das Medulloblastom chemosensibel ist, wird eine anschließende chemotherapeutische Behandlung zumindest bei allen Patienten mit großen, inkomplett resezierten oder metastasierten Tumoren standardmäßig durchgeführt. Bei Kindern unter 3 Jahren wird bei intensiver Chemotherapie auf eine Strahlentherapie meist ganz verzichtet. Die Wahrscheinlichkeit des Überlebens für alle Patienten mit Medulloblastom liegt bei 5 Jahren über 60 %. Allerdings zeigen viele Patienten intellektuelle und funktionelle neurologische Defizite.

Ependymome

Ependymome entstehen aus Zellen der ependymalen Auskleidung des Liquorsystems. Bei oft blumenkohlartiger Oberfläche wachsen sie lokal invasiv. Entscheidender noch als beim Medulloblastom ist die möglichst komplette Resektion. Eine postoperative Radiotherapie verbesserte die Wahrscheinlichkeit des Überlebens bei 5 Jahren auf 50–75 % für Patienten mit komplett resezierten Tumoren und 15–25 % für Patienten mit inkomplett resezierten Tumoren.

Astrozytome im Kleinhirn

Astrozytome im Kleinhirn sind in der Mehrzahl der Fälle histologisch niedriggradig maligne, langsam wachsend, gut umschrieben und oft zystisch. Bei kompletter chirurgischer Resektion kann eine Heilung angenommen werden. Ist nur eine inkomplette Resektion möglich (z. B. bei

Hirnstamminfiltration), kann bei späterem weiterem Wachstum eine erneute Resektion oder eine Form der Radiotherapie eingesetzt werden.

Hirnstammgliome

Hirnstammgliome werden entsprechend ihres Aussehens im MRT, ihrer klinischen Präsentation, ihrer Lokalisation und ihres Wachstumsverhaltens klassifiziert. Zu 80% handelt es sich um diffuse intrinsische Ponstumoren, die durch eine sehr kurze Anamnese mit multiplen Hirnnervenausfällen und einer 2-Jahresüberlebensrate von nur 20% gekennzeichnet sind.

Supratentorielle niedriggradig maligne Gliatumoren

Supratentorielle niedriggradig maligne Gliatumoren sind in der Mehrzahl Astrozytome. Wenn möglich, wird ihre komplette chirurgische Entfernung angestrebt. Bei inkompletter Resektion des Tumors ist im allgemeinen eine beobachtende konservative Vorgehensweise angezeigt, da niedriggradig maligne Gliatumoren im Kindesalter selten zu höheren Malignitätsgraden fortschreiten. Bei weiterem Wachstum können später erneute chirurgische oder strahlentherapeutische Verfahren eingesetzt werden.

Supratentorielle hochgradig maligne Gliatumoren

Supratentorielle hochgradig maligne Gliatumoren sind in der Mehrzahl Astrozytome (Astrozytom Grad III = anaplastisches Astrozytom; Astrozytom Grad IV = Glioblastom). Oligodendrogliome, Gangliogliome und gemischte astrozytisch-oligodendrogliale Tumoren sind seltener. Kopfschmerzen, Müdigkeit und Paresen sind die wesentlichen Symptome. Da auch in gut abgrenzbaren Neoplasien Tumorzellen mikroskopisch noch mehrere cm in scheinbar gesundem Gehirngewebe zu finden sind, hinterlässt auch die makroskopisch komplette Tumorresektion eine deutliche Tumormasse. Auch nach postoperativer externer Bestrahlung mit 50–60 Gy überleben nur 0–30% der Patienten länger als 3 Jahre.

Gliome des Nervus opticus und Chiasma optici

Gliome des Nervus opticus und Chiasma optici machen bis 5% der ZNS-Tumoren bei Kindern aus. Histologisch handelt es sich meist um niedriggradig maligne Astrozytome, die langsam in die Nachbarschaft (Frontalhirn, Hypothalamus, Thalamus) vordringen. In 50–80% der Fälle sind sie mit Neurofibromatose Typ 1 (NF-1) assoziiert. Viele NF-1 Patienten fallen bei regulären Kontrolluntersuchungen auf und sind daher bei Diagnosestellung noch asymptomatisch. Später treten progredienter Visusverlust, Nystagmus und Amblyopie im betroffenen Auge hinzu. Bei Beteiligung des Zwischenhirns finden sich auch endokrinologische Störungen wie Wachstumsverzögerung und Pubertas präcox.

Kraniopharyngiome

■■■ **Ätiologie und Pathogenese.** Kraniopharyngiome sind histologisch gutartige Tumoren, die im Bereich der Mittellinie aus den Resten des embryonalen Ductus cranio-pharyngicus (Rathkesche Tasche) entstehen. Sie liegen meist supra-, seltener intrasellär oder sanduhrförmig, teils inner-, teils oberhalb der Sella. Sie zeichnen sich durch langsames Wachstum, feste Kapsel, zystische Anteile und Verkalkungen in den soliden Anteilen aus.

■■■ **Klinik.** Suprasellläre Tumoren sind klinisch frühzeitig durch Hirndruck (Hydrozephalus occlusus bei Verschluss des III. Ventrikels) und Sehstörungen (Gesichtsfeldeinschränkung, besonders häufig bitemporale Hemianopsie, Visusverlust bei Infiltration des Chiasma) gekennzeichnet. Intraselläre Kraniopharyngiome führen durch Druck/Infiltration auf Hypophyse zur Endokrinopathie (Wachstumsverzögerung, Diabetes insipidus), ehe sie das Diaphragma sellae durchbrechen und gegen das Chiasma und den III. Ventrikel emporwachsen. Die seitliche Röntgenaufnahme des Schädels kann u. U. sowohl Verkalkungen wie auch eine Erweiterung der Sella zeigen.

■■■ **Therapie und Verlauf.** Da auch nach vermeintlich kompletter chirurgischer Entfernung der Tumoren die Rezidivrate hoch ist, wird nach Resektion häufig zusätzlich eine strahlentherapeutische Behandlung (externe Bestrahlung, Brachytherapie) vorgenommen. Hormonelle Ausfälle sind langfristig zu substituieren.

Weitere ZNS-Tumoren

Tumoren der Vierhügelregion, bis zu 2% der Tumoren im Kindesalter, setzen sich zu 40–65% aus Keimzelltumoren, sonst aus PNET (Pineoblastom) und Astrozytomen zusammen.

Primäre Keimzelltumoren im ZNS finden sich bei Patienten im 2. und 3. Lebensjahrzehnt in der Vierhügelregion und suprasellär (▶ s. S. 352). In etwa der Hälfte der Fälle handelt es sich um reine Germinome, sonst entsprechend dem hauptsächlich betroffenen Zelltyp um embryonale Karzinome, Dottersacktumoren, Choriokarzinome und maligne Teratome. Je nach Anteil der Komponenten aus Dottersack und Trophoblast sind a-Fetoprotein und Choriongonadotropin (β-HCG) im Serum und Liquor erhöht. Klinische Symptome können entsprechend der Lokalisation Hirndruck (Aquäduktstenose), Sehstörungen und Pubertas präcox sein. Während reife Teratome mit Chirurgie alleine behandelt werden, sind reine Germinome mit Strahlentherapie alleine nahezu immer heilbar. Bei malignem Keimzellanteil wird neben der Radiotherapie auch eine zytostatische Behandlung vorgenommen.

Chorioplexus Tumoren repräsentieren 2–3 % aller Hirntumoren im Kindesalter und 10 % bis 20 % der Hirntumoren im 1. Lebensjahr. Die Therapie der Wahl ist die komplette chirurgische Resektion.

Intramedulläre Tumoren des Rückenmarks sind für 3–6 % der ZNS-Tumoren verantwortlich. Sie sind zu 70 % Astrozytome, sonst Ependymome, Oligodendrogliome, Gangliogliome und hochmaligne Gliome.

> **Merke**
>
> Bei morgendlichen Nüchternerbrechen ist immer ein Hirntumor auszuschließen. Andere Allgemeinsymptome können Kopfschmerzen, Leistungsknick und Wesensveränderung sein.

11.6 Retinoblastom

Das Retinoblastom ist ein maligner Tumor der embryonalen neuralen Retina. Seine Häufigkeit liegt in Europa und den USA bei 1 pro 18.000 Lebendgeburten. In einigen Ländern Asiens, Afrikas und Lateinamerikas ist der Tumor deutlich häufiger. Das Retinoblastom ist ein angeborener Tumor, der ausschließlich im Säuglings- und Kleinkindesalters diagnostiziert wird (medianes Alter bei Diagnosestellung 1,3 Jahre).

■■■ **Genetik.** Der Tumor tritt sporadisch, d. h. nicht-hereditär, oder hereditär mit autosomal-dominantem Erbgang und hoher Penetranz auf. Nicht-hereditäre Fälle sind unifokal und betreffen immer nur ein Auge, während hereditäre Fälle multifokal einseitig oder beidseitig auftreten. Betrachtet man alle Retinoblastome, sind ca. 60 % nicht-hereditär und einseitig, 25 % hereditär und beidseitig, und 15 % hereditär und (multifokal) einseitig. Patienten mit hereditärem Retinoblastom tragen eine Keimbahnmutation im Retinoblastom-Gen *RB1*, einem Regulator des Zellzyklus. Neben dieser, alle Körperzellen betreffenden Mutation im mütterlichen oder väterlichen Allel des RB1-Gens (»first hit« nach der Zwei-Mutationen-Theorie nach Knudson), tritt in den Zellen der Retina eine zweite, erworbene, somatische Mutation auf (»second hit«). Diese führt zum Funktionsverlust des *RB1*-Gens und damit zur neoplastischen Transformation. Keimbahnmutationen in dem mit 20 kb großen *RB1*-Gen sind sehr unterschiedlicher Art, so dass ihre molekulare Charakterisierung aufwendig sein kann. Ist jedoch die Mutation einer betroffenen Familie bekannt, so können Genträger unter Geschwistern und Kindern erkannt und regelmäßige fundoskopische Untersuchungen der Nichtbetroffenen (bei Kleinkindern in Narkose) vermieden werden. Patienten mit nicht-hereditärem Retinoblastom haben keine Keimbahnmutation, sondern erwerben in den Retinazellen in jedem Allel des *RB1*-Gens jeweils eine somatische Mutation.

■■■ **Klinik.** Symptome des Retinoblastoms sind mit abnehmender Häufigkeit ein weißer Lichtreflex in der Pupille (Leukokorie, amaurotisches Katzenauge), Schielen, rotes entzündetes Auge, schmerzhaftes Auge bei Glaukom, und Sehverlust.

■■■ **Diagnostik.** Der wesentliche diagnostische Schritt ist die Untersuchung des Auges mit dilatierter Pupille in Narkose durch einen erfahrenen Ophthalmologen. Ultraschall, CT und MRT können neben dem intraokularen Tumor auch eine mögliche Infiltration des N. opticus, der Orbita und des ZNS erfassen. Bei fortgeschrittenen Tumoren findet sich auch eine Metastasierung im Liquor, Knochenmark und Knochen.

■■■ **Therapie.** Die Wahl der möglichen Therapieverfahren wie Photokoagulation, Kryotherapie, externe Radiotherapie, radioaktive Implantate, Enukleation und systemische Chemotherapie ist abhängig vom intra- und extraokulären Befund sowie Ein- oder Beidseitigkeit der Erkrankung. Ziel der Therapie ist es, die Sehkraft ohne Einbuße der Überlebenswahrscheinlichkeit zu erhalten. Bei beidseitigen Retinoblastomen wird daher oft ein konservatives Vorgehen gewählt, auch wenn die Sehkraft nur minimal ist. Die Enukleation ist beim Vorliegen eines Glaukoms, einer Infiltration der vorderen Augenabschnitte oder ausgedehnten Retinatumoren notwendig, und wird auch heute noch in der Mehrzahl der einseitigen Retinoblastome durchgeführt.

∎∎∎ **Prognose.** Die Überlebensrate für Kinder mit Retinoblastom liegt in Deutschland nach 5 Jahren bei 97 %. Keimbahnmutationen im *RB1*-Gen prädisponieren jedoch auch für das Auftreten anderer Tumoren, insbesondere Osteosarkomen. Daher haben Patienten mit hereditärem Retinoblastom eine Wahrscheinlichkeit von 30 % bis 50 % innerhalb von 30 Jahren an einem zweiten malignen Tumor zu erkranken.

11.7 Weichteilsarkome

Die Weichteilsarkome sind eine heterogene Gruppe von Neoplasien, die knapp 7 % aller Krebserkrankungen im Kindesalter ausmachen. Etwa die Hälfte bis zwei Drittel der Tumoren sind Rhabdomyosarkome (RMS). Synovialsarkome, Fibrosarkome, Hämangiosarkome und andere nicht oder wenig chemosensible Weichteilsarkome sind seltener.

∎∎∎ **Histologie der Rhabdomyosarkome.** Das RMS ist ein hochmaligner Tumor, der von primitiven mesenchymalen Zellen, die sich in quergestreifte Muskulatur differenzieren, ausgeht. Histologischerseits können zwei Subtypen unterschieden werden, die embryonalen (80 %) und alveolären (20 %) RMS. Während die chromosomalen Veränderungen beim embryonalen RMS noch nicht bekannt sind, zeigt das wesentlich bösartigere alveoläre RMS eine Translokation t(2,13)(q35;q14).

∎∎∎ **Klinik und Diagnose.** Das RMS kann an allen Körperstellen gefunden werden, auch dort, wo normalerweise keine quergestreiften Muskelzellen vorkommen. Die häufigsten Lokalisationen sind der Kopf/Hals und der Urogenitaltrakt (◘ Tabelle 11.9). Die klinischen Symptome sind im wesentlichen von der Lokalisation des Tumors abhängig. Tumoren der Orbita zeigen frühzeitig eine Protrusio bulbi, das RMS der Prostata einen Harnverhalt. Der Begriff »parameningeal« für bestimmte Tumoren der Kopf/Halsregion bezieht sich auf die mögliche direkte Tumorinfiltration der Schädelbasis und der Meningen. Nach der Beschreibung der Ausdehnung des Tumors in MRT und CT erfolgt die offene Biopsie für histologische und molekulargenetische Untersuchungen.

◘ **Tabelle 11.9.** Lokalisation der Rhabdomyosarkome

Lokalisation	Häufigkeit (%)
Kopf und Hals	40
– Orbita	10
– Parameningeal	20
Stamm	10
Urogenital	20
– Blase/Prostata	12
– Paratestikulär	6
– Vagina/Uterus	2
Extremitäten	20
Andere	10

∎∎∎ **Therapiestrategie und Prognose.** Stadium, Lokalisation und histologischer Subtyp sind die wesentlichen prognostischen Parameter. Die Lokalisation bestimmt dabei sowohl das Stadium wie auch die Histologie. So sind die Tumoren der Orbita ausschließlich embryonale RMS und zeigen eine Heilungsrate von 90 %. Auch das RMS des Urogenitaltrakts ist vom embryonalen Subtyp, während der Tumor der Extremität meist ein alveoläres RMS ist und mit einem Überleben von nur 60 % einhergeht. Disseminierte Tumoren (Stadium IV) haben trotz intensiver Therapie eine ungünstige Prognose. Bei allen Tumoren wird die Chemotherapie meist neoadjuvant, d. h. schon vor der definitiven Lokaltherapie, eingesetzt. Die Wahl der Modalität der Lokalbehandlung, Operation oder Strahlentherapie, ist von der Tumorlokalisation abhängig. Während operative Maßnahmen beim RMS der Orbita keine Rolle spielen, kann bei höheren Stadien der Tumoren der Blase/Prostata auch eine verstümmelnde Operation wie eine Zystektomie indiziert sein, um die Morbidität einer Bestrahlung des Beckens zu vermeiden.

11.8 Maligne Knochentumoren

Die primär malignen Knochentumoren, ca. 10 % aller Neoplasien bei Kindern, Adoleszenten und jungen Erwachsenen, fallen in 2 große Kategorien: das Osteosarkom und das Ewing-Sarkom. Andere maligne Knochentumoren wie das Chondrosarkom sind in dieser Altersstufe selten. Das Osteosarkom ist ca. doppelt so häufig wie das Ewing-Sarkom. Bei beiden Tumoren ist das männliche Geschlecht 1,4mal häufiger als das weibliche betroffen. Das früheste Symptom der malignen Knochentumoren ist der Schmerz im betroffenen Knochen. Der Schmerz ist anfänglich oft vorübergehender Natur, nimmt dann über Wochen an Intensität und Dauer zu. Später tritt eine Schwellung hinzu. Differentialdiagnostisch sind immer eine Osteomyelitis, andere maligne Knochentumoren oder Metastasen, und eine Langerhanszell-Histiozytose auszuschließen.

Osteosarkom

Das Osteosarkom betrifft hauptsächlich die Metaphysen der langen Röhrenknochen, zu 60 % den distalen Femur und die proximale Tibia (◘ Abb. 11.9). Die Röntgenaufnahme zeigt eine Osteolyse (seltener Sklerosierung) mit Unterbrechung der Kortikalis und Periostreaktion (◘ Abb. 11.10). Im MRT/CT ist die Ausdehnung des Tumors im Markraum und den Weichteilen gut darstellbar (◘ Abb. 11.11). Die Ganzkörperszintigraphie mit ^{99}Technetiumdiphosphat zeigt eine Anreicherung im betroffenen Knochen und mögliche knöcherne Metastasen. Er-

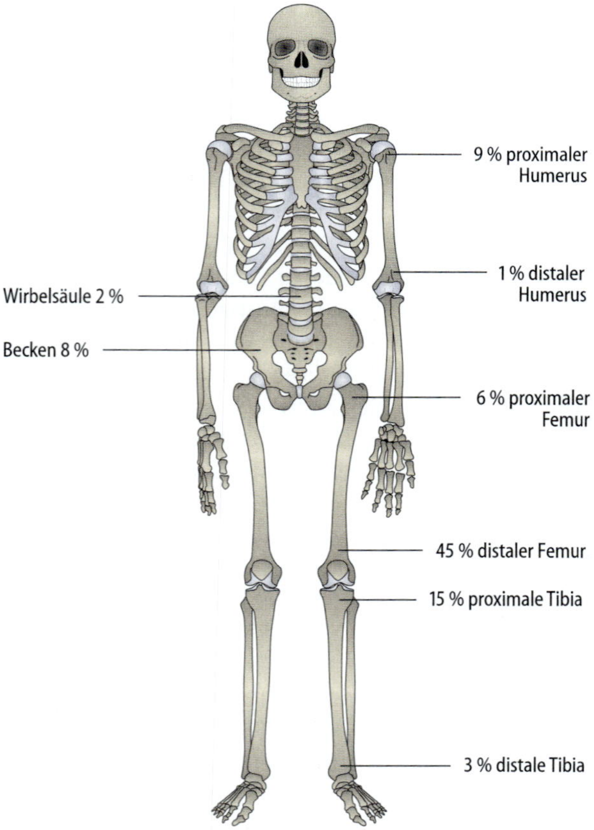

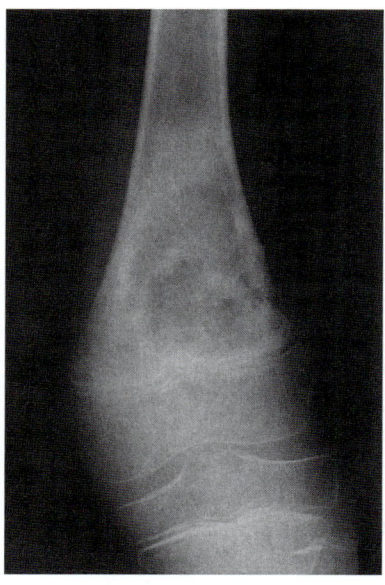

◘ Abb. 11.10. **Röntgenaufnahme eines Osteosarkoms** der distalen Femurmetaphyse mit Osteolyse, Unterbrechung der Kortikalis und Periostreaktion

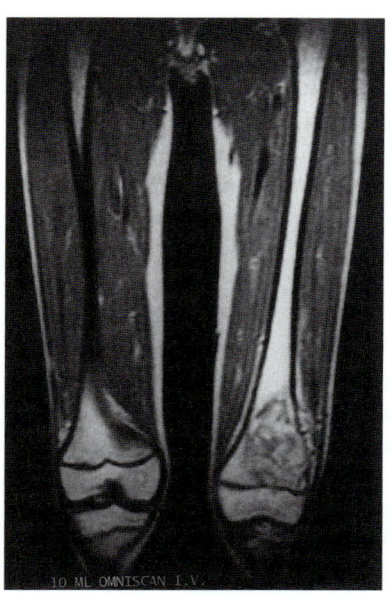

◘ Abb. 11.11. **MRT des in ◘ Abbildung 11.10 dargestellten Osteosarkoms der Femurs.**
Die intramedulläre Ausdehnung des Tumors mit Einbruch in die Epiphyse ist erkennbar

◘ Abb. 11.9 Skeletale Verteilung des Osteosarkoms

kennbare Metastasen bei Diagnose sind bei 10–20 % der Patienten vorhanden, zu 90 % in der Lunge.

Die Diagnose Osteosarkom kann ausschließlich bioptisch gesichert werden. Das histologische Bild kann recht vielfältig sein, osteoblastisch, chondroblastisch, fibroblastisch differenzierte oder teleangiektatische Subtypen des Osteosarkoms sind beschrieben. Conditio sine qua non zur Diagnose Osteosarkom ist der Nachweis der Osteoidproduktion. Die WHO hat das Osteosarkom vereinfachend als malignen Tumor mit Osteoidproduktion definiert. Mit Einsatz der Chemotherapie haben die histologischen Subtypen ihre prognostische Relevanz verloren.

Bei ausschließlich chirurgischer Behandlung (Amputation) eines Osteosarkom überlebten 5 Jahre nach Diagnosestellung nur 20 % der Patienten. Nach Einführung einer der operativen Maßnahme folgenden (adjuvanten) Chemotherapie verbesserte sich das metastasenfreie Überleben auf 45–60 %. Heute hat sich das Therapiekonzept der präoperativen (neoadjuvanten) Chemotherapie durchgesetzt. Nach Diagnosestellung mittels Biopsie erfolgt vor der endgültigen chirurgischen Versorgung eine mehrwöchige zytostatische Behandlung. Hierdurch kann die Operabilität des Tumors verbessert und die Operation in Ruhe geplant werden. Zusätzlich erlaubt die präoperative Chemotherapie das histologische Therapieansprechen als wichtigen Prognosefaktor zu messen und die postoperative Therapie entsprechend zu modifizieren.

Auch nach Einführung der Chemotherapie ist die komplette chirurgische Entfernung des Tumors unabdingbare Voraussetzung für die Heilung des Patienten. Um Amputationen zu vermeiden und extremitätenerhaltend zu operieren, werden heute bevorzugt Resektionen mit Einsatz von Metallendoprothesen oder autologem Knochen (z. B. Fibula als Humerusersatz) durchgeführt. Bei Tumoren im Femur ist eine Rotationsplastik möglich. Hierbei werden der Tumor und das Kniegelenk reseziert. Der verbliebene Femurstumpf wird mit der um 180° gedrehten proximalen Tibia verbunden, so dass das Fußgelenk nach hinten zeigt. Nach Anpassung einer Prothese übernimmt das Fußgelenk die Funktion des Kniegelenks. Bei wenig idealem kosmetischen Ergebnis erlaubt die Rotationsplastik eine gute Funktion mit kaum gestörtem Gangbild und der Möglichkeit, Sportarten wie Skifahren oder Roller-Skating auszuüben.

Mit präoperativer Chemotherapie und Weiterentwicklung der orthopädischen und plastisch-chirurgischen Operationstechniken können heute 55–65 % aller Patienten mit Osteosarkom geheilt werden. Auch die Anwesenheit von Metastasen signalisiert nicht eine infauste Prognose. Ca. 30 % der Patienten mit Metastasen sind kurativ zu behandeln, wobei der kompletten Resektion von Lungenmetastasen eine besondere Bedeutung zukommt.

Tumoren der Ewing-Sarkom-Familie

Tumoren der Ewing-Sarkom-Familie sind nach den Osteosarkomen die zweithäufigsten Knochentumoren. Das skeletale Verteilungsmuster (◘ Abb. 11.12) zeigt die Betonung der flachen Knochen des Stamms (Becken 25 %, Thoraxwand 20 %). An den Röhrenknochen treten die Tumoren der Ewing-Sarkom-Familie bevorzugt in Schaftmitte auf. Sie können auch als Weichteiltumoren, ähnlich wie das Rhabdomyosarkom, imponieren.

Das klassische Ewing-Sarkom, 1921 von James Ewing beschrieben, wird histologisch repräsentiert durch »kleine runde blaue Zellen« mit spärlichem Zytoplasmasaum. Ohne Immunhistochemie sind diese Tumorzellen oft

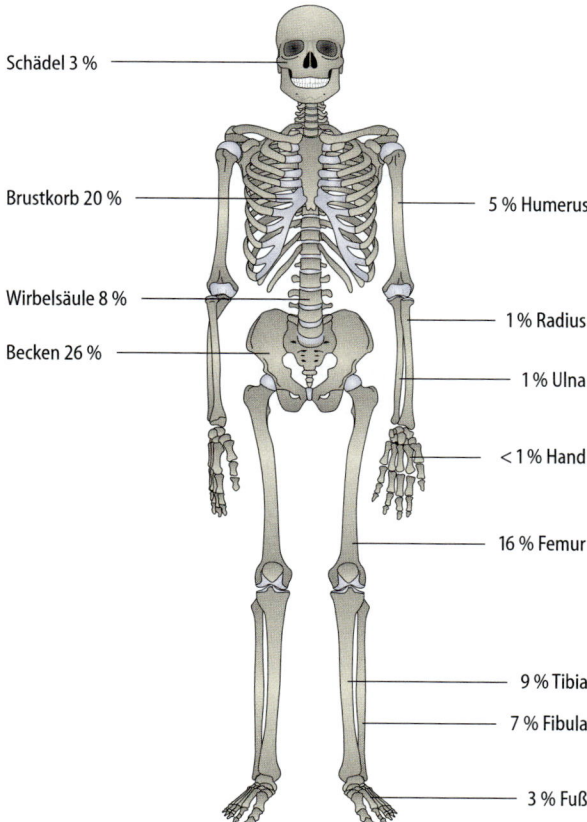

◘ Abb. 11.12. Skeletale Verteilung der Tumoren der Ewing-Sarkom-Familie

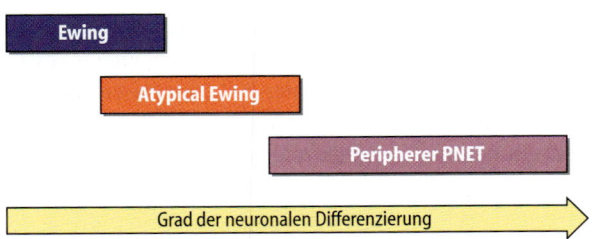

Abb. 11.13. **Grad der neuronalen Differenzierung** der Tumoren der Ewing-Sarkom Familie aus einer primitiven neuroektodermalen Stammzelle

nicht von denen eines Non-Hodgkin-Lymphoms, einer akuten lymphatischen Leukämie, eines Rhabdomyosarkoms, eines Neuroblastoms oder eines Medulloblastoms abzugrenzen. Ausgehend von einer peripheren neuroektodermalen Stammzelle können Ewing-Tumoren eine variable neuronale Differenzierung zeigen (Expression der neuronenspezifischen Enolase, Chromogranin, Synaptophysin etc.). Die Tumoren mit neuronaler Differenzierung werden auch als periphere primitive neuroektodermale Tumoren (PNET) bezeichnet. Da Ewing-Sarkom-Zellen in Kultur neuronal differenzieren können und die Tumoren unabhängig vom Differenzierungsgrad dieselben Chromosomenveränderungen zeigen, werden Ewing-Sarkom, atypisches Ewing-Sarkom und PNET heute zur Ewing-Sarkom-Familie zusammengefasst (Abb. 11.13).

Über 95 % der Tumoren der Ewing-Sarkom-Familie zeigen Translokationen, bei denen immer das Ewing-Sarkom- (EWS-)Gen auf Chromosom 22 involviert ist. In über 90 % der Fälle ist der Partner des EWS-Gens das FLI-1 Gen auf Chromosom 11, in 5 % der Fälle das ERG-Gen auf Chromosom 22. FLI-1 und ERG sind Mitglied der ETS-Onkogen-Familie. Tumoren der Ewing-Sarkom-Familie metastasieren in die Knochen, das Knochenmark und die Lunge. Mit Hilfe der Polymerasekettenreaktion (PCR) oder Fluoreszenz in situ Hybridisierung (FISH) können auch kleine Mengen an Tumorzellen durch ihre spezifischen chimären Fusionsgene nachgewiesen werden.

Nach Diagnosesicherung durch Biopsie geht auch bei den Tumoren der Ewing-Sarkom-Familie der Lokaltherapie eine Chemotherapie voraus. Im Gegensatz zum Osteosarkom sind Tumoren der Ewing-Sarkom-Familie strahlensensibel, so dass Operation, perkutane Strahlentherapie oder beide Therapiemodalitäten eingesetzt werden können. Die Wahrscheinlichkeit des ereignisfreien Überlebens liegt für Patienten ohne Metastasen bei Diagnosestellung bei 60 %, mit Metastasen bei 25 %. Therapiekonzepte mit Hochdosistherapie und autologer Blutstammzelltransplantation werden bei Hochrisikopatienten z.Zt. geprüft.

> **Merke**
>
> Knochentumoren werden oft erst nach monatelanger Anamnese in fortgeschrittenen Stadien diagnostiziert, da die intermittierenden Schmerzen im betroffenen Knochen ärztlicherseits fehlinterpretiert werden. Normales Wachstum verursacht keine Schmerzen.

11.9 Neuroblastom

Das Neuroblastom ist der häufigste extrakranielle solide Tumor des Kindesalters. Es ist ein Tumor des sympathischen Nervengewebes des Nebennierenmarks und der paravertebralen Ganglien. Ungefähr 70 % der Primärtumoren finden sich im Abdomen, 25 % im Thorax und 5 % im Becken. Die Mehrzahl der Neuroblastome wird zwischen dem 1. und 4. Lebensjahr diagnostiziert, 40 % im 1. Lebensjahr. Klinische Verläufe sind je nach Anwesenheit von Risikofaktoren sehr unterschiedlich. Einerseits kann das Neuroblastom spontan zum Ganglioneurom ausreifen, andererseits auch bei intensiver zytostatischer Behandlung therapieresistent werden.

■■■ **Pathologie.** Histologisch finden sich im Neuroblastom im wesentlichen die beiden Zelltypen Neuroblast/Ganglienzelle und Schwannsche Zelle. Letztere ist nicht neoplastisch, sondern wird als Stromazelle von den Tumorzellen rekrutiert. Das Neuroblastom gehört zu der Gruppe der »kleinen runden blauen Tumoren«. Die kleinen hyperchromatischen Tumorzellen mit schmalem Zytoplasma können dabei in Pseudorosetten zusammenliegen. Die Neuroblasten können eine variable Differenzierung in Richtung Ganglienzelle zeigen, das ausgereifte Ganglioneurom ist ein Ende des Spektrums der Differenzierung.

■■■ **Genetische Veränderungen in Tumorzellen.** Bestimmte genetische Veränderungen der Tumorzellen haben prognostische Relevanz. So sind eine Amplifikation des *N-myc*-Protoonkogens oder ein Verlust von Material auf Chromosom 1p (Genort verschiedener Tumor-Suppressor-Gene) mit ungünstiger Prognose assoziiert.

11.9 · Neuroblastom

■■■ **Klinik.** Das klinische Bild bei Erstvorstellung kann sehr variabel sein. Abdominaltumoren können sich präsentieren als Vorwölbung, Tumoren im hinteren Mediastinum oder zervikal als Schwellung, Horner Syndrom (Miosis, Ptosis), oder Zufallsbefund im Röntgenbild des Thorax. Tumoren der paravertebralen Ganglien können durch die Foramina intervertebralia in den Spinalkanal einwachsen (Sanduhrtumor) und zur Markkompression mit Parästhesien, Paraplegie und Blasen- und Mastdarmlähmung führen. Das Neuroblastom metastasiert bevorzugt in Knochen, Lymphknoten und Knochenmark. Häufig finden sich auch (retro-) orbitale Metastasen, die mit typischen periorbitalen Ekchymosen (◘ Abb. 11.14) und Protrusio bulbi einhergehen. Neben Irritabilität präsentieren sich die Kinder oft mit Hinken (Knochenschmerz), gelegentlich auch mit Fieber. Säuglinge mit Stadium 4S (s.u.) fallen meist durch eine ausgeprägte Hepatomegalie bei Lebermetastasen auf. Ein paraneoplastisches Opsoclonus/Myoclonus-Syndrom mit Myoklonien, raschen Augenbewegungen und zerebellärer Ataxie tritt selten und besonders bei niedrigen Stadien auf.

■■■ **Diagnostik.** Das Neuroblastom ist ein Katecholamine produzierender Tumor. Ca. 90–95 % der Patienten scheiden entsprechende Abbauprodukte im Urin aus. Vanillinmandelsäure und Homovanillinsäure sind die gebräuchlichsten Metabolite, deren Konzentration im Serum und Urin zur Diagnostik und Verlaufskontrolle bestimmt werden. Im Serum sind die Konzentrationen von LDH, Ferritin und neuronenspezifischer Enolase prognostisch relevant.

Nach MRT/CT zur Beschreibung der Ausdehnung des Tumor kann das Neuroblastom durch Tumorbiopsie oder Nachweis von Tumorzellen im Knochenmark bei erhöhten Katecholaminen im Urin nachgewiesen werden. In einer Skelettszintigraphie können Knochenmetastasen erkannt werden. Meta-jodbenzylguanidin (MIBG) ist eine Substanz, die hauptsächlich von Katecholamin produzierenden Zellen des sympathischen Nervensystems aufgenommen wird. Radioaktiv markiertes MIBG kann im Szintigramm Neuroblastomzellen mit hoher Sensitivität lokalisieren.

■■■ **Stadieneinteilung, Therapie und Prognose.** Die Prognose eines Kindes mit Neuroblastom ist abhängig vom Alter, dem Stadium (◘ Tabelle 11.10) sowie der An- bzw. Abwesenheit der Amplifikation des *N-myc*-Protoonkogens und Verlust von Material auf Chromosom 1p. Säuglinge haben unabhängig vom Stadium eine Wahrscheinlichkeit des Überlebens von ca. 85 %, Kinder über einem Jahre von nur ca. 40 %. Patienten aller Altersgruppen mit nicht-metastasiertem Neuroblastom (Stadium I-III) zeigen bei Abwesenheit von *N-myc*-Amplifikation in den Tumorzellen 5 Jahre nach Diagnose eine Wahrscheinlichkeit des ereignisfreien Überlebens von 84 %, bei Anwesenheit von *N-myc*-Amplifikation von 42 %.

Patienten ohne diese ungünstigen molekularen Marker werden beim Vorliegen lokalisierter Stadien nach

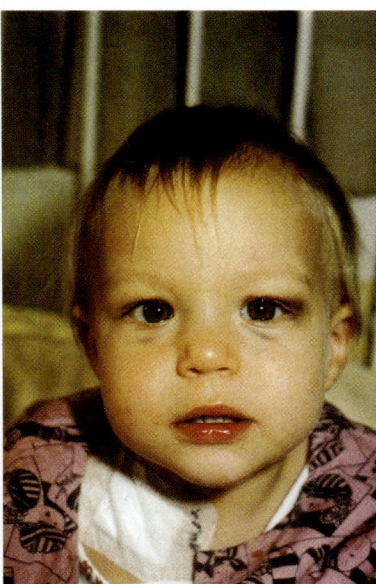

◘ **Abb. 11.14.** 3jähriger Junge mit Neuroblastom Stadium IV mit retroorbitalen Metastasen, die zu beidseitigen periorbitalen Einblutungen führten

◘ **Tabelle 11.10. Überleben bei Neuroblastom in Abhängigkeit von Alter und Stadium.**
Ergebnisse der Therapiestudien NB 79–90 der Gesellschaft für Pädiatrische Onkologie und Hämatologie (GPOH) für 615 Kindern < 1 Jahr und 1028 Kinder ≥ 1 Jahr. Angegeben ist die 5-Jahresüberlebensrate mit Standardabweichung

Alter	Stadium	Anteil der Neuroblastome in der Altersgruppe (%)	5-Jahresüberlebensrate (%)
< 1 Jahr	I–III	61	95 ± 1
	IV	13	53 ± 6
	IVS	26	79 ± 4
≥ 1 Jahr	I–III	45	76 ± 2
	IV	55	20 ± 2

kompletter (Stadium I) oder inkompletter (Stadium II) Tumorresektion auch bei Beteiligung regionaler Lymphknoten ohne weitere Therapie beobachtet. Es wird angenommen, dass verbliebenes Tumorgewebe ausreift. Dieselbe Strategie wird heute auch bei Säuglingen mit ausgedehntem, nicht resezierbarem Tumor (Stadium III) verfolgt. Auch einige Säuglinge mit metastasierter Erkrankung haben eine relativ günstige Prognose (◘ s. Tabelle 11.10) und werden primär ohne zytostatische Behandlung beobachtet. Bei diesen Kindern liegt ein sog. Stadium IVS vor, bei dem die Tumoraussaat die Haut, die Leber und das Knochenmark, nicht aber die Knochen betrifft.

Bei Kindern über 1 Jahr mit Stadium III wird nach Resektion meist eine Chemotherapie bzw. Strahlentherapie angeschlossen. Für die große Gruppe der Kinder über 1 Jahr mit metastasierter Erkrankung (Stadium IV) führt auch eine intensive Chemotherapie mit oder ohne autologe Stammzelltransplantation nur zu Überlebensraten von 20 %. Nachdem die Erkrankung anfänglich meist chemosensibel ist, stellen sich später zunehmend Resistenzen ein. Entsprechend ihrer ungünstigen Prognose erhalten alle Patienten mit *N-myc*-Amplifikation oder Verlust von Material auf Chromosom 1p unabhängig vom Stadium und Alter neben der Resektion des Primärtumors eine intensive zytostatische Behandlung.

▪▪▪ **Früherkennung.** Eine Krebsvorsorge, d. h. die Erkennung niedrig-maligner Tumorstadien, ist bei den rasch proliferierenden Tumoren des Kindesalter im Gegensatz zu den nur langsam wachsenden Karzinomen des Erwachsenenalters im Allgemeinen nicht möglich. Die Frage, ob ein systematisches Screening nach Katecholaminabbauprodukten im Urin im Alter von 1 Jahr (bei der Vorsorgeuntersuchung U6) zur früheren Erkennung und damit Abnahme der Patienten mit prognostisch ungünstigen Stadien IV führt, wurde in Deutschland in einem großen Feldversuch geprüft. Die bisherigen Auswertungen zeigten keine Abnahme der Inzidenz des Neuroblastoms Stadium IV in Bundesländern mit Neuroblastom-Screening.

> **Merke**
>
> Die Prognose eines Kindes mit Neuroblastoms kann je nach Anwesenheit molekularer Veränderungen in Tumorzellen, Lebensalter und Stadium sehr unterschiedlich sein.

11.10 Nierentumoren

In einer Monographie beschrieb M. Wilms (Charité, Berlin) 1899 die primären malignen Nierentumoren im Kindesalter. Seitdem sind diese Tumoren als Wilms-Tumoren bekannt. Heute bezeichnen wir als Wilms-Tumor das Nephroblastom, das von anderen Nierentumoren wie dem kongenitalen mesoblastischen Nephrom, dem Klarzellsarkom und dem Rhabdoidtumor abgegrenzt wird.

Das Nephroblastom (Wilms-Tumor)

▪▪▪ **Epidemiologie und Genetik.** Das Nephroblastom ist die bei weitem häufigste Neoplasie der Niere im Kindesalter. Das mediane Alter bei Diagnose beträgt 2,9 Jahre, 80 % der Patienten sind jünger als 5 Jahre. Nephroblastome können mit kongenitalen Fehlbildungen assoziiert sein. Hierzu gehören die Aniridie (1 % der Patienten mit Nephroblastom), urogenitale Fehlbildungen (4,7 %), Hemihypertrophie (2,4 %), das Beckwith-Wiedemann-Syndrom (Hemihypertrophie, Omphalozele, Makroglossie, Organomegalie), das Denys-Drash-Syndrom (nephrotisches Syndrom, Genitalfehlbildung) und das WAGR-Syndrom (Wilms-Tumor, Aniridie, urogenitale Fehlbildung, mentale Retardierung). Patienten mit WAGR-Syndrom haben eine konstitutionelle Deletion eines Allels, das auf Chromosom 11p13 das Aniridie-Gen *PAX6* und das für die Urogenitalentwicklung wichtige *WT1*-Gen umfasst. Bei Patienten mit Denys-Drash-Syndrom besteht eine konstitutionelle Punktmutation in einem Allel des *WT1*-Gens. Durch eine zweite, in Nierenzellen erworbene Mutation des *WT1*-Gens in dem von der Keimbahnmutation nicht betroffenen Allel kann es zur malignen Transformation und damit Entstehung eines Nephroblastoms kommen (Zwei-Mutationen-Theorie nach Knudson). *WT1*-Mutationen sind jedoch nur bei 10–20 % der Nephroblastome ohne Fehlbildungen beschrieben. Bei der Mehrzahl dieser Tumoren und auch bei Patienten mit Hemihypertrophie und Beckwith-Wiedemann-Syndrom scheint ein anderer Genort, *WT2*, auf 11p15 beteiligt zu sein.

▪▪▪ **Histogenese.** Das Nephroblastom entsteht aus persistierenden Resten des metanephrogenen Blastems, das zunächst hyper- dann neoplastisch wird und sich multizentrisch oder bilateral entwickelt. Nephrogenesereste sind neben der Neoplasie in bis zu 40 % bei einseitigem Tumor und allen Fällen mit beidseitigem Tumor nachweisbar. Da aus dem metanephrogenen Blastem sowohl die epitheloiden Strukturen Tubuli und Glomeruli wie

11.10 · Nierentumoren

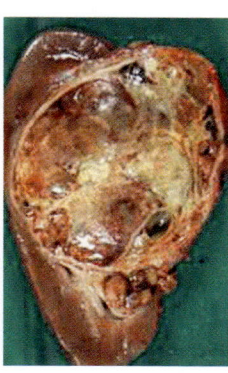

◨ Abb. 11.15. **Nephrektomiepräparat mit Nephroblastom** mit regressiven Veränderungen nach 4 wöchiger präoperativer Chemotherapie.

auch die mesenchymalen Stromaelemente entstehen, zeigen Nephroblastome neben undifferenziertem Blastem auch differenzierte Strukturen. Die histologische Klassifizierung in eine günstige, eine Standard- und eine ungünstige Histologie hat entscheidende therapeutische und prognostische Relevanz.

Makroskopisch sind Nephroblastome oft groß mit heterogenem Aufbau mit Pseudozysten sowie nekrotischen und hämorrhagischen Anteilen (◨ Abb. 11.15). Sie durchbrechen die Nierenkapsel, wachsen ins perirenale Fett oder brechen ins Nierenbecken ein (Hämaturie). Eine regionale Lymphknotenbeteiligung findet sich bei ausgedehnten lokalen Stadien häufig, hämatogene Metastasen, besonders in der Lunge, in 8% aller Tumoren. Durch Einbruch in die Nierenvene kann es auch zu langen soliden Tumorzapfen in der unteren Hohlvene kommen. In ca. 5% der Fälle liegen bei Diagnosestellung (synchron) bilaterale Nephroblastome in beiden Nieren vor, in ca. 1% zeigt sich später (metachron) in der primär nicht betroffenen Niere ein Nephroblastom.

▪▪▪ **Klinik.** Häufig fällt der Wilms-Tumor Eltern als schnell zunehmende Vorwölbung des Abdomens ihres unbeeinträchtigten Kleinkindes auf. Später können Bauchschmerzen, mikro- und makroskopische Hämaturie, Appetitlosigkeit und Hypertonus (Produktion von Renin im Tumor) auftreten. Bei der Untersuchung ist neben der vorsichtigen Palpation des Abdomens auch auf urogenitale Fehlbildungen zu achten.

▪▪▪ **Diagnostik und Differentialdiagnose.** Der intrarenale Tumor kann in der Sonographie und im MRT/CT dargestellt werden (◨ Abb. 11.2). In der intravenösen Pyelographie ist eine Verdrängung der Kelchsysteme durch den Tumor ersichtlich. Differentialdiagnostisch sind andere maligne Nierentumoren (mesoblastisches Nephrom, Klarzellsarkom, Rhabdoidtumor), benigne Raumforderungen der Niere (Hämatom, Zysten), aber auch das extrarenal gelegene Neuroblastom abzugrenzen. Bei der heute bevorzugt durchgeführten präoperativen Chemotherapie ohne vorhergehende histologische Sicherung kommt der initialen Bildgebung eine besondere Bedeutung zu.

▪▪▪ **Prognose und Therapie.** Mehr als 80% der Kinder mit Nephroblastom können mit heutiger Therapie geheilt werden. Stadium und Histologie des Tumors sind die wesentlichen prognostischen Parameter. Bei den hohen Heilungsraten ist es das Bemühen großer Therapiestudien, die Spätfolgen der Behandlung zu reduzieren.

Da die primäre Operation des Nephroblastoms mit einer hohen Rate von Therapiekomplikationen, besonders Tumorrupturen, einhergeht und diagnostische Biopsien sich aus denselben Gründen verbieten, wird bei Verdacht auf Nephroblastom ohne histologische Sicherung zunächst eine präoperative Chemotherapie durchgeführt. Hierunter bildet sich bei der Mehrzahl der Patienten die Tumorgröße deutlich zurück, die Operabilität des Tumors verbessert sich. Nach transabdominalem, transperitonealem Zugang mit großer Inzision wird intraoperativ die betroffene Niere mit ihrem perirenalem Fettgewebe in toto entfernt, einzelne regionäre Lymphknoten zur Einordnung des Stadiums entnommen und die kontralaterale Niere inspiziert. Entsprechend des post-operativ festgesetzen Stadiums wird die chemotherapeutische Behandlung fortgesetzt. Wesentliche Zytostatika sind Vincristin, Actinomycin D und Anthrazykline. Auch wenn das Nephroblastom ein sehr strahlensensibler Tumor ist, wird auf eine Radiotherapie zur Vermeidung von Spätfolgen möglichst verzichtet. Sie ist indiziert bei Lymphknotenbefall, Tumoren mit lokalem Stadium III (Tumor hat Nierenkapsel und perirenales Fett durchbrochen) oder bei intraperitonealer Tumoraussaat durch Tumorruptur.

Spätfolgen ergeben sich im wesentlichen durch die Notwendigkeit der Strahlentherapie. Sie bestehen aus

> **Merke**
>
> Das Nephroblastom gehört zu den sehr rasch wachsenden Tumoren. Seine Größe kann sich in wenigen Tagen vervielfachen. Nach adäquater radiologischer Diagnostik ist eine präoperative Chemotherapie angezeigt.

skeletalen und muskulären Hypoplasien mit folgenden orthopädischen Problemen. Bei Frauen sind Fertilitätsstörungen und geburtshilfliche Komplikationen bekannt.

Andere Nierentumoren

Das **Klarzellsarkom** der Niere wird nicht zu den Wilms-Tumoren gerechnet. Es metastasiert bevorzugt in die Knochen und das Gehirn. Bei intensiver Chemo- und obligater Strahlentherapie können heute jedoch über 70 % der Kinder geheilt werden.

Der **Rhabdoidtumor** ist ein hochmaligner Nierentumor des Säuglingsalters, der sehr früh metastasiert und auch trotz intensiver Behandlung mit schlechter Prognose einhergeht.

Das **kongenitale mesoblastische Nephrom** mit einem mittleren Alter der Patienten bei Diagnosestellung von nur 2 Monaten ist hingegen mit alleiniger Nephrektomie ausreichend behandelt.

11.11 Keimzelltumoren

Keimzelltumoren sind eine sehr heterogene Gruppe von Erkrankungen, die aus einer Urkeimzelle hervorgegangen sind (◘ Abb. 11.16). Sie finden sich in den Gonaden (30 %), im Steißbein (30 %) und im Gehirn (15 %) (▶ s. S. 344). Während der embryonalen Entwicklung wandert die Urkeimzelle vom Dottersack zur Genitalleiste im Retroperitoneum, um als Gonade ins Becken oder Skrotum zu deszendieren. Extragonadale Keimzelltumoren entstehen aus versprengten Gewebe nach fehlerhafter Migration oder gestörtem Deszensus.

Die Häufigkeit der verschiedenen histologischen Subtypen der Keimzelltumoren variiert mit dem Alter der Patienten. Benigne (reife) Teratome finden sich meist bei Geburt, oft im Bereich des Steißbeins. Sie werden mit dem Steißbein komplett reseziert. Die hochmalignen Dottersacktumoren finden sich bei Kindern < 2 Jahre ebenfalls im Steißbeinbereich und im Testis, bei älteren Kindern in den Ovarien und in der Vierhügelregion. Das Chorionkarzinom ist ein seltener, extrem aggressiver Tumor, der außerhalb des Kleinkindesalters im wesentlichen im Mediastinum und den Gonaden vorkommt. Germinome, ebenfalls maligne Tumoren, finden sich im Ovar und der Vierhügelregion. Sie sind für 20 % aller Ovarialtumoren und 60 % der intrakraniellen Keimzelltumoren im Kindesalter verantwortlich. Das embryonale Karzinom kann im Rahmen von histologisch gemischten Tumoren beobachtet werden. Tumoren mit Dottersackdifferenzierung produzieren α-Fetoprotein, Chorionkarzinome Choriongonadotropin (β-HCG).

Die Therapie der Keimzelltumoren wie das Überleben der Patienten ist abhängig von Lokalisation und Stadium. Für die testikulären Tumoren wird heute eine Heilungsrate von nahezu 100 % erreicht.

11.12 Lebertumoren

Tumoren der Leber können gutartig sein (z. B. Hämangiom, Hamartom, Adenom), in der Mehrzahl der Fälle sind sie im Kindesalter jedoch bösartig. Dabei spielen Lebermetastasen (z. B. Neuroblastom, Wilmstumor) zahlenmäßig eine größere Rolle als primäre maligne Lebertumoren. Letztere haben eine jährliche Inzidenz von 1,6 pro Million Kinder unter 15 Jahre und sind in 90 % der Fälle Hepatoblastome oder hepatozelluläre Karzinome.

Neben klinischen Zeichen wie Lebervergrößerung mit tastbarem Tumor im rechten Oberbauch, fehlender Gewichtszunahme oder -verlust, Anämie und gelegentlich Bauchschmerzen findet sich bei beiden Tumoren im Serum eine erhöhte Konzentration des Glykoproteins α-Fetoprotein (AFP), das physiologischerweise im Dottersack und in der fetalen Leber produziert wird. Bei Diagnosestellung haben 90 % der Patienten mit Hepatoblastom und 60–90 % derjenigen mit hepatozellulären Karzinom ein erhöhtes AFP. Der Tumormarker AFP stellt auch einen wesentlichen Verlaufsparameter unter bzw. nach Therapie dar.

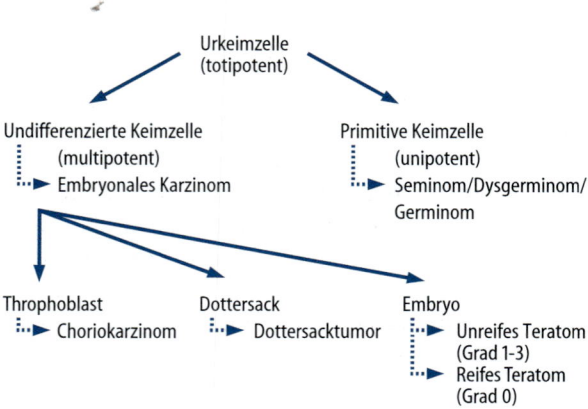

◘ **Abb. 11.16. Schematische Darstellung der Histogenese der Keimzelltumoren**
(die durchgezogene Linie stellt die normale Differenzierung dar, die gestrichelte Linie die maligne Transformation)

Hepatoblastom

Das Hepatoblastom, der häufigste primäre, maligne Lebertumor im Kindesalter, wird zu 45 % im 1. Lebensjahr, zu 80 % in den ersten 3 Lebensjahren diagnostiziert. Er kann mit Hemihypertrophie und Beckwith-Wiedemann-Syndrom assoziiert sein. Eine deutlich erhöhte Inzidenz findet sich auch in Familien mit adenomatöser Polyposis coli und Keimbahnmutation im *APC*-Gen. Das Hepatoblastom ist ein embryonaler Tumor mit epithelialen und mesenchymalen Anteilen, der meist solitär, gelegentlich aber auch multifokal auftritt. Die Therapie besteht aus einer kompletten Tumorresektion und je nach Stadium prä- und postoperativer Chemotherapie. Die Wahrscheinlichkeit des ereignisfreien Überlebens bei 5 Jahren liegt bei ca. 70 %.

Hepatozelluläres Karzinom

Das hepatozelluläre Karzinom tritt im Gegensatz zum Hepatoblastom meist bei Kindern über 5 Jahren auf. Es ist wie im Erwachsenenalter mit der Hepatitis-B-Infektion assoziiert, aber auch mit anderen chronischen Lebererkrankungen wie der hereditären Tyrosinämie (▶ vergl. S. 143), der Gallengangsatresie (▶ vergl. S. 483), der idiopathischen neonatalen Hepatitis und dem a1-Antitrypsinmangel (▶ vergl. S. 487). Der Tumor tritt meist multilokulär oder diffus infiltrierend auf, so dass in der Regel beide Leberlappen betroffen sind. Im Gegensatz zum Erwachsenenalter ist eine gleichzeitig bestehende Leberzirrhose die Ausnahme. Die einzige kurative Therapie ist die komplette chirurgische Resektion des Tumors, die in weniger als einem Drittel der Patienten erreicht werden kann. Bei Abwesenheit von Lungenmetastasen kann die Hepatektomie mit Lebertransplantation eine Therapiemöglichkeit darstellen. Patienten ohne komplette Tumorresektion sterben meist innerhalb von 12 Monaten nach Diagnosestellung. Eine chemotherapeutische Behandlung oder der Einsatz experimenteller Therapieverfahren konnte die Prognose bisher nicht wesentlich verbessern.

11.13 Langerhanszell-Histiozytose

Die Langerhanszell-Histiozytose ist eine Erkrankung unklarer Ätiologie und Pathogenese, bei der es zur Ansammlung von dendritischen Zellen mit Langerhanszell-Phänotyp in unterschiedlichen Geweben und Organen kommt. Das klinische Bild ist sehr variabel, was die Zahl der früher gebräuchlichen Synonyme erklärt (Histiozytose X, eosinophiles Granulom, Hand-Schüller-Christian- oder Abt-Letterer-Siwe-Erkrankung). Bei Kleinkindern ist die Langerhanszell-Histiozytose oft eine Systemerkrankung (Abt-Letterer-Siwe) mit Hepatosplenomegalie, Lebersynthesestörung mit Aszites und Ödemen, Lungeninfiltration und Panzytopenie bei Knochenmarkbeteiligung. Sie führt trotz intensiver Chemotherapie nicht selten zum Tode. Bei etwas älteren Kindern liegt häufiger ein Hautbefall mit Otitis externa und Knochenläsionen vor (Hand-Schüller-Christian). Der Hautbefall ähnelt einer atopischen oder seborrhoischen Dermatitis, bräunliche Papeln können von wenigen Schuppen bedeckt sein. Die Knochen sind das am häufigsten infiltrierte Organ. Meist sind die Kalotte, das Mastoid, das Keilbein und die Periorbitalregion, aber auch die Wirbelkörper, lange Röhrenknochen, das Becken und die Rippen betroffen. Die Knochenläsionen imponieren als umschriebene osteolytische Bezirke, gelegentlich mit darüber liegender Weichteilschwellung. Ein Sklerosesaum zeigt den Heilungsprozess an. Der bei Jugendlichen meist isoliert auftretende und symptomlose Knochenbefall wurde mit dem Synonym eosinophiles Granulom bezeichnet. Knochenläsionen bedürfen wie der Hautbefall meist keiner Behandlung, da sie spontan heilen. Gegebenenfalls ist eine Biopsie, Kürettage oder lokale Installation von Steroiden ausreichend. Bei Patienten mit systemischer Langerhanszell-Histiozytose, aber auch bei Kindern mit Knochenbefall der Kalotte kann sich vor, während oder auch nach der Erkrankung ein Diabetes insipidus entwickeln. Die Prognose der Langerhanszell-Histiozytose ist abgesehen von der systemischen Erkrankung des Kleinkinds gut.

11.14 Seltene Tumoren

Schilddrüsenkarzinome im Kindesalter finden sich besonders nach therapeutischer (z. B. nach Hodgkin-Lymphom) oder akzidenteller (Reaktorunglück in Tschernobyl) Bestrahlung. Meist handelt es sich um hoch differenzierte papilläre oder weniger differenzierte follikuläre Tumoren. Das medulläre Schilddrüsenkarzinom ist die häufigste Manifestation der mulitplen endokrinen Neoplasie (MEN) Typ 2 (◘ Tab. 11.2). Die Behandlung besteht ähnlich wie im Erwachsenenalter in erster Linie in einer Thyreoidektomie.

Nebennierenrindenkarzinome sind hormonaktiv und präsentieren sich mit Zeichen der Virilisierung/Feminisierung, cushingoider Fazies und Hyperaldosteronismus. Nach operativer Entfernung ist auf eine supportive Hormonsubstitution zu achten.

Tumoren des Pankreas wie Adenome und Adenokarzinome können mit entsprechenden Symptomen sowohl in exokrinen wie endokrinen Zellen entstehen.

Carcinoidtumoren meist in der Appendix sind in der Regel benigne. Oft werden sie inzidentiell bei Appendektomie gefunden.

Das **Nasenpharynxkarzinom** ist ein bei Kindern im Mittelmeerraum häufigerer Tumor. Es ist mit dem Epstein-Barr-Virus assoziiert. Die meist jugendlichen Patienten präsentieren sich mit zervikaler Lymphadenopathie, Hörverlust, Otitis externa, behinderter Nasenatmung, Epistaxis und Schmerzen. Mit zytostatischer Therapie und Bestrahlung haben die Patienten auch ohne chirurgische Resektion eine günstige Prognose.

Die Behandlung der **malignen mesenchymalen Tumoren** wie des malignen Schwannoms (bei Neurofibromatose Typ I), des Fibrosarkoms, des Synovialsarkoms, Neurepithelioms, Liposarkoms, malignen Fibrohistiozytoms oder Hämangioperizytoms ist wie bei Erwachsenen primär chirurgischer Art.

Kernaussagen

- Kinder und Jugendliche mit Krebserkrankungen werden ausschließlich in großen multizentrischen Studien betreut. Durch Erfassung nahezu aller Patienten durch das Kinderkrebsregister in Mainz liegen für Deutschland gute epidemiologische Daten vor.
- Die Ergebnisse der intensiven Therapie von Leukämien und malignen Tumoren bei Kindern und Jugendlichen sind so überzeugend, dass alternative Therapieformen ohne belegbaren Nachweis einer Wirksamkeit als unverantwortlich abgelehnt werden müssen.
- Die supportive Therapie und die interdisziplinäre Zusammenarbeit haben ganz wesentlich zur Senkung der Mortalität und zur Verbesserung der Lebensqualität der Patienten beigetragen.
- Die tagesklinische Betreuung der Patienten wird, wann immer möglich, angestrebt.
- Die psychosoziale Betreuung von leukämie- und tumorkranken Kindern und Jugendlichen und ihrer Familien hat einen hohen Stellenwert.

Fallbeispiel 11.1

Anamnese. Bei einem 2 jährigen Jungen traten akut Schmerzen im linken Unterschenkel auf. Der Junge humpelte und wachte mehrfach nachts wegen starker Schmerzen auf. In den folgenden Tagen wiederholten sich diese Episoden. Die Verdachtsdiagnose einer Koxitis wurde gestellt. 4 Wochen später trat intermittierendes Fieber bis 40 °C hinzu.

Befunde. Das Blutbild zeigte eine Leukozytenzahl von $3,5 \times 10^9/l$, der Hämoglobinwert lag bei 9,5 g/dl, die Thrombozytenzahl bei $110 \times 10^9/l$. Im Differentialblut fanden sich Lymphozyten 82 %, Monozyten 7 %, segmentkernige Granulozyten 6 %, Basophile 1 %, Eosinophile 4 %. Wegen Leukopenie mit Neutropenie bei geringgradiger Anämie und Thrombozytopenie erfolgte die Überweisung in ein pädiatrisch-onkologisches Zentrum. Hier war die Lactatdehydrogenase mit 450 U/l leicht erhöht. Die Knochenmarkpunktion zeigte eine Infiltration des Markraums mit Lymphoblasten, deren Immunphänotypisierung eine prä-B ALL ergab. Molekulargenetisch konnte das Fusionsprodukt der Translokation t(12;21) nachgewiesen werden. Ein ZNS-Befall bestand nicht.

Diagnose. ALL

Therapie. Die Behandlung erfolgte entsprechend der Therapiestudie ALL-BFM 2000.

Fallbeispiel 11.2

Anamnese. Bei einem 5 Jahre alten Mädchen fiel der Mutter nach Verschlucken eines Bonbon eine erschwerte Atmung mit Röcheln und bellendem Husten auf. Der Hausarzt diagnostizierte eine Bronchitis und behandelte mit Spasmolytika. Nach kurzzeitiger Besserung verschlechterte sich die Atmung in der folgenden Nacht, eine Lippenzyanose bei Husten trat hinzu.

Befunde. Bei stationärer Einweisung war das afebrile Kind ruhig und aufmerksam. Der Allgemeinzustand war leicht reduziert. Es bestand in Ruhe ein diskreter in- und exspiratorischer Stridor, bei Aufregung eine rasch zunehmende Tachydyspnoe mit jugulären Einziehungen und besonders exspiratorischem Giemen. Die Röntgenaufnahme des Thorax zeigte einen großen Tumor im vorderen Mediastinum mit erheblicher Kompression der intrathorakalen Trachea und Verlagerung des Aortenbogens. Die Lactatdehydrogenase war mit 662 U/l, die Harnsäure mit 6,2 mg/dl erhöht, das Blutbild unauffällig. Der Versuch der Durchführung einer Computertomographie in Sedierung wurde bei zunehmender Unruhe und Dyspnoe des Kindes abgebrochen.

Verdachtsdiagnose. Non Hodgkin Lymphom

Therapie und Verlauf. Unter dieser Verdachtsdiagnose wurde eine zytoreduktive Vorbehandlung mit Cyclophosphamid und Cytosin-Arabinosid begonnen. Hierunter kam es bei rascher Größenreduktion des Tumors zur deutlichen Abnahme der Atemnot, so dass 4 Tage nach Therapiebeginn die Biopsie des Tumors zur histologischen Sicherung ohne Gefährdung der Patientin in Narkose möglich war. Es handelte sich um ein lymphoblastisches Lymphom der T-Zellreihe. Zytogenetisch konnte eine Translokation zwischen dem Gen des T-Zellrezeptor α in 14q11 und dem c-myc Protoonkogen in 8q24 nachgewiesen werden.

Fallbeispiel 11.3

Anamnese. Bei einem 10 jährigen Jungen ist nach Frühgeburt in der 32. Schwangerschaftswoche eine leichte zentrale Koordinationsstörung bekannt. Ferner besteht ein Strabismus alternans. Anfang Mai trat einmalig morgendliches Nüchternerbrechen auf, das sich 2 Wochen später wiederholte. In der Folge erbrach der Junge ca. einmal wöchtlich morgens. Anfang Juli traten linksseitige Kopfschmerzen hinzu. Es erfolgte die stationäre Einweisung bei Verdacht auf Hirndruck.

Befunde. Bei der Spiegelung des Augenhintergrunds zeigten sich beidseits Stauungspapillen. Im CT des Schädels fand sich ein 2,5 × 2,8 cm großer infratentorieller Tumor mit Verkalkungen, der den Kleinhirnwurm und das Velum medullare nach dorsal verdrängte, den IV. Ventrikel einengte und einen Hydrozephalus occlusus zur Folge hatte.

Diagnose. Medulloblastom

Therapie und Verlauf. Der Junge wurde in ein pädiatrisch-onkologisches Zentrum verlegt. Am Folgetag erfolgte die makroskopisch komplette Resektion des Tumors durch die Neurochirurgen. Histologisch lag ein primitiver neuroektodermaler Tumor vor, beim Sitz im Kleinhirn wurde die Diagnose Medulloblastom gestellt. Das MRT des Spinalkanals zeigte keine (Abtropf-)Metastasen, jedoch fanden sich im Liquor 3 Wochen postoperativ noch Tumorzellen, weshalb von einer meningealen Aussat ausgegangen werden musste. Vier Wochen postoperativ erfolgte die Strahlentherapie der gesamten Neuroachse mit 35 Gy und eine Aufsättigung in der Region des Primärtumors auf 55 Gy. Anschließend wurde eine mehrmonatige zytostatische Therapie durchgeführt.

Fallbeispiel 11.4

Anamnese. Eine 17 jährige Auszubildende klagte seit Oktober über Rückenschmerzen. Retrospektiv hätten geringgradige Schmerzen und gelegentliches Hinken auch schon im Sommer bestanden. Es wurde zunächst eine Infektion der Harnwege diagnostiziert und eine antibiotische Behandlung begonnen. Bei persistierenden Schmerzen wurde im November die Diagnose einer Bandscheibenprotrusion L4/5 rechts gestellt, und eine Physiotherapie begonnen. Bei Weiterbestehen der starken Schmerzen, jetzt auch mit Taubheitsgefühl im Gesäß und austrahlenden Schmerzen in die Wade wurde im Dezember ein Wurzelkompressionssyndroms S1 rechts diagnostiziert, antiinflammatorisch behandelt und die Physiotherapie fortgesetzt. Anfang Januar trat eine Weichteilschwellung rechts gluteal auf, es erfolgte die Klinikeinweisung.

Befunde. Im MRT stellte sich ein 10 × 10 × 10 cm großer Tumor im kleinen Becken ausgehend vom Os sacrum dar, der durch das Foramen obturatorium in die Glutealmuskulatur eingebrochen war. Nach Biopsie wurde die Diagnose eines peripheren primitiven neuroektodermalen Tumors (PNET) gestellt. Molekulargenetisch fand sich die für Tumoren der Ewing-Sarkom-Familie typische Translokation t(11;22) vom Typ EWS/FLI-1.

Diagnose. Peripherer primitiver neuroektodermaler Tumor (PNET).

Therapie und Verlauf. Unter der 16wöchigen Chemotherapie bildete sich der Tumor auf ca. ein Drittel der Ursprungsgröße zurück. Es folgte die inkomplette Resektion des Tumors mit anschließender Strahlentherapie und weiterer Chemotherapie. Da bei Diagnose schon Metastasen im Bereich der Leber bestanden, ist die Prognose ungünstig.

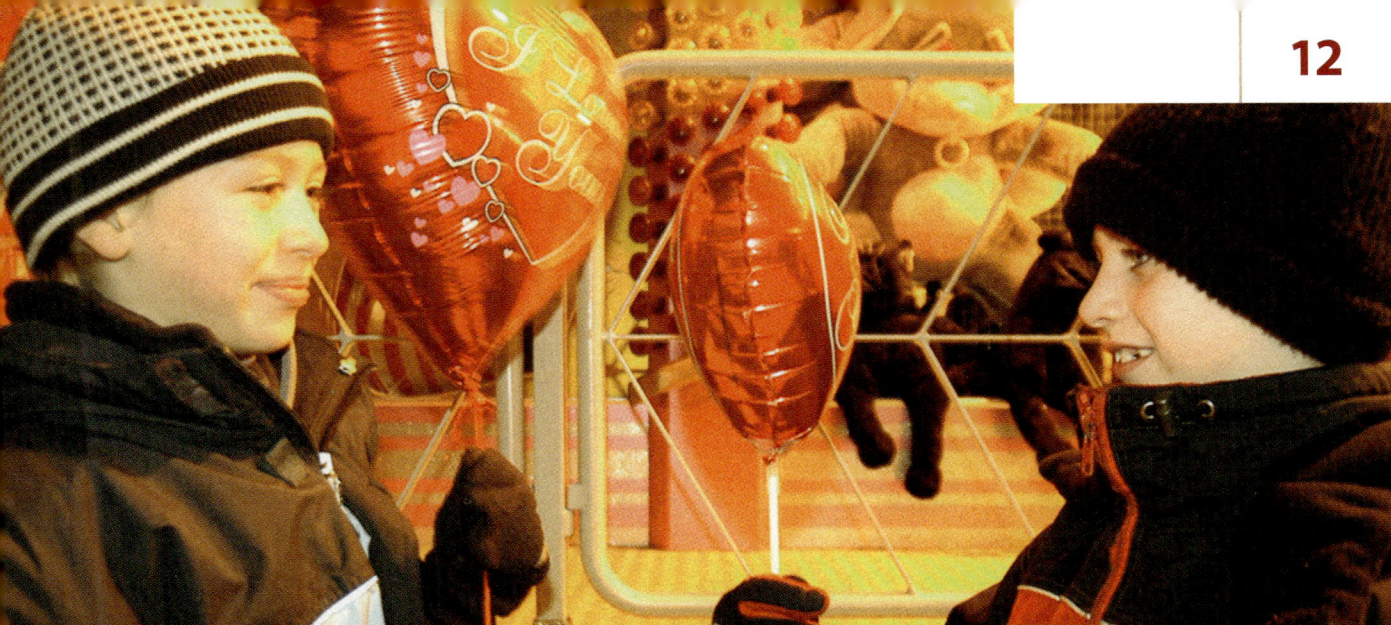

12 Herz- und Kreislauferkrankungen

G. Hausdorf und H. Kramer

Dem schlagenden Herzen als unmittelbar erfahr- und spürbarem Ausdruck des Lebens wurde in der europäischen Kulturgeschichte seit langem der Sitz der Gefühle zugesprochen.

12 Herz- und Kreislauferkrankungen (Übersicht)

12.1 Pädiatrisch-Kardiologische Diagnostik – 359
12.1.1 Anamnese – 359
12.1.2 Klinische Untersuchung – 359
12.1.3 Apparative Methoden – 361

12.2 Kardiologische Therapie – 364
12.2.1 Konservative Therapie – 364
12.2.2 Interventionelle Therapie – 366
12.2.3 Operative Verfahren – 368
12.2.4 Herztransplantation – 368

12.3 Azyanotische Shuntvitien: Angeborene Herzfehler mit Links-rechts-Shunt – 368
12.3.1 Shunt zwischen den großen Arterien – 369
12.3.2 Shunt auf Vorhofebene – 370
12.3.3 Shunt auf Ventrikelebene – 371

12.4 Zyanotische Shuntvitien: Angeborene Herzfehler mit Rechts-links-Shunt – 374
12.4.1 Fallot Tetralogie und Pulmonalatresie mit Ventrikelseptumdefekt – 374
12.4.2 Pulmonalatresie mit intaktem Ventrikelseptum – 376
12.4.3 Transposition der großen Arterien (d-TGA) – 376
12.4.4 Truncus arteriosus communis – 378
12.4.5 Totale Lungenvenenfehlmündung – 378

12.5 Funktionell univentrikuläre Herzen: Komplexe angeborene Herzfehler mit univentrikulärer Zirkulation – 379
12.5.1 Prinzipien der univentrikulären Korrektur – 379
12.5.2 Zugrundeliegende Herzfehler – 380

12.6 Herzfehler ohne Shunt – 381
12.6.1 Herzklappenfehler – 382
12.6.2 Fehlbildungen des Aortenbogens – 385

12.7 Erworbene Herzerkrankungen und Kardiomyopathien – 387
12.7.1 Kardiomyopathien – 387
12.7.2 Erworbene Herzerkrankungen – 389

12.8 Störungen des Herzrhythmus – 391
12.8.1 Primäre Erkrankungen des Herzrhythmus – 391
12.8.2 Bradykarde Rhythmusstörungen – 392
12.8.3 Tachykarde Rhythmusstörungen – 393

12.9 Funktionelle Störungen – 395
12.9.1 Akzidentelle Herzgeräusche – 395
12.9.2 Orthostatische Dysregulation – 395
12.9.3 Stenokardien – 395

12.10 Schock – 396
12.10.1 Hypovolämischer Schock – 396
12.10.2 Kardiogener Schock – 396
12.10.3 Anaphylaktischer Schock – 396
12.10.4 Septischer Schock – 396

12.1 Pädiatrisch-Kardiologische Diagnostik

> Herz- und Kreislauferkrankungen im Kindesalter umfassen die große Gruppe der angeborenen Herzfehler, die erworbenen Herz-Kreislauferkrankungen, die Störungen des Herzrhythmus und die Herz-Kreislauferkrankungen, die als »Begleiterkrankung« bei anderen Erkrankungen auftreten. 6–8 von 1000 Neugeborenen werden mit einem angeborenen Herzfehler geboren! Durch die heutigen Möglichkeiten der interventionellen Kardiologie (Therapie mittels Kathetertechniken) hat sich die Kinderkardiologie in den letzten Jahren gewandelt. Diagnostik und Therapie in der Pädiatrischen Kardiologie sind dadurch schwierig, dass alle Befunde altersabhängig interpretiert werden müssen. Anamnese, Untersuchung, EKG etc. müssen immer in Bezug auf das Lebensalter interpretiert werden.

Merke

Für die Diagnostik von Herz-Kreislauferkrankungen steht eine Vielzahl von diagnostischen Methoden zur Verfügung. Aus Anamnese, Untersuchung, EKG und Echokardiographie kann fast immer eine akkurate Diagnose gestellt werden. Die diagnostischen Verfahren müssen unter Berücksichtigung des Lebensalters bewertet werden.

12.1.1 Anamnese

Neben der Familienanamnese (erbliche Herzerkrankungen), der Schwangerschafts- und Geburtsanamnese, muss gezielt nach Zeichen einer Herzinsuffizienz gefragt werden. Im 1. Lebensjahr äußert sich eine Herzinsuffizienz in einer Trinkschwäche, vermehrtem Schwitzen, einer Gedeihstörung und einer beschleunigten und angestrengten Atmung (Einziehungen, Nasenflügeln). Nach dem 1. Lebensjahr zeigen sich vermehrtes Schwitzen, eine Gedeihstörung, und eine Infektanfälligkeit. Beim Kleinkind und Schulkind fällt oft ein Hang zu ruhigen Spielen und wenig Freude an körperlicher Belastung auf, später befindet sich das herzkranke Kind bei sportlichen Betätigungen im letzten Drittel seiner Altersgruppe. Nach einer Zyanose muss meist nicht gefragt werden, meist sind die Eltern sehr beunruhigt. Gezielt muss nach Anfällen von Herzrasen, Schwindel und einer Synkope (Bewusstseinsverlust), gefragt werden. Nicht selten wird eine kardiale Synkope zunächst als Krampfanfall gedeutet.

12.1.2 Klinische Untersuchung

Inspektion

Die Inspektion erfasst Hinweise für ein übergeordnetes Syndrom (»Stigmata«), das mit Herzfehlern assoziiert sein kann. Eine kardiale Dystrophie weist auf eine längerdauernde Herzinsuffizienz hin, ein Herzbuckel auf eine länger bestehende Herzvergrößerung. Eine »zentrale« Zyanose (Abb. 12.1) (Beimischung von venösem zum arteriellen Blut durch einen Rechts-links-Shunt) zeigt sich in einer Blaufärbung der Lippen und der Zunge, der Fingernägel und Zehen, bei sehr langem Bestehen in Trommelschlegelfingern und Uhrglasnägeln. Oft besteht eine vermehrte Injektion der Konjunktivalgefäße vor allem bei gleichzeitig bestehender Polyglobulie. Eine zentrale Zyanose unterscheidet sich von einer »peripheren Zyanose« (durch eine vermehrte periphere Sauerstoffausschöpfung bedingt) dadurch, dass bei letzterer die Zunge rosig bleibt (Abb. 12.1).

Eine obere Einflussstauung zeigt eine kräftig gefüllte V. jugularis externa, Lidödeme und eine kräftige Venenzeichnung der oberen Extremität. Zeichen der Herzinsuffizienz sind Tachypnoe und Dyspnoe (angestrengte Atmung mit Einziehungen und Nasenflügeln). Schließlich sollte auf ein aufgetriebenes Abdomen durch einen Aszites oder eine Hepatosplenomegalie als Zeichen der Rechtsherzinsuffizienz bzw. Globalinsuffizienz geachtet werden. Auch Hauterscheinungen können wegweisend sein (z. B. Hautembolien bei Endokarditis).

Palpation

Bei der Palpation wird präkordiales Schwirren erkannt. Von großem Wert ist die Palpation der Pulse. Der persistierende Ductus Botalli (Pulsus celer et altus) und die Aortenisthmusstenose (obere Extremitäten: kräftige Pulse; untere Extremitäten: abgeschwächte oder fehlende Pulse) können so leicht diagnostiziert werden. Eine Pulsdifferenz zwischen oberer und unterer Extremität sollte durch die Blutdruckmessung objektiviert werden.

Die Palpation der Leber- und Milzgröße ist unverzichtbarer Bestandteil jeder kardiologischen Untersuchung. Hepato- oder Hepatosplenomegalie sind klinische Zeichen einer Herzinsuffizienz und dienen ihrer Verlaufbeobachtung. Der Herzspitzenstoß ist im Kindesalter wegen des variablen subkutanen Fettgewebes diagnostisch wenig aussagekräftig.

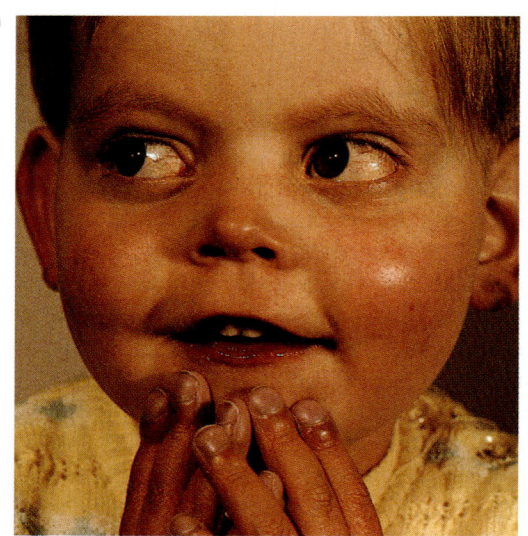

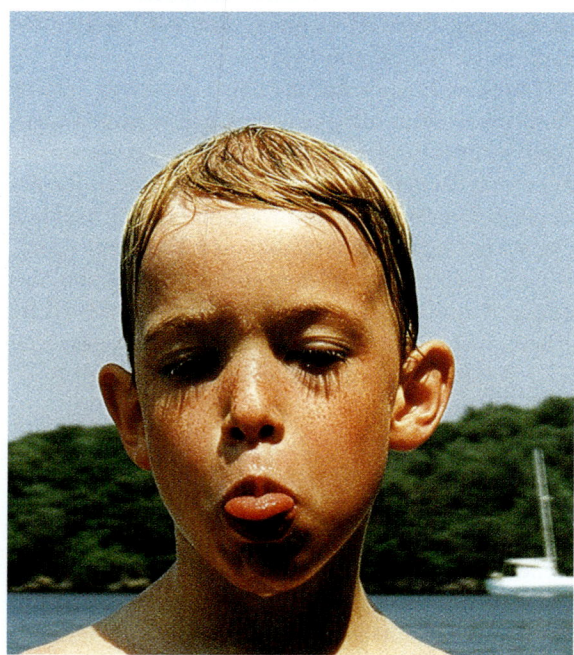

◘ Abb. 12.1. **Zentrale und periphere Zyanose.**
a Zentrale Zyanose: Zyanotische Lippen und Finger, Trommelschlegelfinger und Uhrglasnägel, injizierte Konjuktiven; die ebenfalls zynotische Zunge ist nicht sichtbar. **b** Periphere Zyanose: Gesundes Kind, bei dem nach langem Baden zyanotische Lippen auffallen, die Zunge bleibt jedoch rosa. Es besteht eine periphere Zyanose durch periphere Vasokonstriktion und vermehrte Sauerstoffausschöpfung in der peripheren Strombahn (Normalbefund)

Auskultation

Die Auskultation des Herzens ist eine der wichtigsten Methoden für die klinische Diagnose angeborener Herzfehler. Die Auskultation erfolgt immer im Liegen und im Sitzen, um die Lageabhängigkeit von Geräuschen zu prüfen. Das Stethoskop wird beidseits parasternal vom Jugulum bis zur Herzspitze hin (an mögliche Dextrokardie denken!) in kleinen Abständen aufgesetzt. Zusätzlich wird immer am Hals über den Carotiden und im Jugulum, am Rücken interscapulär links paravertebral und über den Mittelfeldern beider Lungen abgehorcht, um die Ausstrahlung eines Herzgeräusches beurteilen zu können.

Beurteilt wird zunächst, ob die Herzaktion rhythmisch und normofrequent ist. Danach erfolgt die Beurteilung der Herztöne. Wichtig ist die atemvariable Spaltung des 2. Herztones zu erkennen, diese Spaltung nimmt mit der Inspiration zu (◘ Abb. 12.2). Ein Verlust der atemvariablen Spaltung des 2. Herztones ist immer pathologisch und bedarf einer weitergehenden Abklärung. Nach der Beurteilung des 2. Herztones wird nach Zusatztönen, also einem 3. und 4. Herzton als Zeichen einer Myokardinsuffizienz und Clicks (Ejection Click, Mitralöffnungston, mittsystolischer Click bei Mitralprolaps) gesucht.

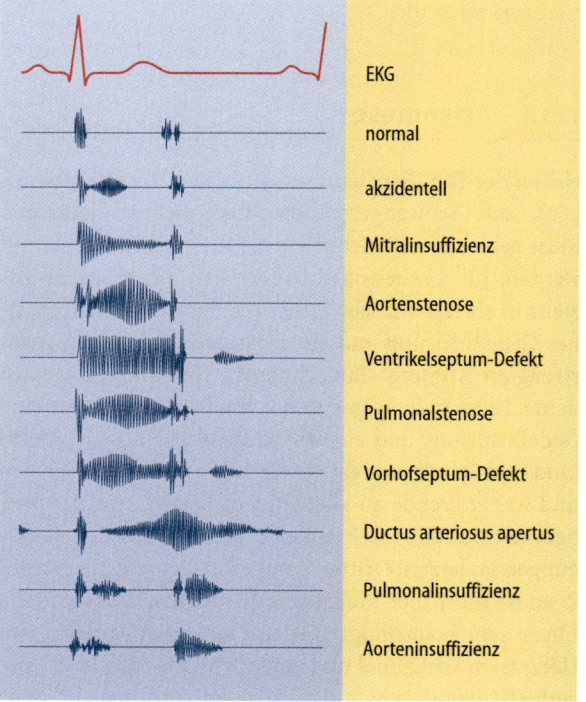

◘ Abb. 12.2. Typische Geräuschbefunde

12.1 · Pädiatrisch-Kardiologische Diagnostik

Tabelle 12.1. Lautstärke von Herzgeräuschen

Grad 1/6: Geräusch kann nur bei absoluter Stille gehört werden.

Grad 2/6: Geräusch kann auch bei leisen Hintergrundgeräuschen gehört werden.

Grad 3/6: Lautes Geräusch ohne präkordiales Schwirren.

Grad 4/6: Lautes Geräusch mit präkordialem Schwirren.

Grad 5/6: Stethoskop muss nur zum Teil aufgesetzt werden.

Grad 6/6: Distanzgeräusch, kann ohne Aufsetzen des Stethoskops gehört werden.

Danach werden systolische und diastolische Herzgeräusche, deren Punktum maximum und Ausstrahlung, Frequenz (hoch-, mittel-, niederfrequent) und Rauhigkeit (rauh/ scharf, mäßig rauh, weich) des Geräusches beurteilt. Die Lautstärke wird in 1/6-Graden angegeben (Tabelle 12.1). Schließlich muss die exakte zeitliche Einordnung des Geräusches und des Geräuschmaximums erfolgen (Abb. 12.2). Die Auskultation der Lunge erfasst z. B. feinblasige Rasselgeräusche als Stauungszeichen.

Perkussion

Die Perkussion ermöglicht die klinische Diagnose von Pleuraergüssen, Atelektasen und Infiltraten; zur Beurteilung der Herzgröße ist die Perkussion zu unzuverlässig.

12.1.3 Apparative Methoden

Einfache apparative Untersuchungen

Bei allen Patienten mit Verdacht auf einen Herzfehler, besonders bei Neugeborenen, sollte eine transkutane Messung der Sauerstoffsättigung erfolgen. Eine Messung des Blutdruckes an rechter oberer und unterer Extremität (vorzugsweise oszillometrisch, Manschettenbreite = 2/3 Oberarmlänge) gehört zu jeder kinderkardiologischen Untersuchung. Bei Vorliegen eines Hypertonus bzw. grenzwertigen Blutdruckwerten sollte eine 24h-Blutdruckmessung erfolgen, um den zirkadianen Blutdruckverlauf und Blutdruckspitzen erfassen zu können. Zur Diagnose einer orthostatischen Dysregulation (▶ vgl. 12.9.2.) stellt die Messung von Herzfrequenz und Blutdruck im Liegen und nach plötzlichem Aufstehen (»Schellong-Test«) ein einfaches Verfahren dar.

Elektrokardiogramm (EKG)

Das EKG umfasst immer Standard- und Brustwandableitungen. Beurteilt werden der Rhythmus (rhythmisch, arrhythmisch) und die Frequenz der QRS-Komplexe (bradykard, normofrequent, tachykard). Jedem QRS-Komplex sollte eine P-Welle vorangehen. Die Zeiten werden in Ableitung II gemessen (P-, PQ-, QRS-, QT-Dauer). Schließlich wird die QRS-Achse bestimmt, die sich mit dem Lebensalter ändert. Der Hauptvektor des QRS-Komplexes wird aus der Höhe der Amplituden in den einzelnen Extremitätenableitungen bestimmt. Eine abnorme Richtung des in den einzelnen Altersstufen unterschiedlichen Hauptvektors spricht für ein pathologisches Verhältnis von rechts- und linksseitigem Ventrikelmyokard (z. B. Tricuspidalatresie, (▶ s. S. 380), Fehllage des Herzens oder abnormer intrakardialer Erregungsleitung (z. B. AV-Septumdefekt). Beim gesunden Herzen wandelt sich das EKG von der physiologischen Rechtshypertrophie des Neugeborenen zum Erwachsenen-EKG mit überwiegenden linksventrikulären Potentialen (Abb. 12.3). Bei der Beurteilung der Repolarisation, muss das Verhalten der T-Welle in V1 angeführt werden: diese ist in den ersten 24 Stunden nach der Geburt positiv, wird dann negativ, um bei der Mehrzahl der Menschen um das 12. Lebensjahr herum wiederum positiv zu werden. Ein positives T in V1 ist nach dem 2. Lebenstag und vor der Pubertät pathologisch!

Die Beurteilung der Repolarisation kann durch die Ableitung des EKG's unter Belastung (Fahrrad-Ergometrie) verfeinert werden, dies setzt jedoch eine entsprechende Körpergröße voraus (ab dem 5. Lebensjahr). Zur Beurteilung von Rhythmusstörungen ist ein 24-Stunden-EKG (Holter-EKG) unverzichtbar, bei dem das EKG unter alltäglichen Belastungen kontinuierlich registriert wird.

Echokardiographie

Die Echokardiographie ist in den letzten 15 Jahren zum wichtigsten diagnostischen Instrument der Pädiatrischen Kardiologie geworden. Sie erlaubt die zweidimensionale Darstellung von Anatomie und Funktion des Herzens (Abb. 12.4), die Farbdoppler-Echokardiographie die Darstellung der Blutflüsse im Herzen. Funktionelle Details können mit der M-Mode Echokardiographie erfasst werden. Die Blutflussgeschwindigkeit wird mit dem gepulsten Doppler (PW-Doppler), bei dem in rascher Folge Ultraschallwellen gesendet und empfangen werden, und dem CW-Doppler ermittelt, bei dem kontinuierlich Ultraschallwellen ausgesendet werden. Auf diese Weise können Druckgradienten im Bereich von Herz und Gefä-

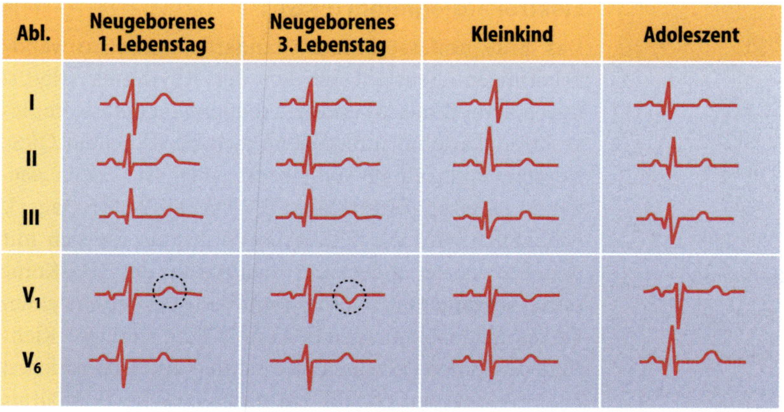

Abb. 12.3. Das normale EKG beim Neugeborenen, Kleinkind, und Jugendlichen.
Beachte die Änderung der T-Welle nach dem ersten Lebenstag und den Rückgang der physiologischen rechtsventrikulären Hypertrophie

ßen nicht-invasiv bestimmt werden (Bernoulli-Gleichung $\Delta P = 4\,Vmax^2$). Bei Kindern ist die Qualität der transthorakalen Echokardiographie fast immer ausreichend. Bei speziellen Fragestellungen und bei Jugendlichen erfolgt wegen der überlegenen Bildqualität ggf. eine transösophageale Echokardiographie.

Echokardiographische Untersuchungen können schon intrauterin vorgenommen werden, so dass angeborene Herzfehler während der Schwangerschaft diagnostiziert werden können. Jedoch ist der Anteil der vom Geburtshelfer schon pränatal diagnostizierten angeborenen Herzfehler gering.

Herzkatheteruntersuchung

Die Angiokardiographie erfolgt mittels Röntgenkontrastmittel und dient der selektiven Darstellung der verschiedenen Herz- und Gefäßabschnitte. Technische Verbesserungen haben das Untersuchungsrisiko auf ein Minimum reduziert. Die verwendeten Katheter haben nurmehr einen Durchmesser ab 1,3 mm (4 French). Man unterscheidet die Rechtsherzkatheterisierung nach perkutaner Punktion der V. femoralis (bei Neugeborenen auch nach Kathetereinlage über die Nabelvene) sowie die Linksherzkatheterisierung, die – wenn möglich – über das Foramen ovale (oder durch transseptale Punktion) oder aber nach Punktion der A. femoralis durch retrograde Sondierung der Aorta und des linken Ventrikels erfolgt. Nach arteriellen Zugang ist speziell bei Neugeborenen und Säuglingen auf eine einwandfreie pulsatile Durchblutung des betreffenden Beins zu achten, um Komplikationen durch einen Gefäßverschluss zu vermeiden.

Die Bedeutung der diagnostischen Herzkatheteruntersuchung liegt in der Messung von Drucken, von absoluten und relativen Blutflüssen, von Gefäßwiderständen und Druckgradienten. Aus der Messung der Sauerstoffsättigung und des Drucks in den einzelnen Herz- und Gefäßabschnitten (Abb 12.5) lassen sich nach dem Fick'schen Prinzip bei Kenntnis respektive Messung des Sauerstoffverbrauchs verschiedene Kreislaufgrößen bestimmen, so das Groß- und Kreislaufminutenvolumen, Links-Rechts und Rechts-Links-Shunts sowie der Widerstand des Körper- und Lungenkreislaufs. Eine besondere Disziplin der Herzkatheterdiagnostik stellt die elektrophysiologische Untersuchung (EPU) dar, die eine exakte Diagnose von Herzrhythmusstörungen und oft deren definitive Therapie durch Hochfrequenz-Ablation erlaubt.

Röntgen-Verfahren und Magnetresonanz-Tomographie

Während das Röntgenbild des Thorax noch vor wenigen Jahren unverzichtbarer Bestandteil der pädiatrisch-kardiologischen Diagnostik war, wird es heute nur noch für gezielte Fragestellungen angefordert. Aussagekräftigere Verfahren stellen das Computer-Tomogramm (CT) und das Spiral-CT dar, die jedoch mit einer nicht unerheblichen Strahlenbelastung verbunden sind. Mit der Magnetresonanz-Tomographie gelingt die Darstellung der Anatomie und zusätzlich die Erfassung von Blutflüssen. Im Vergleich zur Echokardiographie ist die Zeit für den Bildaufbau lang, so dass Bewegungsartefakte das Bild verzerren. Bei kleinen Kindern muss die Untersuchung deshalb in Narkose oder tiefer Sedierung vorgenommen werden.

Labordiagnostik

Neben den klassischen genetischen Methoden (Chromosomenanalysen) sind die modernen molekularbiologi-

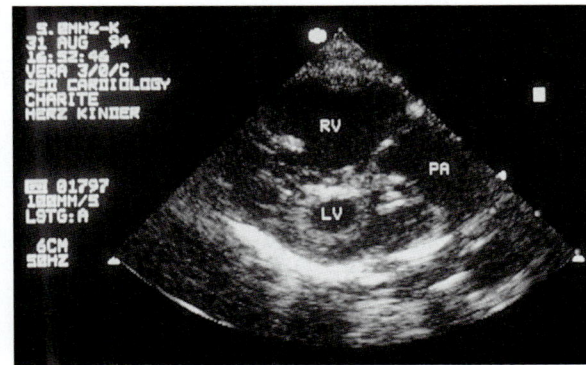

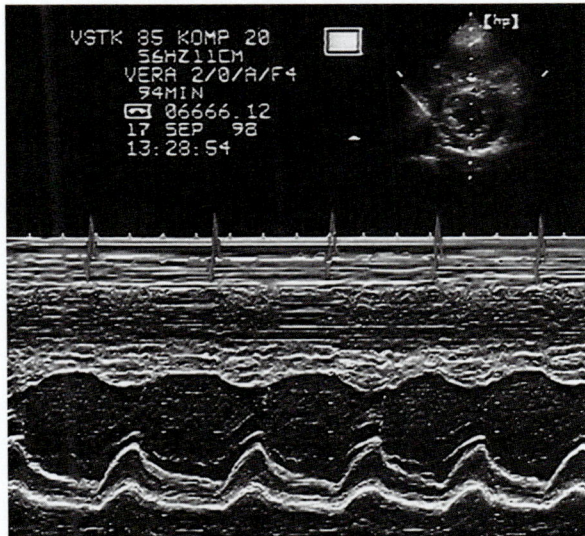

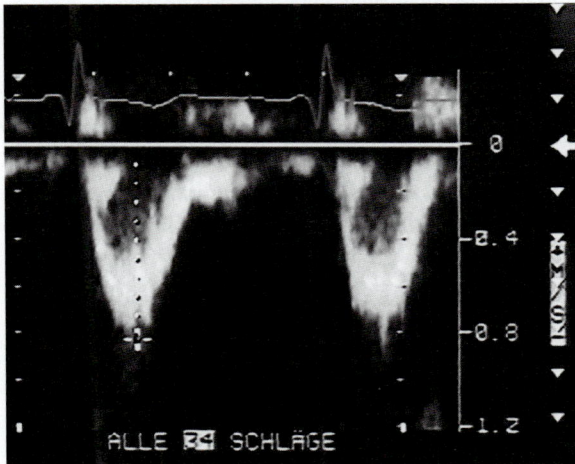

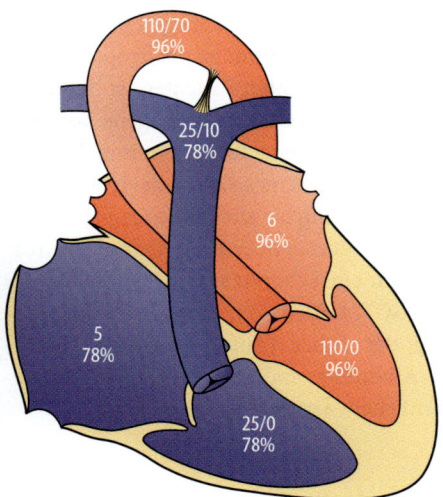

Abb. 12.5. Halbschematische Darstellung der Herzhöhlen und der großen Gefäße.
Druckwerte in mm Hg, systolisch und diastolisch, bei den Vorhöfen Mitteldruck. Sauerstoffsättigung des Blutes in Prozent. Charakteristische Werte bei der Sondierung eines normalgebildeten kindlichen Herzens zum Vergleich für die folgenden pathologischen Werte bei angeborenen Herzfehlern

schen Methoden von zunehmender Bedeutung, weil für eine Vielzahl von Erkrankungen (Williams-Beuren-Syndrom: Elastin Gen; Marfan-Syndrom: Fibrillin Gen; Myopathien–Kardiomyopathien, QT-Syndrom) deren molekulare Grundlage aufgeklärt ist.

Bei zyanotischen Vitien müssen das Ausmaß einer Polyglobulie und Polyzythämie (Hämatokrit) und der oft assoziierte Eisenmangel überwacht werden. Die Veränderungen des roten Blutbildes stellen einerseits einen Kompensationsmechanismus auf die vorhandene Hypoxämie dar, sind aber auch die Ursache thrombotischer sowie embolischer, speziell cerebraler Komplikationen. Zeichen einer Myokardschädigung sind ein Anstieg der CK und der myokardspezifischen CK-MB (sollte nicht höher als 10% der CK sein). Bei erhöhter CK-MB muss eine soge-

Abb. 12.4. Die Echokardiographie ist zur wichtigsten diagnostischen Methode der Kinderkardiologie geworden.
Die zweidimensionale Echokardiographie **a** erlaubt die Darstellung der Anatomie des Herzens (RV – rechter Ventrikel, LV – linker Ventrikel, PA – Pulmonalarterie); hier ist ein hypoplastischer linker Ventrikel bei hypoplastischem Linksherzsyndrom dargestellt. Mit der M-Mode Echokardiographie **b** wird die Bewegung des Herzens an einer Stelle erfasst, so können Funktion und Dimensionen erfasst werden. Mit der Doppler-Echokardiographie **c** wird die Flussgeschwindigkeit bestimmt, so dass Gradienten über Herzklappen gemessen werden können. Hier ein Normalbefund, die Flussgeschwindigkeit über die Pulmonalklappe beträgt 0,9 m/sec

nannte Makro-CK als Normvariante ausgeschlossen werden. Hilfreich ist hier die Bestimmung des Troponins.

Bei schwer herzinsuffizienten Patienten ist die rechtzeitige Erkennung eines Multiorganversagens von entscheidender Bedeutung für eine Intensivierung der Therapie bzw. die Implantation eines »assist device« (Kunstherzens) zur Überbrückung bis zur Herztransplantation. Ein Nierenversagen zeigt sich in einem Anstieg von Kreatinin und Harnstoff; ein Leberversagen im Anstieg der Transaminasen (GOT, GPT, γGT), einer gestörten Produktionsleistung der Leber (Abfall von CHE, Gerinnungsfaktoren, Albumin) und einer gestörten Exkretionsleistung der Leber (Anstieg des Bilirubins).

12.2 Kardiologische Therapie

12.2.1 Konservative Therapie

Herzinsuffizienztherapie

Digitalis führt zu einer Steigerung der Inotropie, meist werden Digoxin-Derivate verwendet, seltener Digitoxin (hepatische Elimination). Bei schwerer Herzinsuffizienz kann die Resorption von Digitalis (und anderen Medikamenten) gestört sein. Bei Überdosierung treten als Nebenwirkungen Übelkeit und Erbrechen, Gelbsehen und Rhythmusstörungen auf, sie werden durch eine Hypokaliämie verstärkt. Bei Digitalis-Intoxikation Gabe von Digitalis-Antidot (FAB; 80 mg binden 1 mg Digoxin/Digitoxin).

Diuretika bewirken eine Reduzierung der Salz- und Wasserretention und führen zu einer Senkung der Vorlast. Meist wird Furosemid (Lasix®) in einer Dosierung von 0,1 mg/kg bis 1 mg/kg in 3 bis 6 Einzeldosen gegeben. Die Dosierung richtet sich nach dem Effekt (Körpergewicht kontrollieren!), kleinere Kinder benötigen bezogen auf das Körpergewicht höhere Dosen als ältere Kinder. Da Furosemid zu einem renalen Kaliumverlust führt, wird es mit Spironolacton (Aldactone®, 1–3 mg/kg) kombiniert.

Bei einigen Herzfehlern ist die Gabe eines **ACE-Inhibitors** als Nachlastsenker indiziert, z. B. bei Aorten- und Mitralinsuffizienz sowie bei Kardiomyopathien. Schließlich stellen einfache **supportive Maßnahmen** wirksame Hilfen dar, wie eine milde Sedierung zur Senkung des Sauerstoffbedarfs, eine Schräglagerung (Kopf erhöht) zur Erleichterung der Atmung und ein Andicken der Nahrung bei Trinkschwäche und rezidivierendem Erbrechen.

Bei **höhergradiger Herzinsuffizienz** kann durch die Gabe von Katecholaminen (Adrenalin, Dobutamin, Dopamin) und Phosphodiesterase-Hemmern (Enoximon) eine Herzinsuffizienz wirksam behandelt werden.

Beeinflussung der Lungendurchblutung

Die Lungendurchblutung ist bei vielen angeborenen Herzfehlern von zentraler Bedeutung und bei einigen Herzfehlern »ductus-abhängig« (z. B. Pulmonalatresie). Kommt es nach der Geburt zum Verschluss des Ductus Botalli sistiert die Lungendurchblutung. Mittels Prostaglandin E1-Infusion (Minprog®, 0,005–0,1 µg/kg/min) kann der Ductus Botalli pharmakologisch wieder eröffnet werden und so die Lungendurchblutung sichergestellt werden. Bei Frühgeborenen kann hingegen durch Prostaglandinsynthese-Hemmer (z. B. Indomethazin) ein Verschluss des Ductus Botalli herbeigeführt werden.

Beim Neugeborenen ist der pulmonale Gefäßwiderstand erhöht und fällt erst in den ersten Lebenstagen bis -wochen ab. Durch die Gabe von Sauerstoff wird der pulmonale Gefäßwiderstand gesenkt, ebenso durch Prostazyklin-Infusion, eine Hyperventilation und durch Zusatz von Stickstoffmonoxid (NO) zum Beatmungsgas.

Bei einigen Herzfehlern (z. B. Fallot'sche Tetralogie) kann durch die Gabe von β-Blockern (Dociton®, Tenormin®) die Lungendurchblutung dann verbessert werden, wenn eine muskuläre Kontraktion des rechtsventrikulären Infundibulums zu einer pulmonalen Minderperfusion führt (▶ »hypoxämischer Anfall« 12.4.1.).

Endokarditisprophylaxe

Bei angeborenen und erworbenen Herzfehlern ist das Endokarditisrisiko erhöht, deshalb wird eine Endokarditisprophylaxe durchgeführt: 30–60 min vor Eingriffen im Mund- und Rachenraum erhalten die Patienten 50 000 E/kg Penicillin G oral (max. 2 Mega) oder 15 mg/kg Clindamycin oral (max. 600 mg). Vor Eingriffen an Verdauungstrakt und Harnwegen 50 mg/kg Ampicillin intravenös (max. 2 g); vor Eingriffen an der Haut 50 mg/kg Flucloxacillin oral (max 2 g). Bei Penicillinallergie wird 15 mg/kg Clindamycin (max. 600 mg) oral verabreicht. Bei hohem Endokarditisrisiko sollte eine intravenöse Prophylaxe (unmittelbar vor dem Eingriff und 8 Std. danach) erfolgen.

Arterielle Hypertonie

Eine arterielle Hypertonie liegt vor, wenn der systolische und/oder der diastolische Blutdruck bei wiederholten Messungen über der 95. Perzentile liegt (Abb. 12.6). Eine milde Hypertonie liegt bei Werten von bis zu 10 mmHg über der 95. Perzentile, eine mittelschwere bis 30 mmHg, eine schwere bei Werten darüber vor. Bei ängstlichen Kindern ist der Blutdruck oft situativ erhöht, die 24-Stunden Langzeit-Blutdruckmessung in der gewohnten Umgebung schafft dann Klarheit. An der Regulation des Blutdrucks sind das Renin-Angiotensin-System, die natriuretischen Hormone sowie das zentrale und periphere sympathische und parasympathische Nervensystem beteiligt. Es muss zwischen einer primären (sog. essentiellen) und sekundären Hypertonie unterschieden werden. 0,75 % aller Kinder sind Hypertoniker, bei 80 % von ihnen lässt sich keine Ursache finden. Epidemiologische Untersuchungen und die bekannte Familienaggregation sprechen für eine polygenetische Ursache der primären Hypertonie, die häufig bei gleichzeitiger Adipositas vorliegt. Die häufigste Ursache für eine sekundäre Hypertonie sind Erkrankungen der Niere. Hierzu zählen vor allem die akute und chronische Glomerulonephritis (z. B. auch Purpura Schönlein-Henoch-Nephritis), chronische Niereninsuffizienz, Refluxnephropathie, polycystische Nierendegeneration und Nierenhypoplasie. Die häufigste kardiovaskuläre Ursache ist die nicht erkannte Aortenisthmusstenose, gefolgt von Nierenarterienstenosen. Zu den endokrinen Ursachen sind Hyperthyreose, katecholaminproduzierende Tumoren (Phäochromoctom, Neuroblastom) und Erkrankungen der Nebennierenrinde (Cushing-Syndrom, adrenogenitales Syndrom, Hyperaldosteronismus) zu zählen, auch eine zentrale Fehlsteuerung (Hirndruck, Hirntumor) kann eine Hypertonie verursachen. Je jünger der Patient und je schwerer der Hypertonus, desto wahrscheinlicher liegt eine sekundäre Hypertonie vor, die dann einer kausalen Behandlung zugeführt werden muss. In der Therapie des essentiellen Hypertonus ist eine Senkung des Kochsalzkonsums und ggf. eine Gewichtsreduktion anzuraten. Medikamentös ist als erster Schritt eine Mono-Therapie mit β-Rezeptorenblockern (Atenolol, Metoprolol), einem AngiotensinConverting-Enzym (ACE)-Hemmer (z. B. Captopril) oder seltener Kalziumantagonisten (z. B. Nifedipin, Diltiazem) indiziert, in der 2. Behandlungsstufe sollte eines dieser Medikamente mit einem Diuretikum (Hydrochlorothiazid oder Furosemid) kombiniert werden oder alternativ ein ACE-Hemmer oder β-

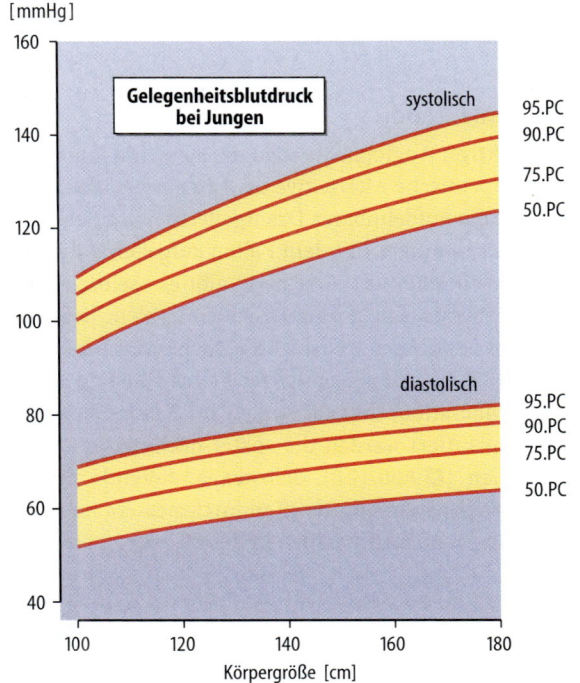
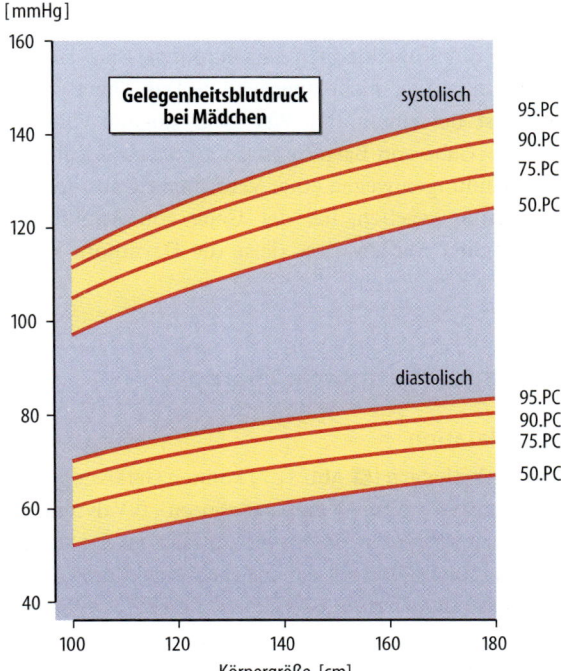

Abb. 12.6. **Gelegenheitsblutdruckwerte** bei gesunden Kindern

Blocker mit einem Kalziumantagonisten. Bei Therapie-Resistenz kommt in einer 3. Stufe eine Dreierkombination von 2 Medikamenten der 1. Stufe und einem Diuretikum zur Anwendung.

Beeinflussung der Blutgerinnung

Nach einer Vielzahl von Operationen und Interventionen ist eine passagere Beeinflussung der Blutgerinnung notwendig, bis es z.B. zur Endothelisierung eines Implantates gekommen ist. Nach der Implantation von künstlichen Herzklappen ist eine dauerhafte Antikoagulation notwendig.

Heparin: Zur passageren Antikoagulation, intravenöse oder subcutane Applikation. Dosierung: 300–500 E/kg/24 Std.; Kontrolle der Wirksamkeit: PTT > 45 sec.

Azetylsalicylsäure (ASS, Aspirin Junior®): Thrombozytenaggregationshemmer, Dosierung: 2–3 mg/kg über einige Wochen bis Monate.

Dicumarin-Derivate (Marcumar®): Dicumarin-Derivate wirken über eine Hemmung der Vitamin-K-abhängigen Gerinnungsfaktoren. Die Einstellung auf den therapeutischen Zielbereich ist durch häusliche Bestimmung der Prothrombinzeit, angegeben als INR-Wert (international normalized ratio) wesentlich einfacher geworden. Die Indikation liegt im wesentlichen bei Patienten mit Kunstklappen, das Blutungsrisiko ist leider im Kindesalter nicht unerheblich. Das Therapieziel liegt meist bei einem INR-Wert von 3,0–4,9. Vorsicht ist bei der Gabe von Barbituraten und butazolidinhaltigen Verbindungen wegen einer Verdrängung aus der Eiweißbindung gegeben, bei der Gabe von Antibiotika muss beachtet werden, dass diese die Darmflora hemmen.

12.2.2 Interventionelle Therapie

Ballondilatation

Mit Ballonkathetern (◘ Abb. 12.7) können Gefäßstenosen (»Angioplastie«) und Klappenstenosen (»Valvuloplastie«) erweitert werden. Es kommt zum Einriss der stenosierten Klappe im Bereich der verwachsenen Kommissuren bzw. des stenosierten Gefäßes im Bereich von Endothel und Media bis zur umgebenden Adventitis. Risiken liegen in einer Klappeninsuffizienz nach Valvuloplastie und der Ausbildung eines Aneurysmas nach Angioplastie. Bei elastischen Stenosen kommt es nicht zum Wand-

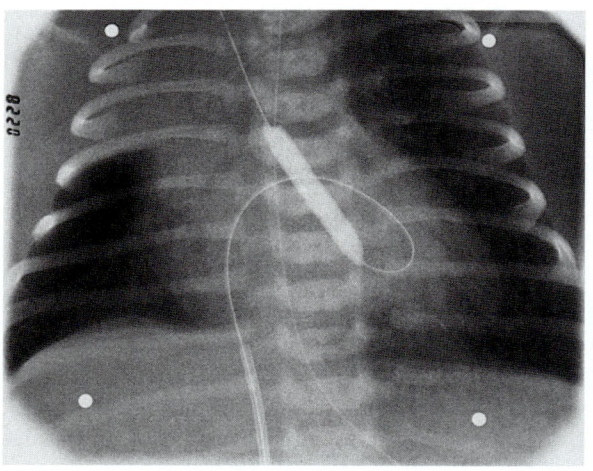

◘ **Abb. 12.7. Ballondilatation einer Aortenstenose bei einem Frühgeborenen (1800 g):**
Der Ballonkatheter wurde über die Nabelvene eingeführt und über den rechten Vorhof, das offene Foramen ovale, den linken Vorhof, die Mitralklappe und den linken Ventrikel in die Aorta vorgeführt. In der Aortenklappe wurde der Ballonkatheter mit einem Druck von 8 atm inflatiert. Die komplizierte Katheterführung vermeidet einen arteriellen Gefäßverschluss, eine der wichtigsten Komplikationen bei diesem Eingriff

einriss, das Gefäß kann sich nach dem Aufdehnen wieder zusammenziehen, so dass die Angioplastie ineffektiv bleibt.

Stent-Implantation

Bei ineffektiver Angioplastie stellt die Stent-Implantation eine therapeutische Alternative dar (Stent=Gefäßstütze). Hier wird ein aufdehnbares Drahtgeflecht auf einen Ballonkatheter montiert, mit dem Ballon aufgedehnt und in die Stenose implantiert. Alternativ gibt es »selbst-expanierende« Stents. Ein grundsätzliches Problem liegt im Wachstum des Kindes, weil der Stent nicht mitwächst. Die Implantation überdimensionierter Stents führt zu einer Intimaproliferation, deshalb sollten im Kindesalter nur Stents implantiert werden die später nachdilatiert werden können (◘ Abb. 12.8). Selbstexpandierende Stents sind wegen ihres definierten Enddurchmessers im Kindesalter nur in Ausnahmefällen indiziert.

Atrioseptostomie

Die interventionelle Vergrößerung eines Defektes im Vorhofseptum wird als Atrioseptostomie bezeichnet und wurde 1965 erstmals von Rashkind durchgeführt, um bei

12.2 · Kardiologische Therapie

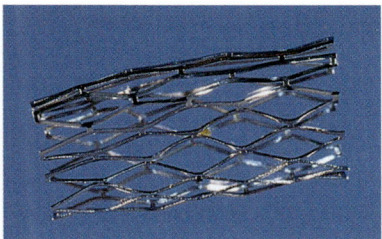

Abb. 12.8. Palmaz-Stent.
Dieser Stent wurde bereits aufgedehnt, so dass das Maschenwerk gut erkannt werden kann. Vor dem Aufdehnen wird der Stent auf einen Ballonkatheter gedrückt, in die Stenose eingeführt und dort mit dem Ballonkatheter aufgedehnt

Neugeborenen mit Transposition der großen Arterien eine Durchmischung von venösem und arteriellem Blut zu ermöglichen. Ein dehnbarer Latex-Ballon wird von der Nabelvene oder V. femoralis durch das Foramen ovale in den linken Vorhof eingeführt, der Ballon gefüllt und durch ruckartiges Zurückziehen in den rechten Vorhof unter echokardiographischer Kontrolle das Vorhofseptum eingerissen. Nach dem Neugeborenenalter ist die Septostomie mit einem Latex-Ballon oft ineffektiv, es wird eine sog. »Blade-Septostomie« durchgeführt und das Vorhofseptum mit einem kleinen, ausklappbaren Messer aufgeschnitten.

Perforation von Atresien, Rekanalisierungen

Auch atretische Klappen und Gefäßverschlüsse können u. U. einer interventionellen Therapie zugänglich sein. Die Eröffnung einer atretischen Pulmonalklappe erfolgt, indem ein dünner Hochfrequenzkatheter zur Atresie vorgeführt wird, diese mittels Hochfrequenzenergie perforiert wird und dann mit einem Ballonkatheter erweitert wird.

Verschluss von Gefäßverbindungen

Für den interventionellen Verschluss von kleineren Gefäßverbindungen werden sog. Coils (Spiralen) verwendet (◘ Abb. 12.9). Diese werden gestreckt in einen Katheter eingebracht und nehmen nach dem Austritt aus dem Katheter ihre Spiralkonfiguration wieder an. Einige Coils sind über eine Schraubverbindung »ablösbar«, können also wieder eingezogen und neu positioniert werden, wenn der Sitz nicht adäquat ist. Ein wichtiges Anwendungsgebiet stellt der Verschluss des persistierenden Ductus Botalli mit einem Durchmesser < 4 mm dar.

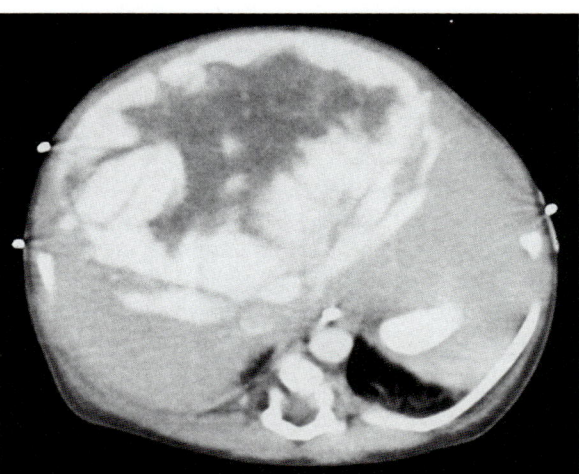

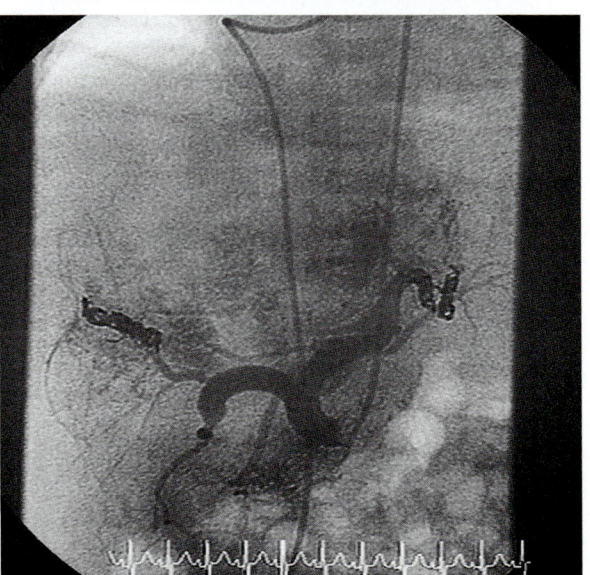

Abb. 12.9. »Coils«
sind Metallspiralen, die gestreckt in den Katheter eingebracht werden und bei Verlassen des Katheters ihre ursprügliche Form wieder annehmen. Die Abbildung zeigt das CT eines Hämangioendothelioms der Leber bei einem Neugeborenen (**a**). Zwei zuführende Gefäße wurden mit Coils verschlossen (**b**), weil der hohe Blutfluss durch den (gutartigen) Tumor zur kardialen Dekompensation geführt hatte

Verschluss von Defekten im Herzen

Für den Verschluss von Defekten im Herzen, insbesondere den Vorhofseptumdefekt, wurde eine Vielzahl von Systemen entwickelt (◘ Abb. 12.10). Alle Systeme werden von körpereigenem Bindegewebe umschlossen, wachsen also ein. Das Cardioseal-System besteht aus zwei Schirmchen, die in einem Katheter zusammengefaltet werden. Das distale Schirmchen wird im linken Vorhof geöffnet, das

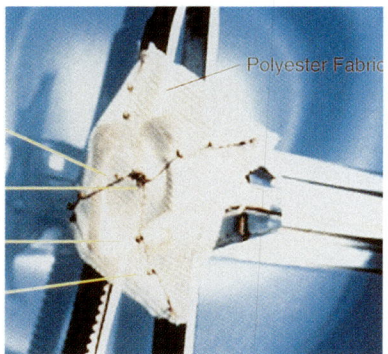

Abb. 12.10. Inzwischen wurden mehrere Systeme für den Verschluss von Defekten im Herzen entwickelt, z. B. das Cardioseal-System

proximale Schirmchen im rechten Vorhof. Durch die gefederten Arme hält sich das Doppelschirmchen am Vorhofseptum fest. Das Amplatzer-System besteht aus Nitinol, einem Memory-Metall und »klemmt« im Defekt ein, so dass sich das System im Defekt selbst zentriert und fixiert.

Ablation von Herzrhythmusstörungen

Durch elektrophysiologische Untersuchungstechniken können akzessorische Leitungsbahnen wie beim WPW-Syndrom exakt lokalisiert und durch eine Hochfrequenzapplikation zerstört werden. Damit können diese Rhythmusstörungen kausal und definitiv behandelt werden.

12.2.3 Operative Verfahren

Obwohl eine Vielzahl angeborener Herzfehler einer interventionellen Therapie zugänglich sind, stellt ein operatives Vorgehen besonders bei komplexen Fehlbildungen die Therapie der Wahl dar. Operatives und interventionelles Vorgehen ergänzen sich häufig. Die operativen Techniken werden bei den einzelnen Herzfehlern besprochen. Für fast alle angeborenen Herzfehler sind heute gangbare operative Therapieverfahren verfügbar.

12.2.4 Herztransplantation

Die Herztransplantation stellt eine Möglichkeit dar, schwerstkranken Kindern zu einer kindgerechten Lebensqualität zu verhelfen. Die notwendige Immunsuppression wird gut vertragen. Die Einschränkungen im täglichen Leben sind gering, die Ergebnisse gut. Ausschlusskriterien für eine Herztransplantation sind ein erhöhter pulmonaler Widerstand, ein Gestationsalter vor der 36 SSW, ein Körpergewicht unter 2500 g, Zeichen des Multiorganversagens, Chromosomenaberration bzw. weitere schwere Fehlbildungen, eine Infektion/Sepsis, neurologische Schädigung und ein anderweitiges schweres Grundleiden sowie eine problematische Familienanamnese (z. B. Kindesmisshandlung).

12.3 Azyanotische Shuntvitien: Angeborene Herzfehler mit Links-rechts-Shunt

> **Merke**
>
> Angeborene Herzfehler mit reinem oder überwiegendem Links-rechts-Shunt bedingen eine Fehlbelastung des Herzens, weil der Blutfluss durch die Lunge um den Links-rechts-Shunt zunimmt. Eine Zyanose tritt typischerweise nicht auf. Durch massive Überflutung der Lungenstrombahn kommt es mit der Zeit zur Eisenmenger-Reaktion (fixierter pulmonaler Hochdruck) und damit zur Inoperabilität.

> Nicht selten ist der pulmonale Blutfluss doppelt so hoch wie der systemische Blutfluss. Diese »pulmonale Rezirkulation« führt bei längerem Bestehen zu einem Umbau der Lungenarteriolen mit Anstieg des pulmonalen Widerstandes. Schließlich werden die Veränderungen der Lungenstrombahn irreversibel, der Lungengefäßwiderstand überschreitet den Systemwiderstand. Diese Reaktion wird als Eisenmenger-Reaktion bezeichnet. Durch den Anstieg des Lungenwiderstandes über den Systemwiderstand kommt es zur »Shunt-Umkehr«, der Links-rechts-Shunt kehrt sich zum Rechts-links-Shunt um, es kommt zur Zyanose. Eine Eisenmenger-Reaktion bedingt eine Inoperabilität, der Defekt wird als »Überlaufventil« benötigt. Wird der zugrunde liegende Defekt dennoch verschlossen, kommt es zur Dekompensation des rechten Herzens mit Stauungszeichen bis hin zum Tode des Patienten. Die einzige Therapiemöglichkeit stellt dann die Lungentransplantation oder kombinierte Herz-Lungentransplantation dar. Klinisch zeigt sich eine Steigerung des Lungengefäßwiderstandes, also die Entwicklung einer Eisenmenger-Reaktion, daran, dass die Spaltung des 2. Herztones verlorengeht, der 2. Herzton ist dann singulär und knallend. Im EKG und Echokardiogramm zeigt sich eine zunehmende Rechtsherzbelastung.

12.3 · Azyanotische Shuntvitien: Angeborene Herzfehler mit Links-rechts-Shunt

12.3.1 Shunt zwischen den großen Arterien

Bei einem Shunt zwischen Aorta und Pulmonalarterie besteht ein hoher Druckgradient. Bei großem Shunt zeigen die Kinder schon im ersten Lebensjahr Zeichen einer Herzinsuffizienz. Bei der Untersuchung findet sich typischerweise ein Pulsus celer et altus, bei der Auskultation ein systolisch-diastolisches Geräusch am linken oberen Sternalrand.

Das Risiko, eine frühe Eisenmenger-Reaktion zu entwickeln, ist bei großem Shunt hoch (◘ Abb. 12.11). Bei ansteigendem pulmonalem Gefäßwiderstand wandelt sich das Geräusch vom systolisch-diastolischen Geräusch zum reinen Systolikum, weil kein diastolischer Blutfluss mehr erfolgt. Ein reines Systolikum wird auch bei Früh- und Neugeborenen beobachtet, bei denen der erhöhte Lungenwiderstand noch nicht abgefallen ist.

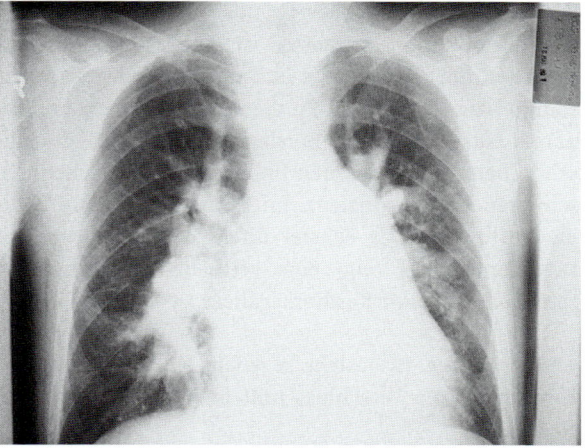

◘ **Abb. 12.11. Röntgenbild des Thorax bei Eisenmenger-Reaktion:** die zentralen Gefäße sind erweitert und prominent, die peripheren Gefäße fehlen (sog. Kalibersprung)

Persistierender Ductus Botalli

Der Ductus Botalli ist eine normale Struktur, durch die intrauterin das Blut aus dem rechten Ventrikel in die Aorta descendens (zu den Nabelarterien und damit zur Plazenta) gepumpt wird (◘ Abb. 12.12). Der Ductus Botalli schließt sich normalerweise in den ersten Tagen (bis Wochen) nach der Geburt. Bleibt der Verschluss aus, spricht man von einem »persistierenden Ductus arteriosus« (PDA).

■■■ **Symptome.** Bei großem PDA bestehen Zeichen der Herzinsuffizienz, bei Frühgeborenen werden zusätzlich die pulmonale Probleme durch die pulmonale Rezirkulation verstärkt (bronchopulmonale Dysplasie). Ein kleiner PDA ist oft ein Zufallsbefund bei einer Routineuntersuchung.

■■■ **Klinische Befunde.** Pulsus celer et altus, systolisch-diastolisches Geräusch im 2. ICR links und bei großem Shunt paravertebral. Bei Früh- und Neugeborenen mit noch erhöhtem Lungengefäßwiderstand findet sich ein reines Systolikum. Im EKG besteht eine reine Linkshypertrophie, u. U. mit P-sinistroatriale. Durch Farbdoppler-Echokardiographie kann der Shunt des Ductus in die Pulmonalarterie dargestellt werden, gelegentlich kann der Ductus direkt im zweidimensionalen Echokardiogramm abgebildet werden. Das Röntgenbild zeigt eine vermehrte Lungengefäßzeichnung und bei großem Shunt eine Kardiomegalie.

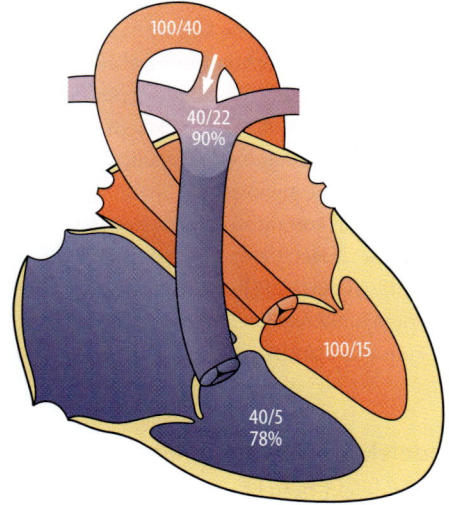

◘ **Abb. 12.12. Ductus arteriosus Botalli apertus:** Charakteristische pathologische Abweichungen (◘ vgl. Abb. 12.5). Große Druckamplitude in der Aorta. Druckerhöhung im rechten Ventrikel und in der Pulmonalarterie, die arterielles Blut aus der Aorta erhält und daher eine erhöhte Sauerstoffsättigung aufweist

■■■ **Therapie.** Bei kleinem Ductus kann abgewartet werden, ob es noch zum Spontanverschluss kommt. Sonst erfolgt ein interventioneller Verschluss z. B. mit ablösbaren Spiralen (z.B. Cook-Coils) oder Nitinol-Propfen (z.B. Amplatzer Duct-Occluder). Bei Früh- und Neugeborenen wird der pharmakologische Verschluss mit Indomethazin vorgenommen, sonst der operative Verschluss (ggf. im Inkubator).

Aortopulmonales Fenster

Das aortopulmonale Fenster ist eine Kommunikation zwischen Aorta ascendens und dem Pulmonalarterienstamm bzw. der rechten Pulmonalarterie. Die Hämodynamik entspricht einem persistierenden Ductus Botalli, schon beim Neugeborenen finden sich die Zeichen der schweren Herzinsuffizienz. Im Echokardiogramm kann das aortopulmonale Fenster direkt dargestellt werden. Das Röntgenbild zeigt eine vermehrte Lungengefäßzeichnung und eine Kardiomegalie.

■■■ **Therapie.** Es besteht in jedem Fall die Indikation zum operativen Verschluss mittels Patch oder direkter Naht.

12.3.2 Shunt auf Vorhofebene

> **Merke**
>
> Durch einen Shunt auf Vorhofebene kommt es zu einer Volumenbelastung des rechten Ventrikels, weil das vom rechten Ventrikel durch die Lunge gepumpte Blut wieder in den rechten Ventrikel zurückfließt (◘ Abb. 12.13). Durch diese Volumenbelastung des rechten Ventrikels geht die atemvariable Spaltung des 2. Herztones verloren, es kommt zu einer weiten und fixierten Spaltung des 2. Herztones. Durch den stark vergrößerten Blutfluss durch die Pulmonalarterie kommt es zu einem funktionellen Strömungsgeräusch an der Pulmonalklappe.

Vorhofseptumdefekt vom Sekundumtyp (ASD II)

Beim Vorhofseptumdefekt besteht ein echter Gewebedefekt im Vorhofseptum, im Gegensatz zum offenen Foramen ovale, bei dem das Septum primum weiter als Ventil fungiert.

■■■ **Symptome.** Typischerweise treten erst im Jugendlichen- bis Erwachsenenalter Probleme wie eine verminderte Belastbarkeit durch die rechtsventrikuläre Dysfunktion oder durch supraventrikuläre Rhythmusstörungen (Vorhofflattern) auf. Im Kindesalter kommt es nur selten zu Symptomen (vermehrte Infektneigung, leicht verminderte Belastbarkeit, selten Herzinsuffizienz, Gedeihstörung). Die Diagnose wird meist aufgrund des Auskultationsbefundes gestellt. Es besteht ein rauhes, spindelförmiges Protomesosystolikum im

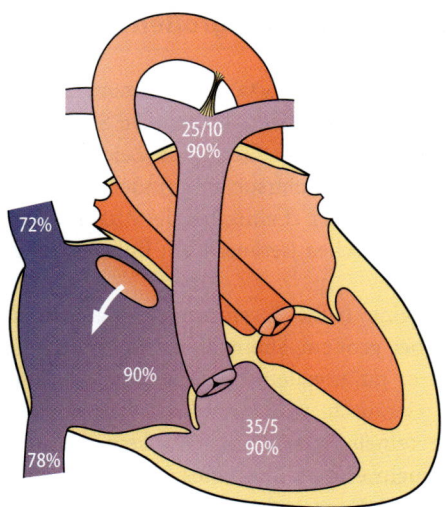

◘ **Abb. 12.13. Vorhofseptumdefekt (Sekundumdefekt):** charakteristische pathologische Abweichung. Erhöhte Sauerstoffsättigung im rechten Herzen. Drucksprung von 10 mm Hg an der Pulmonalklappe. Großer Links-rechts-Shunt, ca. 70 % des pulmonalen Stromvolumens

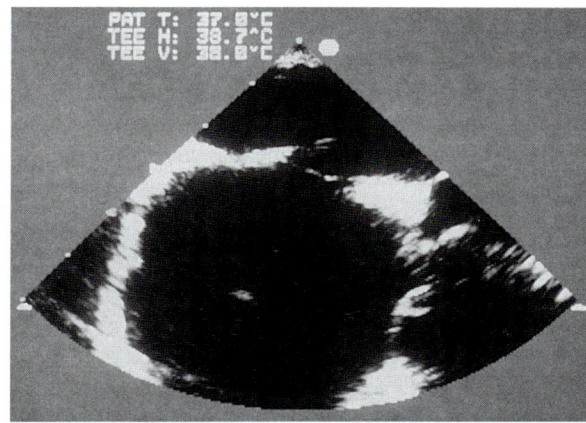

◘ **Abb. 12.14. Transösophageales Echokardiogramm eines Vorhofseptumdefektes.**
Der Defekt ist in der Mitte des Septums in der Fossa ovalis gelegen. Im Defekt findet sich sehr dünnes Gewebe, das dem Septum primum entspricht

2.–3. ICR li. (Grad 2/6–3/6). Diagnostisch entscheidend ist der weit und bei großem Shuntvolumen fixiert gespaltene 2. Herzton. Im EKG findet sich eine Rechtsherzbelastung mit rechtsventrikulärer Erregungsausbreitungsverzögerung. Im Echokardiogramm kann der Defekt dargestellt werde (◘ Abb. 12.14), in der Farbdoppler-Echokardiographie der Links-rechts-Shunt. Im Röntgenbild zeigt sich oft ein Normalbefund, bei großem Shunt eine verstärkte Lungengefäßzeichnung und Vergrößerung von Herz sowie Pulmonalsegment.

■■■ **Therapie.** Ab dem 2. Lebensjahr interventioneller Verschluss mit einem System für Defektverschlüsse im Herzen (▶ s. S. 367), wenn eine rechtsventrikuläre Volumenbelastung und ein pulmonal-systemisches Blutflussverhältnis (Q_p/Q_s) > 1,5 vorliegt. Ist kein interventioneller Verschluss möglich (zu großer Defekt, ungünstige Lage des Defektes) erfolgt der operative Defektverschluss.

Vorhofseptumdefekt vom Primumtyp (ASD I)

Der Defekt liegt unmittelbar über der AV-Klappenebene und bezieht diese in die Fehlbildung mit ein. Die AV-Klappen sind also bei der Fehlbildung mitbetroffen. Typischerweise findet sich ein Schlitz in der Mitralklappe mit Mitralinsuffizienz. Der ASD I stellt eine Sonderform des AV-Septumdefektes (▶ s. S. 372) dar, bei dem der Vorhofseptumdefekt kontinuierlich in einen Ventrikelseptumdefekt übergeht.

■■■ **Symptome.** Wie beim ASD II. Durch die Mitralinsuffizienz kann der Shunt bedeutsam verstärkt werden, so dass schon im Kleinkindesalter Symptome (Infektneigung, verminderte Belastbarkeit, Herzinsuffizienz) auftreten.

■■■ **Klinische Befunde.** Wie beim ASD II, zusätzlich kann oft ein gießendes, hochfrequentes Mitralinsuffizienzgeräusch über der Herzspitze und in der linken Axilla gehört werden. Im EKG finden sich typischerweise ein überdrehter Linkstyp und eine Rechtsherzbelastung mit rechtsventrikulärer Erregungsausbreitungsverzögerung. Im Echokardiogramm werden der Defekt und der Schlitz in der Mitralklappe dargestellt. Im Röntgenbild zeigt sich bei großem Shunt eine verstärkte Lungengefäßzeichnung und eine Vergrößerung von rechtem Ventrikel und Pulmonalsegment.

■■■ **Therapie.** Operativer Verschluss des Defektes mit einem Patch und Naht des Schlitzes in der Mitralklappe. Der Defektverschluss sollte ab dem 2. Lebensjahr vorgenommen werden, bei symptomatischen Patienten auch früher.

Partielle Lungenvenenfehleinmündung

Eine oder mehrere – aber nicht alle – Lungenvenen münden fehl, also nicht in den linken Vorhof. Die Orte der Fehleinmündung entsprechen denen bei totaler Lungenvenenfehlmündung (▶ s. S. 378). Meist finden sich partielle Lungenvenenfehleinmündungen als assoziierte Fehlbildung bei Patienten mit Vorhofseptumdefekt. Die Symptome und klinischen Befunde entsprechen denen beim Vorhofseptumdefekt.

12.3.3 Shunt auf Ventrikelebene

> **Merke**
>
> Bei einem unbehinderten Blutfluss in die Lungenarterie führt ein Shunt auf Ventrikelebene zu einem reinen Links-rechts-Shunt und einer Volumenbelastung des linken Ventrikels (◯ Abb. 12.15). Da der Lungengefäßwiderstand nach der Geburt erst langsam abfällt, nimmt der Links-rechts-Shunt in den ersten Lebenswochen zu, so dass Symptome erst nach 4–6 Wochen auftreten bzw. zunehmen können. Der Links-rechts-Shunt ist meist groß, so dass auch das Risiko einer Eisenmenger-Reaktion hoch ist.

Ventrikelseptumdefekt (VSD)

Die Mehrzahl der Ventrikelseptumdefekte (VSD) liegt »perimembranös« im Bereich des membranösen Septums unterhalb der Aortenklappe, seltener im rechtsventrikulären Ausflusstrakt (»Outlet-Septum«) oder im muskulären Septum. Muskuläre Ventrikelseptumdefekte treten oft als multiple Defekte (»Swiss-cheese-VSD«) auf. Funktionell werden Ventrikelseptumdefekte nach ihrer Größe unterschieden. Sehr große Defekte werden als »nicht-drucktrennend« bezeichnet, weil sich die Drucke im rechten und linken Ventrikel angleichen. Bei einem »drucktrennenden« Ventrikelseptumdefekt ist der Druck im rechten Ventrikel niedriger als im linken Ventrikel.

■■■ **Symptome.** Bei großem Defekt kommt es in den ersten Lebenswochen zur zunehmenden Herzinsuffizienz (Tachydyspnoe, Trinkschwäche, Gedeihstörung, vermehrtes Schwitzen); die erhöhte Atemarbeit und die konsekutive Trinkschwäche führen zur Gedeihstörung. Bei der Untersuchung fallen eine Hepatomegalie, Dyspnoe und ein Grad 2/6–4/6 Holosystolikum (mittelfre-

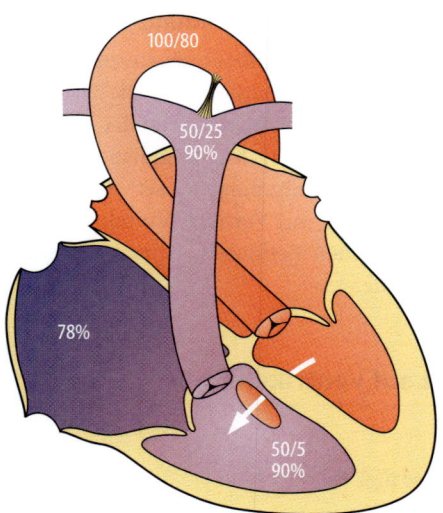

◉ Abb. 12.15. **Ventrikelseptumdefekt:**
Charakteristische pathologische Abweichungen (◉ vgl. Abb. 12.5). Erhöhter Druck und erhöhte Sauerstoffsättigung in rechtem Ventrikel und Pulmonalaterie. Der Druck in der A. pulmonalis beträgt 50% des Aortendrucks. Der Links-rechts-Shunt beträgt 65% des Lungenstromvolumens in diesem Falle

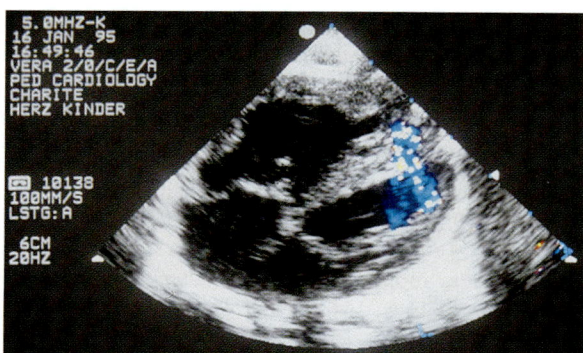

◉ Abb. 12.16. **Echokardiographische Darstellung eines muskulären Ventrikelseptumdefektes im sog. Vierkammerblick.**
Beide Vorhöfe, AV-Klappen und Ventrikel sind dargestellt. Im apikalen Ventrikelseptum besteht ein Ventrikelseptumdefekt, der Links-rechts-Shunt durch den VSD ist blau dargestellt (Fluss vom Schallkopf weg)

quent, mittelrauh) im 3.–4. ICR li. auf. Die zweite Komponente des 2. Herztons ist betont und bei hohem Links-Rechts-Shunt zunächst weit, mit zunehmender Erhöhung des pulmonalvaskulären Widerstands dann jedoch eng gespalten. Bei kleineren Defekten bestehen nur geringe Symptome (Infektneigung, vermehrtes Schwitzen). Bei sehr kleinem Defekt im Ventrikelseptum sind die Kinder völlig asymptomatisch, allein das laute Geräusch (Grad 3/6–5/6) ist auffällig, dieses wird auch als »Morbus Roger« (»viel Lärm um nichts«) bezeichnet. Ein Ventrikelseptumdefekt kann kleiner werden und sich spontan verschließen.

Das EKG ist bei kleinem Defekt normal. Bei drucktrennendem VSD zeigt das EKG eine linksventrikuläre Hypertrophie, erst bei großem VSD mit Druckangleichung eine biventrikuläre Hypertrophie. Auch bei einer Eisenmenger-Reaktion entsteht eine Rechtshypertrophie, die schließlich ganz überwiegt. Im Echokardiogramm kann der Defekt mittels Farbdoppler dargestellt und anatomisch eingeordnet werden (◉ Abb. 12.16). Der Druckgradient über den VSD kann durch die Doppler-Echokardiographie bestimmt und so der Druck im rechten Ventrikel erfasst werden. Das Röntgenbild zeigt nur bei großem Shunt eine vermehrte Gefäßzeichnung, Kardiomegalie und einen vergrößerten linken Vorhof. Bei geringem Shunt ist das Röntgenbild normal. Bei einer Eisenmenger-Reaktion zeigen sich im Röntgenbild sehr kräftige zentrale Gefäße und ein prominentes Pulmonalsegment, während die periphere Gefäßzeichnung fast verschwindet (»Kalibersprung«, ◉ Abb. 12.11).

■■■ **Therapie.** Bei einem großen Defekt erfolgt zunächst eine Therapie der Herzinsuffizienz (▶ s. S. 364). Ist der Erfolg unzureichend, stellt der operative Verschluss mittels eines Flickens (sog. »Patch«) bereits ab dem Neugeborenenalter die Standardtherapie dar. Die wichtigste Komplikation liegt in der Verletzung des AV-Knotens bei der VSD-Naht, wodurch es postoperativ zum kompletten AV-Block kommt und eine Schrittmacher-Implantation notwendig wird. Ein interventioneller Defektverschluss ist bei ausreichender Entfernung des VSD von den Herzklappen möglich. Muskuläre Defekte werden oft spontan kleiner und bedürfen dann keiner Therapie.

Bei pulmonaler Widerstandserhöhung wird mittels Sauerstoffbeatmung, Prostazyklin-Infusion und NO-Beatmung untersucht, ob diese irreversibel ist. Ist dies der Fall, ist ein Verschluss des Defektes kontraindiziert: Der Verschluss des Defektes würde dem rechten Ventrikel sein Überlaufventil nehmen, eine tödliche Rechtsinsuffizienz wäre die Folge. Die einzige Therapie stellt bei diesen Patienten die Lungen- oder kombinierte Herz-Lungentransplantation dar.

AV-Septumdefekt (AVSD)

Die AV-Septumdefekte (AVSD) bilden ein Spektrum von Herzfehlern, das durch fehlendes Vorhof- und Ventrikelseptumgewebe unmittelbar oberhalb und unterhalb der

12.3 · Azyanotische Shuntvitien: Angeborene Herzfehler mit Links-rechts-Shunt

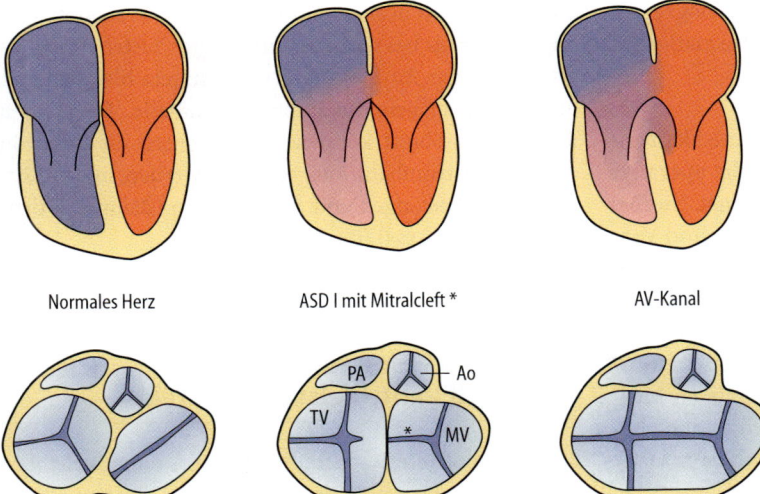

◘ **Abb. 12.17. Atrioventricularseptumdefekt (AVSD).** Die obere Reihe zeigt das Herz im sog. »Vierkammerblick«, von links nach rechts sind dargestellt: die normale Anatomie (normales Herz), die Anatomie beim Vorhofseptumdefekt vom Primumtyp (ASD I) mit begleitendem Schlitz in der Mitralklappe (»Mitralcleft«) und der komplette AV-Kanal mit gemeinsamer AV-Klappe, Vorhofseptum- und Ventrikelseptumdefekt. Typischerweise setzen beim AVSD die »septalen« Anteile der Tricuspidal- und Mitralklappe auf gleicher Höhe an – dies ist im Echokardiogramm leicht zu erkennen. Die untere Reihe zeigt die Klappenebene von oben: beim normalen Herzen liegt die Aorta zum Teil zwischen Tricuspidal- und Mitralklappe, beim ASD I liegt die Aorta vor der Klappenebene, als Ausdruck der gemeinsamen Klappenanlage findet sich ein Schlitz in der Mitralklappe (*), beim AV-Kanal findet sich eine gemeinsame AV-Klappe. (Ao–Aorta; PA–Pulmonalis; TV–Tricuspidalklappe; MV–Mitralklappe)

AV-Klappenebene gekennzeichnet ist. Beide AV-Klappen sind in die Entwicklungsstörung einbezogen und als mehr oder weniger gemeinsame Klappe angelegt. Das Spektrum der AV-Septumdefekte reicht vom Vorhofseptumdefekt vom Primumtyp (▶ s. S. 371) bis hin zum kompletten AV-Kanal, bei dem Vorhof- und Ventrikelseptumdefekt ineinander übergehen und die Mitral- und Tricuspidalklappe durch eine gemeinsame AV-Klappe ersetzt sind (◘ Abb. 12.17). AV-Septumdefekte kommen gehäuft bei Patienten mit Trisomie 21 vor.

▪▪▪ **Symptome.** Bis auf seltene Ausnahmen besteht beim AVSD regelhaft ein großer Links-Rechts Shunt auf Vorhof- und Ventrikelebene. Zusätzlich kann eine Insuffizienz der fehlgebildeten AV-Klappen vorliegen. Die Zeichen einer ausgeprägten Herzinsuffizienz treten deshalb wie beim großen Ventrikelseptumdefekt (▶ s. S. 371) früh auf. Neben einem lauten VSD-Geräusch (Grad 3/6–4/6) kann oft ein Mitralinsuffizienzgeräusch über der Herzspitze gehört werden. Der 2. Herzton ist meist eng gespalten und betont.

Im EKG zeigt sich ein überdrehter Linkstyp, der pathognomonisch ist. Meist besteht eine biventrikuläre, linksbetonte Hypertrophie. Bei Eisenmenger-Reaktion überwiegt eine Rechtshypertrophie. Im Echokardiogramm können der Defekt, seine Ausdehnung und das Ausmaß der Fehlbildung der AV-Klappen dargestellt werden. Zur Darstellung der individuellen Morphologie des AV-Septumdefektes und der AV-Klappen ist die Echokardiographie der Herzkatheteruntersuchung weit überle-

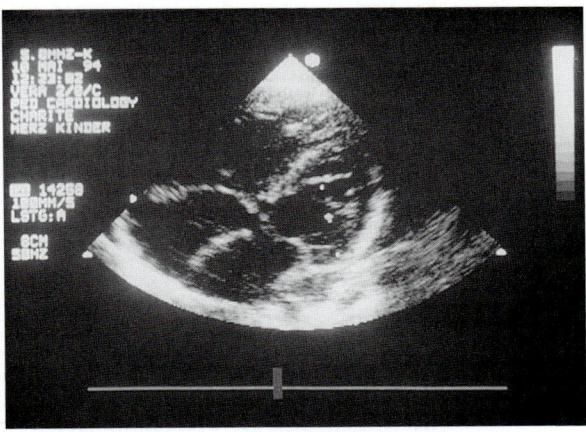

◘ **Abb. 12.18. Echokardiographische Darstellung eines AV-Septumdefektes im Vierkammerblick.** Der Defekt in der Mitte des Herzens kann leicht erkannt werden: klappennahe Anteile des Vorhof- und Ventrikelseptums fehlen, die Mitralklappe geht in die Tricuspidalklappe über und zieht durch diesen Defekt

gen (Abb. 12.18). Die Farbdoppler-Echokardiographie zeigt den Shunt über den AVSD und das Ausmaß einer AV-Klappeninsuffizienz.

■ ■ ■ Therapie. Kann die Herzinsuffizienz medikamentös beherrscht werden (▶ s. S. 364), erfolgt die operative Korrektur zwischen dem 3. und 6. Lebensmonat. Hierbei erfolgt der Verschluss des Defekts im Vorhof- und Ventrikelseptum mittels Patch, zusätzlich werden zwei getrennte AV-Klappen geschaffen. Postoperativ kann es zum kompletten AV-Block kommen, so dass eine Schrittmacher-Implantation notwendig wird. Das Operationsergebnis hängt wesentlich von der präoperativen Morphologie der AV-Klappen ab, bei starker Fehlbildung besteht postoperativ oft eine AV-Klappeninsuffizienz fort.

Ursprung beider großen Arterien aus dem rechten Ventrikel (DORV)

Die Bezeichnung »Double Outlet Right Ventricle« (DORV) fasst eine heterogene Gruppe von Herzfehlern zusammen. Aorta und Pulmonalarterie entspringen aus dem rechten Ventrikel. Begleitend findet sich ein Ventrikelseptumdefekt, der den einzigen Auslass aus dem linken Ventrikel darstellt. Da beide großen Arterien aus dem rechten Ventrikel entspringen, ist der Links-rechts-Shunt allein vom Widerstandsverhältnis zwischen Lungen- und Körperkreislauf und dem Vorliegen einer Pulmonalstenose abhängig. Liegt keine Stenose der Pulmonalarterie vor, kommt es beim DORV zu einem massiven Links-rechts-Shunt. Bei Vorliegen einer Pulmonalstenose entsprechen die Symptome denen bei Fallot'scher Tetralogie.

12.4 Zyanotische Shuntvitien: Angeborene Herzfehler mit Rechts-links-Shunt

> **Merke**
>
> Zyanotische Herzfehler sind viel seltener als azyanotische Herzfehler. Besteht ein Shunt auf Ventrikelebene und ein stark behinderter Blutfluss in die Lungenstrombahn, z. B. durch eine ausgeprägte Pulmonalstenose, so kommt es zum Rechts-links-Shunt.

Eine Zyanose wird sichtbar, wenn mehr als 3 g % Hämoglobin nicht mit Sauerstoff beladen sind. Eine Zyanose (Abb. 12.1) ist deshalb bei Polyglobulie wesentlich besser sichtbar als bei Anämie. Eine länger bestehende Zyanose führt zur Ausbildung von Trommelschlegelfingern und Uhrglasnägeln und zur Polyglobulie. Durch den Rechts-links-Shunt können Blutgerinnsel, die sonst in der Lungenstrombahn »abgefangen« werden, in den Körperkreislauf gelangen und zu zerebralen Läsionen (Hirninfarkt, Hirnabzess) führen.

12.4.1 Fallot Tetralogie und Pulmonalatresie mit Ventrikelseptumdefekt

Bei der Fallot Tetralogie finden sich eine Pulmonalstenose (infundibulär–valvulär–supravalvulär–Pulmonalarterienbifurkationstenosen) und ein Ventrikelseptumdefekt, über dem die Aorta »reitet«. Die Aorta entspringt also zum Teil aus dem rechten und zum Teil aus dem linken Ventrikel (Abb. 12.19). Entspringt die Aorta zu mehr als 50 % aus dem rechten Ventrikel, wird der Herzfehler auch als »Double Outlet Right Ventricle« (DORV) eingeordnet.

Ist die Pulmonalstenose ausgeprägt oder liegt sogar eine Fallot Tetralogie mit Pulmonalatresie vor, erfolgt die Lungendurchblutung über den Ductus arteriosus. Daneben können aortopulmonale Kollateralen vorliegen

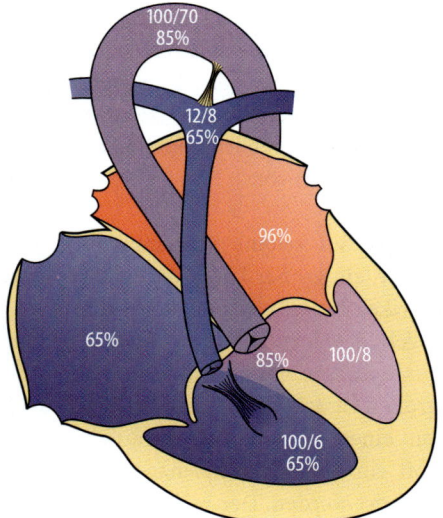

Abb. 12.19. Fallot-Tetrade:
Verminderte Sauerstoffsättigung im venösen Blut, erhöhter Druck im rechten Ventrikel. Die überreitende Aorta erhält arteriell-venöses Mischblut. Niedriger Druck in der Pulmonalarterie. Der Rechts-links-Shunt beträgt 35 % des Körperkreislaufstromvolumens

12.4 · Zyanotische Shuntvitien: angeborene Herzfehler mit Rechts-links-Shunt

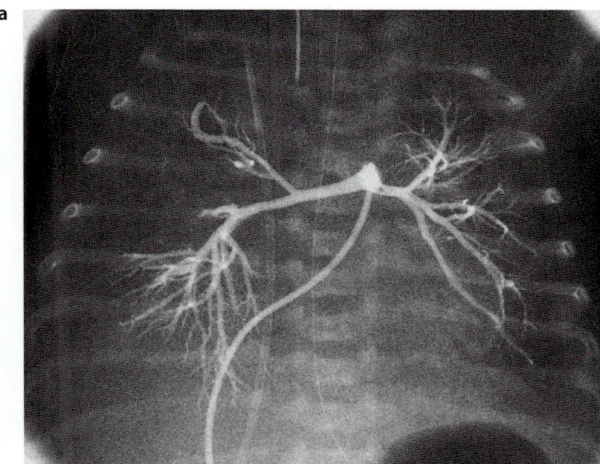

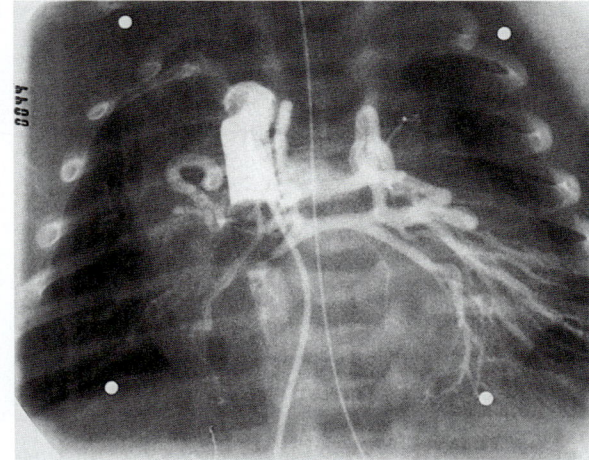

◘ Abb. 12.20. Angiographische Darstellung einer hypoplastischen Pulmonalarterie bei einem Neugeborenen mit Fallot'scher Tetralogie **a**. Bei hypoplastischen Pulmonalarterien finden sich oft aortopulmonale Kollateralen **b**, rechts deszendierende Aorta.

(◘ Abb. 12.20), stark vergrößerte Mediastinal- und Bronchialgefäße, die mit den peripheren Lungengefäßen verbunden sind und zur Lungendurchblutung beitragen.

■■■ **Symptome.** Das Ausmaß der Zyanose hängt ganz vom Schweregrad der Pulmonalstenose ab. Ist die Pulmonalstenose nur geringgradig, spricht man vom »Pink Fallot«, weil praktisch keine Zyanose besteht. Die Patienten fallen durch das laute Herzgeräusch auf. Bei hochgradiger Pulmonalstenose oder -atresie kommt es mit dem Verschluss des Ductus Botalli am 2.–4. Lebenstag zur hochgradigen, lebensbedrohlichen Zyanose. Die Auskultation ergibt meist einen singulären 2. Herzton,

weil die verdickte Pulmonalklappe zu keinem Pulmonalschlusston führt. Die valvuläre und infundibuläre Pulmonalstenose verursachen ein rauhes, niederfrequentes Grad 3/6–5/6 Protomesosystolikum mit punctum maximum im 2.–3. ICR links. »Hypoxämische Anfälle« sind ein klinisches Charakteristikum der Fallot Tetralogie: durch eine kritische Zunahme der infundibulären Stenose kommt es zu Anfällen schwerer Zyanose mit Bewusstseinsverlust.

Im EKG besteht eine ausgeprägte rechtsventrikuläre Hypertrophie. Das Echokardiogramm zeigt die den Ventrikelseptumdefekt, die überreitende Aorta, die infundibuläre und valvuläre Pulmonalstenose, sowie deren Schweregrad. Im Röntgenbild findet sich oft eine rechtsdeszendierende Aorta, ein fehlendes Pulmonalsegment, eine angehobene Herzspitze als Zeichen der Rechtshypertrophie und vermehrt transparente Lungen mit verminderter Lungengefäßzeichnung. Eine Herzkateteruntersuchung zur selektiven Darstellung des rechtsventrikulären Ausflusstrakts und der Lungenarterien, zum Ausschluss von aortopulmonalen Kollateralgefäßen, zusätzlicher Ventrikelseptumdefekte und Fehlbildungen der Koronararterien ist indiziert.

■■■ **Therapie.** Beim Neugeborenen mit ductus-abhängiger Lungenperfusion wird der Ductus Botalli durch die Infusion von Prostaglandin E1 offengehalten. Positiv inotrope Medikamente wie Digitalis sind bei der Fallot Tetralogie kontraindiziert, weil sie einen hypoxämischen Anfall auslösen können. Die Therapie eines »hypoxämischen Anfalls« besteht in Sedierung (z. B. Morphin s. c.), Sauerstoffinsufflation und dadurch, dass die Knie des Kindes gegen seine Brust gepresst werden, um den systemischen Gefäßwiderstand zu erhöhen und dadurch den Rechts-Links-Shunt zu vermindern. Die Gabe eines β-Blockers (z. B. Dociton® oder Tenormin®) dient der Prophylaxe hypoxämischer Anfälle.

Bei hochgradiger Zyanose oder hypoxämischen Anfällen wird bei sehr jungen Säuglingen (< 3 Monate) ein sog. modifizierter Blalock-Taussig-Shunt in Form eines Goretex-Röhrchens zwischen rechter A. subclavia und rechter Pulmonalarterie geschaffen. Eine Alternative kann eine Ballondilatation des rechtsventrikulären Ausflusstraktes darstellen. Bei Vorliegen einer Pulmonalatresie kann die Hochfrequenzeröffnung der Atresie vorgenommen werden.

Die operative Korrektur der Fallot Teteralogie erfolgt im ersten Lebensjahr. Bei der Korrektur wird der Ventrikelseptumdefekt so verschlossen, dass die überreitende

Aorta aus dem linken Ventrikel entspringt. Zur Behebung der infundibulären Stenose wird eine infundibuläre Muskelresektion vorgenommen und der rechtsventrikuläre Ausflusstrakt mit einem Patch erweitert.

12.4.2 Pulmonalatresie mit intaktem Ventrikelseptum

Bei der Pulmonalatresie mit intaktem Ventrikelseptum besteht kein VSD (◘ Abb. 12.21). Wegen des fehlenden Ventrikelseptumdefektes kann sich der rechte Ventrikel nicht entleeren, er hat keinen Auslass und bleibt in sehr unterschiedlichem Ausmaß hypoplastisch. Die Tricuspidalklappe ist meist dysplastisch und insuffizient. Die Lungenperfusion erfolgt ausschließlich über den Ductus Botalli. Bei einem Teil der Patienten (10–15 %) bestehen schwere Koronaranomalien.

■ ■ ■ **Symptome** treten am 2.–3. Lebenstag auf. Durch den Verschluss des Ductus Botalli kommt es zur schweren, lebensbedrohlichen Zyanose. Der 2. Herzton ist singulär, zusätzlich kann ein Tricuspidalinsuffizienzgeräusch im 4. ICR rechts als dumpfes Holosystolikum gehört werden. Der EKG-Befund ist nicht typisch und variiert nach Größe und Dicke des rechten Ventrikels, der dilatierte Vorhof verursacht ein P-dextroatriale. Im Echokardiogramm kann die Anatomie dargestellt und die Größe des rechten Ventrikels abgeschätzt werden. Zur Beurteilung der exakten Koronaranatomie und ggf. Therapie ist eine Herzkatheteruntersuchung indiziert.

■ ■ ■ **Therapie.** Zunächst erfolgt die Infusion von Prostaglandin E1 zum Offenhalten des Ductus Botalli. Das chirurgische Vorgehen besteht in der Anlage eines aortopulmonalen Shunts (▶ Blalock-Taussig-Shunt; vgl. 12.4.1.) und ggf. der Eröffnung der Atresie. Alternativ kann in geeigneten Fällen mit ausreichend großem rechten Ventrikel die interventionelle Hochfrequenz-Perforation und Ballondilatation erfolgen, kombiniert mit einer Stent-Implantation in den Ductus Botalli.

12.4.3 Transposition der großen Arterien (d-TGA)

Bei der Transposition der großen Arterien (genauer: dextro-Transposition der großen Arterien; d-TGA) sind die großen Arterien vertauscht: die Aorta entspringt aus dem rechten, die Pulmonalarterie aus dem linken Ventrikel (◘ Abb. 12.22). Körperkreislauf und Lungenkreislauf sind nicht hintereinander, sondern parallel geschaltet. Ohne Möglichkeit des Blutaustausches zwischen Lungenkreislauf und Körperkreislauf (z. B. Vorhofseptumdefekt, Ductus Botalli) ist dieser Herzfehler nicht mit dem Leben vereinbar. Unterschieden werden die »einfache« d-TGA, bei der sich außer einem offenen Ductus Botalli und einem Vorhofseptumdefekt keine assoziierten Fehlbildungen finden, und die »komplexe« d-TGA, bei der als begleitende Fehlbildungen ein oder mehrere Ventrikelseptumdefekt(e), eine Pulmonalstenose bzw. Obstruktion im linksventrikulären Ausflusstrakt oder eine Aortenisthmusstenose (seltener ein unterbrochener Aortenbogen) vorliegen.

■ ■ ■ **Symptome.** Am 1.–4. Lebenstag kommt es mit dem Verschluss des Ductus Botalli bei unzureichender interatrialer Verbindung zur schweren, lebensbedrohlichen Zyanose. Der 2. Herzton ist wegen der dorsal liegenden Pulmonalklappe singulär. Bei der komplexen d-TGA werden die Symptome von den begleitenden Fehlbildungen wesentlich beeinflusst. Die d-TGA ist beim männlichen Geschlecht häufiger. Das EKG ist in der Regel nor-

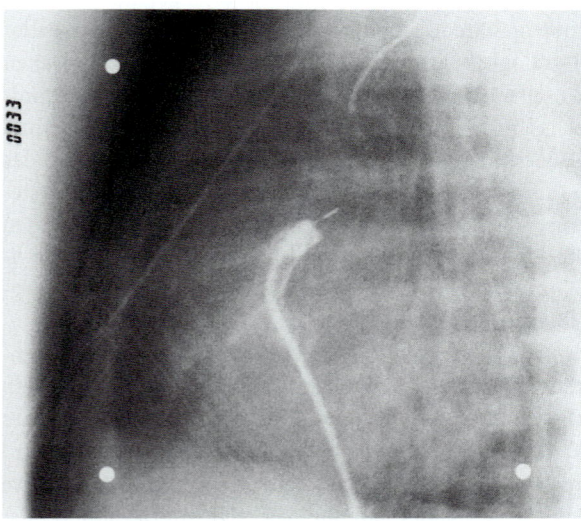

◘ **Abb. 12.21.** Angiographische Darstellung des atretischen rechtsventrikulären Ausflusstraktes bei einem Neugeborenen mit Pulmonalatresie und intaktem Ventrikelseptum.
Bei genauer Ansicht kann der Perforationskatheter, der durch den diagnostischen Katheter geschoben wurde, erkannt werden, der gerade die Atresie perforiert hat. Nach erfolgeicher Perforation der Atresie erfolgt eine Ballondilatation

12.4 · Zyanotische Shuntvitien: angeborene Herzfehler mit Rechts-links-Shunt

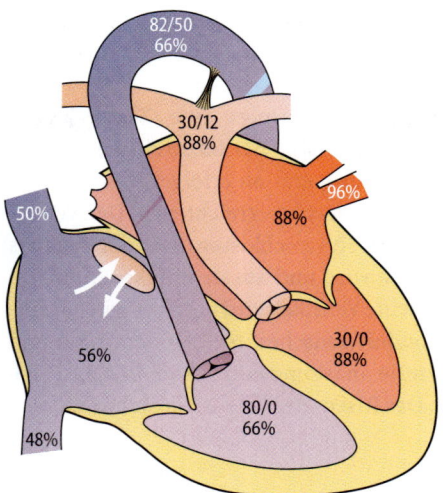

Abb. 12.22. Transposition der großen Arterien mit »Vorhofseptumdefekt«.
Verminderter Sauerstoffgehalt im rechten Vorhof, arteriell-venöses Mischblut im linken Vorhof und in der Pulmonalarterie, die ihr Blut aus dem linken Ventrikel erhält. Druckerhöhung im rechten Ventrikel, verminderte Sauerstoffsättigung in der Aorta

mal. Im Echokardiogramm können die Transposition der großen Arterien und assoziierte Fehlbildungen dargestellt werden. Das Röntgenbild zeigt ein eiförmiges Herz mit schmalem Gefäßband, meist ist die Lungengefäßzeichnung vermehrt.

■■■ **Therapie.** Zunächst erfolgt als lebensrettende Maßnahme die Infusion von Prostaglandin E1 zum Offenhalten des Ductus Botalli. Die Ballonatrioseptostomie (sog. »Rashkind«-Manöver) wird als Notfall-Eingriff bei schwerer Zyanose wegen unzureichender Größe der interatrialen Verbindung durchgeführt. Bei einfacher Transposition erfolgt die Korrekturoperation als »arterielle Switch-Operation« bereits in den ersten Lebenstagen, bei Vorliegen eines großen Ventrikelseptumdefekts in den ersten Lebenswochen (Abb. 12.23). Nur bei besonderen Konstellationen wird die »Vorhofumkehr-Operation nach Mustard oder Senning« vorgenommen, bei der Kombination von großem Ventrikelseptumdefekt und Pulmonalstenose erfolgt eine »Rastelli-Operation«.

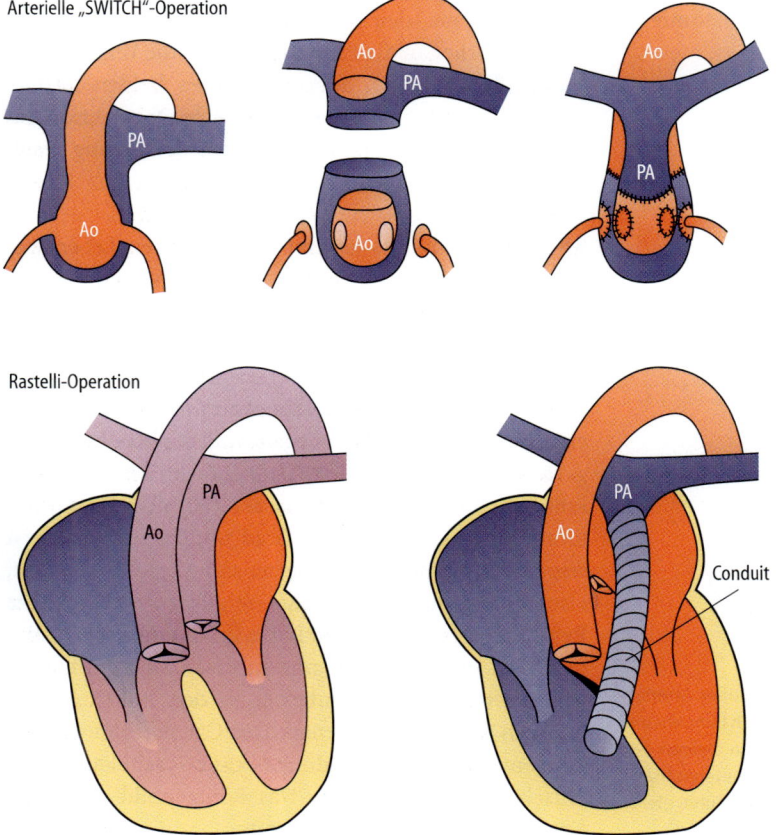

Abb. 12.23. Operative Korrektur der d-Transposition der großen Arterien.
Bei der *arteriellen »switch« Operation* (obere Reihe) werden Aorta (Ao) und Pulmonalis (PA) durchtrennt und die Koronararterien mit »Manschetten« aus der Aorta herausgetrennt. Die Aorta wird mit dem (ehemaligen) Pulmonalis-Stamm anastomosiert, die »Manschetten« um die Koronarien werden eingenäht. Nachdem die Pulmonalarterienbifurkation vor die Aorta gezogen wurde, wird die Pulmonalis mit dem (ehemaligen) Aortenstumpf anastomosiert. Die bei der Entnahme der Koronarien entstandenen Defekte werden mit Perikard verschlossen. Bei der *Rastelli-Operation* wird der Ventrikelseptumdefekt so verschlossen, dass die Aorta aus dem linken Ventrikel entspringt. Die Pulmonalarterie wird verschlossen, ein »Conduit« auf den rechten Ventrikel aufgenäht und mit dem Pulmonalarterienstamm verbunden

12.4.4 Truncus arteriosus communis

Beim Truncus arteriosus communis ist die Trennung zwischen Aorta und Pulmonalarterie vollkommen ausgeblieben. Aus dem Herzen entspringt nur ein Gefäß – der Truncus arteriosus (◘ Abb. 12.24). Deshalb existiert auch nur eine Semilunarklappe – die Truncusklappe. Diese Klappe, die embryologisch aus Anteilen der Aorten- und Pulmonalklappe besteht, ist oft vierzipflig angelegt und leider oft insuffizient. Beide Ventrikel sind über einen Ventrikelseptumdefekt miteinander verbunden.

■■■ **Symptome.** Meist kommt es in den ersten Lebenstagen bis -wochen zur schweren Herzinsuffizienz mit Dyspnoe und Zyanose. Der 2. Herzton ist singulär, meist wird ein systolisches Geräusch im 3. ICR links und rechts gehört. Eine Eisenmenger-Reaktion kann sich schon in den ersten Lebensmonaten entwickeln. Im EKG entwickelt sich im Verlauf eine biventrikuläre Hypertrophie mit P-biatriale. Das Echokardiogramm zeigt die Anatomie, eine Herzkatheteruntersuchung ist zum Ausschluss von Abgangsstenosen der Pulmonalarterienhauptäste und einer Darstellung der exakten Koronaranatomie indiziert. Das Röntgenbild zeigt eine stark vermehrte Lungengefäßzeichnung.

■■■ **Therapie.** Zunächst erfolgt eine Therapie der Herzinsuffizienz (▶ s. S. 364). Bei unzureichendem Erfolg muss die Korrekturoperation erfolgen, besser sollte ein Körpergewicht von 4–5 kg erreicht sein. Der Ventrikelseptumdefekt wird so verschlossen, dass der Truncus arteriosus zur Aorta wird und aus dem linken Ventrikel entspringt. Der rechte Venrikel wird eröffnet und ein Homograft bzw. Conduit zwischen rechtem Ventrikel und der Pulmonalarterie anastomosiert (◘ vgl. Abb. 12.23 Rastelli-Operation). Das Risiko der Operation ist hoch.

12.4.5 Totale Lungenvenenfehlmündung

Hier münden alle Lungenvenen fehlerhaft. Da keine Lungenvene in den linken Vorhof drainiert, kann nur über einen Vorhofseptumdefekt Blut in den linken Ventrikel gelangen. Die Lungenvenen sammeln sich oft hinter dem linken Vorhof zu einem »Konfluenz« und drainieren von dort gemeinsam in die obere Hohlvene, die Vena anonyma, den Koronarvenensinus, direkt in den rechten Vorhof, in die Pfortader oder in die Vena cava inferior (◘ Abb. 12.25). Speziell bei den beiden letztgenannten Mündungsstellen besteht eine Obstruktion des Abflusses, so dass eine pulmonalvenöse Stauung resultiert.

■■■ **Symptome.** Es kommt in den ersten Lebenswochen (selten erst nach einigen Monaten) wegen der pulmonalen Hypertonie zur schweren Herzinsuffizienz, Gedeihstörung und zur Lungenstauung. Die Zyanose ist oft diskret. Nicht selten wird die Lungenvenenstauung zunächst als Pneumonie fehlinterpretiert. Die Untersuchung ergibt eine Hepatomegalie und feinblasige Rasselgeräusche über der Lunge (Lungenödem). Bei der Auskultation findet sich ein uncharakteristisches Holosystolikum im 2.–3. ICR li. meist Grad 3/6. Der 2. Herzton ist wegen der pulmonalen Hypertension singulär und laut, also nicht gespalten. Im EKG zeigt sich eine schwere Rechtshypertrophie bei geringen linksventrikulären Potentialen. Im Echokardiogramm findet sich ein massiv vergrößerter rechter Ventrikel. In den linken Vorhof münden keine Lungenvenen. Der Ort der abnormalen Lungenvenenfehleinmündung kann echokardiographisch dargestellt werden. Das Röntgenbild zeigt eine Kardiomegalie und Lungenstauung.

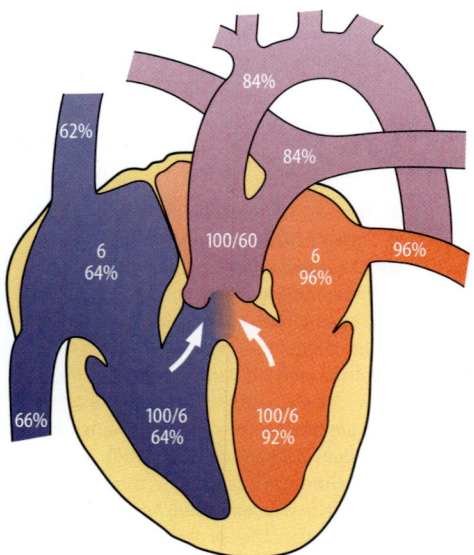

◘ **Abb. 12.24. Truncus arteriosus.**
Sauerstoffsättigungswerte und Blutdrucke. Nur *ein* großer Arterienstamm verlässt das Herz und versorgt den Koronar-, den Lungen- und Körperkreislauf. Zwischen beiden Ventrikeln und dem kleinen und großen Kreislauf herrscht Druckgleichheit. Auch die Sauerstoffsättigungen sind infolge der Durchmischung in beiden Kreisläufen gleich. Das Venenmischblut zeigt meist eine erniedrigte O_2-Sättigung

12.5 · Funktionell univentrikuläre Herzen: Komplexe angeborene Herzfehler mit univentrikulärer Zirkulation

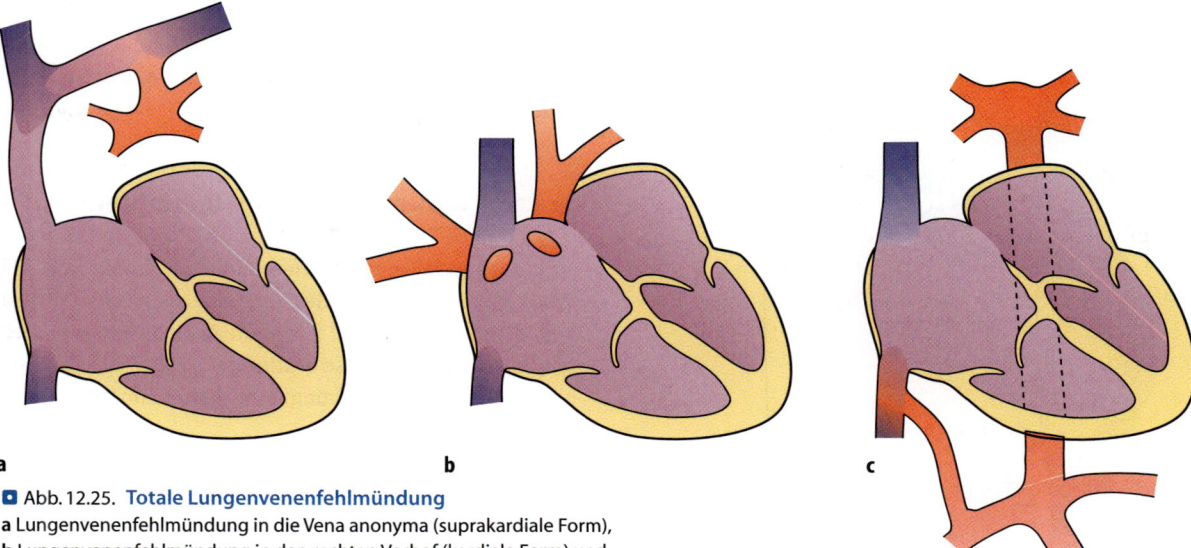

Abb. 12.25. Totale Lungenvenenfehlmündung
a Lungenvenenfehlmündung in die Vena anonyma (suprakardiale Form),
b Lungenvenenfehlmündung in den rechten Vorhof (kardiale Form) und
c Lungenvenenfehlmündung in die Pfortader (infrakardiale Form)

■■■ **Therapie.** Vor einer Korrektur ist eine maschinelle Beatmung zur Behandlung eines Lungenödems und zur hämodynamischen Stabilisierung notwendig. Operativ wird die Lungenvenenkonfluenz mit dem linken Vorhof anastomisiert und der Vorhofseptumdefekt verschlossen.

12.5 Funktionell univentrikuläre Herzen: Komplexe angeborene Herzfehler mit univentrikulärer Zirkulation

> **Merke**
>
> Eine anatomisch außerordentlich heterogene und komplexe Gruppe angeborener Herzfehler bilden »funktionell univentrikuläre« Herzfehler, bei denen nur ein Ventrikel funktionsfähig ist (»dominanter« Ventrikel), während der andere Ventrikel so unterentwickelt ist, dass er seiner ihm normalerweise zugedachten Funktion nicht nachkommen kann (»rudimentärer« Ventrikel). Morphologisch und embryologisch handelt es sich um ganz unterschiedliche Fehlbildungen mit einer funktionellen Gemeinsamkeit: diese Patienten müssen mit nur einem einzelnen funktionsfähigen Ventrikel auskommen. Bei allen diesen Herzfehlern besteht eine Zyanose.

Eine Korrektur im eigentlichen Sinne ist bei diesen Herzfehlern nicht möglich. Die Lungenperfusion muss ohne Zwischenschaltung eines Ventrikels erfolgen. Man spricht deshalb auch von einer »definitiven Palliation«, die darin besteht, dass das venöse Blut passiv ohne zwischengeschalteten Ventrikel durch die Lungenstrombahn geleitet wird. Dieser funktionelle Unterschied zu anderen Kreislaufsystemen ist so grundlegend, dass es sinnvoll ist, unterschiedliche Morphologien wegen der gemeinsamen therapeutischen Konsequenz zusammenzufassen.

12.5.1 Prinzipien der univentrikulären Korrektur

Bei der univentrikulären Korrektur (Fontan-Operation und ihre Modifikationen) wird das venöse Gefäßsystem mit der Pulmonalarterie so verbunden, dass das Blut passiv in die Lungenstrombahn fließt (Abb. 12.26). Heute wird eine univentrikuläre Korrektur möglichst früh vorgenommen, um den Ventrikel von Volumenarbeit zu entlasten und die Dauer der Zyanose zeitlich zu begrenzen.

Bei der ursprünglichen, nach dem Erfinder sog. »Fontan«-Operation wurde der Pulmonalarterienstamm ventrikelwärts ligiert, der Defekt im Vorhofseptum verschlossen und das rechte Herzohr mit der Pulmonalarterie anastomosiert. Sie wird heute in dieser Form nicht mehr durchgeführt, weil im Vorhof durch kreisende Blut-

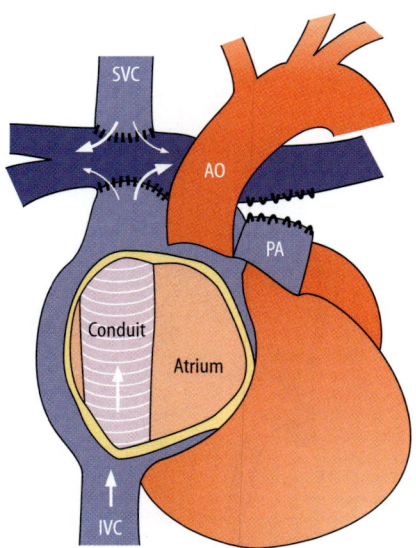

◘ **Abb. 12.26. Prinzip der univentrikulären Korrektur.**
Bei der »totalen cavopulmonalen Anastomose« werden die obere Hohlvene (SVC) und untere Hohlvene (IVC) mit der Pulmonalarterie (PA) verbunden. Der Pulmonalarterienstamm wird verschlossen. Das venöse Blut fließt nach dieser Operation passiv durch die Lungenstrombahn

strömung wertvolle Strömungsenergie verloren geht und die Vorhofdilatation zu schweren Rhythmusstörungen führt.

Stattdessen wird heute eine sog. **totale cavopulmonale Anastomose** geschaffen, und zwar meistens in zwei Schritten. Als erster Schritt wird im 1. Lebensjahr die obere Hohlvene mit der rechten Pulmonalarterie verbunden und der Pulmonalarterienstamm unterbunden (Glenn-Operation bzw. Hemifontan-Operation). Das Blut aus der oberen Körperhälfte fließt jetzt passiv in beide Lungenarterien. Als 2. Schritt erfolgt im 2. oder 3. Lebensjahr die Komplettierung zur totalen cavopulmonalen Anastomose, indem ein intraatrialer Tunnel geschaffen wird, durch den auch das Blut der unteren Körperhälfte in die Pulmonalarterie geleitet wird. Nach einer univentrikulären Korrektur sind die Patienten nicht mehr zyanotisch, aber durch den erhöhten venösen Druck kann es zu Pleuraergüssen, Perikardergüssen, einer Aszitesbildung und einer Störung der Leberfunktion kommen. Ein schwerwiegendes Problem stellt die Entwicklung einer »Proteinverlust-Enteropathie« dar. Durch den erhöhten venösen Druck kommt es zur Steigerung des Pfortaderdruckes und zum intestinalen Eiweißverlust mit Aszites und Ödemen. Im Langzeitverlauf führt die Überdehnung des rechten Vorhofes oft zu supraventrikulären Rhythmusstörungen.

Jede Steigerung des pulmonalen Widerstandes kann für diese Patienten deletär sein, jede maschinelle Beatmung und Intubationsnarkose ist deshalb mit einem stark erhöhten Risiko verbunden.

12.5.2 Zugrundeliegende Herzfehler

Alle zugrundeliegenden Herzfehler zeichnen sich klinisch durch eine mehr oder minder ausgeprägte Zyanose aus, deren Schweregrad von dem Ausmaß einer begleitenden Pulmonalstenose bestimmt ist. Auch das Ausmaß einer Herzinsuffizienz hängt von dem Ausmaß der Lungenperfusion ab.

Tricuspidalatresie

Die Tricuspidalatresie ist durch das Fehlen einer Verbindung zwischen rechtem Vorhof und Ventrikel charakterisiert (◘ Abb. 12.27). Das venöse Blut fließt durch einen Vorhofseptumdefekt in den linken Vorhof, mischt sich dort mit dem arterialisierten Blut und fließt als Mischblut in den dominanten linken Ventrikel. Der rudimentäre rechte Ventrikel wird über einen Ventrikelseptumdefekt erreicht. Bei der Tricuspidalatresie findet sich oft eine begleitende Pulmonalstenose oder -atresie, häufig zusätzlich eine Transpositionsstellung der großen Arterien. Die Stellung der großen Arterien und das Ausmaß einer Pulmonalstenose entscheiden weitgehend über die klinische Symptomatik: bei fehlender Pulmonalstenose überwiegt die Herzinsuffizienz, bei Pulmonalatresie ist dagegen die Zyanose führendes Symptom. Im EKG besteht typischerweise ein überdrehter Linkstyp.

Mitralatresie

Anstelle der Mitralklappe findet sich eine atretische Membran (imperforierte Klappe). Das Blut aus den Lungenvenen kann nur durch einen Vorhofseptumdefekt in den rechten Vorhof gelangen (◘ Abb. 12.27). Bei der Mitralatresie steht eine Lungenvenenstauung klinisch ganz im Vordergrund. Eine Entlastung der Lungenvenenstauung ist häufig erforderlich (▶ Ballonatrioseptostomie, Blade-Atrioseptostomie S. 366). Oft besteht zusätzlich eine Pulmonalstenose bzw. -atresie und/oder eine Transpositionsstellung der großen Arterien.

12.6 · Herzfehler ohne Shunt

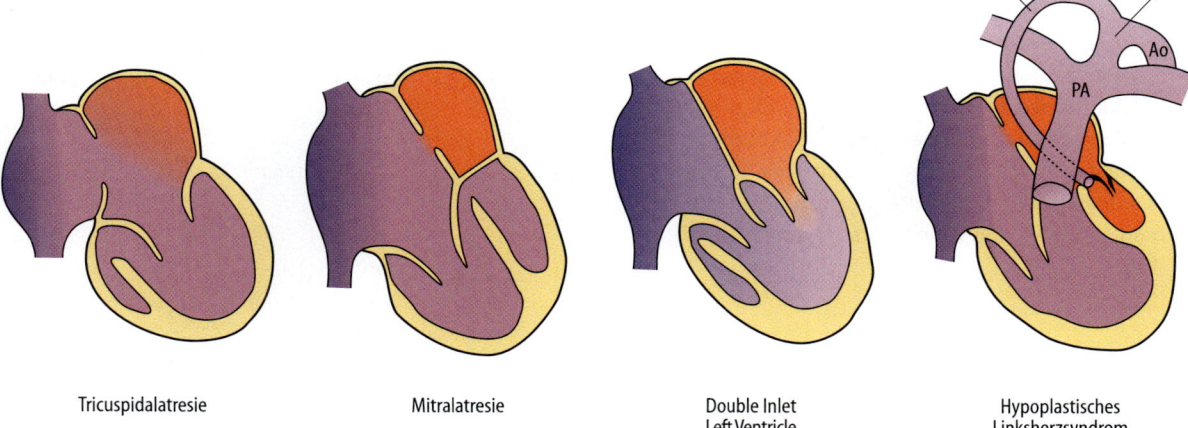

☐ Abb. 12.27. **Herzfehler bei denen nur eine univentrikuläre Korrektur möglich ist:**
Von links nach rechts sind dargestellt: die *Tricuspidalatresie* mit einer nicht angelegten Verbindung zwischen rechtem Vorhof und Ventrikel, die *Mitralatresie* mit angelegter aber atretischer Verbindung zwischen linkem Vorhof und Ventrikel, der *Double Inlet Left Ventricle,* bei dem beide AV-Klappen in den linken Ventrikel führen, und das *hypoplastische Linksherzsyndrom,* bei dem die Mitral- und Aortenklappe funktionell verschlossen sind und die aszendierende Aorta nurmehr als Zufluss für die Koronarien retrograd durchblutet wird

Double Inlet Left/Right Ventricle

Beim »double inlet ventricle« ist die AV-Klappenebene so zu einer Seite verschoben, dass beide AV-Klappen in einen (dominanten) linken Ventrikel münden. Der rechte Ventrikel füllt sich allein über einen Ventrikelseptumdefekt (☐ Abb. 12.27). Regelhaft liegen weitere Fehlbildungen vor, wie eine Pulmonalstenose bzw. -atresie, eine Transpositionsstellung der großen Arterien und Lungenvenenfehlmündungen, die die klinische Symptomatik bestimmen.

Hypoplastisches Linksherzsyndrom (»HLHS«)

Beim hypoplastischen Linksherzsyndrom ist die Aortenklappe atretisch und die Mitralklappe ebenfalls atretisch oder hochgradig stenotisch. Der linke Ventrikel hat weder einen Auslass noch einen normalen Einlass, deshalb bleibt er hypoplastisch (☐ Abb. 12.4a). Auch die Aorta ascendens bleibt hypoplastisch, weil sie nicht vom linken Ventrikel perfundiert wird (☐ Abb. 12.27). Das Blut aus den Lungenvenen kann nur über eine Lücke im Vorhofseptum in den rechten Vorhof abfließen und gelangt zusammen mit dem venösen Blut in den rechten Ventrikel. Vom rechten Ventrikel wird dieses Mischblut in die Lungenarterie gepumpt und fließt in die Lungenstrombahn sowie durch den Ductus Botalli in die Aorta. Der Ductus Botalli versorgt also den Körperkreislauf. Aortenbogen und Aorta ascendens werden retrograd perfundiert, die Aorta ascendens versorgt nurmehr die Koronargefäße.

Zur Vorbereitung auf die univentrikuläre Korrektur muss zunächst im Rahmen einer sog. Norwood-Operation aus der Pulmonalarterie und der hypoplastischen Aorta eine Neo-Aorta konstruiert werden.

Herzen mit hypoplastischem Ventrikel

Bei einigen Herzfehlern kann ein Ventrikel hypoplastisch bleiben und ungeeignet sein, seine eigentliche Aufgabe zu übernehmen. Beispiele sind die Pulmonalatresie mit intaktem Ventrikelseptum (▶ 12.4.2.), der »unbalanzierte« AV-Septumdefekt und das »Double Outlet Right Ventricle«. Ein linker Ventrikel wird als »hypoplastisch« angesehen, wenn er an der Bildung der Herzspitze nicht beteiligt ist.

12.6 Herzfehler ohne Shunt

> **Merke**
>
> Stenosen der Semilunarklappen und der großen arteriellen Gefäße setzen dem Blutstrom ein Hindernis entgegen, so dass der Blutdruck vor der Stenose gesteigert werden muss. Es kommt zu einer Druckbelas-

tung des Myokards, das mit einer Hypertrophie reagiert. Bei höhergradigen Stenosen kann der Patient das Herzzeitvolumen nicht mehr adäquat steigern, weil der notwendige hohe Druckanstieg vor der Stenose nicht erbracht werden kann. Es kommt zur Einschränkung der körperlichen Belastbarkeit. Bei einer Klappeninsuffizienz kommt es durch die Regurgitation zur Volumenbelastung des zugehörigen Ventrikels.

12.6.1 Herzklappenfehler

Pulmonalstenose

Die valvuläre Pulmonalstenose kommt in allen Schweregraden vor: von einer leichten Verdickung und Verklebung der Klappensegel, die zwar zu einem Herzgeräusch führt, aber keiner Therapie bedarf, bis hin zur fast verschlossenen Klappe, die nur noch eine minimale Restöffnung hat (◘ Abb. 12.28). Bei der Pulmonalstenose mit »dysplastischer« Pulmonalklappe sind die Klappensegel durch myxomatöse Aufquellung so verdickt, dass das Volumen der Klappensegel die Stenose verursacht. Als Folge der rechtsventrikulären Myokardhypertrophie kann sich eine infundibuläre Pulmonalstenose entwickeln.

Die **Symptome** hängen vom Schweregrad der Stenose ab. Bei der kritischen Pulmonalstenose des Neugeborenen kommt es mit dem Verschluss des Ductus Botalli in den ersten beiden Lebenswochen zu einer schweren Herzinsuffizienz und oft zu einer Zyanose durch einen Rechts-links-Shunt über das offene Forman ovale. Die Untersuchung zeigt Dyspnoe, Tachypnoe, Hepatomegalie und eine mäßige Zyanose, das systolische Herzgeräusch kann leise sein. Bei mäßiger Pulmonalstenose ist nur die körperliche Belastbarkeit eingeschränkt. Diese Patienten fallen vor allem durch ihr lautes Herzgeräusch auf, ein typischerweise lautes, sehr rauhes Systolikum im 2. ICR links mit präkordialem Schwirren (Grad 4/6–5/6). Je hochgradiger die Stenose ist, desto weiter verlagert sich das Geräusch-Maximum an das Ende der Systole. Ein Ejektion-Click kann bei leichten bis mittelgradigen Stenosen kurz nach dem ersten Herzton gehört werden. Die 2. Komponente des 2. Herztons ist leise oder fehlt ganz.

Im EKG zeigt sich in Abhängigkeit vom Schweregrad eine Rechtshypertrophie. Als Zeichen der rechtsventrikulären Repolarisationsstörung bleibt eine positive T-Welle in Ableitung V1 nach dem ersten Lebenstag bestehen (◘ Abb. 12.3 S. 362). Das Echokardiogramm

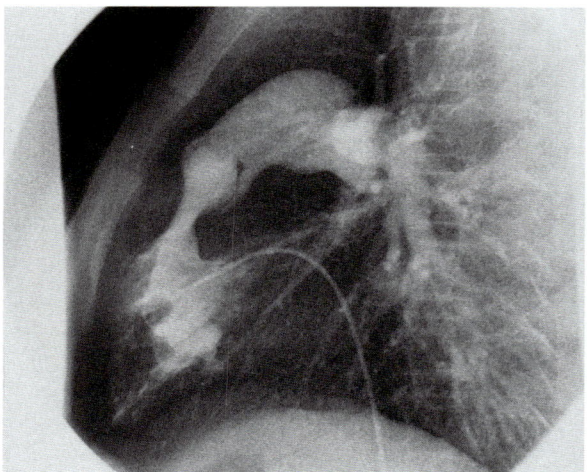

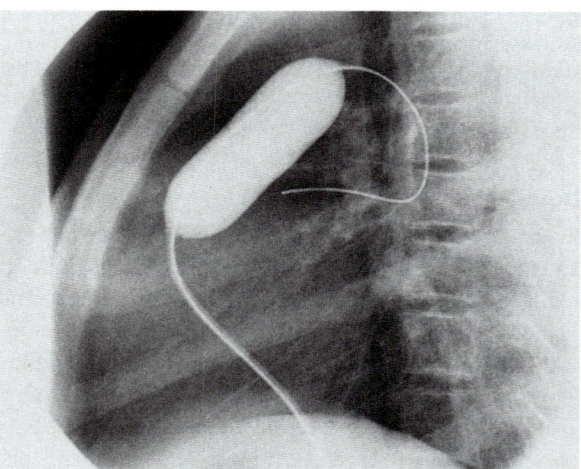

◘ **Abb. 12.28. Ballondilatation bei valvulärer Pulmonalstenose:** **a** Angiographische Darstellung der valvulären Pulmonalstenose, die Pulmonalklappe ist verdickt und zeigt wegen der verwachsenen Kommissuren eine »Domstellung«. **b** Ein Ballonkatheter mit einem Ballondurchmesser, der 30% über dem Durchmesser des Pulmonalklappenringes liegt, wurde mit einem Dilatationsdruck von 4 atm inflatiert

zeigt die Anatomie und Lokalisation der Stenose, mittels CW-Doppler kann der Druckgradient gemessen werden. Das Röntgenbild zeigt ein dilatiertes Pulmonalsegment und bei schwerer Stenose eine verminderte Gefäßzeichnung.

▪▪▪ **Therapie.** Nur bei Neugeborenen mit kritischer valvulärer Pulmonalstenose und ausgeprägter Zyanose ist eine Therapie mit Prostaglandin E1 zur Eröffnung des Ductus Botalli indiziert. Die kausale Therapie (Ballondilatation) sollte schnell erfolgen.

12.6 · Herzfehler ohne Shunt

Eine Indikation zur interventionellen Therapie besteht bei Neugeborenen mit kritischer Pulmonalstenose und bei Kindern, wenn der invasiv gemessene systolische Gradient größer als 40 mmHg ist. Die Therapie besteht in der Ballondilatation der Pulmonalstenose, die heute mit einem minimalen Risiko durchgeführt werden kann. Bei dysplastischer Pulmonalklappe ist die chirurgische Resektion der Klappe, bei muskulärer Stenose eine chirurgische Resektion der Muskulatur indiziert.

Pulmonalinsuffizienz

Eine Pulmonalinsuffizienz entsteht vor allem nach operativen oder interventionellen Eingriffen. Sie führt durch den Rückfluss des Blutes aus der Pulmonalarterie zu einer Volumenbelastung des rechten Ventrikels. Das Geräusch ist ein meist leises (Grad 2/6–3/6), gießendes Diastolikum, das am besten im 3. ICR links gehört wird. Im EKG zeigt sich meist eine rechtsventrikuläre Erregungsausbreitungsverzögerung. Im Echokardiogramm können die Regurgitation und ihr Ausmaß semiquantitativ dargestellt werden. Eine Herzkatheteruntersuchung ist zum Ausschluss peripherer Pulmonalstenosen und anderer Ursachen, die eine Regurgitation begünstigen, meist indiziert.

■■■ **Therapie.** Bei schwerer Pulmonalinsuffizienz kommt die Implantation eines Homografts (menschliche Spenderklappe) in Pulmonalisposition in Frage. Da derartige Homografts innerhalb weniger Jahre degenerieren können und dann zur erneuten Pulmonalinsuffizienz und zusätzlich zu einer Pulmonalstenose führen, sollte der Zeitpunkt einer Homograft-Implantation spät gewählt werden. Zur Therapie von Bifurkationsstenosen und von peripheren Pulmonalstenosen, die die Regurgitation begünstigen, eignen sich die Ballondilatation oder Stent-Implantation.

Aortenstenose

Unter den verschiedenen Formen der Aortenstenose ist die Klappenstenose am häufigsten (◘ Abb. 12.29). Die Aortenklappe ist bicuspidal (hat also nur zwei Segel) oder tricuspidal angelegt, die Klappensegel sind verdickt und miteinander verwachsen. Es kommt zur Druckbelastung des linken Ventrikels, zur linksventrikulären Hypertrophie und schließlich zur subendokardialen Ischämie. Die Morphologie der Klappe variiert stark, es finden sich Aortenklappen, bei denen keinerlei Kommissuren erkennbar sind und die als dicker Trichter mit einem kleinen zentralen Restlumen imponieren.

Neben der valvulären Aortenstenose werden nach der Lokalisation der Stenose die supra- und subvalvuläre Aortenstenose unterschieden (◘ Abb. 12.29). Die subvalvuläre Aortenstenose ist durch fibröses, leistenförmiges Gewebe unterhalb der Aortenklappe oder durch eine asymmetrische Hypertrophie des Ventrikelseptums bedingt. Eine fibröse Leiste unterhalb der Aortenklappe führt neben einer Stenose oft sekundär zu einer Aorteninsuffizienz. Eine supravalvuläre Aortenstenose ist

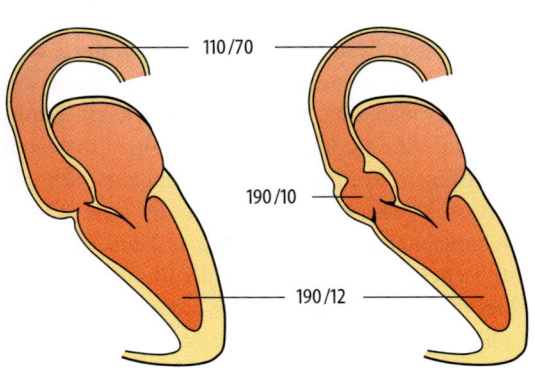
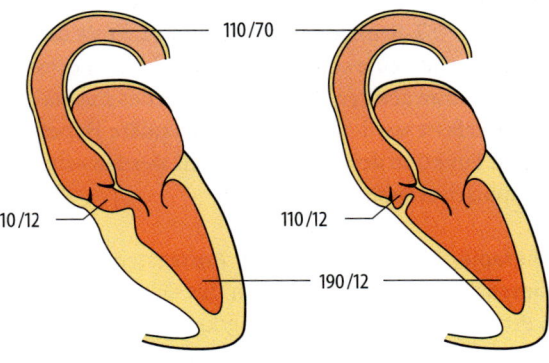

valvulär　　　　supravalvulär　　　hypertrophe, obstruktive Kardiomyopathie　　　fibröse Leiste (subvalvulär)

◘ **Abb. 12.29. Varianten der Aortenstenose (von links nach rechts)**
valvuläre Aortenstenose, bei der die Aortenklappe verdickt und verwachsen ist; die *supravalvuläre Aortenstenose* mit einer Einengung oberhalb des Bulbus aortae, die *muskuläre Subaortenstenose* (hypertrophe obstruktive Kardiomyopathie), die durch hypertrophierte Muskulatur des Ventrikelseptums bedingt ist, und die *fibröse Subaortenstenose*, die durch eine fibröse Leiste unterhalb der Aortenklappe bedingt ist

meist mit dem Williams-Beuren-Syndrom assoziiert (typische Gesichtsdysmorphie, Minderbegabung, Kyphoskoliose, periphere Pulmonalstenosen, Stenosen der Aortenbogengefäße und Nierenarterien). Dem Williams-Beuren-Syndrom liegt eine Mutation des Elastin-Gens zugrunde.

■ ■ ■ **Symptome.** Bei hochgradiger Aortenstenose kommt es beim Neugeborenen zur linksventrikulären Dekompensation bis hin zum kardiogenem Schock. Das Herzgeräusch ist dann leise, weil der dekompensierte Ventrikel kein ausreichendes Herzzeitvolumen mehr erzeugt. Oft sind die Pulse kaum tastbar. Nach der Neugeborenenperiode finden sich Zeichen einer eingeschränkten körperlichen Belastbarkeit, oft fehlen Symptome gänzlich. Dann fällt bei einer Routineuntersuchung das Herzgeräusch auf, typischerweise ein rauhes, mittel- bis niederfrequentes Austreibungsgeräusch im 2.–3. ICR rechts. Das Geräusch ist meist laut (Grad 3/6–5/6) und wird in die Carotiden fortgeleitet. Das Aortensegment des 2. Herztones ist leise, weil die veränderte Klappe einen abgeschwächten Schlusston erzeugt. Oft hört man im Geräusch einen frühsystolischen Click als Extraton. Das schwerwiegendste Symptom ist die Synkope bei Jugendlichen: bei Leistungssport, Ausdauerbelastungen und isometrischen Belastungen besteht das Risiko von akutem Kammerflimmern und einem »Sekunden-Herztod«. Die Aortenstenose ist einer der wenigen Herzfehler, bei denen ausdrücklich vor körperlichen Belastungen gewarnt werden muss!

Das EKG zeigt die Zeichen der Linkshypertrophie, bei ausgeprägtem Gradienten linksventrikuläre Repolarisationsstörungen (ST-Senkung mit negativem T in V_5 und V_6), als Hinweis auf eine subendokardialen Ischämie. Im Echokardiogramm können Lokalisation und das Ausmaß der Stenose erfasst werden. Die linksventrikuläre Hypertrophie und Funktion des linken Ventrikels werden echokardiographisch erfasst.

■ ■ ■ **Therapie.** Bei der kritischen Aortenstenose des Neugeborenen kann ein Offenhalten des Ductus Botalli mittels Prostaglandin E1 (0.05–0.1 µg/kg & min) lebensrettend sein, der rechte Ventrikel versorgt dann die untere Körperhälfte über den Ductus Botalli mit Blut und entlastet so den dekompensierten linken Ventrikel. Die Ballondilatation der valvulären Aortenstenose stellt heute eine therapeutische Option dar, die einem operativen Vorgehen ebenbürtig ist (◘ Abb. 12.7). Es kommt dabei nicht selten zu einer Aorteninsuffizienz unterschiedlichen Schweregrades. Die definitive Therapie der valvulären Aortenstenose mit stärker veränderter Klappe stellt die Klappenimplantation dar. Da jedoch weder Kunstklappen noch biologische Klappen mitwachsen, Kunstklappen eine Dauerantikoagulation erfordern und biologische Klappen innerhalb von wenigen Jahren degenerieren können, ist der Klappenersatz erst beim Jugendlichen bzw. Heranwachsenden befriedigend. Eine therapeutische Alternative stellt die Ross-Operation dar: hier wird die Pulmonalklappe des Patienten entnommen und in Aortenposition implantiert, während in Pulmonalisposition ein Homograft implantiert wird. Die mittelfristigen Ergebnisse dieser Operation im Kindesalter sind ermutigend.

Aorteninsuffizienz

Neben der seltenen kongenitalen Aorteninsuffizienz aufgrund dysplastischer Klappensegel mit überschüssigem Klappengewebe kommt eine Aorteninsuffizienz beim Marfan-Syndrom vor. Auch kann es durch den Prolaps eines Aortenklappensegels aufgrund eines subaortalen Ventrikelseptumdefektes zur Aorteninsuffizienz kommen. Erworbene Ursachen stellen die Aortenendokarditis, das rheumatische Fieber (▶ s. S. 297) und das Kawasaki-Syndrom (▶ s. S. 324) dar. Die häufigste Ursache einer Aorteninsuffizienz stellt eine chirurgische oder interventionelle Therapie der Aortenstenose dar, dann liegt meist ein kombiniertes Aortenvitium vor.

■ ■ ■ **Symptome.** Bei einer leichten Aorteninsuffizienz finden sich keinerlei Symptome; bei einer deutlichen Aorteninsuffizienz besteht meist eine verminderte körperliche Belastbarkeit und Dyspnoe bei Belastung. Im 1. Lebensjahr finden sich vermehrtes Schwitzen, Trinkschwäche und eine Gedeihstörung. Bei einer schweren Aorteninsuffizienz kommt es zum kardiogenen Schock. Je nach Ausmaß der Regurgitation findet sich bei der Untersuchung ein Pulsus celer et altus und ein erniedrigter diastolischer Blutdruck bei erhöhter Blutdruckamplitude. Über dem Herzen ist ein leises, gießendes Diastolikum zu hören (Grad 2/6–3/6), am besten am sitzenden, vornübergebeugten Kind (4. ICR links). Da die Aorteninsuffizienz meist auf der Grundlage einer Aortenstenose entsteht, ist fast immer ein systolisches Austreibungsgeräusch zu hören.

Im EKG finden sich Zeichen der Linkshypertrophie bzw. linksventrikulären Volumenbelastung und ein P-mitrale. Bei schwerer Aorteninsuffizienz kommt es zu Repolarisationsstörungen. Im Echokardiogramm kann die Aorteninsuffizienz dargestellt und ihre Ursache geklärt werden, ggf. erfolgt eine transösophageale Echokardiographie.

■■■ **Therapie.** Bei einer leichten Aorteninsuffizienz besteht keine Therapieindikation. Bei einer mäßigen Aorteninsuffizienz ist die Therapie mit einem Nachlastsenker (ACE-Hemmer, z. B. Captopril) indiziert, um das Vorwärtsschlagvolumen zu steigern und die Regurgitation zu reduzieren. Bei einer schweren Aorteninsuffizienz mit zunehmender Dilatation des linken Ventrikels kommen ein Klappenersatz oder eine Ross-Operation in Frage (▶ s. S. 384 Aortenstenose).

Mitralvitien

Die seltene kongenitale Mitralstenose kommt meist kombiniert mit anderen Vitien (Aortenisthmusstenose, Subaortenstenose, Ventrikelseptumdefekt) vor. Erworbene Mitralvitien (z. B. infolge rheumatischen Fiebers, ▶ s. S. 297) zeigen häufig eine Stenose und Insuffizienz. Eine Mitralinsuffizienz kann nach Operation eines kompletten oder partiellen AV-Kanals, als Folge einer Mitralklappenendokarditis oder im Rahmen des Marfan-Syndroms auftreten.

Die **Symptome** sind durch den erhöhten linken Vorhofdruck bedingt; durch die pulmonalvenöse Stauung kommt es zum Lungenödem mit ausgeprägter Dyspnoe und Rechtsherzinsuffizienz (Hepatomegalie). Bei den kongenitalen Mitralstenosen treten die Symptome schon beim Neugeborenen auf. Bei milder Mitralstenose und -insuffizienz kann bei körperlicher Belastung das Herzzeitvolumen nicht adäquat gesteigert werden, so dass Zeichen der Herzinsuffizienz unter Belastung auftreten. Eine Mitralstenose führt im Kindesalter meist zu einem rumpelnden Diastolikum, das verzögert nach dem 2. Herzton beginnt. Oft ist ein Mitralöffnungston zu hören, das Geräusch beginnt nach dem Mitralöffnungston. Die 2. Komponente des 2. Herztons ist bei einer pulmonalen Drucksteigerung betont.

Bei einer Mitralinsuffizienz findet sich ein »gießendes«, bandförmiges Holosystolikum über der Herzspitze mit Ausstrahlung in die linke Axilla. Die Lautstärke beträgt meist Grad 2/6 -3/6.

Das EKG ist nur bei einem bedeutsamen Mitralvitium verändert und zeigt ein P-mitrale (P-Dauer über 100–120 msec). Bei überwiegender Mitralinsuffizienz zeigt sich aufgrund der Volumenbelastung des linken Ventrikels eine Linkshypertrophie, während bei der überwiegenden Mitralstenose durch die Lungenstauung eine Rechtshypertrophie auftritt. Wegen der Vorhofüberdehnung kommt es zu supraventrikulären Rhythmusstörungen (▶ S. 391). Das Echokardiogramm zeigt die anatomischen Veränderungen. Das Röntgenbild zeigt den vergrößerten linken Vorhof durch eine Aufspreizung der Trachealbifurkation und eine Impression des Ösophagus. Das Röntgenbild ist zur Beurteilung der Lungenstauung bei Mitralvitien hilfreich: unscharfe Gefäßzeichnung, zentrale Transparenzminderung (»milchglasartig«) und sog. Kerley-Linien (horizontale Linien in den Interlobärspalten).

■■■ **Therapie.** Bei mäßiger bzw. mittelgradiger Mitralinsuffizienz ist die Therapie mit einem Nachlastsenker (ACE-Hemmer, z. B. Captopril®) indiziert, um den Auswurf in die Aorta zu steigern und die Regurgitation zu reduzieren. In schweren Fällen ist eine operative Behandlung möglichst durch Klappenkonstruktion (Raffung der Mitralklappe, Naht eines Schlitzes in der Mitralklappe) oder ansonsten Kunstklappenersatz erforderlich.

Bei der Mitralstenose (kongenital und erworben) sind die rekonstruktiven operativen Ergebnisse meist schlecht, so dass nur ein Mitralklappenersatz in Frage kommt. Ein Mitralklappenersatz durch eine Kunstklappe ist im Kindesalter problematisch, die Antikoagulation muss noch konsequenter als nach Aortenklappenersatz durchgeführt werden, der Klappenring wächst nicht normal.

12.6.2 Fehlbildungen des Aortenbogens

Aortenisthmusstenose

Eine Aortenisthmusstenose liegt im distalen Aortenbogen zwischen linker A. subclavia und Ductus Botalli (◘ Abb. 12.30). Eine Aortenisthmusstenose entsteht durch in die Aorta versprengtes Ductusgewebe, das sich nach der Geburt zusammenzieht. Entsprechend der Lage zum Ductus Botalli werden verschiedene Formen der Aortenisthmusstenose unterschieden (◘ Abb. 12.30). Bei der postductalen Form erfolgt die Durchblutung der unteren Körperhälfte über Kollateralgefäße (Intercostalarterien, A. mammaria), bei der prä- und juxtaductalen Form erfolgt die Perfusion der unteren Körperhälfte über den Ductus Botalli. Verschließt sich dieser nach der Geburt, wird die untere Körperhälfte nicht mehr ausreichend durchblutet. Symptome: Bei neonataler Aorte-

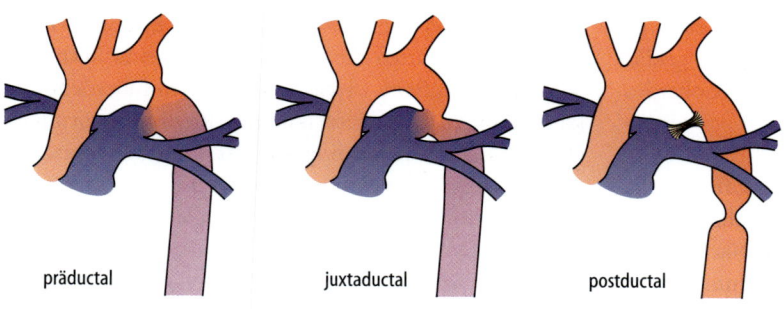

◘ Abb. 12.30. **Die Aortenisthmusstenose** wird in eine präductale Form, juxtaductale Form und postductale Form eingeteilt (von links nach rechts)

nisthmusstenose (meist prä- oder juxtaductale Form) kommt es mit dem Verschluss des Ductus Botalli zwischen dem 2.–14. Lebenstag zur Dekompensation mit Dyspnoe, schwerer Herzinsuffizienz, u. U. prärenalem Nierenversagen. Nach der Neugeborenenperiode fallen entweder Pulsdifferenz und Herzgeräusch bei einer Vorsorgeuntersuchung auf. Bei Kleinkindern treten Kopfschmerzen, Nasenbluten, manchmal kalte Füße und Wadenschmerzen bei körperlicher Belastung auf. Im Schulkindes- bis Jugendlichenalter zeigen sich Symptome einer Claudicatio intermittens. Ein zerebraler Insult aufgrund des Hypertonus ist das gravierendste Symptom im Erwachsenenalter. Leitsymptome der Aortenisthmusstenose sind arterieller Hypertonus an den oberen Extremitäten und verminderte Blutdrucke an den unteren Extremitäten. Meist kann die Diagnose allein durch die Palpation der Pulse gestellt werden: Pulsus celer et altus an den oberen, kaum tastbare oder sogar fehlende Pulse an den unteren Extremitäten.

Bei der Auskultation fällt links paravertebral am Rücken ein systolisches Geräusch, das manchmal bis in die frühe Diastole reicht, auf. Im EKG findet sich beim älteren Säugling und Kind eine Linkshypertrophie. Im Echokardiogramm kann die Aortenisthmusstenose im Neugeborenen und Säuglingsalter meist gut dargestellt werden.

■■■ **Therapie.** Beim dekompensierten Neugeborenen mit Aortenisthmusstenose kann durch die Infusion von Prostglandin E1 der Ductus Botalli eröffnet werden und eine Rekompensation erreicht. Die operative Therapie der nativen Aortenisthmusstenose stellt die Therapie der Wahl dar. In den ersten postoperativen Stunden und Tagen kann eine sog. »paradoxe« Hypertension bestehen, die auf eine Fehlreaktion der prästenotisch gelegenen Barorezeptoren zurückgeführt wird, welche an erhöhte Blutdruckwerte adaptiert sind. Die schwerwiegendste Komplikation der Operation ist die Paraplegie durch eine Ischämie des Rückenmarks.

Die Ballondilatation stellt bei der postoperativen Restenose (»Recoarctation«) die Standardtherapie dar, während die initiale Ballondilatation bei nativer Aortenisthmusstenose umstritten ist. Bei Heranwachsenden und Erwachsenen stellt die Stent-Implantation in den Aortenisthmus eine therapeutische Alternative zu Ballondilatation und Operation dar.

Unterbrochener Aortenbogen

Beim unterbrochenen Aortenbogen fehlt ein Segment des Aortenbogens (◘ Abb. 12.31). Ein postnatales Überleben der Neugeborenen mit unterbrochenem Aortenbogen ist nur über den offenen Ductus Botalli möglich, über den die untere Körperhälfte und die Anteile des Aortenbogens hinter der Unterbrechung perfundiert werden. In der Mehrzahl der Fälle besteht zusätzlich ein großer Ventrikelseptumdefekt. Schon beim Neugeborenen kommt

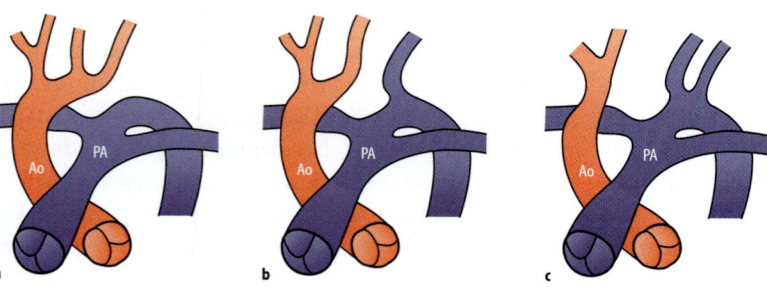

◘ Abb. 12.31. **Unterbrochener Aortenbogen:** hier fehlt ein Segment des Aortenbogens, die untere Körperhälfte wird über den Ductus Botalli perfundiert. Drei Typen werden unterschieden: Unterbrechung nach Abgang
a) der li. A. subclavia;
b) der li. A. carotis
c) des Truncus brachiocephalicus

es zur schweren Herzinsuffizienz. Die Diagnose wird echokardiographisch gestellt und ggf. durch Herzkatheteruntersuchung bestätigt. Als initiale Therapie erfolgt die Prostaglandin-Infusion zum Offenhalten des Ductus Botalli. Die Korrektur erfolgt operativ.

Doppelter Aortenbogen, Ring- und Schlingenbildung

> **Merke**
>
> Die Symptome sind bei unterschiedlicher Anatomie einheitlich: es besteht ein inspiratorischer Stridor mit Dyspnoe. Seltener besteht eine Dysphagie, weil es zur Einengung von Trachea und Ösophagus kommt.

Vaskuläre Schlingen entstehen durch Fehlentwicklungen des embryologisch doppelt angelegten Aortenbogens und des doppelseitig angelegten Ductus Botalli. Durch die Ring- bzw. Schlingenbildung kommt es zur Tracheo- und Bronchomalazie. Die Symptome sind bei unterschiedlicher Anatomie einheitlich: es besteht ein inspiratorischer Stridor mit Dyspnoe, selten besteht eine Dysphagie. Die Diagnose wird echokardiographisch und durch ein Röntgenbild mit Ösophagogramm gestellt. Die exakte Anatomie kann durch 3D-Rekonstruktionen aus dem MRT oder Spiral-CT dargestellt werden, ggf. ist eine zusätzliche angiographische Darstellung simultan mit einer Bronchographie/Bronchoskopie sinnvoll.

■■■ **Therapie.** Hochlagern, milde Sedierung, bei Infekten abschwellende Maßnahmen. Die Therapie erfolgt operativ durch Ligatur und Durchtrennung der Schlinge nach lateraler Thorakotomie; eine Resektion der veränderten Trachealknorpel ist nur in Ausnahmefällen erforderlich. Die klinische Symptomatik klingt postoperativ wegen der Chondromalazie erst nach mehreren Monaten ab.

Fehlursprung der linken Koronararterie aus der Pulmonalarterie

Bei dem sog. »Bland-White-Garland-Syndrom« entspringt die linke Koronararterie fehlerhaft aus der Pulmonalarterie. Mit dem postnatal fallenden Pulmonalarteriendruck kommt es zur Ischämie des linksventrikulären Myokards und zum Infarkt. Zwischen der 2. Lebenswoche und dem 2. Lebensmonat fallen unerklärliches, plötzliches Schreien durch pektanginöse Beschwerden auf, es kommt zur Entwicklung einer Herzinsuffizienz mit vermehrtem Schwitzen, Trinkschwäche und Dyspnoe. Das EKG ist meist diagnostisch, es zeigt die Zeichen der schweren Myokardischämie oder des Myokardinfarktes, mit Repolarisationsstörungen und einem R-Verlust. Die Herzkatheteruntersuchung zeigt die anatomische Situation eindeutig.

■■■ **Therapie.** Die schnelle Operation ist bei den meist instabilen Patienten indiziert, dabei wird das Ostium der linken Koronararterie in die Aorta reimplantiert. Die Erholung der linksventrikulären Funktion hängt davon ab, ob sich das ischämische Myokard wieder erholen kann.

12.7 Erworbene Herzerkrankungen und Kardiomyopathien

12.7.1 Kardiomyopathien

Kardiomyopathien sind Herzmuskelerkrankungen, die nach funktionellen Kriterien in dilatative, restriktive und hypertrophe Kardiomyopathien unterteilt werden.

Dilatative Kardiomyopathien

Vor allem der linke Ventrikel ist massiv vergrößert, eine Myokardhypertrophie ist gering oder fehlt. Die Ventrikelfunktion ist massiv eingeschränkt. Die Ätiologie kann nur bei einem Teil der Patienten geklärt werden (familiäre Formen, x-chromosomale Form, Myopathien, Stoffwechselerkrankungen, neurodegenerative Erkrankungen, Intoxikationen, endokrinologische Ursachen, abgelaufene Myokarditis).

Dilatative Kardiomyopathien können lange klinisch stumm bleiben. Es kommt zur erhöhten Infektanfälligkeit, verminderten Belastbarkeit und unspezifischen Symptomen wie Müdigkeit und Lustlosigkeit. Bei der Untersuchung fällt oft ein Herzbuckel auf, der den chronischen Verlauf belegt. Oft sind ein 3. und 4. Herzton (Galopprhythmus) und ein Mitralinsuffizienzgeräusch Grad 2/6 über dem Apex zu hören. Bei dekompensierter Kardiomyopathie finden sich die Zeichen der schweren Herzinsuffizienz mit Dyspnoe, Zentralisation und Ödemen bis hin zum kardiogenen Schock.

Im EKG zeigt sich eine Linkshypertophie mit Repolarisationsstörung und ein P-mitrale. Echokardiographisch ist der linke Ventrikel vergrößert und funktionseingeschränkt. Im Röntgenbild fällt eine Kardiomegalie mit kardialer Stauung und vergrößertem linken Vorhof auf. Eine Herzkatheteruntersuchung ist ggf. zur Myokardbiopsie sinnvoll.

■■■ Therapie. Zur Verbesserung der Ventrikelfunktion ist die Therapie mit einem Nachlastsenker (z. B. Captopril®) indiziert. Zur Besserung der pulmonalen Kongestion dient die Gabe von Diuretica. Bei dekompensierter Kardiomyopathie ist eine Intensivtherapie mit Katecholaminen (Dobutamin, Adrenalin), einem Phosphodiesterase-Hemmer (Enoximon) und ggf. mechanischer Ventilation indiziert. Bei unbeherrschbarer Herzinsuffizienz kann die Implantation eines kreislaufunterstützenden Systems (»assist-device«) als Überbrückung zur Transplantation notwendig werden. Die Herztransplantation stellt zur Zeit die einzige »kurative« Therapie der ursächlich nicht behandelbaren Formen der dilatativen Kardiomyopathie dar.

Hypertrophe Kardiomyopathien

Die primäre hypertrophe Kardiomyopathie ist eine genetisch bedingte, durch eine inadäquate Myokardhypertrophie gekennzeichnete Erkrankung, die oft im Bereich des Ventrikelseptums betont ist und dann zu einer Obstruktion (Subaortenstenose) führt (HOCM). Histologisch verlieren die Herzmuskelfasern ihre Orientierung und verlaufen unregelmäßig. Eine Vielzahl kardiale Strukturproteine betreffende Gendefekten sind für die HOCM inzwischen bekannt. Im Kindesalter müssen einige besondere Erkrankungen berücksichtigt werden, die eine »klassische« hypertrophische Kardiomyopathie imitieren:

Bei **Neugeborenen von diabetischen Müttern** und Neugeborenen mit Nesidioblastose (▶ vgl. Hyperinsulinismus, Kap. 6) kommt es zu einer Myokardhypertrophie, die bei Normalisierung der Insulinwerte zurückgeht.

M. Pompe (Konsanguinität der Eltern, »floppy infant«, Glycogenspeicherung im Myokard), Manifestation beim Neugeborenen.

Glykogenspeicherkrankheiten, spez. **Toxisch-medikamentöse Ursachen** (ACTH, Kortikosteroide).

Das Manifestationsalter der klassischen hypertrophischen (obstruktiven) Kardiomyopathie ist meistens das Jugend- und seltener das Säuglingsalter. Typisch sind Zeichen der kardialen Stauung (Lungenödem mit Dyspnoe) und ein systolisches Herzgeräusch aufgrund der Subaortenstenose im 4. ICR li, zusätzlich besteht gelegentlich ein Mitralinsuffizienzgeräusch über dem Apex. Im EKG finden sich Zeichen einer ausgeprägten, manchmal grotesken Linkshypertophie, oft mit fehlenden Q-Zacken und Repolarisationsstörungen. Das Echokardiogramm zeigt die linksventrikuläre Hypertrophie, den Gradienten über der Stenose und die Mitralinsuffizienz. Eine Herzkatheteruntersuchung ist zur Klärung der Hämodynamik (Ausmaß der pulmonalvenösen Stauung, Gradient) und bei nichtobstruktiver Form zur Vornahme einer Myokardbiopsie (Ausschluss von Systemerkrankungen) oft indiziert.

■■■ Therapie. Eine hochdosierte Therapie mit Kalzium-Antagonisten oder β-Blockern führt zur Abnahme der Obstruktion und verbessert die diastolische Füllung. Positiv inotrope Medikamente sind bei HOCM kontraindiziert, körperliche Belastung kann zum Sekunden-Herztod führen. Die operative Therapie besteht in der Myektomie der subvalvulären Muskulatur zur Behebung der Subaortenstenose. Eine Alternative zur operativen Myotomie stellt bei Jugendlichen die Embolisation des ersten Septalastes der linken Koronararterie dar (Myokarduntergang durch Infarzierung).

Restriktive Kardiomyopathien

Bei den sehr seltenen restriktiven Kardiomyopathien ist die diastolische Dehnbarkeit der Ventrikel gestört. Die Ventrikel sind klein, die Vorhöfe grotesk dilatiert.

Die Ätiologie bleibt fast immer unklar. Die klinische Symptomatik ist durch die Stauung mit Lungenödem und rezidivierenden Infekten charakterisiert. Bei Beginn der Erkrankung im Säuglingsalter ist die Prognose schlecht, bei älteren Kindern sieht man häufiger einen chronischen Verlauf. Die wichtigste Differentialdiagnose stellt die konstriktive Pericarditis dar (▶ s. S. 391).

Im EKG findet sich ein P-biatriale, das Echokardiogramm zeigt die massiv vergrößerten Vorhöfe bei kleinen Ventrikeln. Bei der Herzkatheteruntersuchung finden sich massiv erhöhte Füllungsdrucke, eine Myokardbiopsie hilft bei der Abgrenzung von der Perikarditis constrictiva.

■■■ Therapie. Eine gesicherte konservative Therapie gibt es nicht. Eine konsequente Therapie der Rhythmusstörungen, die durch die Vorhofüberdehnung unweigerlich auftreten, ist notwendig. Als definitive Therapie kommt allein die Herztransplantation in Frage.

12.7.2 Erworbene Herzerkrankungen

Bakterielle Endokarditis

Unter einer bakteriellen Endokarditis ist eine Entzündung im Bereich der Herzklappen, des muralen Endokards oder des Endothels der herznahen großen Arterien zu verstehen. Bei nahezu allen kardiovaskulären Fehlbildungen bestehen im Bereich des Defekts turbulente Blutströmungen, die zu Läsionen des benachbarten Endokards bzw. Endothels führen können. Auf diesen Bezirken entwickeln sich thrombotische Auflagerungen, an die sich vor allem grampositive Bakterien anheften können (◘ Abb. 12.32). Der häufigste prädisponierende Faktor ist im Kindesalter mit ca. 90 % ein angeborener Herzfehler. Die Beschwerden sind anfangs mit oft nicht sehr hohem Fieber, Leistungsabfall und Appetitlosigkeit recht unspezifisch, so dass – mit Ausnahme des septischen Krankheitsbildes bei Staphylokokkus-aureus-Endokarditis – eine größere zeitliche Latenz bis zur Diagnosestellung bestehen kann. Oft wird das Fieber als Ausdruck eines »banalen« Infekts fehlgedeutet und fälschlicherweise mit Antibiotika behandelt, was zur Verschleierung des Krankheitsbildes und Verzögerung der Diagnosestellung beiträgt. Bei Kindern mit angeborenem Herzfehler muss daher stets äußerst sorgfältig nach der Fieberursache gefahndet werden.

Bei der klinischen Untersuchung ist in ca. 40 % der Fälle ein neues systolisches oder diastolisches Herzgeräusch als Hinweis auf eine Klappeninsuffizienz zu auskultieren. Weitere Symptome können eine Splenomegalie sowie durch Embolien bedingte neurologische Symptome, z. B. Paresen, Verwirrtheit oder Krampfanfälle sein. An Laborbefunden sind ein stark erhöhtes C-reaktives Protein, eine Leukozytose mit Linksverschiebung, eine Mikrohämaturie als Ausdruck einer immunologisch bedingten Glomerulonephritis und bei langandauerndem Entzündungsprozess eine Anämie typisch.

Die zweidimensionale Echokardiographie ist bei positivem Befund, d. h. Erkennung endokarditischer Vegetationen speziell im Bereich der Herzklappen, ein wesentlicher Pfeiler der Diagnose. Im Kindesalter lassen sich in $^2/_3$ der Fälle Vegetationen nachweisen.

Der Erregernachweis erfolgt durch 4–6 im Abstand von 4 Stunden abgenommene Blutkulturen. Er gelingt in 90–95 % der Fälle und ist für die Sicherung der Diagnose und gezielte Antibiotikatherapie unentbehrlich. Die häufigsten Erreger sind mit knapp 50 % α-hämolysierende, d. h. vergrünend wachsende Viridans-Streptokokken und mit ca. 30 % Staphylokokken, während Enterokokken im Kindes- im Gegensatz zum Erwachsenenalter selten sind.

Der Ausgangsort der Infektion ist häufig der Oropharynxbereich, in dem Viridans-Streptokokken saprophytisch leben. Die Eintrittspforte von Staphyokokken ist die Haut (Abszess, schwere Akne), von Enterokokken der Gastrointestinal- und Urogenitaltrakt.

Die antibiotische Behandlung muss mit bakterizid wirkenden Medikamenten gezielt gegen den nachgewiesenen Erreger gerichtet sein und einige erschwerende Bedingungen (keine Vaskularisation der Vegetationen) dieses Krankheitsbildes berücksichtigen. Bei Staphylokokkus-aureus-Endokarditis ist wegen hohen Embolierisikos oder Ineffektivität der antibiotischen Behandlung häufig ein operativer Eingriff erforderlich. Die Therapiedauer beträgt bei Streptokokken im Regelfall 4 Wochen, bei Staphylokokken 6 Wochen.

Die bakterielle Endokarditis führt bei etwa der Hälfte der Patienten zu Komplikationen und Folgeschäden, deren Quote bei α-hämolysierenden Streptokokken ca. 30 % beträgt, bei anderen Erregern jedoch bis doppelt so hoch ist. Hierzu gehören bei mehr als einem Drittel der Patienten eine Klappenzerstörung mit konsekutiver

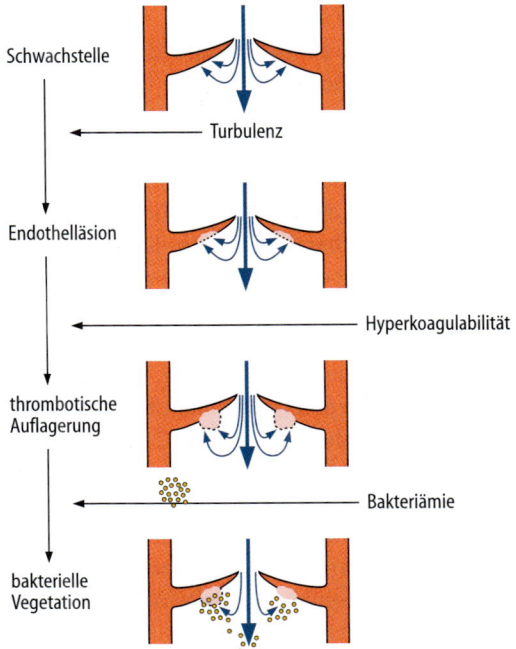

◘ Abb. 12.32. **Entstehungsmechanismus einer endokarditischen Vegetation:** Turbulente Blutströmungen führen zu einer Endothelläsion mit thrombotischer Auflagerung, die im Falle einer Bakteriämie besiedelt werden kann.

Klappeninsuffizienz. In diesen Fällen ist nicht selten später oder bei noch florider Endokarditis ein operativer Klappenersatz erforderlich. Weitere Indikationen hierfür sind die ungenügende Effektivität der antibiotischen Therapie oder ein hohes Risiko einer Hirnembolie durch Ablösung eines Teils der Vegetation. Diese ist die schwerste extrakardiale Komplikation. Die Vegetationen können auch in andere Körperregionen und die Lunge embolisieren. Eine renale Beteiligung ist in ca. 30 % der Fälle an einer Mikrohämaturie erkennbar.

Die ernste Prognose der bakteriellen Endokarditis wird durch die hohe Letalität belegt, die zwischen 10 % bei Streptokokken-Endokarditis und 30 % bei Staphylokokken-Endokarditis schwankt.

Angesichts dieser ernsten Prognose sind alle Maßnahmen zur Prävention der bakteriellen Endokarditis zu ergreifen. Dabei sind drei Aspekte von Bedeutung:

1. Korrektur-Operationen erfolgen heute meist im Säuglingsalter und auf palliative Maßnahmen, wie z.B. langfristige Versorgung mit systemisch-pulmonalen Shunts kann verzichtet werden. Nach Korrektur-Operation ist das Endokarditisrisiko zwar nicht immer beseitigt, aber bei einer Vielzahl von Herzfehlern gesenkt.
2. Größte Bedeutung hat eine gute Mund- und Zahnhygiene, da der Oropharynx Haupteintrittspforte der Endokarditiserreger ist.
3. Der dritte Punkt betrifft den Sektor, für den der Begriff »Endokarditisprophylaxe« im eigentlichen Sinne gilt: Verschiedene (zahn-)medizinische Eingriffe bergen ein beträchtliches Risiko einer Bakteriämie, die für einen herzgesunden Patienten i. d. R. belanglos, für das herzkranke Kind jedoch gefährlich ist, da es zu einer bakteriellen Besiedlung der o. g. Endokard- bzw. Endothelläsionen kommen kann. Um dies zu verhindern, muss zum Zeitpunkt des Auftretens der Bakteriämie eine ausreichende Serumkonzentration eines geeigneten Antibiotikums vorliegen. Dies wird durch eine einmalige Verabreichung eines für das potentielle Keimspektrum adäquaten Antibiotikums vor dem Eingriff erreicht (▶ s. Kap. 12.2.1).

Akute Myokarditis

Das Myokard ist disseminiert oder multifokal mit Entzündungsherden durchsetzt, es kommt zur akuten Ventrikeldilatation mit globaler Funktionseinschränkung. Am häufigsten ist eine virale Genese (z. B. Sommergrippe durch Coxsackie-Viren), seltener können Bakterien oder Protozoen eine Myokarditis verursachen.

Die Myokarditis führt meist schnell zur schweren Herzinsuffizienz. Leise Herztöne, ein 3. und 4. Herzton sind typisch, oft kann eine Mitralinsuffizienz gehört werden. Im EKG stehen Störungen der Erregungsleitung, Erregungsrückbildung und auffällig »gekerbte« T-Wellen sowie ventrikuläre Arrhythmien im Vordergrund. Bei begleitender Perikarditis bestehen ST-Hebungen. Im Echokardiogramm zeigt sich eine Dilatation des linken Ventrikels mit globaler Funktionseinschränkung, so dass die Myokarditis von einer dilatativen Kardiomyopathie nicht zu unterscheiden ist. Das Röntgenbild zeigt eine unspezifische Kardiomegalie und Lungenstauung. Eine Herzkatheteruntersuchung ist bei klarer Diagnose nicht indiziert, kann aber zur bioptischen Sicherung der Diagnose (Myokardinfiltration) indiziert sein. Die Therapie erfolgt bei Verdacht mit Immunglobulinen (Dosis 2 g/kg in 24 Std.). Eine Therapie mit Digitalis muss wegen einer erhöhten Digitalistoxizität vorsichtig erfolgen (Dosis halbieren). Bei unbeherrschbarer Herzinsuffizienz ist die Implantation eines kreislaufunterstützenden Systems (»assist-device«) als Überbrückung bis zur Ausheilung der Myokarditis oder bis zur Herztransplantation indiziert.

Rheumatisches Fieber

Das rheumatische Fieber stellt in Entwicklungsländern auch heute noch die wichtigste Ursache für eine Herzerkrankung im Kindes- und Jugendalter dar, während es in den westlichen Industrienationen zu einer Rarität geworden ist. Die Krankheit folgt einer Infektion (meist Angina tonsillaris) mit Streptokokken der Gruppe A nach, die Diagnose wird anhand der Jones-Kriterien (◘ s. S. 297) gestellt. Die Herzbeteiligung ist die wichtigste Manifestation, die zu bleibenden Schäden führen kann. Am häufigsten sind die Mitral- und Aortenklappe betroffen. Initial kommt es zur Klappeninsuffizienz, erst nach Wochen bis Monaten durch narbigen Umbau zur Stenose. Im EKG findet sich typischerweise eine PQ-Verlängerung (Beteiligung des Reizleitungssystems). Im Echokardiogramm zeigen sich verdickte Klappensegel, oft eine eingeschränkte Ventrikelfunktion als Zeichen der Karditis und meist ein leichter Perikarderguss. Die Laborbefunde zeigen eine erhöhte Blutsenkungsgeschwindigkeit, einen CRP-Anstieg und erhöhten Antistreptolysin-Titer.

Die Therapie besteht in strenger Bettruhe und oraler Gabe von 40 000 E/kg & Tag Penicillin G für 10 Tage. Als antiphlogistische Therapie werden täglich 60–100 mg/kg Acetylsalicylsäure (Serumspiegel kontrollieren) und meist 2 mg/kg Prednison oder Prednisolon oral gegeben.

Nach einem rheumatischen Fieber sollte eine Rezidivprophylaxe mit 2 · 200 000 E eines Oral-Penicillins täglich unabhängig vom Körpergewicht oder durch die monatliche i. m. Gabe von 600 000 IE (bis 6 Jahre) bzw. 1,2 Mio IE Benzathyl-Penicillin erfolgen.

Perikarditis

Die Entzündung des Perikards geht meist mit einem Perikarderguss einher. Nach der Art des Ergusses werden die hämorrhagische, seröse und purulente Perikarditis unterschieden. Bleibt eine Ergussbildung aus, besteht eine Pericarditis sicca. Die häufigste Ursache stellen Virusinfektionen dar (z. B. Coxsackie Viren). Der Erguss ist dann meist serös, er kann aber auch hämorrhagisch sein. Eine bakterielle Perikarditis tritt im Rahmen eines septischen Geschehens auf, der Erguss ist purulent und enthält die Erreger (meist Staphylokokken oder Hämophilus influenzae). Seröse Begleitergüsse kommen bei jeder »Polyserositis« vor. Das Postperikardiotomie-Syndrom, bei dem 1–3 Wochen nach einem herzchirurgischen Eingriff mit Perikarderöffnung ein seröser Perikarderguss auftritt, ist meistens eine selbstlimitierende Erkrankung. Die tuberkulöse Perikarditis und ein Perikarderguss aufgrund eines Malignoms stellen eine Rarität dar.

Bei der Pericarditis sicca findet sich ein ohrnahes Reibegeräusch (wie Sandpapier), es bestehen starke Schmerzen. Kommt es zur Ergussbildung, verschwindet das Reibegeräusch und die Schmerzen lassen nach. Bei stärkerer Ergussbildung kommt es durch eine Behinderung der Ventrikelfüllung zur Einflussstauung (gestaute Jugularvenen, Hepatomegalie, Aszites, Pleuraergüsse) bis hin zur Perikardtamponade mit kardiogenem Schock. Im EKG finden sich eine Niedervoltage und Zeichen der Außenschichtschädigung (ST-Hebungen). Diagnostisch entscheidend ist das Echokardiogramm, das den Perikarderguss sicher zeigt. Bei einem hämodynamisch bedeutsamen Perikarderguss (Tamponade) wird ein diastolischer Kollaps des rechten Ventrikels sichtbar. Für die Entstehung einer Tamponade ist die Geschwindigkeit, mit der der Perikarderguss entsteht, entscheidend und weniger die Ergussmenge. Aus diesem Grund ist das Röntgenbild wenig hilfreich. Bei Verdacht auf purulenten oder hämorrhagischen Perikarderguss ist eine ultraschallgesteuerte Punktion des Perikardgusses indiziert, um ggf. Erreger identifizieren zu können.

■■■ **Therapie.** Bei der Pericarditis sicca erfolgt eine Therapie mit Salicylaten, beim Perikarderguss eine Therapie mit Diuretika und Salicylaten. Bei einer bakteriellen Perikarditis ist die hochdosierte antibiotische Therapie nach Antibiogramm erforderlich. Bei Entwicklung einer Perikardtamponade ist die Perikardpunktion und mechanische Entlastung des Herzbeutels als Notfalltherapie indiziert.

12.8 Störungen des Herzrhythmus

> **Merke**
>
> Herzrhythmusstörungen stellen eine besondere Bedrohung dar, weil sie zur Synkope oder zum Sekunden-Herztod führen können. Die meisten Herzrhythmusstörungen sind heute einer befriedigenden Therapie zugänglich. Durch die elektrophysiologische Untersuchung und Ablation können viele Rhythmusstörungen kausal behandelt werden.

12.8.1 Primäre Erkrankungen des Herzrhythmus

Kongenitaler AV-Block

Beim kongenitalen AV-Block (◘ vgl. Abb. 12.35) kommt es schon intrauterin zur Entwicklung des kompletten AV-Blockes. Ursache ist meist ein mütterlicher Lupus erythematodes (▶ s. S. 291), Autoantikörper der Mutter treten auf das Kind über und führen zur Zerstörung der Purkinje-Zellen des AV-Knotens. Meist besteht ein adäquater Er-

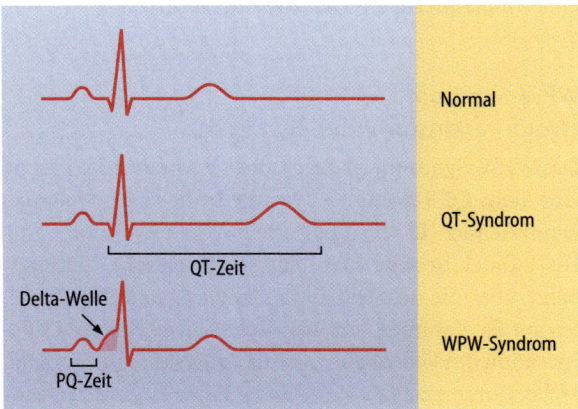

◘ Abb. 12.33. Neben einem normalen EKG sind dargestellt: das EKG bei (langem) *QT-Syndrom* mit verlängerter QT-Zeit und das typische EKG bei *WPW-Syndrom* mit verkürzter PQ-Zeit und delta-Welle

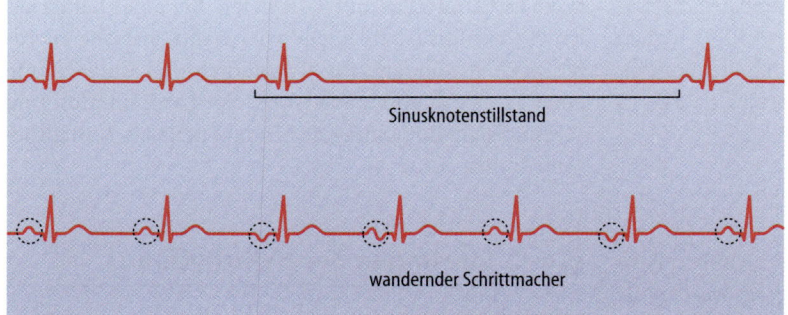

◘ Abb. 12.34. **Beim** *Sick-Sinus Syndrom* **findet sich typischerweise ein intermittierender Sinusknotenstillstand, bis der Sinusrhythmus zurückkehrt.** Ist der Sinusknotenstillstand lang genug, ohne dass ein Ersatzzentrum einspringt, kommt es zur Synkope. Im Gegensatz dazu finden sich beim *wandernden Schrittmacher* P-Wellen unterschiedlicher Morphologie, ohne dass Pausen auftreten. Ein wandernder Schrittmacher ist im Kindes- und Jugendlichenalter vollkommen normal

satzrhythmus, der seinen Ursprung im His-Bündel nimmt. Die QRS-Komplexe sind dann schmal.

QT-Syndrom

Das QT-Syndrom zeichnet sich durch eine verlängerte QT-Zeit aus (◘ Abb. 12.33), unter Belastung kommt es zur ventrikulären Tachykardie, einer typischen »Torsades de pointes« und Kammerflimmern (◘ vgl. Abb. 12.36). Neben Synkopen kommen plötzliche Todesfälle vor. Die Erkrankung kommt familiär gehäuft vor. Verschiedene Genloci wurden gefunden, die für ein QT-Syndrom verantwortlich sind. Die verschiedenen Loci führen zu unterschiedlichen EKG-Veränderungen und erfordern eine unterschiedliche Therapie (β-Blocker, Mexitil, Amiodaron). Bei Therapieversagen ist die Implantation eines implantierbaren Defibrillators indiziert.

WPW-Syndrom (Wolff-Parkinson-White-Syndrom)

Das WPW-Syndrom ist durch eine verkürzte PQ-Zeit und eine dem QRS-Komplex vorangehende delta-Welle gekennzeichnet (◘ Abb. 12.33). Neben dem AV-Knoten und His-Bündel besteht hier eine akzessorische Leitungsbahn, über die die elektrische Erregung von den Vorhöfen auf die Kammern erfolgen kann. Die vorzeitige Depolarisation des Ventrikelmyokards äußert sich in der delta-Welle. Durch eine kreisende Erregung (antegrade Leitung über den AV-Knoten, retrograde Leitung über die akzessorische Leitungsbahn) kommt es zu supraventrikulären Tachykardien (▶ vgl. S. 393). Während der Tachykardie verschwindet die delta-Welle meist.

12.8.2 Bradykarde Rhythmusstörungen

Bei bradykarden Rhythmusstörungen liegt die Herzfrequenz intermittierend oder dauerhaft unter der altersentsprechenden Norm.

Syndrom des kranken Sinusknotens (Sick Sinus Syndrome)

Die Erregung aus dem Sinusknoten bleibt intermittierend (für einige Schläge) oder dauerhaft aus. Nach einer Pause springt ein anderes Erregungsbildungszentrum aus dem Bereich der Vorhöfe oder des AV-Knotens ein (◘ Abb. 12.34). Charakteristisch sind die auftretenden Pausen, die zu Synkopen Anlass geben können. Ist eine Synkope aufgetreten, ist die Schrittmacherimplantation indiziert. Nicht verwechselt werden darf das Syndrom des kranken Sinusknotens mit einem **wandernden Schrittmacher**, der im Kindes- und Jugendlichenalter vollkommen normal ist. Hier ändert sich die P-Morphologie von Schlag zu Schlag, ohne dass sich Pausen zeigen, die über die normale respiratorische Variabilität hinausgehen. Eine Therapieindikation besteht nicht.

AV-Block

Die Überleitung im AV-Knoten ist gestört. Der AV-Block wird in drei Schweregrade eingeteilt (◘ Abb. 12.35):

AV-Block 1. Grades: verlängerte PQ-Zeit. Die Überleitung erfolgt normal, jeder P-Welle folgt also ein QRS-Komplex.

AV-Block 2. Grades: Beim Typ I (Wenckebach-Periodik) wird die PQ-Zeit von Schlag zu Schlag länger, bis

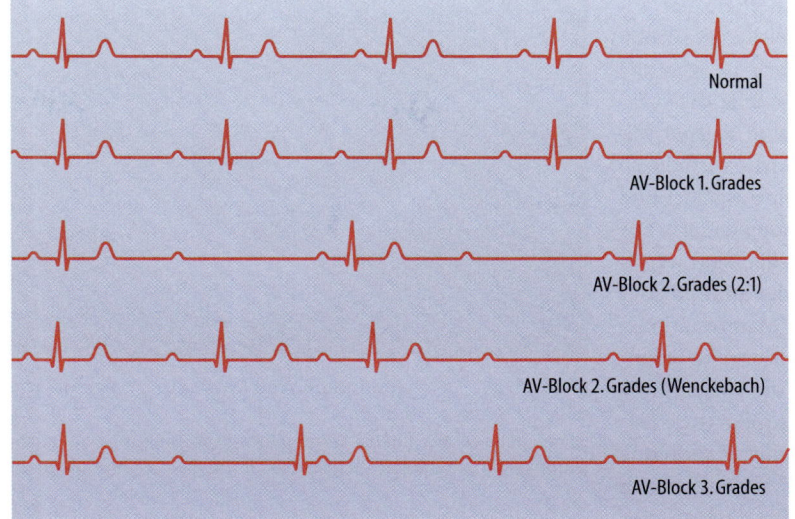

◘ Abb. 12.35. **AV-Blockierungen Grad 1 bis Grad 3** (kompletter AV-Block)

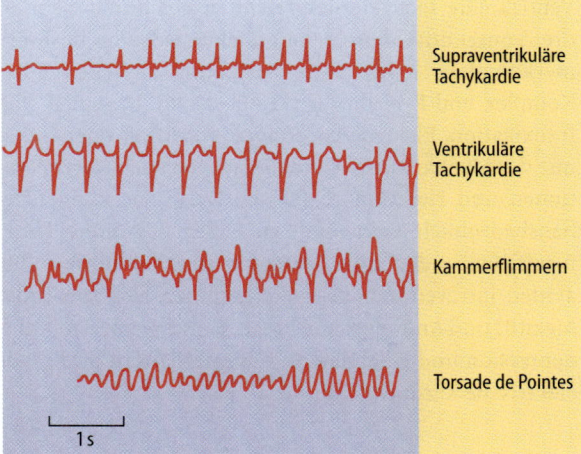

◘ Abb. 12.36. **Supraventrikuläre, ventrikuläre Tachykardie, Kammerflimmern und Torsade de pointes.** Bei der Torsade de pointes kommt es zu periodischen Änderungen der Flatterwellen, die an eine Schwebung erinnern

eine P-Welle nicht mehr übergeleitet wird, also von keinem QRS-Komplex gefolgt wird. Beim Typ II (Mobitz) werden intermittierend einzelne Kammerkomplexe nicht übergeleitet, der Ausfall folgt oft einer Regelmäßigkeit, d.h. jeder 2ten oder 3ten P-Welle folgt kein QRS-Komplex.

AV-Block 3. Grades: Vorhöfe und Kammern kontrahieren vollkommen unabhängig voneinander, zwischen P-Wellen und QRS-Komplexen findet sich keinerlei Beziehung. Die QRS-Komplexe sind meist schenkelblockartig verbreitert und deformiert (Ersatzrhythmus entspringt im Ventrikel), können aber auch schlank, also normal sein, wenn der Ersatzrhythmus aus dem Hisschen Bündel entspringt.

Ursachen sind herzchirurgische Eingriffe (VSD-Verschluss, Aortenklappenersatz), seltener eine Digitalisintoxikation oder Elektrolytstörungen (Hyperkaliämie). Die Therapie besteht bei persistierendem chirurgisch bedingten AV-Block in der Implantation eines Schrittmachers, ansonsten in der Beseitigung der Ursache.

12.8.3 Tachykarde Rhythmusstörungen

Extrasystolen

Extrasystolen sind meist bedeutungslos, vor allem wenn sie unter Belastung ab- und nicht zunehmen. Andererseits können Extrasystolen Vorboten einer Tachykardie und durch Elektrolytstörungen, Intoxikationen, Infektionen oder eine Ischämie des Myokards bedingt sein. Typisches Beispiel einer Intoxikation sind die ventrikulären Extrasystolen bei Digitalis-Intoxikation, die als Bigeminus auftreten: Jeder Normalschlag ist von einer ventrikulären Extrasystole gefolgt.

Supraventrikuläre Tachykardien

Supraventrikuläre Tachykardien treten überwiegend paroxysmal auf und beruhen dann auf einer kreisenden Erregung zwischen Vorhof und Kammern. Es gibt zwei Formen dieser sog. Reentry-Tachykardien, wobei der elektrische Kreis entweder durch AV-Knoten und eine zusätzliche akzessorische Leitungsbahn, die außerhalb der Tachykardie im EKG anhand einer Delta-Welle (▶ s. Wolff-Parkinson-White-Syndrom S. 392) erkenntlich ist, gebildet wird oder das Reentry durch eine funktionelle Dissoziation des AV-Knotens in eine schnell und eine langsam leitende Bahn ermöglicht wird. Die Tachykardie wird durch eine atriale oder ventrikuläre Extrasystole ausgelöst und kann Sekunden, aber auch mehrere Stunden dauern. Die Kammerkomplexe sind schmal, die P-Wellen sind wegen der retrograden Vorhoferregung nicht oder am Ende des QRS-Komplexes erkennbar. Es gibt zwei Manifestationsgipfel, von der Fetal- bis zur Säuglingszeit und im Schulalter. Die fetale Tachykardie muss über die Behandlung der Mutter mit Digoxin oder Antiarrhythmika (bes. Flecainid) unterbrochen werden, wegen hoher Rezidivrate muss postpartal – auch bei erstmaliger Tachykardie nach der Geburt – über ca. ein Jahr eine medikamentöse Prophylaxe erfolgen. Danach nimmt die Rezidivrate stark ab. Als Akutmaßnahme zur Unterbrechung parosysmaler Tachykardien hat sich die intravenöse Bolus-Injektion von Adenosin in allen Altersstufen bewährt, zur Vagusstimulation kann das ältere Kind Eiswasser trinken oder das Valsalva-Manöver ausüben, bei Erfolglosigkeit dieser Maßnahmen ist eine elektrische Kardioversion durchzuführen. Zur medikamentösen Prophylaxe dienen Propafenon, Flecainid oder Sotalol, bei Therapieresistenz ist die Katheterablation des akzessorischen Bündels indiziert.

Vorhofflattern- und flimmern

Dem Vorhofflattern liegt ein intraatrialer Reentry-Mechanismus zugrunde, der zu einer Vorhoffrequenz von 250–350, bei Neugeborenen bis 450/min führt, die Kammerfrequenz liegt durch AV-Blockierung (2:1 Block) in der Regel niedriger. Es tritt entweder bei sonst gesunden Neugeborenen oder bei im Bereich der Vorhöfe herzoperierten Kindern auf. Beide Formen erfordern nach Unterbrechung durch transösophageale Überstimulation oder externe Kardioversion eine prophylaktische Behandlung, bei der ersten Form mittels Digoxin für 6–12 Monate, bei der zweiten sehr schwer behandelbaren Form ist bei erfolgloser antiarrhythmischer Medikation nicht selten eine Katheterablation erforderlich.

Vorhofflimmern ist im Kindesalter sehr selten und im EKG durch Flimmerwellen und eine absolute Arrhythmie gekennzeichnet. Die unter Antikoagulation vorzunehmende externe Kardioversion ist nicht immer erfolgreich, die Digitalisierung hat eine Verlangsamung der Herzfrequenz zum Ziel.

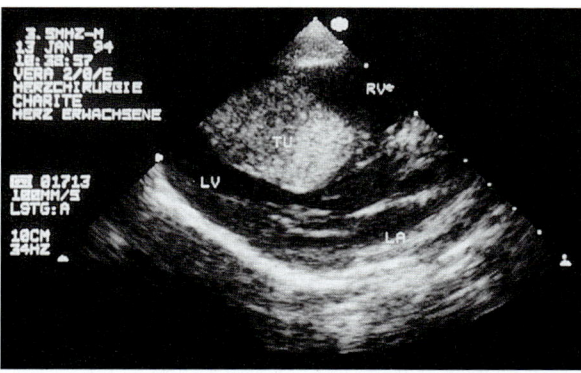

◘ Abb. 12.37. **Echokardiographische Darstellung eines Herztumors im Ventrikelseptum.**
Es handelt sich hier um ein Fibrom im Ventrikelseptum. Der Patient wurde durch ventrikuläre Tachykardien mit Synkope symptomatisch

Ventrikuläre Tachykardien

Ventrikuläre Tachykardien zeichnen sich durch mehr als drei konsekutive, beschleunigte ektopische breite Kammerkomplexe meist ohne Beziehung zwischen QRS-Komplex und P-Welle aus (◘ Abb. 12.36). Ursachen sind Intoxikation, Elektrolytstörungen, Infektion oder Ischämie des Myokards, myokardiale Narben nach Herzoperationen und Herztumore (◘ Abb. 12.37). Sie können lebensbedrohlich sein und zu einer schweren Herzinsuffizienz oder zum Sekunden-Herztod führen. Zur akuten intravenösen Therapie kommen Lidocain (oder Mexitil) und Amiodaron in Frage. Bei schwerer Kreislaufdepression und Übergang in Kammerflattern erfolgt die elektrische Kardioversion.

Kammerflattern und -flimmern

Beim Kammerflattern ist zwischen den QRS-Komplexen keine Isoelektrische mehr erkennbar, beim Kammerflimmern finden sich unregelmäßige, ungeordnete Zacken unterschiedlicher Morphe (◘ Abb. 12.36). Beide Rhythmusstörungen führen funktionell zu einem Herzstillstand, so dass die sofortige Herzmassage notwendig ist, dann die Defibrillation. Medikamentös kommt eine Therapie mit Lidocain und Amiodaron in Frage.

12.9 Funktionelle Störungen

Funktionelle Störungen des Herz-Kreislaufsystems sind häufig und führen zur einer starken Beunruhigung der Patienten und ihrer Eltern. Ihre Diagnose und Behandlung setzt viel Einfühlsamkeit und Geschick voraus.

12.9.1 Akzidentelle Herzgeräusche

Akzidentelle Herzgeräusche sind normale Geräuschphänomene eines anatomisch und funktionell intakten Herzens. Sie entstehen durch Unregelmäßigkeiten an der trabekularisierten Ventrikelmuskulatur, durch Schwingungen an den Segeln der Semilunarlappen und an sog. »akzessorischen Sehnenfäden«. Letztere sind Sehnenfäden, die quer durch den linken Ventrikel verlaufen, also nicht zum Klappenapparat der Mitralklappe gehören. Verstärkt werden akzidentelle Herzgeräusche durch eine Steigerung des Herzzeitvolumens, also z. B. durch Fieber und eine Anämie, und wegen des gesteigerten Schlagvolumens durch eine Bradykardie.

Akzidentelle Herzgeräusche sind systolische Geräusche, die meist protomesosystolisch zu hören sind. Charakteristisch ist eine Lautstärke von Grad 2/6–3/6, ohne präkordiales Schwirren. Typischerweise handelt es sich um ein mittelfrequentes, sinusförmiges, weiches Geräusch mit einem musikalischen, oft »singenden« Klangcharakter. Diagnostisch hilfreich ist die Lageabhängigkeit akzidenteller Herzgeräusche: das Geräusch ist im Liegen deutlich lauter als im Sitzen und verschwindet oft im Sitzen gänzlich.

Ein besonderes »funktionelles« Herzgeräusch ist das »Nonnensausen«. Hierbei handelt es sich um ein systolisch-diastolisches Strömungsgeräusch supraclaviculär am Hals, das leicht mit dem »Maschinengeräusch« bei Ductus Botalli verwechselt werden kann. Das Geräusch hat eine Lautstärke von Grad 2/6–3/6 und sistiert bei starker Halswendung und Kompression der Halsvenen. Das Nonnensausen entsteht in den Halsvenen und hat keine klinische Bedeutung.

12.9.2 Orthostatische Dysregulation

Eine Synkope mit vorangehendem Schwindel, Schweißausbruch, Kältegefühl und oft Gähnen wird bei Jugendlichen und Heranwachsenden beobachtet. Oft tritt ein derartiges Ereignis in überwärmten, schlecht belüfteten, stickigen Räumen auf, häufig bei gespannter Erwartung eines ängstigenden Ereignisses. Auch nach plötzlichem Aufstehen tritt oft eine orthostatische Dysregulation auf, die pathophysiologisch durch ein »Versacken« von 500–700 ml Blut in den unteren Extremitäten und im Splanchnicusgebiet erklärt wird. Untersucht werden kann dieses Phänomen durch den Schellong-Test (Messung von Blutdruck und Pulsfrequenz im Liegen und nach plötzlichem Aufstehen) oder durch aufwendigere Kipptischuntersuchungen. Wichtig ist, dass diese Neigung zu Synkopen oder Präsynkopen meist von allein wieder verschwindet, oft kann dieses Problem durch Verhaltensregeln (kein langer Aufenthalt in stickigen Räumen, kein plötzliches Aufstehen) beherrscht werden. Sportliche Betätigung und Wechselbäder werden empfohlen. Nur sehr selten ist eine Therapie mit Ergotaminpräparaten angebracht.

12.9.3 Stenokardien

»Herzschmerzen« oder Stenokardien sind für Patienten und Eltern besorgniserregend. Sie treten häufig zwischen dem 10.–16. Lebensjahr auf und werden meist präkordial über dem Erb'schen Punkt lokalisiert. Meist treten die Beschwerden rezidivierend auf. Auf genaues Nachfragen sind die Beschwerden oft atemabhängig und verstärken sich bei tiefer Inspiration, die Beschwerden treten aus der Ruhe heraus auf, manchmal auch nach Belastung. Die Dauer der Beschwerden ist meist auf 5–15 min limiertiert. Meist ist die (unbekannte) Ursache psychogen verstärkt, was jedoch nicht bedeutet, dass der Patient »simuliert«, dafür werden die Beschwerden in dieser Altersgruppe zu konsistent geäußert. Die Abklärung sollte neben der ausführlichen Anamnese, ein Standard-EKG, Echokardiogramm, ggf. Holter- und Belastungs-EKG umfassen. Dann sollte besprochen werden, dass derartige Beschwerden ungefährlich und selbst-limitierend sind.

Anders ist die Situation bei akut auftretenden Stenokardien, hier ist die Wahrscheinlichkeit einer organischen Genese wesentlich höher. Ausgeschlossen weden müssen eine Perikarditis, Myokarditis, Pleuritis, eine Aortenstenose, hypertrophe Kardiomyopathie, funktionelle oder anatomische Störungen der Koronarperfusion (Fisteln, Hyperlipidämien, Koagulopathien, Kawasaki-Syndrom) und Rhythmusstörungen (Tachykardien, absolute Arrhythmie, Sinusknoten-Stillstand, intermittierender AV-Block). Auch an nicht-kardiologische Erkrankungen wie eine Reflux-Ösophagitis oder einen Lungeninfarkt bei nephrotischem Syndrom oder akuter myeloischer Leukämie sollte gedacht werden.

12.10 Schock

> **Merke**
>
> Ein Schock führt zur Minderperfusion der peripheren Strombahn. Es kommt zur Störung der Funktionen von Niere, Leber und ZNS. Der Schock stellt die gemeinsame Endstrecke aller schweren Erkrankungen dar, bevor es zum Tode eines Menschen kommt.

12.10.1 Hypovolämischer Schock

Der hypovolämische Schock ist duch ein vermindertes Intravasalvolumen bedingt. Durch die verminderte Vorlast kommt es zum Abfall des Herzzeitvolumens.

■■■ **Ursachen.** Blutungen nach Trauma oder Operationen, Verbrennungen, Dehydratation durch Gastroenteritits (▶ s. S. 465).

■■■ **Klinik.** Zentralisation (kühle Extremitäten), Tachykardie, niedriger Blutdruck mit geringer Amplitude (Hypotension), niedrige Füllungsdrucke, das Bewusstsein kann eingetrübt sein.

■■■ **Therapie.** Wenn möglich, sollte die Ursache beseitigt werden, bei Blutungen durch Kompressionsverband oder Abbinden der blutenden Extremität. Durch eine Kopftieflagerung wird der venöse Rückfluss zum Herzen verbessert. Möglichst schnell sollte ein peripherer, besser ein zentraler Zugang gelegt und mit einer Volumensubsitution begonnen werden: bei Blutungen durch Substitution von Blut (10–20 ml/kg) oder (wenn Blut nicht schnell verfügbar ist) durch Plasmainfusion (Humanalbumin 5 % 10–20 ml/kg). Liegt die Ursache in einem Verlust von Serum oder Flüssigkeit, kann zunächst mit Ringerlösung (10 ml/kg) und Humanalbumin 5 % (10 ml/kg) substituiert werden. Nach der initialen Therapie müssen die Elektrolyte gezielt substituiert werden (Vorsicht bei Hypernatriämie, schnellen Abfall des Serum-Na vermeiden!). Eine metabolische Azidose wird durch Pufferung mit Natriumbicarbonat ausgeglichen und ein ausreichender kolloidosmotischer Druck durch die Infusion von Humanalbumin erreicht. Oft sind Intubation und Beatmung notwendig.

12.10.2 Kardiogener Schock

■■■ **Ursachen.** Postoperative Myokardschädigung, Myokarditis, dekompensierte Vitien, Herzrhythmusstörungen und Perikardtamponade führen zur verminderten Pumpleistung des Herzens.

■■■ **Klinik.** Typischerweise finden sich Stauungszeichen wie eine Hepato-Splenomegalie, Pleuraergüsse, ein Lungenödem, eine arterielle Hypotension und Tachykardie bei gleichzeitiger Zentralisation. Meist liegt bereits ein Multiorganversagen mit Nierenversagen und gestörter Leberfunktion vor.

■■■ **Therapie.** Intubation und Beatmung sind praktisch immer notwendig. Der Patient sollte mit dem Kopf erhöht gelagert werden, eine Gabe von Sauerstoff ist hilfreich. Die Herzfunktion kann durch die Gabe von Dobutamin oder Adrenalin gebessert werden, additiv wirkt ein Phosphodiesterasehemmer wie Enoximon. Sehr nützlich ist eine Senkung der Nachlast z. B. durch Natriumnitroprussid, jedoch darf der für die Organperfusion kritische arterielle Blutdruck nicht unterschritten wird. Als ultima ratio Therapie stehen heute »assist devices« (Kunstherzen, ECMO) zur Verfügung. Volumengaben stehen zunächst im Hintergrund, meist sollte die Vorlast durch Diuretika gesenkt werden.

12.10.3 Anaphylaktischer Schock (▶ s. S. 281)

12.10.4 Septischer Schock

Der septische Schock stellt die gemeinsame Endstrecke der Sepsis dar.

■■■ **Klinik.** Im Gegensatz zu anderen Schockformen findet sich eine warme Peripherie, der Blutdruck ist durch eine Paralyse der peripheren Strombahn niedrig, das Herzzeitvolumen gesteigert. Initial besteht ein »hyperdynames Kreislaufversagen«, erst später kommt es zur sekundären Zentralisation.

12.10 · Schock

Therapie. Der septische Schock ist (neben dem anaphylaktischen Schock) die einzige Schockform, bei der eine Therapie mit Vasopressoren wie Noradrenalin angezeigt ist, die sonst streng kontraindiziert ist. Entscheidend ist eine kausale Therapie der Sepsis durch Antibiotika. Die Effektivität von Immunglobulinen ist nicht gesichert.

> **Kernaussagen**
>
> - Die Diagnose von Herzerkrankungen im Kindesalter beruht auf Anamnese, klinischer Untersuchung, EKG und vor allem der Echokardiographie. Das Röntgenbild des Thorax hat an Bedeutung verloren. Die Herzkatheteruntersuchung wird zur gezielten Diagnostik und in zunehmendem Maße als therapeutische Maßnahme eingesetzt.
> - Mit interventionellen Therapieverfahren können bei der Herzkatheteruntersuchung Stenosen von Herzklappen und Gefäßen effektiv behandelt werden, pathologische Gefäße und Defekte im Herzen können mit Implantaten verschlossen werden.
> - Zu den wichtigsten Herzfehlern mit vorwiegedem Links-rechts-Shunt gehören der persistierende Ductus Botalli, Defekte im Vorhofseptum und Ventrikelseptumdefekte. Bei diesen Herzfehlern besteht keine Zyanose.
> - Wichtige Herzfehler mit vorwiegendem Rechts-links-Shunt (Zyanose!) sind die Fallot'sche Tetralogie, die Pulmonalatresie, die d-Transposition der großen Arterien und der Truncus arteriosus communis.
> - Herzfehler ohne Shunt sind vor allem Stenosen oder Insuffizienzen der Herzklappen. In Abhängigkeit vom Schweregrad der Stenose kommt es zu einer Druckbelastung des Herzens.
> - Bei komplexen angeborenen Herzfehlern mit nur einer funktionsfähigen Herzkammer besteht die Möglichkeit einer univentrikulären Korrektur. Das venöse Blut strömt danach passiv durch die Lungenstrombahn.
> - Die meisten Patienten mit angeborenen Herzfehlern haben ein erhöhtes Risiko für eine bakterielle Endokarditis. Es muss eine konsequente Endokarditisprophylaxe bei ärztlichen und zahnärztlichen Eingriffen, die zu Bakteriämien führen können, erfolgen.
> - Eine zunehmende Zahl von Herzrhythmusstörungen kann heute nach elektrophysiologischer Untersuchung durch Hochfrequenzablation definitiv behandelt werden.

Fallbeispiel 12.1

Anamnese. Bei der Geburt war das Kind unauffällig. Die arteriellen Pulse waren normal tastbar, die Herztöne unauffällig. Ein Herzgeräusch war nicht zu hören. In der 4. Lebenswoche fiel der Mutter eine zunehmende Trinkschwäche auf. Das Kind atmete schnell und musste das Trinken beim Stillen unterbrechen, weil dabei Luftnot auftrat. Das Kind schwitzte stark am Hinterkopf. Seit der 3. Lebenswoche kam es zu keiner Gewichtszunahme. Der Kinderarzt hörte ein lautes systolisches Herzgeräusch.

Befund. Säugling im Alter von 4 Wochen mit Dyspnoe und Tachypnoe. Grau-blasses Munddreieck, Tachykardie, Pulse allseits leicht abgeschwächt. Gewichtszunahme seit der Geburt nur 210 g. Links parasternal hört man ein systolisches Geräusch (°3/6) mit Punctum maximum im 3.–4. ICR. Die 2. Komponente des zweiten Herztons ist leicht akzentuiert. Die Leber ist 3 cm unter dem Rippenbogen tastbar.

EKG. Sinusrhythmus, Frequenz 170/min., Steiltyp. Hohe R- und S-Zacken von V1 bis V6, positives T in allen Brustwandableitungen (= biventrikuläre Hypertrophie).

Röntgenthorax. Kardiomegalie, Herz-Thorax-Quotient über 0,65. Prominentes Pulmonalsegment, stark verstärkte Lungengefäßzeichnung.

Echokardiographie. Normale Anatomie des Herzens. Im Ventrikelseptum findet sich ein Defekt mit einem Durchmesser von 8–10 mm. In der Farbdoppler-Echokardiographie kann ein ausgeprägter Links-rechts-Shunt dargestellt werden. Linker Vorhof und linker Ventrikel sind deutlich vergrößert. Ein Druckgradient über dem Ventrikelseptumdefekt besteht nicht.

Diagnose. Ventrikelseptumdefekt mit Druckangleich; ausgeprägte Herzinsuffizienz.

Therapie. Ein Teil der Nahrung wird sondiert. Es wird ein Herzinsuffizienztherapie mit Digitalis, Furosemid und Spironolacton eingeleitet. Der Oberkörper wird hoch gelagert.

Weiterer Verlauf. Die Behandlung der Herzinsuffizienz ist wirksam, das Kind kann nach 10 Tagen nach Hause entlassen werden. Nach 4 Wochen wird das Kind wegen einer wieder auftretenden Trinkschwäche und Herzinsuffizienzzeichen erneut stationär aufgenommen. Der Ventrikelseptumdefekt zeigt echokardiographisch keinerlei Tendenz zur Verkleinerung. Eine Herzkatheteruntersuchung zeigt keine assoziierten Fehlbildungen und bestätigt die Diagnose eines großen Ventrikelseptumdefektes mit großem Links-rechts-Shunt und erhöhtem pulmonalarteriellem Druck. Der operative Verschluss ist indiziert und wird erfolgreich durchgeführt.

Fallbeispiel 12.2

Anamnese. 3 1/2 Jahre altes Mädchen, das den Eltern vollkommen gesund erscheint. Das Kind hat sich normal entwickelt, bis auf eine Neigung zu Infekten der oberen Luftwege finden sich keine Auffälligkeiten. Der Kinderarzt stellt ein Herzgeräusch fest.
Befund. Normal entwickeltes 3 1/2 jähriges Mädchen, kein Herzbuckel, keine Zyanose, keine Herzinsuffizienzzeichen. Erster Herzton normal, zweiter Herzton weit und fixiert gespalten. °3/6 Protomesosystolikum mit Punctum maximum im 2. ICR links. Diastole frei. Leber und Milz sind nicht vergrößert.
EKG. Rechtstyp, Rechtshypertrophie mit rechtsventrikulärer Erregungsausbreitungsverzögerung. AV-Block I°.
Echokardiographie. Zwei Vorhöfe, zwei Ventrikel, AV-Klappen unauffällig. Der rechte Ventrikel ist deutlich vergrößert. Sehr weite Pulmonalarterie. Keine Pulmonalstenose. Zentraler Defekt im Vorhofseptum.
Röntgen-Thorax. Herzgröße im oberen Normbereich. Kräftiges Pulmonalsegment, vermehrte Hilus- und Lungengefäßzeichnung.
Diagnose. Vorhofseptumdefekt vom Sekundumtyp.
Weitere Diagnostik und Therapie. Herzkatheter-Untersuchung mit Angiokardiographie zum Ausschluss zusätzlicher Fehlbildungen (z. B. fehlmündende Lungenvenen). Der Links-rechts-Shunt über dem Vorhofseptumdefekt beträgt 60 %. Unter transösophagealer Echokardiographie wird der Defekt mit einem geeigneten Okkluder interventionell verschlossen.

Fallbeispiel 12.3

Anamnese. Nach normaler Schwangerschaft und normaler Geburt bemerkt die Kinderärztin bei dem gesund wirkenden männlichen Neugeborenen ein helles systolisches Geräusch im 2. ICR links infraklavikulär. Die arteriellen Pulse sind an den oberen und unteren Extremitäten normal tastbar. Am 4. Lebenstag zeigt sich eine zunehmende Tachypnoe und Trinkschwäche. Es fällt auf, dass die Windel nurmehr selten feucht ist.
Befund. 5 Tage altes Neugeborenes mit schwerer Tachydyspnoe. Feinblasige Rasselgeräusche über beiden Lungen. Keine Zyanose. Kräftige Pulse an beiden Armen, fehlende Femoralarterienpulse. Systolisches Geräusch im 2. ICR links infraklavikulär und links paravertebral am Rücken. Blutdruck am rechten Arm 114/62 mm Hg, am rechten Bein 78/43 mm Hg. Leber 4 cm unter dem rechten Rippenbogen.
Klinische Verdachtsdiagnose. Aortenisthmusstenose.
EKG. Sinusrhythmusfrequenz 190 Schläge/min., Rechtsachse, über das physiologische Maß hinausgehende rechtsventrikuläre Hypertrophie mit einer R-Zacke von 1,8 mV und positivem T in V1.
Röntgen-Thorax. Kardiomegalie, normale Lungengefäßzeichnung, aber mäßige Lungenvenenstauung.
Echokardiographie. Normale Anatomie des Herzens, offenes Foramen ovale. Der linke Vorhof und linke Ventrikel sind vergrößert. Die Aortenklappe ist bicuspidal angelegt, die Stenose am Aortenisthmus kann direkt dargestellt werden. Der Ductus arteriosus Botalli ist verschlossen.
Diagnose. Präductale Aortenisthmusstenose.
Therapie. Wegen einer respiratorischen Insuffizienz Intubation und Beatmung, Pufferung der metabolischen Azidose. Intravenöse Gabe von Prostaglandin E1 zum Eröffnen des Ductus Botalli, Infusion von Dobutamin. Digitalisierung und Gabe von Diuretica. Nach Besserung der klinischen Symptomatik zeigt sich im Echokardiogramm ein offener Ductus Botalli. Am gleichen Tag Durchführung einer diagnostischen Herzkatheteruntersuchung und nachfolgende Operation. Nach rechtslateraler Thorakotomie wird der Ductus Botalli unterbunden und durchtrennt, die Aortenisthmusstenose wird reseziert und eine End-zu-End-Anastomose der Aorta durchgeführt.
Postoperativer Verlauf. Zunächst problemloser Verlauf. Bei der oszillometrischen Blutdruckmessung zeigt sich kein Gradient zwischen oberer und unterer Extremität. Die Pulse sind allseits gut tastbar. Bei einer ambulanten Wiedervorstellung nach 3 Monaten sind die Leistenpulse abgeschwächt, die oszillometrische Blutdruckmessung ergibt einen Gradienten von 35 mm Hg (systolisch). Die Angiokardiographie bestätigt eine erneute Aortenisthmusstenose. Es wird eine Ballondilatation der Reaortenisthmusstenose vorgenommen.

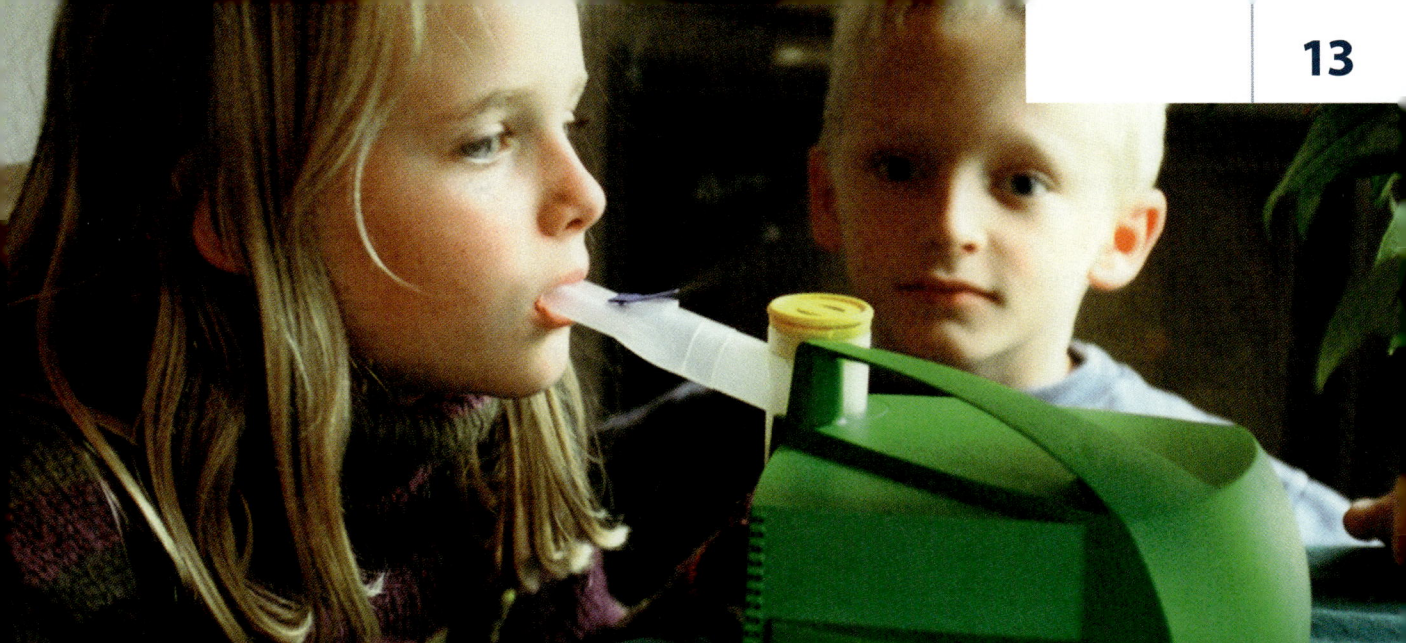

13 Erkrankungen der Atemwegsorgane

D. Reinhardt

Der maximale Atemfluss bei der Ausatmung (»peak flow«) ist beim Asthma bronchiale durch eine akute oder chronische Atemwegsobstruktion vermindert. Das Asthma bronchiale gehört zu den häufigsten chronischen Gesundheitsstörungen im Kindes- und Jugendalter.

13 Erkrankungen der Atemwegsorgane

13.1 Altersabhängige Besonderheiten – 401

13.2 Differentialdiagnostische Symptomatologie – 401

13.3 Diagnostik – 402

13.4 Angeborene Fehlbildungen – 404
13.4.1 Angeborene Anomalien der Nase – 404
13.4.2 Angeborene Fehlbildungen des Kehlkopfes – 404
13.4.3 Angeborene Fehlbildungen von Luftröhre und Bronchien – 405
13.4.4 Angeborene Fehlbildungen der Lunge – 405

13.5 »Banaler« Atemwegsinfekt – 406

13.6 Erkrankungen von Ohren, Nase und Rachen – 407
13.6.1 Entzündungen der äußeren Nase, Nasenbluten, Fremdkörper – 407
13.6.2 Entzündungen der Nase, des Rachens und der Nebenhöhlen – 407
13.6.3 Erkrankungen der Rachenmandel – 410
13.6.4 Entzündungen der Gaumenmandeln (Angina tonsillaris) – 411
13.6.5 Krankheiten des äußeren Ohres – 412
13.6.6 Krankheiten des Mittelohres – 412
13.6.7 Krankheiten des Innenohres – 414

13.7 Erkrankungen von Kehlkopf, Trachea und Bronchien – 414
13.7.1 Tumoren des Kehlkopfes – 414
13.7.2 Entzündungen des Kehlkopfes – 414
13.7.3 Fremdkörper der Luftwege – 417
13.7.4 Akute Entzündungen des Tracheobronchialbaums – 418
13.7.5 Chronische Entzündungen des Tracheobronchialbaums (bronchitisches Syndrom) – 419
13.7.6 Mukoviszidose (cystische Fibrose: CF) – 420
13.7.7 Asthma bronchiale – 426
13.7.8 Die allergische Alveolitis (Typ-III-Allergie) – 431

13.8 Erkrankungen der Lunge – 431
13.8.1 Lokalisation und Röntgenmorphologie der Pneumonien – 432
13.8.2 Einteilung der Pneumonien nach dem Lebensalter – 433
13.8.3 Besondere Pneumonieformen – 435
13.8.4 Emphysem und Atelektase – 436
13.8.5 Lungenabszess, Lungengangrän – 437
13.8.6 Eosinophiles Lungeninfiltrat (Löffler) – 438
13.8.7 Lungenfibrosen – 439
13.8.8 Lungentumoren – 439

13.9 Erkrankungen der Pleura – 439

13.10 Erkrankungen des Mediastinums – 440

13.1 Altersabhängige Besonderheiten

> Erkrankungen der Atemwege stellen die häufigste Ursache zur Vorstellung eines Kindes beim Kinderarzt dar. Die klinischen Krankheitsbilder prägen neben pathogenetischen Faktoren auch altersabhängige Besonderheiten, die das Symptommuster und die Therapie sowie das Vorkommen spezifischer Erkrankungsformen in den einzelnen Lebensaltersklassen bestimmen.

Obwohl die Lumina der Atemwege bezogen auf das Körpergewicht bei Kindern relativ groß sind, ist der absolute Durchmesser der Bronchien klein. Der **Atemwegswiderstand** ist dementsprechend **hoch** und erreicht erst im Schulalter Erwachsenenwerte. Aus diesem Grund wirken sich in der frühen Kindheit Schleimhautschwellung und vermehrte Schleimproduktion mit veränderter Schleimzusammensetzung stärker aus als im späteren Lebensalter und sind häufiger mit einer exspiratorischen Dyspnoe verbunden. Begünstigend für die Entstehung einer **Atemwegseinengung** im Rahmen von Infekten wirkt sich auch eine verstärkte Reaktionsbereitschaft der Schleimhäute sowie eine geringe elastische Retraktionskraft der Lunge aus, so dass es schon unter Ruheatmung zu einem Verschluss der Bronchien kommen kann.

Die **Atemfrequenz** beträgt beim Neugeborenen 40–50/min, mit einem Vierteljahr 35–40/min, mit 1 Jahr 30–35/min und beim 6jährigen 25/min. Die relative Hyperventilation ist notwendig, weil infolge der mehr horizontalen Stellung der Rippen zunächst beim Neugeborenen und Säugling nur die Möglichkeit zur Zwerchfellatmung besteht. Erst im Kleinkindesalter herrscht dann eine thorakoabdominelle Atmung vor, der später der thorakale Erwachsenentypus folgt.

Kinder machen eine **immunologische Reifung** durch, die erst nach ca. 10 Jahren abgeschlossen ist und verschiedene Elemente der humoralen und zellulären Immunabwehr betrifft. Gehäufte Infekte im Kindesalter sind somit, wenn sie nicht eine gewisse Häufigkeit und Schwere überschreiten, »normal« und lediglich Ausdruck dafür, dass sich das Immunsystem zum Erwerb einer Immunität mit den Keimen auseinandersetzen muss.

> **Merke**
>
> Altersabhängige anatomische Gegebenheiten und eine Reifung des humoralen Immunsystems begünstigen Atemwegsinfektionen im Kindesalter.

13.2 Differentialdiagnostische Symptomatologie

> Die Symptome, die sich bei Atemwegs- und Lungenerkrankungen im Kindesalter zeigen, sind außerordentlich vielfältig, nur in wenigen Fällen sind sie spezifisch (◘ Tabelle 13.1). Generell gilt, dass die Symptome um so unspezifischer sind, je jünger das Kind ist. Durch gezieltes Befragen der Mutter bzw. der Eltern, bei fortgeschrittenem Alter auch der Kinder, bekommen manche Symptome jedoch eine bestimmte Wertigkeit, die entweder zur Diagnose führen oder die weiterreichenden diagnostischen Schritte einleiten. Selbstverständlich ist auch stets eine sorgfältige Familienanamnese (ähnliche Infekte, Rauchen, Allergien etc.) zu erheben.

Hohes **Fieber** (über 39,5 °C) sagt nichts über den Schweregrad der Erkrankung aus, sondern findet sich bei Kindern meist schon bei »banalen« Infekten der oberen Luftwege. **Schmerzangaben** von Kindern sind häufig irreführend. Bedingt durch Mitreaktion der Mesenteriallymphknoten werden von vielen Kindern häufig Leibschmerzen bei Infekten der Atemwege in den Vordergrund gestellt. Gelegentlich findet sich bei schweren Infekten auch eine Mitreaktion der Meningen, so dass zunächst die Diagnose einer Meningitis gestellt wird.

◘ Tabelle 13.1. Symptome, die auf eine akute oder eine chronische Erkrankung des Atemwegstraktes hinweisen können

Akute Erkrankung	Chronische Erkrankung
Husten	Persistierendes Fieber
Fieber	Minderwuchs bzw. Wachstumsverzögerung
Trink- und Essunlust	Dystrophie
Tachypnoe/Dyspnoe	Trommelschlegelfinger
Nasenflügeln	Persistierende Lungenüberblähung
Interkostale Einziehungen	Hypoxämie, evtl. mit Zyanose
Sternale Retraktionen	Persistierende Lungenfunktionsveränderungen
»Pfeifen«	
Stridor	
Zyanose	
Abgeschwächtes Atemgeräusch	
Thoraxschmerzen	
Leibschmerzen	
Erbrechen	
Ileus	
Meningismus	

Unter den Krankheitssymptomen der Atmungsorgane spielt der Husten eine wichtige Rolle, da die Art des Hustens Hinweise auf die Lokalisation und das Ausmaß der Krankheit gibt. Ein trockener Husten, der ohne Schleimbewegung einhergeht, wird häufig durch einen entzündlichen Reizzustand in Pharynx und Trachea ausgelöst. Ein pharyngealer Husten äußert sich meist als anstoßendes Hüsteln oder Räuspern, während ein klassischer Krupphusten meist als bellender Husten imponiert, der mit freier oder heiserer Stimme einhergehen kann. Tritt ein trockener Husten oder auch ein Räuspern rezidivierend oder chronisch auf, muss auch an eine monosymptomatische Form des Asthma bronchiale (»cough variant asthma«) gedacht werden. Bei einem produktiven, sekretfördernden Husten muss unterschieden werden, ob dieser durch Schleimproduktion im Rachen oder in den Bronchien ausgelöst wird. Ein Krampfhusten mit Produktion von zähem Sekret tritt beim Keuchhusten, beim Asthma bronchiale und bei der Mukoviszidose auf. Nicht selten findet er sich auch als pertussiformer Husten bei Infekten mit Adenoviren oder bei Neugeborenen, die im Rahmen einer Infektion mit Chlamydia trachomatis eine Pneumonie entwickelt haben.

Seröses Sekret deutet auf eine Entzündung viraler Genese hin, während bei anhaltendem Auswurf gelblich eitrigen Sekrets eine bakterielle Primär- oder Superinfektion angenommen werden muss.

Dyspnoe und Ateminsuffizienz entwickeln sich entweder aufgrund einer Einschränkung der Atemfläche (z. B. Pneumonie, Lungenödem) oder aufgrund einer Verlegung der Atemwege. Eine vorwiegend inspiratorische Dyspnoe mit einem stimmhaften oder zischenden Stridor weist auf eine Einengung der Atemwege oberhalb der oberen Thoraxapertur hin. Diese kann entweder auf einer Entzündung (subglottische Laryngitis: Pseudokrupp), auf einer angeborenen Weichheit des Kehlkopfknorpels (Laryngomalazie) oder auf einer Kompression von außen (Gefäß, Tumor) beruhen. Einer vorwiegend exspiratorischen Dyspnoe liegt eine Einengung der intrathorakalen Atemwege durch Bronchialspasmen, Schleimhautschwellung, Sekretverlegung oder Bronchialkompression zugrunde. Bei allen Formen des Hustens sowie in- und/oder exspiratorischer Atembehinderung muss auch an eine Fremdkörperaspiration gedacht werden.

13.3 Diagnostik

 Eine sorgfältige Anamnese sowie die Auskultation von Bronchien und Lunge sind ebenso wie die Inspektion von Ohren-, Nasen-, Mund- und Rachenraum sowie von Haut, Weichteilen und knöchernem Thorax bei allen Atemwegserkrankungen obligat. Spezifische diagnostische Maßnahmen müssen insbesondere dann eingesetzt werden, wenn die Symptome über einen längeren Zeitraum persistieren.

Aus der Tatsache, dass Infektionen die häufigste Ursache von Atemwegserkrankungen darstellen, wird deutlich, dass sich aufwendige diagnostische Maßnahmen bei akuten Atemwegserkrankungen in den weitaus meisten Fällen erübrigen. Die Frage, ob eine bakterielle oder eine virale Infektion vorliegt, muss aufgrund der klinischen Daten und der Laborbefunde (Blutbild, BSG, CRP) beantwortet werden. Der direkte Erregernachweis ist schwierig und zudem problematisch.

Eine Thoraxübersichtsaufnahme gehört zu den Basisuntersuchungen der Lunge. Sie sollte bei schweren und unklaren Verläufen von Atemwegserkrankungen eingesetzt werden. Sie wird zunächst im sagittalen, bei gezielten Fragestellungen auch im seitlichen Strahlengang angefertigt. Bei rezidivierenden obstruktiven Bronchitiden, aber auch beim rezidivierenden Pseudokrupp, sind Allergien durch Allergietests auszuschließen. Dies erfolgt je nach Alter des Kindes durch Hauttests, Serumuntersuchungen oder Provokationstests mit Allergenextrakten.

Eine hochauflösende Computertomographie bleibt dem Nachweis von intrathorakalen Raumforderungen oder Bronchiektasen wie bei der Mukoviszidose vorbehalten.

Spirometrische und ganzkörperplethysmographische Untersuchungen scheitern bei Kindern in einem Alter zwischen 2 und 6 Jahren häufig an der mangelnden Bereitwilligkeit zur Mitarbeit. Bei älteren Kindern sind sie wie bei Erwachsenen einzusetzen und geben zuweilen wichtige diagnostische, therapeutische und prognosti-

> **Merke**
>
> Leitsymptome von Atemwegserkrankungen im Kindesalter sind der Husten, der je nach Erkrankung eine unterschiedliche Charakteristik aufweisen kann, sowie ein in- oder exspiratorischer Stridor. Da jedoch die Symptome häufig unspezifisch sind, müssen, insbesondere bei lang anhaltender Symptomatik, umfassendere diagnostische Maßnahmen eingesetzt werden.

13.3 · Diagnostik

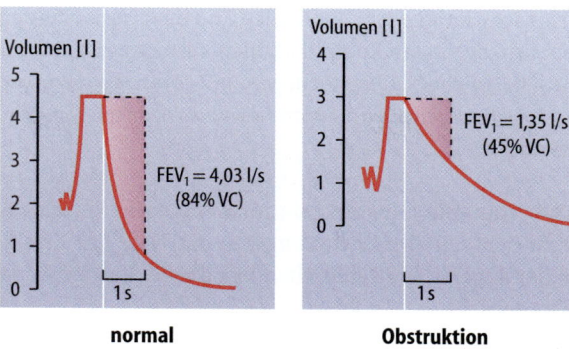

Abb. 13.1. Einsekundenkapazität bei Atemwegsgesunden sowie bei obstruktiver Ventilationsstörung: Sowohl das absolute Volumen (l/s), das in 1 Sekunde bei forcierter Exspiration ausgeatmet werden kann, als auch der auf die Vitalkapazität (VC) bezogene 1 s-Wert (»Tiffeneau«-Index) sollten zur Beurteilung von Ventilationsstörungen beachtet werden

sche Hinweise, insbesondere beim Asthma bronchiale und bei interstitiellen Lungenerkrankungen.

Bei der **Spirometrie** werden im Rahmen verschiedener, einfacher Atemmanöver die statischen (wie groß ist ein bestimmtes Volumen?) und dynamischen Lungenvolumina (in welcher Zeit wird ein bestimmtes Volumen ein- bzw. ausgeatmet?) gemessen. Der bekannteste spirometrisch bestimmte statische Lungenfunktionsparameter ist die Vitalkapazität, d. h. das maximal ventilierbare Lungenvolumen. Das forcierte exspiratorische Volumen der ersten Sekunde (FEV_1) stellt das meist verwendete dynamische Lungenvolumen dar (Abb. 13.1). Trägt man den Atemfluss (l/s) auf der Ordinate gegen das Volumen (l) auf der Abszisse auf, erhält man die Fluss-Volumen-Kurve (Abb. 13.2). Der Fluss-Volumen-Kurve kann man entnehmen, dass der Peak-Flow, d. h. der exspiratorische Spitzenfluss schon sehr rasch zu Beginn der Exspiration erfolgt und ein lungengesunder Mensch nach einer Sekunde nahezu seine forcierte Vitalkapazität ausgeatmet hat. Aus Abb. 13.2 sind der exspiratorische Spitzenfluss (peak expiratory flow (PEF)) und der maximale exspiratorische Fluss bei 75, 50 und 25 % der in der Lunge verbleibenden Vitalkapazität (MEF 75, 50 und 25) zu ermitteln. TLC = total lung capacity, RV = Residualvolumen, MIF 50 % ist definiert als mittlerer inspiratorischer Flow bei 50 % der Vitalkapazität (VC). Bei obstruktiven und restriktiven Lungenerkrankungen zeigen die Fluss-Volumen-Kurven charakteristische Veränderungen (Abb. 13.3 a–d.).

Bei einer Reihe von Kindern, insbesondere dann, wenn rezidivierende oder chronische Atemwegserkrankungen vorliegen, müssen zur Diagnose weitere Maß-

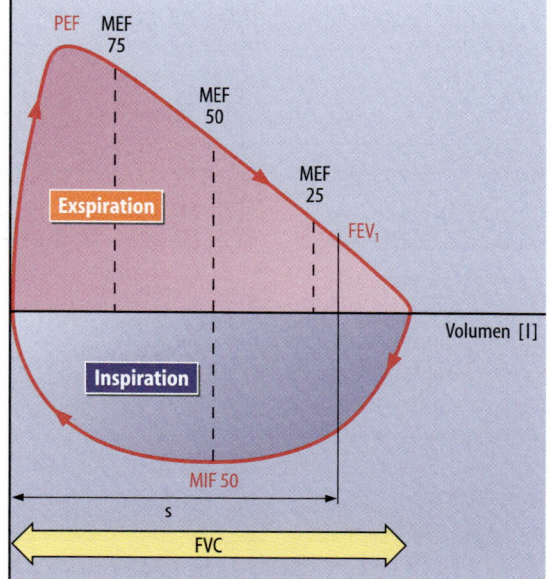

Abb. 13.2. Schematische Darstellung einer Fluss-Volumen-Kurve
- PEF   Maximaler exspiratorischer Spitzenfluss (peak expiratory flow)
- MEF   Mittelexspiratorischer Fluss (mid expiratory flow); bei 25, 50 bzw. 75 % der Vitalkapazität
- FEV_1 absolute exspiratorische Sekundenkapazität (forced expiratory volume)
- FIF   Forcierter inspiratorischer Fluss (forced inspiratory flow)
- FVC   forcierte exspiratorische Vitalkapazität (forced expiratory vital capacity)

nahmen eingesetzt werden, die u. U. auch invasive Eingriffe einschließen, wie z. B. eine **Herzkatheteruntersuchung mit Gefäßdarstellung** zur Abklärung einer Gefäßmissbildung oder eine **Bronchoskopie** bei Verdacht auf eine Fremdkörperaspiration oder auf eine Einengung von Trachea oder Bronchien. Eine Mukoviszidose als Ursache eines chronischen Hustens oder rezidivierender Obstruktionen wird häufig übersehen, so dass bei unklaren Fällen mit dieser Symptomatik eine **Iontophorese (Schweißtest)** durchgeführt werden muss (▶ s. S. 424). Zur Abklärung eines gastroösophagealen Refluxes können spezielle Röntgenuntersuchungen bzw. eine Sonographie beitragen, hinweisend ist eine pathologische **24 h pH-Metrie** im unteren Ösophagus (Häufung bzw. Verlängerung von Refluxepisoden). Die einzelnen zur Verfügung stehenden Techniken zur gestuften Abklärung von Erkrankungen des Atemtraktes erfordern spezifische Indikationen und sind häufig nur in Spezialabteilungen durchführbar.

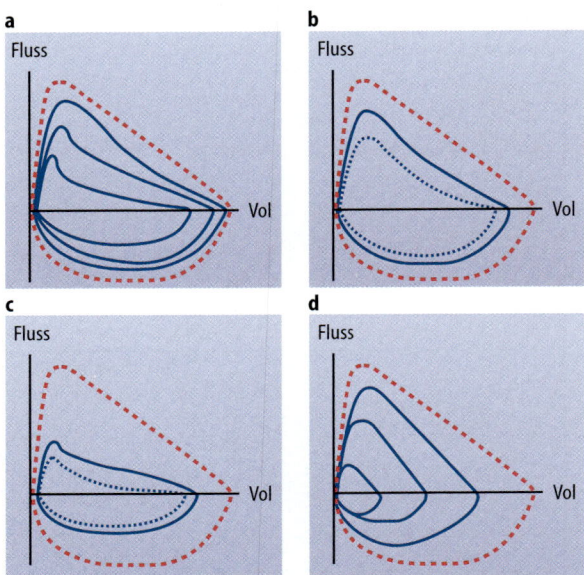

☐ Abb. 13.3. **a** Verschiedengradige obstruktive Ventilationsstörungen. **b** Weitgehend reversible obstruktive Ventilationsstörung nach Inhalation von β_2-Sympathomimetika. **c** Teilweise reversible obstruktive Ventilationsstörung. Altersentsprechende Fluss-Volumen-Kurve: rot gestrichelt. In **b** und **c** geben die blau gestrichelten Linien die Kurven der Patienten, die durchgezogenen blauen Linien die Werte nach Inhalation von β_2-Sympathomimetika an. **d** Verschiedengradige restriktive Ventilationsstörung

13.4 Angeborene Fehlbildungen

> Fehlbildungen der Atemwegsorgane sind relativ selten. In den meisten Fällen verursachen sie bereits Symptome im Neugeborenen- oder frühen Säuglingsalter; gelegentlich kommt es zur Symptommanifestation erst im Rahmen eines Infektes. Gemeinsam ist den meisten Fehlbildungen der Stridor. Dieser kann in- oder exspiratorisch sein und ist gekennzeichnet durch eine stimmhafte zischende oder pfeifende Atemphase. Engen im oberen Atemwegsbereich bedingen einen in-, Engen im unteren intrathorakalen Atemwegsbereich einen exspiratorischen Stridor.

13.4.1 Angeborene Anomalien der Nase

Während angeborene Formveränderungen der Nase, wie z. B. eine Plattnase oder unvollständige Spaltbildungen, keine wesentlichen Behinderungen verursachen, ist die **Choanalatresie** von erheblicher klinischer Bedeutung. Bereits ein einseitiger Choanalverschluss führt zu Atembehinderung, schleimig-eitriger Absonderung und Trinkschwierigkeiten. Bei totaler Choanalatresie können lebensbedrohliche Komplikationen auftreten. Es kommt zu gefährlichen Atemstörungen mit Zyanose, Hypoxie und Aspirationspneumonien sowie zu starken Gedeihstörungen.

■■■ **Therapie.** Nur bei rein membranösem Verschluss verspricht eine Durchstoßung von der Nase her Erfolg. In der Regel ist eine eingreifendere plastische Operation erforderlich.

13.4.2 Angeborene Fehlbildungen des Kehlkopfes

Diese muss der Arzt bei schwerer inspiratorischer Atembehinderung junger Säuglinge vermuten. Verhältnismäßig häufig ist der **Stridor connatus,** der in den meisten Fällen auf einer angeborenen Weichheit der Epiglottis und des Kehlkopfknorpels **(Laryngomalazie)** beruht. Außerhalb des Kehlkopfes gelegene Ursachen sind seltener.

■■■ **Symptome.** Die Säuglinge lassen ein ziehendes »juchzendes« oder schnarchendes, stimmhaftes Nebengeräusch bei der Einatmung hören, das mit Einziehungen im Jugulum und im Epigastrium einhergeht. Der Stridor ist lageabhängig. Meist hört man ihn, wenn das Kind auf dem Rücken liegt, in Bauchlage dagegen bessert er sich. So sehr die Eltern diese laute Atembehinderung beunruhigt, so wenig ist im Allgemeinen eine besondere Behandlung erforderlich, da sich die Weichheit des Knorpels innerhalb des 1. Lebensjahres allmählich von selbst verliert. Die Symptome können sich allerdings auch akut und bedrohlich verschlimmern, wenn das Kind an einem Infekt der oberen Luftwege erkrankt und die Schleimhaut stärker anschwillt. Eine ausgeprägte Symptomatik, ein bedrohlicher Verlauf und eine Progredienz sprechen gegen eine Laryngomalazie als Ursache des Stridors. In diesem Fall müssen andere Ursachen wie **Häm-** und **Lymphangiome, Anomalien mediastinaler Gefäße**, eine konnatale **Struma** oder eine geburtstraumatische **Rekurrensparese** u. a. ausgeschlossen werden.

Auch **kongenitale Diaphragmen**, eine Art Segelbildung zwischen den Stimmlippen oder in sehr seltenen Fällen zwischen den Taschenbändern, und **kongenitale Zysten** des Larynx können Stridor und Heiserkeit verursachen, die eine operative Therapie erfordern.

13.4.3 Angeborene Fehlbildungen von Luftröhre und Bronchien

Angeborene Stenosen durch Druck von außen, die einen Stridor verursachen können, sind oft auf Fehlbildungen der Aorta (doppelter Aortenbogen), des Truncus brachiocephalicus (Fehlabgang) oder der Pulmonalarterie (abnormer Abgang und Verlauf der linken Pulmonalarterie) zurückzuführen.

▬▬▬ **Diagnose.** Die Diagnose wird im Röntgenbild mit Kontrastfüllung des Ösophagus gestellt und durch eine Bronchoskopie (Pulsationen im Bereich der Einengung) sowie dann durch eine Angiographie gesichert. Durch einen Breischluck bzw. Instillation von Kontrastmittel oder ^{99m}Tc in den Ösophagus können auch angeborene ösophago-tracheale Fisteln nachgewiesen werden, die in der Regel mit einer Atresie der Speiseröhre vergesellschaftet sind, aber auch isoliert bei intaktem Ösophagus vorkommen. Hustenattacken, Erstickungsanfälle beim Trinken und rezidivierende Lungenentzündungen lenken auf diese Veränderung hin.

Eine angeborene Weichheit der Trachealwand (Tracheomalazie) kann – ähnlich wie bei der entsprechenden Veränderung des Kehlkopfes – bereits in den ersten Lebenswochen zu Stenoseerscheinungen mit Atembehinderung und in- bzw. exspiratorischem Stridor führen.

▬▬▬ **Therapie.** Außer einer Behandlung sekundärer Infekte ist hier keine besondere Therapie erforderlich, die Trachealwand festigt sich im Laufe des 1. Lebensjahres von selbst.

> **Merke**
>
> Häufigste Ursache eines angeborenen inspiratorischen Stridors ist eine Knorpelweichheit des Kehlkopfes und/oder der Luftröhre (Laryngo-Tracheomalazie). Da sich die Knorpelwand im Laufe des 1. Lebensjahres verfestigt, werden die Symptome sukzessive geringer. Ist dies nicht der Fall, müssen andere Ursachen diagnostisch abgeklärt werden.

13.4.4 Angeborene Fehlbildungen der Lunge

Lungenhypoplasie und Lungenaplasie

Einseitiger (partieller oder totaler) Lungenmangel (Lungenaplasie, ◘ Abb. 13.4) ist mit dem Leben vereinbar, jedoch stirbt ein Großteil der Patienten bereits im Kindesalter an sekundären Entzündungen der hypoplastischen Lunge. Zunächst wird das Fehlen einer Lunge jedoch nicht bemerkt, im Thoraxröntgenbild fällt dann die einseitige homogene Verschattung einer Thoraxhälfte auf. Partielle Bildungsfehler der Lunge (Lungenhypoplasie) und Anomalien der Lappung kommen häufiger vor und sind klinisch fast immer ohne Bedeutung. Hat ein Lungenteil, der von Gefäßen des großen Kreislaufs versorgt wird, keinen Anschluss an das Bronchialsystem, so spricht man von Lungensequestration. Auch hier fallen die Kinder durch rezidivierende Infektionen, z. B. Pneumonien, auf.

Wabenlunge, Zystenlunge

Solitäre und multiple Zysten der Lunge sind Fehlbildungen des Bronchialbaumes, bei denen die Endoknospen-

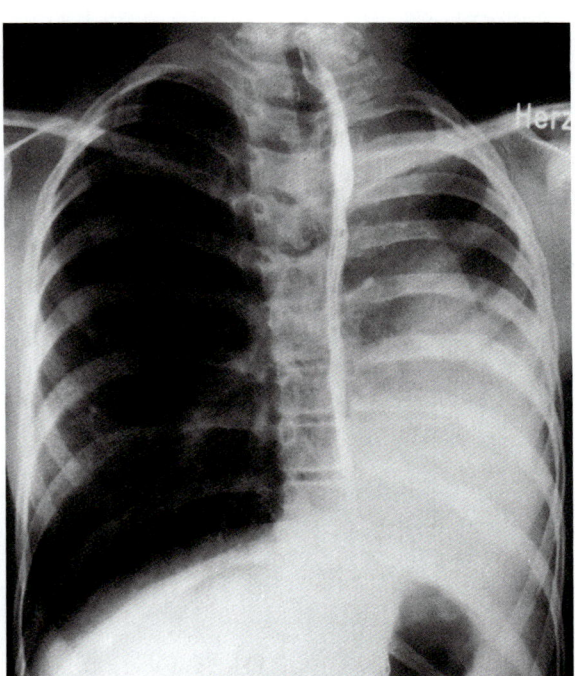

◘ Abb. 13.4. **Lungenaplasie links:** homogene Verschattung der linken Thoraxseite mit Verlagerung der Mediastinalorgane nach links. Der Ösophagus ist mit Kontrastmittel gefüllt. Anteile der rechten Lunge sind in den linken oberen Thoraxraum verlagert

bildung gestört ist. Klinisch treten bei der **Wabenlunge** infolge mangelhafter Belüftung und häufiger Entzündungen schon frühzeitig Krankheitserscheinungen auf. Die Diagnose dieser auch zystisch-adenomatöse Malformation genannten Fehlbildung einer Lunge oder eines Lungenlappens wird röntgenologisch gestellt. **Solitäre Zysten** mit oder meist ohne Flüssigkeitsspiegel entstehen nach heutiger Ansicht überwiegend sekundär auf entzündlicher Basis. Durch einen Ventilmechanismus kommt es hierbei zu einer Aufblähung des mit Epithel ausgekleideten Hohlraumes (sog. Pneumatozele, postpneumonische Pseudozyste, Pneumopathia bullosa). Auch hier wird die Diagnose erst im Röntgenbild gestellt. Eine Therapie erübrigt sich in der Regel, da auch große Spannungszysten spontan zurückgehen können.

Kongenitales lobäres Emphysem

Bei einem kongenitalen lobären Emphysem ist das Atemgeräusch über der betroffenen Seite abgeschwächt. Röntgenologisch sieht man eine konstant nachzuweisende, übermäßige Ausdehnung eines Lungenlappens, meist des linken Oberlappens, seltener des rechten Ober- bzw. Mittellappens mit Herniation des betroffenen Lappens in das Mediastinum. Klinisch besteht schon im frühen Säuglingsalter eine Dyspnoe, gelegentlich unter dem Bilde einer »spastischen Bronchitis«. Im Falle eines hinzutretenden Infekts kann das Emphysem bedrohliche Ausmaße annehmen. Histologisch findet man eine starke Überblähung der Alveolen. Bei ausgeprägten Fällen sind die Kinder nur durch eine *Lobektomie* am Leben zu erhalten.

Pathogenetisch kommen eine Bronchusatresie, ein Verlust des elastischen Gewebes der Alveolen oder eine Kompression des Bronchus (re. Zwischenbronchus) durch eine dilatierte Lungenarterie mit Ventilmechanismus in Frage.

13.5 »Banaler« Atemwegsinfekt

 Als »banale« oder »grippale« Infekte werden Atemwegsinfekte bezeichnet, die durch eine Vielzahl von Viren verursacht werden, (meist absteigend) Nase, Rachen, Kehlkopf und Bronchien befallen und umso häufiger auftreten, je jünger das Kind und je stärker die Exposition ist.

Aufgrund der bestehenden anatomischen, funktionellen und immunologischen Besonderheiten erkranken ein Kleinkind etwa 6- bis 8 mal, ein 9 jähriges Kind etwa 3- bis 4 mal und ein 12 jähriges Kind etwa 1- bis 2 mal im Jahr an einem Infekt der Atemwege. Diese Häufigkeit kann in Abhängigkeit von der Exposition (Winter, Kindergarten, Schule, Geschwister) noch zunehmen. Synonyma für die Atemwegsinfekte, die in der Regel viraler Genese sind, sind auch grippaler oder banaler Atemwegsinfekt sowie laienhaft »Erkältung« oder »Verkühlung«. Den einzelnen Viren oder Virusgruppen lassen sich anatomische Prädispositionsstellen zuordnen (Tabelle 13.2). In der Regel sind mehrere Atemwegsabschnitte betroffen, wobei die Infekte meist »absteigenden« Charakter zeigen. Ein initiales Fieber mit Schnupfen kann daher nach wenigen Tagen von Husten, Heiserkeit, Giemen und Brummen begleitet werden. Die Immunität bei Virusinfekten ist meist nur von kurzer Dauer, so dass es durch Reinfektion zur sog. »kreisenden Infektion« kommen kann.

■■■ **Therapie.** Therapeutisch sind symptomatische Maßnahmen möglich. Neben einer Senkung des Fiebers (Wadenwickel, Paracetamol: ben-u-ron) und Freihalten der Nasenatmung durch zeitlich begrenzten lokalen Einsatz von α-Sympathomimetika (Xylometazolin: Otriven, Oxymetazolin: Nasivin) oder Koch- bzw. Meersalz (Rhinomer) werden zur Verflüssigung des Schleims im Bereich der Bronchien reichlich Flüssigkeit und medikamentös Sekretolytika (N-Azetylzystein: Fluimucil; Am-

Tabelle 13.2. Zuordnung von Virusinfektionen zu anatomischen Prädispositionsorten im Atemwegstrakt

Viren	»Banaler« Infekt	Pharyngitis	Subglottische Laryngitis (Krupp)	Bronchiolitis des Säuglings	Obstruktive Bronchitis	Pneumonie
Influenza	+	+	+		+	+
Parainfluenza	++	+	+++	++	+	++
RS	++		+	+++	+	++
Rhino	+++				++	
Adeno		+++	+			+

broxol: Mucosolvan, S-Carboxymethylzystein: Transbronchin) verabreicht. Sekretolytika werden jedoch eher zu viel verordnet. Ihr Einsatz sollte kritisch erfolgen, z. B. wenn zur Erleichterung des Abhustens von sehr zähem Sekret dieses verflüssigt werden soll wie bei der Mukoviszidose (CF). Hustensedativa (Codein: Codipront) sind nur bei trockenem Reizhusten indiziert. Die Inhalationsbehandlung durch Atemluftbefeuchtung stellt eine ergänzende Maßnahme dar. Antibiotika sollten nur bei komplizierten Infekten oder bakteriellen Superinfektionen verabreicht werden.

Bei rezidivierendem bzw. chronischem Husten muss eine andere Ursache, wie z. B. ein Fremdkörper oder ein Asthma bronchiale, ausgeschlossen werden.

> **Merke**
>
> Zwischen 60–90 % der »banalen« Atemwegsinfektionen sind viraler Genese und bedürfen keiner Antibiotikatherapie. Der altersabhängige »Häufigkeitsgipfel« liegt im Säuglings- und Kleinkindesalter.

13.6 Erkrankungen von Ohren, Nase und Rachen

> Die akute Rhinopharyngitis kann insbesondere im Säuglingsalter zu einer erheblichen Beeinträchtigung führen. Zahlreiche Viren als Auslöser können Bakterien den Weg bahnen. Chronische Rhinopharyngitiden können als Folge einer Rachenmandelhyperplasie auftreten. Führen sie zu einer ständigen Behinderung der Nasenatmung, ist eine Adenotomie zu erwägen. Die Indikation zu einer Tonsillektomie bei chronischer Tonsillitis ist im jungen Kindesalter strenger zu stellen. Nasennebenhöhlenentzündungen werden im Rahmen von Luftwegsinfekten als katarrhalische Sinusitiden beobachtet. Die akute eitrige Sinusitis ist eine bakterielle Entzündung durch Pneumokokken, H. influenzae oder M. catarrhalis. Staphylokokken, Streptokokken oder Viren lassen sich seltener aus dem Exsudat isolieren. Die Spontanheilungsrate ist hoch, bei schwerem Verlauf sind Antibiotika indiziert. Bei Mitbeteiligung der Bronchien spricht man von Sinubronchitis.

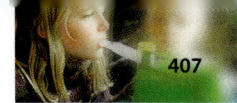

13.6.1 Entzündungen der äußeren Nase, Nasenbluten, Fremdkörper

Nasenfurunkel

Nasenfurunkel können auch im Kindesalter durch Komplikationen (Venen- und Sinusthrombose) gefährlich werden. Ausdrück- und Inzisionsversuche sind daher zu unterlassen! Rechtzeitig Antibiotika geben!

Nasenbluten (Epistaxis)

Nasenbluten ist bei Kindern ein häufiges Ereignis, das spontan, durch leichte Traumen oder als Begleiterscheinung fieberhafter Erkrankungen vorkommt. Oft sind Gefäßektasien am Locus Kiesselbachii die Ursache. Stets muss man an allgemeine Blutungsursachen denken und eine Gerinnungsstörung ausschließen!

■■■ **Therapie.** Feuchte Kompressen auf den Nasenrücken und den Nacken. Tampon in beide Nasen (!) mit Druck auf die Nasenwände, lokal wirksame Hämostyptika. Ätzung mit Trichloressigsäure oder Elektrokoagulation bleiben dem Hals-Nasen-Ohren-Arzt vorbehalten.

Fremdkörper

Fremdkörper gelangen beim spielenden Kleinkind sehr leicht in einen Nasengang und können hier längere Zeit unbemerkt liegenbleiben. Einseitige fötide Nasensekretion ist verdächtig auf Fremdkörper! Ihre Entfernung muss oft dem Facharzt überlassen bleiben.

13.6.2 Entzündungen der Nase, des Rachens und der Nebenhöhlen

Akute Rhinopharyngitis

Behinderung der Nasenatmung (»Schnorcheln«), vermehrte Nasensekretion und Trinkschwierigkeiten führen rasch zur Diagnose eines Schnupfens **(Rhinitis)**. Da die katarrhalische Entzündung aber höchst selten auf die Nasenschleimhaut beschränkt bleibt, ist fast immer eine **Rhinopharyngitis** vorhanden, die sich – zumindest bei Säuglingen – rasch auf die Schleimhäute der übrigen Atemwege und des Ohres fortsetzen kann. So verdient in dieser Altersstufe jeder **Infekt der oberen Luftwege** sorgfältige Beachtung.

■■■ **Diagnose.** Neben Allgemeinerscheinungen wie Fieber, Spielunlust, Mattigkeit, Appetitmangel und Schlafstörungen führen Symptome wie Husten, Schnupfen und Heiserkeit zur Diagnose. Im Säuglingsalter kommen oft Erbrechen und Durchfälle hinzu. Bei der Racheninspektion sieht man eine Rötung und Granulierung der Rachenhinterwand, oft auch eine Schwellung der Seitenstränge und eine Schleimstraße.

■■■ **Ursache.** Als Ursache der Rhinopharyngitis kommen in erster Linie Viren (Adeno-, Influenza-, Parainfluenza-Viren) in Frage. Sie können aber durch Schleimhautveränderungen auch Bakterien den Weg bahnen, so dass es zur eitrigen Rhinopharyngitis kommt, u. a. durch Pneumokokken, Streptokokken und Staphylokokken.

■■■ **Therapie.** Nur bei erkennbarer eitriger Komplikation und bei Fortschreiten des Katarrhs auf die unteren Atemwege werden Antibiotika (z. B. Co-trimoxazol) eingesetzt. Empfehlenswert sind, vor allem bei starker Schleimhautreaktion mit Trinkschwierigkeiten, abschwellende Nasentropfen (z. B. Otriven), die dadurch den Sekretabfluss aus den Nasennebenhöhlen fördern. Vor zu häufigem Gebrauch der Tropfen ist jedoch zu warnen (Schleimhautreizung, Dauergebrauch beinhaltet Gefahr der Ozäna (Rhinitis atrophica, Caryza toetida)!). Gegen Hauteinreibungen mit Wirkstoffen ätherischer Öle, deren Dämpfe eine Sekretolyse bedingen, ist nichts einzuwenden, lokale Reizungen sind jedoch möglich. Temperatursteigerungen über 39 °C hinaus sollten mit Wadenwickeln und/oder Antipyretika bekämpft werden: Paracetamol: ben-u-ron, Tylenol, oder Ibuprofen: Nurofen.

Chronische Rhinopharyngitis

Rasch aufeinanderfolgende Infektionen und eine entsprechende Disposition können zu einem chronischen Nasen-Rachen-Katarrh mit ständiger, schleimig-eitriger Sekretion führen. Aber auch eine Rachenmandelhyperplasie und eine chronische Tonsillitis spielen ursächlich eine Rolle. Infektionsprophylaxe (z. B. zeitweiliges Fernbleiben vom Kindergarten!), Förderung der Abwehrkräfte und bei Indikation auch eine Adenotomie bzw. Adenotonsillektomie (▶ s. S. 411/412) können therapeutisch eingesetzt werden.

Bei chronischer Rhinopharyngitis im Säuglingsalter – vor allem mit Blutbeimengungen im Nasensekret – sollte an Diphtherie und Lues connata gedacht werden, auch wenn diese Ursachen heute extrem selten sind.

Eine Rhinopharyngitis auf allergischer Basis zeichnet sich aus durch Schleimhautschwellung und seröse Sekretion, die evtl. begleitet werden von Manifestationen an anderen Organen (Konjunktivitis, Asthma, Ekzem). Bei ganzjährigem Auftreten kommen Allergene des häuslichen Milieus (Hausstaubmilbe), bei saisonalem Auftreten Pollen (Bäume, Sträucher, Gräser, Getreide) in Frage. Antiallergische Maßnahmen: Cromoglicinsäure (Lomupren, Vividrin) oder Nedocromil (Irtan), Antihistaminika oral (Hismanal, Lisino, Livocab), evtl. topische Glukokortikoide (Pulmicort nasal, Beconase), Hyposensibilisierung.

Sinusitis

Wir unterscheiden eine akute und eine chronische Sinusitis. Der bei weitem überwiegende Teil der *akuten* Formen verläuft im Rahmen eines allgemeinen katarrhalischen Atemwegsinfektes. Bei alleiniger Berücksichtigung der klinischen Symptome (Fieber, Schnupfen, der auch eitrig aussehen kann, Schleimstraße an der Rachenhinterwand, Husten, Kopfschmerzen) bleibt es hier gewöhnlich bei dieser Diagnose. Ergibt sich bei einer Röntgenuntersuchung der Nasennebenhöhlen und der Lungen eine Trübung der Sinus und eine entsprechende Hilusreaktion bzw. eine vermehrte peribronchiale Zeichnung, so spricht man von einer Sinubronchitis bzw. einem sinubronchialen Syndrom (▶ S. 420).

■■■ **Therapie.** Eine spezielle Behandlung der Nasennebenhöhlen ist nicht erforderlich. Abschwellende Nasentropfen oder Inhalationen, z. B. mit Kamille können zu einer Symptombesserung führen. Die klinischen und röntgenologischen Zeichen klingen dabei im Allgemeinen innerhalb von 2–3 Wochen spontan ab.

Anders verhält es sich mit der seltener vorkommenden akuten eitrigen Sinusitis. Die Sinus maxillares, Sinus ethmoidales und der Sinus sphenoidalis sind schon bei der Geburt angelegt, während sich der Sinus frontalis erst um das Ende des 1. Lebensjahres auszubilden beginnt. Aufgrund der weiteren Ausbildung der pneumatischen Hohlräume mit dem Lebensalter treten Siebbeinentzündungen schon im Säuglingsalter, Kieferhöhlenentzündungen etwa vom 3. Lebensjahr an und Stirnhöhlenentzündungen ab dem 8. Lebensjahr auf (◘ Abb. 13.5). Bei Aufsteigen der Infektion von den Sinus kann hieraus ein bedrohliches Krankheitsbild erwachsen, das klinisch mit einer Schwellung der Wange, des Nasenrückens und der Periorbitalregion (◘ Abb. 13.6) sowie hohen, gelegentlich septischen Temperaturen einhergeht. Hier liegt eine bak-

13.6 · Erkrankungen von Ohren, Nase und Rachen

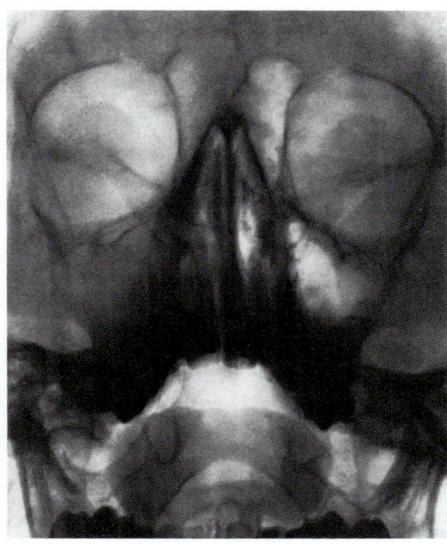

◘ Abb. 13.5. **Sinusitis maxillaris:**
Die rechte Kieferhöhle ist homogen verschüttet (12 jähriges Kind)

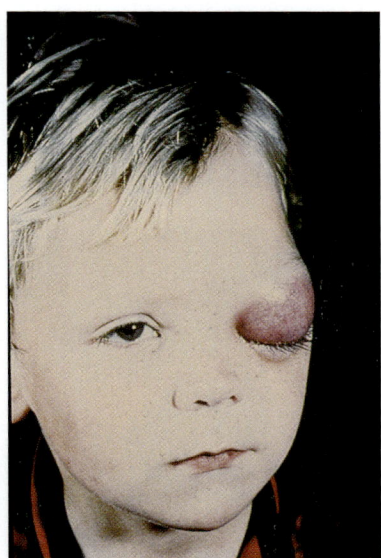

◘ Abb. 13.6. **Orbitaphlegmone**
als Folge einer Sinusitis ethmoidalis

terielle Entzündung durch Pneumokokken, H. influenzae oder M. catarrhalis, seltener durch Strepto- oder Staphylokokken vor. Während die komplikationslose akute Sinusitis eine hohe Spontanheilungsrate aufweist, ist in diesen schweren Fällen eine sofortige Antibiotikatherapiebehandlung, zunächst möglichst i. v. appliziert (z. B. Ampicillin + Oxacillin), indiziert. Oft wird zusätzlich auch eine Kieferhöhlendrainage mit -spülungen erforderlich.

Die gefürchteten Komplikationen (Periorbitalabszess, subdurales Empyem, Hirnabszess) lassen sich hierdurch in der Regel verhindern.

Beim Säugling ist die **akute eitrige Siebbeinzellenentzündung** mit Rötung und Schwellung des inneren Lidwinkels von einer Dakryozystitis, einer Orbitalphlegmone und einer Oberkieferosteomyelitis abzugrenzen.
Therapie: Antibiotika.

Bei der **chronischen Sinusitis** sollte man unterscheiden zwischen der chronisch-rezidivierenden Form im Rahmen rezidivierender Infekte der oberen Luftwege und der echten chronischen Sinusitis, die zumeist auf einer anders gearteten Grundkrankheit beruht. Hier müssen u. a. eine Allergie, ein Immunmangel, die Mukoviszidose und die primäre Ziliendyskinesie berücksichtigt und ausgeschlossen werden.

Letztere, auch als **»Syndrom der immotilen Zilien«** beschrieben, wurde zuerst beim **Kartagener-Syndrom** beobachtet, zu dem ein Situs inversus visceralis, Bronchiektasen, eine Sinubronchitis und eine Otitis gehören. Da für eine Zilienimmotilität mit einer entsprechenden klinischen Symptomatik ein Situs inversus nicht obligat ist, wurde das Syndrom mit dem Begriff der **primären Ziliendyskinesie** bzw. des immotilen Ziliensyndroms belegt. Die hierbei vorliegenden elektronenoptisch nachweisbaren Missbildungen der Zilien, die mit einer messbaren Herabsetzung der Motilität verbunden sind, können schon in den ersten Lebenstagen zu bronchialer Obstruktion und zu Bronchopneumonien führen.

Retropharyngealabszess

Der Retropharyngealabszess ist ein akutes, oft schwer zu erkennendes Krankheitsbild, das bei Säuglingen und Kleinkindern vorkommt und von retropharyngealen Lymphknoten ausgeht. Die Krankheit beginnt plötzlich, häufig im Anschluss an eine Rhinopharyngitis bzw. eine Entzündung der Rachenmandel (Angina retronasalis) mit Schluckstörungen, hohem Fieber und Atembehinderung (Rasseln, »Schnorcheln«). Die mehr seitliche Vorwölbung der Rachenhinterwand ist oft nur mit dem Finger zu palpieren. Wenn die Gabe von Antibiotika (i. v.!) kurzfristig keine Besserung bringt, muss der Abszess punktiert bzw. inzidiert werden.

Bienen- und Wespenstiche

■■■ **Lokalreaktion.** Bienen- und Wespenstiche kommen bei Kindern nicht selten vor. Erfolgen sie im Mund-

oder Rachengebiet, kann es in kürzester Zeit zu einer bedrohlichen Atemnot kommen. Rasches Handeln ist notwendig: Herunterdrücken der Zunge bzw. Einführung eines Guedel-Tubus und Injektion von 20–100 mg Prednisolon oder Methylprednisolon (je nach Alter des Kindes). Danach sofortige Klinikeinweisung. Bei Schwellung des Kehlkopfeinganges muss hier (unter Fortsetzung der Kortisoninjektion) evtl. intubiert oder sogar tracheotomiert werden. – Ähnliche Erscheinungen können auch im Rahmen eines angioneurotischen Ödems (Quincke-Ödem) auftreten.

■■■ **Allergie.** Bei einigen Kindern entwickelt sich nach Bienen-, Wespen- und Hornissenstichen eine Allergie, die bei wiederholten Stichen zu lebensgefährlichen systemischen Reaktionen führen kann.

■■■ **Therapie.** Bei akuter Symptomatik ist eine Schockbehandlung erforderlich. Ist durch die Anamnese sowie den Nachweis einer spezifischen Sensibilisierung im Prick-Test und RAST (Bestimmung spezifischer IgE-Antikörper mit dem sog. Radio-Allergo-Sorbent Test) auf das Insektengift eine Allergie gesichert, sollte unter stationären Bedingungen eine Hyposensibilisierung mit entsprechenden Extrakten durchgeführt werden.

Verätzungen und Verbrühungen

Ist eine Verätzung oder Verbrühung des Rachengebietes nachgewiesen, wird neben einer parenteralen Flüssigkeitszufuhr eine Behandlung mit Antibiotika und Glukokortikoiden eingeleitet. Ist die Umgebung des Kehlkopfes von der Verletzung mit erfasst, kann es zu Atemnot kommen und evtl. eine Tracheotomie erforderlich sein.

13.6.3 Erkrankungen der Rachenmandel

Eine Vergrößerung der Rachenmandel wird im Volksmund mit den Begriffen »Polypen« oder »Wucherung« belegt. Die Rachenmandel besteht aus »adenoidem« Gewebe und liegt an der oberen Epipharynxbegrenzung. Als lymphatisches Organ beteiligt sie sich an der Infektionsabwehr. Sie wird daher von allen Entzündungen des Nasen-Rachen-Raumes, besonders im Säuglingsalter, mitbetroffen. In der Regel bildet sie sich im Laufe des späteren Kindesalters spontan zurück.

Die akute Entzündung der Rachenmandel, die **Angina retronasalis,** ist klinisch oft nur zu vermuten. Diagnostische Hinweise bieten Mundatmung, nasale Sprache, eine Schleimeiterstraße an der Rachenhinterwand und vergrößerte, schmerzhafte Nackenlymphknoten. Die Anschwellung der Rachenmandel selbst ist im akuten Stadium nur durch eine Rachenspiegelung sichtbar zu machen.

Wiederholte Entzündungen führen zu einer bleibenden Vergrößerung, zur **Rachenmandelhyperplasie,** deren Entstehung durch konstitutionelle Faktoren begünstigt wird. Sie ist häufig mit einer Hyperplasie der Gaumenmandeln gekoppelt und verursacht charakteristische klinische Erscheinungen. Im Vordergrund steht eine Behinderung der Nasenatmung, in deren Gefolge sich Entzündungen des Rachens, Dauerschnupfen mit Sinusitis, Tubenkatarrh, Otitiden und Bronchitiden einstellen. Die Kinder schnarchen nachts, haben eine näselnde Sprache und mit ihrem geöffneten Mund einen typischen Gesichtsausdruck (**Facies adenoidea,** ◘ Abb. 13.7). Der durch die Atembehinderung gestörte Nachtschlaf und die ständigen Infekte lösen eine Reihe von Allgemeinerscheinungen aus wie Konzentrationsschwäche, schnelle Ermüdbarkeit, Essunlust und nachlassende Schulleistungen. Wegen des nicht gerade intellegenten Gesichtsausdrucks werden die Kinder häufig unterschätzt. Die klinischen Erscheinungen bilden sich nach Beseitigung des Passagehindernisses wieder zurück.

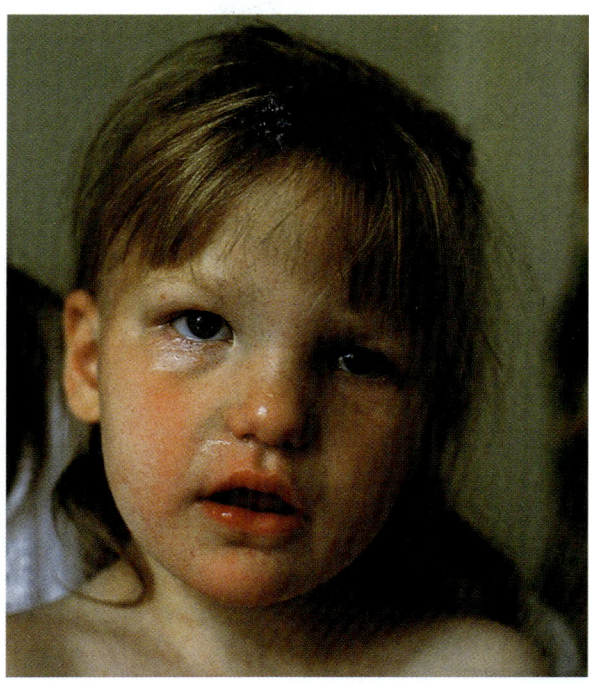

◘ Abb. 13.7. Typische Facies adenoidea

Die Diagnose wird durch eine Spiegelung und zuweilen auch durch eine Röntgenaufnahme erhärtet. Konservative Behandlungsmaßnahmen, wie etwa die inhalative Verabreichung von topischen Glukokortikoiden, haben nur selten Erfolg; die Methode der Wahl ist eine operative Entfernung des Rachenmandelpolsters, die **Adenotomie**. Dieser Eingriff kann in dringenden Fällen auch schon bei Säuglingen und Kleinkindern durchgeführt werden, wird aber in der Regel erst nach dem 2. Lebensjahr angewandt.

> **Merke**
>
> Indikationen zur Adenotomie:
> - Hyperplasie mit Behinderung der Nasenatmung,
> - rezidivierende oder chronische Entzündung der Rachenmandel,
> - rezidivierende oder chronische Mittelohrentzündungen, Tuben-Mittelohrkatarrhe, Rhinitiden, Sinusitiden und Bronchitiden bei Rachenmandelhyperplasie.

13.6.4 Entzündungen der Gaumenmandeln (Angina tonsillaris)

Entzündungen der Gaumenmandeln sind im Kindesalter sehr häufig Teilerscheinungen von Infektionen der oberen Luftwege mit Befall des gesamten lymphatischen Rachenrings, sie können aber auch als örtlich begrenzte Krankheit auftreten.

Akute Entzündungen

■■■ **Tonsillitis catarrhalis.** Die einfache katarrhalische Angina geht mit Rötung und Schwellung der Tonsillen, aber ohne Stippchenbildung, einher und ist zumeist mit einer Pharyngitis kombiniert. Viren sind die häufigsten Erreger. Je jünger das Kind ist, desto seltener klagt es über Halsweh. Eine Racheninspektion mit dem Mundspatel ist daher bei jedem akut fieberhaft Erkrankten unerlässlich! Eine fleckige, intensive Rötung des weichen Gaumens ist verdächtig auf eine Streptokokkenangina!

■■■ **Angina follicularis sive lacunaris.** Die eitrige Angina beginnt in der Regel mit einem katarrhalischen Vorstadium, das allerdings sehr kurz sein kann. Die geröteten und geschwollenen Tonsillen sind auf dem Höhepunkt der Erkrankung mit eitrigen Stippchen bzw. Pfröpfen oder größeren Belägen bedeckt. Gleichzeitig schwellen unter hohem Fieber auch die Kieferwinkellymphknoten an. Nicht selten sind Erbrechen und Bauchschmerzen. Eine akute eitrige Angina heilt unter antibiotischer Behandlung in einigen Tagen komplikationslos ab. Als Folgekrankheiten unbehandelter Tonsillitiden können Nephritis, rheumatisches Fieber, Sepsis und Peritonsillarabszess, kenntlich an hochgradigen Schluckbeschwerden, Kieferklemme, Speichelfluss und Vorwölbung des weichen Gaumens auftreten. Jede eitrige Angina sollte, da meist eine Streptokokkeninfektion vorliegt, mit Antibiotika (Penicillin) behandelt werden! Örtliche Maßnahmen wie Halswickel oder bei älteren Kindern Mundspülungen sind hilfreich, aber von untergeordneter Bedeutung. Bei jeder follikulären bzw. lakunären Angina muss an die heute häufiger vorkommende **infektiöse Mononukleose** (▶ s. S. 246) (◘ Abb. 13.8 und 13.9) gedacht werden. Sehr selten ist dagegen heute eine Rachendiphtherie.

■■■ **Angina ulceromembranacea (Plaut-Vincent).** Diese seltenere, bei älteren Kindern vorkommende Anginaform verläuft mit leichteren Allgemeinerscheinungen und einseitiger Ulkusbildung einer Tonsille. Sie verursacht stärkere Schluckbeschwerden und fötiden Mundgeruch. Bei Einsatz von Penicillin ist die Prognose günstig.

■■■ **Seitenstrangangina.** Die lymphatischen Seitenstränge der Rachenhinterwand erkranken im Rahmen

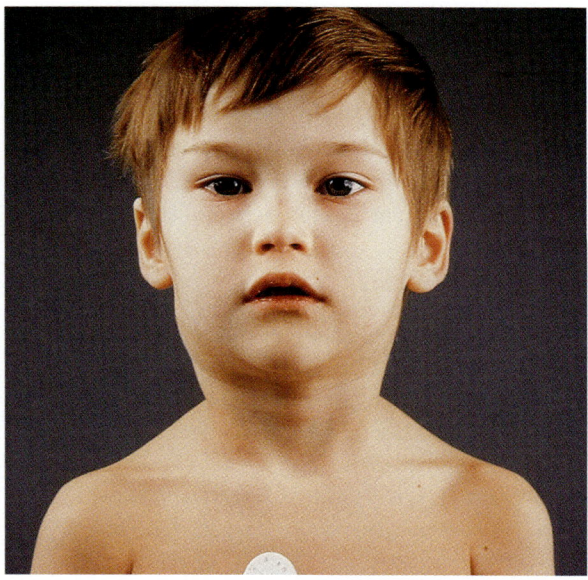

◘ Abb. 13.8. **Halslymphknotenschwellung** bei einem 5-jährigen Jungen mit infektiöser Mononukleose

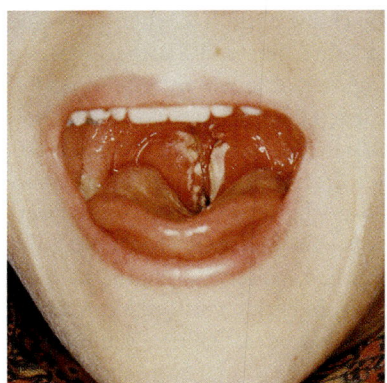

◘ Abb. 13.9. **Angina lacunaris** bei infektiöser Mononukleose

einer Pharyngitis mit. Diese Reaktion tritt stärker hervor, wenn es sich um Patienten handelt, bei denen die Gaumenmandeln entfernt wurden.

▪▪▪ **Herpangina.** Die Herpangina wird durch eine Coxsackie-A-Virus-Infektion hervorgerufen. Sie betrifft die gesamte Mundschleimhaut, vor allem aber die Gaumenbögen und gelegentlich die Tonsillen, auf denen sich charakteristische Bläschen bzw. flache Ulzera mit dunkelrotem Hof ausbilden. Fieber und Abgeschlagenheit sind die Regel. Die Krankheit dauert jedoch nur wenige Tage und verläuft komplikationslos. Ein Nachweis des Virus im Stuhl oder von Antikörpern im Serum erübrigt sich angesichts der charakteristischen klinischen Zeichen. Die Therapie ist symptomatisch.

Rezidivierende Entzündungen

Rezidivierende Tonsillitiden führen in der Regel zu einer Hypertrophie der Tonsillen. Deren Größe allein berechtigt jedoch nicht zur Diagnose »chronische Tonsillitis«.

> **Merke**
>
> Die Indikation zur Tonsillektomie muss vorsichtig gestellt werden. Sie ist erst dann gegeben, wenn entweder
> – mindestens 3 schwere Tonsillitiden innerhalb eines Jahres durchgemacht werden, oder
> – ein Retrotonsillarabszess vorliegt, oder
> – dauerhafte Allgemeinerscheinungen bzw. eine Herdwirkung (Nephritis, rheumatisches Fieber) bestehen, oder
> – durch hyperplastische Mandeln Atmung, Nahrungsaufnahme und Sprechen behindert sind.

Vielmehr ist die häufig zu findende Hyperplasie der Gaumenmandeln – teilweise mit Belägen – Ausdruck einer ständigen Auseinandersetzung mit Erregern und daher von immunologischer Bedeutung.

13.6.5 Krankheiten des äußeren Ohres

Fremdkörper

Beim Kleinkind können alle möglichen Fremdkörper in den Gehörgang gelangen und dort eine Zeitlang symptomlos festsitzen. Auch ein verhärteter **Zeruminalpfropf** kann als Fremdkörper imponieren.

Entzündungen

Die Gehörgangsentzündung, die **Otitis externa**, kann isoliert (z. B. Schwimmbadotitis) oder als sekundäres Ereignis bei der eitrigen Otitis media bzw. als Teilerscheinung bei Dermatitis seborrhoides oder endogenem Ekzem, Psoriasis auftreten. Im Säuglingsalter kann bei stärkerer Absonderung die Differentialdiagnose gegenüber der Otitis media schwierig sein. Sekretausspülung, lokale Pinselungen oder Salbenbehandlung kommen therapeutisch in Betracht.

13.6.6 Krankheiten des Mittelohres

Otitis media acuta

▪▪▪ **Pathogenese.** Die akute Entzündung des Mittelohrs ist – besonders im Säuglingsalter – eine der häufigsten Krankheiten überhaupt. Sie entsteht durch Fortleitung einer Entzündung vom Nasen-Rachen-Raum aus und wird in der Regel im Anschluss an eine Virusinfektion durch eine bakterielle Superinfektion mit Pneumokokken, Streptokokken, Haemophilus influenzae, aber auch durch andere Keime hervorgerufen. Sie beginnt bei älteren Kindern oft als **Tubenkatarrh** mit Verlegung der Ohrtrompete. Die katarrhalische Entzündung **(Otitis media catarrhalis)** kann mehr oder weniger schnell in die eitrige Form **(Otitis media purulenta)** übergehen.

▪▪▪ **Klinik.** Oft finden sich klinische Allgemeinerscheinungen wie Fieber, Unruhe, Schlafstörungen, heftiges Schreien, Erbrechen und Enteritis. Berührungsempfindlichkeit und meningeale Symptome können sich hinzugesellen. Gelegentlich wird der Arzt aber auch durch plötzliche Eitersekretion aus dem Gehörgang (»Ohrlaufen«) nach relativ geringen Krankheitssymptomen überrascht.

13.6 · Erkrankungen von Ohren, Nase und Rachen

■■■ **Diagnose.** Für die Diagnose ist besonders im Säuglingsalter die Schmerzhaftigkeit bei Druck auf den Tragus ein wichtiger Hinweis. Sie wird gesichert durch den Trommelfellbefund bei der Otoskopie: Rötung, Blasenbildung und Vorwölbung.

■■■ **Behandlung.** Bei unkomplizierter akuter Otitis media werden systemisch Analgetika bzw. Antipyretika (Paracetamol) und abschwellende Nasentropfen verabreicht. Schmerzstillende Ohrentropfen, die das Trommelfellbild nicht verändern dürfen (z. B. Otalgan, Oto-Flexiole) haben keinen gesicherten Effekt. Nur selten ist bei entsprechender Indikation eine Parazentese vonnöten, z. B. bei vorgewölbtem Trommelfell, Ausbleiben der Spontanperforation, Komplikationen wie Fazialislähmung u. a. zu Beginn der Erkrankung. Bei stärkeren Allgemeinerscheinungen und klinisch erkannter Otitis media purulenta muss entsprechend den erfahrungsgemäß verantwortlichen Erregern mit Erythromycin, Amoxicillin oder Cephalosporinen behandelt werden.

Bei rezidivierenden Otitiden kann eine Rachenmandelhyperplasie als begünstigender Faktor im Spiel sein. In diesem Fall ist eine Adenotomie hilfreich.

Mastoiditis

Länger anhaltendes Fieber und ein verzögerter Krankheitsverlauf bei einer Otitis sind verdächtig auf eine Komplikation, in erster Linie auf eine Mastoiditis. Das Übergreifen der Entzündung auf das Antrum und den Warzenfortsatz verrät sich zumeist durch lokale Symptome: Verdrängung der Ohrmuschel (Abb. 13.10), ödematöse Schwellung und Druckempfindlichkeit über dem Warzenfortsatz. Ein CT ist obligat. Therapeutisch muss eine intravenöse Antibiotikatherapie zur Anwendung kommen. Wenn kurzfristig keine Besserung eintritt, muss eine Antrotomie erwogen werden.

Bei Säuglingen zieht die Mittelohrentzündung mitunter Durchfall als Begleitsymptom nach sich. Eine blande verlaufende Warzenfortsatzentzündung bezeichnet man als okkulte Mastoiditis. Sie tritt bei Säuglingen gelegentlich als Ursache schwerer Gedeihstörungen mit Durchfall in Erscheinung.

Glücklicherweise seltene Komplikationen sind die otogene Meningitis purulenta bzw. der otogene Hirnabszess und die septische Sinusthrombose. Beide erfordern eine sofortige operative Behandlung.

Die Triade aus Otitis media, Lähmung des M. rectus externus und Schmerzen in der homolateralen Orbita

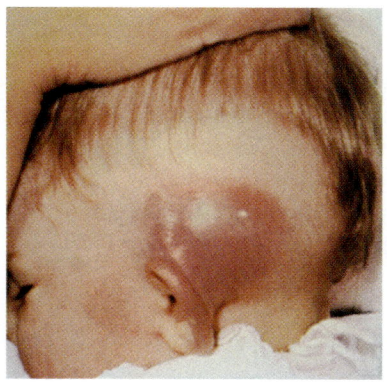

◘ **Abb. 13.10. Mastoiditis (stark fortgeschritten)** mit Rötung, Überwärmung und druckschmerzhafter Weichteilschwellung über dem Mastoid

werden durch eine Petrositis verursacht und als Gradenigo Syndrom bezeichnet.

Otitis media chronica

Sie ist als selbständiges Krankheitsbild anzusehen. Während bei der akuten Otitis media Schleimhauteiterungen im Vordergrund stehen, ist der Verlauf der chronischen Otitis media durch knochenzerstörende Prozesse bestimmt (Cholesteatom). Eine operative Therapie ist unumgänglich. Als therapieresistenter Erreger ist vor allen Dingen Pseudomonas aeruginosa anzusehen. Die Trommelfellperforation ist bei der akuten Form in der Regel zentral, bei der chronischen randständig gelegen.

Eine Schwerhörigkeit durch eine Schallleitungsstörung im Gefolge einer Mittelohrentzündung sollte möglichst schon in der pädiatrischen Praxis durch den Rinne-Versuch oder mit Hilfe einfacher audiometrischer Untersuchungen (Screeningaudiometer) getestet werden.

Seromukotympanon

(Syn.: *Seromuköse Mittelohrentzündung, Paukenerguss*)

Rasch auftretende Schwerhörigkeit ist auch das Leitsymptom einer seit 20 Jahren hierzulande zunehmend häufiger beobachteten Form der chronischen Otitis exsudativa, das sog. Seromukotympanon. Hiervon werden am häufigsten 4- bis 8jährige Kinder betroffen.

■■■ **Anamnese.** Die Eltern klagen häufig über eine zunehmende Unaufmerksamkeit oder einen schulischen Leistungsabfall ihres Kindes, das oft auf Fragen (oder Geräusche) nicht reagiert. Der kleine Patient empfindet dabei keine Schmerzen und äußert daher selbst auch keine Beschwerden.

■■■ Pathogenese. Pathogenetisch kommt es offenbar durch Belüftungsstörungen (Adenoide, Tubeninsuffizienz) in der Paukenhöhle zur Absonderung eines sterilen Ergusses von gallertig-muköser Konsistenz, der Eiweiß, Cholesterin und Mukopolysaccharide enthält.

■■■ Diagnose. Da der Trommelfellbefund bei Seromukotympanon völlig uncharakteristisch ist, kann der Kinderarzt zu seiner Erkennung nur durch die Feststellung einer Schallleitungsschwerhörigkeit beitragen. Ergänzend werden audiometrische Untersuchungen durchgeführt (Impedanzaudiometrie, Tympanometrie).

■■■ Therapie. Bei Verdacht auf einen Paukenhöhlenerguss wird eine probatorische Parazentese mit Sekretabsaugung vorgenommen. Falls sich der Paukenhöhlenerguss als mukös erweisen sollte, wird ein Paukenhöhlenröhrchen aus Kunststoff mit angewulsteten Rändern in die Parazenteseöffnung eingesetzt, das mehrere Wochen liegenbleiben muss. Diese Maßnahme normalisiert das Hörvermögen und führt zur Abheilung der exsudativen Schleimhautentzündung.

13.6.7 Krankheiten des Innenohres

Erkrankungen des Hör- und Gleichgewichtsorgans treten bei Kindern als angeborene und erworbene Störungen in Erscheinung. Schwere **angeborene Hörschäden** sind entweder erbbedingt oder pränatal exogen entstanden (▶ z.B. Rötelnembryopathie, S. 94). Häufig weisen erst Sprech- und Sprachstörungen auf Hörschäden hin. Besteht der Verdacht auf eine Hörstörung, so ist eine Audiometrie indiziert. Bei Säuglingen müssen oto-akustische Potentiale abgeleitet werden. **Postnatal erworbene Schwerhörigkeit bzw. Taubheit** kann durch zerebrale Erkrankungen (Meningitis, Enzephalitis), toxische Schäden (z.B. Aminoglykoside), Mumps oder eine chronische Otitis media oder auch durch Gendefekte (x-chromosomal dominant: Alport Syndrom) verursacht sein. Für die Diagnose von **Vestibularisschäden** mit Gleichgewichtsstörungen ist u.a. die Untersuchung auf Spontannystagmus wichtig.

13.7 Erkrankungen von Kehlkopf, Trachea und Bronchien

> Das Kruppsyndrom spielt unter den akuten Notfallsituationen im Kindesalter eine bedeutende Rolle: Am häufigsten ist die *sub*glottische Laryngitis, die auf einer Virusinfektion beruht und meist gutartig verläuft. Der rezidivierende Krupp (»spasmodic«) ist häufig durch Allergien bedingt und ebenfalls gutartig, während der bakteriell bedingte Krupp meist progredient ist. Die supraglottische Laryngitis (Epiglottitis) kann rasch zu einer dramatischen Verschlechterung führen, hat in den letzten Jahren jedoch aufgrund einer hohen Durchimmunisierungsrate mit einem HiB-Impfstoff im Rahmen der Grundimmunisierung an Häufigkeit rapide abgenommen. Differentialdiagnostisch ist bei allen Laryngitiden an die seltene Kehlkopfdiphtherie zu denken. – Unter den Tracheobronchitiden bedürfen die obstruktive Form und die Bronchiolitis besonderer Therapiemaßnahmen. Am schwersten betroffen sind Kinder mit maligner stenosierender Laryngotracheobronchitis. – Bei der chronischen Bronchitis ist auch an Bronchiektasen und eine Mukoviszidose zu denken. – Das Asthma bronchiale ist die häufigste chronische Erkrankung der Atemwege im Kindesalter. Ihm liegt eine chronisch eosinophile Entzündung mit einer Hyperreagibilität des Bronchialsystems, meist als Folge einer Allergie, zugrunde. – Im Gegensatz zur Typ I-Allergie des Asthma bronchiale beruht die seltene allergische Alveolitis auf einer allergischen Reaktion der Lunge vom Typ III, z.B. gegenüber Aktinomyceten (Farmerlunge) oder Taubenkot (Taubenzüchterlunge).

13.7.1 Tumoren des Kehlkopfes

Gutartige **Papillome** an den Stimmbändern sind bei Kindern selten. Sie führen zu Heiserkeit und bei ausgedehntem Befall zu inspiratorischem Stridor. Die Behandlung besteht in einer mehrfach durchzuführenden Abtragung und/oder in der Gabe von Leukozyteninterferon. Häufiger sind die sog. **Sänger- bzw. Schreiknötchen,** fibromatöse Gebilde am Stimmbandrand. Sie bilden sich bei Stimmschonung meist von selbst zurück.

13.7.2 Entzündungen des Kehlkopfes

Kruppsyndrom
Unter der Bezeichnung Kruppsyndrom werden verschiedene Krankheitsbilder mit einer Stenosierung im oberen

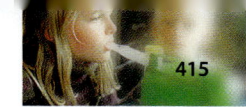

Atemwegstrakt zusammengefasst, die als *Leitsymptome* einen bellenden Husten und meist einen inspiratorischen Stridor aufweisen. Trotz der gemeinsamen Symptomatik unterscheiden sich die Krankheitsbilder aufgrund der Lokalisation der Entzündung und der Ätiologie. Bei der subglottischen Laryngitis (Pseudokrupp) kommt es – meist in den Abendstunden oder nachts – nach initialen Infektzeichen, oder auch ohne Vorboten, zu einem bellenden Husten, der – je nach Schweregrad (◘ Tabelle 13.3) – von einer mehr oder weniger stark ausgeprägten inspiratorischen Atembehinderung mit Stridor gefolgt werden kann.

■■■ **Ursache.** Ursache ist eine Virusinfektion, meist mit Parainfluenza-Viren. Kommt durch absteigende Infektion und Beteiligung von Trachea und Bronchien eine exspiratorische Atembehinderung hinzu, so spricht man von einer Laryngotracheitis oder Laryngotracheobronchitis. Ein zu Rezidiven neigender Krupp (»spasmodic croup«) wird oft durch Allergien ausgelöst. Er weist meist einen gutartigen und kurzen Verlauf auf.

Von der Kruppkrankheit werden ältere Säuglinge und Kleinkinder betroffen, Knaben häufiger als Mädchen, dicke Kinder häufiger als schlanke.

■■■ **Differentialdiagnose.** Maligne Laryngotracheobronchitis ▶ s. S. 419. Bei der Kehlkopfdiphtherie entwickelt sich die Larynxstenose langsamer (◘ Tabelle 13.3). Akute Atemnot mit inspiratorischem Stridor wird auch durch einen hochsitzenden Fremdkörper oder durch ein Glottisödem hervorgerufen, das wiederum durch eine eitrige Entzündung der Umgebung (z. B. Zungengrund), durch Einatmen ätzender Dämpfe, durch Verbrühung, durch Insektenstich oder durch Intubation bei Inhalationsnarkose bedingt sein kann. Ferner ist an einen Laryngospasmus bei rachitogener Tetanie zu denken. – Jeder Krupp sollte möglichst stationär in einer Kinderklinik behandelt werden.

■■■ **Therapie.** Die Therapie richtet sich nach dem Stadium der Krankheit. In einigen Fällen kann der Krupp nach kurzem, bedrohlichem Atemnotanfall rasch wieder abklingen. In anderen Fällen kann sich ein lebensgefährliches Erstickungsbild mit Tachykardie, graublasser Hautfarbe und Apathie entwickeln. Da es durch Verschleppung der Krankheit immer wieder zu Todesfällen kommt, muss sofort eine Therapie einsetzen, die sich an den Schweregraden orientiert (◘ Tabelle 13.4).

◘ **Tabelle 13.3.** Differentialdiagnose des Kruppsyndroms

	Subglottische Laryngitis			Supraglottische Laryngitis (Epiglottitis)	Kehlkopfdiphtherie
	Viraler Krupp	**Bakterieller Krupp**	**»Spasmodic« Krupp**		
Lebensalter	6 Monate–3 Jahre	2–6 Jahre	2–6 Jahre	2–6 Jahre	Jedes Alter
Häufigkeit	Häufig	Selten	Weniger häufig	Weniger häufig	Selten
Ätiologie	Viren (Parainfluenza)	Bakterien (Staphylokokken, Haemophilus influenzae)	Allergie	Bakterien (Haemophilus influenzae)	Corynebacterium diphteriae
Stimme	Heiser	Heiser	Heiser	Kloßig	Aphonisch
Leukozyten	Normal	Erhöht	Normal	Stark erhöht	Mäßig erhöht
Verlauf	Meist gutartig Besserung nach 1–3 Tagen	Meist progredienter Verlauf	Stets gutartig Besserung nach Stunden	Progredienter Verlauf mit zunehmender Verschlechterung, fast immer Intubation oder Tracheotomie erforderlich	Verschiedene Formen: 1. Lokalisiert 2. Progredient 3. Toxisch: Intubation und Tracheotomie

◘ Tabelle 13.4. Stadieneinteilung und Therapie der subglottischen Laryngitis

Phase I	Phase II	Phase III	Phase IV
Symptome Bellender Husten oder Schluckbeschwerden	Stridor Einziehungen im Jugulum, Epigastrium	Stridor Zusätzliche Einziehungen der seitlichen Thoraxpartien Atemnot Tachykardie Hautblässe Unruhe, Angst	Stridor Maximale inspiratorische Einziehungen Höchste Atemnot Puls klein, frequent Zyanose Sopor
Therapie Frischluft Sedierung Sekretolyse (orale Flüssigkeitszufuhr + Sekretolytika)	Zusätzlich: Kaltluftverneblung Glukokortikoide (Prednison: Rectodelt)	Zusätzlich: Parenterale Flüssigkeitszufuhr + Sekretolytika i. v. Glukokortikoide i. v. Adrenalininhalation (Mikronephrin über Überdruck) O_2-Gabe, evtl. Antibiotika (Amoxicillin p. o. bzw. Ampicillin i. v.)	Zusätzlich: Antibiotika (Ampicillin i. v.) Intubation und Beatmung im Notfall: Tracheotomie

Im Wesentlichen besteht die Therapie in einer **Beruhigung** von Kind und Mutter, unterstützt durch eine medikamentöse **Sedierung** (Promethazin, Chloralhydrat, Diazepam, Barbiturate) unter Intubationsbereitschaft eine **Sekretverflüssigung** durch Flüssigkeitszufuhr, Kaltvernebler (**Cave!**, da hier evtl. ein Bronchialspasmus ausgelöst werden kann) medikamentöse Sekretolytika (N-Azetylzystein, Carbocystein, Ambroxol) und Gabe von **Glukokortikoiden** (Prednison, Prednisolon), evtl. hochdosiert (2–4–6 mg/kg KG/24 h). In der Klinik erfolgt bei schweren Formen eine parenterale Flüssigkeitszufuhr zu den bereits erwähnten Maßnahmen sowie die Inhalation von O_2 und razemischem Adrenalin (Mikronephrin, bzw. Suprarenin) durch eine Maskenüberdruckbeatmung. Bei den schwersten Formen sind eine nasotracheale Intubation oder im Notfall eine Tracheotomie nicht zu umgehen.

Akute phlegmonöse Epiglottitis

■■■ **Ätiologie.** Die akute Epiglottitis ist ein schweres Krankheitsbild, das als seltene Sonderform des Kruppsyndroms gelten kann und durch **Haemophilus influenzae Typ B** hervorgerufen wird. Sie kommt zu jeder Jahreszeit vor und betrifft in erster Linie Kleinkinder von 2–6 Jahren, die meist plötzlich aus voller Gesundheit oder nach einem banalen Infekt mit kloßiger Sprache und Schluckschmerzen erkranken. Aufgrund der Schwere der Erkrankung und auch der durch Haemophilus influenzae Typ B verursachten Meningitis wird heute im Säuglingsalter zusammen mit den anderen Impfungen eine aktive Immunisierung mit einem HiB-Impfstoff empfohlen. Die Inzidenz der Erkrankung ist, bedingt durch die Durchimmunisierung in den letzten Jahren, erheblich zurückgegangen.

■■■ **Ursachen.** Pathologisch-anatomisch liegt der akuten Epiglottitis ein starkes supraglottisches Ödem mit leukozytärer Infiltration zugrunde, das auch auf den Retropharynx übergehen und teilweise abszedieren kann. Die Epiglottisschwellung ist gelegentlich bei der Racheninspektion zu sehen und imponiert bei der Laryngoskopie als eine prall geschwollene Kugel, die einer Kirsche ähnlich sieht (◘ Abb. 13.11). Die Racheninspektion darf nur in Tracheotomiebereitschaft vorgenommen werden. Einfacher ist eine seitliche Röntgenaufnahme des Halses bei gestrecktem Kopf, die gleichfalls die geschwollene Epiglottis sichtbar macht.

■■■ **Klinik.** Das klinische Bild verschlechtert sich rasch, oft vergehen von den ersten Symptomen bis zur Atemnot nur wenige Stunden. Nach einem inspiratorischen Stridor (schnarchende Einatmung) mit oder ohne Heiserkeit findet sich fast immer auch ein **exspiratori-**

13.7 · Erkrankungen von Kehlkopf, Trachea und Bronchien

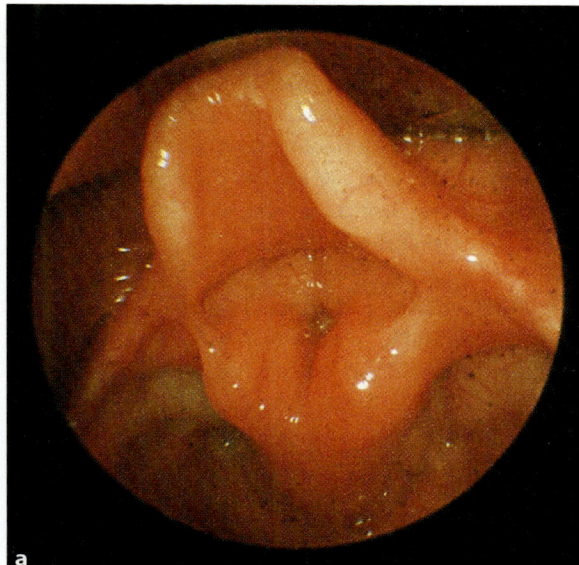

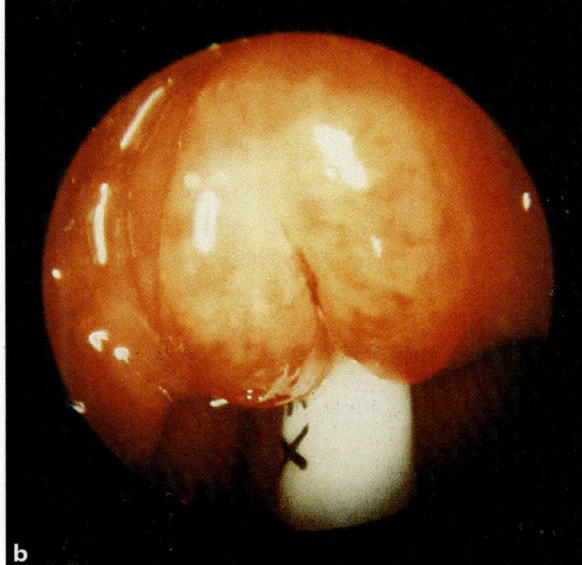

◻ Abb. 13.11. **a** Normale Epiglottis mit Kehlkopfeingang. **b** Massiv geschwollene Epiglottis mit liegendem Tubus im Kehlkopfeingang bei Epiglottitis.

se (15 000–20 000 oder mehr), die in differentialdiagnostischer Hinsicht von Bedeutung ist (◻ s. Tabelle 12.3).

■■■ **Therapie.** Angesichts des septischen Bildes und der bakteriellen Genese ist eine sofortige Antibiotikabehandlung zusätzlich zu einer hochdosierten Therapie mit Glukokortikoiden notwendig: Ampicillin i. v., bei Verdacht auf Ampicillin-resistente Haemophilus-influenzae-Erreger Cefotaxim, Ceftriaxon oder Chloramphenicol. Außerdem muss das Kind sediert werden. Fast immer ist eine nasotracheale Intubation, seltener eine Tracheotomie, erforderlich. Man wählt dabei einen Nasotrachealtubus aus, dessen Größe eine Nummer unter der altersgemäßen Durchschnittsgröße liegen sollte. Nach der Intubation sind Feuchtluftvernebelung (Ultraschall) und tracheales Absaugen sowie anhaltende Sedierung vordringlich.

> **Merke**
>
> Akute Infekte oder Allergien im Bereich des Larynx kommen fast ausschließlich im Kleinkindalter vor. Ein bellender Husten, Heiserkeit sowie ein mehr oder weniger stark ausgeprägter inspiratorischer Stridor können eine sich rasch entwickelnde Atemnot bedingen, die ein sofortiges therapeutisches Handeln erfordert. Differentialdiagnostisch muss beim Kruppsyndrom zwischen der klassischen subglottischen Laryngitis (»Pseudokrupp«), dem sog. »Spasmodic« Krupp und der Epiglottitis unterschieden werden.

13.7.3 Fremdkörper der Luftwege

■■■ **Ätiologie.** Fremdkörperaspirationen in die Luftwege sind bei Kleinkindern nicht selten. Meist sind es kleinere Gebilde, die die Glottis passieren: Münzen, Nägel oder Nahrungsmittel, vor allem Nüsse.

■■■ **Klinik.** Die Eltern werden auf das Ereignis in der Regel durch einen starken Hustenanfall aufmerksam, dem dann in Abständen weitere, keuchhustenähnliche Attacken folgen. Gelegentlich wird eine Fremdkörperaspiration als Krupp oder als Asthma verkannt.

Bei der klinischen Untersuchung findet man auf der betroffenen Seite häufig einen hypersonoren Klopfschall und ein abgeschwächtes Atemgeräusch, da ein größerer Bronchialfremdkörper zunächst eine Ventilstenose hervorrufen kann. Stets ist eine Röntgenaufnahme ange-

sches Röcheln (Karcheln). Anders als bei der akuten Laryngitis ist kein bellender Husten vorhanden, vielmehr werden Schmerzen beim Schlucken (auch in die Ohren ausstrahlend) angegeben oder ständige Schluckbewegungen beobachtet. Auch eine schmerzhafte Schwellung der Hyoidgegend und Kieferwinkelödeme mit Lymphknotenschwellung können vorhanden sein. Die Körpertemperatur bewegt sich zwischen 38 und 40 °C, und im Blutbild besteht fast immer eine ausgeprägte Leukozyto-

zeigt. Hier findet sich meist eine Blähung auf der betroffenen Seite. Bei der Inspiration verlagert sich das Mediastinum zur kranken, bei der Exspiration zur gesunden Seite (Abb. 13.27, S. 437). Bei einem Teil der Fälle findet sich trotz auffälliger klinischer Symptomatik kein röntgenologischer Hinweis. Wird die Aspiration nicht entdeckt, kommt es auf dem Boden von Atelektasen zu Infektionen, die zu chronischen Pneumonien und Bronchiektasenbildung führen können. Meist finden sich Fremdkörper im rechten Hauptbronchus, seltener im linken oder in Larynx und Trachea.

∎∎∎ **Therapie.** Fremdkörper müssen mit Hilfe der Bronchoskopie extrahiert werden.

13.7.4 Akute Entzündungen des Tracheobronchialbaums

Akute Tracheobronchitis, akute Bronchitis

Die akute Tracheobronchitis ist eine sehr häufige Kinderkrankheit, die nicht primär entsteht, sondern an eine Rhinopharyngitis anschließt. Wenn die Symptome der Pharyngotracheitis abgeklungen sind, bleibt die Bronchitis – auch bei unkompliziertem Verlauf – noch einige Tage bestehen. Der zunächst trockene, vor allem nächtliche Husten wird allmählich lockerer und fördert – jedenfalls bei älteren Kindern – schleimiges bis eitriges Sekret zutage.

Bei der Auskultation sind über den Lungen Rhonchi sonori (Brummen und Giemen) oder auch mittel- bis grobblasige Rasselgeräusche zu hören. Das Allgemeinbefinden der Kinder ist gestört, ihre Temperatur jedoch oft nur anfangs erhöht. Nach höchstens 2 Wochen sind im Allgemeinen die Symptome verschwunden. Je nach Symptomatik sind Inhalationen über einen Düsenvernebler, z. B. mit NaCl und/oder die Gabe von sekretverdünnenden Hustensäften angezeigt. Hustensedativa (Kodein) sollten nur bei trockenem, nicht-produktivem Reizhusten verabreicht werden. Bei Fieber, grünlich-gelblichem Nasensekret und/oder Auswurf sind Antibiotika oft nicht zu umgehen.

Obstruktive Bronchitis

(Syn.: *asthmatische Bronchitis, spastische Bronchitis*)

Bei zahlreichen Säuglingen und Kleinkindern wird die akute Bronchitis durch eine Verengung der Atemwege kompliziert. Daran sind in dieser Altersgruppe vornehmlich eine Schleimhautschwellung und -sekretion, weniger ein Bronchospasmus, beteiligt. Die Diagnose »spastische« Bronchitis ist daher irreführend. Obwohl ein asthmaähnliches Bild entsteht, ist auch der synonym gebrauchte Begriff »asthmatiforme« Bronchitis nicht korrekt, da nur etwa 30 % der Kinder, die im Säuglingsalter eine obstruktive Bronchitis hatten, später ein Asthma bronchiale entwickeln.

∎∎∎ **Klinik.** Klinisch zeigen die Patienten Giemen, Brummen und/oder Pfeifen (»wheezy bronchitis«) im Exspirium, die z. T. mit erheblicher Atemnot einhergehen können (Abb. 13.12).

∎∎∎ **Pathogenese.** Ursache sind virale Infektionen mit Parainfluenzaviren, Adenoviren oder Viren der Echo- bzw. Coxsackiegruppe.

Voraussagen darüber, welche Kinder später ein Asthma entwickeln, sind schwer zu treffen. Bei Erhöhung des IgE, allergischer Manifestation an anderen Organen (Ekzem), schweren, rezidivierenden Verläufen und Allergien bei Verwandten 1. Grades ist ein hohes Risiko anzunehmen.

∎∎∎ **Therapie.** Im akuten Stadium wird eine Inhalationstherapie mit NaCl plus Salbutamol (β_2-Sympathomimetikum) über einen Düsenvernebler, je nach Schwere der Symptomatik auch die Gabe von Glu-

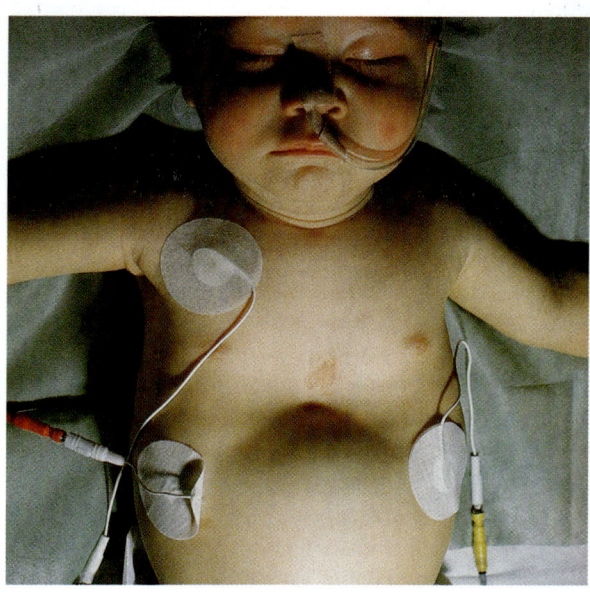

◻ **Abb. 13.12. Sternale Retraktionen** bei obstruktiver Tracheo-Bronchitis eines 6 Monate alten Säuglings

kokortikoiden (2 mg/kg KG/24 h) empfohlen. Bei produktivem Husten kann eine Sekretolyse mit N-Azetylzystein oder Ambroxol (p. o.) sinnvoll sein.

Bronchiolitis

Die Bronchiolitis kann als *schwerste Form der akuten obstruktiven Bronchitis* bezeichnet werden. Sie ruft bei Säuglingen und jüngeren Kleinkindern ein bedrohliches Krankheitsbild hervor, das bei einer ausgedehnten Entzündung der Bronchiolen wie die schwer verlaufende Erstmanifestation eines Asthma bronchiale imponiert.

■■■ **Ätiologie.** Auslösende Ursachen sind RS-, gelegentlich Parainfluenzaviren (▶ S. 406) und sekundär vermutlich Bakterien: Haemophilus influenzae wird häufig im Nasen-Rachen-Schleim der Patienten nachgewiesen.

■■■ **Klinik.** Im klinischen Bild stehen Fieber, schwere exspiratorische Dyspnoe, Nasenflügeln und blasszyanotisches Hautkolorit im Vordergrund, die durch eine Obstruktion der peripheren Atemwege mit konsekutiver extremer Überblähung bedingt sind. Bei der Auskultation hört man ein feinblasiges Rasseln oder ein sehr leises Atemgeräusch, kein Giemen wie bei der obstruktiven Bronchitis.

■■■ **Röntgenbild.** Auf dem Röntgenbild ist die Hiluszeichnung verstärkt, die Lungenperipherie gebläht. – Wenn auch einzelne Symptome denen der spastischen Bronchitis ähneln, so verläuft doch die Bronchiolitis im allgemeinen wesentlich schwerer. Die exspiratorische Atembehinderung wird nicht durch einen Spasmus, sondern durch die stenosierende Schleimhautentzündung der Bronchiolen hervorgerufen.

■■■ **Therapie.** Spasmolytika sind daher in der Therapie wirkungslos. Parenterale Flüssigkeitszufuhr, O_2-Gabe, Sedierung, Maskeninhalation stehen im Vordergrund. Um Sekundärinfektionen zu verhüten, sollten Antibiotika (Erythromycin) verabreicht werden. Glukokortikoide sind in ihrer Wirksamkeit umstritten, bei schweren Verläufen kann man sie diesen Kindern (in hoher Dosis: 5 mg/kg KG) nicht vorenthalten.

Maligne, stenosierende Laryngotracheobronchitis

Dieses schwere Krankheitsbild betrifft nur Kleinkinder und wird vermutlich durch Viren in Kombination mit Haemophilus influenzae B und Streptokokken ausgelöst. Man könnte es auch als schwere progrediente Form des Kehlkopfkrupps bezeichnen: Schwellung, Sekret- und Membranbildung greifen rasch auf die Bronchien über; damit tritt die exspiratorische Komponente des Stridors mehr in den Vordergrund. Die Tracheotomie bringt hier nicht sofort Linderung, erlaubt aber doch ein besseres Absaugen des tiefersitzenden zähen Sekrets. Die parenterale Gabe von Glukokortikoiden und Antibiotika (Ampicillin i. v.) ist obligat.

13.7.5 Chronische Entzündungen des Tracheobronchialbaums (bronchitisches Syndrom)

Chronische Bronchitis

Von **rezidivierender Bronchitis** bzw. komplizierter Bronchitis mit rekurrierendem Verlauf spricht man, wenn sich 3 Episoden von mindestens 14 tägiger Dauer innerhalb eines Jahres ereignen.

Eine **chronische Bronchitis** ist bei Kindern im Allgemeinen ein Bronchialkatarrh, der länger als 3 Monate während eines Jahres anhält. Sinubronchitis, Bronchiektasen, Fremdkörper etc. müssen ursächlich ausgeschlossen werden. Oft ist eine Schädigung der Bronchialwand, etwa durch Keuchhusten oder mit sog. »asthmogenen« Viren (Adeno-, Parainfluenza-, RS-Viren) vorangegangen, die das Entstehen eines **hyperreagiblen Bronchialsystems** begünstigen. Ursache dieser Hyperreagibilität ist eine chronische Entzündung der Bronchialschleimhaut. Fraglos gibt es daneben aber auch eine familiäre Organdisposition: Einzelne Kinder erkranken – ohne fassbare Vorschädigung – im Anschluss an »banale« Infekte immer wieder an einer Bronchitis.

> **Merke**
>
> Eine Atemwegsobstruktion im Säuglingsalter ist meistens die Folge einer viralen Infektion, seltener von Allergien, Missbildungen oder einer zystischen Fibrose. Die Bronchiolitis stellt eine Sonderform mit schwerem Verlauf und relativer Therapieresistenz dar. Im Gefolge dieser durch RS-Viren bedingten Entzündung der kleinen Atemwege entsteht häufig eine bronchiale Hyperreagibilität, die chronische Atemwegssymptome unterhält.

Sinubronchitis

Bei diesem Krankheitsbild sind Nasennebenhöhlen und Luftwege gemeinsam befallen. Es wird vermutet, dass die Sinusitis durch die abfließenden Sekrete direkt, oder indirekt auf hämatogenem Wege, die Bronchitis unterhält, so dass ein chronisch-rezidivierendes Leiden entsteht. Husten, vor allem attackenweise in der Nacht, längerdauernder Schnupfen, Kopfschmerzen, Druckempfindlichkeit der Oberkiefer (Sinusitis maxillaris) weisen diagnostisch den Weg. Bei allen Kindern mit anhaltendem Schnupfen oder behinderter Nasenatmung und chronischer Bronchitis sollte man an eine Sinubronchitis denken.

Die Diagnose wird wahrscheinlich durch die Röntgenbefunde: Verschattungen der Nebenhöhlen (von begrenztem Wert) und ein Infekthilus, der durch einen verbreiterten, fleckig verdichteten und zur Peripherie grobstreifig aufgefaserten Hilusschatten gekennzeichnet ist. Auch bei anderen akuten und chronischen Entzündungen der Atemwege finden sich Infekthili, so dass dieser Befund nicht als spezifisch zu werten ist. Die sichere Diagnose einer Sinusitis ist durch ein CT möglich, jedoch ist die sorgfältige Abwägung der Durchführung wegen der hohen Kosten notwendig. Bei rechtzeitiger Diagnose und Behandlung mit Antibiotika ist die Prognose der Sinubronchitis gut. Spontane Abheilung ist möglich. In der Regel wird eine Besserung jedoch erst nach Beseitigung der Sinusitis erzielt (▶ S. 408). Eine Klimakur kann günstig sein.

Bronchiektasen

■■■ **Pathogenese.** Bronchiektasen kommen bei Kindern als *angeborene* Fehlbildung oder erworben nach verschiedenen Krankheiten vor, z. B. nach Keuchhusten, schweren bakteriellen Infektionen (z. B. bei Mukoviszidose, ziliarer Dyskinesie, Asthma), chronisch-rezidivierender Bronchitis, Fremdkörperaspiration. Aber auch in diesen Fällen wird eine angeborene Wandschwäche als Basis der chronisch-entzündlichen Bronchialerweiterung vermutet.

■■■ **Klinik.** Chronischer Husten mit morgendlicher Entleerung von reichlichem, meist eitrigem Sputum ist bei älteren Kindern charakteristisch. Jüngere Kinder dagegen verschlucken den Auswurf meistens. Auskultatorisch finden sich ständig Rasselgeräusche an umschriebenen Stellen, z. B. über den Unterfeldern. Gelegentlich treten Fieber und pneumonische Schübe auf. Die Kinder magern ab und bekommen schließlich eine Akrozyanose mit Uhrglasnägeln und Trommelschlegelfingern.

Röntgenologisch sind wechselnde Verdichtungen und eine ausgesprochen wabige Struktur in den Unterfeldern verdächtige, aber nicht beweisende Befunde. Diese werden erst durch die Computertomographie (Spiral-CT) geliefert, die bei Kindern in Zusammenarbeit mit einem Anästhesisten vorgenommen werden sollte. Man findet zylindrische oder sackförmige Ektasien.

■■■ **Therapie.** Therapeutisch von Bedeutung sind eine Sekretverflüssigung, z. B. durch N-Azetylzystein, »Bronchialtoilette« (Abhustenlassen in Quincke-Hängelage, Abklopfen, »autogene« Drainage, Atemgymnastik) und eine konsequente Antibiotikaanwendung nach bakteriologischer Diagnostik und Resistogramm. Eine partielle Lungenresektion kommt nur bei nicht beeinflussbaren, lokalisierten Prozessen, nicht aber bei generalisierten Bronchiektasen in Frage.

13.7.6 Mukoviszidose (cystische Fibrose: CF)

■■■ **Pathogenese.** Bei der Mukoviszidose oder zystischen Fibrose liegt ein autosomal-rezessives Erbleiden vor, bei dem es infolge einer abnormen Zusammensetzung der Sekrete exokriner Drüsen zur Obstruktion der Drüsenausführungsgänge mit zystisch-fibröser Umwandlung der befallenen Organe kommt. Es ist gelungen, den Gendefekt auf einem engumgrenzten Abschnitt des langen Chromosomen-7-Arms zu lokalisieren. Neben einer Hauptmutation (Δ F 508), die in unseren Bereichen bei 70 % aller CF-Patienten, in südlichen Ländern bei weniger Patienten zu finden ist, gibt es zahlreiche weitere Mutationen – bisher wurden nahezu 1000 entdeckt – die möglicherweise unterschiedliche klinische Verläufe zeigen. Der Gendefekt ist verantwortlich für eine »falsche« Proteinfaltung und dadurch einen gestörten intrazellulären Transport des sog. CFTR-Proteins (CF transmembranons regulator) an die Zelloberfläche (ΔF508) oder – je nach Mutationstyp – für eine fehlerhafte Proteinzusammensetzung, gestörte Proteinsynthese bzw. eine reduzierte Leitfähigkeit des CFTR-Proteins. Dieses Protein ist in seiner Struktur aufgeklärt (◘ Abb. 13.13) und mit dem cAMP abhängigen Cl^--Kanal identisch. Das Fehlen des Proteins bzw. der Defekt in der Proteinstruktur bedingt eine Reduktion der Cl^--Kanäle bzw. eine Verminderung der Leitfähigkeit für Cl^- und

13.7 · Erkrankungen von Kehlkopf, Trachea und Bronchien

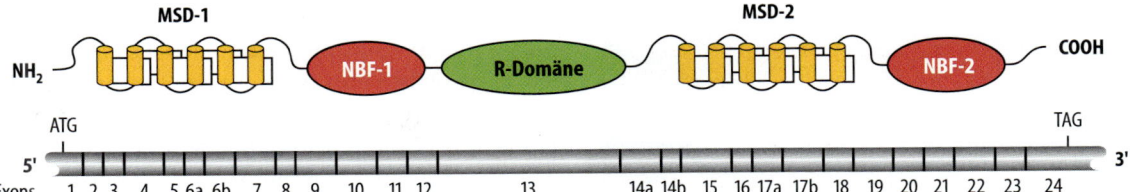

Abb. 13.13. **Das CF-Gen, das das CFTR-Protein kodiert, besteht aus 27 Exons und liegt auf dem langen Arm von Chromosomen 7.** Das Gen codiert das sog. CFTR-Protein (CF transmembraneous regulator protein), das identisch mit dem cAMP-abhängigen Cl$^-$-Kanal in der Zellmembran sekretorischer Drüsen ist. Durch Deletion von 3 Basenpaaren des insgesamt 250 000 Basenpaare enthaltenden relativ großen Gens in Exon 10 kommt es z. B. bei der häufigsten Mutation im Genprodukt (CFTR) zur Deletion von Phenylalanin (ΔF) in Position 508 (ΔF508). Insgesamt setzt sich CFTR aus 1480 Aminosäuren zusammen. Das Fehlen von Phenylalanin (F) ist dafür verantwortlich, dass – wahrscheinlich durch eine falsche Faltung – zu wenig Protein an die Zellmembran transportiert wird. Bei anderen Mutationstypen ist der intrazelluläre Proteintransport durch andere Mechanismen gestört und/oder es stehen genügend Proteinmoleküle mit allerdings reduzierter Cl$^-$-Leitfähigkeit an der Zellmembran zur Verfügung. CFTR besteht jeweils aus zwei membranspannenden (MSD), zwei Nukleotid-bindenden (NBF) sowie einer regulatorischen Domäne (R). Mit letzterer reagiert cAMP. Der Defekt bei der ΔF508 Mutation ist in der NBF-1-Region lokalisiert.

führt zu den charakteristischen Sekretveränderungen der exokrinen Drüsen.

Der »basale« Defekt bedingt eine abnorme Zusammensetzung der Sekrete von Pankreas, Bronchialdrüsen, Drüsen des Verdauungstraktes und anderer muköser Drüsen, mit der obligat auch eine krankhafte Steigerung des Natrium- und Chlorgehalts im Schweiß einhergeht. Die Viskosität der Sekrete ist erhöht, so dass es zur Gerinnung und Präzipitation in den Acini und Ausführungsgängen kommt. Die Dünndarmschleimhaut ist ebenfalls von einem zähviskösen Sekret überzogen. Die mit Sekretpräzipitaten ausgefüllten Drüsengänge der exokrinen Drüsen weiten sich aus und obstruieren schließlich durch fibröse Umwandlung. Gleichzeitig kommt es zur Atrophie der Acini mit diffuser Fibrose und leukozytärer Infiltration. Im Pankreas bleiben die Inselzellen zunächst intakt.

Die Produktion des zähen Sekrets zieht vor allem in der Lunge schwerwiegende **anatomische Veränderungen** nach sich. Diese beginnen mit einer Verstopfung der kleinen Bronchien. Danach kommt es zu einem obstruktiven Emphysem, lobulären und segmentalen Atelektasen, lobulären Pneumonien, eitriger Bronchitis, Peribronchitis und Bronchiektasen (Abb. 13.14, 13.15). Die Atemfunktion wird zunehmend gestört, und schließlich resultiert daraus eine Ateminsuffizienz mit pulmonaler Hypertonie und Rechtsherzdekompensation (chronisches Cor pulmonale).

■■■ **Klinisches Bild.** In 5–10 % aller Fälle von Mukoviszidose setzen die Erscheinungen sogleich nach der Geburt ein: Beim **Mekoniumileus** ist das Mekonium durch die abnorme Zusammensetzung der Drüsensekrete von zäher und kittartiger Konsistenz. Es haftet fest an der Darmwand, z. B. des unteren Ileums vor der Bauhin-Klappe. Beim Kontrasteinlauf erkennt man, dass der Dickdarm nicht entfaltet ist. Die Therapie besteht in konservativen Maßnahmen, z. B. rektalen Einläufen mit einer 10 %igen N-Azetylzystein- oder gastrographinhaltigen Lösung bzw. in der operativen Beseitigung des eingedickten Mekoniums.

Nach den ersten Lebenswochen werden bei der zystischen Fibrose hauptsächlich 2 verschiedene Erschei-

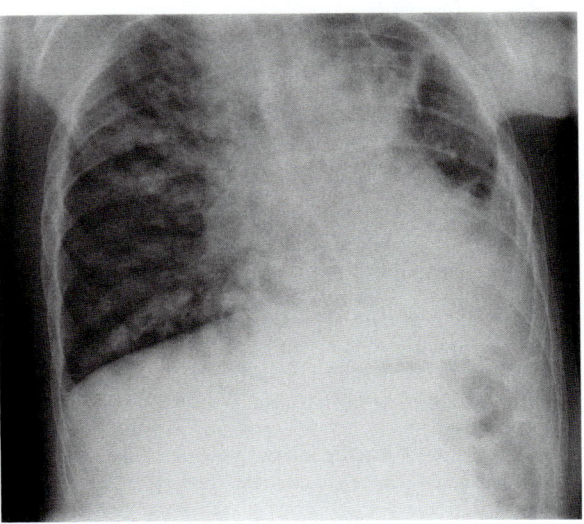

Abb. 13.14. Thoraxübersichtsaufnahme bei einem 4-jährigen Jungen mit Mukoviszidose
Komplette Verschattung des li. Lungenunterfeldes. Weitere Infiltrationen re. und li. paracardial. Re. bis in die Peripherie hineinreichende fleckförmige Infiltrate als Folge von Sekretverhalt. Reichlich wabige Strukturen als Hinweis auf Bronchiektasien. Nach Lobektomie des li. Lungenunterlappens klinisch jetzt über 1 Jahr anhaltende deutliche Besserung.

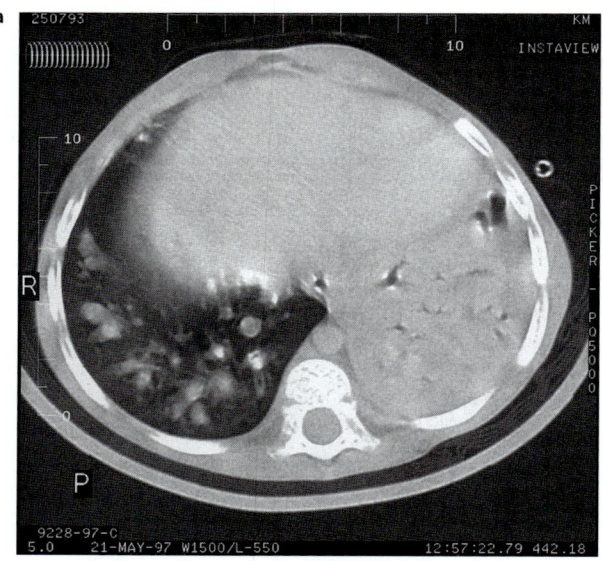

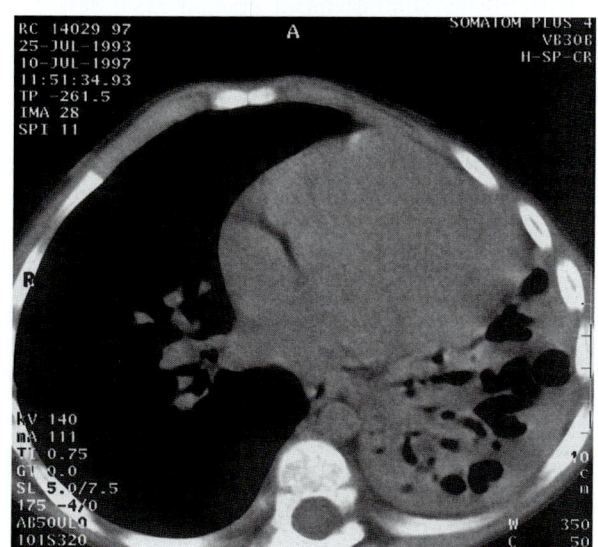

Abb. 13.15. Thorakales CT bei einem 4-jährigen Jungen mit Mukoviszidose (s. Abb. 12.12)
  a Lungenfenster: Sekretverhalt in den Bronchiektasien basal re. und Atelektase bzw. carnefizierte Lunge im Bereich des Lungenunterlappens links
  b Weichteilfenster (nativ): positives Aerobronchogramm in den Bronchiektasien bei carnefiziertem, atelektatischem Lungen Unterlappen links

nungsformen beobachtet, die jedoch in der Regel miteinander kombiniert sind (Abb. 13.16):

1. Die **intestinale Verlaufsform** entsteht durch Verminderung der Verdauungsenzyme, vor allem des Pankreas, infolge Verlegung der Ausführungsgänge und fibröser Umwandlung des Drüsenparenchyms und führt zu einer exokrinen Pankreasinsuffizienz und **chronischen Verdauungsinsuffizienz**. Alle Nahrungsbestandteile, insbesondere aber Fette, werden nur ungenügend in ihre resorbierbaren Bestandteile gespalten. Durchfälle mit massigen, übelriechenden und fettglänzenden Stühlen treten auf infolge osmotischer Wirksamkeit und bakterieller Zersetzung der in den Dickdarm gelangenden, nicht verdauten Nahrungsreste. Die Folgen der chronischen Verdauungsinsuffizienz sind vorgewölbtes Abdomen, Abmagerung und Minderwuchs. Bei jeder Gedeihstörung im Säuglingsalter sollte daher auch an eine Mukoviszidose gedacht werden. Ein **Rektumprolaps** wird bei Kindern mit unbehandelter Pankreasinsuffizienz häufiger beobachtet. Der Appetit ist auffallend gut.

2. Die **pulmonale Verlaufsform** ist häufiger, aber zumeist kombiniert mit intestinalen Erscheinungen. Es gibt aber auch Mukoviszidosekranke, bei denen die bronchopulmonalen Symptome allein ausgebildet sind. Charakteristisch für diese Form ist das Nebeneinander verschiedenartiger anatomischer Veränderungen (s. oben), die sich im Gefolge der Bronchialobstruktion und sekundärer, zumeist infektbedingter Entzündungen einstellen und bei deutlicher Ausprägung (nicht dagegen in den Anfangsstadien) ein typisches Röntgenbild mit Emphysem und disseminierten bronchopneumonischen bzw. atelektatischen Herden hervorrufen (Abb. 13.17). Neben dem Schweißtest (s. S. 424) und einer Lungenfunktionsprüfung ist daher das Röntgenverfahren die wichtigste diagnostische Maßnahme. Bei nicht eindeutigen Schweißtests (3 Tests sind obligat) kann ein molekulargenetischer Nachweis des Gendefektes weiterhelfen.

Entscheidend für die Prognose ist die bei allen CF-Patienten bisher obligate Besiedlung des Atemwegssystems mit einer mukoiden Form von Pseudomonas aeruginosa. Rezidivierende Infektionen und eine hierdurch bedingte Destruktion der Lunge, die mit zunehmender Bronchiektasenbildung einhergehen, bestimmen das klinische Bild beim älteren CF-Patienten.

Im klinischen Bild ist ein wertvolles Frühsymptom ein **quälender Husten**, der so an Pertussis erinnert, dass immer wieder Kinder mit zystischer Fibrose unter der Diagnose eines hartnäckigen Keuchhustens in die Klinik kommen. In späteren Krankheitsstadien weisen die Fassform des Thorax, Uhrglasnägel, Trommelschlegelfinger, gelegentliche Zyanose, Dyspnoe und (bei der Auskultation hörbare) Atemnebengeräusche auf den fortschrei-

13.7 · Erkrankungen von Kehlkopf, Trachea und Bronchien

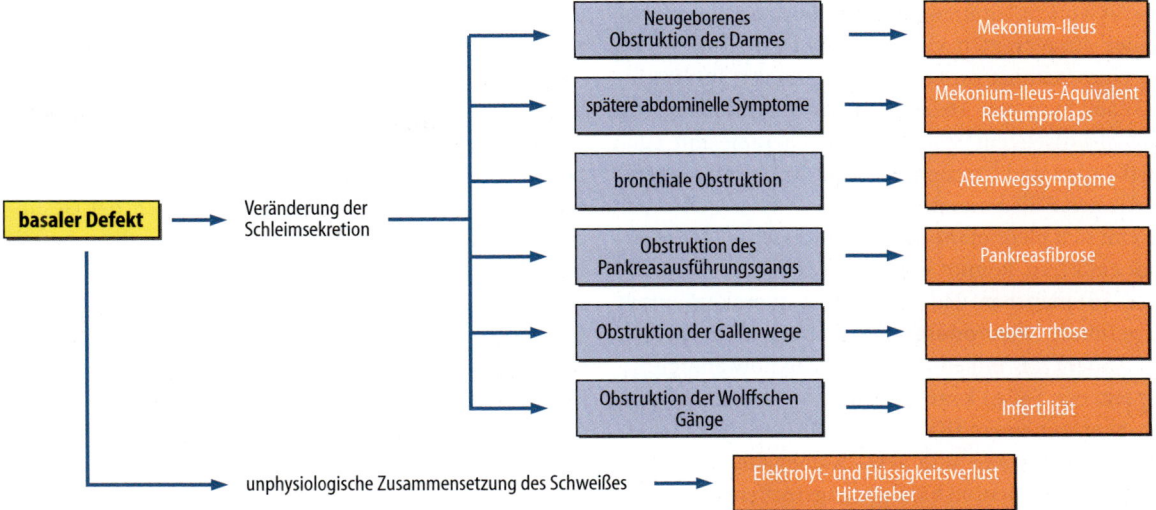

◘ Abb. 13.16. **Klinische Manifestationsformen** der zystischen Fibrose

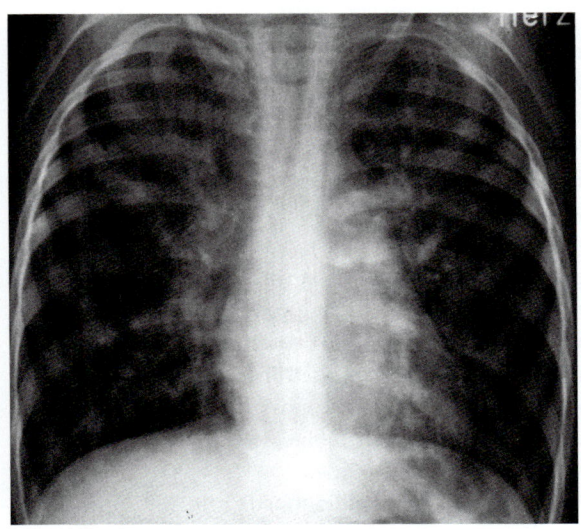

◘ Abb. 13.17. **Mukoviszidose bei einem 6 jährigen Jungen.** Die Thoraxaufnahme zeigt diffuse, fleckig-streifige Verdichtungen und eine periphere Überblähung

tenden bronchopulmonalen Prozess hin. Dieser Vorgang wird durch sekundäre Luftweginfekte gefördert, dadurch das zähvisköse Bronchialsekret die Entstehung von bakteriellen *Infektionen*, vor allem durch Staphylococcus aureus, Haemophilus influenzae und Pseudomonas aeruginosa (Pyocyaneus), begünstigt wird. – Die Erreger bilden Toxine mit nekrotisierenden Eigenschaften, so dass der Entstehung von Bronchiektasen Vorschub geleistet wird. Nach längerer Antibiotikabehandlung können sich auch Mykosen ausbreiten. Infolge der Beteiligung der Schleimhäute der oberen Luftwege besteht häufig (über 80 %) eine **chronische Sinusitis**.

■■■ **Komplikationen.** Bei hohen Außentemperaturen oder hohem Fieber kann es zum Kreislaufkollaps kommen, da mit dem Schweiß große Mengen von Kochsalz und Kalium verlorengehen. – Nicht selten ist im späteren Alter das sog. **Mekonium-Ileus-Äquivalent** (Distale intestinale Obstruktion = DIOS), bei dem sich im Caecum-Colon-descendens-Bereich verhärtete Stuhlmengen stauen, die zu Obstipation und starken Schmerzen führen. Mögliche Ursachen: zu geringe N-Azetylzysteingabe mit Einwirkung auf muköse Darmdrüsen oder zu geringe Enzymsubstitution mit nachfolgender Eiweißpräzipitation. Bei gleichzeitigem Befall der Schleimdrüsen intrahepatischer Gallengänge kann es vor allem im 2. Lebensjahrzehnt zur biliären **Leberzirrhose** und zu Blutungen aus Ösophagusvarizen kommen. – Die wichtigsten pulmonalen Komplikationen wurden bereits erwähnt. Sie führen zu einer pulmonalen Insuffizienz und aufgrund der damit verbundenen chronischen Hypoxie sowie eines erhöhten pulmonalen Drucks zu sekundären Herzveränderungen **(Cor pulmonale)**, die als hauptsächliche Todesursache anzusehen sind.

Etwa 10 % aller CF-Patienten machen im Laufe ihres Lebens eine **allergische Aspergillose** durch. Im Rahmen einer Besiedlung (nicht Infektion!) des Atemwegstraktes mit Aspergillus fumigatus (Af) kommt es zu einer spezifischen Sensibilisierung gegenüber Af und Erhöhung des spezifischen IgE und des Gesamt-IgE (> 1000 kU/l),

Nachweis von präzipitierenden Antikörpern gegenüber Af, einer ausgeprägten Obstruktion der Atemwege im Sinne eines Asthma bronchiale, pulmonalen Infiltrationen, Ausbildung von Atelektasen sowie Entleerung von bräunlich-bröseligem Sputum. Eine Therapie mit Glukokortikoiden und Itraconazol (unter Antibiotikaschutz) ist in solchen Fällen unumgänglich.

Wenn sich pleuranahe Emphysemblasen in den Pleuraspalt entleeren, kommt es zum gefürchteten **Pneumothorax**. In manchen Fällen ist eine thorakoskopisch durchgeführte **Pleurodese** (Verklebung der beiden Pleurablätter) z. B. mit einem Tetracyclin notwendig.

In seltenen Fällen kann eine Mukoviszidose schon im Kindesalter mit einem **Diabetes mellitus** vergesellschaftet sein. In Adoleszenz und Erwachsenenalter (10–20 %) wird diese Komplikation häufiger angetroffen. Pathophysiologisch spielt die chronisch-entzündliche Destruktion des Pankreasgewebes eine Rolle. Zusätzlich besteht eine periphere Insulinresistenz, so dass die Mischform eines insulinabhängigen und eines insulinunabhängigen Diabetes vorliegt. In der Regel ist eine Insulinbehandlung unumgänglich.

■■■ **Atypische Verläufe.** Als atypisch müssen Krankheitsbilder gelten, die entweder unter rein intestinalen oder unter rein pulmonalen Erscheinungen verlaufen bzw. erst später manifest werden. Vor allem in der erstgenannten Gruppe scheinen gutartige Formen vorzukommen. Andererseits gibt es Mukoviszidoseerkrankungen, die von vornherein einen malignen Verlauf nehmen und zu rascher Progredienz neigen. Es ist möglich, dass eine verbesserte Diagnostik auch zur Entdeckung von milden Verläufen (Formes frustes) führt.

■■■ **Diagnose.** Das Vollbild der Mukoviszidose mit gleichzeitigem Vorhandensein intestinaler und pulmonaler Symptome ist relativ leicht zu erkennen. Pertussiformer Husten und voluminöse, oft periodisch durchfällige, fettglänzende Stühle mit fauligem Geruch sollten stets den Verdacht auf eine zystische Fibrose lenken. Beweisend für die Diagnose ist der Nachweis eines erhöhten Kochsalzgehalts im Schweiß, der am schonendsten mit Hilfe der Pilokarpin-Iontophorese gewonnen werden kann. Der **Schweißtest**, der möglichst 3 mal durchgeführt werden sollte, ist z. Z. nach wie vor die Standard-Methode zur Erkennung einer zystischen Fibrose und kann inzwischen mit vereinfachten Geräten, die nach dem Prinzip der Leitfähigkeitsmessung arbeiten, durchgeführt werden. Werte über 60 mval Natrium oder Chlor pro Liter Schweiß gelten als beweisend für eine Mukoviszidose. Dabei ist zu berücksichtigen, dass die Höhe der festgestellten Elektrolytwerte mit der Schwere der Erkrankung nicht parallel geht und dass Grenzwerte auf jeden Fall kontrolliert werden müssen. In den ersten Lebenswochen und nach der Pubertät sind außerdem die Kochsalzkonzentrationen im Schweiß auch bei Gesunden erhöht. Erst Werte über 90 mval/l sind dann beweisend für die Diagnose. In 80–90 % der Fälle wird ferner eine pathologisch herabgesetzte Aktivität der Verdauungsenzyme im Duodenalsaft gefunden. Wesentliche diagnostische Hinweise ergeben sich auch aus einer Verminderung des **Chymotrypsin- bzw. Pankreaselastasegehaltes im Stuhl** und eine Vermehrung des immunreaktiven **Trypsins im Serum**.

Ein molekulargenetischer Nachweis des Gendefekts ist in vielen Fällen möglich. Entscheidend für eine erfolgreiche Behandlung der zystischen Fibrose ist die **Frühdiagnose**, die möglichst schon bei Neugeborenen und jungen Säuglingen erfolgen sollte. Sie gelingt im allgemeinen leicht, wenn ein Mekoniumileus beobachtet wurde oder wenn es sich um zunächst noch gesund erscheinende Geschwister von bekannten Mukoviszidosepatienten handelt. Der früher als Suchtest eingesetzte **Albumintest** (BM-Test Meconium) wird wegen unzureichender Zuverlässigkeit heute nicht mehr empfohlen. Ein generelles Mukoviszidosescreening ist in Deutschland noch nicht, jedoch bereits in anderen Ländern eingeführt. Es besteht in der kombinierten Analyse von DNA und Trypsinogen aus einem nach der Geburt entnommenen Blutstropfen. Bei jedem positiven Resultat und bei vorangegangenen Geschwistererkrankungen muss in jedem Falle ab dem Alter von etwa 6 Wochen eine Schweißelektrolytbestimmung angeschlossen werden.

Durch eine **Pränataldiagnostik** mit Hilfe einer DNA-Typisierung (Amniozentese in der 16. oder Chorionzottenbiopsie in der 10.–12. Schwangerschaftswoche) lässt sich, vorausgesetzt die Familie ist genetisch »informativ«, mit an Sicherheit grenzender Wahrscheinlichkeit voraussagen, ob das Kind ein CF-Anlageträger ist oder nicht.

Therapie

Die derzeitige Behandlung richtet sich gegen die einzelnen Symptome, sollte aber frühzeitig, möglichst schon vor der Ausbildung klinischer Krankheitszeichen, einsetzen. Gentherapeutische Verfahren sind im Tierversuch erprobt. Zur Zeit werden erste Versuche an erwachsenen CF-Patienten durchgeführt.

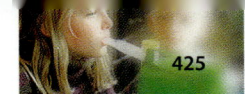

■■■ **Pankreasenzymsubstitution und Ernährung.** Bei *intestinalen* Erscheinungen sind häufigere Mahlzeiten mit relativ hoher Kalorienzufuhr angezeigt. Vor allem ist eine erhöhte Zufuhr von fettlöslichen Vitaminen erforderlich. In hoher Dosis ist außerdem bis zur Stuhlnormalisierung eine Substitution mit Pankreasfermenten (Kreon) erforderlich, die den Kindern während der Mahlzeiten verabfolgt werden. Die Dosis sollte so gewählt werden, dass die Kinder eine ausreichende Gewichtszunahme bei 2 bis maximal 3 Stuhlentleerungen pro Tag haben. Da die Patienten aufgrund der erhöhten Atemarbeit einen gesteigerten Energieverbrauch haben, ist auf die Zufuhr energiereicher Kost, z. B. durch die Gabe von Eiweiß- und Kohlenhydratpräparaten, zu achten (Malto-Dextrin 19, Meritene). Trotz der gestörten Fettverdauung sollten 40 % des Kalorienbedarfs durch Fettkalorien abgedeckt werden. Die Fettverdauung ist durch die Pankreasenzymsubstitution zu steuern. Die Nahrung sollte ferner gut gesalzen sein (besonders im Sommer).

■■■ **Behandlung der pulmonalen Verlaufsform.** Sie bezweckt
- die Viskosität des Bronchialsekrets herabzusetzen,
- vorhandene Sekretstauungen zu beseitigen (Bronchialtoilette),
- hinzutretende lokale und allgemeine Infektionen zu bekämpfen und
- die Abwehrkraft des Körpers zu stärken.

Im Einzelnen haben sich hierbei folgende Verfahren bewährt:
Sekretolyse lässt sich durch chemische Substanzen herbeiführen. Hierzu empfehlen sich intermittierende Inhalationen mit Kochsalzlösung (0,9 bis 3 %ig) und orale N-Azetylzysteingaben.

Eine Inhalation von β_2-Mimetika verursacht eine Verringerung der Obstruktion durch eine zilienstimulierende Wirkung und eine Bronchospasmolyse.

Antibiotika werden bei der lokalen und allgemeinen Infektionsbekämpfung eingesetzt. Lokal erfolgt dies nach der Bronchialtoilette durch eine Inhalation von Aminoglykosiden, z. B. Tobramycin, Colistin oder Amikacin, denen eine gute Pseudomonaswirkung nachgesagt wird. Die Empfindlichkeit der Erreger sollte möglichst durch eine bakteriologische Sputumuntersuchung getestet werden. Jede antibiotische Allgemeinbehandlung sollte genügend hoch dosiert und ausreichend lange durchgeführt werden. Sie kann auf verschiedenen Wegen erfolgen: 1. als intermittierende bzw. Intervalltherapie (bei jeder Verschlechterung des Allgemeinbefindens, anhaltenden Temperatursteigerungen, sog. banalen Infekten, pathologischen Sputumbefunden. Dauer: mindestens 3 Wochen), und 2. als kontinuierliche Therapie (bei Kindern in fortgeschrittenen Krankheitsstadien und oftmals schon nach dem Auftreten von 2–3 behandlungsbedürftigen Infekten pro Jahr). In erster Linie werden dabei Cotrimoxazol und penicillasestabile Penicilline sowie Cefalexin angewandt. **Pseudomonasinfektionen,** die in fortgeschrittenen Stadien immer auftreten, erfordern speziell wirksame Medikamente: Azlocillin, Piperacillin, Tobramycin, Ceftazidim oder Meropenem. Die Pseudomonas-Besiedlung der Lunge wird heute als größtes und letztlich lebensentscheidendes Problem angesehen. Schon bei erstmaligem Auftreten sollte im Rahmen einer stationären Behandlung der Versuch einer Keimelimination mit i. v.-Präparaten unternommen werden.

■■■ **Infektionsprophylaxe.** Bei der roborierenden Allgemeinbehandlung der Mukoviszidosekinder darf nicht vergessen werden, dass hier auch eine Infektionsprophylaxe durch aktive Schutzimpfungen (gegen Tbc, Pertussis, Masern und Grippe) von besonderem Wert ist. In warmen Ländern und bei hochfieberhaften Erkrankungen muss außerdem auf eine Substitution des Kochsalzverlustes geachtet werden. Vitaminmangel infolge von Resorptionsstörungen muss durch orale Medikamentengaben ausgeglichen werden.

Im fortgeschrittenen Stadium empfehlen sich langzeitige **O_2-Gaben** (mindestens 8 h täglich) zur Senkung des pulmonalen Hochdrucks bei Cor pulmonale und damit zur kardialen Entlastung.

Eine seit einiger Zeit eingeführte Behandlungsmethode mit allerdings nicht vorhersagbarem Effekt besteht in der inhalativen Verabreichung des K^+-sparenden Diuretikums **Amilorid**, das den gesteigerten Na^+-Zustrom in die respiratorische Epithelzelle als Folge des erhöhten intrazellulären Cl^--Gehaltes blockiert und dadurch das erhöhte transepitheliale Potential normalisiert. Im Sputum von CF-Patienten findet sich vermehrt Elastase, eine Protease. Diese zerstört die Alveolarstruktur. Die inhalative Gabe von **Antielastase** (α_1-Antitrypsin) kann möglicherweise diesem Prozess entgegenwirken (Präparat jedoch erst in der experimentellen Erprobung). Auch in der inhalativen Applikation von **DN-ase** (Pulmozyme), die die im Sekret von CF-Patienten noch konzentrierte Desoxyribonukleinsäure DNA aufspaltet und über eine Verflüssigung des Schleims zur Verbesserung der Lungenfunktion führt, besteht ein neuer Therapieansatz. Die **Lungentrans-**

plantation ist therapeutisches Mittel der letzten Wahl. Ziel eines kausalen Therapieansatzes bleibt die Gentherapie, die bisher jedoch erst in experimenteller Erprobung ist.

∎∎∎ **Physiotherapie.** Von größter Bedeutung ist die Physiotherapie mit Lagerungsdrainage, Thoraxklopf- und Vibrationsmassage sowie Atemgymnastik und genügend Bewegung im Freien. Die sehr wichtige Thoraxklopfmassage muss auch von den Eltern erlernt und täglich nach der Kochsalzinhalation durchgeführt werden. Hierbei ist auf verschiedene Lagerungspositionen des Patienten zu achten, die jeweils mindestens 2 min lang beibehalten werden sollten. Bei der »autogenen Drainage« wird durch eine dem autogenen Training verwandte Methode ohne fremde Hilfe durch den Patienten selbst Schleim expektoriert, während beim sog. »Huffing« mit Hilfe der forcierten Exspirationstechnik Schleim nach außen befördert wird.

Der Flatter ist ein tabakpfeifenähnliches Gerät, in dessen Kopf eine Metallkugel liegt, die sich während Ex- und Inspiration rhythmisch hebt bzw. senkt. Die so erzeugten Schwingungen übertragen sich auf das Bronchialsystem und mobilisieren so den Schleim.

Alle Behandlungsmaßnahmen setzen eine enge Zusammenarbeit zwischen Klinik, Hausarzt und Eltern voraus. Diese wird besonders durch die Deutsche Gesellschaft zur Bekämpfung der Mukoviszidose e. V. gefördert.

∎∎∎ **Prognose.** Die Prognose des Leidens hängt davon ab, wie früh die Krankheit diagnostiziert wird und ob bereits irreversible Lungenveränderungen zum Zeitpunkt der Diagnosestellung vorhanden sind. Gelingt es, die Diagnose schon vor den ersten bronchopulmonalen Symptomen zu ermitteln und werden alle Maßnahmen zur Verhütung solcher Lungenveränderungen konsequent durchgeführt, so können fast alle dieser Patienten das Erwachsenenalter erreichen. Ein großer Teil der an Mukoviszidose erkrankten Kinder stirbt aber auch heute noch vor der Pubertät, weil die Diagnose häufig zu spät gestellt wird. Die durchschnittliche Lebenserwartung liegt zur Zeit bei über 29 Jahren.

> **Merke**
>
> Die Mukoviszidose (zystische Fibrose = CF) ist mit einer Inzidenz von 1 auf 2000 Geburten eine der häufigsten angeborenen Stoffwechselerkrankungen. Der Erbgang ist autosomal-rezessiv. Der Gendefekt liegt auf dem langen Arm von Chromosom 7. Bei der in unseren Breiten häufigsten Mutation (ΔF508) besteht eine Fehlsynthese eines Membranproteins, das mit dem Cl⁻-Kanal identisch ist. Hierdurch kommt es zu einer falschen Zusammensetzung des Sekrets der exokrinen Drüsen. Hauptsächlich betroffen sind die Bauchspeicheldrüse und die Atemwegsorgane. Die pulmonalen Komplikationen im Gefüge einer obligaten, früher oder später einsetzenden Besiedlung mit Pseudomonas aeruginosa bestimmen die Prognose dieser letal verlaufenden Erkrankung. Die mittlere Lebenserwartung liegt bei deutlich über 20 Jahren.

13.7.7 Asthma bronchiale

Das Asthma bronchiale ist definiert als eine anfallsweise auftretende oder chronische Atemwegsobstruktion, die auf einer chronisch eosinophilen Entzündung der Atemwege beruht und von einer Hyperreagibilität des Bronchialsystems begleitet wird.

Die Obstruktion wird durch Spasmen der glatten Muskulatur, eine Schwellung der Bronchialschleimhaut und eine vermehrte Produktion von Schleim verursacht. Die einzelnen Faktoren, die eine Erhöhung des bronchialen Strömungswiderstandes bedingen, können dabei eine unterschiedliche Wertigkeit besitzen.

Aufgrund allgemeiner Inzidenzschätzungen muss davon ausgegangen werden, dass etwa 7–8 % aller Kinder Hinweise für ein Asthma bronchiale haben. Es zeigt sich eine Prävalenz von 2:1 bis 1,5:1 zulasten des männlichen Geschlechts. Nach prospektiven Untersuchungen kann angenommen werden, dass etwa 40–50 % der Kinder ihr Asthma im Jugend- und Erwachsenenalter verlieren.

∎∎∎ **Ätiologie.** Aufgrund ätiologischer Gesichtspunkte wird das Asthma eingeteilt in eine extrinsisch-atopische Form (vermittelt durch IgE), eine extrinsisch-nichtatopische (vermittelt durch andere Immunglobuline, z. B. IgG), eine intrinsische (meist ohne erklärbare Ursache) und eine Mischform. Zwar können bei 85 % der asthmatischen Kinder allergische Sensibilisierungen nachgewiesen werden, doch nur bei 20 % sind Allergien die ausschließliche Ursache der Symptome. Bei 15 % der asthmatischen Kinder besteht eine Hyperreagibilität der Bronchien, ohne dass sich Allergien finden lassen. Diese Form wird als intrinsisches Asthma bezeichnet. Der Manifestationsgipfel für die Entwicklung von Allergien

13.7 · Erkrankungen von Kehlkopf, Trachea und Bronchien

liegt in einem Altersbereich von 2–7 Jahren, im Erwachsenenalter ist die Bedeutung einer Allergie als Ursache eines Asthma bronchiale geringer.

Es wird geschätzt, dass etwa 30 % der Säuglinge, die rezidivierende obstruktive Bronchitiden haben, später ein Asthma bronchiale entwickeln. Ganz sicher besteht für die Entwicklung einer Allergie eine **genetische Disposition**. Es wird angenommen, dass für die Vererbung das Modell der multifaktoriellen Vererbung mit Schwellenwert besteht, so wie sie auch für die Weitergabe von Körpermerkmalen existiert. Die Wahrscheinlichkeit, dass sich ein Asthma aus einer Säuglingsbronchitis entwickelt, nimmt mit einer Atopie bei Familienangehörigen zu, darüber hinaus aber auch dann, wenn eine atopische Manifestation an anderen Organen existiert (Ekzem, Pollinosis) und schwere und langanhaltende virusbedingte Bronchitiden (RS-Viren) im Säuglingsalter bestanden. Es wird vermutet, dass Kinder allergischer Eltern einerseits besonders empfänglich für Infektionen mit RS-Viren sind, andererseits durch die RS-Virus-bedingten Bronchiolitiden allergische Sensibilisierungsvorgänge in Gang gesetzt werden.

Träger der Typ-I-Allergie (Atopie) ist der **IgE-Antikörper** (▶ S. 281). Auch wenn noch lange nicht alle Details geklärt sind, so ist doch in den letzten Jahren ein grobes Bild über den Ablauf einer allergischen Reaktion und die dabei involvierten Komponenten entstanden, welches in vereinfachender Darstellung folgendermaßen aussehen könnte (◘ Abb. 13.18).

Von der Umwelt aufgenommenes Allergen bindet einerseits über IgE an den niederaffinen IgE-Rezeptor auf einer Reihe verschiedener Zelltypen. Von diesen sind Makrophagen in der Lage, den Komplex aus Rezeptor, IgE und Antigen zu internalisieren, das Antigen enzymatisch zu zerlegen und durch das MHCII-Molekül den T-Helferzellen zu präsentieren. Dadurch werden diese T-Zellen aktiviert und exprimieren den CD 40-Liganden.

Andererseits bindet Allergen über IgE an den hochaffinen IgE-Rezeptor auf Mastzellen und Basophilen. Dies führt durch Kreuzvernetzung der Rezeptoren zur Zellaktivierung und letztendlich Freisetzung von Mediatoren. Zu letzteren zählen z. B. Histamin als sog. präformierter Mediator, der für die Frühsymptome der allergischen Reaktion verantwortlich ist, sowie Prostaglandine und Leukotriene, die die Symptome der Spätphase hervorrufen.

Die Spät- oder verzögerte Phase wird als Entzündungsreaktion der Atemwegs-Schleimhäute nach Provokationsreiz verstanden, vermittelt durch die primär im

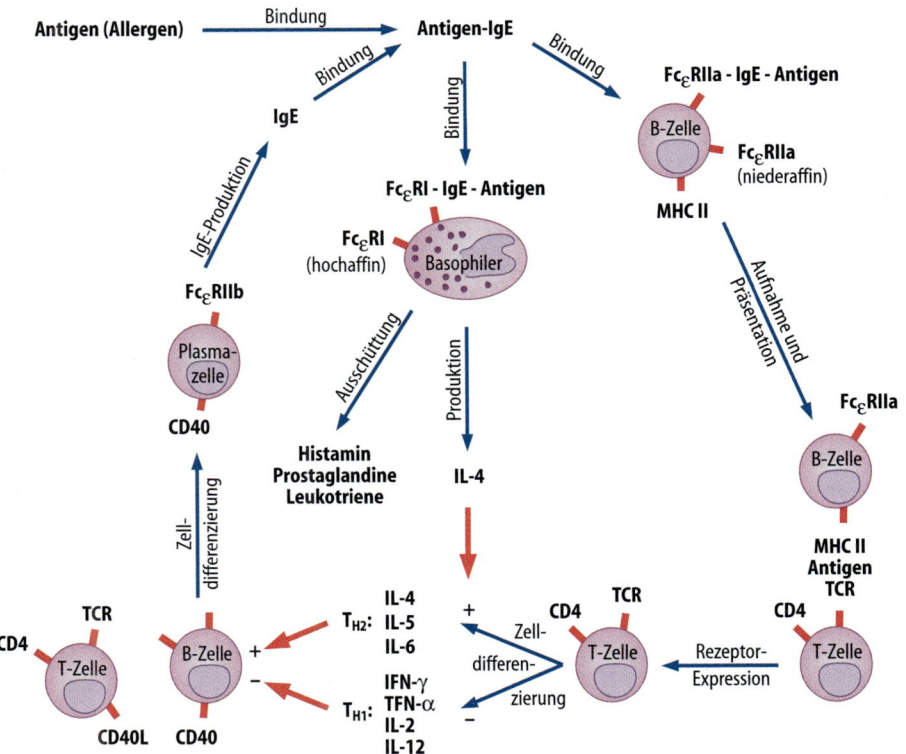

◘ **Abb. 13.18. Postulierter Ablauf** einer allergischen Reaktion (▶ s. Text)

Rahmen der Sofortreaktion freigesetzten Mediatoren und das konsekutive Zellinfiltrat mit sekundärer Mediatorfreisetzung. Die Wertigkeit der beiden IgE-abhängigen Reaktionstypen ist abhängig von der Art der Allergie und der Organmanifestation. So fand sich z. B. bei Kindern mit einem Hausstaubmilbenasthma nach Allergenprovokation bei $^1/_3$ der Patienten nur eine Sofort-, bei $^1/_3$ eine verzögerte Reaktion und bei dem restlichen Drittel eine sog. duale Reaktion, die aus einem Sofort- und einem Spätanteil bestand.

Außerdem werden Interleukine produziert. Von diesen bewirkt Interleukin 4 eine Differenzierung der obengenannten aktivierten T-Helferzelle zum Subtyp TH_2, der Interleukin 4, 5 und 6 produziert. Diese Interleukine lösen bei einer reifen B-Zelle nach deren Kontakt mit einer aktivierten T-Zelle einen Immunglobulin-Switch zur IgE-Produktion aus. Inhibiert wird diese Reaktion durch von TH_1-Zellen sezerniertes Interferon-γ, Tumor-Nekrose-Faktor-α und Interleukin 2.

Durch die Mediatoren der Frühphase wird in erster Linie ein Muskelspasmus bedingt; durch die Mediatoren der protrahiert verlaufenden Spätphase werden auch entzündliche Vorgänge in Gang gesetzt, die insbesondere die **bronchiale Hyperreagibilität** auslösen bzw. aufrechterhalten.

Bei Aufschlüsselung der spezifischen IgE-Sensibilisierungen kommt vor allem einer Allergie auf Pollen (Gräser, Roggen, Frühblüher), Hausstaubmilben und Tierhaaren eine Bedeutung zu. Auch Nahrungsmittelallergien spielen bei Kindern offenbar eine größere Rolle als beim Erwachsenen. In Frage kommen vor allem Hühnereiweiß-, Kuhmilcheiweiß-, Erdnuss-, Fisch- und Hülsenfruchtallergien.

Charakteristisch ist für nahezu alle asthmatischen Kinder, dass sich eine Hyperreagibilität des Bronchialsystems einstellt. Dies bedingt, dass neben Allergien auch andere Faktoren ein Asthma auslösen können. Eine gesteigerte Ansprechbarkeit des Bronchialsystems besteht insbesondere gegenüber körperlicher Anstrengung (Anstrengungsasthma, besonders bei Dauerlauf), Infektionen, Temperatureinflüssen (Kälte und Witterungsumschwung), Rauch, sowie verschiedenen Agenzien wie Histamin, Metacholin und Ozon. Auch hormonelle Faktoren können eine auslösende Rolle spielen. So findet sich bei manchen Mädchen eine Verschlechterung der Symptomatik mit Anfallsauslösung während der Menstruation. Die Rolle der Psyche wird manchmal überschätzt. Nach den gegenwärtigen Vorstellungen muss davon ausgegangen werden, dass sich das Psychogramm des asthmatischen Kindes nicht von dem anderer Kinder mit chronischen Erkrankungen unterscheidet. Die Krankheit selbst führt durch die soziale Isolation zu einer Verminderung von Selbstwertgefühl und Selbstvertrauen, was sekundär auf die Familie zurückwirkt und eine Überprotektion des kranken Kindes zur Folge hat. Dies wiederum mündet in einen Circulus vitiosus von Folge und Ursache psychischer Veränderungen ein und verstärkt die Isolation.

■■■ **Klinisches Bild.** Nach dem klinischen Verlauf muss beim Asthma bronchiale unterschieden werden zwischen **Asthmaanfällen** mit ihrer Sonderform, dem **Status asthmaticus** und **intermittierenden bzw. chronischen obstruktiven Bronchitiden.** Die Schweregradeinteilung berücksichtigt die Zahl der Anfälle pro Jahr.

Im Asthmaanfall sitzen die Kinder mit maximal gebläthem Thorax aufrecht im Bett und ringen mit ängstlichem Blick nach Luft. Daneben bestehen ein kraftloser Reizhusten und eine blasse bis zyanotische Verfärbung der Haut. Die Diagnose wird unterstützt durch den physikalischen Untersuchungsbefund: hypersonorer Klopfschall über den Lungen, tiefstehende Lungengrenzen, abgeschwächtes Atemgeräusch mit verlängertem, giemendem Exspirium. Das Röntgenbild ergibt eine maximale Lungenblähung, Tiefstand der Zwerchfellgrenzen, kleine Herzfigur und Katarrh-Hili mit Zeichen der Peribronchitis besonders in den Unterfeldern. Es kommt vor, dass ein Patient im Status asthmaticus stirbt (Mortalität 1 %). – Zwischen den einzelnen Anfällen können die Kinder ganz unauffällig sein; im fortgeschrittenen Stadium bleiben dagegen Thoraxverformung und erhöhtes Residualvolumen auch im Intervall bestehen. Wenn irreversible Schäden vorliegen, ist die Prognose weniger günstig.

■■■ **Diagnose.** Ein detailliertes und ausführliches ärztliches Gespräch gibt Auskunft über die Art der Beschwerden, Ort, Zeit und Anlässe der Symptomatik. Bei Verdacht auf das Vorliegen einer Allergie werden gezielte Expositionsprüfungen an der Haut vorgenommen **(Prick-Test).** Mit dem **RAST (Radio-Allergo-Sorbent-Test)** können spezifische IgE-Antikörper im Blut erfasst werden. Wenn Tests keine eindeutige Klärung der Allergenkonstellation erbringen, müssen **inhalative Allergenprovokationstests** durchgeführt werden.

Lungenfunktionsuntersuchungen sind nur bei älteren Kindern (etwa ab dem 4.–6. Lebensjahr) möglich. Die Messung verschiedener Exspirationsvolumina (Peak flow, Einsekundenkapazität) bietet für die Schweregrad-

13.7 · Erkrankungen von Kehlkopf, Trachea und Bronchien

beurteilung einer Atemwegsobstruktion ein gewisses Lungenfunktionsmaß. Die maximale exspiratorische Flussgeschwindigkeit (PEFR) kann auch unter häuslichen Bedingungen mit einem einfach zu handhabenden Peak-flow-Meter bestimmt werden. Für die Lungenfunktionsprüfung in der Praxis ist der exspiratorische Atemstoßtest (FEV_1 = Einsekundenkapazität) der aussagefähigere Parameter. Die Bestimmung dieser Funktionsgrößen ist jedoch von der aktiven Mitarbeit abhängig.

In Spezialabteilungen kommt daher heute die **Ganzkörperplethysmographie,** mit der der Atemwegswiderstand und das intrathorakale Gasvolumen (ITGV) bestimmt werden kann, zur Anwendung. Sie hat im Wesentlichen folgende Aufgaben zu erfüllen:

— Sie dient der Aufdeckung eines überempfindlichen Bronchialsystems auch im symptomfreien Intervall. Dies geschieht im Wesentlichen durch Registrierung der Lungenfunktion vor und nach Inhalation von Histamin oder Metacholin.
— Sie hat eine Bedeutung bei der Festlegung des für das Bronchialsystem pathogenen Allergenspektrums im Rahmen inhalativer Allergenprovokationen.
— Sie dient der Therapiekontrolle und Überwachung.
— Sie ermöglicht die Differentialdiagnose zwischen obstruktiven und interstitiellen Lungenerkrankungen. Schließlich gestattet sie die Erfassung gewisser Risikofaktoren, die die Prognose des kindlichen Asthmas beeinflussen. Diese Risikofaktoren bestehen in erster Linie in einer chronischen Überblähung der Lunge.

■■■ **Therapie.** Die Behandlung des Asthma bronchiale hat dessen multifaktorielle Genese zu berücksichtigen und sowohl die Beseitigung des akuten Anfalls als auch die Verhinderung seiner Wiederkehr zum Ziel.

— **Therapie des Asthmaanfalls und Status asthmaticus:** Bronchodilatation kann durch Inhalieren von β_2-Sympathomimetika (z. B. Salbutamol als Dosieraerosol, am besten mit Inhalationshilfe oder über einen Düsenvernebler verabreicht, in kurzen Abständen, z. B. Stdl.) oder durch langsame i. v.-Gabe von Theophyllin-Aethylendiamin (Euphyllin) erreicht werden. Anhand der Reaktion auf die Bronchospasmolyse kann die Schwere des Asthmaanfalles abgeschätzt werden. Lässt die Atemnot nach Bronchospasmolyse dauerhaft nach, so handelt es sich um einen leichteren Anfall. Wird innerhalb von 15 min keine Besserung der Atembeschwerden erzielt, so handelt es sich um einen schweren Asthmaanfall oder einen drohenden Status asthmaticus. Die Behandlung stützt sich dann im wesentlichen auf Kortikosteroide und Sekretolyse:

— **Glukokortikoide** werden in hoher Dosis initial i. v., dann oral zugeführt.
— **Sauerstoffzufuhr** in angefeuchteter Form über einen Vernebler oder durch Maskenbeatmung bei Abfall der O_2-Sättigung unter 90 mmHg.
— **Antibiotika** sind bei protrahierten, schweren Verläufen indiziert, um eine sekundäre Superinfektion zu vermindern.
— **Lagerung** in sitzender Position.
— Leichtes **Sedieren,** z. B. mit Diazepam (Valium) i. v. oder Chloralhydrat rektal.
— Die Gabe von Sekretolytika ist umstritten.

Während der akute Asthmaanfall sich mit diesen Maßnahmen in der Regel gut beseitigen lässt, kann beim Status asthmaticus gelegentlich trotz konsequenter Behandlung eine Atemdekompensation eintreten. Sie kündigt sich an, wenn sich eine respiratorische Azidose mit Anstieg des pCO_2 entwickelt. Die Atemdekompensation macht eine Intubation, das Absaugen des Schleims aus den tiefen Bronchialwegen und eine maschinelle Beatmung erforderlich.

— **Therapie des chronischen Asthma bronchiale:** Die *präventive* Therapie erscheint zuweilen schwieriger als die Therapie des Asthmaanfalls, da die verschiedenen Wirkprinzipien individuell zusammengesetzt werden müssen. Bei **Säuglingen und Kleinkindern**, die rezidivierende Atemwegsobstruktionen auf dem Boden eines hyperreagiblen Bronchialsystems oder einer Allergie haben, empfiehlt sich eine Inhalationstherapie über ein entsprechendes Inhalationsgerät (Düsenvernebler, z. B. Pari-Boy) mit Dinatrium cromoglicicum (DNCG) + β_2-Sympathomimetika + Ipratropiumbromid. Über sog. Inhalationshilfen (z. B. Babyhaler®) können auch Dosieraerosole verabreicht werden. Sprühstöße des entsprechenden Dosieraerosols werden in ein solches Reservoir (◘ Abb. 13.19, Spacer) gegeben, und das Kind atmet dann über eine Maske oder besser ein Mundstück bei der Inspiration, während der sich – bedingt durch den Inspirationssog – ein Ventil öffnet, das Arzneimittel ein. Auf diese Weise können antientzündliche (DNCG, Nedocromil, topische Glukokortikoide) oder bronchodilatatorische (β_2-Sympathomimetika, Parasympatholytika) Arzneimittel, alleine oder in Kombination, verabreicht werden.

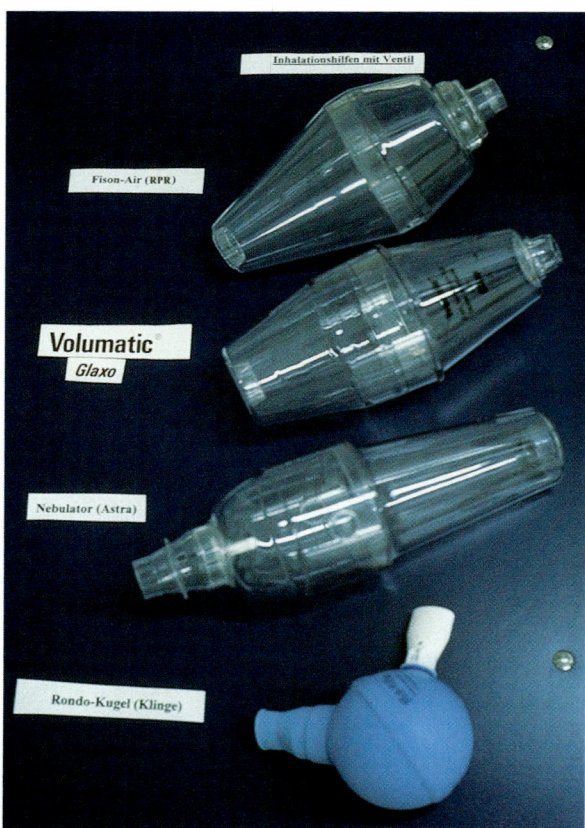

◨ **Abb. 13.19. Beispiele für Inhalationshilfen mit Ventil.**
Von oben: Fison-Air (RPR), Volumatic (Glaxo), Nebulator (Astra) Rondo-Kugel (Klinge).

Eine **Dauertherapie** benötigen jedoch nur die Kinder, die häufig Symptome sowie eine signifikante funktionelle Einschränkung im Sinne eines chronischen Asthma bronchiale haben. Bei geringer funktioneller Einschränkung und nur gelegentlich auftretenden Symptomen im Sinne von Asthmaanfällen reicht die Gabe von β-Sympathomimetika, evtl. in Kombination mit Ipratropiumbromid, aus. Geeignete Mittel für eine Dauertherapie sind: Dinatriumcromoglicicum (DNCG, Intal), topische Glukokortikoide (Bedomethason, Budesonid, Fluticason). Bei leichten bis mäßiggradigen Formen kann die inhalative Gabe von DNCG (evtl. zusätzlich ein β_2-Sympathomimetikum) bereits ausreichend sein, bei schweren Formen ist die Applikation von topischen Glukokortikoiden, evtl. zusätzlich auch die Gabe von Langzeit-β_2-Sympathomimetika (Formoterol, Salmeterol), Therapie der Wahl. Generell sollten inhalativ zu verabreichende Arzneimittel bevorzugt werden. Bei schwerer Symptomatik muss kurzfristig auch die Therapie durch systemische Glukokortikoide ergänzt

werden. Der Stellenwert von Antileukotrienen (z. B. Montelukast: blockiert die Leukotrienrezeptoren) ist noch unklar. Die orale, 1 × tägliche Gabe (abends) hat möglicherweise die gleiche Wirkung wie DNCG. Die Frage, ob diese Substanzgruppe Glukokortikoide einsparen kann, ist noch Gegenstand klinischer Studien.

Jedes Kind sollte möglichst so eingestellt werden, dass durch die Gabe einzelner Substanzen oder die Kombination verschiedener Substanzen eine volle körperliche Belastungsfähigkeit erreicht wird. Dadurch, dass das Kind spiel- und sportfähig gemacht wird, bringt man es aus seiner sozialen Isolation und gliedert es in das Milieu Gleichaltriger ein. Hierzu kann auch ein angemessenes **körperliches Trainingsprogramm** beitragen, das die körperliche Verfassung verbessert und die Empfindlichkeit gegenüber körperlicher Anstrengung reduziert. Bindegewebsmassagen, Atemgymnastik, Klimakuren im Hochgebirge oder an der See sowie bei Indikation eine Psychotherapie (Verhaltenstherapie und autogenes Training) ergänzen das Spektrum der Therapiemaßnahmen.

Bei nachgewiesener Allergie muss selbstverständlich auch versucht werden, möglichst eine **Allergenkarenz** oder Elimination des betreffenden Nahrungsmittels durchzuführen. Eine **Hyposensibilisierung** ist angezeigt, wenn eine Karenz oder Elimination von Allergenen nicht möglich ist und wenn die Schwere des Krankheitsbildes in einem angemessenen Verhältnis zu Aufwand und Kosten der Therapie steht. Da die Effektivität einer oralen Hyposensibilisierung fraglich ist, sollte einer parenteralen Applikation der Allergenextrakte (ab 5. Lebensjahr) der Vorzug gegeben werden.

> **Merke**
>
> Das Asthma bronchiale ist die häufigste chronische Erkrankung des Kindesalters. Sie ist gekennzeichnet durch eine anfallsweise auftretende oder chronische Atemwegsobstruktion, die mit einer bronchialen Hyperreagibilität, d. h. einer gesteigerten Ansprechbarkeit des Bronchialsystems gegenüber verschiedenen exogenen und endogenen Stimuli einhergeht. Das Asthma des Kindes wird in der Regel durch Allergien ausgelöst. Diese unterhalten die Hyperreagibilität.
>
> Das Ziel der Therapie sollte in einer Prävention bestehen. Allergenkarenz, medikamentöse und physiotherapeutische Maßnahmen sowie eine gezielte Hyposensibilisierung müssen individuell dem Bedarf angepasst werden.

13.7.8 Die allergische Alveolitis (Typ-III-Allergie)

■■■ **Pathophysiologie.** Pathophysiologisch stellt diese im Kindesalter seltene Erkrankung eine chronische Lungenentzündung dar, die vorwiegend das Interstitium betrifft und teilweise mit einer Alveolarzellproliferation und einer Schädigung der Bronchiolen einhergeht.

■■■ **Ursache.** Ursache hierfür ist eine allergische Reaktion der Lunge vom Typ III auf organische Staubpartikel. Am bekanntesten sind die sog. **Farmerlunge** und die **Vogelhalterlunge.** Die Farmerlunge wird durch aerophile Aktinomyzeten aus verschimmeltem Heu und die Vogelhalterlunge durch Vogelkot (z. B. von Tauben → Taubenzüchterlunge) bzw. -federn verursacht.

■■■ **Klinisches Bild.** Im klinischen Bild fallen die Patienten durch trockenen Husten sowie Kurzatmigkeit, zunächst bei Belastung, später auch in Ruhe, auf. Müdigkeit, Appetitlosigkeit und Gewichtsabnahme sind unspezifische Symptome.

■■■ **Diagnostik.** Laborchemisch fallen eine beschleunigte BSG, eine Leukozytose und eine γ-Globulinerhöhung auf. Röntgenologisch besteht eine charakteristisch feinfleckige und feinretikuläre Zeichnung mit einer milchglasartigen beidseitigen Eintrübung.

In der Lungenfunktion finden sich im Gegensatz zum Asthma Hinweise für eine restriktive Ventilationsstörung mit einer Reduktion der Vitalkapazität. Serologisch muss nach präzipitierenden Antikörpern gefahndet werden; gesichert wird die Diagnose durch eine histologische Untersuchung nach offener Lungenbiopsie.

■■■ **Therapie.** Im akuten Stadium Prednison 1–2 mg/kg/Tag bis zur signifikanten Besserung der Lungenfunktion. Nach sukzessiver »Heruntertitration« der Dosis ist oft für längere Zeit eine Therapie mit 0,2 mg/kg Prednison jeden 2. Tag, evtl. im Wechsel mit inhalativen Steroiden erforderlich. Die besten Erfolge bringt, sofern dies möglich ist, eine Expositionsprophylaxe. Wenn dies nicht möglich ist, ist die Prognose in der Regel schlecht.

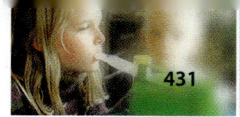

13.8 Erkrankungen der Lunge

> Bronchopneumonien kommen in jedem Alter vor, Lappen- und Segmentpneumonien beim Schulkind häufiger als beim Kleinkind. Bei der Bronchopneumonie des jungen Säuglings sind Enterobakterien, Staphylococcus aureus und B-Streptokokken die entscheidenden Erreger. Bei der Pneumonie des Kleinkindes ist Hämophilus influenzae ein häufiger Erreger, bei der des Schulkindes kommen vor allem Pneumokokken und Mykoplasmen als Erreger in Frage. Viruspneumonien kommen in allen Altersklassen vor – sowohl primär als auch in Begleitung anderer Krankheiten. Zu den Sonderformen gehören die Pilzpneumonien, insbesondere beim immunsupprimierten Patienten und die Pneumozystispneumonie. – Lungenemphysem und -atelektase sind meist Begleiterscheinungen anderer Lungenkrankheiten. Beim Lungenabszess kommt es zu umschriebenen Einschmelzungen von Lungengewebe. Lungenfibrosen betreffen das interstitielle Bindegewebe der Lunge; sie können idiopathisch oder Folge anderer Erkrankungen sein.

Eine **Pneumonie** beruht auf einer akuten oder chronischen Entzündung der Lunge, die den Alveolarraum und/oder das Interstitium umfasst. Die **Erkrankungsrate** liegt im 1. Lebensjahr besonders hoch und nimmt dann sukzessive ab. Auf 1000 Kinder kommen im Vorschulalter 40, im Alter von 9–14 Jahren 9 Erkrankungen. Die Lungenentzündungen stehen bezüglich der Sterblichkeitsrate an 5. Stelle und damit an 1. Stelle aller Infektionskrankheiten. Neben viralen und bakteriellen Infektionen kommen allergische, chemische und

> **Merke**
>
> Pneumonien sind definiert als akute oder chronische Entzündungen der Lunge, die den Alveolarraum oder das Interstitium umfassen. Als Ursachen kommen infektiöse, allergische, physikalische oder chemische Reize in Frage. Klinisch führende Symptome sind Husten, Fieber und Tachypnoe. Röntgenmorphologisch führend sind Bronchopneumonien, seltener lobäre Pneumonien. Wenn erstere zentral gelegen sind, entziehen sie sich häufig der Auskultation. Das Erregerspektrum wird (mit) bestimmt durch das Lebensalter der Patienten. Sonderformen finden sich insbesondere bei immunsupprimierten Patienten. Die allergische Alveolitis stellt eine Typ III-Allergie des Interstitiums dar.

physikalische Reize als Ursachen von Pneumonien in Frage.

■■■ **Klinik.** Je nach Schweregrad und u. U. Alter bestehen die klinischen Hauptsymptome in Fieber, Husten, Tachypnoe, interkostalen Einziehungen und Zyanose. Gelegentlich führen Symptome wie Meningismus und akute abdominelle Beschwerden zu Fehldeutungen.

Die Einteilungsprinzipien berücksichtigen die Lokalisation und die Röntgenmorphologie sowie das Lebensalter und das Erregerspektrum.

13.8.1 Lokalisation und Röntgenmorphologie der Pneumonien

Unter diesem Gesichtspunkt lassen sich die Pneumonien in folgende Formen unterteilen:

Bronchopneumonien bilden das Hauptkontingent der Lungenentzündungen im Säuglings- und Kleinkindalter, kommen jedoch in allen Lebensaltersklassen, zunehmend auch im Schulkindalter, vor. In der Mehrzahl entstehen sie bronchogen, selten hämatogen. Bei der Auskultation hört man je nach Ausdehnung der Pneumonie bronchitische Nebengeräusche, teils aber auch feinblasige Rasselgeräusche. Nicht selten kann auch kein Auskultationsbefund erhoben werden, vor allem wenn es sich um *zentrale* Bronchopneumonien handelt.

Das Röntgenbild (◘ Abb. 13.20) ist vielgestaltig und zeigt alle Übergangsformen von der Verdichtung beider Hili mit oder ohne hilifugale Streifenzeichnung bis zur vielherdig disseminierten miliaren Infiltration (◘ Abb. 13.21).

Die Lappen- und Segmentpneumonien sind Ausdruck einer »reifen« Reaktion des Organismus. Sie finden sich im Kleinkind-, häufiger jedoch im Schulkindalter. Als Erreger dieser, heute seltener werdenden, Verlaufsformen der Pneumonie kommen vor allem Pneumokokken in Frage. Bei der Auskultation bietet sich ein klassischer pneumonischer Befund mit Schallverkürzung, Knisterrasseln und reichlich feuchten Rasselgeräuschen (RG). Röntgenologisch sieht man bei einer geringen Hilusreaktion flächenhafte Verschattungen, denen anatomisch eine Exsudation in die Alveolen (Hepatisation) entspricht. Die Lappen- oder Segmentgrenzen werden meist eingehalten (◘ Abb. 13.22). Pleurandstreifen als Ausdruck einer entzündlichen Rippenfellbeteiligung aufgrund von kleinen Abszessbildungen sind häufig.

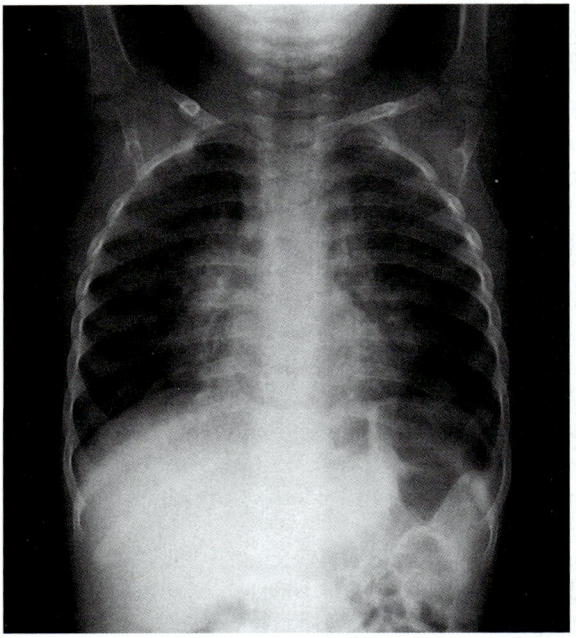

◘ Abb. 13.20. **Zentrale Bronchopneumonie beidseits** bei einem 1 ½ jährigen Jungen

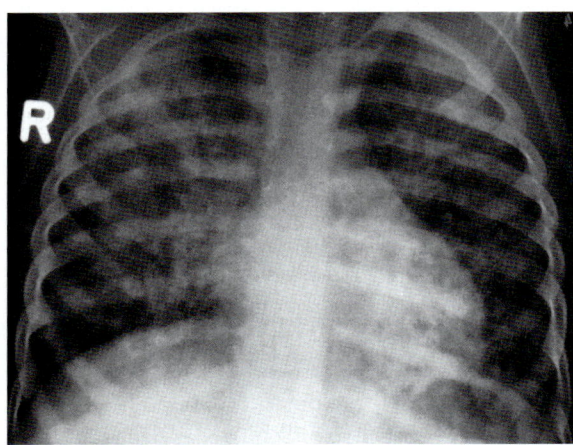

◘ Abb. 13.21. **Miliare Bronchopneumonie** mit diffusen, fleckförmigen Infiltrationen bei einem 7 jährigen Jungen

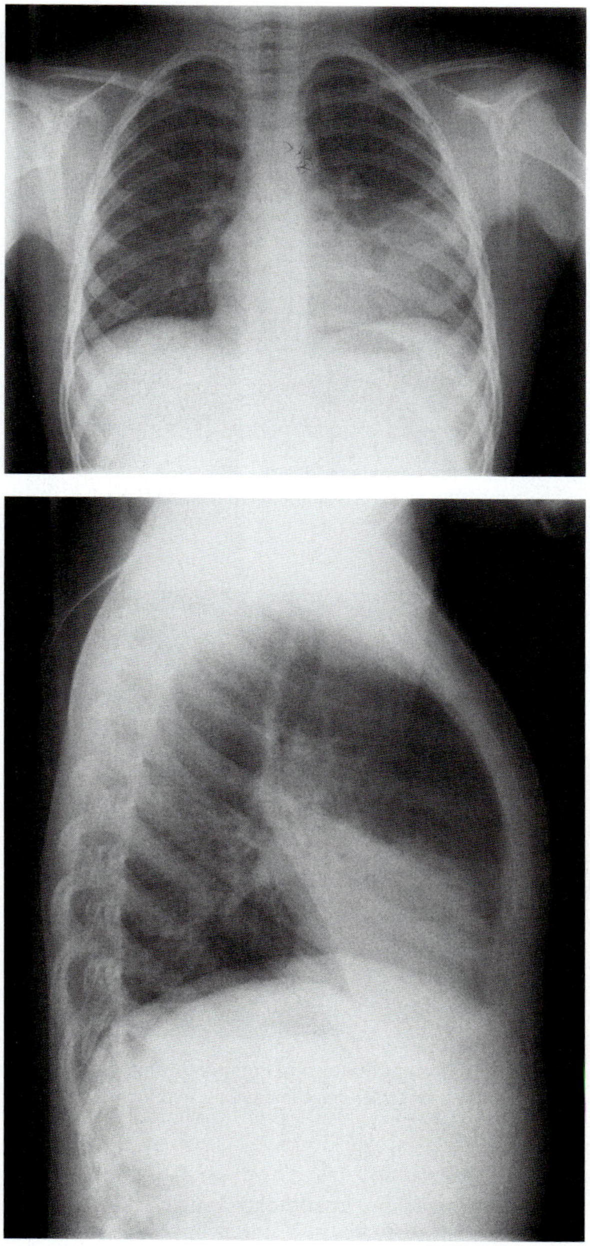

13.8 · Erkrankungen der Lunge

13.8.2 Einteilung der Pneumonien nach dem Lebensalter

Die röntgenmorphologischen Kriterien geben zwar zuweilen aufgrund ihrer Charakteristika einige Hinweise auf den möglichen Erreger, sind jedoch in der Regel nicht verlässlich. Da das Alter des Kindes das Erregerspektrum der Pneumonien bestimmt, erscheint die Einteilung nach dem Lebensalter im Hinblick auf die notwendige Antibiotikatherapie aufgrund des wahrscheinlichen Erregers am sinnvollsten (◘ Abb. 13.23).

▪▪▪ **Neugeborene.** Beim Neugeborenen kann eine Pneumonie bereits pränatal durch eine transplazentare Infektion (Listeriose, Zytomegalie, Röteln), sowie konnatal durch aszendierende Keime (Kolibakterien, Streptokokken der Gruppe B) ausgelöst werden. Darüber hinaus sind postnatale Infektionen durch aerogene und hämatogene Infektionen (Staphylokokken) sowie durch Aspiration von Fruchtwasser oder Erbrochenem möglich.
Bei der **B-Streptokokken-Pneumonie**, die häufig im Rahmen der Frühform der B-Streptokokken-Sepsis auf-

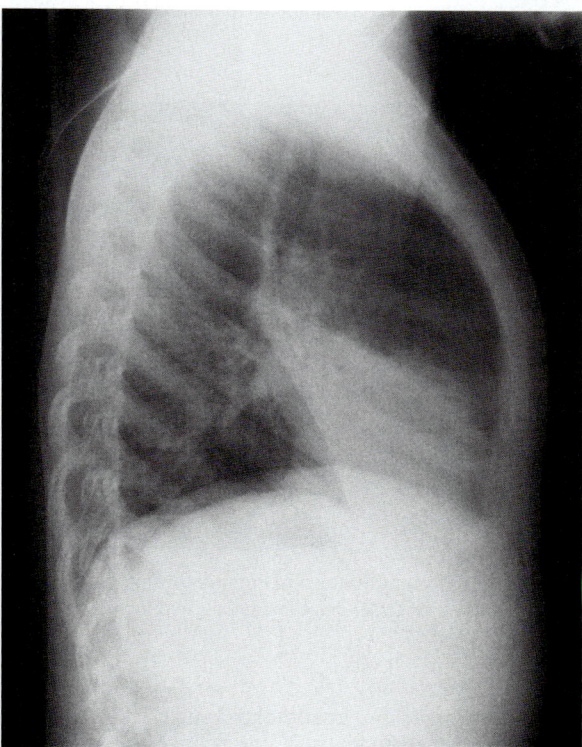

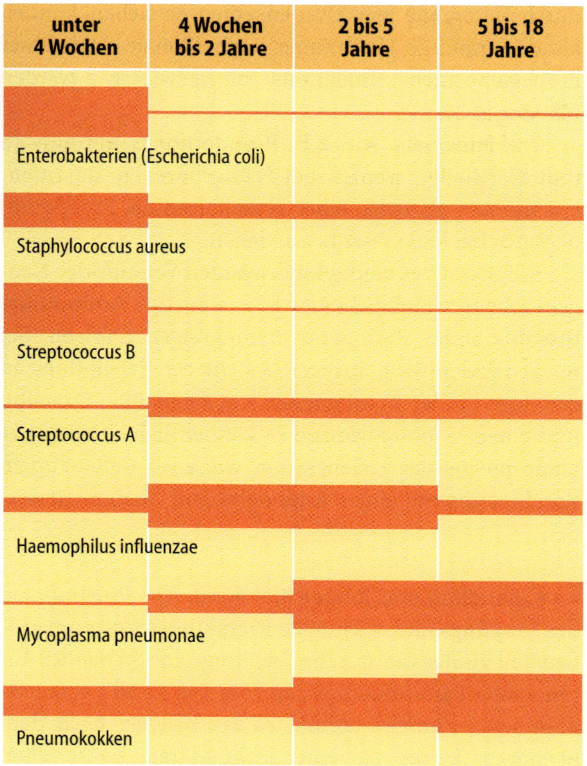

◘ Abb. 13.22 a und b. **Lobärpneumonie des linken Lungenunterlappens** in der p. a. **a** und seitlichen **b** Lungenaufnahme

◘ Abb. 13.23. **Altersabhängiges Erregerspektrum** für Pneumonien im Kindesalter

tritt, findet man röntgenologisch ein feinretikuläres Infiltrationsmuster, das dem Atemnotsyndrom bei einem Surfactantmangel oder einer transitorischen Tachypnoe bei einer verzögerten Flüssigkeitsresorption aus den Lungen, besonders nach Sektio (»fluid-lung«), entspricht.

Die Staphylokokkenpneumonie, die die höchste Sterblichkeitsrate aller bakteriellen Pneumonien hat, tritt meist als Folge einer Hospitalisation oder als eine Primärinfektion auf. Der Manifestationsgipfel liegt zwar im 1. Lebensmonat, die Staphylokokkenpneumonie kommt aber in allen Lebensaltersklassen vor, insbesondere auch dann, wenn eine Immunsuppression besteht. Wie bei der B-Streptokokken-Pneumonie und auch anderen Pneumonien besteht die Symptomatik eines Atemnotsyndroms mit interkostalen Einziehungen, Tachypnoe, Zyanose und Ateminsuffizienz. Fieber und Husten sind in dieser Altersgruppe nicht obligat. Röntgenologisch sieht man auf der betroffenen Seite eine schleierartige oder mehr streifig-fleckige Trübung der Lunge mit lateralem Pleurarandstreifen als Ausdruck einer Pleurabeteiligung (◘ Abb. 13.24). Häufig bestehen intrapulmonale Abszesse, die bei pleuranahem Sitz zu einem Pyopneumothorax führen können. Pneumatozelen, die durch Untergang von Alveolarsepten entstehen, können als dünnrandige Hohlräume noch Monate nach einer durchgemachten Infektion nachgewiesen werden (◘ Abb. 13.25).

Problemkeime wie z. B. Pseudomonas aeruginosa und Klebsiellen werden bei Frühgeborenen auf Intensivstationen als Folge einer Hospitalisation, Pseudomonas auch bei Mukoviszidose gesehen.

Aufgrund des häufig foudroyanten Verlaufs der Neugeborenenpneumonie muss eine sofortige Antibiotikatherapie unter stationären Bedingungen erfolgen. Bei noch unbekanntem Erreger besteht die Behandlung in der Regel in der Kombination von Ampicillin, Oxacillin und einem Aminoglykosid; es können jedoch auch Cephalosporine der 3. Generation wie etwa Cefotaxim in Kombination mit einem Aminoglykosid verabreicht werden.

■ ■ ■ **Säugling und junges Kleinkind.** Die Pneumonien des Säuglings und des jungen Kleinkindes sind zum großen Teil viraler Genese. Im Säuglingsalter haben RS-Viren, später Parainfluenzaviren vom Typ 1 und 3 eine Prädominanz. Zumeist kommt es 1–2 Wochen nach dem primären Infekt zu einer sekundären bakteriellen Superinfektion. Unabhängig davon, ob die bakterielle Infektion primär oder sekundär erfolgt, spielen Haemo-

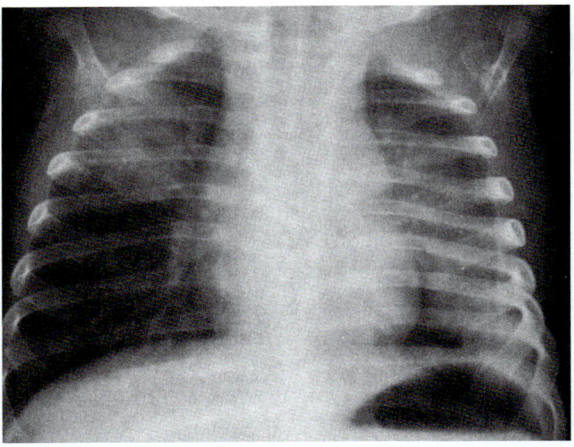

◘ Abb. 13.24. **Pneumonie beidseits,** links mit Pleurabeteiligung (Pleuropneumonie), 5 Monate alter Säugling

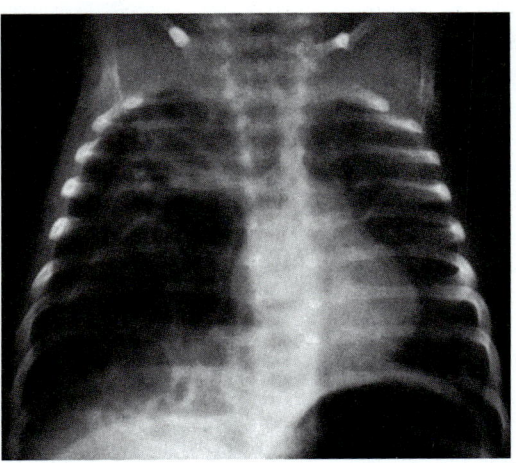

◘ Abb. 13.25. **Pneumothorax und Pneumatozelen rechts** im Gefolge einer abszedierenden Pneumonie bei einem 2 Monate alten Säugling

philus influenzae und Pneumokokken, in seltenen Fällen auch Staphylokokken eine Rolle. In diesem Lebensalter äußert sich die klinische Symptomatik meist während der kalten Jahreszeit mit hohem Fieber bis zu 41 °C. Der Husten ist initial trocken, später wird er produktiv und geht mit Auswurf einher. Häufig sind dies die einzigen Symptome, und es überrascht die Diskrepanz zu einem ausgedehnten Röntgenbefund. Zuweilen sieht man jedoch auch schwere Krankheitsverläufe, die mit einer starken Beeinträchtigung des Allgemeinbefindens, Bauchschmerzen und Erbrechen einhergehen, sowie einem Meningismus aufgrund der Mitreaktion der Meningen. **Röntgenologisch** sieht man alle Formen der Bronchopneumonien, von der zentralen Hilusverdichtung bis zur miliaren Infiltration. Segment- oder gar Lobärpneumonien sind in diesen Altersgruppen sehr selten. Als Antibiotika kommen bei dem genannten Erregerspektrum Amoxicillin oder Erythromycin in Frage. Bei septischem Verlauf wird, solange der Erreger unbekannt ist, eine **Antibiotikatherapie** in der gleichen Zusammensetzung wie auch bei den Neugeborenenpneumonien erforderlich.

■■■ **Schulalter.** Im Schulalter spielen als Pneumonieerreger in erster Linie **Mykoplasmen**, von den Bakterien **Pneumokokken**, gelegentlich auch Haemophilus influenzae, eine Rolle. Viren als primäre Erreger von Pneumonien sind etwas seltener. Der **klinische Verlauf** reicht von einer geringgradigen Symptomatik, wie man sie auch bei Infekten des oberen Atemwegstraktes findet, bis zu einem ausgeprägten pneumonischen Krankheitsbild. Infektionen mit Mykoplasmen sind charakterisiert durch einen verzögerten schleichenden Verlauf, der wie ein grippaler Infekt imponiert und bei mäßigem Krankheitsgefühl und Gliederschmerzen bis zur völligen Ausprägung mehrere Tage benötigt. **Röntgenologisch** sieht man in den meisten Fällen bronchopneumonische Verlaufsformen, bei Infektionen mit Pneumokokken auch klassische Segment- oder Lappenpneumonien. Bei einer Mykoplasmeninfektion findet sich röntgenologisch eine **interstitielle Pneumonie** mit einem retikulären Verschattungsmuster um die Hili und flächenhaften milchglasförmigen Eintrübungen. **Therapeutisch** kann als Breitspektrumantibiotikum mit einer Wirkung auf Mycoplasma pneumoniae Erythromycin verabreicht werden. Bei lobären Pneumonien ist Penicillin Mittel der Wahl.

13.8.3 Besondere Pneumonieformen

Die sog. **atypischen Pneumonien** wurden aufgrund eines besonderen klinischen Verlaufs von den primär bakteriellen Pneumonien abgetrennt. Ätiologisch lassen sich folgende Krankheitsformen unterscheiden:

Die **Mykoplasmapneumonie** (Erreger: Mycoplasma pneumoniae) stellt die häufigste atypische Pneumonie des Kleinkindes, mehr noch des Schulkindes, dar.

Die **Chlamydienpneumonie** wird durch Chlamydia trachomatis verursacht, einem Erreger, der sich bei vielen Frauen in der Zervixschleimhaut findet. Während der Geburt kann es zur Infektion des Kindes kommen. Bei etwa 50 % der von einer Pneumonie betroffenen Kinder besteht eine begleitende Einschlusskörperkonjunktivitis. Für die Entwicklung der Pneumonie ist charakteristisch, dass sie zwischen der 4. und 11. Lebenswoche ohne Fieber auftritt, jedoch mit Tachypnoe und einem stakkatoartigen Husten einhergeht. Im peripheren Blutbild besteht häufig eine Eosinophilie. **Röntgenologisch** finden sich beidseits deutliche Zeichen der Überblähung neben bilateralen hilifugalen Infiltrationen. Die **Diagnose** wird gesichert durch Isolation des Erregers aus dem Sputum oder durch die Bestimmung spezifischer IgM-Chlamydien-Antikörper. Die **Therapie** besteht in der Gabe von Erythromycin bzw. Makrolidantiobiotika.

■■■ **Ornithosepneumonie.** Ebenfalls zu der Gruppe der Chlamydien (Chlamydia psittaci) gehört der Erreger der Ornithosepneumonie. Die Übertragung erfolgt durch Wild- und Hausvögel, bei Übertragung durch Papageien spricht man von **Psittakose**. Charakteristisch ist ein grippeähnlicher Verlauf, mit oder ohne deutlich beeinträchtigtes Allgemeinbefinden. Röntgenologisch sieht man streifige oder großflächige diffuse Verdichtungen; die Diagnose erfolgt serologisch durch Bestimmung der KBR. Die Behandlung besteht in der Gabe von Erythromycin.

■■■ **Legionärspneumonie.** Ähnlich verläuft die Legionärspneumonie, deren Erreger das gramnegative Bakterium Legionella pneumophila ist. Diese Pneumonieform findet sich insbesondere bei immunsupprimierten Patienten.

■■■ **Pneumozystispneumonie.** Die **interstitielle, plasmazelluläre Pneumonie** kam früher fast nur bei Säuglingen des ersten Lebenshalbjahres, vor allem bei Frühgeborenen, vor und war wegen ihrer hohen Kontagiosität und ihres bösartigen Verlaufs sehr gefürchtet. Heute findet sich diese Erkrankung besonders bei Patienten mit einer **Immunschwäche** (Zytostatikatherapie, AIDS). Die Krankheit stellt sich durch eine Beschleunigung der Atemfrequenz, Appetitlosigkeit bzw. Trinkunlust dar. Husten und Zyanose sind unspezifische Symptome. Im Blutbild findet sich eine absolute Eosinophilie. Fieber besteht meist nicht. Auskultatorisch ist zunächst über den Lungen ein normales Atemgeräusch zu hören, später kommt feinblasiges Rasseln hinzu. Neben einem akut verlaufenden Krankheitsbild gibt es eine *schleichend verlaufende Form*, die bis zur vollen Ausbildung des Krankheitsbildes mehrere Wochen benötigt. Die Inkubationszeit beträgt mehrere Wochen.

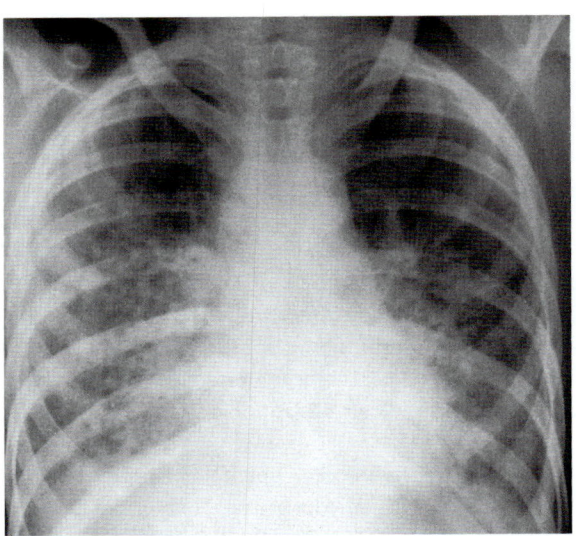

○ Abb. 13.26. **Interstitielle plasmazelluläre Pneumonie mit fleckiger, teilweise milchglasartiger Trübung beider Lungen.** 14 jähriger Junge mit Leukämie unter immunsuppressiver Therapie

■■■ **Röntgenbild.** Charakteristisch ist das Röntgenbild, das durch eine Blähung der Unterfelder und eine beidseitige, symmetrisch angeordnete Fleck- und Streifenzeichnung infolge von interstitiellen Infiltrationen, Alveolarexsudaten und Atelektasen gekennzeichnet ist (○ Abb. 13.26).

■■■ **Diagnose.** Den Beweis für die Diagnose erbringt der Nachweis von Pneumocystis carinii in Lungengewebe oder in der bronchoalveolären Lavage. Pathologisch-anatomisch findet sich ein verbreitetes, mit mononukleären Zellen angereichertes Interstitium. Die Alveolen sind mit schaumigem Material angefüllt, in dem sich regelmäßig Pneumozysten finden.

■■■ **Therapie.** Die Behandlung erfolgt mit Sulfisoxazol, die übrigen Maßnahmen sind symptomatisch.

Neben dieser Verlaufsform zeigen Kinder mit AIDS auch eine protrahiert verlaufende lymphoide Hyperplasie mit einem nodulären interstitiellen Reaktionsmuster der Lunge. Diese pulmonale Komplikation bei AIDS beruht wahrscheinlich auf einer persistierenden Infektion mit Epstein-Barr-Viren. Der Verlauf ist protrahierter und insgesamt günstiger als bei der Pneumozystispneumonie.

Viruspneumonien

Viren stellen wahrscheinlich die häufigsten Erreger bei älteren Säuglingen und Kleinkindern dar, aber auch im Schulalter treten sie als primäre Erreger nahezu in gleichem Umfange wie Bakterien auf. Es besteht eine charakteristische Altersverteilung bestimmter Viren, wobei RS-Viren im Säuglingsalter, Parainfluenza-Typ-3-Viren im Kleinkindalter und Parainfluenza-Typ-1-Viren im Schulalter eine auslösende Rolle spielen. Selten werden Lungenentzündungen auch als Begleiterkrankung bei virusbedingten Kinderkrankheiten wie etwa bei Masern und Varizellen gesehen.

Die Unterscheidung zwischen primären Viruspneumonien und bakteriellen Pneumonien bzw. Superinfektionen ist schwierig und in der Regel durch eine Röntgenaufnahme nicht zu treffen. Für eine bakterielle Infektion sprechen eine Leukozytose mit einer Linksverschiebung, eine starke Erhöhung der Blutsenkung, ein deutlich erhöhtes CRP sowie ein schwerer klinischer Verlauf. Wegen der Schwierigkeit des Erregernachweises ist eine Antibiotikatherapie jedoch obligat.

Pilzpneumonien

Diese Pneumonieformen werden bei immunsupprimierten Patienten beobachtet, wenn z. B. eine schwere Allgemeinkrankheit wie etwa ein maligner Tumor zugrundeliegt oder wenn über einen längeren Zeitraum eine Behandlung mit Zytostatika, Glukokortikoiden oder Antibiotika durchgeführt wurde. Erkrankungsformen sind die Candidiasis, Aspergillose, Histoplasmose und Aktinomykose. An diese Pneumonieformen sollte man bei immunsupprimierten Patienten denken sowie dann, wenn unter einer antibiotischen Therapie Pneumonien protrahiert verlaufen und sich sogar in ihrer Symptomatik noch verschlechtern. Die Verdachtsdiagnose muss erhärtet werden durch bakteriologische Untersuchungen des möglichst durch eine Bronchoskopie gewonnenen Sputums, durch Blutkulturen oder durch transbronchial bzw. offen gewonnenes Lungenmaterial.

13.8.4 Emphysem und Atelektase

Eine vermehrte Luftfülle (Emphysem) und ein verminderter Luftgehalt (Atelektase) sind in der Regel Begleiterscheinungen anderer Lungenkrankheiten. So entsteht ein Emphysem, besser eine Überblähung, entweder kompensatorisch, wenn andere Lungenteile weniger lufthaltig sind, im Gefolge eines Asthma bronchiale oder bei vorübergehenden Ventilverschlüssen von Bronchien durch Fremdkörper oder Tumoren. Auch die Ursachen der **Atelektasen** sind zahlreich. Durch Entzündung, Fremdkörper oder Tumoren werden entweder eine ganze Lungenhälfte, einzelne Lappensegmente oder noch kleinere Teile der Lungen betroffen.

Fremdkörperaspirationen im Säuglingsalter kommen häufig vor durch Verschlucken von flüssiger oder breiiger Nahrung, im Kleinkindalter von Erdnüssen oder anderen Fremdkörpern. Bei einem Teil der Kinder führt dies zu einem akuten Krankheitsbild, das mit Atemnot wie bei einem Krupphustensyndrom oder einem Asthmaanfall einhergeht. In diesen Fällen ist meist der Röntgenbefund charakteristisch. Aufgrund der Verlegung eines Bronchus entsteht eine **Ventilstenose**, so dass eine Überblähung des entsprechenden Lungenanteils mit Herniation der Lunge in das Mediastinum zustandekommt (◘ Abb. 13.27). Wenn keine Ventilstenose entsteht, kann sich ein chronisches Krankheitsbild entwickeln, das wie ein rezidivierender Atemwegsinfekt imponiert.

▪▪▪ **Röntgenbild.** Röntgenologisch sieht man in diesen Fällen lediglich Zeichen wie bei einer Bronchitis.

Eine Sonderform der Atelektase ist das sog. **Mittellappensyndrom,** bei dem es aufgrund des gestreckt verlaufenden, relativ engen und nahezu rechtwinklig vom Zwischenbronchus abgehenden rechten Mittellappenbronchus im Rahmen von Entzündungen zu einer Obstruktion und als Folge zu einer Atelektase mit konsekutiven Infektionen kommt (◘ Abb. 13.28).

▪▪▪ **Symptome.** Die klinischen Symptome werden geprägt von rezidivierenden Pneumonien.

▪▪▪ **Therapie.** Die Therapie besteht in einer Sekretolyse durch Medikamente, einer Klopfmassage sowie Drainagelagerung, bei Superinfektion auch in einer Antibiotikatherapie. Gegebenenfalls muss eine Bronchoskopie mit Entfernung der Obstruktion durchgeführt werden.

13.8.5 Lungenabszess, Lungengangrän

Ein Abszess der Lunge ist definiert als umschriebener Einschmelzungsprozess von Lungengewebe, der von einer Membran umgeben ist. Eine Besiedlung mit Anaerobiern führt zu einer Lungengangrän. Fremdkörperaspirationen,

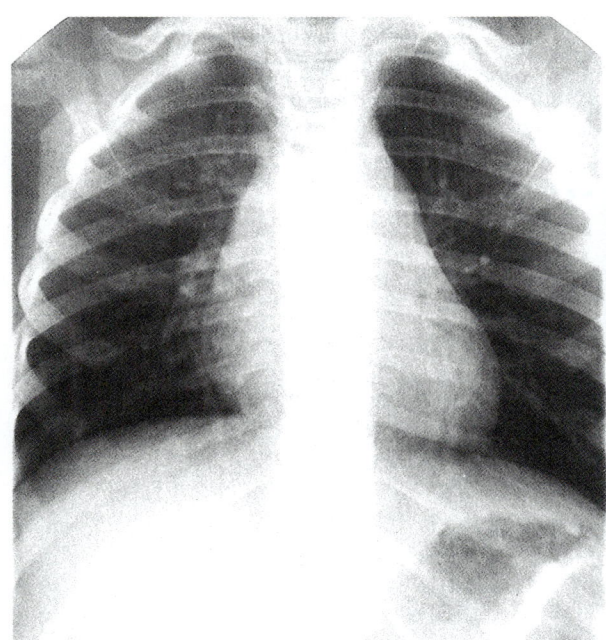 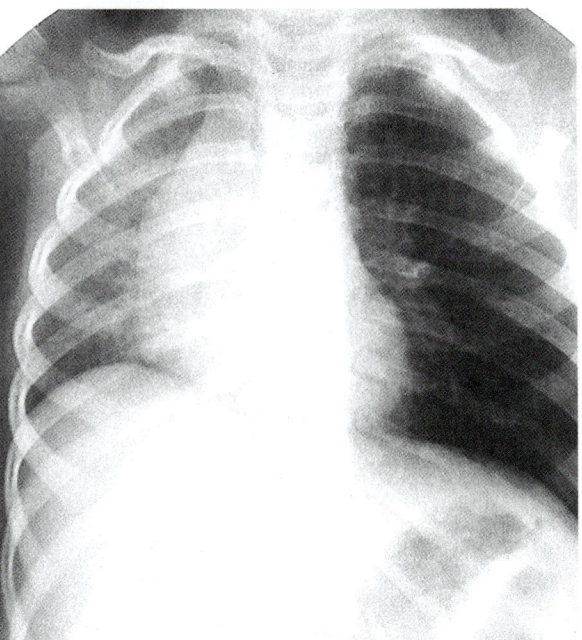

◘ Abb. 13.27 a, b. **Röntgenthorax in Inspiration a und Exspiration b.** In Inspiration kein Hinweis für eine Atelektase, deshalb liegt keine totale Bronchoobstruktion vor. In Exspiration starke Überblähung links mit Verschiebung des Mediastinums nach rechts. Ursache: Ventilmechanismus des im linken Bronchus liegenden Fremdkörpers

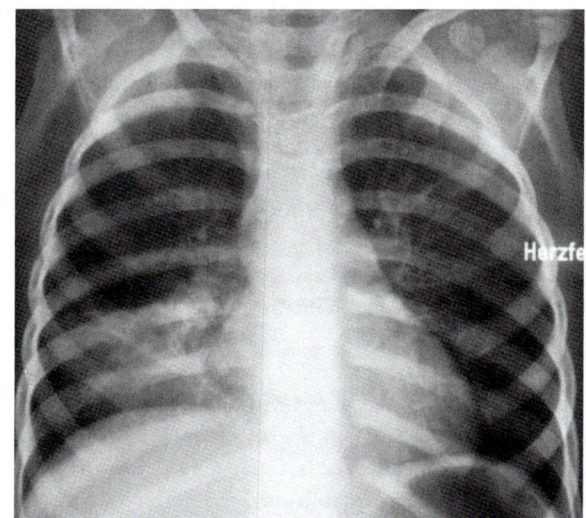

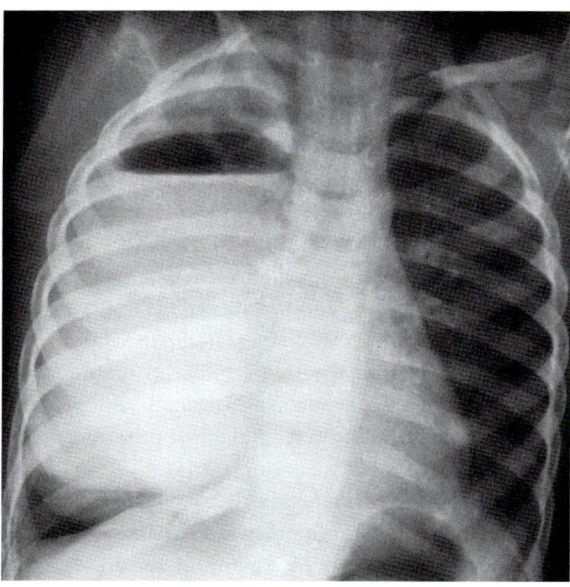

Abb. 13.29. Lungenabszess in der rechten Lunge mit Flüssigkeitsspiegel

■■■ **Diagnose.** Die Diagnose wird röntgenologisch gestellt. Solitärabszesse verursachen zunächst kompakte Rundherde. Nach Durchbruch in einen Bronchus sieht man Hohlraumfiguren mit horizontalem Flüssigkeitsspiegel (Abb. 13.29). Differentialdiagnostisch müssen postpneumonische **Pneumatozelen** (sog. **Pneumopathia bullosa**) und angeborene Solitärzysten abgegrenzt werden, die keinen Flüssigkeitsspiegel aufweisen.

■■■ **Therapie.** Therapeutisch werden Antibiotika eingesetzt. In der Regel erfolgt spontan eine Drainage des Abszesses durch einen Bronchus. Bei Durchbruch in den Pleuraraum entsteht ein Pyopneumothorax.

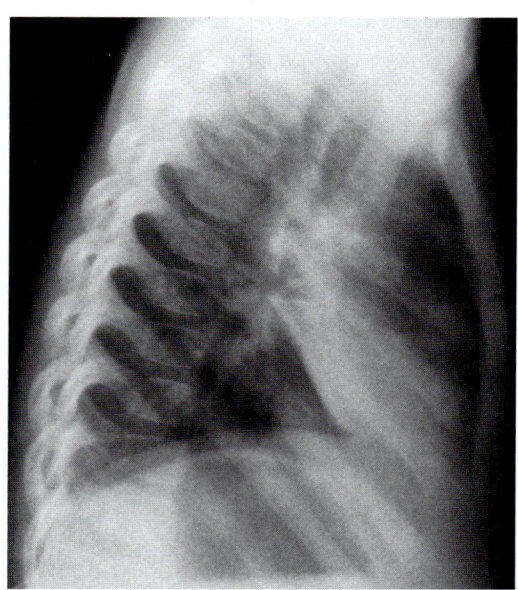

Abb. 13.28. Mittellappensyndrom. Atelektase und Pneumonie des rechten Mittellappens durch Verschluss des Mittellappenbronchus bei einem 3 jährigen Mädchen. **a** Sagittaler Strahlengang. **b** Seitlicher Strahlengang

Bronchiektasen und metastatische Absiedlungen bei septischen Erkrankungen sind die häufigsten Ursachen. Entsprechend treten Abszesse solitär oder multipel auf.

■■■ **Symptome.** Die klinischen Symptome sind vielgestaltig. Regelmäßig vorhanden sind hartnäckiges Fieber und Hustenreiz. Gelegentlich kann man auch bei jüngeren Kindern das Aushusten bzw. Erbrechen des eitrigen Inhalts eines Abszesses bemerken.

13.8.6 Eosinophiles Lungeninfiltrat (Löffler)

Selten werden zufällig bei einer Röntgenuntersuchung flüchtige Infiltrationen entdeckt, die als allergische Reaktion auf Askaridenlarven aufzufassen sind und mit leichten, uncharakteristischen klinischen Erscheinungen einhergehen. Wurmeier sind erst 8–12 Wochen später im Stuhl zu finden (▶ S. 468).

13.8.7 Lungenfibrosen

Sie zeichnen sich durch einen chronisch-progredienten Verlauf aus und sind gekennzeichnet durch eine Fibrose des interstitiellen Bindegewebes, die schließlich zu einer Ateminsuffizienz führt. Sie treten *sekundär* im Verlauf von Speicherkrankheiten und Kollagenosen auf oder stellen das Endstadium einer allergischen Alveolitis dar. Selten handelt es sich um eigenständige Krankheitsbilder. Hierher gehören die idiopathische Lungenhämosiderose mit periodischem Fieber, Atemnot, Husten, Hämoptoe, die idiopathische progressive Lungenfibrose (Hamman-Rich-Syndrom), die mit Husten, Dyspnoe und Zyanose einhergeht und ausgeprägte Verdichtungen im Röntgenbild hervorruft.

Das Wilson-Mikity-Syndrom, das bei nicht beatmeten Frühgeborenen (pulmonale Dysmaturität) selten beobachtet wird, ist gekennzeichnet durch einen zystischen Umbau der Lungen, insbesondere der Lungenunterfelder. Von diesem wird die bronchopulmonale Dysplasie abgegrenzt, die sog. Beatmungs- oder besser Umbaulunge, die als Folge einer Beatmung oder hochdosierter O_2-Gaben bei Frühgeborenen entsteht (▶ s. S. 66).

Beide werden auch dem Begriff der »chronic lung disease (CLD)« des Frühgeborenen subsumiert.

▪▪▪ **Klinik.** Das klinische Bild ist gekennzeichnet durch Dyspnoe und Zyanose. Die Kinder leiden u. U. noch Jahre an rezidivierenden obstruktiven Bronchitiden und Pneumonien (chronische Lungenerkrankungen nach Beatmung) und sind bei schweren Formen O_2-abhängig.

▪▪▪ **Prognose.** Die Prognose ist günstig; die Symptome werden mit zunehmendem zeitlichen Abstand von der Beatmung immer geringer.

13.8.8 Lungentumoren

Primär in der Lunge entstandene, von Bronchuswand oder Alveolarepithel ausgehende, gutartige oder bösartige Tumoren sind selten. Metastasen von malignen Knochen-, Nieren- und Nebennierengeschwülsten kommen häufiger vor. Nicht nur Rundherde, sondern auch andere, länger bestehende, ungeklärte Verschattungen des Röntgenbilds sind hierauf verdächtig.

13.9 Erkrankungen der Pleura

> Die Pleura ist vor allem bei entzündlichen Lungenerkrankungen häufig mitbefallen und kann Veränderungen hervorrufen, die im Vordergrund der klinischen Erscheinungen stehen. Die Skala reicht von der Pleuritis sicca bis zur Pleuritis exsudativa, die zu Verdrängungen führt; bei serofibrinösen Ergüssen muss auch an Tuberkulose als Ursache gedacht werden. Eitrige Pleuritiden sind bakteriell bedingt. Transsudate entstehen in der Regel sekundär; sie sind nicht-entzündlicher Natur. Ein Pneumothorax kann »spontan« schon beim Neugeborenen auftreten, im späteren Kindesalter kommen unterschiedliche Ursachen in Frage.

Pleuritis sicca

Eine trockene, fibrinöse Begleitpleuritis mit charakteristischem Auskultationsbefund (Pleuraknarren) ist gelegentlich bei einer kruppösen Pneumonie älterer Kinder festzustellen. Röntgenologisch sichtbare Randstreifen sind nur bei stärkerer fibrinöser Auflagerung vorhanden.

Pleuritis exsudativa

Eine seröse, nichteitrige Pleuritis mit geringer Exsudatbildung kommt bei Pneumonien aller Altersklassen und verschiedener Genese vor. Sie wird in erster Linie röntgenologisch erkannt, besonders wenn sie nicht kostal, sondern interlobär lokalisiert ist. Größere seröse Pleuraexsudate sind dagegen auch bei der physikalischen Untersuchung gut nachzuweisen durch Klopfschalldämpfung, Aufhebung oder starke Abschwächung des Atemgeräuschs und Fehlen des Stimmfremitus. Das Röntgenbild zeigt ausgedehnte Verschattungen, u. U. mit Verdrängung des Mediastinums. Derartig ausgedehnte serofibrinöse Pleuritiden sind auch bei Kindern fast immer *tuberkulösen Ursprungs*.

▪▪▪ **Therapie.** Die Therapie muss daher eine antituberkulöse sein (▶ S. 267). Laufende Entlastungspunktionen sollen nur bei stärkeren Verdrängungserscheinungen vorgenommen werden. Oft setzt bereits eine Probepunktion, die aus diagnostischen Gründen stets erforderlich ist, einen stärkeren resorptiven Reiz!

Pleuritis purulenta (Pleuraempyem)

Die Mehrzahl der im Gefolge von Pneumonien auftretenden Pleuritiden ist bakteriell bedingt. Das Probepunktat ist oft zunächst trübserös und nicht sofort eitrig. Früher herrschten als Erreger **Pneumokokken** vor, heute sind es **Staphylokokken.** Dementsprechend hat sich auch das klinische Bild gewandelt. Das Pneumokokkenempyem folgt der Pneumonie, das Staphylokokkenempyem dagegen ist oft schon sofort bei den ersten pneumonischen Erscheinungen vorhanden. Bei ihm entwickelt sich auch häufig – infolge Durchbruchs einer subpleuralen Abszedierung oder artifiziell bei einer Pleurapunktion – ein **Pyopneumothorax,** der bei Fehlen von pleuralen Verwachsungen schnell in einen bedrohlichen Spannungspneumothorax übergehen kann.

Die **Chemotherapie** richtet sich nach der Grundkrankheit. Man versucht zunächst, mit wiederholten Pleurapunktionen und intrapleuralen Instillationen von Antibiotika auszukommen. Bei größeren Empyemen und beim Spannungspneumothorax muss eine Bülau-Saugdrainage angelegt werden.

Hydrothorax

Beim entzündlichen Erguss beträgt das spezifische Gewicht über 1014, und die Rivalta-Probe fällt *positiv* aus: Die Essigsäurelösung trübt sich milchig durch den Exsudattropfen. Beim Transsudat dagegen fällt diese Reaktion negativ aus, das spezifische Gewicht liegt unter 1007. Nichtentzündliche Ergüsse in die Pleurahöhle entstehen bei Kindern aus kardialer Ursache, bei schweren Hypoproteinämien mit allgemeiner Ödemneigung, bei Nephrose und bei pleuralen Tumormetastasen, in diesem Falle häufig mit Blutbeimengung. – Sehr selten entsteht ein **Chylothorax** durch Stauung oder Verletzung des Ductus thoracicus oder des Ductus lymphaticus dexter.

Pneumothorax

Eine Luftansammlung innerhalb der Pleurablätter kommt stets durch einen Einriss des Lungenfells zustande. Sie kann sowohl beim Neugeborenen als auch im späteren Kindesalter auftreten. Geläufige Ursachen sind Beatmungsfolgen beim Atemnotsyndrom, abszedierende Pneumonien (▶ s. Staphylokokkenpneumonie, S. 434) und therapeutische Eingriffe (z. B. Lungenpunktion, Tracheotomie, Subklaviakatheter).

Aber auch ein sog. idiopathischer Spontanpneumothorax kommt – wie beim Erwachsenen – bei älteren Kindern vor. Klinisch bedeutungsvoll wird die intrapleurale Luftansammlung durch die Größe und die dadurch bedingten Verdrängungserscheinungen; beim **Spannungspneumothorax** können sie eine äußerst bedrohliche Dyspnoe hervorrufen. Der Pleuradefekt wirkt hier wie ein Ventil: Nur Inspirationsluft strömt in den Pleuraraum nach und erhöht weiter dessen Druck. Eine sofortige Entlastungspunktion ist erforderlich.

Eine Dyspnoe beim Neugeborenen wird gelegentlich durch einen perinatal entstandenen »Spontan«-Pneumothorax verursacht. Hieran muss vor allem auch im Rahmen der perinatalen Intensivtherapie gedacht werden, wo die künstliche Beatmung zu einem Spannungspneumothorax führen kann. Ohne Röntgenaufnahme (Abb. 13.25, S. 434) ist hier die Diagnose nicht zu stellen. Entlastungspunktionen oder eine Bülau-Heberdrainage können notwendig werden.

13.10 Erkrankungen des Mediastinums

> Die Thymushyperplasie des jungen Säuglings führt zu einer Verbreiterung des Mediastinums. Sie ist im Gegensatz zu den im Mediastinum vorkommenden Tumoren (wie Teratomen, Lymphangiomen, Neurofibromen u. a.) gutartig. Beim Pneumomediastinum dringt Luft ins Mediastinum vor, gleichzeitig können Pneumothorax und Hautemphysem bestehen.

Entzündungen

Eine **akute Mediastinitis** ist eine bedrohliche Erkrankung. Sie entsteht meist durch Fortleitung einer Entzündung aus der Umgebung oder nach Verletzung des Mittelfells, etwa durch Ösophagusperforation nach Fremdkörpereinklemmung oder Verätzung.

Tumoren

Im Säuglingsalter ist am häufigsten die gutartige **Thymushyperplasie** (Abb. 13.30). Sie verursacht nur bei konzentrischer Einengung der Luftröhre eine Atembehinderung und bedarf lediglich in diesem sehr seltenen Falle einer Behandlung: Eine kurzfristige Kortisontherapie führt in der Regel zur (vorübergehenden) Verkleinerung des Organs. Keinesfalls darf eine Röntgenbestrahlung durchgeführt werden, weil sonst später ein Schilddrüsenkarzinom entstehen kann. Der Thymushyperplasie kommt in der **Röntgendiagnostik** des Thorax beson-

13.10 · Erkrankungen des Mediastinums

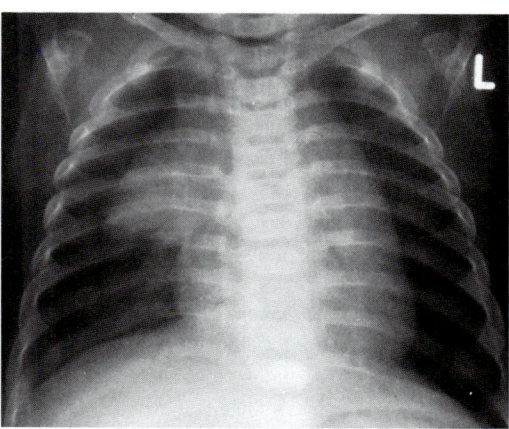

◘ **Abb. 13.30.** **Thymushyperplasie mit Verbreiterung des Mediastinums v. a. nach rechts.** Dort kaudal vom Mittellappenspalt begrenzt. 6 Monate alter Säugling

dere Bedeutung zu: Die von ihr verursachten vielgestaltigen Mittelschattendekonfigurationen müssen bei der Beurteilung von Herzgröße und Hilusbild stets mit berücksichtigt werden.

Andere im vorderen bis mittleren Mediastinum vorkommende Tumoren können Thymome, Teratome, Lymphangiome, bronchogene oder Perikardzysten sein. Darüber hinaus manifestieren sich hier häufig Hodgkin- und Non-Hodgkin-Lymphome primär.

Im hinteren Mediastinum finden sich Neurinome, Neurofibrome, bronchogene und enterogene Zysten.

Pneumomediastinum

Ein **Mediastinalemphysem** (seltener ein Pneumoperikard) entsteht entweder *spontan* aus den gleichen Ursachen wie der Spontanpneumothorax bei Neugeborenen oder als *Komplikation* bei Asthma bronchiale und bei liegender Trachealkanüle nach Tracheotomie. Die Luft dringt hier ebenfalls durch eine Verletzung von den Atemwegen her – vermutlich entlang den Gefäßscheiden – in das Mediastinum vor. Zum Teil besteht gleichzeitig ein Pneumothorax oder ein Hautemphysem – besonders am Hals und an den seitlichen Thoraxpartien.

Kernaussagen

- Die Anatomie und Funktion der Atemwegsorgane sowie des Immunsystems unterliegen altersabhängigen Veränderungen, die eine vom Lebensalter abhängige unterschiedliche Manifestation klinischer Krankheitsbilder und ihrer Symptomatik bedingen.
- Akute Atemwegsinfektionen sind zu 60–90 % viraler Genese und bedürfen dann keiner Antibiotikatherapie. Die symptomatische Therapie umfasst Fiebersenkung (Wadenwickel, Paracetamol), Freihalten der Nasenatmung (NaCl, α-Sympathomimetika) und Sekretolyse (Acetylcystein, Ambroxol, Inhalation). Hustensedativa dürfen nur bei trockenem, nicht bei produktivem Reizhusten eingesetzt werden.
- Bei akuter katarrhalischer Sinusitis führen abschwellende Nasentropfen und Inhalationen zur Symptombesserung. Bei der akuten eitrigen Sinusitis mit hohem Fieber ist eine Antibiotikagabe dringend indiziert, nicht selten ist auch eine operative Kieferhöhlendrainage erforderlich.
- Eine entzündliche Rachenmandelhyperplasie findet sich häufig im frühen Kindesalter und bildet sich meist mit zunehmendem Alter zurück. Eine operative Adenotomie ist nur dann angezeigt, wenn bei einer dauerhaften Rachenmandelhyperplasie eine chronische Entzündung, eine Behinderung der Nasenatmung oder chronisch rezidivierende Mittelohrentzündungen, Sinusitiden und Bronchitiden vorliegen.
- Die Ursachen der eitrigen Angina tonsillaris sind fast immer Streptokokkeninfektionen, die mit Penicillin behandelt werden. Die Indikation zur operativen Tonsillektomie muss zurückhaltend gestellt werden, gegeben ist sie beim Auftreten von mindestens 3 schweren, hochfieberhaften Tonsilitiden im Laufe eines Jahres, bei einem Retrotonsillarabszess, dauerhaften Begleitkomplikationen (Nephritis, rheumatisches Fieber) oder bei durch extrem große Tonsillen bedingter Behinderung von Atmung, Sprechen und Ernährung.
- Dem Kruppsyndrom mit inspiratorischer Atemnot liegt häufig eine virale Laryngitis acuta oder ein allergischer spasmodischer Krupp zugrunde, abzugrenzen ist die hochakut verlaufende phlegmonöse Epiglottitis mit hoher Mortalität.
- Als Folge einer Reduktion der Zahl bzw. einer verminderten Leitfähigkeit der Cl⁻-Kanäle in den Zellmembranen von exokrinen Drüsen kommt es bei der Mukoviszidose (cystische Fibrose, CF) zu zä-

hen, eingedickten Sekreten und in der Folge davon zu bronchialer Obstruktion und progredienter pulmonaler Destruktion, Pankreasfibrose mit exokriner Pankreasinsuffizienz sowie anderen Organmanifestationen. Eine frühe Diagnose (z. B. durch den Schweißtest) wird unbedingt angestrebt, um die notwendige intensive Therapie rechtzeitig beginnen zu können.

- Asthma bronchiale ist durch anfallsweise oder chronische Atemwegsobstruktion als Folge einer chronisch eosinophilen Entzündung mit bronchialer Hyperreagibilität gekennzeichnet. Auslösende Faktoren sind vor allem Allergien, daneben Infektionen, körperliche Anstrengungen, Tabakrauch und andere Luftverschmutzungen sowie Temperatureinflüsse. Bei chronischen Beschwerden ist eine konsequente Langzeittherapie unbedingt erforderlich, um das Risiko von Dauerschäden zu reduzieren.
- Bronchopneumonien kommen in jedem Lebensalter vor, die selteneren Lobär- und Segmentpneumonien dagegen erst im Kleinkind- und vor allem im Schulkindalter. Differentialdiagnostisch sind atypische Pneumonien (Mykoplasmen, Chlamydien, Legionellen) und bei Patienten mit Abwehrschwäche oder schwerer Grundkrankheit auch Pilzpneumonien zu erwägen.

▼ Fallbeispiel 13.1

Anamnese. 3,5 Jahre altes Mädchen. 2 Wochen vor der stationären Aufnahme »Erkältung«. 13 Tage später Kopf- und Ohrenschmerzen sowie Schluckbeschwerden, kloßige Sprache. Am Aufnahmetag Dyspnoe sowie inspiratorische Einziehungen der Rippen und des Sternums.

Befund. Bei der Aufnahme massive inspiratorische Dyspnoe, Kind wollte sich nicht hinlegen, stützte sich mit den Händen ab. Speichelfluss. Nach gewaltsamem Hinlegen zur Untersuchung Zyanose und Bradykardie. Beim Versuch der orotrachealen Notintubation sah man die geschwollene Epiglottis. Intubation erst möglich mit einem Neugeborenentubus. Temperatur 39,5 °C, Leukozytose von 16 000 Leukozyten/µl, BSG 28 mm, CRP 4,8 mg/dl.

Diagnose. Epiglottitis

Therapie und Verlauf. Belassen des Tubus und Beatmung. Anlegen eines Dauertropfes über eine i. v. Braunüle. Zufuhr von reichlich Flüssigkeit. Therapie mit Glukokortikoiden (Prednison) 7 mg/kg KG/24 h für 2 Tage, dann ausschleichend. Ampicillin 150 mg/kg KG/24 h i. v. für 10 Tage, inhalative Gabe von Adrenalin (Mikronephrin®) mehrmals täglich. Sekretolyse mit Ambroxol. Ultraschall-Vernebler, feuchtes Zelt. Nach 2 Tagen nasotracheale Umintubation, Extubation nach 5 Tagen.

▼ Fallbeispiel 13.2

Anamnese. 3,5 jähriger Junge. Atemnot, Husten seit 14 Tagen. Temperatur 39,5 °C seit 2 Tagen, unter Amoxicillin keine Besserung, stationäre Einweisung.

Befund. Tachypnoischer Junge, inspiratorisch reichlich feuchte RG's rechts mehr als links. Leukozytose, BSG und CRP erhöht. Röntgenthorax: Massive Infiltration bds. parakardial. I. v. Therapie mit Cefotaxim. Geringfügige Besserung. Nach 4 Tagen Verschlechterung: Zyanose, massive Atemnot, pH-Abfall auf 7,14, pCO_2 Anstieg auf 65 mm/Hg. Röntgenthorax: massive Überblähung der rechten Lunge mit Herniation ins Mediastinum.

Diagnose. Verdacht auf Fremdkörperaspiration.

Therapie und Verlauf. Sofortige Bronchoskopie in Narkose. Entfernung einer Erdnuss aus dem rechten Hauptbronchus. Absaugen von reichlich eitrigem Sekret. Fortführen der Antibiotikatherapie. Nach 4 weiteren Tagen Entlassung.

▼ Fallbeispiel 13.3

Anamnese. 8 Monate alter Säugling. Hat seit Beginn des 5. Lebensmonats kaum an Gewicht zugenommen. Von der 50. auf die 20. Perzentile innerhalb von 2 $^1/_2$ Monaten abgerutscht. Entleert große, teilweise fettglänzende, stark stinkende Stühle. 1 Atemwegsinfekt mit Husten vor 3 Wochen. Mutter gibt an, beim Schmusen falle ihr Salzgeschmack auf.

Befund. Dystropher Säugling. HNO-Bereich unauffällig. Lunge auskultatorisch und radiologisch unauffällig. Schweißtest 2 × im Abstand von 14 Tagen. Pathologisch: Na 95 bzw 110 mmol/ml (normal: bis 60 mmol/ml, Beobachtungsbereich 60–80 mmol/ml).

Diagnose. Mukoviszidose (international gebräuchlichste Bezeichnung: Cystische Fibrose, CF).

Therapie. Pankreasenzymsubstitution (z. B. Kreon) nach Stuhlkonsistenz u. Gewichtsverhalten. Substitution fettlöslicher Vitamine (nach Serumwerten, Kombinationspräparat z. B. Multibionta).

Procedere. Kontrolle in 6–8 Wochen. 1 × Schweißtest wiederholen. Evtl. molekularbiologische Diagnostik. Nasen- und Rachenabstrich auf bakterielle Erreger (Staph. au-

13.10 · Erkrankungen des Mediastinums

reus, Haem. influenzae, Pseudomonas aer.). Weitere Therapie nach Symptomatik, z. B. Inhalationstherapie (NaCl, Salbutamol) und Antibiotikatherapie.

Fallbeispiel 13.4

Anamnese. 5,5 jähriger Junge. Im Anschluss an einen Keuchhusten vor 7 Monaten ständiges Husten, 2malig, für einige Tage, obstruktive Bronchitis. Husten insbesondere abends und nachts sowie nach körperlicher Belastung, verstärkt in kalter Luft. Vater hat Heuschnupfen, als Kind häufig Bronchitiden.
Befund. Altersgemäß entwickelter Junge. Hustet mehrmals während der Untersuchung trocken. Lunge auskultatorisch unauffällig. Röntgenthorax ohne pathologischen Befund. Lungenfunktion in Ruhe normal, nach einem 7 Minutenlauf zu ebener Erde massive Atemnot, Erhöhung des Atemwegswiderstandes. Prick-Test: positive Reaktion auf Hausstaubmilbe, durch Bestimmung des spezifischen IgE's in RAST bestätigt.
Diagnose. Asthma bronchiale mit hyperreagiblem Bronchialsystem bei Hausstaubmilbenallergie, wahrscheinlich ausgelöst durch einen Keuchhusten.
Therapie. Dauertherapie mit täglichen Inhalationen von Dinatriumcromoglicicum. Sanierung im häuslichen Bereich. Nach 2 Monaten Kontrolle der Lungenfunktion nach Laufbelastung normal.

Fallbeispiel 13.5

Anamnese. 7 jähriges Mädchen. Plötzlicher Krankheitsbeginn mit hohem Fieber, »Hüsteln«, starken Bauchschmerzen
Befund. Tachypnoisches, fieberndes Mädchen in reduziertem Allgemeinzustand. Abdomen palpatorisch und sonographisch frei. Über der Lunge auskultatorisch kein pathologischer Befund. Hb 9 g/dl, Leukozyten 18 000/µl, Linksverschiebung im Differentialblutbild. Im Röntgenthoraxbild zentrale Pneumonie. Im a. p. Bild auf den Herzschatten projiziert, im seitlichen Bild im Retrokardialraum zu lokalisieren.
Diagnose. Zentrale Bronchopneumonie

Therapie. Unter oraler Antibiotikatherapie (Amoxicillin) nach 2 Tagen Entfieberung, nach 7 Tagen röntgenologisch kein Hinweis mehr auf pneumonische Infiltration, Hb normalisiert (Hb initial erniedrigt sog. »Infektanämie«[1]) Entlassung.

[1] **Anmerkung:** Durch Speicherung des Eisens in Zellen des Monozyten – Makrophagen – Systems bei ausgeprägten oder chronischen Infekten wird weniger Eisen für die Hb-Bildung bereit gestellt ⇒ »Infektanämie«

Fallbeispiel 13.6

Anamnese. 10,3 Jahre alter Junge. Vor 4 Monaten Beginn mit grippalem Infekt einhergehend mit Husten und Fieber. Anhaltende Appetitlosigkeit, Müdigkeit. Gewichtsabnahme etwa 6 kg seither. Zunehmende Belastungsdyspnoe, seit einigen Wochen Situationen mit generalisierter Zyanose in Ruhe. Bei gezieltem Nachfragen Hinweis auf große Kakteensammlung und andere Topfpflanzen im Haushalt der Familie.
Befunde. Blasser, krank wirkender Junge in reduziertem Allgemeinzustand. Angedeutetes Nasenflügeln sowie Lippenzyanose. Inspiratorisches »Knarren« über allen Lungenpartien. Blutsenkung, Leukozyten und Immunglobuline (IgG) erhöht. In der Röntgenthoraxaufnahme symmetrische, milchglasartige Eintrübung beider Lungen. In der Lungenfunktion zeigte sich als Hinweis auf eine restriktive Lungenfunktionsänderung eine starke Erniedrigung der Vitalkapazität. FEV_1 (1-Sek. Kapazität: forciertes Exspirations-Volumen in 1 s) und der Atemwegswiderstand waren normal. Der arterielle pO_2 war in Ruhe erniedrigt. In der Immunelektrophorese und in der Doppeldiffusionstechnik nach Ouchterlony konnten präzipitierende Antikörper gegen Aktinomyzeten als Hinweis auf eine Typ III-Allergie nachgewiesen werden.
Diagnose. Allergische Alveolitis (»Farmerlunge«).
Therapie und Verlauf. Therapie mit 2 mg/kg/24 h. Prednison für 10 Tage, Übergang auf 0,2 mg/kg/24 h für weitere 3 Monate unter ständiger Lungenfunktionskontrolle. Gleichzeitig Sanierung im häuslichen Bereich durch Entfernen aller Pflanzen. Sukzessive Normalisierung der Lungenfunktion nach 5 Monaten.

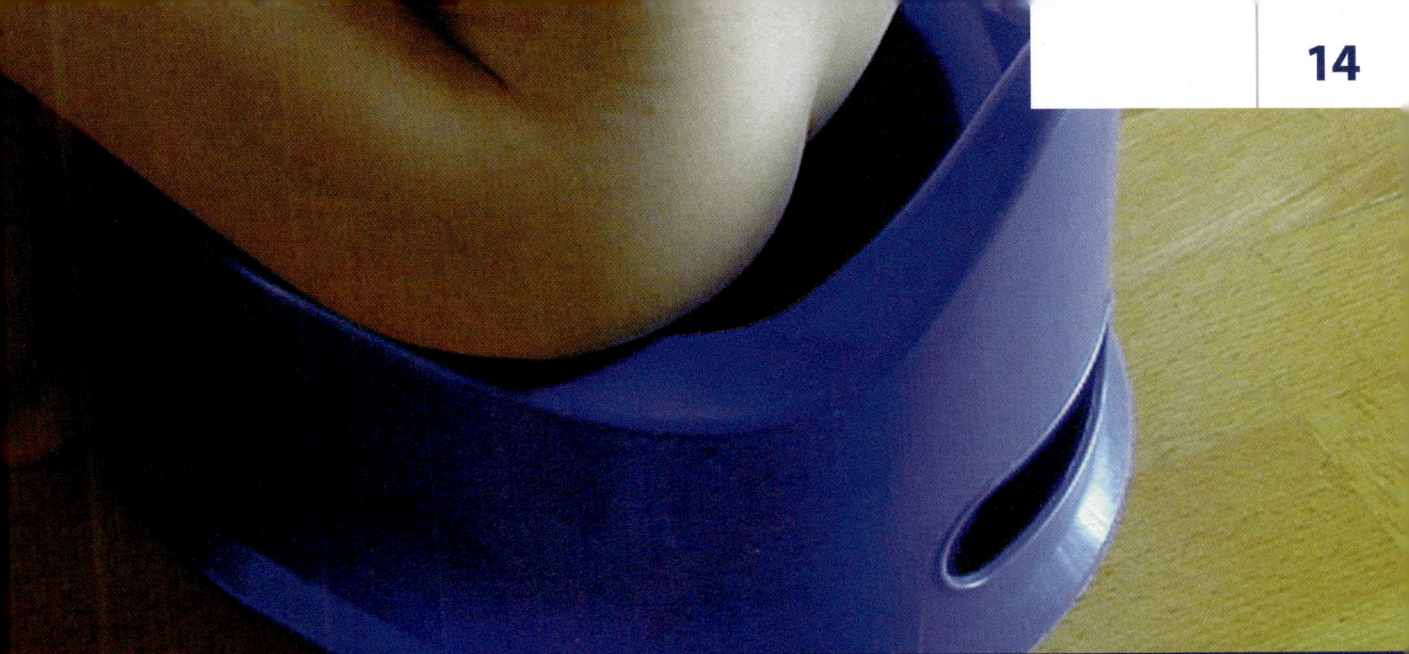

14 Erkrankungen des Verdauungstraktes

W. Nützenadel und S. Koletzko

Das Erreichen der Stuhlkontinenz, ein für Eltern und Umgebung wichtiger Meilenstein bei der kindlichen Entwicklung, wird in einem allmählichen Reifungs- und Lernprozess im Allgemeinen bis zum Alter von 4 Jahren erworben.

14 Erkrankungen des Verdauungstraktes (Übersicht)

14.1 Leitsymptome – 447
- 14.1.1 Erbrechen – 447
- 14.1.2 Bauchschmerzen – 448
- 14.1.3 Gastrointestinale Blutung – 448
- 14.1.4 Durchfall – 449
- 14.1.5 Obstipation – 449

14.2 Gastroenterologische Diagnostik – 450
- 14.2.1 Bildgebende Verfahren – 450
- 14.2.2 Funktionsdiagnostik – 451

14.3 Fremdkörper und Verätzungen – 451
- 14.3.1 Ingestion von Fremdkörpern – 451
- 14.3.2 Verätzungen durch Laugen und Säuren – 451

14.4 Angeborene Fehlbildungen des Gastrointestinaltraktes – 452
- 14.4.1 Fehlbildungen des Ösophagus – 452
- 14.4.2 Fehlbildungen des Dünndarms – 452
- 14.4.3 Fehlbildungen des Dickdarms – 454

14.5 Funktionelle Störungen – 456
- 14.5.1 Funktionelle Bauchschmerzen, funktionelle Dyspepsie, Reizdarmsyndrom – 456
- 14.5.2 Dreimonatskoliken – 457
- 14.5.3 Irritabler Darm des Kleinkindes – 457
- 14.5.4 Funktionelle Obstipation – 457

14.6 Motilitätsstörungen – 458
- 14.6.1 Gastroösophageale Refluxkrankheit – 458
- 14.6.2 Achalasie – 460
- 14.6.3 Pylorushypertrophie – 460
- 14.6.4 Ileus und Invagination – 461
- 14.6.5 Morbus Hirschsprung – 463
- 14.6.6 Seltene Motilitätsstörungen – 464

14.7 Akut entzündliche Erkrankungen des Gastrointestinaltraktes – 465
- 14.7.1 Akute Gastroenteritis durch Bakterien und Viren – 465
- 14.7.2 Helminthosen und Protozoeninfektionen – 468
- 14.7.3 Appendizitis – 470

14.8 Chronisch entzündliche Erkrankungen des Gastrointestinaltraktes – 470
- 14.8.1 Gastritis und peptisches Ulkus – 470
- 14.8.2 Nahrungsmittelallergie – 473
- 14.8.3 Zöliakie – glutensensitive Enteropathie – 474
- 14.8.4 Morbus Crohn und Colitis ulcerosa – 476

14.9 Nichtentzündliche Darmerkrankungen – 479
- 14.9.1 Maldigestion und Malabsorption von Kohlehydraten – 479
- 14.9.2 Kurzdarmsyndrom – 480
- 14.9.3 Polypöse Darmerkrankungen – 480

14.10 Erkrankungen der Gallenwege und Gallenblase – 481
- 14.10.1 Fehlbildungen der Gallenwege – 482
- 14.10.2 Extrahepatische Gallengangsatresie – 483
- 14.10.3 Gallensteine und Cholezystitis – 483

14.11 Erkrankungen der Leber – 484
- 14.11.1 Infektiöse Hepatitis – 484
- 14.11.2 Metabolische Lebererkrankungen – 486
- 14.11.3 Chronische Autoimmunhepatitis und sklerosierende Cholangitis – 489
- 14.11.4 Lebertumoren – 489

14.12 Erkrankungen der Bauchspeicheldrüse – 489
- 14.12.1 Fehlbildungen und Verletzungen des Pankreas – 490
- 14.12.2 Akute Pankreatitis – 490
- 14.12.3 Chronische Pankreatitis – 490
- 14.12.4 Exokrine Pankreasinsuffizienz – 491

14.1 Leitsymptome

> Symptome gastrointestinaler Erkrankungen sind vielfältig, oft uncharakteristisch und können auch bei einer Vielzahl von Erkrankungen anderer Organsysteme beobachtet werden. Anhand der Symptome kann nicht immer zwischen funktionellen Beschwerden und Zeichen einer Organerkrankung unterschieden werden. Die Kenntnis des zeitlichen Ablaufs, der Qualität und Quantität der Symptome und das Vorhandensein von Alarmsymptomen und Alarmbefunden hilft bei der Differentialdiagnose.

Gestörte Funktionen des Verdauungstraktes führen oft zu mangelnder Nährstoffaufnahme mit Gewichtsstillstand, Wachstumsretardierung, Pubertas tarda, Anämie und Störungen anderer Organsysteme.

14.1.1 Erbrechen

Erbrechen ist im Kleinkindesalter ein häufiges Symptom – oft Begleitsymptom zahlreicher Erkrankungen, aber auch singuläres Symptom gastrointestinaler Erkrankungen.

Die Tabelle 14.1 enthält die wichtigsten Differentialdiagnosen des Erbrechens. Folgende Sonderformen des Erbrechens im Kindesalter werden unterschieden:

Das **atonische Erbrechen oder Spucken des Säuglings** ist ein eher passives Herauslaufen von Nahrung aus dem Mund mit sichtbar werdendem gastroösophagealen Reflux, was typisch für eine Insuffizienz des unteren Ösophagussphinkters ist (▶ s. Kap. 14.6.1).

Im Gegensatz dazu steht das **»schwallartige Erbrechen«**, das durch eine starke Antiperistaltik hervorgerufen wird. Hierbei sind im Säuglingsalter differentialdiagnostisch u. a. Passagestörungen (z. B. idiopathische Pylorushypertrophie [▶ s. Kap. 14.6.3], Duodenalstenose [▶ s. Kap. 14.4.2] oder eine infektiöse Gastroenteritis [▶ s. Kap. 14.7.1]) zu bedenken. Galliges Erbrechen ist ein Alarmsymptom und deutet auf ein Passagehindernis distal der Papilla vateri hin (z. B. bei Malrotation [▶ s. Kap. 14.4.2], Ileus [▶ s. Kap. 14.6.4]).

> **Merke**
>
> Erbrechen von Galle, Blut und Hämatin sowie morgendliches Nüchternerbrechen sind Alarmsymptome, die eine umgehende Abklärung erfordern.

Tabelle 14.1. Ursachen mit Beispielen für Erbrechen im Säuglings- und Kindesalter

- **Entzündung**
  Gastritis, Enteritis, Harnwegsinfektionen, Appendizitis, Peritonitis, Nahrungsmittelallergie
- **Kardiainsuffizienz**
  Inadäquate Relaxation oder verminderter Druck des unteren Ösophagusphinkters, Hiatushernie
- **Mechanische und funktionelle Passagestörungen**
  Kongenitale oder erworbenen Stenosen im Darmtrakt, Pylorushypertrophie, Malrotation, Ileus, Invagination, Volvulus, M. Hirschsprung
- **Zentralnervös**
  Hirndruck, Hirntumoren, Meningitis, Enzephalitis, psychische Störungen, Anorexia nervosa
- **Metabolisch/Endokrin**
  Hyperammonämie, Organazidämie, ketonämisches Erbrechen, adrenogenitales Syndrom
- **Reflektorisch**
  Nierensteinkolik, inkarzerierte Hernie, Torsion des Hodens oder eines Leistenovars
- **Medikamentös oder toxisch**
  Überdosierung (Digitalis, Euphyllin), Nebenwirkung (Zytostatika), Vergiftung

Wird die aus dem Magen in den Oropharynx refluxierte Nahrung wieder verschluckt, spricht man von **Regurgitation**. Bei der **Rumination**, die in jeder Altersklasse auftreten kann, erfolgt das Hochbringen von Mageninhalt willkürlich, meist als Ausdruck psychischer Störungen.

Azetonämisches Erbrechen wird durch eine katabole Stoffwechsellage (Hungern, viraler Infekt) bei meist schlanken Kindern ausgelöst. Fehlende oder unzureichende Kohlenhydratzufuhr führt zur Erschöpfung der Glykogenreserven mit nachfolgender Lipolyse, Ketonkörperbildung und Azidose, die weiteres Erbrechen fördert. Differentialdiagnostisch müssen Infektionen (Meningitis, Harnwegsinfektionen etc.) oder Stoffwechselerkrankungen ausgeschlossen werden. Klinisch findet sich eine milde Dehydratation, metabolische Azidose, Azetongeruch, Neigung zu Hypoglykämie und ein positiver Azetonnachweis im Urin. Therapeutisch sind Kohlenhydrate in Form gesüßter Getränke (Tee oder Säfte) oder in Wasser gelöste Oligosaccharide (Maltodextrin, bis 25 %ig) löffelweise zu verabreichen. Bei unstillbarem Erbrechen und Dehydratation kann eine intravenöse Zufuhr erforderlich werden: 50–100 ml/kg einer Lösung mit 50–70 g Glukose/l, NaCl 50 mmol/l, KCl 20 mmol/l.

> **Merke**
>
> Starkes Erbrechen gefährdet das Kind durch Wasser- und Elektrolytverluste. Infolge unzureichender Kohlenhydratzufuhr kommt es bei jungen Kindern häufig zu Azetonämie mit metabolischer Azidose. Bei rezidivierendem und häufigen Erbrechen besteht die Gefahr der Unterernährung.

14.1.2 Bauchschmerzen

Akut auftretende oder chronisch rezidivierende Bauchschmerzen können durch eine Vielzahl von Organerkrankungen innerhalb und außerhalb des Verdauungstraktes hervorgerufen werden. Funktionelle Störungen (▶ s. Kap. 14.5) sind sehr häufig und können in jedem Alter auftreten.

Eine sorgfältige Anamnese und körperliche Untersuchung sind entscheidend für eine gezielte Diagnostik, bzw. noch wichtiger für das Unterlassen von überflüssigen, das Kind belastende Untersuchungen (◘ Tabelle 14.2). Finden sich keine Alarmsymptome (◘ Tabelle 14.3) oder Alarmbefunde (◘ Tabelle 14.4) reichen wenige Laboruntersuchungen, um eine Organerkrankung auszuschließen. Bei akuten Schmerzen und bei vorhandenen Alarmzeichen muss die Diagnostik gezielt ausgeweitet.

> **Merke**
>
> Bei rezidivierenden Bauchschmerzen gezielt nach Alarmsymptomen und Alarmbefunden suchen.

14.1.3 Gastrointestinale Blutungen

Blutungen können im gesamten Verdauungstrakt auftreten. Ursachen sind u. a. Ulzera, erosive Ösophagitis oder Gastritis, infektiöse oder chronische entzündliche Darmerkrankungen, Polypen, Invagination, Gefäßfehlbildungen, Meckel-Divertikel, Purpura Schönlein-Henoch, Analfissuren.

Unterschieden wird die **akute Blutung** mit Zeichen der normozytären Anämie und drohendem Schock (z. B. bei Blutung aus einem Ulkus oder Ösopha-

---

◘ Tabelle 14.2. Wichtige anamnestische Parameter bei Kindern mit Bauchschmerzen

- Schmerzen: Lokalisation? Charakter? Dauer? Tageszeit? Abhängigkeit von Mahlzeiten oder Defäkation oder anderer Aktivität? Begleitsymptome wie Blässe, Übelkeit, Schwindel, Müdigkeit? Was macht es besser oder schlechter?
- Stuhlverhalten: Frequenz? Konsistenz? Blut- oder Schleimbeimengungen?
- Beeinflussung durch Nahrungsaufnahme oder bestimmte Nahrungsmittel (Milch, Sorbit, hohe Fruktosezufuhr); Appetit, besondere Diät?
- Allgemeine Leistungsfähigkeit? Müdigkeit?
- Gewichtsverlust?
- Längen- und Pubertätsentwicklung, Menarche, Menstruationsverhalten?
- Andere Beschwerden: Fieber? Sodbrennen, Kopfschmerzen? Sehstörungen? Gelenkschmerzen? Hauterscheinungen? Husten? Rezidivierende Aphthen? Dysurie? Enuresis?
- Frühere Bauchoperation oder Trauma?
- Psychosoziale Situation: Familie, Freunde, Schule, Beruf
- Familienanamnese: Ulkus, Magenkarzinom, chronische Darmerkrankungen, funktionelle Schmerzsyndrome?

◘ Tabelle 14.3. Alarmsymptome, die bei Kindern > 3 Jahre an eine Organerkrankung denken lassen sollten

- Rezidivierendes Erbrechen (blutig, gallig)
- Blutige oder schleimig-weiche Stühle, nächtlicher Stuhlgang
- Bauchschmerzen vom Nabel entfernt
- Schmerzen wecken Patient nachts auf
- Extraintestinale Beschwerden: Fieber, Gelenkschmerzen, Hauterscheinungen, rezidivierende Aphthen im Mund, Dysurie
- Gewichtsverlust, Abknicken der Wachstumskurve
- Leistungsknick

◘ Tabelle 14.4. Alarmbefunde, die an eine Organerkrankung denken lassen sollten

- Blut im Stuhl (auch okkultes)
- Anämie, Eisenmangel
- Entzündungszeichen oder Leberwerte erhöht
- Perianale Veränderungen: Fissur, Mariske, Fistel, Abszess
- Uhrglasnägel
- Hautzeichen einer Lebererkrankung (Spider naevi, Palmarerythem) oder Darmerkrankung (Erythema nodosum, Pyoderma gangraenosum)
- Positive Familienanamnese für Ulkus, Magenkarzinom, chronisch-entzündliche Darmerkrankung

gus- oder Fundusvarizen) von der **chronische Blutung** mit okkultem oder sichtbarem Blutverlust im Stuhl und mikrozytärer Anämie als Zeichen des Eisenmangels.

Hämatinerbrechen wird durch verschlucktes Blut (z. B. bei Nasenbluten oder Zahnextraktion) oder eine Blutungsursache aus dem Ösophagus, Magen oder Duodenum verursacht.

Teerstühle sind Zeichen einer massiven Blutung aus dem oberen Gastrointestinaltrakt.

Als **Meläna** bezeichnet man eine akute intestinale Blutung mit Absetzen mehrerer Teerstühle und meist raschem Sistieren des Symptoms.

Bei **peranaler Blutung** ist die Blutungsquelle meist im distalen Darm gelegen (z. B. bei Darminfektionen, Colitis ulcerosa, Morbus Crohn, Darmpolypen, Invagination, Purpura Schoenlein-Henoch und Meckel-Divertikel). Hellrote, oft fadenförmige Blutauflagerungen auf normal geformten oder gar hartem Stuhl sind typisch für Analfissuren; Hämorrhoiden sind bei Kindern sehr selten.

> **Merke**
>
> Bluterbrechen oder blutige Stühle erfordern immer eine diagnostische Abklärung.

14.1.4 Durchfall

Durchfall entsteht durch vermehrten Verlust von Flüssigkeit und Elektrolyten im Stuhl und führt zu einer veränderten Konsistenz und meist auch Frequenz des Stuhls. Dabei ist zu berücksichtigen, dass im Säuglingsalter, besonders bei ausschließlicher Muttermilchernährung, häufige und weiche Stühle einen Normalbefund darstellen.

Die Mehrzahl akuter Diarrhöen wird durch virale oder bakterielle Darminfektionen verursacht. Aber auch toxische oder allergische Reaktionen auf Lebensmittel oder Allgemeinerkrankungen können einen akuten Durchfall verursachen. Halten Durchfälle länger als drei Wochen an, spricht man von **chronischem Durchfall**. Bei chronischem Durchfall müssen funktionelle Störungen (Reizdarmsyndrom, ▶ s. Kap. 14.5.1) von Organerkrankungen oder biochemischen Störungen unterschieden werden. Entscheidend für die diagnostische Abklärung ist der Beginn der Durchfälle. Bei Beginn in den ersten vier Lebenswochen handelt es sich oft um angeborene, in der Regel seltene Störungen des Darmes (z. B. isolierte Resorptionsdefekte, Differenzierungsstörungen der Schleimhaut) oder des Pankreas. Auch bei Beginn zwischen dem 2.–6. Monat können noch kongenitale Störungen die Ursache sein (z. B. zystische Fibrose, Saccharase-Isomaltase-Mangel in der Dünndarmschleimhaut). Mit zunehmendem Alter werden erworbene Erkrankungen (z. B. Kuhmilchproteinintoleranz, postenteritisches Syndrom, Zöliakie) häufiger.

> **Merke**
>
> Je jünger das Kind ist, um so größer ist die Gefahr einer Dehydratation, einer Elektrolytentgleisung und einer Gedeihstörung mit irreversiblen Folgen. Der frühzeitige Beginn einer kausalen und/oder symptomatischen Therapie ist entscheidend für die Prognose des Kindes.

14.1.5 Obstipation

Stuhlfrequenz und -konsistenz zeigen eine starke Abhängigkeit von Alter, Ernährung, Medikamenteneinnahme und ggf. bestehender Grundkrankheit. Gesunde voll gestillte Säuglinge können bis 8 mal täglich oder nur alle 10 Tage Stuhl entleeren. Kleinkinder und Schulkinder entleeren 1–3 mal täglich Stuhl oder auch nur alle 2 Tage. Unter Obstipation versteht man eine unvollständige Entleerung des distalen Dickdarmes bei der Defäkation. Bei einer Symptomatik über 3 Monate spricht man von **chronischer Obstipation**. Charakteristisch ist eine Retention von meist hartem Stuhl in der Ampulle. Die Ansammlung von Stuhlmassen kann erheblich sein und zur Überdehnung der Ampulle führen (□ s. Abb. 14.14 b). Durch Fäulnisprozesse entsteht nicht selten weicher Stuhl, der sich vom Kind unbemerkt in mehr oder weniger großen Portionen z. T. mehrmals täglich in die Unterwäsche entleert (**Überlaufenkopresis**).

> **Merke**
>
> Einkoten und Stuhlschmieren im Sinne einer Überlaufenkopresis sind Spätsymptome bei chronischer Obstipation.

Die Ursachen der Obstipation sind vielfältig (□ Tabelle 14.5). Bei Beginn in der Neugeborenenzeit, verspäte-

> **Tabelle 14.5.** Ursachen einer Obstipation im Kindesalter
>
> - **Funktionell**, d. h. keine Ursache erkennbar
> - **Exogene Störfaktoren**
>   Änderung des Tagesrhythmus, Kuhmilchunverträglichkeit, perianale Entzündung wie Rhagaden, Fissuren, Medikamentös, besonders Antikonvulsiva
> - **Kolorektale Erkrankungen**
>   M. Hirschsprung, andere Neuropathien oder Myopathien des Darmes, stenosierende Prozesse
> - **Allgemeinerkrankungen**
>   Hypothyreose, Elektrolyt- und Flüssigkeitsstörungen, ZNS-Läsionen, Spina bifida, Immobilisation, Myopathien, Bauchwanddefekte

tem Mekoniumabgang oder Subileuszeichen muss ein M. Hirschsprung (Aganglionose, ▶ s. Kap. 14.6.5) umgehend ausgeschlossen werden. Im älteren Säuglingsalter und Kleinkindesalter sind es meist situative Störfaktoren, perianale Läsionen, eine Kuhmilchunverträglichkeit oder funktionelle Störungen, die zu einer Obstipation führen. Bei frühem und konsequentem Therapiebeginn ist die Prognose ausgezeichnet.

> **Merke**
>
> Bei Beginn der Obstipation in der Neugeborenenzeit muss umgehend ein M. Hirschsprung ausgeschlossen werden.

14.2 Gastroenterologische Diagnostik

> Die am Symptom orientierte Anamnese einschließlich der Ernährungsanamnese und die Berücksichtigung der vorausgegangenen somatischen Entwicklung ermöglichen häufig schon ein zielgerichtetes differentialdiagnostisches Vorgehen. Bei der klinischen Befunderhebung sind die abdominelle Palpation, die Auskultation und Perkussion des Abdomens sowie die perianale Inspektion ggf. mit rektaler digitaler Untersuchung von besonderer Bedeutung.

14.2.1 Bildgebende Verfahren

Bildgebende Verfahren sind Sonographie, Röntgenuntersuchungen mit und ohne Kontrastmittel, Endoskopie, Szintigraphie, seltener Computertomographie, MRT und Angiographie.

Die schmerzlose, nichtinvasive **Sonographie** eignet sich besonders zur Erfassung der Organgröße und von Strukturveränderungen von Leber, Milz und Pankreas, zur Feststellung von Erweiterungen der Gallen- und Pankreaswege, zur Aufdeckung von Zysten, Tumoren, Abszessen und Aszites sowie zur Diagnose der Pylorusstenose und Invagination.

Röntgenuntersuchungen haben ihre Domäne bei Erkrankungen des Dünn- und Dickdarms. Die Übersichtsaufnahme in verschiedenen Körperpositionen erlaubt die Diagnose von Ileus, Perforationen, schattengebenden Fremdkörpern, intraabdominellen Verkalkungen und der Duodenalatresie. Zur Erkennung von Passagestörungen, Lageanomalien, gestörter Motilität, Fisteln und Erkrankungen der Darmmukosa werden Untersuchungen mit Kontrastmitteln eingesetzt.

Die **Endoskopie** lässt Erkrankungen der Schleimhaut des Ösophagus, Magens, Duodenums und Dickdarms erkennen und ist heute auch in der Pädiatrie Standardmethode. Sie erlaubt gleichzeitig eine Gewebeentnahme zur histologischen Untersuchung. Diese kann im Rektum und Duodenum auch mittels blinder **Saugbiopsie** ohne Endoskopie erfolgen.

Mit der **Feinnadeltechnik nach Meninghini** kann Lebergewebe gewonnen werden.

Neben den morphologischen Untersuchungen sind aus den gewonnenen Gewebeproben enzymatische Untersuchungen bei V. a. Stoffwechselerkrankungen möglich.

Die **endoskopisch retrograde Cholangiopankreatographie (ERCP)** und die **perkutane transhepatische Cholangiographie** können Gallenwegs- und Pankreaserkrankungen aufdecken.

Die **Computertomographie und die Kernspintomographie (MRT)** haben besonders bei intraabdominellen Tumoren und Abszessen ihren Stellenwert für die Diagnostik der Erkrankungen des Magen-Darm-Traktes, ersetzen aber nach Darmfüllung mit speziellen Substanzen (z. B. Manitol, Fettlösungen) zunehmend die röntgenologische Darstellung von Dünn- und Dickdarm.

Szintigraphische Untersuchungen eignen sich zur Abklärung der Gallengangsatresie und des Meckel-Divertikels.

14.2.2 Funktionsdiagnostik

Stuhluntersuchungen: Bei chronischen Durchfällen oder V.a. Malabsorption kann Stuhl auf eine vermehrte Ausscheidung von Kohlenhydraten (reduzierende Substanzen) und Fett untersucht werden. Die Bestimmung des Fettresorptionskoeffizienten durch Bestimmung des Stuhlfettes erfordert eine Bilanz von Fettzufuhr durch quantitatives Nahrungsmittelprotokoll und fäkale Fettausscheidung über 72 h. Die Normalwerte liegen bei < 3 g Fett im Stuhl/Tag oder einem Resorptionskoeffizienten von > 93 %. Eine verminderte Ausscheidung von Pankreas spezifischer Elastase oder Chymotrypsin im Stuhl ist hinweisend auf eine exokrine Pankreasinsuffizienz.

Atemtests: Eine Maldigestion von Laktose, Saccharose oder eine Malabsorption von Fruktose (▶ s. Kap. 14.9.1) wird durch pathologischen Anstieg von H_2 innerhalb von 3 Stunden nach oraler Belastung erkannt. Atemtests mit durch stabile, nicht radioaktive Isotope markierten Testsubstanzen sind ohne Risiko und werden daher in der Pädiatrie zunehmend angewandt (Beispiel: ^{13}C-Harnstoff-Atemtest zum Nachweis einer *Helicobacter-pylori*-Infektion).

Langzeit-pH-Metrie: Die pH-Messung im Ösophagus mittels Sonde und kontinuierlicher Registrierung der pH-Werte über 24 h erlaubt die Bestimmung der Refluxdauer und -häufigkeit.

Manometrie: Hauptindikationen zur Druckmessung im Ösophagus ist eine Dysphagie, zur anorektalen Manometrie der Ausschluss eines M. Hirschsprung oder eine Stuhlinkontinenz.

Die **Angiographie** und digitale Subtraktionsangiographie werden zur Abklärung von Gefäßprozessen (z.B. Pfortaderstenosen) benötigt.

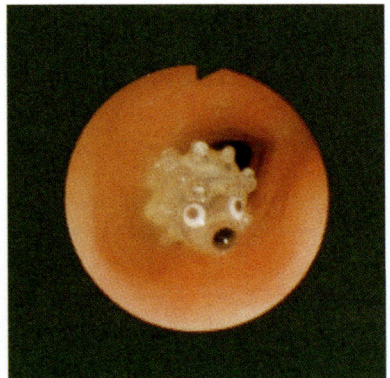

◘ Abb. 14.1. **Fremdkörper im Ösophagus.**
Zur Überraschung des Endoskopikers fand sich dieser Fremdkörper bei einem Kleinkind mit akut auftretender Dysphagie im Ösophagus. Die Größe des Fremdkörpers hätte sicher eine Passage erlaubt, jedoch waren die Stacheln des Igels in die Schleimhaut eingedrungen und hatten den Fremdkörper festgesetzt

Dysphagie beobachtet. Eine Röntgenaufnahme, die den Ösophaguseingang und Magen mit einschließen sollte, kann röntgendichte Fremdkörper (Münzen, Knopfbatterien, Nadeln, Nägel usw.) lokalisieren. Im Ösophagus impaktierte Fremdkörper sollte möglichst rasch endoskopisch entfernt werden. Bei im **Magen** liegenden stumpfen Fremdkörpern kann bis zu 3 Wochen abgewartet werden, weil ihr Abgang meist doch noch spontan erfolgt. Quecksilber- und Lithium-haltige Knopfbatterien sollten wegen entstehender Schleimhautulzerationen und der Gefahr der Intoxikation endoskopisch entfernt werden.

> **Merke**
>
> Eine Ingestion von Fremdkörpern ist häufig und nicht selten symptomlos. Bei Lokalisation im Ösophagus muss der Fremdkörper möglichst rasch endoskopisch entfernt werden.

14.3 Fremdkörper und Verätzungen

14.3.1 Ingestion von Fremdkörpern

Zahllose **Fremdkörper** werden von Kindern meist unbemerkt **verschluckt**, ihr Abgang erfolgt fast immer spontan und komplikationslos. Problematisch sind Fremdkörper, die nicht mehr transportiert werden und sich im Ösophagus, Magen oder selten vor der Bauhin-Klappe befinden (◘ Abb. 14.1). Bei Fremdkörpern im **Ösophagus** werden häufig, aber nicht immer Speicheln und

14.3.2 Verätzungen durch Laugen und Säuren

Ingestionen mit **Laugen** und **Säuren** führen häufig zu Läsionen der Ösophagusschleimhaut, z.T. auch des Magens. Eine obere Endoskopie sollte innerhalb von 24 h erfolgen. Bei Nachweis von erosiven oder ulzerierenden Läsionen ist die Behandlung mit Steroiden und Antibiotika indiziert und eine orale Ernährung bis zur Abheilung auszusetzen. Erforderlich sind Nachuntersuchungen wegen möglicher Strikturbildung und des Risikos einer Karzinomentwicklung auf dem Narbengewebe.

> **Merke**
>
> Bei Laugen- oder Säurenverätzung ist das Ausmaß durch eine obere Endoskopie innerhalb von 24 h festzustellen.

14.4 Angeborene Fehlbildungen des Gastrointestinaltrakts

> Fehlbildungen des Intestinaltraktes sind nach Herzfehlern und Fehlbildungen der Niere die dritthäufigste Malformation. Sie sind nicht selten mit anderen Fehlbildungen assoziiert und damit auch Teilsymptome klinischer Syndrome, z. B. bei Chromosomenaberration. Ein Polyhydramnion kann Hinweis für eine intestinale Obstruktion sein, da verschlucktes Fruchtwasser unter diesen Bedingungen nicht mehr resorbiert wird.

14.4.1 Fehlbildungen des Ösophagus

■■■ **Grundlagen.** Die Ösophagusatresie ist eine **kongenitale Unterbrechung der Kontinuität** des Ösophagus von unterschiedlicher Länge, meist mit **Fistelbildung** zur Trachea. Die Häufigkeit beträgt etwa 1:4000. Die wichtigsten Formen sind aus ◘ Abb. 14.2 zu erkennen. Extrem selten sind die weiteren Fehlbildungen der Speiseröhre: Ösophagusatresie mit proximaler oder mit proximaler *und* distaler Fistel oder eine angeborene muskulofibröse Stenose. Kombinationen mit anderen Fehlbildungen sind nicht selten. Eine häufige Fehlbildungskombination liegt bei der VACTERL-Assoziation vor mit Fehlbildungen der Wirbelsäule (**V**ertebra), **A**nalatresie, Herzfehler (**C**ardial), Ösophagusatresie (**T**racheo-**E**sophageal), und Fehlbildungen der Niere (**R**enal) und der Gliedmaßen (**L**imbs).

■■■ **Klinik.** Die betroffenen Neugeborenen, häufig Frühgeborene, fallen durch Speicheln, Husten – besonders nach einem **kontraindizierten Fütterungsversuch** –, Zyanose infolge Aspiration und Verschlechterung des Allgemeinzustandes auf. Bei isolierter H-Fistel (◘ s. Abb. 14.2 c) sind wiederholte Aspirationspneumonien hinweisend.

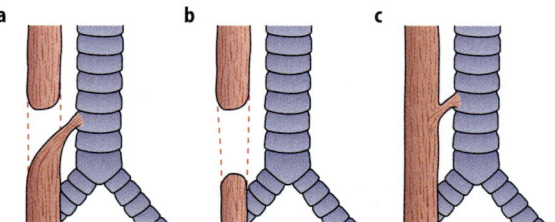

◘ Abb. 14.2. **a** Ösophagusatresie mit distaler ösophagotracheaer Fistel. Fast 9 von 10 Kindern mit Ösophagusfehlbildung haben diese Form. **b** Isolierte Atresie ohne Fistel. Seltene Form der Ösophagusatresie. **c** Ösophagotracheale Fistel ohne Atresie des Ösophagus (H-Fistel)

■■■ **Diagnose.** Die Verdachtsdiagnose kann durch Versuch der Magensondierung gestellt werden (Sonde nur wenige Zentimeter vorschiebbar, fehlende Aspiration von Magensaft). Die Röntgenuntersuchung mit einem im oberen Blindsack liegenden Katheter, über den Luft oder wasserlösliches Kontrastmittel injiziert wird, bestätigt die Diagnose.

■■■ **Therapie.** Die Operation muss wegen Aspirationsgefahr möglichst früh erfolgen. Die Kinder werden bis zur Operation parenteral ernährt, der Speichel wird kontinuierlich abgesaugt. Meist ist eine primäre End-zu-End-Anastomose möglich, die Fistel wird verschlossen. Postoperative Stenosen im Anastomosenbereich oder eine gastroösophageale Refluxkrankheit mit Aspirationsgefahr sind nicht selten und erfordern eine langjährige Überwachung der Kinder.

> **Merke**
>
> Die Ösophagusatresie findet sich in verschiedenen Formen meist mit Fistelbildung zur Trachea. Die drohende Aspiration erfordert eine frühe Operation.

14.4.2 Fehlbildungen des Dünndarms

Duplikaturen sind embryonal entstandene und meist kurzstreckige Doppelungen des Intestinums mit tubulärer oder zystischer Struktur und einem Wandaufbau, der dem des Darmtraktes entspricht. Am häufigsten sind sie im Bereich des Dünndarms und finden sich immer dorsal des normalen Darmes. Die klinischen Symptome entsprechen einer Raumforderung. Häufig sind Duplikaturen auch Zufallsbefunde, etwa bei einer sonographischen Untersuchung. Bei Anschluss an das

Darmlumen kann es zur bakteriellen Besiedlung der Zyste mit möglicher Malabsorption kommen (**Syndrom der blinden Schlinge**). Die Therapie ist chirurgisch.

Drehungsanomalien (Malrotation oder Non-Rotation) sind Folge der gestörten fetalen Drehung des Darms um die Nabelschleife. Häufig findet sich ein Mesenterium commune infolge fehlender Verwachsungen des Mesokolons mit der Abdominalhinterwand. Klinisch können diese Fehlbildungen stumm bleiben. Die mangelnde Fixation führt zur Passagebehinderung mit krampfartigen Bauchschmerzen und galligem Erbrechen. Im ungünstigen Falle kann sich ein **Volvulus** entwickeln. Dieser ist oft schwierig zu diagnostizieren, bedarf aber wegen der Gefahr ausgedehnter vaskulärer Schäden einer frühen Operation, da sonst große Darmabschnitte reseziert werden müssen. Bei Appendizitis und vorliegender Malrotation kann die Schmerzsymptomatik an untypischer Stelle im linken Unter- oder Mittelbauch lokalisiert sein und die Diagnosestellung erschweren.

Die **Duodenalatresie** ist ein Lumenverschluss des Duodenums infolge fehlender Rekanalisierung des Darmlumens in der 5. bis 6. Schwangerschaftswoche. Die Häufigkeit beträgt etwa 1:5000, bei Trisomie 21 beträgt die Inzidenz fast 20 %. Andere Formen der **Duodenalstenose** finden sich bei **intraluminaler Membran**, bei **Pancreas annulare** oder anderen das Duodenum extern komprimierenden Prozessen. Neben der Duodenalatresie finden sich seltener auch **Atresien** im Bereich des **Jejunums** und **Ileums**.

■■■ **Klinik.** Die Kinder fallen durch galliges Erbrechen in den ersten Lebenstagen auf. Bei der Inspektion kontrastiert der aufgetriebene Oberbauch mit einem eher eingefallenen Unterbauch.

■■■ **Diagnostik.** Die Röntgenübersichtsaufnahme des Abdomens ohne Kontrastmittel ist bei Duodenalatresie typisch. Es finden sich 2 Luft-Flüssigkeits-Spiegel im Magen und Bulbus duodeni gelegen (»double-bubble«;

> **Merke**
>
> Lageanomalien und Duodenalstenosen fallen klinisch durch galliges Erbrechen auf. Beim oft begleitend vorliegenden Mesenterium commune kann es zum Volvulus kommen.

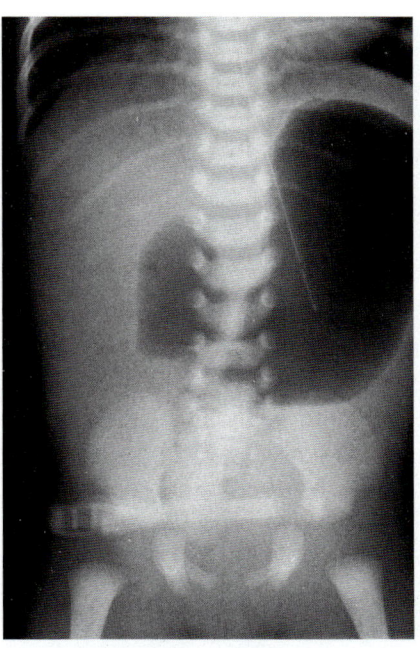

■ Abb. 14.3. **Röntgenaufnahme eines Neugeborenen (hängend):**
»Double-bubble-Zeichen« mit Flüssigkeitsspiegeln im Magen und im Duodenum und sonst luftleerem Abdomen bei Duodenalatresie (Magensonde und Nabelklemme sichtbar)

■ Abb. 14.3). Bei inkomplettem Verschluss durch Stenose oder Membran werden die Kinder z. T. erst später, z. B. bei Fütterung fester Kost, symptomatisch.

■■■ **Therapie.** Die Therapie ist immer chirurgisch.

Meckel-Divertikel

Das Meckel-Divertikel ist eine Ausstülpung des Ileums infolge unvollständiger Involution des **Ductus omphaloentericus**. Persistiert dieser in ganzer Länge, kommt es zur Sekretion und/oder Stuhlentleerung aus dem Nabel. Die Persistenz im mittleren Anteil kann zur Zystenbildung führen. Bleibt der darmwärts gelegene Teil offen, spricht man von einem Meckel-Divertikel, das klein, aber auch einige Zentimeter lang sein kann. Es liegt 80–120 cm proximal der Bauhin-Klappe. Die Häufigkeit wird im Sektionsgut mit 1–3 % angegeben. Die Fehlbildung ist in aller Regel symptomlos. Komplikationen sind Obstruktionsileus oder Entzündungen mit Perforationsgefahr und schweren intestinalen Blutungen. Diese sind Folge von peptischen Ulzera bei heterotop im Divertikel liegender Magenschleimhaut.

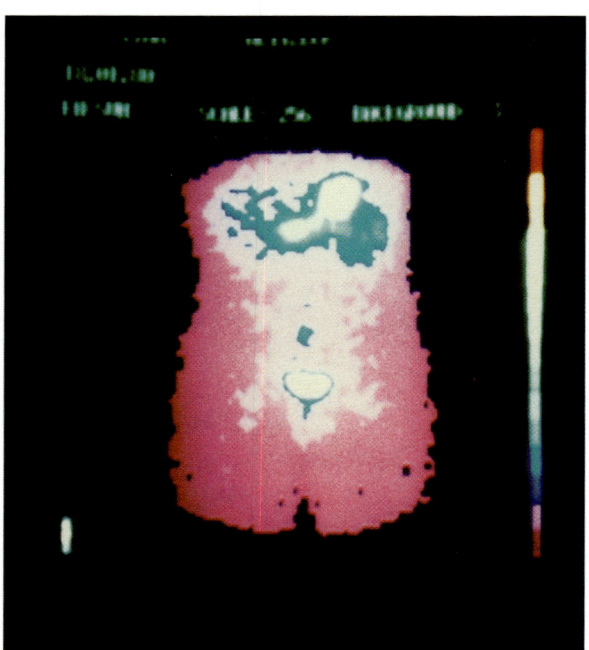

◘ Abb. 14.4. **Szintigraphische Darstellung eines Meckel-Divertikels.**
Anreicherung des Nukleotids *(blaue Farbe)* in Magen und Blase sowie Nachweis des Nukleotids unterhalb des Nabels als Nachweis der ektopen Magenschleimhaut im Divertikel

■■■ **Klinik.** Klinisch besteht eine akute Darmblutung meist ohne weitere Symptome. Selten sind chronische Blutverluste. Der Nachweis des Divertikels ist röntgenologisch kaum möglich. Bei der szintigraphischen Untersuchung reichert sich die ektope Magenschleimhaut in ca. 70 % der Fälle mit dem Radionukleotid (^{99m}Tc-Pertechnat) an (◘ Abb. 14.4).

■■■ **Therapie.** Bei Komplikationen ist die Therapie chirurgisch.

> **Merke**
>
> Das Meckel-Divertikel ist ein Rest des nicht zurückgebildeten Ductus omphaloentericus. Es bleibt meist klinisch stumm. Entzündungen und Ulzerationen der Schleimhaut können zu Darmblutungen führen.

14.4.3 Fehlbildungen des Dickdarms

Analatresien

Analatresien beruhen auf einer gestörten Entwicklung des urorektalen Septums mit Fehlmündung (»Fistelbildung«) in der anoperinealen Region, der Vulva oder Vagina bei Mädchen oder in die Urethra beim Jungen (◘ Abb. 14.5). Die Häufigkeit beträgt ca. 1 auf 5000 Neugeborene. Begleitend treten nicht selten andere Fehlbildungen auf, z. B. im Rahmen einer VACTERL-Assoziation (► s. 14.4.1).

■■■ **Klinik.** Je nach Länge des atretischen Darmstückes findet sich eine dünne Membran bei normal angelegtem Sphinkter oder nur ein Hautgrübchen an der Stelle des normalen Anus. Bei Fistelbildung entleert sich Stuhl an anderer Stelle, so dass eine Ileussituation innerhalb der ersten Lebenstage nicht auftritt. Die Ausdehnung der

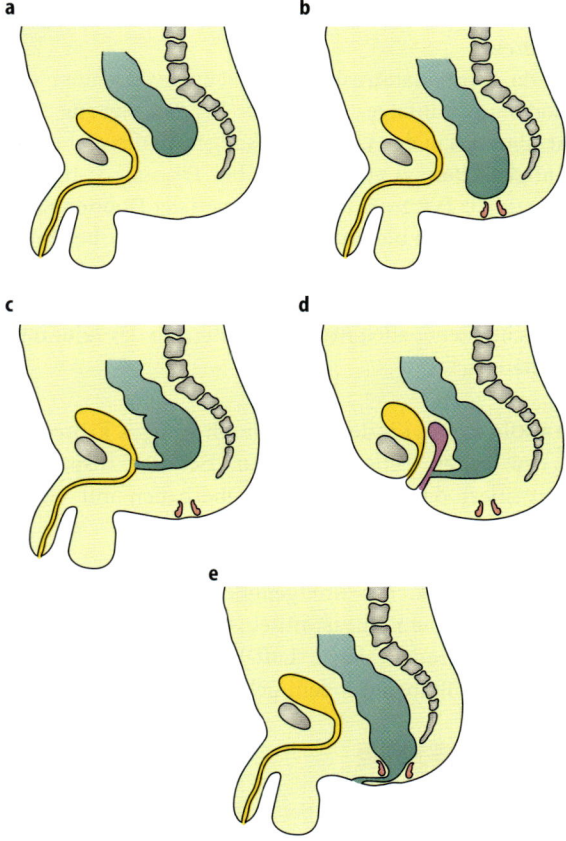

◘ Abb. 14.5 a–e. **Beispiele für anorektale Fehlbildungen.**
a Rektumatresie, **b** Analatresie mit angelegtem Sphinkter, **c** Analatresie mit Rektourethralfistel, **d** Analatresie mit Rektovaginalfistel, **e** imperforierter Anus mit Fistelöffnung am Damm

Atresie kann im Alter von 24 Stunden mittels Röntgenbild im seitlichen Strahlengang bei Hochlagerung der Analregion durch die bis zum Verschluss im Rektum aufsteigende Luft sichtbar gemacht werden. Eine isolierte Analstenose äußert sich durch eine hartnäckige Obstipation mit Beginn in der frühen Säuglingszeit.

■■■ **Therapie.** Die Therapie ist chirurgisch, die Prognose durch Kontinenzprobleme bei hoher Atresie beeinträchtigt.

> **Merke**
>
> Analatresien sind operativ zu korrigierende angeborene Verschlüsse des Enddarmes.

Hernien und Bauchwanddefekte

Als Hernien bezeichnet man den Durchtritt abdomineller Organe mit Peritoneum durch eine normalerweise vorhandene Pforte (Bruchpforte) bzw. einen Bauchwand- oder Zwerchfelldefekt.

■■■ **Leistenhernie.** Bei etwa 1–2 % aller Kinder und bis zu 30 % der Frühgeborenen tritt im Laufe des ersten Lebensjahres eine indirekte Leistenhernie auf. Jungen sind 6 mal häufiger betroffen als Mädchen. Durch den inneren Leistenring schiebt sich beim Schreien und Pressen eine Darmschlinge, bei Mädchen auch das Ovar, in den nichtobliterierten Processus vaginalis. In der Leiste ist eine Schwellung erkennbar. Der Bruchinhalt sollte bei ruhigem Kind reponiert werden. Unruhe, anhaltendes Schreien, Erbrechen oder Zeichen eines Ileus weisen auf eine Einklemmung hin, die immer die Indikation für eine sofortige Operation darstellt. Auch bei gut reponierbaren Brüchen sollte mit der Operation nicht zu lange gewartet werden, um diese ernste Komplikation zu vermeiden.

> **Merke**
>
> »Indirekte Leistenhernien« mit Austritt von Darm, Netz oder Ovar in den offenen Processus vaginalis treten überwiegend im jungen Säuglingsalter auf.

■■■ **Nabelhernie.** Im Gegensatz zur Leistenhernie inkarzeriert eine Nabelhernie nur sehr selten. Auch vom unvollständigen Verschluss des Nabelrings sind Frühgeborene sehr viel häufiger betroffen als reifgeborene Kinder. Ein Nabelbruch verursacht keine Beschwerden, so dass zunächst kein Handlungsbedarf besteht. Die Prognose ist exzellent mit einem Spontanverschluss bis zum 4. Lebensjahr bei 80 % der betroffenen Kinder. Der operative Verschluss ist nur bei fehlendem Spontanverschluss oder sehr großen Hernien indiziert.

> **Merke**
>
> Nabelhernien bilden sich meist spontan bis zum 4. Lebensjahr zurück.

■■■ **Omphalozele.** Bei unvollständiger Rückbildung des großen Nabelbruches während der Embryonalentwicklung verbleiben Bauchorgane, meist Anteile von Dünndarm, Dickdarm und Leber in dem Bruchsack, der in die Nabelschnur übergeht. Andere angeborene Fehlbildungen am Herzen oder Urogenitalsystem sind nicht selten. Die Omphalozele gehört zusammen mit der Makroglossie und dem Gigantismus zur Trias beim Wiedemann-Beckwith-Syndrom. Die Therapie besteht im operativen Verschluss der Bauchwand.

■■■ **Gastroschisis.** Bei diesem Bauchwanddefekt seitlich der normal inserierenden Nabelschnur sind die prolabierten Bauchorgane nicht häutig bedeckt und damit stärker durch Verletzung und Infektion gefährdet. Wird die Diagnose pränatal durch Sonographie gestellt, wird das Kind durch Sectio in einem großen Zentrum entbunden und sofort durch einen erfahrenen Kinderchirurgen operativ versorgt. Drehungsanomalien des Darmes und Motilitätsstörungen trotz erfolgreicher operativer Versorgung sind häufig.

■■■ **Hiatushernie.** Bei der angeborenen Hiatushernie klaffen die Zwerchfellschenkel um den Durchtritt der Speiseröhre und ermöglichen eine permanente (fixierte) oder intermittierende Herniation (Gleithernie) von Magenanteilen in den Thoraxraum. Da die Kontraktion der Zwerchfellschenkel in Höhe des unteren Ösophagussphinkters eine wichtige Funktion zur Aufrechterhaltung des Druckgradienten zwischen Bauchraum und Thoraxraum hat, ist die Hiatushernie ein großer Risikofaktor für die Entstehung einer gastroösophagealen Refluxkrankheit (▶ s. Kap. 14.6.1). Gleithernien können sich im Laufe der ersten Lebensjahre zurückbilden bzw. stabilisieren; durch eine säuresuppressive Therapie müssen jedoch eine Ösophagitis und ihre Folgen verhindert werden. Fixierte Hernien mit einem größeren Magenanteil oberhalb des Zwerchfells oder paraosöphageale Hernien stellen jedoch stets eine Operationsindikation dar.

■■■ **Zwerchfellhernie.** Ähnlich wie die Bauchwanddefekte entsteht auch der Defekt im Zwerchfell während der Embryonalzeit und ist entsprechend häufig mit anderen Fehlbildungen assoziiert. Klinisch fallen die Kinder postnatal durch Tachypnoe und Zyanose auf. Eine Thoraxaufnahme zeigt das Ausmaß der intrathorakal gelegenen Bauchorgane, die nicht selten eine Mediastinalverlagerung bewirken. Die Therapie ist eine möglichst rasche Rückverlagerung der Bauchorgane und Verschluss des Zwerchfelldefektes. Für die Prognose des Kindes entscheidend ist das Ausmaß der Lungenhypoplasie und die damit verbundenen Gefahr der postpartalen Hypoxie.

> **Merke**
>
> Bei Kindern müssen alle Hernien mit Ausnahme der Nabelhernie rasch nach Diagnose operiert werden.

14.5 Funktionelle Störungen

> Als funktionell werden Beschwerden bezeichnet, denen keine organische oder biochemische Veränderung zugrunde liegt. Funktionelle abdominelle Beschwerdekomplexe werden unterschieden in: Bauchschmerzen, Durchfälle und Defäkationsstörungen. Bauchbeschwerden werden nach der klinischen Symptomatik unterteilt in funktionelle Dyspepsie, Reizdarmsyndrom und funktionelle Bauchschmerzen. Sonderformen sind die Dreimonatskoliken des jungen Säuglings und der irritable Darm des Kleinkindes. Die Ursachen funktioneller Beschwerden sind unklar. Diskutiert werden Motilitätsstörungen, eine viszerale Hypersensitivität, eine gestörte Interaktion zwischen dem enteralen und zentralen Nervensystem und psychische Störungen.

14.5.1 Funktionelle Bauchschmerzen, funktionelle Dyspepsie und Reizdarmsyndrom

Etwa 10–15 % aller Schulkinder leiden unter chronisch rezidivierenden Bauchschmerzen. Die häufigste Ursache sind **funktionelle Bauchschmerzen**. Folgende Kriterien müssen erfüllt sein:

- keine oder nur gelegentliche Assoziation der Schmerzen mit physiologischen Ereignissen wie Mahlzeiten, Menstruation, Defäkation etc.,
- der Tagesablauf ist durch die Beschwerden beeinträchtigt,
- die Beschwerden sind nicht »eingebildet« oder vorgetäuscht,
- die Kriterien für andere funktionelle Beschwerden werden nicht erfüllt und
- strukturelle oder biochemische Veränderungen am Gastrointestinaltrakt müssen ausgeschlossen sein.

Der Schmerzen sind periumbilikal und dauern von wenigen Minuten bis gelegentlich zu Stunden. Ihr Charakter ist dumpf oder stechend, sie sind nicht an eine bestimmte Aktivität des Kindes gebunden. Die Schmerzen mögen das Kind am Einschlafen hindern, wecken es aber nicht nachts auf. Die Kindern sind während der Schmerzepisoden z. T. blass oder geben Schwindel, Übelkeit, Müdigkeit und Kopfschmerzen an. Überdurchschnittlich häufig werden die Betroffenen von ihren Eltern und Lehrern als perfektionistisch, sensibel und mehr introvertiert beschrieben.

Die **funktionelle Dyspepsie** ist definiert durch persistierende oder rezidivierende Oberbauchbeschwerden über eine Gesamtdauer von 12 Wochen innerhalb der letzten 12 Monate ohne Hinweis auf organische Erkrankung. Diese Definition schließt ein, dass eine obere Endoskopie mit Stufenbiopsien aus Duodenum, Magen und Ösophagus einen Normalbefund ergeben haben.

Das **Reizdarmsyndrom** (»irritable bowel syndrome«, IBS) bezeichnet abdominelle Schmerzen, die oft in Beziehung zur Defäkation stehen:
- Schmerzen lassen durch Defäkation nach,
- Stuhlfrequenz verändert (> 3 pro Tag oder < 3/Woche),
- Stuhlkonsistenz verändert (hart, weich, flüssig).

Diagnostik: Durch Anamnese, Untersuchungsbefund und kleines Laborprogramm müssen Alarmsymptome und Alarmbefunde ausgeschlossen werden (Tabellen 13.4–14.2).

Therapie: Eltern und Kind muss die Angst vor einer Organerkrankung genommen und das Konzept der angeborenen oder erworbenen Vulnerabilität des Darmes vermittelt werden. Eine Verstärkung durch die Umgebung (Eltern, Lehrer, Ärzte) ist zu vermeiden.

14.5.2 Dreimonatskoliken

■■■ **Grundlagen.** Dreimonatskoliken beginnen meist um die 2. Lebenswoche, erreichen ihren Höhepunkt um die 6. Woche und klingen gegen Ende des dritten Lebensmonats ab. Die Ursache ist letztlich ungeklärt. Die Altersabhängigkeit weist die Koliken möglicherweise als Symptom der reifenden intestinalen Motorik aus. Andere Faktoren sind große Trinkmengen und Aerophagie. Wichtige Differentialdiagnosen sind eine Nahrungsmittelallergie (z. B. gegen Kuhmilcheiweiß) oder bei vermehrtem Spucken eine Refluxösophagitis.

■■■ **Klinik.** Die betroffenen Säuglinge schreien während und nach der Fütterung mit einer Gesamtschreidauer von 3–6 Stunden pro Tag und lassen sich nur schwer beruhigen. Betroffen sind gestillte und nicht gestillte Kinder aller Sozialschichten. Das Abdomen ist häufig meteoristisch gebläht. Die Kinder gedeihen gut und zeigen keine Alarmsymptome als Hinweis für eine Organerkrankung

■■■ **Therapie.** Eine spezifische Therapie ist bei der selbstlimitierenden Symptomatik nicht erforderlich. Die häufig erschöpften Mütter sollten möglichst entlastet und über die Harmlosigkeit des Symptoms aufgeklärt werden. Eine Reizüberflutung des Säuglings ist zu meiden.

14.5.3 Irritabler Darm des Kleinkindes

■■■ **Klinik.** Das typische Alter von betroffenen Kindern liegt zwischen 9 und 36 Monaten (»Krabbler-Diarrhö«). Die Stuhlbeschaffenheit wechselt von wässrigen, z. T. auch schleimigen zu normal geformten Stühlen mit unverdauten Nahrungsbestandteilen (»carrots and peas stools«). Bei Kleinkindern beginnen diese Stuhlunregelmäßigkeiten häufig nach einer akuten Gastroenteritis und persistieren für Monate. Das Gedeihen ist ungestört, Zeichen der Fehlverdauung (Steatorrhö, Gedeihstörung, Anämie) oder allgemeine Krankheitszeichen und Bauchschmerzen fehlen. Die Beziehung zum Reizdarm des Adoleszenten oder Erwachsenen (▶ s. oben) ist nicht ganz klar.

■■■ **Therapie.** Die Kinder sollten eine altersgerecht normale, keinesfalls fettreduzierte Kost erhalten. Auf exzessive Zufuhr von Flüssigkeit, besonders Fruchtsäfte (Fruktose!), sollte verzichtet werden. Die Symptome verschwinden ohne spezifische Therapie, jedoch oft erst nach Monaten.

14.5.4 Funktionelle Obstipation

■■■ **Grundlagen.** Die Obstipation beginnt oft im älteren Säuglings- oder Kleinkindesalter. Die auslösenden Ursachen sind vielgestaltig: perianale Läsionen nach einer Durchfallserkrankung oder schmerzhafte Analrhagaden durch harte Skybala oder ein von kleinen Kindern oft als schmerzhaft erlebter Defäkationsdrang. Die meisten Kinder versuchen durch **aktive Rückhaltemanöver** eine Defäkation zu verhindern, was zu einer Verstärkung des Kreislaufs »harter, großkalibriger Stuhl – schmerzhafte Entleerung – Vermeidung des Stuhlgangs« beiträgt. Einige Kleinkinder benutzen die Stuhlverweigerung als Machtmittel gegen ihre Eltern. Nach Monaten oder Jahren der Stuhlimpaktion kann es zur sekundären Megalisierung des Enddarms kommen, der Defäkationsdrang bleibt aus, eine Überlaufenkopresis entsteht. Das Problem hat sich, unabhängig von der Ursache, verselbstständigt.

■■■ **Klinik.** Die Stuhlfrequenz ist vermindert, die Stühle sind z. T. hart und großkalibrig. Bei der körperlichen Untersuchung tastet man Skybala oder auch einen »Tumor« im Unterbauch. Der rektale Tastbefund mit stuhlgefüllter Ampulle ist typisch. Durch Verdrängung der Blase entsteht z. T. eine Enuresis. **Störungen der psychosozialen Entwicklung**, Selbstwertprobleme und sekundäre Verhaltensauffälligkeiten sind häufig. Einige Kinder mit Obstipation leiden auch unter Bauchschmerzen und haben schlechten Appetit.

■■■ **Therapie.** Wegen der Folgeprobleme muss diese funktionelle Störung so früh und konsequent wie möglich behandelt werden. Bei Stuhlimpaktion wird der Enddarm durch Sorbitklysmen (bei Säuglingen durch Mikroklistier) entleert. Bei ängstlichen Kindern erfolgt das in Sedierung (z. B. mit Midazolam per os), um eine Traumatisierung zu vermeiden. Anschließend werden den Stuhl weich haltende Medikamente wie Paraffinum subliquidum (nicht vor dem 2. Lebensjahr) oder Laktulose (je ca. 2 ml/kg Körpergewicht und Tag) verabreicht. Die Kost sollte möglichst faserreich (Vollkornprodukte, Obst, Gemüse), die Trinkmenge (Wasser, Tee, verdünnte Säfte) ausreichend hoch sein. Ein hoher Milchkonsum ist zu vermeiden.

> **Merke**
>
> Funktionelle abdominelle Beschwerden wie rezidivierende periumbilikale Bauchschmerzen, Reizdarm oder chronische Obstipation sind häufiger Grund für eine ärztliche Konsultation. Eine Organerkrankung kann meist durch Anamnese und Untersuchungsbefund ausgeschlossen werden. Eine Obstipation ist konsequent zu behandeln, um Folgeschäden zu verhindern.

> **Kernaussagen**
>
> - Symptome wie Erbrechen, Bauchschmerzen, Durchfall und Verstopfung sind sehr häufig, aber unspezifisch. Sie können auf Erkrankungen innerhalb und außerhalb des Verdauungstraktes hinweisen.
> - Organerkrankungen müssen von funktionellen Störungen unterschieden werden. Ergeben Anamnese und Untersuchungsbefund Alarmsymptome oder -befunde, muss unverzüglich eine weitergehende Diagnostik veranlasst werden.
> - Bei Auftreten von Erbrechen, Durchfall oder Obstipation in der Neugeborenenperiode liegen häufig ernste, angeborene Organerkrankungen (anatomisch, biochemisch) vor, die rasch abgeklärt werden müssen.
> - Die akzidentelle Ingestion von Fremdkörpern, ätzenden Substanzen oder Flüssigkeiten betrifft meist Kleinkinder. Ein in der Speiseröhre impaktierter Fremdkörper (Röntgen) muss sofort entfernt werden. Bei Verätzungen ist innerhalb von 24 Stunden eine obere Endoskopie durchzuführen, um das Ausmaß der Schleimhautschädigung zu erfassen.

14.6 Motilitätsstörungen

Motilitätsstörungen können auf einzelne Darmabschnitte beschränkt sein oder den gesamten Darm erfassen und können angeboren oder erworben sein. Sie sind Folge einer Myopathie der Darmmuskelschichten, einer Störung des enterischen oder extrinsischen Nervensystems oder einer hormonellen bzw. immunologischen Störung. Die Funktionen des Gastrointestinaltraktes, nämlich Transport, Absorption, exo- und endokrine Sekretion sowie seine Regulation hängen voneinander ab. So beeinträchtigt z. B. eine übermäßige Sekretion die Motilität oder eine Motilitätsstörung kann eine Malabsorption zur Folge haben. Lokalisation und Ursache der Motilitätsstörung bestimmen die klinischen Symptome: Übelkeit, Erbrechen, Bauchschmerzen, geblähtes Abdomen, Durchfall, Obstipation, Ileus und Gedeihstörung.

14.6.1 Gastroösophageale Refluxkrankheit

■■■ **Grundlagen.** Die häufigste Motilitätsstörung der Speiseröhre ist die Insuffizienz des unteren Ösophagussphinkters mit Refluxkrankheit. Der untere Ösophagussphinkter (UÖS) liegt normalerweise in Höhe der Zwerchfellschenkel und stellt eine wichtige Druckbarriere zwischen Magen und Thorax dar. Der UÖS öffnet sich beim Abschlucken, damit Flüssigkeit, Nahrung oder Speichel in den Magen eintreten kann. Relaxiert der UÖS ohne Schluckakt (inadäquate Sphinkterrelaxation), kann Mageninhalt in die Speiseröhre treten (gastroösophagealer Reflux). Solch **physiologischer Reflux** tritt mehrmals täglich auf, besonders nach Mahlzeiten. Von **pathologischem Reflux** spricht man, wenn diese Refluxepisoden zu oft vorkommen oder das Refluxat zu lange in der Speiseröhre verbleibt. Behandlungsbedürftig ist nur die **gastroösophageale Refluxkrankheit (GÖRK)**, d. h. wenn die Refluxe zu organischen Läsionen führen (z. B. Ösophagitis, Aspirationspneumonie, Laryngitis) oder Symptome verursachen (z. B. Schmerzen, Gedeihstörung, chronischer Husten, Heiserkeit). Sekundäre Motilitätsstörungen z. B. bei Muskeldystrophie oder Sklerodermie, die zu einer Refluxkrankheit prädisponieren, sind im Kindesalter selten.

Die Risikogruppen für die Entwicklung einer Refluxkrankheit sind in ◘ Tabelle 14.6 aufgeführt. Bei klaffenden Zwerchfellschenkeln oder Hernien (◘ Abb. 14.6) ist das Risiko besonders groß. Genaue Häufigkeitsangaben

◘ **Tabelle 14.6.** Kinder, die ein erhöhtes Risiko haben, eine Refluxkrankheit zu entwickeln.

- Junge Säuglinge mit häufigem Spucken
- Kinder mit operierter Ösophagusatresie
- Kinder mit chronischer Lungenerkrankung (Asthma, zystische Fibrose)
- Kinder mit Zerebralparese oder schwerer zerebraler Störung, z. B. Cornelia-de-Lange-Syndrom
- Kinder mit angeborener oder erworbener Hiatushernie
- Kinder mit ausgeprägter Skoliose

14.6 · Motilitätsstörungen

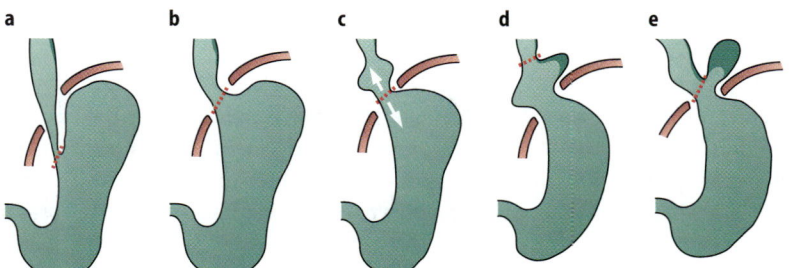

Abb. 14.6 a–e. **Störungen der Kardiainsuffizienz und Hiatushernien:**
a normale Kardia, **b** offene klaffende Kardia, **c** Gleithernie, Teile des Magens befinden sich zeitweise kranial des Zwerchfells, **d** fixierte Hernie mit epiphrenischem Magenanteil, **e** paraösophageale Hernie

im Kindesalter gibt es nicht, die Dunkelziffer ist aber gerade bei Kindern, die ihre Beschwerden nicht artikulieren können (Behinderte, Säuglinge), sehr hoch.

■■■ **Klinik.** Die klinische Manifestation ist mannigfaltig und vom Alter des Kindes abhängig: Säuglinge und zerebralparetische Kinder zeigen Unruhe und Schmerzäußerungen bei den Mahlzeiten oder beim Aufstoßen. Sie spucken oder erbrechen vermehrt, verweigern die Nahrungsaufnahme und entwickeln oft eine Gedeihstörung. Hämatinfäden im Gespuckten sind bereits Spätzeichen. Ältere Kinder geben Sodbrennen, Regurgitationen und saures Aufstoßen an. Einige Kinder haben nur pulmonale Symptome mit chronischem, oft nächtlichen Husten und rezidivierenden Pneumonien.

■■■ **Diagnostik.** Kinder mit klinischem Verdacht auf eine Refluxösophagitis sollten endoskopiert werden, um den Schweregrad der Ösophagitis zu bestimmen. Das therapeutische Vorgehen hängt stark davon ab, ob nur eine Rötung der Schleimhaut oder schwere Ulzerationen mit dem Risiko einer narbigen Stenosierung (Abb. 14.7) für die Symptome verantwortlich sind. Dabei werden Biopsien aus Duodenum, Magen und Ösophagus entnommen werden, um andere Grundkrankheiten für die Motilitätsstörung (**sekundäre Refluxkrankheit** z. B. bei Nahrungsmittelallergie oder Zöliakie) auszuschließen. Bei Kindern mit pulmonologischen Symptomen kann eine 24-h-pH-Metrie klären, ob ein pathologischer Reflux vorliegt (Abb. 14.8).

> **Merke**
>
> Der Röntgenbreischluck ist nicht geeignet, eine gastroösophageale Refluxkrankheit zu beweisen oder auszuschließen.

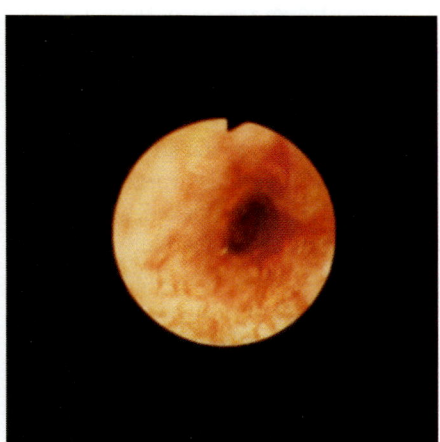

Abb. 14.7. **Schwere ulzerierende Ösophagitis** mit beginnender Stenosebildung im weiter distal einsehbaren Ösophagus

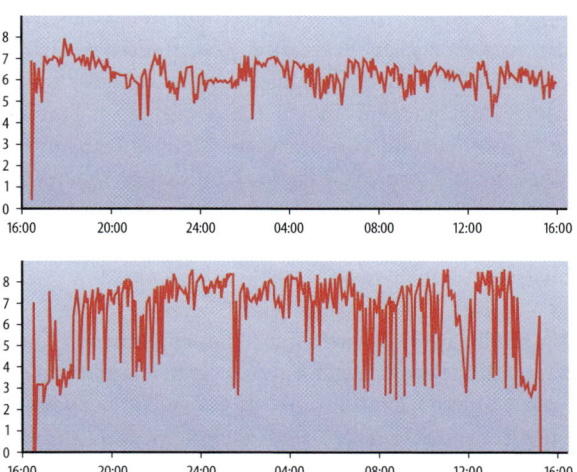

Abb. 14.8. **Ösophagus-pH-Metrie bei 3jährigem Kind mit chronischem Husten:**
Messung und kontinuierliche Aufzeichnung der pH-Werte mit einer im unteren Ösophagus liegenden Sonde. Die Vertikalachse zeigt die Tageszeiten. Obere Kurve keine Refluxe, da alle pH-Werte > 4,0. Untere Kurve zahlreiche Refluxe mit pH < 4,0, relative Refluxzeit 12 % (Zeitraum mit Werten < 4/gesamte Messzeit, Normwert 8-10 %), mehrere Refluxe von > 5 min Dauer

■■■ **Therapie.** Bei vermehrt spuckenden Säuglingen im ersten Lebenshalbjahr ohne Zeichen einer Refluxkrankheit kann zunächst abgewartet und durch Schräglagerung und evtl. Andicken der Flaschenmahlzeit mit Johannisbrotkernmehl das Spucken vermindert werden, bis mit Reifung der Sphinktermechanismen eine spontane Besserung auftritt. Bei nachgewiesener Ösophagitis sollte, unabhängig vom Alter, eine suffiziente säuresuppressive Therapie mit Omeprazol oder H2-Rezeptorantagonisten durchgeführt werden. Bei großer Hernie, wiederholten Aspirationen oder häufigen Rezidiven nach Absetzen der Medikamente jenseits des 2. Lebensjahrs sollte eine *chirurgische* Therapie (z. B. partielle Fundoplikation nach Thal) erwogen werden.

> **Merke**
>
> Die Ösophagitis ist fast immer Folge eines pathologischen gastroösophagealen Refluxes und kann bereits bei jungen Säuglingen auftreten. Vor Therapie mit einem säuresuppressivem Medikament sollte der Schweregrad der Entzündung endoskopisch festgestellt werden.

14.6.2 Achalasie

■■■ **Grundlagen.** Die Achalasie ist definiert als fehlende oder unvollständige Relaxation des unteren Ösophagussphinkters beim Schlucken. Durch einen meist unbekannten Mechanismus gehen Nervenzellen im Bereich der Kardia zugrunde, die Stickoxid (NO) als Transmitter enthalten. Die Achalasie ist im Kindesalter selten. Sie kann angeboren sein, später in jedem Alter auftreten oder im Rahmen des Triple-A-Syndroms (Alakrimie, Achalasie, adrenale Insuffizienz) vorkommen.

■■■ **Klinik.** Es entwickelt sich eine zunehmende Dysphagie, zunächst für feste Speisen, später auch für Getränke mit Regurgitation von nicht angedauten Speisen. Retrosternale Schmerzen und nächtliche Aspirationen mit chronischer Lungenerkrankung sind weitere Symptome.

■■■ **Diagnostik.** Die Diagnose sollte durch eine Ösophagusmanometrie mit Nachweis der fehlenden Relaxation, einen Ösophagusbreischluck mit weitgestelltem, nach unten spitz zulaufendem Ösophagus (Vogelschnabelzeichen) und eine obere Endoskopie zum Ausschluss anderer Ursachen (angeborene oder erworbene Stenosen) gestellt werden.

■■■ **Therapie.** Die Therapie besteht in einer Ballondilatation. Bei Versagen oder raschem Rezidiv sollte eine Myotomie des unteren Sphinkters nach Heller mit Semifundoplikation durchgeführt werden.

> **Merke**
>
> Eine Achalasie im Kindesalter ist selten. Sie kann vom Neugeborenenalter bis zur Adoleszenz auftreten.

14.6.3 Pylorushypertrophie

■■■ **Grundlagen.** Eine ätiologisch ungeklärte Hypertrophie der Ringmuskulatur im Pylorus bedingt das Hauptsymptom dieser Erkrankung – das Erbrechen. Da nur Kinder im Alter von der 2.–15. Lebenswoche betroffen sind, ist eine Entwicklungsstörung als Ursache naheliegend. Bei etwa 5 % der Erkrankten liegen Geschwister- oder Elternerkrankungen vor. Die Pylorushypertrophie tritt bei Knaben 5 mal häufiger auf und hat eine geschätzte Inzidenz von 1:800.

■■■ **Klinik.** Das typische Symptom der Pylorushypertrophie ist schwallartiges Erbrechen großer Mengen meist angedauter, säuerlich riechender Nahrung. Dieses Erbrechen unterscheidet sich gut von dem Herauslaufen der Nahrung bei Kardiainsuffizienz. Die Kinder sind unruhig, unzufrieden und zeigen oft einen ernsten Gesichtsausdruck mit Stirnrunzeln (◯ Abb. 14.9). Bei schwerem und lang andauerndem Verlauf nimmt die Stuhlgangfrequenz ab (Pseudoobstipation), Gewichtsverlust und Dehydratation sind häufig. Typisch sind eine metabolische Alkalose durch Hypochlorämie, später im Verlauf auch Hyponatriämie und Hypokaliämie. Der vorgewölbte Magen lässt sich nach dem Trinken oft tasten, gelegentlich auch ein olivengroßer Tumor rechts oberhalb des Nabels, der dem verdickten Pylorus entspricht. Beim nackt liegenden Säugling lässt sich nach der Fütterung die Magenperistaltik durch die Bauchwand erkennen (◯ Abb. 14.10).

■■■ **Diagnose.** Die Diagnose kann fast immer sonographisch gestellt werden: äußerer Pylorusdurchmesser >4 mm, verlängerter Pyloruskanal >14 mm (◯ Abb. 14.11). In unklaren Fällen sollte eine Röntgendiagnostik erfolgen.

14.6 · Motilitätsstörungen

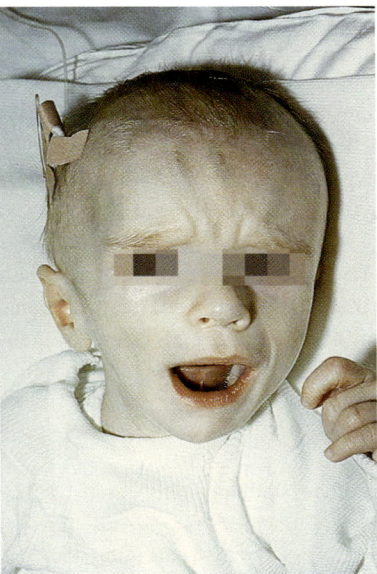

◘ Abb. 14.9. **Pylorushypertrophie:**
Typische Fazies mit ernstem Gesichtsausdruck, Stirnrunzeln und krankem Eindruck

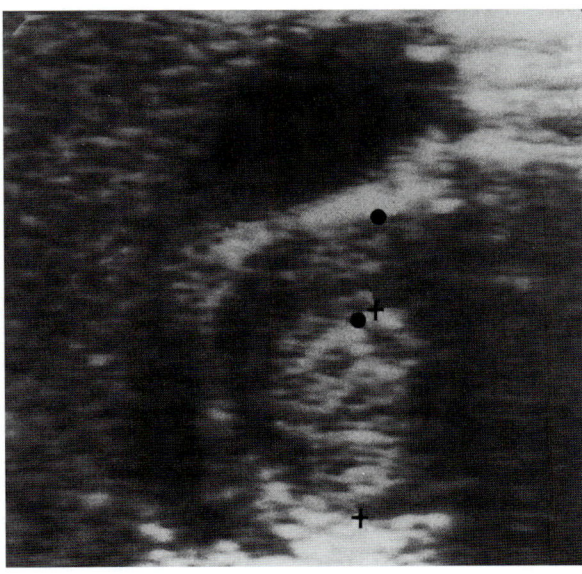

◘ Abb. 14.11. **Sonographisches Bild einer Pylorushypertrophie (vergrößert).**
Links Lebergewebe und die Gallenblase. Verbindung von + nach + gibt den verlängerten Pyloruskanal mit 19,4 mm an, die Distanz zwischen den Punkten die Dicke der Pyloruswand mit 6,1 mm

■■■ **Therapie.** Die Therapie ist bei allen schweren Fällen *chirurgisch* mit Durchtrennung der hypertrophen Ringmuskulatur ohne Verletzung der Schleimhaut (**Pylorotomie** nach Weber-Ramstedt). Die *konservative* Therapie mit Atropinderivaten, parenteraler Flüssigkeits- und Elektrolytzufuhr und kleineren häufigeren Mahlzeiten ist wegen der langen Behandlungsdauer weitgehend verlassen oder leichten Fällen vorbehalten, obwohl eine spontane Rückbildung der Hypertrophie nach der 14. Lebenswoche erfolgt. Die **Prognose** ist im allgemeinen sehr gut.

> **Merke**
>
> Symptome der Pylorushypertrophie sind schwallartiges Erbrechen, hypochlorämische Alkalose und Dehydratation in der 2.–15. Lebenswoche. Jungen sind häufiger betroffen. Die Therapie ist meist die Pylorotomie.

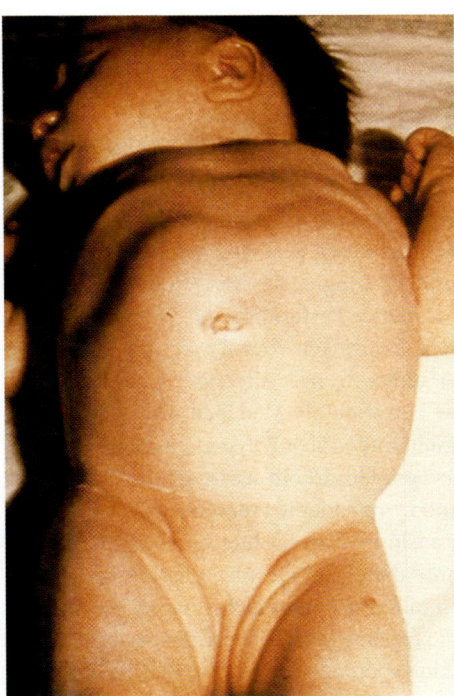

◘ Abb. 14.10. **Pylorushypertrophie:**
Gefüllter Oberbauch, etwas flacher Unterbauch, sichtbare Peristaltik des Magens

14.6.4 Ileus und Invagination

Die Verlegung des Darmlumens führt zum mechanischen, eine gestörte Darmmotorik zum paralytischen Ileus.

Die wichtigsten Ursachen beider Ileusformen finden sich in ◘ Tabelle 14.7.

Tabelle 14.7. Ursachen eines Ileus im Kindesalter

Mechanisch	Paralytisch
Briden	Peritonitis
Inkarzerierte Hernie	Enteritis
Duplikatur, Meckel-Divertikel	Pankreatitis
Malrotation, Volvulus	Diabetische Ketoazidose
Invagination	Hypokaliämie
Tumoren, Polypen, Bezoar	M. Schoenlein-Henoch
Stenosen bei M. Crohn	Trauma, Schock, postoperativ
Mekonium, Stuhl bei Mukoviszidose	Neuropathien und Myopathien des Darmes
Angeborene Atresie, Stenose, Membran	Nieren- oder Gallensteinkolik
Pankreas annulare	Schwere Infektion (Enterokolitis, Sepsis u. a.)
Arteria mesenteria Syndrom	Medikamente

Mechanischer Ileus

Auf die lokalisierte Obstruktion bei mechanischem Ileus reagiert der proximal gelegene Darm mit vermehrter Peristaltik (auskultatorisch hochgestellte Darmgeräusche); sie verursacht krampfartige Schmerzen; Erbrechen – oft gallig oder mit Stuhl kontaminiert – ist ein Hauptsymptom. Das Abdomen ist meist druckschmerzhaft und gebläht, Abgang von Stuhl und Luft fehlen. Das **Röntgenbild** im Stehen oder in Seitlage zeigt die prästenotisch erweiterten Darmschlingen mit Flüssigkeits-Luft-Spiegeln. Die prästenotisch gedehnte Darmwand führt zur Wandschädigung mit der Gefahr der Durchwanderungsperitonitis.

■■■ **Therapie.** Die Therapie hängt von der Ursache ab. Während bei einigen Formen eine konservative Therapie mit Entlastung durch Einläufe erfolgreich sein kann (z. B. Mekoniumileus, Invagination), muss bei Versagen oder anderen Situationen sofort operiert werden (z. B. Volvulus, inkarzerierte Hernie).

Paralytischer Ileus

Beim paralytischen Ileus ist das Abdomen diffus schmerzhaft und weniger gespannt, auskultatorisch sind nur spärliche oder keine Darmgeräusche hörbar. **Röntgenologisch** finden sich zahlreiche, gleichmäßig verteilte Luft-Flüssigkeits-Spiegel ohne extreme Erweiterung des Darmlumens.

■■■ **Therapie.** Die Therapie muss die Grundkrankheit berücksichtigen; grundsätzlich sind Nahrungskarenz, Ableitung des Mageninhalts durch eine offene Magensonde und intravenöse Flüssigkeitszufuhr erforderlich.

> **Merke**
>
> Der gestörte Transport des Darminhalts führt zum Ileus mit intraluminaler Flüssigkeits- und Gasansammlung. Bei mechanischem Ileus besteht eine intra- oder extraluminare Obstruktion, bei paralytischem Ileus ist die Darmmotorik gestört: Die zystische Fibrose und der M. Hirschsprung sind neben Darmatresien die wichtigsten Differentialdiagnosen beim Ileus in den ersten Lebenstagen.

Sonderform des Ileus: Invagination

■■■ **Grundlagen.** Die Invagination mit Einstülpung eines proximalen Darmabschnittes in ein distal gelegenes Segment ist meist ileokolisch, selten ileoileal oder kolokolisch. Sie bedingt einen gestörten venösen Rückfluss, Schwellung und Blutung der Schleimhaut, Darmwandnekrose und drohende Perforation mit Peritonitis.

Die Kinder erkranken bevorzugt im Alter von 3–24 Monaten ohne strenge Altersgrenze. Jungen sind 3mal häufiger betroffen als Mädchen. Die Ätiologie ist unbekannt, selten finden sich Polypen, ein Meckel-Divertikel oder ein Lymphosarkom als Kopf des Invaginats. Enteritiden und Lymphadenitis mesenterialis werden begleitend oder auslösend beobachtet, eine gestörte Darmmotilität könnte dabei für die Invagination bedeutsam sein. Patienten mit zystischer Fibrose haben ein deutlich erhöhtes Risiko für eine Invagination, die wiederholt auftreten kann. Eine spontane Reposition wird gelegentlich beobachtet.

■■■ **Klinik.** Die Klinik der Invagination umfasst die Trias krampfartige Bauchschmerzen, Erbrechen und blutige Stühle, kann aber auch sehr variabel sein. Ein meist völlig gesundes Kind schreit schrill auf, erbricht und zeigt durch Unruhe oder Schreien intermittierende Schmerzen an. Zwischen den Attacken sind die Patienten meist auffällig ruhig und apathisch. Klinisch kann oft eine Resistenz im rechten Oberbauch getastet werden, die rektale Untersuchung weist häufig Blut am untersuchenden Finger auf. Ein bis mehrere blutige Stühle, die schon ein Spätsymptom darstellen, können zur **Fehldiagnose Gastroenteritis** führen.

> **Merke**
>
> Bei der Invagination führt die Einstülpung eines proximalen in einen distalen Darmabschnitt zur Ileussymptomatik. Die meisten Fälle sind ileozökale Invaginationen im späten Säuglingsalter. Der peranale Blutabgang ist ein Spätsymptom.

■■■ **Diagnose.** Die Diagnose kann sonographisch gestellt werden (Abb. 14.12), das Röntgenbild ist typisch mit einem luftleeren rechten oberen Abdomen und Zeichen eines Dünndarmileus.

■■■ **Therapie.** Therapeutisch wird primär versucht, eine Reposition mittels hydrostatischem Druck zu erreichen. Dabei wird unter Druck Luft oder Flüssigkeit in das Kolon eingebracht. Die Reposition des Invaginats wird entweder durch Ultraschall oder bei Verwendung von Kontrastmittel unter Röntgenkontrolle beobachtet und dokumentiert (Abb. 14.13). Gelingt dies nicht oder bestehen Zeichen der Perforation und Peritonitis, muss operiert werden.

> **Merke**
>
> Die Therapie der Invagination erfolgt im Frühstadium durch hydrostatische Reposition, bei Versagen oder im Spätstadium operativ.

14.6.5 Morbus Hirschsprung

■■■ **Grundlagen.** Der Morbus Hirschsprung ist eine heterogene genetische Erkrankung mit einer gestörten pränatalen Migration und Reifung der Zellen des enterischen Nervensystems aus dem Vagussegment der Neuralleiste. Die resultierende **Aganglionose** im distalen Segment führt zu einer fehlenden Relaxation und damit zur Engstellung des Darms sowie zu gestörtem Stuhl-

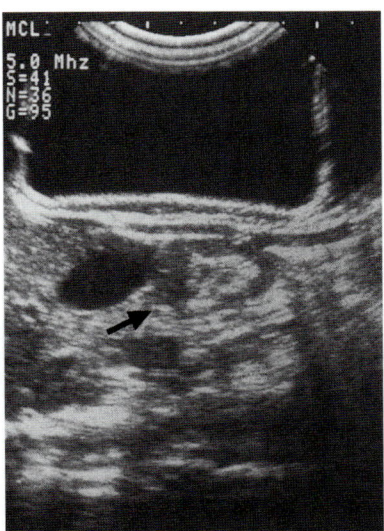

Abb. 14.12. Sonographisches Bild bei Invagination.
Links Lebergewebe und die Gallenblase. Mit *Pfeil* gekennzeichnet das im Querkolon liegende Invaginat. Die verdickte Darmwand und das Invaginat ergeben eine »schießscheibenartige« Figur

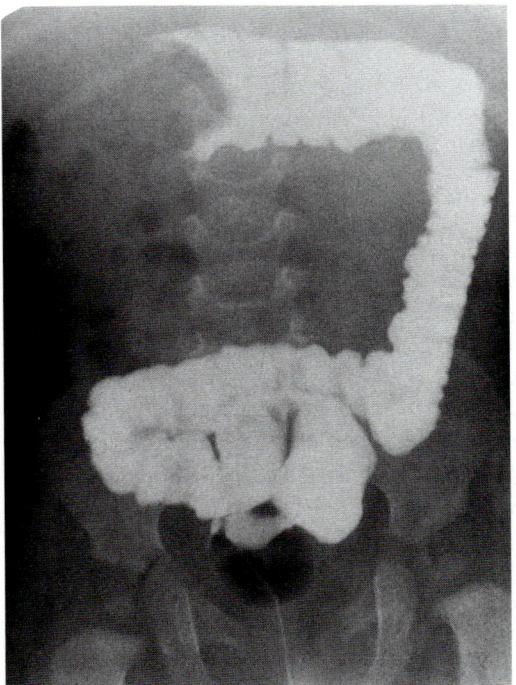

Abb. 14.13. Der Kontrastmitteleinlauf lässt die Invagination erkennen:
Füllungsdefekt im Colon transversum durch den Kopf des Invaginates mit krebsscherenförmiger Aussparung des Kontrastmittels

transport im betroffenen Abschnitt. Die proximal gelegenen Abschnitte sind durch Stuhlaufstau stark erweitert: Es entsteht ein Megakolon (s. Abb. 14.5). Die Häufigkeit beträgt 1 : 5000 mit einem Überwiegen männlicher Säuglinge von 4 : 1. In ca. 75 % der Fälle beschränkt sich die Aganglionose auf Rektum und Sigmoid, bei nur 8 % ist der gesamte Dickdarm betroffen, noch seltener sind auch Teile des Dünndarms betroffen. Der Erbgang ist teils autosomal-dominant (RET-Gen), teils autosomal-rezessiv (Endothelin-B-Gen). Bei unter 10 % der Patienten mit M. Hirschsprung kann eine der verantwortlichen Mutationen nachgewiesen werden.

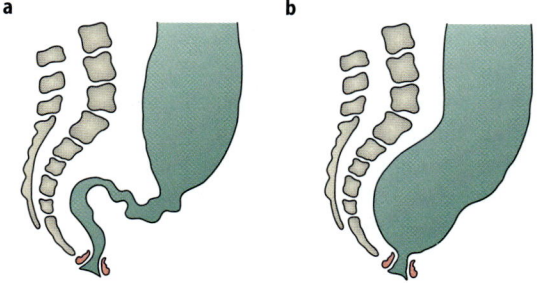

 Abb. 14.14 a, b. **Seitliche schematisierte Röntgenaufnahme nach Kontrasteinlauf.**
a Aganglionäres Megakolon (M. Hirschsprung), enges Segment im Rektosigmoid, **b** idiopathisches Megakolon, starke Erweiterung bis zum Schließmuskel

> **Merke**
>
> Der M. Hirschsprung (Aganglionose) ist eine heterogene Erkrankung. Eine ursächliche Mutation kann nur bei ca. 10 % der betroffenen Kinder nachgewiesen werden.

> **Merke**
>
> Bei einer in der Neonatalzeit beginnenden schweren Obstipation oder einer Subileus-Symptomatik muss möglichst rasch ein M. Hirschsprung ausgeschlossen oder bewiesen werden, um lebensbedrohliche Komplikationen zu vermeiden.

■■■ **Klinik.** Die Kinder fallen meist in den ersten Lebenstagen durch ein aufgetriebenes Abdomen, einen verzögerten Mekoniumabgang oder einen Ileus auf. Wird der Darm nicht durch einen künstlichen Darmausgang entlastet, kann sich eine schwere Enterokolitis mit Sepsis entwickeln. Bei kurzem aganglionären Segment können die Kinder auch erst mit dem Abstillen symptomatisch werden. Der rektale Tastbefund ist typisch mit hohem Sphinktertonus, leerer Rektumampulle bei stuhlgefülltem Abdomen.

■■■ **Diagnose.** Die Diagnose kann durch **Saugbiopsien** aus dem Rektum gestellt werden: Intramurale Ganglienzellen lassen sich nicht darstellen, die enzymhistochemische Darstellung der Azetylcholinesterase-positiven Nervenfasern ist vermehrt. Bei der **Rektummanometrie** fehlt der Relaxationsreflex des Sphincter internus nach rektaler Dehnung. Im **Kolonkontrasteinlauf** ohne vorheriges Abführen kann die Länge des aganglionären Segmentes abgeschätzt werden (Abb. 14.14 a). Ein sekundäres Megakolon wird auch bei schwerer Obstipation und anderen Passagestörungen beobachtet, jedoch fehlt das enge Segment (Abb. 14.14 b).

■■■ **Therapie.** Die Therapie ist chirurgisch. Meist wird primär ein Anus praeter angelegt, sekundär erfolgt die Resektion des distal liegenden aganglionären Segmentes. Spätere Obstipationsprobleme sind nicht selten.

14.6.6 Seltene Motilitätsstörungen

Neben der Aganglionose, die eine einfach zu diagnostizierende Innervationsstörung ist, gibt es noch verschiedene andere Erkrankungen der extrinsischen oder intrinsischen Darminnervation (**intestinale Neuropathien**) oder der Darmmuskelschichten (**intestinale Myopathien**), die zu einer pathologischen Motilität führen. Die pathogenetische Zuordnung ist schwierig und erfordert meistens Ganzwandbiopsien. Nur wenige Formen sind bisher molekulargenetisch definiert. Für die Symptomatik ist es entscheidend, ob nur einzelne Darmabschnitte oder Dünn- und Dickdarm betroffen sind. Es besteht eine Kombination aus Bauchschmerzen, geblähtem Abdomen, Erbrechen, Obstipation, Durchfällen, und nicht selten kommt es zur Gedeihstörung. Die schwerste Form der Motilitätsstörung ist die **chronische intestinale Pseudoobstruktion** mit einer Subileus- oder Ileussymptomatik, ohne dass eine Obstruktion nachgewiesen werden kann. Die Therapie ist symptomatisch, z. T. muss durch ein Enterostoma entlastet und parenteral ernährt werden.

Kernaussagen

- Ein gastroösophagealer Reflux (GÖR) ist ein physiologisches Ereignis, das besonders postprandial durch eine inadäquate Relaxation des unteren Ösophagussphinkters auftritt.
- Als pathologisch wird ein GÖR bezeichnet, wenn die Refluxepisoden zu oft auftreten oder zu lange andauern. Die Langzeit-pH-Metrie kann einen pathologischen GÖR erfassen.
- Führt ein Reflux zu Beschwerden (z. B. Sodbrennen) oder Organveränderungen (z. B. Ösophagitis, Aspirationspneumonie, Laryngitis), spricht man von einer gastroösophagealen Refluxkrankheit (GÖRK). Diese muss behandelt werden.
- Die Pylorushypertrophie macht sich durch schwallartiges Erbrechen zwischen der 2.–15. Lebenswoche bemerkbar. Typisch ist eine metabolische Alkalose.
- Der M. Hirschsprung manifestiert sich meist in der Neonatalzeit mit verspätetem Mekoniumabgang, chronischer Obstipation oder Subileus. Unbehandelt können lebensbedrohliche Komplikationen (Enterokolitis, Sepsis mit Meningitis) auftreten.

14.7 Akut entzündliche Erkrankungen des Gastrointestinaltraktes

> Die akute Gastroenteritis (Brechdurchfall) ist eine der häufigsten Erkrankungen im Säuglings- und Kleinkindesalter und bedingt in den Ländern der dritten Welt eine hohe Mortalität. In unseren Breiten sind meist Viren (Rotavirus, Adenovirus), seltener Bakterien die Ursache der Darminfektion. Intestinale Wasser- und Salzverluste führen zur Exsikkose und Azidose. Die frühe orale Rehydratation und Realimentation sind die wichtigsten Therapiemaßnahmen, um Komplikationen und ein postenteritisches Syndrom zu vermeiden. Eine antimikrobielle Therapie ist nur in Ausnahmefällen notwendig.
> Die Appendizitis im Kindesalter ist wegen atypischer Symptome oft schwierig zu diagnostizieren. Sie ist selten bei Kindern unter 2 Jahren.

14.7.1 Akute Gastroenteritis durch Bakterien und Viren

■■■ **Grundlagen.** Die **infektiöse Gastroenteritis** ist neben den Luftwegsinfektionen die häufigste pädiatrische Erkrankung. Eine hohe Morbidität besteht heute noch in den Ländern der Dritten Welt. Unter den Bedingungen mäßiger Hygiene und drohender Unterernährung ist die Gastroenteritis weltweit eine der häufigsten Todesursachen im Kindesalter mit einer geschätzten Inzidenz von 5–10 Mio. Kindern pro Jahr.

Die Erkrankung wird bei jungen Kindern in unseren Breiten am häufigsten durch Viren (◘ Abb. 14.15), seltener durch Bakterien oder Parasiten hervorgerufen (◘ Tabelle 14.8). Etwa 30–50 % aller Enteritiden bleiben ätiologisch ungeklärt. Vereinfachend kann pathogenetisch zwischen Erregern mit **Invasion der Schleimhaut** (Viren, Amöben, Salmonellen, enteroinvasiver Escherichia coli) und solchen mit **Toxinbildung** (Vibrio cholerae, enterotoxinbildender Escherichia coli) unterschieden werden. Viren werden von den Enterozyten aufgenommen und vermehren sich in der Wirtszelle, die zerstört wird. Dabei werden Viren freigesetzt, die andere Enterozyten infizieren können. Die virale Gastroenteritis führt daher häufig zu einem Schleimhautschaden im Dünndarm. Bei Bakterien spielt die rezeptorvermittelte Adhäsion an der Schleimhaut mit Kolonisation, z. T. Invasion und Toxinbildung eine große Rolle. Dünn- und Dickdarm können betroffen sein.

Merke

Die häufigsten Durchfallserreger im Säuglings- und Kleinkindesalter sind Rotaviren.

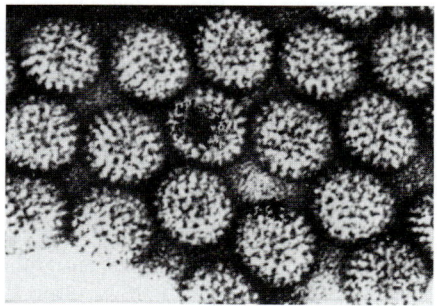

◘ Abb. 14.15. **Rotaviren.** Elektronenmikroskopische Darstellung in einem Stuhlausstrich

Tabelle 14.8. Häufigkeit verschiedener Erreger bei Gastroenteritis im Kindesalter (in Prozent).

Viren	
Rotavirus	30–50
Enteroviren	5–15
Adenovirus	5–10
Norwalkvirus	3–5
Bakterien und Parasiten	
Enteropathogene Escherichia coli	5–10
Salmonellen	5–10
Seltene Erreger*	5–10
Unbekannt	30–50

*Seltene Erreger sind: Koronaviren, Shigellen, Amöben, Campylobacter jejunii, Yersinia enterocolitica, Clostridium dificcile, Lamblien, Kryptosporidien

■■■ **Klinik.** Trotz unterschiedlicher Ätiologie ist das klinische Krankheitsbild eher uniform, vorwiegend sind Säuglinge und Kleinkinder betroffen. Häufig zusammen mit Zeichen des Atemwegsinfektes kommt es zu Erbrechen, Fieber und wässrigen Durchfällen, die z. T. blutig oder schleimig sein können. Erbrechen, Diarrhö und mangelnde Flüssigkeits- und Nährstoffaufnahme führen zur **Dehydratation**, wobei nach klinischen Zeichen drei Schweregrade unterschieden werden (Tabelle 14.9). Bei etwa ¾ der Fälle liegt eine **isotone** Dehydratation vor, bei 10 % eine **hypotone** und bei den übrigen Kindern die gefährliche **hypertone Dehydratation** mit einem Serumnatrium >160 mmol/l. Letztere ist Folge des Wasserverlustes mit dem Stuhl, dessen Natriumgehalt (ca. 50–70 mmol/l) die Natriumkonzentration des extrazellulären Wassers unterschreitet. Bei eingeschränkter renaler Regulation des Salzhaushaltes ergeben die hypotonen Wasserverluste über den Darm eine hypertone Dehydratation. Sie geht oft mit zerebraler Symptomatik (Krämpfe, Bewusstlosigkeit, hohes Fieber) einher. Bikarbonatverluste im Darm und Hypoperfusion können zur schweren metabolischen Azidose führen.

■■■ **Diagnostik.** Vor Beginn der Therapie sollte das Kind unbekleidet gewogen und der Schweregrad der Dehydratation abgeschätzt werden (Tabelle 14.9). Bei mittelschwerer oder schwerer Form sollte das Kind stationär eingewiesen sowie der Säurenbasenhaushalt, Elektrolyte, Nierenwerte und ein Blutbild bestimmt werden. Ein Erregernachweis aus dem Stuhl ist bei leichteren Fällen nicht notwendig, sollte aber bei schweren Allgemeinsymptomen, blutigen Durchfällen, bei Epi- oder Endemien, bei Erkrankungen institutionalisierter oder immunkompromittierter Kinder und nach Aufenthalt in den Tropen oder Subtropen angestrebt werden.

> **Merke**
>
> Der Schweregrad der Dehydratation wird durch die klinische Untersuchung eingeschätzt.

Tabelle 14.9. Schweregrade der Dehydratation zur Abschätzung des Flüssigkeitsverlust als Prozent vom Körpergewicht (KG)

	Klinik	Labor
Leicht Flüssigkeitsverlust < 5 % des KG	Gering, vermehrter Durst, evtl. trockene Schleimhäute	Meist normale Elektrolyte und pH
Mittelschwer Flüssigkeitsverlust 5–10 % des KG	Durst, Oligurie, Hautfalten beim Anheben langsam verstreichend, Schleimhäute trocken, Fontanelle eingesunken	Harnstoff und Kreatinin → bis ↑, Natrium und Chlor i. S. → bis ↑, Hämatokrit ↑ pH → bis ↓
Schwer Flüssigkeitsverlust > 10 % des KG	Anurie, Schock, schrilles Schreien, Bewusstseintrübung, Hautfalten stehend, häufig Augäpfel eingesunken, hohes Fieber, Azidose, Tachykardie, Tachypnoe, RR ↓, Hämatokrit ↑	Harnstoff und Kreatinin ↑, Hypernatriämie, Hyperglykämie

■■■ **Therapie.** Die Therapie ist vorwiegend symptomatisch, da die meisten infektiösen Durchfallerkrankungen spontan ausheilen. Antibiotika sind in der Regel nur bei septischen Krankheitsverläufen, bakteriellen Enteritiden von Säuglingen unter 4 Monaten oder bei Kindern mit schweren Grunderkrankungen oder Immundefizienz sowie bei Typhus, Cholera, Amöbiasis und Shigellosis indiziert. Antidiarrhoika bessern zwar Stuhlfrequenz und Stuhlkonsistenz, ändern aber den Krankheitsverlauf nicht und sind in der Regel unnötig. Probiotische Bakterien, z.B. Lactobacillus GG, kürzen den Krankheitsverlauf ab und sind eine sinnvolle Ergänzung zur Rehydratationslösung.

■■■ **Orale Rehydratation.** Die Zusammensetzung der oralen Rehydratationslösung berücksichtigt die Stuhlverluste. Sie enthält pro Liter: 60 mmol Natrium, ≥ 25 mmol Chlorid, 20 mmol Kalium, 10 mmol Zitrat (aus dem im Körper Bikarbonat gebildet wird) und Kohlenhydrate in Form von Glukose (74–111) oder in komplexer Form, z.B. als Reisstärke. Die Kombination von Natrium und Glukose stimuliert zusätzlich die intestinale Wasserresorption, da der gekoppelte Natrium-Glukose-Wasser-Transport auch unter den Bedingungen der Enteritis effektiv ist. Leichte und mittelschwere Dehydratationen sollten weitgehend oral oder ggf. über eine nasogastrale Sonde rehydriert werden, da dies weniger aufwendig ist und zu besseren Ergebnissen hinsichtlich der Krankheitsdauer und Komplikationen führt. Isoosmolare Präparate (z.B. Oralpädon 240, Santalyt), auch mit Zusatz des probiotischen Bakterienstammes Lactobacillus GG (InfectoDiarrstop GG) stehen zur Verfügung. Die Rehydratationsphase sollte nur 6–12 h dauern. In dieser Zeit wird angestrebt, den geschätzte Flüssigkeitsverlust (z.B. 5% des Körpergewichtes) auszugleichen. Gestillte Kinder werden zusätzlich an die Brust angelegt.

■■■ **Parenterale Rehydratation.** Sie sollte schweren Fällen mit Schock oder Bewusstseinstrübung und Kindern mit unstillbarem Erbrechen vorbehalten bleiben. Es stehen ebenfalls Fertiglösungen (50 mmol/l NaCl und 35 g/l Glukose) zur Verfügung, der Kaliumzusatz erfolgt erst nach der ersten Blasenentleerung und Zeichen der normalen Nierenfunktion. Bei ausgeprägter Hypernatriämie erfolgt die erste intravenöse Flüssigkeitszufuhr mit physiologischer Kochsalzlösung, die Rehydrierung muss sehr viel langsamer über 1–2 Tage erfolgen, um der Entwicklung eines Hirnödems vorzubeugen.

■■■ **Realimentation.** Da die Enterozyten zu 2/3 ihre Energie aus dem Lumen beziehen, ist eine frühe orale Realimentation – d.h. die Wiederaufnahme der Ernährung – wichtig für die Ausheilung der infektiös verursachten Schleimhautläsionen. Die Realimentation erfolgt möglichst rasch, im Regelfall 6 bis maximal 12 h nach Beginn der Rehydratation. In der verbleibenden Zeit der ersten 24 h wird der Grundbedarf des Kindes als Nahrung verabreicht. Anhaltende Verluste durch Erbrechen und Durchfall werden als orale Rehydratationslösung substituiert. Zur Realimentation erhalten Säuglinge die Milchnahrung, die sie auch vor Beginn des Durchfalls erhalten haben, also Muttermilch oder eine Säuglingsmilchformel. Bei Säuglingen unter 6 Monaten oder sehr schweren Durchfällen kann die Flaschennahrung zunächst 1:1, dann 2:1 mit Wasser verdünnt werden, bis nach 2 Tagen die normale Konzentration gegeben wird.

Die **Gastroenteritis größerer Kinder** verläuft meist weniger akut, schwere Dehydratation ist selten, die auslösenden Erreger entsprechen eher denen, die auch im Erwachsenenalter gefunden werden. Nach der oralen Rehydratation sollte der Nahrungsaufbau mit komplexen Kohlenhydraten (Zwieback, Reisschleim, Salzstangen, Weißbrot, Kartoffelbrei) beginnen und langsam auf Normalkost umgestellt werden. Nach bakteriellen Infektionen (z.B. Yersinien, Campylobacter jejunii) kann über Wochen und Monate nach Ausheilung der Infektion noch eine Überempfindlichkeit mit postprandialen Bauchschmerzen bestehen bleiben.

Beim **postenteritischen Syndrom** erholen sich die Kinder nach der akuten Phase nicht ausreichend, die meist schleimig-wässrigen Durchfälle persistieren länger als 2 Wochen (chronischer Durchfall), es kommt zur Gedeihstörung. Betroffen sind vor allem Kinder aus Entwicklungsländer, die durch Malnutrition oder begleitende andere Infektionskrankheiten, besonders Masern, geschwächt sind. Die frühe Rehydratation und Realimentation stellt die wichtigste Prophylaxe für die Entwicklung eines postenteritischen Syndroms dar. Gut gemeinte, aber

> **Merke**
>
> Bei der akuten Gastroenteritis sind die **frühe orale Rehydratation über 6–8 h und anschließende Realimentation** die wichtigsten Maßnahmen, um akute Komplikationen wie Dehydratation mit Elektrolytentgleisung, Krampfanfälle und Spätfolgen wie postenteritisches Syndrom, Gedeihstörung zu vermeiden.

unangemessene diätetische Restriktionen, besonders eine Fettreduktion, verstärken in unseren Breiten häufig die Gedeihstörung und unterhalten die Durchfälle. Differentialdiagnostisch muss bei chronischen Durchfällen an eine vorübergehende sekundäre Laktosemaldigestion oder an eine Kuhmilcheiweißallergie oder Zöliakie gedacht werden.

14.7.2 Helminthosen und Protozoeninfektionen

> Das Auftreten von Erkrankungen mit Nematoden (Rundwürmern), Zestoden (Bandwürmern) und Protozoen ist von den allgemeinen Hygienebedingungen abhängig. In Mitteleuropa sind Oxyuren und Lamblien relativ häufig, Askaridenbefall wird gelegentlich beobachtet, Tänienbefall ist eher selten. Eine Amöbiasis wird überwiegend nach Aufenthalt in tropischen und subtropischen Ländern beobachtet. Die Echinokokkose führt zur Zystenbildung in der Leber und anderen Organen.

Oxyuriasis (Enterobiasis)

■■■ **Grundlagen.** Oxyuren (Enterobius vermicularis, Madenwürmer) sind 5–10 mm lange Würmer, die meist im Stuhl oder perianal gefunden werden. Die Infektion erfolgt über aufgenommene Wurmeier, die im Duodenum und Dünndarm in einem 5- bis 12 wöchigen Zyklus heranreifen. Die weiblichen Würmer legen nachts Eier in der Perianalregion ab und verursachen Pruritus. Durch Kratzen mit den Fingern und über kontaminierte Wäsche kommt es häufig zu Reinfektionen. Die Kontagiosität ist hoch.

■■■ **Klinik.** Kardinalsymptom ist der **anale Juckreiz**, andere Beschwerden fehlen in der Regel.

■■■ **Diagnose.** Die Würmer finden sich auf frischem Stuhl oder nachts perianal. Der Nachweis der Wurmeier kann mit einem auf den Anus aufgeklebten Tesafilmstreifen durchgeführt werden.

■■■ **Therapie.** 100 mg Mebendazol als Einzeldosis für 3 Tage ist in der Regel ausreichend. Es ist auf Körperhygiene (konsequentes Waschen der Hände nach jedem Stuhlgang, Fingernägel kürzen) und Sanierung der Umgebung (häufiger Wechsel von Wäsche, Schlafbekleidung und Bettwäsche) zu achten. Kontaktpersonen sollten gleichzeitig behandelt werden. Wegen der Reinfektionsgefahr sollte die Therapie nach 2–4 Wochen wiederholt werden.

> **Merke**
>
> Oxyuren sind fadenförmige weißliche Parasiten, die im Enddarm leben und perianal oder auf dem Stuhl gefunden werden. Hauptsymptom ist der perianale Juckreiz.

Askariasis

■■■ **Grundlagen.** Die Eier des Spulwurms (Ascaris lumbricoides) werden mit der Nahrung aufgenommen, aus ihnen schlüpfen im Dünndarm die Larven, die die Darmwand durchbohren und in die Lunge gelangen. Dort passieren sie die Alveolarwand und wandern über das Bronchialsystem nach proximal, werden verschluckt und gelangen so wieder in den Darm, in welchem sie sich zu geschlechtsreifen Würmern entwickeln. Die Eier werden mit dem Stuhl ausgeschieden, benötigen zur Eireifung einen gewissen Zeitraum im Freien und gelangen besonders über kopfgedüngtes Gemüse erneut in den Organismus.

■■■ **Klinik.** Die Krankheitszeichen sind meistens leicht. Die Passage der Larven im Organismus führt häufig zur Eosinophilie, die Passage durch die Lunge kann flüchtige Infiltrate hervorrufen **(Löffler-Syndrom)**. Bei massivem Befall treten Bauchschmerzen und Gewichtsabnahme auf, selten auch ein Obstruktionsileus.

■■■ **Diagnose.** Die Würmer (männlich bis zu 20 cm, weiblich bis zu 40 cm lang) finden sich gelegentlich im Stuhl. Die Eier werden am besten in der obersten Schicht einer Stuhlaufschwemmung gefunden.

■■■ **Therapie.** Die Therapie erfolgt mit Mebendazol, Albendazol oder Pyrantelembonat.

> **Merke**
>
> Askariden sind bis zu 20–40 cm lange Würmer, die überwiegend im Dünndarm leben. Aus den Eiern schlüpfen Larven, die erst nach Passage durch die Darmwand in die Lunge als reife Würmer den Darm erreichen.

Befall mit Rinderbandwurm (Taenia saginata)

■■■ **Grundlagen.** Zur Infektion mit Taenia saginata (Rinderbandwurm) kommt es durch Aufnahme der Finnen bei Genuss von rohem oder ungenügend gekochtem Rindfleisch. Im Dünndarm erfolgt das Wachstum zu einem mehrere Meter langen, in Proglottiden gegliederten Wurm. Die eiertragenden Proglottiden finden sich im Stuhl (bandnudelartige 2 cm lange Gebilde mit einem verzweigten Uterus). Die Eier müssen vom Rind als Zwischenwirt aufgenommen werden, damit es erneut zur Finnenbildung kommen kann.

Infektionen mit Taenia solium (Schweinebandwurm) mit der Gefahr einer Zystizerkose und mit Trichuris trichura (Peitschenwurm) sind bei uns sehr selten.

■■■ **Klinik.** Die Symptome bei Rinderbandwurmbefall sind meist gering, gelegentlich kommt es zur Abmagerung und Anämie.

■■■ **Therapie.** Die Therapie erfolgt mit Praziquantel als Einmalgabe (10 mg/kg KG)

> **Merke**
>
> Die Taenia saginata ist ein mehrere Meter langer Wurm des Dünndarms, der Zwischenwirt ist das Rind. Infektionen mit Taenia solium und Trichuris sind selten.

Lambliasis (Giardia lamblia)

■■■ **Grundlagen.** Infektionen mit Giardia lamblia kommen weltweit vor, besonders in Gebieten mit warmem Klima.

Aus einer Zyste entwickelt sich im oberen Dünndarm der Trophozyt, der zur Zottenschädigung führen kann und so die Symptome verursacht.

■■■ **Diagnose.** Die Diagnose wird durch den Nachweis der Zysten im Stuhl gestellt. Der Trophozyt kann im Duodenalsekret oder einer Duodenalbiopsie gefunden werden.

■■■ **Klinik.** Oft bleibt die Infektion asymptomatisch. Bei jungen Kindern oder bei Immunschwäche können sich chronische Durchfälle durch Malabsorption und eine Gedeihstörung entwickeln.

■■■ **Therapie.** Die Therapie erfolgt mit Metronidazol (15–20 mg/kg KG/Tag) für eine Woche.

> **Merke**
>
> Infektionen mit Giardia lamblia finden sich weltweit. Die Symptome ähneln einer akuten oder auch chronischen Diarrhö.

Amöbiasis (Entamoeba histolytica)

■■■ **Grundlagen.** Die Infektion kommt weltweit vor. Sie erfolgt über die Ingestion von Zysten aus fäkal kontaminiertem Material, besonders bei mangelhafter Klärung von Abwässern. Im Darm entwickeln sich die vermehrungsfähigen Trophozoiten.

■■■ **Klinik.** Die Klinik umfasst asymptomatische Träger (Zystenform) und solche mit krampfartigen Bauchschmerzen (Tenesmen), Fieber, blutig-schleimigen Durchfällen bei ulzerierender Kolitis (Amöbenruhr), Perforation und Abszessen in Leber, Lunge und Gehirn.

■■■ **Diagnose.** Nachweis von Zysten oder Trophozyten im Stuhl oder Biopsiematerial des Rektums.

■■■ **Therapie.** Die Therapie kann erfolgreich mit Metronidazol oder Tinidazol (jeweils 30–40 mg/kg für 1 Woche) durchgeführt werden.

> **Merke**
>
> Die Erreger (Entamoeba histolytica) leben als transmissive zystische Form oder als penetrierende Trophozyten im Kolon. Die penetrierenden Trophozyten führen zu Kolitis und gelegentlich zur Abszessbildung in Leber und anderen Organen.

Echinokokkose

■■■ **Grundlagen.** Die Echinokokkenerkrankung ist eine Infektion mit dem Larvenstadium von Hundebandwurm (E. granulosus) und Fuchsbandwurm (E. multilocularis). Dies führt zu Zystenbildung in Leber, Lunge und anderen Organen. Die Infektion erfolgt häufig über mit Fäkalien vom infizierten Hund oder Fuchs kontaminierte Nahrungsmittel (Beeren und Pilze).

■■■ **Klinik.** Lange Inkubationszeiten sind die Regel. Die Verdachtsdiagnose ist oft ein Zufallsbefund bei der Bildgebung (Sonographie). Zysten finden sich überwiegend in der Leber, vereinzelt große bei E. granulosus, multiple kleine bei E. multilocularis. Durch Verdrängung kann ein cholestatischer Ikterus entstehen.

■■■ **Diagnose.** Die Diagnose wird durch bildgebende Verfahren gestellt und meist durch positive serologische Verfahren gesichert. Es finden sich leichte Abweichungen der Transaminasen und häufig eine Eosinophilie.

■■■ **Therapie.** Bei isolierten Zysten ist eine operative Entfernung im gesunden Gewebe unter antiparasitärer Therapie anzustreben. Therapeutisch wirksam ist Albendazol (10–15 mg/kg für einige Monate, evtl. mehrere Therapiezyklen).

> **Merke**
>
> Die Echinokokkenerkrankungen durch den Hundebandwurm oder den Fuchsbandwurm führen zur Zystenbildung in der Leber und Lunge, nur selten in anderen Organen.

14.7.3 Appendizitis

■■■ **Hintergrund.** Für die Pathogenese der Appendizitis ist eine Lumenverlegung des Wurmfortsatzes durch Schleimhautschwellung, impaktierten Darminhalt, Hyperplasie der Lymphfollikel und Fremdkörper von Bedeutung. Pathologisch-anatomisch findet sich eine durch Darmkeime verursachte Entzündung, die phlegmonös wird, zur Abszessbildung (**paratyphlitischer Abszess**) neigt und bei Perforation zur Peritonitis führt. Alle Altersgruppen sind betroffen, bei Kindern unter 2 Jahren ist die Diagnose selten. Bevorzugt ist das Alter zwischen 10 und 15 Jahren. Es besteht eine familiäre Häufung.

■■■ **Klinik.** Die Kinder klagen bei **subakuter oder akuter Appendizitis** über Bauchschmerzen, die im Mittelbauch beginnen können, sich aber dann auf den rechten unteren Quadranten lokalisieren. Übelkeit und Erbrechen treten fast immer auf. Die Kinder winkeln das rechte Bein an und vermeiden die Belastung beim Gehen. Einbeinhüpfen rechts ist meist nicht möglich. Bei beginnender Peritonitis wird der Bauchschmerz mehr diffus mit beginnender Abwehrspannung.

Die **chronisch rezidivierende Appendizitis** ist eine schwer zu verifizierende Diagnose und oft eine Ausschlussdiagnose bei in Schüben auftretenden Schmerzen im rechten Unterbauch.

■■■ **Diagnose.** Es findet sich bei der Untersuchung ein lokalisierter Druckschmerz im rechten Unterbauch und nicht selten ein Klopf- und Loslassschmerz auf der Gegenseite. Die rektale Untersuchung zeigt eine Druckempfindlichkeit rechts. Eine axilläre-rektale Temperaturdifferenz von > 1 °C ist ein häufiger, aber nicht obligater Befund. Die Diagnose ist leicht bei typischer Symptomatik; Fehldiagnosen sind aber wegen des oft uncharakteristischen Symptombildes besonders beim Kleinkind oder bei atypischer Lage der Appendix nicht selten. Dabei werden dann Abszessbildung, Perforation und Peritonitis als Komplikationen beobachtet. Die Laborparameter sind unspezifisch mit einer mäßigen Leukozytose und leichten CRP-Erhöhung. Eine Ultraschalluntersuchung durch einen erfahrenen Untersucher kann hilfreich sein. Im Zweifel muss das Kind stationär aufgenommen und alle 2–4 h erneut untersucht werden. Wichtige **Differentialdiagnosen** sind eine beginnende infektiöse Gastroenteritis, eine chronische Obstipation, eine Harnwegsinfektion, eine Lymphadenitis mesenterialis, eine basale Pneumonie oder eine metabolische Entgleisung bei Diabetes mellitus.

■■■ **Therapie.** Die Therapie ist chirurgisch. Ob laparoskopisch oder konventionell vorgegangen wird, hängt von der Erfahrung des Operators und den begleitenden Komplikationen ab.

> **Merke**
>
> Eine Entzündung des Wurmfortsatzes (Appendizitis) kann subakut oder akut mit Gefahr der Abszessbildung, Perforation und Peritonitis, seltener auch chronisch revidierend auftreten. Fehldiagnosen sind wegen atypischer Symptomatik im Kindesalter nicht selten.

14.8 Chronisch entzündliche Erkrankungen des Gastrointestinaltraktes

14.8.1 Gastritis und peptisches Ulkus

> Die Gastritis ist eine histologische Diagnose. Bei der akuten Gastritis finden sich Granulozyten, während die chronische Gastritis durch Infiltration der Magenschleimhaut mit Lymphozyten und Plasmazellen gekennzeichnet ist. Die Klassifikation der Gastritis bezieht nicht nur die Topographie (Antrum, Korpus oder gesamter Magen) und His-

tologie, sondern auch endoskopische Befunde (z. B. erosive oder hämorrhagische Gastritis) mit ein. In Abhängigkeit von der Ursache der Gastritis werden verschiedene Formen der Gastritis unterschieden, auf deren Boden ein Ulkusleiden entstehen kann. Als Ulkus bezeichnet man einen makroskopisch sichtbaren, meist mit Fibrin belegten Schleimhautdefekt, der über die Epithelschicht in die Tiefe geht. Nach der Lokalisation werden Magen- und Duodenalulzera unterschieden.

Gastritis bei Helicobacter-pylori-Infektion

■ ■ ■ **Hintergrund.** Die Infektion mit dem gramnegativen Bakterium ist die häufigste Ursache einer chronischen Gastritis im Kindes- und Erwachsenenalter. Etwa die Hälfte der Weltbevölkerung ist mit Helicobacter pylori infiziert, mit einem deutlich höheren Anteil in Entwicklungsländern mit schlechten hygienischen Verhältnissen im Vergleich zu Industrieländern. Die Infektion wird in der Regel in der frühen Kindheit erworben, häufig durch infizierte Eltern oder Geschwister. Sie persistiert meistens lebenslang, wenn nicht gezielt therapiert wird. Querschnittsuntersuchungen im Rahmen von Einschulungsuntersuchung zeigten, dass nur 4–6 % der Kinder mit deutschen Eltern, aber über 40 % der in Deutschland lebenden türkischen Kinder infiziert sind, d. h. auch innerhalb Deutschlands bestehen große Unterschiede in der Infektionsrate.

Der Keim zeigt ein sehr starke genetische Variabilität und neigt zu häufigen Mutationen. Die verschiedenen Stämme unterscheiden sich durch eine unterschiedliche Enzymausstattung, Pathogenitäts- und Virulenzfaktoren. Essentiell für das Überleben des Keims ist das Enzym Urease, mit dessen Hilfe der Keim Harnstoff in CO_2 und Ammoniak spalten kann und sich so ein alkalisches Milieu schafft, das ihm ein Überleben im Magen ermöglicht. Die chronische Helicobacter-pylori-Infektion führt bei einigen Personen zu einer vermehrten Säuresekretion mit gastraler Metaplasie im Duodenum und erhöhtem Risiko für ein Duodenalulkus. Bei anderen Personen vermindert sich langfristig die Säureproduktion, es entsteht eine Schleimhautatrophie im Magen, auf deren Boden sich in Einzelfällen nach Jahrzehnten über eine intestinale Metaplasie ein Magenkarzinom entwickeln kann. Im Kindes- und Jugendalter gibt es diese Komplikation noch nicht. Einzelfallberichte von einem MALT- (»mucosa associated lymphoid tissue«-) Lymphom bei Jugendlichen als Folge einer Helicobacter-pylori-Infektion sind beschrieben worden.

■ ■ ■ **Klinik.** Die chronische Gastritis durch eine Helicobacter-pylori-Infektion verursacht bei den meisten Kindern und Erwachsenen keine Beschwerden. Einige Kindern entwickeln dyspeptische Beschwerden oder epigastrische Schmerzen, die sich jedoch nicht von funktionellen Beschwerden unterscheiden lassen. Die körperliche Untersuchung zeigt einen lokalisierten Druckschmerz im Epigastrium oder im rechten Oberbauch. Nur bei einer kleinen Minderheit kommt es zu Komplikationen wie Eisenmangelanämie oder Ulkusentwicklung. Kinder mit Ulkus haben häufig, aber nicht immer, stärkere Oberbauchschmerzen, die z. T. postprandial oder auch nachts auftreten, mit Übelkeit und Erbrechen. Teerstühle oder ein plötzlicher Hämoglobinabfall weisen auf eine Ulkusblutung hin.

> **Merke**
>
> Die Helicobacter-pylori-Infektion wird im frühen Kindesalter erworben. Infizierte Familienangehörige und ein schlechter sozioökonomischer Status sind die wichtigsten Risikofaktoren. Die Infektion verursacht eine chronische Gastritis, aber keine spezifischen Symptome. Die Entwicklung eines Ulkus als Komplikation ist bei Kindern seltener als bei Erwachsenen.

■ ■ ■ **Diagnose.** Unterschieden werden invasive Verfahren, die eine Endoskopie mit Magenbiopsien voraussetzen, und nichtinvasive Verfahren. Bis auf die Serologie sind alle Verfahren unzuverlässig, wenn der Patient in den zwei Wochen vor der Endoskopie Antibiotika oder säuresuppressive Medikamente eingenommen hat. Während der Endoskopie imponiert bei Kindern mit Helicobacter-pylori-positiver Gastritis makroskopisch eine Nodularität der Antrumschleimhaut, die auch als »Gänsehautmagen« bezeichnet wird (◯ Abb. 14.16). Histologisch oder mit Hilfe der FISH-Technik (Fluoreszenz-in-situ-Hybridisierung) kann der Keim im Biopsat nachgewiesen werden Der Ureaseschnelltest beruht auf dem Nachweis der Ureaseaktivität des Keims. Die kulturelle Anzucht bietet den Vorteil, dass eine Austestung der zur Therapie eingesetzten Antibiotika (Antibiogramm) durchgeführt werden kann. Bewährt haben sich bei Kindern zwei nichtinvasive Methoden: der ^{13}C-Harnstoffatemtest, bei dem mit dem nichtradioaktiven, stabilen Isoptop ^{13}C-markierter Harnstoff gegeben wird, der bei Anwesenheit von Helicobacter pylori

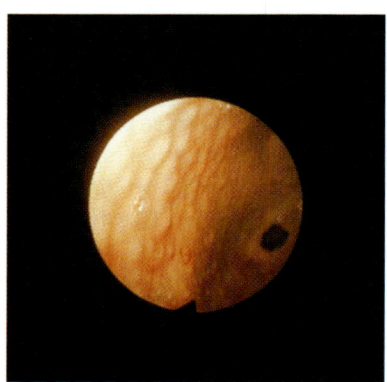

Abb. 14.16. Antrumgastritis bei Helicobacter-pylori-Infektion.
Noduläre Schleimhautoberfläche (»Gänsehaut«), geöffneter Pylorus

durch die Urease gespalten wird und zum vermehrten Auftreten von $^{13}CO_2$ in der Atemluft führt, und der Nachweis von Helicobacter-pylori-Antigen im Stuhl mit Hilfe von monoklonalen Antikörpern. Die meisten serologischen Verfahren (spezifische IgG-Antikörper im Serum, Speichel oder Urin) sind besonders bei jüngeren Kindern sehr unzuverlässig und daher nicht empfehlenswert.

∎∎∎ **Therapie.** Behandelt werden nur Kinder mit Helicobacter-pylori-Infektion, wenn ein Ulkus, Erosionen oder andere Komplikationen nachgewiesen wurden, die Beschwerden bei alleiniger Gastritis stark sind und andere Ursachen dafür ausgeschlossen wurden oder wenn eine positive Familienanamnese für ein Magenkarzinom oder ein Ulkusleiden vorliegt. Ein sog. »Test-und-treat-Vorgehen«, d.h. die Behandlung aufgrund eines nichtinvasiven Tests, wird bei Kindern abgelehnt. Dieses bei Kindern sehr strenge Vorgehen kann sich in Zukunft ändern, wenn besser verträgliche und wirksamere Therapieformen vorliegen.

Wegen der bei Kindern hohen Resistenzrate von Helicobacter-pylori-Stämmen gegen Clarithromycin und Metronidazol empfiehlt sich die Auswahl des Antibiotikums aufgrund des Antibiogramms nach kultureller Anzucht des Keimes. Wie im Erwachsenenalter besteht die Therapie aus einer einwöchigen Dreifachbehandlung mit einem Protonenpumpenhemmer (Omeprazol) und zwei Antibiotika (Amoxicillin, Clarithromycin oder bei Clarithromycin-resistentem Keim Metronidazol). Der Therapieerfolg sollte 4–8 Wochen nach Ende der Therapie mit einem nichtinvasiven Test (^{13}C-Harnstoffatemtest oder Stuhltest) überprüft werden. Bei erfolgreicher Keimeradikation heilen Duodenalulzera problemlos ab und brauchen endoskopisch nicht kontrolliert werden. Ein Ulkusrezidiv nach ausgeheilter Infektion ist sehr selten. Die Gefahr einer Reinfektion ist auch bei Kindern nach erfolgreicher Eradikation des Keimes gering (<3% pro Jahr).

> **Merke**
>
> Diagnostik und Therapie einer Helicobacter-pylori-Infektion ist nur bei starken Beschwerden oder endoskopischem Nachweis eines Ulkus gerechtfertigt.

Andere Formen einer Gastritis

Verschiedenen Noxen (z. B. Alkohol), Medikamente (z. B. Acetylsalizylsäure), andere infektiöse Erreger (z. B. Zytomegalievirus) oder ein galliger Reflux aus dem Duodenum (chemische Gastritis) können eine akute Gastritis mit Infiltration von Granulozyten hervorrufen. Eine Sonderform ist die durch starken körperlichen Stress (z. B. bei schweren Verbrennungen, großen Operationen) oder auch durch Ischämie ausgelöste Gastritis, auf deren Boden sich häufig auch erosive oder ulzeröse Läsionen entwickeln können. Bei Früh- und Neugeborenen nach protrahierter oder komplizierte Geburt finden sich diese stressbedingten Veränderungen nicht selten. Wird die auslösende Noxe beseitigt, heilt die akute Gastritis problemlos ab.

Sonderformen der chronischen Gastritis finden sich bei verschiedenen Grundkrankheiten wie beim M. Crohn, bei der eosinophilen Gastroenteropathie und bei Leberzirrhose mit portaler Hypertension (Stauungsgastritis). Die atrophische Gastritis mit intestinaler Metaplasie ist bei Kindern eine Rarität und betrifft vor allem solche mit autoimmuner Endokrinopathie oder

> **Merke**
>
> Die Diagnose Gastritis wird histologisch, nicht klinisch gestellt. Bei der akuten Gastritis finden sich überwiegend Granulozyten, während die chronische Gastritis durch Infiltration der Magenschleimhaut mit Lymphozyten und Plasmazellen gekennzeichnet ist. Histologie und klinische Beschwerden korrelieren schlecht miteinander. Die Ursachen bestimmen Therapie und Prognose der Gastritis.

mit Immundefekt (z. B. M. Bruton, gemeinem variablem Immundefekt). Wegweisend kann dabei eine magalozytäre Anämie bei Vitamin-B_{12}-Mangel sein.

14.8.2 Nahrungsmittelallergie

■ ■ ■ Hintergrund. Etwa 2–8 % aller Kinder entwickeln eine allergische, d. h. immunologische Reaktion auf Nahrungsmittel. Die allergischen Reaktionen können sich an der Haut (Neurodermitis, Urtikaria), den Atemwegen (allergische Rhinitis, Asthma bronchiale), systemisch (Anaphylaxie) oder am Gastrointestinaltrakt abspielen. Am Verdauungstrakt kann jeder Abschnitt von der Mundhöhle bis zum Anus isoliert oder in Kombination betroffen sein.

> **Merke**
>
> Die **Kuhmilcheiweißallergie** ist die häufigste Form der Nahrungsmittelallergie im Kindesalter und betrifft etwa 1–3 % aller Säuglinge.

■ ■ ■ Pathogenese. Nach dem Pathomechanismus unterscheidet man IgE-vermittelte **Reaktionen vom Soforttyp**, die in der Regel innerhalb von 30 bis max. 120 min nach Ingestion des Nahrungsmittels auftreten, und **Spätreaktionen**, d. h. durch Zellen oder Immunkomplexe vermittelte immunologische Reaktionen. Auch Kombinationen von IgE und zellulär ausgelösten Immunreaktionen kommen vor. ◨ Abb. 14.17 gibt eine Übersicht über die im Verdauungstrakt auftretenden Erkrankungen auf dem Boden einer Nahrungsmittelallergie.

Die IgE-vermittelten Reaktionen am Gastrointestinaltrakt betreffen vorwiegend Atopiker mit anderen allergischen Erkrankungen. So findet sich ein orales Allergiesyndrom bei ca. 40 % der Pollenallergiker; Sofortreaktionen am Gastrointestinaltrakt sind häufiger bei Patienten mit Neurodermitis und Asthma. Die Mischformen und die nicht-IgE-vermittelten Manifestationen erfordern in der Regel eine obere und/oder untere Endoskopie mit Biopsie zur Diagnose und Ausschluss anderer entzündlicher Darmerkrankungen. Die glutensensitive Enteropathie (Zöliakie, einheimische Sprue) nimmt als nichtallergische Erkrankung eine Sonderstellung ein, gehört aber per definitionem zu den durch Nahrungsmittel ausgelösten, immunologisch bedingten Erkrankungen.

IgE
Sofortreaktion
Gastrointestinale Sofortreaktion
Orales Allergiesyndrom

Eosinophile Ösophagitis, Enterokolitis
Allergische eosinophile Ösophagitis
Allergische eosinophile Gastritis
Allergische eosinophile Gastroenterokolitis

Nahrungsmittelprotein-induzierte Erkrankung
Nahrungsmittelprotein-induzierte Enterokolitis
Nahrungsmittelprotein-induzierte Proktokolitis
Nahrungsmittelprotein-induzierte Enteropathie
(glutensensitive Enteropathie, Zöliakie)

nicht-IgE

◨ **Abb. 14.17. Klassifikation gastrointestinaler Erkrankungen** im Kindesalter durch immunologisch hervorgerufene Nahrungsmittelunverträglichkeiten

> **Merke**
>
> 80 % der Nahrungsmittelallergien werden durch nur wenige Nahrungsmittel ausgelöst. Das sind bei Säuglingen: Kuhmilchweiß, Hühnerei und Soja, jenseits der ersten Lebensmonate zusätzlich Weizen, Erdnüsse, Walnüsse, Fisch und Schalentiere.

■ ■ ■ Klinik. Die klinischen Symptome der Nahrungsmittelallergie mit Manifestation am Gastrointestinaltrakt sind vielfältig, unspezifisch und abhängig vom betroffenen Magen-Darm-Abschnitt: Übelkeit, Erbrechen, Durchfall mit schleimigen, massigen oder auch blutigen Stühlen, Obstipation, Bauchschmerzen, Schreien, Unruhe, Nahrungsverweigerung und Gedeihstörung.

■ ■ ■ Diagnose. Bei Auftreten von perioraler Rötung oder Schwellung von Lippen, Augenlidern oder urtikariellen Hautveränderungen innerhalb weniger Minuten nach Aufnahme des angeschuldigten Nahrungsmittels, ist die Diagnosestellung einer Sofortreaktion einfach. Die anderen Symptome lassen nicht gleich an eine immunologisch vermittelte Erkrankung denken. Das verdächtige Nahrungsmittel muss eliminiert werden. Unter dieser Allergenkarenz müssen die Symptome verschwinden und bei Allergenbelastung wieder reproduzierbar sein. Bei Kindern jenseits des Säuglingsalters empfiehlt sich eine Doppelblindbelastung. Der Haut-Prick-Test und der RAST-Test zum Nachweis von spezifischen IgE-Antikörpern beweisen nur eine Sensibilisierung, können aber eine Nahrungsmittelallergie weder bestätigen noch ausschließen und sind für die nicht-IgE-vermittelten Reaktionen völlig ungeeignet.

■■■ **Therapie.** Die Therapie besteht in einer konsequenten Allergenkarenz. Säuglinge mit Kuhmilcheiweißallergie erhalten als Ersatz eine Formelnahrung, bei der der Eiweißkörper aus hochgradig gespaltenem Eiweiß (z. B. Nutramigen, Alfare, Pregomin) oder bei sehr stark sensibilisierten Kindern nur aus Aminosäuren besteht (z. B. Neocate, Pregomin AS). Die Beikost muss streng frei von Kuhmilchweiß sein. Alle 6 Monate sollten ärztlich kontrollierte Allergenbelastungen stattfinden, da sich die Allergie bei über 90 % der Kinder innerhalb der ersten 3 Lebensjahre wieder verliert. Allergien gegen Erdnuss, Weizen, Fisch und Schalentiere bestehen meistens lebenslang. Eine versehentliche Exposition kann bei Atopikern zu lebensbedrohlichen Reaktionen führen.

> **Merke**
>
> Die Therapie bei Nahrungsmittelallergie ist die konsequente Allergenkarenz. Bei Säuglingen mit Kuhmilcheiweißallergie muss als Ersatzmilch eine Formel mit hochhydrolysiertem Eiweiß oder nur Aminosäuren als Stickstoffquelle verabreicht werden.

14.8.3 Zöliakie – glutensensitive Enteropathie

> **Merke**
>
> Bei der genetisch determinierten, aber durch die Zufuhr von Gluten ausgelösten Zöliakie erfolgt ein immunologisch vermittelter Umbau der Dünndarmschleimhaut mit Zottenatrophie, Kryptenelongation und konsekutiver Malabsorption.

Zur Zöliakie disponiert eine genetischen Veranlagung, die an bestimmte HLA-Marker gebunden ist. Bei etwa 95 % der Zöliakiepatienten findet sich eine DQ2-Konstellation, die übrigen haben meist einen DQ8-Typ. Etwa 10 % der Verwandten 1. Grades von Zöliakiepatienten sind ebenfalls von der Erkrankung betroffen. Die Konkordanzrate bei monozygoten Zwillingen liegt bei fast 50 %. Welche exogenen Faktoren neben der Glutenzufuhr die Erkrankung zur Manifestation bringen, ist nicht bekannt.

■■■ **Pathogenese.** Bei Patienten mit dieser Erkrankung führt die Glutenaufnahme mit der Nahrung zu einer Transformation der Dünndarmschleimhaut mit Verkürzung der Zotten, Verlängerung der Krypten, kubisch geformten Enterozyten, Verlust des Bürstensaumes und einer starken Zunahme der Lymphozyten im Stroma sowie der intraepithelial liegenden Lymphozyten. Auslösend dafür ist Gliadin, das Prolamin des Glutens, ein Eiweißbestandteil des Weizens, des Roggens und der Gerste. Prolamine aus Hafer wirken möglicherweise ähnlich toxisch.

Die bei der Zöliakie typische HLA-Konstellation auf immunkompetenten Zellen erkennt und bindet bestimmte Peptide, die bei der Spaltung von Gliadin durch die Gewebstransglutaminase in den Enterozyten entstehen. Durch diese Bindung wird in der Lamina propria durch Freisetzung von verschiedenen Zytokinen eine *zytotoxische Reaktion* ausgelöst, die die beschriebene morphologische und funktionelle Transformation der Mukosa bewirkt.

Die Gewebstransglutaminase (tGT), deren Spaltprodukte, wie oben beschrieben, eine wesentliche Rolle in der Pathogenese der Zöliakie zukommt, wurde als Autoantigen identifiziert. Autoantikörper (IgA-tTG und/oder IgG-tTG) finden sich bei fast allen Zöliakiepatienten unter Normalkost. Damit erfüllt die Zöliakie sowohl die Kriterien einer Autoimmunerkrankung als auch einer Nahrungsmittelallergie, d. h. einer immunologischen krankmachenden Reaktion auf ein Nahrungsmittelallergen, Gliadin. Ein Glutenentzug führt zur vollständigen Normalisierung der Schleimhautveränderungen, eine erneute Glutenexposition lässt die Veränderungen wieder auftreten.

■■■ **Klinik.** Entsprechend der Glutenexposition mit Beginn der Breifütterung beginnt die Symptomatik in klassischen Fällen zwischen dem 6.–18. Lebensmonat. Führende Symptome sind:
- Gewichtsstillstand,
- Gewichtsverlust,
- aufgetriebenes Abdomen,
- fehlendes oder gering ausgebildetes Unterhautfettgewebe,
- Stuhlauffälligkeiten mit Diarrhö und Fettstühlen,
- Anämie,
- Appetitlosigkeit,
- sehr häufig Misslaunigkeit und andere psychische Auffälligkeiten.

Misslaunigkeit und Verhaltensauffälligkeiten sind typisch für die Zöliakie, während sie bei anderen Malabsorptionssyndromen kaum beobachtet werden. Eine **Eisenmangelanämie** ist häufig, auch andere Nahrungsfaktoren wie Eiweiß, Albumin, Kalzium, Spurenelemente oder Vitamine können vermindert sein und sekundäre Komplikationen hervorrufen. Die Unterernährung ist durch die verminderte Resorptionsfläche infolge Zottenverkürzung sowie den Funktionsverlust der gestörten Bürstensaummembran leicht erklärt. **Zahnschmelzdefekte** und **rezidivierende Aphthen** der Mundschleimhaut sind häufig.

Neben dem typischen Erkrankungsalter tritt die Krankheit bei zahlreichen Patienten auch später auf. Hierbei sind die Symptome weniger charakteristisch, oft wird ein **monosymptomatisches Krankheitsbild** beobachtet. Wachstumsretardierung, Anämie, späte Rachitisformen sind nicht selten. Screeninguntersuchungen in der Bevölkerung mittels Gliadin- und Endomysiumantikörpern haben eine Zöliakieprävalenz von etwa 1:200 gezeigt. Feingewebliche Untersuchungen der Dünndarmschleimhaut zeigen bei klinisch symptomarmen oder symptomfreien Patienten mit positiven Endomysiumantikörpern z. T. nur milde histologische Veränderungen, z. T. aber auch eine totale Zottenatrophie. Histologie, Höhe der Antikörpertiter und klinische Symptome zeigen also eine schlechte Korrelation. Die Begriffe *latente*, d. h. positive spezifische Antikörper bei (noch) normaler Mukosa, und *silente Zöliakie*, d. h. keine klinischen Symptome, aber positive Antikörper bei typischen Schleimhautveränderungen, wurden für diese Formen geprägt. Relativ häufig tritt die Zöliakie bei Diabetes mellitus Typ 1 auf, auch mit anderen Autoimmunerkrankungen und dem Down-Syndrom findet sich eine gehäufte Assoziation. Bislang ist nicht recht geklärt, welche Faktoren in welchem Alter zur klinischen Manifestation der Zöliakie führen.

■■■ **Diagnose.** Die Bestimmung der **IgA-Antikörper gegen Endomysium und die Gewebstransglutaminase** im Serum zeigen eine hohe diagnostische Spezifität und Sensitivität für die Diagnose der Zöliakie. Dabei muss der bei Zöliakie gehäuft auftretende selektive IgA-Mangel durch Bestimmung von IgA im Serum ausgeschlossen werden, da bei IgA-Mangel diese spezifischen IgA-Antikörper ebenfalls fehlen. Auch einige junge Kinder unter 2 Jahren mit einer Zöliakie bilden diese spezifischen Antikörper noch nicht. In dieser Altersklasse ist die Bestimmung der weniger spezifischen IgA- und IgG-Antikörper gegen Gliadin sinnvoll, wenn die spezifischen Antikörper negativ sind. Vor Beginn einer glutenfreien Diät ist die Diagnose einer Zöliakie auch bei eindeutigem Antikörperbefund stets durch eine Dünndarmbiopsie zu sichern, um die Durchführung einer lebenslangen glutenfreien Diät zu rechtfertigen.

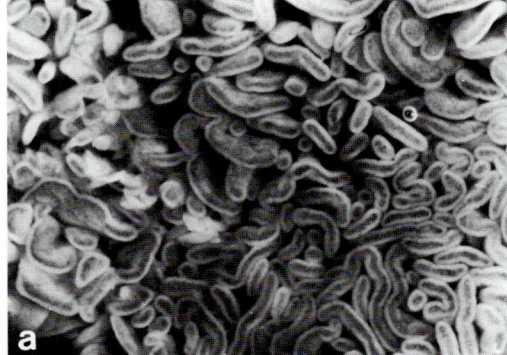
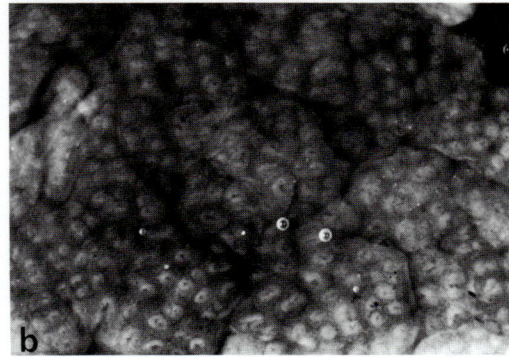

◻ Abb. 14.18 a, b. **Biopsie der Dünndarmschleimhaut am duodenojejunalen Übergang:** lupenmikroskopische Untersuchung, Vergrößerung 1:20. **a** Normale Dünndarmmukosa mit teils fingerförmigen, teils blattförmigen Zotten. **b** Subtotale Zottenatrophie bei Zöliakie: Die Schleimhautoberfläche ist flach mit Sicht auf die Kryptenöffnungen

Erforderlich ist der Nachweis der morphologischen Veränderungen an der Dünndarmmukosa (◻ Abb. 14.18). Die Biopsie kann mittels Saugbiopsie oder endoskopisch gewonnen werden. Differentialdiagnostisch sind bei nachgewiesener Zottenatrophie besonders im jungen Kindesalter andere Malabsorptionssyndrome, besonders eine Enteropathie bei Kuhmilcheiweißallergie, zu beachten.

Nach Glutenelimination normalisieren sich Dünndarmmorphologie und Gliadinantikörper, ebenso wie alle klinischen Symptome einschließlich der psychischen Auffälligkeiten. Zu diesem Zeitpunkt kann eine Diagnose nicht gestellt werden. Bei unklarer initialer Diagnose ist eine Reexposition mit Gluten zur Provokation mit bioptischem Nachweis der typischen Schleimhautveränderungen erforderlich.

> **Merke**
>
> Die Diagnose der glutensensiblen Enteropathie (Zöliakie) beruht auf folgenden Kriterien:
> - typische klinische Symptome oder Laborbefunde (z. B. Eisenmangelanämie)
> - positive Endomysium- und/oder Gewebstransglutaminaseantikörper im Serum,
> - typische Schleimhautmorphologie und
> - klinische Normalisierung unter glutenfreier Diät.

■■■ Therapie. Die Therapie beinhaltet das strikte **Meiden von Gluten** durch Weglassen von Weizen-, Dinkel-, Roggen-, Hafer- und Gersteprodukten. Alternative Kohlenhydrate sind Mais, Reis, reine Weizenstärke und Buchweizen. Dies erfordert die eigene Herstellung von Brot und Backwaren oder den Kauf relativ teurer glutenfreier Produkte. Zu meiden sind auch Teigwaren und Produkte mit »verstecktem« Mehlgehalt, z. B. nichtgereinigte Weizenstärke in zahlreichen industriell hergestellten Nahrungsmitteln. Die Diät muss lebenslang durchgeführt werden. Dies ist angesichts geringer oder fehlender Symptome bei Diätfehlern oder initial (silente Zöliakie) oft schwierig. Es hat sich aber gezeigt, dass Patienten mit unzureichender Diätführung oft kleinwüchsig bleiben, eine Osteoporose mit erhöhter Frakturrate entwickeln, eine verminderte Fertilität bzw. Probleme in der Schwangerschaft zeigen und psychische Auffälligkeiten entwickeln. Epidemiologische Untersuchungen weisen darauf hin, dass bei Patienten unter unzulänglicher Diät das Risiko für die Entwicklung anderer Autoimmunerkrankungen und maligner Darmlymphome im Vergleich zu Zöliakiepatienten unter strikter glutenfreier Diät erhöht ist.

> **Merke**
>
> Die Malabsorption bei Zöliakie führt zu Gedeihstörung, Wachstumsstillstand, geblähtem Abdomen, Diarrhöen, Eisenmangelanämie und anderen Symptomen einer gestörten Nährstoffaufnahme. Anorexie und psychische Auffälligkeiten sind häufig. Monosymptomatische Erkrankungen und latente Formen ohne oder mit minimalen klinischen Symptomen sind häufig. Die Therapie erfolgt mit einer lebenslangen glutenfreien Diät.

14.8.4 Morbus Crohn und Colitis ulcerosa

Morbus Crohn und Colitis ulcerosa sind zwei unterschiedliche, chronisch entzündliche Darmerkrankungen, die jedoch einige Gemeinsamkeiten aufweisen (Tabelle 14.10). Gelingt bei alleiniger Entzündung des Dickdarms die Zuordnung zu einer der beiden Krankheiten nicht, spricht man von einer **Colitis indeterminata**. Sowohl genetische Einflüsse, Umweltfaktoren und immunologische Faktoren spielen ätiologisch bei den chronischen Darmentzündungen eine Rolle. Die Erkrankungen manifestieren sich in jedem Alter, bei ca. 20 % der Betroffenen bereits im Kindes- und Jugendalter.

Morbus Crohn

■■■ Grundlagen. In der westlichen Welt nimmt der M. Crohn deutlich an Häufigkeit zu. Als Risikofaktoren gelten u. a. ein hoher Hygienestandard in der Kindheit, Rauchen und fehlende Muttermilchernährung.

Pathologisch-anatomisch findet sich eine transmurale, oft das Mesenterium einbeziehende Entzündung mit Bildung von Riesenzellen-enthaltenden Granulo-

Tabelle 14.10. Charakteristika der Colitis ulcerosa und des M. Crohn

	Colitis ulcerosa	M. Crohn
Lokalisation	Kolon	Gesamter Gastrointestinaltrakt
Ausdehnung der Entzündung	Kontinuierlich	Segmental
Tiefe der Entzündung	Mukosa und Submukosa	Transmural
Häufigster Erkrankungsbeginn (in Jahren)	15–25	15–25
Prävalenz (pro 100 000 Einwohner)	35–100	10–100
Konkordanz bei monozygoten Zwillingen (%)	6	58
Chirurgische Darmresektion	Kurativ	Nichtkurativ

14.8 · Chronisch entzündliche Erkrankungen des Gastrointestinaltraktes

men, Ulzerationen und Fissuren. Die Tiefe der Entzündung führt zu intramuralen und intraperitonealen Abszessen, Fisteln (enteroenterale und enterokutane) besonders im Analbereich sowie zur Entstehung von narbigen Stenosen. Die krankhaften Abschnitte sind häufig diskontinuierlich verteilt mit Bevorzugung von Endileum und Colon ascendens; ein Befall aller Abschnitte des Gastrointestinaltraktes einschließlich der Mundhöhle ist möglich.

■■■ **Klinik.** Die Hauptsymptome bei Manifestation im Kindesalter sind in ▸ Tabelle 14.11 aufgeführt. Unspezifische Symptome wie Gelenkschmerzen oder Wachstumsretardierung können die einzige Manifestation sein. Der Untersuchungsbefund ergibt häufig eine druckschmerzhafte Resistenz im rechten Unterbauch, evtl. perianale und periorale Veränderungen (Analekzem, Fisteln, Mundwinkelrhagaden, orale Aphthen). Seltene extraintestinale Manifestationen finden sich am Auge (Uveitis, Iridozyklitis) und an der Haut (Erythema nodosum).

■■■ **Diagnose.** Entzündungszeichen (BKS-Erhöhung und Leukozytose), Anämie, Eisenmangel, Hypalbuminämie, positive Anti-Sacchachomyces-cervisiai-Antikörper (ASCA) und seltener Transaminasenerhöhungen oder ein B_{12}- oder Folsäuremangel sind die wichtigsten Laborparameter. Bei Diagnose muss das Ausmaß des Darmbefalls und der Krankheitsaktivität durch bildgebende Verfahren und Histologie bestimmt werden.

Bei der **unteren** und **oberen Endoskopie** finden sich im Frühstadium aphthoide Läsionen (multiple 2–4 mm messende, in das Darmlumen vorspringende Gewebeveränderungen, oft von bläschenhaftem Aussehen und häufig von einem geröteten Schleimhauthof umgeben), später vorwiegend längsfissurale Ulzerationen (▸ Abb. 14.19), Narben, Stenosen und Fisteln. Ein Befall im Dünndarm wird durch ein **Röntgenenteroklysma** erfasst, es zeigen sich Wandstarre, verdickte Darmwände und Schleimhautveränderungen mit einem »Pflastersteinrelief« besonders im terminalen Ileum.

Differentialdiagnostisch müssen infektiöse Darmerkrankungen (z. B. durch Yersinien oder Campylobacter jejunii serologisch und durch Stuhluntersuchungen), die Colitis ulcerosa und die Darmtuberkulose (Tine-Test) ausgeschlossen werden. Die unspezifische postinfektiöse Lymphadenitis mesenterialis kann mit sehr ähnlichen Symptomen einhergehen, verläuft jedoch nicht chronisch.

■■■ **Therapie.** Die medikamentöse Therapie umfasst systemische and lokal wirksame Kortikosteroide,

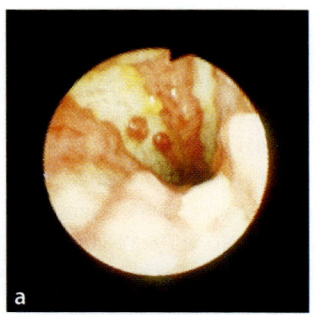

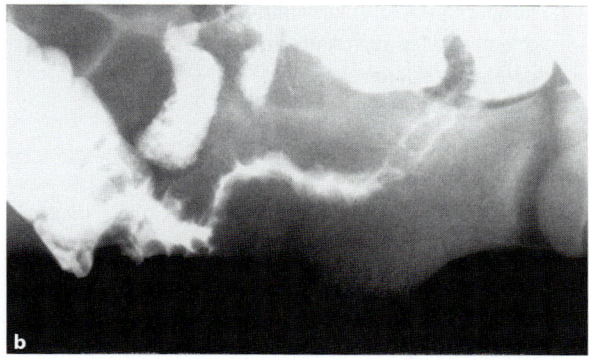

▸ Abb. 14.19. **a** Morbus Crohn: Endoskopisches Bild des Kolons. Längsfissurale Ulzera bei 1 Uhr und 11 Uhr umgeben von weniger stark veränderter Schleimhaut und Entzündungspolypen (zwischen Zentrum und 11 Uhr) ergeben das Pflasterrelief der Schleimhaut. **b** Morbus Crohn bei einem 6 jährigen Jungen: Das Darmlumen im terminalen Ileum ist deutlich eingeengt mit Pflastersteinrelief und feinen Kontrastmittelausziehungen in die entzündete Darmwand (Spikulabildung). Die Darmwand ist deutlich entzündlich verdickt, erkennbar an dem Abstand zwischen den Darmschlingen

▸ **Tabelle 14.11.** Häufigkeit der Symptome bei Diagnose eines M. Crohn im Kindesalter

Symptome	Häufigkeit [%]
Rezidivierende Bauchschmerzen	80–90
Gewichtsabnahme, Malnutrition	70–80
Durchfälle	65–75
Inappetenz	50–60
Fieber	50–70
Wachstumsrate/Pubertät verzögert	60/20
Mariske, Analfissur, Analabszess	20–25
Rezidivierende Aphthen im Mund	20–25
Uhrglasnägel	ca. 20
Arthritiden, Arthralgien	ca. 20

5-Aminosalizylsäure, Metronidazol u. a. Antibiotika, Immunsuppressiva wie Azathioprin oder Methotrexat. Therapierefraktäre Patienten profitieren von der Therapie mit Antikörpern gegen TNF-α (Infliximab). Wichtig ist die Beseitigung der oft ausgeprägten Unterernährung. Die hochkalorische Ernährungstherapie mit einer nährstoffdefinierten Formelnahrung (per Sonde oder oral) über 4–6 Wochen bessert rasch die Symptome und führt häufig zu einer Remission bei gleichzeitiger Verbesserung von Ernährungszustand und Wachstum. Eine parenterale Ernährung ist nur selten angezeigt. Bei Versagen konservativer Therapie, aber auch bei ausgeprägter Wachstumsretardierung und isolierten narbigen Stenosen ist die Resektion betroffener Segmente zu erwägen. Die Therapie erreicht im besten Falle Symptomfreiheit und Remission der Entzündung, jedoch ist die Erkrankung durch chronischen Verlauf oder häufige Rezidive auch nach Resektion gekennzeichnet.

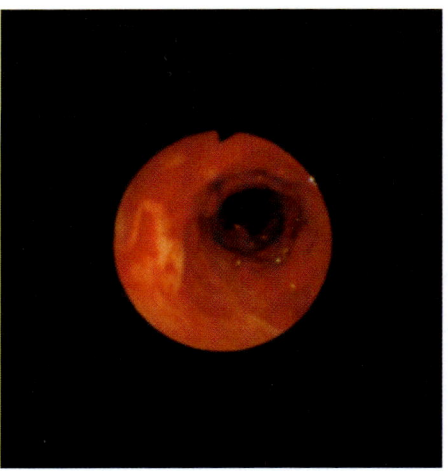

□ Abb. 14.20. **Endoskopischer Befund einer Colitis ulcerosa:** samtartige Rötung der Schleimhaut, fibrinbelegte Ulzerationen (bei 9 Uhr), aufgehobene Haustrierung und kleiner entzündlicher Polyp im Hintergrund (zentral)

> **Merke**
>
> Der Morbus Crohn zeigt chronisch-entzündliche Veränderungen der Darmwand mit begleitender transmuraler Entzündung und bevorzugter Lokalisation im ileozökalen Bereich. Die klinischen Symptome sind Durchfälle, Bauchschmerzen, Fieber, perianale Veränderungen und Wachstumsretardierung. Der Verlauf ist chronisch mit möglichen Remissionen. Therapeutisch werden 5-Aminosalizylsäurepräparate, Kortikosteroide, Antibiotika, Azathioprin, Ernährungstherapie, in schweren Fällen auch Antikörper gegen TNF-α und operative Verfahren eingesetzt.

Colitis ulcerosa

■■■ **Hintergrund.** Die Häufigkeit der Colitis ulcerosa hat im Gegensatz zum M. Crohn in den letzten Jahrzehnten nicht zugenommen. Pathologisch-anatomisch ist die Entzündung auf das Kolon beschränkt, distale Abschnitte sind meist besonders betroffen. Die Ausdehnung der Entzündung ist kontinuierlich und nicht segmental angeordnet. Bei Beginn im Kindes- und Jugendalter ist eine isolierte Proktitis selten, oft ist der gesamte Dickdarm betroffen **(Pankolitis)**, ein Befund, der für die Prognose ungünstig ist. Die Entzündung ist superfiziell und betrifft überwiegend die Mukosa mit Ulzerationen, Kryptenabszessen und – bei langfristigem Verlauf – Bildung von Pseudopolypen (□ Abb. 14.20). Fistel- und Abszessbildung sind eher selten. Eine gefürchtete Komplikation ist das toxische Megakolon mit Dilatation einzelner Kolonabschnitte. Dabei bestehen Ileussymptomatik und die Gefahr der Perforation.

■■■ **Klinik.** Blutige Stühle mit Schleim sind bei Colitis ulcerosa charakteristisch. Je nach Schwere der Erkrankung können Tenesmen, Bauchschmerzen, Fieber, Anorexie und Gewichtsverlust hinzutreten. Extraintestinale Symptome wie Arthralgien, Erythema nodosum, Leberbeteiligung und Iritis kommen vor. Die Laboruntersuchungen zeigen eine erhöhte BKS, Anämie, Eisenmangel und Hypalbuminämie. Der Verlauf ist ebenso wie bei Morbus Crohn chronisch oder durch Rezidive gekennzeichnet. Bei hoher Krankheitsaktivität muss nach mehr als 10jährigem Verlauf mit der Entstehung von Epitheldysplasien und Kolonkarzinom gerechnet werden. Differentialdiagnostisch sind unspezifische Kolitiden oder infektiöse Ursachen abzugrenzen.

■■■ **Therapie.** Die Therapie erfolgt mit Kortikosteroiden, Salazosulfapyridin, 5-Aminosalizylsäure und Immunsuppressiva wie Azathioprin. Bei linksseitiger Kolitis können 5-Aminosalizylsäure und Steroide (Budenosid, Hydrokortison) auch als Einläufe gegeben werden. Eine Ernährungstherapie ist bei der Colitis ulcerosa nicht hilfreich, jedoch gibt es Ansätze, die Entzündung durch Beeinflussung der Darmflora durch Probiotika günstig zu beeinflussen. Bei schwerem Verlauf ist eine parenterale Ernährung notwendig. Wie beim M. Crohn ist eine **begleitende Psycho- oder Familientherapie** in vielen Fällen hilfreich. Obwohl die Ursachen der chronisch-entzündlichen Darmerkrankungen nicht im Psychischen liegen, können psychische Belastungssituationen oder eine schlechte Krankheitsbewältigung den Verlauf ungünstig modulieren. Psychische Symptome, besonders depressives Verhalten, verschwinden häufig bei Besserung der entzündlichen Aktivität. Auch die Compliance mit der medikamentösen Therapie ist bei stabiler psychischer Situation besser.

Die **operative Therapie** ist bei toxischem Megakolon mit Perforation unumgänglich. Die **Kolektomie** ist kurativ und muss bei fehlendem Ansprechen medikamentöser Therapien oder langfristigem Verlauf erwogen werden. Wegen des erhöhten Karzinomrisikos wird auch nach langfristigem schweren Verlauf eine protektive Kolektomie, besonders bei vorliegenden Epitheldysplasien, empfohlen. Die heute mögliche Anlage einer Ileumtasche als Stuhlreservoir (Ileumpouch) bewahrt die Patienten vor dem früher notwendigen Anus praeter.

> **Merke**
>
> Bei Colitis ulcerosa finden sich ulzeröse Schleimhautentzündungen, bevorzugt im distalen Kolon und Rektum. Klinische Symptome sind die blutig schleimigen Stühle, Tenesmen und Bauchschmerzen, selten Fieber und Arthralgien. Die medikamentöse Therapie erfolgt mit 5-Aminosalizylsäure, Steroiden und Immunsuppressiva. Rezidive sind häufig. Eine Kolektomie ist kurativ.

14.9 Nichtentzündliche Darmerkrankungen

14.9.1 Maldigestion und Malabsorption von Kohlenhydraten

Störungen der sich schrittweise vollziehenden Kohlenhydratverdauung – Spaltung von komplexen Kohlenhydraten zu Di- und Trisacchariden durch Pankreasamylase, Spaltung der Disaccharide zu Monosacchariden durch die im Bürstensaum der Enterozyten gelegenen Disaccharidasen Laktase, Saccharase und Isomaltase und Resorption der Monosaccharide – können zu Durchfällen führen.

Dabei führen die nichtresorbierten Kohlenhydrate zur **osmotischen Diarrhö**. Die Stühle enthalten unresorbierte Zucker und sind deutlich sauer infolge hoher Konzentration an kurzkettigen Fettsäuren (Milchsäure, Buttersäure, Propionsäure), die durch bakterielle Degradation aus den Kohlenhydraten entstehen.

> **Merke**
>
> Unresorbierte Kohlenhydrate werden im Dickdarm von Darmbakterien verstoffwechselt. Es entstehen Gase und kurzkettige Fettsäuren mit den klinischen Symptomen Meteorismus, Bauchschmerzen und sauren Durchfällen.

Bei der kongenitalen **Glukose-Galaktose-Malabsorption** fehlt das Transportsystem für diese Monosaccharide im Bürstensaum der Enterozyten und der Nierentubuluszellen. Die Symptome mit profusen wässrigen Durchfällen beginnen mit der ersten Fütterung, eine Glukosurie ist obligat. Fruktose wird als einziges Kohlenhydrat toleriert.

Bei der **Laktosemaldigestion** durch verminderte Aktivität der Laktase werden verschiedene Formen unterschieden. Beim seltenen autosomal-rezessiv vererbtem **kongenitalen Laktasemangel (primäre Frühform)** beginnen die profusen wässrigen Durchfälle mit der ersten Milchfütterung. Die **primäre Spätform des Laktasemangels** wird autosomal-dominant vererbt und manifestiert sich erst ab dem ca. 5. Lebensjahr, wenn genetisch determiniert die Laktaseaktivität abnimmt. Die noch vorhandene Restaktivität bestimmt die Menge des noch tolerierten Milchzuckers, bei dem noch keine Symptome auftreten. Die Mehrzahl der Weltbevölkerung gehört dieser genetischen Variante an mit einer besonders hohen Prävalenz in Asien und Afrika. In Mittel- und Nordeuropa überwiegt mit etwa 85 % der Bevölkerung die genetische Form, bei der eine hohe Laktaseaktivität noch bis in das hohe Alter bestehen bleibt. Die genetisch bedingten primären Formen des Laktasemangels sind von den **sekundären Formen** zu unterscheiden, bei denen die Aktivitäten der Disaccharidasen als Folge eines Mukosaschadens (z. B. Zottenatrophie bei Zöliakie) vermindert sind.

Beim autosomal-rezessiv vererbten **Saccharase-Isomaltase-Mangel** beginnen die Durchfälle bei der ersten Kochzuckergabe, d. h. nach Breifütterung oder bei Fütterung von Säuglingsnahrung mit Kochzucker.

Bei der **Fruktosemalabsorption** treten Diarrhöen und Bauchschmerzen bei hohem Anteil von freier Fruktose in der Nahrung (besonders häufig nach Genuss von Fruchtsaftgetränken) auf. Auch Sorbit kann ähnliche Symptome hervorrufen. Fruktose wird über den GLUT-5-Transporter in die Darmzellen aufgenommen und gemeinsam mit Glukose über den GLUT-2-Transporter aus der Darmzelle ausgeschleust. Der genaue molekulare Mechanismus der Fruktosemalabsorption ist ungeklärt. Auffällig ist, dass Fruktose in Disaccharidbindung – wie bei Kochzucker – häufig problemlos vertragen wird.

▪▪▪ Diagnose. Die Diagnose der Kohlenhydratmalabsorption ergibt sich meist aus der Nahrungsanamnese. Unter Karenz des angeschuldigten Zuckers verschwinden die Symptome vollständig. Enzymatische Bestimmungen der **Disaccharidasenaktivität** in der bioptisch gewonnenen Mukosa können einen Disaccharidasemangel bestätigen. Beim **H$_2$-Atemtest** wird Wasserstoff in der Atemluft bestimmt. Nach Genuss der verdächtigen Kohlenhydrate steigt das H$_2$ in der Atemluft an. Es wird aus unresorbierten Kohlenhydraten durch bakteriellen Stoffwechsel im Kolon freigesetzt.

▪▪▪ Therapie. Die Therapie besteht in Elimination der entsprechenden Zucker. Bei Laktosemaldigestion muss bei Reduktion von Milchprodukten auf eine entsprechende Kalziumsubstitution geachtet werden. Am schwierigsten ist die Diät bei Saccharase-Isomaltase-Mangel, da nicht nur Saccharose, sondern auch stärkehaltige Lebensmittel reduziert werden müssen. Eine orale Enzymersatztherapie ist bei den beiden letztgenannten Erkrankungen möglich.

14.9.2 Kurzdarmsyndrom

Das angeborene Kurzdarmsyndrom ist selten. Meist ist das Kurzdarmsyndrom Folge ausgedehnter Dünndarmresektionen (z. B. nach Operationen wegen Volvulus oder nekrotisierender Enterokolitis, Morbus Crohn u. a.). Das Ausmaß der Malabsorption ist abhängig von der Länge des resezierten Darmes; bis 50 % Resektion ist häufig eine rasche enterale Ernährung möglich, bei 20–50 % verbleibenden Darmes ist meist eine langfristige parenterale Ernährung erforderlich und bei einer Restlänge von weniger als 20–30 cm Dünndarmlänge wird eine spätere vollständige enterale Ernährung selten erreicht. Die Adaptation des Darmes für eine ausreichende Resorptionsfunktion wird durch frühzeitige orale Teilernährung gefördert, wobei besonders aufgeschlossene Nahrungsformen keinen Vorteil gewähren. Der Adaptationsprozess ist eine Kombination aus Funktionszuwachs im Restdarm und Längenwachstum des Darmes. Die langfristige parenterale Ernährung bedeutet eine erhebliche Morbidität durch Katheterinfektion, Thrombosen, metabolische Störungen und der sich häufig entwickelten Cholestase mit Leberzirrhose. Operative Verfahren mit Verlängerung des Restdarmes und die Dünndarmtransplantation sind eine therapeutische Option für Patienten mit häufigen Komplikationen und solchen, bei denen eine orale Ernährung nicht erreichbar ist.

> **Merke**
>
> Das kongenitale und durch Darmresektion erworbene Kurzdarmsyndrom bedingt oft eine schwere Malabsorption. Ein Überleben ist häufig nur mit einer langfristigen parenteralen Ernährung möglich. Durch Adaptation der intestinalen Funktion und chirurgische Verfahren der Darmverlängerung kann ein Teil der Patienten eine vollständige enterale Ernährung erreichen.

14.9.3 Polypöse Darmerkrankungen

Polypen sind im Kindesalter eher selten. Ihr Hauptsymptom ist die Blutung, bei großen Polypen auch die intestinale Obstruktion und Invagination. **Juvenile Polypen** treten meist vereinzelt im Duodenum, Dünndarm und am häufigsten im distalen Kolon auf (◘ Abb. 14.21). Sie

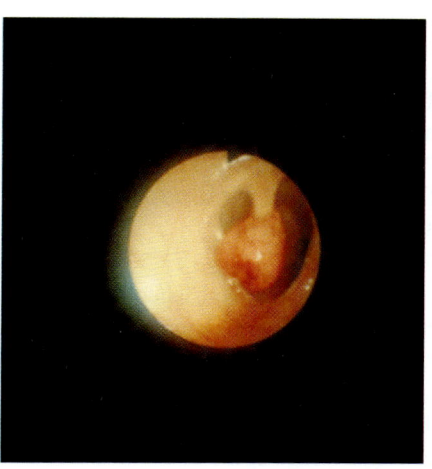

◘ **Abb. 14.21. Gestielter juveniler Polyp im Sigmabereich.** Der Polyp ist isoliert und umgeben von gesunder Schleimhaut

14.10 · Erkrankungen der Gallenwege und Gallenblase

sind gutartige Hamartome ohne maligne Entartungstendenz. Die Diagnose wird meist endoskopisch gestellt. Die Therapie erfolgt durch eine endoskopische Abtragung mit Elektroschlinge.

> **Merke**
>
> Juvenile Polypen sind gutartige Harmatome ohne maligne Entartungstendenz. Sie finden sich meist bei Kleinkindern im linksseitigen Kolon. Hauptsymptom sind Blut- und Schleimauflagerung auf normalem Stuhl. Nach endoskopischer Abtragung durch Elektroschlinge sind die Kinder geheilt.

Verschiedene Erkrankungen mit zahlreichen Polypen im Darm sind autosomal-dominant vererbt und können sich bereits im Kindesalter manifestieren.

Bei der **familiären adenomatösen Polyposis** (FAP) finden sich zahlreiche Polypen im Kolon mit maligner Entartungstendenz. Die Proktokolektomie im 2. Lebensjahrzehnt wird deshalb nach Auftreten dieser Polypen in diesem Alter für notwendig gehalten. Eine Therapie mit Sulindac Suppositorien, einem nichtsteroidalen Antiphlogistikum, kann das Polypenwachstum hemmen, so dass der Zeitpunkt der Kolektomie z. T. über Jahre verschoben werden kann. Bei bekannter Mutation des FAP-Gens in einer Familie kann die Diagnose mittels DNA-Analyse bei weiteren Familienmitgliedern gestellt werden. Das **Gardner-Syndrom** ist durch adenomatöse Polypen des Magens und Darms mit Tendenz zur malignen Umwandlung sowie durch zahlreiche Fett-, Bindegewebe- und Knochentumoren charakterisiert. Das **Peutz-Jeghers-Syndrom** zeigt kleinfleckige Hyperpigmentationen, besonders periorial, an der Mundschleimhaut und perianal, mit zahlreichen Polypen (Hamartome) im gesamten Darmtrakt. Die Patienten haben ein deutlich erhöhtes Malignomrisiko für verschiedenen Karzinome innerhalb und außerhalb des Magen-Darm-Trakts. Auch bei der **juvenilen Poliposis coli** handelt es sich bei den Polypen um Harmatome, jedoch können adenomatöse Anteile auftreten, die ein erhöhtes Karzinomrisiko verursachen.

> **Kernaussagen**
>
> - Der Schweregrad einer akuten Gastroenteritis im Kindesalter wird klinisch erfasst. Die frühe orale Rehydrierung über 6–8 h und unverzüglich anschließendem Nahrungsaufbau vermindern Früh- und Spätkomplikationen.
> - Die Infektion mit Helicobacter pylori wird ganz überwiegend im frühen Kindesalter erworben, ohne Intervention persistiert sie meist lebenslang. Die Infektion verursachte eine chronische, oft asymptomatische Gastritis. Ein Teil der infizierten Kindern entwickelt als Komplikation eine peptisches Ulkus im Duodenum oder Magen.
> - Eine Kuhmilchweißallergie tritt bei 1–3 % aller Säuglinge und Kleinkinder auf. Unter Allergenkarenz, bei der Kuhmilcheiweiß durch eine Säuglingsformel mit extensiv hydrolysiertem Eiweiß oder mit freien Aminosäuren ersetzt wird, verliert sich die Allergie bei 90 % der Kinder in den ersten drei Lebensjahren.
> - Die glutensensitive Enteropathie (Zöliakie) betrifft etwa 1 : 200 Kinder, nur 10–20 % werden durch klinische Symptome erfasst. Die lebenslang durchzuführende glutenfreie Diät bewirkt Symptomfreiheit und verhindert Spätfolgen.
> - Patienten mit M. Crohn und Colitis ulcerosa entwickeln in etwa einem Viertel der Fälle die Erkrankung schon im Kindes- und Jugendalter. Wegen der unspezifischen Symptome werden die Erkrankungen häufig erst spät diagnostiziert.
> - Eine Kohlenhydratfehlverdauung (z. B. Fruktosemalabsorption oder Laktosemaldigestion) ist charakterisiert durch saure, weiche Stühle (pH $\leq$ 6), Meteorismus und Bauchschmerzen.

14.10 Erkrankungen der Gallenwege und Gallenblase

Eine Cholestase kann Folge einer intra- oder extrahepatischen Galleabflussstörung (obstruktive Cholestase) sein oder primär das Leberparenchym betreffen (Tabelle 14.12). Die klinischen Zeichen einer Lebererkrankung sind oft unspezifisch mit Schmerzen im rechten Oberbauch, Übelkeit, Erbrechen, Appetitlosigkeit und allgemeiner Abgeschlagenheit. Spezifische Hinweise sind ein Ikterus und eine Vergrößerung oder Verhärtung der Leber.

◘ Tabelle 14.12. **Eine Cholestase kann Folge einer Obstruktion der Gallenwege oder Schädigung der Leberzellen sein**

Obstruktion des Galleflusses	Hepatozelluläre Ursache
Choledochuszyste und Mündungsanomalien	Infektiöse Hepatitis
Extrahepatische Gallengangsatresie	Heriditäre Störungen der Gallensäurensekretion
Gallengangshypoplasie	α1-Antitrypsinmangel
Choledocholithiasis	M. Wilson
Zystische Fibrose	Zystische Fibrose
Primär sklerosierende Cholangitis	Autoimmune Hepatitis
Tumoren	Toxische oder medikamentöse Schädigung

14.10.1 Fehlbildungen der Gallenwege

Choledochuszysten und Mündungsanomalien

■■■ **Hintergrund.** Choledochuszysten sind angeborene oder erworbene sackförmige Erweiterungen des Gallengangsystems, die selten und meist ohne andere Fehlbildungen auftreten. Verschiedene Formen werden unterschieden. Die Ursachen sind unklar, eine Anlagestörung der Gallenwegswand oder eine pathologische Mündung von Gallen- und Pankreasgang mit Aufstau werden vermutet. Ein Sonderform sind isolierte multiple Ektasien der intrahepatischen Gallengänge mit oder ohne Fibrose der Leber (**Caroli-Syndrom**). Polyzystische Nierenveränderungen können im Rahmen dieses Fehlbildungssyndroms vorkommen.

■■■ **Klinik.** Die häufigsten Symptome sind ein Ikterus durch Abflussstörung mit oder ohne entfärbte Stühle, Erbrechen, Oberbauchschmerzen, eine Hepatomegalie oder ein tastbarer Tumor. Cholangitiden oder eine Pankreatitis können sich akut manifestieren.

■■■ **Diagnose.** Sonographisch können intra- und extrahepatische Gallengangszysten gut erkannt werden. Bei isolierten Mündungsanomalien ist zunächst die nichtinvasive MRCP (Magnetresonanz-Cholangiopankreatikographie) indiziert, nur bei weiter bestehender diagnostischer Unsicherheit eine ERCP (extrahepatische retrograde Cholangiopankreatikographie) mit endoskopischer Sondierung der Papilla Vateri und Einspritzen von Kontrastmittel.

■■■ **Therapie.** Die Therapie besteht in einer kompletten operativen Entfernung der veränderten extrahepatischen Gallengangwege einschließlich der Gallenblase mit Anastomose des Dünndarms. Verbleibende dysplastische Anteile sind ein Risiko für die Entstehung eines Cholangiokarzinoms.

Gallengangshypoplasie und Alagille-Syndrom

Eine angeborene Gallengangshypoplasie kann isoliert oder häufiger im Rahmen des autosomal-dominant vererbten **Alagille-Syndroms** auftreten. Typisch für dieses Syndrom sind folgende Symptome mit variabler Expression: chronische Cholestase, auffällige Gesichtsform (◘ Abb. 14.22), Hypoplasie oder periphere Stenosen der Pulmonalarterien, andere Herzvitien, Embryotoxon (heller Trübungsring an der Kornea), Gedeihstörung, Wirbelsäulenfehlbildung mit Schmetterlingswirbeln, geistige Retardierung, Hypogonadismus und gelegentlich Nierensymptome. Im Rahmen der Cholestase kann es einem schweren Pruritus und einer schweren Hypercholeste-

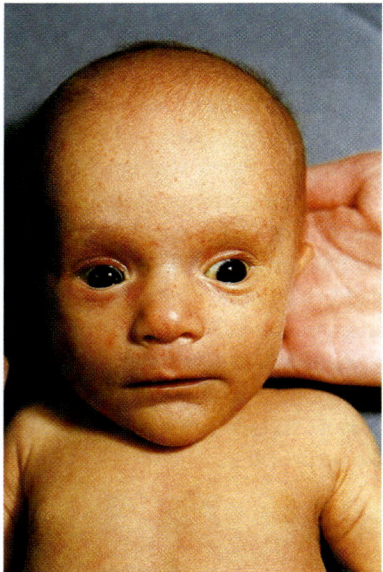

◘ Abb. 14.22. **Alagille-Syndrom:**
Typische Fazies eines Säuglings mit prominenter Stirn, leichtem Hypertelorismus, etwas tiefliegenden Augen, Sattelnase und kleinem Kinn

rinämie mit Cholesterinablagerungen mit Xanthomen kommen. Die Mutation für die Erkrankung konnte auf dem Jagged-1-Gen (Chromosom 22q12) gefunden werden. Dieses kodiert für einen zellulären Membranrezeptor, der in der Regulation der Zelldifferenzierung während der Embryogenese wichtig ist. Die gefundenen Mutationen sind zahlreich und korrelieren nicht mit der Schwere der Symptomatik. Die Therapie ist symptomatisch, in Einzelfällen ist eine Lebertransplantation notwendig.

14.10.2 Extrahepatische Gallengangsatresie

■■■ **Hintergrund.** Die Ätiologie dieser Erkrankung mit einer geschätzten Häufigkeit von 1:10 000 ist unbekannt. Ein infektiöses Agens, prä- oder postnatal erworben, soll die Entwicklung der fortschreitenden Obliteration auslösen. Assoziationen zu anderen Fehlbildungen (Polysplenisyndrom, Situs inversus, Edwards-Syndrom) sind möglich. Mädchen sind häufiger als Knaben betroffen. Die fibröse Obliteration kann alle Gallenwege (80 %) oder einzelne Segmente (20 %) betreffen.

■■■ **Klinik.** Die jungen Säuglinge zeigen einen persistierenden oder nach einem freien Intervall in den ersten Lebenswochen erneut auftretenden Ikterus mit acholischen Stühlen, einer vergrößerten und meist derben Leber, dunklen Urin, im späteren Leben starken Juckreiz, erhöhte Werte für konjugiertes und unkonjugiertes Bilirubin, Gallensäuren, Transaminasen, alkalische Phosphatase und Gammaglutamyltransferase. Die anfangs meist gedeihenden Kinder nehmen schlechter zu. Ohne Intervention entwickelt sich rasch eine Leberzirrhose. Im weiteren Verlauf zeigen sich Dystrophie, Gerinnungsstörungen und ein Mangel an fettlöslichen Vitaminen. Die Mehrzahl der Patienten verstirbt ohne Intervention innerhalb der ersten 3 Lebensjahre.

■■■ **Diagnose.** Die Sonographie lässt meistens keine Gallenblase darstellen. Die Diagnose erfordert den Nachweis fehlenden Gallenflusses, am besten mittels Szintigraphie. Dabei wird das Radionukleotid (Tc^{99}-gebunden an Disida) nach i.v.-Injektion und Ausscheidung in die Galle im Darm mittels Gammakamera nachgewiesen. Bei der Leberbiopsie zeigen sich histologisch typische, aber nicht pathognomonische Befunde mit Gallengangsproliferation, Cholestase, Entzündungszeichen und Galleseen.

■■■ **Therapie.** Bei gesicherter Diagnose der biliären Atresie muss vor dem 2. Lebensmonat operiert werden, um das rasche Fortschreiten zur Leberzirrhose zu verhindern. Die intraoperative Cholangiographie lässt zwischen korrigierbarer Situation (partieller Atresie) und vollständigem Verschluss mit der Notwendigkeit einer Portoenterostomie unterscheiden. Dabei werden durch Resektion der Leberpforte kleinere intrahepatische Gallenwege eröffnet und diese über eine angenähte Roux-Y-Anastomose mit dem Jejunum verbunden (Operation nach Kasai). Dies führt häufig zu einem verbesserten Gallenfluss mit Auftreten gefärbter Stühle und Rückgang oder Normalisierung der Cholestasesymptome. Die Lebenserwartung verbessert sich deutlich, doch ist langfristiges Überleben meist nur mit einer Transplantation möglich.

> **Merke**
>
> Die extrahepatische Gallengangsatresie ist eine chronisch progrediente Cholangiopathie mit fortschreitender fibröser Obliteration der extra- und später intrahepatischen Abschnitte der Gallenwege. Die Erkrankung beginnt um den Zeitpunkt der Geburt und führt über ein Cholestasesyndrom zur Leberzirrhose. Eine Diagnosestellung vor der 8. Lebenswoche ermöglicht die palliative Portoenterostomie, bei Versagen bleibt nur die Lebertransplantation.

14.10.3 Gallensteine und Cholezystitis

■■■ **Hintergrund.** Gallensteine sind im Kindesalter seltener als im Erwachsenenalter, können aber in jedem Lebensalter diagnostiziert werden und Komplikationen verursachen. Unterschieden werden bilirubinhaltige Pigmentsteine, die meist Folge eines hämolytischen Prozesses sind, von Cholesterinsteinen, die vorwiegend bei älteren Kindern beobachtet werden, und gemischten Steinen.

■■■ **Klinik.** Meist bleiben Gallensteine klinisch stumm. Gelegentlich verursachen sie eine Entzündung der Gallenblase (Cholezystitis) oder verursachen bei Abgang in die Gallenwege eine Obstruktion mit Koliken, Erbrechen und Ikterus.

■■■ **Diagnose.** Sonographisch lassen sich auch nur wenige Millimeter große Gallensteine oder die Vorläufer der Steine als Sludge nachweisen. Eine Röntgenleeraufnahme des Abdomen klärt, ob es sich um verkalkte und damit röntgendichte Steine (meist Pigment- oder gemischte Steine) handelt oder nicht.

∎∎∎ **Therapie.** Nur symptomatische Gallenblasensteine sollten entfernt werden. Die laparoskopische Cholezystektomie ist auch bei Kindern in erfahrener Hand die Methode der Wahl. Wird nur Sludge sonographisch gefunden, kann eine mehrwöchige orale Gabe der choleretisch wirksamen Ursodesoxycholsäure hilfreich sein. Im Choledochus befindlich Steine können endoskopisch durch ERCP entfernt werden.

> **Merke**
>
> Nur symptomatische Gallenblasensteine müssen operativ durch Cholezystektomie entfernt werden.

14.11 Erkrankungen der Leber

Die Leber ist das zentrale Stoffwechselorgan des Körpers mit lebenswichtigen Synthese-, Abbau- und Entgiftungsfunktionen. Bei akuter oder chronischer Leberinsuffizienz kommt es zur Hyperbilirubinämie, Ammoniakintoxikation, Hypoglykämie und Gerinnungsstörung. Eine chronische Lebererkrankung kann unabhängig von der Ursache zur Zirrhose mit portaler Hypertension und ihren Folgen führen. Eine rettende Lebertransplantation wird erfolgreich bereits bei jungen Säuglingen durchgeführt.

14.11.1 Infektiöse Hepatitis

Die wichtigsten Charakteristika der Virushepatitiden sind in ◘ Tabelle 14.13 aufgeführt.

> **Merke**
>
> Klinisch bedeutungsvoll sind in Mitteleuropa vor allem die Hepatitis A, B und C, sehr selten die Hepatitis D bei gleichzeitig bestehender Hepatitis B.

Hepatitis A

∎∎∎ **Hintergrund.** Die Infektiosität der Hepatitis A ist hoch. Der Infektionsweg ist vorwiegend fäkal-oral, mit hoher Virusausscheidung vor Krankheitsausbruch. Die überwiegende Zahl Infizierter bleibt asymptomatisch. Die Erkrankung ist selten geworden, ein Infektionsrisiko besteht heute besonders außerhalb Europas und den USA.

∎∎∎ **Klinik.** Nach einem Prodromalstadium mit Übelkeit, selten Erbrechen, Fieber, Abgeschlagenheit, zuweilen Gelenkbeschwerden kommt es nach wenigen Tagen

◘ Tabelle 14.13. Charakteristika der Hepatitis A–G

Diagnose	Virusfamilie	Inkubationszeit	Chronizität	Diagnostik	Therapie	Aktive Impfung
Hepatitis A (HAV)	RNS	3–4 Wochen	Nein	Anti-HAV	Nein	Ja
Hepatitis B (HBV)	DNS	6–30 Wochen	Ja, sehr häufig bei vertikaler Infektion	HBsAg HBeAg, Anti-HBe, Anti-HBc HBV-DNS	α-Interferon	Ja
Hepatitis C (HCV)	RNS	2–26 Wochen	Ja, aber bei Kindern seltener	Anti-HCV, HCV-RNS	α-Interferon u. Ribaverin	Nein
Hepatitis D (HDV)	RNS	Unbekannt	Ja, häufig	Anti-HDV HDV-RNS	Nein	Nein
Hepatitis E (HEV)	RNS	2–8 Wochen	Nein	Anti-HEV	Nein	Nein
Hepatitis G (HGV)	RNS	Unbekannt	Ja	HGV-RNS	Nein	Nein

14.11 · Erkrankungen der Leber

zu Bauchschmerzen, Ikterus, dunklem Urin und Stuhlentfärbung. Die Leber ist tastbar vergrößert, oft auch druckdolent. Die Transaminasen sind erhöht.

Die Krankheit dauert etwa 2–4 Wochen, ein zweigipfliger Verlauf mit erneutem Ikterus und Transaminasenanstieg kommt vor. Fulminante Verläufe mit Leberversagen und Zirrhoseentstehung sind sehr selten. Bei Neugeborenen und jungen Kindern verläuft die Infektion meist asymptomatisch.

■■■ **Therapie.** Eine spezifische Therapie existiert nicht. Bettruhe und eingeschränkte Aktivität sind nur bei stärkerem Krankheitsgefühl erforderlich. Normales Immunglobulin gibt noch 10 Tage nach Exposition Schutz. Eine aktive Impfung ist möglich und empfiehlt sich bei bestehender Lebererkrankung anderer Ursache.

■■■ **Diagnose.** Anti-HAV-IgM ist nur wenige Wochen im Serum nachweisbar, während Anti-HAV-IgG lebenslang persistiert und Immunität beweist.

> **Merke**
>
> Die Hepatitis-A-Infektion verläuft meist leicht, oft ohne Krankheitssymptome, Impfungen (aktive und passive) sind möglich.

Hepatitis B

■■■ **Hintergrund.** Die Hepatitis kann akut verlaufen und ausheilen oder zu einer chronischen Leberentzündung führen. Weltweit rechnet man mit etwa 250 Millionen Menschen mit chronischer Hepatitis-B-Infektion. Der Infektionsweg erfolgt vorwiegend parenteral durch Blut oder Blutprodukte oder vertikal unter der Geburt bei infektiöser Mutter. Neugeborene von Müttern mit HBe-Antigen haben ein hohes Infektionsrisiko von etwa 90 %, bei anti-HBe-positiven Müttern noch etwa 20 %.

■■■ **Klinik.** Die Symptome gleichen denen der Hepatitis A; der Verlauf ist häufig asymptomatisch oder anikterisch, aber auch hochakute Verläufe mit Leberversagen kommen vor. Selten sind extrahepatische Manifestationen: Panzytopenie, Karditis, Panarteritis, Glomerulonephritis und Polyneuritis. Beim **Cianotti-Crosti-Syndrom** tritt ein papuläres Exanthem im Gesicht und an den Extremitäten auf. Bei chronischer Hepatitis finden sich wechselnd erhöhte Transaminasen, ein Übergang in eine Zirrhose nach längerem Verlauf ist möglich.

■■■ **Diagnose.** Die Diagnose der Infektion und des Infektionsstatus erfolgt über die in ◘ Tabelle 14.13 genannten Parameter: Anti-HBc-IgM weist auf eine frische Infektion. Neben den serologischen Parametern sind Bilirubin, Transaminasen und Parameter der Leberfunktion für die Beurteilung wichtig.

Für die Verlaufsbeurteilung eignen sich verschiedene serologische Parameter. Anti-HBc entwickelt sich etwa 6–8 Wochen nach der Infektion. HBs-Ag und HBe-Ag zeigen zusammen mit hohen Konzentrationen vom DNA-Virus eine hohe Infektiosität des Patienten und sind meist mit dem Vorliegen einer chronischen Hepatitis verbunden. Anti-HBe und Anti-HBs sprechen für beginnende bzw. erfolgte Ausheilung, erkennbar an einer starken Abnahme bzw. dem Verschwinden der Viruslast, nachweisbar durch quantitative Bestimmung von Virus-DNS. Bei Infektionen im frühen Kindesalter sind eine lange Persistenz von HBe-Ag als Ausdruck einer chronischer Hepatitis häufig. Viele Patienten mit chronischer Hepatitis B sind nicht ikterisch und können interkurrent auch normale Transaminasen haben.

Zusätzliche Informationen zum Ausmaß der Erkrankung und der drohenden Zirrhose ergeben sich aus der Leberhistologie. Das Auftreten einer Zirrhose und eines hepatozellulären Karzinoms im Kindesalter sind möglich.

■■■ **Therapie.** Bei chronischer Infektion mit Nachweis des HBe-Antigen kann durch eine Interferon-α-Therapie eine Konversion zu Anti-HBe in etwa 30–40 % der Kinder erreicht werden, bei 10 % auch eine komplette Viruselimination. Mit dieser Therapie hofft man, das Risiko der Zirrhose und des hepazellulären Karzinoms zu senken.

Die aktive Impfung gegen Hepatitis B gehört in Deutschland zu den öffentlich empfohlenen Impfungen. Sie wird im Rahmen der Grundimmunisierung als Bestandteil der Sechsfachimpfung mitverabreicht.

> **Merke**
>
> Neugeborenen von Müttern mit HBV-Infektion und nach Exposition (z. B. Verletzung durch Nadelstich) muss innerhalb von 24(–72) h Hepatitis-B-Hyperimmunglobulin (passive Immunisation) simultan mit einer aktiven Impfung gegeben.

Hepatitis C

Infektionswege sind Bluttransfusionen, Übertragung von der Mutter auf das Kind und andere parenterale Infektionswege. Die Infektion verläuft meist klinisch stumm oder mit geringen unspezifischen Symptomen. Zufällig entdeckte Transaminasenerhöhungen oder eine intrafamiliäre Erkrankung mit Screening der Familienmitglieder führen häufig zur Diagnose. Eine chronische Infektion, auch mit Ausgang in Zirrhose, entwickelt sich bei einem Teil der Patienten – die Risikofaktoren (Infektionsmodus, Alter der Patienten etc.) sind unbekannt. Die Diagnose einer noch aktiven Infektion erfolgt durch Nachweis von Virus-RNA. Verschiedene Subtypen der Hepatitis C sind differenzierbar, die prognostisch unterschiedlich bewertet werden. Die Therapie kann mit Ribavirin plus α-Interferon erfolgen. Viruselimination und Besserung der Transaminasen lassen sich damit in 20–30 % erreichen.

> **Merke**
>
> Eine aktive oder passive Immunisation gegen Hepatitis C existiert nicht.

Seltenen Formen der infektiösen Hepatitis

Das **Delta-Hepatitisvirus** (HDV) ist ein Einzelstrang RNA-Virus mit Bestandteilen des Hepatitis-B-Virus. Die Virusreplikation ist deshalb nur bei Hepatitis-B-Virusträgern möglich. Parenterale Übertragung ist üblich und kommt überwiegend im Mittleren Osten, Ostasien, Afrika sowie in den Balkan- und Mittelmeerländern vor. Die Infektion kann als Ko- oder Superinfektion bei Hepatitis-B-Infizierten zur Aggravation der Hepatitissymptome führen. Die Koinfektion verläuft häufig mit einem zweigipfligen Verlauf der Transaminasen, die Superinfektion führt zu einem Aufflammen der Hepatitis. Die zusätzliche Infektion verschlechtert die Prognose der Hepatitis B. Neugeborene können von Hepatitis-D-positiven Müttern angesteckt werden. Eine spezifische Therapie existiert nicht.

Der Verlauf der **Hepatitis E** ist dem der Hepatitis A ähnlich. Kinder erkranken äußerst selten. Diese Form der Hepatitis wurde überwiegend im ostasiatischen Raum, Südamerika und Afrika beobachtet.

Ob das **Hepatitis G** Virus (HGV) wirklich ein echtes Hepatitisvirus darstellt, ist nicht ganz geklärt. Eine HGV-Infektion findet sich häufig bei Patienten mit Hepatitis C.

Auch andere Viren können eine akute Hepatitis hervorrufen, z. B. EBV, CMV, Herpesviren, Adenoviren etc. Chronische Verläufe kommen jedoch nicht vor.

Neugeborenenhepatitis

Erkrankungen mit Ikterus und Transaminasenerhöhung sind im Neugeborenenalter nicht selten und haben eine breite Differentialdiagnose. Bei etwa 30–50 % der Patienten gelingt keine ätiologische Abklärung, und man spricht von einer Neugeborenenhepatitis. Eine prä- oder perinatale Infektion wird in vielen Fällen als Ursache vermutet. Riesenzellen werden oft bei der **Leberbiopsie** gefunden. Sie sind aber nicht pathognomonisch und spiegeln nur eine Reaktion des unreifen Lebergewebes auf eine Noxe wider, da sie auch bei anderen Erkrankungen und Gallengangatresie beobachtet werden. Sowohl Heilung wie Ausgang in eine chronische Erkrankung mit Zirrhose sind möglich.

> **Merke**
>
> Die Neugeborenenhepatitis ist ätiologisch uneinheitlich und meist nicht durch Hepatitis A–E Virus verursacht.

14.11.2 Metabolische Lebererkrankungen

Verschiedene metabolische Erkrankungen manifestieren sich ausschließlich oder überwiegend an der Leber. Einige werden in diesem Abschnitt besprochen. Bei anderen Erkrankungen z. B. mit Störungen im Stoffwechsel verschiedener Aminosäuren, des Harnstoffzyklus, verschiedener Kohlenhydrate (z. B. Fruktoseintoleranz, Galaktosämie), kann es zu schweren Leberfunktionsstörungen bis zur Zirrhose und Insuffizienz kommen. Diese Erkrankungen werden im ▶ Kap. 6 beschrieben.

Bei den **progredienten familiären intrahepatischen Cholestasen** können bislang molekulargenetisch drei Formen (PFIC 1–3) differenziert werden. Biochemisch liegen Defekte der kannikulären Transporter für Gallensäuren, Phospholipide und/oder organische Anionen vor. Die klinische Differenzierung der Subtypen ist schwierig. Der Pruritus ist bei hohen Serumgallensäuren meist ausgeprägt. Patienten mit PFIC 1 und 3 haben normale oder gering erhöhte Werte für γGT und Cholesterin, ein Befund, der bei cholestatischer Lebererkrankung nicht erwartet wird. Therapeutisch werden Ursodesoxycholsäure

(20 mg/kg) und operative Verfahren zur Ableitung der Galle und/oder Unterbrechung des enterohepatischen Kreislaufes genutzt. Häufig ist eine Lebertransplantation erforderlich.

Kongenitale Fibrosen (Bindegewebsvermehrung ohne Zirrhose) können mit und ohne Zeichen der klinischen Cholestase auftreten. Chrakteristischerweise beginnt bei einem Teil der Patienten die Symptomatik mit Ikterus um das 6. Lebensjahr. Leberfibrose mit Zystenbildung findet sich bei Patienten mit polyzystischen Nierenerkrankungen.

Bilirubinstoffwechselstörungen mit fehlender oder verminderter Glukuronyltransferase finden sich beim **Crigler-Najjar-Syndrom**. Es besteht eine unkonjugierte Bilirubinämie bei Typ 1 von Werten > 18 mg/dl, bei Typ II meist zwischen 10–15 mg/dl. Bei hohen Bilirubinwerten droht eine Bilirubinenzephalopathie. Phenobarbital kann die Konjugationsleistung besonders bei Typ II steigern. Lichttherapie ist bei Werten über 20 mg/dl erforderlich, der Effekt der Lichttherapie lässt mit zunehmendem Alter nach. Eine Lebertransplantation kann den Defekt beseitigen.

Kaum Krankheitswert hat das **Gilbert-Meulengracht-Syndrom** mit unkonjugierter Bilirubinämie bis max. 6 mg/dl, besonders bei Belastungssituationen wie langer Nüchternheit, Menstruation oder interkurrenten Infekten. Unspezifische Symptome wie Bauchbeschwerden, Übelkeit und Abgeschlagenheit kommen vor.

Beim **Dubin-Johnson-** und **Rotor-Syndrom** liegt eine Exkretionsstörung für konjugiertes Bilirubin vor. Die Ätiologie ist ungeklärt, weitere klinische Symptome sind selten.

> **Merke**
>
> Zahlreiche Stoffwechselstörungen der Kohlenhydrate, Aminosäuren und Lipide führen zur Funktionsbeeinträchtigung der Leber. Bilirubinkonjugation und -exkretion sind bei Crigler-Najjar-, Gilbert-Meulengracht-, Dubin-Johnson und Rotor-Syndrom sowie beim Stillikterus gestört.

α_1-Antitrypsinmangel

■■■ **Hintergrund.** Der Proteinaseninhibitor α_1-Antitrypsin – ein Glykoprotein im Plasma mit einem Molekulargewicht von 54 000 – wird in der Leber synthetisiert und besitzt eine Aktivität gegen die Leukozytenelastase. Seine Synthese unterliegt der genetischen Kontrolle verschiedener Allele PiZ, PiM, PiS und anderer. Bei Homozygotie für PiZ (PiZZ) liegen die Serumwerte für α_1-Antitrypsin < 70 mg/dl, bei Heterozygotie (PiZM) zwischen 70–150 mg/dl und bei Vorliegen von PiMM bei 200–400 mg/dl. Andere Allelkonstellationen zeigen differente Werte, in Mitteleuropa überwiegen aber PiM und PiZ-Allele. Bei der Mangelkrankheit mit Homozygotie (PiZZ) akkumuliert α_1-Antitrypsin in der Leber. Das Lungengewebe wird durch die ungehinderte proteolytische Wirkung der neutrophilen Elastase geschädigt. Die Häufigkeit dieser Erkrankung beträgt ~ 1 : 2000. Über 70 verschiedene Mutationen des Gendefektes sind bekannt.

■■■ **Klinik.** Etwa 15–20 % der Homozygoten des Mangeltyps PiZZ entwickeln in den ersten 2 Lebensmonaten eine **chronische Lebererkrankung** mit Transaminasen- und Bilirubinerhöhung. Die Leberbiopsie zeigt Riesenzellen, Fibrose und gespeichertes α_1-Antitrypsin. Die Cholestase kann passager sein, doch schreitet bei einem Teil der betroffenen Kinder die Erkrankung fort, evtl. bis zur Ausbildung einer **Zirrhose** (◘ Abb. 14.23). Andere

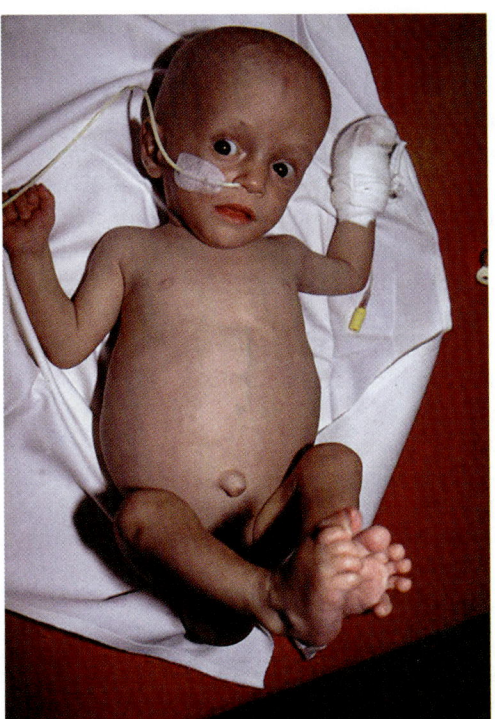

◘ **Abb. 14.23. 9 Monate alter dystropher Säugling mit Leberzirrhose und Aszites als Folge eines α_1-Antitrypsinmangels (PiZZ).** Man erkennt die verstärkte Venenzeichnung auf dem ausladenden Abdomen und die Nabelhernie. Zwei Wochen nach der Aufnahme wurde der Junge erfolgreich lebertransplantiert

Symptome wie nephrotisches Syndrom oder Glomerulonephritis können hinzutreten. Im Alter von 20–40 Jahren entwickelt sich bei der Mehrzahl auch bis dahin asymptomatischer Patienten ein Lungenemphysem.

■■■ **Diagnose.** Sie ist über die Bestimmung des α_1-Antitrypsins im Serum und die Subtypisierung der Allele möglich.

■■■ **Therapie.** Eine spezifische Therapie der Lebererkrankung existiert nicht, supportiv können Antioxidanzien wie Vitamin E gegeben werden. Therapieversuche mit α_1-Antitrypsininfusionen haben keinen therapeutischen Effekt auf das Lebergewebe. Bei Leberinsuffizienz bleibt nur die Lebertransplantation.

Morbus Wilson – hepatolentikuläre Degeneration

■■■ **Hintergrund.** Diese autosomal-rezessiv vererbte Erkrankung beruht auf einer Mutation des Wilson-Gens auf Chromosom 13, das für die (kupfertransportierende) ATPase-7 B kodiert. Fehlende Ausschleusung des Kupfers führt zur Kupferspeicherung, erst in der Leber, später auch in Hirn, Kornea und Nieren.

■■■ **Klinik.** Nach einer Latenzphase – asymptomatischer Kupferspeicherung – kommt es nach dem 6. Lebensjahr zu klinischen Symptomen: hepatitisähnliches Krankheitsbild mit Bilirubin- und Transaminasenerhöhung und meist Entwicklung einer chronischen Hepatopathie mit Übergang in Zirrhose. Selten sind fulminante Verlaufsformen mit begleitender Hämolyse. Die neurologischen Symptome – Tremor, nachlassende Schulleistungen, Störungen der Feinmotorik, psychische Alterierung – treten meist erst in oder nach der Pubertät auf. Die hepatische Erstmanifestation überwiegt im Kindesalter. Die Ablagerung des Kupfers in der Kornea kann als Kayser-Fleischer-Ring erst nach dem 10. Lebensjahr erkannt werden. Andere primäre Manifestationen wie Nierenerkrankungen mit Proteinurie und Fanconi-Syndrom sind selten.

■■■ **Diagnose.** Zur Diagnose führen niedriges Serumzäruloplasmin (< 20 mg/dl), hohes freies Serumkupfer bei normalem oder gar erniedrigtem Gesamtkupfer im Serum und eine hohe Kupferausscheidung im Urin (> 100 µg/d). Zäruloplasmin und Kupfer im Serum können auch normal sein. Bei unklaren Befunden muss der Kupfergehalt in einem Leberbiopsat bestimmt werden.

■■■ **Therapie.** Die Therapie erfolgt mit dem kupferbindenden D-Penicillamin (20–35 mg/kg/d) oder Trientine (40–50 mg/kg/d), bei Unverträglichkeit kann die Therapie mit Zinksalzen, die die Kupferresorption hemmen, erfolgen. Eine frühe Therapie vor Ausbildung einer Zirrhose führt zu einer günstigen Prognose.

Tyrosinämie Typ 1 – hepatorenale Tyrosinämie

Die autosomal-rezessive vererbte Tyrosinämie Typ 1 beruht auf einem Defekt der Fumaryl-acetoacetat-Hydroxylase, einem im Körper weit verbreiteten Enzym mit hoher Aktivität in Leber und Niere ▶ vgl. Kap. 6, S. 143).

> **Merke**
>
> Die autosomal-rezessiv vererbten Krankheiten Morbus Wilson und α_1-Antitrypsinmangel können zur Leberzirrhose führen.

Reye-Syndrom

■■■ **Hintergrund.** Das seltene Reye-Syndrom ist ätiologisch ungeklärt, jedoch finden sich Assoziationen mit Infektionen (Varizellen- und Influenza A- und -B-Virus) und der Therapie mit Azetylsalizylsäure. Histologisch finden sich veränderte Mitochondrien mit ausgeprägter Leberzellverfettung. Bei möglicherweise vorliegender Funktionsstörung der Mitochondrien müssen besonders Defekte der Fettsäureoxidation erwogen und ausgeschlossen werden. (Verweis auf Stoffwechselkapitel)

■■■ **Klinik.** Das Erkrankungsalter liegt zwischen 1 und 18 Jahren. Meist während oder nach einer febrilen Erkrankung kommt es zu Erbrechen, Gerinnungsstörung, Irritabilität und Koma. Die Transaminasen, die Kreatininphosphokinase und das Ammoniak sind meist erhöht, eine Hypoglykämie ist sehr häufig.

> **Merke**
>
> Das Reye-Syndrom ist eine akute Enzephalopathie mit zerebralem Ödem, Leberfunktionsstörung und Leberverfettung. Bei unbekannter Ätiologie wird die Gabe von Azetylsalizylsäure als mitverursachend angesehen. Azetylsalizylsäure ist deshalb zur Fiebersenkung bei Kindern nicht zu empfehlen.

Therapie. Die Therapie ist nur symptomorientiert und nicht kausal. Wenn die Kinder überleben, bleibt häufig eine **Hirnschädigung**, während die hepatozelluläre Schädigung ausheilt.

14.11.3 Chronische Autoimmunhepatitis und primär sklerosierende Cholangitis

Hintergrund. Wie bei anderen Autoimmunerkrankungen kommt es zum Toleranzverlust gegen körpereigenes Gewebe, bei der chronischen Autoimmunhepatitis (CAH) gegen Leberzellgewebe, bei der selteneren primär sklerosierenden Cholangitis (PSC) gegen Gallengangsepithelien. Eine genetische Prädisposition mit Assoziation an die humanen Leukozytenantigene (HLA) B8, DR3 und DR4 spielt eine große Rolle. Als auslösende Faktoren des Autoimmunprozesses werden verschiedene hepatotrope Viren und andere exogene Faktoren diskutiert. Anhand des Autoantikörperprofils werden verschiedene Subtypen der CAH unterschieden.

Klinik. Jedes Alter kann betroffen sein, bevorzugt sind es Mädchen im Schulalter. Der Krankheitsbeginn der CAH ist meistens schleichend mit Müdigkeit, Appetit- und Gewichtsverlust, Oberbauchschmerzen als Folge der Lebervergrößerung oder als akute Hepatitis mit Leberversagen. Ein Ikterus und Hautzeichen der Lebererkrankung wie Spider naevi und Palmarerythem weisen auf ein fortgeschrittenes Stadium hin. Begleitend kommen andere immunologisch vermittelte Erkrankungen (Glomerulonephritis, hämolytische Anämien, Vitiligo, Polyendokrinopathien, Colitis ulcerosa) vor. Bei der PSC kann neben den unspezifischen Symptomen ein Pruritus wegweisend sein.

Diagnose. Erhöhung von Transaminasen auf das 3–20fache und IgG sind bei der CAH meist, aber nicht immer vorhanden. Bei Subtyp 1 finden sich ANA (antinukleare Antikörper) und/oder SMA (Smooth-Muscle-Antiköper), bei Typ 2 LKM1-Antikörper (Liver-Kidneymikrosomale Anitkörper). Die Histologie ist charakterisiert durch portale Entzündung (Mottenfraßnekrosen) sowie durch Nekrose und Fibrose zwischen portaler und zentraler Zone des Leberläppchens (Brückennekrosen). Bei der PSC überwiegen die Zeichen der Cholestase mit Erhöhung von Bilirubin und der Gallensäuren. Die ERCP zeigt typische Veränderungen der kleinen und größeren Gallenwege mit Kalibersprüngen und Abbruch als Zeichen der Obliteration.

Therapie. Die langfristige Therapie mit Prednisolon und Azathioprin hat die Prognose wesentlich verbessert; unbehandelt ist ein Ausgang in Zirrhose häufig. Leider hat fast die Hälfte der mit CAH diagnostizierten Kinder zum Zeitpunkt der Diagnose eine Zirrhose. Ihnen kann langfristig nur durch eine Lebertransplantation geholfen werden. Bei der PCS wird Ursodesoxycholsäure gegeben, die Wirksamkeit einer Immunsuppression ist nicht gesichert.

> **Merke**
>
> Bei Erhöhung der Transaminasen müssen behandelbare Erkrankungen immer ausgeschlossen werden. Dazu gehört der M. Wilson und die chronische Autoimmunhepatitis.

14.11.4 Lebertumoren

Der häufigste Lebertumor des Kindesalters ist mit etwa 40 % das bösartige embryonale **Hepatoblastom**, während das **Leberzellkarzinom** bei Kindern sehr selten ist und fast nur bei bestehender Grundkrankheit mit Zirrhose (z. B. bei Hepatitis B, Tyrosinämie Typ 1) beobachtet wird. Eine Erhöhung von α1-Fetoprotein ist hinweisend.

Gutartige Tumoren sind vor allem Hämangiome und Hämangioendotheliome, die durch ihr postpartales Wachstum und arteriovenöse Kurzschlüsse eine Herzinsuffizienz verursachen können und daher mit Kortikosteroiden und α-Interferon behandelt werden müssen. Andere gutartige Tumoren sind **Adenome**, besonders bei Patienten mit Glykogenspeicherkrankheit, und die **fokale noduläre Hyperplasie**

14.12 Erkrankungen der Bauchspeicheldrüse

> Die Pankreasfunktion umfasst einen endokrinen (▶ s. Kap. Diabetes mellitus) und einen exokrinen Teil. Die exokrine Sekretion über den Pankreasausführungsgang beinhaltet Wasser, Bikarbonat, Elektrolyte und die zahlreichen verschiedenen Verdauungsenzyme. Die häufigste Pankreaserkrankung im Kindesalter ist die exokrine Pankreasinsuffizienz bei zystischer Fibrose und beim Shwach-

man-Diamond-Syndrom. Kongenitale Defekte der Lipase und anderer Enzyme sind selten. Eine Pankreatitis entzündlicher und toxischer Genese ist im Kindesalter seltener als bei Erwachsenen.

14.12.1 Fehlbildungen und Verletzungen des Pankreas

Kongenitale Anomalien des Pankreas finden sich bei unvollständiger Verschmelzung der kranialen und kaudalen Pankreasanteile. Das **Pancreas annulare** führt zur Kompression des Duodenums mit galligem Erbrechen und Ileussymptomen. Eine fehlende Verschmelzung der Pankreasgänge resultiert in einem **Pancreas divisum** und kann wie eine **Mündungsanomalie** des Pankreasganges Ursache einer obstruktiv bedingten Pankreatitis sein. Selten sind angeborene Zysten und Agenesie.

Ein stumpfes Bauchtrauma (z. B. Sturz über Fahrradlenker) führt gelegentlich zur **Pankreaspseudozystenbildung** mit zeitlichem Intervall zum Unfallereignis. Für die Pankreaszysten ist der Ultraschall diagnostisch führend, bei Pankreasganganomalien ist für die Diagnose meist eine ERCP notwendig.

> **Merke**
>
> Fehlbildungen des Pankreas sind das Pancreas annulare und Variationen der Mündung des Pankreasganges in den Dünndarm (Pancreas divisum, langer gemeinsamer Ausführungsgang mit dem Choledochus). Bei stumpfem Bauchtrauma können sich Pseudozysten im Pankreas entwickeln.

14.12.2 Akute Pankreatitis

■■■ **Hintergrund.** Wesentlich für die Pathogenese der akuten Pankreatitis sind Autodigestionen und intraparenchymatöse Enzymaktivierung. Vom Schweregrad wird die leichte, oft selbstlimitierende interstitielle Pankreatis mit Ödem des Organs von der seltenen schweren Entzündung mit hämorrhagischen Nekrosen unterschieden. Ursachen sind Infektionen (Mumps, Epstein-Barr-Virus, Coxsackie B, Röteln u. a.), metabolische Störungen (Urämie, Hyperlipidämie, Hyperkalzämie), Medikamente (Azathioprin, Valproat, Sulfonamide, Asparaginase, Zytostatika u. a.) sowie Obstruktionen des Pankreasganges.

> **Merke**
>
> Ursachen der akuten Pankreatitis im Kindesalter sind Virusinfektionen, Medikamente, Hypertriglyzeridämien und Obstruktionen des Ductus pancreaticus.

■■■ **Klinik.** Die Anamnese ist durch Erbrechen, Übelkeit und heftige Abdominalschmerzen charakterisiert. Bei der klinischen Untersuchung finden sich ein gespannter Oberbauch und Druckschmerz, wenig oder fehlende Darmgeräusche, Pleuraergüsse, Aszites und nicht selten Symptome des hypovolämischen Schocks.

■■■ **Diagnose.** Amylase und Lipase im Serum sind erhöht, die Höhe korreliert aber nicht immer mit dem Schweregrad. Alarmzeichen sind eine Hyperglykämie und eine Hypokalzämie. Sonographisch findet sich ein vergrößertes Organ und erhöhte Echogenität. CT und MRT zeigen ebenfalls typische Veränderungen und lassen Fehlbildungen und Zysten erkennen.

■■■ **Therapie.** Bei der leichten Pankreatitis genügt die i. v.-Gabe von Flüssigkeit bei kurzfristiger Nahrungskarenz, orientiert an den Schmerzen und nicht an den Laborwerten, bei Bedarf Analgetika. Die schwere Pankreatitis ist lebensbedrohlich und mit einer hohen Komplikationsrate, vor allem Infektionen, behaftet. Eine spezifische medikamentöse Therapie existiert nicht. Neben Analgesie sowie Bekämpfung von Schock und Stoffwechselentgleisungen ist sofort eine Antibiotikaprophylaxe zu beginnen. Eine langfristige parenterale Ernährung wurde zugunsten einer enteralen Ernährung über eine Sonde verlassen, sofern die Schmerzen das zulassen.

14.12.3 Chronische Pankreatitis

■■■ **Hintergrund.** Bei der chronischen Pankreatitis hält der Entzündungsprozess an oder eine akute Pankreatitis rezidiviert häufiger. Dieses führt zur bindegewebiger und/oder fettiger Umwandlung des Parenchyms mit Sklerose, Verkalkungen und Funktionsverlust (Pankreasinsuffizienz). Ursachen sind meist genetische Erkrankungen wie die **zystische Fibrose** oder die autosomaldominant vererbte **hereditäre rekurrierende Pankreatitis**, bei der Mutationen auf dem Gen für das kationische Trypsinogen (Chromosom 7) nachwiesen werden können. Dies führt zur fehlenden Inaktivierung des Trypsins. Aber auch obstruktive Veränderungen des Gangsystems können langfristig zur Pankreasschädigung führen. Die juvenile tropische Pankreatitis wird vorwiegend in Indien beobachtet, ein begleitender Diabetes mellitus ist häufig.

■■■ **Klinik.** Die klinischen Symptome bestehen meist aus chronischen oder wiederholten Bauchschmerzen, initial gelegentlich als akute Pankreatitis auftretend, und Zeichen der Maldigestion bei Ausbildung einer exokrinen Pankreasinsuffizienz.

■■■ **Diagnostik.** Während der klinischen Symptomatik sind Amylase und Lipase im Serum erhöht. Bildgebende Verfahren (evtl. mit ERCP) und Pankreasfunktionstests geben Auskunft über Ursachen und Ausmaß der Organschädigung. Schweißtest und molekulargenetische Untersuchungen ergänzen die Ursachensuche.

■■■ **Therapie.** Eine spezifische Therapie gibt es nicht, soweit sie nicht auf die auslösende Erkrankung gerichtet ist. Bei Symptomen sind Schmerzmittel indiziert, eventuell vorübergehend Nahrungskarenz und fettreduzierte Kost.

> **Merke**
>
> Die hereditäre Pankreatitis kann bereits im Kleinkindesalter zur rezidivierenden Pankreatitisschüben führen. Der Gendefekt kann nachgewiesen werden.

14.12.4 Exokrine Pankreasinsuffizienz

■■■ **Hintergrund.** Das exokrine Pankreas verfügt über eine große Reservekapazität. Eine Insuffizienz mit Steatorrhö tritt erst auf, wenn die Lipasesekretion auf 1–3 % des Normalwertes abgefallen ist. Die häufigste Ursache im Kindesalter ist die zystische Fibrose (Mukoviszidose) (s. S. 420). Etwa die Hälfte der betroffenen Kinder kommt bereits mit einer Insuffizienz des Organs zur Welt, bei weiteren 35 % manifestiert sie sich bis zum Ende des 1. Lebensjahres. Die übrigen Patienten haben noch eine verbleibende Restfunktion und können durch Obstruktion des Sekrets im Gangsystem rezidivierende Pankreatitiden entwickeln, die letztlich auch zur Pankreasinsuffizienz führen.

Beim autosomal-rezessiv vererbten Shwachmann-Diamond-Syndrom besteht eine globale Pankreasinsuffizienz bei fettiger Degeneration, Dysplasie des Knochenmarkes (Leukopenie, Anämie, Thrombozytopenie) sowie Hautekzem, metaphysäre Veränderungen und Zahnschmelzdefekten, Wachstumsretardierung und anderen Symptomen. Selten sind kongenitale Defekte mit isoliertem Lipase- und Trypsinogenmangel.

■■■ **Klinik.** Eine Steatorrhö mit fettig glänzenden, massigen Stühle, Blähungen, Gedeihstörung, gelegentlich auch Zeichen eine Eiweißfehlverdauung mit Hypoproteinämie und Ödemen stehen im Vordergrund.

■■■ **Diagnose.** Die Bestimmung der humanen pankreasspezifischen Elastase im Stuhl ist eine sensitive und einfache Untersuchung, während nur mit der quantitativen Stuhlfettbestimmung eine Steatorrhö sicher nachgewiesen werden kann. Die fettlöslichen Vitamine A und E, evtl. auch D, sind oft erniedrigt.

■■■ **Therapie.** Die Substitution mit Pankreasenzymen in Form von säuregeschützten Pellets (z. B. Kreon) ist auch schon bei Säuglingen möglich. Fettlösliche Vitamine müssen bei zystischer Fibrose trotz Enzymgabe gegeben werden.

> **Merke**
>
> Symptome einer exokrinen Pankreasinsuffizienz sind die Fettmalabsorption mit Steatorrhö, Unterernährung mit Ödemen und Hypoproteinämie. Die zystische Fibrose ist die häufigste Ursache im Kindesalter. Die Therapie erfolgt mit Pankreasenzymsubstitution.

> **Kernaussagen**
>
> — Bei Neugeborenen mit einem Ikterus über die 2. Lebenswoche hinaus muss durch Bestimmung des direkten Bilirubins nach einer Cholestase gefahndet werden.
> — Bei Säuglingen mit Gallengangsatresie ist die palliative Portoenterostomie nach Kasai so früh wie möglich durchzuführen, spätestens aber in der 8. Lebenswoche.
> — Eine Transaminasenerhöhung im Kindesalter ist unbedingt abklärungsbedürftig, um behandelbare chronische Lebererkrankungen (Autoimmunhepatitis, M. Wilson, Tyrosinämie u. a. Stoffwechselerkrankungen) frühzeitig zu erkennen.

> - Impfungen gegen Hepatitis B sind für alle Kinder, gegen Hepatitis A bei Risikokindern empfohlen. Neugeborene von Hepatitis-B-infizierten Müttern werden am ersten Lebenstag aktiv und passiv geimpft.
> - Die zystische Fibrose (Mukoviszidose) ist die häufigste Ursache einer exokrinen Pankreasinsuffizienz im Kindesalter.

Fallbeispiel 14.1

Anamnese. Der 5 Monate alte Säugling wird wegen Stuhlverhaltung vorgestellt. Gutes Gedeihen und wenig Stuhlprobleme bis zum 3. Lebensmonat unter Brustmilchernährung. Seit Flaschenfütterung schlechtes Gedeihen. Das Kind hat nur einmal pro Woche Stuhlgang. Wenig Besserung durch Laktulose.
Befund. Das Abdomen ist vorgewölbt, lebhafte Darmgeräusche sind zu hören. Bei der rektalen Untersuchung findet sich eine leere Ampulle, der Analsphinkter ist relativ eng.
Röntgen. Die Leeraufnahme zeigt geblähte Dünn- und Dickdarmschlingen; keine Luftfüllung des Rektums im Seitenbild mit angehobener Steißbeinregion. Die Röntgenkontrastdarstellung weist auf ein aganglionäres Segment distal des mittleren Sigmas hin. Dieser Verdacht wird durch die Rektumbiopsie bestätigt.
Diagnose. Morbus Hirschsprung infolge Aganglionose. Die Differentialdiagnose einer habituellen Obstipation wird durch den rektalen Tastbefund mit leerer Ampulle unwahrscheinlich.
Therapie. Operative Resektion des aganglionären Segments mit Anastomose.
Weiterer Verlauf. Beschwerdefrei, gutes Gedeihen.

Fallbeispiel 14.2

Anamnese. Im Alter von 6 Wochen wird der männliche Säugling vorgestellt, weil er seit einer Woche täglich 2–3 mal heftig erbricht.
Befund. Das Kind ist unruhig, trinkt jedoch nach dem Erbrechen gut. Der Hautturgor ist leicht vermindert.
Laborwerte. Natrium 130, Chlorid 88 und Kalium 3,2 mmol/l. pH 7,53, Basenexzess +9, pCO_2 5 mmHg. Die Sonographie lässt eine verdickte Muskulatur des Pylorus und eine Verlängerung des Pyloruskanals erkennen.
Diagnose. Idiopathische Pylorushypertrophie. Die zahlreichen Differentialdiagnosen des Erbrechens im Kindesalter sind eher unwahrscheinlich, da die Art des Erbrechens, typisches Alter, die hypochlorämische Alkalose und der Sonographiebefund eindeutig auf diese Diagnose hinweisen.
Therapie. Korrektur der Elektrolytverschiebung durch intravenöse Natriumchloridgabe, dann Pyloromyotomie.
Weiterer Verlauf. Geheilt.

Fallbeispiel 14.3

Anamnese. Der 5 Monate alte Säugling wird vorgestellt, weil er vor 8 Stunden plötzlich aufschrie. Seitdem ist er verändert; weniger aktiv und jammert immer wieder anfallsweise.
Befund. Fragliche Abwehrspannung im rechten Oberbauch. Bei der rektalen Untersuchung findet sich etwas blutiger Stuhl am Handschuh. Die Sonographie zeigt eine Doppelung der Darmwand, im Längsschnitt lässt sich ein Invaginat nachweisen.
Diagnose. Akute Invagination.
Therapie. Die Reposition gelingt mit hydrostatischem Druck nach Füllung des Kolons mit Kontrastmittel und Luft.
Verlauf. Nach einer Beobachtungszeit von 48 h kann der Säugling gesund entlassen werden. Kein Rezidiv.

Fallbeispiel 14.4

Anamnese. Der Säugling wurde bis zum 5. Lebensmonat gestillt, erhielt dann Flaschen- und Breinahrung. Mit 10 Monaten beginnend weiche massige Stühle, schlechte Gewichtszunahme, Appetitlosigkeit und auffällige Missmutigkeit.
Befund. Dystrophes, 13 Monate altes blasses Kind mit ausladendem Abdomen. Endomysium-IgA und Gliadin-IgA-Antikörper im Serum positiv. Die Dünndarmbiopsie zeigt eine subtotale Zottenatrophie.
Diagnose. Zöliakie (glutensensitive Enteropathie)
Verlauf. Glutenfreie Diät lässt die Symptome nach 2–3 Monaten schwinden. Gutes Gedeihen. Lebenslange Diät erforderlich.

Fallbeispiel 14.5

Anamnese. Das 13 Jahre alte Mädchen wird vorgestellt, weil es seit einiger Zeit stark an Gewicht abnahm, adynam und depressiv wurde. Der Appetit ist sehr schlecht, eine Anorexia nervosa wurde vermutet; die eingehende Anamnese deckt jedoch erhöhte Stuhlfrequenz und gelegentliche Bauchschmerzen auf.

Befund. Kleinwüchsig, untergewichtig, beginnende Pubertät. Die Laboruntersuchungen zeigen eine starke Erhöhung der Blutsenkungsgeschwindigkeit, Anämie und Hypalbuminämie. Die Röntgendarstellung des terminalen Ileums und die Ileokoloskopie ergeben ein Pflastersteinrelief, Ulzerationen und eine Engstellung im Bereich des terminalen Ileums und Colon ascendens.

Diagnose. Ileokolitis bei Morbus Crohn.

Therapie und weiterer Verlauf. Nach Behandlung mit Kortikosteroiden ist das Mädchen für 2 Jahre beschwerdefrei. Danach kommt es zu einem Rezidiv mit den gleichen Symptomen. Die Prognose ist unsicher.

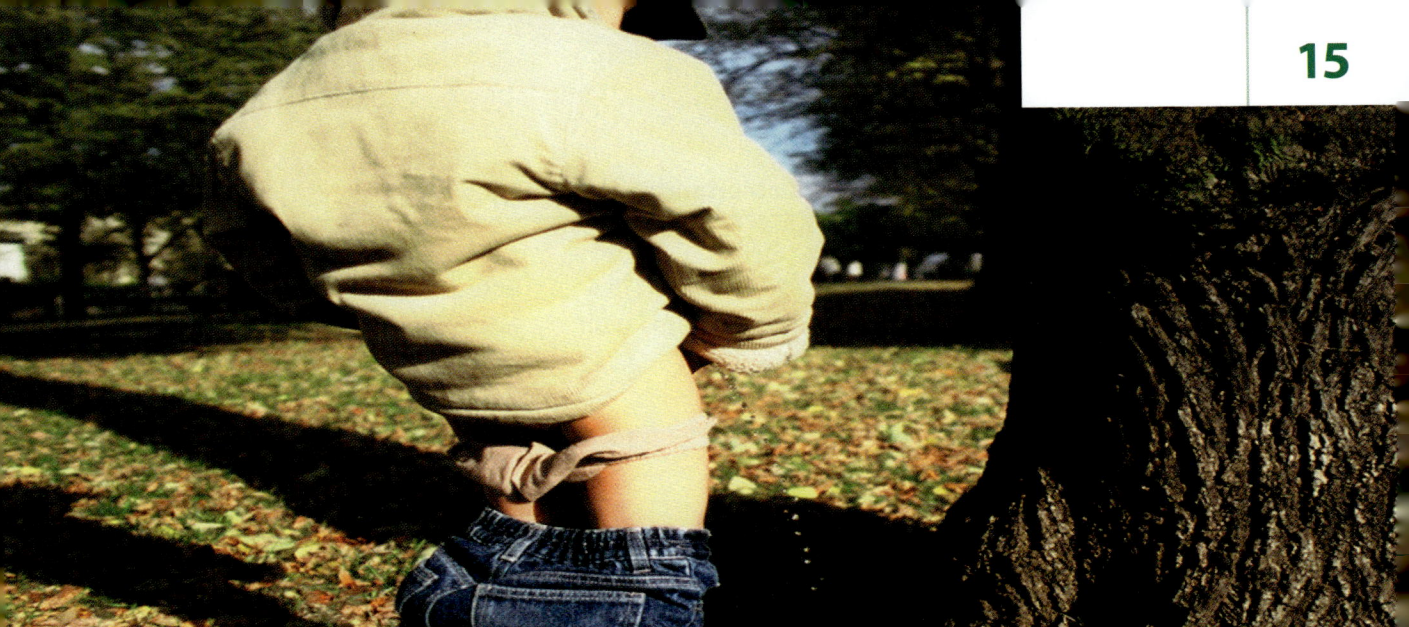

15 Erkrankungen der Niere und ableitenden Harnwege

M. Brandis und L. B. Zimmerhackl

Der Pädiater Theodor Escherich beobachtete 1894 bei sieben Kindern eine »Zystitis« mit Eiterausscheidung im Urin, in dem die von ihm entdeckten Colibakterien *(Escherichia coli)* ausgeschieden wurden. In der Folgezeit änderte sich die Bezeichnung der fieberhaften Harnwegsinfektion mit der sich wandelnden Auffassung über ihre Entstehung von Pyelozystitis über Pyelitis hin zur Pyelonephritis.

15 Erkrankungen der Niere und ableitenden Harnwege

15.1	**Untersuchungsmethoden – 498**		**15.6**	**Interstitielle Nephritiden – 514**
15.1.1	Urinanalysen – 498		15.6.1	Tubulointerstitielle Nephritis – 514
15.1.2	Blutanalysen – 498		15.6.2	Chronisch-interstitielle Nephritis – 515
15.1.3	Bildgebende Verfahren – 499			
15.1.4	Nierenbiopsie – 499		**15.7**	**Nierenvenenthrombose – 515**

15.2 Angeborene Fehlbildungen der Nieren und ableitenden Harnwege einschließlich genetischer Erkrankungen – 499

15.2.1 Grundlagen der Nierenentwicklung – 499
15.2.2 Entwicklungsstörungen – 500
15.2.3 Anlagestörungen der Niere – 500
15.2.4 Anlagestörungen des ableitenden Harnsystems – 503
15.2.5 Harnröhrenfehlbildungen – 505

15.3 Nephrotische Syndrome – 506

15.3.1 Die Minimal-Läsion Nephrose (»Lipoidnephrose«) – 507
15.3.2 Steroidresistentes Nephrotisches Syndrom – 508
15.3.3 Kongenitales Nephrotisches Syndrom vom finnischen Typ – 508

15.4 Glomerulonephritis – 509

15.4.1 Akute Postinfektiöse Glomerulo-nephritis – 510
15.4.2 Perakute Glomerulonephritis (Rapid-progressive GN, RPGN) – 510
15.4.3 Chronische Glomerulonephritis – 511
15.4.4 Hereditäre Glomerulonephritis: Alport-Syndrom – 512
15.4.5 Hämaturie – 512
15.4.6 Glomerulonephritis bei Systemerkrankungen – 512

15.5 Hämolytisch-urämisches Syndrom (HUS) – 513

15.8 Renal bedingte Hypertonie – 515

15.9 Nephrolithiasis – 518

15.9.1 Kalziumsteine – 519
15.9.2 Primäre Hyperoxalurie (PH) – 519
15.9.3 Zystinsteine – 519
15.9.4 Andere Ursachen der Steinbildung – 519

15.10 Tubulopathien – 520

15.10.1 Debré-de-Toni-Fanconi-Syndrom – 520
15.10.2 Lowe-Syndrom (Oculo-cerebro-renales Syndrom) – 520
15.10.3 Dent'sche Erkrankung – 520
15.10.4 Störungen des Aminosäuretransportes – 520
15.10.5 Renale Glukosurie – 520
15.10.6 Nephrogener Diabetes insipidus – 521
15.10.7 Bartter-Syndrome (BS) – 521
15.10.8 Gitelman-Syndrom – 522

15.11 Renal-tubuläre Azidose (RTA) – 522

15.11.1 Proximale renal-tubuläre Azidose (RTA Typ 2) – 522
15.11.2 Renal-tubuläre Azidose Typ 4 – 522
15.11.3 Die distale Form der renalen-tubulären Azidose (RTA Typ 1) – 522

15.12 Harnwegsinfektionen – 523

15.13 Enuresis – 524

15.14 Akutes Nierenversagen (ANV) – 526

15.15 Chronische Niereninsuffizienz – 527

15.16	**Nierenersatztherapie** – 528		**15.19**	**Tumoren im Bereich der Nieren und ableitenden Harnwege** – 534
15.16.1	Hämodialyse – 528			
15.16.2	Peritonealdialyse – 528		15.19.1	Wilms-Tumor, Nephroblastom – 534
			15.19.2	Tuberöse Sklerose – 534
15.17	**Nierentransplantation** – 530			
15.18	**Fehlbildungen und Erkrankungen des äußeren Genitales** – 530			
15.18.1	Erkrankungen des männlichen Genitale – 530			
15.18.2	Erkrankungen des weiblichen Genitale – 534			

> Die Aufgabe der Niere ist die Aufrechterhaltung der Homöostase sowie des Salz-Wasser- und Säure-Basen-Haushaltes. Erkrankungen bzw. Fehlbildungen führen zu einer Störung in der Salz- und Wasserausscheidung, zur Neigung zu Ödemen oder zur Übersäuerung. Je nach Störung der glomerulären, interstitiellen oder tubulären Funktion kommt es zu sehr unterschiedlichen klinischen und laborchemischen Manifestationen. Die Störungen der einzelnen Funktionsabschnitte können durch entsprechende Untersuchungen differenziert werden.

15.1 Untersuchungsmethoden

Bei Störungen der Nierenfunktion und Erkrankungen der Harnwege stehen folgende Untersuchungsmethoden zur Verfügung.

15.1.1 Urinanalysen

■■■ **Quantitative Bestimmung der Urinmenge.** Die quantitative Bestimmung der Urinmenge unter gleichzeitiger Gewichtskontrolle ist ein wichtiger Bestandteil der täglichen Überwachung bei gestörter Flüssigkeitsbilanz.

■■■ **Mittelstrahlurin.** Aus dem nach Säuberung des Genitale mit physiologischer Kochsalzlösung gewonnene **Mittelstrahlurin** können folgende Befunde ermittelt werden.
— Bestimmung der Leukozytenzahl pro mm³.
— Bestimmung der Erythrozytenzahl.
— Bestimmung des spezifischen Gewichts und der Urinosmolalität.

Bestimmung von verschiedenen Substanzen (Gesamteiweiß, Albumin, Glucose, Aminosäuren, Calcium, Phosphat, Natrium, Kalium). Die Messung der Natriumkonzentration wird zur Einschätzung der Ausscheidungsfunktion erweitert durch die Bestimmung der fraktionellen Natriumausscheidung (FE_{Na}).

$$FE_{Na} = \frac{Urin_{Na} \times Serum_{Krea}}{Urin_{Krea} \times Serum_{Na}} \times 100\ (\%)$$

— Die Erythrozytenmorphologie zur Bestimmung von isomorphen und dysmorphen Erythrozyten hilft bei der Diagnostik der Hämaturie, um zwischen Blutung aus dem Harntrakt und einer Nierenparenchymblutung zu unterscheiden.
— Mikrobiologische Untersuchung. Aus dem Mittelstrahlurin wird eine Bakterienkultur bei 37° angelegt. Nach 16–24 Stunden werden die Keimzahlen pro ml bestimmt. Pathologisch sind $\geq 5 \times 10^4$ Keime/ml. Zuverlässiger ist ein steril gewonnener Urin durch Blasenpunktion bzw. durch Blasenkatheterisierung.

■■■ **Glomeruläre Filtrationsrate.** Die glomeruläre Filtrationsrate (GFR) wird durch die Kreatinin-Clearance bestimmt. Man erhält diese durch eine quantitative Urinsammlung über 24 Stunden und Messung der Urinkreatinin- und Serumkreatininkonzentration. Eine orientierende Bestimmung der glomerulären Filtrationsrate wird mit Hilfe der Formel nach G. Schwarz berechnet.

GFR (ml/min $\times$ 1,73 m²) = a $\times$ Körperlänge (cm)/ Krea (mg/dl)
a = 0,45 ≤ 1 Jahr
a = 0,55 (2–16 Jahre, m.)
a = 0,55 (2–21 Jahre, w.)
a = 0,70 (17–21 Jahre, m.)

Bei renal-tubulären Erkrankungen werden organische Substanzen wie Glucose und Aminosäuren sowie Elektrolyte in Bezug auf ihre fraktionelle Ausscheidung bzw. fraktionelle Resorption untersucht. Bei Störungen der Harnkonzentrierung wird die Urinosmolalität vor und nach Applikation von Vasopressin (dDAVP-Test) durchgeführt.

15.1.2 Blutanalysen

— Im Blut wird die Bestimmung des Serum-Kreatinins als erste orientierende Maßnahme zur Beurteilung der globalen Nierenfunktion verwendet.
— Die Serumeiweißkörper werden durch Elektrophorese oder immunologisch analysiert.
— Neben dem Kreatinin ist die Bestimmung des Serumharnstoffs und der Harnsäure relevant.
— Die Blutgasanalyse mit pH-Wert, Standardbicarbonat, pCO_2 reflektiert die Fähigkeit der Niere, saure Valenzen auszuscheiden.
— Die Serumelektrolyte informieren über die Zusammenhänge von Natriumkonzentration und Nierenfunktion sowie über die Fähigkeit der Niere, Kalium auszuscheiden (Hyperkaliämie bei Nierenversagen).

15.1.3 Bildgebende Verfahren

■■■ **Sonographie.** Die Sonographie (B-Mode-Verfahren) eignet sich zur Bestimmung der Lage, der Größe und der Struktur der Nieren. Fehlbildungen mit Erweiterung der Nierenkelche und des Nierenbeckens sowie der Harnleiter oder zystische Malformationen lassen sich durch diese Methode schon intrauterin erkennen. Strukturelle Veränderungen geben Aufschluss über parenchymatöse Erkrankungen, Ödembildungen und Tumoren. Mit Hilfe einer Dopplersonographie sind arterieller Blutfluss und venöser Abfluss einzuschätzen.

■■■ **Radiologische Methoden.** Die intravenöse Pyelographie dient der Beurteilung von morphologischen Veränderungen des Nierenparenchyms, nach Pyelonephritiden und zur Verlaufsbeobachtung von obstruktiven Fehlbildungen.

Die Miktionszystourethrographie nach Kontrastmitteleingabe in die Blase durch einen suprapubischen Blasenkatheter oder Blasenpunktion informiert über die Kontur der Blase und den Verschlussmechanismus zwischen Blase und Harnleiter. Sie dient der Aufdeckung eines vesico-ureteralen Refluxes und der Darstellung der Harnröhre.

■■■ **Nuklearmedizinische Verfahren.** Nuklearmedizinische Untersuchungen werden verwendet, um seitengetrennte Funktionsanalysen durchzuführen und den Zeitablauf der Ausscheidungsfunktion der Niere zu untersuchen. Heute findet meistens die Untersuchung mit MAG 3 statt (Abb. 15.1 und 15.2). Besonders relevant ist die Isotopen-Clearance nach Furosemid-Applikation zur Beurteilung der Überwindung eines obstruktiven Hindernisses der ableitenden Harnwege.

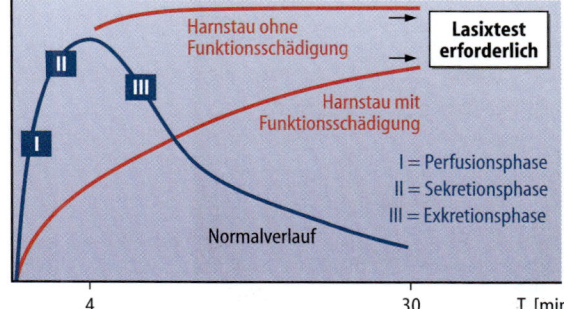

◘ Abb. 15.1. **Nuklearmedizinische Funktionsdiagnostik der Nieren mit MAG 3.**
Gezeigt ist die normale Anreicherungs- und Abklingquote mit den drei verschiedenen Phasen I, II und III. Darüber ist eine Kurve gezeigt bei normaler Funktion, aber gestörter Ausscheidung. Die dritte Kurve zeigt eine Niere mit Stauung und gestörter Globalfunktion.

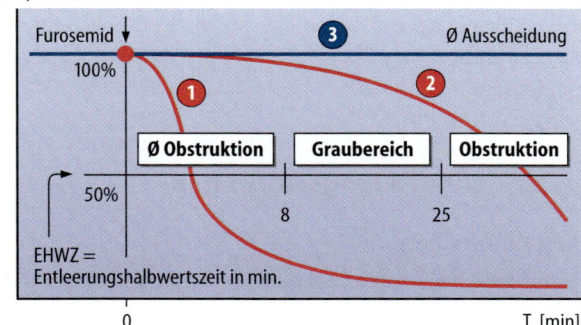

◘ Abb. 15.2. **Nuklearmedizinische Funktionsdiagnostik der Nieren mit MAG 3 nach Furosemidgabe.**
Die 1. Kurve zeigt die Abklingrate bei Zustand ohne Obstruktion, die 2. Kurve eine verzögerte Abklingquote, und die 3. Kurve zeigt, dass keine Ausscheidung nach Furosemid erkennbar ist. Die entsprechenden Halbwertszeiten ergeben die diagnostischen Interpretationen.

15.1.4 Nierenbiopsie

Eine Nierenbiopsie wird unter sonographischer Kontrolle mit Hilfe eines Biopsieapparates (Biopty®) durchgeführt. Die histologische Untersuchung eines Nierenbiopsiezylinders hilft zur Diagnose bei unklaren, persistierend und chronisch verlaufenden glomerulär-parenchymatösen und interstitiellen Nierenerkrankungen.

15.2 Angeborene Fehlbildungen der Nieren und ableitenden Harnwege einschließlich genetischer Erkrankungen

15.2.1 Grundlagen der Nierenentwicklung

Die reifen menschlichen Nieren und Harnleiter entstehen aus der dritten Nierenanlage, die aus dem nephrogenen Blastem und der Verschmelzung der Ureterknospe hervorgeht. Danach entwickeln sich tubuläre und glomeruläre Strukturen mit Anschluss an Sammelrohre, Nierenkelche und ableitende Harnwege. Die Nieren nehmen ihre Funktion im Gestationsalter zwischen der 11. und 13. Schwangerschaftswoche auf. Signifikante Flüssigkeitsmengen für das Fruchtwasservolumen werden ab der 16. bis 18. Schwangerschaftswoche produziert. Die Nephrogenese ist in der 35. bis 36. Schwangerschaftswoche abgeschlossen.

15.2.2 Entwicklungsstörungen

Lageanomalien

Eine einfache Ektopie bedeutet eine Verlagerung der Nierenanlage zum Beispiel in das kleine Becken (Beckenniere). In der Regel ist die Funktion nicht beeinträchtigt. Bisweilen besteht eine partielle oder komplette Fehlrotation der Niere oder es kommen andere urologische Fehlanlagen des Harnleiters hinzu.

Fusionsanomalien

Es kann zur Verschmelzung der beiden Nierenanlagen kommen, welche die Aszension der Nieren während der Nephrogenese behindert. Bei Ausbildung einer breiten Parenchymbrücke kommen die Nieren in tiefer Beckenlage (Kuchenniere) zu liegen. Verschmelzen jedoch nur die unteren Nierenpole durch eine kleine Verbindung behindert die Arteria mesenterica inferior die weitere Aszension (Hufeisenniere). Diese funktionell häufig nicht bedeutsamen Fehlbildungen werden zufällig entdeckt. Meist besteht auch eine Fehlrotation, weswegen die Ureteren typischerweise nach ventral weisen, wie bei radiologischer Darstellung charakteristisch nachweisbar.

15.2.3 Anlagestörungen der Niere

Einseitige Nierenagenesie

Die einseitige Nierenagenesie kommt mit einer Häufigkeit von 1:450 bis 1:1800 Lebendgeborenen vor. Die Ursache ist eine Fehlentwicklung des primitiven Harnleiters und des metanephrogenen Blastems. Meist sind auch der gleichseitige Harnleiter und das Nierenparenchym nicht angelegt. Die kontralaterale Niere ist kompensatorisch hypertrophiert. Die Diagnose kann auch pränatal durch Sonographie erkannt werden, meist aber wird die Diagnose zufällig gestellt, da die einseitig fehlende Niere keine Symptome macht. Eine Therapie ist nicht möglich.

> **Merke**
>
> Angeborene Fehlbildungen, die durch zystische oder dilatative Veränderungen der Nieren oder ableitenden Harnwege auffallen, können schon intrauterin per Ultraschall diagnostiziert werden. Das interdisziplinäre Management zwischen Pädiatrie, Urologie und bildgebender Diagnostik ist die wichtigste Voraussetzung für eine Optimierung der Behandlungsmöglichkeiten.

Bilaterale Nierenagenesie

Das Fehlen beider Nieren ist mit dem extrauterinen Leben nicht vereinbar. Intrauterin besteht eine Oligo- oder Anhydramnie. Die Folge ist ein komplexe Missbildung, die **Potter-Sequenz** (Abb. 15.3), mit weitem Augenabstand, Abflachung und Verbreiterung der Nase, schmalen Händen, schmalem, hypoplastischem Thorax. Die Kinder sterben meist kurz nach der Geburt an einer unbehandelbaren Lungenentfaltungsstörung und Ateminsuffizienz. Das Syndrom ist nicht spezifisch für die bilaterale Nierenagenesie, sondern kann auch bei verschiedenen bilateralen schweren Nierenfehlbildungen auftreten, die mit einer verminderten Harnproduktion einhergehen. Die Diagnose ist pränatal erkennbar und stellt eine Indikation zum Schwangerschaftsabbruch dar.

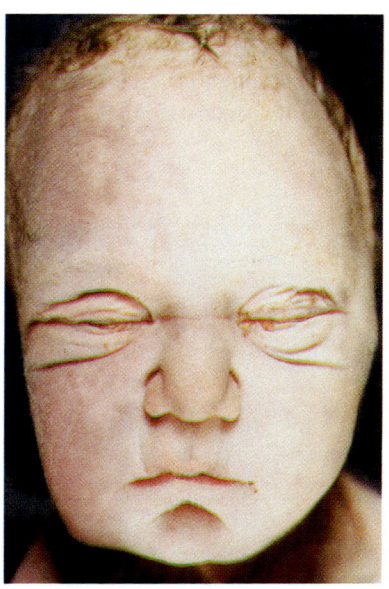

Abb. 15.3. Potter-Sequenz.
Gezeigt ist die typische Fazies mit vermindertem Augenabstand, eingesunkener Nasenwurzel, fliehender Stirn und angedeutetem tiefstehendem Ohransatz.

Nierenhypoplasie

Darunter versteht man eine insgesamt kleinere Niere mit einer verminderten Anzahl von Glomeruli und Nephronen, die als solche aber normal angelegt sind. Auch die Zahl der Nierenkelche ist vermindert. Liegt eine solche Fehlbildung bilateral vor, besteht eine globale Nierenfunktionseinschränkung. Schon im frühen Kindesalter oder im Laufe der Jugend kann es zu progredienter Niereninsuffizienz mit Indikation zur Dialyse und Transplantation kommen (▶ siehe unten). Neben der angeborenen Hypoplasie kann es andere Ursachen einer Wachstumsstörung der Nieren geben, die z. B. sekundäre Folge der Refluxnephropathie, der atrophischen Pyelonephritis, vaskulärer Ischämien, von Nierenvenenthrombose und dysplastischer Nierenanlage sein kann.

Nierendysplasie

Unter Dysplasie versteht man Fehlbildungen im Sinne metanephrogener Differenzierungsstörungen, die im Wesentlichen histologisch definiert sind, meist hypoplastisch und zum Teil zystisch sein können. Bei der histologischen Untersuchung findet man primitive glomeruläre und tubuläre Elemente, Knorpelanlagen, glatte Muskelzellen und Mikrozysten. Dysplastische Anlagen können segmental oder diffus die gesamte Niere betreffen. Nicht selten sind mit einer Nierendysplasie auch Anlagestörungen des Harnleiters mit Stenosen und Dilatationen verbunden.

Multizystische Nierendysplasie

Diese Fehlbildung tritt in der Regel einseitig auf. Die Nierenanlage besteht aus zahlreichen, unterschiedlich großen flüssigkeitsgefüllten Zysten, die nicht miteinander kommunizieren. Eine Verbindung zum ableitenden Harnsystem besteht nicht. Der Ureter ist meistens atretisch. Das Nierenorgan kann anfangs normal groß sein (◘ Abb. 15.4). Sowohl bei der radiologischen wie auch bei der nuklearmedizinischen Untersuchung wird keine Nierenfunktion nachgewiesen (stumme Niere). Eine bioptische Klärung ist nicht nötig. Eine therapeutische Nierenentfernung ist ebenfalls nicht indiziert. Im Verlaufe von Jahren kann ein Schrumpfungsprozess beobachtet werden, so dass diese Nierenanlagen später zu kleinen bindegewebigen Strukturen schrumpfen.

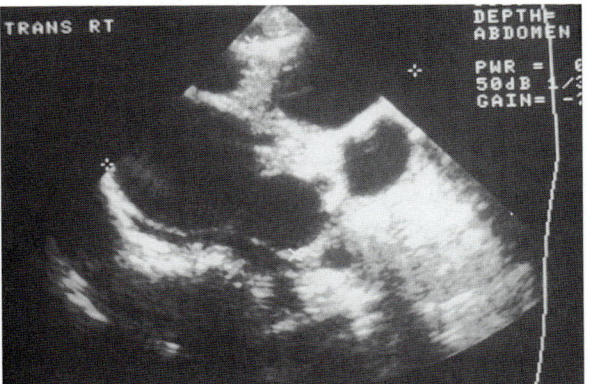

◘ Abb. 15.4. **Sonographisches Bild einer multizystischen Nierendysplasie.**
Zur Darstellung kommen zahlreiche zystische Gebilde mit Gewebsbrücken. Eine Nierenparenchymstruktur ist nicht richtig erkennbar. Ein Harnleiterquerschnitt ist nicht dargestellt.

Polyzystische Nierenerkrankungen (»Zystennieren«, PKD)

Es handelt sich um Formen von Nierenerkrankungen, die genetisch in 2 Gruppen eingeteilt werden, die autosomal-rezessive Form (ARPKD; autosomal recessive polycystic kidney disease) und die autosomal-dominante (ADPKD; autosomal dominant polycystic kidney disease) Form.

■■■ **Autosomal recessive polycystic kidney disease.** Die ARPKD wird häufig schon pränatal durch eine starke Nierenorganvergrößerung erkennbar. Neugeborene fallen durch ein vorgewölbtes Abdomen und riesige, tastbare Nierenorgane auf. Kombiniert besteht eine kongenitale Leberfibrose. Je nach Stärke der Manifestation besteht schon sehr früh eine schwere Niereninsuffizienz. Die Häufigkeit wird auf 1:6.000 bis 1:40.000 geschätzt.

■■ **Ätiologie und Pathogenese.** Für die Erkrankung ist ein rezessives Gen (PKHD1) verantwortlich, das auf Chromosom 6 p21.1-p12 lokalisiert ist.

■■ **Klinik.** Die Symptome sind geprägt durch das Ausmaß der anfangs bestehenden Niereninsuffizienz und den meist erheblich erhöhten Blutdruck. Die Vergrößerung der Nieren kann sogar zu so schwerer Atembehinderung führen, dass eine frühzeitige bilaterale Nephrektomie zur Lebensrettung erwogen werden muss (◘ Abb. 15.5).

■■ **Diagnose.** Sonographisch findet man eine feinfleckige Verdichtung mit mikrozystischen Veränderun-

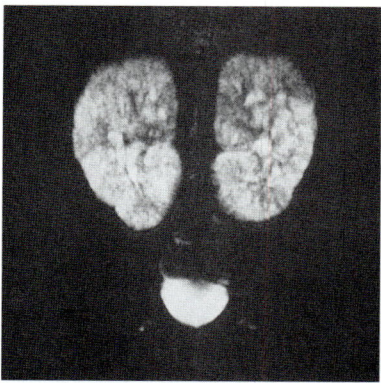

Abb. 15.5. Magnetresonanztomographie bei polyzystischen Nierenerkrankungen bei ARPKD (autosomal-rezessiv vererbten polyzystischen Nieren).
Die Nieren sind bilateral vergrößert. Das Parenchym ist verdichtet. Eine Nierenmarkgrenze ist nicht erkennbar. Angedeutet können mikrozystische Veränderungen vermutet werden.

gen (»Pfeffer-und-Salz-Muster«). Die Organe sind derb induriert. Die Nierenfunktion ist eingeschränkt. Die Serum-Kreatininwerte steigen. Es kann eine schwere Oligurie bestehen. Die Eltern müssen auf das Vorhandensein von zystischen Nierenerkrankungen untersucht werden, um schon früh die Abgrenzung zur dominanten Form zu zeigen. Eine molekulargenetische Untersuchung mit vollständiger Familienuntersuchung kann eine pränatale Diagnostik ermöglichen.

■■ **Therapie.** Die Therapie besteht in der Behandlung der Niereninsuffizienz und des arteriellen Hypertonus (▶ s.u.) Bei frühzeitiger Nephrektomie steht die Dialysebehandlung im Vordergrund (▶ s.u.). Eine genaue Flüssigkeitsbilanz und eine hochkalorische Ernährung sind die Voraussetzung für eine adäquate Entwicklung des Kindes.

■■ **Prognose.** Die Prognose hängt vom Zeitpunkt der sich manifestierenden Niereninsuffizienz ab. In einzelnen Fällen tritt die terminale Niereninsuffizienz erst im späteren Kindes- oder im Jugendalter auf, in der Mehrzahl müssen die Patienten schon im Säuglingsalter bilateral nephrektomiert und einer Dialyse- bzw. Transplantationsbehandlung zugeführt werden.

■■■ **Autosomal dominant polycystic kidney disease.** Die ADPKD manifestiert sich im mittleren Erwachsenenalter. Die Prävalenz wird mit 1 : 1.000 angegeben.

■■ **Ätiologie und Pathogenese.** Das PKD1 Gen wird auf dem Chromosom 16 p13.3 kodiert, das Genprodukt ist Polycystin. Ein 2. Genort liegt auf dem Chromosom 4 q21–23. Die Gene für PKD1 und tuberöse Sklerose -Typ2 (TSC2) liegen auf Chromosom 16 p13.3 in unmittelbarer Nachbarschaft. Je nach Größe der Deletion kann sich die ADPKD sehr früh manifestieren und dann differentialdiagnostisch zur ARPKD Schwierigkeiten machen.

■■ **Klinik.** Erstes Symptom ist erhöhter Blutdruck. Im Verlaufe von Jahren kommt es zunehmend zur Niereninsuffizienz, die im vierten bis fünften Lebensjahrzehnt terminal wird. Die Nieren können extrem vergrößert sein.

■■ **Diagnostik.** Die ersten Symptome sind häufig durch einen mittelschweren arteriellen Hypertonus bestimmt. Die Sonographie der Nieren zeigt meist ab dem Schulalter Parenchymzysten unterschiedlicher Größe mit gleichzeitiger Vergrößerung der Nieren. Eine Familienuntersuchung mit Manifestation in mehreren Generationen erleichtert die Verdachtsdiagnose. Eine pränatale Diagnose ist möglich. Schon bei Kindern können im frühen Alter zystische Veränderungen erkennbar werden, noch bevor eine klinische Symptomatik vorliegt.

■■ **Therapie und Prognose.** Die Überwachung und kontinuierlich gute pharmakologische Einstellung des Blutdrucks ist die beste Voraussetzung für ein nur langsames Fortschreiten zur Niereninsuffizienz. Bei Familienuntersuchung und frühzeitiger Diagnose ist die behutsame Überwachung des Kindes wichtig. Frühzeitige genetische Untersuchungen sollten erst nach fachkompetenter humangenetischer Beratung erfolgen.

Nephronophthise

Es handelt es sich um eine autosomal-rezessive zystische Nieren-Erkrankung mit zystischer Degenerationen im Rinden-Markbereich.

■■■ **Ätiologie und Pathogenese.** Das Gen NPHP1 auf dem Chromosom 2 q12–13 verursacht über das Genprodukt, Nephrozystin, eine tubulär-zystische Degeneration des Nierenmarks mit fortschreitender interstitieller Fibrose. Die Prävalenz ist mit 0,1 zu 100.000 zwar selten, doch die Erkrankung ist die häufigste hereditäre Ursache für ein chronisches Nierenversagen im Kindesalter. Neben dem Typ I wird eine weitere Form, die sich erst im jugendlichen bis Erwachsenenalter manifestiert (»medullary cystic disease«), unterschieden.

■■■ Klinik. Die klinischen Symptome beginnen mit Polyurie, Polydipsie und Wachstumsretardierung. Ein frühes Symptom kann eine sekundäre Enresis nocturna sein. Weitere Verlaufsformen, z. B. mit Retinitis pigmentosa (Senior-Löken-Syndrom), sind bisher genetisch nicht lokalisiert worden.

■■■ Diagnose. Die Diagnose wird durch die typische Histologie und molekulargenetisch gestellt, wenn es sich um den NPH-1-Typ handelt.

■■■ Prognose. Die Krankheit führt im Kindesalter zwischen 10 und 15 Jahren zur Niereninsuffizienz.

15.2.4 Anlagestörungen des ableitenden Harnsystems

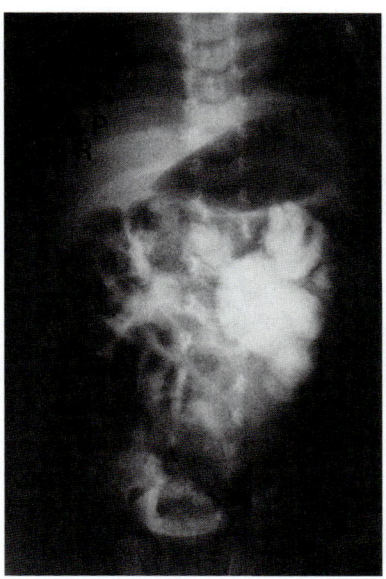

◘ Abb. 15.6. **Hydronephrose bei ureteropelviner Stenose.** Gezeigt ist die deutliche Kontrastdarstellung eines erweiterten Nierenbeckens mit erweiterten und unscharfen Nierenkelchen. Der Ureter kommt nicht zur Darstellung.

Hydronephrose bei Ureterabgangsstenose

Die Ureterabgangsstenose (Ureteropelvine Stenose, UPS) ist die häufigste Ursache der Hydronephrose im Kindesalter und eine der beiden häufigsten Ursachen für eine Nierenvolumenvergrößerung bei Neugeborenen.

■■■ Ätiologie und Pathogenese. Die Ursache ist eine innere Fibrose der Verbindung zwischen Nierenbecken und Harnleiter, die eine Störung der peristaltischen Harnableitung vom Nierenbecken in den Harnleiter hervorruft. Bisweilen liegt die Ursache in einem aberrierenden Gefäß, das eine Abknickung des Harnleiters verursacht. Die Obstruktion bedingt eine passagere Erhöhung des intrapelvinen Druckes, der zur Dilatation des Nierenbeckens und der Nierenkelche führt.

■■■ Diagnose. Die Hydronephrose ist pränatal erkennbar. Das Ausmaß der Nierenfunktionsstörung kann sehr variabel sein. Postnatal wird die Diagnose durch eine Sonographie erhärtet.

Folgende diagnostische Schritte sind angezeigt: Bei einseitigem Prozess (◘ Abb. 15.6) ist es zunächst wichtig, das Ausmaß der Stauung und der partiellen Nierenfunktionsveränderung zu erfassen. Hierzu ist die Methode der Funktionsuntersuchung durch Isotopennephrographie (▶ Diuresenephrographie, s. Kap. 15.1.3) das Mittel der Wahl. Etwa 60 % aller pränatal vermuteten Hydronephrosen oder Nierenbeckenerweiterungen erweisen sich postnatal als funktionell nicht relevant und behindern nicht die funktionelle Weiterentwicklung der Niere.

■■■ Verlauf und Prognose. Bei pränatal vermuteter Nierenbeckenerweiterung oder zystischen Malformationen gilt folgende Richtlinie: Innerhalb von vier Wochen Durchführung von Funktionsanalysen mit Hilfe der Isotopennephrographie zur Erfassung der globalen Funktionseinschränkung und eventueller Abflussbehinderungen des Harns. Hierzu dient auch der Seitenvergleich beider Nieren. Bei guter Funktion und Ausscheidungsgeschwindigkeit mit einer Entleerungs-Halbwertszeit < 30 Minuten wird der Befund beobachtet, Sonographische Kontrollen in 6- bis 12-Wochen-Abständen sind indiziert. Eine Wiederholung der nuklearmedizinischen Untersuchung nach drei bis sechs Monaten bestimmt die Entscheidung zur Operation. Je nach Befund wird zu diesem Zeitpunkt die Indikation zur Operation der Stenose gestellt oder über mehrere Monate weiter beobachtet.

Megaureter

Die Erweiterung des Harnleiters hat verschiedene Ursachen. Man spricht von primären und sekundären Megaureteren. Bei primären Formen liegt die Ursache in einer

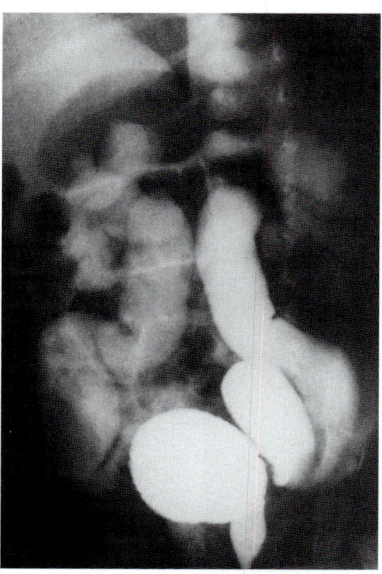

Abb. 15.7. Bilaterale Megaureter.
Gezeigt wird ein Miktionszysturetrogramm mit Füllung der Blase und Darstellung der kontrastmittelgefüllten beidseitigen refluxiven Harnleiter, die mäanderläufig geschlängelt und deutlich dilatiert zur Darstellung kommen.

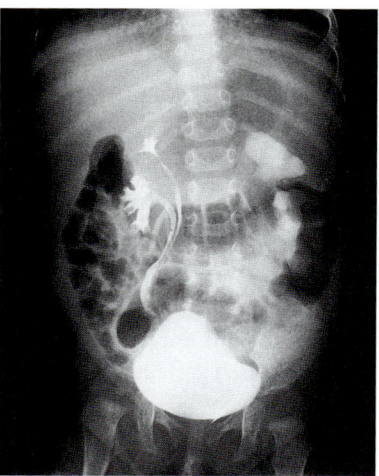

Abb. 15.8. Doppelanlage der Harnleiter mit Ureterozele in der Blase.
Gezeigt wird ein intravenöses Pyelogramm mit rechts zur Darstellung kommender Doppelanlage der Nieren. Der obere Nierenanteil ist kaum dargestellt, der untere Nierenanteil mit erweitertem und verplumptem Nierenbecken. Auf der linken Seite kommt ein stark erweiterter, verlängerter Harnleiter zur Darstellung. Im unteren Bereich der Blase wird eine kontrastmittelausgesparte Blase gerade eben erkennbar. Hierbei handelt es sich um die typische Ureterozele bei Doppelanlage auch auf der linken Seite.

Stenose im Bereich der uretero-vesikalen Verbindung, bisweilen in Kombination mit einer Hydronephrose. Ein Megaureter kann ein- oder beidseitig auftreten (Abb. 15.7) Eine Ultraschalldiagnose ist pränatal möglich. Häufig wird die Diagnose im Rahmen von Harnwegsinfektionen gestellt. Sekundäre Formen des Megaureters sind Folge eines vesiko-ureteralen Refluxes (► s. unten) oder einer Obstruktion unterhalb der Blase (► z.B. Urethralklappen, s. unten). Andere Formen der Megaureteren bedürfen einer genauen funktionellen Diagnostik (Ultraschall, Radiologie und Nuklearmedizin).

Doppelanlagen der Nieren und Harnleiter

Eine Verdoppelung des Harnleiters als Ureter duplex mit zwei Mündungen oder als Ureter fissus mit einer Mündung in die Blase mit entsprechend gedoppeltem Nierenbecken (»Doppelniere«) ist die häufigste allgemeine Fehlbildung im Bereich der ableitenden Harnwege. Sie kommt bei einem auf 150 Menschen vor. Nach dem **Weigert-Meierschen-Gesetz** kreuzen die beiden Harnleiter im Verlaufe ihre Wege. Der zum unteren Pol der Niere gehörende Harnleiter mündet proximal vom Harnleiter des oberen Pols. In der großen Mehrzahl sind diese Fehlbildungen asymptomatisch. Häufig kommt es aber zu begleitenden Fehlentwicklungen im Bereich der Harnleiter. Hierbei kann eine Mündungsstenose zur Ausbildung einer Ureterozele (Abb. 15.8) führen, die Anlass gibt zur Obstruktion des anderen Harnleiters, der als Megaureter sichtbar wird. Die dystope Mündung einer oder beider Ureteren kann zu unkontrollierter Harnentleerung oder zu rezidivierenden Harnwegsinfektionen führen (► s. Kap. 15.12). Bei Patienten mit nachweisbaren, wiederholten Harnwegsinfektionen und sonographischem Hinweis für eine Doppelanlage ist eine operative Korrektur vorzunehmen. Nicht selten liegt eine Doppelanlage der Nieren vor, bei der der eine Teil – meist der obere – so funktionsschwach ist, dass er sich den ersten sonographischen und radiologischen Untersuchungen entzieht.

Vesico-ureteraler Reflux

Der retrograde Rückfluss von Urin in den Harnleiter wird vesico-ureteraler Reflux genannt.

■■■ **Ätiologie und Pathogenese.** Die Ursache liegt in einer Fehlanlage des Orificiums des Ureters in der Blasenwand als Folge einer Fehlposition der Ureterknospe im Bereich des Wolff'schen Ganges. Das Ureterostium ist

15.2 · Angeborene Fehlbildungen der Nieren und ableitenden Harnwege

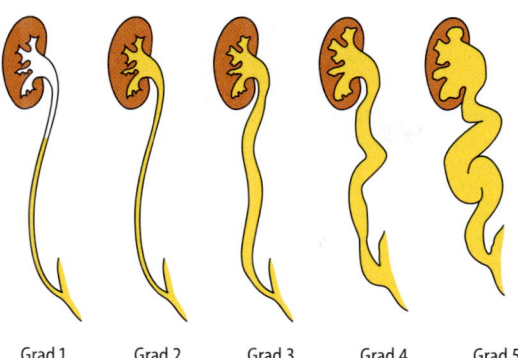

Abb. 15.9. Schematische Darstellung der Schweregrade des vesicoureteralen Refluxes.

lateralisiert und nach proximal verlagert. Dadurch wird der submuköse Tunnel verkürzt, und der physiologische Verschluss ist insuffizient.

■■■ **Symptomatik.** Die Diagnose wird bei Patienten im Rahmen von urologischen Fehlbildungen oder nach Harnwegsinfektionen gestellt.

■■■ **Diagnose.** Die diagnostische Methode der Wahl ist das Miktions-Zysturethrogramm. Sonographische Methoden sind möglich, aber nicht so zuverlässig. Es werden fünf Schweregrade des vesico-ureteralen Rerfluxes unterschieden (■ Abb. 15.9).

■■■ **Therapie.** Grad I–II bedürfen in der Regel keiner operativen Korrektur. Bei Grad III ist die Indikation abhängig von der klinischen Symptomatik, wie z. B. rezidivierende Harnwegsinfekten. Eine schonende Therapie ist die submuköse Unterspritzung der Uretermündung mit Kollagen. Diese Methode führt in etwa der Hälfte der Fälle zu einem über längere Zeit befriedigenden Ergebnis. Die Erfolgsrate nach Reimplantation des Harnleiters durch chirurgische Methoden ist > 90 %. Als Alternative zur Operation wird eine langzeitige Infektprophylaxe durchgeführt. Eine endgültige Aussage über die Methode der Wahl ist auch nach langjährigen Untersuchungen nicht möglich. Bei Grad IV–V besteht eine Indikation zur operativen Korrektur. Häufig bestehen schon Nierenparenchymveränderungen mit Narben und Nierenrinden-Abflachungen (**Refluxnephropathie**). Das Wachstum der betroffenen Nieren kann eingeschränkt sein. Neben den operativen Korrekturoperationen ist eine langzeitige Überwachung der Nierenfunktion, der Infektanamnese und des Blutdruckes notwendig.

15.2.5 Harnröhrenfehlbildungen

Urethralklappen

Die schwerste Form der Harnwegsobstruktion sind Urethralklappen in der proximalen Harnröhre des Jungen (■ Abb. 15.10). Je nach Ausmaß der Obstruktion kommt es schon frühembryonal zu erheblicher Aufstauung und entsprechender Parenchymschädigung beider Nieren.

Pränatal fallen die mäanderförmig dilatierten Harnleiter und die beidseitigen Hydronphrosen auf. Nach Geburt werden eine stark vergrößerte Blase mit Blasenwandverdickung und Pseudodivertikeln sowie in der Regel bilaterale Megaureteren erkennbar. Die Ureteren sind beidseits oder einseitig refluxiv, und die Dilatation der Harnwege reicht bis ins Nierenbecken mit unterschiedlichem Ausmaß der Nierenparenchymschädigung, bis zu hochgradiger, bilateraler Hydronephrose. Die Obstruktion in der vorderen Harnröhre führt zu einem erhöhten Druck bei der Harnentleerung mit deutlicher Dilatation der proximalen Harnröhre und Kaliberprung im Bereich der Urethralklappen. Diese Harnwegssysteme sind hochgradig infektionsgefährdet. Daher ist die Diagnostik unmittelbar nach der Geburt zu beginnen und gegebenenfalls eine therapeutische Harnableitung durchzuführen.

Eine suprabubische Harnableitung oder in Ausnahmefällen eine transurethrale Anlage eines Blasenkatheters ist das Mittel der ersten Wahl. Bei noch normaler Nierenfunktion kann die transurethrale Klappenresek-

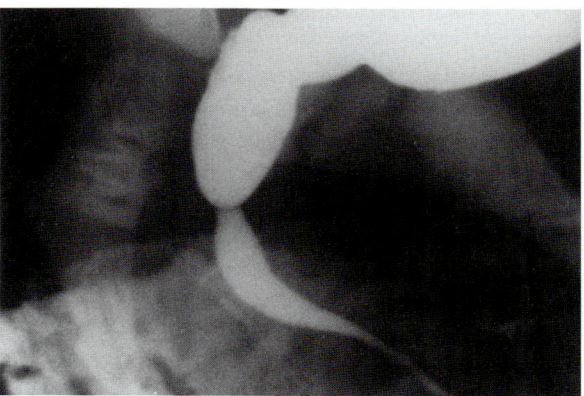

Abb. 15.10. Posteriore Urethralklappen bei Jungen.
Es handelt sich um ein Miktionszysturetrogramm bei Füllung der Blase mit Kontrastmittel. Nach Ziehen des Katheters wird die kontrastmittelgefüllte Urethra sichtbar mit stenosierender Einengung im proximalen Drittel und prästenotischer Dilatation dieses Anteils der Harnröhre.

tion das wesentliche therapeutische Prinzip sein. Gegebenenfalls müssen zu einem späteren Zeitpunkt einer oder beide refluxive Harnleiter operativ reimplantiert werden. Häufig besteht schon mit der Diagnose eine erhebliche Nierenfunktionseinschränkung, die innerhalb des Säuglings- und Kleinkindesalters zur terminalen Insuffizienz führt. Das wichtigste Ziel der therapeutischen Betreuung ist die Vermeidung jedes Harnwegsinfektes, da diese Ursache für weitere schwere Parenchymschäden bedeuten können.

Prune-belly-Syndrom (Bauchdeckenaplasie-Syndrom)

Die Inzidenz wird mit 1 auf 30–40 000 männliche Geburten angegeben. Die Muskelaplasie geht mit einer nichtobstruktiven Erweiterung der ableitenden Harnwege und beidseitig nach intraabdominal verlagerten Hoden (Kryptorchismus) einher.

Das Spektrum der Harnwegsfehlbildungen kann sehr variieren, mit fast keiner Auffälligkeit bis zum Fehlen der Harnröhre und schweren hypo-und dysplastischen Veränderungen der Nieren und der ableitenden Harnwege. Die Diagnose wird klinisch gestellt.

Die Therapie richtet sich nach der Beteiligung der Nieren und ableitenden Harnwege.

Die Prognose ist wesentlich abhängig vom Ausmaß der Nierenfunkionsstörung. Blasenentleerungsprobleme bleiben meist lebenslang bestehen.

15.3 Nephrotische Syndrome

Das Nephrotische Syndrom (NS) ist ein Symptomenkomplex, der durch Ödeme, eine Oligurie und Aszites gekennzeichnet ist. Die Symptome werden durch einen renalen Eiweißverlust sehr unterschiedlicher Ursache hervorgerufen.

■■■ **Pathogenese.** Durch einen immunpathologischen Prozess kommt es zur erhöhten Permeabilität der Gomeruluskapillaren. Verschiedene pathogenetische Vorstellungen reichen vom Verlust der negativen Ladungen der Innenseite der Basalmembran bis zu spezifischen funktionellen Störungen der Podozyten. Die vermehrte Permeabilität für Proteine führt zur Verminderung der Protein-Konzentration im Serum, bevorzugt von Albumin. Mit Absinken der Albuminkonzentration kommt es zur Verminderung des onkotischen Drucks mit Verlage-

Tabelle 15.1. Einteilung der Nephrotischen Syndrome.

Form des Neprotischen Syndroms	Ursachen
Primäre Nephrotische Syndrome	– Lipoidnephrose (Minimal-Läsion) – Diffuse mesangial-proliferierende Glomerulonephritis – Fokal-segmentale glomeruläre Sklerose – Membranoproliferierende Glomerulonephritis – Membranöse Glomerulonephritis
Sekundäre Nephrotische Syndrome	– HUS (Hämolytisch urämisches Syndrom) – Anti-Basalmembran-Glomerulonephritis – IgA-Nephropathie – Rapid-progressiv-Glomerulonephritis – Diffus-mesangiale Sklerose
Infektiöse Ursachen	– Poststreptokokken–Nephritis – Lepra – Lues – Hepatitis B – CMV (Zytomegalievirus) – EBV (Epstein-Barr-Virus) – Malaria – Toxoplasmose – Schistosomiasis,
Tumor-assoziiert	– NHL (Non Hodgkin Lymphon) – Leukämien
Medikamenten-induziert	– Gold – D-Penicillamin
System-erkrankungen	– Lupus erythematodes – Schoenlein–Henoch Purpura – Polyarteriitis nodosa – Takayasu-Syndrom – Amyloidose – Diabetes mellitus
Familiäre Formen	– Alport-Syndrom – Nail-patella-Syndrom – Sichelzellanämie – Kongenitale Nephrose vom Finnischen Typ – Denys-Drash-Syndrom
Kreislauf-bedingt	– Nierenvenenthrombose – Herzinsuffizienz

15.3 · Nephrotische Syndrome

rung von intravaskulärer Flüssigkeit in das Interstitium und Ausbildung von Ödemen. Das Nephrotische Syndrom kann als eigenes Krankheitsbild auftreten oder als Begleitsymptom im Rahmen anderer glomerulärer Erkrankungen (▶ s. Kap. 15.4). ◘ Tabelle 15.1 fasst die verschiedenen Ursachen eines NS zusammen.

> **Merke**
>
> Verschiedene Ursachen können die glomerulären Kapillaren durchlässig werden lassen für Eiweiß und damit zu einem Absinken des onkotischen Druckes und zur Ödembildung Anlass geben. Am häufigsten ist ein Ansprechen auf Glucokortikoide zu erwarten. Nur in seltenen Fällen ist eine Nierenbiopsie notwendig, um die morphologischen Unterschiede zu diagnostizieren.

15.3.1 Die Minimal-Läsion Nephrose (»Lipoidnephrose«)

■■■ **Klinik.** Die Krankheit manifestiert sich bevorzugt im Kleinkindesalter, mit einem Altersgipfel zwischen 1. und 5. Lebensjahr. Jungen sind doppelt so häufig betroffen wie Mädchen. Die ersten klinischen Erscheinungen sind Lidödeme, besonders morgens nach dem Schlaf. Danach treten prätibiale Ödeme auf (◘ Abb. 15.11). Die Urinproduktion ist vermindert. Die Allgemeinsymptome können relativ milde sein. Die Gewichtszunahme mit steigendem Durst und verminderter Harnproduktion ist Folge der Einlagerung interstitieller Flüssigkeit. Fieber tritt meist nicht auf, allerdings können Virusinfekte der Manifestation der Erkrankung vorausgehen.

■■■ **Diagnose.** Im Urin ist der quantitative Nachweis von Eiweiß mit Hilfe der Trockenchemie (Teststreifen) schnell möglich. Die Albuminkonzentration ist im Urin stark erhöht über 1 g/dl. In der Zählkammer wird bei 30 % der Patienten in den ersten Tagen eine Mikrohämaturie gefunden.

Im Serum ist die Gesamt-Protein-Konzentration vermindert auf < 50 g/l, die Albuminkonzentration auf < 25 g/l. Cholesterin und Lipide sind deutlich erhöht. Die Proteinelektrophorese zeigt eine Hypalbuminämie mit relativer Erhöhung hochmolekularer Globuline, wie α_2-Globuline. Die Kreatininkonzentration ist anfangs normal, kann aber erhöht sein bei starkem Aszites und star-

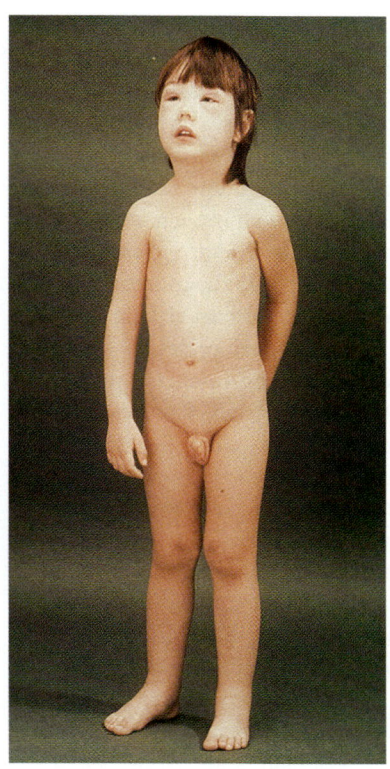

◘ Abb. 15.11. **Ödeme bei Kind mit nephrotischem Syndrom.** Es sind deutlich sichtbar die Lidödeme und die Striemen der Strumpfhose am Unterbauch. Auch prätibiale Ödeme sind sichtbar.

ker Gewichtszunahme. Der Urin ist durch die hohe Eiweißkonzentration häufig schaumig und bei Oligurie dunkel gefärbt. Oft besteht eine Thrombophilie mit niedrigem AT-III, hohem α_2-Makroglobulin und hohem Fibrinogen.

■■■ **Differentialdiagnose.** Das nephrotische Syndrom kann Symptom einer Vielzahl von anderen Glomerulopathien sein siehe ◘ Tab. 14.1. Die Serumkonzentration des Komplements und die Bestimmung von DNS-Doppelstrang-Antikörpern helfen bei der Suche nach immunpathogenetischen Mechanismen. Eine Nierenbiopsie ist bei der typische Lipoidnephrose zunächst nicht indiziert. Bei Hinweis auf eine andere Verlaufsform ist diese jedoch schon vor Einsatz eines Therapieversuches angezeigt.

■■■ **Therapie. Immunsuppressive Behandlung.** Die Behandlung beginnt mit Gabe von hochdosiertem Prednison 60 mg/m² KOF pro Tag, auf 3 Einzeldosen verteilt. Diese hohe Prednisondosis wird für 6 Wochen beibehalten. Daran schließt sich für weitere 6 Wochen die Prednisongabe in einer Dosierung von 40 mg/m² KOF jeden 2. Tag alternierend in einer Dosis morgens an. Über 90 % aller Patienten mit Lipoidnephrose verlieren ihre Eiweißausscheidung (sie sind **steroid-sensibel**). Bleibt die Proteinurie unverändert bestehen und sind die Ödeme weiter vorhanden, handelt es sich um ein **steroid-resistentes Nephrotisches Syndrom.** Jetzt ist eine Nierenbiopsie indiziert, um differentialdiagnostisch andere Formen des NS zu definieren. Kommt es kurz nach Absetzen der Steroide zu einem Rezidiv des NS, wird eine Rezidiv-Steroid-Therapie durchgeführt (60 mg/m² bis der Urin 3 Tage frei von Eiweiß ist, anschließend 40 mg/m² alternierend jeden 2.Tag für 4 Wochen). Kommt es zu häufigen Rezidiven (> 4 Rezidive pro Jahr) oder besteht eine Steroidabhängigkeit (Rezidiv unter alternierender Therapie oder innerhalb 14 Tagen nach Absetzen), wird die Therapie mit anderen Immunsuppressiva durchgeführt. Cyclophosphamid in einer Dosis von 2 mg/kg KG für 12 Wochen führt in 40 bis 60 % zu einer langanhaltenden Remission. Wenn es auch danach zu Rückfällen kommt, ist eine Behandlung mit Cyclosporin A in einer Dosis von 5 mg/kg KG und Tag indiziert. Der Cyclosporin-A-Blutspiegel soll auf Werte zwischen 80–120 ng/ml eingestellt werden. Diese Behandlung muss dann langfristig vorgenommen werden, da es nach Absetzen in > 90 % der Fälle zu Rückfällen kommt.

Ödemtherapie. Bei schweren Ödemen und ausgeprägtem Aszites kann die Wasserausscheidung zu Beginn durch den Einsatz von 20 %iger Albuminlösung (1 g Albumin pro kg KG in 45–60 min. intravenös), anschließend Furosemid 1–2 mg/KG i.v. im Bolus gefördert werden.

∎∎∎ **Komplikationen.** Durch den Verlust an gerinnungshemmenden Faktoren (▶ s.o.) kann es bei schweren Ödemen mit Aszites und hoher Prednisontherapie zum Auftreten von Thrombosen und thromboembolischen Komplikationen kommen. Bei anhaltendem Aszites besteht die Gefahr einer bakteriellen Peritonitis, meist ausgelöst durch Streptococcus pneumoniae. Zur Prophylaxe wird in diesen besonderen Zuständen eine Penicillintherapie (50 000 E/kg KG) verabreicht. Bei persistierender Aszites ist eine Impfung gegen Pneumokokken zu empfehlen.

∎∎∎ **Prognose.** Bei steroidsensiblem NS wird 1/3 der Patienten nach einer Episode gesund, 1/3 hat seltene Rezidive, die wieder mit Steroiden behandelt werden. 1/3 der Patienten ist steroid-abhängig oder hat so häufig Rückfälle, dass eine weitergehende immunsuppressive Therapie (▶ s.o.) durchgeführt werden muss. Die weiteren Komplikationen sind jeweils bedingt durch die notwendige immunsuppressive Therapie. Bei Langzeitbehandlung mit Prednison stehen die glukokortikoidbedingten Nebenwirkungen mit Cushingoid, Minderwuchs, Steroiddiabetes, Infektanfälligkeit und Thromboseneigung im Vordergrund. Eine Langzeit- oder Dauerbehandlung mit Cyclosporin A schließt die Möglichkeit von hierdurch bedingten Nebenwirkungen wie Hirsutismus, Gingivahyperplasie, Hypomagnesiämie u. a. ein.

15.3.2 Steroidresistentes Nephrotisches Syndrom

Die morphologische Diagnose zeigt verschiedene Glomerulopathien, die meist von einer Minimal-Läsion zu unterscheiden sind (◘ Abb. 15.12 a u. b). Eine häufige Diagnose ist die **fokale Sklerose.** Es handelt sich hierbei um eine Glomerulopathie, deren Genese unterschiedlich ist. Neben einer vererbten familiären Form, die auf dem Chromosom 1q21 codiert, mit dem Genprodukt Podocin, sind häufig idiopathische Ursachen anzunehmen, bei denen ein humoraler Faktor als pathogenetisches Prinzip vermutet wird. Das Nephrotische Syndrom ist schwerwiegend, eine wirksame Therapie ist nicht erkennbar. Therapieversuche mit Zytostatika oder Cyclosporin A sind unsicher. Bei manchen Kindern mit schwerem Verlauf kommt es innerhalb weniger Jahre zur zunehmenden Funktionseinschränkung der Niere. Bei terminaler Niereninsuffizienz ist die Indikation zu Dialyse und Transplantation gegeben.

Andere Verlaufsformen des Nephrotischen Syndroms, die nicht oder schlecht auf Steroide ansprechen, gehören in den Formenkreis verschiedener chronischer Glomerulonephritiden (▶ s. Kap. 15.4) mit unterschiedlichen Pathomorphologien in der Histologie. Eine besondere Form geht einher mit einer **membranösen Glomerulopathie**, die idiopathisch auftritt oder im Rahmen chronischer Infektionen wie z. B. Hepatitis B.

15.3.3 Kongenitales Nephrotisches Syndrom vom finnischen Typ

∎∎∎ **Ätiologie und Pathogenese.** Das Kongenitale Nephrotische Syndrom vom finnischen Typ wird autosomal rezessiv vererbt. Der Genort ist auf dem langen

15.4 · Glomerulonephritis

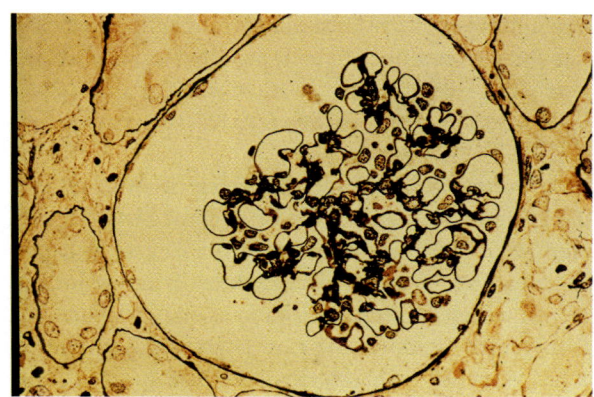

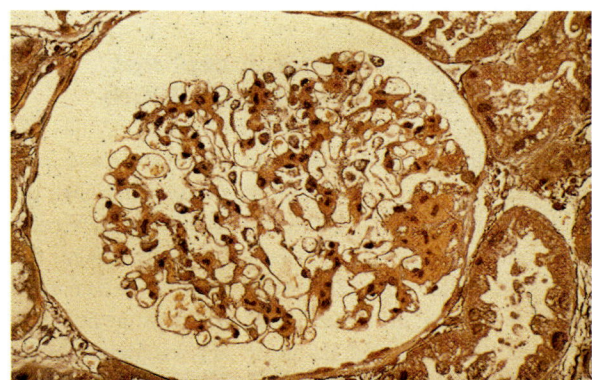

◘ Abb. 15.12. **a** Histologisches Bild eines »Minimal-Change« Nephrotischen Syndroms. Deutlich sichtbar sind die zarten Basalmembranen und die normale mesangiale Zellzahl. Im Bereich der Tubuli ist eine Fetteinlagerung in die Tubuluszellen durch die Leerräume angedeutet. **b** Histologisches Bild bei fokaler Sklerose. Wie bei **a** zarte Basalmembran und kaum zelluläre Vermehrung der Mesangiumzellen. In einem Segment eine Sklerosierung im Bereich des Mesangiums.

Arm des Chromosom 19 q13.1 (NPHS1), das Genprodukt heißt Nephrin. In der Schwangerschaft ist das α-Fetoprotein sowohl im Serum der Mutter als auch im Fruchtwasser erhöht. Eine pränatale Diagnostik ist möglich. Die morphologische Veränderungen sind schon in der Frühschwangerschaft in der Niere des Feten nachweisbar.

■■■ **Klinik.** Die Neugeborenen entwickeln schon Stunden nach der Geburt eine starke Proteinurie mit Proteinkonzentrationen bis zu 20 g/l im Urin. Die Hypoproteinämie (Albuminkonzentration < 15 g/l) führt zu hochgradigen Ödemen mit Oligurie und hoher Infektionsgefährdung. In der Niere werden typisch Mikrozysten gesehen mit minimalen glomerulären Veränderungen.

■■■ **Therapie und Prognose.** Eine hochkalorische Ernährung, Flüssigkeitsbilanzierung und Infektprophylaxe stehen an erster Stelle. Selbst bei sorgfältigster Pflege tritt meist eine Gedeihstörung auf. Die frühzeitige, innerhalb der ersten Lebensmonate durchgeführte bilaterale Nephrektomie, anschließende Peritonealdialyse und schließlich Transplantation hat zu einer Überlebensverlängerung dieser Patienten von 70 bis 80 % geführt. Die Gesamtprognose ist dann gleich der Morbidität und Mortalität nierentransplantierter Patienten im 1. Lebensjahr.

15.4 Glomerulonephritis

Hierbei handelt es sich um einen entzündlich-inflammatorischen Prozess, der zu einer Zellvermehrung glomerulärer Mesangiumzellen, zur Ansammlung von Leukozyten und Makrophagen sowie zur Proliferation von glomerulären Epithelzellen führt. Der Entzündungsprozess kann akut oder schleichend beginnen, nach kurzer Zeit wieder ausheilen oder chronisch verlaufen. Pathogenetische Ursachen könne bakterielle Erreger oder Systemerkrankungen mit unterschiedlicher immunpathogentischer Ursache darstellen. ◘ Tabelle 15.2 zeigt die verschiedenen Formen und Ursachen.

◘ Tabelle 15.2. Einteilung der Glomerulonephritiden.

Formen der Glomerulo-nephritis (GN)	Ursachen
Infektiös-bedingt	– Akute Poststreptokokken-Nephritis – Lues – Hepatitis B
Chronische Glomerulo-nephritiden	– Mesangioproliferative GN – Membranoproliferative GN – Sklerosierende GN
System-erkrankungen	– Schoenlein-Henoch Purpura – Hämolytisch-Urämisches Syndrom – Arteriitis nodosa – Lupus erythematodes – Wegener Granulomatose
Hereditäre Formen	– Alport-Syndrom – Komplement-Defekte

> **Merke**
>
> Ein entzündlicher Prozess im Bereich der glomerulären Strukturen wird häufig im Kindesalter durch Streptokokken ausgelöst. Die passagere Komplementerniedrigung und die typischen Urinbefunde machen die Diagnose eindeutig. Bei persistierender Symptomatik sind verschiedene chronische Verlaufsformen der Glomerulonephritis zu differenzieren. Im Rahmen von Systemerkrankungen wie Kollagenosen kann es zur Beteiligung der Nieren mit sehr schwer verlaufenden Glomerulonephritiden kommen.

15.4.1 Akute Postinfektiöse Glomerulonephritis

■■■ **Ätiologie und Pathogenese.** Nach abgelaufener bakterieller Tonsillitis oder Hautinfektion (Impetigo) kommt es zur entzündlichen Reaktion in den Glomeruli. Pathogenetisch ist die Ablagerung von Immunkomplexen im Mesangium, ausgelöst durch bakterielle Antigene unter Bindung von Komplement (C3), verantwortlich.

■■■ **Klinik.** Bei ausgeprägtem Verlauf fallen zunächst Lidödeme auf. Es kommt zur Oligurie, die Patienten fühlen sich krank, entwickeln Kopfschmerzen. Der Blutdruck ist über die Altersnorm erhöht. Selten können zerebrale Krampfanfälle ein erstes klinisches Zeichen sein.

■■■ **Diagnose.** Laborchemisch sind folgende Befunde typisch. Serum-Harnstoff und -Kreatinin erhöht, die C3-Komponente des Komplements erniedrigt. Die Blutsenkungsgeschwindigkeit ist beschleunigt. Im Spontanurin werden Erythrozyten (Mikrohämaturie bis 1000 Ery/mm^3, Makrohämaturie > 1000 Ery/mm^3) gefunden. Im Urinsediment sind Erythrozytenzylinder nachweisbar. Die Erythrozytenmorphogie zeigt dysmorphe Erythrozyten. Protein im Urin ist im Teststreifen 1- bis 3 fach positiv (0,5 bis 1 g/dl).

Die glomeruläre Filtrationsrate (GFR) gemessen mit der Kreatinin-Clearence ist eingeschränkt. Nur selten besteht eine Anurie, meist jedoch eine Oligurie.

■■■ **Therapie.** Die Behandlung richtet sich nach dem Ausmaß der Nierenfunktionseinschränkung und dem Ausmaß der Ödeme. Wichtig ist eine Flüssigkeitsbilanzierung (Einfuhr gleich Ausfuhr plus Perspiratio insensibilis, E = A + 400–600 ml/m^2/24 h). Bei Hypertonie erfolgt eine antihypertensive Behandlung. Eine antibiotische Behandlung ist nur noch dann indiziert, wenn eine Persistenz eines bakteriellen Infektes vorliegt. Als Mittel der Wahl wird Penicillin G (50 000 E/kg KG p.o.) verabreicht.

■■■ **Prognose.** Nach wenigen Tagen bis Wochen geht die Symptomatik zurück, die Urinbefunde bessern sich, eine Mikrohämaturie kann noch für längere Zeit persistieren. In > 90 % heilt die Krankheit symptomlos aus. Nur in wenigen Einzelfällen kann es zu persistierenden Symptomen kommen, die eine Abgrenzung zu chronischen Verlaufsformen schwierig machen.

15.4.2 Perakute Glomerulonephritis (Rapid-progressive GN, RPGN)

Selten verläuft die postinfektiöse GN so schwer, dass es in wenigen Tagen zur Niereninsuffizienz kommt. Neben der ausgeprägten Oligurie bis Anurie besteht regelmäßig eine Makrohämaturie und Proteinurie. Im Urinsediment finden sich massenhaft Erythrozytenzylinder. Der Blutdruck ist erhöht. Im Serum sind harnpflichtige Substanzen wie Kreatinin und Harnstoff erhöht. Meist besteht eine Leukozytose mit Linksverschiebung, als Hinweis auf einen gerade durchgemachten bakteriellen Infekt. Nicht immer ist die Infektion gesichert. Bei unklarer Diagnose zeigt sich in der Nierenbiopsie das typische Bild der extrakapillären proliferativen und nekrotisierenden Glomerulonephritis mit Halbmondbildungen des Kapselepithels (◘ Abb. 15.13).

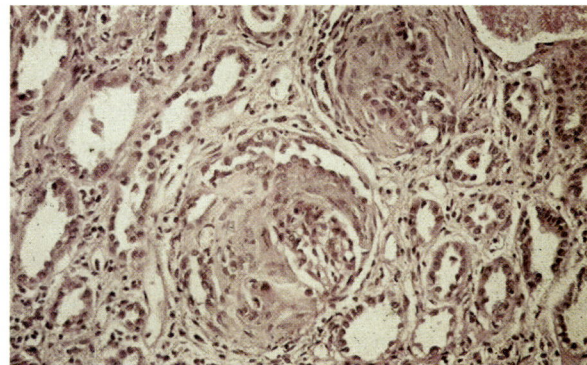

◘ Abb. 15.13. **Histolgisches Bild einer Rapid-progressiven Glomerulonephritis (formalinfixiert).**
Sichtbar wird die Kompression der glomerulären Kapillarschlingen durch die konzentrische Einengung aufgrund der Epithelzellproliferation und Sklerosierung. Interstitiell zeigt sich eine Fibrose und eine Tubuluszell-Atrophie.

15.4 · Glomerulonephritis

■■■ Therapie. Bei dieser besonders schweren Verlaufsform ist eine Dialysetherapie notwendig (▶ s. Kap. 15.15). In Einzelfällen wird auch eine Plasmapherese durchgeführt. Im Vordergrund des therapeutischen Vorgehens steht die Flüssigkeitsbilanzierung, die Einstellung des Blutdruckes und die Prophylaxe des Lungenödems. Die Patienten sind häufig multimorbide. Die Wirksamkeit von immunsuppressiver Therapie ist nicht gesichert. Bei persistierenden Infekten ist eventuell eine kausale antibiotische Therapie gerechtfertigt.

Differentialdiagnostisch können auch andere Ursachen der RPGN zu Grunde liegen, z. B. Systemerkrankungen wie Schoenlein-Henoch-Purpura, Hämolytisch-urämisches Syndrom oder Wegener-Granulomatose.

■■■ Prognose. Die Prognose ist bei Kindern nicht immer ungünstig. Nach wenigen Tagen bis Wochen kann es zur langsamen Erholung der Nierenfunktion kommen. Histologisch findet man dann häufig narbige Veränderungen in den Glomeruli. Ein großer Teil dieser Patienten behält jedoch eine eingeschränkte Nierenfunktion zurück oder bleibt terminal niereninsuffizient.

15.4.3 Chronische Glomerulonephritis

Chronische inflammatorische Prozesse der Nierenglomeruli sind pathogenetisch nicht eindeutig definiert. Als isolierte Form verlaufen sie im Kindesalter häufig oligosymptomatisch, ohne Beeinträchtigung des Allgemeinbefindens. In der ◘ Tabelle 15.2 (S. 509) sind die verschiedenen Verlaufsformen zusammengestellt. Nach Dokumentation der pathologischen Urinbefunde mit Erythrozyturie, Proteinurie, mit und ohne Einschränkung der Nierenfunktion und mit und ohne Hypertonus müssen differentialdiagnostisch folgende Erkrankungen ausgeschlossen werden.

IgA-Nephritis

Eine speziell abzugrenzende Verlaufsform einer chronischen Glomerulonephritis wird unter dem Begriff der IgA-Nephritis beschrieben (Morbus Berger). Es handelt sich dabei um eine häufig oligosymptomatisch verlaufende Glomerulonephritis, die meist zufällig entdeckt wird.

■■■ Klinik. Die klinischen Erscheinungen sind schleichend oder gar nicht vorhanden. Es beginnt mit einer Mikrohämaturie, während interkurrierender Infekte tritt häufig eine Makrohämaturie auf. In der Erythrozytenmorphologie im Urin findet man als Ausdruck der Glomerulonephritis vorwiegend dysmorphe Erythrozyten. Der Blutdruck ist meist nicht erhöht. Neben der Hämaturie findet sich eine mäßige Proteinurie von 0,5–1 g pro Tag. Die Kinder sind subjektiv nicht beeinträchtigt.

■■■ Diagnose. Bei der Nierenbiopsie wird histologisch eine mesangio-proliferative Glomerulonephritis, immunhistologisch mit IgA-Ablagerungen im Bereich der Mesangiumzellen gefunden. Differentialdiagnostisch kommt eine Glomerulonephritis nach durchgemachter Purpura Schoenlein-Henoch in Frage. Häufig war die akute Vaskulitis so blande, dass in der Vorgeschichte die Diagnose noch nicht gestellt wurde. Klinisch lässt sich eine IgA-Nephritis nicht von einer Glomerulonephritis nach oder bei Purpura Schoenlein-Henoch (▶ s. S. 512) unterscheiden.

■■■ Therapie. Bei anhaltenden Symptomen wird heute der Einsatz von ACE-Hemmern empfohlen. Im Erwachsenenalter scheint diese Therapie den Langzeitverlauf positiv zu beeinflussen.

■■■ Prognose. Im Kindesalter bleibt diese Form der Glomerulonephritis oligosymptomatisch schleichend. Über viele Jahre beobachtet man meist keine Nierenfunktionsverschlechterung. Bei einem großen Teil der Patienten verschwinden alle Symptome. Über die Langzeitprognose bis in das Erwachsenenalter liegen keine kontinuierlichen Studien vor. Da aber im späteren Erwachsenenalter diese Form der Nephritis nicht unbedingt günstig verläuft, muss davon ausgegangen werden, dass auch für die im Kindesalter beginnenden Verlaufsformen nach Jahrzehnten eine progressive Nierenschädigung nicht ausgeschlossen ist.

Andere chronische Glomerulonephritiden

Chronische Verlaufsformen einer Glomerulonephritis, deren Ursache nicht mit einer Infektion (Hepatitis B u.a.) oder immunpathogenetisch definiert ist, werden auf Grund der verschiedenen morphologischen Kriterien unterschieden (◘ Tab. 15.2). Man unterscheidet eine **membranoproliferative** Glomerulonephritis (MPGN), eine **mesangioproliferative** und eine **proliferativ-sklerosierende** Form. Allen diesen Formen ist gemeinsam, dass sie sich einer therapeutischen Intervention meist entziehen. Dennoch sind in Einzelfällen Versuche mit Steroiden gerechtfertigt. Gerade bei der MPGN wird die Behandlung mit Prednison 0,5–1 mg/kg alternierend empfohlen.

15.4.4 Hereditäre Glomerulonephritis: Alport-Syndrom

■■■ **Ätiologie und Pathogenese.** Es handelt sich um eine x-chromosomal vererbte Erkrankung, bei der der Defekt auf Mutationen des Xq21.2–22.1. beruht und die α-5-Kette des Typ IV Kollagens defekt ist (COL4A5). Neben den x-chromosomal vererbten Formen gibt es besondere Verläufe in Kombination mit Leiomyomatose, autosomal rezessiv vererbt, codiert auf dem Chromosom 4.

■■■ **Klinik.** Die klinischen Symptome sind zunächst eine Mikrohämaturie, später eine Proteinurie. Die zum Syndrom gehörige Innenohrschwerhörigkeit kann sehr früh vorhanden sein und nimmt mit dem Krankheitsverlauf langsam zu. Bei Jungen tritt die Niereninsuffizienz im Alter von 10 bis 20 Jahren ein, bei Mädchen besteht über viele Jahre eine Hämaturie ohne Einschränkung der Nierenfunktion. Die molekulargenetische Diagnostik ist heute auch pränatal möglich.

■■■ **Therapie.** Die Therapie kann nicht kausal sein und begrenzt sich auf die Betreuung der Niereninsuffizienz (▶ s.u.).

15.4.5 Hämaturie

■■■ **Definition und Klinik.** Eine isoliert auftretende persistierende oder häufig wiederkehrende rezidivierende Hämaturie. Tritt sie bei mehreren Familienmitgliedern auf, spricht man von familiärer Hämaturie. Die Symptome bleiben meist über Jahre konstant aber wechseln bisweilen im Schweregrad. Häufig tritt im Rahmen von Virusinfekten eine kurzfristige Makrohämaturie auf, die dann für die Patienten und Familien beängstigend ist.

■■■ **Diagnose.** Die Nierenbiopsie kann eine Form der Hirarchie mit einer »Dünnen-Basalmembran«-Morphologie abgrenzen. Differentialdiagnostisch muss an alle Formen chronischer Glomerulonephritiden gedacht werden, insbesondere die IgA-Nephritis.

■■■ **Therapie.** Eine Therapie ist nicht möglich, die Prognose ist gut.

15.4.6 Glomerulonephritis bei Systemerkrankungen

Purpura Schoenlein-Henoch

■■■ **Ätiologie und Pathogenese.** Die häufigste Glomerulonephritis bei Systemerkrankungen wird bei der Purpura Schoenlein-Henoch beobachtet (▶ s. S. 323). Diese Vaskulitis tritt nach Infektionen, nach Einnahme verschiedener Medikamente oder ohne erkennbaren Anlass auf.

■■■ **Klink.** Die ersten Symptome sind akute Abdominalkoliken, häufig gepaart mit einer hämorrhagischen Kolitis, mit Arthritiden der großen Gelenke und mit einer kutanen Vaskulitis, bevorzugt an den unteren Extremitäten, im Skrotalbereich und dem Unterbauch. In 20 bis 50 % aller Fälle kommt es innerhalb von 1–2 Wochen erstmalig zu einer Mikrohämaturie, bisweilen Proteinurie. Nur extrem selten tritt ein nephrotisches Syndrom mit Makrohämaturie auf. Selten kommt es bei diesen Kindern zu einem akuten Nierenversagen im Sinne einer perakuten Glomerulonephritis. In der großen Mehrzahl ist jedoch die Glomerulonephritis milde, ohne Einschränkung der Nierenfunktion und ohne Hypertonus. Tritt eine Proteinurie hinzu, besteht die Glomerulonephritis möglicherweise langanhaltend und die Proteinurie kann bis zu 2 Jahre persistieren.

■■■ **Diagnose.** Die Diagnostik zeigt im Urin die typischen Veränderungen einer Glomerulonephritis mit mäßiger Proteinurie, Hämaturie, Erythrozytenzylinder und dysmorphen Erythrozyten. Eine Nierenbiopsie ist normalerweise nicht indiziert, sondern nur in Ausnahmefällen bei schwereren Verläufen. In der Nierenhistologie werden die Zeichen einer mesangioproliferativen Glomerulonephritis mit Zellproliferation und Immunkomplexablagerungen der Immunglobuline der IgA-Klasse gefunden. Auch im Serum werden bei schwereren Verläufen erhöhte IgA-Serumkonzentrationen gemessen.

■■■ **Therapie.** Die Therapie richtet sich nach den abdominalen Symptomen. Kolikartige Bauchschmerzen sind mit Prednison 1 mg/kg für 14 Tage meist gut beherrschbar. Die Glomerulonephritis ist therapieresistent und kann nur symptomatisch behandelt werden. Wesentlich ist die gute medikamentöse Einstellung eines eventuell vorhandenen Hypertonus (▶ s. Kap. 15.8).

■■■ **Prognose.** Die Prognose ist ausgezeichnet, nach wenigen Tagen bis Wochen verschwindet die Nierensymptomatik. Nur vereinzelt kommt es innerhalb weniger Wochen zur Niereninsuffizienz. Aggressive Therapieversuche mit Zytostika oder Cyclosporin A sind bisher nicht durch eindeutige Therapieerfolge belegt. Ähnliches gilt für eine Hochdosis-Steroidbehandlung (Steroidstoß 10 bis 20 mg/kg KG/Tag jeden 2. Tag für 14 Tage). Nach akuter milde verlaufender Glomerulonephritis wird eine Dauerbeobachtung von bis zu 2 Jahren nach dem akuten Ereignis empfohlen.

Lupus erythematodes

Hierbei handelt es sich um eine Autoimmunerkrankung aus dem Formenkreis der Kollagenosen. Autoantikörper gegen DNS (Desoxyribonukleinsäure) und SMA (surface membrane antigen) sind im Serum erhöht (▶ s. S. 290). Manifestationen sind ein schmetterlingsförmigen Erythem an den Wangen, eine Polyarthritis mit Bewegungseinschränkung, eine Peri- und Myokarditis, neurologische Symptome und eine Glomerulonephritis.

Die renalen Symptome können sich als nephrotisches Syndrom mit Ödemen oder als oligosymptomatische Form mit Mikrohämaturie und Proteinurie präsentieren.

■■■ **Klinik.** Subfebrile Temperaturen, Gewichtsabnahme, Gelenkschmerzen sind die Hauptsymptome zu Beginn.

■■■ **Diagnose.** Bei Vorliegen eines pathologischen Urinbefundes zeigt die Nierenhistologie unterschiedliche Schweregrade einer Glomerulonephritis von Grad I bis IV. Die schwerste Form ist eine diffus-proliferative Glomerulonephritis mit extrakapillärer Zellproliferation und Drahtschlingen-Phänomen entlang der glomerulären Basalmembran. Das Ausmaß der Nierenbeteiligung entscheidet über die Prognose und Chancen der Therapie.

■■■ **Therapie.** Die Therapie besteht aus einer immunsuppressiven Behandlung mit Prednison (2 mg/kg KG/24 h in 2–3 Dosen bis maximal 80 mg/Tag). Dazu wird Azathioprin in einer Dosis von 1–2 mg/kg/Tag verabreicht. Bei therapieresistentem Verlauf oder schweren Rezidiven werden 6 bis 10 Cyclophosphamid-Bolusinjektionen zu 500 mg/m² im Abstand von 3 bis 4 Wochen verabreicht. Bei vielen Patienten gelingt es, mit einer niedrig dosierten Dauertherapie von 0,3–0,5 mg/kg KG/Tag Prednison und 1 mg/kg KG/Tag Azathioprin über viele Jahre die Krankheit zu kontrollieren. Andere Patienten benötigen eine viel aggressivere Behandlung.

■■■ **Prognose.** Die Prognose ist abhängig vom Ansprechen auf die immunsuppressive Therapie. Für die meisten Patienten ist eine lebenslange Therapie notwendig.

Panarteritis nodosa

Diese Vaskulitis ist im Kindesalter extrem selten und geht einher mit einem schweren Krankheitsbild, mit akutem Nierenversagen, mit Hypertension, Makrohämaturie und Proteinurie. Die Pathogenese ist unbekannt, medikamentös allergische oder infektiöse Ursachen werden angeschuldigt.

15.5 Hämolytisch-urämisches Syndrom (HUS)

Hämolytische Anämie, Thrombozytopenie und Nierenfunktionseinschränkung kennzeichnen das HUS.

■■■ **Ätiologie und Pathogenese.** Die häufigsten Verlaufsformen sind in > 90 % assoziiert zu Gastroenteritiden. Familiäre Formen lassen an genetische Kausalfaktoren denken. Bei älteren Kindern sind häufig nicht infektassoziierte Verläufe beobachtet worden. Bei Frauen unter Kontrazeptiva und direkt nach Schwangerschaften wird eine weitere Form des HUS beobachtet.

Die Pathogenese ist noch nicht eindeutig verstanden. Bei infektassoziierten Formen spielen E.-coli-Erreger der Gruppe O 157 und andere pathogene Kolikeime eine kausale Rolle (EHEC= Enterohämorrhagische Escherichia coli). Das von diesen Bakterien produzierte Shigatoxin 1 und 2 hat einen schädigenden Effekt auf die Endothelien der glomerulären und arteriellen Gefäße der Niere und auch tubuläre Strukturen. Die folgende Endothelzellschwellung führt zu subendothelialen Fibrinablagerungen, zur Leukozytenadhäsion mit Freisetzung von leukozytären Proteasen sowie Aktivierung von Gerinnungfaktoren. Erythrozyten und Thrombozyten werden durch Toxine und mechanisch geschädigt.

■■■ **Klinik.** Nach einer häufig hämorrhagische Gastroenteritis tritt innerhalb weniger Tage eine Oligurie bis Anurie auf. Die Kinder sehen blass-gelb aus.

■■■ **Diagnose.** Das Labor zeigt die Anämie mit Werten bis zu 5–6 g/dl Hämoglobin, eine Thrombozytopenie und eine Erhöhung der harnpflichtigen Substanzen. Im Urin kommt es zur Mikro-und Makrohämaturie und Proteinurie. Der Blutdruck ist häufig erhöht.

■■■ **Therapie.** Die Therapie konzentriert sich auf die Beherrschung des Nierenversagens. Eine strenge Flüssigkeitsbilanzierung ist die erste Maßnahme. Zur Diuresesteigerung wird Furosemid in einer Dosis von 2–10 mg/kg verabreicht. Meist ist sehr schnell eine Dialysetherapie notwendig. Bei Kleinkindern wird die Peritonealdialyse bevorzugt. Nur bei starker Überwässerung mit Anzeichen eines Lungenödems sind Verfahren der Hämofiltration und Hämodialyse vorzuziehen. Die Hypertonie muss schnell und wirksam behandelt werden, da Komplikationen insbesondere des ZNS auch durch hypertensive Krisen verursacht werden können.

■■■ **Prognose.** Die Prognose im Kleinkindesalter ist zunächst gut, doch kommt es nur in 60 % zur Ausheilung ohne Folgeschäden (Langzeitschäden der Nierenfunktion, hohe Blutdruckwerte).

15.6 Interstitielle Nephritiden

15.6.1 Tubulointerstitielle Nephritis

■■■ **Ätiologie und Pathogenese.** Es handelt es sich um eine meist lymphozytäre interstitielle Nierenerkrankung, die sich bevorzugt auf den tubulären und interstitiellen Apparat beschränkt und die Glomerula weitgehend ausschließt. Neben interstitiellen Veränderungen bei Glomerulonephritiden tritt dieses eigenständige Krankheitsbild im Rahmen pyelonephritischer Prozesse oder im Rahmen von Systemerkrankungen auf. Pathogenetisch liegen meistens toxisch-allergische Reaktionen vor. Sie tritt im Rahmen von Infektionskrankheiten auf oder ist induziert durch verschiedene Medikamente wie Antibiotika, Diuretika, Antikonvulsiva und andere.

■■■ **Klinik.** Das Krankheitsbild ist ein akut entzündliches Geschehen mit Fieber und allgemeinem Krankheitsgefühl, Schmerzen sind meist nicht vorhanden. Bei der Untersuchung fällt die allgemeine Blässe auf. Die Patienten sind abgeschlagen und haben Gewicht verloren. Eine Polydypsie kann über Wochen anhalten in Kombination mit Fieber.

■■■ **Diagnose.** Die Nieren sind vergrößert, sonographisch erscheint eine strukturelle Auflockerung und eine verschwommene Marklagerzeichnung. Labormedizinisch liegen Zeichen einer Entzündungsreaktion mit beschleunigter Blutsenkungsgeschwindigkeit, Verschiebung der Proteinelektrophorese und einer Eosinophilie im Blutbild vor. Die Urindiagnostik zeigt eine mittelschwere Proteinurie mit bevorzugter Ausscheidung von tubulären Proteinen. Nicht selten ist eine Mikrohämaturie sowie eine Leukozyturie vorhanden. Die glomeruläre Filtration kann erheblich eingeschränkt sein. Als weitere Folge eines tubulären Schadens besteht eine Glukosurie und eine Hyperaminoazidurie. Die Harnkonzentrierungsfähigkeit ist eingeschränkt. Bei unklarer Genese ist die Durchführung einer Nierenbiopsie indiziert. Histologisch findet man interstitielle Rundzellinfiltrate und ein interstitielles Ödem.

■■■ **Therapie.** Die Behandlung zielt auf die Ursachen. Die Behandlung einer zu Grunde liegenden Infektion steht im Vordergrund. Bei Hinweis auf allergische Reaktionen auf Medikamente müssen diese sofort abgesetzt werden. Die Verwendung von Steroiden ist zweifelhaft. Ein Versuch mit 2 mg/kg Prednison für zwei bis vier Wochen kann indiziert sein, obwohl es keine Belege für den Effekt gibt. Gerade bei Kindern wird bei der Mehrzahl eine Spontanremission nach Wochen bis Monaten beobachtet.

15.6.2 Chronisch-interstitielle Nephritis

Die chronischen Verlaufsformen entsprechen vermutlich einer autoaggressiven Erkrankung. **Histomorphologisch** liegt eine interstitielle Fibrose neben lymphozytären Infiltraten vor. **Klinisch** sind die Patienten häufig unauffällig. Liegt eine überwiegende Fibrose vor, sind therapeutische Versuche meist wirkungslos. Der Verlauf kann sehr langsam chronisch verlaufen, bei lange stabiler Nierenfunktion. **Ursache** derartiger chronisch fibrosierender Veränderungen können durchgeführte Zytostatikabehandlungen bei malignen Erkrankungen oder eine abgelaufene Strahlentherapie darstellen. Daneben sind stoffwechselbedingte chronische Nierengewebsschäden wie bei der Oxalose oder bei der Gicht möglich. Im Rahmen von rheumatischen Erkrankungen wie beim Sjögren-Syndrom und insbesondere der Sarkoidose werden chronisch-tubulo-interstitielle Nephritiden beobachtet. Bei diesen Patienten kann eine Steroidbehandlung sinnvoll sein.

15.7 Nierenvenenthrombose

■■■ **Ätiologie und Pathogenese.** Dieses meist akute Krankheitsbild tritt am häufigsten bei Neugeborenen im Rahmen von schweren Erkrankungen mit Asphyxie, Dehydratation, Schock und Sepsis auf. Es kommt gehäuft vor bei Kindern diabetischer Mütter. Im Kindesalter kann es bei schweren nephrotischen Syndromen und schweren zyanotischen Herzfehlern auftreten. Genetisch bedingte Koagulopathien wie die APC(Aktiviertes Protein C)-Resistenz stellen einen Risikofaktor dar.

Das thrombotische Geschehen beginnt meist intrarenal in den kleinen Venen. Ursache der Thrombusbildung können eine Endothelzellschädigung in Kombination mit Hyperkoagulobilität wie beim nephrotischen Syndrom oder bei genetischen Defekten sein.

■■■ **Klinik.** Der Krankheitsprozess beginnt plötzlich mit einer Makrohämaturie und einseitiger oder bilateraler Nierenschwellung. Häufig kommt es durch die venöse Thrombose zu einer starken Ausscheidung von Eiweiß und Entwicklung eines sekundären nephrotischen Syndroms. Bei bilateralem Befall tritt sehr schnell die Niereninsuffizienz ein.

■■■ **Diagnose.** Im Rahmen eines schweren Krankheitsbildes kann die Diagnose durch die plötzlich auftretende Hämaturie vermutet werden. In der Sonographie zeigt sich ein- oder beidseitig eine deutliche Vergrößerung der Niere. Dopplersonographische Untersuchungen zeigen den verminderten venösen Fluss. Differentialdiagnostisch muss an andere Ursachen der Hämaturie gedacht werden.

■■■ **Therapie.** Bei einseitigem Befall ist Abwarten angemessen. Bei beidseitigem Befall sind Versuche mit Fibrinolyse oder gar operativen Verfahren möglich, die aber mit hohen Komplikationsrisiken behaftet sind. Eine antikoagulatorische Therapie mit LMW Heparin wird empfohlen.

■■■ **Prognose.** Bei einseitigem Befall kommt es häufig zu Dauerschäden dieser Niere mit sekundären Schrumpfungsprozessen. Eine sekundäre Hypertonie kann die Folge sein. Es gibt aber auch Verläufe mit kompletter Restitution der Nierenfunktion.

15.8 Renal bedingte Hypertonie

> **Merke**
>
> Ein erhöhter Blutdruck im Kindesalter ist selten essentiell, oft durch organische Erkrankungen z. B. der Niere bedingt. Nach Klärung der Diagnose ist eine konsequente Einstellung des Blutdruckes notwendig, da der chronische Verlauf der Nierenerkrankung so günstig beeinflusst werden kann.

Eine pathologische Erhöhung des Blutdruckwertes liegt vor, wenn der individuell gemessene Blutdruck über dem altersentsprechenden Normbereich (▶ s. S. 365) liegt. Die Blutdruckwerte schwanken innerhalb des Tages und der Nacht zum Teil erheblich. Daher soll eine über 24 Stunden kontinuierliche Blutdruckmessung durchgeführt werden.

■■■ **Pathogenese.** Im Säuglings- und Kleinkindesalter (mit abnehmender Inzidenz bei älter werdenden Jugendlichen) ist der dominierende Anteil der Patienten mit arterieller Hypertonie durch Erkrankungen der Niere ausgelöst (◐ Tab. 15.3 und 15.4). Daneben gibt es seltenere Formen genetischer Disposition zur Hypertonie mit familiären Belastungen sowie endokrin-hormonelle Ursachen. Bei Nierenparenchymerkrankungen können

Tabelle 15.3. Erkrankungen mit passageren Blutdruckerhöhungen.

Ursachen	Erkrankungen
Renal	– Akute Glomerulonephritis
	– Purpura Schoenlein-Henoch
	– Hämolytisch-urämisches Syndrom
	– Nierentransplantation
	– Urologische Operationen
	– Pyelonephritis
	– Nierentauma
	– Tumorinfiltrate der Niere
Toxisch-medikamentös	– Kokain
	– Orale Kontrazeptiva
	– Amphetamine
	– Kortikosteroide
	– Cyclosporin
Zentralnervöse oder vegetative Ursachen	– Erhöhter intrakranieller Druck
	– Verbrennungen
	– Guillain-Barré-Syndrom
	– Enzephalitis

Tabelle 15.4. Chronische Formen einer Hypertonie.

Ursachen	Erkrankungen
Renal	– Chronische Pyelonephritis
	– Chronische Glomerulonephritis
	– Hydronephrose
	– Kongenitale dysplastische Niere
	– Vesikoureteraler Reflux
	– Segmentale Nierenhypoplasie
	– Harnleiterobstruktion
	– Nierentumoren
	– Nierentrauma
	– Transplantationsabstoung
	– Lupus erythematodes
Vaskulär	– Aortenisthmusstenose
	– Nierenarterienstenosen (fibromuskuläre Dysplasie, Thrombosen, Aneurysmen)
	– Nabelarterienkatheterisierung mit Thrombose
	– Neurofibromatose
	– Nierenvenenthrombose
	– Vaskulitis
Endokrin	– Hyperthyreose
	– Hyperparathyreodismus
	– Kongenitale Nierenrindenhyperplasie
	– Cushing-Syndrom
	– Primärer Aldosteronismus
	– Phäochromozytom
	– Liddle-Syndrom
ZNS	– Intrazerebrale Raumforderung
	– Hirnblutung
	– Zustand nach Hirnverletzung
	– Essentielle Hypertonie
	– Genetische, familiäre Disposition
	– Niedrige Reninkonzentration

transiente hypertone Phasen beobachtet werden wie z. B. bei akuter Glomerulonephritis, Purpura Schoenlein Henoch, hämolytisch-urämischem Syndrom (HUS), akutem Nierenversagen und nach urologischen Operationen. Das Ausmaß der Blutdruckerhöhung ist häufig volumenabhängig. Schwere Formen der Hypertonie werden beobachtet bei der progressiven Form der Glomerulonephritis, chronischem Nierenversagen und nach Nierentransplantation. Als eigenständige Untergruppe sind die renovaskulären Formen der Hypertonie zu definieren. Hier liegen primäre Gefäßfehlbildungen oder sekundäre Gefäßveränderungen vor.

15.8 · Renal bedingte Hypertonie

◼◼◼ **Klinik.** Ein Hypertonus ist klinisch meist nicht auffällig. Erst bei schwerem Bluthochdruck treten Symptome auf. Hierzu gehören Kopfschmerzen, Schwindel, Polydypsie, Polyurie, Sehstörungen, Ateminsuffizienz. Bei der klinischen Untersuchung wird gegebenenfalls eine Retinopathie festgestellt, deren Ausmaß über die vermutliche Dauer Auskunft gibt.

◼◼◼ **Diagnose.** Liegt bei Kindern ein Hypertonus vor, ist aufgrund der Häufigkeit dieser Erkrankung an eine renale Ursache zu denken. Hierzu sind die notwendigen Serum- und Urinanalysen durchzuführen. Eine Ultraschalldiagnostik stellt orientierend den Hinweis für eine einseitig kleine Niere oder dysplastische Niere fest, oder der Befund von Zystennieren (▶ s. Kap. 15.2.3) wird damit dokumentiert. Bei Verdacht auf eine reno-vaskuläre Hypertonie mit Nierenarterienstenose kann die Isotopennephrographie mit Captopril einen Hinweis geben. Die diagnostische Sicherung gelingt durch die Darstellung der Nierenarterie mit Hilfe einer digitalen Subtraktionsangiographie (◻ Abb. 15.14) oder direkten Kontrastmittelangiographie bzw. Angio-MRT. Die Serumbestimmung auf Renin und Aldosteron gibt Aufschluss über einen vorhandenen Hyperreninismus und Hyperaldosteronismus.

◼◼◼ **Therapie.** Die Behandlung des arteriellen Bluthochdrucks im Kindesalter richtet sich auch nach der zugrundeliegenden Erkrankung, die den Hochdruck ausgelöst hat (▶ s. Kap. 12, S. 365 ff). Bei Nachweis einer reno-vaskulären Hypertonie wird eine vorhandene Stenose auf dem Boden einer fibromuskulären Dysplasie versuchsweise durch eine angioplastische Therapie, d. h. eine Vasodilatation während eines Nierenarterienkatheters oder die Einlage eines Stents behandelt.

Sollte der Hypertonus Folge einer pyelonephrotischen Schrumpfniere sein, wäre die operative Entfernung der Niere indiziert.

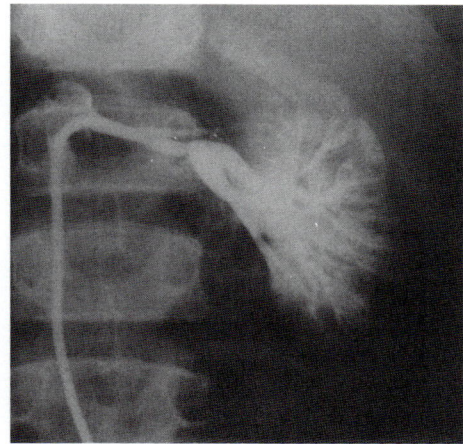

◻ Abb. 15.14. **Kontrastmittelangiographie bei Nierenarterienstenose.**
Dargestellt ist die Gefäßverteilung in der Niere und eine Einengung der Nierenarterie etwa 1,5 cm nach Abgang aus der Aorta mit poststenotischer Dilatation.

◼◼ **Supportive Maßnahmen zur Senkung des arteriellen Blutdrucks.** Bei Übergewicht ist eine umfassende Ernährungsberatung und Umstellung der Lebensgewohnheiten unter Einbeziehung von sportlicher Aktivität anzustreben. Insbesondere bei latenter Hypertonie bzw. bei Grenzwerten und dem Vorliegen einer Adipositas sollte durch nichtmedikamentöse Maßnahmen versucht werden, den Blutdruck zu senken. Gruppendynamische Prozesse und verhaltenstherapeutische Maßnahmen sind indiziert. Eine Reduktion der Kochsalzzufuhr ist von eingeschränkter klinischer Bedeutung.

◼◼ **Medikamentöse Behandlung.** Bei regelmäßig wiederholtem Überschreiten der Grenzwerte erfolgt die Therapie der Hochdruckerkrankung medikamentös. Die Behandlung folgt einem Stufenschema, wobei am Anfang eine Therapie mit **einem Basistherapeutikum** steht. Zu diesen zählen β-Rezeptorenblocker, ACE-Hemmer, Kalziumantagonisten und Diuretika. Die Behandlung des leichten bis mittelschweren Hochdrucks mit β-Blockern bzw. ACE-Hemmern ist aus pathophysiologischen Überlegungen besonders günstig, da der Hochdruck im Kindesalter meist reninbedingt ist. So kann beispielsweise bei der autosomal-rezessiven polyzystischen Nierenerkrankung (ARPKD) der Hochdruck alleine durch die Gabe eines ACE-Hemmers behandelbar sein. Sind durch diese Maßnahmen die Blutdruckwerte nicht zu normalisieren, so ist eine Kombinationstherapie notwendig. Hierbei sollten die spezifischen Nebenwirkungen der Medikamente in Betracht gezogen werden. So neigen Kalziumantagonisten zur Steigerung der Herzfrequenz, während β-Blocker diese senken, so dass die Kombination β-Blocker/Kalziumantagonist sinnvoll ist. Aus diesen Überlegungen ergeben sich folgende Kombinationen: β-Blocker + Kalziumantagonist, β-Blocker + Diuretikum, ACE-Hemmer + Diuretikum.

Sollten Zweierkombinationen nicht ausreichen, so ist an eine Dreierkombination zu denken: β-Blocker + Diuretikum + Vasodilatator, Kalziumantagonist + ACE-Hemmer + Vasodilatator, ACE-Hemmer + Diuretikum + Kalziumantagonist, Vasodilatator + Diuretikum + zentralwirksames Antihypertensivum (Clonidin).

■■■ **Prognose.** Die Einstellung des Hypertonus ist essentiell für alle akuten und chronischen Nierenerkrankungen, insbesondere auch bei Patienten nach Nierentransplantation. Eine konsequente Überwachung der Werte ist notwendig. Wenn es gelingt, den Blutdruck zu normalisieren, ist die Langzeitprognose aller chronischen Nierenerkrankungen wesentlich verbessert.

15.9 Nephrolithiasis

■■■ **Ätiologie und Pathogenese.** Die Ablagerung von Steinen in den Hohlraumsystemen der Niere und der ableitenden Harnwege, im Nierenbecken, Harnleiter oder der Blase hat unterschiedliche Ursachen.

Man unterscheidet Steinbildungen durch Infektionen im Bereich der ableitenden Harnwege und stoffwechselbedingte Steinleiden. Nur selten sind die Symptome eines Steinleidens durch eine akute Passage mit schmerzhaften Symptomen erkennbar. Meistens führen eine isoliert aufgetretene Hämaturie oder noch häufiger Harnwegsinfektionen zum Nachweis eines oder mehrere Steine im Bereich der ableitenden Harnwege. Harnwegsobstruktionen mit Dilatation des Harnleiters oder des Nierenbeckens sind eines der häufigsten klinischen Symptome. Harnwegsinfektionen mit Proteus mirabilis sind bei Nierensteinen häufig.

> **Merke**
>
> Die Nierensteinerkrankung im Kindesalter ist selten. Die häufigsten Ursachen sind infektionsbedingte Steinbildungen. Sehr selten kommen Stoffwechselstörungen in Frage.

■■■ **Klinik.** Eine Hämaturie ist häufig erstes Symptom. Die Erythrozyten sind isomorph verändert. Schmerzen sind bei Kindern nicht immer vorhanden, oder unspezifisch als dumpfer Bauchschmerz empfunden.

■■■ **Diagnose.** Die Diagnostik bei Verdacht auf ein Steinleiden wird mit der Nierensonographie begonnen. Je nach Größe des Steins zeigt sich dabei ein Schallschattenphänomen. Die abdominelle Röntgenübersichtsaufnahme stellt ein Konkrement dann besonders gut dar, wenn es kalziumhaltig ist. Bei Verdacht auf das Vorliegen eines Steins im Bereich des Nierenbeckens oder des Harnleiters oder der Blase ist im Anschluss eine komplette Diagnostik, die verschiedene radiologische Methoden (Infusionspyelogramm, Miktionszysturethrographie) mit einschließen kann, indiziert. Bei Abgang eines Steines wird eine biochemische Steinanalyse auf den Gehalt von Kalziumphosphat, Magnesiumammoniumoxalat, Harnsäure sowie Zystin durchgeführt (◘ Tab. 15.5). Auch die Urinanalyse (Kalzium-Kreatinin-Quotient, Oxalat- bzw. Zystinausscheidung) kann zugrundeliegende Ursachen aufdecken. Die infektassoziierte Steinbildung ist die häufigste. In über 75 % sind die Kinder bei Diagnosestellung unter 5 Jahre alt. Der Altersgipfel liegt bei zwei Jahren. Von diesen Kindern sind 80 % männlich und 93 % haben eine akute Harnwegsinfektion bei Diagnosestellung. Mit 85 % liegt der Stein in den oberen Harnwegen, meistens im Nierenbecken. Die Steine bestehen überwiegend aus organischer Matrix und anorganischen Salzen (Struvit,

◘ **Tabelle 15.5.** Metabolische Ursachen für Nierensteine.

1. Zystinurie
2. Oxalose
3. Renal-tubuläre Azidose
4. Harnsäure-Stoffwechselstörungen
5. Xantinsteine

Magnesiumammniumphosphat, Apatit und als Basis Kalziumphosphat). Je nach Befund muss in solchen Fällen die sekundäre Folge einer Harnwegsobstruktion und Nierenbeckendilatation evaluiert werden.

15.9.1 Kalziumsteine

Kalziumsteine sind häufig Ausdruck einer zugrundeliegenden Stoffwechselerkrankung. Drei Hauptursachen für eine kalziumhaltige Nephrolithiasis und Nephrokalzinose sind
- hyperkalzämische Zustände,
- renal-tubuläre Azidose Typ I,
- Hyperlaktaturie.

Die Hyperkalzämie kann Ausdruck eines Hyperparathyreoidismus, einer Vitamin-D-Intoxikation, einer Immobilisierung bei Phosphatdiabetes, einer idiopathischen Hyperkalzämie, einer Hypophosphatasie oder tumorinduziert sein.

■■■ **Hyperkalziurie.** Eine Hyperkalziurie liegt immer dann vor, wenn mehr als 4–6 mg Kalzium/kg/24 Std. ausgeschieden werden oder im Spontanurin der Kalzium-Kreatinin-Quotient > 0,7 mmol/mmol beträgt. Die Ausscheidungsmengen können jedoch ausgesprochen schwanken. Eine Hyperkalziurie bei normalen Serum-Kalziumwerten kann auftreten bei Vitamin-D-Überdosierung, beim Cushing-Syndrom, bei neoplasieinduzierten tumorösen Infiltraten, durch eine renal-tubuläre Azidose, beim Bartter-Syndrom, bei der Dent'schen Erkrankung (▶ s. S. 520) und bei der X-gebundenen Nephrolithiasis. Eine sogenannte idiopathische Form der Hyperkalziurie existiert in zwei verschiedenen Varianten: Die absorptive Hyperkalziurie, bei der eine erhöhte gastrointestinale Kalziumabsorption stattfindet und eine rein renale Form bei der die primäre tubuläre Resorption vermindert ist. Bei der Kombination von Nephrolithiasis und Nephrokalzinose liegt der Verdacht auf eine distale Form der renal-tubulären Azidose (▶ s. Kap. 15.10) vor. Differentialdiagnostisch muss hier an die primäre Hyperoxalurie gedacht werden.

15.9.2 Primäre Hyperoxalurie (PH)

Die primäre Hyperoxalurie ist eine autosomal-rezessive Erkrankung, die durch gesteigerte Oxalsäureausscheidung (über 1 mmol/24 Std./1,73 m^2 Körperoberfläche) ausgezeichnet ist. Es treten wiederholt Kalziumoxalatsteine sowie eine Nephrokalzinose auf. Schon früh kommt es zur Nierenfunktionsverschlechterung und zum Nierenversagen. Episoden mit Harnwegsobstruktion und kolikartigen Schmerzen können der Diagnosestellung vorausgehen. Zwei Formen werden unterschieden:
- PH-Typ-I ist charakterisiert durch die zusätzliche Ausscheidung von Glyoxylsäure und Glykolsäure. Hier liegt ein Defekt des peroxysomalen Enzyms Alanin-Glyoxylat-Aminotransferase vor (AGT). Das Gen (AGX1) codiert auf dem Chromosom 2 q37.3.
- PH-Typ-II. Bei der primären Hyperoxalurie Typ II kommt es zu einer vermehrten Ausscheidung von L-Glycerat. Hier liegt ein Defekt der D-Glyceratdehydrogenase vor.

■■■ **Diagnose.** Die Diagnose wird durch die Messung der Ausscheidung von Oxalsäure im 24 Std. Urin, ggf. durch eine Enzymbestimmung im Lebergewebe bzw. durch molekulargenetische Bestimmung bestätigt.

■■■ **Therapie.** Wenige Typ-1-Patienten sprechen auf hohe Dosen Pyridoxin an. Die Mehrzahl der Patienten gerät früh im Kindesalter in die Niereninsuffizienz. Voraussetzung für eine erfolgreiche Transplantation sind am besten gegeben durch eine gemeinsame Nieren- und Lebertransplantation, um damit den Enzymdefekt gleichzeitig zu beheben.

15.9.3 Zystinsteine

siehe unter Zystinurie (▶ s. Kap. 6).

15.9.4 Andere Ursachen der Steinbildung

Harnsäuresteine können Ausdruck eines vermehrten Anfalls von Urinmetaboliten bei Lymphomen und Leukämien sein oder primär bei Störungen des Harnsäurestoffwechsels mit Hyperurikämie. Beim Lesch-Nyhan-Syndrom ist das Enzym Hypoxanthin-guanin-phosphoryltransferase defekt. Bei der Glykogenose Typ 1 kann es zur Hyperurikämie kommen und damit Anlass zur Harnsäuresteinbildung sein.

Dihydroxyadenin ist relativ unlöslich und wird vermehrt ausgeschieden beim Adeninphosphoribosyltransferase-Defekt. Xanthinsteine können auftreten bei Xanthinoxidase-Defekt.

15.10 Tubulopathien

Renal-tubuläre Erkrankungen sind angeborene oder erworbene Störungen des renal-tubulären Transportsystems. Sie kommen isoliert als Einzeldefekte oder im Rahmen von Systemerkrankungen mit multiplen Störungen vor. In letzter Zeit sind wesentliche Erkrankungen dieses Formenkreises durch molekulargenetische Befunde nosologisch neu definiert worden.

> **Merke**
>
> Tubuläre Erkrankungen fallen durch sehr unterschiedliche Symptome auf. Bei Verlust an Wasser, wie beim Diabetes insipidus, kommt es im frühen Säuglingsalter zu Gedeihstörungen mit subfebrilen Temperaturen. Gestörte Aminosäureausscheidungen machen entweder keine Symptome oder sind – wie bei der Zystinurie – Ursache für Steinbildungen. Stoffwechselbedingte sekundäre Tubulopathien wie die Cystinose führen zu einem progredienten Nierengewebsverlust und zum Nierenversagen. Häufig kann ein Großteil der isolierten Transportdefekte molekulargenetisch differenziert werden.

15.10.1 Debré-de-Toni-Fanconi-Syndrom

Durch tubuläre Transportstörungen kommt es zu einer pathologisch vermehrten Urinausscheidung von Aminosäuren, Glucose, Phosphat und Bicarbonat. Eine häufige Ursache ist die Zystinose (▶ s. Kap. 6, S. 145).

Differentialdiagnostisch muss an idiopathische Formen ohne bekannte metabolische Ursache gedacht werden. Ein genetischer Defekt ist beschrieben worden (Glucose-Transporter GLUT 2). Die Prognose für diese Verlaufsform ist günstiger, da keine progrediente Niereninsuffizienz auftritt. Sekundäre Formen des Fanconi-Syndroms können durch toxische Schäden (z. B. durch Schwermetalle und Medikamente) auftreten und sind meist reversibel.

15.10.2 Lowe-Syndrom (Oculo-cerebro-renales Syndrom)

Dieser x-chromosomal-rezessiv vererbte Defekt bei Jungen geht mit Mikrophthalmus, Katarakt, Glaukom, Muskelhypotonie und einem Fanconi-Syndrom einher. Das Gen (OCRL1 auf Xq25–26 kodiert) wurde kloniert. Das Genprodukt ist das Protein Inositolphosphonat-5-phosphatase. Die Kinder sind meist durch die schwere muskuläre Hypotonie, durch eine mentale Retardierung und Sehstörungen stark behindert. Der Schweregrad kann aber sehr unterschiedlich sein. Eine kausale Therapie ist nicht möglich.

15.10.3 Dent'sche Erkrankung

Es handelt sich um eine X-chromosomal gebundene Nephrolithiasis mit partiellem Fanconi-Syndrom, tubulärer Proteinurie und Entwicklung einer progredienten Niereninsuffizienz im jungen Erwachsenenalter. Die Erkrankung wird verursacht durch eine Mutation im Gen für den Chloridkanal CLCN5, das auf dem Chromosom X p 11 kodiert. Therapeutisch ist die Nephrolithiasis zu behandeln, das Fortschreiten der Erkrankung ist nicht durch eine kausale Therapie zu beeinflussen.

15.10.4 Störungen des Aminosäuretransportes

Die häufigste Form der Aminosäuretransportstörung ist die Zystinurie. Andere Aminosäuretransportstörungen sind klinisch nicht relevant und werden meist durch zufällige Untersuchungen oder im Rahmen übergeordneter metabolischer Erkrankungen erkannt (Hartnupsche Erkrankung, isolierte Glyzinurie).

15.10.5 Renale Glukosurie

Es handelt sich um eine angeborene isolierte Störung der renalen Glukoseresorption. Man unterscheidet drei Typen. Beim Typ A ist sowohl die Schwelle für den Glukoseübertritt erniedrigt als auch die maximale Resorptionskapazität vermindert. Beim Typ B ist nur die Resorptionsschwelle vermindert, während das Resorptionsmaximum erhalten ist. Eine extrem seltene Form wird als Typ 0 bezeichnet, da die Glukoseresorption vollständig gestört ist. Pathogenetisch liegen den Störungen Defekte in verschiedenen Glukose-Kotransportern zugrunde. Die Diagnose wird durch enzymatische Glukosebestimmungen im Urin definiert. Die Glukosurien machen keine klinischen Symptome, sondern gehen ohne krankheitsbedingte Veränderungen und ohne Beeinträchtigung der

15.10.6 Nephrogener Diabetes insipidus

Die Erkrankung beruht auf einem defekten Ansprechen des distalen Nephrons auf das antidiuretische Hormon Vasopressin.

■■■ **Pathogenese.** Durch den Wasserverlust sind insbesondere Säuglinge und Kleinkinder gefährdet und in ihrem Wachstum gestört. Die Substitution von Wasser kann bei Säuglingen und Kleinkindern zwei bis drei Liter pro Tag betragen, im Erwachsenenalter fünfzehn bis zwanzig Liter. Die häufigste Form ist x-chromosomal vererbt und beruht auf einem Defekt des Vasopressin-Rezeptor-Gens. Eine seltenere Form wird autosomal-rezessiv vererbt und beruht auf einem defekten Wasserkanal Aquaporin II.

■■■ **Klinik.** Die Kinder fallen als Säuglinge durch Gedeihstörungen und Neigung zu Austrocknung sowie subfebrile Temperaturen auf.

■■■ **Diagnose.** Der Urin ist hyposthenurisch, das spezifische Gewicht erreicht nur 1002–1004. Bei Verdacht wird ein Konzentrationstest durchgeführt. Wenn nach Applikation von synthetischem Vasopressin (dDAVP, Minirin®) das spezifische Gewicht nicht über 1010 ansteigt, ist die Diagnose wahrscheinlich. Wegen der humangenetischen Beratung ist eine molekulargenetische Diagnostik relevant.

■■■ **Therapie.** Die Therapie sieht eine ausreichende Substitution von Wasser vor. Die erforderlichen Trinkmengen können gerade von Säuglingen häufig nicht selbständig erreicht werden. Sie erfordern eine über ein bis zwei Jahre durchzuführende Sondentherapie. Indomethacin führt bei manchen Patienten zu einer Reduktion des Urinvolumens und damit zu einer Erleichterung der Wassersubstitution. Gelingt es, den Flüssigkeitshaushalt in Balance zu halten, ist die Prognose gut. Bei mangelnder Substitution gerade im frühen Säuglingsalter mit wiederholten Episoden schwerer Exsikkose kann es zu Störungen der psychomotorischen Entwicklung kommen.

15.10.7 Bartter-Syndrome (BS)

Diese primären Salzverlust-Tubulopathien sind durch hypokaliämische Alkalose, Muskelhypotonie und Minderwuchs geprägt.

■■■ **Ätiologie und Pathogenese.** Die verschiedenen Erkrankungen werden autosomal-rezessiv vererbt mit verschiedenen Mutationen an den Transportkanälen für Elektrolyte im aufsteigenden Schenkel der Henleschen Schleife. Vier Varianten des BS sind heute bekannt. Das BS-Typ-1 wird durch eine Mutationen im Gen (SLC12A1) für den Na/K/2Cl-Kotransporter (NKCC2) ausgelöst. Es handelt sich bei diesem Transporter um den sogenannten Furosemid-Rezeptor. Der Typ 2 wird durch Mutationen im Gen (KJNJ1) für den Kalium-Kanal (ROMK) verursacht. Das BS-Typ-3 beruht auf Mutationen im Gen (CLCNKB) für den basolateralen Chlorid-Kanal (CLC-Kb). Der Typ IV ist assoziiert mit Innenohrschwerhörigkeit und beruht auf einer defekten β-Untereinheit eines Chlorid-Kanals (ClC-kb).

■■■ **Klinik.** Die klinischen Symptome können sehr variabel sein. Antenatale Verlaufsformen weisen intrauterin häufig ein Polyhydramnion auf. Postnatal zeigen sie schwere Elektrolytverluste mit Neigung zur Exsikkose, Durst-Fieber, Erbrechen und Gedeihstörungen sowie Wachstumsretardierung.

■■■ **Diagnose.** Die Diagnose wird gestellt durch den Nachweis der Elektrolytstörungen mit Hyponatriämie, Hypokaliämie und metabolischer Alkalose. Serum-Renin- und Aldosteronwerte sind deutlich erhöht. Der Blutdruck ist normal. Häufig findet man eine Hyperkalziurie und später eine Nephrokalzinose. Die Urinausscheidung für Prostaglandine ist bei einigen Patienten deutlich gesteigert (Hyperprostaglandin-E-Syndrom). Die Diagnose kann durch molekulargenetische Diagnostik des spezifischen Defektes gesichert werden.

■■■ **Therapie und Prognose.** Der Flüssigkeitsverlust kann bei Neugeborenen und Säuglingen erheblich sein. Ein ausreichende Flüssigkeits-und Salzzufuhr ist daher wichtig. Die Natrium-und Kalium-Menge kann bis zu dem 4- bis 6 fachen des normalen Bedarfs betragen.

Indomethazin (2–5 mg/kg KG/Tag) ist bei den schweren Verläufen häufig wirksam. Bei einigen Patienten kann auch der Einsatz von Spironolacton sinnvoll sein. Bei exakter Kontrolle des Gewichtsverlaufs und der Salzzufuhr ist die Prognose günstig. Bei unkontrollierter Indomethazin-Gabe kann es zur Einschränkung der glomerulären Filtration kommen bis hin zum Nierenversagen.

15.10.8 Gitelman-Syndrom

Hierbei handelt es sich um eine Tubulopathie, die bevorzugt im Adoleszentenalter und bei Erwachsenen auftritt. Symptome sind Müdigkeit, Muskelschwäche und tetanische Episoden. Auch hier kommt es zur Hypokaliämie in Kombination mit einer Hypokalziurie und Hypomagnesiämie. Die Ursache liegt in einem molekularen Defekt des Gens des Thiazid-sensitiven Na-Cl Kotransporters (NCCT) im distalen Konvolut. **Therapie und Prognose.** Die Behandlung liegt in der Substitution von Magnesium und Kalium. Die Prognose ist günstig.

15.11 Renal-tubuläre Azidose (RTA)

Störungen der Bicarbonat-Resorption oder der Säure-Sekretion sind die pathogenetischen Mechanismen einer renal-tubulär-bedingten Azidose. Sie tritt isoliert als einzige Störung des renal-tubulären Transportes auf oder im Zusammenhang mit komplexen Tubulopathien wie beim Fanconi-Syndrom (▶ s. Kap. 15.10.1) und in Kombination mit Störungen der Kalziumexkretion. Im Einzelnen werden folgende eigenständige RTA unterschieden.

15.11.1 Proximale renal-tubuläre Azidose (RTA Typ 2)

■■■ **Pathogenese.** Pathogenetisch liegt eine Störung der Bicarbonatresorption zugrunde. Diese Form tritt selten und bevorzugt bei unreifen Frühgeborenen oder Säuglingen auf. Die verminderte Resorptions-Kapazität für Bicarbonat führt zur Senkung der Standard-Bikarbonat-Konzentration auf Werte um 14–18 mmol/l.

■■■ **Klinik.** Die klinischen Symptome sind geprägt durch Gedeihstörungen, Neigung zu Erbrechen und Muskelhypotonie. Die Diagnose wird gestellt durch den Nachweis der erniedrigten Bikarbonat-Konzentration im Serum. Der Urin-pH-Wert kann bis auf 5 absinken. Die Säuresekretion des distalen Tubulus ist nicht gestört.

■■■ **Therapie.** Die Therapie besteht aus einer Substitution von Natrium-Bikarbonat oral mit 3–4 mmol/kg KG/Tag.

■■■ **Prognose.** Die Prognose ist gut, die Symptome gehen häufig nach Wochen oder Monaten zurück. Diese Form der RTA ist Teilsymptom von komplexen Tubulopathien wie bei Fanconi-Syndrom, der Zystinose u. a. Die Therapie des Bikarbonatverlustes ist identisch.

15.11.2 Renal-tubuläre Azidose Typ 4

Verschiedene Formen gehen einher mit einer verminderten Exkretion titrierbarer Säuren und einer Hyperkaliämie. Die RTA Typ 4 tritt bei chronisch-interstitiellen Nephritiden und beim **Pseudohypoaldosteronismus Typ 1 (PHA Typ 1)** auf. Die Therapie ist unterschiedlich. Bei Aldosteronmangel muss ein Mineralocorticoid gegeben werden. Beim PHA Typ 1 reicht eine ausreichende Natriumchlorid-Zufuhr. Eine Einschränkung der Kaliumzufuhr senkt meist den Kalium-Wert.

15.11.3 Die distale Form der renalen-tubulären Azidose (RTA Typ 1)

■■■ **Ätiologie und Pathogenese.** Bei dieser Form der RTA liegt eine Störung der Säuresekretion im Sammelrohr vor. Der Urin-pH kann nicht unter 6 gesenkt werden. Eine autosomal-dominante Form wird durch einen genetischen Defekt im Gen (SLC4A1, Chlorid-Bicarbonat Austauscher) für den Anionenaustauscher 1 hervorgerufen. Eine autosomal-rezessive Form geht auf einen genetischen Defekt der vakuolären Protonen-ATPase zurück, kombiniert mit Innenohrschwerhörigkeit.

■■■ **Klinik.** Gedeihstörungen, Polyurie und der Nachweis einer Nephrokalzinose sind Leitsymptome. Der Urin kann auch unter Säurebelastung nicht unter den pH-Wert 6 angesäuert werden.

■■■ **Therapie und Prognose.** Die Behandlung erfolgt mit 1-molarer Lösung von Natrium-Bicarbonat (3–4 mmol/kg und Tag in mehreren Dosen) zum Ausgleich der Azidose. Die Prognose ist häufig gut, bisweilen nimmt die Nephrokalzinose (◘ Abb. 15.15) trotz der Therapie zu.

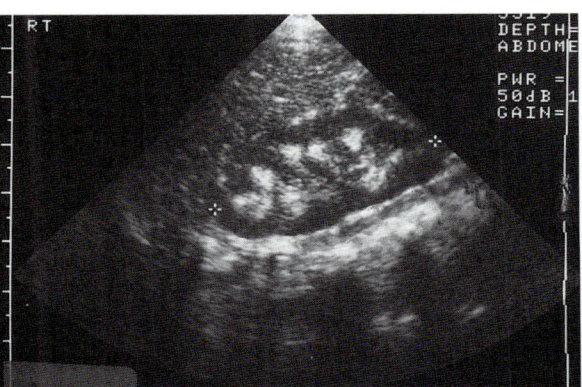

◨ Abb. 15.15. **Sonographie bei Nephrokalzinose.**
Die Darstellung zeigt die Schallresonanzphänomene bei Kalkablagerung im Bereich des Nierenmarks und der Rindenmarkgrenze.

15.12 Harnwegsinfektionen

Harnwegsinfektionen treten akut oder rezidivierend auf. Es handelt sich um entzündliche Reaktionen im Nierenbecken, den Harnleitern oder der Blase und Harnröhre. Bakterien des Darmes, wie E.coli, Enterokokken, Pseudomonas aeroginosa und Proteus mirabilis sind die häufigsten Erreger. Auch Pilze können Auslöser sein. Die Diagnose wird durch den Nachweis der entzündlichen Reaktion und den mikrobiologischen Nachweis des Erregers gestellt.

■■■ **Ätiologie und Pathogenese.** Die bakterielle bzw. Pilz-Besiedelung erfolgt bei Neugeborenen häufig hämatogen, nach der Neonatalperiode meist aszendierend über die Urethra. Bei Neugeborenen sind Jungen bis zu 3 mal, im Kleinkindesalter sind dagegen Mädchen bis zu 20 mal häufiger betroffen. Begünstigend für die Entwicklung von Infektionen der Harnwege sind Fehlbildungen der ableitenden Harnwege, insbesondere die mit Harnwegsobstruktion. Pathogenetisch werden einerseits Wirtsfaktoren, die das Einnisten und Haften von Bakterien begünstigen, vermutet, andererseits werden die Fimbrien der Colibakterien, die Pili Typ II, für die besondere Pathogenität dieser Bakterien für das Uroepithel der weiblichen Harnröhre und Harnblase verantwortlich gemacht. Jede Entleerungsstörung der Harnblase, durch Obstruktion der Harnröhre oder eine funktionelle Störung bei pathologischer Innervation (neurogene Blase, Spina bifida) begünstigt die Entwicklung von Harnwegsinfektionen.

Symptomatische Harnwegsinfektionen

■■■ **Klinik.** Neugeborene und junge Säuglinge zeigen unspezifische Symptome, wie Erbrechen, Gewichtsverlust, mittelhohes Fieber. Die Hautfarbe ist oft grau-blass. Ein septisches Krankheitsbild kann sich entwickeln, in der Neonatalperiode kann ein Ikterus prolongatus bestehen. Eine Oligurie kann der erste Hinweis auf eine Infektion der Harnwege sein. Bei älteren Kindern jenseits des Neugeborenenalters bis ins Kleinkindesalter treten spezifische Symptome der Infektion in den Vordergrund. Jetzt sind Symptome der Stranguerie, der schmerzhaften Harnentleerung, der Dysurie, der unkontrollierten Harnentleerung, das Harnträufeln typisch. Hinzu kommen das Wiederauftreten einer Enuresis (▶ s. Kap. 15.13). Ein Flankenschmerz ist im Kindesalter selten, vielmehr werden unlokalisierte Bauchschmerzen angegeben als Hinweis auf eine Infektion auch der oberen Harnwege, einer Pyelonephritis.

■■■ **Diagnose.** Die Diagnose wird gestellt durch den Nachweis einer signifikanten Erhöhung der Leukozytenzahlen im Urin. Die signifikante Bakteriurie ist definiert als > 50 000 Keime/mm^3 im »Mittelstrahlurin«. Bei suprapubischer Blasenpunktion oder durch Katheter gewonnenen Urinproben ist jede Keimzahl pathologisch. Im Kindesalter sind Monokulturen vorherrschend. Mischkulturen mit mehreren signifikant vermehrten Keimen treten, wenn überhaupt, bei Stoma-Trägern auf mit Ileum-Conduits, Vesicostomata oder Blasendauerkathetern.

Die Unterscheidung, ob es sich ausschließlich um eine Infektion der Blase und Harnröhre handelt (**unterer Harnwegsinfekt**) oder auch die Harnleiter und das Nierenbecken bzw. die Niere selbst beteiligt sind (**oberer Harnwegsinfekt, Pyelonephritis**) ist nicht immer ein-

> **Merke**
>
> Die bakterielle Besiedlung der unteren Harnwege und des Nierenbeckens führt häufig zu entzündlichen Reaktionen wie Fieber, Brennen beim Wasserlassen und allgemeinen Krankheitssymptomen. Die Diagnostik erfolgt durch einfache, praktische Untersuchungen des Urins und führt sofort zur antibiotischen Behandlung. Eine ultrasonographische Untersuchung der Nieren und ableitenden Harnwege lässt schnell angeborene Fehlbildungen und Stauungsnieren erkennen und weitere diagnostische Schritte einleiten.

fach. Fieber, Schmerzen, eine beschleunigte Blutsenkung, erhöhte Konzentrationen von C-reaktivem Protein (CRP) im Serum sowie eine Leukozytose mit Linksverschiebung sind Hinweis für einen oberen Harnwegsinfekt. Sonographisch weist die echodichte Struktur und eine verwaschene Mark-Rinden-Grenze einer oder beider Nieren auf eine Pyelonephritis hin.

■■■ **Therapie.** Die Therapie der Harnwegsinfekte wird blind vor Nachweis des Erregers durchgeführt. Bei Neugeborenen und jungen Säuglingen wird eine breite antibiotische Behandlung mit Piperacillin und Aminoglycosiden begonnen, wenn ein septisches Krankheitsbild vorliegt. Bei einfachen Infektionen reicht in diesem Alter eine Monotherapie mit einem Cephalosporin der 2. oder 3. Generation. Im späteren Säuglings- und Kleinkindesalter erfolgt die Anfangsbehandlung mit TMP/Sulfamethoxazol, Ampicillin oder Cephalosporin. Nach mikrobiologischer Identifikation des Erregers wird die Therapie angepasst.

■■■ **Prognose.** Harnwegsinfekte können rezidivieren. Die Neigung zum Rezidiv ist durch Risikofaktoren bestimmt. Hierzu gehören Fehlbildungen der ableitenden Harnwege, Harnentleerungsstörungen, Enuresis und Harnwegsobstruktionen. Die Neigung zum Rezidiv kann aber auch konstitutionell bedingt sein. Hier werden lokal immunologische Faktoren der Harnröhre und der Blase vermutet. Das Risiko von wiederholten Infektionen ist einerseits eine chronisch veränderte Blasenschleimhaut, zum anderen bei Vorliegen eines vesicoureteralen Refluxes die wiederholte Pyelonephritis mit Entstehung von Nierenparenchymnarben, der Refluxnephropathie. Die Folgen können über Jahre progrediente Schrumpfungsprozesse des Parenchyms sein mit Entwicklung einer renalen Hypertonie (▶ s. Kap. 15.8). Die Prophylaxe vor dem Rezidiv wird durch konsequente Langzeit-Behandlung mit Antibiotika erreicht, TMP 2 mg/kg abends in 1 Dosis oder TMP/SMP. Präventive Maßnahmen sind zusätzlich regelmäßige Stuhlentleerung, schnelles Wechseln von nasser Wäsche und Blasentraining bei funktionellen Blasenentleerungsstörungen (▶ s. unten).

Die Überwachung potentieller Nierenparenchymschäden erfolgt durch wiederholte sonographische Untersuchungen der Nieren, der Nierengröße und Verlauf des Nierenwachstums.

Asymptomatische Bakteriurie

■■■ **Klinik.** Kinder mit wiederholter signifikant erhöhter Keimzahl im Mittelstrahlurin und ohne Beschwerden.

■■■ **Diagnose.** Die Befunde werden durch Routine-Kontroll-Untersuchungen erhoben. Die Patienten haben vereinzelt eine mäßige Leukozyturie. Die Blasenkontur ist in der Sonographie unauffällig. Bei Vorliegen eines Refluxes oder einer Harnstauung sind diese Befunde sehr genau zu kontrollieren, da aus diesen asymptomatischen Verläufen auch schwere Pyelonephritiden enstehen können. Unter kontrollierten Bedingungen ist ein derartiger Befund auch ohne konsequente Antibiotikatherapie zu beobachten.

15.13 Enuresis

■■■ **Definition.** Die unkontrollierte Harnentleerung ab einem Alter von 4–5 Jahren, bezeichnet man als Enuresis. Etwa 10 % aller Kinder sind mit 5–6 Jahren noch nicht dauerhaft kontinent. Man unterscheidet die Tagesinkontinenz von der nächtlichen Inkontinenz und spricht von einer **Enuresis diurna et nocturna** bzw. einer isolierten **Enuresis nocturna**. Bei der **primären Enuresis** war das Kind noch zu keiner Zeit kontinent im Gegensatz zur **sekundären Enuresis**, die im Laufe des frühen Kindesalters nach einer Kontinenzphase erneut wieder auftritt.

■■■ **Ätiologie.** Die Ätiologie ist multifaktoriell. Neben den funktionellen Blasenentleerungsstörungen müssen organische Ursachen ausgeschlossen werden (◻ Tab. 15.6). Ohne Hinweis auf organische Ursachen sind genetische Dispositionen vermutet worden, da häufig familiäre Belastungen mit einem dominanten Erbgang beschrieben wurden.

◻ **Tabelle 15.6.** Ursachen von Blasenentleerungsstörungen.

- Funktionelle Blasenentleerungsstörung
- »nonneurogenic neurogenic bladder«
- Neurogene Blasenfunktionsstörung
- Spina bifida occulta
- Tethered-cord-Syndrom
- Fehlbildungen der unteren Harnwege

15.13 · Enuresis

> **Merke**
>
> Die häufigste Ursache einer persistierenden Enuresis ist nicht organisch bedingt, sondern funktioneller Natur. Nach Ausschluss aller organischen Ursachen ist ein gezieltes Training sinnvoll, das auch bei einem großen Teil der Patienten zum Erfolg führt.

■■■ **Klinik.** Die Symptome sind sehr variabel. Bei einem Kind mit primärer Enuresis ist eine genaue Anamnese erforderlich. Hier wird die familiäre Belastung, das sozioökonomische Umfeld, der Hinweis auf andere Erkrankungen und die psychomotorische Entwicklung des Kindes in die Beurteilung einbezogen. Ausführliche psychologische Diagnostikverfahren sind nötig, um Belastungsfaktoren zu definieren. Hier spielen Konkurrenzsituationen zu Geschwistern, elterliche Spannungszustände und individuelle Reaktionsweisen eine Rolle. Jedes betroffene Kind muss dabei in seiner individuellen Struktur und Belastungssituation erfasst werden. Bei den funktionellen Blasenentleerungsstörungen unterscheidet man zwischen Detrusor-Hypertonizität und Detrusor-Hyperreflexie. Bei diesen Patienten findet man keine eindeutige neurogene Störung (»Nonneurogenic neurogenic bladder«), jedoch sind die funktionellen Auswirkungen der unkontrollierten Harnentleerung und der Neigung zu Harnwegsinfekten ähnlich wie bei neurogener Entleerungsstörung.

Bei den erwiesenen neurogenenen Ursachen (Spina bifida, Spina bifida occulta etc.) kommt es je nach Höhe des Querschnitts zu unterschiedlichen neurogenen Störungen mit Sphinkter-Detrusor-Dyssynergie-Folgen. Meist ist die Blasenausgangsfunktion obstruktiv gestört mit sekundärer Veränderung der Blasenmuskulatur im Sinne einer Balkenblase sowie mit Ausbildung von Blasen-Pseudivertikeln (Abb. 15.16).

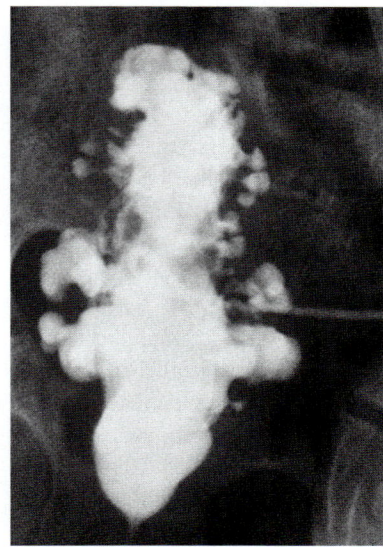

■ Abb. 15.16. **Kontrastmitteldarstellung einer neurogenen Blase** (»Christbaumblase«). Dargestellt ist die Kontrastdarstellung der Blase bei Miktionszystureterogramm. Die ausgeprägte kraniokaudale Verlängerung der Blase mit den Kontrastmittelaussparungen entlang der Wand und die Kontrastmittelflecken als Ausdruck von Pseudodivertikeln.

■■■ **Diagnose.** Nach ausführlicher Anamnese mit Führung eines »Enuresis«-Kalenders und Erfassung aller bisherigen Therapiemaßnahmen, erfolgt eine funktionelle Untersuchung. Diese schließt eine orientierende Analyse der Nierenfunktion, eine Ultraschalldarstellung der Nieren und der Blase ein. Die Beobachtung der Harnentleerung (im Strahl, oder tröpfelnd) als auch eine Funktionsprüfung der Harnentleerung mit Hilfe der Urodynamik und des »Uroflow« geben Aufschluss über die Koordinierung der Blasenentleerung. Kommt es zur pathologischen Ausscheidungskurve, schließt sich daran eine radiologische Darstellung der Blase, der Harnröhre und der oberen Harnwege an, um Fehlbildungen sowie Konturveränderungen der Blasenschleimhaut zu erfassen.

■■■ **Therapie.** Die Behandlung organisch bedingter und insbesondere neurogener Blasenentleerungsstörungen mit unkontrollierter Enuresis ist kompliziert. Pharmakologisch kann der Versuch mit Oxybutinin gemacht werden, um die Detrusor-Aktivität zu blockieren (anticholinergisch). Der wichtigste Fortschritt liegt heute in der frühen Anwendung der mehrfach täglich wiederholten »reinen« Blasenkatheterisierung. Beim Säugling und Kleinkind werden die Eltern dazu angeleitet. Ältere Kinder führen das Katheterisieren selbst durch. Das oberste Ziel dieser organischen Störungen ist die Vermeidung von Harnwegsinfekten und von sekundären Folgen der chronischen Zystitis, des sekundären vesico-ureteralen Refluxes (► s. Kap. 15.2) und wiederholter Pyelonephritiden. Bei gutem Training kann die große Mehrzahl aller Spina-bifida-Patienten heute weitgehend infektfrei gehalten werden. Schwieriger kann die Situation bei Jungen sein. Hier sind gegebenenfalls urologische Ableitungsoperationen notwendig. Hier kommt anfangs eine Zystostomie, später Blasenkontinenz-Operationen wie der »Mainz-Pouch« und eine Ileostomie in Frage.

Die Behandlung der nicht-organisch-bedingten Enuresis sieht folgende Prinzipien vor:
- Führen eines »Enuresis«-Kalenders mit Belohnungsstrategie
- willkürliche Harnentleerung 4- bis 6 mal am Tag,
- sekundäre 2. Harnentleerung nach 10 bis 15 Minuten,
- medikamentöse Therapie mit dDAVP(Minirin®) intranasal oder oral abends vor dem Schlafen,
- Verhaltenstherapie.

Der Wirkmechanismus der dDAVP-Therapie beruht auf der Vorstellung, dass Kinder mit nächtlicher Enuresis möglicherweise eine Tendenz zu einem zu niedrigen Vasopressin-Spiegel während des Schlafens haben. Allerdings kommt es nach Absetzen der Minirin-Therapie sehr häufig zu Rückfällen. Die Behandlung der Enuresis ist daher eine interdisziplinäre und multidisziplinäre Aufgabe zwischen Kinderheilkunde, Psychologie und Pädagogik.

■■■ **Prognose.** Bei angeborenen neurogenen Störungen ist eine Heilung nur selten erreichbar. Das Ziel ist eine so weit wie möglich persistierende Infektfreiheit. Auch die Eingliederung in das altersentsprechende soziale Umfeld gelingt in der Regel. Die nicht-organisch-bedingte Enuresis hat insgesamt eine gute Prognose. Diese ist geprägt durch die zu erwartende Reifung bis zum 10.–12. Lebensjahr. Die Therapieerfolge durch die Kombination aus Verhaltenstherapie und medikamentöser Therapie sind insgesamt befriedigend.

15.14 Akutes Nierenversagen (ANV)

■■■ **Definition.** Unter akutem Nierenversagen wird die akute Erhöhung der Retentionswerte (Kreatinin, Harnstoff) verstanden, die in der Regel mit einer Reduktion der Urinproduktion einhergeht. Obwohl die Oligurie bzw. Anurie meist das akute Nierenversagen begleitet, ist ein Rückgang der Urinproduktion nicht notwendigerweise vorhanden. Eine Oligurie liegt vor, wenn das Urinvolumen unter 0,5 ml/kg und Stunde oder < 240 ml/m² KOF pro 24 Std. beträgt. Von Anurie spricht man bei einer Diurese von < 0,2 ml/kg und Stunde respektive 100 ml/m² KOF/24 Std. Eine Sonderform des akuten Nierenversagens ist die akute tubuläre Nekrose. Die direkte Schädigung des tubulären Epithels ist oft Folge eines Schockgeschehens, einer Sepsis oder in zunehmendem Maße auch nach toxischen Einflüßen. Hierbei spielen Medikamente eine wesentliche Rolle (Immunsuppressiva, Zytostatika, Antibiotika, Antimykotika)

> **Merke**
>
> Ein akutes Nierenversagen kann es von Geburt bis zum Ende der Entwicklung durch verschiedene Ursachen geben. In der Neugeborenenperiode sind es häufig schwere septische Infektionen und Schockzustände. Später kann es das hämolytisch-urämische Syndrom sein oder Volumenverluste nach Unfällen oder toxischen Veränderungen. Das Wichtigste ist die frühzeitige Wiederherstellung eines normalen Kreislaufs und die Kontrolle des Elektrolyt- und Wasserhaushaltes unter Einstellung des Blutdruckes. Dialyseverfahren sind heute in jeder Altersgruppe möglich und führen erfolgreich zur Wiederherstellung einer notwendigen Nierenfunktion.

■■■ **Epidemiologie.** In Deutschland wird eine Inzidenz von 20–25 pro 1 Million Kinder und Jugendliche unter 15 Jahren angegeben. Die Letalität bei Kindern mit akutem Nierenversagen auf grund von Schocknieren beträgt noch 27%.

■■■ **Pathogenese.** Man unterscheidet prärenale, renale und postrenale Ursachen. Die prärenale Ursache des ANV ist mit ca. 70 % die häufigste. In der Regel liegt eine inadäquate Perfusion der Niere z. B. als Folge einer arteriellen Hypotension vor. Da das Nierenmark einen hohen Sauerstoffverbrauch besitzt und die Reservekapazität der Durchblutung unterhalb der Autoregulationsgrenze sehr begrenzt ist, kommt es konsekutiv zu einer tubulären Schädigung, der akuten tubulären Nekrose. Aus einem prärenalen Nierenversagen kann ein intrarenales Nierenversagen werden. Die Unterscheidung der beiden Zustände ist an Hand von wenigen Urin- und Serum-Parametern möglich (◘ Tab. 15.7). Ein im eigentlichen Sinne intrinsisches ANV wird bei 25 %, eine postrenale Ursache bei ca. 5 % der Patienten diagnostiziert.

Pathophysiologisch ist der molekulare Mechanismus der Epithelzellschädigung beim ischämischen Nierenversagen durch die Störung des Energiehaushaltes und die sekundäre Zellschädigung erklärt. Durch Zelldetritus kann es zur tubulären Obstruktion kommen.

■■■ **Klinik.** Die Oligurie bzw. Anurie sowie Zeichen der Überwässerung mit Ödemen und Aszites sind die we-

15.15 · Chronische Niereninsuffizienz

Tabelle 15.7. Ursachen des akuten Nierenversagens im Kindesalter.

Ursachen	Erkrankungen
prärenal	– Akute Blutung – Anorexie (Mangelescheinung) – Arterielle Hypertonie – Dehydratation z. B. bei Durchfallserkrankungen – Herzinsuffizienz – Herzversagen – Hypoproteinämie – Nephrotisches Syndrom – Hypovolämie – Schock – Schwere Fehlernährung – Trauma – Septischer Schock – Schwere Infektionen
Renal	– Akute Glomerulonephritis – Akute tubuläre Nekrose – Nierenblutungen – Hämoytisch-urämische Syndrom – Interstitielle Nephritis (Allergische Reaktion, infektassoziiert) – Nephrotoxine (Medikamente, Schwermetalle, Pflanzentoxine, Röntgenkontrastmittel, organische Lösungsmittel) – Papillennekrose – Pyelonephritis

Postrenal	– Obstruktion des Ausflusstrakte durch
	  – Hämatom
	  – Harntraktfehlbildungen (Urethralklappen, Ureterozele, Ureterabgangsstenose)
	  – Tumor
	– Kristallurie
	– Steine
	– Trauma

sentlichen klinischen Symptome. Häufig besteht ein Hypertonus mit zerebralen Symptomen, wie zerebralen Krampfanfällen. Die Urämie kann zu Übelkeit und Erbrechen führen. Meist klagen die Kinder über Kopfschmerzen.

■■■ **Diagnose.** Bei der klinischen Untersuchung ist auf Zeichen der Überwässerung und auf Ödeme zu achten. Bei klinisch ausgeprägten Symptomen und sonographisch nachweisbarem Aszites ist bereits von einer Überwässerung von ca. 5–10 % des Körpergewichtes aus-

zugehen. Die arterielle Hypertonie, ein Lungenödem, ein Hirnödem und Krampfanfälle weisen auf lebensbedrohliche Komplikationen hin. Im Serum sind Kreatinin und Harnstoff erhöht. Weitere Symptome der Niereninsuffizienz (Urämie) treten erst nach einigen Tagen auf (Urämietoxine). Die Störung des Elektrolythaushaltes bedingt die akute Gefahr einer Hyperkaliämie mit akutem Herzstillstand.

■■■ **Therapie.** Die Indikation zur Dialyse wird durch klinische und Laborparmeter bestimmt. Liegt eine Überwässerung mit Lungenödem oder eine Hyperkaliämie mit Kalium-Konzentrationen über 7 mmol/l vor, ist die Indikation zur Dialysetherapie gegeben.

Bei einer postrenalen Ursache ist die Beseitigung der Obstruktion die eigentliche Therapie. Bei Situationen in denen eine prärenale Ursache vorliegt ist die Behebung der prärenalen Symptomatik die Therapie der Wahl. Die adäquate Flüssigkeits- und Elektrolytbilanzierung ist entscheidend. Unter Gewichtskontrolle wird die Einfuhr an der Ausfuhr orientiert. Bei Überwässerung muss die Bilanz negativ sein.

Eine Hyperkaliämie kann bis zur Realisierung einer Dialysetherapie durch orale und rektale Zufuhr eines Ionenaustauscherharzes (Resonium®) sowie durch intravenöse Infusionen mit Glucose 20 % unter Zusatz von 0,1 E Altinsulin/kg/Stunde gesenkt werden.

■■■ **Prognose und Verlauf.** Die Dauer des akuten Nierenversagens ist von der Ursache abhängig. Beim Nierenversagen in Folge einer akuten tubulären Nekrose (ATN) nach einem akuten Schockgeschehen ist die Dauer der Anurie auf ca. 10–14 Tage beschränkt. Beim HUS ist die Dauer der Dialysepflichtigkeit meist 1–3 Wochen. Die Letalität beim akuten Nierenversagen ist ebenfalls abhängig von der zugrunde liegenden Ursache. So ist beim Nierenversagen im Rahmen einer schweren Sepsis die Letalität auf Grund des oft bestehenden Multiorganversagen noch immer > 40 %. Beim hämolytisch-urämischen Syndrom hingegen liegt die akute Letalität durch die Verbesserung der Therapie bei 1–3 %.

15.15 Chronische Niereninsuffizienz

■■■ **Definition.** Ab einer glomerulären Filtrationsrate (GFR) von < 80 % der Altersnorm wird von einer chronischen Niereninsuffizienz ausgegangen. Die Niereninsuffizienz wird in verschiedene Stadien eingeteilt, eine milde Niereninsuffizienz (GFR ca. 50–80 % der Altersnorm), eine moderate Niereninsuffizienz oder Stadium der kompensierten Retention (30–50 %), die präterminale Niereninsuffizienz (20–30 %) wobei bereits Symptome der Urämie auftreten und eine »dekompensierte Retention«, die in die terminale Niereninsuffizienz übergeht (GFR < 20 %).

■■■ **Ätiologie und Pathogenese.** Die Ursachen der chronischen Niereninsuffizienz sind abhängig vom Lebensalter. In der Säuglingsperiode sind es meist angeborene Fehlbildungen der Nieren und des Harntraktes. Im Kleinkind- und Schulalter sind es überwiegend chronische Glomerulonephritiden, HUS mit Übergang in die terminale Niereninsuffizienz, irreversible nephrotoxische Zustände und angeborene Tubulopathien (z. B. Zystinose). Die klinischen Symptome sind daher von der Grunderkrankung und dem Alter bei Beginn der Niereninsuffizienz abhängig.

> **Merke**
>
> Eine chronische Niereninsuffizienz ist die Folge von angeborenen oder im Kindesalter erworbenen schweren Nierenparenchymerkrankungen. Die frühzeitige Beherrschung der sekundären Folgen wie Kalzium-Phosphat-Stoffwechselstörungen, der renalen Anämie und der Wachstumsstörungen machen es heute möglich, die sekundären Konsequenzen gut zu kompensieren. Eine Dialysebehandlung und Transplantation ist fast für jedes Alter heute möglich.

■■■ **Klinik.**
- Ausfall der Ausscheidungsfunktion von Flüssigkeit und harnpflichtigen Substanzen mit Störung der Harnkonzentrierung,
- Störung des Elektrolythaushaltes (Hyperkaliämie), Ödemneigung, metabolische Azidose,
- Störung der Erythropoetinsynthese und Entwicklung einer renalen Anämie,
- Vitamin-D-Stoffwechselstörung mit Hyperphosphatämie, Hypokalzämie, Hyperparathyreoidismus (renale Rachitis),
- Malnutrition durch urämische Anorexie,
- Wachstumsretardierung,
- Störung der Pubertätsentwicklung,
- toxische Organschäden durch Urämietoxine,
- Hypertonie mit zunehmender Kreislaufbelastung und Entwicklung einer Herzinsuffizienz,
- zerebrale Krampfanfälle,
- urämische Gastritis

■■■ **Therapie. Kontrolle des Elektrolyt- und Säure-Basen-Haushaltes.** Durch genaue Bilanzierung der Flüssigkeitszufuhr kann die Neigung zur Wasserretention und Ödembildung kontrolliert werden. Diuretika wie Furosemid, anfangs in einer Dosis von 1–2 mg/kg pro Tag, erleichtern die Kontrolle der Bilanz. Bei metabolischer Azidose wird Natrium-Bikarbonat verabreicht.

■■ **Behandlung der Anämie.** Bei Hämoglobinwerten unter 10 g % ist die Behandlung mit Erythropoetin (50 E/kg 3 mal/Woche s.c.) indiziert. Je nach Ansprechen ist die Dosis langsam zu erhöhen.

■■ **Behandlung der renalen Osteopathie.** Bei Hyperphosphatämie wird Kalziumcarbonat verabreicht. Nach Normalisierung der Phosphatkonzentration wird aktives Vitamin D (Rocaltrol®) in einer Dosis von 10–50 ng/kg/Tag gegeben.

■■ **Behandlung der Hypertonie.** Eine strikte Einstellung des Blutdruckes ist zur Vermeidung von Komplikationen einerseits und zur Verlangsamung der Progression des Nierenleidens notwendig. Die Behandlung erfolgt nach einem Stufenplan (▶ s. Kap. 15.8).

■■ **Behandlung der sekundären Gedeihstörung.** Eine Reduktion der Eiweißzufuhr auf 1–1,5 g/kg pro Tag kann eventuell die Progression der Nierenerkrankung verlangsamen. Häufig ist aber die Inappetenz und Anorexie im Vordergrund.

Die Wachstumsretardierung wird therapeutisch durch die Behandlung mit Wachstumshormon (28 E/m² KOF pro Woche) behandelt.

15.16 Nierenersatztherapie

»Nierenersatztherapie« ist der Überbegriff für alle Therapieformen, die zur Behandlung der terminalen Niereninsuffizienz heute möglich sind. Dies sind die verschiedenen Formen der Dialyse und die Nierentransplantation. Infolge der technischen Verbesserungen der Dialysematerialien und der zur Verfügung stehenden Maschinen kann heute jedem Patient eine Nierenersatztherapie angeboten werden. Für Kinder ist die Peritonealdialyse die angemessene Form der Ersatztherapie. Unter gewissen medizinischen Gegebenheiten muss allerdings auch bei Säuglingen auf die Hämodialyse ausgewichen werden. Generell sollte eine Dialyse bei Kindern mit dem Ziel vorgenommen werden, eine rasche Nierentransplantation durchzuführen. Die geistige und körperliche Entwicklung und die persönliche Lebensqualität ist mit einem gut funktionierenden Nierentransplantat jeder Form der Dialyse überlegen.

15.16.1 Hämodialyse

Bei der Hämodialyse wird eine Blutreinigung mit Hilfe eines extrakorporalen Hämofilters durchgeführt. Die verschiedenen Formen der Hämodialyse unterscheiden sich prinzipiell nicht von den Systemen der Erwachsenenmedizin. Die zur Verfügung stehenden Dialysatoren werden für alle Altersgruppen hergestellt. Der derzeit kleinste Hämofilter hat ein (Blut)-Füllvolumen von ca. 6 ml. Die notwendigen Schlauchsysteme wurden ebenfalls an die besonderen Gegebenheiten des Kindesalters angepasst. In der Regel ist das Füllvolumen der Schlauchsysteme für Kinder ca. 50 % der von Erwachsenensystemen. Das minimale extrakorporale Volumen liegt im Moment < 50 ml für Routinedialysesysteme.

Formen der Hämodialyse

Bei der Hämodialyse werden die harnpflichtigen Substanzen über eine semipermeable Membran (Hämofilter) entlang eines Konzentrationsgefälles mittels Diffusion entfernt. Die Flüssigkeit wird hierbei durch die Beeinflussung des transmembranösen Druckes filtriert (Ultrafiltrat). Sonderformen der Dialyse sind Hämofiltration und Hämodiafiltration. Die Durchführung der Hämodialyse im Kindesalter setzt einen adäquaten Zugang an das Gefäßsystem voraus. Für Kinder ab dem Kindergartenalter wird bei permanenter Dialyse ein Gefäßzugang über eine chirurgisch angelegte arterio-venöse Fistel angestrebt. Bei kleineren Kindern oder bei akuter Notwendigkeit der Dauerdialyse stehen verschiedene Formen von Dialysekathetern vom Typ Broviac zur Verfügung. Generell ist die Dialyse mit Kathetern auch über mehrere Monate möglich. Die Komplikationsrate, insbesondere die Thrombosierung, ist allerdings relativ hoch. Eine Antikoagulation kann das Risiko der Katheterthrombose und die Gefahr der Embolie verringern. Die Gefahren der pharmakologischen Antikoagulation, insbesondere die der Hirnblutung, sind bei Patienten mit Niereninsuffizienz als Folge der urämischen Störung der Blutgerinnung erhöht.

15.16.2 Peritonealdialyse

Innerhalb der letzten 15 Jahre hat sich die Peritonealdialyse als bevorzugtes technisches Behandlungsverfahren der chronischen Niereninsuffizienz etabliert. Das Verfahren beruht auf der Tatsache, dass das Peritoneum als Austauschmembran genutzt werden kann. Hierbei wird in den Peritonealraum eine adäquate Dialyseflüßigkeit instilliert und nach Austausch der harnpflichtigen Substanzen wieder entleert. Prinzipiell können alle Formen der Peritonealdialyse wie sie bei Erwachsenen möglich sind auch beim Kind durchgeführt werden. Die Durchführung der Peritonealdialyse setzt allerdings einen sicheren Zugang zum Peritonealraum voraus. Verschiedene Kathetersysteme wurden auch für Neugeborene entwickelt. Die Peritonealdialyse ist mit nicht unwesentlichen Komplikationen belastet. Neben der Obstruktion des Katheters ist die Peritonitis eine wesentliche Gefahr. Die Infektion des Peritonealraumes kann hierbei durch Kontamination der Dialysatflüssigkeit entlang des implantierten Katheters als sogenannte »Tunnelinfektion« erfolgen. Nur durch sorgfältige Wechsel der Dialysebeutel, durch richtige Implantation des Dialysekatheters und durch konsequente Pflege der Kathetereintrittsstelle wird diese Gefahr verringert.

Formen der Peritonealdialyse (PD)

Bei der üblichen Form der PD wird der Austausch der Dialyseflüßigkeit, welche in den Peritonealraum instilliert wird, alle 4–8 Stunden vorgenommen. Die Verweilzeit ist hierbei am Tage kürzer und zum Erreichen einer gewissen Schlaflänge während der Nacht länger. Daraus resultieren in der Regel 4 Flüssigkeitswechsel pro 24 Stunden. Diese zyklische ambulante PD wird als CAPD bezeichnet. Diese Form ist für alle Altersgruppen möglich. In leicht modifizierter Form kann die CAPD auch zur akuten Behandlung von Nierenversagen, auch im Früh- und Neugeborenenalter, genutzt werden. Als Dauerdialyseform ist die CAPD für Kinder mit dem Problem assoziiert, dass die Freizügigkeit durch die mehrmaligen Beutelwechsel eingeschränkt ist. Das Infektionsrisiko ist dadurch ebenfalls leicht erhöht. Die für Kinder besser geeignete Form der PD wird nur für eine gewisse Zeit pro Tag durchgeführt. Die in der Regel nachts durchgeführte zyklische PD erhöht die Effektivität der Dialyse durch eine Erhöhung der Austauschfrequenz und eine Verkürzung der Verweilzeit der Dialyseflüssigkeit (60–100 Min.). Die häufigen Flüßigkeitswechsel werden mit automatischen Cyclern durch die Angehörigen und bei älteren Patienten von diesen selbständig durchgeführt (CCPD). Durch die Verbesserung der technischen Voraussetzungen und durch die Verringerungen der Maße der Cycler ist diese Dialyseform die bevorzugte Form der Dialyse im Kindesalter.

15.17 Nierentransplantation

Bei terminaler Niereninsuffizienz ist das gegebene Ziel einer Langzeitdialysebehandlung die Nierentransplantation. Die Langzeiterfolgsraten der Nierentransplantation sind bei Lebendspende signifikant besser, als bei Leichennierenspende. Die Überlebensraten haben sich durch die Verfeinerung der Immunsuppression innerhalb der letzten 20 Jahre in beiden Transplantationsgruppen signifikant verbessert. Zur Vorbereitung auf die Transplantation ist eine Überprüfung des Impfstatus und ggf. die Wiederholung von Impfungen wichtig. Insbesondere bei chronischer Niereninsuffizienz ist die Erfolgsquote von Impfungen generell schlechter als bei gesunden Kindern.

Im Rahmen der Transplantation ist eine **Abstoßungsprophylaxe** durch eine Kombination von Medikamenten durchzuführen. Die Immunsuppression muss lebenslang durchgeführt werden. Die Nebenwirkungsspektren der verwendeten Medikamente sind medikamentenspezifisch und führen zu einem deutlich erhöhten Risiko für virale und bakterielle Infektionen.

Die wichtigsten Medikamente sind Cyclosporin A und Tacrolimus in Kombination mit Methylprednison und Azathioprin sowie seit 1996 Mycophenolatmofetil. **Spätfolgen** der Immunsuppression sind insbesondere lymphoproliferative Erkrankungen. Das Malignomrisiko wird in größeren Untersuchungen bei ca. 2 % angegeben, wobei exakte Zahlen für das Kindesalter nicht erhoben wurden. Es scheint jedoch, dass die Gabe einer Induktionstherapie bzw. die zusätzliche Gabe von Antikörpern (ATG, OKT3) im Rahmen einer Abstoßungstherapie ein erhöhtes Risiko für sekundäre Malignome beinhaltet.

Der Erfolg einer Nierentransplantation lässt sich am ehesten an der Integration, der persönlichen Einschätzung der Lebensqualität und der späteren sozialen Kompetenz ableiten. Nach Nierentransplantation ist die Lebensqualität gegenüber den Dialyseverfahren insgesamt als besser eingestuft. Die meisten Patienten können nach der erfolgreichen Transplantation eine weitgehend normale Entwicklung durchlaufen. Insgesamt lässt sich nach einer Nierentransplantation oft ein Aufholwachstum (catch up growth) erreichen. Die Mehrzahl der Patienten liegt aber mit ihrer Endlänge in den unteren Perzentilenbereichen.

15.18 Fehlbildungen und Erkrankungen des äußeren Genitales

15.18.1 Erkrankungen des männlichen Genitale

Phimose

Eine Präputialverklebung ist bei Neugeborenen und Säuglingen physiologisch. Sie löst sich in den ersten Lebensjahren spontan. Eine hochgradige Vorhautverengung, die sich durch eine Ballonbildung beim Miktionieren darstellt, gilt als eigentliche primäre angeborene Phimose. Bei Fortbestehen dieser Enge nach dem dritten Lebensjahr mit distaler enger Vorhaut spricht man von kongenitaler Phimose. Bei vorzeitiger Manipulation und gewaltsamer Dehnung der Vorhaut kann es zu Einrissen der Haut und zur sekundären Narbenphimose kommen.

■■■ **Diagnose.** Die Diagnose wird im entsprechenden Alter durch ein behutsames, vorsichtiges Überstreifen des Präputiums über die Glans gestellt. Gelingt dieses nicht und zeigt sich ein rüsselförmiges, nicht zu öffnendes Vorhautstück, liegt der Befund einer Phimose vor. Lässt sich dagegen die Vorhaut leicht auseinanderdrängen, ist der Befund der physiologischen Verklebung vorhanden. Bei Vorhandensein von Miktionsstörungen, rezidivierenden entzündlichen Veränderungen im Sinne einer Balanitis und bei Vorliegen einer narbigen Phimose (Sekundärphimose) ist eine operative Zirkumzision indiziert.

Balanitis

Hierbei handelt es sich um eine Entzündung im Bereich der Glans und des Präputiums, meist im Rahmen einer bestehenden primären oder sekundären Phimose. Der distale Anteil des Penis ist hochrot geschwollen und schmerzhaft. Die Therapie beruht in feuchten Camillo-

15.18 · Fehlbildungen und Erkrankungen des äußeren Genitales

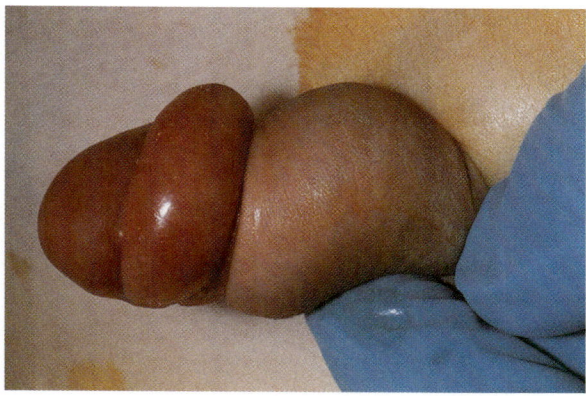

◘ Abb. 15.17. **Paraphimose.**
Dargestellt ist die ringförmige Einschnürung des Penis mit Schwellung des Präputiums und blau-livider Verfärbung der Glans penis (PD Dr. A. Frankenschmidt, Urolog. Univ.-Klinik, Freiburg).

san- und Kochsalzumschlägen. Nach Abklingen muss gegebenenfalls die operative Korrektur der Phimose durchgeführt werden.

Paraphimose

Bei zu engem Präputium und manuellem Überstreifen über die Glans kann es zur Einengung hinter der Glans kommen (◘ Abb. 15.17). Infolge venöser Abflussbehinderung kann der distale Anteil des Penis so stark anschwellen, dass die Vorhaut nicht mehr vorgezogen werden kann. Der Penis wird ödematös, glasig-livide verfärbt. Wenn dieser Zustand länger anhält, kann es zu Ulzerationen und zu schweren Entzündungen kommen.

■ ■ ■ **Therapie.** Bei ausreichender Sedierung oder auch in Narkose muss versucht werden, das Ödem zu vermindern und nach Vorlagen von feuchten Kompressen langsam eine Reposition des Präputiums über die Glans zu ermöglichen. Dieses ist ein hochakuter Eingriff, mit dem nicht lange gewartet werden darf, gegebenenfalls muss der Schnürring hinter der Glans operativ eingeschnitten werden und eine anschließende Zirkumzision vorgenommen werden.

Hypospadie

Die Hypospadie ist das Ergebnis einer Entwicklungsstörung, bei der die Harnröhrenmündung nicht an der Spitze der Glans penis sondern je nach Ausprägung an der Unterseite des Penisschaftes oder im Bereich des Skrotalansatzes mündet. Es wird daher die Hypospadia glandis, coronaria, pinealis, scrotalis oder perinealis unterschieden. Je nach Ausprägung fehlt teilweise oder ganz das Corpus spongiosum. Anstatt des Corpus spongiosum liegt ein bindegewebiger Strang vor, die sogenannte Chorolla, die zu einer Abweichung des Penisschaftes mit einer Krümmung nach kordal führt. Die Krümmung verhindert eine Erektion, das Präputium ist geteilt und bildet eine Schürze um die Glans (◘ Abb. 15.18 a und b). Bisweilen ist die Harnröhrenöffnung, der Meatus, verengt. Der Harnstrahl, entweder an der Unterseite des Penis oder

a
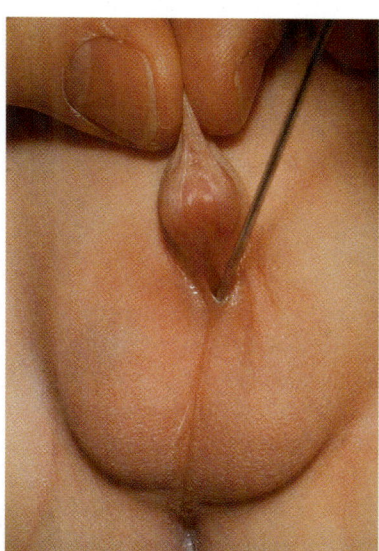

b
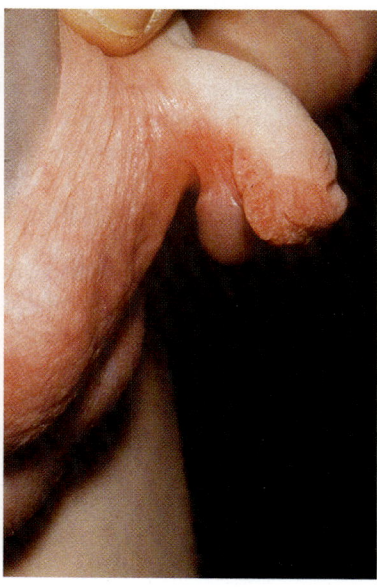

◘ Abb. 15.18. **a** Hypospadie von vorn. Dargestellt ist die Fehlbildung im Bereich des Ansatzes der Harnröhre. Die Sonde stellt das Orificium urethrae dar. Auf der Glans penis ist kein Orificium erkennbar. **b** Hypospadie von lateral. Dargestellt ist die Schürze des zweigeteilten Präputiums (PD Dr. A. Frankenschmidt, Urolog. Univ.-Klinik, Freiburg).

skrotal, ist nur dünn und weicht von der geraden Richtung ab. Differentialdiagnostisch ist bei schweren Hypospadien mit Mündungen des Meatus im Skrotalbereich an eine Symptomatik eines Mikropenis zu denken, wobei dieses auch eine Fehlbildung bei weiblichem Genitale wie z. B. beim adrenogenitalen Syndrom darstellen kann. Diagnostisch ist eine Chromosomenanalyse und Geschlechtsbestimmung notwendig.

■■■ **Therapie.** Bei vorliegender Meatusstenose muss diese frühzeitig beseitigt werden. Das oberste Ziel eines therapeutisch chirurgischen Vorgehens ist die Begradigung des Penisschaftes, die Ermöglichung eines kräftigen, gebündelten und orthograden Harnstrahls und eine optimierte Kosmetik. Eine Frühkorrektur in den ersten beiden Lebensjahren ist indiziert. Hierbei wird ein fehlender Harnröhrenanteil aus distaler Schafthaut oder innerem Vorhautblatt gebildet. Gegebenenfalls sind Schleimhauttransplantate aus Harnblase oder Mundhöhle nötig.

Epispadie

Bei der Epispadie handelt es sich um eine dorsale Fehlbildung der Harnröhre. Sie tritt meistens in Kombination mit einer Blasenexstrophie auf. Die Urethra ist gespalten und liegt vor den Corpora cavernosa. Die Spalte ist meist neben dem Blasenhals fortgesetzt und die Kinder sind inkontinent. Der Penis ist dabei nach dorsal abgeknickt und zu klein. Bei der Aufsicht ist die Schleimhaut der Urethrarinne sichtbar.

■■■ **Therapie.** Das therapeutische Vorgehen ist ähnlich wie bei der Hypospadie. Das Ziel ist eine Begradigung des Schaftes und ein Verschluss der Rinne. Bei primärer Inkontinenz müssen Kontinenzplastiken am Blasenhals durchgeführt werden.

Blasenexstrophie

Bei der Blasenexstrophie liegt eine Fehlbildung der Kloakenmembran vor. Die Bauchwand ist offen und im Defekt liegt die breit offene Blase, von der die Hinterwand und das Trigonum mit Mündung der Harnleiter offen daliegt (◘ Abb. 15.19). Diese Schleimhäute setzen sich kontinuierlich in die offene gespaltene Harnröhre fort. Der muskuläre Kontinenzapparat fehlt; ebenso die Symphyse, so dass die Schambeinäste weit auseinander klaffen. Die Folge einer solchen Fehlbildung ist eine meist refluxive Verbindung zwischen Blasenstruktur und Harnleitern mit einer hochgradigen Neigung zu Infektionen, auch der oberen Harnwege.

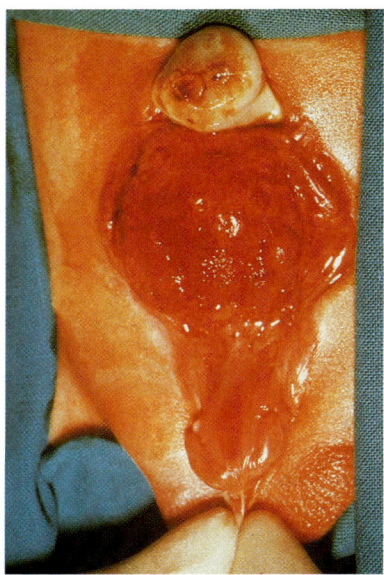

◘ Abb. 15.19. **Blasenextrophie.**
Fotografie von oben auf die rot gefärbte Platte des Blasenrestes mit Mündung der Ureteren und Darstellung der nach oben gespaltenen Harnröhre.

■■■ **Therapie.** Das therapeutische Ziel muss sein, durch rekonstruktive Maßnahmen einen Blasenverschluss herzustellen, eine Rekonstruktion der Harnröhre und des Penisschaftes sowie eine Kontinenz zu erreichen. Dieses gelingt unter spezifischen Voraussetzungen nur in gut der Hälfte der Fälle. Falls ein solches operatives Verfahren misslingt, muss zur Erhaltung der beidseitigen Nierenfunktion eine hohe Harnableitung erfolgen, um damit ein normales Gedeihen des Kindes zu ermöglichen.

> **Merke**
>
> Eine Phimose ist in der Regel eine physiologische Enge der männlichen Vorhaut. Nur selten sind extreme angeborene Stenosen vorhanden, die einer chirurgischen Intervention bedürfen. Eine Paraphimose ist immer ein Notfall, der klinisch versorgt werden muss. Bei angeborenen Fehlbildungen wie Hypospadie und Blasenextrophie sind schon kurz nach der Geburt die rekonstruktiven operativen Maßnahmen mit den entsprechenden Ärzten der Urologie zu planen.

Lageanomalien des Hodens

Bei etwa 10 % der Neugeborenen sind noch nicht beide oder nur ein Hoden in das Skrotum deszendiert (Maldescensus testis). Der Descensus testis ist hormonell gesteuert. Bei Frühgeborenen ist der Hodenhochstand noch sehr viel häufiger. Bei der Retentio testis verharrt der Hoden auf seinem normalen Weg durch den Leistenkanal ins Skrotum entweder im Leistenkanal oder auch im Bauchraum. Liegt der Hoden außerhalb dieses normalen Weges spricht man von einer Hodenektopie. Ein Pendelhoden ist definiert durch die Tatsache, dass der Hoden normalerweise hochsteht, aber von Zeit zu Zeit im Skrotum erscheint, je nach Cremaster-Tonus. Ein Gleithoden liegt vor, wenn es mechanisch gelingt, den Hoden jeweils in das Skrotum vorzubringen, der jedoch nach Ablassen des Zuges wieder in seine ursprüngliche Lage zurückweicht.

■■■ **Klinik.** Der Maldescensus testis wird gemeinsam mit einem offenen Processus vaginalis diagnostiziert. Neben der manuellen Palpation dient häufig die Ultraschalldiagnose dazu, den Nachweis für das Vorhandensein eines Hodens zu erbringen. In Zweifelsfällen ist bei beidseitigem nichtpalpablem Hoden eine Kernspintomographie notwendig. Dieses ist insbesondere dann anzuraten, wenn eine operative Hodenverlagerung ansteht.

■■■ **Therapie.** Das Ziel ist, bis zum Ende des zweiten Lebensjahres beide Hoden im Skrotum zu verlagern. Es ist sogar wünschenswert, dieses innerhalb des ersten Lebensjahres zu erreichen. Als erste Maßnahme kann eine Therapie mit humanem Chorion-Gonatropin (HCG) als intranasale Therapie oder in Einzelfällen als intramuskuläre Therapie erfolgreich sein. Bei mangelndem Therapieerfolg ist die baldige operative Verlagerung des Hodens indiziert.

Hydrozele

Bei der Hydrozele (Wasserbruch) existiert ein pathologisches Transsudat zwischen den serösen Hodenhöhlen oder innerhalb eines aberrierenden Processus vaginalis. Das letztere ist die häufigste Ursache bei kindlichen Formen. Die Symptome sind ausgezeichnet durch eine prall-elastische schmerzlose Schwellung des Skrotums (◘ Abb. 15.20). Die Diaphanie, d. h. die Durchleuchtung, ist positiv. Die Therapie ist bei Neugeborenen und Säuglingen abwartend. Bleibt diese Hydrocele bis über das erste Lebensjahr hinaus bestehen, ist eine operative Entfernung indiziert.

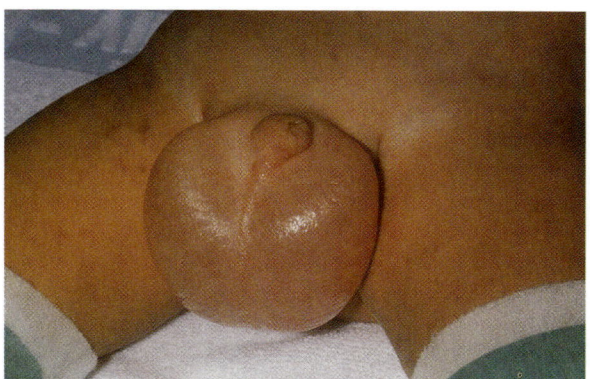

◘ Abb. 15.20. **Hydrozele.**
Deutliche Schwellung des Skrotums. Keine Rötung.

> **Merke**
>
> Eine Hydrozele ist eine häufig vorkommende, geringe Fehlbildung, die zunächst keiner operativen Korrektur bedarf. Erst bei Persistieren im zweiten Lebensjahr sollte diese beseitigt werden. Sie kann Anlass sein zu einer gefährlichen Komplikation, der Hodentorsion, die immer ein Notfall ist und innerhalb von sechs Stunden operativ versorgt werden muss.

Hodentorsion

Hierbei handelt es sich um ein hochakutes Ereignis, häufig ausgelöst durch das Vorhandensein einer Hydrozele und anderer Hemmungsmissbildungen. Bei der Torquierung des Samenstranges kommt es innerhalb kurzer Zeit zu einer venösen Stauung des Hodens und des Nebenhodens mit einer folgenschweren ischämischen oder hämorrhagischen Minderdurchblutung (◘ Abb. 15.21). Innerhalb weniger Stunden kann es zum Funktionsverlust kommen. Das Krankheitsbild ist hochschmerzhaft, Kinder oder Säuglinge schreien, die Diagnose ist leicht zu stellen. Dopplersonographisch kann der fehlende venöse Rückstrom festgestellt werden. Die Methode ist aber nicht absolut zuverlässig. Das Krankheitsbild ist eine absolute dringliche Operationsindikation, um hodenerhaltend die Detorquierung vorzunehmen.

Orchitis und Epididymitis

Es handelt sich um akut entzündliche Veränderungen im Bereich des Hodens. Bei der Orchitis ist meistens eine bestehenden Virusinfektion wie z. B. Mumps präsent. Bei der Epididymitis sind keine spezifischen Erreger bekannt.

15.19 Tumoren im Bereich der Nieren und ableitenden Harnwege

15.19.1 Wilms-Tumor, Nephroblastom

Es handelt sich um einen hochmalignen, embryonalen Mischgewebstumor, der in etwa 5 bis 7 % aller Malignome im Kindesalter betrifft. Das häufigste Prädilektionsalter sind die ersten drei Lebensjahre. Die Häufigkeit beträgt 1/9000. Ausführliche Beschreibung ▶ siehe Kap. 12, S. 350.

15.19.2 Tuberöse Sklerose

■■■ **Definition.** Der Tuberöse Sklerose Complex (TSC; synonym Tuberöse Sklerose, Mb. Bourneville-Pringle) ist eine Multiorganerkrankung, bei der jedes Organ betroffen sein kann. Die Inzidenz in Europa wird mit 1 : 6000 angegeben, wobei starke regionale Unterschiede vorhanden sind. Zwei Gene werden für die Erkrankung verantwortlich gemacht, TSC 1 auf Chromosom 9 q34 und TSC 2 auf Chromosom 16 p13.3. Die Mitbeteiligung des Nierenparenchyms ist für das Langzeitüberleben der Patienten von wesentlicher Bedeutung. Ca. 60 % der Patienten mit TSC haben eine Nierenbeteiligung. Die beiden wesentlichen strukturellen Veränderungen sind zystische Nierenveränderungen und Angiomyolipome (AML). AML haben die klinische Problematik, dass sie von bösartigen Nierentumoren nur histologisch differenziert werden können. Sie wachsen nicht invasiv innerhalb der Nierenkapsel. Die wesentliche Gefahr geht von akuten Blutungen aus, die im zweiten Lebensjahrzehnt beginnen. Diese können lebensbedrohlich sein. Die Therapie der Wahl ist die selektive Embolisation.

Bösartige Tumoren mit Invasion in regionale Lymphknoten beziehungsweise mit echter Metastasierung im Sinne von renalen Zellkarzinomen sind bei Patienten mit TSC vereinzelt berichtet worden. Auf Grund der Rarität dieser Berichte ist bei Patienten mit TSC und Nierentumoren ein individuelles Vorgehen notwendig. Die Nierenpunktion zur besseren Beurteilung ist obsolet, da bei Patienten in der Regel Angiomyolipomstrukturen vorliegen. Punktionen dieser Strukturen haben ein deutlich erhöhtes Blutungsrisiko mit der Gefahr der Notwendigkeit der Nephrektomie nach der Nierenpunktion. In der Regel ist eine Diagnostik mit spezieller Magnetresonanztomographietechnik mit Einbeziehung von fettbetonten Sequenzen hilfreich in der Beurteilung der Tumore. AML haben einen Fettanteil, der den Karzinomen fehlt. Da die-

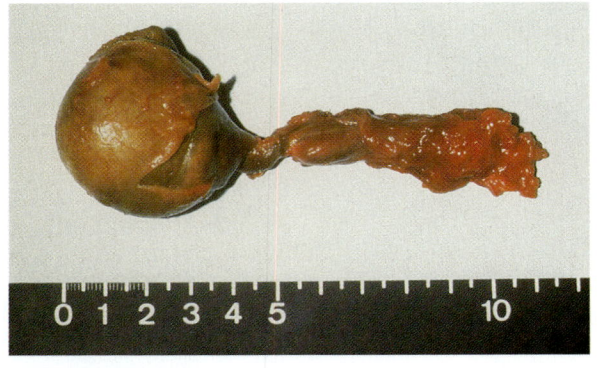

◨ Abb. 15.21. **Hodentorsion.**
Operationspräparat des livide verfärbten und nekrotisch veränderten Hodens nach tagelanger Unterbrechung der Durchblutung nach Hodentorsion.

15.18.2 Erkrankungen des weiblichen Genitale

Labiensynechie

Diese funktionelle anatomische Veränderung ist die häufigste Ursache einer Verengung des Introitus vaginae. Sie kann Ursache für wiederholte Vulvovaginitiden sein. Diese wiederum können dann Mitauslöser für rezidivierende Harnwegsinfekte sein. Je älter die Kinder werden und mit Eintritt in die Pubertät wird der Vaginal-pH meistens saurer und die Verklebungen verschwinden von selbst. Erfolgt dies nicht, kann die Verwendung von topisch aufgetragenem östrogenhaltigen Cremes in über 90 % der Fälle eine sehr schnelle Lösung der Verklebung erreichen.

Hymenalatresie

Diese ist die schwerwiegende Form der angeborenen Stenosen im Vaginalbereich. Das anfallende Sekret kann nicht abfließen. Dies kann zum Hydrometrokolpos führen. Dabei wölbt sich das Hymenalhäutchen vor und das Sekret schimmert gelb durch. Seltener kommt es bei der ersten Menstruationsblutung zu dem Phänomen des Hämatokolpos. Die Diagnose ist leicht durch Inspektion zu stellen. Die Therapie basiert auf einer Inzision oder partiellen Exzision des Hymens.

se Tumore langsam wachsenden Charakter besitzen, ist eine kurzfristige Kontrolle der auffälligen Befunde gerechtfertigt.

»Contiguous gene syndrome«

Eine kleine Gruppe von Patienten mit TSC und Nierenveränderungen haben als Ursache eine Deletion des TSC 2 Genes und des benachbarten autosomal dominanten familiären Zystennierengens (ARPKD, PKD 1 Gen). Diese Patienten fallen mit tumorösen Nierenveränderungen (AML und Zysten) bereits im ersten Lebensjahr auf. Fast alle Patienten werden innerhalb der ersten beiden Lebensjahrzehnte terminal niereninsuffizient und sind dialysepflichtig. Eine Nierentransplantationen dieser Patienten ist erfolgreich möglich. Eine Rekurrenz der Grunderkrankung wurde nicht beobachtet.

> **Kernaussagen**
>
> - Angeborene Fehlbildungen der Nieren und ableitenden Harnwege lassen sich schon intrauterin durch Ultraschall aufdecken, so dass gleich nach der Geburt alle wesentlichen diagnostischen Maßnahmen durchgeführt werden können.
> - Nephrotische Syndrome und Glomerulonephritiden haben sehr unterschiedliche pathogenetische Ursachen. Diagnostisch wegweisende Leitsymptome sind Ödemneigung, Eiweißausscheidung und Hämaturie. Nur selten ist primär eine Nierenbiopsie indiziert.
> - Eine arterielle Hypertonie im Kindesalter beruht meist auf Erkrankungen der Niere und der Nierengefäße. Eine genaue Klärung der Diagnose ist wegen der Langzeitkonsequenzen und der Therapieplanung unbedingt notwendig.
> - Harnleitersteine sind im Kindesalter selten. Bei Harnsteinen ist die Suche nach Stoffwechselstörungen oder Fehlbildungen der ableitenden Harnwege wichtig, um gezielte therapeutische und präventive Maßnahmen durchzuführen.
> - Tubulopathien beeinträchtigen den renalen Wasser- und Salztransport. Genetische Störungen sind heute molekulargenetisch differenzierbar. Die meisten Tubulopathien sind durch Substitution von Alkali oder Wasser gut zu kompensieren.
> - Infektionen der ableitenden Harnwege gehören zu den häufigsten Erkrankungen im Kindesalter. Mädchen in den ersten Lebensjahren sind besonders häufig betroffen. Bei wiederholter Infektneigung muss an organische Fehlbildungen der Nieren und ableitenden Harnwege gedacht werden, insbesondere muss ein vesikoureteraler Reflux ausgeschlossen werden. Eine konsequente antibiotische Behandlung und auch Prophylaxe helfen, chronische Nierenveränderungen zu vermeiden.
> - Die Enuresis ist im frühen Kindesalter häufig. Während die nächtliche Enuresis meist keine organische Ursache hat, muss bei der Enuresis tagsüber auch an Fehlbildungen, insbesondere der Harnleitermündung und der Blasenentleerung gedacht werden.
> - Ein akutes Nierenversagen tritt im Rahmen von entzündlichen Erkrankungen wie dem hämolytisch-urämischen Syndrom oder auch als Folge eines Schockzustandes auf, insbesondere bei Neugeborenen. Die Stabilisierung des Kreislaufes, die angemessene Hydrierung und Bilanzierung helfen die kritische Phase zu überwinden. Heute können bei Kindern in jedem Alter Dialyseverfahren eingesetzt werden.
> - Die chronische Niereninsuffizienz im Kindesalter beruht auf angeborenen Fehlbildungen oder erworbenen Störungen. Die frühzeitige Erkennung dient der angemessenen Therapie und Prävention von Sekundärschäden wie Störungen des Kalziumphosphatstoffwechsels, der renalen Anämie und Wachstumsstörungen.
> - Fehlbildungen des äußeren Genitale treten bei Jungen und Mädchen auf. Bei Jungen ist eine echte Phimose extrem selten. Fehlbildungen der Harnröhre als Symptom einer Hypospadie erfordern frühzeitige chirurgische Beratung und Therapie.
> - Die Hydrocele ist eine häufige, meist gutartige Flüssigkeitsansammlung, die in der Regel keiner Behandlung bedarf. Erst bei Persistenz im zweiten Lebensjahr sollte eine operative Korrektur vorgenommen werden.

Fallbeispiel 15.1

Anamnese. Drei Wochen alter Junge. Spontangeburt in der 36. Schwangerschaftswoche ohne Komplikation. Apgar 9/10/10. Normales Gedeihen. Drei Tage vor der Aufnahme

plötzlich galliges Erbrechen, Blässe und Fieber. In der Kinderarztpraxis wurde eine Leukozyturie und Bakteriurie nachgewiesen. Es erfolgte eine Therapie mit Cefaclor. Da die Leukozyturie weiter bestand, Vorstellung in der Klinik.
Befund. Reduzierter Allgemeinzustand. Berührungsempfindlich, weinerlich, blass. Temperatur 38,1 °C. Abdomen weich, keine Druckschmerzhaftigkeit. Keine Organomegalien.

Leukozyten im Blut 15 000/µl, C-reaktives Protein 8,0 mg/dl. In der Blutkultur kein Keimwachstum.

Urin. Massenhaft Leukozyten. Zahlreiche Leukozytenzylinder. Erythrozyten 25/ml. In der Urinkultur 106 Keime/ml (Pseudomonas aeruginosa). *Ultrasonographie.* deutlich erweiterte Harnleiter. Rechtes Nierenbecken verplumpt und erweitert. Keine parenchymatösen Veränderungen.
Diagnose. Pyelonephritis bei Verdacht auf Uretermündungsstenosen beidseits.
Therapie. Antibiotische Therapie mit Piperacillin/ Certomycin über 14 Tage. Danach Dauerprophylaxe. Weitere radiologische Diagnostik.

Fallbeispiel 15.2

Anamnese. 5 Wochen alter Junge mit akutem Erkrankungsbeginn mit Fieber bis 40 °C ein Tag vor stationärer Aufnahme.
Befund. 5 Wochen alter männlicher Säugling in reduziertem Allgemeinzustand, hoch fiebernd. Extremitäten blass und kühl. Puls über 200/Minute. Fontanelle weich und im Niveau, altersentsprechendes Reflexmuster.

Leukozyten im Blut 5200/µl, 27 % Stäbe, 7 % Segmentkernige. C-reaktives Protein 15 mg/dl. Lumbalpunktion. Liquor klar, 20 Zellen/µl. Urin. 350 Leukozyten/µl, Urinkultur. 10^5 gramnegative Stäbchen/ml. Blutkultur. Escherichia coli. Ultrasonographie der Nieren. Kein Nachweis einer obstruktiven Uropathie. Nieren nicht vergrößert.
Diagnose. Urosepsis mit Escherichia coli bei normaler Anlage der Nieren und ableitenden Harnwege.
Therapie. Antibiotische Behandlung, zunächst mit Aminopenicillin und Aminoglycosid, nach Erregeranalyse mit Ampicillin.

Fallbeispiel 15.3

Anamnese. Vorstellung eines 9 Jahre und 3 Monate altes Mädchens. Vor drei Wochen Infekt der oberen Luftwege. Seit einer Woche Bauchschmerzen, Abgeschlagenheit, häufiges Wasserlassen in geringen Mengen (15–20 × pro Tag), »schaumiger Urin«, zunehmende Schwellung der Beine.
Befund. Guter Allgemeinzustand. Blutdruck 115/65 mmHg. Diskrete Lidödeme. Deutliche Unterschenkelödeme.

Im Urinstatus Protein dreifach positiv, Mikrohämaturie, spezifisches Gewicht 1030 mg/ml. Blutbild unauffällig. C-reaktives Protein < 0,6 mg/dl. Blutsenkungsbeschleunigung 87/130. Gesamteiweiß initial 3,9 g/dl, Cholesterin 495 mg/dl, Triglyceride 463 mg/dl. Ultrasonographie des Bauches. geringe Aszitesmengen.
Diagnose. Nephrotisches Syndrom mit großer Proteinurie, Hypoproteinämie, Hypalbuminämie und Hyperlipoproteinämie.
Therapie. Prednison 60 mg/m² Körperoberfläche/Tag in 3 Gaben über 6 Wochen, anschließend alternierende Therapie (Prednison 40 mg/m² Körperoberfläche jeden 2. Tag), Ödembehandlung mit Diuretika (Furosemid und Spironolacton). Infektionsprophylaxe mit Penicillin G.

Fallbeispiel 15.4

Anamnese. Vorstellung eines 2 Jahre alten Mädchens. Ein Tag nach Rückkehr von einer Reise nach Tunesien erstmals wässriger Durchfall, im Verlauf weiter weicher Stuhl. 5 Tage später rezidivierendes Erbrechen mit Diarrhoe. Einweisung in die Klinik mit Verdacht auf Exsikkose.
Befund. Guter Allgemein- und Ernährungszustand. Diskrete Fußrückenödeme, sonstiger internistischer Untersuchungsstatus unauffällig.

Im Blutbild 8200 Leukozyten/µl mit Linksverschiebung. Hämoglobin 7,9 g/dl, Thrombozyten 31 000. Im Ausstrich Fragmentozyten und Anisozyten. Kalium 4,7 mmol/l, Serum-Kreatinin 3,56 mg/ dl, Harnstoff 133 mg/dl, LDH (Lactatdehydrogenase) 2745 Einheiten/l, GOT 135 Einheiten/l. Bakteriologie. Nachweis von Shigatoxin, Enterohämorrhagische Escherichia coli nicht nachweisbar. Ultrasonographie. deutlich erhöhte Echostruktur der Nierenrinde, Markkegel echoarm abgrenzbar im Sinne einer Schockniere.
Diagnose. Hämolytisch-urämisches Syndrom nach Diarrhoe.
Therapie. Hämodialyse über Sheldonkatheter, Einstellung des Blutdrucks mit Antihypertensiva, Erythrozytensubstitution, Furosemid bei Beginn der Diurese.
Verlauf. Entlassung nach 14 Tagen mit normaler Nierenfunktion.

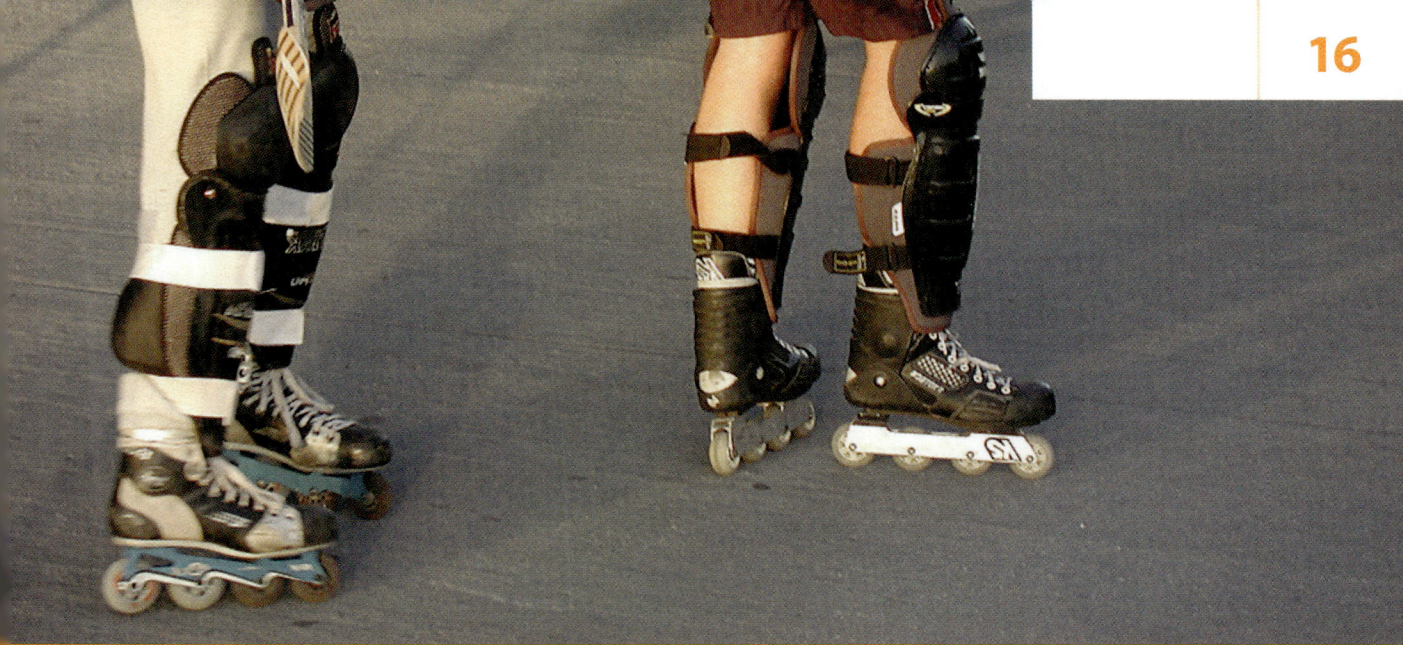

16 Knochen und Gelenke

F. Niethard und U. G. Stauffer

Störungen der Skelettentwicklung aufgrund konstitutioneller Systemerkrankungen können zu schweren Deformierungen und Kleinwuchs führen. Betroffene, durch ihre Erkrankung behinderte Menschen, können jedoch mit hoher Intelligenz und vielseitigen Begabungen ausgezeichnet sein. So war Francois Cuvillies d. Ältere, als Hofbaumeister in München der Schöpfer formvollendeter Bauwerke des Rokkoko wie des Residenztheaters und der Amalienburg, hochgradig kleinwüchsig, wahrscheinlich aufgrund einer Achrondoplasie (»Kammerzwerg«). Der zugrundeliegende Gendefekt bei Achondroplasie wurde inzwischen auf dem kurzen Arm des Chromosoms 4 (4p16) lokalisiert.

16 Knochen und Gelenke (Übersicht)

16.1	**Allgemeine Skelettentwicklung** – 539	**16.6**	**Fußerkrankungen** – 563
		16.6.1	Knick-Senk-Fuß – 563
16.2	**Angeborene Skelettanomalien** – 540	16.6.2	Klumpfuß – 563
16.2.1	Skelettdysplasien (Osteochondrodysplasien) – 540	16.6.3	Hackenfuß – 564
16.2.2	Dysostosen – 543	16.6.4	Neurogene Fußdeformitäten – 564
16.3	**Wirbelsäulenerkrankungen** – 547	**16.7**	**Grundzüge der Behandlung kindlicher Frakturen** – 564
16.3.1	Wirbelsäulenhaltung, Beinlängendifferenz – 548	**16.8**	**Trichterbrust (Pectus excavatum)** – 568
16.3.2	Kyphose – 550		
16.3.3	Skoliose – 551	**16.9**	**Osteomyelitis** – 569
16.3.4	Spondylolyse/Spondylolisthese – 554	16.9.1	Akute hämatogene Osteomyelitis – 569
16.3.5	Schiefhals – 555	16.9.2	Chronische Osteomyelitis – 572
16.4	**Hüfterkrankungen** – 555	**16.10**	**Knochentumoren** – 572
16.4.1	Angeborene Hüftgelenksdysplasie und -luxation – 556	16.10.1	Gutartige Knochentumoren – 572
16.4.2	Morbus Perthes – 558	16.10.2	Maligne Knochentumoren – 575
16.4.3	Epiphysiolysis capitis femoris – 560		
16.5	**Kniegelenkserkrankungen** – 561		
16.5.1	Beinachsenfehler – 561		
16.5.2	Osteochondrosis dissecans – 562		
16.5.3	Morbus Schlatter – 563		

16.1 Allgemeine Skelettentwicklung

> Die Entwicklung des knöchernen Skelettes erfolgt durch Umwandlung des embryonalen Mesenchyms (desmale Ossifikation, z. B. Schädelknochen) oder auch durch Umwandlung von Knorpel- in Knochengewebe (chondrale Ossifikation, z. B. Röhrenknochen). Von besonderem Interesse für die Kinderorthopädie ist die enchondrale Ossifikation der Röhrenknochen. Sie ist verantwortlich für das Längenwachstum der Knochen und die Formentwicklung der Gelenke.

Der Gestaltwandel des Kindes und Jugendlichen findet in den Wachstumszonen des Skeletts statt. Deren Aufbau erklärt die Physiologie der Wachstumsvorgänge (▶ vgl. Kap. 1 und Kap. Endokrinologie), die in der Regel einen gesetzmäßigen Verlauf erkennen lassen:

- Das Wachstum verläuft nach der Geburt in drei Phasen: in den ersten 5 Lebensjahren rasch, zwischen dem 5. und 10. Lebensjahr gleichmäßig langsam und im pubertären Wachstumsschub erneut schnell. In den Phasen des raschen Wachstums ist das Skelett besonders verformbar. Deformitäten können sich in dieser Zeit schnell verschlechtern, aber durch therapeutische Maßnahmen auch gut beeinflusst werden. Die Pubertät wird durch die Plastizität des Skeletts zusammen mit dem Körpergewicht und der körperlichen Aktivität der Jugendlichen zur »Krisenzeit der Skelettentwicklung«.
- Die Entwicklung der Knochen ist zeitlich programmiert, so dass anhand der Skelettdaten (Röntgen li. Hand a. p.) das biologische Alter bestimmt werden kann.
- Das biologische Alter (Skelettalter) definiert die »Wachstumsreserve«, d. h. die noch bis zum Wachstumsabschluss zur Verfügung stehende Zeit. Bleibende Wachstumsstörungen wirken sich um so stärker aus, je größer die Wachstumsreserve ist.

Das Längenwachstum geht von den ähnlich aufgebauten Wachstumszonen der Röhrenknochen und der Wirbelsäule aus. Die Röhrenknochen sind in Diaphyse sowie Metaphyse und Epiphyse gegliedert, die jeweils eine eigene Blutversorgung besitzen. Zwischen Meta- und Epiphyse ist die Wachstumszone (»Wachstumsfuge, Wachstumsplatte«) mit mehreren Knorpelzellschichten (Proliferations-, Reifungs-, Degenerations- und Verkalkungszone) eingeschaltet. Das Längenwachstum erfolgt in der epiphysennahen Proliferationszone (◘ Abb. 16.1). Jede Schädigung dieses Bereiches führt zu Störungen des Längenwachstums, bei asymmetrischem Befall auch zu Achsenabweichungen der Extremität oder der Wirbelsäule. Das Wachstum wird von den Kräften der Muskulatur und damit auch von neuromotorischen Störungen ganz wesentlich moduliert (z. B. lähmungsbedingte Deformitäten). Wichtige Ursachen von epiphysären Wachstumsstörungen sind:

- Endogene Faktoren: genetische Störungen der Knorpelphysiologie (Skelettdysplasien, z. B. Achondropla-

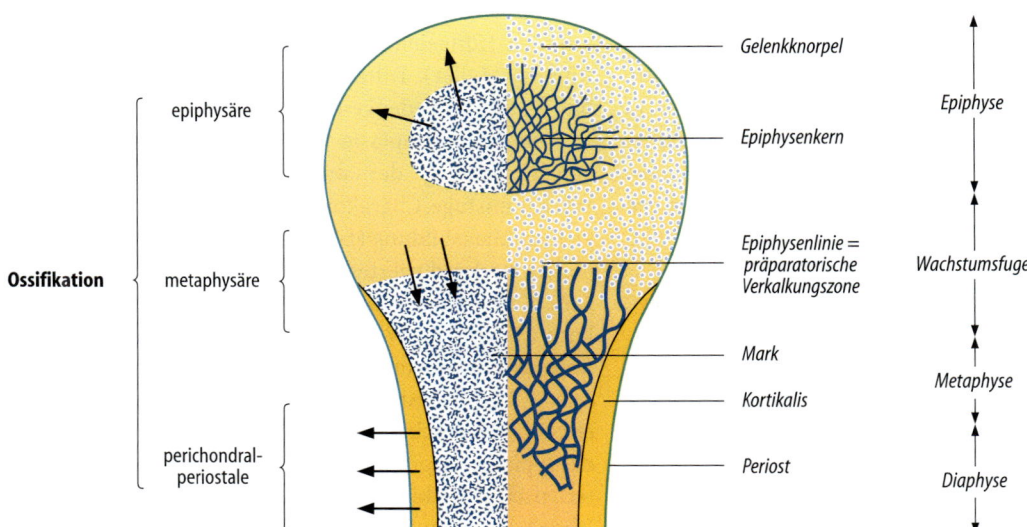

◘ Abb. 16.1. **Normale Ossifikation**
(Nach Niethard FU, Pfeil J (1992) Orthopädie, 2. Aufl. Hippokrates, Stuttgart)

sie), hormonelle Störungen (z. B. hypophysärer Minderwuchs), Störungen des Vitaminmetabolismus (z. B. Rachitis)
- Exogene Faktoren: traumatische Läsionen der Wachstumszonen, Körpergewicht, körperliche Aktivität, neuromotorische Störungen mit den Auswirkungen eines Muskelungleichgewichtes, Durchblutungsstörungen der Epiphysenregion, Infektionen.

Die frühzeitige Erkennung von Wachstumsstörungen ist von besonderer Bedeutung, um Fehlentwicklungen der Gelenke zu vermeiden (präarthrotische Deformität). In der Regel ist dies durch die klinische und evtl. röntgenologische Untersuchung möglich. In besonderen Situationen (epiphysäre Durchblutungsstörungen, Infektionen) kann auch eine weiterführende Untersuchung sinnvoll sein (Kernspintomographie).

> **Kernaussagen**
> - Wachstum verläuft in Phasen. Die Wachstumsreserve ist entscheidend für die Prognose von Wachstumsschäden.
> - Die Anatomie der Wachstumszonen gewährleistet den gesetzmäßigen Ablauf der Wachstumsprozesse.
> - Jede Störung im Bereich der Wachstumszonen führt auch zu Störungen des Längenwachstums.

16.2 Angeborene Skelettanomalien

> Angeborene Skelettanomalien werden bei den Vorsorgeuntersuchungen U1 und U2 häufig diagnostiziert. Es handelt sich um eine Gruppe äußerst unterschiedlicher Fehlanlagen und Fehlentwicklungen, die zwar angeboren sind aber z. T. erst im Säuglings- oder Kleinkindesalter manifest werden. Sie werden unterteilt in:
> - **Skelettdysplasien:** angeborene systemische Entwicklungsstörungen des Knorpel- und Knochengewebes **(Gewebedefekte)**.
> - **Dystostosen:** angeborene, lokal begrenzte Entwicklungsstörungen einzelner Knochen **(Organdefekte)**

16.2.1 Skelettdysplasien (Osteochondrodysplasien)

■■■ **Häufigkeit.** 1 : 2000 bis 1 : 5000 Geburten.

■■■ **Ätiologie und Pathogenese.** Ursache ist eine Fehlanlage oder fehlgeleitete Entwicklung der Knorpel-Knochen-Zelle, die zur Klassifikation in epiphysäre oder metaphysäre Dysplasien bzw. Skelettdysplasien mit verminderter Knochendichte (Osteogenesis imperfecta) oder vermehrter Knochendichte (Osteopetrosis) führt.

Klinische Leitsymptome sind der disproportionierte Minderwuchs und das Vorliegen sog. Stigmata (fehlende Ähnlichkeit mit Familienangehörigen). Das Erscheinungsbild wird von den jeweils gestörten Ossifikationsvorgängen geprägt. Daraus resultiert ein großer Formenreichtum der Anomalien. Fast alle Patienten sind lebenslang von orthopädischen Problemen betroffen.

■■■ **Diagnose.** Die Verdachtsdiagnose ergibt sich aus der Anamnese (Bewegungsmangel des Fetus, Polyhydramnion, familiäre Häufung), dem klinischen Befund (Minderwuchs, Stigmata) und der röntgenologischen Untersuchung, die eine Klassifikation durch den Vergleich mit sog. Dyplasieatlanten ermöglicht.

■■■ **Klinik.** Bei den **epiphysären Dysplasien** steht die Wachstumsstörung im Bereich der Röhrenknochen und der Wirbelsäule im Vordergrund. Es kommt zu deformierten, manchmal multizentrisch angelegten Epiphysen, insbesondere an den stärker belasteten Gelenken, z. B. den Hüftgelenken (z. B. Morbus Fairbank, Morbus Ribbing-Müller). Differentialdiagnostisch ist der Morbus Perthes zu bedenken.

Die **Achondroplasie (Chondrodystrophie)** ist eine Fehlentwicklung des proliferierenden Knorpels der Wachstumsfuge. Charakteristisch für dieses relativ häufige Krankheitsbildung (2–4/100 000 Neugeborene) ist daher ein stark reduziertes Längenwachstum (durchschnittliche Körperlänge 130 cm). Alle Röhrenknochen bleiben kurz, während die Wirbelsäule nur wenig verkürzt ist. Die Entwicklungsstörung betrifft auch die knorpelig präformierte Schädelbasis, während die bindegewebig angelegten Schädelknochen normal wachsen. Daraus resultiert der typische disproportionierte Zwergwuchs mit charakteristischer Schädel- und Gesichtsform (Abb. 16.2a, b). Wegen ihrer körperlichen Auffälligkeiten bei normaler Intelligenz sind die Achondroplastiker seit jeher als Zirkusclowns bekannt.

16.2 · Angeborene Skelettanomalien

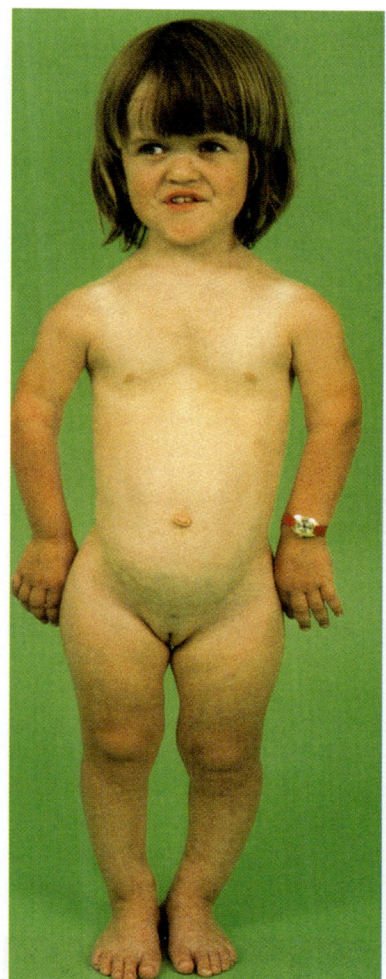
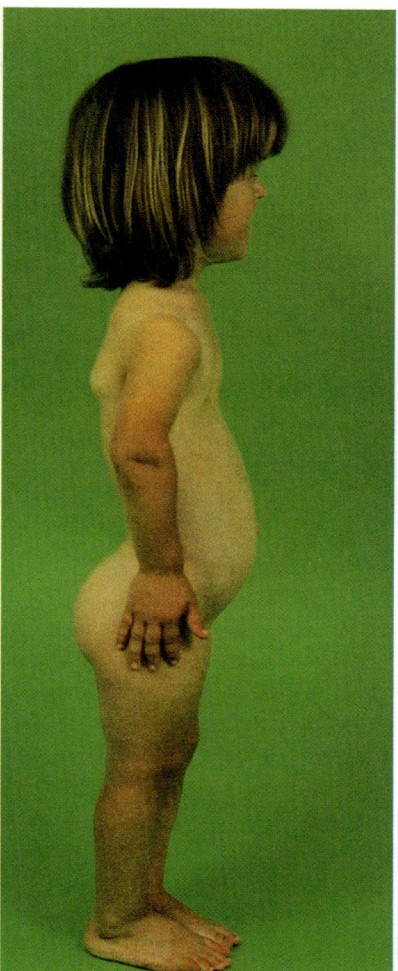
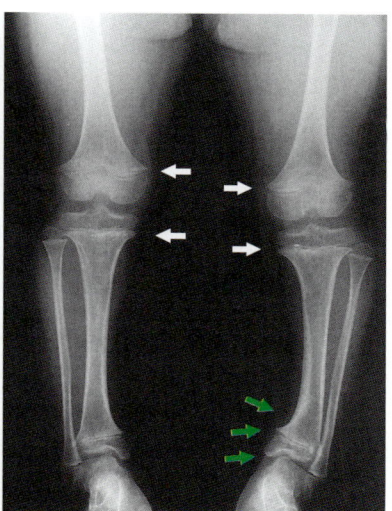

Abb. 16.2. **Achondroplasie** (**a** + **b**) Röntgenbild der Ober- und Unterschenkel mit Verbreiterung der Metaphysen (weiße Pfeile), Crura vara und Fehlstellung des linken oberen Sprunggelenkes (grüne Pfeile) (**c**)

Orthopädisch stehen zusätzlich zu der Verkürzung die Achsabweichungen der Extremitäten im Vordergrund, an der Wirbelsäule die Hyperlordose und der enge Spinalkanal evtl. mit drohender Lähmung. Eine kausale Therapie ist nicht möglich. Bei Achsenabweichungen im Bereich der unteren Extremitäten werden diese mit dem Ziel einer verbesserten Gehfähigkeit ausgegradet. Dabei ist gleichzeitig auch eine Verlängerungsosteotomie möglich. Mit dem Ilizarov-Fixateur externe können Verlängerungen an den Beinen von etwa 20 cm erreicht werden. Damit ist eine bessere Integration der Betroffenen in das Alltagsleben möglich (Sitzhöhe eines Stuhles, Einsteigen in den Bus usw.). Im Durchschnitt muss für jeden Zentimeter Verlängerung ein Monat Behandlungsdauer eingeplant werden. Im Erwachsenenalter sind Wirbelsäuleneingriffe wegen einer häufig auftretenden Spinalkanalstenose möglich.

Bei der **Osteogenesis imperfecta (Glasknochenkrankheit)** handelt es sich um eine diaphysäre Dysplasie aufgrund einer Störung der periostalen Knochenformation. Leitsymptom ist eine abnorme Knochenbrüchigkeit, die bereits intrauterin auftreten kann. Die Röhrenknochen wirken im Röntgenbild durch die äußerst zarte Kortikalis wie gläsern. Je nach Typ bestehen zusätzlich blaue Skleren, Hördefekte durch Otosklerose und Störungen der Zahnentwicklung.

Die früher vorgenommene Einteilung nach Typ Lobstein (Osteogenesis imperfecta tarda) und Typ Vrolik (Osteogenesis imperfecta letalis) wird heute ersetzt durch eine Klassifikation nach Vererbungsgang, Frakturneigung und anderen Symptomen. Es werden vier Typen unterschieden, wobei Typ 1 und 4 eine relativ gute, Typ 2 und 3 eine schlechtere Prognose haben (s. Tabelle 16.1). Bei den prognostisch günstigen

◘ Tabelle 16.1. **Osteogenesis imperfecta,** Unterteilung in 4 Typen (Fachliche Beratung: Prof. Dr. J.-U. Walther, Kinderpoliklinik der LMU München.)

	I	II	III	IV
Vererbung	autosomal dominant	meist autosomal dominant, Neumutation	meist autosomal dominant	autosomal dominant
Blaue Skleren	+	+	wechselnd	–
Otosklerose	±		+	(+)
opaleszentes Dentin	±		+	+
Manifestation	Kindheit	pränatal, evtl. tot geboren	Geburt	Geburt oder später
Verlauf	Besserung in der Pubertät	meist letal	progrediente Deformierung	Besserung in der Pubertät

Formen treten erst in den ersten beiden Lebensjahren Brüche nach Bagatelltraumen ein, vor allem an den unteren Extremitäten. Infolge der Frakturhäufigkeit und der mangelnden Knochendichte kommt es zu hochgradigen Verbiegungen und Verkürzungen, insbesondere der langen Röhrenknochen. Auch an der Wirbelsäule treten starke Abweichungen in der Frontal- und Sagittalebene auf. Am Kopf besteht ein breiter Stirnschädel, der ungewöhnlich weich ist (Kautschukschädel), Nähte und Fontanellen sind weit offen (◘ Abb. 16.3).

Eine kausale Therapie ist nicht bekannt. Die medikamentöse Behandlung mit Calcitonin oder Bisphosphonaten hat bisher keine erkennbaren Reduktionen der Knochenbrüche bewirken können. Die orthopädische Behandlung strebt die Vertikalisierung der Kinder an. Dementsprechend müssen die Frakturen versorgt sowie gleichzeitig Verkürzungen oder Verbiegungen verhindert wer-

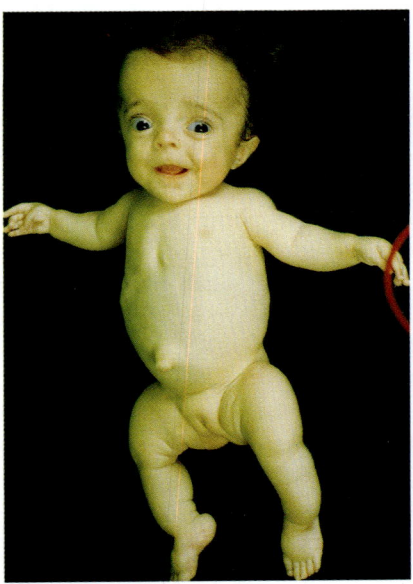
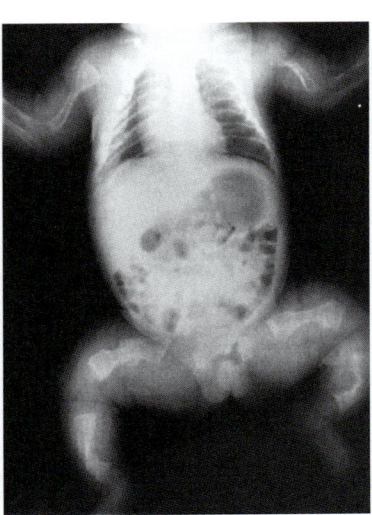
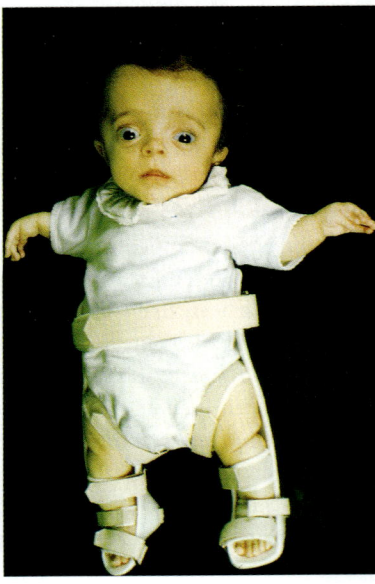

◘ Abb. 16.3 a–c. **Osteogenesis imperfecta Typ II** bei 6 Monate altem Säugling mit multiplen Frakturen (grüne Pfeile) und Deformierungen (**b**). Lagerung in einer Liegeschale (**c**)

16.2 · Angeborene Skelettanomalien

den (s. Abb. 16.3 c). Immer dann, wenn nämlich die anatomische Achse nicht mit der mechanischen Achse übereinstimmt, kommt es frühzeitig zu Ermüdungszonen des Knochens und zur Refraktur. Als Methode der Wahl haben sich intramedulläre Schienungen durch Nägel bewährt.

Die **Osteopetrosis (Mamorknochenkrankheit, Albers-Schönberg-Erkrankung)** ist eine generalisierte Skeletterkrankung mit Verdichtung der Knochenstruktur. Es handelt sich um eine metaphysäre Dysplasie, bei der die Primärspongiosa nicht oder ungenügend resorbiert wird. Es entsteht eine generalisierte Osteosklerose und eine Modellierungsstörung der Knochenenden.

Es werden eine schwere, autosomal-rezessiv vererbte Form mit frühzeitiger Manifestation und einem schnellen Fortschreiten sowie eine milde autosomal-dominant vererbte Form mit späterer Manifestation sowie geringen oder keinen klinischen Symptomen und nur leichter Störung der metaphysären Modellierung unterschieden.

Da das Knochenmark als Blutbildungsort mehr oder weniger ausfällt, kommt es infolge gesteigerter extramedullärer Blutbildung zur Hepatosplenomegalie. Überraschende Früherfolge können mit Knochenmarkstransplantationen beobachtet werden. Langfristige Beobachtungen hierzu liegen noch nicht vor.

Die **Dysplasia cleidocranialis (»Dysostosis« cleidocranialis)** ist eine autosomal-dominant vererbte, systemische Skeletterkrankung besonders der bindegewebig präformierten Knochen mit Befall des Schädels und der Schlüsselbeine sowie variablen Begleitfehlbildungen an Wirbelsäule und distalen Gliedmaßen. Sie wird fälschlicherweise häufig den Dysostosen zugeordnet.

Das Erscheinungsbild mit großem Kopf und hervorspringenden Stirnhöckern sowie die Hypermobilität des Schultergürtels wegen der fehlenden Schlüsselbeine ist typisch. Die Betroffenen können die Schultern vor der Brust zusammenführen (Abb. 16.4). Eine Therapie ist nicht erforderlich, da keine Beschwerden bestehen.

> **Kernaussagen**
> - Skelettdysplasien sind systemische Entwicklungsstörungen des Knorpel-Knochen-Gewebes (Gewebedefekte). Skelettdysostosen sind lokalisierte Fehlanlagen einzelner Knochen (Organdefekte).
> - Bei den Skelettdysplasien erklären Art und Umfang der Gewebestörung die Vielfalt klinischer Erscheinungsformen.
> - Leitsymptome der Skelettdysplasien sind der disproportionierte Minderwuchs und das Vorliegen von Stigmata.

16.2.2 Dysostosen

> Bei Dysostosen handelt es sich um angeborene Entwicklungsstörungen einzelner Knochen. Sie werden nach ihrer vorwiegenden Lokalisation eingeteilt in:
> - Dysostosen mit kranialer und Gesichtsbeteiligung (z. B. Akrozepholosyndaktylie, Apert-Syndrom)
> - Dysostosen mit vorwiegend axialem Befall (z. B. Klippel-Feil-Syndrom)
> - Dysostosen mit vorwiegendem Extremitätenbefall (Dysmelien)

Kombinationen mit anderen Fehlbildungen kommen vor.

Dysostosen mit kranialer und Gesichtsbeteiligung entstehen durch den vorzeitigen Verschluss der Schädelnähte (Kraniosynostose). Der vorzeitige Verschluss der Koronarnaht führt zu einer Verbreiterung des Schädels (Abb. 16.5 b), der vorzeitige Verschluss der Sagittalnaht zu einer Verlängerung des Schädels (Abb. 16.5 c), weil der Schädel jeweils in Richtung der vorzeitig verschlosse-

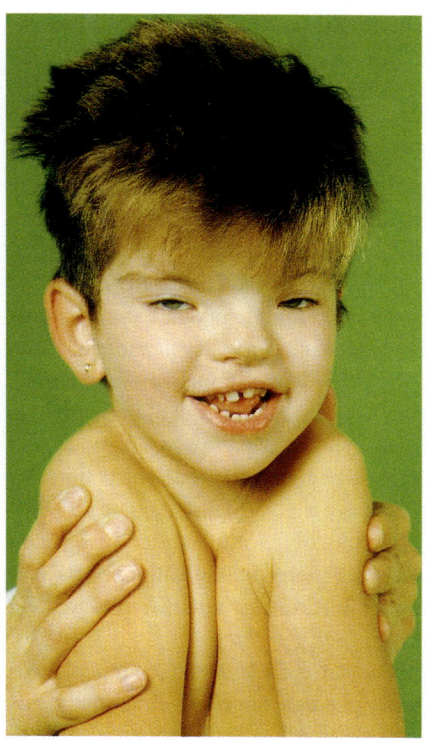

Abb. 16.4. Dysostosis cleidocranialis

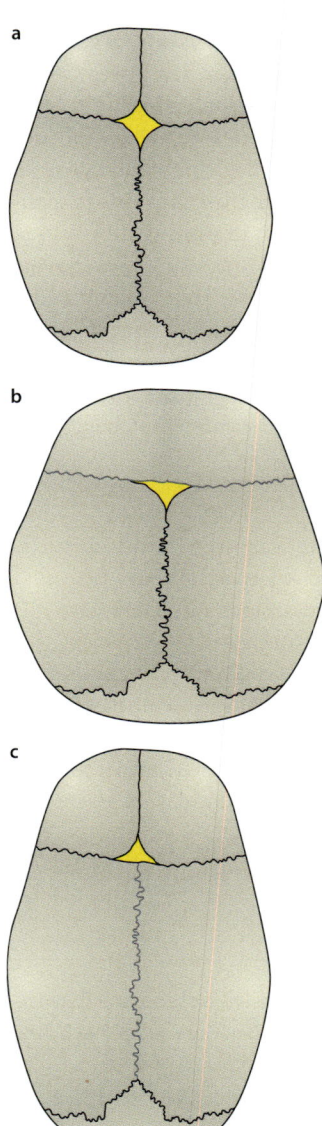

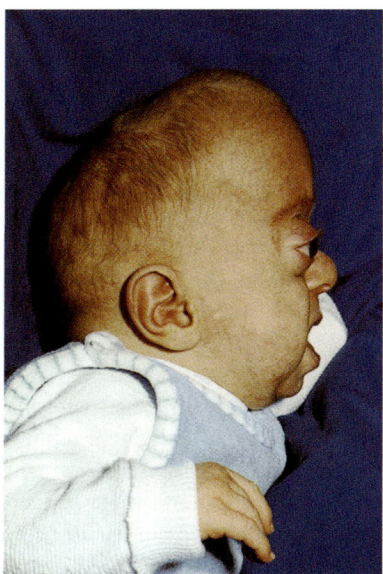

◻ Abb. 16.6. **Dysostosis craniofacialis (M. Crouzon)**
(Prof. Dr. Mühlbauer, Städt. Krankenhaus München-Bogenhausen)

◻ Abb. 16.5 a–c. **a** Säuglingsschädel mit normalen Nähten, **b** Prämature Synostose der Koronarnaht: Brachyzephalus, **c** Prämature Synostose der Sagittalnaht: Dolichozephalus

nen Naht übermäßig wächst. Gleichzeitiger Verschluss von Koronar- und Sagittalnaht führt zum Wachstum in die Höhe, dem Turmschädel (Akrozephalie). Bei einseitigem Befall von Nähten resultieren Asymmetrien. Der prämature Verschluss der Frontalnaht führt zu einem Trigonozephalus: die Stirn verläuft spitz dreieckig nach vorn zu.

Bei einem Teil der Kraniosynostosen kommt es zu einer Erhöhung des Schädelinnendruckes, insbesondere dann, wenn mehrere Nähte betroffen sind. Folgen einer solchen Kraniostenose können Erbrechen, Krämpfe und Somnolenz sein. Der Grad der Liquorstauung ist am Pupillenbefund ablesbar. In solchen Fällen ist eine neurochirurgische Entlastungsoperation erforderlich. Bei partiellen oder einseitigen Kraniosynostosen ist aus kosmetischen Gründen eine Operation zu erwägen. Kraniosynostosen können in Kombination mit anderen Fehlbildungen auftreten.

Bei der **Dysostosis craniofacialis (Morbus Crouzon)** entwickelt sich infolge einer prämaturen Nahtsynostose ein Turmschädel. Die Erhöhung des Schädelinnendruckes – röntgenologisch erkennbar am Wabenschädel – kann zur Optikusatrophie führen. Die Gesichtsform ist charakterisiert durch die hohe Stirn, den Exophthalmus bei Hypertelorismus, die wie ein Papageienschnabel gebogene Nase und die Oberkieferhypoplasie (◻ Abb. 16.6).

Die **Akrozephalosyndaktylie (Apert-Syndrom)** ist autosomal-dominant erblich. Neben dem Turmschädel bestehen ausgeprägte Syndaktylien an Händen und Füßen; in schwerster Form als Löffelhand, bei der alle Finger weichteilig oder knöchern miteinander verbunden sind. Die orthopädisch-chirurgischen Eingriffe sind auf die Herstellung einer funktionstüchtigen Hand durch die Trennung der Syndaktylien gerichtet.

Als typisches Beispiel für die **Dysostosen mit vorwiegend axialem Befall** gilt das **Klippel-Feil-Syndrom**. Es handelt sich um eine angeborene Fehlbildung mit Blockwirbeln der Hals- und oberen Brustwirbelsäule.

Klinisch fallen der kurze Hals, der tiefe Haaransatz, evtl. ein Pterygium colli und vor allem die Bewegungseinschränkung der Halswirbelsäule auf. Gelegentlich besteht bei asymmetrischen Blockwirbeln eine Skoliose der HWS und der oberen BWS mit Schiefhals. Differentialdiagnostisch ist der muskuläre Schiefhals abzugrenzen. Das Syndrom ist häufig vergesellschaftet mit Bogenschlussstörungen an der Wirbelsäule und einem Schulterblatthochstand (Sprengel-Deformität).

Bei unbeeinträchtigter Wirbelsäulenform ist eine Therapie nicht erforderlich. Liegt eine Skoliose vor, ist u. U. eine Wachstumslenkung durch Orthesen notwendig. Operationen gehen mit einem erhöhten Risiko neurologischer Komplikationen einher und sind nur selten erforderlich.

Die angeborenen **Gliedmaßenfehlbildungen (Dysmelien)** werden den **Dysostosen mit vorwiegendem Extremitätenbefall** zugeordnet. Entsprechend ihrem klinischen Erscheinungsbild werden sie eingeteilt in:

- Fehler in der Bildung von Teilen (Gliedmaßendefekte),
- Fehler in der Differenzierung und Separation von Teilen,
- Überentwicklungen (qualitativ: formal regelrecht, aber zu groß angelegt, z. B. Riesenwuchs; quantitativ: Mehrfachanlagen, z. B. Polydaktylie),
- Unterentwicklungen,
- amniotische Abschnürungen.

Gliedmaßendefekte sind die schwerwiegendste Ausprägung der angeborenen Extremitätenfehlbildungen. Bei transversalen Gliedmaßendefekten sind Teile der Extremitäten in der Transversalebene nicht angelegt oder abgeschnürt (»wie amputiert«). Bei longitudinalen Defekten handelt es sich um Minderanlagen oder das Fehlen einzelner proximaler bzw. distaler Extremitätenabschnitte.

Die klinische Bedeutung der **transversalen Gliedmaßendefekte** ist abhängig von der Höhe des Defekts. Perodaktylien (partielles Fehlen der Phalangen) sind in der Regel ausschließlich ein kosmetisches Problem, da die Funktion der Extremitäten nicht auffällig behindert ist. Der häufigste Gliedmaßendefekt überhaupt ist der angeborene kurze Unterarmstumpf (Peromelie). Ziel der Behandlung ist es, das beidhändige »Begreifen« für die Kinder frühzeitig zu ermöglichen. Hierfür ist ein altersabhängiges Rehabilitationsprogramm erforderlich, das die psychomotorische Entwicklung der Kinder berücksichtigt. Bei einer Amelie (totales Fehlen einer ganzen Gliedmaße) der oberen bzw. unteren Extremität sind individuelle, aufwendige Prothesenversorgungen möglich.

Die klinischen Auswirkungen der **longitudinalen Gliedmaßendefekte** sind sowohl von der Länge der Extremität als auch von der Gelenk- und Muskelfunktion abhängig. Wenn einzelne Skelettelemente fehlen, kommt es nämlich immer zu einer Fehlentwicklung der benachbarten Gelenke mit begleitenden Bewegungseinschränkungen und Achsenfehlern.

Die **Phokomelie** ist ein besonders schwerwiegender longitudinaler Defekt. Die langen Röhrenknochen fehlen, so dass die Hand bzw. der Fuß oder Teile von ihnen unmittelbar am Rumpf ansetzen (»Robbengliedmaße«).

Bei der **Ektromelie** fehlen einzelne oder mehrere Röhrenknochen ganz oder teilweise (Strahldefekte). Daraus resultieren Gliedmaßenfehlstellungen und Kontrakturen, z. B. bei der **Klumphand**: Durch Hypoplasie oder Aplasie der Speiche weicht die Hand nach radial ab. Die radialen Fingerstrahlen können fehlen. Bei guter Fingerfunktion ist eine operative Versorgung möglich. Sonst bietet der Klemmgriff zwischen Klumphand und Unterarm eine gute Ersatzfunktion.

Bei **Spalthand** und **Spaltfuß** liegen Defekte der ventralen Hand- bzw. Fußstrahlen (zentraler longitudinaler Gliedmaßendefekt) vor. Die Spalthand ist in der Regel funktionell nicht wesentlich beeinträchtigt. Beim Spaltfuß sind Einlagenversorgung oder u. U. plastische Operationen für die verbesserte Schuhversorgung notwendig (Abb. 16.7).

Der **angeborene Femurdefekt (proximaler fokaler Femurdefekt, PFFD)** kann in unterschiedlicher Ausprägung von der geringen Hypoplasie des Oberschenkels bis zum vollständigen Fehlen des Oberschenkelknochens und begleitenden Fehlbildungen am Unterschenkel und Fuß vorliegen (Abb. 16.8). Die ausgeprägten Längendifferenzen werden durch Orthoprothesen abgefangen. In geeigneten Fällen ist eine operative Rekonstruktion zur Verbesserung der Funktionalität der Extremität möglich (z. B. Borggreve-Umkehrplastik), bei der durch Drehung des Beines um 180° das Sprunggelenk funktionell zum Kniegelenk wird.

Hypoplasien und Aplasien von Tibia und Fibula gehen mit Verkürzung des Unterschenkels und Achsenfehlstellungen von Knie- und Sprunggelenk einher. Bei der Fehlanlage der Fibula bestehen häufig laterale Strahlendefekte am Fuß, der Fuß steht in Valgusstellung. Bei der Fehlanlage der Tibia (Abb. 16.9) verhält es sich umgekehrt. Bei den meisten der Fehlbildungen sind rekon-

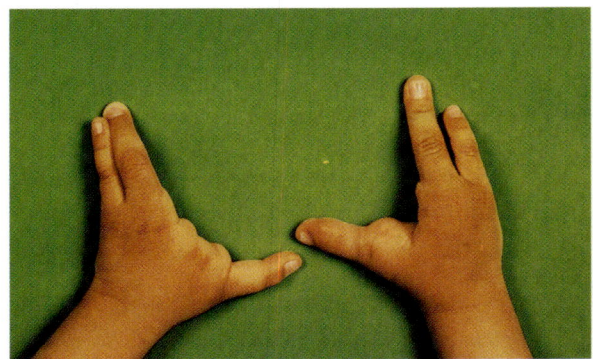

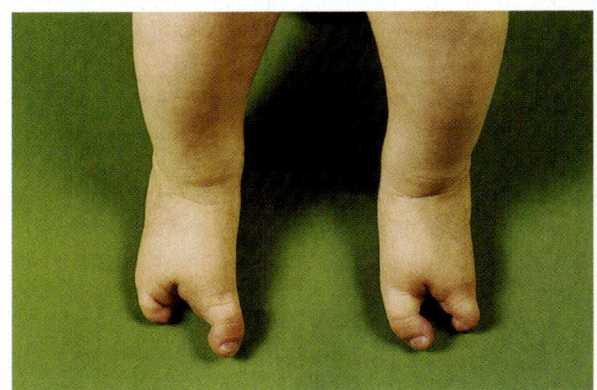

◘ Abb. 16.7. Spalthand (**a**) und Spaltfuß (**b**)

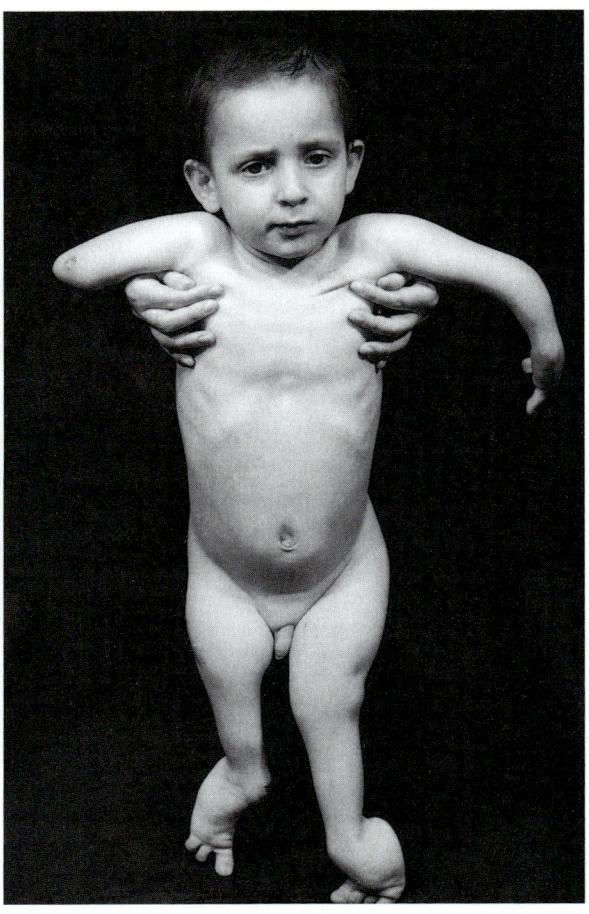

◘ Abb. 16.8. **4 jähriger Junge mit Peromelie am rechten Unterarm,**
Hypoplasie der linken Ulna mit Strahlendefekt und ulnarer Klumphand, Femurhypoplasie rechts, partiellem Fibuladefekt bds., Valgusfehlstellung und Strahlendefekt an beiden Füßen

struktive Maßnahmen durch Korrektur- und Verlängerungsosteotomien erfolgversprechend.

Fehler in der Differenzierung und Separation von Teilen liegen bei der **Syndaktylie** vor. Dabei handelt es sich um häutige oder knöcherne Verbindung von Finger- oder Zehengliedern (kutane bzw. ossäre Syndaktylie). Die stärkste Ausprägung der Syndaktylie ist die Löffelhand, z. B. beim Apert-Syndrom. Für eine verbesserte Funktionsfähigkeit müssen Syndaktylien der Hand meistens operativ angegangen werden.

Als quantitative **Überschussfehlbildungen** werden die **Polydaktylien** an der oberen und unteren Extremität in unterschiedlicher Ausprägung angetroffen. Überzählige Finger und Zehen können funktionslos (z. B. Pendeldaumen) aber auch mit voller Funktion angelegt sein. Für die Funktionalität der Hand und die verbesserte Schuhversorgung sind meist operative Abtragungen der überzähligen Strahlen erforderlich.

Der **Riesenwuchs** ist eine qualitative Überschussfehlbildung. Er tritt fast nur einseitig vom Befall einer Fingerphalange bis zum Befall der gesamten Körperhälfte auf. Unter Umständen können groteske Ausmaße der Vergrößerung von Skelettabschnitten erreicht werden. Dann sind operative Maßnahmen durch Verödung von Wachstumszonen, Weichteilreduktionen, in Extremfällen auch Amputationen erforderlich.

Aufgrund von Verklebungen zwischen Amnion und Embryo oder Fehlentwicklung des Amnions (amniotische Abschnürungen) kann es intrauterin zur völligen oder teilweisen Abschnürung von Gliedmaßen oder zu Schnürfurchen kommen. Bei der Gefahr peripherer Durchblutungsstörungen müssen die Strukturen unmittelbar nach Geburt operativ entlastet werden.

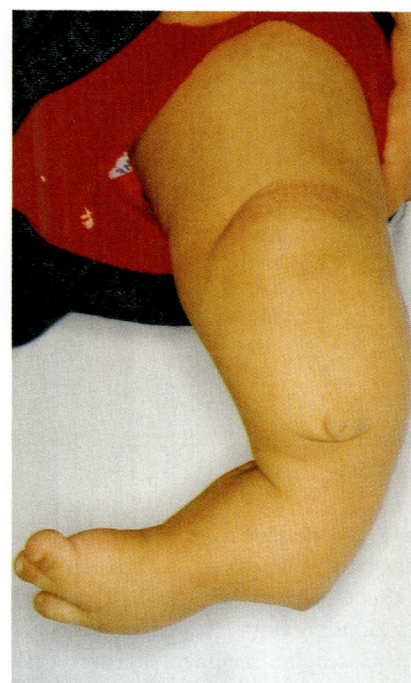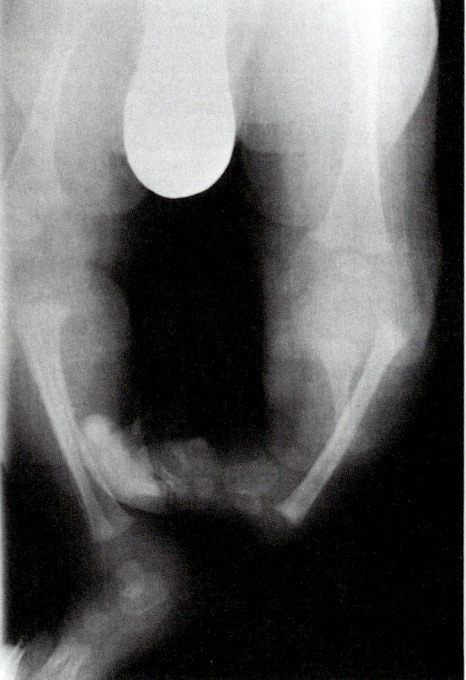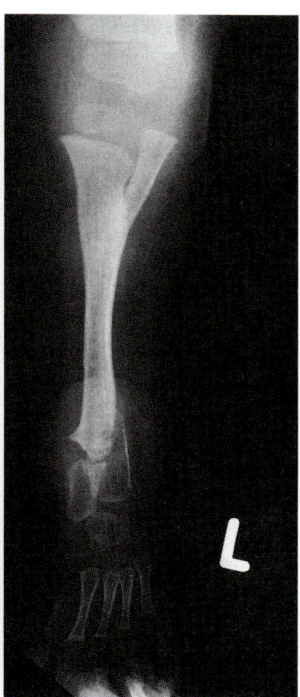

◘ Abb. 16.9. **Partielle Tibiaaplasie links** mit Klumpfußstellung (**a**), vor und nach Fibula-pro-Tibia-Operation (**b** und **c**)

Kernaussagen

- Dysostosen sind lokalisierte Fehlanlagen einzelner Knochen. Es handelt sich somit um Organdefekte.
- Dysostosen können vorwiegend den Schädel, die Wirbelsäule bzw. die Extremitäten in unterschiedlicher Form und Ausprägung betreffen.
- Dysostosen am Schädel mit vorzeitigem Schluss der Koronar- und/oder Sagittalnaht führen zu unterschiedlichen Formveränderungen des Schädels.
- Zu den wichtigsten Dysostosen mit vorwiegendem Befall der Wirbelsäule zählt das Klippel-Feil-Syndrom.
- Die Gliedmaßenfehlbildungen (Dysmelien) werden in Gliedmaßendefekte, Differenzierungsfehler, Duplikationen, Überentwicklungen, Unterentwicklungen und amniotische Abschnürungen eingeteilt.

16.3 Wirbelsäulenerkrankungen

> Die Wirbelsäulenform verändert sich während des Wachstumsalters ständig. Bei Geburt ist die Wirbelsäule durch die intrauterine Lage einbogig, c-förmig, kyphotisch gekrümmt. Mit Beginn des Krabbelalters tritt die Halswirbelsäulenlordose durch die Erhebung des Kopfes hinzu. Mit der Vertikalisierung im 2. Lebensjahr entsteht die Lendenlordose, so dass die Wirbelsäule nun vier Krümmungen aufweist (Halslordose, Brustkyphose, Lendenlordose, Sakralkyphose; ◘ Abb. 16.10).

Das Wirbelsäulenwachstum hat einen bizyklischen Verlauf. Unmittelbar nach der Geburt ist die Wachstumsrate am größten und verlangsamt sich bis zum 5. Lebensjahr. Zwischen dem 5. und 10. Lebensjahr ist das Wachstum gleichbleibend auf niedrigem Niveau, um dann während des pubertären Wachstumsschubes nochmals erheblich anzusteigen (◘ Abb. 16.11). Die Pubertät gilt daher als Risikozeit für die Entwicklung von Wirbelsäulendeformitäten.

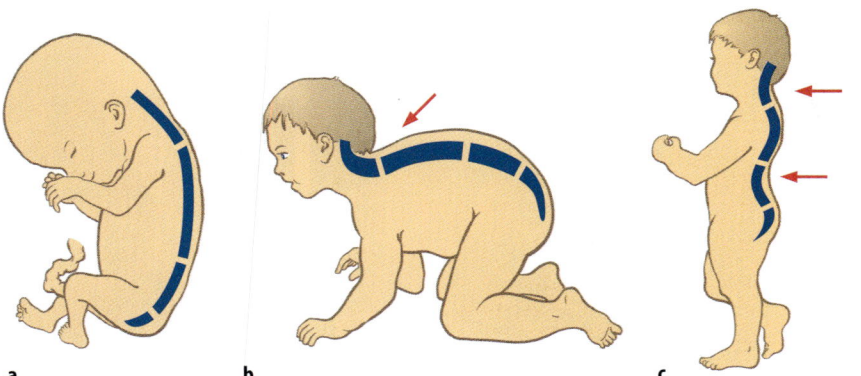

◘ Abb. 16.10. **Wirbelsäulenentwicklung:** Die primär einbogig c-förmig gekrümmte Wirbelsäule in utero weist nach Vertikalisierung schließlich vier Krümmungen auf

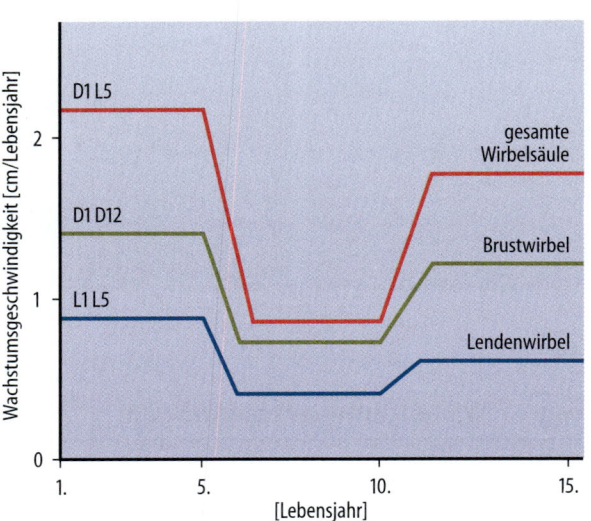

◘ Abb. 16.11. **Wachstumsgeschwindigkeit** der Lendenwirbelsäule (blau), der Brustwirbelsäule (grün) und beider kombiniert (rot) in cm pro Lebensjahr. (Mod. nach Dimeglio-Bonnel)

16.3.1 Wirbelsäulenhaltung, Beinlängendifferenz

■■■ **Definition.** Die Körperhaltung ist gesellschaftliche und kulturelle Ausdrucksform. Die Definition der Haltung, deren Befundung und prognostische Bewertung sind daher schwer zu standardisieren.

Aus orthopädischer Sicht werden eine normale Haltung, eine Fehlhaltung und Fehlformen voneinander unterschieden (◘ Tabelle 16.2). Der Begriff der Haltungsschwäche orientiert sich in erster Linie an der Formvariante des Rundrückens. Dabei wird postuliert, dass das dauerhafte Sitzen oder Stehen mit gerundetem Rücken infolge muskulärer Insuffizienz zum Fehlwachstum der Wirbelsäule und damit zur Entwicklung einer Fehlform (Kyphose) führen kann.

■■■ **Epidemiologie.** Bei definitorischen Schwierigkeiten sind die Angaben zur Häufigkeit von Fehlhaltungen und Haltungsschwäche sehr variabel und liegen zwischen 20 und 80 %. Ein Vergleich von historischen Untersuchungsreihen scheint anzudeuten, dass Haltungsschwächen und vor allem daraus resultierende Schmerzsyndrome an der Wirbelsäule bei Jugendlichen zunehmen. Dies ist der Grund für die Berücksichtigung der Haltungsproblematik im Rahmen der Jugendgesundheitsberatung. Die Sorge der Eltern über »krumme Kinder« ist darüber hinaus einer der häufigsten Gründe für die Vorstellung der Kinder beim Arzt.

■■■ **Klinik.** Leitsymptom der Fehlhaltung ist die Abweichung der Wirbelsäule von der Normalform. Kinder mit einem **Rundrücken** (◘ Abb. 16.12) fallen durch die starke Rundung der gesamten, aber insbesondere der Brustwirbelsäule auf. Die Schultern fallen nach vorne, dementsprechend ist die Brustmuskulatur verkürzt. Der Bauch wölbt sich vor. Bei starker Ausprägung des Rundrückens können sekundär zahlreiche vegetative Symptome auftreten, die unter dem Begriff des sternokostalen Belastungssyndroms (Brügger) zusammengefasst werden: eingeschränkte Atembreite, Darmträgheit, allgemeine Konzentrations- und Leistungsschwäche.

Beim **Hohlrundrücken** besteht neben der vermehrten Brustkyphose eine ausgleichende Lendenlordose. Die Wirbelsäule steht damit zwar »im Lot«, im Zusammenhang mit der Hohlkrümmung der Lendenwirbelsäule können allerdings Schmerzen in diesem Bereich auftreten. Ein hohlrunder Rücken ist aber auch häufig Durchgangsstadium der normalen Entwicklung der Wirbelsäulenform im 2. und 3. Lebensjahr.

16.3 · Wirbelsäulenerkrankungen

Tabelle 16.2. Klassifikation von Haltung und Haltungsstörungen

	Morphologisch	Funktionell
Normale Haltung	harmonische, physiologische Krümmungen der Wirbelsäule (Lordosierung, Kyphosierung)	mit minimaler Haltungsleistung ohne Kompensationsarbeit der Muskulatur
Fehlhaltung (funktionelle, fehlerhafte Formvarianten)	Rundrücken hohlrunder Rücken Flachrücken skoliotische Schiefhaltung	funktionell bedingte Abweichungen von den physiologischen Krümmungen (ausgleichbar)
Fehlformen	Skoliose Kyphose Lordose	fixierte Abweichung von den normalen Krümmungen

Der **Flachrücken** ist selten. Die Krümmungen von Brust- und Lendenwirbelsäule sind vermindert, die Leistungsfähigkeit der Wirbelsäule ist eingeschränkt. Sekundärfolgen sind aber nicht bekannt.

Bei der **skoliotischen Schiefhaltung** (oder auch **Seitkrümmung**) der Wirbelsäule handelt es sich um eine Fehlhaltung infolge von Beinverkürzung und Beckenschiefstand. Anlagebedingte (idiopathische) Beinlängenunterschiede bis zu 1 cm sind bei Jugendlichen häufig. Solange sie nicht zu einer nachweisbaren Umkrümmung der Wirbelsäule führen, sind sie ohne Bedeutung. Jede Beinverkürzung von mehr als 0,5 cm, die zu einer sekundären Seitkrümmung der Wirbelsäule führt, soll jedoch durch Schuheinlagen oder Absatzerhöhung ausgeglichen werden. Die Schiefhaltungen der Wirbelsäule durch Beinlängendifferenz sind anfänglich immer völlig ausgleichbar. Bei länger bestehender und nicht korrigierter Schrägstellung des Beckens und Umkrümmung der Wirbelsäule kann es jedoch auch zum Fehlwachstum und damit zur nicht mehr ausgleichbaren Skoliose kommen (▶ s. S. 551).

■■■ **Diagnose.** Die Entwicklung der definitiven Wirbelsäulenform wird von zahlreichen Faktoren beeinflusst: überwiegende Schlaflage im Säuglingsalter, motorischer Entwicklungszustand, Entwicklung der Hüftgelenke mit

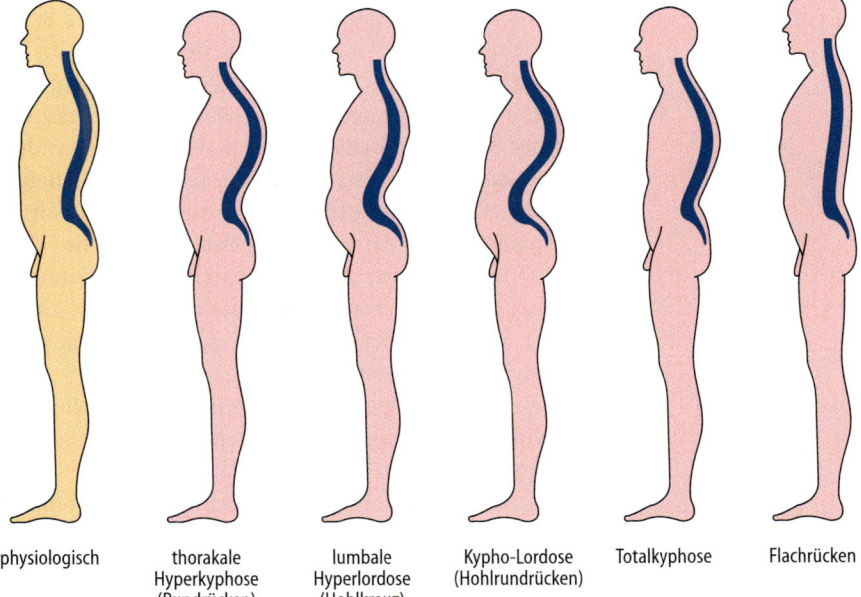

physiologisch — thorakale Hyperkyphose (Rundrücken) — lumbale Hyperlordose (Hohlkreuz) — Kypho-Lordose (Hohlrundrücken) — Totalkyphose — Flachrücken

Abb. 16.12. Haltungstypen.

Hüftbeugekontraktur. Bei der Beurteilung der Wirbelsäulenform handelt es sich daher stets um die Momentaufnahme eines Entwicklungsprozesses. In Zweifelsfällen ist eine Beobachtung erforderlich.

Zum Zeitpunkt der beginnenden Vertikalisierung ist der Befund einer Hohlrundrückenbildung mit vorgewölbtem Bauch bei bestehender Hüftbeugekontraktur und Antetorsionssyndrom typisch. Bei ihrer neuromotorischen Unreife zeigen Kinder vor der Einschulung ein sehr stark schwankendes Bild der individuellen Körperhaltung.

> **Merke**
>
> Fehlhaltungen und Haltungsschwäche lassen sich in der Regel nicht vor dem 6. bis 8. Lebensjahr beurteilen.

Für die Untersuchung der muskulären Leistungsfähigkeit wird der **Haltungstest nach Matthias** eingesetzt. Dabei wird das Kind aufgefordert, in aufrechter Stellung die Arme waagerecht vor dem Rumpf zu halten. Kann diese Position über 30 Sekunden gehalten werden, wird das Kind als »haltungsgesund« eingestuft. Eine Haltungsschwäche liegt vor, wenn diese Position weniger als 30 Sekunden gehalten werden kann. Dabei fallen die Schultern nach hinten, der Rücken geht ins Hohlkreuz, das Becken verkippt (Abb. 16.13).

Die Abgrenzung zwischen der noch ausgleichbaren Wirbelsäulenfehlhaltung von der Fehlform wird durch den **Vorschiebeversuch** überprüft. Das Kind setzt sich dabei zunächst auf die Fersen. Die Hände werden flach auf den Boden gelegt und die Wirbelsäule durchgedrückt. Bleibt dabei eine Rundung der Wirbelsäule bestehen, ist diese als fixiert und erster Hinweis auf eine Fehlform zu deuten.

Bei ausgeprägten Fehlhaltungen und bei Fehlformen ist eine radiologische Untersuchung der Wirbelsäule im Stand empfehlenswert. Hierbei geht es insbesondere um die Abgrenzung von Strukturfehlern der Wirbelsäule (angeborene Fehlformen, sekundäre Fixation mit Wachstumsstörungen der Wirbelsäule, Morbus Scheuermann).

■■■ **Therapie.** Kinder mit leichteren Formen der Haltungsschwäche sollten zur Bewegung ermuntert werden. Dabei ist weniger die Art der sportlichen Betätigung als vielmehr die Dosis von Bedeutung: »Alles, was Spaß macht, hilft«. Bei ausgeprägten Formen sind krankengymnastische Übungsprogramme notwendig. Bei drohender Dekompensation und Übergang zu Fehlformen (Kyphose, Morbus Scheuermann) sind auch Rumpforthesenversorgungen zur Wachstumslenkung notwendig.

16.3.2 Kyphose

■■■ **Definition.** Fixierte Form der normalen Wirbelsäulenrundung (Brustkyphose), daher sprachlich korrekt als Hyperkyphose zu bezeichnen. Sie tritt meist als Folge einer Scheuermann-Erkrankung auf.

■■■ **Klinik.** Auffällig ist die starke Rundung der Brustwirbelsäule. Wenn das Kind mit dem Rücken an der Wand steht, erreicht der Kopf u. U. die Wand nicht (sog. Flèche). Kompensatorisch kann neben der Hyperkyphose der Brustwirbelsäule eine Hyperlordose der Lendenwirbelsäule als fixierte Form bestehen. Beim Vorneigen ist die Wirbelsäulenkrümmung besonders deutlich erkennbar. Wie bei der Haltungsschwäche fallen die Schultern nach vorne, ventrale Strukturen sind verkürzt, der Bauch wölbt sich vor. Die Wirbelsäulenform ist jedoch nicht mehr ausgleichbar. Beim Vorschiebeversuch bleibt die Kyphose erhalten.

Bei der fixierten Kyphose ist eine röntgenologische Untersuchung erforderlich. Sie dient zum Ausschluss von angeborenen Wirbelsäulenfehlbildungen (z. B. Blockwirbel) oder des Morbus Scheuermann. Beim **Morbus Scheuermann** kommt es zur Wachstumsstörung an Deck- und Grundplatten der Wirbelkörper. Diese bleiben im Wachstum zurück, so dass sich der Bandscheibenkern

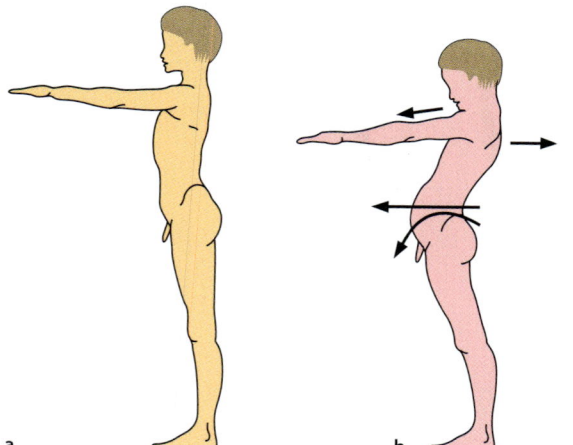

Abb. 16.13 a, b. Haltungstest nach Mathias. 30 Sekunden horizontales Halten der vorgestreckten Arme (a) ohne Positionierungsverlust (b) der Wirbelsäule. (Mod. nach Bernbeck-Dahmen)

16.3 · Wirbelsäulenerkrankungen

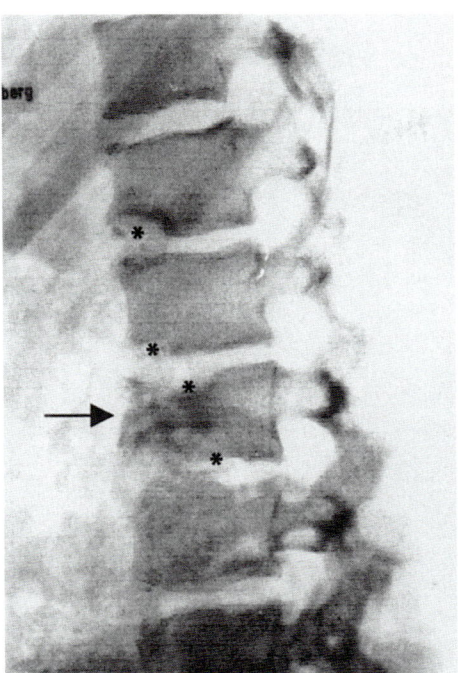

◘ Abb. 16.14. **Morbus Scheuermann** mit Keilwirbeln *(Pfeil)* und Schmorl-Knötchen *(Stern)*

in die entstehenden Dellen (Schmorl-Knötchen) verlagert. Dadurch nimmt die Höhe der Bandscheiben ab. Die Belastung an den vorderen Wachstumsabschnitten nimmt zu, die Wirbelkörper werden keilförmig (◘ Abb. 16.14). Die Beweglichkeit in den Bandscheibensegmenten nimmt ab. Durch Keilform und Bandscheibenverschleiß entsteht der fixierte Rundrücken. Die Scheuermann Erkrankung kann in nur einem, aber auch in vielen Segmenten der Wirbelsäule auftreten. Bei ausschließlichem Befall der Brustwirbelsäule entsteht die typische thorakale Kyphose. Bei ausschließlichem Befall der Lendenwirbelsäule resultiert ein Flachrücken durch Verminderung der Lendenlordose und kompensatorische Gradstellung der Brustkyphose.

■■■ **Therapie.** Das Behandlungsprogramm ist vom Ausmaß der Kyphose abhängig. Hierzu wird in den seitlichen Röntgenaufnahmen der Krümmungswinkel durch Anlegen von Tangenten an die meist geneigten Wirbel bestimmt. Die Behandlung setzt bei Krümmungswinkeln über 40° ein. Bei stärksten Krümmungswinkeln ist Orthesenversorgung zur Aufrichtung und Wachstumslenkung der Wirbelsäule und ggf. sogar operative Versorgung erforderlich.

16.3.3 Skoliose

■■■ **Definition.** Die Skoliose ist eine seitliche Verkrümmung der Wirbelsäule mit Fixation und Torsion. Bei 85 % der Skoliosen ist die Ursache nicht bekannt (**idiopathische Skoliose**). Die restlichen 15 % verteilen sich auf Skoliosen durch Störungen der knöchernen Struktur (**osteopathische Skoliosen**, z. B. angeborene Wirbelfehlbildungen), der muskulären Führung (**myopathische Skoliosen**, z. B. Muskeldystrophie) oder durch Muskelungleichgewichte infolge von neurologischen Erkrankungen (**neuropathische Skoliosen**, z. B. infantile Zerebralparese, Poliomyelitis).

■■■ **Epidemiologie.** Skoliosen von über 10° werden bei etwa 1 von 1000 Kindern beobachtet. Die idiopathische Skoliose ist bei Mädchen viermal häufiger als bei Jungen.

■■■ **Klinik.** Bei den nichtidiopathischen Skoliosen wird die Wirbelsäulenverkrümmung in der Regel im Zusammenhang mit der bekannten Ursache entdeckt. Die idiopathische Skoliose entwickelt sich häufig unbemerkt und schleichend. Die Progression der Wirbelsäulenkrümmung ist direkt mit dem Wirbelsäulenwachstum verknüpft. Dementsprechend kommt es im 1. und 3. Lebensjahrfünft zum raschen Fortschreiten der Krümmung, während die während des 5. bis 10. Lebensjahres auftretenden Krümmungen zunächst lange Zeit statisch bleiben können.

Die Prognose hängt damit entscheidend von der sog. Wachstumsreserve ab. Je früher die Skoliose auftritt, um so stärker ist die Wahrscheinlichkeit der Progression. Dementsprechend werden infantile Skoliosen (bis zum 4. Lebensjahr) und juvenile (bis zum 10. Lebensjahr mit einer schlechten Prognose von der prognostisch günstigeren Adoleszentenskoliose (oberhalb des 10. Lebensjahres) abgegrenzt.

Während des pubertären Wachstumsschubes kommt es dann zur unerwarteten und raschen Progredienz. Der

> **Merke**
>
> Eine häufige Fehleinschätzung betrifft Skoliosen, die zum Zeitpunkt der Einschulung erstmals beobachtet, sich bei einer ersten Kontrolle kaum verschlechtert haben und sich dann der weiteren Beobachtung entziehen.

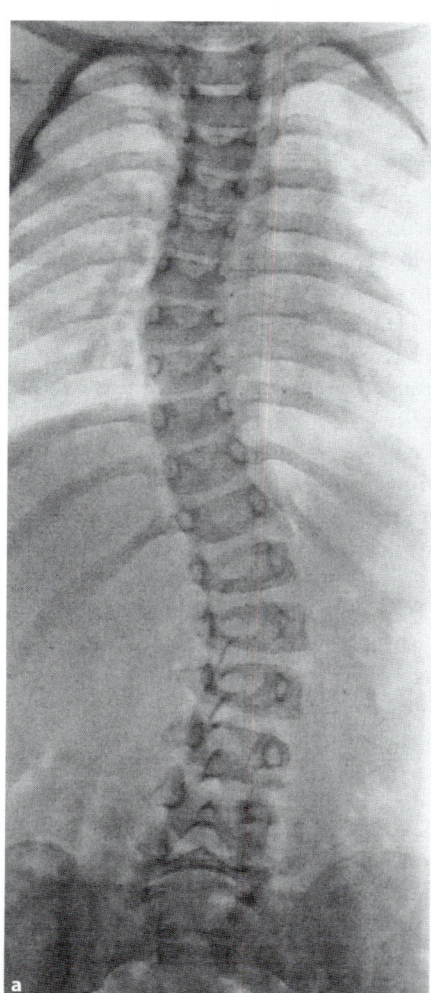
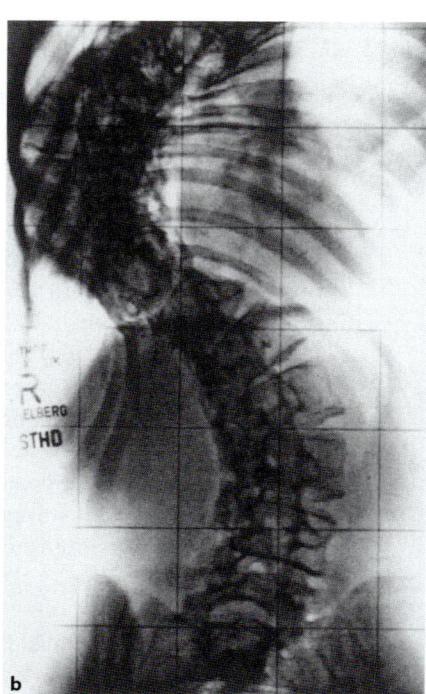

◨ Abb. 16.15 a, b. **Verlauf** einer unbehandelten idiopathischen Skoliose

Krümmungswinkel kann innerhalb kurzer Zeit operationspflichtige Ausmaße erreichen (◨ Abb. 16.15).

Die idiopathische Skoliose ist zunächst lediglich eine Deformierung. Die Kinder leiden nicht unter Beschwerden. Sie wird erkannt durch den **Vorbeugetest**. Dabei wird das Kind aufgefordert, sich nach vornüber zu beugen. Der ärztliche Untersucher betrachtet das Rückenprofil tangential (◨ Abb. 16.16). Jede Verdrehung der Rumpfachse, die durch ein asymmetrisches Thoraxprofil (beginnender Rippenbuckel) oder Lendenprofil (sog. Lendenwulst) auffällt, ist auf eine beginnende Skoliose verdächtig und muss radiologisch untersucht werden. Gerade eben erkennbare Torsionen entsprechen häufig bereits einer seitlichen Verkrümmung von bis zu 20°, die damit bereits korsettpflichtig ist. Unbehandelte Skoliosen führen bis Ende des Wachstums zur starken Zunahme der Wirbelsäulenkrümmung. Auch nach Wachstumsende kann es bei stärker ausgeprägten Skoliosen zur Verschlechterung durch Abbauvorgänge im Bandscheiben- oder Wirbelkörperbereich kommen, die pro Jahr zwischen 1/2 bis 1° erreichen können. Eine Wirbelsäulenkrümmung von 50° im 15. Lebensjahr würde sich dementsprechend auf über 90° im 55. Lebensjahr verschlechtern können. Dies liefert die Begründung für die operativ stabilisierenden Maßnahmen.

Bei hochgradigen Skoliosen drohen erhebliche Einschränkung der Vitalkapazität, damit eine Überlastung des Herz-Lungen-Kreislaufes sowie ein Cor pulmonale mit Einschränkung der Lebensqualität und der Lebenserwartung.

▪▪▪ **Therapie.** Die Therapie ist vom Alter des Kindes, dem Restwachstum und dem Ausmaß der Krümmung abhängig. Das Restwachstum wird nach der Erhebung der biologischen Skelettdaten (Röntgen linke Hand a. p.) bestimmt. Das Ausmaß der Krümmung wird nach Cobb erfasst: Tangenten an die in der Aufsichtsaufnahme der Wirbelsäule am meisten zur Horizontale geneigten Wirbel ergeben den Krümmungswinkel. Bei Krümmungen bis 20° ist eine physiotherapeutische Behandlung angezeigt. Krümmung bis 40° (lumbal) oder 50° (thorakal) werden mit Rumpforthesen behandelt und dienen der Wachstumslenkung. Das Ziel der Korsettbehandlung ist

16.3 · Wirbelsäulenerkrankungen

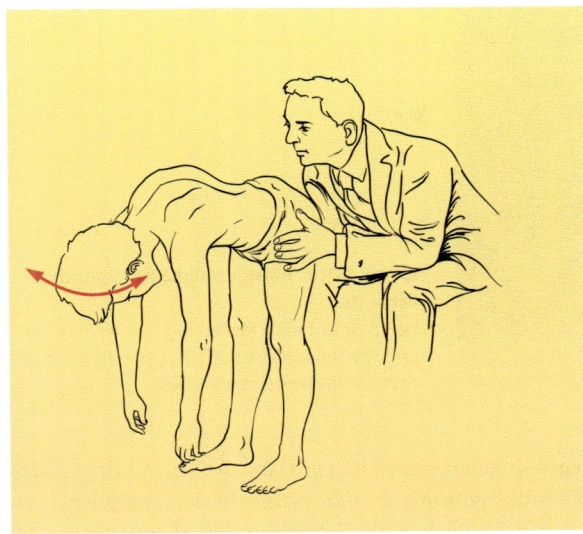

Abb. 16.16. **Vorbeugetest.**
Bei tangentialer Betrachtung des Rückenprofils in Vorbeugung ist die Torsion der Skoliose am ehesten zu erkennen (Rippenbuckel, Lendenwulst)

eine Verhinderung der Progression. Bereits eingetretene Krümmungen können mit der Korsettbehandlung in der Regel nicht rückgängig gemacht werden. Verschiedene Korsetttypen stehen zur Verfügung.

Oberhalb der genannten Krümmungswinkel ist wegen der zu erwartenden weiteren Progression und der Auswirkungen auf die lumbale Statik und Schmerzentstehung bei Lumbalskoliosen eine operative Versorgung anzuraten. Diese kann durch Korrektur von ventral, von dorsal oder auch kombiniert in Abhängigkeit von der Form und dem Ausmaß der Skoliose durchgeführt werden. Die bedrohliche Komplikation der Skolioseoperation ist eine Querschnittlähmung, die bei etwa 1 % aller Operationen und darunter insbesondere bei den hochgradigen Krümmungen von über 90° auftreten kann.

Für die nichtidiopathischen Skoliosen gelten eigene Indikationen. Osteopathische Skoliosen durch Fehlbildungen bei der Geburt zeigen häufig eine recht rasche Progredienz und müssen bereits vor dem 5. Lebensjahr operativ angegangen werden. Eine frühe Operation ist auch erforderlich bei Lähmungsskoliosen (Abb. 16.17), die zur raschen Progression neigen (sog. »collapsing spine«) und bei Skoliosen durch Neurofibromatose, die unbehandelt in einem hohen Prozentsatz von Querschnittlähmungen bedroht werden.

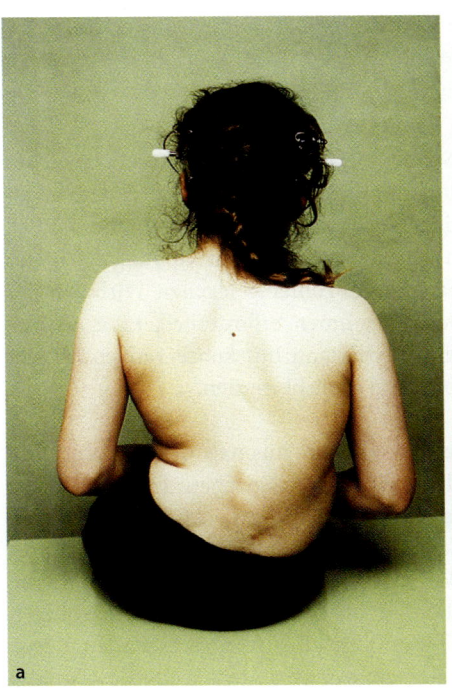
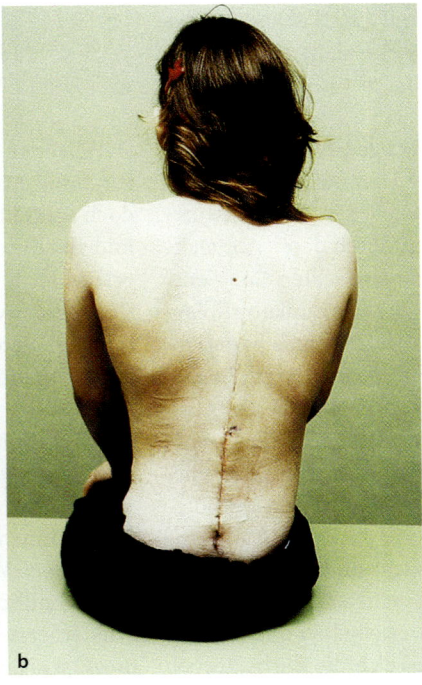

Abb. 16.17 a, b. **Lähmungsskoliose prä- und postoperativ.**
a Vor der Operation kollabierende Wirbelsäule mit erheblicher Einengung von Abdomen und Thorax; **b** postoperativ entsprechende Längenzunahme des Rumpfes

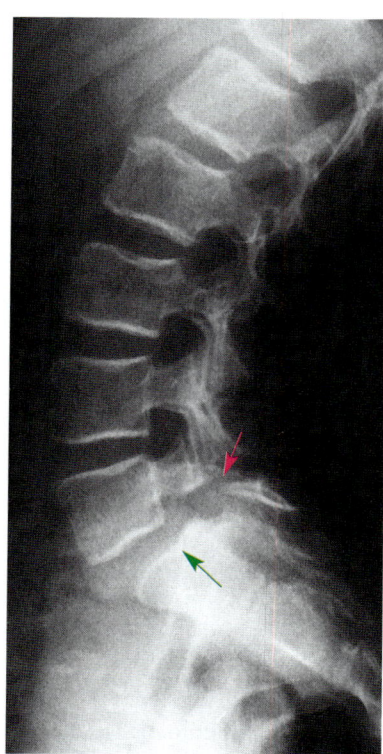
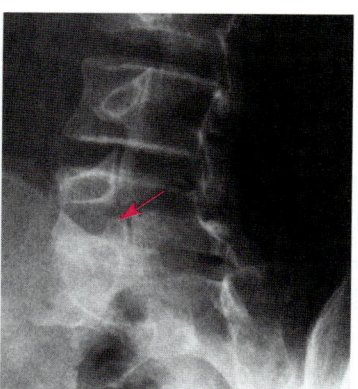

◘ Abb. 16.18. **Röntgenbild einer Spondylolisthesis**
bei L5 Grad 1 nach Meyerding (grüner Pfeil) (**a**) und Spaltbildung (rote Pfeile) in der Pars interarticularis des Wirbelbogens (**a, b**)

16.3.4 Spondylolyse/Spondylolisthese

■■■ **Definition.** Die Spondylolyse ist eine Spaltbildung im Wirbelbogenbereich. Sie kann zur Lockerung des Wirbelsäulengefüges und zum Wirbelgleiten (Spondylolisthese) führen.

■■■ **Klinik.** In über 90 % tritt die Spondylolyse im lumbosakralen Übergang bei L5 und L4 auf. Die Spaltbildung in der sog. Interartikularportion ist eine Entwicklungsstörung der Wirbelsäule, die durch deren Abknickung im Zusammenhang mit dem aufrechten Gang entsteht. Im Kleinkindesalter wird bei dem unkoordinierten Gangablauf die untere Lendenwirbelsäule hyperlordotisch beansprucht, wobei die Wirbelbögen Ermüdungsfrakturen erleiden können. Im jugendlichen Alter können entsprechende Ermüdungszonen bei Leistungssportlern (Turnern, Speerwerfern) entstehen. Dementsprechend ist die Spondylolyse bei der weißen Bevölkerung mit 5 % sehr häufig.

Nur bei einem kleinen Prozentsatz kommt es zum Wirbelgleiten (◘ Abb. 16.18). Dies entsteht, wenn die stabilisierenden Strukturen von Bandscheiben und lumbosakralen Bändern nachgeben und sich die Wirbelkörper gegeneinander verschieben. Dann ist ein Abkippen des Wirbelkörpers bis in das kleine Becken möglich, wodurch bei Mädchen ein Geburtshindernis entsteht.

Leitsymptome sind Schmerzen im lumbosakralen Übergang mit Beginn des Gleitvorganges, bei fortgeschrittenem Gleitvorgang auch Bewegungseinschränkungen der Wirbelsäule und neurologische Defizite mit sog. Hüftlendenstreckseife und ausgeprägte Abweichung von der normalen Wirbelsäulenform (bei asymmetrischem Gleitvorgang auch Skoliosen).

> **Merke**
>
> Bei wiederholt auftretenden tief lumbalen Schmerzen, die meist erst während des Schulalters auftreten, ist eine röntgenologische Untersuchung zu empfehlen.

Die alleinige Spondylolyse bedarf keiner spezifischen Behandlung. Mit dem Eintreten eines Gleitvorganges ist jedoch sorgfältige Beobachtung notwendig. In diesem Fall und vor allem bei einer beginnenden Kippung des höher gelegenen über dem darunter gelegenen Wirbelkörper sind operative Maßnahmen erforderlich. Eine Ausheilung der Spondylolyse kann mit konservativen Mitteln nur in seltenen Fällen erreicht werden.

■■■ **Therapie.** Sie ist vom Ausmaß der Verschiebung und den begleitenden neurologischen Symptomen sowie von der statischen Wirbelsäulenstörung abhängig. Bei beginnendem Gleitprozess ist eine Versteifung des betroffenen Wirbelsäulensegmentes in situ indiziert, die bei Jugendlichen zur raschen Ausheilung und völligen Wiederherstellung führt. Bei fortgeschrittenen Gleitprozessen und einem völligen Abrutschen des Wirbelkörpers in das kleine Becken (Spondyloptose) ist eine Reposition des Gleitwirbels erforderlich, die durch kombinierte ventral-dorsale Operationsverfahren erreicht werden kann.

16.3.5 Schiefhals

■■■ **Definition.** Seitkrümmung und Verdrehung der Halswirbelsäule, die vor allem durch die Neigung und Verdrehung des Kopfes, in fortgeschrittenen Fällen auch die Verziehung der Gesichtsachse (Gesichtsskoliose) auffällt. Als Ursachen kommen vor allem die einseitige Verkürzung des Musculus sternocleidomastoideus, aber auch Wirbelsäulenfehlbildungen und funktionelle Störungen der Halswirbelsäulenbeweglichkeit in Frage.

■■■ **Klinik.** Der angeborene Schiefhals entsteht als Folge einer einseitigen Kompression des Musculus sternocleidomastoideus (Druck durch den Unterkiefer) bei frühem Eintritt in das kleine Becken oder im Geburtskanal. Unmittelbar nach der Geburt ist die Deformität meistens noch nicht erkennbar. Sie wird mit den strukturellen Veränderungen im Muskel ab dem 3. Lebensmonat offensichtlich und durch die dann in der Regel sich ergebende einseitige Lagerung des Kindes (Schräglagedeformität) unterstützt. Der Kopf ist zur kranken Seite des Muskels geneigt und zur Gegenseite rotiert. Bei der Untersuchung findet man eine strangartige Verhärtung des M. sternocleidomastoideus.

Wenn diese fehlt, muss eine Wirbelsäulenfehlbildung als Ursache ausgeschlossen werden. Dies erfordert ein Röntgenbild.

Bei später aufgetretenen Schiefhälsen kommen eine Verursachung durch Blockierung der Wirbelgelenke nach Überbeanspruchung (Sport), aber auch eine reaktive Blockierung durch Infektionen (Grisel-Syndrom) in Frage.

Unbehandelt kommt es beim angeborenen Schiefhals zur Verziehung der Gesichts- und Augenachse. Da die Wachstumsreserve des Schädels gering ist, muss frühzeitig eine Wiederherstellung der normalen Anatomie angestrebt werden.

■■■ **Therapie.** Beim angeborenen Schiefhals ist bei über 90% der Säuglinge ein Erfolg durch intensive krankengymnastische Übungsbehandlung (vorwiegend mit neurophysiologischer Technik nach Vojta) zu erreichen. Bleibt die krankengymnastische Behandlung ohne Erfolg, ist gegen Ende des 1. Lebensjahres eine operative Behandlung durch biterminale Tenotomie des M. sternocleidomastoideus angezeigt.

Für die Behandlung von Schiefhälsen bei Halswirbelsäulenskoliosen eignen sich Halsorthesen aus Weichschaum. Funktionelle Schiefhälse werden entsprechend der Grunderkrankung und mit physiotherapeutischen Maßnahmen behandelt. Eine sorgfältige Überprüfung der Symptome ist erforderlich. Das sog. kopfgelenkinduzierte Schräglagesyndrom (Kiss-Syndrom) hat eine gute Spontanremissionsquote und wird therapeutisch überbewertet.

> **Kernaussagen**
> - Die Wirbelsäulenform ändert sich während des Wachstums stetig. Die klinische Beurteilung insbesondere der Wirbelsäulenhaltung muss sich daher immer am Alter orientieren.
> - Das Wirbelsäulenwachstum verläuft in Schüben. Während des pubertären Wachstumsschubes kommt es fast regelmäßig zur Verschlechterung bestehender Wirbelsäulendeformitäten.
> - Früherkennung von Kyphose (M. Scheuermann), Skoliose und Spondylolisthese sind daher von besonderer Bedeutung.

16.4 Hüfterkrankungen

> Hüftgelenkserkrankungen im Kindesalter sind die häufigste Ursache für die vorzeitige, sekundäre Koxarthrose des Erwachsenen. Die angeborene Hüftgelenksluxation und -dysplasie sind Erkrankungen des 1. Lebensjahres, der Morbus Perthes tritt schwerpunktmäßig um das 5. Lebensjahr auf, die Epiphysenlösung zum Zeitpunkt des präpubertären Wachstumsschubes. Deformitäten, die nach den genannten Erkrankungen verbleiben, stören die Biomechanik des Hüftgelenkes, führen zur eingeschränkten Belastungsfähigkeit, zu Schmerzen bereits im Jugendalter und erfordern häufig sekundär operative Maßnahmen, u. U. auch den frühzeitigen Hüftgelenkersatz. Vorbeugende Maßnahmen und frühzeitige adäquate Behandlungen sind daher von großer Bedeutung.

16.4.1 Angeborene Hüftgelenksdysplasie und -luxation

■■■ **Definition.** Bei der Hüftgelenksdysplasie handelt es sich um eine angeborene Fehlanlage des Hüftgelenks, die sich vor allem durch eine verminderte Pfannentiefe (**Pfannendysplasie**) auswirkt. Begleitend kann eine Fehlanlage mit Steilstellung und Verdrehung des Schenkelhalses (**Coxa valga et antetorta**) vorliegen. Bei ungünstiger Konstellation kann sich aus der Hüftgelenksdysplasie eine Dislokation des Hüftkopfes aus der Pfanne (**Subluxation** oder **Luxation**) ergeben.

■■■ **Epidemiologie.** Die Hüftgelenksanomalien gehören zu den häufigsten Diagnosen im Rahmen des Früherkennungsprogramms für Kinder. Die Inzidenz von Hüftgelenksluxationen und -dysplasien liegt in der Bundesrepublik Deutschland bei etwa 2 %. In sog. Luxationsnestern (Sachsen) kann sie deutlich höher sein. Bei sonographischer Diagnostik wird die physiologische Reifungsverzögerung des Hüftgelenkes miterfasst. Daraus ergeben sich die Angaben von bis zu 20 % pathologischer Hüftgelenke.

■■■ **Ätiologie und Pathogenese.** Hüftgelenksluxationen können im Zusammenhang mit Fehlbildungssyndromen als **echte angeborene Hüftgelenksverrenkung** auftreten. Sie sind dann bereits während der Embryonalphase entstanden, haben zum Zeitpunkt der Geburt bereits erhebliche Deformitäten verursacht und fallen in der Regel durch hochgradige Kontrakturen auf (z. B. Arthrogryposis multiplex congenita). Bei der **sog. angeborenen Hüftgelenksverrenkung** können mechanische und endogene Faktoren vor der Geburt die postpartale Entstehung der Hüftgelenksverrenkung begünstigen. Als endogene Faktoren besteht neben einer genetisch bedingten Disposition zur Pfannendysplasie eine Disposition zur Lockerung des Hüftgelenkes für weibliche Feten (Östrogen- und Relaxinproduktion). Als mechanische Faktoren können alle Raumbehinderungen durch Zwangslagen (Beckenendlage, Schräglagen, Oligohydramnion) zur Bewegungsbehinderung des Hüftgelenkes und frühzeitige Fixation in Zwangstellung führen. Die derart beeinflussten Kinder zeigen häufig die Zeichen des Schräglagesyndroms (sog. Siebener-Syndrom nach Mau als Kombination von Hüftdysplasie mit Gesichts- und Schädeldeformitäten, Schiefhals, Skoliose, Thoraxasymmetrie und Fußdeformitäten).

Bei vorliegender pränataler Disposition kann sich nach der Geburt aus der Dysplasie eine Luxation entwickeln. Besonders begünstigend ist die vorzeitige Streckstellung im Hüftgelenk. Bei Völkern, die ihre Säuglinge mit gestreckten Beinchen auf ein Wickelbrett binden, können Hüftgelenksluxationsraten bis zu 40 % beobachtet werden. Andererseits ist die sog. Hüftgelenksluxation im asiatischen Raum fast unbekannt. Dort werden die Kinder nach der Geburt frühzeitig in Tüchern mit angebeugten Hüftgelenken getragen.

■■■ **Klinik.** Leitsymptome der Hüftgelenksdysplasie und -luxation sind Instabilität, Bewegungseinschränkung und Kontraktur sowie Dislokation.

Bei Geburt sind in der Regel nur die seltenen embryonalen Hüftgelenksluxationen durch Dislokation und starke Bewegungseinschränkung leicht erkennbar. Bei der sog. angeborenen Hüftgelenksluxation steht die Lockerung der Hüftgelenkskapsel bei vorliegender flacher Pfanne im Vordergrund, die durch die Instabilitätszeichen (Roser-Ortolani- bzw. Barlow-Zeichen) nachgewiesen wird. Der Säugling liegt dabei auf dem Rücken. Das Beinchen wird mit der Hand umgriffen und die Hüfte bei 90° Beugung von der Abspreizung in die Anspreizung gebracht. Dabei kann ein Schnappphänomen (Roser-Ortolani-Zeichen) oder beim Druck nach hinten eine Dislokation (Barlow-Zeichen) nachgewiesen werden (◘ Abb. 16.19). Diese Hüften sind hinsichtlich der weiteren Entwicklung gefährdet.

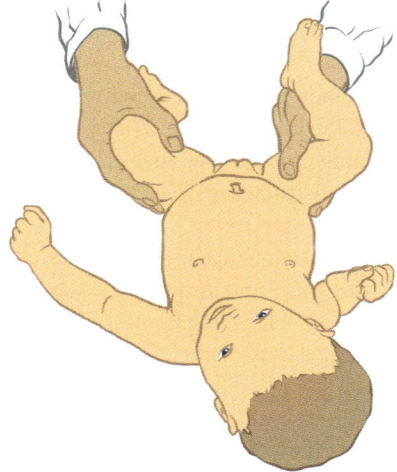

◘ **Abb. 16.19. Instabilitätszeichen Hüfte.** Schnappen bei Abspreizung in Beugung (Roser-Ortolani-Zeichen) oder Dislokation des Hüftkopfes bei Druck nach dorsal (Barlow-Zeichen)

16.4 · Hüfterkrankungen

> **Merke**
>
> Auffällige Familien- oder Schwangerschaftsanamnese (insbesondere Beckenendlage sowie Instabilität bei U1 und U2) müssen nach den Leitlinien zur frühzeitigen Ultraschalluntersuchung des kindlichen Hüftgelenkes führen (◘ Abb. 16.20).

Sie erlaubt die frühzeitige Erkennung von Verknöcherungsrückständen des Pfannendaches und damit eine Frühbehandlung.

Bei den nur gering dislozierten Hüften kommt es im weiteren Verlauf zur leichten Bewegungseinschränkung durch neurophysiologische Reflexe, die als Abspreizbehinderung auffällt. Bei Dislokation des Hüftgelenkes als Subluxation oder Luxation kann auch die unterschiedliche Einstellung des Hüftkopfes zur Pfanne und zum Becken getastet werden. Diese Veränderungen treten in der Regel nach der U3 auf, bei der die Hüftgelenke zum sonographischen Screening anstehen.

Unbehandelte Hüftgelenksluxationen führen zur Kontraktur des Hüftgelenkes sowie zur Beinverkürzung mit Schwäche der Abspreizmuskulatur und dementsprechend positivem Trendelenburg-Zeichen und Hinken. Bei beidseitigem Befall zeigt sich der Enten- oder Watschelgang.

▪▪▪ **Therapie.** Sie ist abhängig vom Alter und Befund. Bei Säuglingen ergibt sich der Befund aus den klinischen Zeichen der Instabilität und dem morphologischen Befund des Sonogramms oder des Röntgenbildes (◘ Abb. 16.21). Die Einzelheiten sind in den Leitlinien für das sonographische Screening festgelegt.

Bei den geringen Dysplasien und Instabilitäten unmittelbar nach der Geburt reichen leichte Spreizhosen. Bei der Dysplasie und Subluxation von Säuglingen ab der 6. bis 12. Lebenswoche sind die Reposition und Retention des Hüftkopfes mit verschiedenen Bandagen und Schienen möglich. Bei vollständig luxiertem Hüftgelenk ist eine geschlossene Reposition und anschließende stabile Retention bis zur morphologischen Anpassung des Hüftgelenkes erforderlich. Versagt die geschlossene Reposition sind operative Maßnahmen zur Einstellung des Hüftkopfes notwendig, die zur Vermeidung einer Hüftkopfnekrose erst nach Auftreten des Hüftkopfkernes durchgeführt werden sollten.

Die Hüftkopfnekrose ist eine Durchblutungsstörung des Hüftkopfkernes, die zur Wachstumsstörung des ge-

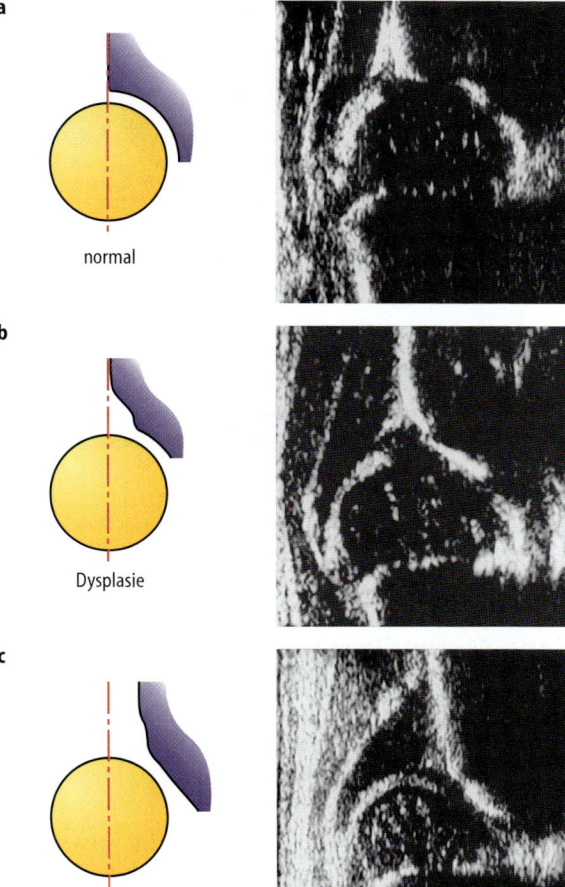

◘ **Abb. 16.20 a–c. Ultraschallbefunde der kindlichen Hüftgelenksregion.**
a Normal: Korrekt ausgebildeter knöcherner Azetabular-Erker. Adäquat in der Gelenkpfanne lokalisierter Hüftkopf. – Alter 2 Monate. **b** Dysplasie: Knöchernes Azetabulum lateral deformiert. Überdachung des Femurkopfes nicht optimal. – Alter 4 Wochen. **c** Subluxation: Azetabulum sehr steil. Knöcherner Azetabular-Erker fehlt. Hüftkopf stark lateralisiert und leicht nach kranial verlagert. – Alter 7 Tage

samten Hüftgelenkes und zur frühzeitigen Arthrose führen kann. Ziel jeglicher Behandlung muss es daher sein, die Behandlung so schonend wie möglich durchzuführen.

Wenn Restdysplasien bei Kindern jenseits des 2. Lebensjahres verbleiben, stehen verschiedene operative Verfahren zur anatomischen Wiederherstellung des Hüftgelenkes zur Verfügung, in erster Linie Eingriffe am Pfannendach zur Verbesserung der Pfannendysplasie.

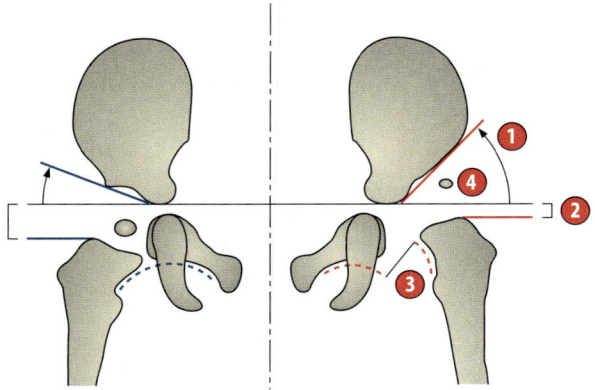

◘ Abb. 16.21. **Schematische Zeichnung der bei Hüftgelenksluxation verwertbaren Röntgenbefunde (eine exakte seitengleiche Einstellung vorausgesetzt).**
Normalbefunde links blau, pathologische Befunde rechts rot: *1* Pfannendachwinkel größer als 30°; *2* Hochstand und Lateralisation des Femurs; *3* Unterbrechung der Shenton-Ménard-Linie; *4* Hypoplasie des Epiphysenkerns.

16.4.2 Morbus Perthes

■■■ **Definition.** Es handelt sich um eine Wachstumsstörung des Hüftkopfes als Folge einer Durchblutungsstörung (aseptische Osteochondronekrose).

■■■ **Epidemiologie.** Die Erkrankung tritt vorwiegend in der weißen Bevölkerung mit einer Häufigkeit von 1:1200 Kindern auf. Die Altersverteilung zeigt einen deutlichen Gipfel zwischen dem 5. und 6. Lebensjahr. Jungen sind viermal häufiger betroffen als Mädchen.

■■■ **Ätiologie und Pathogenese.** Auslöser der Erkrankung ist eine Durchblutungsstörung des Hüftkopfes unbekannter Ursache. Es kommt zur Nekrose der Knochenbälkchen und zum Sistieren des Wachstums. Durch das Zurückbleiben des Hüftkopfkernes verbreitet sich der Gelenkspalt (**Initialstadium**). Mit der Organisation der Nekrose kommt es zur Sinterung der Knochenbälkchen und Verdichtung (**Kondensationsstadium**), dann zur Auflösung von Knochenbälkchen (**Fragmentationsstadium**), schließlich zum Wiederaufbau (**Reparationsstadium**) und zur **Ausheilung** (◘ Abb. 16.22). Diese Stadien werden uniform in sehr unterschiedlichen Zeitabschnitten von Monaten bis zu 5 Jahren durchlaufen. Der Krankheitsverlauf ist bei Kindern unter dem 4. Lebensjahr grundsätzlich günstig, da der Hüftkopf und damit die Nekrose noch klein sind und letztere schnell repariert werden kann, zumal auch Körpergewicht und körperliche Belastung geringer sind.

> **Merke**
>
> Bei Kindern oberhalb des 8. Lebensjahres sind die Verläufe prognostisch ungünstig.

Es kommt durch die Sinterung der Nekrose zur Hüftkopfdeformität, die wegen der limitierten Wachstumsreserve des Hüftgelenkes nicht mehr vollständig repariert werden kann. In diesen Fällen sind Früharthrosen im 4. Lebensjahrzehnt möglich, die sogar mit einem Hüftgelenkersatz versorgt werden müssen.

■■■ **Klinik.** Führende Symptome des Morbus Perthes sind Hinken und Schmerzen in Hüft- und Kniegelenk. Bei jüngeren Kindern wird von den Eltern häufig nur das Hinken bemerkt. Bei älteren Kindern stehen der Schmerz in der Leistenbeuge oder im Oberschenkel- und Kniebereich im Vordergrund. Jeder Knieschmerz muss in dieser Altersklasse primär an eine Perthes-Erkrankung denken lassen.

Bei der Untersuchung wird vor allem die Hüftgelenksbeweglichkeit überprüft. Bereits im frühen Stadium der Erkrankung zeigt sich eine Einschränkung der Abduktion und Außenrotation, die in Form des sog. positiven **Vierer-Zeichens** (◘ Abb. 16.23) erkennbar wird. Dabei wird das betroffene Bein im Hüftgelenk gebeugt und die Ferse auf das Kniegelenk des gegenseitigen Beines gelegt. Wenn das Kniegelenk dabei nicht nach außen fallen kann, liegt eine entsprechende Kontraktur vor, die auf eine Perthes-Erkrankung verdächtig ist. Differentialdiagnostisch ist eine flüchtige Hüftgelenksentzündung (**Coxitis fugax**) auszuschließen. Sie kann begleitend bei allgemeinen Infektionen im Hals-, Nasen-, Rachen- oder Abdominalraum als flüchtige Synovialitis auftreten. Üblicherweise bildet sie sich aber innerhalb von einer Woche zurück. Anfänglich kann sie bei der Ultraschalluntersuchung durch Ergussbildung mit einem beginnenden Morbus Perthes verwechselt werden. In Zweifelsfällen kann eine kernspintomographische Untersuchung die Frühveränderung des Perthes-Krankheitsbildes erkennbar machen. Für die Therapie spielt die kernspintomographische Untersuchung bisher jedoch keine Rolle und ist daher verzichtbar.

■■■ **Therapie.** Eine kausale Therapie ist nicht möglich. Die Behandlung versucht die sich aus der verminderten

16.4 · Hüfterkrankungen

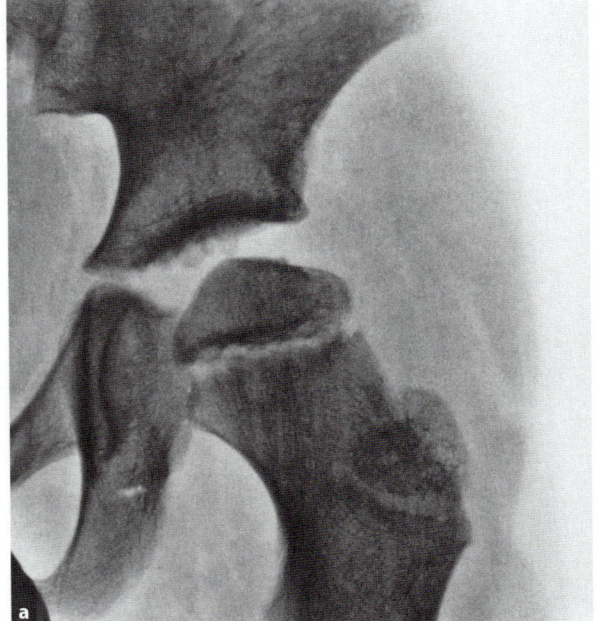

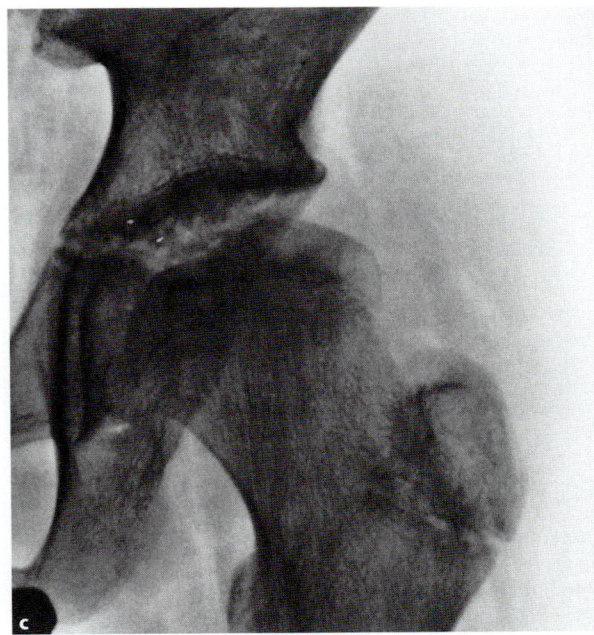

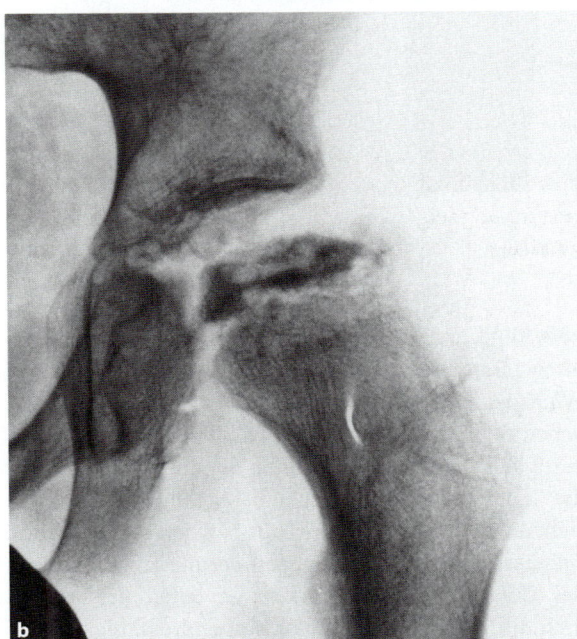

◘ Abb. 16.22 a–c. **Perthes-Stadien.**
Kondensationsstadium (**a**), Fragmentationsstadium (**b**) und Ausheilungsstadium (**c**)

Belastungsfähigkeit des Hüftkopfes und der daraus resultierenden Deformierbarkeit ergebenden Konsequenzen anzugehen. Wegen der günstigen Prognose bei Kindern unterhalb des 4. Lebensjahres ist in der Regel lediglich Beobachtung und Schonung (kein Sport, kein Hüpfen oder Springen in der Freizeit) notwendig. Im Verlauf ist stets die Beweglichkeit des Hüftgelenkes zu kontrollieren. Bei jeder Adduktionskontraktur muss eine krankengymnastische Übungsbehandlung einsetzen, um das Hüftgelenk wieder in allen Richtungen ausreichend beweglich zu machen; denn nur ein frei bewegliches Hüftgelenk wird auch ein Kugelgelenk.

Bei älteren Kinder mit röntgenologisch erkennbaren Risikozeichen (ausgedehnter Hüftkopfbefall, beginnende Subluxation, metaphysäre Beteiligung) und schlechter Beweglichkeit ist die operative der konservativen Behandlung überlegen. Ziel ist die zentrierte Einstellung des Hüftkopfes, um die remodellierende Potenz der Hüftpfanne zu nutzen. Dies kann durch Beckenosteotomien (nach Salter, Dreifach-Beckenosteotomie) in Kombination mit intertrochanteren Osteotomien erzielt werden. Bei älteren Kindern ist diese Behandlung primär anzustreben. Auch in der Nachbehandlung ist großes Augenmerk auf die Hüftgelenksbeweglichkeit zu richten.

Ausschließlich entlastende Orthesenbehandlung (z. B. Thomas-Splint, Mainzer-Orthese) ist für Kinder der mittleren Altersgruppe ohne eingetretene Deformierung und ohne Risikozeichen indiziert.

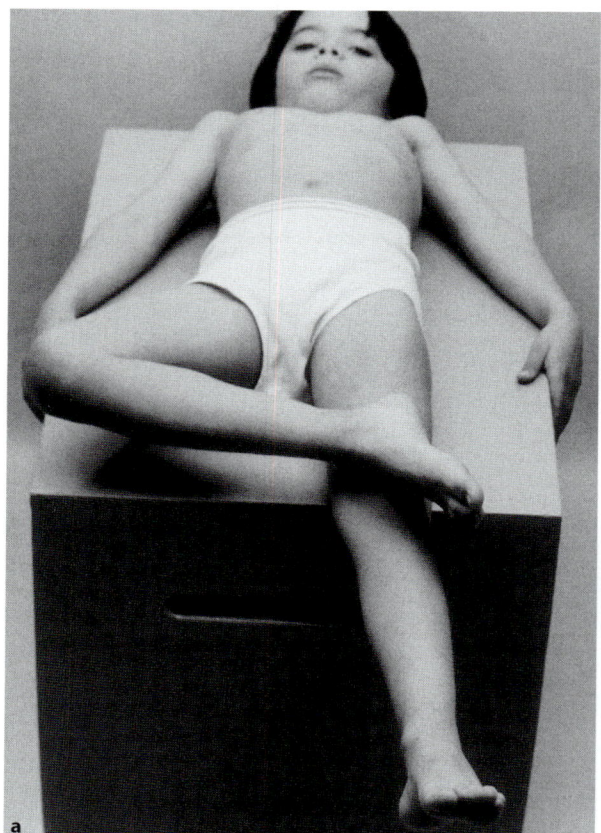 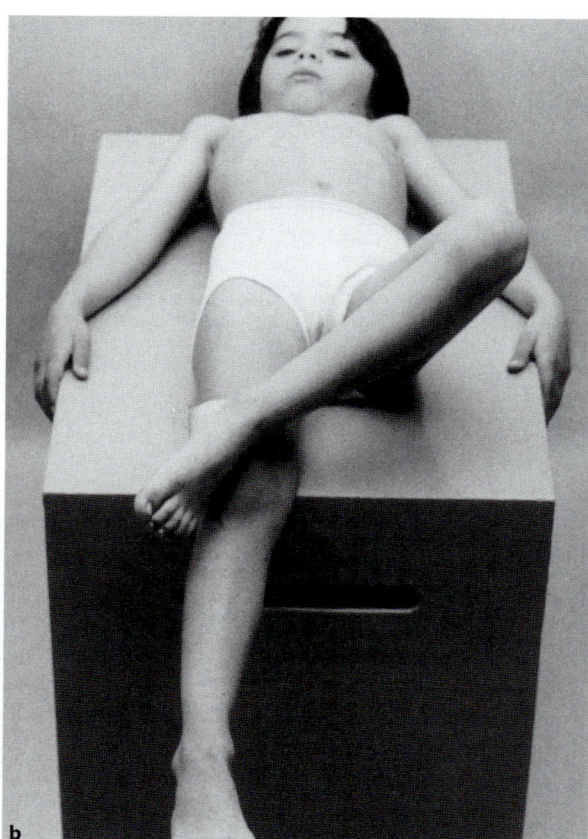

Abb. 16.23 a, b. **Vierer-Zeichen.**
Beim Überschlagen der Beine fällt eine Einschränkung der Abspreizbarkeit auf (links)

16.4.3 Epiphysiolysis capitis femoris

■■■ **Definition.** Abrutschen der Hüftkopfepiphyse vom Schenkelhals, der akut **(Epiphysiolysis capitis femoris acuta)** oder auch chronisch **(Epiphysiolysis capitis femoris lenta)** auftreten kann.

■■■ **Ätiologie und Pathogenese.** Die Erkrankung tritt vorwiegend während des präpubertären Wachstumsschubes auf. Dabei kommt es im Zusammenhang mit dem starken Längenwachstum zur Verdickung der Knorpelzellsäulen und zur mechanischen Schwächung dieser Region. Die Erkrankung tritt daher bei Jugendlichen mit sehr raschem Wachstumsschub und konstitutionellen Auffälligkeiten (Dystrophia adiposogenitalis, eunuchoider Hochwuchs) gehäuft auf. Die Hüftkopfepiphyse gleitet nach dorsal unten, was zur Außendrehkontraktur und Verkürzung des Beines führt.

■■■ **Klinik.** Bei der akuten Form ist die Anamnese typisch. Besondere Belastungen bei Sport und Spiel (Weitsprung, Verdrehung des Beines) führen zur plötzlichen Belastungsfähigkeit und hochgradigen Schmerzhaftigkeit im Bereich der Hüfte. Bei der Lenta-Form ist die Entwicklung schleichend. Anfänglich bestehen ziehende Schmerzen im Hüft-, Oberschenkel- und Kniebereich, bis die Gangbehinderung deutlich wird. Bei Untersuchung in Rückenlage fallen die Außendrehung und eingeschränkte Innendrehfähigkeit des betroffenen Beines auf. Gleichzeitig besteht eine Anspreizkontraktur. Typisch ist das positive Drehmann-Zeichen: Bei Beugung im Hüftgelenk kommt es zur erzwungenen Außendrehung und Abduktion des Beines (Abb. 16.24).

Die Epiphysenlösung lässt sich röntgenologisch darstellen.

Das Ausmaß der Dislokation wird durch den sog. Epiphysengleitwinkel klassifiziert.

16.5 · Kniegelenkserkrankungen

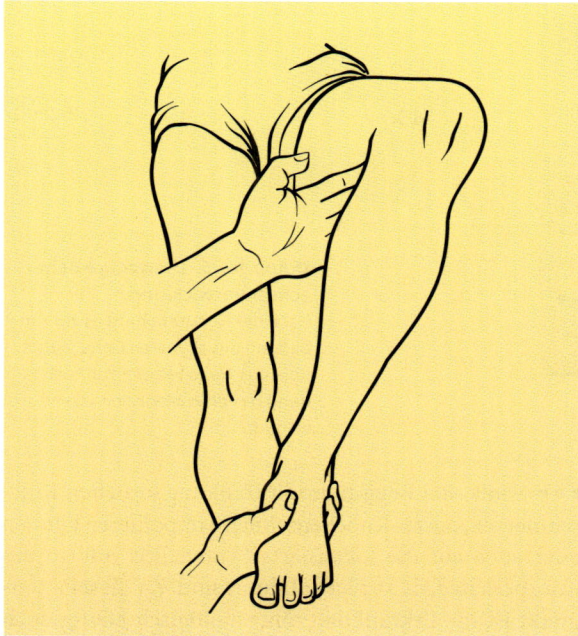

Abb. 16.24. Drehmann-Zeichen.
Diagnostisch aussagekräftigstes Zeichen bei der körperlichen Untersuchung in Rückenlage ist das Ausweichen der Hüfte in eine Außenrotations- und Abduktionsstellung bei Hüftflexion (positives Drehmann-Zeichen)

> **Kernaussagen**
> - Hüftgelenkserkrankungen des Kindes- und Jugendlichenalters sind besonders häufige Ursachen eines vorzeitigen Gelenkverschleißes im Erwachsenenalter.
> - Die Behandlungsergebnisse der sog. angeborenen Hüftgelenksluxation und -dysplasie sind bei Früherkennung sehr gut. Der Frühdiagnostik durch das Ultraschallscreening kommt daher eine besondere Bedeutung zu.
> - Die Perthes-Erkrankung ist eine Wachstumsstörung der Hüftkopfepiphyse, die bei Kleinkindern prognostisch günstig ist und meist konservativ behandelt werden kann, bei älteren Kindern und Jugendlichen allerdings häufig zur Deformierung des Hüftkopfes führt und eine Operation erfordert.
> - Die Epiphysenlösung des Hüftkopfes kann akut auftreten, aber auch schleichend verlaufen. Bei klinischem Verdacht ist immer eine Röntgendarstellung in zwei Ebenen erforderlich, um auch Frühformen des Hüftkopfgleitens erkennen zu können.

> **Merke**
> Zwingend erforderlich ist die Abbildung des Schenkelhalses in zwei Ebenen, weil sich bei der Aufsichtsaufnahme der isolierte Gleitprozess nach hinten dem Nachweis entziehen kann.

■■■ **Therapie.** Jede diagnostizierte Epiphysenlösung ist operationsbedürftig. Die Art der Behandlung hängt vom Ausmaß der Dislokation ab. Bei geringen Dislokationen der Epiphyse wird eine Fixation der Epiphyse (Drähte, Schrauben) zur Vorbeugung eines weiteren Gleitprozesses durchgeführt. Bei fortgeschrittenem Gleitprozess mit begleitenden Kontrakturen ist auch eine Wiederherstellung der Hüftgelenksmechanik durch Osteotomien angezeigt.

Da der Gleitprozess häufig doppelseitig auftritt ist auch bei nur einseitig diagnostiziertem Epiphysengleiten die prophylaktische Fixation der Gegenseite erforderlich, wenn sich die Jugendlichen noch deutlich vor dem Wachstumsabschluss befinden.

16.5 Kniegelenkserkrankungen

> Das Kniegelenk wird im Kleinkindes- und Kindesalter vorwiegend durch Beinachsenfehler betroffen, im jugendlichen Alter sind Verletzungen der Wachstumszonen häufig.

16.5.1 Beinachsenfehler

■■■ **Definition.** Beim Kniegelenk des Jugendlichen und Erwachsenen liegen Hüftkopf-, Kniegelenks- und Sprunggelenksmittelpunkt auf einer mechanischen Achse (Mikulicz-Linie). Abweichungen im O-Sinne werden als Varus-, im X-Sinne als Valgusfehlstellung bezeichnet.

■■■ **Ätiologie und Pathogenese.** Bis zum Erreichen der normalen anatomischen Beinachse des Erwachsenen durchläuft das kindliche Kniegelenk eine umwegige Beinachsenentwicklung: intrauterin lagebedingt kommen die Säuglinge mit einem Genu varum zur Welt, entwickeln dann bis zum Einschulungsalter ein Genu valgum, das schließlich in die normale Beinachse des Ju-

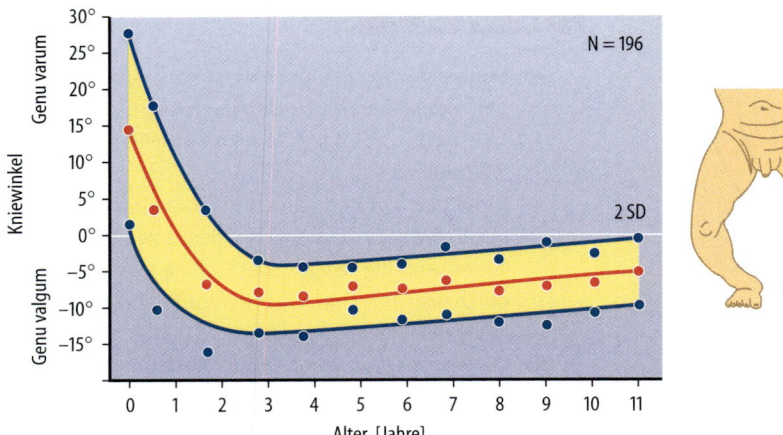

◘ Abb. 16.25. **Umwegige Beinachsenentwicklung.** Nach der Geburt kommt es zur Umbildung des primären Genu varum über das Genu valgum zur Ausbildung des physiologischen Genu valgum

gendlichen einmündet. Beinachsenprobleme innerhalb dieses Streubereiches bedürfen lediglich der Beobachtung (◘ Abb. 16.25).

Pathologische Entwicklungen fallen durch eine fortbestehende und zunehmende Achsenabweichung auf. Sie kann idiopathisch, durch neurologische Grunderkrankungen oder posttraumatisch bedingt sein.

▪▪▪ **Klinik.** Im Vordergrund steht die Deformität. Beschwerden werden meisten nicht geklagt. Bei hochgradigen Deformitäten können begleitend Bandlockerungen am Kniegelenk bestehen. Zur Objektivierung und präoperativ ist eine Röntgenstandaufnahme angezeigt.

▪▪▪ **Therapie.** Bei Ausreißern der physiologischen Beinachsenentwicklung im Kleinkindes- und Kindesalter ist eine Nachtschalenlagerung zur Wachstumslenkung angezeigt. Bei Beinachsenfehlern infolge von Läsionen der Wachstumsfugen ist eine exakte Analyse der Schädigung und entsprechende Planung des orthopädisch-chirurgischen Vorgehens unter Berücksichtigung der zu erwartenden Deformität und Beinverkürzung notwendig (evtl. kombinierte Korrektur- und Verlängerungsosteotomie).

16.5.2 Osteochondrosis dissecans

▪▪▪ **Definition.** Durchblutungsstörung der subchondralen Gelenkfläche an Femurkondyle oder Patella mit der Folge einer lokalisierten Osteochondronekrose. Bei Auslösung des abgestorbenen Knorpel-Knochen-Bereiches kommt es zur Dissezierung eines freien Gelenkkörpers (Corpus librum).

▪▪▪ **Klinik.** Bei Beginn der Erkrankung bestehen Knieschmerzen, die als Knochenschmerz imponieren können oder auch auf die lokalisierte Synovialitis infolge des Knorpelschadens zurückzuführen sind. Zu diesem Zeitpunkt ist die Erkrankung röntgenologisch häufig noch nicht erkennbar. Das Kernspintomogramm zeigt die Veränderung im Frühzustand, die Kontrastmitteldarstellung mit Gadonlinium gibt Auskunft über die Vaskularisation und damit die Vitalität des Fragmentes (◘ Abb. 16.26). Sie ist wichtige Information für die Behandlungsstrategie.

▪▪▪ **Therapie.** Bei jungen Kindern unterhalb des 10. Lebensjahres mit ausreichender Wachstumsreserve und bei kernspintomographisch nachweisbarer Vaskularisation des Bereichs ist eine konservative Behandlung mit konsequenter Entlastung des Kniegelenkes erfolgverspre-

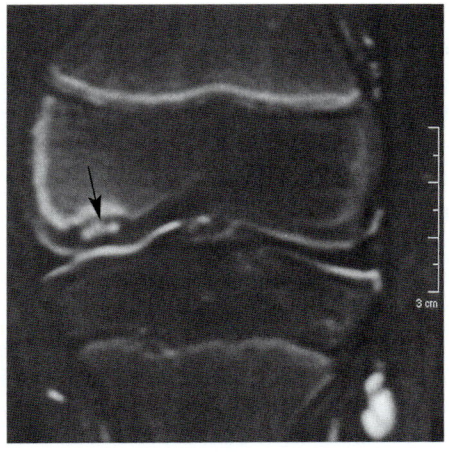

◘ Abb. 16.26. **Osteochondrosis dissecans** mit noch vitaler Osteonekrose *(Pfeil)* im Kernspintomogramm

chend. Bei älteren Kindern und insbesondere bei völliger Avitalität des Fragmentes ist eine orthopädisch-chirurgische Behandlung (Anbohrung, Spongiosaumkehrplastik) angezeigt. Bei ausgelöstem Dissekat wird dieses entweder replantiert oder bei Inkongruenz auch entfernt.

16.5.3 Morbus Schlatter

■■■ **Definition.** Aseptische Chondronekrose der Tibiaapophyse, die vorwiegend präpubertär und bei starker mechanischer Belastung auftritt.

■■■ **Klinik.** Anfänglich bestehen Schmerzen unmittelbar über der Schienbeinrauhigkeit. Später kommt es hier auch zur Schwellung. Sie entsteht als Folge der starken mechanischen Beanspruchung im Übergangsbereich zwischen Patellarsehne und knorpeligen Ansatz am Schienbein durch starke mechanische Beanspruchung (Leistungssport, Körpergewicht) und die Auflockerung der knorpeligen Strukturen infolge des präpubertären Wachstumsschubes. Die Erkrankung ist prognostisch günstig und wird lediglich durch den gelegentlich lang andauernden Schmerzzustand kompliziert. Sie hinterlässt am Kniegelenk selbst keine Schäden.

■■■ **Therapie.** Bei beginnenden Beschwerden Schonung durch Sportkarenz, bei anhaltenden Beschwerden Ruhigstellung des Kniegelenkes in Schiene, ggf. sogar Entlastung und lokal physikalische Behandlung.

> **Kernaussagen**
> - Beinachsenfehler müssen von idiopathischen Beinachsen durch die Berücksichtigung der umwegigen Beinachsenentwicklung abgegrenzt werden.
> - Die Osteochondrosis dissecans des Kniegelenkes hat eine günstige Prognose bei großer Wachstumsreserve.
> - Der Morbus Schlatter imponiert durch die Schmerzhaftigkeit im Bereich der Schienbeinrauhigkeit, hinterlässt jedoch keine Schäden im Kniegelenk.

16.6 Fußerkrankungen

> Bei der Mehrzahl der Fußerkrankungen handelt es sich um Deformitäten, die angeboren oder erworben als Folge von Lähmungen (infantile Zerebralparese, Myelomeningozele) oder Systemerkrankungen (Arthrogryposis multiplex congenita) auftreten. Die Hälfte der endgültigen Fußlänge ist bereits mit 1–1½ Jahren erreicht. Dies erfordert eine Frühbehandlung der angeborenen Deformitäten.

16.6.1 Knick-Senk-Fuß

■■■ **Definition.** Fehlstellung des kindlichen Fußes mit Abflachung des Längsgewölbes und vermehrter X-Stellung des Rückfußes.

■■■ **Klinik.** Die Eltern sind über den »Plattfuß« besorgt. Bei schweren Ausprägungen werden Schmerzen nach längerem Gehen im Fußgewölbe angegeben. Auffällig ist die am Schuhinnenrand vorzeitig und vermehrt abgelaufene Sohle. Bei Betrachtung des Gangablaufes »schlurfen« die Kinder. Der Fuß wird nicht abgerollt. Es kommt nicht zur Ausbildung eines Fußgewölbes.

■■■ **Therapie.** Die klinische Bedeutung des Knick-Senk-Fußes ist umstritten. Leichtere Formen können auch im Erwachsenenalter gut kompensiert werden und bedürfen keiner Behandlung. Bei den ausgeprägten Knick-Senk-Füßen hypotoner Kinder ist allerdings eine unterstützende Einlagenversorgung angezeigt (Weichschaumeinlagen).

16.6.2 Klumpfuß

■■■ **Definition.** Fußdeformität mit Verkürzung des Fußinnenrandes (Supination und Adduktion, Spitzfuß und Varusstellung des Rückfußes), die angeboren oder bei neurologischen Grunderkrankungen auch erworben sein kann.

■■■ **Klinik.** Der angeborene Klumpfuß ist unmittelbar nach Geburt unverkennbar (◘ Abb. 16.27). Zusätzlich zur Fußdeformität liegt immer eine erhebliche Verschmächtigung der Wadenmuskulatur vor. Sie sind abzugrenzen von leichten Klumpfußfehlhaltungen oder dem sog. Kletterfuß, der als Folge der intrauterinen Raumbehinderung entsteht und sich bei lockeren

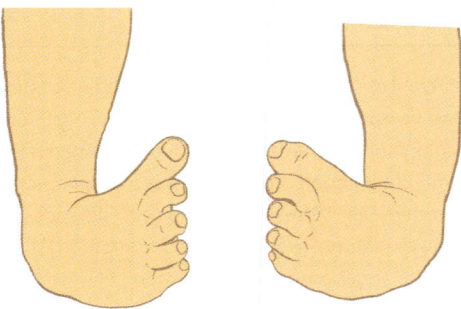

Abb. 16.27. Doppelseitiger Klumpfuß.
Klinischer Aspekt beim Säugling

Weichteilverhältnissen innerhalb einiger Lebenswochen spontan korrigiert.

■■■ **Therapie.** Der angeborene Klumpfuß muss unmittelbar nach der Geburt zunächst mit täglich, später in größeren Intervallen wechselnden (Gips-) Verbänden redressiert werden. Als vorteilhaft hat sich auch eine funktionelle Behandlung mit Bewegungsschienen erwiesen. Ziel ist es, die Deformität soweit wie möglich zu beseitigen.

> **Merke**
>
> Bei 50–80 % der Klumpfüße verbleiben Restdeformitäten, die bei einer Fußlänge von 8 cm operativ angegangen werden.

16.6.3 Hackenfuß

■■■ **Definition.** Prognostisch günstige Fußdeformität mit Tiefstand der Ferse.

■■■ **Klinik.** Die Deformität wird bei raumbeengenden Lagen unmittelbar nach Geburt festgestellt. Der Fußrücken kann an der Unterschenkelvorderfläche angelegt werden. Bei intakter Muskulatur ist die Prognose günstig. Die Deformität bildet sich innerhalb der ersten Monate spontan zurück.

■■■ **Therapie.** In den meisten Fällen ist eine Behandlung nicht erforderlich. Persistiert der Hackenfuß, muss eine neurologische Grunderkrankung (Spina bifida) ausgeschlossen werden. Die Behandlung erfolgt durch Krankengymnastik und Nachtlagerungsschienen in Plantarstellung des Fußes.

16.6.4 Neurogene Fußdeformitäten

■■■ **Definition.** Bei allen neuromuskulären Grunderkrankungen ist bei bestehendem Muskelungleichgewicht im Fußbereich die Entstehung einer Fußdeformität möglich.

■■■ **Klinik.** Die häufigsten neuromuskulären Fußdeformitäten betreffen die infantile Zerebralparese. In Abhängigkeit von Lähmungsmuster können sehr unterschiedliche Deformitäten entstehen, die jeweils einer spezifisch konservativen oder orthopädisch-chirurgischen Behandlung bedürfen.

> **Kernaussagen**
>
> — Angeborene Fußdeformitäten müssen früh behandelt werden, da der Fuß bereits mit 1–1½ Jahren die Hälfte seiner endgültigen Länge erreicht hat.
> — Der kindliche Knick-Senk-Fuß ist häufig, bei geringer Ausprägung aber klinisch ohne weitreichende Relevanz.
> — Der angeborene Klumpfuß erfordert eine sofortige, konsequente Redressionsbehandlung. Restdeformitäten müssen operativ angegangen werden.
> — Neurologische Fußdeformitäten erfordern eine individuelle konservative und evtl. operative Versorgung.

16.7 Grundzüge der Behandlung kindlicher Frakturen

> Kinderfrakturen konsolidieren wesentlich schneller als beim Erwachsenen. Je jünger die Kinder, desto kürzer ist die Heilungszeit. Gelenkversteifungen kommen bei Kindern auch nach längerer Immobilisation kaum vor. Pseudarthrosen und Sudeck-Dystrophien sind extrem selten. Fehlstellungen können durch Wiederaufrichtung der Epiphysen und vermehrtes Längenwachstum teilweise oder ganz ausgeglichen werden. Die Frakturbehandlung ist bei Kindern deshalb allgemein konservativer als beim Erwachsenen.

Zwischen den Frakturen bei Erwachsenen und bei Kindern bestehen einige prinzipielle Unterschiede:
— Kinderfrakturen konsolidieren wesentlich schneller als beim Erwachsenen. Je jünger die Kinder, desto kürzer ist die Heilungszeit.

- Gelenksversteifungen, gefürchtet bei Erwachsenen, kommen bei Kindern auch nach längerer Immobilisation kaum vor.
- Peudarthrosen und Sudeck-Dystrophien sind extrem selten.
- Fehlstellungen ad axim, ad latus und ad longitudinem können durch Wiederaufrichtung der Epiphysen und vermehrtes Längenwachstum teilweise oder ganz ausgeglichen werden. Rotationsfehler bleiben dagegen auch bei Kindern bestehen.

Die Frakturbehandlung ist bei Kindern deshalb allgemein konservativer als beim Erwachsenen. Durch manuelle Reposition und Gipsverbände kann häufig ein gutes Heilungsergebnis erzielt werden. Die früher bei Kinderfrakturen weit verbreitete Extensionsbehandlung ist heute dagegen weitgehend verlassen. Sie wurde durch schonende, wenig invasive, zum Teil speziell für Kinder entwickelte halbgeschlossene Osteosyntheseverfahren ersetzt (Spickdrahtosteosynthese, Fixateur externe, *E*mbrochage *ce*ntro*m*edullaire *é*lastique *s*table – ECMES; ◘ Abb. 16.28).

◘ **Tabelle 16.3. Therapeutische Richtlinien zur Behandlung von Kinderfrakturen** (Chirurgische Klinik, Universitäts-Kinderspital Zürich)

Fraktur	Therapie
A) Frakturen der oberen Extremitäten	
1. Klavikula	konservativ, Rucksackverband 2–3 Wochen
2. Humerus proximal	meist konservativ, Desault, Gilchrist für 2–3 Wochen, gelegentlich operativ (Embrochage centromédullaire élastique stable – ECMES)
3. Humerusschaft	meist konservativ, Desault für 3 Wochen, evtl. ECMES. Bei Radialisparese operativ
4. Humerusfraktur transkondylär	
a) unkomplizierte Fälle	Reposition nach Blount, dorsale Oberarmgipsschiene für 3 Wochen. Bei ungünstiger Stelle operativ
b) komplizierte Fälle (Durchblutungsstörungen), Nervenläsionen	primär operativ
5. Humerusfrakturen distal intraartikulär	meist operativ
6. Condylus radialis, Epicondylus ulnaris	operativ bei Dislokation mehr als Epicondylus ulnaris 2 mm
7. Olekranonfraktur	wenn disloziert, operativ
8. Vorderarm	meist konservativ (dorsale Oberarmgipsschiene), gelegentlich operativ (Spickung mit Kirschner-Drähten, evt. ECMES)
9. Finger	meist konservativ
B) Stamm	
1. Wirbelsäulenfrakturen	meist konservativ
2. Beckenfrakturen	meist konservativ
C) Untere Extremitäten	
1. Schenkelhalsfrakturen	operativ (Spickdrähte, Zugschrauben, evtl. Winkelplatten)
2. Femurschaftfrakturen	1.–4. Lebensjahr konservativ (Overhead-Extension, »Weberbock«). Ab 5. Jahr operativ (ECMES), evtl. Fixateur externe
3. Patella	
a) undisloziert	konservativ
b) disloziert	operativ (Zuggurtungsosteosynthese)
4. Eminentia intercondylica	wenn disloziert, operativ (arthroskopisch)
5. Unterschenkelfrakturen	allgemein konservativ (Oberschenkelgips 4–6 Wochen), evtl. ECMES oder Fixateur externe
6. Malleolarfrakturen	Epiphysiolysen (Frakturtyp I und II) meist konservativ. Epiphysenfrakturen (Frakturtyp III und IV) wenn disloziert, operativ
7. Fuß- und Zehenfrakturen	konservativ

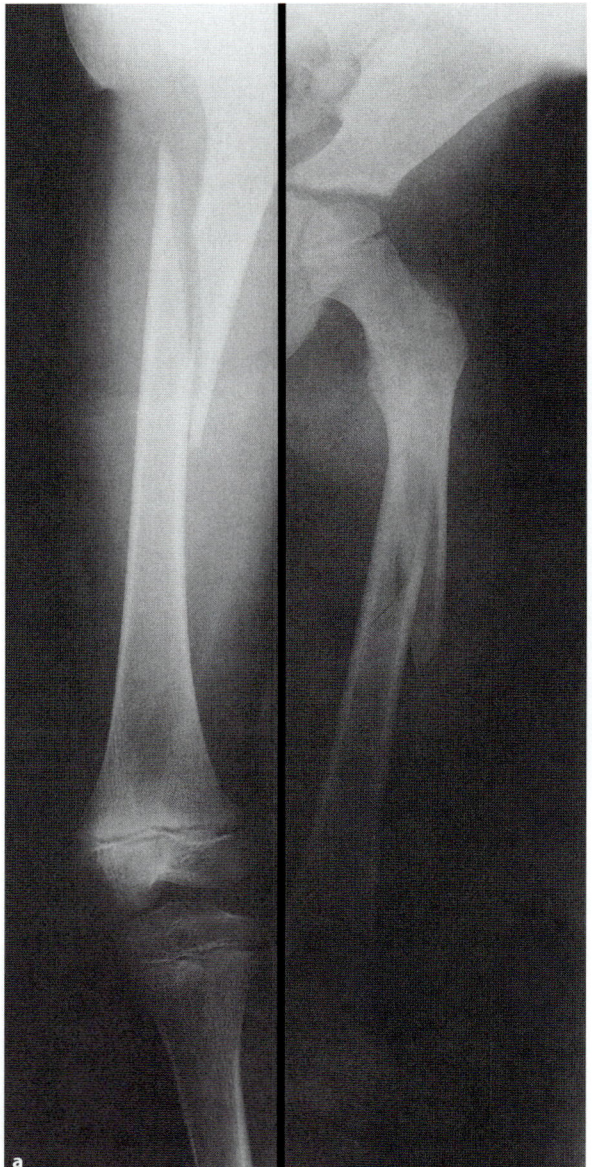
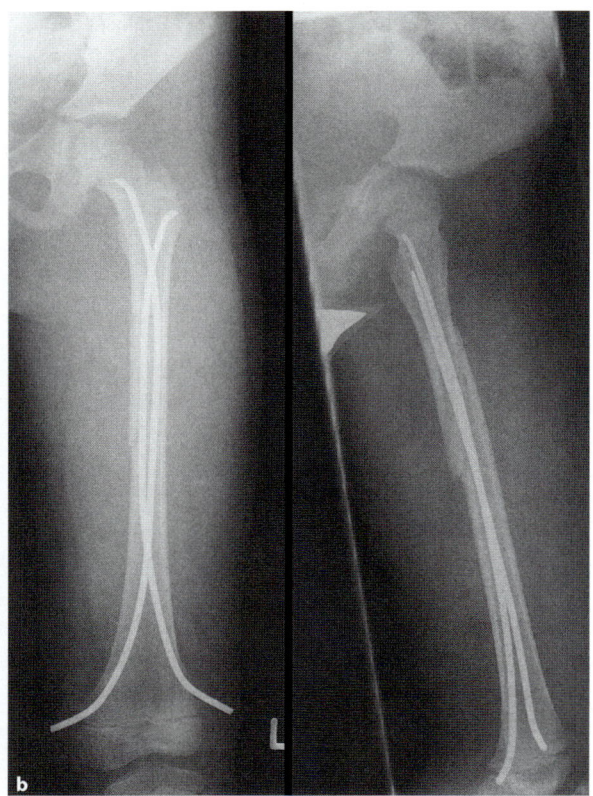

◘ Abb. 16.28 a–c. **K. S., 9 Jahre. Oberschenkelfraktur.**
a Unfallbild, **b** Stabilisation mit ECMES (▶ s. Text, S. 567), **c** Spätresultat nach Brochenentfernung 4 Monate später

Die Nachbehandlung von Kinderfrakturen unterscheidet sich grundsätzlich von derjenigen bei Erwachsenen. Sie soll möglichst einfach sein. Massagen, passive Bewegungsübungen und weitere physiotherapeutische Maßnahmen sind wegen der kurzen Immobilisationszeit und der geringen Tendenz zu Gelenksversteifungen meist nicht nötig. Die beste Physiotherapie sind die aktiven Bewegungen des Kindes selbst. Sie ergeben die besten funktionellen Resultate. Da die Kinder andererseits noch im Wachstum sind, müssen die Frakturen über längere Zeit, meist etwa 2–4 Jahre, in besonderen Fällen sogar bis Wachstumsabschluss, in großen Abständen kontrolliert werden (sekundäre Deformitäten, Beinlängenunterschiede etc.).

In ◘ Tabelle 16.3 sind die therapeutischen Richtlinien zur Behandlung von Kinderfrakturen schematisch zusammengestellt.

16.7 · Grundzüge der Behandlung kindlicher Frakturen

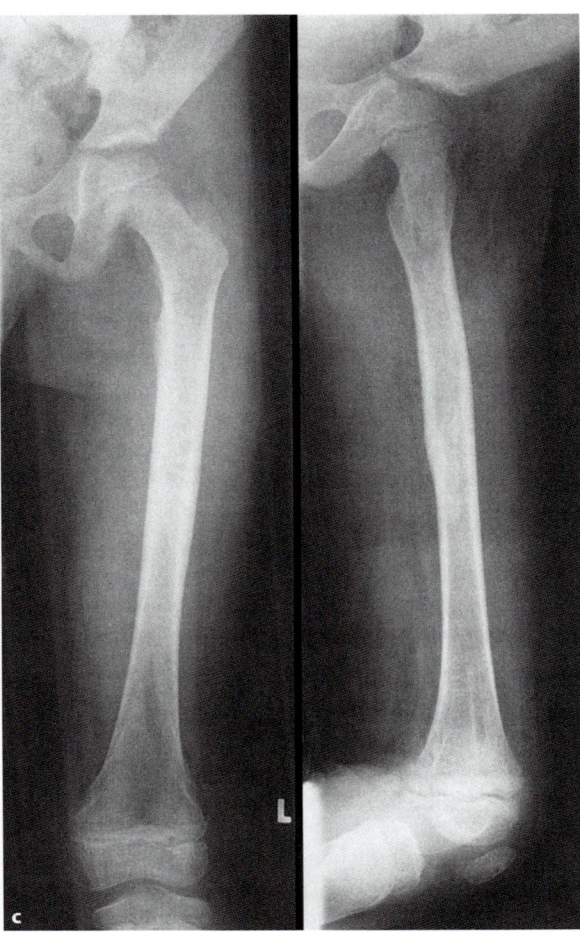

◘ Abb. 16.28 c.

> **Kernaussagen**
>
> — Kinderfrakturen konsolidieren schneller als beim Erwachsenen. Je jünger die Kinder, desto kürzer die Heilungszeit. Gelenkversteifungen, gefürchtet

beim Erwachsenen, kommen bei Kindern auch nach längerer Immobilisation kaum vor. Pseudarthrosen und Sudeck-Dystrophien sind extrem selten.
— Fehlstellungen können durch Wiederaufrichtung der Epiphysen und vermehrtes Längenwachstum teilweise oder ganz ausgeglichen werden. Rotationsfehler bleiben dagegen auch bei Kindern bestehen.
— Da Kinder noch im Wachstum sind, müssen die Frakturen über längere Zeit, meist 2–4 Jahre, in besonderen Fällen bis zum Wachstumsabschluss, kontrolliert werden.

Gelenknahe Frakturen

Unter gelenknahen Frakturen versteht man Frakturen, die die Epiphysenfuge miteinbeziehen. Im Hinblick auf die operative oder konservative Behandlung solcher Frakturen hat sich die Einteilung in Epiphysenlösungen und in Epiphysenfrakturen bewährt (◘ Abb. 16.29). Epiphysenlösungen (Fraktur Typ I und II) können oft konservativ mit einer geschlossenen Reposition behandelt werden, da die Epiphyse selbst intakt geblieben ist. Beim Typ III und IV hingegen liegt eine Epiphysenfraktur vor (◘ s. Abb. 16.29). Der Bruch geht durch die Epiphysenfuge hindurch. Wenn Knochenbrücken in der Fuge mit nachfolgenden Wachstumsstörungen vermieden werden sollen, muss eine anatomische Reposition erfolgen. Diese kann meist nur auf operativem Wege erreicht werden. Als Mittel zur Osteosynthese haben sich neben Schrauben besonders auch Kirschner-Drähte bewährt. Sie finden in der harten kindlichen Spongiosa einen guten Halt. Muss die Epiphysenfuge durchquert werden, so kommen nur noch Kirschner-Drähte in Frage. Durch Schrauben würde es zur Schädigung der Fuge und frühzeitiger Verknöcherung kommen. Die folgenschwerste Fraktur ist die Kom-

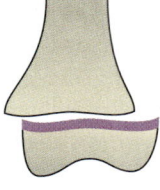 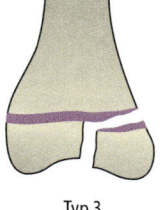 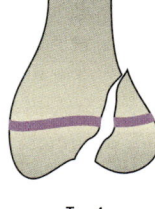 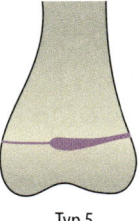

Typ 1   Typ 2   Typ 3   Typ 4   Typ 5

◘ **Abb. 16.29. Einteilung der kindlichen Gelenkfrakturen (nach Salter).**
Typ 1: reine Epiphysenlösung. Typ 2: Epiphysenlösung mit metaphysärem Fragment. Typ 3: Der Bruch geht durch die Epiphysenfuge bis ins Gelenk – Epiphysenfraktur. Typ 4: Der Bruch geht von der Metaphyse durch die Epiphysenfuge und die Epiphyse bis ins Gelenk – Epiphysenfraktur. Typ 5: Stauchung der Epiphysenfuge in der Längsachse

pressionsfraktur der Epiphysenfuge (Typ V). Vergleichsaufnahmen mit der gesunden Seite erleichtern die nicht immer einfache Diagnose. Oft ist die Epiphysenfuge so geschädigt, dass es zu schweren Wachstumsstörungen kommt. Langzeitkontrollen über Monate, evtl. Jahre sind deshalb absolut notwendig. Später können orthopädische Korrektureingriffe unumgänglich werden.

> **Kernaussagen**
>
> — Gelenknahe Frakturen sind Frakturen, die die Epiphysenfuge miteinbeziehen. Sie werden in Epiphysenlösungen und Epiphysenfrakturen eingeteilt.
> — Epiphysenlösungen (Frakturtyp I und II) können allgemein konservativ behandelt werden, da die Epiphyse selbst intakt geblieben ist. Bei den Epiphysenfrakturen (Typ III und IV) geht der Bruch durch die Epiphysenfuge hindurch. Deshalb muss eine anatomische Reposition, meist auf operativem Wege, erfolgen.

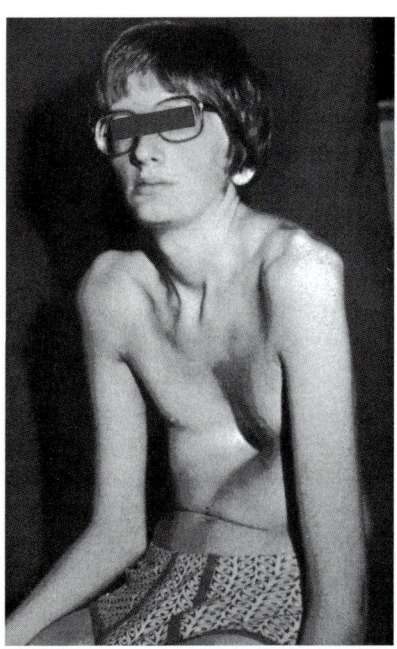

Abb. 16.30. Trichterbrust

16.8 Trichterbrust (Pectus excavatum)

> **Merke**
>
> Die Ätiologie der Trichterbrust ist unklar. Die körperliche Leistungsfähigkeit der Kinder ist meist nicht beeinträchtigt. Die Indikation zur chirurgischen Korrektur ist deshalb vorwiegend psychologisch und kosmetisch bedingt. Nur bei ganz ausgeprägten Fällen kann es zur Behinderung der Füllungsphase des rechten Vorhofs und zu einer Einschränkung der Lungenfunktion kommen.

Die Trichterbrust ist eine rinnen- oder schüsselförmige Deformität der vorderen Brustwand, der übrige Brustkorb erscheint häufig abgeflacht (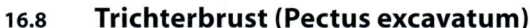 Abb. 16.30).

■■■ **Ätiologie.** Die Ätiologie der Trichterbrust ist unklar, gelegentlich kann sie familiär auftreten. Die Mehrzahl der Trichterbrustträger sind eher zarte und muskelschwache Kinder.

■■■ **Klinik.** Nicht selten zeigen sie eine typische **Haltungskyphose** im Bereich der Brustwirbelsäule und eine entsprechende Gegenbiegung im Bereich der Lendenwirbelsäule sowie etwas schlaffe Bauchdecken und nach vorne hängende Schultern. In diesen Fällen erscheint die Trichterbrust als Teilsymptom der allgemeinen Konstitution. Weniger häufig handelt es sich um **isolierte lokale Fehlbildungen** bei sonst normalem oder sogar athletischem Habitus. Bei einem Teil der Fälle ist die Fehlbildung bereits bei der Geburt vorhanden, bei anderen tritt sie erst im Verlaufe der ersten Lebensjahre auf. Meist zeigt sie eine fortschreitende Tendenz bis gegen Wachstumsabschluss. Durch die zunehmende Einziehung des Brustbeins wird das **Herz** nach hinten und links verdrängt und oft leicht gedreht. Im EKG erscheinen Reizleitungsstörungen und überhöhte Vorhofzacken. Die körperliche Leistungsfähigkeit ist jedoch nur selten beeinträchtigt. Untersuchungen haben gezeigt, dass, entgegen früheren Annahmen, auch im höheren Lebensalter keine bedrohlichen Störungen von Kreislauf und Atmung auftreten. Nur bei ganz ausgeprägten Trichterbrustformen kann es zu einer Behinderung der Füllung des rechten Vorhofs in der Diastole kommen, was allenfalls eine Leistungsminderung bei Dauerbelastung in Einzelfällen mit sich bringen kann.

■■■ **Therapie.** Die Operationsindikation ist deshalb vorwiegend *kosmetisch*. Da die Fehlbildung sehr auffällig sein kann, ergeben sich für die Träger nicht selten

psychologische Probleme. Kinder mit Trichterbrust werden gelegentlich von Spiel- und Schulkameraden geneckt und ausgelacht, werden deshalb ängstlich und unsicher, wagen nicht mehr sich auszuziehen, gehen nicht baden usw. Diese subjektiven psychologischen Gesichtspunkte sind bei der Stellung der Operationsindikation mit zu berücksichtigen.

Über das optimale Alter einer etwaigen operativen Korrektur besteht heute noch keine Übereinstimmung. Wir führen die Operation frühestens nach dem 8. Lebensjahr durch. Sie besteht in der Hebung des Trichters und der Fixation der angehobenen Brustwand.

16.9 Osteomyelitis

> Die Osteomyelitis ist im Kindesalter wesentlich häufiger als beim Erwachsenen. Etwa eines von 5000 Kindern unter 13 Jahren wird davon betroffen. Die Kenntnis dieses Krankheitsbildes ist besonders wichtig, da der rechtzeitige Therapiebeginn für den Verlauf im hohen Maße mitentscheidend ist. Die Früherfassung der Osteomyelitis gelingt in der Regel nur durch eine Magnetresonanztomographie (MRT) oder durch eine Knochenszintigraphie. Das Ziel der frühzeitigen Behandlung der Osteomyelitis ist die Restitutio ad integrum ohne Knochenzerstörung. Allerdings wird dieses Ziel auch heute noch trotz moderner Diagnostik, Frühdiagnose und Frühbehandlung nicht immer erreicht. Einzelne Fälle können ungünstig verlaufen, Übergänge in chronische Stadien sind möglich und immer noch kommt es in vereinzelten Fällen zur Invalidität durch definitive Schädigung von Epiphysen und Gelenken.

16.9.1 Akute hämatogene Osteomyelitis

Die Osteomyelitis beginnt im Knochenmark. Die Art der Ausbreitung der Osteomyelitis ist altersabhängig. Im **Säuglingsalter** durchbricht der Infekt die Metaphysen-Epiphysen-Grenze und kann entlang der A. nutricia zur septischen Arthritis führen. Im **Kleinkindesalter** sind die perforierenden Arterienäste zurückgebildet, die Epiphysenfuge ist gefäßlos und wirkt deshalb als Barriere für die Ausbreitung der Osteomyelitis. Erst im **späteren Kindesalter** und in der Adoleszenz kann die Infektion wiederum ins Gelenk durchbrechen, weil dann die schützende Epiphysenfuge verschlossen ist. ◘ Abb. 16.31 zeigt schematisch die normalen Verhältnisse im kindlichen Gelenk (◘ 16.31 a) und die Ausbreitungswege einer akuten Osteomyelitis im Säuglingsalter (◘ 16.31 b), Kleinkindesalter (◘ 16.31 c) und bei Adoleszenten oder Erwachsenen (◘ 16.31 d).

▪▪▪ **Klinisches Bild.** Hohes Fieber und Schüttelfrost können die Erkrankung einleiten. Innerhalb weniger

> **Merke**
>
> Die Früherfassung der Osteomyelitis gelingt in der Regel nur durch eine Magnetresonanztomographie (MRT) oder eine Knochenszintigraphie. Das konventionelle Röntgenbild zeigt zu Beginn der Erkrankung noch keine Knochenveränderungen, wohl aber Weichteilbeteiligung. Bei jedem Verdacht auf eine Osteomyelitis muss eine Blutkultur und eine lokale Punktion des Knochens für die bakteriologische Untersuchung durchgeführt werden.

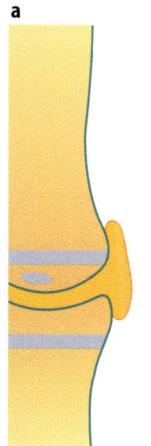
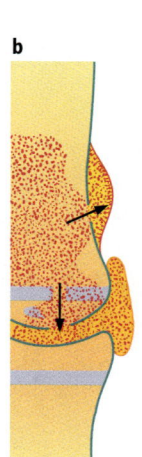
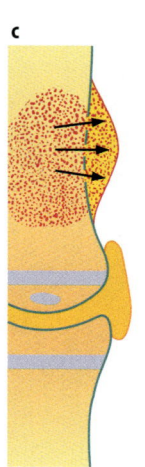
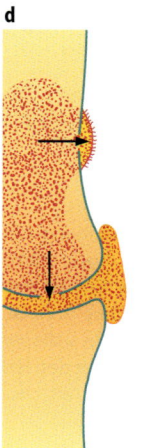

◘ Abb. 16.31 a–d. **Ausbreitungswege der Osteomyelitis in den verschiedenen Lebensaltern.**
a Normale Verhältnisse im kindlichen Gelenk. **b** Ausbreitung beim Säugling. **c** Ausbreitung beim Kleinkind: Gelenk frei. **d** Ausbreitung beim Adoleszenten und Erwachsenen

Stunden entstehen erhebliche Schmerzen, und die befallenen Extremitäten schwellen an. Rötung und regionale Lymphknotenschwellung folgen nach etwa 24 h, Leukozytose, erhöhte BSG und C-reaktives Protein weisen auf die Entzündung hin. Dieses klassische Bild ist jedoch nicht immer vorhanden, so dass auch bei allen unbestimmten Knochenschmerzen immer an eine Osteomyelitis gedacht werden muss.

■■■ **Diagnose.** Eine frühzeitige Magnetresonanztomographie bestätigt oder schließt die Diagnose Osteomyelitis aus (◘ siehe Abb. 16.32). Besteht der Verdacht auf eine multifokale Osteomyelitis, so ist eine Ganzkörperszintigraphie zu empfehlen. Wegen der Mehrdurchblutung zeigt sich dabei eine Anreicherung des Technetiums schon in den ersten Tagen nach Krankheitsbeginn (◘ siehe Abb. 16.33 a–c). Das konventionelle Röntgenbild zeigt zu Beginn der Erkrankung noch keine Knochenveränderungen, wohl aber die Weichteilbeteiligung: Im Gegensatz zur gesunden Seite sind an der befallenen Extremität die Muskelsepten durch das entzündliche Oedem verwaschen (◘ siehe Abb. 16.32 a). Erst nach etwa 2 Wochen finden sich dann am Knochen fleckförmige Aufhellungen und zarte periostale Begleitlamellen (◘ Abb. 16.34). Bei jedem Verdacht auf eine Osteomyelitis muss eine Blutkultur und eine lokale Punktion des Knochens zur Materialgewinnung für die bakteriologische Untersuchung im Entzündungsherd angelegt werden. Dabei müssen sowohl aerobe als auch anaerobe Bakterien gesucht werden. Der am häufigsten gefundene Erreger (über 80 %) ist Staphylococcus aureus. Seltener finden sich Haemophilus influenzae, Streptokokken, Salmonellen u. a.

> **Merke**
>
> Ein möglichst frühzeitiger Therapiebeginn ist mitentscheidend für den weiteren Verlauf.

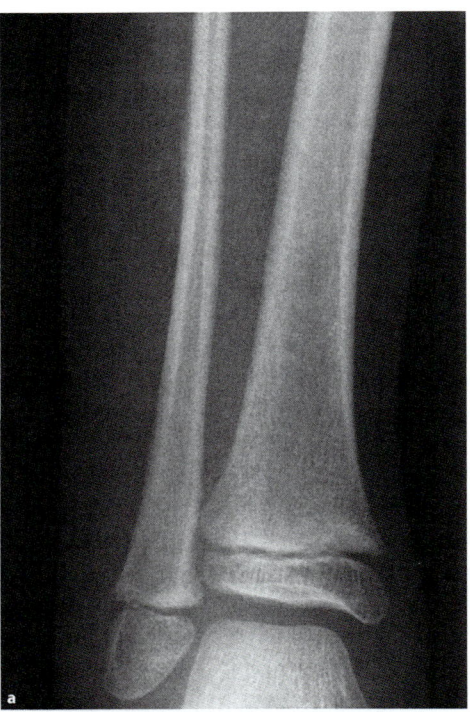
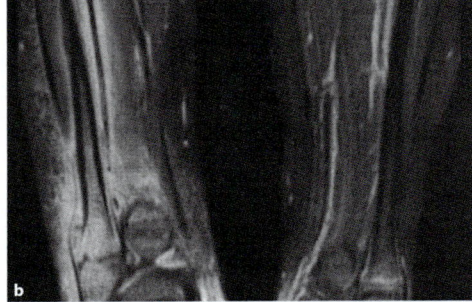
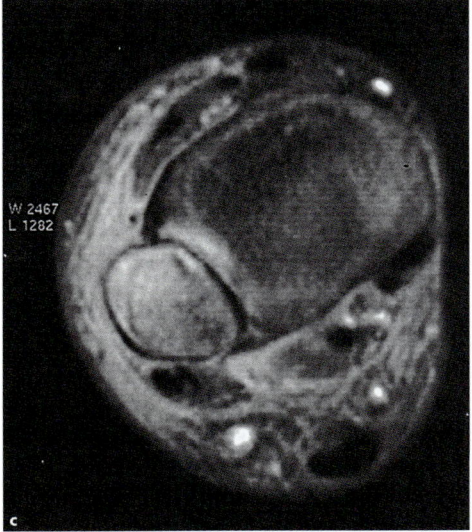

◘ Abb. 16.32 a–c. **Osteomyelitis.**
5 4/12jähriges Mädchen. Rötung, Schwellung, Überwärmung am rechten Unterschenkel vorwiegend lateral, febril. **a** Röntgen: starke Weichteilschwellung lateral; vollständig aufgehobene Grenze zwischen tiefen und oberflächlichen Weichteilstrukturen. **b** MR koronal, kontrastverstärkt mit Fettunterdrückung: 3,5-mm-Schnitt in analoger Ebene zu a. Signalhyperintensität (durch i. v.-Kontrast) in der distalen Fibulametaphyse und angrenzenden Weichteilen rechts. **c** MR, gleiche Technik wie in b: axiales Korrelat; Signalhyperintensität zusätzlich in begrenzter benachbarter Kortikalis der Tibia

16.9 · Osteomyelitis

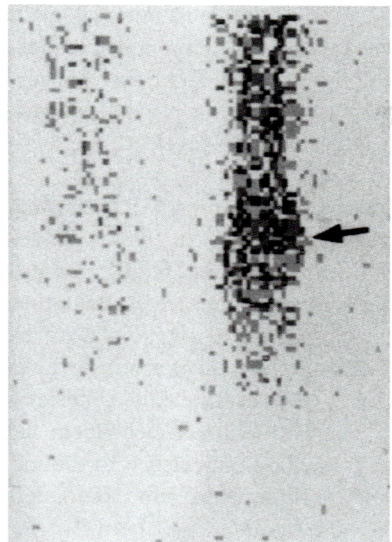 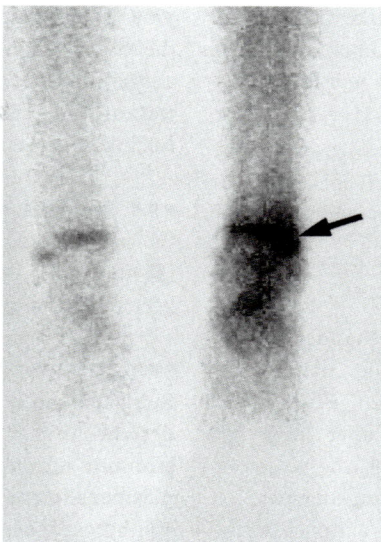 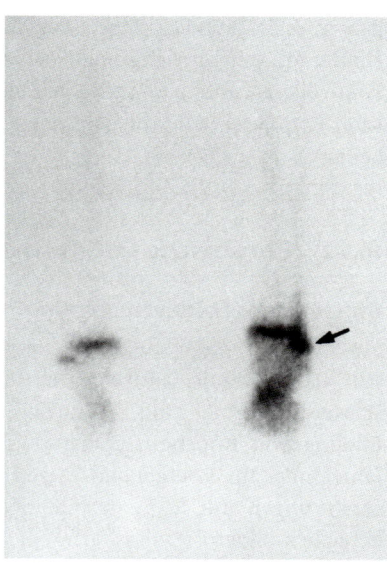

Abb. 16.33 a–c. Akute Osteomyelitis der rechten distalen Fibulametaphyse.
Röntgenbild ossär noch unauffällig. – 8 jähriger Knabe. Dreiphasen-Szintigraphie, dorsale Ansicht (postero-anterior). **a** Perfusionsphase: 30 s nach Beginn der Injektion. Starke Hyperaktivität der rechten Unterschenkelregion. Pfeil auf Höhe der distalen Unterschenkelpartie: Hyperperfusion. **b** Frühphase: ca. 2 min nach Injektion. Weichteile mit radioaktiver Substanz »überflutet«, rechts vermehrt. Mehranreicherung im Bereich von Osteoblastenaktivität, links physiologisch, rechts abnorm; massiv in der Region des infektiösen Prozesses (Pfeil). **c** Spätphase: ca. 2 h nach Injektion. Weichteile entspeichert. Zonen der Osteoblastenaktivität mit Mehranreicherung, rechts abnorm, besonders distale Fibulapartie betreffend (Pfeil). Osteomyelitischer Herd in distaler Fibulametaphyse, oberhalb des Pfeils. Übrige Hyperaktivität reaktiv, inkl. Kalkaneusapophyse

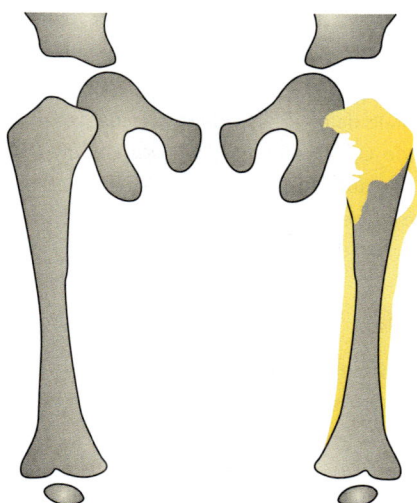

Abb. 16.34. Osteomyelitis des linken Oberschenkels bei einem 1 Monat alten Kind.
Zerstörung von Spongiosa und Kortikalis, periostale Auflagerungen

■■■ **Therapie.** Die Behandlung wird unmittelbar nach Anlegen der Blutkultur, der Knochenpunktion und der radiologischen Untersuchung eingeleitet. Sie besteht in einer hochdosierten und genügend lange verabreichten **Antibiotikabehandlung** und im Regelfall einer Ruhigstellung. Wird bei der Punktion bereits Eiter gefunden, so muss der Herd chirurgisch saniert und eine Saugspüldrainage eingelegt werden. Zur Verlaufskontrolle dient neben den klinischen Befunden vor allem die BSG und der Verlauf des C-reaktiven Proteins. Die Antibiotikatherapie dauert meist 6–8 Wochen; allgemein wird empfohlen, die Behandlung mindestens die ersten 2 Wochen intravenös durchzuführen.

■■■ **Prognose.** Die moderne Therapie mit Antibiotika hat der Osteomyelitis ihren Schrecken genommen. Bei Frühdiagnose und konsequenter Behandlung ist heute die Prognose allgemein günstig. Bei verspätetem Behandlungsbeginn kommt es jedoch auch heute noch zu Defektheilungen. Besonders bei kleinen Säuglingen mit Osteomyelitis im Hüftgelenkbereich können **Thrombosen** der epiphysenversorgenden Gefäße auftreten, die später trotz Abheilung der Entzündung zu Fehlstellungen und Fehlentwicklungen der Gelenke führen. Alle Kinder mit Osteomyelitis sollten später über Jahre nachkontrolliert werden, um etwaige Folgen wie Fehlwachstum, Epiphysenfugenverschlüsse etc. rechtzeitig zu erkennen.

16.9.2 Chronische Osteomyelitis

Auftreten als Folgeerscheinung

Sie kann als *Folge* einer verspätet behandelten akuten Osteomyelitis auftreten und zeigt dann einen schweren Verlauf mit rezidivierenden Fisteln und Bildung von **Knochensequestern** oft über Jahre und Jahrzehnte. Im Röntgenbild zeigen sich die Knochenzerstörungen mit Sequesterbildung, umgeben von erheblichen Sklerosierungsbezirken, die eine wirksame Antibiotikakonzentration am Entzündungsherd verhindern.

■■■ **Therapie.** Eine Sequestrotomie ist unumgänglich; die Knochenhöhle wird ausgemeißelt und mit Spongiosa ausgefüllt. Um Antibiotika in besonders hoher Konzentration an den Krankheitsort zu bringen, werden Gentamicinketten (Septopal, Garamycin) eingelegt.

■■■ **Primäres Auftreten.** Die chronische Osteomyelitis kann auch *primär* auftreten. In diesen Fällen (◘ Abb. 16.35) ist der klinische Befund häufig sehr diskret, im Blut und lokal finden sich meist keine Bakterien.

■■■ **Therapie.** Die Behandlung erfolgt ebenfalls durch Ruhigstellung und Antibiotikatherapie. Eine Unterform der chronischen Osteomyelitis mit schleichendem Beginn und nur geringen Entzündungszeichen ist die sog. **plasmazelluläre Osteomyelitis**. Dabei sind besonders epiphysenfugennahe Metaphysenbereiche betroffen. Bei dieser speziellen Form ist die chirurgische Ausräumung und anschließende Ruhigstellung, evtl. kombiniert mit Antibiotikatherapie, indiziert.

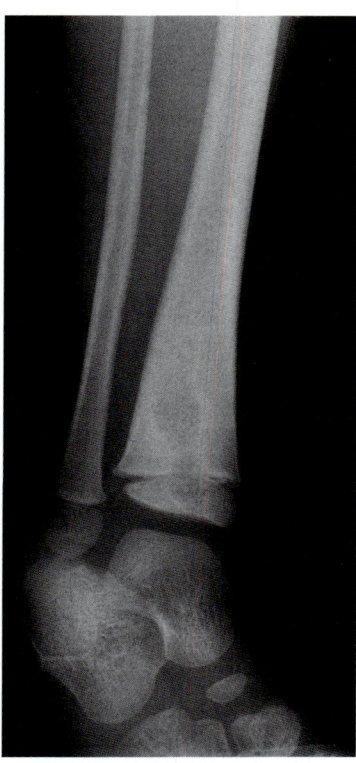

◘ Abb. 16.35. **Chronische Osteomyelitis bei 3 jährigem Knaben.**
Röntgenaufnahme distale Tibia und Sprunggelenksregion rechts seitlich. Typischer Aufhellungsherd mit leichter Randsklerose in der distalen Metaphyse, über die Epiphysenfuge auf die Epiphyse übergreifend.

16.10 Knochentumoren

> Knochentumoren treten bei Kindern häufiger auf als bei Erwachsenen. Sie sind zu etwa 80% benigne, in 20% maligne. Es ist wichtig, dass der Arzt bei unklaren Skelettbeschwerden auch an die Möglichkeit eines Knochentumors denkt. Die frühzeitige Diagnose eines malignen Knochentumors ist allenfalls dafür entscheidend, ob eine die Extremität erhaltende Operation noch in Frage kommt. Was dies für die Lebensqualität des Patienten bedeutet, ist klar. Die diagnostische Herausforderung an den erstuntersuchenden Arzt ist hier deshalb besonders groß.

> **Merke**
>
> Die malignen Knochentumoren machen rund 10% der malignen Erkrankungen im Kindesalter aus.

16.10.1 Gutartige Knochentumoren

Osteochondrom (kartilaginäre Exostose)

Das Osteochondrom ist der häufigste gutartige Knochentumor bei Kindern. Die Krankheit ist oft familiär und dominant vererbt. Es kommen jedoch auch zahlreiche sporadische Fälle vor. Knaben sind häufiger betroffen als Mädchen. Osteochondrome können einzeln oder multi-

16.10 · Knochentumoren

> **Merke**
>
> Die 4 häufigsten gutartigen Knochengeschwülste bei Kindern sind die Osteochondrome oder kartilaginären Exostosen, die juvenilen Knochenzysten, das nicht ossifizierende Knochenfibrom und das Osteoidosteom. Wesentlich seltener sind andere gutartige Knochentumoren wie Enchondrome, aneurysmatische Knochenzysten usw.

pel auftreten. Isolierte Osteochondrome sitzen bevorzugt an den knienahen Metaphysen der langen Röhrenknochen und im Bereich der proximalen Humerusmetaphyse. Die Auswüchse bestehen aus lockerer Spongiosa, die von einer meist dünnen Kortikalis begrenzt ist. Ihre Kuppen sind von Knorpel überzogen. Diese Knorpelschicht verkalkt nach Wachstumsabschluss. Im Verlaufe des Wachstums schiebt sich die Exostose langsam diaphysenwärts. Sie wächst so lange, wie der sie tragende Knochen wächst. Gelegentlich kann sie das Wachstum des Knochens, von dem sie ausgeht, hemmen. Dies kann zu Verkürzungen und Verkrümmungen einzelner Knochen, bei multiplem Befall sogar zu Minderwuchs führen.

Exostosen sind meist schmerzlos, sie werden deshalb häufig rein zufällig entdeckt. Nur selten machen sie Druckerscheinungen an Sehnen, Muskeln und Nerven und führen dann zu entsprechenden Beschwerden.

> **Merke**
>
> Das Osteochondrom ist der häufigste gutartige Knochentumor bei Kindern. Die Krankheit ist oft familiär und dominant vererbt. Es kommen jedoch auch zahlreiche sporadische Fälle vor.

■■■ **Therapie.** Machen Exostosen Beschwerden oder führen sie zu Funktionsbeeinträchtigungen, so müssen sie frühzeitig chirurgisch abgetragen werden. In allen übrigen Fällen sollte die Operation erst in oder nach der Pubertät erfolgen, da bei früheren Operationen Rezidive relativ häufig sind. Solitäre Exostosen sollten nach Wachstumsabschluss, auch wenn sie keine Beschwerden machen, abgetragen werden, da sie später in etwa 1% maligne entarten.

Solitäre juvenile Knochenzyste

Sie ist eine typische Erkrankung des kindlichen Skeletts. Bevorzugte Lokalisation sind die proximalen Metaphysen der langen Röhrenknochen, besonders Humerus, Femur und Tibia (◘ Abb. 16.36).

■■■ **Röntgenbild.** Es zeigt scharf begrenzte rundliche Aufhellungsherde mit meist ausgebuchteter, verdünnter Kortikalis. Eine periostale Reaktion fehlt immer. Die Zysten überschreiten die Epiphysenfugen nie. Mit dem Wachstum wandern sie langsam diaphysenwärts. Der Zysteninhalt besteht in gelblicher Flüssigkeit, der Zystenrand ist von einer samtartigen Membran von retikulärem Bindegewebe ausgekleidet. Die Knochenzysten machen keine Beschwerden. Sogenannte spontane Schmerzen sind meist kleinere Infraktionen der Zysten. In der Mehrzahl aller Fälle werden die Zysten deshalb erst entdeckt, wenn sie zu einer pathologischen Fraktur geführt haben.

■■■ **Therapie.** Wird eine Knochenzyste zufällig entdeckt, so soll nur frühzeitig operiert werden, falls die Gefahr einer Spontanfraktur droht. In allen anderen Fällen

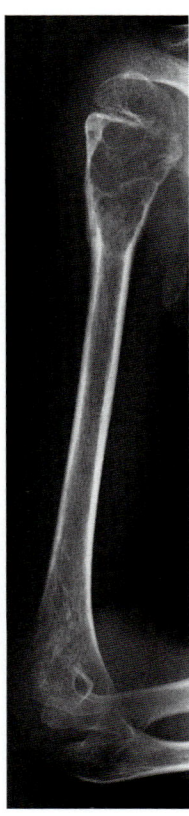

◘ Abb. 16.36. **Solitäre juvenile Knochenzyste in der proximalen Humerusmetaphyse bei 8 jährigem Knaben.** Mehrkammerige Zyste, die bis an die Epiphysenfuge reicht, stark verdünnte Kortikalis, periostale Reaktion lateral nach Zysteninfraktion

> **Merke**
>
> Die solitäre juvenile Knochenzyste ist eine typische Erkrankung des kindlichen Skeletts. Bevorzugte Lokalisationen sind die proximalen Metaphysen der langen Röhrenknochen, insbesondere Humerus, Femur und Tibia.

soll besser abgewartet werden, bis zwischen Epiphysenfuge und Zystenrand ein Saum von normalem Knochengewebe gebildet ist, damit bei der Ausräumung der Höhle nicht die Wachstumszone mitverletzt wird. Bei Spontanfrakturen wird meist die Frakturheilung abgewartet. Nur ausnahmsweise kommt es mit der Frakturheilung auch zu einer Ausheilung der Zyste. In der Regel muss diese später operativ angegangen werden. Dabei wird die auskleidende Membran sorgfältig ausgekratzt und der Defekt mit autologer Spongiosa oder auch mit Trikalziumphosphatgranulat, einem Knochenersatz, aufgefüllt.

Nicht ossifizierendes Knochenfibrom

Auch diese gutartigen Tumore sind relativ häufig. Sie sitzen bevorzugt im Bereich der distalen **Femurmetaphyse** und in der proximalen und distalen **Tibiametaphyse**. Sie werden meist als Zufallsbefunde entdeckt und machen keine Beschwerden. Nur ausnahmsweise kommen bei großen Knochenfibromen Spontanfrakturen vor. Das Knochenfibrom liegt immer exzentrisch.

■■■ **Röntgenbild.** Es finden sich einzelne oder multiple, traubenförmig aneinandergereihte Aufhellungen unterschiedlicher Größe. Die Kortikalis darüber ist meist etwas verdünnt, aber immer intakt. Eine periostale Reaktion fehlt immer. Gegen die Spongiosa ist das Knochenfibrom meist durch einen schmalen sklerotischen Randsaum begrenzt. Histologisch findet sich zellreiches, in Strängen und Wirbeln angeordnetes fibröses Gewebe. Die Kombination von einem nicht ossifizierenden Knochenfibrom (fibröse Dysplasie), Café-au-lait-Flecken und Pubertas praecox ist als **Albright-Syndrom** bekannt.

Besonders häufig ist der sog. **fibröse Kortikalisdefekt**. Es handelt sich dabei um ein Knochenfibrom, das auf die Kortikalis beschränkt ist. Fibröse Kortikalisdefekte verschwinden im Verlaufe des Wachstums spontan.

■■■ **Therapie.** Kleinere Knochenfibrome, die die Statik und die Festigkeit des Knochens nicht gefährden, erfordern keine Therapie. Größere Defekte müssen ausgekratzt und mit autologer Spongiosa oder Knochenersatzmaterial aufgefüllt werden.

> **Merke**
>
> Nicht ossifizierende Knochenfibrome sitzen bevorzugt im Bereich der distalen Femurmetaphyse und in der distalen Tibiametaphyse. Besonders häufig ist der fibröse Kortikalisdefekt.

Osteoidosteom

Im Vergleich mit den vorangehenden Tumoren ist das Osteoidosteom eher selten, seine Kenntnis ist jedoch wichtig.

■■■ **Röntgenbild.** Das Osteoidosteom zeigt ein charakteristisches Röntgenbild. Um einen kleinen Aufhellungsherd (Nidus) findet sich eine ausgeprägte perifokale Sklerosierung mit spindeliger Auftreibung der Kortikalis. Bevorzugte Lokalisationen sind Femur und Tibia, das Osteoidosteom kann jedoch prinzipiell überall am ganzen Skelett mit Ausnahme des Schädels vorkommen. Knaben sind häufiger betroffen als Mädchen.

■■■ **Klinik.** Klinisch bestehen hartnäckige, lokalisierte, in klassischen Fällen vorwiegend nachts auftretende Schmerzen und eine druckschmerzhafte leichte Knochenauftreibung. Eine Verwechslung mit einer chronischen Osteomyelitis ist gelegentlich möglich.

> **Merke**
>
> Hartnäckige lokalisierte, vorwiegend nachts auftretende Schmerzen und eine druckschmerzhafte leichte Knochenauftreibung sind klassische klinische Befunde für ein Osteoidosteom!

■■■ **Therapie.** Sie besteht in der chirurgischen Exzision des Herdes und bringt die prompte Heilung.

Eosinophiles Granulom

Das eosinophile Granulom ist eine Erscheinungsform der **Langhans-Zell-Histiozytose** (▶ s. S. 353). Einzelne oder multiple Herde finden sich in Knochenmark und Spongiosa, besonders des Schädels, des Beckens, der Rippen und der Wirbelkörper. Granulationsgewebe mit Histiozyten, Riesenzellen und eosinophilen Leukozyten kennzeichnet den histologischen Befund. Klinische Erscheinungen fehlen meist.

∎∎∎ **Röntgenbild.** Im Röntgenbild sieht man unregelmäßige, aber scharf begrenzte Aufhellungen mit sklerotischem Saum.

∎∎∎ **Therapie.** Beim eosinophilen Granulom genügt die chirurgische Exzision. Bei den übrigen Erscheinungsformen der Langhans-Zell-Histiozytose kommen neben der operativen Entfernung zusätzlich Korticosteroide, Zytostatika und eventuell auch eine Röntgenbestrahlung in Frage. Die Behandlung richtet sich nach der Klinik, der Zahl der Herde und dem Befall weiterer Strukturen wie Leber, Haut oder Lunge.

16.10.2 Maligne Knochentumoren

> **Merke**
>
> Die wichtigsten malignen Knochentumoren im Kindesalter sind das Osteosarkom und das Ewing-Sarkom. Diese beiden Tumoren sind bei Kindern häufiger als bei Erwachsenen. Heute lassen sich in etwa 50–60 % der Fälle definitive Heilungen erzielen.

Das Osteosarkom und das Ewing-Sarkom gehören zu den bösartigsten Geschwülsten im Kindesalter, auch wenn sich die Prognose in den letzten Jahren besonders dank der Fortschritte in der **Chemotherapie** verbessert hat. Mit dem Einsatz aller heute bekannten Mittel lassen sich in etwa 50–60 % der Fälle definitive Heilungen erzielen. Drohen Misserfolge, besteht die Gefahr, dass sich die Eltern in ihrer Verzweiflung an alle möglichen Wunderheiler wenden, die gelegentlich die Leiden der Kinder nur noch vergrößern. Es kommt deshalb darauf an, dass zwischen Patienten, Eltern und dem behandelnden Ärzteteam eine zuverlässige Vertrauensbasis zustande kommt.

Osteosarkom

Das Osteosarkom geht von den Osteoblasten der Markhöhle der Haver-Kanäle und des Periosts aus und führt meist recht schnell zu voluminösen Tumoren

> **Merke**
>
> Osteosarkome haben ihr Maximum im 2. Lebensjahrzehnt, der Phase des größten Umbaus, Anbaus und der Knochenmodellierung: Sie sind die typischen Tumore des wachsenden Skeletts.

(◘ Abb. 16.37). Histologisch findet sich ein stark polymorphes Gewebe aus Spindelzellen und Riesenzellen, Inseln aus hyalinem, knorpeligem oder knöchernem Material mit Ablagerung von pathologischem Osteoid. In mehr als $^2/_3$ der Fälle lokalisieren sich die Osteosarkome um das Kniegelenk.

∎∎∎ **Klinik.** Klinisch bestehen lokale Schmerzen und eine meist schnell zunehmende derbe, druckdolente und überwärmte Schwellung.

∎∎∎ **Röntgenbild.** Es zeigt neben der Weichteilschwellung und meist ausgedehnten osteolytischen Herden häufig eine starke, vom abgehobenen Periost ausgehende Knochenneubildung, z. T. als feine Knochensporne (sog. **Spiculae**). Das osteogene Sarkom metastasiert früh in die Lungen.

∎∎∎ **Therapie.** Die Therapie des Osteosarkoms umfasst eine **Kombinations-Chemotherapie** und die radikale **chirurgische Entfernung** des tumortragenden Knochenabschnitts. An vielen Zentren wird heute nach gesicherter Diagnose vorerst eine mehrwöchige Chemotherapie durchgeführt, bevor der Herd chirurgisch saniert

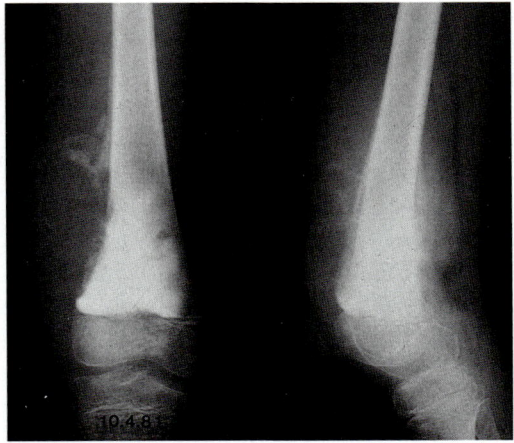

◘ Abb. 16.37. **Osteosarkom bei 9 jährigem Knaben.** Destruktion und Apposition am distalen Femur

wird. In ausgewählten Fällen ist es möglich, die betroffene Extremität zu erhalten. Die Röntgenbestrahlung wurde vollkommen fallengelassen, da sie bei den Osteosarkomen nicht genügend wirksam ist. Treten solitäre oder multiple Lungenmetastasen auf, so sollen diese chirurgisch entfernt werden. In größeren Serien beträgt die definitive Heilungsquote etwa 70 %, bei Patienten mit solitären Lungenmetastasen gegen 50 %.

Ewing-Sarkom

> **Merke**
>
> Das Ewing-Sarkom ist der häufigste maligne Knochentumor bei Kindern unter 15 Jahren.

Histologisch besteht der Tumor aus dicht gedrängten kleinen Rundzellen, die in ihrer rosettenartigen Anordnung gelegentlich an ein Neuroblastom erinnern können. Das Ewing-Sarkom betrifft etwa zur Hälfte die Diaphysen der **langen Röhrenknochen** – Femur, Tibia, Humerus –, zur anderen die platten und **kurzen Knochen** wie Becken, Rippen, Skapula und Wirbel (◘ Abb. 16.38).

■■■ **Röntgenbild.** Die Spongiosa zeigt fleckige Aufhellungen, die Kortikalis ist aufgelockert, die Knochenstruktur verwischt. Frühzeitig kommt es zu subperiostalen Neubildungen, die in besonders typischen Fällen zwiebelschalenförmig geschichtet erscheinen.

■■■ **Klinik.** Klinisch bestehen Schmerzen sowie eine Schwellung und Überwärmung der betroffenen Extremität. Die Patienten sind überdies gelegentlich subfebril. Eine Verwechslung mit einer subakuten Osteomyelitis ist deshalb möglich.

■■■ **Therapie.** Nach bioptischer Sicherung der Diagnose besteht die Behandlung in der Verbindung von **systemischer Kombinations-Chemotherapie und Lokaltherapie.** Das Ewing-Sarkom ist grundsätzlich strahlensensibel, die Radiokurabilität hängt jedoch von der Tumormasse ab. Die Operation bietet daher – insbesondere bei größeren Tumoren – eine höhere Sicherheit der lokalen Tumorkontrolle. Der Lokaltherapie wird oft eine chemotherapeutische Initialphase vorangestellt, um die systemische Therapie ohne Verzögerung einzuleiten und den Primärtumor zu verkleinern. Nach der Lokaltherapie wird die Chemotherapie über einen Zeitraum von 10–12 Monaten fortgesetzt. Die Fünfjahresheilung beträgt beim Ewing-Sarkom heute 50–60 %. Metastasen treten meist innerhalb von 2 Jahren auf und befallen die Lunge und das Skelett. Lungenmetastasen erfordern eine Lungenbestrahlung, singuläre Metastasen sind u. U. eine Indikation für eine chirurgische Entfernung.

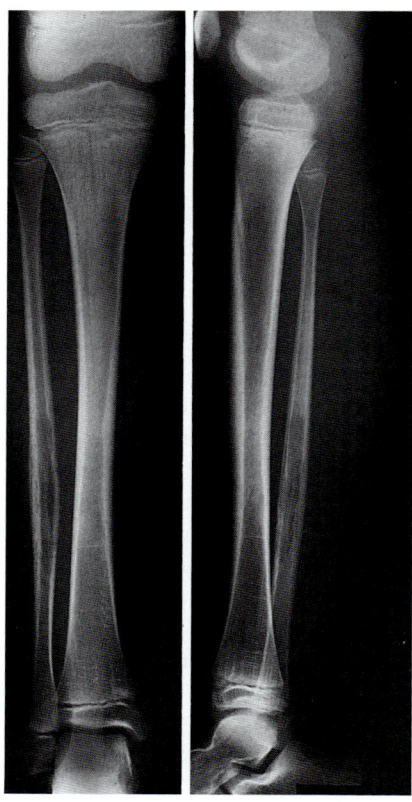

◘ Abb. 16.38. **Ewing-Sarkom der Fibula bei 8 jährigem Knaben.** Sagittale und laterale Röntgenaufnahmen. Verwaschene Knochenstruktur, aufgetriebene Fibula, verdünnte Kortikalis

> **Kernaussagen**
>
> — Die bei Kindern häufiger als bei Erwachsenen auftretende Osteomyelitis kann im Frühstadium meist nur durch eine Magnetresonanztomographie oder durch eine Szintigraphie nachgewiesen werden. Ein früher Behandlungsbeginn ist für den Verlauf entscheidend.
>
> — Die im Kindesalter vergleichsweise häufigen Knochentumoren sind zu 80 % benigne (v. a. Osteochondrome, cartilaginäre Exostosen, juvenile Knochenzysten, nicht ossifizierende Knochenfib-

16.10 · Knochentumoren

rome und Osteoidosteome). Bei Kindern auftretende maligne Knochentumoren (v. a. Osteosarkom und Ewing-Sarkom) haben heute eine Heilungschance von 50–70 %.

Fallbeispiel 16.1

Anamnese. Der 7 jährige Junge erkrankt fieberhaft und klagt über Schmerzen beim Gehen. Der Schmerz wird im linken Bein angegeben, kann aber nicht genau lokalisiert werden. Eine Röntgenaufnahme des Beines zeigt am Knochen keinen pathologischen Befund, die Weichteilzeichnung ist vielleicht etwas verwaschen. Ein Virusinfekt mit Arthralgie wird angenommen. Therapie: Fieberzäpfchen und Bettruhe. Nach 2 Tagen hat der Junge Schüttelfrost, das Fieber steigt steil an.

Befund. Bei der Klinikaufnahme findet sich ein Druckschmerz über der linken Tibia proximal. Leukozytose, BSG und CRP stark erhöht. Die Knochenszintigraphie mit ^{99m}Tc ergibt eine starke Anreicherung über der Tibia proximal.

Diagnose. Akute hämatogene Osteomyelitis.

Therapie. Nach Knochenpunktion und Abnahme einer Blutkultur sofortiger Beginn einer intravenösen Antibiotikatherapie. Da als Erreger Staphylococcus aureus am wahrscheinlichsten ist und dieser häufig penicillinasefest ist, wird Oxacillin 80 mg/kg KG/Tag gegeben. Strenge Bettruhe mit Schienenlagerung des Beines. Die Blutkultur ergibt Staphylococcus aureus penicillinempfindlich. Es kann daher auf Penicillin G übergegangen werden. Die Röntgenaufnahme zeigt jetzt an der Tibia eine fleckige Osteolyse mit periostaler Abhebung. Nach 2 Tagen tritt Entfieberung ein. Nach 1 und 2 Wochen deutlicher Rückgang der BSG, daher nach 3 Wochen Übergang zu oraler Penicillin-Behandlung für weitere 3 Wochen. Ein operativer Eingriff ist nicht erforderlich.

Prognose. Volle Ausheilung, keine Rückfallgefahr.

Fallbeispiel 16.2

Anamnese. Der 8 jährige Junge war sportlich immer schon recht aktiv. Vor 2 Wochen kam er vom Fußballspiel nach Hause und klagte über Schmerzen im rechten Bein. Die Mutter machte kalte Umschläge. In den nächsten Tagen begann der Junge zu hinken, eine leichte Schwellung des rechten Unterschenkels ließ an einen Bluterguss denken.

Befund. Normal entwickelter Junge. Am rechten Unterschenkel außen geringe Überwärmung und fragliche Schwellung. Die Röntgenaufnahme (Abb. 15.27) zeigt eine aufgetriebene Fibula mit verwaschener Knochenstruktur.

Die Biopsie ergibt einen uniformen klein- und rundzelligen Knochentumor.

Diagnose. Ewing-Sarkom.

Therapie. Nach einer intensiven Induktionschemotherapie mit dem Ziel der Tumorverkleinerung zeigt die neue MRI-Untersuchung, dass eine Resektion im Gesunden möglich ist. Die distalen $^2/_3$ der Fibula werden entfernt und die Gelenkgabel mit dem proximalen Fibuladrittel neu gebildet. Anschließend erfolgt eine Strahlentherapie mit 40 Gray und eine Chemotherapie über 10 Monate.

Verlauf. Metastasen treten in den nächsten 4 Jahren nicht auf. Der Junge ist normal gehfähig.

Prognose. Günstig.

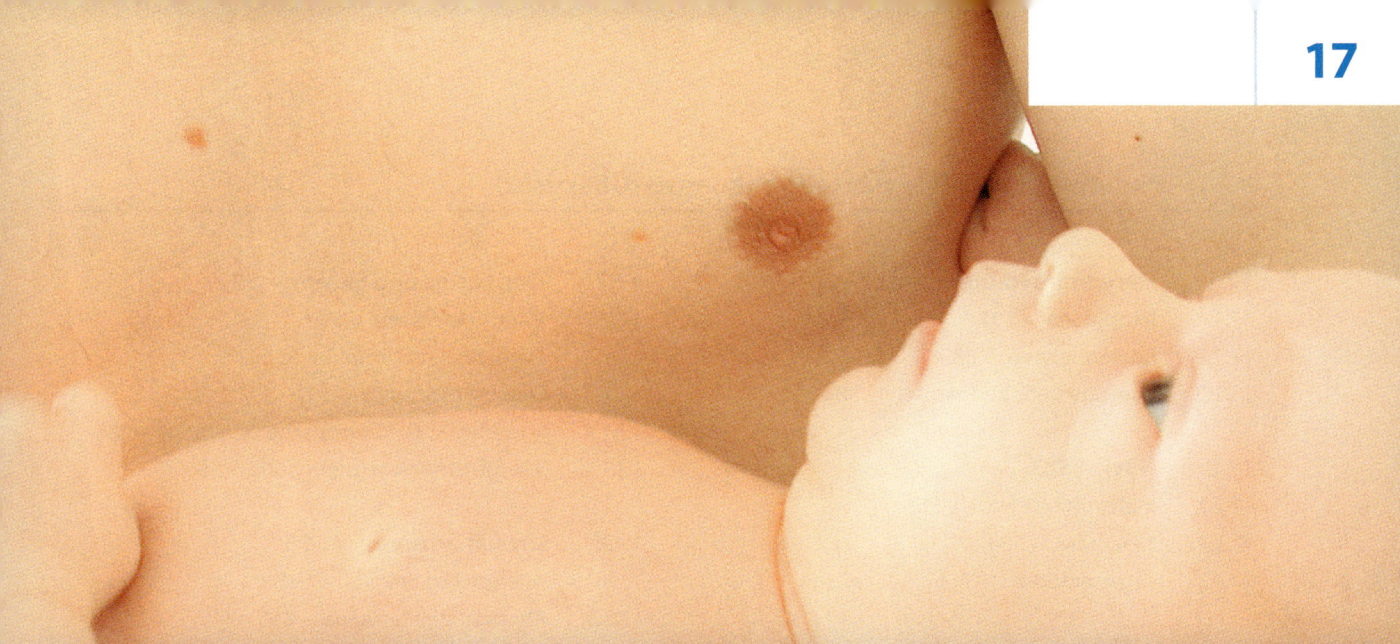

17 Pädiatrisch wichtige Hauterkrankungen

H. H. Wolff

Die zarte Babyhaut weist eine geringe Verhornung auf und ist besonders empfindlich für Infektionen und andere Schädigungen durch äußere Einwirkungen. Ein Beispiel ist die 1878 bei Säuglingen in der Prager Findelanstalt durch G. Ritter von Rittershain beobachtete, damals epidemisch auftretende infektiöse Dermatitis exfoliativa.

17 Pädiatrisch wichtige Hauterkrankungen (Übersicht)

17.1	**Hereditäre Hauterkrankungen – 581**		**17.7**	**Dermatitis und Ekzem – 592**
17.1.1	Ichthyosen – 581		17.7.1	Windeldermatitis – 592
17.1.2	Epidermolysen – 582		17.7.2	Dermatitis seborrhoides – 593
17.1.3	Sonstige Genodermatosen – 582		17.7.3	Dermatitis atopica – 593
			17.7.4	Toxische und phototoxische Dermatitis – 594
17.2	**Nävi – 583**		17.7.5	Allergische Kontaktdermatitis – 595
17.2.1	Melanozytäre Nävi – 583			
17.2.2	Gefäßnävi – 584		**17.8**	**Urtikariagruppe – 595**
17.2.3	Organoide Nävi – 585		17.8.1	Allergische Urtikaria – 595
			17.8.2	Physikalische Urtikaria – 595
17.3	**Viruserkrankungen der Haut – 585**		17.8.3	Strophulus – 595
17.3.1	Viruspapillome – 585		17.8.4	Hereditäres Angioödem – 596
17.3.2	Molluscum contagiosum – 587			
17.3.3	Herpes simplex und Herpes zoster – 587		**17.9**	**Infekt- und medikamentenallergische Exantheme – 596**
17.4	**Bakterielle Hauterkrankungen – 588**		17.9.1	Vasculitis allergica – 596
17.4.1	Impetigo contagiosa – 588		17.9.2	Erythema multiforme – 596
17.4.2	Dermatitis exfoliativa neonatorum – 588		17.9.3	Erythema nodosum – 597
17.4.3	Erysipel – 589		17.9.4	Pityriasis lichenoides et varioliformis acuta, Pityriasis lichenoides chronica – 597
17.4.4	Poritis, Hidradenitis, Furunkel – 589			
17.4.5	Erythema chronicum migrans – 589		**17.10**	**Sonstige Hautkrankheiten – 597**
			17.10.1	Psoriasis vulgaris – 597
17.5	**Hautmykosen – 589**		17.10.2	Acne vulgaris – 598
17.5.1	Kandidose – 589		17.10.3	Striae distensae – 598
17.5.2	Pityriasis versicolor – 589		17.10.4	Keloid – 599
17.5.3	Hautmykosen durch Dermatophyten – 589		17.10.5	Urticaria pigmentosa – 599
			17.10.6	Alopecia areata – 599
17.6	**Parasitosen der Haut – 591**			
17.6.1	Pedikulose – 591			
17.6.2	Skabies (Krätze) – 592			

17.1 Hereditäre Hauterkrankungen

17.1.1 Ichthyosen

> Bei den Ichthyosen ist das Verhältnis zwischen Hornbildung und Abschilferung quantitativ verändert (Proliferations- oder Retentionshyperkeratose); zusätzlich können qualitativ-pathologische Veränderungen bei der Verhornung nachgewiesen werden. Es resultiert eine trockene, verdickte Hornschicht mit festhaftenden, an Fischschuppen erinnernden Hornplatten.

Die wichtigsten Unterscheidungskriterien der pathogenetisch heterogenen ca. 15 verschiedenen Varianten von Ichthyosen sind Erbgang, Manifestationsalter, Schweregrad, Verteilungsmuster, histologisches und elektronenmikroskopisches Bild.

Die **Ichthyosis vulgaris** wird autosomal-dominant vererbt und ist mit 1:300 – 1:1000 sehr häufig, allerdings im Schweregrad äußerst variabel. Vor allem an den Streckseiten der Extremitäten und am Rumpf zeigen sich Veränderungen, die von leichter Rauhigkeit bis zu schmutzigbrauner Fisch- oder Reptilienhaut reichen können. Typisch ist die Aussparung der großen Gelenkbeugen. Die Handinnenflächen zeigen vermehrte, welke Linienzeichnung (»Ichthyosishand«). Die Kombination mit Atopie ist sehr häufig.

Die **X-chromosomal rezessive Ichthyose** ähnelt der Ichthyosis vulgaris, jedoch sind meist auch die Beugen befallen. Der Genlocus wurde auf dem kurzen Arm des X-Chromosoms identifiziert. Das Vollbild findet sich beim männlichen Geschlecht, den Söhnen der heterozygoten Überträgerinnen.

Biochemisch liegt ein Mangel an Steroidsulfatase zugrunde, wodurch die Diagnose gesichert wird; dies ist auch pränatal möglich. Der Konduktorinnenstatus bei weiblichen Verwandten von Genträgern lässt sich biochemisch oder molekularbiologisch sichern. Die Kenntnis kann für den Geburtshelfer bedeutsam sein, da es durch plazentaren Sulfatasemangel zum **Geburtsstillstand** kommen kann.

Diese Form der Ichthyose ist nicht selten mit Kryptorchismus kombiniert, bei Erwachsenen entstehen kommaförmige Hornhauttrübungen.

Der Begriff **Ichthyosis congenita** (Abb. 17.1) umfasst mehrere, meist autosomal-rezessive, einander phänotypisch ähnliche, generalisierte Verhornungsstörungen. Insgesamt sind diese Formen selten (ca. 1:100 000). In schweren Fällen sind die Kinder nicht lebensfähig (»Harlekinfetus«).

Die seltene **Erythrodermia ichthyosiformis congenitalis bullosa** wird dominant vererbt; es handelt sich um eine schwere, ultrastrukturell bereits pränatal diagnostizierbare Differenzierungsstörung der Epidermis im Stratum spinosum. Die Neugeborenen zeigen ausgedehnte generalisierte Blasenbildungen, später steht die Verhornungsstörung im Vordergrund.

■■■ **Therapie der Ichthyosen.** Sie ist naturgemäß symptomatisch. Kochsalz- und Ölbäder, die Hornschicht aufweichende Salben (Eucerin, Zusätze von Kochsalz, Milchsäure oder Urea), bei begleitender Entzündung vorübergehend Steroidsalben. Als systemische Therapie kommt für die schwersten Formen unter strenger Indikationsstellung das Retinoid Acitretin (Neotigason) in Betracht.

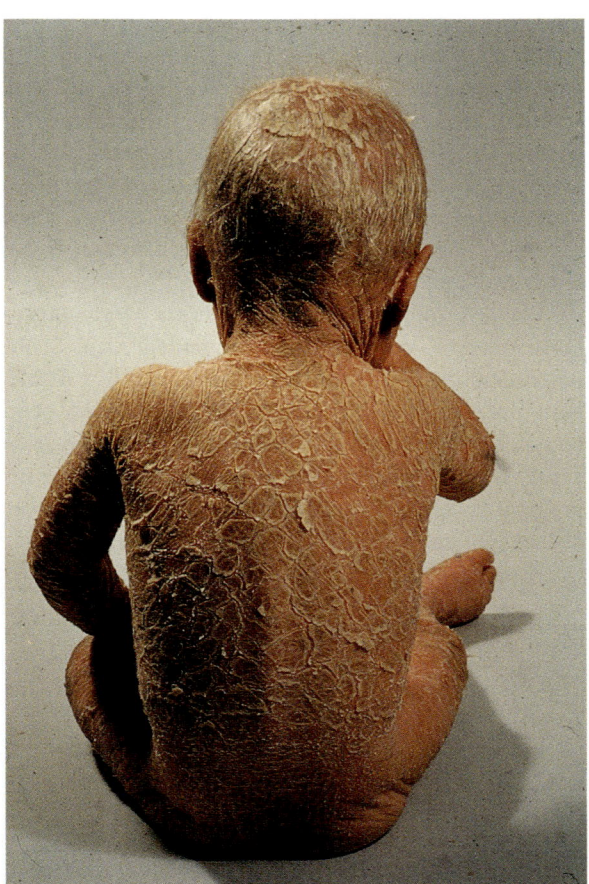

Abb. 17.1. Ichthyosis congenita

17.1.2 Epidermolysen

> **Merke**
>
> Als Epidermolysis bullosa hereditaria wird eine Gruppe von ca. 20 genotypisch verschiedenen Erkrankungen zusammengefasst, bei denen es unter geringen mechanischen Belastungen zu blasiger Abhebung der Haut kommt.

■■■ **Varianten.** Wesentliche Unterscheidungsmerkmale sind der Erbgang (autosomal-dominant, -rezessiv, X-chromosomal rezessiv), die histologisch oder ultrastrukturell fassbare Etage der Kontinuitätstrennung (intraepidermale, junktionale, dermolytische Blasenbildung), die Prädilektionsstellen sowie die Art der Abheilung (ohne oder mit Vernarbung bzw. Dystrophie) (◘ Abb. 17.2). Während milde Varianten beispielsweise nur zu Blasenbildung in der warmen Jahreszeit und bei stärkerer Belastung an den Füßen führen (**Typ Weber-Cockayne,** dominant), betrifft die Störung bei anderen Formen auch die Mund- und Ösophagusschleimhaut und ist mit dem Leben nicht vereinbar (**Typ Herlitz,** rezessiv), oder sie führt zu schwersten Verstümmelungen (**Typ Hallopeau-Siemens,** rezessiv).

■■■ **Therapie.** Die Behandlung kann sich in allen Fällen nur auf symptomatische Lokalbehandlungen der Erosionen und Narben beschränken, wichtig ist die Meidung aller Traumen. Pränatale Diagnostik ist für einige Varianten aus Biopsien fetaler Haut möglich.

17.1.3 Sonstige Genodermatosen

Aus der Fülle dieser meist seltenen Erkrankungen seien nur einige Beispiele erwähnt:

Xeroderma pigmentosum bezeichnet eine Krankheitsgruppe, bei der genetisch bedingte Defekte im DNS-Reparaturmechanismus unter dem mutagenen Einfluss von Ultraviolett schon in früher Kindheit zu pigmentierter »Altershaut« und malignen Tumoren in belichteten Hautarealen führen. Die Haut der Kranken muss zeitlebens rigoros vor Licht geschützt bleiben.

Bei der X-chromosomal oder autosomal-rezessiv vererbten **ektodermalen Dysplasie,** anhydrotischer Typ, sind die ekkrinen Schweißdrüsen hypoplastisch oder fehlen völlig; die defekte Temperaturregulation führt

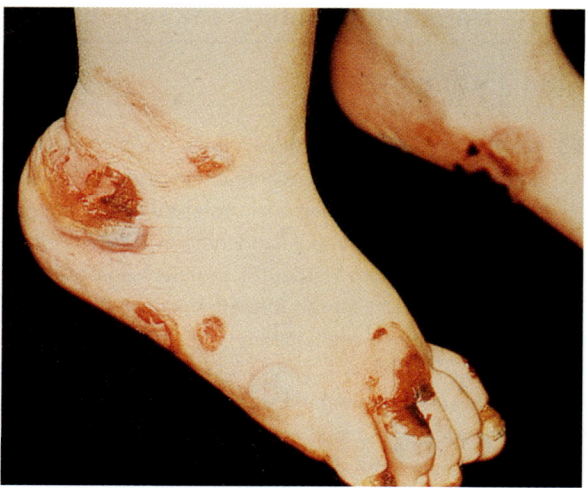

◘ Abb. 17.2. Epidermolysis bullosa hereditaria

häufig zu Hyperthermie. Daneben bestehen eine trockene, atrophische Haut, Zahndefekte, manchmal auch Hypoplasie von Schleim- und Tränendrüsen.

Die **Cutis hyperelastica (Ehlers-Danlos-Syndrom)** ist eine heterogene, unterschiedlich vererbte Gruppe von Hautkrankheiten auf der Basis von Defekten der Kollagenbiosynthese. Überwiegend liegt eine pathologische Überstreckbarkeit der Gelenke (»Schlangenmenschen«) mit Neigung zu Rupturen von Haut und Gefäßen sowie schlechter Wundheilung vor; bei manchen Formen bestehen auch Augen- oder Zahnanomalien.

Die **Neurofibromatosis generalisata** wird autosomal-dominant vererbt, daneben finden sich Spontanmutationen. Der Schweregrad ist dabei sehr variabel. Man unterscheidet mehrere Typen, von denen beim klassischen Morbus Recklinghausen (Neurofibromatose Typ I/»NF 1«) der Hautbefund diagnostisch führend ist: multiple hellbraune »Café-au-lait«-Flecke, während des Lebens an Zahl zunehmende knotige Neurofibrome sowie lappige »wammenartige« Hautfalten. An der Iris

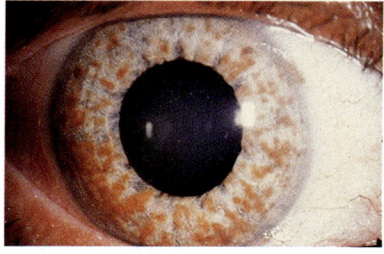

◘ Abb. 17.3. **Lisch-Knötchen** bei Neurofibromatose NF 1

finden sich diagnostisch wichtige, als »Lisch-Knötchen« (◧ Abb. 17.3) bezeichnete Hamartome. Näheres ▶ s. S. 632.

■■■ **Therapie.** Die Behandlung der Genodermatosen ist stets nur symptomatisch möglich. Wichtig ist die genetische Beratung der Familien, in einem Teil der Fälle kann eine pränatale Diagnostik erfolgen.

17.2 Nävi

> Unter Nävi (Hautmalen) versteht man seit Geburt bestehende oder sich in früher Kindheit entwickelnde umschriebene Fehlbildungen der Haut, die meist unverändert bestehen bleiben.

Nävi können eingeteilt werden in
- Melanozytäre Nävi (durch Vermehrung von Melanozyten, oft auch deren verstärkte Pigmentproduktion).
- Gefäßnävi (Vermehrung und Erweiterung von Blutgefäßen) und
- Organoide Nävi (Vermehrung bestimmter Gewebe oder Hautadnexe).

17.2.1 Melanozytäre Nävi

Bei diesen findet sich eine umschriebene Vermehrung nestartig angeordneter Melanozyten in der dermoepidermalen Verbundzone oder in der Dermis. Da die Melanozyten sich in den verschiedenen Varianten dieser Nävi von der dendritischen Normalform unterscheiden (u. a. epitheloid oder spindelig), hat man sie auch als Nävuszellen bezeichnet. Daher die noch gebräuchliche synonyme Bezeichnung »Nävuszellnävi« für melanozytäre Nävi. Klinisch zeigt sich eine große Variabilität in Form, Größe, Erhabenheit und Pigmentierungsgrad (◧ Abb. 17.4a und 17.4b). Kleine, meist multiple linsgroße Flecke werden auch als Lentigines (Einzahl: Lentigo) bezeichnet, ein hellbrauner Fleck mit dunklen Einsprengungen als Nävus spilus. Als kongenitale melanozytäre Nävi sind einige oft schon bei der Geburt vorhanden; in individuell unterschiedlicher Zahl vermehren sie sich – oft schubweise – bis ins Erwachsenenalter. Melanozytäre Nävi sind meist harmlos, können allerdings ästhetisch stark beeinträchtigen (◧ Abb. 17.4b). Auffällige Veränderungen in bestehenden Nävi – rasche Größenzunahme, Farbwechsel, Juckreiz, Erosion, Blutung – sollten auf jeden Fall Veranlassung für eine genaue Beurteilung durch einen dermatologisch erfahrenen Arzt sein. In jedem Zweifelsfall sollte eine Exzision mit nachfolgender histologischer Untersuchung erfolgen. Eine Entfernung durch Laser oder Elektrokaustik ist in diesen Fällen wegen der fehlenden histologischen Kontrolle nicht adäquat. Allerdings sind maligne Melanome vor der Pubertät selten. Eine Ausnahme bilden großflächige, kongenitale, behaarte Riesenpigmentnävi, oft im Badehosenbereich, die bereits im Kleinkindesalter zu malignen Melanomen mit schlechter Prognose »entarten« können. Ferner sind Familien mit multiplen, bizarr konfigurierten und scheckig gefärbten dysplastischen Nävi bekannt, bei denen ein höheres Melanomrisiko besteht. Der Naevus Spitz tritt als einzelnes rötliches Knötchen vor allem bei Kindern und Jugendlichen auf. Die Problematik dieser Variante der melanozytären Nävi liegt darin, dass er auch von Ex-

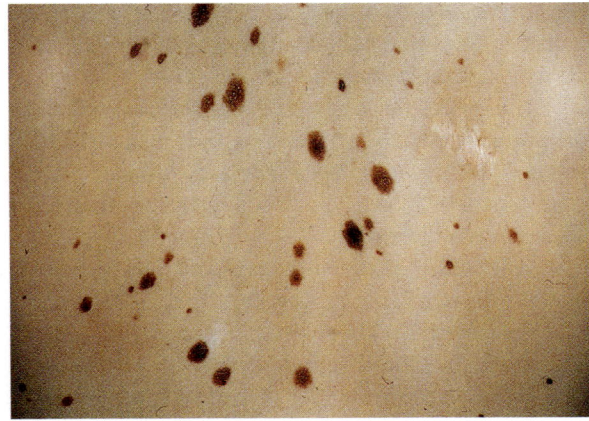

◧ Abb. 17.4a. **Multiple melanozytäre Nävi** (»Nävuszellnävi«)

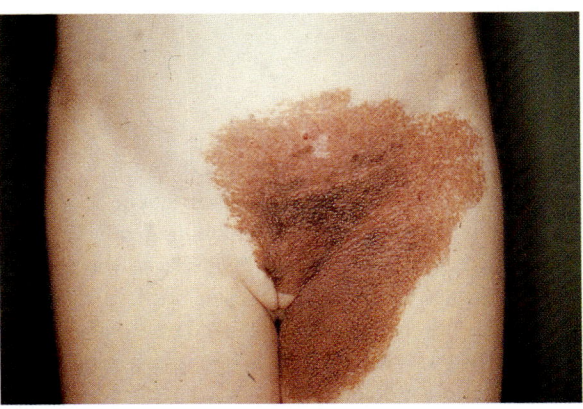

◧ Abb. 17.4b. **Großflächiger kongenitaler melanozytärer Nävus** (»Nävuszellnävus«)

perten histologisch manchmal nicht sicher von einem malignen Melanom zu unterscheiden ist. Dies gilt auch für manche dysplastischen Nävi.

Bei Lage der Melanozyten in der Dermis erscheinen die melanozytären Nävi makroskopisch in blauer Farbe, so der knötchenartige **Nävus coeruleus** (blauer Nävus) oder der meist in der Kreuzbeinregion lokalisierte flächenhafte **Mongolenfleck.** Beide Varianten sind harmlos. In Zweifelsfällen sollte ein Naevus coeruleus exzidiert und histologisch gesichert werden.

Café-au-lait-Fleck. Der scharf begrenzte, bis handtellergroße hellbraune Fleck im Hautniveau zeigt histologisch keine Vermehrung der Melanozyten, daher ist er streng genommen kein melanozytärer Nävus. Mehr als 5 größere der ansonsten harmlosen Flecke bedeuten einen Hinweis auf Neurofibromatose (▶ Morbus Recklinghausen, s. S. 632).

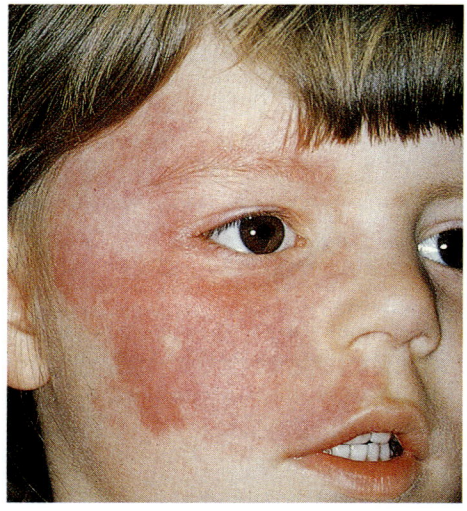

Abb. 17.5. Naevus flammeus

17.2.2 Gefäßnävi

Naevus flammeus (Feuermal)

Dieser flammendrote, scharf umschriebene Fleck beruht auf einer kongenitalen Fehlbildung mit Vermehrung und Dauererweiterung der kapillären Hautgefäße. Median an der Stirn und im Nacken wird er im Volksmund als »Storchenbiss« bezeichnet. Die Stirnherde bilden sich meist noch in der Säuglingszeit zurück, im Nacken kann der Naevus flammeus im Haar verborgen zeitlebens bestehenbleiben. Letzteres gilt auch für die ästhetisch stark störenden, einseitig lateralen Naevi flammei des Gesichts (Wangen, Kinn, Augenregion ◘ Abb. 17.5) oder ganzer Extremitäten. Nicht selten sind diese Naevi flammei mit weiteren Fehlbildungen kombiniert. Derartige nävoide Systemerkrankungen (Phakomatosen) sind u. a. das **Sturge-Weber-Syndrom,** bei dem ein Naevus flammeus im Verbreitungsgebiet des I. oder II. Trigeminusastes mit einer Angiomatose des gleichseitigen Auges und Glaukom, auch intrakraniellen Angiomen, Verkalkungen und neurologischen Symptomen kombiniert ist (▶ s. S. 633), sowie das **Klippel-Trénaunay-Syndrom,** die Kombination von Naevus flammeus einer ganzen Extremität mit Venektasien, arteriovenösen Shunts und Weichteil- sowie Knochenhyperplasie.

■■■ **Therapie.** Die Behandlung der Feuermale ist schwierig. Störende Herde im Gesicht können mit speziellen medizinischen Schminken kosmetisch abge-

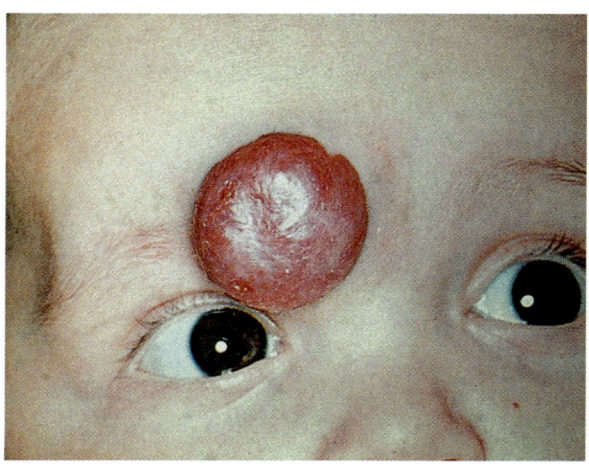

Abb. 17.6. Hämangiom

deckt werden; eine vorsichtige Kryotherapie kann versucht werden. Therapie der Wahl ist die Verödung mit modernen Lasern. Die ophthalmologischen, neurologischen und angiologischen Komplikationen bei den genannten Phakomatosen bedürfen spezieller Diagnostik, ihre Therapie ist oft problematisch.

Hämangiom (Blutschwamm)

Die sattroten kutanen oder bläulich durchschimmernden subkutanen, ausdrückbaren **kavernösen Hämangiome** sind sehr häufig; sie sind einzeln oder multipel bei der Geburt vorhanden oder werden in den ersten Lebenswochen manifest (◘ Abb. 17.6) und wachsen dann auf Linsen- bis Handflächengröße heran. Wenngleich sich 80 % der kutanen kavernösen Hämangiome dann innerhalb von Jahren spontan zurückbilden, wird eine möglichst frühzeitige Behandlung durch Kontakt-Kryotherapie mit flüssigem Stickstoff dringend empfohlen. Dadurch kommt es zu meist vollständiger und narbenloser Rückbildung. Sofern verfügbar, ist auch die Behandlung mit dem gepulsten Farbstofflaser sehr empfehlenswert. Chirurgische Maßnahmen, niedrig dosierte Röntgentherapie oder interne Glukokortikosteroidbehandlung kommen nur noch in Ausnahmefällen in Frage. Zeichen der Spontanrückbildung ist eine zunehmende grau-weiße Oberflächenzeichnung.

17.2.3 Organoide Nävi

Bei diesem Typ sind bestimmte Hautanhangsgebilde infolge kongenitaler Fehlbildung in umschriebenen Bezirken stark vermehrt. Praktisch bedeutsam ist der **Naevus sebaceus** (Talgdrüsennävus), der vor allem am behaarten Kopf vorkommt (Abb. 17.7). Der gelbliche oder rötliche höckerige Herd zeigt histologisch dichte Ansammlungen von Talgdrüsen (darüber oft Epidermishyperplasie). Er sollte möglichst exzidiert oder regelmäßig beobachtet werden, da in ihm nicht selten im Laufe des Lebens Tumoren wie Trichoblastome, Basaliome oder Plattenepithelkarzinome entstehen.

17.3 Viruserkrankungen der Haut

> Wichtige Viruserkrankungen der kindlichen Haut sind Warzen durch humane Papillomviren, Mollusca contagiosa durch ein Virus aus der Poxvirusgruppe sowie Herpes-Infektionen (Herpes simplex und Herpes zoster).

17.3.1 Viruspapillome

Merke

Die humanen Papillomviren (HPV) sind DNA-Viren von ca. 45 nm Durchmesser. Molekularbiologisch wird eine Vielzahl von Typen (derzeit über 100) unterschieden, die einige wenige, klinisch gut definierte Warzentypen hervorrufen:
- Verrucae vulgares,
- Verrucae planae juveniles,
- Verrucae plantares und
- Condylomata acuminata.

Verrucae vulgares (vulgäre Warzen)

Sie sind bei Kindern sehr häufig. Die stecknadelkopf- bis linsengroßen, oft in großer Zahl auftretenden Papeln mit zerklüfteter, grauer Oberfläche sitzen bevorzugt an den Händen und im Gesicht, können aber an jeder beliebigen Körperstelle auftreten (Abb. 17.8). Die **Übertragung** erfolgt von Mensch zu Mensch, vermutlich auch über Gebrauchsgegenstände.

Begünstigend ist eine lokale (Akrozyanose) oder allgemeine Resistenzminderung (Atopie, Immundefekte bzw. Immunsuppression z.B. nach Transplantationen).

■■■ **Therapie.** Wegen der ständigen Autoinokulation und der Ansteckung von Kontaktpersonen ist eine Therapie der Warzen indiziert; da sie aber harmlos sind und letztlich spontan abheilen, sollte die Behandlung zurückhaltend sein und vor allem nicht zu bleibenden Narben führen. Unter den verschiedenen, insgesamt unbefriedigenden Therapiemöglichkeiten kommen in Frage:

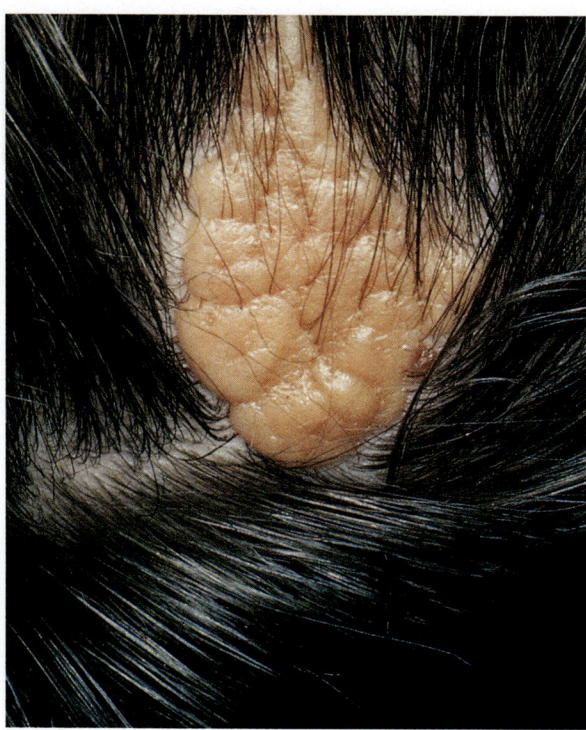

Abb. 17.7. Naevus sebaceus

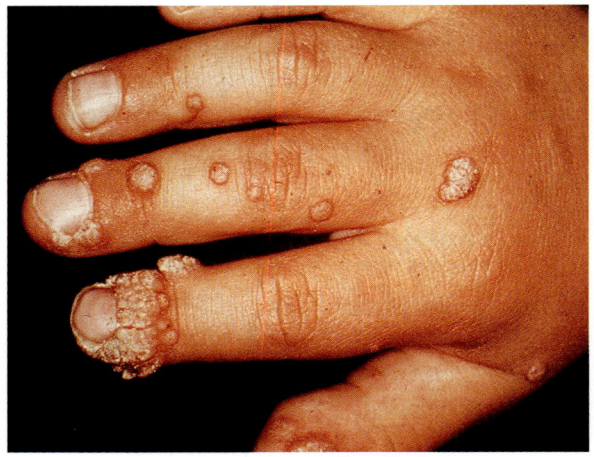

◘ Abb. 17.8. Verrucae vulgares

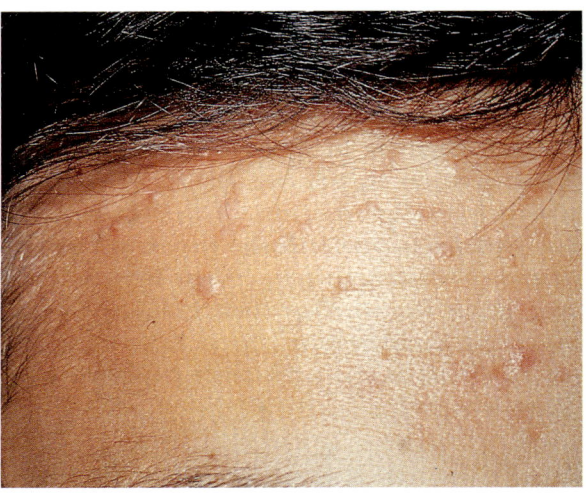

◘ Abb. 17.9. Verrucae planae juveniles

Kryotherapie, Elektrokaustik, Laser, Ätzmittel, keratolytische und virostatische Tinkturen, sogar die Plazebo- bzw. Suggestivtherapie.

Verrucae planae juveniles

Sie sind flache, gelblich-rötliche Papeln, die bei Kindern in großer Zahl an Stirn und Wangen sowie auf den Handrücken auftreten (◘ Abb. 17.9).

▪▪▪ **Therapie.** Sie heilen spontan ab; daher möglichst zurückhaltende Therapie, beispielsweise mit keratolytischen, salizylsäurehaltigen Tinkturen oder Vitamin-A-Säure (Tretinoin).

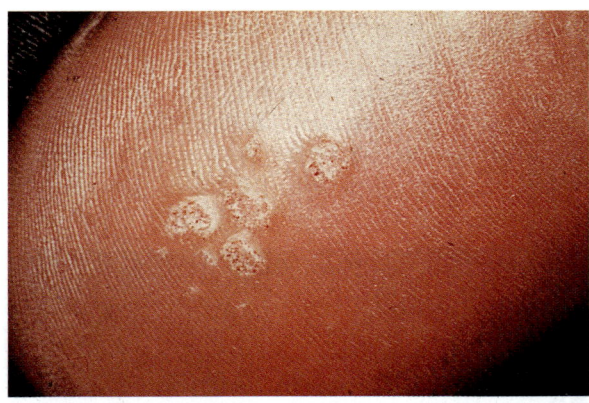

◘ Abb. 17.10. Verrucae plantares

Verrucae plantares

An den Fußsohlen finden sich einzelne, in die Tiefe dringende »**Dornwarzen**« oder multiple »**Mosaikwarzen**«. Sie können das Gehen sehr schmerzhaft behindern. Die **Übertragung** erfolgt beim Barfußlaufen in Schwimmbädern, Turnhallen und im häuslichen Bereich, die **Vermehrung** auch durch Autoinokulation (◘ Abb. 17.10).

▪▪▪ **Therapie.** Als Therapie kommt ein Aufweichen mit Salizylpflaster, danach mechanische Abtragung und Auftragen von virostatischen Warzentinkturen in Frage, ferner (elektro-)chirurgische Abtragung in örtlicher oder allgemeiner Narkose, Lasertherapie, neuerdings versuchsweise auch lokale Injektion von Interferon. Jede dieser Therapieformen ist durch Rezidive belastet.

Condylomata acuminata (Feigwarzen)

Sie sind als sexuell übertragbare Erkrankung im Anogenitalbereich bei Kindern selten. Sie siedeln sich in entzündlich vorgeschädigten, mazerierten intertriginösen Hautbereichen an. Außer an akzidentelle Übertragung von den Eltern und begleitende Ursachen wie Phimose oder Oxyuriasis, muss beim Auftreten von Feigwarzen auch an sexuellen Missbrauch der Kinder gedacht werden.

17.3.2 Molluscum contagiosum

> **Merke**
>
> Die Mollusca contagiosa werden durch ein großes DNA-Quadervirus (ca. 320 × 240 nm) der Poxvirusgruppe hervorgerufen. Die stecknadelkopf- bis linsengroßen, perlartig weißlichen Papeln mit glatter Oberfläche werden wegen ihrer zentralen nabelartigen Eindellung auch als Dellwarzen bezeichnet.

Mollusca contagiosa können vereinzelt oder in großer Zahl an jeder Hautstelle vorkommen (Abb. 17.11). Bei sehr massivem Befall ist an Störungen der Immunabwehr (**Atopie**, örtliche Steroidtherapie, aber auch **Leukämien** oder **AIDS**) zu denken. Nach Anritzen oder Kürettage der Mollusken lässt sich eine krümelige Masse exprimieren, in der man mikroskopisch die »Molluskumkörperchen« erkennt, große sackartig aufgeblähte (virusgefüllte) Hornzellen.

■■■ **Therapie.** Zwar kommt es im Laufe von Monaten meist zur Spontanabheilung, eine Therapie ist aber wegen der ständigen Autoinokulation und der Infektiosität für Geschwister und Spielgefährten anzuraten. Hierzu werden die einzelnen Mollusken durch Anritzen, Ausdrücken und nachfolgende Desinfektion entfernt, am besten nach Anwendung einer lokalanästhesierenden Salbe (Emla-Salbe, 1 Std. vorher unter Plastikfolie auftragen!). Bei großer Zahl der Dellwarzen erfolgt die Entfernung in Kurznarkose.

17.3.3 Herpes simplex und Herpes zoster

Herpes simplex

Über die verschiedenen Formen der Herpes-simplex-Erkrankungen ▶ s. S. 243.

Das **Eczema herpeticatum** ist eine ernste Komplikation des atopischen Ekzems, bei der es zu massenhafter Aussaat von Herpesbläschen auf den akuten, nässenden Ekzemherden kommt (Abb. 17.12).

■■■ **Therapie.** Zur Therapie sind symptomatisch bei **Stomatitis** antiseptische, antientzündliche und anästhesierende Mundspülungen, bei **Herpes labialis** austrocknende, desinfizierende Lotionen brauchbar. Die Wirksamkeit von lokal anzuwendenden Virostatika ist umstritten. In schweren Fällen, insbesondere bei Eczema herpeticatum, ist die frühzeitige systemische Gabe von Aciclovir indiziert.

Herpes zoster

Die Zweiterkrankung nach Varizellen durch im Körper persistierende Viren oder erneute Exposition ist bei Kindern relativ selten (▶ s. S. 242). Neben austrocknender und desinfizierender Lokalbehandlung und Schmerztherapie ist oft die frühzeitige systemische Gabe von Aciclovir indiziert.

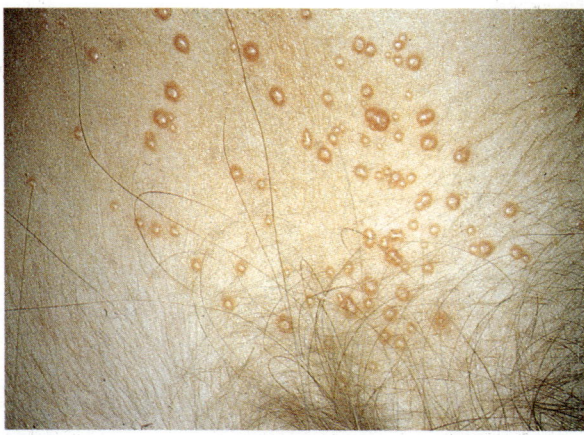

Abb. 17.11. Mollusca contagiosa

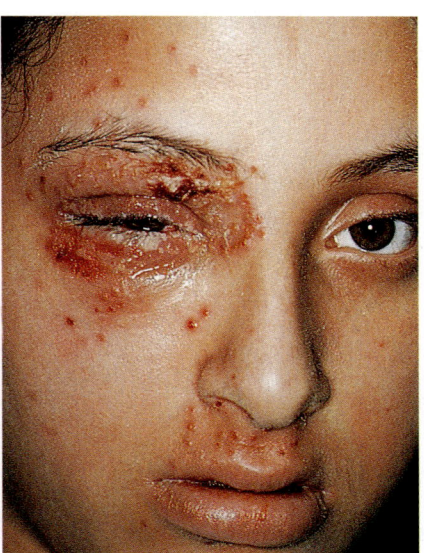

Abb. 17.12. Eczema herpeticatum

17.4 Bakterielle Hauterkrankungen

> Bakterielle Hauterkrankungen werden durch eine Vielzahl von Erregern verursacht, worunter v. a. Streptokokken, Staphylokokken und Borrelien zu nennen sind.

17.4.1 Impetigo contagiosa

Diese durch Streptokokken, auch Staphylokokken, hervorgerufene **Pyodermie** ist bei Klein- und Schulkindern häufig. Prädilektionsstellen sind die der Kontaktinfektion leicht zugänglichen Hände und das Gesicht, eine Ausbreitung auf weitere Körperstellen ist nicht selten. Aus sich eintrübenden Bläschen entwickeln sich münzengroße oder noch ausgedehntere, von honiggelben, eitrigen Krusten bedeckte Erosionen (Abb. 17.13). Die **Infektiosität** durch direkten Kontakt oder über Gebrauchsgegenstände und Spielzeug ist groß. Wichtig ist es, von der Impetigo contagiosa sekundär bakteriell infizierte »impetiginisierte« juckende Dermatosen abzugrenzen, insbesondere Skabies, Kopfläuse und Ekzeme.

■■■ **Therapie.** Als Therapie ist zunächst die Ablösung der Krusten durch desinfizierende fett-feuchte Verbände nötig, danach werden antibiotische bzw. antiseptische Salben angewendet. Bei ausgedehntem Befall werden Antibiotika systemisch gegeben, auch im Hinblick auf die gefürchtete Komplikation der Impetigonephritis. Auf häusliche Hygiene, Wechsel und Reinigung der Wäsche, ist besonders zu achten.

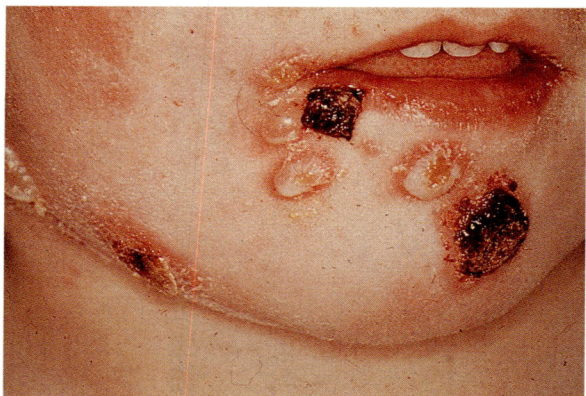

 Abb. 17.13. Impetigo contagiosa

17.4.2 Dermatitis exfoliativa neonatorum

Bei der vor über 100 Jahren von Ritter v. Rittershain beschriebenen Erkrankung kommt es meist im Säuglingsalter zu großflächiger Blasenbildung wie nach einer Verbrühung (Abb. 17.14). Auslöser sind bestimmte Staphylokokkenstämme, deren Exotoxin (Exfoliatin, Epidermolysin) zur generalisierten Abschälung der Haut wie bei einer Verbrühung führt. Daher die englische Bezeichnung **»staphylococcal scalded skin syndrome«** (SSSS). Die Erreger finden sich nicht in den Blasen, es handelt sich um eine Fernwirkung des Toxins, beispielsweise von einer eitrigen Otitis media, Pharyngitis oder einem einzelnen Impetigoherd ausgehend.

■■■ **Diagnose.** Die Diagnose wird am histologischen Schnellschnitt gestellt, insbesondere zur Unterscheidung von der »**toxischen epidermalen Nekrolyse**« (TEN, ▶ s. S. 596), später durch die Bakterienkultur bestätigt.

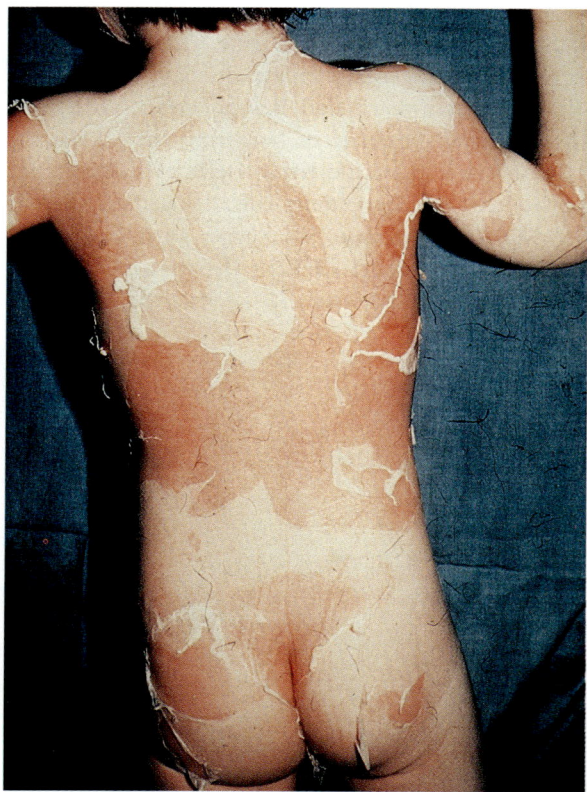

 Abb. 17.14. **Dermatitis exfoliativa** bei einer Dreijährigen (Staphylococcal scalded skin syndrome)

17.4.3 Erysipel

Die durch Streptokokken bedingte Erkrankung verläuft akut, fieberhaft, mit Schüttelfrost und schwerem Krankheitsgefühl. Die Erreger dringen durch Bagatellverletzungen, Rhagaden, die Nabel- oder Zirkumzisionswunde ein, breiten sich in den Lymphgefäßen der Dermis aus und verursachen eine flächenhaft zunehmende flammende Rötung, Schwellung und Überwärmung umschriebener Hautregionen; in schweren Fällen kommt es zu Phlegmone und Gangrän.

∎∎∎ **Therapie.** Therapie der Wahl ist Penicillin. Örtlich werden desinfizierende und kühlende Umschläge angewendet, später antibiotische Cremes.

17.4.4 Poritis, Hidradenitis, Furunkel

Poritis, Periporitis, Hidradenitis und Schweißdrüsenabszess kommen insbesondere bei abwehrgeschwächten Säuglingen als Staphylokokkeninfektionen der Schweißdrüsenausführungsgänge oder der Drüsen selbst vor.
Follikulitis, Furunkel und Karbunkel als staphylogene, einschmelzende Infektionen der Haarfollikel und der ihnen zugehörigen Talgdrüsen treten erst nach der Pubertät auf. Bei rezidivierendem Verlauf sollte ein Diabetes ausgeschlossen werden.

∎∎∎ **Therapie.** Als Therapie für alle obengenannten Erkrankungen kommt bei größeren fluktuierenden Abszessen die Stichinzision in Frage, nachfolgend Desinfektion und Abdeckung mit antiseptischen und austrocknenden Lotionen. Häufig ist eine systemische antibiotische Behandlung unter Beachtung des Antibiogramms indiziert.

17.4.5 Erythema chronicum migrans

Durch Zeckenstich kann die Spirochäte Borrelia burgdorferi übertragen werden (▶ s. S. 264, 644). Dann breitet sich innerhalb von Wochen von der Einstichstelle ausgehend ein ringförmiges Erythem zentrifugal aus. Subjektiv bestehen keine Beschwerden von seiten der Haut, jedoch sind neurologische und kardiologische Komplikationen sowie Polyarthritis möglich.

∎∎∎ **Diagnose.** Die Diagnose kann serologisch (IgM, IgG) gesichert werden. Außer dem Erythema chronicum migrans kann durch Borrelia burgdorferi auch ein Pseudolymphom der Haut in Form eines flachen braunroten Knotens hervorgerufen werden.

∎∎∎ **Therapie.** Penicillin oral, Zephalosporine, bei älteren Kindern auch Tetrazycline, sind Mittel der Wahl.

17.5 Hautmykosen

> Praktisch wichtig sind Infektionen der Haut und Schleimhaut durch den Hefepilz Candida albicans, insbesondere bei verminderter Abwehrlage. Die Infektion der keratinhaltigen epidermalen Hornschicht, der Nägel und Haare erfolgt durch Dermatophyten. Die durch den Hefepilz Pityrosporum furfur (= P. ovale) hervorgerufene Pityriasis versicolor kommt erst nach der Pubertät vor.

17.5.1 Kandidose

Candida albicans ist ein ubiquitär vorkommender Hefepilz, der nur bei örtlicher Vorschädigung oder allgemeiner Abwehrschwäche zur Kandidose (Soor) führt. Am häufigsten findet er sich bei Säuglingen mit Windeldermatitis (Windelsoor), wobei das asymptomatische Reservoir nicht selten der Darm ist. Es entstehen konfluierende Pusteln und flächenhafte Erosionen, am Rand mit halskrausenartiger Schuppung und Streuphänomenen (◯ Abb. 17.15). An der Mundschleimhaut finden sich bei Mundsoor weiße Stippchen und Plaques.

∎∎∎ **Diagnose.** Die Diagnose wird durch die Pilzkultur aus Abstrichmaterial oder Stuhl gesichert.

∎∎∎ **Therapie.** Therapeutisch ist vor allem die Beseitigung der begünstigenden Faktoren wichtig, insbesondere »Austrocknung« der Windelregion. Lokal spezifisch wirksam sind Nystatin, Amphotericin B und Breitbandantimykotika. Das kaum resorbierbare Nystatin wird zusätzlich bei Mund- und Darmbefall als Suspension oral verabreicht.

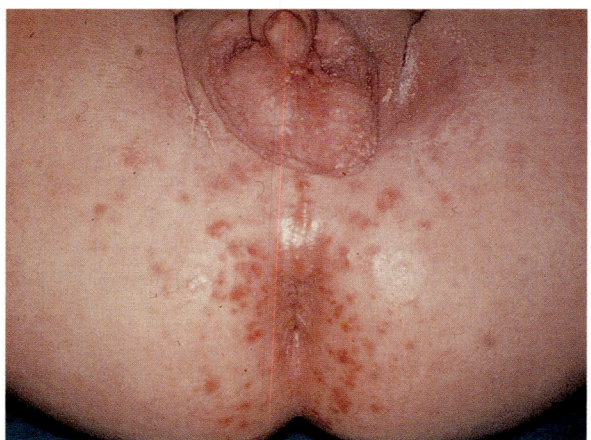

◘ Abb. 17.15. **Kandidose** (Windelsoor)

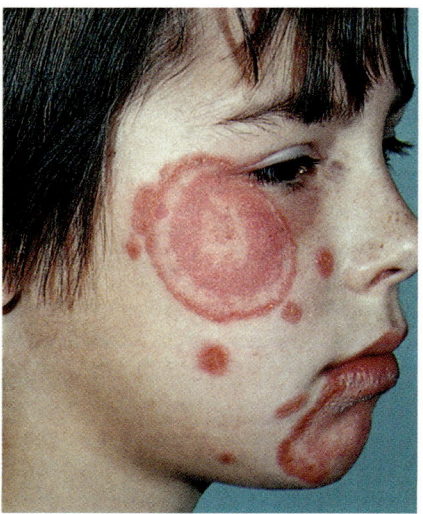

◘ Abb. 17.16. Tinea faciei

Chronische mukokutane Kandidose und **Candidasepsis** sind sehr selten, sie kommen bei schwerwiegender Immundefizienz vor.

17.5.2 Pityriasis versicolor

Diese harmlose, jedoch kosmetisch störende oberflächliche Hautpilzinfektion durch Pityrosporum furfur kommt erst nach der Pubertät vor. Sie führt zu bräunlich-weißlich scheckiger Haut im Thoraxbereich. Begünstigend sind vermehrtes Schwitzen und luftundurchlässige Kleidung.

■■■ **Diagnose.** Die Erreger sind im mikroskopischen Nativpräparat von Hautschuppen nachweisbar.

■■■ **Therapie.** Die Behandlung erfolgt mit antimykotischen Lösungen oder Cremes; da der behaarte Kopf das Erregerreservoir darstellt, ist die Kopfhaut mit diesen Mitteln oder mit antimykotisch wirksamen Shampoos gleichzeitig zu behandeln.

17.5.3 Hautmykosen durch Dermatophyten

Erreger sind keratinophile Pilze, vor allem der Gattungen **Trichophyton**, **Epidermophyton** und **Mikrosporon**, deren Substrat die Hornschicht der freien Hautoberfläche, die Haare und die Nägel darstellen.

■■■ **Diagnose.** Die Erreger werden im mikroskopischen Nativpräparat nachgewiesen, zur genauen Diffe-

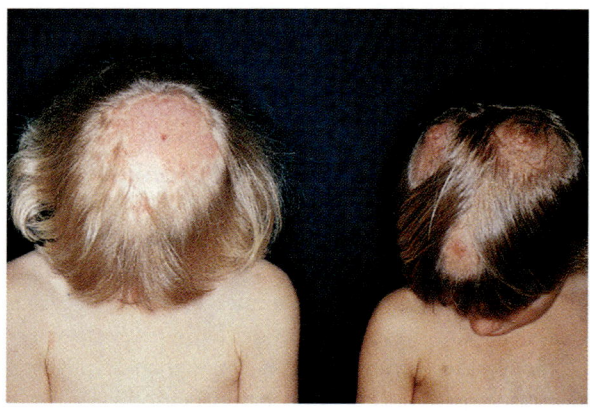

◘ Abb. 17.17. **Kerion Celsi** bei Geschwistern

renzierung benötigt man die Pilzkultur aus Hornmaterial nicht antimykotisch vorbehandelter Herde.

Oberflächliche und tiefe Pilzinfektionen zeigen sich als entzündlich gerötete, infiltrierte, rundliche oder landkartenartige, bogig begrenzte schuppende Plaques mit zentraler Abheilung und starker Randbetonung mit kleinen Pusteln. Am einfachsten ist die Sammelbezeichnung Tinea für Dermatopyteninfektionen. Zusätzlich wird die Lokalisation angegeben: **Tinea capitis** (Kopf), **Tinea faciei** (Gesicht, ◘ Abb. 17.16), **Tinea corporis** (Rumpf), **Tinea manuum** (Hände), **Tinea pedum** (Füße). Die **Tinea unguium** (Nagelmykose) wird auch als **Onychomykose** bezeichnet, schließt dann aber die hier möglichen Infektionen durch Candida albicans oder Schimmelpilze ein. Die Übertragung der Pilze erfolgt (außer bei Mikrosporie, ▶ s.

17.6 · Parasitosen der Haut

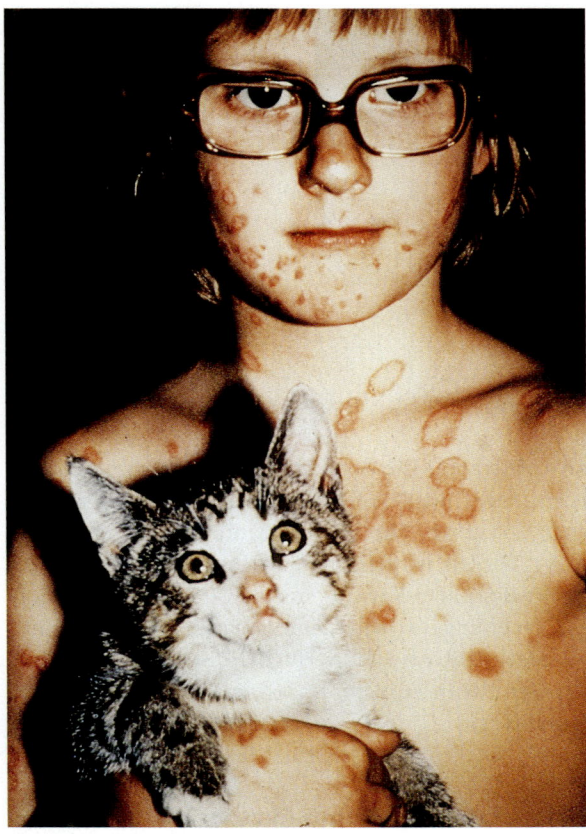

◘ Abb. 17.18. **Mikrosporie** (mit Infektionsquelle)

■■■ **Therapie.** Zur Therapie der Mykosen genügt häufig die konsequente lokale Anwendung moderner Antimykotika. Ausgedehnte oder tiefe Formen, insbesondere Kerion Celsi und Mikrosporie, bedürfen der systemischen Behandlung. Neben Griseofulvin steht neuerdings Fluconazol (auch als Saft) für die Behandlung von Kindern zur Verfügung. Weitere moderne systemische Antimykotika (Terbinafin, Azole) kommen im Kindesalter nur in Ausnahmefällen in Frage.

17.6 Parasitosen der Haut

> Bei starkem Juckreiz am behaarten Kopf muss auch bei ansonsten gepflegten Kindern stets an Läusebefall gedacht werden, desgleichen bei Juckreiz an den Händen und sonstigen Prädilektionsstellen an Krätze. Besonders wichtig ist die Frage nach Juckreiz bei Kontaktpersonen (in Familie, Kindergarten oder Schule).

17.6.1 Pedikulose

Die **Kopflaus** Pediculus capitis ist 2–3,5 mm lang, als Insekt besitzt sie 3 Beinpaare (◘ Abb. 17.19). Die Läuse saugen alle paar Stunden Blut. Sie vermehren sich sehr schnell; die Eier (Nissen) werden an die Haare geklebt (◘ Abb. 17.20). Auch bei flüchtigem Kontakt kommt es

unten) nicht von Mensch zu Mensch, sondern von befallenen Tieren auf den Menschen (Rinderflechte) oder über Schuhe, Bademuten etc. Die tiefe Tinea des behaarten Kopfes ist bei Schulkindern nicht selten, sie wird auch als **Kerion Celsi** (◘ Abb. 17.17) bezeichnet. Die scheibenartigen, sich vergrößernden Herde gehen mit starker Eiterabsonderung und Schwellung der Nackenlymphknoten einher; sie sollten nicht mit bakteriellen Abszessen verwechselt werden!

Die **Mikrosporie** ist eine gering entzündliche, ausschließlich bei Kindern vorkommende, oberflächliche Hautmykose (◘ Abb. 17.18). Typisch sind rundliche Herde mit mehlstaubartiger Schuppung, am Kopf mit abbrechenden Haaren. Die Erkrankung wird von gesund erscheinenden Haustieren (Katze, Hund, Goldhamster) auf die Kinder übertragen und ist auch unter Kindern noch kontagiös. Die Herde fluoreszieren grünlich unter der Wood-Lampe (spezielle UV-Lampe), die Pilzkultur ist beweisend.

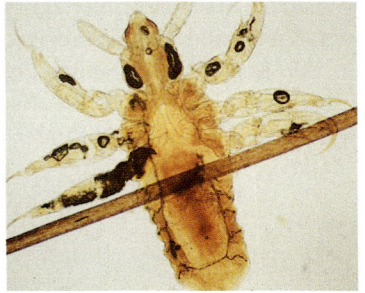

◘ Abb. 17.19. Kopflaus

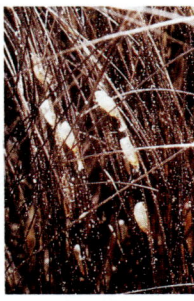

◘ Abb. 17.20. **Nissen** bei Kopflausbefall

rasch zur Weiterverbreitung. Juckende »Ekzeme« und eiternde »Pyodermien«, besonders im Nacken und hinter den Ohren, müssen an Läuse denken lassen!

Die **Filzlaus** Phthirus pubis kommt gelegentlich bei Kleinkindern in den Augenwimpern vor, sonst erst bei sexuellen Kontakten Jugendlicher in Scham- und Achselbehaarung.

■ ■ ■ **Therapie.** Die Therapie der Kopf- u. Filzläuse erfolgt mit Hexachlorcyclohexan, Pyrethrumpräparaten oder Allethrin kombiniert mit Piperonylbutoxid (Jacutin N). Aus den Wimpern müssen die Filzläuse mit der Pinzette entfernt werden. Lokal allenfalls Vaseline.

17.6.2 Skabies (Krätze)

Erreger ist die **Milbe** Acarus siro var. hominis (Sarcoptes scabiei); sie lebt in tunnelartigen, kommaförmigen oder gewundenen Gängen der Hornschicht und verursacht in den befallenen Arealen sehr starken Juckreiz, besonders nachts in der Bettwärme (Abb. 17.21). Die Kratzeffekte sind Ausgangspunkt für Ekzeme und Pyodermien **(ekzematisierte, impetiginisierte Skabies).** Am Ende der Gänge ist die 0,3 mm große Milbe noch gerade mit bloßem Auge sichtbar, besser mit dem Auflichtmikroskop (Dermatoskop); sie kann mit einer feinen Nadel entfernt und mikroskopisch erkannt werden. Prädilektionsstellen sind die Hände, besonders interdigital (Abb. 17.22), Fußkanten, Nabel- und Mamillenregion, Penis und Achselfalten. Der Kopf bleibt – außer bei Säuglingen – stets frei. Bei engem Kontakt ist die Ansteckungsgefahr groß, wie z. B. in der Familie, in Kindergärten und Schulen.

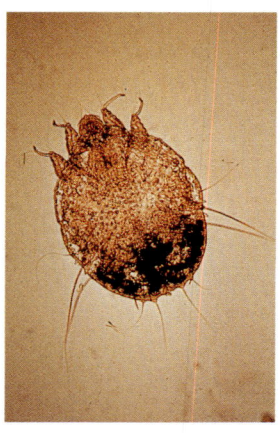

Abb. 17.21. Skabiesmilbe

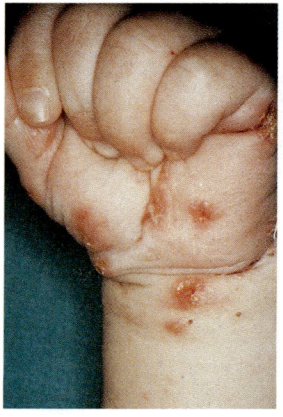

Abb. 17.22. Skabies

■ ■ ■ **Therapie.** Zur Behandlung dienen Benzylbenzoat, Permethrin oder Hexachlorcyclohexan; wirksam ist auch Sulfur in Vaselin (bei Kindern 2,5 %, sonst bis 10 %). Wichtig ist die simultane Untersuchung und ggf. Behandlung aller Kontaktpersonen!

Neuerdings ist auch eine orale Einmaltherapie mit Ivermectin (Stromectol) verfügbar, die allerdings im Kindesalter nur in Ausnahmefällen in Frage kommt (nicht zugelassen).

17.7 Dermatitis und Ekzem

> Es handelt sich um nichtinfektiöse entzündliche Hautreaktionen, bei denen Veränderungen der Epidermis im Vordergrund stehen: in der Akutphase Exsudation mit Bläschenbildung und Erosionen, in der chronischen Phase Proliferation mit Verdickung (Lichenifikation) und Schuppung. Wenngleich die Begriffe »Dermatitis« und »Ekzem« vielfach synonym gebraucht werden, hat es sich bewährt, als Dermatitis das akute Bild, als Ekzem die chronische Form zu bezeichnen. Überlappungen sind naturgemäß häufig.

17.7.1 Windeldermatitis

Fast jeder Säugling zeigt zeitweilig oder rezidivierend eine akute Dermatitis im Windelbereich, die von mäßiger Rötung bis zu ausgedehnter Mazeration und Erosionen reichen kann (Abb. 17.23). Entscheidend sind das feuchtwarme Milieu bei unzureichendem Windelwechsel, die Einwirkung des sich ammoniakalisch zersetzenden Urins und im Stuhl vorhandene Enzyme. Als wichtigste Komplikation kommt eine Besiedlung mit Candida albicans hinzu (»**Windelsoor**«, ▶ s. S. 589).

17.7 · Dermatitis und Ekzem

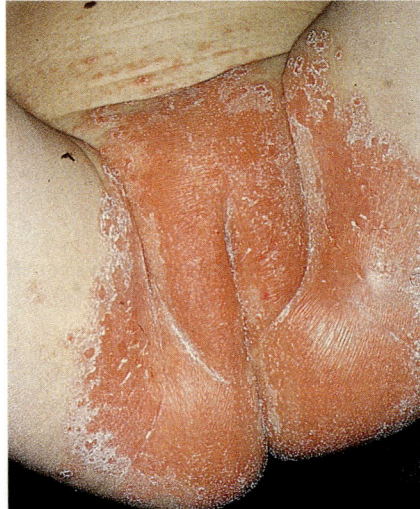

◘ Abb. 17.23. Windeldermatitis

■■■ **Therapie.** In der *Therapie* haben sich die **Trockenlegung** mit häufigem Windelwechsel, kurze **Bäder** mit schwachsauren Syndets, antiseptischen oder adstringierenden Zusätzen bewährt, daneben **Pinselungen** mit 0,5 % Gentianaviolett, das Auftragen austrocknender hautschützender Lotionen (Zinköl), bei Kandidose auch nystatinhaltige weiche Paste; keine fettenden Salben! Rezidive können durch richtige Pflege weitgehend vermieden werden: Windelwechsel ohne exzessives Baden, Luftzutritt; weiche Zinkpaste oder Zinköl als abdeckender Hautschutz sollten nicht ständig wieder entfernt und erneuert, sondern nur »ausgebessert« werden.

17.7.2 Dermatitis seborrhoides

Die Erkrankung kommt nur in den ersten 6 Lebensmonaten vor. Typisch sind scharf begrenzte landkartenartige, gerötete, von gelblich-fettigen Schuppen bedeckte Herde. Vor allem sind der behaarte **Kopf** und die **Windelregion** betroffen, daneben manchmal auch Gesicht (◘ Abb. 17.24), Hals und Rumpf. Die Ursache ist unbekannt, wahrscheinlich sind noch von der Mutter stammende Steroidhormone sowie eine Candida-Besiedlung des Darmtrakts und der Haut mitverantwortlich. Die Kinder sind kaum gestört, die Erkrankung heilt spontan innerhalb von Wochen ab.

■■■ **Therapie.** Therapeutisch sind Ölbäder, krustenlösende 1- bis 2 %ige Salizylvaseline (nur kleine Flächen

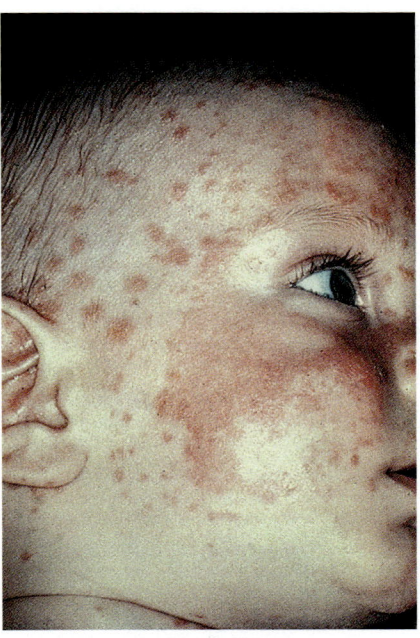

◘ Abb. 17.24. Dermatitis seborrhoides

und kurzzeitig!), ansonsten weiche Pasten, ggf. mit Zusatz von Antimykotika indiziert. Kurzzeitige örtliche Anwendung von Steroidcremes ist bei massivem Befall hilfreich.

17.7.3 Dermatitis atopica

Die atopische Dermatitis (atopisches Ekzem, endogenes Ekzem, Neurodermitis diffusa) ist sehr häufig (◘ Abb. 17.25). Entscheidend ist die genetische Disposition, die sich in der Familienanamnese zeigt (► s. S. 281). Zur **atopischen Diathese** gehört die Neigung zu atopischer Dermatitis, zu allergischer Rhinitis (Heuschnupfen) und zu allergischem Asthma bronchiale. Neben aerogenen Allergenen (aus Hausstaubmilben, Tierhaaren und -schuppen) können auch Nahrungsmittelallergene (u. a. Kuhmilch, Hühnerei) pathogenetisch für die Auslösung der Dermatitis bedeutsam sein.

■■■ **Klinik.** Klinisch finden sich bei der atopischen Dermatitis zunächst mehr exsudative, nässende, sehr stark juckende Herde mit Bevorzugung der großen Gelenkbeugen, aber auch im Gesicht, am Hals und am Rumpf. Schon bei Säuglingen kann »Milchschorf« der erste Hinweis sein. Bei größeren Kindern herrscht die Lichenifikation mit Verdickung und Vergröberung

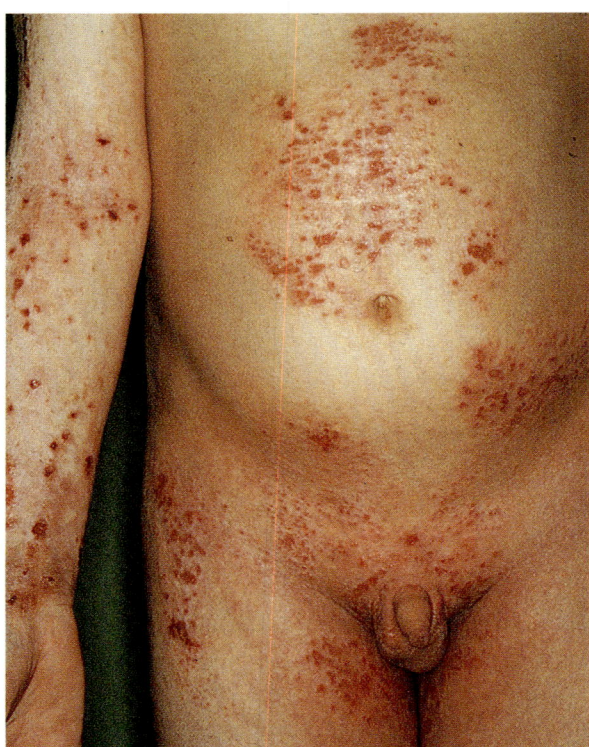

◘ Abb. 17.25. **Dermatitis atopica**
(Neurodermitis atopica)

der Haut vor; auch eine Prurigoform mit juckenden, zum Zerkratzen reizenden Knötchen kann beobachtet werden. Im akuten Schub wird oft eine starke Erhöhung des IgE-Spiegels im Serum nachgewiesen. Störungen der zellulären Immunabwehr führen zu Superinfektionen der Dermatitisherde mit Viren und Bakterien.

■■■ Therapie. Die Therapie der atopischen Dermatitis ist wegen der Vielfalt der klinischen Formen, des chronischen Verlaufs und der letztlich nicht beeinflussbaren genetischen Disposition sehr schwierig. Nässende Dermatitisherde werden mit desinfizierenden feuchten Umschlägen, dann mit Lotionen und Cremes behandelt; die chronische Form spricht eher auf Pasten und Salben mit Ichthyol- und Teerzusatz an. Glukokortikosteroide sind zumindest vorübergehend in der Lokaltherapie oft unentbehrlich. Neueste Entwicklung ist die Lokalbehandlung mit Tacrolimus und Pimecrolimus (zugelassen ab einem Alter von 2 Jahren). Sedierende Antihistaminika helfen bei der Linderung des Juckreizes. Auch bei gering erscheinender Superinfektion ist wegen der möglichen pathogenetischen Rolle von Bakterienantigenen eine kurzzeitige systemische Antibiotikatherapie (Erythromycin) oft empfehlenswert. Wichtig ist die Prophylaxe: Ölbäder, häufiges Fetten der sebostatischen Haut, Meidung von Seife und von Wollkleidung auf der Haut. Längeres Stillen mindert das Manifestwerden der atopischen Dermatitis. Als allergen erkannte Nahrungsmittel sollten gemieden werden, ebenso aber eine unbegründete oder einseitige Diät. Psychotherapeutische Maßnahmen und entsprechende Beratung der Eltern können wertvoll sein. In schweren Fällen sind Kuraufenthalte an der Nordsee oder im Hochgebirge hilfreich.

17.7.4 Toxische und phototoxische Dermatitis

Die toxische Dermatitis entsteht dosisabhängig durch die Einwirkung von chemischen und physikalischen Noxen auf die Haut. Ihre Symptome reichen von Erythem über Blasen und Erosionen bis zu Nekrosen. Besonders leicht wird die Haut bei atopischer Diathese irritiert. Als Noxen sind zu reichlicher Gebrauch von alkalischen Seifen oder Detergenzien, bei Windeldermatitis (► s. S. 592) die Einwirkung von Stuhl und Urin zu nennen. Als toxische Dermatitis sind auch der Sonnenbrand (Dermatitis solaris), die Verbrühung und die Verätzung anzusehen.

Eine phototoxische Dermatitis entsteht bei gleichzeitigem Kontakt der Haut mit Lichtsensibilisatoren in Pflanzensäften (z. B. des Riesenbärenklaus) und der Einwirkung von Sonnenlicht bei der Wiesengräserdermatitis (Dermatitis pratensis) (◘ Abb. 17.26).

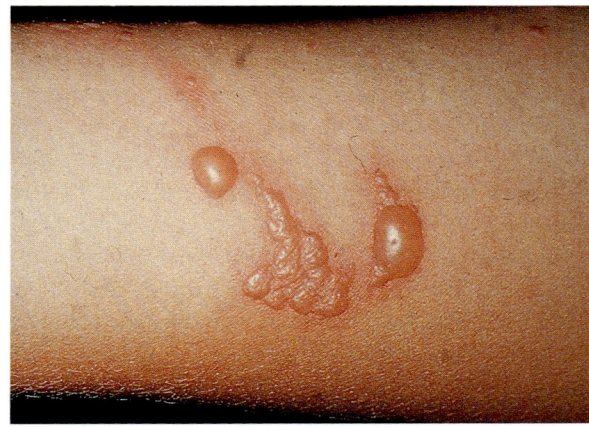

◘ Abb. 17.26. **Wiesengräserdermatitis**
(phototoxische Dermatitis)

■■■ **Therapie.** Die toxische Dermatitis heilt nach Meidung der Noxe rasch ab. Therapeutisch sind je nach Stadium kühlende Umschläge, Lotionen und Steroidcremes, auch mit antibiotischem Zusatz, nützlich.

17.7.5 Allergische Kontaktdermatitis

Diese Dermatitis tritt nur bei vorheriger Sensibilisierung gegenüber Kontaktallergenen nach erneuter Exposition – dann auch mit geringsten Dosen – auf und kann sich über den Ort der Einwirkung hinaus ausbreiten. Als Auslöser kommen vor allem Lokaltherapeutika (Anästhesin, Neomycin) und Gebrauchsgegenstände (Nickel in Ohrringen und sonstigem Schmuck, Metallschließen an der Kleidung) in Frage. In späteren Jahren sind häufig Kosmetika oder Berufsstoffe verantwortlich.

Die Diagnose wird durch die Epikutantestung bewiesen. Für die Abheilung ist die strikte Meidung des Allergens entscheidend, ansonsten gelten die bereits angeführten Prinzipien der Dermatitistherapie.

17.8 Urtikariagruppe

> Als Urtikaria (Nesselsucht) wird der durch Quaddeln (Urticae) gekennzeichnete Hautausschlag bezeichnet. Quaddeln sind flüchtige, stark juckende, flache, rötliche Erhabenheiten, die in ganz unterschiedlicher Größe, Form und Anzahl auftreten. Auch der Verlauf ist zwischen akut, chronisch und intermittierend äußerst variabel.

Eine Urtikaria ist keineswegs gleichbedeutend mit einer allergischen Reaktion, sondern kann durch mannigfache Ursachen und Mechanismen ausgelöst werden.

17.8.1 Allergische Urtikaria

Pathogenetisch ist die Entwicklung von spezifischen IgE-Antikörpern bedeutsam, die bei erneuter oraler oder parenteraler Zufuhr des Antigens zu einer Histaminfreisetzung aus den Mastzellen und damit zur Quaddelbildung führen (Typ-I-Allergie, Anaphylaxie) (□ Abb. 17.27). Häufige Allergene sind Nahrungsmittel (Fisch, Erdbeeren, Milchprodukte, Konservierungs- und Farbstoffe), Medikamente (Penicillin, Seren), Insektengifte (Bienen-, Wespenstich), Bestandteile von Parasiten (Würmer) und Mikroorganismen (Bakterien).

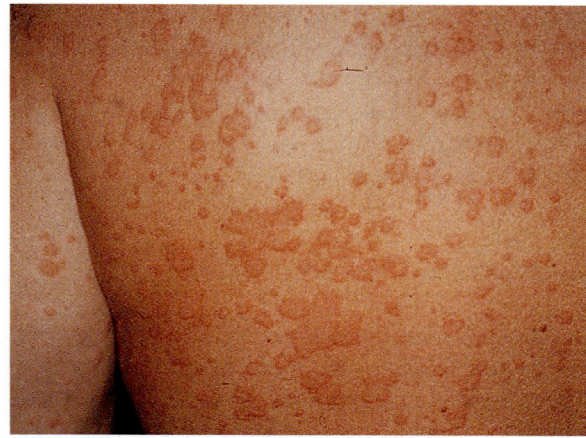

□ Abb. 17.27. Urtikaria

■■■ **Diagnose.** Am wichtigsten für die diagnostische Aufklärung ist die Anamnese. Daneben ist in manchen Fällen der RAST hilfreich. Hauttests (Pricktest) und insbesondere der Expositionstest bedürfen großer Erfahrung, da sie u. U. zu lebensbedrohlicher Exazerbation bis hin zum anaphylaktischen Schock führen können.

■■■ **Therapie.** Bei akuter allergischer Urtikaria sind systemisch Antihistaminika und Glukokortikosteroide indiziert. Neben der echten Allergie können »Intoleranzphänomene«, u. a. auf Azetylsalizylsäure, eine Urtikaria auslösen (»Pseudoallergie«).

17.8.2 Physikalische Urtikaria

Urtikaria kann – über noch ungeklärte Mechanismen – auch durch Wärme, Kälte, Druck, Licht oder körperliche Anstrengungen induziert werden. Entsprechende Tests klären die Ursache; die Therapiemöglichkeiten sind unbefriedigend.

17.8.3 Strophulus

Dabei finden sich disseminiert, oft gruppiert, derbe Quaddeln oder länger persistierende, stark juckende Papeln mit zentralem Bläschen (Seropapeln). Anders als bei den manchmal differentialdiagnostisch zu erwägenden Varizellen bleibt die Mundschleimhaut stets frei. Der Juckreiz führt zu Exkoriation und bakterieller Sekundärinfektion (Impetiginisation). Die Ursache bleibt oft verborgen; angeschuldigt werden Allergene aus Nahrungs-

und Genussmitteln, Medikamenten, Parasiten. Bei einem Teil der Fälle liegen offenbar Insektenstiche zugrunde.

■■■ **Therapie.** Die Behandlung ist symptomatisch: 2% Polidocanol-Lotio, Steroidcreme mit antiseptischem Zusatz, systemisch Antihistaminika.

17.8.4 Hereditäres Angioödem

Infolge eines seltenen, angeborenen Defekts im Komplementsystem kommt es anfallsartig zu meist mehrtägigen, tiefe Gewebe erfassenden Ödemen in bestimmten Körperregionen **(Quincke-Ödem)**, beispielsweise im Kopfbereich (▶ s. S. 280). Bei Beteiligung der Rachenschleimhaut besteht akute Erstickungsgefahr.

■■■ **Therapie.** Rasche Hilfe bringt die Zufuhr des konzentrierten Serumfaktors (C_1-Inaktivator). Die prophylaktische Therapie mit Danazol oder Epsilonaminokapronsäure ist wegen der Nebenwirkungen problematisch.

17.9 Infekt- und medikamentenallergische Exantheme

> Unter dieser Bezeichnung wird eine Gruppe morphologisch, ätiologisch und pathogenetisch sehr unterschiedlicher Hautausschläge zusammengefasst.

17.9.1 Vasculitis allergica

Ausgelöst durch sehr unterschiedliche Ursachen – u. a. Infektionen, Medikamente, Nahrungsmittel – entwickeln sich zirkulierende Antigen-Antikörper-Komplexe **(Immunkomplexe)**, die sich in Gefäßwänden ablagern und hier eine leukozytoklastische Vaskulitis mit Blutaustritt ins Gewebe hervorrufen **(Typ-III-Allergie, Arthus-Typ)** (◘ Abb. 17.28). Klassisches Beispiel ist die **Purpura rheumatica Schoenlein-Henoch** (▶ s. S. 323). Dabei besteht die Möglichkeit der Beteiligung zahlreicher Organe neben der Haut (Niere, Gelenke, Magen-Darm-Trakt).

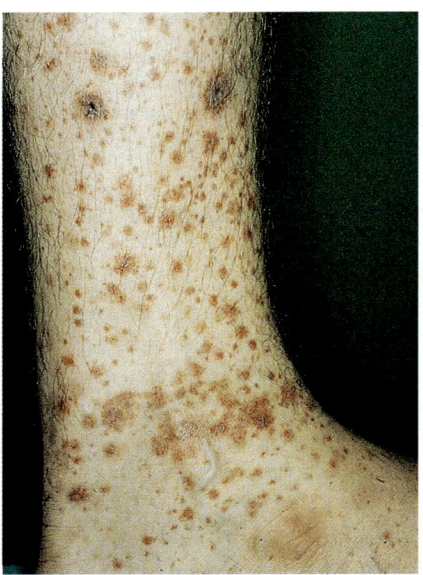

◘ Abb. 17.28. Vasculitis allergica

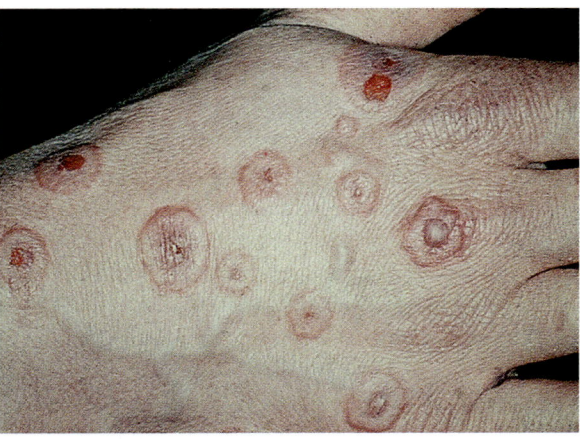

◘ Abb. 17.29. Erythema multiforme

17.9.2 Erythema multiforme

Hier sind akut auftretende, symmetrisch angeordnete scheiben- bzw. kokardenartige Effloreszenzen meist an den Streckseiten der Extremitäten typisch (◘ Abb. 17.29). Bei schwerem Verlauf, dem **Stevens-Johnsons-Syndrom**, bestehen Fieber und Krankheitsgefühl, neben der Haut sind die Mundschleimhaut, die Lippen sowie die Anogenitalregion befallen und zeigen hämorrhagische Blasen, die sich zu schmerzhaften, krustenbedeckten Erosionen weiterentwickeln. Auch Konjunktivitis kommt vor **(Fuchs-Syndrom).** Es wird diskutiert, ob die lebensbedrohliche **toxische epidermale Nekrolyse** (TEN, sog. medikamentöses Lyell-Syndrom) mit großflächiger hämorrhagischer Blasenbildung und Schleimhautbeteiligung als Maximalvariante des Erythema multiforme angesehen werden kann. Auslösend kommen vorhergehende Infekte (Herpes simplex, Tonsillitis) sowie Medikamente in Frage, nicht selten bleibt die Ursache ungeklärt.

∎∎∎ **Therapie.** Die Therapie ist symptomatisch mit steroid- und antibiotikahaltigen Cremes und entzündungslindernden, anästhesierenden und antiseptischen Mundspülungen; es ist umstritten, ob in schweren Fällen Glukokortikoide systemisch indiziert sind. Die für die Therapie wichtige Unterscheidung zwischen TEN und dem klinisch ähnlichen SSSS (staphylococcal scalded skin syndrome = Dermatitis exfoliativa, ▶ s. S. 588) ist durch histologische Schnellschnittuntersuchung möglich: bei TEN findet sich eine Nekrose der Epidermis mit subepidermaler Blasenbildung, bei SSSS eine intraepidermale, subkorneale Blasenbildung.

17.9.3 Erythema nodosum

Auch dieses Krankheitsbild wird als kutane Reaktion auf unterschiedliche, meist infektiöse Ursachen aufgefasst: Streptokokkeninfekte, Tuberkulose, Yersiniose, aber auch Sarkoidose sowie Medikamenteneinnahme. An den Unterschenkelstreckseiten entstehen tiefliegende, blaurote, später wie nach Prellungen grünliche bis braune, stark druckschmerzhafte Knoten. Sie können über Wochen und Monate schubweise auftreten, bis die Erkrankung folgenlos abheilt. Es bestehen oft Krankheitsgefühl, Gelenkschmerzen und stets eine auffallend beschleunigte BSG.

∎∎∎ **Therapie.** Therapeutisch ist Bettruhe anzuraten, daneben feuchte Umschläge, später Kompressionsverbände, Steroidsalben; nur in Ausnahmefällen systemisch Glukokortikosteroide oder Salizylate. Bei zugrundeliegenden bakteriellen Infekten entsprechende Antibiotika. Wichtig ist der Ausschluss von Tbc oder Sarkoidose.

17.9.4 Pityriasis lichenoides et varioliformis acuta, Pityriasis lichenoides chronica

Auch diese Erkrankungen werden als »infektallergisch« gedeutet, obwohl keine sicheren Vorstellungen über ihre Pathogenese bestehen; sie sind aber bei Kindern nicht allzu selten. Schubweise entstehen bei der akuten Form

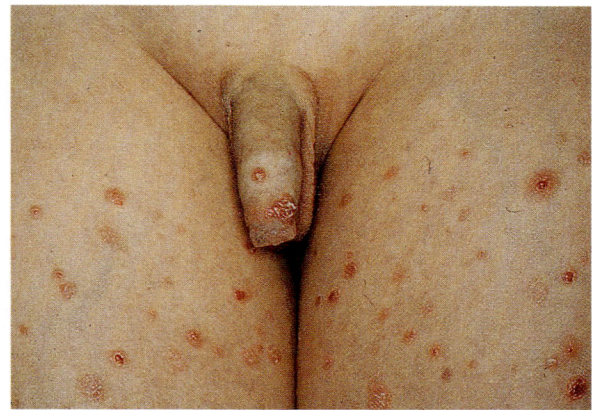

◘ Abb. 17.30. Pityriasis lichenoides et varioliformis acuta

(Typ Mucha-Habermann) Papeln mit zentraler hämorrhagischer Nekrose (◘ Abb. 17.30), bei der chronischen Form (Juliusberg) münzengroße leicht gerötete Plaques mit »oblatenartig« aufliegender Schuppung.

∎∎∎ **Therapie.** Therapeutisch werden in beiden Fällen 1- bis 2wöchige Penicillin- oder Erythromycinbehandlung, ggf. ein Steroidstoß, Ultraviolettbestrahlung und örtlich leichte Steroidcremes empfohlen. Im Allgemeinen kommt es aber innerhalb weniger Wochen auch zu spontaner Abheilung.

17.10 Sonstige Hautkrankheiten

▶ Die familiär auftretende Psoriasis zeigt scharf begrenzte hyperkeratotische Herde. Die Disposition zu dieser häufigen Erkrankung wird vererbt, die meist schubweisen Eruptionen verlaufen unberechenbar und können durch endogene wie exogene Faktoren provoziert werden.
Die häufige, sich in der Pubertät manifestierende Akne vulgaris ist durch entzündliche Papulopusteln gekennzeichnet, die eine konsequente Therapie zur Vermeidung psychischer Belastungen und bleibender Aknenarben erfordert.

17.10.1 Psoriasis vulgaris

Die scharf begrenzten, von silbrigen Schuppen bedeckte Psoriasisherde (Schuppenflechte) sind stecknadelkopfgroß bis landkartenartig ausgedehnt. Zwischen akutexanthemischem Aufschießen – oft ausgelöst durch ba-

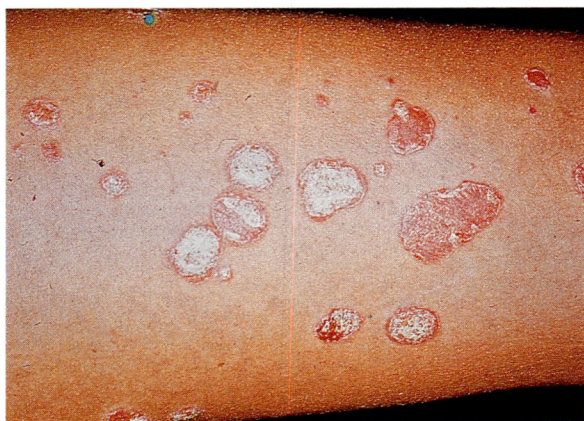

◘ Abb. 17.31. Psoriasis vulgaris

nale Infekte – und chronisch-stationärem Verlauf finden sich alle Varianten (◘ Abb. 17.31).

■■■ **Therapie.** Die nur symptomatisch mögliche Therapie umfasst Abschuppung durch harnstoff- oder salizylsäurehaltige Salben (cave Toxizität durch Resorption!), Cignolin- und Teerpräparate, Steroidsalben und UV-Bestrahlungen. Eine systemische Therapie mit Retinoiden, Glukokortikosteroiden oder die Photochemotherapie ist bei Kindern nur ausnahmsweise vertretbar.

17.10.2 Acne vulgaris

Die in der Pubertät häufig beginnende Acne vulgaris entsteht durch eine hormonell mitbeeinflusste Verhornungsstörung im Haarfollikel, die zunehmende Aktivität der Talgdrüsen und die Mitwirkung von Propionibacterium acnes in den Follikeln. Betroffen sind das Gesicht (◘ Abb. 17.32) und daneben oft Schultern, Brust und Rücken. Kleine Hornzysten werden als **Mitesser** (Komedonen) bezeichnet, aus denen sich entzündliche Papulopusteln entwickeln **(Acne comedonica, Acne papulopustulosa,** als schwerste Form die keloidartig vernarbende **Acne conglobata).**

■■■ **Therapie.** Die Lokalbehandlung versucht die Verhornung durch Schälmittel (Benzoylperoxid, Azelainsäure, Tretinoin), die Bakterien durch Antibiotika (Erythromycin, Tetracyclin) und die Seborrhö durch Detergenzien, austrocknende und abdeckende Lotionen zu beeinflussen. Diese Therapieprinzipien kommen bei älteren Jugendlichen auch für die systemische Behandlung

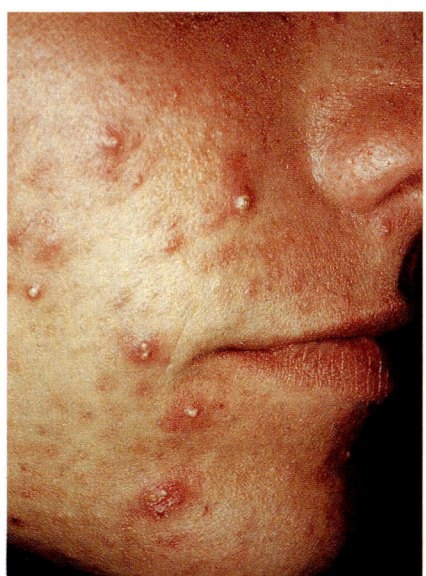

◘ Abb. 17.32. Acne vulgaris

in Frage, so das Retinoid 13-cis-Retinsäure (Roaccutan), Tetrazykline und bei Mädchen u. U. Antiandrogene. Roaccutan ist obligat teratogen, es darf bei weiblichen Jugendlichen daher nur bei sicherer Kontrazeption verwendet werden. Eine manuell-kosmetische Mitbehandlung ist oft sehr nützlich, vor allem zur Minderung bleibender Aknenarben.

Akne kann auch durch systemische oder örtliche Anwendung von Glukokortikoiden ausgelöst werden **(Steroidakne, Acne provocata, akneiformes Exanthem).** Hierzu gehören auch die Doping-Akne bei Missbrauch von Anabolika (Bodybuilding) und akneiforme Exantheme durch Vitamine (B 1, B 6, B 12, D 2) und in Einzelfällen unterschiedliche Medikamente (u. A. Halogenide, Lithium, Tuberkulostatika, Thyreostatika, Cyclosporin A).

17.10.3 Striae distensae

Die den Schwangerschaftsstreifen ähnlichen, atrophisch eingesunkenen blauroten Streifen an Hüften, Oberschenkeln oder Brust kommen in der Pubertät bei etwa 70 % der Mädchen und 40 % der Jungen vor (◘ Abb. 17.33). Rasche Gewichtszunahme und Einflüsse der Steroidhormone begünstigen die kosmetisch störenden, ansonsten harmlosen Veränderungen. Bei systemischer oder lokaler therapeutischer Anwendung von **Glukokortikosteroiden**

17.10 · Sonstige Hautkrankheiten

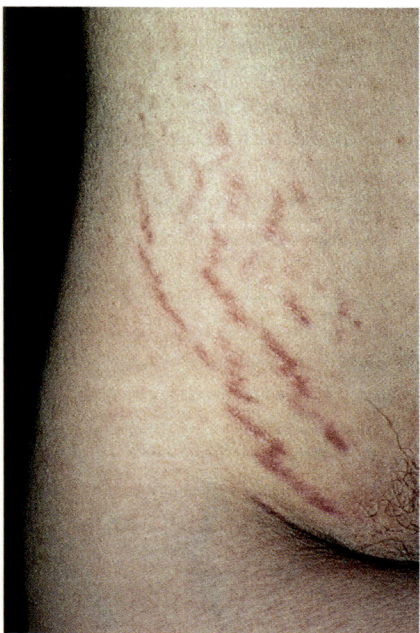

◘ Abb. 17.33. Striae distensae

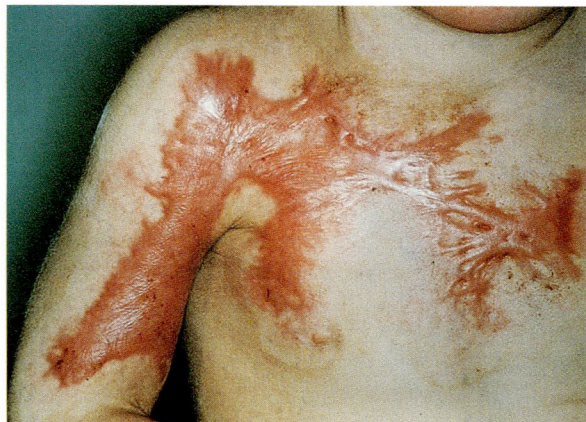

◘ Abb. 17.34. Keloid nach Verbrühung

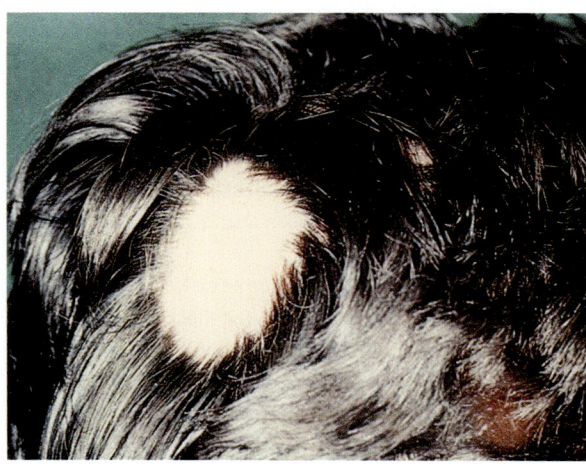

◘ Abb. 17.35. Alopecia areata

treten sie verstärkt auf. Eine Behandlung ist nicht möglich; allmählich kommt es zur Angleichung an die normale Hautfarbe.

17.10.4 Keloid

Diese überschießende, die eigentliche Wunde überschreitende braunrote knotige Narbenbildung kommt vor allem nach Verbrühungen und Verbrennungen vor. Keloide können Juckreiz, Hyperästhesie und über Gelenken Bewegungseinschränkungen bedingen (◘ Abb. 17.34).

■ ■ ■ **Therapie.** Möglich sind die örtliche Injektion von Steroidkristallsuspension, Okklusivverbände mit Steroidsalben oder eine Kompressionsbehandlung, Kryotherapie, bei strangartigen Narben auch plastische Operationen (cave postoperativ verstärkte Keloidbildung!).

17.10.5 Urticaria pigmentosa

Bei Säuglingen kommt diese Form einer disseminierten Mastozytose der Haut vor, bei der in exanthemischer Aussaat bräunliche linsengroße Flecken sichtbar sind. Histologisch finden sich in der Dermis dichte Ansammlungen von Mastzellen, deren Reizung durch Reibung oder warme Bäder über eine Histaminausschüttung zu Quaddelbildung und Juckreiz führt. Systemische Beteiligung ist sehr selten. Anders als bei der adulten Form kann eine spontane Rückbildung erwartet werden.

17.10.6 Alopecia areata

Der kreisförmige Haarausfall wird als Autoimmunphänomen angesehen und kann neben dem Kopfhaar auch Augenbrauen und Wimpern betreffen. Die haarfreien Bezirke ohne sichtbare Entzündung und ohne Vernarbung können sich zu großen Arealen weiterentwickeln; völlige Kahlheit kann resultieren (Alopecia areata totalis). Außer der verständlichen psychischen Belastung zeigen die Kinder meist keinerlei funktionelle oder labortechnisch fassbare Störungen (◘ Abb. 17.35). Der Verlauf ist unberechenbar, auch rezidivierend, bei atopischer Diathese prognostisch besonders ungünstig. Völliges Nachwachsen der Haare ist aber spontan noch nach Jahren möglich.

Therapie. Eine kausale Therapie ist nicht bekannt, Steroide (systemisch, lokal injiziert, extern okklusiv) oder eine lokale Entzündungstherapie (z. B. mit Cignolin) sind nur von begrenztem Wert. Die Prognose ist mit Vorsicht zu stellen, insbesondere bei Alopecia totalis. Die Verordnung einer Perücke ist häufig empfehlenswert.

Kernaussagen

- Dominant und rezessiv erbliche, unterschiedliche Typen von Ichthyosen führen zu einer trockenen, verdickten Hornschicht mit langfristig erforderlicher symptomatischer Therapie.
- Eine Gruppe von etwa 20 genotypisch unterschiedlichen Erkrankungen wird als Epidermolysis bullosa hereditaria bezeichnet. Geringe mechanische Belastungen führen zu blasiger Hautabhebung, bei schweren Fällen auch zu Verstümmelungen.
- Die autosomal dominant erbliche Neurofibromatose zeigt multiple Café-au-lait-Flecken, mit dem Lebensalter zunehmende Neurofibrome sowie Irishamartome (▶ s. S. 632).
- Bei den von Geburt an bestehenden oder sich in der Kindheit entwickelnden Nävi unterscheidet man melanozytäre Nävi mit Vermehrung und erhöhter Aktivität von Melanozyten, deren Veränderung die differentialdiagnostische Abgrenzung von einem malignen Melanom erfordert, Gefäßnävi mit möglichen assoziierten, weiteren Fehlbildungen sowie organoide Nävi (z. B. Nävus sebaceus).
- Virus-induzierte Hauterkrankungen sind Warzen, Mollusca contagiosa sowie Herpes simplex und Herpes zoster.
- Bakterielle Infektionen verursachen die Impetigo contagiosa (Streptokokken und Staphylokokken), die lebensbedrohliche Dermatitis exfoliativa neonatorum (exotoxinbildende Staphylokokken), das Erysipel (Streptokokken) sowie das Erythema chronicum migrans (Borrelia burgdorferi).
- Hautinfektionen durch Candida albicans findet man nur bei örtlicher Vorschädigung (z. B. Intertrigo) oder allgemeiner Abwehrschwäche (physiologische Abwehrschwäche junger Säuglinge oder Immundefekte und Immunsuppression). Die harmlose Infektion durch Pityrosporum furfur –(Pityriasis versicolor) führt zu bräunlich-scheckiger Haut im Thoraxbereich. Dermatophyten rufen Infektionen der Nägel, Haare und Hornschicht der Haut (Tinea) hervor.
- Juckreiz am Kopf bzw. an den Händen kann durch Läuse- bzw. Skabiesbefall hervorgerufen werden.
- Die oft mit einer Candidainfektion assoziierte Windeldermatitis wird durch feuchte Wärme im Windelbereich unterhalten und erfordert konsequentes Trockenlegen mit häufigem Windelwechsel und eine Lokalbehandlung (Bäder, Pinselungen, Schutz vor Stuhl- und Urineinwirkung durch abdeckende Pasten).
- Die im ersten Lebenshalbjahr auftretende seborrhoische Dermatitis heilt innerhalb von Wochen spontan ab, unterstützend werden Ölbäder und keratolytische Maßnahmen angewandt.
- Die atopische Dermatitis (endogenes Ekzem, Neurodermitis) entsteht auf dem Boden einer genetischen Disposition und exogener Auslöser (u. a. inhalative und Nahrungsmittelallergene, Hautpflege, Wollkleidung). Starker Juckreiz und exsudative, später auch lichenifizierte Herde können die betroffenen Kinder stark beeinträchtigen. Die langfristig angelegten Therapiemaßnahmen beruhen auf einer Elimination individuell erfaßter Auslöser und einer konsequenten Lokaltherapie mit rückfettenden und entzündungshemmenden Komponenten.
- Unverträglichkeitsreaktionen können sich als allergische Kontaktdermatitis, Urtikaria, als Infekt- oder medikamentenallergisches Exanthem manifestieren. Auf einem angeborenen Mangel des C_1-Inaktivators des Komplementsystems beruht das hereditäre Angioödem.
- Die oft familiär auftretende Psoriasis zeigt scharf begrenzte, gerötete, von Schuppen bedeckte Herde.
- Die ab der Pubertät manifeste Acne vulgaris ist durch entzündliche Papulopusteln gekennzeichnet, die eine konsequente Therapie zur Vermeidung psychischer Belastungen und bleibender Aknenarben erfordert.

17.10 · Sonstige Hautkrankheiten

Fallbeispiel 17.1

Anamnese. Nach einige Tage vorangehender Otitis media kam es bei dem 3 Jahre alten Kind zu ausgedehnter Rötung und Blasenbildung der Haut.

Befund. Die Haut des Kindes sieht aus wie nach einer großflächigen Verbrühung (s. Abb. 17.14, S. 583). Keine Beteiligung der Schleimhaut, an den inneren Organen keine nennenswerten Veränderungen.

Eine Hautbiopsie vom Blasenrand zeigt im histologischen Schnellschnitt eine hohe intraepidermale Spaltbildung ohne Nekrose des Epithels.

Diagnose. Dermatitis exfoliativa, »Staphylococcal scalded skin syndrome«.

Therapie. Gabe eines staphylokokkenwirksamen Penicillins; Infusionen, Intensivpflege und Lokalbehandlung wie bei einer ausgedehnten Verbrühung.

Verlauf. Besserung der Hautveränderung innerhalb weniger Tage und nachfolgende Abheilung ohne Narbenbildung.

Fallbeispiel 17.2

Anamnese. Zwei Geschwister, 5 und 6 Jahre alt, zeigen im behaarten Kopf kleinhandflächengroße, relativ scharf begrenzte Herde mit Schwellung, Rötung und eitriger Sekretion aus den Haarfollikeln. Die Haare sind hier leicht ausziehbar, einzelne Stellen werden kahl (Abb. 17.17, s. S. 590). Die Nackenlymphknoten sind geschwollen. Das Allgemeinbefinden ist relativ unbeeinträchtigt.

Unter der Diagnose eines Karbunkels wurde eine Inzision durchgeführt und oral ein staphylokokkenwirksames Penicillinderivat verabreicht, ohne Erfolg.

Weiteres Nachfragen ergibt, dass die Erscheinung einige Wochen nach »Urlaub auf dem Bauernhof« begonnen habe.

Die mykologische Untersuchung von ausgezogenen Haaren ergibt im Nativpräparat Pilzhyphen, kulturell den Dermatophyten Trichophyton verrucosum.

Diagnose. Tinea capitis (Kerion Celsi).

Therapie. Fluconazol oder Griseofulvin oral, lokal eine antimykotische Tinktur (z. B. Clotrimazol).

Prognose. Vollständige Abheilung in einigen Wochen.

Cave: Bei verzögerter Diagnosestellung und damit verspäteter Einleitung der antimykotischen Therapie können Haarfollikel bereits durch die massive Entzündung zerstört sein, wodurch bleibend kahle Stellen resultieren (irreversible narbige Alopezie).

Fallbeispiel 17.3

Anamnese. Ein 10-jähriges Mädchen klagt über stark juckende »Kopfekzeme«. Häufige Kopfwäschen und Anwendung von Kortikoid-Tinkturen bei dem ansonsten gepflegten Kind brachten keinen Erfolg.

Befund. Im Kapillitium Kratzeffekte, Krusten und Verklebung der Haare, besonders hinter den Ohren und im Nackenbereich.

Eine genaue Inspektion der Haare ergibt, bei niedriger Vergrößerung an abgeschnittenen Haaren bestätigt, Nissen von Kopfläusen. Auch die Parasiten (Abb. 17.19, s. S. 591) können, bereits mit bloßem Auge, bei genauer Suche gefunden werden.

Diagnose. Pediculosis capitis (Kopfläuse).

Therapie. Einsprühen der Haare mit Jacutin N®-Spray oder Einreibung mit Jacutin®-Gel.

Weitere wichtige Maßnahmen. Frage nach Juckreiz in der Umgebung des Kindes, Untersuchung der Kontaktpersonen im Elternhaus, Freundeskreis und in der Schule.

Fallbeispiel 17.4

Anamnese. Bei einem 12-jährigen Mädchen haben sich innerhalb von Stunden stark juckende, bizarr-blitzfigurenartige Rötungen und pralle, bis gut kirschgroße Blasen an den Armen und Händen entwickelt (Abb. 17.26, s. S. 594).

Die Nachfrage aufgrund des klinischen Bildes ergibt, dass das Kind auf einem feuchten Wiesengrundstück bei sonnigem Wetter Hautkontakt mit den Blättern des »Riesenbärenklaus« gehabt hat. Der Saft dieser Pflanze enthält stark phototoxisch wirksame Furocumarine.

Diagnose. Phototoxische Dermatitis (Wiesengräserdermatitis, Dermatitis pratensis).

Therapie. Abduschen der Haut mit Wasser und Syndets, Anstechen der größeren Blasen, kalte feuchte Umschläge, dann Kortikoid-Milch bzw. Lotio wie bei einer Verbrühung, für die Erosionen eine antibiotische Salbe.

Fallbeispiel 17.5

Anamnese. Der 15 Jahre alte Junge hatte als Kleinkind gelegentlich Gesichtsschwellungen, die aber immer rasch schwanden. Da der verstorbene Vater früher ähnliche Erscheinungen gehabt hatte, wurde an eine erbliche Belastung gedacht. Als vor 1 Jahr beiderseits Lidödeme erschienen, wurde eine Nierenaffektion vermutet; im Urin fanden sich aber keine pathologischen Befunde. Als am Hals neuerdings Schwellungen auftraten, wurde eine allergische

Genese erwogen und prophylaktisch mit Antihistaminika behandelt. Grund für die heutige Klinikaufnahme ist eine akute bedrohliche Atemnot.

Befund. Normal entwickelter Junge mit deutlichem inspiratorischem Stridor. Die Augen sind ängstlich aufgerissen, Mundpartie und Rachenwand sind ödematös geschwollen. Unter hohen Dosen von Glukokortikoiden intravenös bessert sich der Zustand. Bei der Untersuchung findet sich ein Mangel an C_1-Esterase-Inaktivator.

Diagnose. Hereditäres angioneurotisches Ödem.

Therapie. Sofortige Gabe von C_1-Esterase-Inhibitor. Dauerprophylaxe mit dem Testosteronderivat Danazol. Falls es trotzdem zu einem Rückfall kommen sollte, steht das Präparat der Firma Behring zur Verfügung, das ein Konzentrat des C_1-Esterase-Inhibitors enthält (Berinert®).

Fallbeispiel 17.6

Anamnese. Der 15 Jahre alte Junge wird von den Eltern vorgestellt, weil er seit einiger Zeit verschlossen und depressiv erscheint. Sein Selbstbewusstsein scheint gelitten zu haben: Er zieht sich von seinen Freundinnen und Freunden zurück. Seit kurzem ist er im Stimmbruch. Es wird rasch deutlich, dass er unter seinem »pickeligen« Gesicht leidet. Ihm wurde geraten, fette Speisen und Schokolade zu meiden; doch das brachte keine Besserung der Hauterscheinungen.

Befund. Über das ganze Gesicht verteilt und in den oberen Partien des Oberkörpers finden sich reichlich Papeln und Papulopusteln (Abb. 17.32, s. S. 598), dazwischen Komedonen und einzelne Exkoriationen und Narben.

Diagnose. Acne vulgaris.

Therapie. Zum Waschen Syndets, leichte »Schälung« der Haut und damit Öffnung und Entleerung von Komedonen durch Lokalbehandlung mit Benzoylperoxid- (z. B. Aknefugoxid®, Akneroxid®), Azelainsäure- (Skinoren®) oder Vitamin-A-Säure (= Tretinoin; Endyna®, Epi-Aberel®, VAS-Cordes®) -Präparaten. Bei starker Pustulation ein niedrig dosiertes Tetrazyklin oral über mehrere Wochen. In schwersten Fällen oral 13-cis-Retinsäure (Roaccutan®). Keine Diätvorschriften!

Prognose. Im Allgemeinen gut: Mit ca. 20 Jahren meist verschwunden.

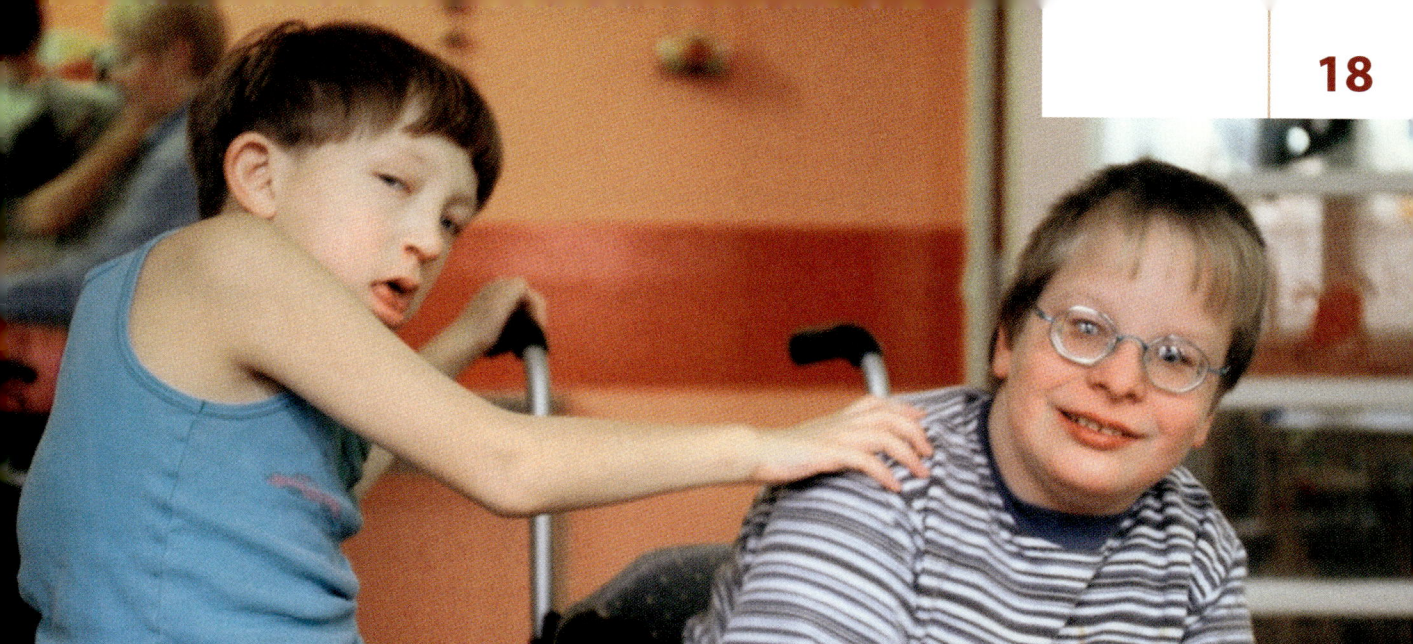

18 Erkrankungen des Nervensystems

J. Gärtner

Die prä- und postnatale Entwicklung des Nervensystems ist durch das sequenzielle Auftreten von Mitosen, Zellmigration, Differenzierung, Synaptogenese, Myelinisierung, programmierten Zelltod durch Apoptose und synaptische Reorganisation charakterisiert. Diese aufeinander aufbauenden Schritte in der Entwicklung des Nervensystems verlaufen in unterschiedlichen Regionen des Gehirns zu verschiedenen Zeitpunkten. Art und Ausmaß der Beeinträchtigung neurologischer Funktionen durch kindliche Erkrankungen hängen deshalb wesentlich auch vom Zeitpunkt der Schädigung ab.

18 Erkrankungen des Nervensystems (Übersicht)

18.1 Psychointellektuelle Entwicklungsstörungen – 605
18.1.1 Geistige Behinderung – 605
18.1.2 Minimale zerebrale Dysfunktion – 608

18.2 Fehlbildungen – 609
18.2.1 Kraniale und spinale Dysraphien – 609
18.2.2 Migrationsstörungen – 612
18.2.3 Hydrozephalus – 612
18.2.4 Dyskranien und Kraniosynostosen – 614

18.3 Infantile Zerebralparesen – 615

18.4 Neurometabolische Erkrankungen – 617
18.4.1 Erkrankungen mit bekanntem Defekt – 618
18.4.2 Erkrankungen mit unbekanntem Defekt – 622
18.4.3 Leukodystrophien – 623

18.5 Neuromuskuläre Erkrankungen – 623
18.5.1 Primäre Muskelerkrankungen – 623
18.5.2 Erkrankungen der Motoneurone – 629
18.5.3 Erkrankungen der peripheren Nerven – 630

18.6 Neurokutane Erkrankungen – 632
18.6.1 Neurofibromatosen – 632
18.6.2 Tuberöse Hirnsklerose – 633
18.6.3 Seltene neurokutane Syndrome – 633

18.7 Zerebrovaskuläre Erkrankungen – 634
18.7.1 Intrakranielle Gefäßanomalien – 634
18.7.2 Zirkulationsstörungen – 634

18.8 Paroxysmale Erkrankungen – 636
18.8.1 Klassifikation – 636
18.8.2 Zerebrale Anfallsformen im Kindes- und Jugendalter – 637
18.8.3 Anfälle und anfallartige Störungen nichtepileptischer Genese – 642

18.9 Entzündungen – 642
18.9.1 Meningitis – 643
18.9.2 Enzephalitis und Myelitis – 644
18.9.3 Hirnabszesse – 645
18.9.4 Parainfektiöse und immunologische Erkrankungen – 645

18.10 Verletzungen – 646
18.10.1 Schädelhirntraumen – 646
18.10.2 Blutungen – 648
18.10.3 Koma – 649

18.11 Tumoren – 650

18.1 Psychointellektuelle Entwicklungsstörungen

> »Entwicklung« beinhaltet sowohl die genetisch determinierten Reifungsprozesse unterschiedlicher Organsysteme als auch die Fähigkeiten des Organismus sich an vorgegebene und sich ändernde Umweltbedingungen zu adaptieren.

18.1.1 Geistige Behinderung

> Geistige Behinderung wird von der American Association on Mental Deficiency (AAMD) definiert als »signifikant unterdurchschnittliche intellektuelle Funktionen, welche gleichzeitig mit Mängeln im Anpassungsverhalten vorkommen und welche sich während des Entwicklungsalters manifestiert haben«. Geistige Behinderung ist ein Symptom, dem sowohl genetische und soziale Faktoren als auch spezifische Erkrankungsbilder zugrunde liegen können.

■■■ **Einteilung.** Die Einteilung erfolgt anhand der Ergebnisse von psychometrischen Untersuchungen. Anhand von standardisierten Entwicklungs- und Intelligenztests (z. B. Griffith-Entwicklungstest, Hamburg-Wechsler-Intelligenzbestimmung) können das Ausmaß und die individuellen Besonderheiten einer geistigen Behinderung bestimmt werden. Nach den Kriterien der Weltgesundheitsorganization (WHO) ergibt sich die folgende Einteilung:

- **IQ 100 (normale Intelligenz):** Mittelwert der Normalpopulation; die untere Normgrenze ist ein IQ von 70 und entspricht der 2 fachen Standardabweichung unter Mittelwert.
- **IQ 69 bis 50 (leichte geistige Behinderung; Debilität):** Eine Sonderschule für Lernbehinderte kann meist erfolgreich besucht werden. Der Erwerb von Kulturtechniken wie Lesen und Schreiben und Tätigkeiten in Anlernberufen sind möglich. Eine soziale Integration und Selbständigkeit sind zu erreichen.
- **IQ 49 bis 36 (mäßige geistige Behinderung; Imbezillität):** Der Besuch einer Schule für Geistigbehinderte ist erforderlich. Das Schwergewicht der Betreuung liegt in der Vermittlung von Selbständigkeit bei den alltäglichen Verrichtungen wie Ernährung und Körperpflege. Die Eingliederung in eine beschützende Werkstatt ist teilweise möglich. Kulturtechniken können dagegen nicht vermittelt werden.
- **IQ unter 35 (schwere geistige Behinderung; ausgeprägte Imbezillität, Idiotie):** Es liegt ein umfassend hilfsbedürftiger Zustand vor. Der lebenspraktische Bereich kann nur noch sehr eingeschränkt vermittelt werden. Die Sprache wird häufig nicht erlernt.

Die Ergebnisse der IQ-Testung können nur einen Anhaltspunkt für die spätere Bildungsfähigkeit eines Kindes geben. Sie sollten immer in Zusammenhang mit der Persönlichkeit des Kindes sowie dem familiären und dem sozialen Umfeld gesehen werden. Nicht zuletzt kann die Eingliederung eines geistig behinderten Kindes durch die familiäre Situation erleichtert oder erschwert werden. Darüber hinaus ist die Frage, ob zusätzliche klinische Auffälligkeiten vorliegen, von großer Wichtigkeit. Eine geistige Behinderung ist häufig mit anderen Erkrankungen des zentralen Nervensystems wie Zerebralparesen, Epilepsie, Autismus, Sehstörungen und Hörstörungen assoziiert.

■■■ **Epidemiologie.** Eine leichte geistige Behinderung tritt wesentlich häufiger als eine schwere geistige Behinderung auf. Auch sind ein Drittel mehr Jungen als Mädchen von einer geistigen Behinderung betroffen. Studien in Schweden und anderen westeuropäischen Ländern haben ergeben, dass die leichte geistige Behinderung in der Regel zwischen dem dritten und siebten Lebensjahr erkannt wird und in dieser Altersgruppe eine Häufigkeit von 1 % bis 1,5 % hat. Dagegen wird das Symptom einer schweren geistigen Behinderung meist schon in den ersten zwei Lebensjahren erhoben, in dieser Altersgruppe liegt die Häufigkeit zwischen 0,3 % und 0,5 %.

■■■ **Ätiologie.** In Abhängigkeit von der Schwere der Minderbegabung finden sich Hinweise auf deren Ursache. Während die Ursache einer schweren geistigen Behinderung in mehr als 80 % der Fälle erfasst werden

> **Merke**
>
> Die Ursachen einer psychointellektuellen Entwicklungsstörung sind vielfältig und oft nur schwierig aufzudecken und zu benennen. Die weit verbreitete Meinung, dass geburtsbedingte Komplikationen (»Sauerstoffmangel«) für die Behinderung eines Kindes verantwortlich seien, sollte heute nur noch dann vertreten werden, wenn Fakten dies belegen.

◻ **Tabelle 18.1.** Risikoindikatoren und -befunde für die Entwicklung einer geistigen Behinderung

Risikoanamnese
- Familie
  - konsanguine Eltern
  - Erkrankungen mit geistiger Behinderung
  - gehäuft Früh- und Fehlgeburten
  - niedriger sozialer Status
- Schwangerschaft
  - Komplikationen im Verlauf (Blutungen, Gestosen)
  - spezifische und unspezifische Erkrankungen der Mutter (Immunopathien, Epilepsien, Infektionen, Unfälle)
  - medikamentöse und toxische Effekte (Antiepileptika, Drogen, Alkohol)
  - Eigenanamnese
  - frühgeborene Kinder
  - schwere perinatale Asphyxie
  - schwere postnatale Komplikationen (Atemnotsyndrom, Sepsis)

Risikobefunde im ersten Lebensjahr
- anhaltende Saug- und Trinkschwäche
- leises, schwaches Schreien
- ausgeprägte Muskelhypotonie
- anfallsartige Zustände
- fehlender Blickkontakt
- Mikro- und Makrozephalie

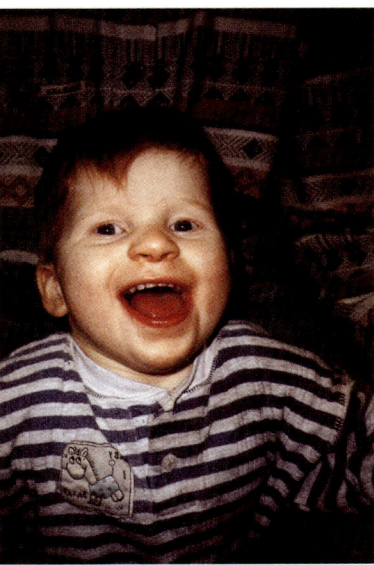

◻ Abb. 18.1. **Zweijähriger Junge mit Angelman-Syndrom:** auffallend großer Mund und Vorfallen der Zunge beim Lachen

kann, bleibt die Mehrzahl der Fälle mit leichter geistiger Behinderung ungeklärt. Die in ◻ Tabelle 18.1 aufgeführten familiären, prä-, peri- und postnatalen Faktoren sind überdurchschnittlich häufig mit der Entwicklung einer geistigen Behinderung assoziiert.

Familiäre und soziale Faktoren sind vorwiegend als Ursache einer leichten geistigen Behinderung anzunehmen. Eine schwere geistige Behinderung ist vor allem auf genetische Faktoren und perinatale Einflüsse zurückzuführen. Zu den genetischen Faktoren zählen Chromosomenabberationen (z. B. Down-Syndrom), angeborene Stoffwechselerkrankungen und Dysplasiesyndrome. Zu den perinatalen Einflüssen zählt die Asphyxie. Im Folgenden werden einige ausgewählte mentale Retardierungssyndrome besprochen.

Veränderungen auf dem X-Chromosom scheinen überdurchschnittlich häufig eine geistige Behinderung zu bedingen. Bis heute sind mehr als 200 unspezifische X-chromosomale Retardierungssyndrome beschrieben worden. Diese sind über das gesamte X-Chromosom verteilt, sogenannte »hot spots« lassen sich dabei nicht erkennen. Das häufigste dieser X-chromosomalen Retardierungssyndrome ist das **fragile X-Syndrom**. Ein weiteres Beispiel ist der **X-chromosomal vererbte Hydrozephalus** (▶ s. Kap. 18.2.3, S. 612).

Das **Angelman-Syndrom** und das **Prader-Willi-Syndrom** sind zwei genetisch verschiedene Erkrankungen, die mit einer geistigen Behinderung einhergehen. Die primäre Ursache ist eine Deletion bzw. Translokation auf dem langen Arm von Chromosom 15 oder eine uniparentale Disomie 15 (▶ s. Kap. 3.1.3, S. 32).

Patienten mit **Angelman-Syndrom** fallen durch ihr fröhliches Wesen und unmotivierte Lachausbrüche auf. Sie sind mikrozephal, haben eine hellere Augen- und Haarfarbe als die Eltern und einen großen Mund. Beim Lachen fällt die Zunge meist vor (◻ Abb. 18.1). Die Patienten haben eine ataktisch-dyskinetische Bewegungsstörung, ihre Bewegungen ähneln denen von Marionetten. In den meisten Fällen treten in den ersten Lebensjahren zerebrale Krampfanfälle auf. Im Rahmen der globalen Behinderung fällt insbesondere eine fehlende Sprachentwicklung auf.

Patienten mit **Prader-Willi-Syndrom** fallen als Neugeborene und Säuglinge durch respiratorische Anpassungsprobleme, eine ausgeprägte muskuläre Hypotonie und eine Trinkschwäche auf. Der Muskeltonus bessert sich bereits im ersten Lebensjahr. Die Patienten sind minderwüchsig, haben meist ein rundliches Gesicht, mandelförmige Augen, kleine Hände und Füße sowie einen Hypogenitalismus und Hypogonadismus (◻ Abb. 18.2). Ab dem

18.1 · Psychointellektuelle Entwicklungsstörungen

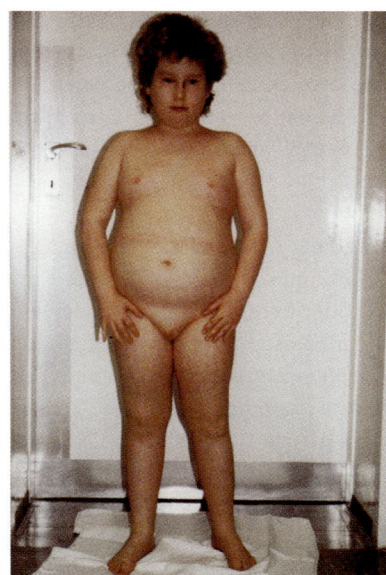

◘ Abb. 18.2. **Neunjähriger adipöser Junge mit Prader-Willi-Syndrom:**
auffallend kleine Hände und Füße sowie Hypogenitalismus

zweiten Lebensjahr entwickeln sich die im Vordergrund der Erkrankung stehenden Verhaltensauffälligkeiten. Die Patienten haben eine exzessive Esslust mit nachfolgender Fettsucht. Die geistige Behinderung der Patienten kann in unterschiedlichen Schweregraden vorliegen, Patienten mit normaler geistiger Entwicklung sind die Ausnahme.

Das **Rett-Syndrom** betrifft fast ausschließlich Mädchen. Nach einer zunächst unauffälligen psychomotorischen Entwicklung kommt es in den ersten 6–12 Lebensmonaten zu einem allmählichen Kontaktverlust mit autistischen Verhaltensweisen. Diagnostisch wegweisend ist auch eine Mikrozephalie, die sich zwischen dem 6. Lebensmonat und 4. Lebensjahr herausbildet. Die betroffenen Mädchen verlieren den erlernten zweckgebundenen Gebrauch der Hände, es treten typische Bewegungsstereotypien wie Klatschen, Verdrehen der Hände und Waschbewegungen der Hände in den Vordergrund (◘ Abb. 18.3 a, b). Zerebrale Anfälle treten häufig auf, ebenso eine Ataxie und Skoliose. Bei den betroffenen Mädchen liegt eine schwere geistige Behinderung vor; sehr selten bleiben einige Sprachreste erhalten. Eine Ursache des Rett-Syndroms sind Mutationen im *MEPC2*-Gen, das auf Chromosom Xq 28 lokalisiert ist. Es kodiert ein transkriptionelles Repressorprotein mit noch unbekannter Funktion. Die Diagnose wird vor allem anhand der beschriebenen klinischen Merkmale gestellt.

Bei Patienten mit **angeborenen Stoffwechselerkrankungen** ist das Nervensystem das am häufigsten betroffene Organsystem. Lysosomale (z. B. Lesh-Nyhan-Syndrom, Morbus Hurler), mitochondriale (z. B. Leigh-Syndrom) und peroxisomale Erkrankungen (z. B. Zellweger-Syndrom) sowie Organo- und Aminoazidopathien (z. B. Phenylketonurie, Homozystinurie, Methylglutaconazidurie) können mit neurologischen Auffälligkeiten einschließlich einer geistigen Behinderung einhergehen (► s. Kap. 18.4, S. 617 ff. und Kap. 6, S. 139).

■■■ **Diagnostik.** Bei jedem Patienten mit einer geistigen Behinderung sollte, sofern keine richtungsweisen-

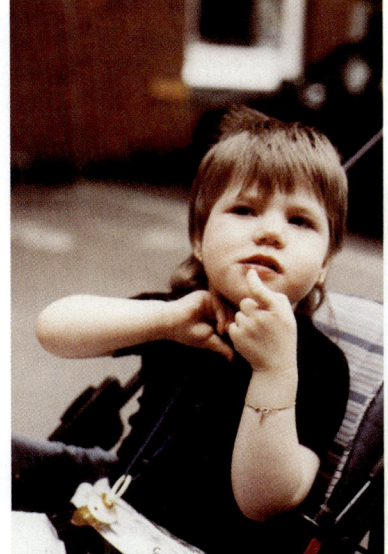
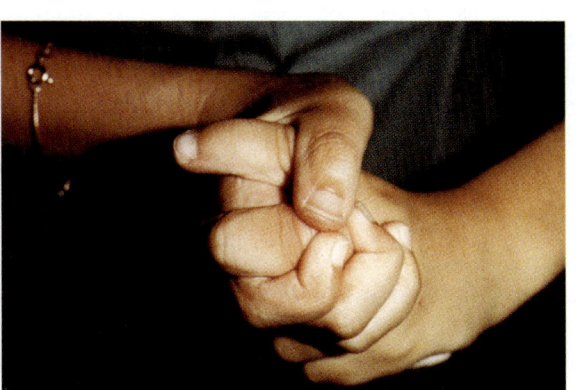

◘ Abb. 18.3 a, b. **Mädchen mit Rett-Syndrom.**
a Autistische Züge, **b** Bewegungsstereotypien mit Verdrehen der Hände und Waschbewegungen

den anamnestischen, neurologischen oder allgemeinpädiatrischen Befunde vorliegen, eine sogenannte Basisdiagnostik durchgeführt werden. Die Säulen dieser Basisdiagnostik sind die klinische Untersuchung, die Kernspintomographie des Schädels, eine Chromosomenanalyse und Stoffwechselanalysen.

Die klinische Untersuchung des Kindes sollte eine gründliche körperliche und neurologische Untersuchung beinhalten und durch eine testpsychologische Untersuchung ergänzt werden. Darüber hinaus sollten das Seh- und Hörvermögen eingehend geprüft werden. Die Basisdiagnostik sollte auch ein bildgebendes Verfahren wie die Kernspintomographie oder Computertomographie des Schädels beinhalten, um zerebrale Fehlentwicklungen erkennen zu können. Zur Klärung des Vorliegens einer Chromosomenaberration sollten eine Chromosomenanalyse und ggfs. auch weitere spezifische molekulargenetische Untersuchungen (z. B. Bestimmung der Kopien des Trinukleotids CTG bei fragilem X-Syndrom) durchgeführt werden. Anhand einer Stoffwechselscreeninguntersuchung sollten die am häufigsten zu einer geistigen Behinderung führenden metabolischen Störungen untersucht werden.

■■■ **Therapie und Prävention.** Nur bei einigen Erkrankungen wie z. B. bei der Phenylketonurie und Hypothyreose eröffnet sich die Möglichkeit einer kausalen Behandlung, jedoch können auch hier die bereits eingetretenen Verluste geistiger Funktionen nicht aufgeholt werden. Die Mehrzahl der einer geistigen Behinderung zugrunde liegenden Erkrankungen ist derzeit nicht behandelbar. Das Schwergewicht der Therapie liegt daher in einer angemessenen sonder- und heilpädagogischen Förderung der Patienten. Als Maßnahme der Prävention sind die Schwangerenvorsorge, die pädiatrische Versorgung von Risikoneugeborenen und das lückenlose Neugeborenen-Screening zu fordern. Bei angeborenen Erkrankungen müssen betroffene Familien genetisch beraten und auf die Möglichkeiten einer pränatalen Diagnostik bei weiteren Schwangerschaften hingewiesen werden.

18.1.2 Minimale zerebrale Dysfunktion

> Unter dem minimalen zerebralen Dysfunktionssyndrom (MCD-Syndrom) werden Patienten mit ganz unterschiedlichen Verhaltensauffälligkeiten zusammengefasst. Diese können durch kognitive, motorische, sprachliche und soziale Entwicklungsstörungen bedingt sein. Die Grenze zum Normalen ist oft unscharf. Eine frühkindliche Hirnschädigung und genetische Faktoren werden angenommen. Das MCD-Syndrom darf nicht mit der »minimalen Zerebralparese« (▶ s. Kap. 18.3, S. 615) verwechselt oder gleichgesetzt werden.

■■■ **Klinik.** Die Erkrankung wird meist erst beim älteren Kleinkind oder Schulkind sichtbar. Ein Teil der Kinder ist motorisch auffällig: Beim Zeichnen, Schreiben, An- und Ausziehen, Einbeinstand, Hüpfen auf einem Bein, Grätschsprung, Scherensprung, Zehen- und Hackengang, Strichgang usw. imponieren abnorme Muster (Ungeschicklichkeit, assoziierte Bewegungen u. a.). Andere Kinder zeigen im Einzelnen normale Bewegungselemente; die Defizite werden erst auf der Ebene der Handlungen deutlich, die einen organisierten Ablauf notwendig machen. Die visumotorische Koordination und die flüssige Ausführung rhythmischer Bewegungsabläufe (z. B. Hampelmann-Sprung) sind gestört. Auch Störungen der Wahrnehmung (besonders von Figur-Hintergrund-Beziehungen) sind dabei häufig. Bei einer weiteren Gruppe liegt das Problem in einer Störung der Aufmerksamkeit (»**attention deficit disorder**«). Es besteht eine stark verkürzte Konzentrationsspanne; die Kinder sind nicht in der Lage, ihre Aufmerksamkeit für die notwendige Zeit an ein Objekt zu binden. Dies äußert sich in vermehrter Ablenkbarkeit und geht oft mit psychomotorischer Unruhe (»**Hyperaktivität**«) einher. Teilleistungsstörungen sind häufig erst im Schulalter fassbar. Die betroffenen Kinder zeigen bei ansonsten normaler Intelligenz isolierte Störungen kognitiver Funktionen wie Lese-, Rechtschreib- oder Rechenschwäche.

■■■ **Diagnostik.** Obwohl bei den meisten betroffenen Kindern keine Ursache erkennbar sein wird, sollten eine Basisdiagnostik und geeignete Testverfahren zur Bestimmung der individuellen Begabungsstruktur des Kindes durchgeführt werden.

■■■ **Therapie.** Zur Behandlung minimaler zerebraler Bewegungsstörungen sowie von Hyperaktivität und Konzentrationsstörungen wurden spezielle psychomotorische und ergotherapeutische Trainingsprogramme erarbeitet. Nicht selten ist eine begleitende kinderärztliche oder psychologische Betreuung der gesamten Familie erforderlich, da die betroffenen Kinder wegen konzentrationsbedingten Mängeln oder spezifischen Teil-

18.2 · Fehlbildungen

leistungsstörungen einerseits nicht ihren Möglichkeiten entsprechend gefördert oder andererseits chronisch überfordert werden. Der zum Ausgleich der entstehenden Probleme nötige Mehraufwand ist nicht selten ein gravierendes Problem für die gesamte familiäre Interaktion. Nur in Ausnahmefällen ist eine medikamentöse Therapie, z. B. mit Methylphenidat angezeigt. Epileptisch bedingte Teilleistungsstörungen sind antikonvulsiv zu behandeln.

■■■ **Sonstige Entwicklungsstörungen:** Zu den Entwicklungsstörungen, die mit einer geistigen und körperlichen Behinderung einhergehen können, zählen auch der Autismus und autismusähnliche Syndrome. Diese können unter anderem durch genetische Faktoren wie Chromosomenanomalien und angeborene Stoffwechseldefekte bedingt sein. Eine Besprechung dieser Entwicklungsstörungen erfolgt unter den kinderpsychiatrischen Störungen (▶ s. Kap. 20, S. 671).

18.2 Fehlbildungen

> Während der pränatalen Hirnentwicklung können durch genetische Fehlprogrammierungen oder schädigende Faktoren Fehlbildungen mit der Folge von Funktionsstörungen des zentralen Nervensystems entstehen. Die Art der Erkrankung wird dabei vor allem durch den Entwicklungszeitpunkt bestimmt, zu dem der Fehler bzw. die Schädigung eintritt. ◘ Tabelle 18.2 fasst die Stadien der pränatalen Hirnentwicklung und die mit diesen verbundenen Entwicklungsstörungen zusammen.

18.2.1 Kraniale und spinale Dysraphien

> Als Dysraphien fasst man eine Gruppe angeborener Fehlbildung zusammen, die durch Störungen der Neuralrohrentwicklung in der ersten Pränatalphase entstehen. Zu den kranialen Dysraphien gehören der Anenzephalus und Enzephalozelen, zu den spinalen Dysraphien die unterschiedlichen Spina-bifida-Formen.

■■■ **Epidemiologie.** Neuralrohrdefekte sind die häufigsten Fehlbildungen des Nervensystems. Die Inzidenz liegt in Deutschland derzeit bei 1:1000 Schwangerschaften. Die in den letzten zehn Jahren beobachtete stetige Abnahme der Prävalenz von Neuralrohrdefekten bei Lebendgeborenen ist vor allem auf eine zunehmende Abortrate aufgrund der verbesserten pränatalen Diagnostik (pränatale Sonografie, Bestimmung der Konzentration von Alphafetoprotein im Fruchtwasser) zurückzuführen. Darüber hinaus hat in einigen westeuropäischen Ländern eine perikonzeptionelle Folsäuresupplementation zu einer Abnahme der Prävalenz geführt (▶ s. Kap. 6.7.1)

◘ **Tabelle 18.2.** Stadien der pränatalen Hirnentwicklung und damit verbundene Entwicklungsstörungen

Entwicklungsstadien	Entwicklungsabläufe	Wichtige Entwicklungsstörungen	Ursachen
1. Pränatalphase bis Ende der 12. SSW (Ende der Organogenese)	Entstehung einer neurogenen Zellpopulation aus Ektodermzellen Ausbildung und Schluss des Neuralrohres Anlage der äußeren Hirnstrukturen	Dysraphien Hydrozephalus Mikrozephalie Dysmorphien und Anomalien des Gesichtes	genetische Fehlprogrammierungen schädigende Faktoren (Medikamente, Alkohol, Infektionen)
2. Pränatalphase 13. bis 28. SSW	Ausbildung der großen Faser- und Konnektionssysteme Migration von Nervenzellen Beginn der Myelinisierung Anlage der Grundstruktur des ZNS	Balkenmangel Lissenzephalie, Pachygyrien, Agyrie Polymikrogyrie Heterotopien	genetische Fehlprogrammierungen schädigende Faktoren (Infektionen, Alkohol)
3. Pränatalphase 29. bis 40. SSW	vollständige Ausbildung des Balkens Ausdifferenzierung der Gyri Synapsenbildung und -vernetzung	entzündlich bedingter Hydrozephalus hypoxisch bedingte Mikrozephalie	schädigende Faktoren (Hypoxien, Infektionen, Plazentainsuffizienz, Gefäßverschlüsse)

■■■ **Ätiologie und Pathogenese.** Die Ätiologie von Neuralrohrdefekten ist ungeklärt. Epidemiologische Studien weisen sowohl auf genetische als auch auf Umweltfaktoren hin. Eine maternale Folsäureunterversorgung während der frühen Embryonalentwicklung ist bedeutungsvoll.

> **Merke**
>
> Die Art der Fehlbildung des Nervensystems ist fast ausschließlich abhängig vom Zeitpunkt in der Embryonalentwicklung, zu dem eine Schädigung eintritt!

Kraniale Dysraphien

Der **Anenzephalus** ist die schwerste Störung der kranialen Entwicklung des Neuralrohres. Die betroffenen Patienten sind nicht überlebensfähig.

Bei den **Enzephalozelen** besteht eine zystische Vorwölbung von liquorgefüllten Hirnhäuten, in die Hirngewebe verlagert sein kann. Die knöcherne Spaltbildung des Schädels (Cranium bifidum), die mit der Enzephalozele zusammen auftritt, kann von unterschiedlicher Größe sein. Die Mehrzahl der Enzephalozelen ist im hinteren Schädelbereich lokalisiert (Abb. 18.4).

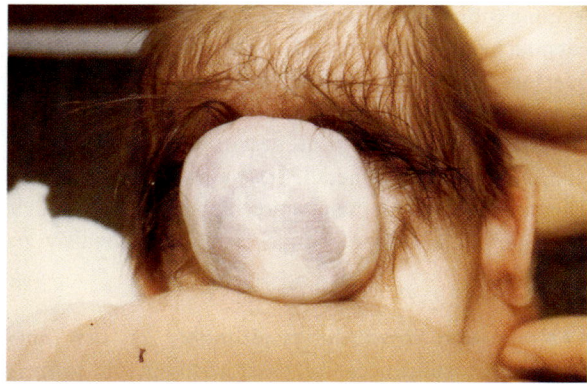

Abb. 18.4. Säugling mit Enzephalozele im hinteren Schädelbereich

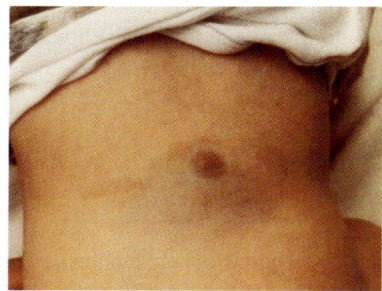

Abb. 18.5. **Dermalsinus:** Hautpore mit dunkel pigmentierter Umgebung und vermehrter Behaarung

Spina-bifida-Formen

Je nach Ausmaß und Fehlinduktion des umgebenden Gewebes wird zwischen Spina bifida occulta und Spina bifida cystica unterschieden.

Spina bifida occulta

Bei der Spina bifida occulta besteht ein unvollständiger Wirbelbogenschluss. Es ist eine ausschließlich knöcherne Fehlbildung ohne klinische Relevanz (Zufallsröntgenbefund!). Klinische Beschwerden können nur bei gleichzeitig vorliegenden Fehlbildungen des Rückenmarks auftreten. Beispielsweise kann ein bis in den Spinalkanal reichendes Lipom ein »tethered cord« (Fixierung des Rückenmarks und damit Störung der mit dem Wachstum auftretenden Aszension) bedingen. Dieses führt ohne neurochirurgische Therapie zu Gangstörungen und Spinkterdysfunktion.

Als **Dermalsinus** wird ein Verbindungskanal bezeichnet, der an der Hautoberfläche beginnt und außerhalb oder innerhalb des Rückenmarks endet. Er stellt sich als Hautpore dar, deren Umgebung häufig vermehrt behaart ist (Abb. 18.5). Ein Dermalsinus mit Verbindung zum Rückenmark kann zu rezidivierenden Meningitiden führen.

Spina bifida cystica

Bei der Spina bifida cystica besteht neben der knöchernen Spaltbildung eine Vorwölbung von Rückenmarkhäuten und -gewebe. Die Störung tritt meist im lumbosakralen Bereich auf. Bei der **Meningozele** liegt eine zystische Vorwölbung von liquorgefüllten Rückenmarkhäuten vor (Abb. 18.6a). Bei der **Myelomeningozele** sind Rückenmarkgewebe und Nervenwurzeln in diese zystische Vorwölbung verlagert (Abb. 18.6b u. 18.7). Bei der **Myelozele** liegt die Medullarplatte frei, es besteht eine Vorwölbung des Rückenmarks (Abb. 18.6c).

Patienten mit Spina bifida cystica haben bei Geburt neurologische Störungen wie schlaffe Lähmungen, Muskelatrophien, sensible und trophische Störungen, Harn- und Stuhlinkontinenz, Analprolaps und Gelenkkontrak-

18.2 · Fehlbildungen

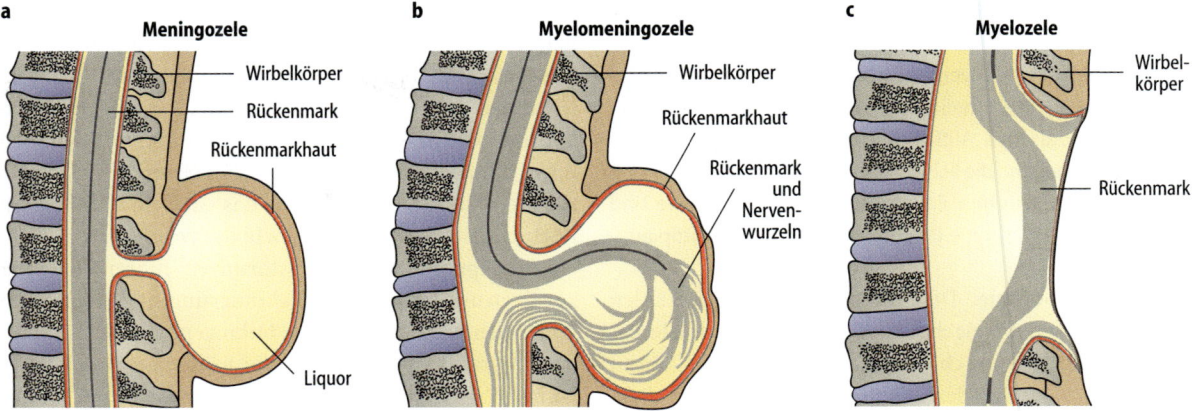

◨ Abb. 18.6 a–c. **Einteilung der Spina bifida.**
a Meningozele, b Myelomeningozele, c Myelozele

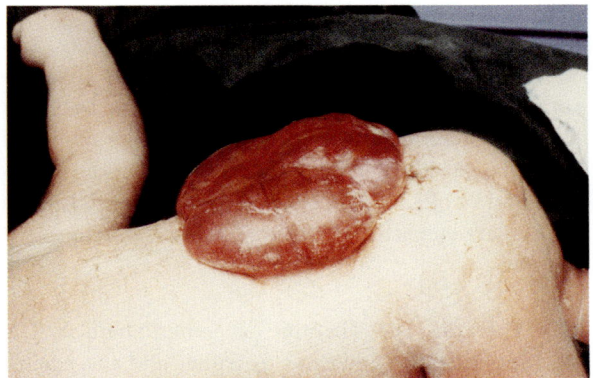

◨ Abb. 18.7. Neugeborenes mit Myelomeningozele

turen. Im Gegensatz zu den körperlichen Behinderungen unterscheiden sich die geistigen Fähigkeiten nicht von denen Gesunder. Bei der Mehrzahl der Kinder besteht ein Hydrocephalus internus. Dabei können Anteile des unteren Hirnstamms und des Kleinhirns nach kaudal in das Foramen magnum und den oberen Zervikalkanal verlagert werden. Dies führt zu einer Liquorzirkulationsstörung und wird als Arnold-Chiari-Missbildung bezeichnet.

■■■ **Diagnostik.** Ein Dermalsinus, eine subkutane Vorwölbung oder eine auffällige Behaarung im Bereich der Wirbelsäule können bei einer sorgfältigen körperlichen Untersuchung erkannt werden.

Die pränatale Ultraschalluntersuchung der fetalen Organe, die Bestimmung der Konzentration von Alphafetoprotein im Fruchtwasser oder mütterlichen Serum sowie postnatale Ultraschalluntersuchungen weisen auf das Vorliegen von Dysraphien hin. Die genaue Ausdehnung der Fehlbildung kann mittels Kernspintomographie bestimmt werden.

■■■ **Therapie.** Die offene Zele sollte innerhalb der ersten Lebensstunden plastisch gedeckt werden, um aufsteigende Infektionen zu verhindern. Die neurologischen Ausfälle sind hierdurch jedoch nicht korrigierbar. Ein Hydrozephalus muss mit einem ventrikuloperitonealen oder ventrikulokardialen Shuntsystem versehen werden. Die Langzeitbetreuung der Patienten gilt vor allem den Komplikationen wie rezidivierenden Harnwegsinfektionen, orthopädischen Störungen und Shuntdysfunktionen. Die langfristige Betreuung der Kinder sollte interdisziplinär erfolgen.

Die Mehrzahl der Fälle von Neuralrohrdefekten ist durch eine Folsäureprophylaxe potentiell verhinderbar. Zur Prävention von Neuralrohrdefekten wird heute Frauen empfohlen, perikonzeptionell, d. h. mindestens vier Wochen vor und acht Wochen nach der Befruchtung, 0,4 mg Folsäure pro Tag einzunehmen. Frauen, bei denen bei einer früheren Schwangerschaft bereits ein Neuralrohrdefekt aufgetreten ist oder in deren Familien Neuralrohrdefekte bekannt sind, wird die perikonzeptionelle Einnahme von 4 mg Folsäure pro Tag empfohlen.

Die Spina bifida occulta hat eine gute Prognose. Die Langzeitprognose der Spina bifida cystica hängt vom Ausmaß und der Lokalisation der dysraphischen Störung ab. Die meisten Kinder führen ein Leben im Rollstuhl. Je kaudaler der Defekt lokalisiert ist, desto größer sind die Aussichten auf eine selbständige, unabhängige Lebensführung. Bei Defekten unterhalb L_3 ist diese in mehr als 80 % der Fälle möglich.

18.2.2 Migrationsstörungen

> Schädigungen des zentralen Nervensystems in der 2. Pränatalphase (s. Tabelle 18.2) führen zu charakteristischen morphologischen Auffälligkeiten, den Migrationsstörungen. Hierbei sind die Schichtung und Faltung der Hirnrinde besonders betroffen. Es gibt viele Formen: Beispiele sind die Agyrie, Pachygyrie, Polymikrogyrie und Heterotopien.

■■■ **Epidemiologie.** Die Migrationsstörungen zählen zu den häufigeren angeborenen Fehlbildungen. Die Erkennung hat sich durch die in den letzten zehn Jahren zur Verfügung stehenden diagnostischen Möglichkeiten, insbesondere die Kernspintomographie, deutlich erhöht. Die Häufigkeit ist mit mindestens 1:10 000 anzunehmen.

■■■ **Ätiologie und Pathogenese.** Infektionen wie Zytomegalie sowie genetische Veränderungen, u. a. im *LIS1*-Gen auf Chromosom 17 (Miller-Dieker-Syndrom), können diese morphologischen und funktionellen Störungsbilder bedingen. Die genetischen Formen können autosomal-rezessiv, autosomal-dominant und X-chromosomal-rezessiv vererbt werden.

Agyrie, Pachygyrie und Heterotopien

Bei der Agyrie und Pachygyrie, häufig auch als **Lissenzephalie** bezeichnet, liegen flache breite und an Zahl verminderte Gyri vor (Abb. 18.8). Patienten mit dem autosomal-rezessiv vererbten **Miller-Dieker-Syndrom** haben zusätzlich zur Lissenzephalie ein auffälliges Gesicht. Als Heterotopien werden noduläre oder laminäre Neuronenverbände bezeichnet, die ihre eigentliche Lokalisation nicht erreicht haben und in früheren zerebralen Entwicklungsschichten liegengeblieben sind. Die laminären Neuronenverbände lassen das Bild eines doppelten Kortex entstehen (**»Double Cortex«-Syndrom**).

Ausgeprägte Migrationsstörungen führen zu einer geistigen und körperlichen Behinderung und zu schweren Epilepsien. Meist besteht eine Mikrozephalie. Auffällig ist, dass Migrationsstörungen häufig auch mit neurometabolischen Erkrankungen (z. B. Zellweger-Syndrom, Smith-Lemli-Opitz-Syndrom), Chromosomenanomalien (z. B. Trisomie 18 und 21) und neuromuskulären Erkrankungen (z. B. kongenitale Muskeldystrophien) einhergehen.

■■■ **Diagnostik.** Eine Ultraschalluntersuchung des Schädels kann auf das Vorliegen einer Migrationsstörung hinweisen. Vorrangig zur Sicherung der Diagnose ist die Durchführung einer Kernspintomographie des Schädels. Zur Klärung der Ursache sollten bakteriologische und virologische Bestimmungen sowie spezifische molekulargenetische Untersuchungen durchgeführt werden.

■■■ **Therapie.** Die Therapie ist symptomatisch. Die Prognose ist umso schlechter, je früher und ausgedehnter die Entwicklung des zentralen Nervensystems gehemmt wurde.

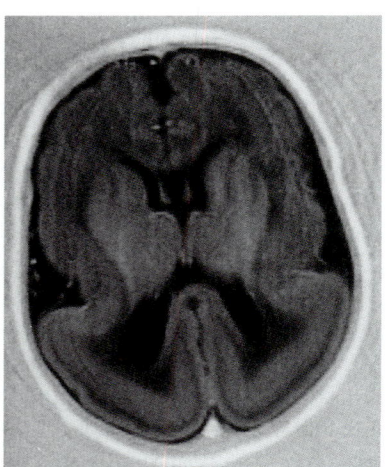

■ Abb. 18.8. **Lissenzephalie.**
MRT eines vier Wochen alten Mädchens mit fast vollständig aufgehobener Gyrierung

18.2.3 Hydrozephalus

> Ein Hydrozephalus ist eine übermäßige Flüssigkeitsansammlung in den intrakraniellen liquorgefüllten Räumen. Die Erweiterung der Liquorräume kann die Hirnkammern (Hydrocephalus internus), den Subarachnoidalraum (Hydrocephalus externus) oder beide (Hydrocephalus communicans) betreffen. Nach den Entstehungsmechanismen werden der angeborene und der erworbene Hydrozephalus unterschieden.

■■■ **Epidemiologie.** Die genaue Inzidenz ist unbekannt, für den angeborenen Hydrozephalus wird diese derzeit mit 3:1000 Lebendgeburten angegeben.

■■■ **Ätiologie und Pathogenese.** Ursache eines angeborenen Hydrozephalus können sowohl genetische als

18.2 · Fehlbildungen

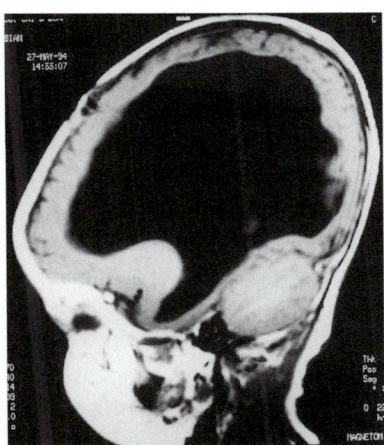

◘ Abb. 18.9. **X-chromosomal vererbter Hydrozephalus.**
MRT eines einjährigen Jungen mit ausgeprägtem Hydrozephalus und schmalem Hirnmantel

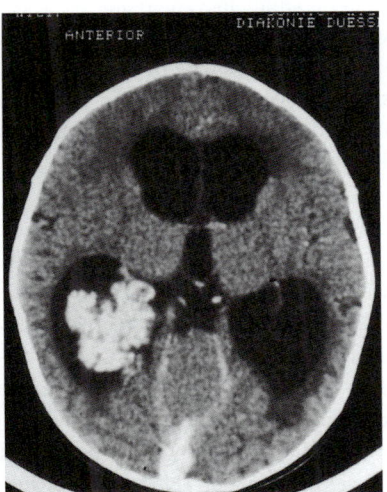

◘ Abb. 18.10. **Erworbener Hydrozephalus.**
MRT eines einjährigen Jungen mit Plexuspapillom

auch erworbene Faktoren sein. Zu den genetischen Faktoren gehören Veränderungen im *L1CAM*-Gen bei X-chromosomal vererbtem Hydrozephalus oder MASA (**M**ental retardation – **A**phasia-**S**huffling gait – **A**dducted thumbs) -Syndrom (◘ Abb. 18.9). Zu den erworbenen Faktoren zählen pränatale Infektionen, Ventrikeleinblutungen und Dysraphien. Der erworbene Hydrozephalus entsteht häufig nach Infektionen oder bei Tumoren. Infektionen oder Blutungen führen zu einer Einschränkung der Resorptionskapazität der Liquorräume. Tumoren bedingen einen Verschluss des Foramen Monro, des dritten Ventrikels, des Aquädukts oder des vierten Ventrikels und damit eine Liquorabflussstörung von den

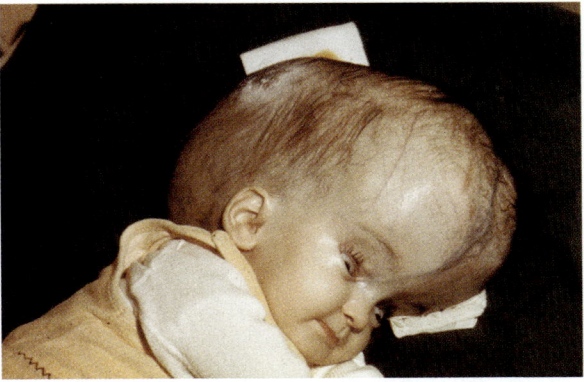

◘ Abb. 18.11. **Sechs Monate alte Patientin mit ausgeprägtem Hydrozephalus bei Meningomyelozele:**
Makrozephalie, vermehrte Kopfvenenzeichnung, Balkonstirn und Sonnenuntergangsphänomen

Hirnkammern zum Subarachnoidalraum (◘ Abb. 18.10). Bei gestörter Hirnentwicklung füllt der Liquor kompensatorisch den vom Gehirn nicht bzw. nicht mehr eingenommenen Raum aus.

■■■ **Klinische Merkmale.** Das klinische Bild ist abhängig vom Alter des Patienten. Bei **Feten und Säuglingen** mit offenen Schädelnähten und Fontanellen kann ein Hydrozephalus zunächst nur durch ein vermehrtes Kopfwachstum auffallen. Später zeigen sich vermehrte Kopfvenenzeichnungen, eine erhabene und gespannte Fontanelle, eine vorgewölbte Stirn (»Balkonstirn«) und Allgemeinsymptome wie Trinkunlust, Erbrechen und Berührungsempfindlichkeit. Ein »Sonnenuntergangsphänomen«, das Fallen der Bulbi nach unten, kann auftreten (◘ Abb. 18.11). Entwickelt sich der Hydrozephalus *nach* dem Säuglingsalter, so stehen die Symptome einer Hirndrucksteigerung im Vordergrund. Diese sind vor allem Kopfschmerzen, Nüchternerbrechen, Sprengung der Schädelnähte (◘ Abb. 18.12) und Stauungspapillen. Beim genetisch bedingten Hydrozephalus liegen zusätzlich die für das Syndrom typischen Merkmale vor. Patienten mit MASA-Syndrom fallen durch eine Aquäduktstenose, beidseits eingeschlagene Daumen, eine spastische Paraplegie und eine mäßige bis schwere geistige Behinderung auf.

■■■ **Diagnostik.** Im Säuglingsalter wird die Diagnose durch die übermäßige Zunahme des Kopfumfangs und die Ultraschalluntersuchung des Schädels gestellt. Nach Schluss der vorderen Fontanelle muss die Beurteilung des Ventrikelsystems durch eine Computertomographie

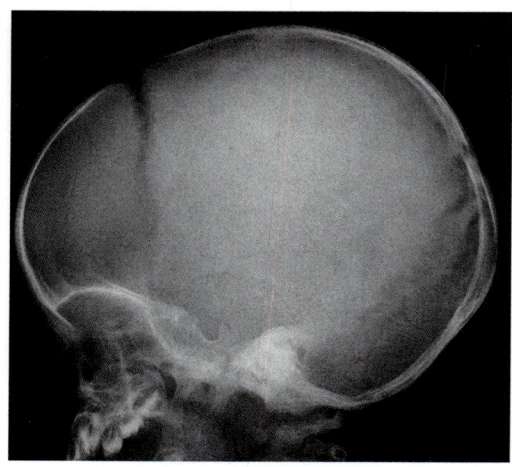

◘ Abb. 18.12. **Sprengung der Koronarnaht** bei intrakranieller Drucksteigerung

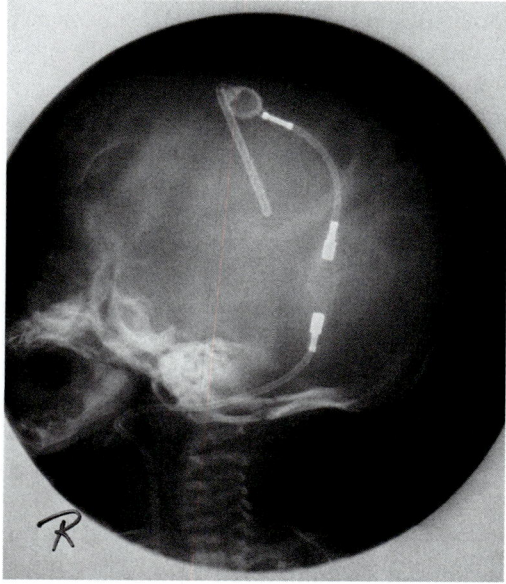

◘ Abb. 18.13. **Ventrikuloperitoneales Shuntsystem.** Der zentrale Katheteranteil liegt im Seitenventrikel

oder Kernspintomographie des Schädels erfolgen. Bei entsprechendem klinischen Verdacht sollten zusätzlich zytogenetische und molekulargenetische Untersuchungen erfolgen.

■■■ **Therapie.** Bei zunehmendem Hydrozephalus muss eine Liquordrainage durch ein ventrikuläres Shuntsystem mit in der Regel Ableitung ins Peritoneum erfolgen (◘ Abb. 18.13). Die **Prognose** ist abhängig vom Ausmaß der präoperativen Druckschädigung und von der Pathoätiologie des Hydrozephalus. Eine normale geistige Entwicklung und alle Grade der Behinderung sind möglich. Die Komplikationen des Shuntsystems sind Verlegungen, Diskonnexion und bakterielle Besiedlungen. Diese bedingen mitunter einen wiederholten Shuntaustausch. Unbehandelt kann ein Hydrozephalus zur Druckatrophie des Gehirns, Erblindung oder über eine Einklemmung des Hirnstamms in den Tentoriumschlitz zum Tode führen.

18.2.4 Dyskranien und Kraniosynostosen

> Zu den Dyskranien und Kraniostenosen zählen auffällige Schädelgrößen und -formen. Ein Makrozephalus ist definiert als ein Kopfumfang oberhalb der 97. Perzentile, ein Mikrozephalus als ein Kopfumfang unterhalb der 3. Perzentile. In den Perzentilenkurven müssen das Gestationsalter, das Gechlecht und die ethnische Zugehörigkeit berücksichtigt werden. Auffällige Schädelformen entstehen durch die Kraniosynostosen, einem vorzeitigen Verschluss einzelner Schädelnähte.

Makrozephalus

Die familiär-genetische Makrozephalie (große Kopfumfänge der Eltern und Großeltern!) und die benignen, meist frontal lokalisierten subduralen Hygrome des Kindesalters, sind häufige Gründe einer Makrozephalie, die keiner Therapie bedürfen.

Darüber hinaus sind die häufigsten Ursachen eines Makrozephalus die verschiedenen Hydrozephalusformen. Eine Makrozephalie entsteht auch bei intrakraniellen Raumforderungen, einem Zuviel an Hirnmasse (**Megalenzephalie**) und bei seltenen Speichererkrankungen. Zur diagnostischen Einordnung sind vor allem eine Computertomographie- oder Kernspintomographieaufnahme des Schädels angezeigt.

Mikrozephalus

Die familiär-genetische Mikrozephalie mit weitgehend unauffälligen klinischen Befunden ist selten. In den meisten Fällen ist eine Mikrozephalie Ausdruck eines gestörten Hirnwachstums. Diese kann durch genetisch bedingte Entwicklungsstörungen des Gehirns, pränatale Infektionen wie Röteln und Zytomegalie sowie eine prä- und postnatale Hypoxie bedingt sein (◘ s. Tabelle 18.2). Je nach Verdachtsdiagnose sollten eine Computertomographie- bzw. Kernspintomographieaufnahme des Schädels, mikrobiologische, virologische und spezielle molekulargenetische Untersuchungen durchgeführt werden. Die Mikrozephalie geht meist mit einer geistigen Behinderung und weiteren neurologischen Auffälligkeiten einher.

Kraniosynostosen

Durch Kraniosynostosen entstehen auffällige Schädelformen. Als Ursache sind vor allem genetische Defekte in unterschiedlichen Fibroblasten-Wachstumsfaktoren und ihren Rezeptoren beschrieben. Die ausführliche Darstellung einiger wichtiger Schädelformen und ihr mögliches Auftreten im Rahmen von Syndromen findet sich im ▶ Kapitel 16.2.2, S. 543.

18.3 Infantile Zerebralparesen

> Infantile Zerebralparesen (CP) sind bleibende, motorische Restschadensyndrome, die prinzipiell nicht fortschreiten, jedoch in ihrem Verlauf von Entwicklungsprozessen überlagert sind. Sie sind auf eine frühkindliche Schädigung des unreifen Gehirns zurückzuführen. Die Einteilung erfolgt nach der Lokalisation und Schwere des neurologischen Befundes. Zusätzlich zu den motorischen Störungen können Störungen der geistigen und neuropsychologischen Entwicklung (z. B. Sprache) sowie Anfallsleiden vorliegen.

▪▪▪ **Epidemiologie.** Die Prävalenz der infantilen Zerebralparesen liegt derzeit bei 1 pro 1000 Lebendgeborene. Sehr unreife Frühgeborene mit einem Geburtsgewicht unter 1500 g entwickeln etwa 40 mal häufiger eine spastische Tetraparese als reifgeborene Kinder. Durch die neonatale Intensivbehandlung und eine optimale Versorgung der Frühgeborenen können Zerebralparesen vermieden werden.

▪▪▪ **Ätiologie.** Die infantile Zerebralparese kann durch die folgenden prä- und perinatalen Schädigungen entstehen: zentrale Gefäßverschlüsse, bakterielle und virale Infektionen, Anlagestörungen, hypoxisch-ischämische Enzephalopathien, Hirnblutungen. Bei mehr als der Hälfte der Patienten gelingt es nicht, einen ätiologischen Faktor zuzuordnen. Eine multifaktorielle Ursache ist möglich.

▪▪▪ **Klinik.** Charakteristische klinische Befunde bei Patienten mit infantiler Zerebralparese sind ein auffälliges Körperhaltungs- und Bewegungsmuster, eine spastische Erhöhung des Muskeltonus, gesteigerte Muskeleigenreflexe, positive Pyramidenbahnzeichen sowie unterschiedlich stark ausgeprägte extrapyramidal-motorische Störungen (z. B. Dystonie, Athetose, Chorea).

Die Spastik entsteht durch eine Schädigung im Verlauf des ersten Motoneurons. Sie ist durch eine Erhöhung des muskulären Grundtonus, insbesondere der Streck- und Adduktorenmuskulatur an der unteren sowie der Beugemuskulatur an der oberen Extremität gekennzeichnet. Das Tonusungleichgewicht nimmt bei Anstrengung zu und kann zu Kontrakturen und schweren Funktionseinschränkungen führen. Die Muskeleigenreflexe sind gesteigert, die Pyramidenbahnzeichen positiv.

Bei den extrapyramidal-motorischen Störungen, den Dyskinesien, treten im Wachzustand ein ständig wechselnder Muskeltonus der Agonisten und Antagonisten auf. Dies führt zu abnormen, unwillkürlichen Bewegungen, die nur im Schlaf sistieren. Bei der Dystonie sind diese Bewegungen langsam und wurmartig und betreffen die Extremitäten und die Körperachse; bei der Athetose sind diese abnormen wurmartigen Bewegungen auf die Extremitäten beschränkt. Bei der Chorea liegen schnelle, unregelmäßige und ruckartige Bewegungen vor.

Die derzeit am weitesten verbreitete Einteilung der infantilen Zerebralparesen erfolgt nicht nach der Ätiologie oder dem Zeitpunkt der Schädigung sondern nach dem klinischen Erscheinungsbild. Entsprechend der Lokalisation und Schwere des neurologischen Befundes werden fünf Hauptformen unterschieden: spastische Hemiparese, spastische Diplegie, spastische Tetraparese, Dyskinesie und Ataxie. Mischformen kommen vor.

> **Merke**
>
> Der Begriff »Zerebralparese« entspricht keiner nosologischen Entität, sondern umfasst unterschiedliche neurologische Krankheitsbilder, die alle durch eine frühkindliche Hirnschädigung entstanden sind!

Spastische Hemiparese

Bei der spastischen Hemiparese betreffen die Lähmungserscheinungen nur eine Körperseite. Sie können Arm und Bein gleich schwer betreffen oder arm- bzw. beinbetont sein (◘ Abb. 18.14). Die Ursache sind häufig umschriebene Läsionen des Marklagers und der Hirnrinde, die vor allem pränatal durch Gefäßverschlüsse (z. B. Verschluss der A. cerebri media), Durchblutungsstörungen und Fehlbildun-

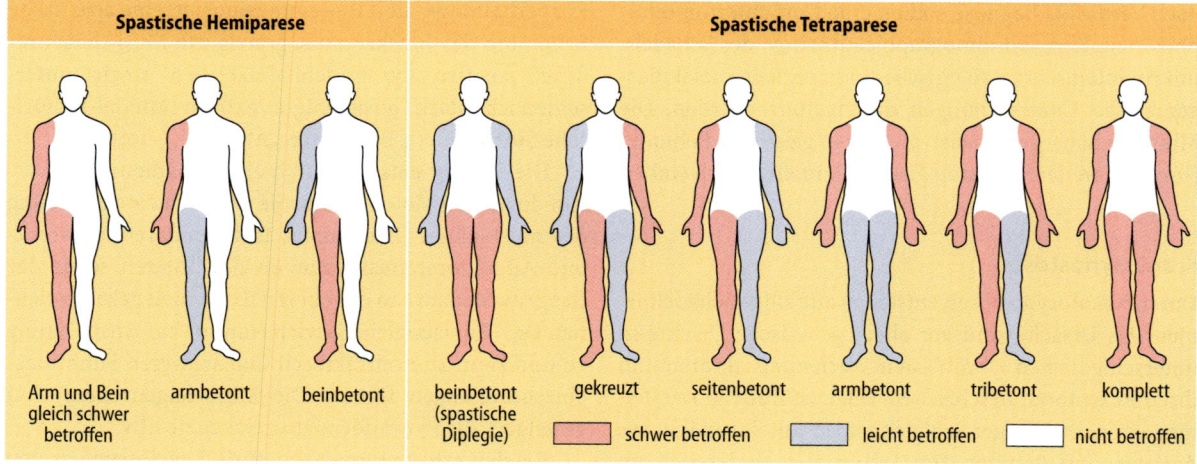

◘ Abb. 18.14. **Klinische Einteilung der spastischen Zerebralparesen** nach der Lokalisation und Schwere des neurologischen Befundes

gen entstanden sind. Die Patienten fallen oft erst gegen Ende des ersten Lebensjahres auf, indem ein Arm oder ein Bein weniger bewegt wird als die Extremität der Gegenseite. Die betroffene Extremität ist meist verkürzt, die Muskulatur atrophisch. Die motorische Entwicklung kann verzögert sein. Die geistige Entwicklung ist in der Regel unauffällig, falls nicht gleichzeitig ein Anfallsleiden besteht.

Spastische Diplegie

Bei der spastischen Diplegie, einer beinbetonten Form der Tetraparese, sind alle vier Extremitäten betroffen, die Beine jedoch deutlich schwerer als die Arme (◘ Abb. 18.15, s. Abb. 18.14). Die häufigste Ursache sind periventrikuläre Marklagerschädigungen, die insbesondere bei frühgeborenen Kindern auftreten. Die geistige Entwicklung ist in der Regel unauffällig.

Spastische Tetraparese

Bei der spastischen Tetraparese erstrecken sich die Lähmungserscheinungen auf alle vier Extremitäten. Sie können als gekreuzte, seitenbetonte, armbetonte, tribetonte oder komplette spastische Tetraparese vorliegen (◘ s. Abb. 18.14). Die Ursachen sind vor allem schwere hypoxisch-ischämische, infektiöse und hämorrhagische Läsionen des Gehirns. Die spastische Tetraparese ist die prognostisch ungünstigste Form der infantilen Zerebralparesen. Die Patienten haben meist eine schwere körperliche und geistige Behinderung, ein Anfallsleiden und oft auch eine Mikrozephalie.

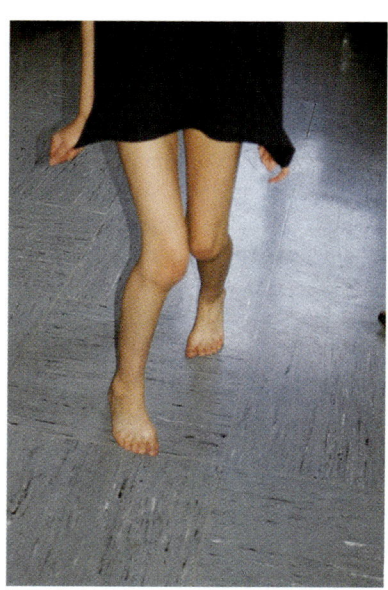

◘ Abb. 18.15. **Gangbild einer 15 jährigen Patientin** mit spastischer Diplegie

Dyskinetische Zerebralparese

Dyskinetische Symptome können bei allen Formen der infantilen Zerebralparesen vorliegen. Stehen diese kongenitalen extrapyramidalen Symptome (z. B. Dystonien, Choreoathetosen, Tremor, Myoklonien) jedoch im Vordergrund, so liegt eine dyskinetische Zerebralparese vor. Das bekannteste Beispiel ist die Choreoathetose nach Bilirubinenzephalopathie, die heute wegen der Prophylaxe und therapeutischen Möglichkeiten sehr selten auftritt. Von einer dyskinetischen Zerebralparese sind meist zum Termin geborene Kinder betroffen. Die häufigste Ursache sind perinatale Komplikationen, die zu schweren zentralen Hypoxien, vor allem im Bereich der Basalganglien, führen. Die Patienten haben eine schwere körperliche Behinderung, die geistige Entwicklung kann normal sein. Die bei den Patienten unwillkürlich ablaufenden Bewegungsstörungen wie z. B. eine Dysarthrie, orale Automatismen und ständige Streck-Beuge-Bewegungen einzelner Extremitäten führen dazu, dass die Patienten in ihren geistigen Fähigkeiten häufig unterschätzt werden.

Ataktische Zerebralparese

Bei den ataktischen Zerebralparesen stehen die Ataxie und die damit verbundenen Koordinationsstörungen im Vordergrund. Die Koordinationsstörungen können sowohl die Rumpfsicherheit beim Sitzen, Stehen und Gehen als auch andere Bewegungen der Extremitäten, wie z. B. das gezielte Greifen betreffen. Die Ursache der ataktischen Zerebralparesen können prä- und perinatale Schädigungen sowie Hirnfehlbildungen sein. Ataktische Zerebralparesen sind sehr selten. Bei der Diagnose muss daher gesichert sein, dass sich hinter der Ataxie nicht zerebelläre Raumforderungen, neurodegenerative Erkrankungen (z. B. Heredoataxien, ▶ s. Kap. 18.4.3, S. 623) und bekannte genetische Syndrome (z. B. Angelman-Syndrom, ▶ s. Kap. 18.1.1, S. 605) verbergen.

Nicht-klassifizierte Zerebralparesen

Die **minimale Zerebralparese** entspricht am ehesten einer grob- und feinmotorischen Ungeschicklichkeit (»clumsiness«). In Anforderungssituationen können die Kinder Haltungs- und Bewegungsauffälligkeiten aufweisen, wie sie für Patienten mit Zerebralparesen typisch sind. Die Ätiologie der minimalen Zerebralparese ist unbekannt.

Bei einigen sehr unreifen Frühgeborenen sowie bei Kindern mit schweren perinatalen Komplikationen lassen sich die erhobenen klinischen Befunde oft nicht in eine der hier aufgeführten Formen der Zerebralparese einordnen.

■■■ **Diagnostik.** Alle Frühgeborenen und Risikoneugeborenen sollten im ersten Lebensjahr regelmäßig entwicklungsneurologisch untersucht werden. Hierbei können insbesondere sich herausbildende motorische Behinderungen und Anfallsleiden frühzeitig erkannt werden. Kinder, bei denen eine Zerebralparese gefunden wurde, sollten kernspintomographisch untersucht werden, um die Lokalisation und das Ausmaß der zentralen Läsion bestimmen zu können. Darüber hinaus sollten regelmäßige hirnelektrische und orthopädische Kontrolluntersuchungen erfolgen.

■■■ **Therapie.** Die Heilung einer Zerebralparese ist nicht möglich, im Vordergrund steht daher die Verbesserung der Lebenssituation der Patienten. Die motorischen Störungen sollten durch regelmäßige intensive Physiotherapie behandelt werden. Ihr Ziel ist die Einübung physiologischer und die Hemmung abnormer Bewegungsabläufe, noch vorhandene Muskelfunktionen sollten aufrechterhalten und Kontrakturen vermieden werden. Bei ausgeprägten Schädigungen muss die Physiotherapie um eine adäquate kinderneurologische, orthopädische, heilpädagogische und logopädische Betreuung ergänzt werden. Bei den häufig sich entwickelnden Fußfehlstellungen und Beinlängendifferenzen sind korrigierende Maßnahmen durch Hilfsmittel (z. B. Schienen, Innenschuhe) und evtl. korrigierende Operationen notwendig. Ein auftretendes Anfallsleiden kann meist medikamentös erfolgreich behandelt werden. Eine medikamentöse Beeinflussung des stark erhöhten Muskeltonus mit Baclofen oder Botulinustoxin kann versucht werden.

18.4 Neurometabolische Erkrankungen

> Neurometabolische Erkrankungen sind angeborene Störungen im menschlichen Stoffwechselnetzwerk. Bei einer Vielzahl dieser Erkrankungen sind der zugrunde liegende Proteindefekt sowie das betroffene Gen bekannt. Die Erkrankungen manifestieren sich meist während der Kindheit und betreffen häufig das Nervensystem, das Auge, das Gehör und die Skelettmuskulatur. Klinische Leitsymptome sind Auffälligkeiten in der psychomotorischen Entwicklung, der Verlust bereits erworbener Fähigkeiten, zerebrale Krampfanfälle, Muskelschwäche und Bewusstseinsstörungen. Eine kurative Behandlung gibt es in der Regel nicht. Eine Pränataldiagnostik ist meist möglich.

18.4.1 Erkrankungen mit bekanntem Defekt

> Die Einteilung der neurometabolischen Erkrankungen erfolgt vorwiegend nach der subzellulären Lokalisation des zugrundeliegenden Stoffwechseldefektes. Betroffen sind hierbei Stoffwechselwege im Zytoplasma sowie in Organellen wie Lysosom, Mitochondrium, Peroxisom, Golgi-Apparat und endoplasmatisches Retikulum.

■■■ **Epidemiologie.** Mehr als 250 verschiedene angeborene neurometabolische Erkrankungen sind derzeit bekannt. Die Inzidenz neurometabolischer Erkrankungen wird zwischen 1:2000 bis 1:500 000 angenommen. Für die Häufigkeit einiger dieser Erkrankungen sind große ethnische Unterschiede zu beobachten. Ein bekanntes Beispiel ist die Tay-Sachs-Erkrankung; während die Inzidenz unter Ashkenazi-Juden 1:2000 beträgt, liegt diese in den übrigen Bevölkerungsgruppen bei 1:250 000.

> **Merke**
>
> Das bei angeborenen Stoffwechselerkrankungen am häufigsten betroffene Organsystem ist das Nervensystem!

Lysosomale Erkrankungen

Lysosomen können als »Entsorgungsknotenpunkte« der Zelle betrachtet werden. Hier werden eine Vielzahl von unterschiedlichen biochemischen Substanzen abgebaut. Lysosomale Erkrankungen sind vor allem auf einen Defekt lysosomaler Matrixenzyme aber auch auf Fehler im Transportsystem zwischen Zytoplasma und lysosomaler Matrix zurückzuführen. Beispiele für Erkrankungen mit lysosomalem Enzymdefekt sind die Tay-Sachs-Erkrankung (▶ s. Kap. 6.3.2, S. 160), die Niemann-Pick-Erkrankung (▶ s. Kap. 6.3.2, S. 161) und Mukopolysaccharidosen. Ein Beispiel für Erkrankungen mit fehlerhaftem Transportsystem sind Zystinosen. Fast alle bekannten lysosomalen Erkrankungen folgen einem autosomal-rezessiven Erbgang.

Als Beispiele für vor allem das Nervensystem betreffende lysosomale Erkrankungen sind hier die Krabbe-Erkrankung und die metachromatische Leukodystrophie aufgeführt:

Bei Patienten mit **Krabbe-Erkrankung** liegt ein Mangel des Enzyms β-Galaktozerebrosidase vor. Die Patienten fallen im ersten Lebensjahr durch Entwicklungsrückschritte, eine Übererregbarkeit, eine zunehmende Spastik und Erblindung auf. Die Patienten versterben meist in den ersten Lebensjahren. Bei etwa 10 % der Patienten liegt eine spätinfantile Form der Erkrankung vor. Hier sind die neurologischen Symptome über Jahre langsam progredient. Die Diagnose wird durch die Enzymbestimmung in Leukozyten gestellt. Die Behandlung ist symptomatisch, bei Patienten mit spätinfantiler Form kann im Frühstadium der Erkrankung eine Knochenmarktransplantation wirkungsvoll sein. Eine Pränataldiagnostik ist möglich.

Bei Patienten mit **metachromatischer Leukodystrophie** liegt ein Mangel des Enzyms Arylsulfatase A vor. Die Erkrankung kann als spätinfantile, juvenile und adulte Form auftreten. Nach einer unauffälligen psychomotorischen Entwicklung treten zunächst eine zunehmende Schwäche der Beine, Gangstörungen und eine Abschwächung der Muskeleigenreflexe auf. Später kommt es zu einer Tetraspastik, Erblindung und Demenz. Der Verlauf ist abhängig von der Erkrankungsform. Patienten mit spätinfantiler Verlaufsform versterben meist im ersten Lebensjahrzehnt. Die Diagnose wird durch die Sulfatidausscheidung im Urin und die Enzymbestimmung in Leukozyten gestellt. Die Behandlung ist symptomatisch, bei Patienten im Frühstadium der Erkrankung kann eine Knochenmarktransplantation den Erkrankungsverlauf aufhalten. Eine Pränataldiagnostik ist möglich.

Mitochondriale Erkrankungen

Mitochondrien sind das »Kraftwerk« der Zelle und stellen Energie in Form von ATP zur Verfügung. In der mitochondrialen Matrix werden durch die β-Oxidation von Fettsäuren und den Pyruvatabbau über den Zitratzyklus Energieträgersubstanzen wie NADH erzeugt, die anschließend durch die Atmungskette in der inneren mitochondrialen Membran in ATP umgewandelt werden können (◘ Abb. 18.16). Die mitochondrialen Erkrankungen sind Störungen der Atmungskette, des Pyruvatmetabolismus, des Zitratzyklus und der Fettsäureoxidation. Patienten mit mitochondrialen Erkrankungen weisen vielfältige und unspezifische klinische Symptome auf. Funktionsstörungen sind dabei häufig in den energieabhängigen Organen wie Gehirn (psychomotorische Retardierung, Lethargie, Ataxie, Epilepsie), Skelettmuskulatur (muskuläre Hypotonie bzw. Hypertonie, Ptosis), Herz (Kardiomyopathie) und Auge (Retinitis pigmentosa, Optikusatrophie) nachweisbar. Der zugrundeliegende genetische Defekt ist nur teilweise bekannt. Die Erkrankun-

18.4 · Neurometabolische Erkrankungen

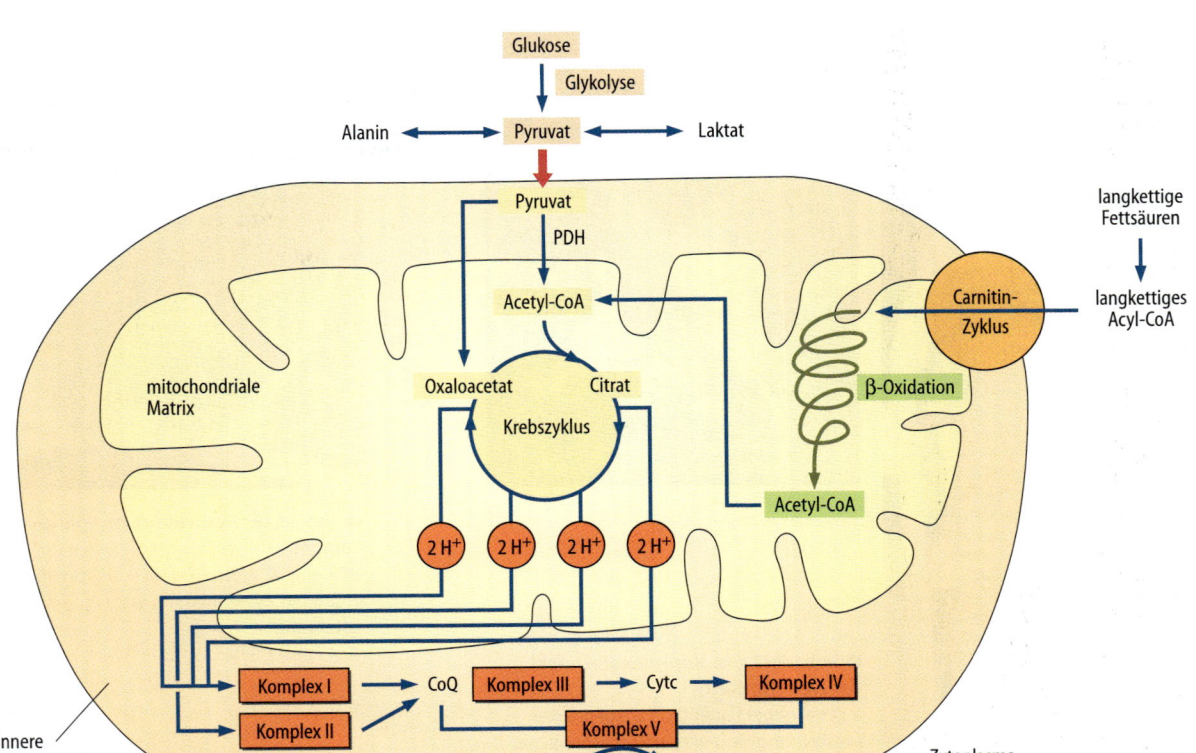

◘ Abb. 18.16. **Mitochondriale Stoffwechselwege**
und ihre Verbindung zu Stoffwechselwegen im Zytoplasma. PDH: Pyruvatdehydrogenase

gen folgen einem autosomal-rezessiven oder einem mitochondrialen Erbgang (▶ s. S. 39).

Als Beispiele für die Vielzahl mitochondrialer Erkrankungen werden hier Atmungskettendefekte und der Pyruvatdehydrogenasemangel näher beschrieben:

Bei Patienten mit angeborenen **Atmungskettendefekten** liegen Fehler in den fünf Proteinkomplexen der Atmungskette vor (◘ s. Abb. 18.16). Die Erkrankungen können sich in jedem Lebensalter, vom Säugling bis zum Erwachsenen, manifestieren und werden sowohl autosomal-rezessiv als auch mitochondrial vererbt. Im Vordergrund der Beschwerden stehen meist eine rasche Ermüdbarkeit und eine Ptosis. Neben der Skelettmuskulatur sind oft auch andere Organsysteme wie das Herz, das Gehirn und die Nieren betroffen. Kleinkinder mit Atmungskettendefekten fallen meist durch plötzlich auftretende Bewusstseinsstörungen, Erbrechen, generalisierte muskuläre Hypotonie und Rückschritte in der motorischen Entwicklung auf. Es folgen dann vor allem eine psychomotorische Retardierung, eine zunehmende Muskelatrophie, Spastik und Sehstörungen (◘ Abb. 18.17 a). In der Kernspintomographie des Schädels sind Schädigungen des zentralen Nervensystems nachweisbar (◘ Abb. 18.17 b). Die Erkrankung verläuft in der Regel schubweise und schreitet rasch fort. Die Verdachtsdiagnose wird durch die klinischen Merkmale und die insbesondere im Erkrankungsschub vorliegende Laktatazidose gestellt. Die Diagnose muss durch histopathologische und funktionelle Untersuchungen der Atmungskette in frischem Muskelgewebe oder in Fibroblasten bestätigt werden. Eine molekulargenetische Untersuchung und eine pränatale Diagnostik sind derzeit nur bei einigen wenigen Defekten möglich. Die Behandlung ist symptomatisch. In einigen Fällen haben sich Gaben von Carnitin, Riboflavin, Vitamin K und Coenzym Q als hilfreich erwiesen. Bei schweren Laktatazidosen ist eine entsprechende Pufferung notwendig, katabole Stoffwechselsituationen sollten vermieden werden.

Der **Pyruvatdehydrogenasemangel** manifestiert sich bereits im Neugeborenen- und Säuglingsalter mit schweren neurologischen Auffälligkeiten wie Entwicklungsverzögerung, Krampfanfällen, muskulärer Hypoto-

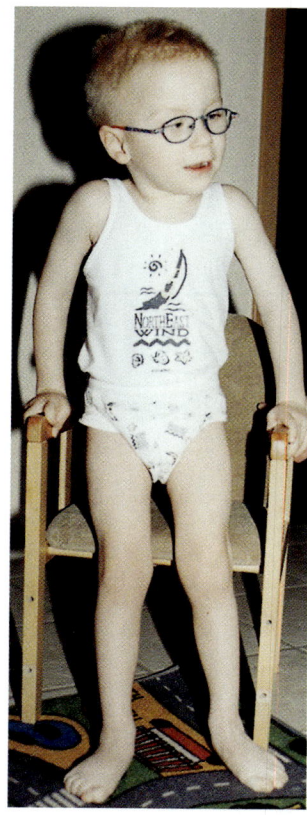
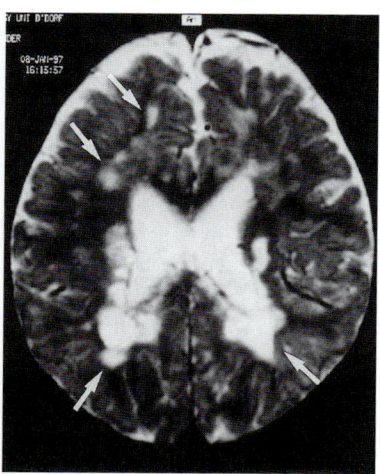

Abb. 18.17 a, b. Komplex-III-Defekt der Atmungskette.
a Dreijähriger Patient mit ausgeprägter Muskelatrophie und spastischer Diplegie, Stehen mit Festhalten möglich, nicht jedoch freies Laufen. **b** MRT des Patienten mit leukodystrophischen Veränderungen

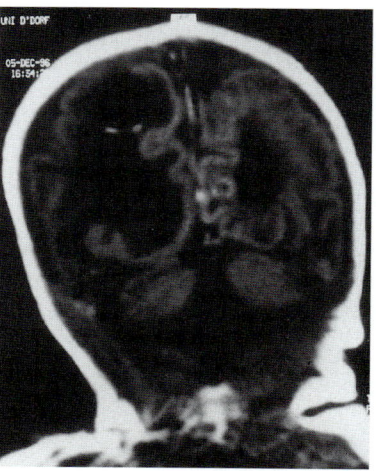

Abb. 18.18. Pyruvatdehydrogenase-Mangel.
MRT einer 2 Wochen alten Patientin mit ausgeprägter Zystenbildung und Hirngewebsuntergang

nie und Koma. In der Kernspintomographie des Schädels sind schwerwiegende Veränderungen des zentralen Nervensystems nachweisbar (◘ Abb. 18.18). Laborchemisch fällt eine schwere Laktatazidose auf. Die Erkrankung wird autosomal-rezessiv vererbt. Die Diagnose kann durch die Enzymbestimmung in Fibroblasten oder molekulargenetisch gestellt werden. Die Therapie ist symptomatisch, die Patienten versterben meist im ersten Lebensjahr.

Peroxisomale Erkrankungen

In der peroxisomalen Matrix findet eine Vielzahl anabolischer und katabolischer Stoffwechselwege statt wie die Bildung von Plasmalogenen und Gallensäuren sowie der Abbau von Wasserstoffperoxiden und überlangkettigen Fettsäuren. Peroxisomale Erkrankungen werden in zwei Gruppen eingeteilt. In der ersten Gruppe können Peroxisomen nicht oder nur sehr unvollständig gebildet werden. Defekte in mehreren peroxisomalen Stoffwechselwegen sind die Folge. In der zweiten Gruppe liegt ein isolierter Defekt eines peroxisomalen Stoffwechselweges vor bei ansonsten regelrechter Peroxisomenstruktur und -funktion. Die meisten der zugrundeliegenden Gendefekte sind bekannt. Fast alle peroxisomalen Erkrankungen folgen einem autosomal-rezessiven Erbgang.

Als Beispiele für peroxisomale Erkrankungen werden das Zellweger-Syndrom, die Rhizomelia chondrodysplasia punctata und die X-chromosomale Adrenoleukodystrophie näher beschrieben. Die Hyperoxalurie, eine Erkrankung mit isoliertem peroxisomalem Enzymdefekt, ist in ▶ Kapitel 15.9.2, S. 519 dargestellt.

Bei Patienten mit Zellweger-Syndrom liegen Veränderungen in peroxisomalen Proteinen, den Peroxinen, vor, die für die Bildung des Organells bedeutend sind. Patienten mit Zellweger-Syndrom fallen durch ein typisches Gesicht mit flacher, hoher Stirn, tiefer Nasenwurzel, Hypertelorismus, Epikanthus, leicht mongoloider Lidachse und Mikrognathie auf (◘ Abb. 18.19). Sie haben neurologische Beschwerden wie allgemeine Muskelhypotonie, Trinkschwäche, Gedeihstörungen, Krampfanfälle und eine psychomotorische Retardierung. Zystennieren und Leberveränderungen können

18.4 · Neurometabolische Erkrankungen

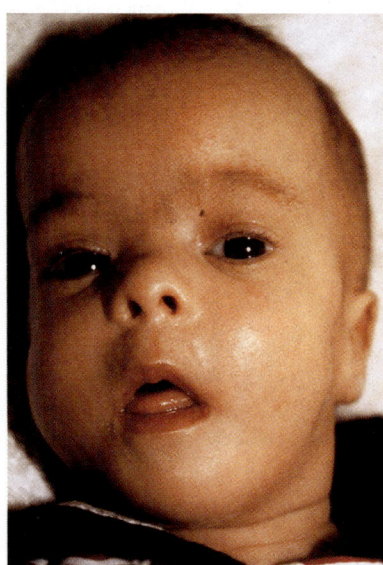

◘ Abb. 18.19. **Zellweger-Syndrom.**
Sechs Monate alter Patient mit typischen fazialen Dysmorphien wie hohe Stirn, breite tiefe Nasenwurzel, Epikanthus und Mikrognathie

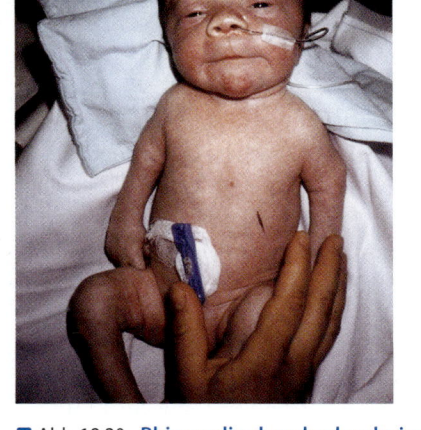

◘ Abb. 18.20. **Rhizomelia chondrodysplasia punctata.**
Zwei Monate alter Junge mit typischer fazialer Dysmorphie sowie Verkürzung der Oberarme und Unterschenkel

vorliegen. Die Patienten versterben meist in den ersten Lebensmonaten.

Bei Patienten mit **Rhizomelia chondrodysplasia punctata** liegen dem Zellweger-Syndrom ähnliche, jedoch weniger stark ausgeprägte klinische Symptome vor. Die Überlebensdauer beträgt mehrere Jahre. Die Patienten haben zusätzlich eine Rhizomelie, eine Verkürzung der Extremitäten (◘ Abb. 18.20). Die Erkrankungen werden autosomal-rezessiv vererbt. Die Diagnose wird durch die Bestimmung der überlangkettigen Fettsäuren oder der Plasmalogene gestellt, die aufgrund des fehlerhaften Organells nicht abgebaut bzw. nicht gebildet werden können. Die Therapie ist symptomatisch, eine Pränataldiagnostik ist möglich.

Bei Patienten mit **X-chromosomal-rezessiv vererbter Adrenoleukodystrophie** liegt ein peroxisomaler Membranproteindefekt vor, der dazu führt, dass überlangkettige Fettsäuren nicht abgebaut werden können. Der klinische Verlauf der Erkrankung ist sehr unterschiedlich. Innerhalb einer Familie können trotz identischer Genmutation schwere und milde klinische Ausprägungen nebeneinander vorkommen. Die schwerste Form ist die kindliche zerebrale Form. Erste Erkrankungszeichen sind Persönlichkeitsveränderungen und schulischer Leistungsabfall. Später folgen Gangstörungen, Visus- und Gehörverlust. Eine Nebennierenrindeninsuffizienz kann vorliegen. In der Kernspintomographie des Schädels ist

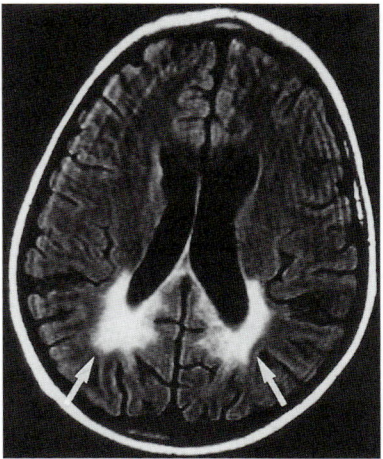

◘ Abb. 18.21. **X-chromosomale Adrenoleukodystrophie.**
MRT eines sechs Jahre alten Jungen mit ausgeprägter okzipitaler Leukodystrophie

eine Zerstörung der weißen Hirnsubstanz nachweisbar (◘ Abb. 18.21). Die Patienten versterben meist im zweiten Lebensjahrzehnt. Die adulten Formen sind über Jahre langsam progredient. Bei einigen Patienten liegt eine Nebennierenrindeninsuffizienz (»Morbus Addison«) ohne neurologische Symptome vor. Die Diagnose erfolgt durch die Bestimmung der überlangkettigen Fettsäuren. Ein Mutationsnachweis im betroffenen Gen und die

Pränataldiagnostik sind möglich. Neben der symptomatischen Therapie kann bei Patienten im Frühstadium die Knochenmarktransplantation das Fortschreiten der Erkrankung aufhalten.

Erkrankungen des Golgi-Apparates und des endoplasmatischen Retikulums

Viele Strukturproteine, Enzyme und Hormone benötigen eine Glykosylierung im Golgi-Apparat und endoplasmatischen Retikulum. Ein Fehler in der Bildung dieser Glykoproteine kann die Proteinfunktion beeinträchtigen und zu schweren klinischen Symptomen führen. Der Prototyp dieser Erkrankungen sind die CDG (Congenital Disorders of Glycosylation). Die Patienten fallen im Säuglingsalter zunächst durch schwere Infekte, Gedeihstörungen, Leberveränderungen und Blutungsneigung auf. Die neurologischen Beschwerden sind eine muskuläre Hypotonie, eine psychomotorische Retardierung und Krampfanfälle. Invertierte Mamillen und eine auffällige Fettverteilung können vorliegen. Die Diagnose wird durch den Nachweis eines abnormen Glykosylierungsmusters des Ferritins in der Transferrinelektrophorese gestellt. Der Mutationsnachweis im betroffenen Gen und eine pränatale Diagnostik sind möglich. Die Therapie ist symptomatisch.

Erkrankungen des Zytoplasmas

Der überwiegende Anteil des menschlichen Stoffwechselnetzwerkes ist im Zytoplasma lokalisiert. Störungen der dort lokalisierten Stoffwechselwege wie z. B. die Harnstoffsynthese und der Abbau von Aminosäuren können zu Erkrankungen mit Beteiligung des Nervensystems führen (▶ s. auch S. 141). Als Beispiele für diese Erkrankungsgruppe werden hier die Canavan-Krankheit und die Glutarazidurie Typ I beschrieben.

Bei Patienten mit der Canavan-Krankheit liegt ein Mangel des Enzyms Aspartoacylase vor, so dass die vor allem im Gehirn in hohen Konzentrationen vorliegende Aminosäure N-Acetylaspartat nicht abgebaut werden kann. Die Patienten fallen in den ersten Lebensmonaten durch Rückschritte in ihrer psychomotorischen Entwicklung und das Auftreten eines Makrozephalus auf. Es treten Krampfanfälle und eine muskuläre Hypotonie auf, die in eine spastische Lähmung übergeht. In der Kernspintomographie des Schädels sind diffuse Hirnveränderungen nachweisbar (◨ Abb. 18.22). Die Patienten versterben meist in den ersten Lebensjahren. Die Krankheit wird

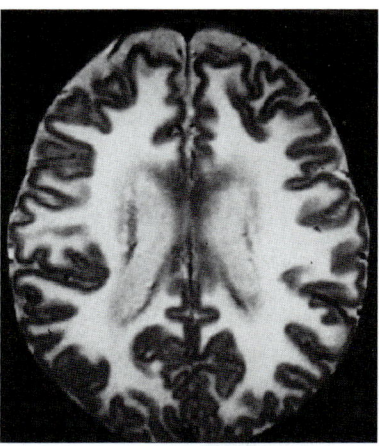

◨ Abb. 18.22. **Canavan-Krankheit.**
MRT eines zwei Jahre alten Jungen mit diffusen leukodystrophischen Veränderungen

autosomal-rezessiv vererbt. Die Diagnose erfolgt durch den Nachweis einer abnormen Ausscheidung von N-Acetylaspartat, die Enzymbestimmung in Fibroblasten oder die Mutationsanalyse im betroffenen Gen. Die Therapie ist bisher symptomatisch, eine Pränataldiagnostik ist möglich.

Bei Patienten mit Glutarazidurie Typ I liegt ein Mangel des Enzyms Glutaryl-CoA-Dehydrogenase vor. Dieser führt zu einer Abbaustörung der Aminosäuren Lysin und Tryptophan. Die Patienten haben meist einen angeborenen Makrozephalus. In den ersten Lebensmonaten treten akute Enzephalopathien auf mit nachfolgender psychomotorischer Retardierung, mit schweren extrapyramidalen Bewegungsstörungen (Dystonie, Chorea) und Krampfanfällen. Die Erkrankung wird autosomal-rezessiv vererbt. Die Diagnose erfolgt durch den Nachweis einer abnormen Ausscheidung von Glutarsäure und die Enzymbestimmung in Fibroblasten. Bei Patienten im Frühstadium der Erkrankung haben sich eine eiweißarme Diät und eine Karnitinsupplementation als wirkungsvoll erwiesen, ansonsten ist die Therapie symptomatisch.

18.4.2 Erkrankungen mit unbekanntem Defekt

Eine beträchtliche Zahl der angeborenen neurologischen Erkrankungen konnte bisher keinem spezifischen Fehler im Stoffwechselnetzwerk zugeordnet werden, obwohl das klinische Bild und histopathologische Befunde der Patienten auf einen Stoffwechseldefekt hinweisen. Bei den

Patienten kommt es nach einer zunächst unauffälligen Entwicklung zum plötzlichen Verlust erworbener Fähigkeiten und anschließend zu einem Fortschreiten der neurologischen Beschwerden. Im Gewebe und in Körperflüssigkeiten der Patienten sind häufig Speichermaterialien nachweisbar.

18.4.3 Leukodystrophien

Bei den Leukodystrophien liegen Fehler im Aufbau oder der Erhaltung der weißen Substanz des Gehirns und des Rückenmarks vor. Eine häufige Ursache von Leukodystrophien sind angeborene neurometabolische Erkrankungen. Im Rahmen einiger dieser Erkrankungen werden Stoffwechselprodukte in der weißen Substanz abgelagert. Dies führt zu einem fortschreitenden Untergang der weißen Substanz. Die Folge sind schwere Funktionsstörungen des Nervensystems wie Störungen im Bewegungsablauf, Sehen, Hören, Sprechen und Erinnerungsvermögen.

Beispiele für Leukodystrophien sind unter den lysosomalen Erkrankungen die metachromatische Leukodystrophie, unter den mitochondrialen Erkrankungen verschiedene Atmungskettendefekte (◘ s. Abb. 18.17b), unter den peroxisomalen Erkrankungen die X-chromosomale Adrenoleukodystophie (◘ s. Abb. 18.21) und unter den Erkrankungen des Zytoplasmas die Canavan-Krankheit (◘ s. Abb. 18.22). Neben den klassischen Leukodystrophien mit bekanntem metabolischen Defekt gibt es auch zahlreiche ungelöste Leukodystrophien.

18.5 Neuromuskuläre Erkrankungen

> In dieser Gruppe werden verschiedenartige, überwiegend angeborene Erkrankungen der Skelettmuskulatur und der Nerven zusammengefasst. Bei den primären Muskelerkrankungen liegen dystrophische Prozesse, Strukturanomalien, Enzymdefekte oder funktionelle Störungen der Muskelfaser vor. Bei Erkrankungen des Rückenmarks oder der Nerven ist die Skelettmuskulatur sekundär betroffen. Die für neuromuskuläre Erkrankungen charakteristischen klinischen Merkmale sind eine Muskelschwäche, eine veränderte Muskeltrophik, Muskelschmerzen, Muskelkrämpfe, Muskelsteifheit, Muskelzittern und bei Erkrankungen der Nerven zusätzlich die Abschwächung oder das Erlöschen der Muskeleigenreflexe. Die Diagnose erfolgt durch die Bestimmung der Serumkonzentration verschiedener Muskelenzyme (CK, GOT, GPT, LDH), neurophysiologische Untersuchungen sowie die strukturelle, zytochemische und biochemische Analyse des Muskel- bzw. Nervenbiopsats. Eine molekulargenetische Untersuchung ist in vielen Fällen möglich.

18.5.1 Primäre Muskelerkrankungen

> Zu den primären Muskelerkrankungen zählen die Muskeldystrophien, die kongenitalen Myopathien, metabolische Myopathien, funktionelle Myopathien und die Myasthenien. Den meisten Formen der Muskeldystrophie liegt ein Proteindefekt in der Muskelfasermembran zugrunde (◘ Abb. 18.23). Schädigungen der Muskelfasermembran führen zum vermehrten Übertritt von Kreatinkinase (CK) und anderen zytosolischen Enzymen aus der Muskulatur in das Serum, was diagnostisch genutzt werden kann. Die kongenitalen Myopathien sind charakterisiert durch histochemische und/oder strukturelle Veränderungen der Skelettmuskelfasern. Bei den metabolischen Myopathien liegen meist isolierte Enzymdefekte vor. Die erblichen Veränderungen der Ionenkanäle, die zumeist zu Myotonien führen, sind funktionelle Myopathien. Zahlreiche der bei Muskelerkrankungen ursächlich betroffenen Gene rufen Störungen auch in anderen Organen hervor. Am häufigsten ist das Herz mitbeteiligt, seltener auch das zentrale Nervensystem oder die Leber.

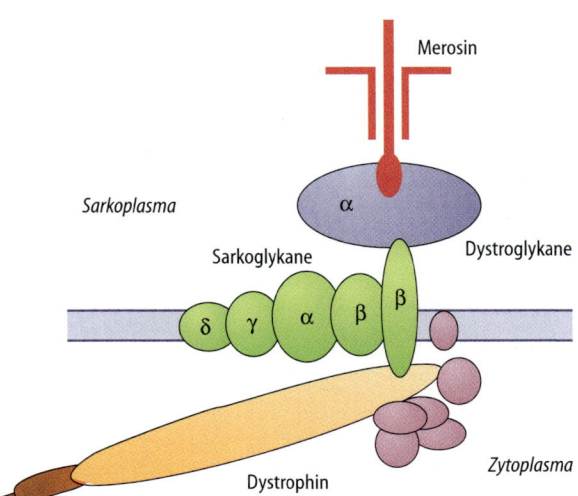

◘ Abb. 18.23. **Proteine der Muskelmembran (Auswahl)**

Muskeldystrophien

Der Begriff »Muskeldystrophie« beschreibt Erkrankungen mit einem fortschreitenden Untergang der Muskelfasern. Für zahlreiche Formen der Muskeldystrophie sind die chromosomale Lokalisation, das betroffene Gen und das Genprodukt bekannt (Tabelle 18.3; s. Abb. 18.23). Eine exakte Zuordnung der phänotypisch manchmal ähnlichen Krankheitsformen ist sowohl für die individuelle Prognose als auch für die genetische Beratung der Betroffenen und ihrer Familien erforderlich. Neben erhöhten CK-Konzentrationen im Serum (meist zwischen 500 und 10 000 U/l; normal <100 U/l) und Muskelschwäche sind vor allem folgende klinische Zeichen wichtige Hinweise auf das Vorliegen einer Muskeldystrophie:

- **Gnomwaden** (Pseudohypertrophie der Waden, Muskulatur durch Fett und Bindegewebe ersetzt, vor allem bei Muskeldystrophie vom Typ Duchenne; Abb. 18.24),

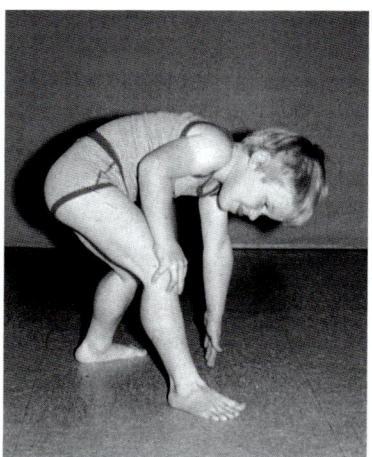

Abb. 18.24. Patient mit Duchenne-Muskeldystrophie. Gowers-Manöver und Wadenmuskelhypertrophie

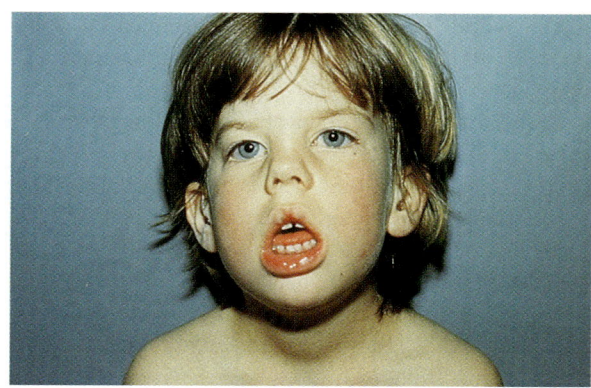

Abb. 18.25. Myopathische Fazies bei einem dreijährigen Mädchen mit fazioskapulohumeraler Muskeldystrophie

- **Gowers-Manöver** (beim Aufrichten aus der Hocke Abstützen der Hände auf den Oberschenkeln; s. Abb. 18.24),
- **Scapulae alatae** (lose Schultern aufgrund der Muskelschwäche im Schultergürtelbereich) und **mimische Schwäche** mit unvollständigem Lidschluss und **perioraler Schwäche** (Abb. 18.25; vor allem bei fazioskapulohumeraler Muskeldystrophie) und
- angeborene oder im Laufe der Kindheit oder Adoleszenz aufgetretene **Kontrakturen** (vor allem bei kongenitaler Muskeldystrophie).

Als Beispiele für diese Erkrankungen werden nachfolgend die Duchenne-Becker-Muskeldystrophie und die kongenitale Muskeldystrophie mit Merosinmangel beschrieben:

Tabelle 18.3. Genetisch definierte Formen der Muskeldystrophie (MD) (Auswahl)

Krankheit	Erbgang	Lokalisation	Genprodukt
Duchenne-Becker	XR	Xp 21.2	Dystrophin
Emery-Dreifuss	XR	Xq 28	Emerin
Fazioskapulohumerale MD	AD	4 q 35	?
Gliedergürtel MD, dominant	AD	5 q	?
Gliedergürtel MD, rezessiv			
2 A	AR	15 q 15.1	Calpain 3
2 B	AR	2 p	?
2 C	AR	13 q 12	γ Sarcoglycan
2 D	AR	17 q 12	α Sarcoglycan
2 E	AR	4 q 12	β Sarcoglycan
Kongenitale MD	AR	6 q 2	Laminin α 2 (Merosin)
Fukuyama kongenitale MD	AR	9 q 31	Fukutin

XR = X-chromosomal-rezessiv
AD = autosomal-dominant
AR = autosomal-rezessiv

18.5 · Neuromuskuläre Erkrankungen

Bei der **Duchenne- (DMD) und Becker-Muskeldystrophie (BMD)** handelt es sich um eine schwere (DMD) oder mildere (BMD) Erkrankung vornehmlich der Skelettmuskulatur, die den Prototyp der Muskeldystrophien darstellt.

■ ■ ■ Epidemiologie, Ätiologie und Pathogenese. Wie bei den meisten X-chromosomalen Erkrankungen sind ganz vorwiegend, jedoch nicht ausschließlich Knaben und Männer betroffen. Die Häufigkeit beträgt etwa 1 zu 3500 männliche Geburten. Beide Formen (DMD und BMD) werden durch Mutationen des auf dem kurzen Arm des X-Chromosoms liegenden Dystrophingens hervorgerufen. Bei zwei Drittel der Patienten findet man Deletionen im Dystrophingen. Die Genveränderungen führen bei Patienten mit DMD in der Regel zum vollständigen Fehlen des Dystrophins (◘ Abb. 18.26 a, b; s. Abb. 18.23). Bei Patienten mit BMD findet sich ein noch teilweise funktionelles Dystrophin in geringerer Menge in der Muskelfasermembran. Bei Mädchen, die die Erkrankung bis hin zum Vollbild manifestieren, ist als Ursache eine nicht dem Zufall gehorchende X-Inaktivierung anzunehmen. Der Verlust von Dystrophin führt zu einer erhöhten mechanischen Verletzbarkeit der Muskelfasermembran und dadurch zu fortschreitenden Abbauprozessen der Muskulatur.

■ ■ ■ Klinik. Bei Patienten mit DMD beginnt die motorische Schwäche meist im Kleinkindalter, verzögertes Laufenlernen ist häufig. Im weiteren Verlauf ermüden die Kinder rasch und fallen häufig hin. Im Grundschulalter führt die fortschreitende Muskelschwäche zu Schwierigkeiten beim Aufstehen und Treppensteigen. Der Gang erscheint »watschelnd«; durch die Kontrakturen der Achillessehnen kommt es zum Zehengang. Die Kinder verlieren ihre Gehfähigkeit meist zwischen dem 10. und 14. Lebensjahr. In diesem Alter zeigen sich auch meist operationsbedürftige Skoliosen und eine Beteiligung des Herzens. Bei einzelnen Patienten kann eine schwere geistige Behinderung vorliegen. Grund für die geistige Behinderung einiger Patienten ist die wahrscheinlich verminderte oder fehlende Expression von Dystrophin im zentralen Nervensystem. Die Funktion des zentralen Dystrophins ist unbekannt.

Bei Patienten mit BMD liegt ein der DMD ähnlicher, aber milderer Erkrankungsverlauf vor. Dieser ist vor allem von der Menge des vorhandenen funktionierenden Dystrophins abhängig. Eine dilatative Kardiomyopathie kann bei guter Funktion der Skelettmuskulatur im Vordergrund des klinischen Bildes stehen; Todesfälle durch Herzbeteiligung sind berichtet worden. Eine geistige Behinderung kann vorliegen.

■ ■ ■ Diagnostik. Die erste Auffälligkeit ist meist eine Erhöhung der CK-Serumkonzentration auf über 1000 U/l, die bis zum Beweis des Gegenteils auf das Vorliegen einer Muskeldystrophie hinweist. Darüber hinaus sind erhöhte Transaminasen (GOT, GPT, normale γ-GT!) nachweisbar, die häufig als Lebererkrankung fehlinterpretiert werden. Nicht selten werden erhöhte CK-Serumkonzentrationen im Rahmen einer routinemäßigen präoperativen Blutuntersuchung erfasst. Dies ist wichtig, da Patienten mit Muskelerkrankungen ein erhöhtes Risiko haben, auf Narkosemittel mit einer **malignen Hyperthermie** zu reagieren. Die Diagnose wird durch die immunzytochemische Untersuchung des Muskelbiopsats (◘ s. Abb. 18.26 a, b) und molekulargenetische Analysen gesichert.

■ ■ ■ Therapie und Prognose. Eine kausale Therapie gibt es nicht. Die Behandlung erfolgt symptomatisch

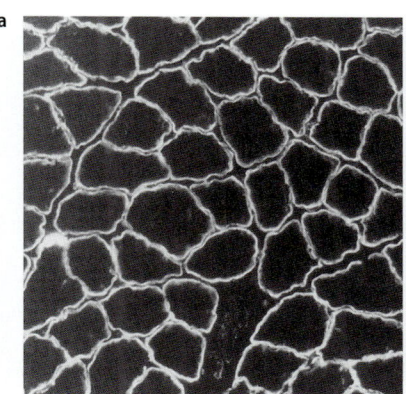
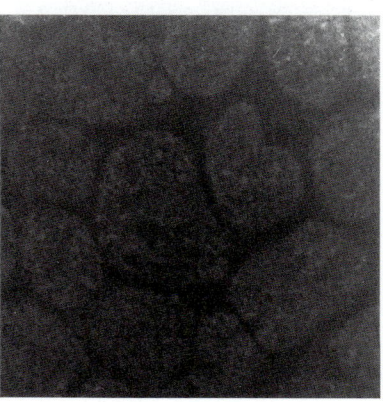

◘ **Abb. 18.26 a, b. Immunfluoreszenzfärbung gegen Dystrophin.**
a Gesundes Muskelgewebe, **b** vollständiges Fehlen von Dystrophin bei einem Patienten mit Duchenne-Muskeldystrophie

und supportiv durch physiotherapeutische, konservative und operative orthopädische Maßnahmen. Durch Steroidgaben können bei Patienten mit DMD eine vorübergehende Verbesserung der Muskelkraft und eine kurzfristige Verlängerung der Gehfähigkeit erreicht werden. Bei nächtlicher Hypoventilation kommt zunehmend eine assistierte Nachtbeatmung mit Nasenmaske zum Einsatz. Bei Patienten mit BMD und schwerer dilatativer Kardiomyopathie ist eine Herztransplantation zu erwägen. Die Lebenserwartung von Patienten mit DMD ist auf 20 bis 30 Jahre begrenzt. Eine fortschreitende Schwäche der Atemmuskulatur, rezidivierende pulmonale Infektionen und die Ausbildung einer Kardiomyopathie sind die das Leben begrenzenden Faktoren. Eine Pränataldiagnostik ist möglich.

Bei rund der Hälfte der Patienten mit einer **kongenitalen Muskeldystrophie** liegt ursächlich ein **Mangel an Merosin**, einem Muskelmembranprotein (◘ s. Abb. 18.23), zugrunde. Die Kinder fallen meist in den ersten Lebenstagen durch eine ausgeprägte Muskelhypotonie auf. Kinder mit komplettem Merosinmangel erreichen meist im zweiten bis dritten Lebensjahr die Fähigkeit, ohne Hilfe zu sitzen, die Gehfähigkeit bleibt jedoch aus (◘ Abb. 18.27 a, b). Die Erkrankung schreitet nur sehr langsam fort. Nicht selten bestehen bereits bei Geburt multiple Kontrakturen der großen Gelenke. Die CK-Serumkonzentration der Patienten ist erhöht. Im Muskelbiopsat sind bereits unmittelbar nach der Geburt ausgeprägte Veränderungen mit zahlreichen Nekrosen und ausgedehntem Umbau der Muskulatur nachweisbar. Das zentrale Nervensystem ist ebenfalls betroffen (◘ s. Abb. 18.27 a, b). Mildere Formen mit partiellem Merosinmangel und Erreichen der Gehfähigkeit kommen vor. Eine Pränataldiagnostik ist möglich.

Kongenitale Myopathien

Die Mehrzahl der kongenitalen Myopathien ist durch strukturelle Auffälligkeiten der Muskulatur gekennzeichnet. Sie sind fast alle genetisch bedingt, wobei unterschiedliche Erbgänge vorkommen. Die Erkrankungen können bereits bei Geburt schwerste Muskelschädigungen hervorrufen und dann mit dem Leben nicht vereinbar sein. Ein Beispiel ist die X-chromosomal vererbte **myotubuläre (zentronukleäre) Myopathie**. Auf der anderen Seite gibt es milde Erkrankungsverläufe mit Beginn im Erwachsenenalter und nur geringgradigen klinischen Auffälligkeiten. Zur Diagnostik und zur prognostischen Einschätzung des individuellen Krankheitsbildes sind vor allem histochemische und elektronenoptische Untersuchungen des Muskelbiopsats notwendig. Die Kreatinkinase-Serumkonzentration ist meist nicht erhöht. Für einzelne Erkrankungen ist der zugrundeliegende genetische Defekt bekannt, so z. B. für die **Nemalin-1-Myopathie** Veränderungen im NEM1-Gen für α-Tropomyosin auf Chromosom 1q21 und für die **Central-Core-Myopathie** im *RYR*-Gen für den Ryanodin-Rezeptor auf Chromosom 19q13. Die Nachbarschaft des *RYR*-Gens zu

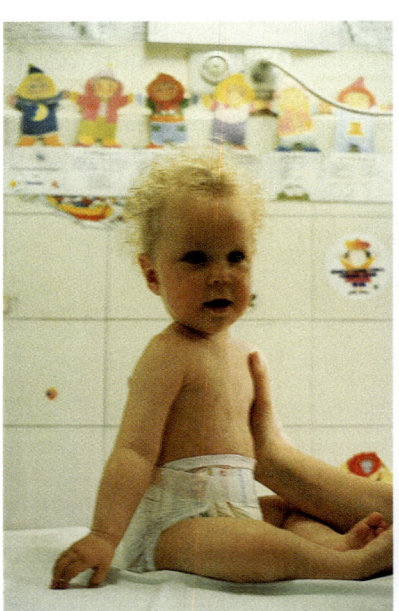

a

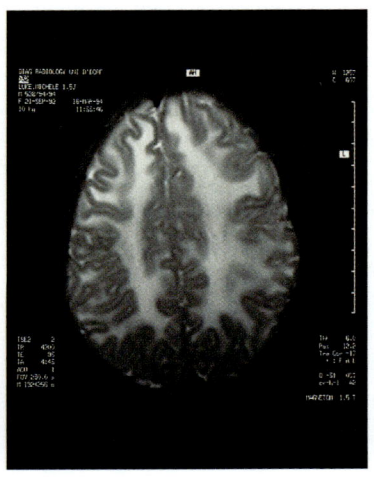

b

◘ Abb. 18.27 a, b. **Muskeldystrophie mit Merosinmangel.**
a Das 2jährige Mädchen kann mit Unterstützung sitzen, nicht jedoch Gewicht auf die Beine übernehmen. **b** Das MRT zeigt eine leukodystrophie-ähnliche Signalintensität des Marklagers

einem für die maligne Hyperthermie verantwortlichen Gen erklärt, dass besonders für Patienten mit Central-Core-Myopathie ein erhöhtes Risiko für eine maligne Hyperthermie besteht. Eine kausale Therapie gibt es für keine der kongenitalen Myopathien.

Metabolische Myopathien

Bei einer ganzen Reihe von Stoffwechselerkrankungen ist die Skelettmuskulatur mitbetroffen. Hierzu zählen die Glykogenosen, Fettstoffwechselerkrankungen und Mitochondriopathien:

Bei Patienten mit **Glykogenosen** liegt eine Energieverwertungsstörung vor. Enzymdefekte im Abbau von Glykogen führen dazu, dass Glukose nicht freigesetzt werden kann. Die Muskulatur ist bei vielen Erkrankungsformen besonders betroffen, wie beispielsweise beim Typ II (Pompe) und beim Typ III (Cori). Die Patienten fallen durch die für Myopathien charakteristischen Beschwerden auf. Neben der Skelettmuskulatur liegen häufig Kardiomyopathien und Leberveränderungen vor. Einige Erkrankungsformen, wie z. B. die infantile Form der Pompe-Erkrankung, schreiten rasch fort. Die Patienten sterben meist in den ersten zwei Lebensjahren. Die CK-Serumkonzentrationen können erhöht sein und als Muskeldystrophie fehlgedeutet werden. Die Diagnose wird durch den Nachweis einer Glykogenspeicherung im Muskelbiopsat, die biochemische Enzymbestimmung in unterschiedlichen Geweben oder die Genuntersuchung gestellt.

Neben Glukose sind Fettsäuren eine wichtige Energiequelle für die Skelettmuskulatur. Störungen im Transport oder in der Verbrennung von Fettsäuren **(Fettstoffwechselstörungen)** können einen Energiemangel bedingen und zu Myopathien führen. Biochemisch sind Defekte im Abbau der als Triglyzeride im Muskel gespeicherten Lipide, Defekte im Carnitintransportsystem (▶ s. Abb. 18.16) und Defekte in der mitochondrialen β-Oxidation von Fettsäuren (◘ s. Abb. 18.16) zu unterscheiden. Die Patienten fallen durch die für Myopathien charakteristischen Beschwerden auf, akut einsetzende Rhabdomyolysen oder Reye-Syndrom-ähnliche Erkrankungsbilder können auftreten. Die CK-Serumkonzentration kann erhöht sein. Die Diagnose wird durch biochemische Untersuchungen in Fibroblasten oder im Muskelbiopsat gestellt. Die Behandlung ist symptomatisch. In einigen Fällen kann der Erkrankungsverlauf durch eine kohlehydratreiche Ernährung, durch den Zusatz mittelkettiger Triglyzeride oder durch die Gabe von Carnitin beeinflusst werden.

Angeborene **Störungen der mitochondrialen Energiegewinnung** sind Multisystemerkrankungen, bei denen die am energieabhängigsten Organe am häufigsten betroffen sind. Zu diesen Organen zählen die Skelettmuskulatur und das Gehirn. Diese Erkrankungsgruppe ist in ▶ Kap. 18.4.1, S. 618 beschrieben.

Myotone Dystrophie und funktionelle Myopathien

Myotonien sind durch eine vermehrte Kontraktion der Muskelfasern und eine Verzögerung in der Muskelrelaxation nach Willkürinnervation charakterisiert. Typischerweise können die Patienten nach starkem Faustschluss die Hand nur verzögert öffnen. Nach mehrfachem Faustschluss löst sich die Muskelsteifheit. Bei paradoxer Myotonie nimmt die Steifheit mit wiederholtem Faustschluss zu. Die Patienten erscheinen muskulös und athletisch, da sich durch die anhaltende Muskelaktivität eine Muskelhypertrophie herausbildet. Die Myotonie wird in der Regel durch Kälte und Müdigkeit verstärkt.

Die myotone Dystrophie (Curshmann-Steinert) wird autosomal-dominant vererbt und ist eine häufige Erkrankung mit einer Inzidenz von 1 zu 10 000. Es ist eine Multisystemerkrankung, bei der gleichzeitig eine Myotonie, eine Muskeldystrophie, endokrinologische Störungen und Auffälligkeiten in anderen Organsystemen vorliegen. Die Erkrankung beginnt meist im frühen Erwachsenenalter. Daneben kommen schwere neonatale und infantile Erkrankungsformen vor. Die primäre Ursache ist eine Expansion des Trinukleotids CTG in dem Gen, das die Myotoninkinase kodiert. Die klinischen Symptome sind um so schwerer, je länger diese Trinukleotidexpansion ist. Ein genetisches Merkmal der Erkankung ist, dass sich die Expansion von Generation zu Generation verlängert, Patientinnen mit der leichten Erwachsenenform haben häufig Kinder mit der schweren neonatalen Form.

Bei der neonatalen Form fallen Neugeborene durch ein amimisches Gesicht sowie eine allgemeine Muskel- und Trinkschwäche auf. Nicht selten bestehen Kontrakturen der großen Gelenke, gelegentlich kann eine behandlungsbedürftige Ateminsuffizienz vorliegen. Die weitere psychomotorische Entwicklung der Patienten verläuft verzögert. Bei der häufigen, erst im Erwachsenenalter auftretenden Form ist die Muskelschwäche zunächst im Gesicht, im Schultergürtelbereich und an den distalen Muskeln der Extremitäten nachweisbar. Eine myotone Reaktion kann mit dem Perkussionshammer ausgelöst werden. Durch Beklopfen der Muskulatur entsteht ein

Muskelwulst. Weitere Komplikationen sind vor allem Katarakte, kardiale Reizleitungsstörungen, Verdauungsstörungen, Haarverlust, Hodenatrophie und eine Intelligenzminderung.

> **Merke**
>
> Motorische Entwicklungsverzögerung und Muskelschwäche können die ersten Zeichen einer Muskelerkrankung sein!

Im Elektromyogramm sind typische myotone Entladungen nachweisbar. Die CK-Serumkonzentration ist normal oder geringgradig erhöht. Die Diagnose wird heute meist durch die molekulargenetische Bestimmung der Trinukleotidexpansion gesichert. Die Behandlung ist symptomatisch. Eine Pränataldiagnostik ist möglich.

Erkrankungen der Ionenkanäle

Veränderungen im muskulären **Chloridkanal** rufen die autosomal-dominant erbliche Myotonia congenita Thomsen und die autosomal-rezessiv erbliche Myotonia congenita Becker hervor. Die Erkrankungen sind durch eine Myotonie und Muskelhypertrophie charakterisiert. Unterschiedliche klinische Verläufe kommen vor.

Veränderungen im muskulären **Natriumkanal** bedingen die autosomal-dominant erbliche Paramyotonia congenita (Eulenburg-Erkrankung) und die autosomal-dominant erbliche hyperkaliämische periodische Paralyse. Bei der Paramyotonia congenita wird die Muskelsteifheit nahezu immer durch Kälteexposition ausgelöst. Die Muskulatur der Augenlider, des Gesichtes und der Hände sind besonders betroffen. Längere Phasen von Muskelschwäche ohne begleitende Steifheit können vorkommen. Bei der hyperkaliämischen periodischen Paralyse werden meist durch körperliche Belastung Phasen von Muskelschwäche oder Lähmungen ausgelöst. Die Schwäche betrifft meist die Beine und kann Minuten bis Stunden anhalten.

Veränderungen im muskulären **Kalziumkanal** bedingen die autosomal-dominante, hypokaliämische periodische Paralyse. Bei den Patienten tritt plötzlich und häufig morgens eine vollständige Lähmung bis zur Unfähigkeit zu sprechen oder sich zu bewegen auf. Diese Lähmungen werden vor allem durch Ruhephasen nach extremen Belastungen oder durch kohlenhydratreiche Nahrung ausgelöst und können Stunden bis Tage anhalten. Die Atemmuskulatur ist nicht beteiligt, die Attacken enden daher selten tödlich.

Funktionelle Myopathien: Myasthenie

Im Kindesalter unterscheidet man die erbliche Form der kongenitalen Myasthenie von der erworbenen Myasthenia gravis, die eine Autoimmunerkrankung darstellt. Bei der kongenitalen Myasthenie können präsynaptische, synaptische und postsynaptische Störungen in der neuromuskulären Überleitung vorliegen. Bei der Myasthenia gravis liegt eine postsynaptische Überleitungsstörung vor. Die klinischen Merkmale sind eine allgemeine Muskelschwäche und rasche Ermüdbarkeit.

Bei den **kongenitalen Myasthenien** spielen Autoantikörper keine Rolle. Es handelt sich um genetisch bedingte, autosomal-rezessiv und autosomal-dominant erbliche Störungen der Bildung, Freisetzung und Rezeptorfunktion von Azetylcholin sowie der Interaktion mit muskulären Ionenkanälen. Die meisten Erkrankungsformen manifestieren sich unmittelbar nach der Geburt oder in der frühen Kindheit mit einer ausgeprägten muskulären Hypotonie und Atemstörungen. In der Mehrzahl der Fälle ist die primäre Ursache unbekannt, die Diagnostik ist schwierig. Viele, aber nicht alle Erkrankungsformen sprechen auf eine Behandlung mit Inhibitoren der Azetylcholinesterase an.

Bei der **Myasthenia gravis** spielen Autoantikörper gegen Azetylcholinrezeptoren eine Rolle. Die **transiente neonatale Form** tritt auf, wenn bei der Mutter Autoantikörper gegen Azetylcholinrezeptoren nachweisbar sind und diese diaplazentar übertragen werden. Eine Beziehung zwischen der Erkrankungsschwere der Mutter und des Neugeborenen besteht nicht. Die Prognose ist gut, die Muskelkraft normalisiert sich in den ersten vier Lebenswochen. Die **Myasthenia gravis des Kindes- und Jugendalters** hat eine Häufigkeit von etwa 1 zu 10 000, Mädchen sind dabei besonders häufig betroffen. Andere Autoimmunerkrankungen wie Diabetes, rheumathoide Arthritis und Lupus erythematodes können gleichzeitig vorliegen. Die Erkrankung kann schleichend oder plötzlich beginnen und betrifft häufig zunächst die Augenmuskulatur in Form einer Ptosis (◘ Abb. 18.28). Im weiteren Verlauf treten allgemeine Muskelschwächen, Sprach- und Schluckstörungen auf. Die klinischen Symptome sind tageszeitabhängig und nehmen im Laufe des Tages zu. Die Diagnose kann durch den Tensilontest gesichert werden. Hierbei nimmt unmittelbar nach der intravenösen Gabe von

18.5 · Neuromuskuläre Erkrankungen

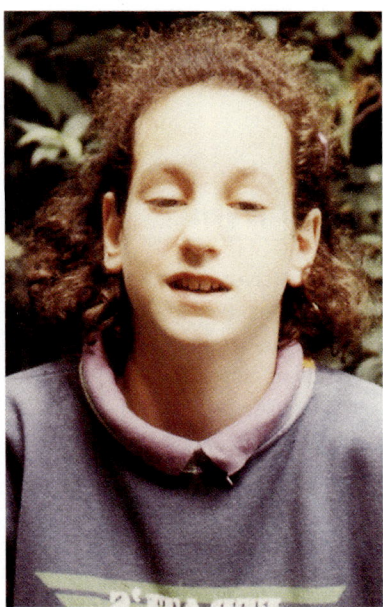

◘ Abb. 18.28. **Myasthenia gravis.**
Ptosis bei einer 13 jährigen Patientin

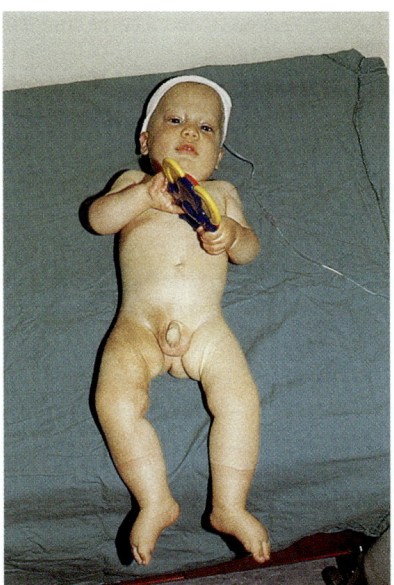

◘ Abb. 18.29. **Einjähriger Junge mit spinaler Muskelatrophie Typ I (Werdnig-Hoffmann).**
Die Beine werden kaum bewegt, dagegen kann das Kind noch mit den Händen nach einem Spielzeug greifen und es halten

Edrophoniumchlorid die Muskelkraft der Patienten zu. Bei etwa 60 bis 80 % der Patienten sind Autoantikörper gegen Azetylcholinrezeptoren nachweisbar. Die Behandlung erfolgt durch die Gabe von Cholinesterasehemmern (z. B. Mestinon) oder durch Immunsuppression. In einigen Fällen konnte durch eine Thymektomie eine Langzeitremission erreicht werden. Eine Plasmapherese erscheint bei schweren Erkrankungsschüben sowie als perioperative Maßnahme hilfreich.

18.5.2 Erkrankungen der Motoneurone

> Bei diesen überwiegend angeborenen Erkrankungen sind die Motoneurone im Rückenmark betroffen. Durch den fortschreitenden Untergang kommt es zu einem frühzeitigen Innervationsausfall großer Teile der Skelettmuskulatur. Zu den angeborenen Erkrankungen zählen die verschiedenen Formen der spinalen Muskelatrophie, zu den erworbenen vor allem die akute Poliomyelitis.

Spinale Muskelatrophien (SMA)

■■■ **Epidemiologie, Ätiologie und Pathogenese.** Die spinalen Muskelatrophien sind eine Gruppe von verschiedenartigen Erkrankungen und die häufigsten degenerativen Erkrankungen des zentralen Nervensystems.

Die drei wichtigsten Erkrankungsformen werden autosomal-rezessiv vererbt und sind auf Veränderungen in benachbarten Genen auf dem kurzen Arm von Chromosom 5 zurückzuführen. In der Mehrzahl der Fälle ist eine homozygote Deletion in Exon 7 des *SMN* (»**S**urvival **Mo**tor **N**euron«) -*Gens* nachweisbar. Die Innervation der Skelettmuskulatur ist durch den fortschreitenden Untergang der Motoneurone im Rückenmark gestört. Die Schädigung kann bereits in utero beginnen.

■■■ **Klinik, Diagnostik und Therapie.** Klinisch lassen sich verschiedene Formen unterscheiden. Die drei wichtigsten sind die akute infantile spinale Muskelatrophie Typ I (Werdnig-Hoffmann), die chronische spinale Muskelatrophie Typ II und die chronische spinale Muskelatrophie Typ III (Kugelberg-Welander).

Die **spinale Muskelatrophie Typ I** ist die schwerste Form der Erkrankung. Die Patienten fallen bereits im Neugeborenen- oder frühen Säuglingsalter durch eine allgemeine Muskelschwäche und Lähmungen auf (◘ Abb. 18.29). Die Schwäche ist zunächst in den Beinen am stärksten ausgeprägt, die Kinder sind meist nicht in der Lage, die Beine zu heben oder zu strampeln. Die Muskeleigenreflexe sind erloschen. Der Verlust der Muskelkraft schreitet nach kranial fort. Im Verlauf kommt es vor allem zu Lähmungserscheinungen in den Armen und der Interkostalmuskulatur. Die Patienten entwickeln eine paradoxe Atmung mit Bauchatmung und Einziehung des Thorax bei Inspiration. Die mimische Muskulatur ist nicht betroffen. Die geistige Entwicklung der Patienten ist altersentsprechend. Im weiteren Erkrankungsverlauf treten Schluckstörungen, rezidivierende pulmonale Infektionen und eine respiratorische Insuffizienz auf. Die Patienten versterben meist in den ersten 18 Lebensmonaten.

Patienten mit **Typ II** entwickeln erste Erkrankungszeichen nach dem dritten Lebensmonat. Das Spektrum der klinischen Merkmale entspricht dem Typ I, jedoch schreitet die Erkrankung langsam fort. Die Patienten erlernen in der Regel die Fähigkeit zu sitzen, nicht jedoch zu stehen oder zu laufen. Im Verlauf kommt es zu Kontrakturen, kyphoskoliotischen Veränderungen und einem feinschlägigen Tremor. Die Überlebensdauer liegt zwischen zwei und 30 Jahren.

Bei Patienten mit **Typ III** liegt ein der Becker-Muskeldystrophie ähnliches klinisches Bild vor. Die Erkrankung beginnt im Kindes- oder Jugendalter. Die Patienten fallen meist durch eine Schwäche der Beine und Gangunsicherheit auf. Die Muskeleigenreflexe sind abgeschwächt oder erloschen. Die Muskelschwäche schreitet nur sehr langsam fort.

Die Verdachtsdiagnose einer spinalen Muskelatrophie Typ I bis III wird durch die klinischen Merkmale und die in der Elektromyographie nachweisbaren typischen neurogenen Schädigungsmuster gestellt. Die Diagnose kann durch den Nachweis der Genveränderungen im *SMN*-Gen gesichert werden. Eine Muskelbiopsie ist bei nachgewiesenem genetischen Defekt nicht mehr erforderlich. Die Behandlung ist symptomatisch und bei Patienten mit Typ II und III vor allem supportiv durch Physiotherapie. Operative orthopädische Maßnahmen und assistierte Nachtbeatmungen mit Nasenmaske können notwendig werden.

Poliomyelitis

Die akute Poliomyelitis ist die häufigste Ursache der erworbenen Erkrankungen der Motoneurone. Das Virus kann die Vorderhornzellen des Rückenmarks befallen und zu Muskelschwäche und Lähmungserscheinungen führen. Im Gegensatz zu den angeborenen spinalen Muskelatrophien verläuft die Erkrankung akut, asymmetrisch und rasch progredient. In Deutschland ist die Erkrankung aufgrund der Poliomyelitis-Schluckimpfung sehr selten geworden. Das Auftreten der Erkrankung nach Lebendimpfung ist in Einzelfällen beschrieben (▶ s. auch S. 250).

18.5.3 Erkrankungen der peripheren Nerven

 Erkrankungen peripherer Nerven entstehen durch die Schädigung der Markscheiden oder Axone. Die Folge sind eine Verlangsamung oder Aufhebung der Erregungsleitung bis hin zur Ausbildung einer neurogenen Muskelatrophie. Zu diesen Erkrankungen zählen hereditäre, metabolische und erworbene Neuropathien.

Hereditäre motorische und sensorische Neuropathien

Bei den hereditären motorischen und sensorischen Neuropathien (HMSN) handelt es sich um eine genetisch heterogene Gruppe von Erkrankungen, die auf Fehler in den Bestandteilen peripherer Nerven zurückzuführen sind. Nachfolgend werden die häufigsten Formen, die HMSN Typ I und II, beschrieben.

Patienten mit **HMSN Typ I** fallen meist in der Kindheit mit einer Gangstörung sowie Schwäche der Fuß- und Unterschenkelmuskulatur auf. Es kommt zur Ausbildung eines Hohlfußes, die Unterschenkelmuskulatur atrophiert, der Achillessehnenreflex ist abgeschwächt oder erloschen. Später sind auch die Hände und Arme betroffen. Die motorische Nervenleitgeschwindigkeit ist deutlich verlängert. Die Erkrankung hat eine unterschiedliche Penetranz. Häufig ist bei einem Elternteil eine herabgesetzte Nervenleitgeschwindigkeit nachweisbar, selbst wenn die klinischen Zeichen der Erkrankung fehlen. Das Nervenbiopsat zeigt typische zwiebelschalenartige Verdickungen der Markscheiden als Ausdruck der De- und Regeneration. In der Mehrzahl der Fälle ist der zugrundeliegende genetische Defekt bekannt, der Erbgang ist autosomal-dominant. Betroffen sind meist das **PMP22-Gen** für das periphere Myelinprotein auf Chromosom 17 oder das **P0-Gen** für das Myelinprotien 0 auf Chromosom 1. Eine molekulargenetische Untersuchung ist möglich. Die HMSN Typ I wird häufig auch als Charcot-Marie-Tooth-Erkrankung bezeichnet. Bei **der HMNS Typ II** ist das klinische Bild ähnlich, die Symptome entwickeln sich jedoch erst im Erwachsenenalter.

Metabolische Neuropathien

Bei einer Vielzahl neurometabolischer Erkrankungen können sowohl das zentrale als auch das periphere Nervensystem betroffen sein. Die Funktionsstörung der peripheren Nerven kann lange Zeit das einzige klinische Zeichen einer neurometabolischen Erkrankung sein. Beispiele sind die metachromatische Leukodystrophie, die Krabbe-Erkrankung, die X-chromosomale Adrenoleukodystrophie, die Abetalipoproteinämie, der Diabetes mellitus und die Porphyrie. Diese Erkrankungen sind unter den Stoffwechselstörungen (▶ Kap. 6, S. 139) und neurometabolischen Erkrankungen (▶ Kap. 18.4, S. 617) beschrieben.

Erworbene Neuropathien

Zu den erworbenen Neuropathien zählen vor allem Entzündungen peripherer Nerven. Diese können entweder eine Vielzahl von Nerven und Nervenwurzeln betreffen (Polyneuritis bzw. Polyradikulitis) oder auf einzelne Nerven (z. B. periphere Fazialisparese) beschränkt bleiben. Darüber hinaus können hypoxische, traumatische und toxische (z. B. Chemotherapeutika) Schädigungen eine Neuropathie beginnen. Beispiele für erworbene Neuropathien sind die akute Polyneuroradikulitis und die periphere Fazialisparese.

Die **akute Polyneuroradikulitis (Guillain-Barré-Syndrom)** kann in jedem Alter auftreten. Die Häufigkeit pro Jahr liegt bei 2 je 100 000 der Bevölkerung, ein Viertel der Betroffenen sind Kinder. Es ist die häufigste kindliche Neuropathieform.

Die Pathogenese ist ungeklärt. Die Erkrankung beginnt häufig Tage bis wenige Wochen nach einem respiratorischen oder intestinalen Infekt. Zellvermittelte immunologische Reaktionen und spezifische Antikörper gegen Bestandteile des peripheren Nerven scheinen die akut auftretende Markscheidenschädigung der Nerven zu bedingen. Bei Störungen des Immunsystems, insbesondere HIV-Infektionen, tritt die Erkrankung gehäuft auf. Eine Infektion mit Borrelien, Campylobacter oder Mykoplasmen kann vorliegen.

Die akute Polyneuroradikulitis beginnt meist plötzlich mit einer Schwäche der Beine, die innerhalb von Stunden bis Tagen voranschreitet und aufsteigen kann. Missempfindungen und Schmerzen in den Beinen treten auf. Eine Hirnnervenbeteiligung mit Fazialisparese, Sprach- und Schluckstörungen sowie autonome Dysregulationen (Herzrhythmusstörungen, Hypertonus) sind möglich. Bei raschen Verläufen mit Zwerchfelllähmung und Atemnot kann eine maschinelle Beatmung notwendig werden. Die intellektuellen Funktionen sind nicht betroffen. Neben dem klassischen Guillain-Barré-Syndrom gibt es auch eine zentralnervöse Erkrankungsform, das **Miller-Fischer-Syndrom**, mit Augenbewegungsstörung, Ataxie und Areflexie.

Bei der akuten Polyneuroradikulitis zeigt der Liquor in der Regel eine Eiweißerhöhung (>50 mg%). Die motorische Nervenleitgeschwindigkeit ist verlangsamt, die Muskeleigenreflexe sind erloschen. Bei Borreliose oder Mykoplasmen ist zusätzlich die Zellzahl im Liquor erhöht. Differentialdiagnostisch sind eine Poliomyelitis (Liquor: normales Eiweiß, erhöhte Zellzahl) und die chronisch entzündlichen demyelinisierenden Neuropathien (CIDP) abzugrenzen.

Obwohl die Spontanheilungsrate der akuten Polyneuroradikulitis hoch zu sein scheint, wird heute meist frühzeitig eine hochdosierte intravenöse Immunglobulingabe durchgeführt. In über 80 % der Fälle tritt innerhalb der ersten Woche eine deutliche Besserung ein. Bei rascher Zunahme der Ateminsuffizienz kann eine Plasmapherese notwendig werden. Die Prognose ist gut, in über 90 % der Fälle heilt die Erkrankung folgenlos aus. Eine Beziehung zwischen der Schwere der initialen Symptome und der Langzeitprognose besteht nicht. Todesfälle sind selten.

Die Häufigkeit der **peripheren Fazialisparese** liegt bei etwa 20 je 100 000 der Bevölkerung pro Jahr. Die Erkrankung betrifft alle Altersstufen. Lähmungen des Fazialisnervs (VII. Hirnnerv) treten häufig aus nicht erkennbarer Ursache und meist einseitig auf. Neben diesen »idiopathischen« Paresen kommen Borreliosen sowie selten entzündliche Prozesse im Bereich des Felsenbeins (z. B. Otitis, Mastoiditis), Traumen und Raumforderungen ursächlich in Betracht.

Die Patienten mit peripherer Fazialisparese haben eine verstrichene Stirn und einen hängenden Mundwinkel (◘ Abb. 18.30). Das Stirnrunzeln und der Lidschluss sind nicht möglich, die Tränensekretion ist vermindert. Geschmacksstörungen in den vorderen zwei Dritteln der Zunge sind möglich. Bei nicht erkennbarer Ursache sollte eine Untersuchung des Liquors erfolgen. Dieser ist in der Regel unauffällig, eine vermehrte Zellzahl findet sich bei Borreliose. Eine Kernspintomographie oder Computertomographie des Schädels sollte nur nach Traumen oder bei möglichen Raumforderungen durchgeführt werden.

Eine Behandlung ist bei den idiopathischen Formen nicht erforderlich. Mehr als 90 % der Fazialisparesen im Kindesalter bilden sich spontan und vollständig zurück.

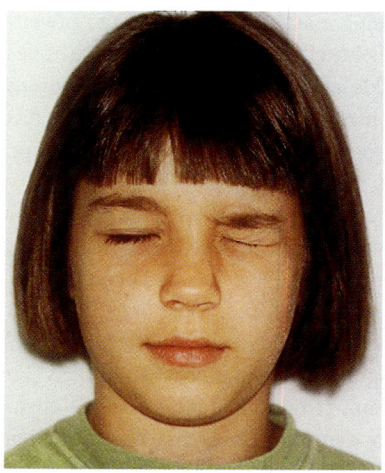

◘ Abb. 18.30. **Rechtsseitige periphere Fazialisparese** bei einem 9-jährigen Mädchen

Bei inkomplettem Lidschluss muss durch einen Uhrglasverband das Austrocknen der Kornea verhindert werden. Die Gabe von Antibiotika oder chirurgische Maßnahmen können bei nachgewiesenen Ursachen erforderlich werden.

18.6 Neurokutane Erkrankungen

> Unter den neurokutanen Erkrankungen, den »Phakomatosen«, werden verschiedenartige, in der Mehrzahl angeborene Erkrankungen zusammengefasst, bei denen vor allem die Haut und das Nervensystem betroffen sind. In der Embryogenese entstehen aus dem Ektoderm sowohl die Haut als auch das Nervensystem. Fehler in der Organentwicklung aus dem Ektoderm führen wahrscheinlich zu diesen Erkrankungen.

18.6.1 Neurofibromatosen

> Die Neurofibromatosen bilden zwei genetisch und klinisch unterschiedliche Erkrankungen, die Neurofibromatose vom peripheren Typ (NF1, von Recklinghausen) und die Neurofibromatose vom zentralen Typ (NF2) (s.a. S. 582). Beide Formen werden autosomal-dominant vererbt. Das *NF1*-Gen ist auf Chromosom 17 und das *NF2*-Gen auf Chromosom 22 lokalisiert. Bei der Hälfte der Patienten mit Neurofibromatose liegen Neumutationen vor.

Neurofibromatose Typ 1

Die Häufigkeit der Neurofibromatose Typ 1 wird mit 1:3000 angenommen. Die klinischen Merkmale treten in der Regel in den ersten Lebensjahren auf. Die Diagnose ist sehr wahrscheinlich, wenn die Patienten mindestens zwei der in ◘ Tabelle 18.4 aufgeführten Merkmale aufweisen (◘ Abb. 18.31). Darüber hinaus finden sich häufig Deformitäten der Wirbelsäule (◘ Abb. 18.32), Wachstumsstörungen, Makrozephalie, Epilepsien und Lernstörungen. Eine kausale Therapie ist nicht bekannt. Die Behandlung erfolgt symptomatisch, operative orthopädische und neurochirurgische Maßnahmen können bei invasiv wachsenden Tumoren und Skelettdeformierungen notwendig werden, das Ergebnis ist jedoch häufig frustran.

> **Merke**
>
> Die Neurofibromatose Typ 1 ist die häufigste neurokutane Erkrankung im Kindesalter. Sie kann mit vielfältigen Komplikationen einhergehen!

Neurofibromatose Typ 2

Im Gegensatz zu dem sehr häufig auftretenden Typ 1 ist die Neurofibromatose Typ 2 eine seltene Erkrankung. Die Häufigkeit liegt bei etwa 1:40 000. Die Erkrankung manifestiert sich später als die Neurofibromatose Typ 1 und beginnt selten vor dem Erwachsenenalter. Das klinische Leitsymptom sind bilaterale Akustikusneurinome. Das erste Erkrankungszeichen ist ein Hörverlust.

◘ **Tabelle 18.4. NF1-Diagnosekriterien** nach den Empfehlungen der »National Institutes of Health Consensus Conference«

- Sechs oder mehr Café-au-lait-Flecken mit einem größten Durchmesser von mehr als 5 mm bei präpubertären Patienten und von mehr als 15 mm bei postpubertären Patienten (◘ s. Abb. 18.31)
- Zwei oder mehr Neurofibrome jeglichen Typs oder mindestens ein plexiformes Neurofibrom
- Sommersprossenartige Pigmentierung der Achselhöhlen oder der Inguinalregion
- Optikusgliom
- Lisch-Knötchen (Iris-Hamartome)
- Typische Knochenläsionen wie Keilbeinflügeldysplasie oder Verkrümmungen der langen Röhrenknochen mit oder ohne Pseudoarthrose
- Ein Verwandter ersten Grades mit Diagnose NF1 aufgrund o. g. Kriterien

18.6 · Neurokutane Erkrankungen

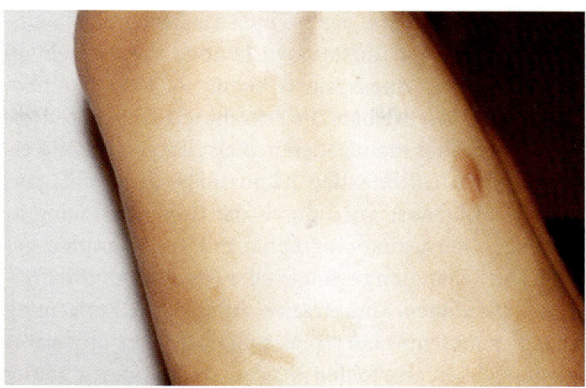

◨ Abb. 18.31. **Neurofibromatose Typ 1.**
Café-au-lait-Flecken bei einem 10 jährigen Mädchen

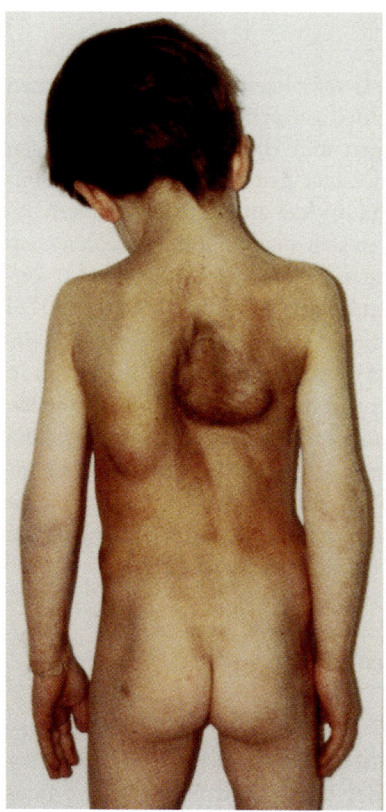

◨ Abb. 18.32. **Neurofibromatose Typ 1.**
Ausgeprägte Deformitäten der Wirbelsäule bei einem 9 jährigen Jungen

Im Verlauf treten häufig andere intrakranielle Tumoren, besonders Gliome und Meningeome auf. Eine kurative Therapie ist nicht bekannt; neurochirurgische Maßnahmen sind bei invasiv wachsenden Tumoren erforderlich.

18.6.2 Tuberöse Hirnsklerose

▷ Die tuberöse Hirnsklerose wird autosomal-dominant mit unterschiedlicher Penetranz vererbt. Defekte in mindestens zwei unterschiedlichen Genen sind für die Erkrankung verantwortlich, das *TSC1*-Gen auf Chromosom 9q und das *TSC2*-Gen auf Chromosom 16p. Bei der Hälfte der Patienten finden sich Neumutationen. Die für die Erkrankung pathognomonischen Merkmale sind geschwulstartige Knoten und herdförmige Sklerosen der Hirnrinde (»kortikale Tubera«) und Netzhaut (»retinale Phakomata«) sowie faziale Angiofibrome (in der älteren Literatur »Adenoma sebaceum«), periunguale Fibrome, Rhabdomyome des Herzens und Angiomyolipome der Niere.

■■■ **Klinik, Therapie und Prognose.** Die Erkrankung manifestiert sich meistens im frühen Kindesalter unter dem Bild zerebraler Krampfanfälle und unregelmäßig begrenzter Depigmentierungen der Haut (kutane »white spots«), die manchmal erst im Wood-Licht sichtbar werden. Beteiligungen anderer Organsysteme können eine Niereninsuffizienz, eine Hypertonie und Herzrhythmusstörungen bedingen. Die psychointellektuelle Entwicklung ist in der Regel gestört. Die Diagnose wird durch die klinischen Merkmale sowie die Darstellung von Tuberomen und periventrikulären, teilweise verkalkten Knoten durch die Computertomographie oder Kernspintomographie des Schädels gestellt. Auffälligkeiten des Herzens und der Nieren können sonographisch nachgewiesen werden. Molekulargenetische Untersuchungen sind nur bei entsprechenden Familienbefunden sinnvoll und dann auch pränatal möglich. Eine kausale Therapie ist nicht bekannt. Die Behandlung erfolgt symptomatisch durch medikamentöse und operative Maßnahmen.

18.6.3 Seltene neurokutane Syndrome

Beim **Sturge-Weber-Syndrom** (▶ s. auch S. 584) bestehen ein einseitiger Naevus flammeus im Versorgungsgebiet des Trigeminusnervs und intrakranielle Angiome. Die Erkrankung manifestiert sich im ersten Lebensmonat durch zerebrale Krampfanfälle. Mit fortschreitender Hirnschädigung finden sich eine Hemiplegie, Hemianopsie und geistige Behinderung. Ein Drittel der Patienten weist ein Glaukom auf. Die Ätiologie ist ungeklärt. Die meisten der Erkrankungen treten sporadisch auf, ein genetischer Defekt ist nicht bekannt. Die Behandlung ist symptomatisch.

Die **von Hippel-Lindau-Erkrankung** ist eine retinozerebelläre Angiomatose, die vermutlich durch Defekte in einem Tumorsuppressorgen auf Chromosom 3p bedingt ist. Die Erkrankung wird autosomal-dominant vererbt. Sie manifestiert sich selten vor dem 10. Lebensjahr mit zerebellären, spinalen und retinalen Angioblastomen sowie Pankreaszysten und Nierenkarzinom. Erstes Erkrankungszeichen ist meist ein akuter Sehverlust. Die Behandlung ist symptomatisch, im Vordergrund stehen chirurgische Maßnahmen.

18.7 Zerebrovaskuläre Erkrankungen

> In dieser Gruppe werden verschiedenartige Erkrankungsprozesse zusammengefasst, die die Blutgefäße des zentralen Nervensystems betreffen. Während die intrakraniellen Gefäßanomalien überwiegend genetisch bedingt sind, finden sich bei den Zirkulationsstörungen genetische und erworbene Ursachen. Genaue Daten zur Häufigkeit fehlen, da sich die meisten dieser Erkrankungen erst in der späten Kindheit oder im Erwachsenenalter manifestieren.

18.7.1 Intrakranielle Gefäßanomalien

Arteriovenöse Fehlbildungen

Ein genetischer Defekt in der Differenzierung der embryonalen Gefäße führt zu diesen umschriebenen Fehlbildungen. Ihre zahlreichen arteriovenösen Kurzschlüsse mit hohem Shuntvolumen erweitern die Blutgefäße. Die sackförmige Gefäßausweitung kann sich von der Kortexoberfläche bis zu den Ventrikeln erstrecken oder nur eine kurze Fistel von weniger als 1 cm Länge sein. Verkalkungen treten um die Fehlbildung herum auf. Die Erkrankung manifestiert sich selten vor dem 10. Lebensjahr unter dem Bild einer intrakraniellen Blutung, zerebraler Anfälle und Lähmungserscheinungen. Intermittierende Kopfschmerzen und vorübergehende Lähmungen können einer Hirnblutung vorausgehen. Die Diagnose wird durch die konventionelle Angiographie oder Kernspinangiographie gestellt. Die Behandlung erfolgt durch Embolisation und/oder chirurgische Entfernung.

Aneurysmen

Aneurysmen sind umschriebene Ausweitungen einer Arterie mit Verschmälerung der Gefäßwand. Sie finden sich häufig an der Gabelung von Gefäßen, beispielsweise an der Bifurkation der A. carotis interna. Genetische Faktoren, Traumen und Infektionen können die Entstehung von kindlichen Aneurysmen bedingen. Eine familiäre Häufung ist beschrieben. Die Erkrankung kann sich in jedem Lebensalter manifestieren, meist unter dem Bild eines plötzlich auftretenden hämorrhagischen Schlaganfalls. Die Diagnose wird durch die Computertomographie oder Kernspintomographie mit Angiographie gestellt. Die Behandlung erfolgt in der Regel durch chirurgische Maßnahmen. Eine elektive chirurgische Entfernung eines bekannten Aneurysmas sollte bei guter operativer Zugänglichkeit empfohlen werden, da Blutungen häufig neurologische Restschadensyndrome nach sich ziehen und in einem Drittel der Fälle letal verlaufen.

Angiome

Angiome sind dichte Gefäßnetze, die aus einer abnormen Anzahl strukturell auffälliger, primitiver Gefäße bestehen und mit Verkalkungen und Hämosiderinablagerungen einhergehen können. Unter den intrakraniellen Fehlbildungen sind sie die häufigsten und fast alle genetisch bedingt. Angiome finden sich auch im Rahmen von neurokutanen Erkrankungen (Sturge-Weber-Syndrom, von-Hippel-Lindau-Erkrankung; ▶ s. Kap. 18.6.3, S. 633) und bei multiplen peripheren und viszeralen Angiomen. Die Erkrankung beginnt vorwiegend mit einer Epilepsie. Nur in wenigen Einzelfällen kommt es zu einer intrakraniellen Blutung. Die Mehrzahl der Patienten ist klinisch weitgehend unauffällig. Die Diagnose wird durch die Kernspintomographie gestellt und entspricht häufig einem Zufallsbefund. Die Behandlung erfolgt symptomatisch, operative Maßnahmen sind in der Regel nicht erforderlich.

18.7.2 Zirkulationsstörungen

Hirninfarkte

Eine Ursache der akut auftretenden Halbseitenlähmung im Kindesalter ist der Hirninfarkt. Vaskulitische oder thromboembolische Gefäßverschlüsse, zumeist der A. cerebri media und ihrer Seitenäste (Abb. 18.33 a, b), führen zu einer akuten Durchblutungsstörung im Großhirnbereich. Auslöser können verschiedenartige genetische oder erworbene Faktoren sein (Tabelle 18.5), für einige der Patienten gelingt eine ätiologische Zuordnung nicht. Als häufige Auslöser finden sich einerseits Gerinnungsstörungen und andererseits vorangegangene Infektionen, beispielsweise Windpocken.

18.7 · Zerebrovaskuläre Erkrankungen

> **Merke**
>
> Die akute Hemiparese im Kindesalter ist entweder durch einen Hirninfarkt oder Epilepsien verursacht!

Die Patienten zeigen die typische Klinik mit »schlagartigem« Auftreten von neurologischen Beschwerden, wie Halbseitenlähmung, Seh- und Sprachstörungen. Die Art der Ausfälle erlaubt eine topographische Zuordnung der Läsion in der Großhirnhemisphäre oder im Hirnstamm. Die Diagnose wird durch die Computertomographie oder Kernspintomographie mit Kernspinangiographie gestellt, die innerhalb der ersten 24 h den Infarkt jedoch nicht darstellen können. Jeder Hirninfarkt bedarf einer ausführlichen laborchemischen und kardiologischen Ursachenklärung. Die Behandlung erfolgt konservativ durch eine medikamentöse Beeinflussung der Blutgerinnung und supportiv durch Physiotherapie sowie gegebenenfalls kausal durch die Beseitigung der auslösenden Faktoren. Die Prognose ist in der Regel abhängig von der Lokalisation und Ausdehnung des Infarktes. Ausheilungen ohne Restschadensyndrom sind im Kindesalter nicht selten. Als Spätkomplikation kann in Einzelfällen eine Epilepsie auftreten.

Migräne

Kopfschmerzen sind die »symptomatologische Endstrecke« banaler bis hin zu lebensbedrohlichen Erkrankungen. Die vaskulären Kopfschmerzformen sind wahrscheinlich durch eine vorübergehende Störung der neu-

Tabelle 18.5. Risikofaktoren für das Auftreten eines Hirninfarktes im Kindesalter

- **Koagulopathien/Hämoglobinopathien**
  - Mangel an Protein S, Protein C oder Plasminogen
  - Sichelzellanämie
- **Zerebrovaskuläre Fehlbildungen**
  - arteriovenöse Fehlbildungen
- **Vaskulitiden**
  - Lupus erythematodes
  - Purpura Schönlein-Hennoch
- **Infektiöse Erkrankungen**
  - virale Erkrankungen (Rubella, Varicella, Herpes zoster)
  - bakterielle Meningitiden
  - zervikale Infektionen (Lymphadenopathie)
- **Kardiologische Erkrankungen**
  - Arrhythmie
  - Kardiomyopathie
- **Stoffwechselerkrankungen**
  - Homozystinurie
  - Harnstoffzyklusstörungen
- **Traumen**
  - am Hals oder intraoral
- **Onkologische Erkrankungen**
  - direkte Tumorinvasion oder -kompression
  - Komplikationen oder Spätfolgen onkologischer Therapien
- **Sonstige**
  - Migräne
  - medikamentöse Effekte (z. B. Kontrazeptiva)

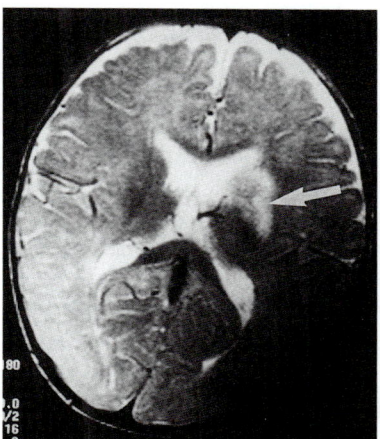
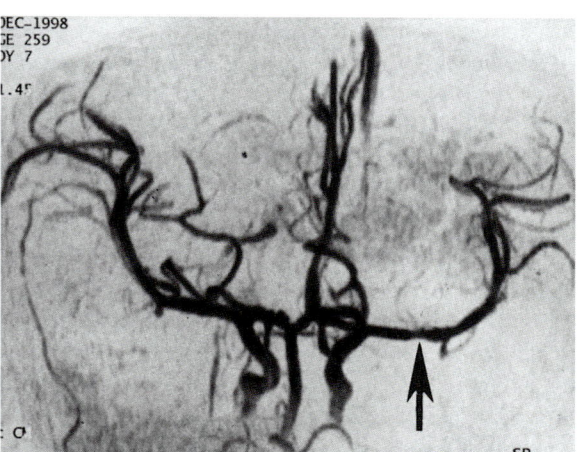

Abb. 18.33 a, b. Akute armbetonte Hemiplegie bei einem zehn Monate alten Jungen nach Varizelleninfektion.
a MRT: Lokalisation und Ausdehnung des Infarktareals. (Pfeil). b Kernspinangiographie: Stenose (Pfeil) der linken A. cerebri media

rovaskulären Regulation bedingt. Die häufigste Ursache sowohl im Kindes- als auch im Erwachsenenalter ist die Migräne.

▪▪▪ Epidemiologie, Ätiologie und Pathogenese. Unter der Bezeichnung Migräne werden episodisch auftretende Kopfschmerzen zusammengefasst. Die kindlichen Migräneformen sind fast alle auf genetische Faktoren zurückzuführen, in der Mehrzahl der Fälle findet sich eine positive Familienanamnese. Die Häufigkeit liegt im 7. Lebensjahr geschlechtsunabhängig bei etwa 3 % und steigt danach bis zum 15. Lebenjahr bei Mädchen auf 15 % und bei Jungen auf 7 %.

▪▪▪ Klinik. Die Erkrankung beginnt selten vor dem 5. Lebensjahr. In Einzelfällen können Nahrungsmittel sowie psychologische und hormonelle Faktoren die klinischen Symptome auslösen. Der Migräneanfall ist durch heftige, teilweise halbseitige und über Stunden anhaltende Kopfschmerzen charakterisiert, die von Übelkeit, Erbrechen, Licht- und Lärmempfindlichkeit begleitet sein können. Die »International Headache Society« unterscheidet drei Erkrankungsformen.

Bei der **klassischen Migräne** (Migräne mit Aura) kündigt sich der Anfall durch neurologische Herdzeichen, wie Reizbarkeit, Blässe, Flimmerskotome, Parästhesien und Sprachstörungen, an. Diese Vorzeichen fehlen bei der **einfachen Migräne** (Migräne ohne Aura). Beispiele für *komplizierte Formen* sind die hemiplegische Migräne und die Basilarismigräne. Bei der **hemiplegischen Migräne** finden sich kontralateral zu den Kopfschmerzen Sensibilitätsstörungen, Dysphasien und motorische Lähmungen, die vor dem Anfall beginnen und Stunden bis Tage danach anhalten können. Die **Basilarismigräne** kennzeichnen Schwindel, Ataxie und Bewusstseinsstörungen.

▪▪▪ Diagnostik, Therapie und Prognose. Die Diagnose wird durch die anamnestische Befunderhebung gestellt, laborchemische Erkrankungsmarker fehlen. In der Elektroenzephalographie kann eine herdförmige Verlangsamung nachweisbar sein. Eine weitere Diagnostik ist in der Regel nur bei nichttypischen Migränemanifestationen notwendig und dient dem Ausschluss der möglichen Differentialdiagnosen. Hierzu zählen vor allem intrakranielle Raumforderungen, Blutungen, Sinusitiden und infektiöse Erkrankungen des zentralen Nervensystems. Die Behandlung des akuten Anfalls erfolgt durch die möglichst frühzeitige Einnahme von Azetylsalizylsäure, Paracetamol oder Ergotaminderivaten. Bei häufig auftretenden Attacken wird eine prophylaktische Dauerbehandlung notwendig, z. B. durch β-Rezeptorenblocker oder Serotoninantagonisten. Auslösende Faktoren sollten vermieden werden. Ein charakteristisches Erkrankungsmerkmal ist die Besserung der anfallsartigen Kopfschmerzen nach Schlaf.

Andere vaskuläre Kopfschmerzformen

Der Cluster-Kopfschmerz und der Spannungskopfschmerz betreffen jedes Lebensalter. Sie haben keinen plötzlich auftretenden und phasenhaften Charakter, sondern eine langsam einsetzende und länger anhaltende Symptomatik. Vegetative Begleitsymptome fehlen. Die Pathoätiologie ist unklar, eine genetische Disposition nicht nachweisbar.

18.8 Paroxysmale Erkrankungen

> Zerebrale Anfälle sind kein krankheitsspezifisches Symptom, sondern eine paroxysmale Funktionsstörung von Neuronen, die bei verschiedenartigen Allgemeinerkrankungen oder Erkrankungen des zentralen Nervensystems auftreten können. Sie sind einerseits durch genetische und andererseits durch erworbene Faktoren bedingt, bei einer großen Zahl der Fälle bleibt die Ursache ungeklärt. Das klinische Spektrum reicht von der therapieresistenten Säuglingsepilepsie bei schwerer Hirnschädigung bis hin zu sehr selten auftretenden Epilepsien (Oligo-Epilepsien), die für den Patienten kaum eine Beeinträchtigung darstellen. Zwei große Gruppen sind zu unterscheiden:
> - Gelegenheits- und symptomatische Anfälle und
> - Epilepsien.

18.8.1 Klassifikation

Unter der Bezeichnung **Gelegenheits- und symptomatische Anfälle** werden zerebrale Anfälle zusammengefasst, die im Rahmen von akuten, das Gehirn direkt oder indirekt betreffenden Allgemeinerkrankungen auftreten (◘ Tabelle 18.6). Als **Epilepsien** werden chronisch-rezidivierend auftretende zerebrale Anfälle bezeichnet. Die Ursachen sind vielfältig (◘ s. Tabelle 18.6). Die derzeit gültigen Klassifikationen berücksichtigen einerseits die Anfallssymptomatologie und andererseits bestimmte Krankheitsbilder, in Einzelfällen ist die Erkrankungs-

18.8 · Paroxysmale Erkrankungen

Tabelle 18.6. Wichtige Ursachen zerebraler Anfälle im Kindesalter

Gelegenheitsanfälle
- Extrazerebrale fieberhafte Infektionen
- Infektiöse Erkrankungen des ZNS
  - Meningitis, Enzephalitis, Hirnabszesse
- Akute Stoffwechselstörungen und Intoxikationen
  - Hypoglykämie, Elektrolytstörungen, Urämie, Lithium
- Schädelhirntraumen
- Hirntumoren

Epilepsien
- Angeborene Stoffwechselstörungen
  - Neurolipidosen, Glykogenosen, Harnstoffzyklusstörungen, Biotinidasemangel, Vitamin-B_{12}-Mangel
- Fehlbildungen des ZNS
  - Migrationsstörungen
- Neurokutane Erkrankungen
  - Tuberöse Hirnsklerose, Sturge-Weber-Syndrom
- Chromosomenanomalien
- Hirnorganische Defektzustände
  - hypoxisch-ischämische Enzephalopathie, Blutungen, Hirninfarkt

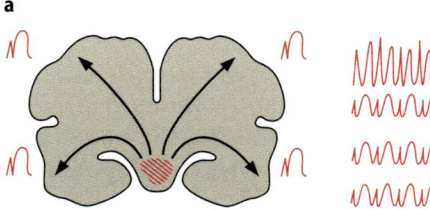

a
primär generalisierte Anfälle:
große Anfälle: tonische-klonische Anfälle (grand mal), tonische und klonische Anfälle; kleine Anfälle (petit mal): Absencen, astatische und myoklonische Anfälle

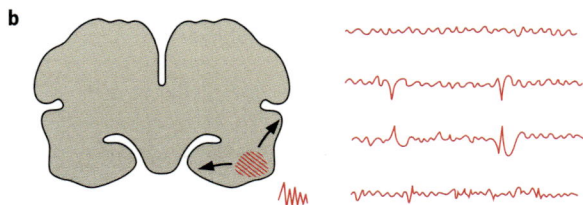

b
fokale Anfälle (Partialanfälle):
motorische, sensible und sensorische Herdanfälle, komplexe Partialanfälle

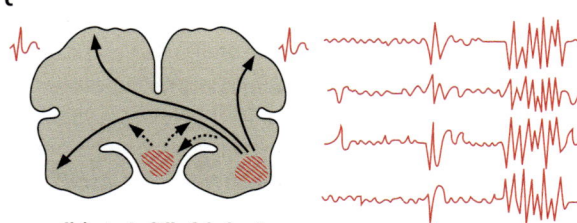

c
generalisierte Anfälle fokaler Genese:
myoklonische, astatische, tonisch-klonische und tonische Anfälle

Abb. 18.34. Symptomatologische Klassifikation der Anfallsformen.
Dargestellt sind jeweils: der Störungsort (schraffiert), die bioelektrische Auswirkung an der Hirnoberfläche und ein charakteristisches Elektroenzephalogramm

form unklassifizierbar. In Abbildung 18.34 ist eine symptomatologische Klassifikation dargestellt. Daten zur genauen Häufigkeit der unterschiedlichen Anfallsformen fehlen. Es wird angenommen, dass bei Einschluss aller Altersgruppen in Deutschland derzeit etwa 600 000 Menschen an einer Epilepsie leiden.

> **Merke**
>
> Epilepsien sind – im Gegensatz zu der in der Bevölkerung weit verbreiteten Meinung – in der Mehrzahl der Fälle medikamentös gut zu beeinflussen!

Nachfolgend werden wichtige Gelegenheitsanfälle und Epilepsieformen des Kindes- und Jugendalters beschrieben.

18.8.2 Zerebrale Anfallsformen im Kindes- und Jugendalter

Gelegenheits- und symptomatische Anfälle, spezielle Syndrome

Fieberkrämpfe stehen unter den Gelegenheitsanfällen zahlenmäßig an erster Stelle. Sie werden bei etwa 2–4 % aller Kinder beobachtet. Man versteht unter Fieberkrämpfen alle Konvulsionen, die in der frühen Kindheit (1. bis 5. Lebensjahr) anlässlich von fieberhaften Infekten auftreten. Auslösend wirkt rasch ansteigendes Fieber bei Infektionen, z. B. Luftwegsinfekten, Otitis, Masern, Exanthema subitum, Vakzinationsfieber u. a.. Es liegt keine entzündliche Affektion des Gehirnes vor. Als dispositionelle Faktoren kommen eine familiäre Bereitschaft sowie zerebrale Vorschäden in Betracht. Die Fieberkrämpfe haben einen überwiegend generalisierten, tonisch-klonischen Charakter. Seltener sind Anfälle fokalen Typs (herdförmiger Beginn, Seitenbetonung). Der Herdcharakter ist oft erst an neurologischen Herdsymptomen nach dem Anfall zu erkennen. Die Krämpfe dauern meistens länger als afebrile Anfälle, oft länger als 10 min, nicht selten bis zu einer Stunde. Differentialdiagnostisch sind vor allem entzündliche Erkrankungen des Gehirnes, andere Formen von symptomatischen Krämpfen sowie beginnende Epilepsien auszuschließen. Die Prognose ist in etwa 95% der Fälle gut: Die Krämpfe können bis zum 5. Lebensjahr mehrfach rezidivieren und treten dann nicht mehr auf. Bei etwa 5% der Kinder entwickelt sich eine Epilepsie. Prognostisch ungünstig sind folgende Kriterien:

- familiäre Belastung mit Epilepsie,
- Zeichen einer zerebralen Vorschädigung,
- fokale Anfälle und/oder neurologische Herdsymptome nach dem Anfall,
- mehr als dreimalige Wiederholung der Fieberkrämpfe,
- Anfälle, die länger als 15 min andauern,
- Konstant nachweisbare hypersynchrone Aktivität im EEG und
- Auftreten des ersten Fieberkrampfes im Säuglingsalter oder jenseits des 5. Lebensjahres.

Ist einer dieser Faktoren nachweisbar, wird nicht mehr von einfachen, sondern von **komplizierten Fieberkrämpfen** gesprochen.

■■■ **Therapie.** Ein **Fieberkrampf** sollte zur Vermeidung postiktaler Dauerschäden unterbrochen werden, insbesondere dann, wenn er über mehrere Minuten andauert. Dies geschieht durch rektale oder intravenöse Gabe von Diazepam (3–10 mg) oder Clonazepam intravenös (0,5–2 mg). Gleichzeitig sollten eine antipyretische Therapie mit Paracetamol und physikalische Maßnahmen (Wadenwickel, abkühlendes Bad) erfolgen. Zur Prophylaxe erhalten die Kinder bei fieberhaften Infekten eine Antipyrese, vorzugsweise mit Paracetamol in sechsstündlichen Abständen. Eine regelmäßige Verabreichung von antikonvulsiven Medikamenten wie Diazepam während der Fieberphasen wird nicht mehr generell empfohlen und muss Fällen mit besonders schweren Verlaufsformen vorbehalten bleiben. Bei häufig wiederkehrenden Fieberkrämpfen kann man eine Dauertherapie mit Phenobarbital oder Primidon erwägen.

Neugeborenenkrämpfe: Zerebrale Anfälle stellen die *häufigste* neurologische Störung des Früh- oder Neugeborenen dar. Sie zeigen in der Regel eine andere Anfallsmorphe als Anfälle älterer Kinder. Dies ist hauptsächlich auf die Unreife des Gehirns zurückzuführen, bei dem zum Zeitpunkt der Geburt die vordere und hintere Kommissur sowie wesentliche Teile des Marklagers noch nicht myelinisiert und die axonalen und dendritischen Verknüpfungen der Neurone noch nicht ausgereift sind. Darüber hinaus gehen bei Früh- und Neugeborenen nicht alle iktal erscheinenden klinischen Phänomene mit rhythmischen Entladungen im EEG einher. Dies ist wahrscheinlich auf eine mangelhafte kortikale Kontrolle zurückzuführen, wie sie beim sehr kleinen Frühgeborenen physiologisch ist und bei älteren Frühgeborenen und Neugeborenen als Folge kortikaler Schädigung entstehen kann.

Neugeborenenkrämpfe erscheinen häufig als kurze Kloni der Extremitäten, rhythmisch wiederkehrende Zuckungen oder stereotype Bewegungen. Die iktalen Phänomene gehen nicht selten mit Schmatzen, Saugen, Schluckbewegungen und auch mit Apnoen einher. Rein tonische oder myoklonische Anfälle sind bei Früh- und Neugeborenen selten.

Bei rund zwei Drittel der Patienten gelingt es, die Ursache der Anfälle zu eruieren. Neben metabolischen Störungen wie Hypokalzämie und Hypoglykämie spielen die typischen Schädigungsformen des Frühgeborenengehirns wie periventrikuläre Leukomalzie oder intrazerebrale Blutung und Infektionen eine besondere Rolle. Ein recht charakteristisches Krankheitsbild entsteht bei Neugeborenen durch **subarachnoidale Blutungen**. Die Kinder zeigen für einige Tage tonisch-klonische Anfälle mit hoher Anfallsfrequenz, erscheinen in den interiktalen Phasen jedoch unbeeinträchtigt (»well baby seizures«). Eine weitere Sonderform sind die **benignen familiären Neugeborenenkrämpfe** und Anfälle, die häufig am 5. Lebenstag beginnen (»5th-day fits«). Hierbei handelt es sich um meist generalisierte tonisch-klonische Anfälle, die in den interiktalen Phasen nicht mit einer schweren Befindlichkeitsstörung einhergehen. In vielen Fällen wird die Anlage autosomal-dominant vererbt, Mutationen im *KCNQ2-* und *KCNQ3-Gen* auf Chromosom 20 bzw. 8 sind nachweisbar. Diese Gene kodieren Proteinuntereinheiten der Kaliumkanäle. Die Prognose dieser familiären Form ist in der Regel gut, wobei rund 10% der Patienten im späteren Leben auch eine Epilepsie aufweisen.

■■■ **Therapie und Prognose.** Das am häufigsten angewandte und meist wirksame Medikament gegen **Neugeborenenkrämpfe** ist Phenobarbital. Da Pyridoxin-abhängige Krämpfe ein klinisch gleichartiges Krankheitsbild hervorrufen können, sollte ein Therapieversuch mit Vitamin B_6 einer Einstellung auf Phenobarbital vorangehen.

Die Prognose der Neugeborenenanfälle wird wahrscheinlich mehr durch die zugrundeliegende Ursache als durch die Anfallstätigkeit selbst bestimmt.

Primär generalisierte Anfälle

Grand mal (großer generalisierter Anfall, ◻ s. Abb. 18.34a) kennzeichnet keine Krankheitseinheit, sondern stellt nur ein Symptom dar. Neben dem hier geschilderten primär generalisierten Grand mal kommen große Anfälle auch bei Epilepsien fokaler Genese vor. Kennzeichnend ist für den primär generalisierten großen Anfall der blitzartige Beginn: Ohne Aura stürzen die Kranken bewusstlos zu Boden und bieten einen generalisierten, zunächst tonischen, dann klonischen Krampf. Im Anfall bestehen Tachykardie, Mydriasis, Schweißausbruch, Hypersalivation, Schaumpilz, Atemstillstand und Zyanose; gelegentlich werden Stuhl und Urin entleert. Der Anfall mündet in terminalen Schlaf.

Epilepsien mit primär generalisiertem Grand mal beginnen vorwiegend im Kleinkindesalter und in der Pubertät. Nicht selten besteht eine Kombination mit Petit mal (primär generalisierter kleiner Anfall, ◻ s. Abb. 18.34a). Bei älteren Kindern zeigen sich die Anfälle bevorzugt nach dem morgendlichen Erwachen (Aufwach-Epilepsie). Treten große Anfälle in kurzen Abständen gehäuft auf, spricht man von einem Grand mal-Status.

■■■ **Absencen** (◻ s. Abb. 18.34 a, Petit mal). Betroffen sind überwiegend normal entwickelte Kinder. Kernsymptom ist die unvermittelt, ohne Aura einsetzende Bewusstseinspause von 5 bis 30 s Dauer. Die Kinder wahren die aufrechte Körperhaltung, sie unterbrechen ihre Tätigkeit, der Blick wird starr, die Augen sind halb geöffnet, die Bulbi meistens nach oben gewendet. Häufig werden Kopf und Rumpf nach hinten, seltener nach vorne gebeugt. Weiter kommen vor: rhythmische Zuckungen der Arme und des Schultergürtels, Automatismen wie Schlucken, Lecken, Schmecken und Kauen, Zupfen und Nesteln mit den Händen, vegetative Phänomene wie Erröten oder Erblassen u.a.. Die Anfälle können sich so dicht aneinanderreihen, dass das Bewusstsein getrübt oder aufgehoben bleibt. Ein solcher Absence-Status (Petit mal-Status) kann Stunden anhalten. Das EEG zeigt während der Absence regelmäßig das Bild von kettenförmig angeordneten 2–3 s-spikes and waves. Absencen kommen bei Epilepsien verschieder Verlaufstypen vor: Die sogenannte Pyknolepsie betrifft überwiegend Mädchen im Schulalter, meistens normal entwickelte Kinder. Charakteristisch ist das stark gehäufte Auftreten der Absencen (täglich bis 100 Anfälle und mehr). Bei spontanem Verlauf sistieren die Absencen in 30 % vor oder während der Pubertät, bei einem weiteren Drittel persistieren sie bis in das Erwachsenenalter, bei den übrigen Patienten kommen große Anfälle hinzu. Im Kleinkindesalter sind von Absencen vorwiegend Knaben betroffen. Der Verlauf dieser Epilepsien ist meist ungünstiger als der der Pyknolepsie. Absence-Epilepsien der Präpubertät und Pubertät betreffen Mädchen und Knaben in gleicher Häufigkeit. Sie haben oft einen ungünstigeren Verlauf, indem große Anfälle rasch hinzutreten. Es besteht dann die Gefahr einer sekundären Demenz. Durch die moderne Therapie können solche ungünstigen Entwicklungen fast immer verhütet werden.

■■■ **Myoklonisch-astatische und myoklonische Anfälle.** Von dieser insgesamt seltenen Epilepsieform sind Knaben häufiger betroffen als Mädchen. Es handelt sich überwiegend um bis dahin normal entwickelte Kleinkinder. Führendes Symptom des astatischen Anfalls ist der plötzliche Tonusverlust mit blitzartigem Hinstürzen. Der Anfall dauert Sekundenbruchteile. Die Kinder stehen spontan wieder auf. Meistens sind die astatischen Anfälle mit Myoklonien im Bereich des Schultergürtels und des Gesichts kombiniert. Seltener steht die myoklonische Symptomatik im Vordergrund. Astatische wie myoklonische Anfallssymptome können mit Absencen verbunden sein. Häufig leiten große Anfälle die Epilepsie ein oder folgen den kleinen Anfällen im Verlauf. Die Prognose ist ungünstig; oft entwickelt sich eine psychomotorische Retardierung.

Fokale Anfälle

Die Ursache des fokalen Anfalls (◻ s. Abb. 18.34b) liegt in einer Funktionsstörung in einem umschriebenen Hirnbezirk. Im EEG sieht man eine herdförmige Störung in Form von steilen Wellen, langsamen Wellen bzw. Krampfpotentialen. Die Symptomatik des fokalen Anfalls ist bestimmt durch die Lokalisation der Störung.

■■■ **Motorische Herdanfälle.** Der klassische Jackson-Anfall ist im Kindesalter selten: Die Attacke beginnt in einem engbegrenzten Bezirk, z. B. in einem Daumen und breitet sich dann bei erhaltenem Bewusstsein auf andere Partien der gleichen Körperseite aus. Bei Kindern zeigen fokalmotorische Anfälle oft bereits im Beginn eine Beteiligung ausgedehnterer Regionen oder einer ganzen Körperseite (**Halbseitenanfall**). Der Anfall kann von einer Lähmung der befallenen Extremität oder Körperseite gefolgt sein. Sie verschwindet meistens, kann aber auch bestehen bleiben.

■■■ **Sensible Herdanfälle.** Seltene Anfallsform! Die Anfälle bestehen in paroxysmalen sensiblen Störungen (Kribbeln, Taubheitsgefühl, Schmerzen u. a.) z. B. im Bereich einer Extremität oder einer Gesichtshälfte.

■■■ **Sensorische Herdanfälle.** Diese sind gekennzeichnet durch paroxysmal auftretende optische, akustische (Hyperakusis), gustatorische und olfaktorische Phänomene. Die Symptome sind in isolierter Form selten, werden vielmehr als Aura oder Begleitphänomene besonders bei psychomotorischen Anfällen beobachtet.

■■■ **Psychomotorische Anfälle (komplexe Partialanfälle).** Es handelt sich um eine besonders häufige und deshalb wichtige Anfallsform. Ursächlich liegt dem psychomotorischen Anfall eine meistens organisch bedingte Funktionsstörung im Bereich des Temporallappens oder der benachbarten Hirnregion zugrunde.

Dem Anfall geht meistens eine Aura voraus: ein »komisches«, vom Leib aufsteigendes Gefühl, Engigkeitsgefühl im Hals und in der Brust, Schwindel, Angst, seltener differenzierte sensorische Phänomene wie Sehstörungen, Geruchs- und Geschmacksempfindungen. Der Aura folgt der eigentliche Anfall: Das Bewusstsein ist aufgehoben oder getrübt. Typisch sind orale Automatismen wie Schmatz-, Schluck- und Kaubewegungen, ferner Nesteln, Zupfen, Klopfen mit den Händen, Treten und Scharren mit den Füßen und ähnliches. Häufig sind ausgeprägte vegetative Phänomene wie Blässe oder Erröten, Tachykardie und Speichelfluss. Seltener wird ungeordnetes Sprechen, Lachen oder Singen während des Anfalls beobachtet. Schließlich kommen ausgestaltete Szenen vor: Umherlaufen, scheinbar geordnete Handlungen. Im EEG findet sich im typischen Fall ein temporaler Herdbefund.

Die Prognose der psychomotorischen Epilepsie ist zurückhaltend zu stellen. Die Anfälle sind therapeutisch oft nur schwer zu beeinflussen, große Anfälle können hinzutreten. Kinder mit psychomotorischen Anfällen zeigen häufig ausgeprägte Verhaltensstörungen und Wesensänderungen. Die Intelligenz ist nicht selten gemindert.

Generalisierte Anfälle fokaler und multifokaler Genese (s. Abb. 18.34 c)

Im frühen Kindesalter ist die Fähigkeit des Gehirns, eine fokal entstehende Krampferregung örtlich zu begrenzen, noch mangelhaft. Die Erregung breitet sich vielmehr auf benachbarte Regionen, oft auf den gesamten Kortex aus. Deshalb verlaufen Epilepsien fokaler Genese nicht selten allein unter dem Bild generalisierter Anfälle.

■■■ **West-Syndrom (BNS = Blitz-Nick-Salaam-Krämpfe).** Befallen sind überwiegend Säuglinge zwischen dem 2. und 8. Lebensmonat, Knaben häufiger als Mädchen. Meistens handelt es sich um schwer zerebralgeschädigte Kinder. Für die Ätiologie kommen neben Hirnmissbildungen und degenerativen Erkrankungen (z. B. tuberöse Sklerose) alle Schädigungen in Betracht, die das kindliche Gehirn während der Schwangerschaft, in der Perinatalphase und in den ersten Lebenswochen treffen können.

Die Symptomatik ist durch drei Anfallsformen gekennzeichnet:
- **Blitz-Krämpfe:** Arme und Beine werden bei gleichzeitiger Rumpfbeugung blitzartig nach vorne oder nach oben geworfen.
- Bei den Nick-Krämpfen beschränkt sich die Beugebewegung auf den Kopf. Die Dauer beider Anfallsformen beträgt nur Bruchteile von Sekunden.
- Bei den tonischen Beugekrämpfen (Salaam-Krämpfe) laufen die geschilderten Bewegungen langsamer ab.

Alle drei Anfallsformen können nebeneinander bei einem Kind vorkommen. Die Anfälle treten oft in Serien auf, d. h. sie wiederholen sich während einiger Minuten mehrfach. Die Serien werden besonders nach dem morgendlichen Erwachen beobachtet. Zwischen den einzelnen Anfällen schreien die Kinder häufig. Das EEG zeigt beim West-Syndrom auch im Intervall kontinuierlich schwerste Veränderungen.

Die Prognose des West-Syndroms ist in der Regel ungünstig. Meistens kommt es – sofern nicht bereits vor dem Auftreten der ersten Anfälle ein schwerer zerebraler Defekt bestand – zu einer rasch fortschreitenden Entwicklungshemmung. Unter Hinterlassung eines schweren Hirnschadens können die Krämpfe in der Kleinkindzeit spontan sistieren oder von anderen, meistens fokalen Anfallsformen abgelöst werden. Nur etwa 10 % der Kinder entwickeln sich normal.

Die bei anderen Anfallsformen in Betracht kommenden Antikonvulsiva sind praktisch wirkungslos. Anfalls-

18.8 · Paroxysmale Erkrankungen

freiheit oder Besserungen sind in etwa der Hälfte der Fälle durch ACTH zu erzielen.

■■■ **Lennox-Gastaut-Syndrom (myoklonisch-astatische Anfälle fokaler Genese).** Betroffen sind Kinder bis zum 10. Lebensjahr, überwiegend Kleinkinder, Knaben häufiger als Mädchen. Es handelt sich meistens um Kinder mit eindeutigen Symptomen einer zerebralen Schädigung. Oft sind das West-Syndrom und/oder fokale Anfälle vorausgegangen. Führende Symptome sind Sturzanfälle, Blitzkrämpfe, tonische und tonisch-klonische Anfälle. Fokale Initial- und Begleitsymptome wie Kopfwendung, seitenbetonter Sturz, initiale Streckung eines Armes u. a. sind häufig. Das EEG zeigt schwerste Veränderungen. Die Prognose dieser Epilepsieform ist ungünstig. Häufig entwickelt sich Therapieresistenz.

Diagnose zerebraler Anfallsformen

Um die Ursache des Anfallsgeschehens zu klären, ist in den meisten Fällen eine klinische Untersuchung notwendig. Ihr Programm enthält außer der neurologischen Untersuchung Liquorpunktion, Kernspintomographie des Schädels, Augenhintergrundsuntersuchung, serologische Untersuchung auf Infektionen, Ausschluss von Stoffwechselstörungen wie Phenylketonurie, Hypoglykämie, Hypokalzämie u. a.. Das EEG liefert häufig nur bei wiederholten Untersuchungen, bei Ableitung im Schlaf und nach Schlafentzug ausreichende Informationen. Gefährlich kann eine Überbewertung dieser Methode sein: Sie ist lediglich ein diagnostisches Hilfsmittel! Der EEG-Befund darf nur unter gleichzeitiger sorgfältiger Berücksichtigung aller klinischen Befunde und Beobachtungen bewertet werden. Hypersynchrone Potentiale im EEG beweisen keineswegs das Vorliegen einer Epilepsie, sie kommen auch bei hirngesunden, vor allem bei psychisch und vegetativ labilen Kindern vor.

Allgemeine therapeutische Richtlinien

Eine Reihe von hochwirksamen Medikamenten steht zur Verfügung, mit denen die Mehrzahl der Kranken von ihren Anfällen befreit werden kann (◘ Tabelle 18.7). Folgende Grundregeln sind zu beachten:
— Das Ziel der medikamentösen Therapie ist Anfallsfreiheit, nicht nur Minderung der Anfallshäufigkeit. Jeder länger dauernde generalisierte Krampf bedeutet für das Kind die Gefahr eines Hirnschadens, der zu einer Verschlimmerung des Leidens führen kann. Diesen Circulus vitiosus gilt es zu durchbrechen.
— Die medikamentöse Therapie soll früh, d. h. nach den ersten Anfällen einsetzen. Je früher die Behandlung beginnt, desto besser sind die Erfolgsaussichten.
— Die Behandlung muss konsequent, regelmäßig und über lange Zeit durchgeführt werden.

◘ **Tabelle 18.7.** Medikamentöse Therapie der wichtigsten Anfallsformen

	Phenobarbital	Primidon	Phenytoin	Ethosuximid	Sultiam	Carbamazepin	Clonazepam	Valproat	Vigabatrin	ACTH
Grand mal (primär generalisiert)	(+)	(+)						+		
Absencen				+				+		
Astatische und myoklonische Anfälle	+	+		(+)			(+)	+	+	
Anfälle fokaler Genese	(+)	+	+		+	+				
West- und Lennox-Syndrom	+	(+)					(+)	+	+	+

+ Mittel der 1. Wahl
(+) Mittel der 2. Wahl

- Das epileptische Kind bedarf der ärztlichen Überwachung. Die Wirksamkeit der Therapie ist unter Berücksichtigung der Anfallshäufigkeit (Anfallskalender!) und des EEG zu kontrollieren. Nebenwirkungen der Medikamente müssen rechtzeitig erfasst werden. Blut- und Urinuntersuchungen sowie Leberfunktionsproben sind je nach Medikament in regelmäßigen Abständen notwendig. Man unterscheidet **allergische**, dosisunabhängige, und **toxische**, dosisabhängige **Nebenwirkungen**. Allergische Erscheinungen treten im allgemeinen in den ersten zwei Wochen auf: Exantheme können zur Umstellung der Medikation zwingen. Toxische Nebenwirkungen wie Ataxie und Schläfrigkeit können Dosisreduktion, Blut-, Leber- und Nierenschäden einen Medikamentenwechsel erforderlich machen.
- Bei Anwendung von Phenobarbital, Primidon, Phenytoin und Carbamazepin sind Bestimmungen des Blutspiegels ein unabdingbarer Bestandteil der Therapieeinstellung und -überwachung. Resorption, Bioverfügbarkeit, Um- und Abbau der Antikonvulsiva unterliegen erheblichen Schwankungen. Die verschiedenen Wirkstoffe beeinflussen sich gegenseitig in ihrem Metabolismus. Die Bestimmung der Serum-Konzentrationen ist von besonderer Bedeutung für die Ermittlung der optimalen Dosierung, die Verhütung bzw. frühzeitige Erkennung von Intoxikationen sowie die Kontrolle der Medikamenteneinnahme.
- Die Medikation muss unter Ausschöpfung aller Möglichkeiten so lange variiert werden, bis bei Fehlen von Begleiteffekten Anfallsfreiheit erzielt ist. Dies ist in durchschnittlich 70 % der Fälle möglich.
- Über Beendigung der Therpie entscheiden klinisches Bild und EEG. Im Allgemeinen darf nach 3–5 jähriger Anfallsfreiheit bei normalisiertem EEG die Dosis reduziert und dann abgesetzt werden.

18.8.3 Anfälle und anfallsartige Störungen nichtepileptischer Genese

Affektkrämpfe (Wegschreien, Schreikrämpfe)

Affektkrämpfe sind sehr häufig und von zerebralen Anfällen differentialdiagnostisch oft schwer abgrenzbar. Betroffen sind meist ältere Säuglinge und Kleinkinder. Bei Wunschverweigerung oder als Trotzreaktion kommt es zu heftigem Schreien, dann Atemstillstand in Exspiration, Zyanose, plötzlicher Bewusstlosigkeit, in schweren Fällen zu tonischer Starre, gelegentlich einzelnen Kloni. Die motorischen Phänomene können denen eines zerebralen Krampfanfalls weitgehend gleichen. Die Pathogenese ist indessen grundsätzlich unterschiedlich: Hier kortikale Hypoxie infolge eines vagovasalen Reflexes mit daraus resultierenden Hirnstammentladungen, dort kortikale Krampfentladungen. Die Therapie besteht während des Anfalls in Reizen durch kaltes Wasser oder durch einen kleinen Klaps. Prophylaktisch muss jede übertriebene Fürsorge vermieden werden (»kontrollierte Vernachlässigung«).

Eine zweite Form dieser Anfälle setzt bei Schreck oder Schmerz plötzlich und ohne einleitendes Schreien ein. Es handelt sich also nicht um ein »Wegschreien«, sondern um ein »**Wegbleiben**«. Sicher spielen auch hier vagale Refexe die entscheidende Rolle.

Der Spasmus nutans

Der Spasmus nutans ist eine seltene, überwiegend im 2. Lebensjahr auftretende Störung. Die Kinder führen besonders in aufrechter Haltung mit dem Kopf eigenartige Wackel- und Nickbewegungen aus, die sich beim Versuch zu fixieren verstärken. Es besteht in der Regel gleichzeitig ein Nystagmus. Die Erscheinungen schwinden spontan in der Kleinkindzeit.

Die Jactatio capitis

Die Jactatio capitis ist eine besonders bei Kleinkindern auftretende Stereotypie. Vorwiegend im Halbschlaf, seltener im Wachen werden rhythmische Wackelbewegungen des Kopfes oder in ausgeprägten Fällen auch Schaukelbewegungen des ganzen Körpers durchgeführt. Diese neurotisch-fixierten Gewohnheiten sind an sich harmlos, zeigen aber oft eine ungewöhnliche Therapieresistenz.

18.9 Entzündungen

> Primäre entzündliche Erkrankungen des zentralen Nervensystems betreffen entweder die Hirnhäute (Meningitis) oder das Parenchym (Enzephalitis, Myelitis). Eine Enzephalitis bei Meningitis wird als Meningoenzephalitis bezeichnet. Ätiologische Faktoren sind vor allem Bakterien, Viren, Mykoplasmen, Parasiten und Pilze. Bei den parainfektiösen und immunologischen Erkrankungen verursacht nicht die direkte Erregereinwirkung, sondern die immunologisch vermittelte Reaktion die Schädigungen des zentralen Nervensystems.

18.9.1 Meningitis

Bakterielle Meningitis

■■■ **Epidemiologie.** Die Inzidenz bakterieller Meningitiden ist in Ländern mit geringem sozioökonomischen Status besonders hoch. In Deutschland werden jährlich zwischen 30 und 40 Erkrankungen je 100 000 der Bevölkerung angenommen. Etwa ein Drittel der Patienten sind Kinder unter fünf Jahren.

■■■ **Ätiologie und Pathogenese.** Im Rahmen von Atemwegserkrankungen, bei penetrierenden Infektionen oder Immunschwäche können Bakteriämien und Virämien entstehen oder Pilze septisch streuen und Entzündungen der Meningen verursachen. Die Mehrzahl der Fälle ist durch Haemophilus influenzae, Neisseria meningitidis und Streptococcus pneumoniae bedingt, im Neugeborenenalter überwiegen gramnegative Erreger und Streptokokken der Gruppe B.

Eine chronisch-granulomatöse Form der bakteriellen Meningitis ist die Meningitis tuberculosa (▶ s. S. 268).

■■■ **Klinik.** Das klinische Bild ist weniger durch den Erregertyp als durch das Alter des Kindes bestimmt. Die Erkrankung beginnt plötzlich mit hohem Fieber, gestörtem Allgemeinbefinden, Erbrechen, Kopfschmerzen, Krämpfen. Beim Neugeborenen sind Apnoen, beim Säugling und Kleinkind Berührungsempfindlichkeit und vermehrtes Schlafbedürfnis die häufigsten Erstsymptome. Die Fontanelle kann gespannt sein. Die meningealen Zeichen (Nackensteifigkeit, Kernig, Brudzinski) sind meist nachweisbar, können im ersten Lebensjahr jedoch völlig fehlen.

Die Meningokokkenmenigitis (▶ s. S. 265) zeigt meist einen stürmischen Verlauf. Häufig finden sich Petechien als Ausdruck einer disseminierten intravasalen Koagulopathie. Das Waterhouse-Friderichsen-Syndrom ist die schwerste Verlaufsform einer Meningokokkeninfektion. Es besteht ein perakutes Krankheitsbild mit Fieber, Erbrechen, Bewusstseinstrübung und Schock. Die Haut ist bedeckt von flächenförmigen Blutungen und Petechien, autoptisch findet man hämorrhagische Infarkte, vor allem der Nebennieren. Die Erkrankung endet oft tödlich.

■■■ **Diagnose.** Bei ausgeprägtem Krankheitsbild ist der Liquor eitrig, das Sediment granulozytär, das Liquoreiweiß erhöht, die Glukose vermindert (◘ Tabelle 18.8). Die bakteriologische Diagnostik besteht in der Mikroskopie des Ausstriches, der Kultur und Resistenzprüfung. Trotz bakterieller Genese kann die Kultur bei anbehandelter Infektion oder zu langer Latenz zwischen Punktion und Bebrütung (vor allem bei Meningokokken) negativ bleiben. In diesen Fällen und wegen seiner sofortigen Verfügbarkeit ist der Latex-Agglutinationstest oft wegweisend (Antigennachweis gegen Meningo-, B-Strepto-, Pneumokokken, Hämophilus). Bei bakterieller Meningitis ist auch an die Möglichkeit einer fortgeleiteten Infektion aus dem HNO-Bereich zu denken.

■■■ **Therapie.** Die Initialtherapie muss sofort, jedoch nach Entnahme von Blut- und Liquorkulturen eingeleitet werden. Während der ersten beiden Lebensmonate wird eine Kombination aus Ampicillin, Oxacillin und Gentamicin empfohlen. Bei älteren Kindern wird zunächst eine Monotherapie mit einem Zephalosporin der 3. Generation (z. B. Cefotaxim) eingesetzt. Bei erfolgtem kulturellem Nachweis des Erregers kann die antibiotische Therapie gezielt angepasst werden. Wegen seiner bakteriziden Wirkung wird bei Pneumo- oder Meningokokken Penizillin G bevorzugt.

Die initiale Antibiotikatherapie kann in den ersten Tagen durch Steroide ergänzt werden. Ingesamt sollte die Antibiotikatherapie für mindestens 10 Tage erfolgen. Eine erneute Lumbalpunktion sollte nach Absetzen der Antibiotika durchgeführt werden. Bei Infektionen mit Meningokokken ist eine Umgebungsprophylaxe der

◘ Tabelle 18.8. Charakteristische Liquorbefunde bei Meningitiden

	Normal	Virusmeningitis	Tuberkulöse Meningitis	Eitrige Meningitis
Aussehen	Klar	Klar	Klar	Trübe bis Eitrig
Zellzahl/μl	0–4	20–1000	Einige 100	Einige 1000
Zellart	Mononukleär	Mononukleär	Mononukleär und Granulozyten	Überwiegend Granulozyten
Eiweiß (mg/dl)	< 50	Leicht Erhöht	Mäßig Erhöht	Erhöht
Glukose	$2/3$ der Blutglukose	Normal	Stark Erniedrigt	Erniedrigt

Kontaktpersonen mit Rifampicin indiziert. Da die Hälfte der Sekundärfälle innerhalb von fünf Tagen auftritt, muss rasch begonnen werden.

> **Merke**
>
> Entzündungen des zentralen Nervensystems sind ernsthafte Erkrankungen, die trotz der Fortschritte in der Arzneimittelentwicklung nicht selten ein Restschadensyndrom nach sich ziehen!

■■■ **Prognose.** Die Letalität der bakteriellen Meningitis reicht altersabhängig bis zu 20 %. Bei einem Viertel der Kinder bleiben Restschadensyndrome zurück, darunter sensorische Hörminderung, Lähmungen, zerebrale Anfälle und Intelligenzdefekte; nach subduralem Empyem können sich chronische Subduralergüsse entwickeln. Entscheidend für die Prognose ist die Beachtung der »blanden« Erstsymptome.

Aseptische Meningitiden

Bei einigen Patienten mit Meningitiden sind Bakterien im Liquor nicht nachweisbar. Ursache dieser »aseptischen Meningitis-Syndrome« sind vor allem neurotrope Viren, aber auch Bakterien **(Borrelia burgdorferi, Treponema pallidum)** und nichtinfektiöse Faktoren (Leukämien, Vaskulopathien, intrathekale Noxen).

■■■ **Aseptische Meningitis bakterieller Ursache.** Eine Neuroborreliose ist zu erwägen, wenn Wochen bis Monate nach einem Zeckenbiss neben meningealen Reizsymptomen zusätzlich Hirnnervenlähmungen (z. B. periphere Fazialisparese) bestehen. Dem meningitischen Stadium geht häufig ein Erythem (Erythema migrans) voraus. Unbehandelt kann es zu einer oft Wochen bis Monate anhaltenden lymphozytären Pleozytose kommen, später können sich Komplikationen wie Meningoradikulitis **(Bannwarth-Syndrom)**, progressive Enzephalomyelitis, Karditis und Arthritis einstellen. Die Diagnose wird durch Antikörpernachweis gegen oder Antigennachweis von Borrelia burgdorferi aus dem Liquor gestellt. Die Therapie besteht in der intravenösen Gabe von Ceftriaxon.

■■■ **Virusmeningitis.** Die Mehrheit der Virusmeningitiden kommt im späteren Kindes- und jungen Erwachsenenalter mit saisonalen Gipfeln im Sommer und Herbst vor. Die häufigsten Erreger sind **Echo-, Coxsackie-** und **Parotitisviren.** Seltenere Ursachen sind **Herpes-simplex-Viren.** Die wirkliche Häufigkeit der Virusmeningitiden ist nicht genau anzugeben, da diese bei leichtem Verlauf häufig nicht diagnostiziert werden.

Bei viraler Meningitis ist die klinische Symptomatik meist viel milder als bei der bakteriell-eitrigen Form und meist in die Zeichen eines Virusinfektes »eingebettet« (Pharyngitis u. a.).

Der Liquor ist klar, enthält vermehrt mononukleäre Zellen; das Gesamteiweiß ist gering erhöht (◘ s. Tabelle 18.8). Klinisch gelingt die ätiologische Zuordnung nur dann, wenn es sich um eine Meningitis auf dem Boden einer klassischen Infektionskrankheit handelt (Parotitis, Masern, Röteln, Varizellen, infektiöse Mononukleose).

Die Therapie der Virusmeningitis ist symptomatisch. Bei geringstem Zweifel an der Ätiologie (Tbc, anbehandelte bakterielle Meningitis, Zeckenborreliose) muss entsprechend antibiotisch behandelt werden. Die Prognose unspezifischer Virusmeningitiden ist sehr gut.

18.9.2 Enzephalitis und Myelitis

Als **Enzephalitis** werden entzündliche Erkrankungen des Hirngewebes bezeichnet. Bei der **Myelitis** betreffen diese Entzündungsprozesse das Rückenmark.

■■■ **Epidemiologie, Ätiologie und Pathogenese.** Die Mehrzahl der Enzephalitiden und Myelitiden ist durch Viren bedingt. Eine hämatogene Aussaat oder ein direktes Eindringen der Erreger in das Gewebe verursachen diese Entzündungen. Genaue Daten zur Häufigkeit fehlen, da die Erkrankungen nicht selten symptomarm als »grippaler Infekt« verlaufen. In Deutschland werden jährlich etwa 20 Patienten mit akut auftretenden Enzephalitiden oder Myelitiden je 100 000 der Bevölkerung stationär behandelt. Als Erreger kommen vor allem Masern-, Mumps-, Varicella-zoster-, Herpes-simplex-, Zytomegalie-, Influenza- und Enteroviren, Mykoplasmen und bei immundefizienten Patienten Pilze in Betracht. In Endemiegebieten (Süddeutschland, Österreich) sollte auch eine Frühsommer-Meningoenzephalitis (FSME) erwogen werden.

■■■ **Klinik.** Die Symptomatik beginnt meist akut mit Fieber, Erbrechen, Kopfschmerzen, Krämpfen, gefolgt von häufig fluktuierender Bewusstseinstrübung bis zum Koma. Zerebelläre Symptome, schlaffe Lähmungen, Blasen- und Mastdarmstörungen können sich in unterschiedlicher Weise kombinieren. Abortivformen und schleichende Verläufe mit uncharakteristischen Allgemeinsymptomen und einem organischen Psychosyndrom können diagnostische Schwierigkeiten bereiten.

∎∎∎ **Diagnose.** Der Liquor zeigt (meist!) eine Pleozytose, die bei reiner Enzephalitis gering, bei meningealer Beteiligung stärker ausgeprägt ist, und eine Eiweißvermehrung. Im EEG findet sich eine allgemeine oder fokale Verlangsamung. Eine Papillenschwellung (kein Frühzeichen!) kann auf ein Hirnödem hindeuten. Enzephalitische Herde werden in der Bildgebung am besten durch die Kernspintomographie erfasst (◘ Abb. 18.35).

Differentialdiagnostisch sind andere intrakranielle Infektionen (Meningitiden, Hirnabszesse), parainfektiöse Enzephalopathien, Stoffwechselerkrankungen (Harnstoffzyklusstörungen, Mitochondriopathien), hypoxisch-ischämische Enzephalopathien (Schockzustand), vaskuläre Erkrankungen (Schlaganfall, Blutungen), Vergiftungen, zerebrale Anfälle und intrakranielle Raumforderungen (Tumor, Hydrozephalus) auszuschließen.

∎∎∎ **Therapie.** Die Behandlung erfolgt in der Regel symptomatisch durch konservative Maßnahmen. In Einzelfällen kann eine assistierte Beatmung notwendig werden. Die Gabe von Steroiden ist häufig hilfreich. Eine kausale Behandlung ist bei Enzephalitiden mit Herpes-simplex-Viren durch Aciclovir und bei Zytomegalievirus-Enzephalitiden durch Ganciclovir möglich. In der Praxis wird im Allgemeinen eine akut auftretende Enzephalitis bis zum Beweis des Gegenteils (negatives Herpes-simplex-Virus-IgM) als Herpesenzephalitis mit Aciclovir behandelt.

∎∎∎ **Prognose.** Die Heilungsphase erstreckt sich oft über Wochen, in denen ein delirantes Bild mit schwerer psychomotorischer Unruhe im Vordergrund stehen kann. In mehr als der Hälfte der Fälle kommt es zu Defektheilungen (Lähmungen, Epilepsien). Auch bei klinisch scheinbar vollständiger Restitution bleiben häufig Teilleistungs- und Verhaltensstörungen zurück.

18.9.3 Hirnabszesse

Hirnabszesse sind intrakranielle Raumforderungen, die durch septische Erkrankungen (Osteomyelitis, Endokarditis, Tuberkulose, Salmonellose des Säuglings) oder fortgeleitete Infektionen aus dem HNO-Bereich (Sinusitis, Otitis, Mastoiditis) verursacht sind. Je nach Lokalisation und Ursache können neurologische Herdsymptome oder die klinischen Zeichen einer systemischen Infektion mit Begleitmeningitis im Vordergrund stehen. Die Diagnose wird durch die radiologische Darstellung einer meist rundlichen, von einer Kapsel umgebenen Struktur mittels Kernspintomographie bzw. Computertomographie und den Erregernachweis im Abszesspunktat gestellt. Die Behandlung erfolgt durch eine Abszessdrainage und die Gabe von antibiotischen bzw. tuberkulostatischen Medikamenten.

18.9.4 Parainfektiöse und immunologische Erkrankungen

Diese Erkrankungsgruppe ist durch entzündliche Reaktionen des Gehirns und/oder Rückenmarks charakterisiert, die sekundär als Ausdruck immunologisch vermittelter, meist postinfektiöser Reaktionen entstanden sind. Die genaue Ätiologie ist in der Regel ungeklärt. Einige häufigere Krankheiten sind nachfolgend dargestellt.

Akute zerebelläre Ataxie

Dies ist die häufigste parainfektiöse Erkrankung des zentralen Nervensystems im Kindesalter. Sie tritt meist im

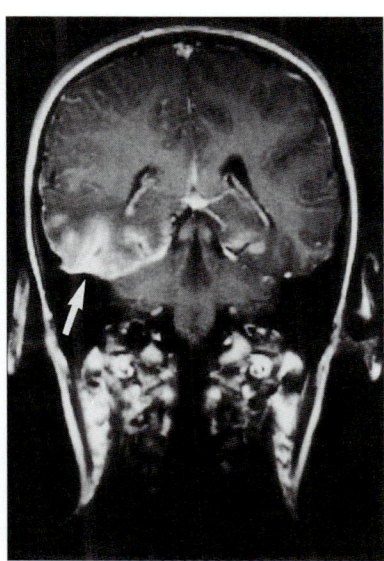

◘ **Abb. 18.35. Herpesenzephalitis bei einem acht Jahre alten Jungen.**
Das MRT zeigt den typischen Befall des Temporallappens

Rahmen von Viruserkrankungen, insbesondere Varizellen, auf. Betroffen sind meist Kleinkinder, die plötzlich mit Ataxie, Nystagmus, Dysarthrie und muskulärer Hypotonie erkranken. Der Liquor ist unauffällig. Die Rückbildung der klinischen Symptome kann Monate dauern, die Prognose ist gut. Differentialdiagnostisch sind vor allem Intoxikationen und Tumoren der hinteren Schädelgrube auszuschließen.

Multiple Sklerose (Enzephalomyelitis disseminata)

Die multiple Sklerose ist eine chronische, in Schüben verlaufende Erkrankung, die durch multiple Entmarkungsherde in der weißen Substanz des Gehirns und des Rückenmarks charakterisiert ist. Die am häufigsten betroffene Region ist der N. opticus. Die Ätiologie ist ungeklärt, eine genetische Disposition wird angenommen. Die Erkrankung tritt selten vor dem zehnten Lebensjahr auf. Als erste Erkrankungszeichen finden sich plötzlich auftretende Sehstörungen, Parästhesien, Muskelschwäche, Schwindel, Kopfschmerzen und Erbrechen. Die einzelnen Schübe heilen nach Wochen meist unter dem Bild einer Defektheilung ab. Die Diagnose stützt sich auf den Nachweis einer Eiweißerhöhung und oligoklonaler IgG-Banden im Liquor (bei etwa 90 % der Betroffenen nachweisbar), multiple Entmarkungsherde in der Kernspintomographie (◘ Abb. 18.36) sowie Latenzverzögerungen der visuell-evozierten Potentiale. Eine kausale Therapie ist nicht bekannt, die Schübe können durch hochdosierte Steroidgaben kupiert werden. Bei schneller Schubfolge ist in Einzelfällen eine β-Interferonbehandlung zu erwägen.

Subakute sklerosierende Panenzephalitis (SSPE)

Bei dieser Erkrankung persistiert das Masernvirus jahrelang »stumm« im zentralen Nervensystem (»slow virus infection«). Das Auftreten nach Masernimpfung ist in Einzelfällen beschrieben. Die Erkrankung beginnt schleichend mit den Zeichen einer Demenz (Wesensveränderung, Verlust der Orientierung), gefolgt von Myoklonien, Verlust der Willkürmotorik und vegetativen Krisen. Die Patienten versterben oft erst nach Jahren. Die Diagnose wird durch die klinische Symptomatik, einen typischen hirnelektrischen Befund (»Rademecker-Komplexe«) und erhöhte oligoklonale IgG-Masernantikörper im Liquor gestellt. Eine kausale Therapie ist nicht bekannt, die Gabe von β-Interferon hat sich als wirkungslos erwiesen.

18.10 Verletzungen

> Traumatische Schäden des zentralen Nervensystems stellen die häufigste Todesursache im Kindes- und Jugendalter dar. Weitere Unfallursachen sind Vergiftungen durch Medikamente und Chemikalien, Ertrinken, Verbrennungen und Verbrühungen.

18.10.1 Schädelhirntraumen

> Schädelhirntraumen aller Schweregrade gehören zu den häufigsten »Notfällen« in der Kinderheilkunde. Nach der allgemeinen klinischen Symptomatik und den vorhandenen neurologischen Herdzeichen werden eine Schädelprellung, Commotio und Contusio unterschieden. Die Patienten bedürfen einer sorgfältigen Überwachung ihrer Vitalfunktionen, wenn ein Hirntrauma vorliegt oder nicht ausgeschlossen werden kann.

■■■ **Pathogenese.** Mechanisch zerstörende Kräfte, plötzliche Druckänderungen und Scherkräfte verletzen das Hirngewebe und die umliegenden Strukturen. Ursache ist meist eine stumpfe, breitflächige Gewalteinwirkung, die sich auf den »am Hals fixierten« Schädel und das Gehirn als rotatorische Kraft und auf den Hirnstamm als scherende Kraft überträgt. Als häufige Unfälle

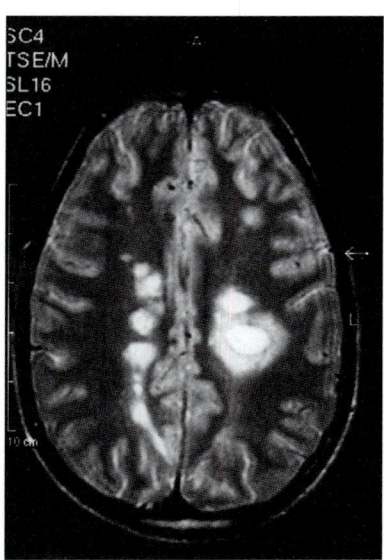

◘ Abb. 17.36. **Multiple Sklerose.**
MRT eines 15 jährigen Patienten im dritten Erkrankungsschub mit multiplen Entmarkungsherden

18.10 · Verletzungen

bei Kindern und Jugendlichen finden sich Verkehrsunfälle, Stürze von Wickelkommoden und aus dem Hochbett.

■■■ **Klinik.** Die Schädelhirntraumen (SHT) können nach der allgemeinen und neurologischen Symptomatik in unterschiedliche Schweregrade eingeteilt werden. Eine mögliche Klassifikation ist die folgende:
- **Schädelprellung**
  - keine neurologische Symptomatik
- **Commotio cerebri (SHT Grad I)**
  - Benommenheit bis kurzzeitige Bewusstlosigkeit
  - retrograde Amnesie
  - vegetative Störungen: Übelkeit, Erbrechen, Schwindel
  - Kopfschmerzen
  - Dauer der Bewusstseinsstörung: bis vier Tage
- **Contusio cerebri**
  - Zeichen der Commotio
  - neurologische Herdzeichen in Abhängigkeit von Lokalisation und Ausmaß der Gewebsschädigung (z. B. zerebrale Anfälle, Streckstarre der Gliedmaßen, Aphasie, Alexie)
  - Dauer der Bewusstseinsstörung: bis 3 Wochen *(SHT Grad II)*
  - Dauer der Bewusstseinsstörung: länger als 3 Wochen *(SHT Grad III)*

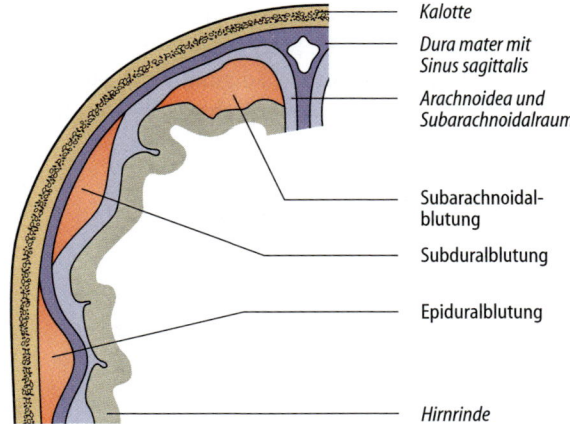

Abb. 18.37. Harte und weiche Hirnhäute mit Subdural- und Subarachnoidalräumen

Weiter ist zu unterscheiden zwischen **offenen** und **gedeckten Schädelhirntraumen**. Bei offenen Traumen entsteht infolge von Frakturen und möglichen Duraeinrissen eine nicht immer offensichtliche Verbindung zwischen Liquorraum und Außenwelt. Gerät die Dura zwischen den Frakturspalt, so kann sich durch Knochenresorption eine »wachsende Fraktur« entwickeln.

■■■ **Diagnostik.** Je nach Lokalisation und Schweregrad sind ophthalmologische (Stauungspapille, Blutung), radiologische (Röntgenaufnahme, Computertomographie, Kernspintomographie) und hirnelektrische Untersuchungen erforderlich. Patienten mit nur geringgradiger klinischer Symptomatik nach banalen Traumen sollten ausschließlich überwacht werden, weitere Untersuchungen sind diagnostisch wenig hilfreich.

■■■ **Therapie und Verlauf.** Jedes hirntraumatisierte Kind bedarf der vorübergehenden Überwachung, um die innerhalb der ersten 24 h möglicherweise auftretenden Komplikationen rechtzeitig zu erkennen. Gefürchtet

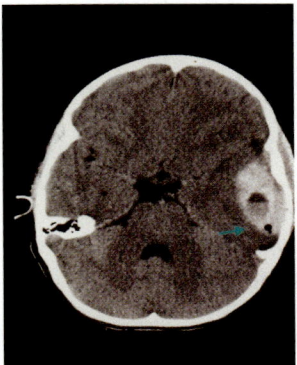

Abb. 18.38. Epidurales Hämatom. CT-Aufnahmen eines Patienten nach Schädelhirntrauma

ist insbesondere das **epidurale Hämatom** nach Ruptur der A. meningea media (Abb. 18.37 u. 18.38), das, falls raumfordernd, als arterielle Blutung der sofortigen Operation bedarf. Frakturen des Felsenbeins oder der Lamina cribrosa mit Durariss führen zu einer Oto- bzw. Rhinoliquorrhoe (»**Liquorfistel**«). Ein Verdacht kann durch den Glukosenachweis im Sekret mittels Teststreifen gesichert werden. Bis zum spontanen oder operativen Fistelverschluss wird wegen der Infektionsgefahr eine antibiotische Behandlung empfohlen. Bei einer Contusio ist in der Regel eine intensivmedizinische Betreuung notwendig. Die Verletzungsfolgen, wie Schockzustand, Hirnödem, Krampfanfälle und Frakturen, lassen medikamentöse und chirurgische Maßnahmen sowie teilweise eine maschinelle Beatmung erforderlich werden.

Bei Schädelhirntraumen mit anfänglich langdauernder Bewusstlosigkeit sind **Defektheilungen** die Regel.

Lähmungen, Verhaltensstörungen und Persönlichkeitsveränderungen können die Folge sein. Besonders bei parietaler und frontaler Hirnschädigung kann sich nach Jahren noch eine **posttraumatische Epilepsie** entwickeln.

> **Merke**
>
> Nach einem Schädelhirntrauma muss ein Patient überwacht werden, wenn ein Hirntrauma vorliegt oder nicht sicher ausgeschlossen werden kann. Die Entscheidung zu einer stationären Aufnahme bereitet auch Erfahrenen oft Schwierigkeiten; das Vorgehen ist vielfach ermessensabhängig.

18.10.2 Blutungen

Subdurales Hämatom

■■■ **Pathogenese.** Das subdurale Hämatom kann durch eine geburtstraumatische, postnatale oder traumatische Schädigung (auch Kindesmisshandlung, ▶ s. Kap. 19.6, S. 665) entstehen (○ s. Abb. 18.37). Ein vorausgegangenes Trauma ist jedoch nur in einem Teil der Fälle nachzuweisen, oft bleibt die Ätiologie unklar. Blutungsquelle sind die **Brückenvenen**. Sofern das Hämatom nicht resorbiert oder abpunktiert wird, kann sich ein chronisches subdurales Hämatom entwickeln. Hierfür sind 3 Mechanismen ausschlaggebend:
- Zunahme des osmotischen Druckes infolge Fibrinolyse,
- Bildung eines kapillarreichen, verletzlichen Granulationsgewebes, das
- zu weiteren Blutungen disponiert.

Längerfristig wird der Kortex dabei von einer fibrotischen Gewebsschicht bedeckt.

■■■ **Klinik.** Zu Beginn bestehen uncharakteristische Allgemeinsymptome (Erbrechen, Gedeihstörung, Fieber), später allgemeine Hirndrucksymptome (Makrozephalie, gespannte Fontanelle, ggf. Nahtsprengung, Krampfanfälle, Stauungspapille, Netzhautblutungen).

■■■ **Diagnose.** Da die klinische Symptomatik uncharakteristisch sein kann, beruht die Diagnosestellung im Wesentlichen auf einer adäquaten Darstellung in einem bildgebenden Verfahren (Kernspintomographie, Computertomographie).

■■■ **Therapie.** Größere subdurale Blutungen nach einem isolierten Trauma müssen operativ entlastet werden. Bei chronischen subduralen Hämatomen ist in vielen Fällen keine Behandlung besser als rezidivierende Punktionen oder gar die Anlage von Shuntsystemen, da sich die häufig gekammerten Hygrome ohnehin meist nur unvollständig ableiten lassen.

Epidurale Blutung

Die epidurale Blutung (○ s. Abb. 18.37 u. 18.38) ist eine gefürchtete Komplikation von Schädeltraumen mit und ohne Fraktur. Sie entsteht durch Einrisse der A. meningea media oder ihrer Äste.

■■■ **Klinik.** Nach oft mehrstündigem, weitgehend erscheinungsfreiem Intervall zeigen sich zunehmende Bewusstseinstrübung, neurologische Herdzeichen, Krampfanfälle, schließlich schwere Hirndruckzeichen mit Atemstörung.

■■■ **Diagnostik und Therapie.** Die rasche Durchführung einer Kernspintomographie, Computertomographie oder Schädelsonographie ist nötig, um – falls raumfordernd – möglichst bald die lebensrettende Operation vornehmen zu können.

Subarachnoidalblutung

Jenseits des Neugeborenenalters hat sie ihre Ursachen in **Gefäßdysplasien** (Aneurysma, Angiom), seltener in einer **hämorrhagischen Diathese**.

■■■ **Klinik.** Die klinische Symptomatik ist gekennzeichnet durch plötzlichen Beginn mit heftigsten Kopfschmerzen, Schwindel, Bewusstseinstrübung bis Koma. Später können sich neurologische Herdzeichen entwickeln. Bei geringfügigen, rezidivierenden Blutungen kann sich die Symptomatik auf Kopfschmerzen, Schwindel und meningeale Reizung beschränken.

■■■ **Diagnostik.** Die Diagnose wird kernspintomographisch und angiographisch gestellt. Das Liquorpunktat zeigt homogene Blutbeimengung.

■■■ **Therapie.** Die akute Subarachnoidalblutung aus einem Angiom erfordert häufig intensivmedizinische Maßnahmen bis hin zur Beatmung. Je nach Sitz und Art der Blutungsquelle muss man primär operieren oder

18.10 · Verletzungen

nach Überstehen der Akutphase über eine neurochirurgische Exstirpation der Gefäßmissbildung oder eine angiographische Embolisation der ein Angiom speisenden Gefäße entscheiden.

18.10.3 Koma

> Als Koma wird ein vollständiger Bewusstseinsverlust mit eingeschränkter oder fehlender Reaktion des Patienten auf Umgebungsreize bezeichnet. Die häufigste Ursache im Kindes- und Jugendalter sind Schädelhirntraumen. Ein plötzlich auftretendes Koma bedarf der umgehenden intensivmedizinischen Behandlung. Nur so können die Mortalität und das Auftreten von Langzeitschäden verringert werden.

■ ■ ■ Pathogenese. Bewusstseinsstörungen entstehen durch Funktionseinschränkungen beider Großhirnhemisphären oder der Formatio reticularis des Hirnstamms. Die primären Ursachen eines Komas können sowohl im zentralen Nervensystem als auch in anderen Organsystemen liegen. Neben Schädelhirntraumen kann ein Koma auch durch Meningoenzephalitiden, Vergiftungen, Stoffwechselerkrankungen und hypoxisch-ischämische Zustände, durch Herzkreislaufstillstand oder zerebrale Gefäßkrankheiten hervorgerufen, entstehen.

■ ■ ■ Klinik und Diagnostik. Bei einem komatösen Kind müssen in regelmäßigen Abständen die Funktionen von Hirnnerven, Atmung und Kreislauf untersucht werden. Das Ausmaß der Bewusstseinsstörung kann mit Hilfe des Glasgow Koma-Schemas (◘ Tab. 18.9) abgeschätzt werden. Ein Punktwert kleiner 8 entspricht dem Koma. Darüber hinaus sind zur Ursachenklärung eine Computertomografie oder Kernspintomografie des Schädels und laborchemische Untersuchungen zum Ausschluss von Infektionen, Stoffwechselstörungen und Intoxikationen notwendig.

■ ■ ■ Therapie und Verlauf. Ziel der Behandlung ist es, die Kreislauffunktionen zu stabilisieren und eine möglichst optimale zerebrale Sauerstoffversorgung zu gewährleisten. Ursachen wie Meningitis und Hypoglykämie müssen umgehend erkannt und behandelt werden. Trotz der Fortschritte in der intensivmedizinischen Behandlung ist die Mortalität hoch und Restschadensyndrome sind nicht selten. Ein Koma, gleich welcher Ursache, kann in einen über Jahre und Jahrzehnte anhaltenden Wachkomazustand übergehen.

◘ **Tabelle 18.9. Glasgow Koma-Schema**
zur Beurteilung des Ausmaßes einer Bewusstseinsstörung. Bei Säuglingen und Kleinkindern müssen die Reaktionen an die Fähigkeiten der Altersgruppe angepasst werden.

Kriterium	Reaktion	Punktwert
Öffnen der Augen	spontan	4
	auf verbale Aufforderung	3
	auf Schmerzreize	2
	keine	1
beste motorische Antwort	befolgt adäquat Aufforderungen	6
	gezielte Abwehr auf Schmerzreize	5
	ungezielte Beugung der Extemitäten auf Schmerzreize	4
	Armbeugung und Beeinstreckung auf Schmerzreize	3
	Streckung der Extremitäten auf Schmerzreize	2
	keine	1
beste verbale Antwort	orientiert	5
	verwirrt	4
	unzusammenhängende Worte	3
	unverständliche Sprache	2
	keine	1

18.11 Tumoren

> Tumoren des zentralen Nervensystems sind nach den Leukämien die häufigsten bösartigen Neubildungen des Kindesalters. Fast die Hälfte dieser Tumoren ist in der hinteren Schädelgrube lokalisiert. In zwei Drittel der Fälle finden sich Astrozytome oder Medulloblastome. Die Tumoren verursachen allgemeine und je nach Lage lokale Drucksymptome. Therapie und Prognose sind abhängig von der Art, Lokalisation und Behandlung der Tumoren.

∎∎∎ **Epidemiologie und Ätiopathogenese.** Die Inzidenz der kindlichen Hirntumoren liegt bei jährlich zwischen 1 und 5 Neuerkrankungen je 100 000 der Bevölkerung. Im Gegensatz zum Erwachsenenalter sind zwei Drittel dieser Tumoren infratentoriell lokalisiert. Die Ursachen und der Mechanismus der Tumorentstehung sind unbekannt. Veränderungen in Onkogenen und Anti-Onkogenen, wie dem RET-Protoonkogen und dem p53-Tumorsuppressorgen, konnten in Einzelfällen nachgewiesen werden und sind für familiäre Fälle verantwortlich.

∎∎∎ **Allgemeine Pathologie.** Die Dignität der Hirntumoren ergibt sich aus Wachstumstendenz, Rezidivneigung und Lokalisation. Das Spektrum histologischer Typen und deren Lokalisation sind altersabhängig. Nach der Histologie gehören 70 % zu den neuroepithelialen Tumoren (Medulloblastom, Astrozytom, Oligodendrogliom, Glioblastom, Ependymom) und 10 % zu den ektodermalen Tumoren (Kraniopharyngeom, Hypophysenadenom). Die Metastasierung erfolgt durch Infiltration in die unmittelbare Umgebung und über den Liquor (Abtropfmetastasen); hämatogene Fernmetastasen sind selten.

∎∎∎ **Klinik.** Die meisten der kindlichen Hirntumoren manifestieren sich unter dem Bild allgemeiner und/oder lokaler Symptome. Zeichen eines organischen Psychosyndroms (Antriebsminderung, Spielunlust, Verstimmung) sind oft erste Hinweise. Es folgen allgemeine Hirndrucksymptome wie Kopfschmerzen, Nüchternerbrechen, plötzlich auftretendes Schielen, Gesichtsfeldausfälle und beim Säugling ein abnormes Kopfwachstum (Perzentilensprung!). Weitere Zeichen sind Stauungspapillen und Sprengung der Schädelnähte (s. Abb. 18.12). Die Druckzeichen nehmen bei Behinderung der Liquorpassage rasch zu. Je nach Lage können zunächst oder zusätzlich Herdsymptome auftreten. Bei Prozessen in der hinteren Schädelgrube finden sich eine zerebelläre Ataxie und Hypotonie, eine einseitige Fallneigung, Gangstörung, Dysdiadochokinese sowie eine Kopfschiefhaltung. Bei Prozessen im Stammhirnbereich treten schon früh Hirnnervenparesen, Blickparesen und Dysarthrie auf. Für Prozesse der Großhirnhemisphären sind zentrale Lähmungen, zerebrale Anfälle und Sensibilitätsstörungen wegweisend, allgemeine Druckzeichen treten in der Regel erst später hinzu. Die klinischen Symptome der Tumoren des zentralen Nervensystems werden oft zunächst als Migräne, Magen-Darm-Erkrankungen oder funktionelle Wirbelsäulenbeschwerden fehlinterpretiert.

∎∎∎ **Diagnose und Differentialdiagnose.** Die Diagnostik beinhaltet bildgebende Verfahren (s. Abb. 18.10), Liquorzytologie, Tumorhistologie und gegebenenfalls Tumormarker. In Einzelfällen ist zur Lokalisation des Tumors zusätzlich eine direkte oder Kernspinangiographie notwendig. Neurologische, ophthalmologische und neurophysiologische Untersuchungen (akustisch, visuell und somatosensibel evozierte Potentiale, hirnelektrische Ableitungen) erfassen die funktionellen Ausfälle. Endokrinologische Untersuchungen sind nur bei Tumoren im Bereich des Zwischenhirns und der Hypophyse sinnvoll. Differentialdiagnostisch sind entzündliche Prozesse (Enzephalitiden, Myelitiden, Multiple Sklerose), Blutungen und Gefäßfehlbildungen auszuschließen.

∎∎∎ **Therapie und Prognose.** Die Behandlung durch Operation, Bestrahlung und Zytostatika sollte in einem spezialisierten Zentrum und nach multizentrischen Studienprotokollen erfolgen. In Einzelfällen ist eine medikamentöse Substitutionsbehandlung endokrin-metabolischer Funktionsstörungen notwendig. Wichtig sind supportive Rehabilitationsmaßnahmen. Die Prognose ist abhängig von der Art des Tumors sowie der neurochirurgischen und radiotherapeutischen Versorgung. Die Spätfolgen sind neurologische, psychomotorische und neurohormonale Störungen.

Die ausführliche Darstellung einiger wichtiger Hirntumoren im Kindesalter findet sich im Kapitel der klinischen Onkologie (▶ s. Kap. 11.5, S. 340).

18.11 · Tumoren

Kernaussagen

- Genetische, pränatale, perinatale und psychosoziale Faktoren können eine psychointellektuelle Entwicklungsstörung bedingen. Während die Ursache der schweren geistigen Behinderung häufig erfasst werden kann, bleibt der Grund der Fälle mit leichter geistiger Behinderung meist ungeklärt. Jungen sind häufiger von einer Behinderung betroffen als Mädchen. Eine kausale Therapie gibt es in der Regel nicht.
- Störungen der pränatalen Hirnentwicklung führen zu Fehlbildungen des zentralen Nervensystems. Die Art der Fehlbildung ist vor allem abhängig vom Entwicklungszeitpunkt, zu dem eine Schädigung eintritt. Zu den häufigsten Fehlbildungen zählen Neuralrohrdefekte. Diese sind in der Mehrzahl der Fälle durch eine perikonzeptionelle Folsäureprophylaxe verhinderbar.
- Die Zerebralparese ist eine bleibende, jedoch nicht fortschreitende Erkrankung des unreifen Gehirns. Bei der Diagnosestellung muss gesichert sein, dass sich nicht eine andere ernsthafte und gegebenenfalls kausal behandelbare Erkrankung hinter der neurologischen Symptomatik verbirgt.
- Die neurometabolischen Erkrankungen gehören zur Gruppe der neurodegenerativen Erkrankungen. Ein wichtiges klinisches Merkmal ist der Verlust bereits erworbener motorischer und intellektueller Fähigkeiten. Betroffene Familien sollten genetisch beraten und auf die Möglichkeiten der pränatalen Diagnostik hingewiesen werden.
- Neuromuskuläre Erkrankungen sind entweder durch Veränderungen der Muskelfaser selbst oder sekundär durch Erkrankungen des Rückenmarks oder der Nerven verursacht. Rasche Ermüdbarkeit, Muskelschwäche und Paresen sind wichtige klinische Zeichen. Bei vielen, aber nicht bei allen Formen der Muskeldystrophie oder Myopathie ist eine erhöhte Kreatinkinase (CK)-Konzentration im Serum nachweisbar.
- Zerebrovaskuläre Erkrankungen sind im Kindesalter selten. Sie können in Form von Blutungen oder Gefäßverschlüssen auftreten. Die Prognose ist verglichen mit der erwachsener Patienten günstiger.
- Epilepsien können unter verschiedenartigen Symptomen in Erscheinung treten und einen sehr unterschiedlichen Verlauf nehmen. Die Einordnung der Anfallsform anhand der klinischen und elektroenzephalographischen Merkmale sollte stets vor einer Behandlung erfolgen. Die Mehrzahl der Patienten kann heute von ihren Anfällen befreit werden.
- Enzephalitiden und Meningitiden sind ernsthafte Erkrankungen, die rasch erkannt und umgehend behandelt werden müssen. Für die Diagnosestellung ist immer eine Liquoruntersuchung erforderlich, die vor Beginn der antiviralen bzw. antibiotischen Behandlung erfolgen sollte. Trotz der Fortschritte in der Diagnostik und Therapie sind Restschadensyndrome nicht selten.
- Schädelhirntraumen sind der häufigste Notfall in der Kinderheilkunde. Jeder hirntraumatisierte Patient sollte zunächst überwacht werden, um die innerhalb der ersten 24 h möglicherweise auftretenden Komplikationen rechtzeitig zu erkennen und zu behandeln. Bei Schädelhirntraumen mit über Tage andauernder Bewusstlosigkeit sind Defektheilungen die Regel.

Fallbeispiel 18.1

Anamnese. Der 4,6 Jahre alte Junge lernte erst mit zwei Jahren laufen. Er galt immer schon als motorisch ungeschickt und wurde daher oft dem Kinderarzt vorgestellt. Zuletzt wurde bei nachgewiesener Erhöhung der Transaminasen (SGOT, SGPT, normale Gamma-GT) das Vorliegen einer Lebererkrankung angenommen.

Befund. Bei der Untersuchung fielen vor allem ein watschelnder Gang mit Spitzfußneigung und derbe Waden auf. Die Kreatinkinasekonzentration im Serum war mit 9600 U/l auf etwa das 100 fache erhöht. Die Muskelbiopsie bestätigte die Verdachtsdiagnose, immunhistochemisch fehlte Dystrophin. Die molekulargenetische Untersuchung des Dystrophingens zeigte eine umfangreiche Deletion mit Verschiebung des Leserasters.

Diagnose. Duchenne-Muskeldystrophie

Therapie. Vorsichtige Übungsbehandlungen, Vermeidung von Kontrakturen

Verlauf. Treppensteigen wurde nur unvollständig erlernt, beim Aufstehen vom Boden kletterte der Patient an sich empor. Im Alter von sieben Jahren erfolgte die erste orthopädische Operation, eine Achillessehnenverlängerung, und im Alter von 15 Jahren die zweite, eine Stabilisation der Wirbelsäule. Der Patient verstarb mit 27 Jahren trotz assistierter nächtlicher Maskenbeatmung.

Fallbeispiel 18.2

Anamnese. Ein 7 jähriges Mädchen klagte seit mehreren Monaten gelegentlich über Kopfschmerzen. Diese wurden als psychoreaktiv angesehen, da die Eltern in Scheidung lebten und das Mädchen schulische Probleme hatte. Nach einiger Zeit verschlimmerten sich die Kopfschmerzen, gleichzeitig trat eine Kopfschiefhaltung auf. Das Mädchen erbrach oft morgens, bevor sie etwas gegessen hatte.
Befund. Bei der neurologischen Untersuchung fielen eine Ataxie und eine Abduzensparese auf. Bei Verdacht auf das Vorliegen eines Hirntumors wurde sogleich eine Kernspintomographie des Schädels durchgeführt. Hierbei fand sich ein Tumor in der hinteren Schädelgrube.
Diagnose. Pilozytisches Astrozytom
Therapie. Neurochirurgische Tumorentfernung
Verlauf. Der Tumor konnte vollständig entfernt werden. Die regelmäßig durchgeführten kernspintomographischen Kontrolluntersuchungen ergaben keinen Hinweis auf das Vorliegen eines Rezidivs. Die jetzt 13 jährige Patientin ist beschwerdefrei und eine gute Schülerin.

Fallbeispiel 18.3

Anamnese. Bei dem 2,6 Jahre alten Jungen trat bei raschem Fieberanstieg im Rahmen eines katarrhalischen Infektes der oberen Luftwege plötzlich ein generalisierter tonisch-klonischer Krampfanfall auf. Die Eltern beobachteten 15 min lang Zuckungen der Arme und Beine sowie eine Kopfwendung ohne konstante Seitenbetonung. Anschließend war das Kind apathisch. Nach telefonischer Rücksprache mit dem Kinderarzt brachten die Eltern den Jungen in die nahegelegene Notaufnahme der Kinderklinik.
Befund. Während der Untersuchung kam es bei einer Körpertemperatur von 40,5 °C zu einem weiteren Anfall, der nach zwei Minuten durch die rektale Gabe von 5 mg Diazepam unterbrochen werden konnte. Die klinische Untersuchung war mit Ausnahme eines geröteten Rachens unauffällig. Das am nächsten Tag abgeleitete EEG zeigte eine generalisierte Verlangsamung der Grundaktivität.
Diagnose. Fieberkrampf
Therapie. Antipyrese mit Wadenwickeln und Paracetamol
Verlauf. Am zweiten Tag der stationären Aufnahme klang der fieberhafte Infekt ab, der Patient war beschwerdefrei. Ein nach vier Wochen erneut abgeleitetes EEG ergab einen unauffälligen Befund. Aufgrund des Wiederholungsrisikos wurden die Eltern in die rechtzeitige antipyretische und antikonvulsive Behandlung eingewiesen. Diazepam-Rektiolen (5 mg) wurden für die Hausapotheke rezeptiert.

Fallbeispiel 18.4

Anamnese. Das 12 jährige Mädchen hatte am Tag der stationären Aufnahme plötzlich eine Lähmung der rechten Gesichtshälfte.
Befund. Bei der neurologischen Untersuchung fiel auf, dass die Patientin die rechte Stirn nicht runzeln konnte und das rechte Lid nur unvollständig schloss, das Bell-Phänomen war positiv. Bei der HNO-ärztlichen Untersuchung fanden sich Auffälligkeiten im Geschmackssinn und eine Hyperakusis. Der pädiatrisch-internistische Befund und die Haut waren unauffällig, ebenso die Computertomographie des Schädels. Im Blut und Liquor waren neurotrope Viren, Mykoplasmen, Borrelien und Campylobacter nicht nachweisbar.
Diagnose. Idiopathische periphere Fazialisparese
Therapie. Bei unvollständigem Lidschluss Uhrglasverband, ansonsten keine
Verlauf. Die Lähmung bildete sich langsam zurück und war nach zwei Monaten nicht mehr nachweisbar.

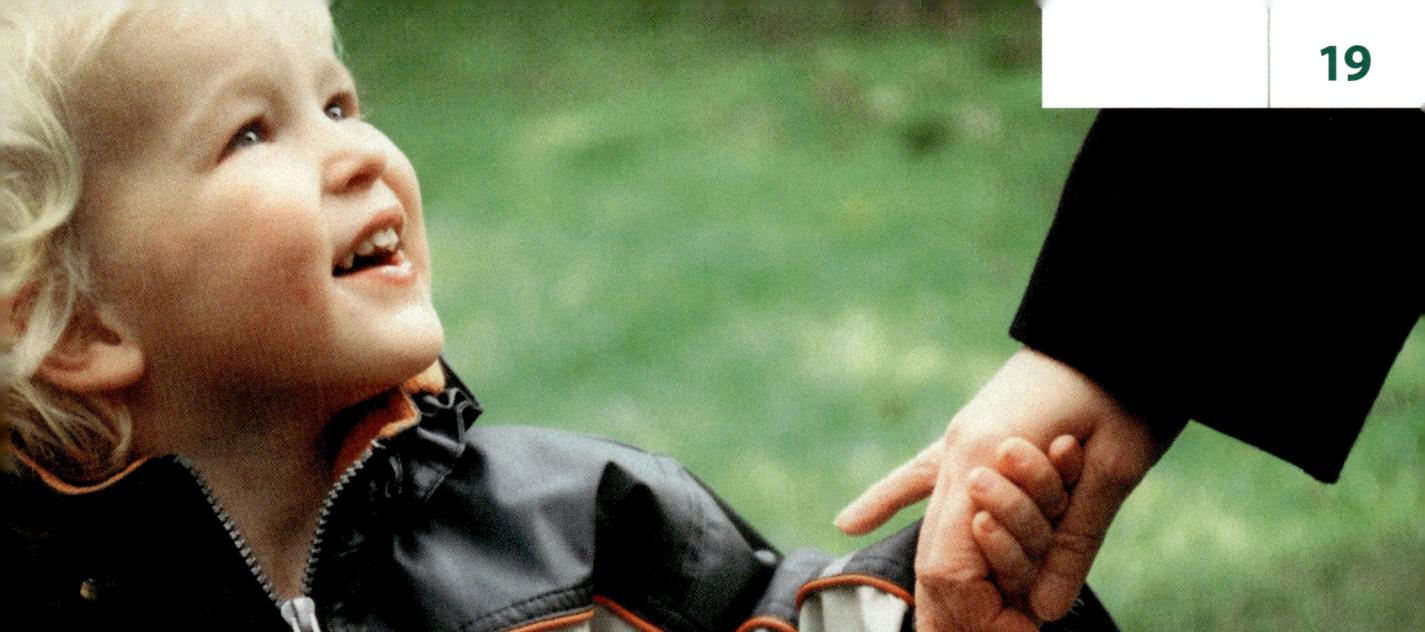

19 Sozialpädiatrie

H. von Voss und R. von Kries

Die körperliche, geistige und soziale Entwicklung gesunder und besonders auch chronisch kranker Kinder hängt in hohem Maß von günstigen Lebensbedingungen, zuverlässiger Betreuung und Zuwendung sowie von kindgerechter Förderung ab. Entsprechend haben sich Kinderärzte seit dem Beginn der wissenschaftlichen Pädiatrie nicht nur für die Behandlung eingetretener Organerkrankungen, sondern stets auch für die sozialen Bedingungen kindlichen Wohlergehens engagiert. Pointiert schrieb der Kinderarzt Engel 1927: »Jeder Kinderarzt, der seine Aufgabe voll erfasst, muss gleichzeitig Sozialarzt sein.«

19 Sozialpädiatrie (Übersicht)

19.1 Epidemiologie – Gesundheitsindikatoren: Mortalität, Morbidität – 655
19.1.1 Epidemiologie – 655
19.1.2 Gesundheitsindikatoren – 656
19.1.3 Kind und Familie – 659

19.2 Prävention – Prophylaxe – 659

19.3 Aufgaben des Gesundheits-, Jugend- und Sozialamtes – 660

19.4 Rehabilitation – 662

19.5 Betreuung des sozial gefährdeten Kindes und Jugendlichen – 665

19.6 Kindesmisshandlung, Vernachlässigung und sexueller Missbrauch – 665

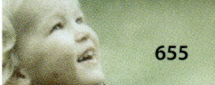

> Sozialpädiatrie als eigenständige Subdisziplin in der Kinderheilkunde definierte sich zunächst über die intensive Auseinandersetzung mit Therapiemöglichkeiten bei einfach- und mehrfachbehinderten Kindern. Hierzu war eine Öffnung gegenüber anderen Disziplinen wie z. B. Psychologie, Sozialpädagogik, Ergotherapie und Krankengymnastik notwendig. In Sozialpädiatrischen Zentren sind diese und andere Therapiemöglichkeiten integraler Bestandteil.
>
> Daneben fokussiert die Sozialpädiatrie moderner Prägung die wissenschaftliche Auseinandersetzung mit Kinder- und Jugendgesundheit, im anglo-amerikanischen Sprachraum als »child health« bezeichnet. Im Mittelpunkt stehen Fragen nach der Erkrankungsverursachung durch »Lebenswelt« (Umwelt, Familie, alterstypische Moden etc.) und die Möglichkeit der Prävention von Erkrankungen. Diese Fragen werden u.a. mit epidemiologischen Methoden untersucht.

19.1 Epidemiologie – Gesundheitsindikatoren: Mortalität, Morbidität

19.1.1 Epidemiologie

Epidemiologie beschäftigt sich mit dem Auftreten und den Ursachen von Erkrankungen in Bevölkerungen. Der Patient für den Epidemiologen ist nicht das Individuum, sondern die Population als Summe der Individuen. Während in der klinischen Pädiatrie die Frage »warum ist das Kind A an der Erkrankung B erkrankt?« von Bedeutung ist, steht in der Epidemiologie die Frage »warum ist die Erkrankung B bei Kindern z. B. aus der Stadt X häufiger als bei Kindern aus der Stadt Y?« im Zentrum des Interesses. So war zum Beispiel unmittelbar nach der deutschen Wiedervereinigung in den Industriegebieten der Neuen Bundesländer in Deutschland die Häufigkeit allergischer Erkrankungen bei Kindern deutlich geringer als in westdeutschen Ballungsgebieten. Innerhalb von 6 Jahren ist die Häufigkeit für Heuschnupfen bei Kindern in den betreffenden Regionen der östlichen Bundesländer auf West-Niveau angestiegen. Die Erforschung der Ursachen für diese Unterschiede in der Häufigkeit allergischer Erkrankungen könnte nicht nur eine Verbesserung des biologischen Verständnisses der Ursache allergischer Erkrankungen, sondern auch neue Wege zu deren Prävention aufzeigen.

Die **Häufigkeit von Erkrankungen** in Populationen wird üblicherweise als Verhältniszahl angegeben. Hierbei steht im Zähler die Zahl der Erkrankten und im Nenner die Zahl der Personen, die potentiell erkrankt sein könnten. Angaben zu Erkrankungshäufigkeiten können als Prävalenz oder Inzidenz gegeben werden.

Die Prävalenz einer Erkrankung beschreibt die Häufigkeit der Erkrankung in einer definierten Population zu einem definierten Zeitpunkt. Eine Prävalenzangabe wäre z. B. die Zahl aller an Mukoviszidose erkrankten Jugendlichen in Deutschland zu einem willkürlich gewählten Stichtag (z. B. 01. 01. 2000). Es ist sehr wahrscheinlich, dass die Prävalenz am 01. 01. 2000 größer ist als am 01. 01. 1970, da die Überlebensraten infolge der verbesserten medizinischen Versorgung zugenommen haben. Die Wahrscheinlichkeit an Mukoviszidose zu erkranken, d.h. mit dieser Diagnose geboren zu werden, wird aber im Jahr 2000 wahrscheinlich genauso hoch wie 1970 sein, wenn nicht geringer aufgrund verbesserter genetischer Diagnostik. Prävalenzzahlen sind somit nicht geeignet, das Risiko für das Auftreten von Erkrankungen zu beurteilen.

> **Merke**
>
> Epidemiologie beschäftigt sich mit dem Auftreten von Krankheiten in Populationen. Solche Daten sind notwendig, um Erkrankungsrisiken zu identifizieren und/oder um die Wirksamkeit von Präventionsmaßnahmen zu überprüfen.
>
> Prävalenz: Häufigkeit bestimmter Erkrankungen zu einem definierten Zeitpunkt.
>
> Inzidenz: Neuauftreten von Erkrankungen in einer definierten Population in einem definierten Zeitraum; die Inzidenz ist ein Maß für das Erkrankungsrisiko.

■■■ **Erkrankungsinzidenz.** Das Risiko für das Auftreten von Erkrankungen wird durch die Erkrankungsinzidenz beschrieben. Bei der Inzidenzbestimmung wird die Rate der Neuerkrankungen in einer bestimmten Population über einen definierten Zeitraum erfasst. Ein Beispiel hierfür ist die Berechnung der Inzidenz der Neuerkrankungen an Diabetes mellitus bei Kindern innerhalb der ersten 5 Lebensjahre während eines Kalenderjahres, die in den letzten Jahren angestiegen ist.

19.1.2 Gesundheitsindikatoren

■ ■ ■ Mortalität. Unter Mortalität (=Sterblichkeit) versteht man die statistische Sterbeziffer. Mit der Sterberate wird der prozentuale Anteil der Todesfälle eines bestimmten Lebenszeitraumes, bezogen auf die Gesamtbevölkerung, oder auf Bevölkerungsanteile (z. B. Frühgeborene, Säuglinge, Deutsche, Ausländer, Jungen, Mädchen) angegeben.

Während Veränderungen der Mortalität für die Altersgruppe von 0 bis 100 Jahre kaum zu erwarten sind – bekanntlich sterben fast alle Menschen irgendwann in diesem Zeitraum – kann die Analyse der Mortalität für jüngere Altersgruppen sowie die der Mortalität bezogen auf bestimmte Erkrankungen sehr aufschlussreich sein. So hat in Deutschland z. B. die Mortalität im ersten Lebensjahr seit 1950 auf weniger als ein 1/10 abgenommen, während die Mortalität bei Bronchialkarzinom seit der Jahrhundertwende um den Faktor 100 zugenommen hat.

Die **Säuglingssterblichkeit** umfasst die Anzahl der Todesfälle im 1. Lebensjahr bezogen auf 1000 Lebendgeborene eines Jahrganges (‰). Es werden unterschieden (◘ Abb. 19.1):
- Frühsterblichkeit
- Spätsterblichkeit
- Nachsterblichkeit
- Perinatale Sterblichkeit

Die Säuglingssterblichkeit hat in den letzten 50 Jahren in Deutschland deutlich abgenommen. Während 1950 etwa jedes 18. lebend geborene Kind im ersten Lebensjahr verstarb, war es 1960 noch jedes 30. und 1997 nur noch jedes 200. Kind. Bis 1965 betraf diese Abnahme etwa gleichermaßen die neonatale und die postneonatale Sterblichkeit und reflektierte somit wahrscheinlich eine Verbesserung der allgemeinen medizinischen Versorgung. Die wesentlichen Fortschritte in der neonatalen Sterblichkeit wurden in den 70er bis 90er Jahren durch Fortschritte in der Perinatalmedizin erreicht (◘ Abb. 19.2).

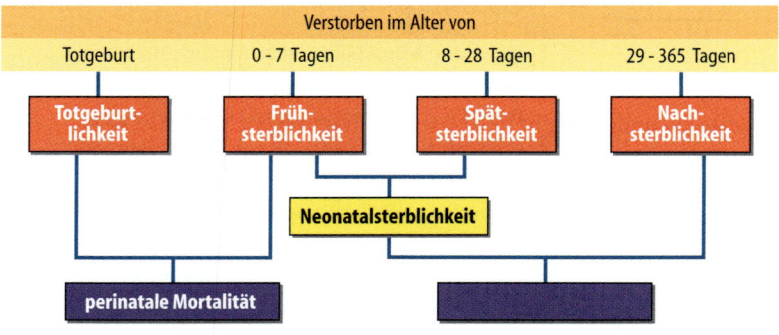

◘ Abb. 19.1. Komponenten der Säuglingssterblichkeit

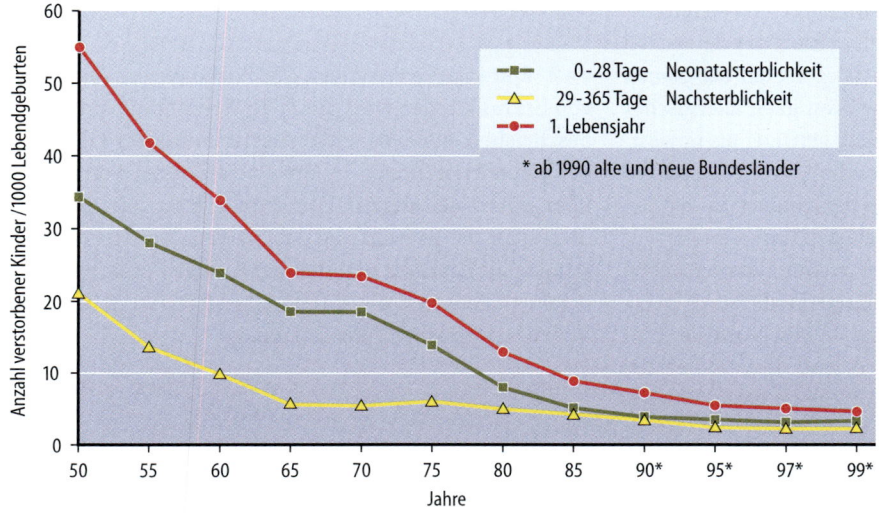

◘ Abb. 19.2. Entwicklung der Säuglingssterblichkeit in der BRD

19.1 · Epidemiologie – Gesundheitsindikatoren: Mortalität, Morbidität

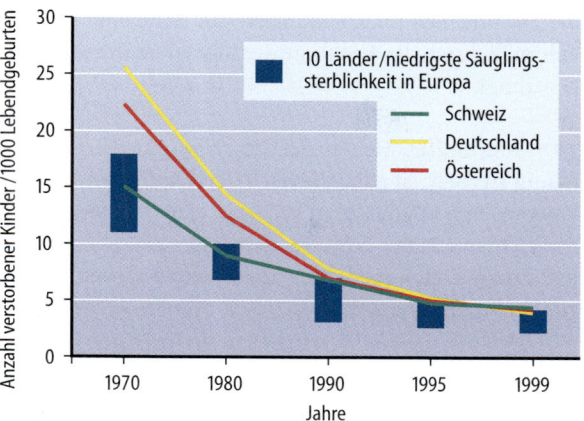

◘ Abb. 19.3. **Säuglingssterblichkeit**
(pro 1000 Lebendgeborene) im europäischen Vergleich (die 10 Länder mit der niedrigsten Säuglingssterblichkeit in Europa im jeweiligen Jahr sind im blauen Block zusammengefasst)

Bundesrepublik den skandinavischen Verhältnissen angenähert.

> **Merke**
>
> Die Säuglingssterblichkeit gilt als ein Maß für die Qualität der medizinischen Versorgung in einem Land.
> Die Säuglingssterblichkeit hat in den letzten 50 Jahren von über 5 % auf 5 ‰ abgenommen.
> Die Abnahme der Säuglingssterblichkeit wurde besonders durch Verbesserungen in der perinatalen Medizin erreicht.
> Nach der ersten Lebenswoche ist der plötzliche Kindstod die häufigste Todesursache im ersten Lebensjahr. Nach dem ersten Lebensjahr sind Unfälle die häufigste Todesursache.

Die Rolle der verbesserten Perinatalmedizin wird besonders deutlich, wenn die neonatale Sterblichkeit differenziert betrachtet wird: Der wesentliche Anteil der Abnahme der Sterblichkeit betrifft die Frühsterblichkeit in der ersten Lebenswoche (◘ Abb. 19.4).

Säuglingssterblichkeit gilt als ein Indikator für die Qualität des Medizinsystems in einem Land. Deshalb werden diese Daten auch häufig im internationalen Vergleich benutzt (◘ Abb 19.3). Relativ konstant waren in den letzten 50 Jahren die Skandinavischen Länder die mit der geringsten Säuglingssterblichkeit, während die Bundesrepublik in den Jahren des Wirtschaftswunders im europäischen Vergleich eher unter den Ländern mit der höheren Säuglingssterblichkeit zu finden war. Erst in den 90er Jahren hat sich die Säuglingssterblichkeit in der

Die häufigsten Todesursachen im **ersten Lebensjahr** sind Folge von Problemen in der Perinatalzeit (Frühgeburtlichkeit, Geburtskomplikationen etc.), gefolgt von Fehlbildungen und dem plötzlichen Kindstod. Infektionskrankheiten, vor 100 Jahren noch die bei weitem häufigste Todesursache im ersten Lebensjahr, gehören dagegen nicht mehr zu den vier häufigsten Todesursachen im ersten Lebensjahr (◘ Tabelle 19.1). Trotz einer deutlichen Abnahme in den 90er Jahren ist der plötzliche Kindstod noch immer die häufigste Ursache (▶ s. S. 112). Nachdem die Rate der postneonatalen Sterblichkeit von 1965 bis 1990 weitgehend unverändert blieb, kam es von 1990 nach 1995 in zeitlichem Zusammenhang mit den in Deutschland propagierten Empfehlungen, die Bauchlage als Regelschlaflage bei jungen Säuglingen zu meiden, zu einer deutlichen Abnahme der postneonatalen Sterblichkeit. Da ähnliche Beobach-

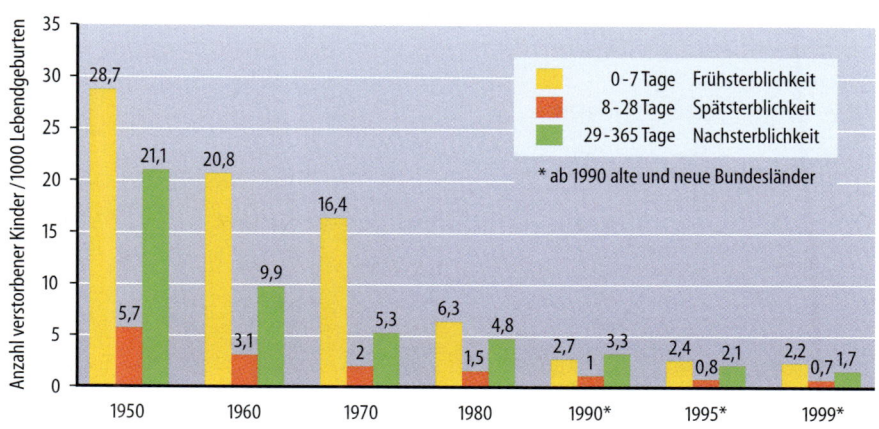

◘ Abb. 19.4. **Verteilung der Todesfälle**
im ersten Lebensjahr in der BRD von 1950 bis 1999

◘ **Tabelle 19.1. Häufigste Todesursachen im Kindesalter** in der Bundesrepublik Deutschland 1999 (Todesfälle pro 100 000 Kinder in der entsprechenden Altersgruppe)

Gruppe der 0–1 jährigen	
1. Perinatologische Ursachen	116,9
2. Plötzlicher Kindstod	65,7
3. Angeborene Fehlbildungen des Herzens	33,5
Gruppe der 1–5 jährigen	
1. Unfälle	7,1
2. Bösartige Neubildungen	1,0
3. Angeborene Fehlbildungen des Herzens	0,7
Gruppe der 5–15 jährigen	
1. Unfälle	4,2
2. Bösartige Neubildungen	0,9
3. Angeborene Fehlbildungen des Herzens	0,2

tungen auch in anderen Ländern gemacht wurden, in denen wie in Deutschland immer seltener junge Säuglinge zum Schlafen auf den Bauch gelegt wurden, erscheint es wahrscheinlich, dass die Vermeidung der Bauchlage als Regelschlaflage ursächlich mit der Abnahme der Rate von Fällen von plötzlichem Kindstod in Zusammenhang steht.

Nach dem ersten Lebensjahr nimmt die Sterblichkeit deutlich ab, wobei die Kinder zwischen 5 und 10 Jahren offenbar am wenigsten gefährdet sind (◘ Tabelle 19.2). Im Jugendalter nehmen die Gefährdungen drastisch zu: Der Anstieg der Sterblichkeit geht wesentlich auf das Konto von Unfällen, insbesondere Unfällen im Straßenverkehr. Auch innerhalb der ersten 5. Lebensjahre sind Unfälle – hier besonders solche im häuslichen Umfeld – eine der häufigsten Todesursachen. Unfälle sind keine Zufälle. Unfall-assoziierte Todesfälle sind potentiell vermeidbar. Unfallprävention muss deshalb ein zentrales Anliegen der Prävention im Kindesalter sein. So ist die Abnahme der Sterblichkeit im Kleinkindes- und Schulalter wesentlich auch durch die Abnahme der Mortalität durch Unfälle bedingt.

■■■ **Morbidität.** Neben der Frage, woran Kinder wie häufig sterben, ist auch die nach den häufigsten Erkrankungen von Bedeutung. Hierzu gibt es jedoch in Deutschland keine umfassenden und verlässlichen Daten. Einige Datenquellen zu Teilaspekten stehen jedoch zur Verfügung wie z. B.:

▬ **Perinatalerhebungen**

Die Erfassung von Daten zur perinatalen Versorgung von Neugeborenen wurden in den 70 er Jahren als ein Instrument zur freiwilligen Qualitätskontrolle in der Perinatalmedizin entwickelt. Derzeit sind solche Erhebungen mit Erfassungsraten von meist weit mehr als 90 % aller Geburten in fast allen Bundesländern etabliert. Am Ende jedes Jahres kann jede beteiligte Klinik sehen, ob z. B. die eigene Rate der Kaiserschnittentbindungen oder der perinatalen Todesfälle überdurchschnittlich ist oder nicht. Bislang wurden diese Daten nur sporadisch zu wissenschaftlichen Studien genutzt.

▬ **Neonatalerhebungen**

In den Neonatalerhebungen werden Daten zur neonatologischen Versorgung und deren Behandlungsergebnissen erhoben. Diese arbeiten analog zu den Perinatalerhebungen.

■■■ **Erfassung von Infektionskrankheiten nach dem Infektionsschutzgesetz.** Für einige Infektionskrankheiten besteht für den behandelnden Arzt die Meldepflicht des Krankheits- bzw. Verdachtsfalles an das am Aufenthaltsort des Patienten befindliche Gesundheitsamt innerhalb von 24 Stunden. Diese Meldepflicht für Krank-

◘ **Tabelle 19.2. Sterblichkeit bei Kindern** in der Bundesrepublik Deutschland in unterschiedlichen Alterskategorien

Alter in Jahren	Gestorben auf 1000 Lebendgeborene pro Jahr (‰)					
	1950	1970	1990	1995	1997	1999
0	55,4	23,4	7,1	5,3	4,9	4,5
1–4	2,4	1,0	0,4	0,3	0,2	0,3
5–9	0,8	0,5	0,2	0,1	0,1	0,1
10–14	0,6	0,4	0,2	0,2	0,1	0,1
15–19	1,2	1,1	0,6	0,5	0,5	0,5

19.2 · Prävention – Prophylaxe

heiten bzw. den Verdacht auf Krankheiten wird durch eine Meldepflicht für den Erregernachweis im Labor ergänzt (▶ siehe auch S. 233).

■■■ **Statistiken zu Krankenhaus-Entlassungsdiagnosen.** Grundsätzlich ist jeder Arzt gehalten, bei der Entlassung des Patienten aus dem Krankenhaus, die Diagnose nach einem internationalen Erfassungsschlüssel (ICD 9 oder 10) zu erfassen. In der Praxis wird diese Aufgabe aber meist als lästige Pflicht begriffen, so dass recht breite Diagnosen-Kategorien »kreativ« genutzt werden und deshalb die Daten zur Beantwortung spezieller Fragen wenig geeignet sind.

19.1.3 Kind und Familie

»Vertrauen zu nahestehenden Menschen, Sicherheit in menschlicher Begegnung und Schutz durch bewährte Lebensbedingungen sind für den Erwachsenen elementares Bedürfnis, für das Kind unverzichtbare Existenzvoraussetzung«, so formulierte 1995 der Verfassungsrechtler Kirchhoff. Die Familien sind der traditionelle Ort, an dem solche Geborgenheit vermittelt werden kann. Noch immer wird in Deutschland – je nach Region – von 80 % bis 90 % der Bürger die Ehe als wesentliches Element der Familie und sinnvolle und zu erhaltende Institution angesehen. Die Familie ist unzweifelhaft ein Ort sozialen Lernens für u.a. Bindungsverhalten oder auch Verantwortung der Generationen füreinander und die Vermittlung von Daseinswissen, Werthaltungen wie die Bereitschaft zu Ausbildung, beruflicher Arbeit, Stützung innerfamiliärer in Belastungssituationen von Familienmitgliedern oder der Familie als Ganzes.

Die Mehrzahl der Familien sind durch ehelich gebundene Elternpartner gekennzeichnet. So leben 90 % der unter 6 Jahre alten Kinder mit beiden Eltern zusammen – davon 1/8 bei unverheirateten Elternpaaren – bei den 13–17 jährigen sind dies 80 %. 80 % der in Ehen geborenen Kinder erleben ihren 18. Geburtstag mit verheirateten Eltern, während andererseits 80 % der Kinder aus nicht ehelichen Gemeinschaften bis zum 18. Lebensjahr die Trennung ihrer Eltern erfahren haben. Gegenüber dem »Rekordjahr« 1999 stiegen die Scheidungen im Jahr 2000 als nun dem Jahr mit der höchsten Scheidungsrate um weitere 2 %. In drei von vier Scheidungsfällen war auch ein minderjähriges Kind (<18. Lebensjahr) betroffen.

Der Entschluss zur Ehe wird immer später getroffen: Lag in den 50er Jahren das Durchschnittsalter bei Eheschließung bei Männern bei 25,3 und bei Frauen bei 22,7 Jahren so hatte sich dies 1996 auf 30 bzw. 27,6 Jahre verschoben. Hieraus resultiert auch ein zunehmend höheres Alter für Erstgebärende ab. Wird in Familien der Entschluss zum Kind gefasst, so handelt es sich meist um mindestens zwei Kind Familien, wobei Familien mit mehr als 2 Kindern häufiger als Familien mit Einzelkindern sind. In Deutschland wird jedes 6. Kind nichtehelich geboren. Ein erheblicher Teil der Frauen bleibt aber kinderlos – 21 % bei Hauptschulabschluss, weit mehr bei höherer schulischer Qualifikation.

Der Entschluss zur Kinderlosigkeit wird auch durch ökonomische Faktoren bestimmt. Kinder bedeuten Konsumverzicht durch geringere Verdienstmöglichkeiten und höhere Ausgaben. So lebten 1993 22 % der ostdeutschen und 11 % der westdeutschen Familien von einem Monatseinkommen von 3000 DM und weniger, bei den allein erziehenden Eltern waren dies 78 % bzw. 49 %.

Auch innerhalb der Familien haben sich die Rollen geändert: war in den 50er und 60er Jahren noch der Vater als alleiniger Ernährer der Familie die Regel, sind derzeit weit mehr als 50 % der Mütter von Kindern berufstätig. In der Gruppe der 6–17 jährigen Kinder waren 1996 59 % der Mütter in den neuen und 18 % der Mütter in den alten Bundesländern sogar voll berufstätig.

19.2 Prävention – Prophylaxe

Bei der Prävention wird zwischen einer primären, sekundären und tertiären Prävention differenziert. Ziel der **primären Prävention** ist es, das Auftreten der Erkrankungen überhaupt zu verhindern. Beispiel für die primäre Prävention in der Kinderheilkunde sind z. B. die medizinisch genetische Beratung, Impfungen, Rachitis-, Karies- und Vitamin K-Prophylaxe, sowie die Ernährungsberatung.

Ziel der **sekundären Prävention** ist es, Erkrankungen bei ihrem Erstanzeichen zuvorzukommen. Beispiele der sekundären Prävention sind die allgemeinen und speziellen Früherkennungsuntersuchungen. Das Konzept der Früherkennungsuntersuchungen ist es, die Erkrankungen in einem so frühen Stadium zu diagnostizieren, dass sie noch heilbar sind (z. B. der Dystrophie, des Minderwuchses, der Hüftdysplasie) bzw. die Folgen der Erkrankung verhindert werden (z. B. Screening für angeborene Stoffwechseldefekte, Hypothyreose, Hör- und Sehstörungen). Die hierzu notwendige Frühdiagnostik der Erkrankungen erfolgt innerhalb der entsprechenden Screening-Programme.

Bei der **tertiären Prävention** ist die Krankheit bereits aufgrund ihrer klassischen Symptome diagnostiziert worden, die therapeutischen Anstrengungen zielen jedoch auf die Verhinderung der Spätfolgen der Erkrankung. Unzweifelhaft ist z. B. der juvenile Diabetes nicht heilbar. Durch eine gute Therapie können jedoch Spätschäden bei einer chronischen Erkrankung wie Retinopathie, Nephropathie und Neuropathie weitgehend vermindert oder verhindert werden. Ein anderes Beispiel ist die Mukoviszidose. Durch eine intensive Therapie wurde es möglich, die Prognose so zu verbessern, dass die durchschnittliche Lebenserwartung nicht mehr das Jugendlichenalter, sondern bereits das frühe bis mittlere Erwachsenenalter darstellt. Diese Beispiele machen deutlich, dass die tertiäre Prävention letztendlich die Therapie chronischer Erkrankungen beinhaltet. Diese Langzeitbehandlung chronischer Erkrankungen wird ein immer wichtigerer Bestandteil der klinischen Pädiatrie.

> **Merke**
>
> Primäre Prävention: Verhindern der Entstehung von Erkrankungen (z. B. Impfungen).
>
> Sekundäre Prävention: Frühdiagnostik von Erkrankungen durch Screening. Ein Screening ist nur dann sinnvoll, wenn die Prognose durch Frühdiagnostik verbessert wird (Aufgabe der Früherkennungsuntersuchungen U1-U9 und J1).
>
> Tertiäre Prävention: Verhindern von Folgeschäden bei bereits bestehenden Erkrankungen (Therapie chronischer, nicht heilbarer Erkrankungen wie z. B. Diabetes).

Primärprävention erfolgt im Kindesalter z. B. durch Impfungen und durch die Empfehlung einer Fluoridgabe (▶ vgl. Kap. 5) in den ersten Lebensjahren. Eine Primärprävention sollte aber auch durch eine vorausschauende Gesundheitsberatung durch den Kinderarzt erfolgen (z. B. durch Ernährungsberatung, Aufklärung über altersspezifische Unfallrisiken). Es gibt jedoch bislang keine gesetzliche Grundlage, die dies als Pflichtleistung der gesetzlichen Krankenkassen festschreibt.

Im Kindesalter besteht jedoch ein gesetzlicher Rechtsanspruch (§ 20 SGB V) auf sekundäre Prävention im Sinne einer Frühdiagnostik von Erkrankungen deren Prognose bei frühzeitiger Diagnose besser als bei später Diagnose ist. Dieser Rechtsanspruch ist die gesetzliche Grundlage für das von den gesetzlichen Krankenkassen finanzierte Programm der Früherkennungsuntersuchungen im Kindesalter (▶ vgl. S. 141) und des Neugeborenenscreenings auf Stoffwechselstörungen.

Die Früherkennungsuntersuchungen wurden in Deutschland Anfang der 70er Jahre eingeführt und galten als Meilenstein in der Verbesserung der Prävention in der Kinderheilkunde. Die Akzeptanz dieser Untersuchungen durch die Eltern ist viel höher als die für fast alle Früherkennungsuntersuchungen im Erwachsenenalter: Im ersten Lebensjahr nehmen ca. 90 % der Kinder die Früherkennungsuntersuchungen wahr, mit 6 Jahren sind es noch 70 bis 80 %. Der erklärte Auftrag dieser Untersuchung ist die Früherkennung screeningwürdiger Erkrankungen – ein Ziel, das nur sehr bedingt erreicht wurde. Das durchschnittliche Diagnosealter von Kindern mit hörgerätepflichtigen Hörstörungen z. B. liegt immer noch bei ca. 20 Monaten und somit weit hinter dem optimalen Therapiezeitpunkt (die Hörgeräteanpassung bei kongenitalen Hörstörungen sollte spätestens im 2. Lebenshalbjahr erfolgen).

Es ist zu hoffen, dass die im Jahr 1998 eingeführte Jugendgesundheitsberatung eine ähnlich hohe Akzeptanz wie die Früherkennungsuntersuchungen im Kindesalter findet. Erstmalig wird mit dieser Maßnahme »Gesundheitsberatung« (z. B. zu Drogen, Sexualität) als Aufgabe der ärztlichen Prävention explizit angegeben.

19.3 Aufgaben des Gesundheits-, Jugend- und Sozialamtes

Das Gesundheitswesen und die öffentliche Fürsorge stehen in enger Beziehung zu den Grundrechten, die im Grundgesetz als verbindliche Rechtsnormen festgelegt sind.

Träger der allgemeinen Gesundheitsfürsorge sind in erster Linie die Gesundheitsbehörden (Gesundheitsämter) mit ihren verschiedenen Einrichtungen. Sie unterstehen dem Bundesministerium für Gesundheit (BMG) und den jeweiligen Landesregierungen.

Zuständig für die Sozialhilfe sind die Sozialämter. Die Aufgaben der Kinder- und Jugendhilfe werden von den Jugendämtern wahrgenommen. Eine Interaktion zwischen den Gesundheits-, Jugend- und Sozialämtern mit den Einrichtungen der Freien Wohlfahrts- und Fürsorgeverbände sowie mit den niedergelassenen Ärzten findet unter Wahrung der Geheimhaltungspflicht und des Datenschutzes statt.

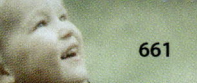

Tabelle 19.3. Bundesgesetze und Verordnungen zum Schutz des Kindes, Jugendlichen und der Familie

- Grundgesetz
- Bundessozialhilfegesetz
- Kinder- und Jugendhilfegesetz (VIII. Buch Sozialgesetzbuch)
- Gesundheitsreform-Gesetz (V. Buch Sozialgesetzbuch)
- Jugendarbeitsschutzgesetz
- Bundesseuchengesetz
- Schwerbehindertengesetz
- Gesetz über die Vereinheitlichung des Gesundheitswesens
  - Gesetze über den öffentlichen Gesundheitsdienst – GDG (wird vom Landtag der jeweiligen Länder beschlossen)

Gesundheits-, Jugend- und Sozialämter richten sich hinsichtlich ihrer Aufgabenerfüllung nach verschiedenen rechtswirksamen Bundes- und Ländergesetzen, Rechtsvorschriften und Verordnungen zum Schutz des Kindes, Jugendlicher, der Familie und der Bevölkerung (Tabelle 19.3).

Gesundheitsämter haben hierbei folgende Aufgaben zu erfüllen:

- Beobachtung, Registrierung und Bewertung der gesundheitlichen Verhältnisse in der Bevölkerung und insbesondere der relevanten Umwelteinflüsse
- Gesundheitsaufklärung, -beratung und -erziehung, Öffentlichkeitsarbeit
- Förderung von Selbsthilfemaßnahmen der Bevölkerung
- Gesundheitshilfe und -beratung bei Behinderten, geistig und seelisch Kranken, chronisch Kranken, alten Menschen, Suchtgefährdeten und Drogenabhängigen
- Sozialhygiene: Beratung zur Familienplanung, Schwangerenberatung, genetische Beratung, Kinder- und Jugendgesundheitsdienst, Kinder- und Jugendzahnpflege
- Berufsaufsicht: Ärzte, Zahnärzte, Apotheker, nichtärztliche Heilberufe, Heilpraktiker
- Hygienische Überwachung von Einrichtungen: Krankenhäuser, Kurwesen, Apotheken, Betäubungsmittelwesen, Kinderkrippen, Schulen, Altenheime, Bäder, Krankentransport, Rettungswachen, Blutspendeeinrichtungen, Trinkwasserversorgung, Häfen, Flughäfen, Bestattungswesen etc.
- Seuchenhygiene zur Verhütung und Bekämpfung übertragbarer Krankheiten auf der Grundlage einschlägiger Gesetze (Bundesseuchengesetz, Geschlechtskrankheitengesetz u. a.)
- Umwelthygiene (umweltbezogener Gesundheitsschutz, umweltmedizinische Beratung, Begutachtung von Bauplänen für z. B. Kindertageseinrichtungen, Schulen)
- Amtsärztliche Untersuchungen: Bescheinigungen, Gutachten, gerichtsärztliche und vertrauensärztliche Tätigkeit

Durch Landesgesetze können einzelne dieser Aufgaben auch auf andere Träger übertragen werden.

Für den Kinderarzt in Praxis und Klinik ergeben sich eine Vielzahl von Schnittpunkten zur Zusammenarbeit und Kooperation mit Einrichtungen des Öffentlichen Gesundheitsdienstes, des Jugend- und Sozialamtes.

Die haupt- bzw. nebenamtlichen **Schulärzte** des Kinder- und Jugendgesundheitsdienstes untersuchen alle Einschulungskinder und weitere Jahrgangsstufen (je nach Bundesland). Die Einschulungsuntersuchung hat die vorrangige Aufgabe, die Schulfähigkeit des zukünftigen Schulkindes zu beurteilen, insbesondere die körperliche, intellektuelle, soziale und emotionale Entwicklung. Eine Kooperation mit den schulischen Einrichtungen findet statt. Bei Förderungsbedürftigkeit, Auffälligkeiten und Impflücken erhalten die Eltern eine Mitteilung für den Haus-/Kinderarzt.

In einigen Bundesländern sind **Mütterberatungsstellen** eingerichtet. Ein Amtsarzt bzw. ein dazu bestellter Arzt oder/und eine Assistentin des öffentlichen Gesundheitsdienstes mit speziellen Kenntnissen bieten eine Sprechstunde zu Fragen der Säuglingsernährung und -pflege an. Es werden teilweise auch Hausbesuche angeboten.

Aufgabe der **Schulzahnpflege** ist es, die Zahngesundheit der Kinder und Jugendlichen zu fördern und zu ver-

> **Merke**
>
> Nach dem neuen Infektionsschutzgesetz sind einige Infektionskrankheiten meldepflichtig. Der behandelnde Arzt (oder Amtsarzt) muss nach der Erkrankung eine Beurteilung zur Wiederzulassung in Schulen und sonstigen Gemeinschaftseinrichtungen abgeben. Eine Beratung zu den aktuellen Richtlinien zur Wiederzulassung kann vom zuständigen Gesundheitsamt erbeten werden.

bessern (Kariesprophylaxe durch Zahnhygiene und Fluoridempfehlung z. B. im Rahmen von »Zahnputzaktionen« in Kindertageseinrichtungen und Schulen) und die frühzeitige Erkennung und Therapieeinleitung von Zahnstellungsanomalien und Kieferverformungen im Rahmen von Reihenuntersuchungen.

In den Beratungsstellen für Schwangere werden die Frauen auf die Entbindung und ihre zukünftigen mütterlichen Aufgaben nach Beendigung der Schwangerschaft vorbereitet. Im Mittelpunkt der Beratung (Schwangerenberatungsgesetz) stehen Angebote zur Hilfe und die Erhaltung des ungeborenen Lebens sowie Aufklärung über mögliche Gesundheitsschädigungen für das ungeborene Kind z. B. durch Alkohol, Rauchen, Drogen, Medikamentenabusus.

Zu den Pflichten des Gesundheitsamtes gehört auch die gesundheitliche Kontrolle aller Kinderkrippen, Kindergärten und Kinderhorte. Folgendes ist hier zu überwachen: Hygienische Verhältnisse, Gesundheitszeugnisse des Personals, Verhinderung der Ausbreitung von Infektionen.

Problemfälle in der Kinder- und Jugendhilfe (z. B. Kinder oder Jugendliche mit erheblichen Verhaltensauffälligkeiten/Delinquenz) werden interdisziplinär mit den Sozialarbeitern des Allgemeinen Sozialdienstes, den Jugendämtern und den behandelnden Ärzten koordiniert, ggf. werden Hausbesuche durchgeführt und ein Hilfeplan erstellt (Erziehungsbeistand, sozialpädagogische Familienhilfe, Einzelbetreuung, Vollzeitpflege, Amtspflegschaft, Inobhutnahme u. a.).

Gesundheitsämter, Jugend- und Sozialämter haben auch die Aufgabe, Kinder (bis 14 Jahre) und Jugendliche (bis 18 Jahre) im Hinblick auf deren Identifikations- und Sozialisationsprozess vor hemmenden bzw. störenden sowie gefährdenden Einflüssen zu schützen. Dies erfolgt einerseits durch direkte staatliche Bekämpfung jugendgefährdender Risiken (z. B. Alkohol, Rauchen, Drogen, Pornographie) und zum anderen durch Angebote in der Kinder- und Jugendhilfe (Jugendfreizeiteinrichtungen, Ferienlager etc.).

19.4 Rehabilitation

Die Bezeichnung »Rehabilitation« ist bei Kindern mit angeborenen oder früherworbenen Störungen missverständlich, da es sich nicht um ein Wiedererlangen als vielmehr um ein Erlangen altersentsprechender Fähigkeiten handelt und somit eigentlich um Habilitation.

■ ■ ■ **Definition.** Der Begriff der »Rehabilitation« findet sich jedoch im Bundessozialhilfegesetz und Sozialgesetzbuch V und wird so verstanden, dass im Zusammenhang mit Behinderung (primär oder sekundär) oder chronischer Krankheit Maßnahmen zur Wiedereingliederung zu treffen sind.

> **Merke**
>
> Rehabilitationsmaßnahmen sollen sozial, geistig-seelisch oder körperlich benachteiligte Personen unabhängig von ihrem Sozialstand und damit u. a. Einkommen dazu befähigen, sich im Privat, Ausbildungs- und Berufsleben zu integrieren.

Im Zusammenhang mit der Fürsorge für das behinderte Kind und für den behinderten Jugendlichen sind durch das Bundessozialhilfegesetz (1961) und Sozialgesetzbuch V (1990) sowie das Schwerbehindertengesetz (1989) die Rahmenbedingungen der Rehabilitationsmaßnahmen festgelegt.

Liegen bei Kindern, Jugendlichen wie auch Erwachsenen Störungen der Entwicklung bzw. Störungen anderer Art vor, so werden diese entsprechend der WHO-Klassifizierung von 1980 in drei Dimensionen beschrieben:
- Schädigung (= Impairment),
- Unvermögen (=Disability) bzw.
- Behinderung (=Handicap).

Ein ehemaliges Frühgeborenes z. B. kann als Folge einer ausgeprägten Hirnblutung einen deutlichen Substanzdefekt im Gehirn aufweisen (Impairment). Als Folge dieser Schädigung kann das Kind u. U. nicht frei laufen (Disability). Im praktischen Leben ist das daraus resultierende »handicap« aber u. U. dann gering, wenn das Kind optimal mit Gehhilfen (Hilfsmittel) versorgt ist, so dass es sich in seiner ebenerdigen Wohnung selbständig überall hin bewegen kann und für längere Strecken im Freien einen optimalen Rollstuhl hat. Rehabilitationsmaßnahmen können häufig nichts oder nur sehr wenig auf der Ebene des »impairment« verbessern. Im Einzelfall kann u. U. durch Krankengymnastik die »disability« vermindert werden. In vielen Fällen kann aber durch relativ einfache Maßnahmen die Lebensqualität des Kindes verbessert werden, wenn »impairment« und »disability« durch Anpassung des Lebensumfelds und apparative Versorgung im praktischen Leben kein »handicap« mehr darstellen.

19.4 · Rehabilitation

Das körperbehinderte, mental retardierte bzw. mehrfach behinderte Kind erhält Hilfen über das Sozialgesetzbuch V bzw. über das Bundessozialhilfegesetz. Als körperbehindert werden z. B. Kinder mit Zerebralparesen, Sehbehinderungen, Hörstörungen, Sprachentwicklungsstörungen bezeichnet. Ebenso erhalten auch Kinder mit mentaler Retardierung oder Kinder mit einer Mehrfachbehinderung diese ambulante, teilstationäre bzw. stationäre Behandlung.

Hierbei wird eine umfassende Hilfe für das einzelne Kind angestrebt, zu der neben der medizinischen Versorgung im engeren Sinne auch die Eingliederungshilfe (z. B. heilpädagogische Maßnahmen durch Frühförderung, Versorgung mit Prothesen, angemessene Schulausbildung, Vermittlung eines Ausbildungs- und Arbeitsplatzes), Behindertenhilfe, häusliche Pflege, Pflegegeld und die Überwindung besonderer sozialer Schwierigkeiten gehört. Bei der Erstellung des Gesamtplanes zur Eingliederung arbeitet der Träger der Sozialhilfe mit den Behinderten selbst oder seinen Familienangehörigen sowie mit den behandelnden Ärzten (Kinderärzten, Orthopäden, Augenärzten u. a.), dem Gesundheitsamt, dem Jugendamt und ggf. mit den Dienststellen der Bundesanstalt für Arbeit zusammen.

Niedergelassene Ärzte, Frühförderstellen und Sozialpädiatrische Zentren sind nach dem Sozialgesetzbuch V (§ 119) zur verstärkten Zusammenarbeit im Hinblick auf die Früherkennung von Entwicklungsstörungen und Behinderungen verpflichtet. Die einzelnen Fachgruppen sollen interdisziplinär zusammenarbeiten, um eine frühest mögliche Rehabilitation mit dem Ziel der Integration des betreffenden Kindes bzw. Jugendlichen und dessen Familie erreichen zu können. Ebenso ist es erforderlich, die pädagogischen Kompetenzen zur Einreichung der genannten Rehabilitationsziele in den Gesamtbehandlungs- und Beratungsplan einzubauen. Es muss geprüft werden, welche pädagogischen Maßnahmen zur Integration getroffen werden können. Der behandelnde Arzt ist verpflichtet, zum Wohl des betroffenen behinderten Kindes und Jugendlichen sowie seiner Familie eine intensive Zusammenarbeit mit anderen Fachgruppen und mit Elternselbsthilfegruppen zu suchen.

Die Diagnose einer **infantilen Zerebralparese** im ersten Lebensjahr wird mit einer Häufigkeit von 2,5 ‰ bei Jungen und 1,8 ‰ bei Mädchen angegeben. Die Störung der Motorik besteht bei ehemaligen Frühgeborenen meist in einer beinbetonten spastischen Diparese. Bei einer Reihe dieser Kinder bestehen zusätzliche Störungen wie z. B. Anfallsleiden, Hör-, Seh- und Sprachentwicklungsstörungen sowie mentale Entwicklungsstörungen. Nur durch eine enge Kooperation verschiedener Berufsgruppen wie u. a. Ärzten, Psychologen, Krankengymnasten, Sozialarbeitern und Pädagogen kann ein Konzept der Rehabilitation realisiert werden, das es dem einzelnen Kind ermöglicht, seine Entwicklungschancen zu realisieren.

Meist ist zusätzliches häusliches Üben und damit die Fortsetzung der gezielten Behandlung zu Hause durch die Eltern oder andere mit der Pflege des Kindes betrauten Personen notwendig. Sie müssen als »Kotherapeuten« gewonnen werden, wobei die Mitarbeit (Compliance) immer wieder ärztlich und psychologisch erfragt werden muss.

Kinder mit **Einschränkungen des Sehvermögens** sollten so früh wie möglich erfasst werden. Als Risiken für eine sich entwickelnde Sehbehinderung müssen u. a. angesehen werden: Frühgeburtlichkeit, Hirnblutung, perinatale Asphyxie, Hydrozephalus, pränatale Infektionen (z. B. Röteln), Astigmatismus bei Eltern oder Geschwistern sowie Refraktionsanomalien bei Eltern oder in der Familie (z. B. Myopie oder Hyperopie).

Während eine das Augenlid bedeckende Ptose oder ein Katarakt bereits in den ersten Lebenstagen erkannt und sofort behandelt werden muss, ist die Diagnose von Refraktionsanomalien und kleinwinkligem Schielen nur durch eine standardisierte augenärztliche Untersuchung möglich. Deshalb sollte bei Kindern mit den o. g. Risikofaktoren großzügig und so früh wie möglich, u. U. sogar in den ersten Lebenswochen, die Indikation für diese Untersuchung gestellt werden.

Jede erst spät korrigierte Sehstörung kann zur beträchtlichen, nicht mehr therapierbaren Schwachsichtigkeit (Amblyopie) bis hin zur Erblindung des betreffenden Auges führen.

Liegt eine nicht ausgleichbare Verminderung der zentralen Sehschärfe auf dem besseren Auge mit einer Grö-

> **Merke**
>
> Bei zu später Korrektur von Sehstörungen kann die bereits eingetretene Sehschwäche nicht mehr therapiert werden, auch wenn die Ursache (z. B. Refraktionsanomalie) optimal therapiert wird.
>
> Frühzeitige augenärztliche Untersuchung anstreben bei: Frühgeburten, nach perinatalen Komplikationen, Astigmatismus und Refraktionsanomalien bei Eltern oder in der Familie.

ßenordnung von 1/3–1/20 vor, kann dies u. U. die Indikation für die Aufnahme dieses betreffenden Kindes in eine Sonderschule für sehbehinderte Kinder sein. In jüngster Zeit setzen sich aber auch mehr und mehr Integrationskonzepte für diese Kinder durch, wobei diese Kinder dann z. B. in Regelschulen mit besonderer Ausstattung und durch speziell ausgebildete Pädagogen (Förderlehrer) unterrichtet werden.

Die Früherfassung von Kindern mit **Einschränkung des Hörens** (Schallleitungsstörungen, Innenohrstörungen und zentrale Hörstörungen) ist unverzichtbar für die Nachreifung zentraler Hörbahnen und die Entwicklung der Sprache. Deshalb muss der Diagnosezeitpunkt bei Risiko- und Neu- bzw. Frühgeborenen in den ersten Lebenstagen bzw. -wochen, bei den übrigen Kindern im ersten Lebenshalbjahr und eine daran unmittelbar anschließende Therapie – meist die Anpassung von Hörgeräten – gefordert werden. Derzeit wird die Diagnose einer hörgerätepflichtigen Hörstörung nur etwa bei einem Drittel der betroffenen Kinder im ersten Lebensjahr gestellt.

Die Ursache für die späte Diagnose von Hörstörungen liegt in der geringen Sensitivität und Spezifität subjektiver Hörtests im ersten Lebensjahr. Eine Verbesserung ist nur möglich durch eine systematische Erfassung von Kindern mit anamnestischen Risikofaktoren (z. B. Frühgeburt, angeborene Hörstörungen in der Familie, schwere Asphyxie, nach Verabreichung ototoxischer Medikamente) und konsequenter Erfragung der Beobachtungen des Hörvermögens durch die Eltern. Alle Kinder mit Risikofaktoren oder bei Verdacht der Eltern auf Hörstörungen müssen mit objektiven Methoden untersucht werden. Der Arzt darf diese elterlichen Beobachtungen nicht bagatellisieren. Die Ableitung otoakustischer Emissionen ist eine sehr geeignete Screeningmethode. Alle Kinder, bei denen keine otoakustischen Emissionen ableitbar sind und bei denen eine reversible Schallleitungsschwerhörigkeit ausgeschlossen wurde, müssen pädaudiologisch nachuntersucht werden. Diese Untersuchung muss die Ableitung akustisch ausgelöster Hirnstammpotentiale – BERA= brainstem evoked response audiometry einschließen. Möglicherweise wird in der Zukunft mit einem flächendeckenden neonatalen Hörscreening zu rechnen sein (Ableitung otoakustischer Emissionen bei allen Neugeborenen).

Auch im Kleinkindesalter muss bei allen Kindern, die primär durch Sprachentwicklungsstörungen auffallen, eine Überprüfung der Hörorgans erfolgen. Auch chronische Paukenergüsse können bei langem Bestehen durch eine Störung des Hörvermögens (Schallleitungsstörung) zu einer Störung der Sprachentwicklung führen, obwohl es sich hierbei meist um eine oft reversible Störung handelt. Nach dem Ausschluss einer Hörstörung muss bei Kindern mit Sprachentwicklungsverzögerungen bzw. -störungen unbedingt eine umfassende Diagnostik der geistigen Entwicklung mit psychometrischen Methoden erfolgen, da die Sprachentwicklungsstörung häufig ein Frühsymptom einer mentalen Entwicklungsstörung darstellt. In Abhängigkeit vom chronologischen Alter haben sich folgende Untersuchungsmethoden hierzu bewährt:

Denver-Test, Griffith-Scales, Kaufmann-Assessment-Battery-Test, Hamburg-Wechsler-Intelligenztest, Münchner Funktionelle Entwicklungsdiagnostik, Frostig-Test. Aber auch andere Untersuchungen können in solchen Situationen erforderlich werden, z. B.: Stoffwechseluntersuchungen, genetische und molekulargenetische Untersuchungen (z. B. Ausschluss eines fragilen-X-Syndrom), Hormon-Untersuchungen (z. B. Ausschluss einer Hypothyreose), bildgebende Verfahren (z. B. NMR zum Ausschluss einer Innenohrfehlbildung).

> **Merke**
>
> Hörstörungen sollten im ersten Lebensjahr diagnostiziert und therapiert werden (Hörgerätversorgung) – derzeit gelingt dies nur bei einem Drittel der erkrankten Kinder.
> Alle Neu- und Frühgeborenen (besonders mit einem Geburtsgewicht <1500 Gramm) sowie Kinder mit Risikofaktoren müssen mit objektiven Methoden untersucht werden!
> Dem Elternverdacht auf Hörstörungen muss durch objektive Methoden nachgegangen werden.

Die Früherkennung und die Durchführung von **Frühfördermaßnahmen** werden besonders dann häufig versäumt, wenn beispielsweise zu einer Sehbehinderung bzw. Hörbehinderung eine mentale Retardierung hinzukommt. Spezielle Hilfen sind auch bei geistig behinderten Kindern, anfallskranken Kindern und Kindern mit anderen schweren Entwicklungsstörungen erforderlich.

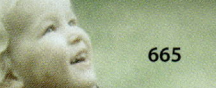

19.5 Betreuung des sozial gefährdeten Kindes und Jugendlichen

Das seit 1991 geltende Kinder- und Jugendhilfegesetz (KJHG) geht von einer präventiven und familienunterstützenden Jugendhilfe aus. Die Integration des Kindes in die Herkunftsfamilie wird im Rahmen dieser Förderungen grundsätzlich als besonders schützens- und erhaltenswert angesehen. Im Bürgerlichen Gesetzbuch (BGB) wird festgehalten, dass das Vormundschaftsgericht jedoch bei Gefährdung des Kindeswohls (§ 1666) Maßnahmen zur Abwendung von entwicklungsgefährdenden Risiken zu treffen hat. Dies kann bis zur Trennung des Kindes von der elterlichen Familie, aber auch Entziehung der Personensorge insgesamt gehen (BGB § 1666a). Bei allen nicht ehelich geborenen Kindern übt das Jugendamt eine gesetzliche Amtspflegschaft aus, um die Rechte des Kindes zu wahren. Dazu gehört u. a. das Durchsetzen der Unterhaltsansprüche des Kindes gegenüber einem Elternteil. Wenn die unverheiratete Mutter die elterliche Sorge nicht übernehmen kann bzw. minderjährig ist, wird durch das Vormundschaftsgericht ein Vormund bestellt.

Vor einer »Heimunterbringung« steht nach dem Kinder- und Jugendhilfegesetz die Beratung der Herkunftsfamilie vor der Inpflegenahme. Kinder aus unvollständigen und zerstörten Familien sowie gefährdete Kinder aus »Brennpunktfamilien«, aber auch Waisen und Vollwaisen sollen in eine qualifizierte Pflegefamilie vermittelt werden. Im Rahmen einer solchen Maßnahme muss es das Ziel bleiben, die Frage zu klären, ob durch eine Verbesserung der Erziehungsbedingungen in der Herkunftsfamilie eine Rückkehr des Kindes oder des Jugendlichen in die Herkunftsfamilie angestrebt werden kann oder ob auf Dauer ein Verbleib in der Pflegefamilie erforderlich ist. Notwendig ist die Aufstellung und Fortschreibung eines Hilfeplanes zur Aufrechterhaltung des Kontaktes des Kindes und Jugendlichen zu seinen Eltern, auch in den Fällen, in denen das Kind nicht zurückkehren kann. Erforderlich ist auch die Begleitung und Beratung der Pflegefamilie sowie die Klärung, aber auch Sicherung der Rechtsstellung der Pflegeeltern zur Ausübung ihrer Rechte im Alltag des Kindes unter Berücksichtigung der Festlegung des Pflegegeldes.

Das Jugendamt prüft im Rahmen der Erteilung der Pflegeerlaubnis, ob eine Pflegefamilie die Mindestanforderungen an sittlicher, gesundheitlicher und wirtschaftlicher Eignung erfüllt. Generell muss unterschieden werden zwischen Tagespflege und Vollzeitpflege. Für besonders entwicklungsbeeinträchtigte Kinder und Jugendliche sind geeignete Formen der Familienpflege zu schaffen und generell auszubauen.

Bei Kindern ohne Familie stellt eine Adoption, d. h. die Annahme an Kindesstatt, die beste Dauerlösung dar. Die familiäre Eingliederung gelingt um so besser, je jünger das Kind ist. Es ist möglichst im Neugeborenen- bzw. im Säuglingsalter den Adoptiveltern zu übergeben. Die leibliche Mutter kann frühestens nach der 8. Lebenswoche des Kindes ihre rechtlich verbindliche Einwilligung geben. Vernachlässigt sie ihr Kind in anhaltend grober Weise, so kann an ihrer Stelle das Vormundschaftsgericht die Einwilligung zur Adoption geben. Durch zentrale Adoptionsstellen werden adoptionswillige Ehepaare ermittelt, die selbst nicht kinderlos zu sein brauchen. Der Altersunterschied zwischen den Adoptiveltern und dem Kind sollte nicht zu groß, aber auch nicht zu klein sein, damit ein natürliches Eltern-Kind-Verhältnis gewährleistet ist.

Lässt sich eine Heimunterbringung auf die Dauer nicht umgehen, so sollte ein Heim gewählt werden, dessen Atmosphäre der einer guten Familie möglichst nahekommt. Dies kann erreicht werden z. B. durch die Bildung von Familiengruppen, die nach den Heimdifferenzierungsprogrammen nicht mehr als 8–10 Kinder beiderlei Geschlechts und unterschiedlichen Alters umfassen sollen. Die Betreuung soll in den Händen eines »Elternpaares« liegen oder eines Erziehers und einer Erzieherin, die mit den Kindern in einer abgeschlossenen Wohneinheit leben.

Besondere Leistungen in der Jugendhilfe stehen für verwahrloste oder von Verwahrlosung bedrohte Minderjährige zur Verfügung. Mit Billigung und auf Antrag der Eltern kann die Errichtung einer »Hilfe zur Erziehung« angezeigt sein. Heilpädagogische Kinderheime, betreute Wohnformen und Tagesgruppen gehören zu den Möglichkeiten einer geschlossenen Fürsorge. Die sog. offene Fürsorge belässt den Hilfsbedürftigen innerhalb seines sozialen Milieus. Hausbesuche, Betreuungshilfen und sozialpädagogische Familienhilfen werden im Sinne der nachgehenden Fürsorge durchgeführt.

19.6 Kindesmisshandlung, Vernachlässigung und sexueller Missbrauch

Bevölkerungsbezogene Häufigkeitsangaben zu Vernachlässigung und Kindesmisshandlung fehlen. Prospektive Daten aus Kinderkliniken in München und Freiburg zeigten aber, dass bei standardisierter und gezielter Untersuchung bei etwa 2 % aller stationär aufgenommener Kinder körperliche Symptome, die an Misshandlung und Vernachlässigung denken lassen, zu beobachten sind.

Gewalt gegen Kinder kann sich in verschiedenen Formen vollziehen
- seelische Vernachlässigung
- seelische Misshandlung
- körperliche Vernachlässigung
- körperliche Misshandlung
- sexuelle Gewalt (sexueller Übergriff, -Missbrauch)

Hierbei kommen fließende Übergänge vor.

■■■ **1. Seelische Vernachlässigung.** Von Vernachlässigung oder Deprivation spricht man, wenn ein Kind aus seiner näheren Umgebung zu wenig Zuwendung, Anregung und Schutz erfährt. Dies kann in Heimen oder Institutionen infolge unqualifizierter, fehlender oder rasch wechselnder Betreuung der Fall sein mit der Folge geistiger (vor allem sprachlicher) und körperlicher Retardierung (seelischer Hospitalismus), kommt aber auch innerfamiliär vor, wenn dem Kinde Liebe fehlt.

■■■ **2. Seelische Misshandlung.** Erlebt ein Kind infolge elterlicher Fehlhaltung keine Geborgenheit, wird es in seiner Persönlichkeit abgewertet, ständig gedemütigt, vielleicht eingesperrt oder von anderen isoliert, so muss man von emotionaler Misshandlung sprechen. Beweisbar sind solche Missstände nur schwer, doch kann der aufmerksame Nachbar oder Besucher manches infolge des kindlichen Verhaltens vermuten.

> **Merke**
>
> Unerklärbare Verhaltensstörungen oder psychomotorische Entwicklungsverzögerungen müssen immer auch an Misshandlung denken lassen.

Denn oft reagieren Kinder und Jugendliche auf die kinderfeindliche Fehlerziehung mit Verhaltensstörungen, Nachlassen im Lernverhalten oder plötzlichem Einbruch bei den Schulleistungen. Folgen darauf überschießende Züchtigungen, so schließt sich der Teufelskreis.

■■■ **3. Körperliche Vernachlässigung.** Sie ist meist leichter zu erkennen und kommt vor allem in unterprivilegiertem Milieu vor. Soziale Isolierung der Familie, mangelnde Krisenbewältigung und elterliche Inkompetenz führen zu unzureichender Ernährung und Mangel an gesundheitlicher Pflege, so dass Gedeihen und Entwicklung des Kindes Schaden nehmen.

■■■ **4. Körperliche Misshandlung.** Kommt es durch Schläge oder andere Gewalteinwirkungen zu Verletzungen, so sprechen wir von Kindesmisshandlung (battered-child-syndrome). Eine ungewöhnliche Verletzung muss in jedem Fall den Verdacht wecken.

> **Merke**
>
> Ein dringender Verdacht auf Kindesmisshandlung liegt vor
> - wenn multiple Hämatome an ungewöhnlichen Körperpartien sichtbar sind,
> - wenn röntgenologisch Frakturen unterschiedlichen Alters festgestellt werden,
> - wenn Eltern unglaubwürdige Verletzungsursachen vorbringen oder verharmlosende Erklärungen abgeben.

Zur Klärung ist eine eingehende Anamnese erforderlich unter Einschluss der familiären Verhältnisse und des sozialen Umfeldes. Viele Eltern misshandelter Kinder wurden in ihrer Jugend selbst misshandelt. Vor allem aber muss eine exakte klinische Untersuchung des **vollständig entkleideten** Kindes erfolgen, gegebenenfalls mit einer subtilen Inspektion der Genital- und Analregion. Der Augenhintergrund muss zum Ausschluss einer retinalen Blutung (nach Schädeltrauma) beurteilt werden. Alle zunächst oft schwer einzuordnenden Befunde müssen exakt dokumentiert werden, am besten durch Fotografie oder Videofilm.

Ungewöhnliche Verletzungen am Schädel, im Gesicht und an den Augen müssen den Argwohn des Untersuchers wecken (Abb. 19.5).

Finden sich die Verletzungsfolgen am Rumpf (vor allem am Gesäß), so muss speziell darauf geachtet werden, ob es sich um Biss-, Kratz- oder Brandwunden handelt (Abb. 19.6). Quälereien oder außergewöhnliche Bestrafungsmethoden z.T. sadistischen Charakters können die Ursache sein. Zu den ungewöhnlichen Hautläsionen gehören striemenförmige Hautläsionen und Strangulationsmarken in der Halsgegend.

Röntgenologisch ist zu klären, ob neben auffälligen Verletzungen etwa Frakturen anderer Körperpartien bestehen, u.U. unterschiedlichen Heilungsgrades. Dazu

19.6 · Kindesmisshandlung, Vernachlässigung und sexueller Missbrauch

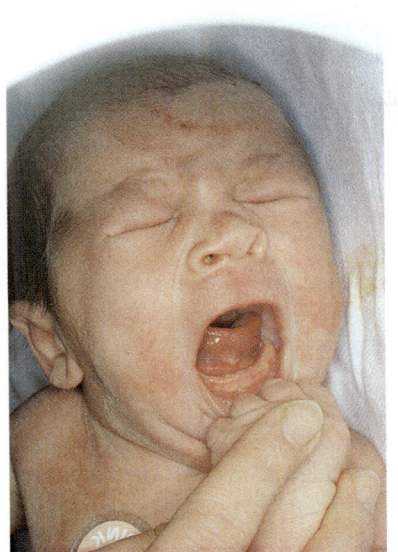

◘ Abb. 19.5. **Körperliche Misshandlung mit Schädelverletzung und oraler Verletzung, 4 Monate alter Junge.**
Großflächiges Hämatom im Stirnbereich (frontale Schädelfraktur) und Hämatom am rechten Unterkiefer nach stumpfer Verletzung durch die Mutter (17 Jahre alt)

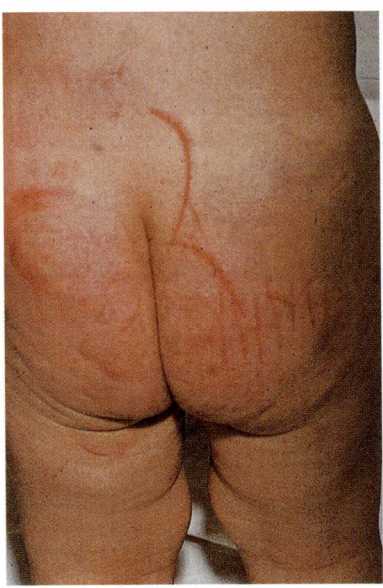

◘ Abb. 19.6. **Körperliche und seelische Misshandlung (Sadismus), 3 Jahre alter Junge.**
Hämatom am Gesäß rechts und mit durch den Vater mit glühendem Draht eingeritzten Insignien einzelner Buchstaben des Vornamens des Kindes

können subperiostale Blutungen und metaphysäre Absprengungen der Extremitäten und Rippenfrakturen gehören. Bei Schädelfrakturen ist auch die Computertomographie zu Rate zu ziehen.

Neben dem Lokalbefund verdient das **Allgemeinbefinden** des Kindes Beachtung. Es muss nach wiederholter Misshandlung nicht verwahrlost, verschüchtert oder verängstigt sein; es kann sogar überangepasst, freundlich oder distanzlos sein. Jedoch sind schlechter Pflegezustand, Teilnahmslosigkeit, evtl. Apathie hochgradig verdächtig (◘ Abb. 19.7).

Unter den **Todesursachen** misshandelter Kinder stehen Kopfverletzungen mit subduralen Hämatomen und Ventrikelblutungen an erster Stelle. Eine verhängnisvolle Rolle spielt das schwer nachzuweisende **Schütteltrauma** mit Verletzung der Halswirbelsäule und intrazerebralen Blutungen (Augenhintergrund!). Bewusstseinsstörungen und Krämpfe können die Hinweiszeichen, Blindheit oder bleibende Hirnschäden die Folge sein.

Wie häufig Vernachlässigung und Misshandlung in einer Bevölkerung ist, darüber sind nur Vermutungen möglich, weil auf jeden gemeldeten Fall mindestens 10–20 kommen, die im Dunkeln bleiben. In Deutschland muss in jedem Jahr mit etwa 600 durch Misshandlung zu Tode gekommenen Kindern gerechnet werden.

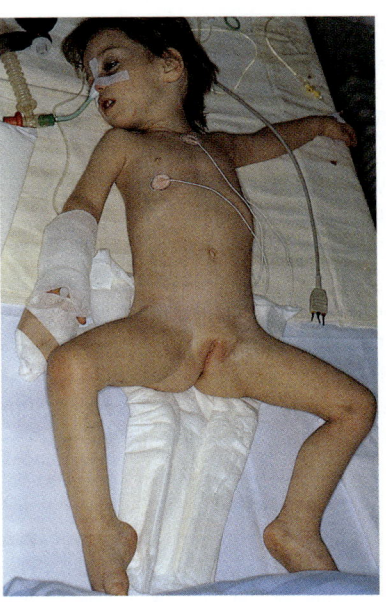

◘ Abb. 19.7. **Vernachlässigung, körperliche Misshandlung, 4 Jahre altes Mädchen.**
Vernachlässigung mit Zeichen der Dystrophie; Apathie und Beatmungsbedürftigkeit nach körperlicher Misshandlung mit Schädelhirnverletzung und Gehirnblutung

> **Merke**
>
> Auch wenn nur Verdacht auf Kindesmisshandlung besteht sollte den Arzt seine Schweigepflicht nicht grundsätzlich daran hindern, den Fall in geeigneter Form zu melden, da Wiederholungsgefahr bestehen kann.

Aus Furcht, das schlechte Eltern-Kind-Verhältnis weiter zu belasten oder aus Besorgnis, einen bestehenden Verdacht nicht erhärten zu können, unterbleibt häufig ein komplexes kinderärztliches, psychologisches, pädagogisches und soziales Hilfsangebot oder im Einzelfall auch die Meldung zum Nachteil der bedauernswerten Kinder. Nur über ein gut geplantes interdisziplinäres Hilfsangebot für die gesamte Familie kann einer Wiederholung oder Eskalation von Kindesmisshandlung vorgebeugt werden. Das Konzept »Hilfe statt Strafe«, das staatliche Organisationen zusammen mit Kinderärzten, privaten Organisationen und freiwilligen Helfern verfolgen, scheint in den allermeisten Fällen erfolgreicher zu sein als die ausschließlich strafrechtliche Verfolgung, auf die im Einzelfall bei besonders schwerwiegender Misshandlung oder auch bei sich wiederholender Misshandlung nicht verzichtet werden darf.

▪▪▪ **5. Sexueller Missbrauch.** Dies bezeichnet sexuelle Handlungen an Kindern, die der sexuellen Befriedigung von Erwachsenen (oder Jugendlichen) dienen und schließt Fälle ein, in denen Kinder zu sexuellen Handlungen an Erwachsenen veranlasst werden.

Missbrauch liegt vor, weil die Handlungen in ihrem Bedeutungsumfang von den Kindern nicht erkannt werden können und sie daher auch nicht in der Lage sind, einzuwilligen. Unter Ausnutzung des Altersunterschiedes und auf Grund der Macht der Erwachsenen und der Ohnmacht des Kindes machen sie die Kinder zu sexuell missbrauchten Opfern (»victims«). Zunächst fühlen sich die Kinder oft zu den Erwachsenen hingezogen; die von ihnen ausgehende Liebesbereitschaft, aber auch ihr oft grenzenloses Vertrauen wird von den Opfermachern (»victimizer«) in solchen Situationen ausgenutzt.

In 3/4 der Fälle handelt es sich um Mädchen. In der ganz überwiegenden Mehrzahl ist der Täter dem Kinde näher bekannt: Er gehört als Vater, Stiefvater, Bruder der Familie selbst an, oder er verkehrt als Bekannter in der Familie. Oft werden die Kinder und Jugendlichen (meist Mädchen) zum Verschweigen der sexuellen Handlungen unter Straf- sogar Tötungsandrohung verpflichtet. Gelegentlich wissen nahestehende Bezugspersonen von solchen Beziehungen, tolerieren dies aber, z.T. über lange Zeit, aus Gründen eigener Unsicherheit oder aufgrund eigener Probleme.

Sexuelle Gewalt an Kindern kann zu Genitalverletzungen führen (Abb. 19.8), nicht selten auch zu Analtraumen oder oralen Wunden. Kam es bei einer sexuellen Misshandlung zu einem Samenerguss, können bei rascher und gezielter Diagnostik noch bis zu 12 Stunden später Spermien nachgewiesen werden. Mit Hilfe von Spezialmethoden kann Spermaflüssigkeit unter Umständen noch nach Tagen (z. B. Saure Phosphatase), Wochen und Monaten (Molekulargenetische Tests) erkannt werden. Durch die Übertragung von Krankheiten (AIDS, Hepatitis-B u. a.) kann die Gesundheit der verletzten Kinder erheblich gefährdet werden, vor allem, wenn diese trotz ihrer Beschwerden nicht dem Arzt zugeführt werden. Nicht selten kommt es nach sexuellem Missbrauch z. B.

> **Merke**
>
> Sexueller Missbrauch liegt vor bei sexuellen Handlungen an Kindern, die der sexuellen Befriedigung von Erwachsenen (oder Jugendlichen) dienen und schließt Fälle ein, in denen Kinder zu sexuellen Handlungen an Erwachsenen veranlasst werden.

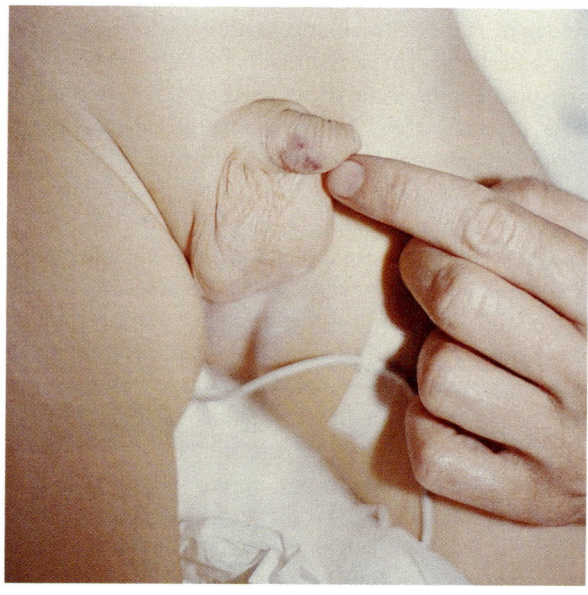

Abb. 19.8. Sexuelle Gewalt, 6 Jahre alter Junge. Penis-Hämatom nach sexueller Gewalt

bei Mädchen zum persistierenden vaginalen Ausfluss, bei Jungen auch zu nässenden Wunden bzw. Ekzemen genital und/oder anal. Hier können bakteriologische Untersuchungen z. B. durch den Nachweis von Chlamydien auf die richtige Spur führen.

Schwere psychische Folgeerscheinungen müssen bei sexuell missbrauchten Kindern befürchtet werden. Sie werden oft erst nach Jahren offenkundig und führen dann nicht selten zu Persönlichkeitsstörungen vorübergehender oder bleibender Art mit der Folge von Identitätskrisen, Problemen bei der Partnersuche bis hin zu Suizidversuchen.

Im Zusammenhang mit Scheidungs- und Sorgerechtsverfahren wird gelegentlich der sexuelle Missbrauch eines Kindes durch den anderen Partner behauptet und als Argument in die Verhandlungen eingeführt, um damit Sorgerechtsentscheidungen zu beeinflussen. Hier gilt es, besonders achtsam ärztlich bzw. psychologisch gutachterlich Stellung zu beziehen und nicht beweisbare Anschuldigungen abzuweisen.

> **Kernaussagen**
>
> - Sozialpädiatrie umfasst sämtliche kinderärztlichen Aufgaben mit individual- und bevölkerungsmedizinischer Dimension. Sie versteht sich auch als Arbeitsgebiet der Gesundheitswissenschaften und als Querschnittsfach.
> - Die Epidemiologie erfasst Häufigkeit und Risikofaktoren von Erkrankungen.
> - Die häufigsten Ursachen für Sterblichkeit nach der ersten Lebenswoche bis zum Ende des ersten Lebensjahres sind: »plötzlicher Kindstod«, angeborene Fehlbildungen und Folgeprobleme von Frühgeburtlichkeit.
> - Vermeidbare Risikofaktoren für den »plötzlichen Kindstod« sind: Bauchlage im Schlaf, frühes Abstillen und Rauchen in der Umgebung des Kindes.
> - Mit primärpräventiven Maßnahmen wie z. B. Rachitits-Prophylaxe, Karies-Prophylaxe und Impfungen werden drohende Krankheiten verhütet.
> - Durch Früherkennungsuntersuchungen sollen Krankheiten und Entwicklungsstörungen im Frühstadium erkannt werden. Durch Frühdiagnose und Behandlung soll die Prognose dieser Erkrankungen verbessert werden.
> - Gesundheitsämter als Träger der allgemeinen Gesundheitsfürsorge erfüllen Aufgaben zum Gesundheitsschutz, Gesundheitsaufklärung und Gesundheitshygiene.
> - Rehabilitation dient der Wiederherstellung von Gesundheit. Bei Erkrankungen, die nicht »heilbar« sind, wie z. B. Infantile Zerebralparese, ist das Ziel die maximale funktionelle Verbesserung, so dass aus der Behinderung im täglichen Leben kein reales »Handicap« entsteht.
> - Seelische und sexuelle Misshandlung fällt bei Kindern häufig primär durch unerklärbare Verhaltensstörungen, psychomotorische Entwicklungsstörungen sowie emotionale Labilität auf.

Fallbeispiel 19.1

Extrem unreifes Frühgeborenes aus der 26. Woche (Geburtsgewicht: 670 Gramm), Hirnblutung mit Einbruch in die Ventrikel, Hydrocephalus (ventilversorgt), ausgeprägter Substanzdefekt. Regelmäßige Kontrollen der psychomotorischen Entwicklung. Im Alter von 5 Monaten zunehmende Überstreckung der Beine. Beginn einer intensiven physiotherapeutischen Behandlung nach der Methode von Vojta. Im Alter von 8 Monaten 1. zerebraler Krampfanfall bei Fieber, in den folgenden Monaten fokal betonte große Anfälle auch ohne Fieber (antikonvulsive Einstellung zunächst mit Barbituraten; keine Hypsarrythmie im EEG). Mit einem chronologischen Alter von 6 Monaten Beginn des Greifens. Freies Sitzen mit 10 Lebensmonaten nicht möglich. Mit 18 Lebensmonaten kein Stehen, kein Laufen möglich. Fehlende sprachliche Entwicklung bei normalem Hörvermögen. Weiterer Verlauf: Fortsetzung der Physiotherapie bis zum 3. Lebensjahr ohne nennenswerte motorische Entwicklungsfortschritte im Bereich der Beine. Verordnung zusätzlicher Fördermaßnahmen: Konduktive Förderung nach Petö, Manualtherapie, Frühförderung, Sprachanbahnung. Entwicklungsstand mit 5. Lebensjahr: Gehen mit Hilfsmitteln (Orthesen) möglich, spastisches Gangbild, geistige Entwicklung im Bereich der Lernbehinderung (IQ-Bereich von 70–85).

Fallbeispiel 19.2

Vorgeschichte. Die Patientin, das 2. Kind der Mutter, wird als Frühgeborenes in der 31. Schwangerschaftswoche mit einem Gewicht von 1605 g geboren. Der Apgar-Index beträgt 5/8/9, das Nabelschnur-pH 7,42. Nach anfänglicher Unterstützung der Atmung durch pharyngeale Beatmung über 3 Stunden erholt sich das Kind rasch und zeigt eine stabile Eigenatmung. Die 29jährige Mutter des Kindes ist Drogenkonsumentin und wurde in der Schwangerschaft mit Methadon substituiert, daneben hat sie verschiedene Rauschmittel und Medikamente konsumiert. Das Kind zeigt postnatal eine Hyperexzitabilität, schrilles Schreien und vermehrt Myoklonien, ist jedoch in den Schlafphasen anfangs ruhig. Ab dem 3. Lebenstag entwickelt sich eine ausgeprägte Entzugssymptomatik, die sich unter Gabe von Phenobarbital in einer niedrigen Dosis von 5 mg/kg rasch bessert. Die toxikologische Untersuchung des kindlichen Urins vom 1. Lebenstag weist Polamidon, Barbiturate, Benzodiazepine und Cannabis nach. Die Phenobarbitalgabe kann schrittweise reduziert und im Alter von 4 Wochen beendet werden. Während der insgesamt 6 wöchigen stationären Behandlung entwickelt sich das Kind recht zufriedenstellend und nimmt gut an Gewicht zu. Beide Eltern besuchen das Kind regelmäßig auf der Station und versorgen es liebevoll. Die soziale Situation erscheint recht stabil, die 3 jährige Schwester der Patientin lebt bei den Eltern und wird augenscheinlich gut betreut. Das Frühgeborene wird im Alter von 6 Wochen nach Hause entlassen, es wirkt jetzt noch deutlich übererregbar. Aufgrund der Vorgeschichte wird eine Schlafüberwachung durch einen häuslichen EKG- und Atemmonitor veranlasst. Desweiteren wird eine Unterstützung der Familie durch eine häusliche Kinderkrankenpflege (2 mal wöchentlich) und eine Betreuung durch den allgemeinen Sozialdienst des Jugendamtes veranlasst.

Jetzige Erkrankung. 12 Tage nach der Entlassung nach Hause wird das Kind von der Mutter erneut in die Klinik gebracht, nachdem sie seit 3–4 Tagen eine zunehmend schnelle und angestrengte Atmung sowie etwas Husten beobachtet hat. Die von der niedergelassenen Kinderärztin begonnene Behandlung mit einem schleimlösenden Hustensaft habe keine Besserung bewirkt. Auch habe der häusliche Atemmonitor schon 2 mal Apnoealarm gemeldet.

Bei der Aufnahmeuntersuchung zeigt das Kind eine Tachypnoe (90–100/min.) und eine angestrengte Atmung mit interkostalen und jugulären Einziehungen. An der Streckseite des rechten Knies fällt eine scharf begrenzte, runde, ca. 5 mm messende Wunde mit beginnendem Granulationsgewebe auf, die wie eine einige Tage alte Verbrennung 3. Grades mit aufgewetzter Brandblase imponiert. Die Mutter gibt dazu an: »Da muss ich wohl mit der heißen Wärmflasche hingekommen sein«. Das Kind wird stationär aufgenommen und die schwere Bronchitis therapiert. Erst am 4. Tag der stationären Behandlung fällt eine Schwellung und Bewegungsarmut des rechten Oberschenkels auf. Die durchgeführte Röntgenuntersuchung zeigt eine Spiralfraktur in Schaftmitte mit Dislokation um Schaftbreite und geringer Einstauchung. Vor allem am proximalen Femur zeigt sich bereits eine Periostreaktion, aufgrund derer das Alter der Fraktur auf etwa 1 Woche geschätzt wird.

Diagnose. Schwere Bronchitis bei ehemaligem Frühgeborenen, dringender Verdacht auf Kindesmisshandlung (battered child syndrome) mit zigarretteninduzierter Verbrennung und Oberschenkelfraktur.

Weiterer Verlauf. Mutter und Vater können keine Erklärung für die Entstehung der Verletzung angeben. In Einzelgesprächen werden sie mit dem Verdacht einer Kindesmisshandlung konfrontiert, den beide Eltern empört weit von sich weisen. Andere Personen seien niemals mit dem Kind allein gewesen und kämen als Verursacher ebenfalls nicht in Frage. Nachdem auch die zugezogene Psychologin und der Sozialdienst des Jugendamtes die Entstehung der Verletzung und die zugrunde liegenden Ursachen nicht aufklären können, wird schließlich die Staatsanwaltschaft informiert, die ein Ermittlungsverfahren einleitet.

B. Koletzko

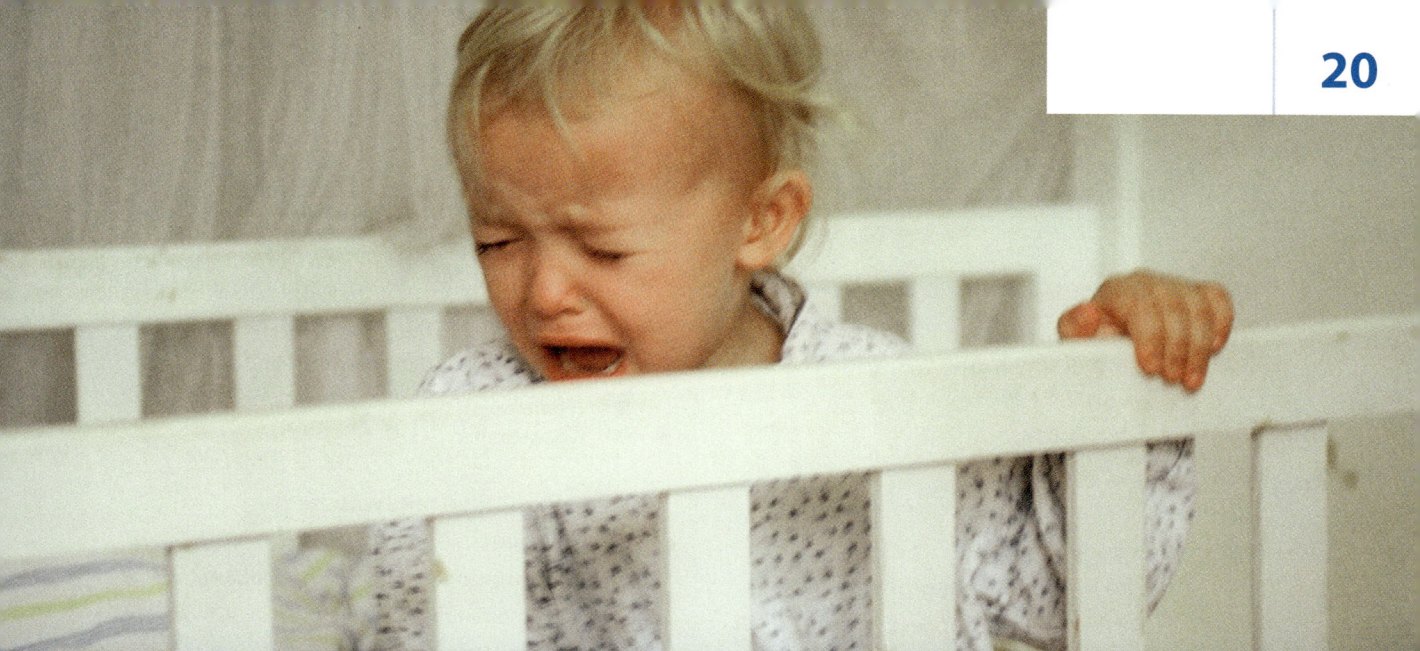

20 Wichtige psychische Störungen bei Kindern und Jugendlichen

M. H. Schmidt

Kinderpsychiatrische Störungen verlaufen entweder kontinuierlich vom Kindes- bis ins Erwachsenenalter, oder sie nehmen nach frühem Beginn mit der Reifung des psychischen Apparates ab. Die Diagnostik konzentriert sich auf Beobachtungen und Exploration von Befinden und Verhalten des Kindes, auch in der Interaktion mit seinem Umfeld und seinen Bezugspersonen. Die Diagnostik wird durch neurologische und testpsychologische Untersuchungen ergänzt.

20 Wichtige psychische Störungen bei Kindern und Jugendlichen (Übersicht)

20.1	Pathogenese und Prävention – 673	20.4	Häufige pathogene Bedingungen – 684
		20.4.1	Umschriebene Entwicklungsstörungen – 684
20.2	Diagnostik, Therapie und Verlauf – 675	20.4.2	Chronische Krankheiten – 686
20.2.1	Diagnostik – 675	20.4.3	Vernachlässigung, Misshandlung, Missbrauch – 687
20.2.2	Therapie – 675		
20.2.3	Verlauf – 676		
		20.5	Störungen mit typischem Beginn in der Adoleszenz – 687
20.3	Störungen, die im Kindesalter beginnen – 676	20.5.1	Stressbezogene neurotische, dissoziative und somatoforme Störungen – 687
20.3.1	Schlafstörungen des Kindesalters – 677		
20.3.2	Essstörungen des Kindesalters – 677	20.5.2	Verhaltensauffälligkeiten mit körperlichen Störungen und Faktoren – 688
20.3.3	Störungen der Ausscheidungsfunktionen – 678		
20.3.4	Bewegungsstereotypien – 679		
20.3.5	Störungen des Sprechablaufs – 679	20.5.3	Affektive Störungen und suizidale Handlungen – 689
20.3.6	Tic-Störungen – 680		
20.3.7	Hyperkinetische Syndrome – 681	20.5.4	Schizophrene Psychosen – 690
20.3.8	Störungen des Sozialverhaltens, aggressives Verhalten – 681	20.5.5	Missbrauch psychisch wirksamer Substanzen – 690
20.3.9	Autistische Störungen – 682		
20.3.10	Störungen des sozialen Kontakts – 683		
20.3.11	Kindheitsspezifische emotionale Störungen – 683		

20.1 Pathogenese und Prävention

> Gesicherte pathogene Faktoren für psychische Störungen im Kindesalter sind alters- und geschlechtsbezogene sowie konstitutionelle (überwiegend genetisch determinierte) Merkmale, chromosomale Aberrationen, Hirnfunktionsstörungen und Hirnläsionen, chronische innerfamiliäre und außerfamiliäre (vor allem schulische) Belastungen, akute Lebensereignisse und intrapsychische Konflikte sowie Reifungsasynchronien. Ihnen stehen protektive und kompensatorische Faktoren bzw. Mechanismen gegenüber, die ihre Wirkung aufheben können. Aus der Stärkung solcher protektiven und der Vermeidung pathogener Vorgänge ergeben sich Präventionsansätze.

Störungen des Befindens, des Verhaltens und der körperlichen Funktionen können bei Kindern und Jugendlichen Ausdruck psychischer Störungen sein. An ihrer Entstehung sind in der Regel konstitutionelle, altersbezogene, organische, soziale und psychogene Faktoren beteiligt. Dabei wirken pathogene und protektive – vor allem selbstregulatorische – Vorgänge zusammen, multiaxiale Diagnostik in der Kinder- und Jugendpsychiatrie trägt diesem Faktum Rechnung. Primäre Prävention erweist sich als entsprechend schwierig und aufwendig.

■■■ **Konstitutionelle Merkmale.** Konstitutionelle Merkmale werden überwiegend für genetisch determiniert gehalten. Geschlechtervergleiche zeigen, dass Jungen anfälliger sind als Mädchen. Das beruht überwiegend auf einer höheren Vulnerabilität für Umwelteinflüsse, zum Teil auf kulturellen Einflüssen. Jungen sind eher zu hyperaktivem, aggressiv-dominantem Verhalten sowie zu Sprachstörungen disponiert und zeigen mehr vollendete Suizide, Mädchen neigen eher zu Ängsten und zu Essstörungen, sie zeigen mehr Suizidversuche. Geschlechtsunterschiede in der Symptomwahl werden im Vorschulalter deutlich. In der Regel kombinieren sich polygenetische Erbvorgänge mit anderen Faktoren.

■■■ **Organische Faktoren.** Die bei 0,5 % aller Kinder vorkommenden leichten **chromosomalen Aberrationen** sind häufig mit diskreten körperlichen Anomalien, leichter Intelligenzminderung und Verhaltensbesonderheiten, vor allem Impulsivität und Hyperaktivität, verknüpft. Bei **autosomalen Aberrationen** finden sich oft schwere Intelligenzminderungen, verbunden mit körperlichen Veränderungen, weniger intensive sind bei **gonosomalen Aberrationen** zu sehen.

Chronische körperliche Erkrankungen verdoppeln das Risiko kinderpsychiatrischer Morbidität, zerebrale Beeinträchtigungen verdreifachen es etwa. **Hirnfunktionsstörungen** verschiedenster Ausprägung finden sich häufiger bei Jungen als bei Mädchen. Erworbene Hirnläsionen haben eindrucksvollere Folgen als Fehlbildungen. Ausreichende Betreuung von Schwangeren wirkt präventiv. Biologische Schwangerschaftsrisiken sind oft mit psychosozialen kontaminiert!

Soziogene Faktoren

Chronische Belastungen stehen im Vordergrund. Von Bedeutung sind psychische Störungen, deviantes Verhalten oder Behinderungen bei Familienmitgliedern, niedriges Ausbildungsniveau der Eltern, mangelndes Wissen um Bedürfnisse und Verhalten jüngerer Kinder, defizitäre Erziehungsbedingungen, vor allem inkonsistente Erziehung und mangelnde Kontrolle anstelle klaren Aussprechens von Regeln und deutlicher Hinweise auf Regelverstöße. Weiter spielen unzureichende materielle Lebensvoraussetzungen, relative Überlastung sowie gesellschaftliche Diskriminierung eine Rolle. Sprachentwicklung wird ohne Sprachanregung und Sprachvorbilder beeinträchtigt. Berufstätigkeit der Mutter jenseits der ersten Lebensjahre scheint bei anderweitig konstant versorgten Kindern ohne ungünstigen Einfluss. Die Zugehörigkeit zu Randgruppen wirkt sich bei Einwandererkindern vor allem unter ungünstigen sozialen Bedingungen negativ aus.

Bei **alleinerziehenden Müttern** scheint die Abwesenheit eines weiteren Bezugspartners für das Kind und eines Unterstützungspartners für die Mutter bedeutsamer als die Abwesenheit des Vaters als solche. Großmütter bilden diesbezüglich einen angemesseneren Ersatz als Stiefväter. Ein aus der Familie weggegangener Vater wirkt belastender als ein nie präsent gewesener. Anleitung von Adoptiveltern und – wo nötig – qualifizierte außerfamiliäre Betreuung wirken präventiv.

Ein soziogener Faktor ersten Ranges ist die *Schule,* die wegen des Raumes, den sie im Leben eines Kindes und Jugendlichen einnimmt, Versagen des Elternhauses kompensieren kann. Im Leistungsbereich sind die Bewertungen des Bemühens anstelle der absoluten Leistung, Sonderförderung für Teilleistungsschwache wie für hochbegabte Schüler und die Abschaffung der Klassenwiederholung zugunsten differenzierten Unterrichts förderlich für das Selbstbild von Schülern. Lehrern kommt, ähnlich wie den Eltern, eine Modellfunktion für kindliches Verhalten zu; chronische Konflikte mit ihnen sind daher pathogen.

In der Schule findet schließlich der intensivste Kontakt mit Gleichaltrigen statt, die eine wichtige Modellfunktion haben. Ihre Rolle nimmt im Übergang zur Adoleszenz gegenüber der von Eltern und Lehrern deutlich zu. Kontakte mit Erwachsenen in dieser Altersstufe beugen der Isolierung im Rahmen von »Jugendkultur« vor, von der auch Gefährdungen wie der Einstieg in die Drogenszene ausgehen können.

> **Merke**
>
> Die primäre Prävention vieler psychischer Störungen bei Kindern ist wegen ihrer mehrdimensionalen Verursachung und der Mehrdeutigkeit der Risikofaktoren extrem aufwendig und nicht zumutbar. Sie wird ergänzt bzw. ersetzt durch indizierte Prävention (Intervention, sobald sich eine Diagnose sichern lässt).

Psychogene Faktoren

Auch unter ihnen stehen chronische Belastungen im Vordergrund gegenüber akuten Traumen. Abnorme intrafamiliäre Beziehungen, chronischer Streit, feindselige oder gleichgültige Einstellung zum Kind, herabsetzende Erziehungspraktiken, überkritisches Verhalten, materielle Verwöhnung, Überbehütung und eine inadäquate oder verzerrte soziale intrafamiliäre Kommunikation wirken pathogen. Der Geschwisterposition kommt keine Risikoeigenschaft zu. Mehrlinge und in engem zeitlichen Abstand geborene Kinder leiden leichter als andere unter knapper Zuwendung.

Traumatische Erlebnisse, vor allem Trennungserlebnisse von Bezugspersonen oder der gewohnten Umgebung, bedrohliche Erkrankungen, Katastrophen u. ä. werden vorzugsweise auf der Basis bestehender **chronischer Beeinträchtigungen** wirksam. Misshandlung, Vernachlässigung und sexueller Missbrauch sind einschneidende Erlebnisse; auch hier sind die Folgen gravierender, wenn ein Kind diesen Bedingungen längere Zeit (nicht selten über Jahre) ausgesetzt war.

■■■ **Entwicklungsbezogene Faktoren.** Bestimmte Symptome können erst bei einem entsprechenden **Reifungsstand des psychischen Apparats** auftreten. In rascher Entwicklung oder Veränderung befindliche Funktionen sind anfälliger als bereits stabilisierte. Das erklärt beispielsweise das Vorherrschen von somatisch wesentlich mitbestimmten Funktionsstörungen im Vorschulalter, das Auftreten neurotischer Störungen erst mit der Reifung der Realitätsprüfung und die Zunahme intrapsychischer Konflikte in der Präadoleszenz. Aus ähnlichen Gründen sind Zuwendungsmängel im frühen Kindesalter ein bedeutsamer Risikofaktor, Mängel in der Balance von Autonomie und Kontrolle im späteren Kindes- und frühen Jugendalter. Verschiedene Erkrankungen werden erst manifest, wenn einschlägige Anforderungen gestellt werden: Störungen des Sozialkontakts im Vorschulalter, Teilleistungsschwächen im Schulalter, Störung der sexuellen Objektpräferenz erst in der Adoleszenz. Ersterkrankungen in der Adoleszenz sind bei Mädchen häufiger als bei Jungen, entweder wegen des Nachlassens spezifischer Schutzfaktoren oder wegen ansteigender Vulnerabilität.

Entwicklungsvorsprünge ergeben sich für Jungen in früher Lebenszeit für die Motorik, für Mädchen durchgehend für die Sprache. Geschlechtsspezifisches Erziehungsverhalten scheint in der frühesten Kindheit wenig wirksam. Die Identifikation mit der sozialen Geschlechtsrolle beginnt bereits im Vorschulalter. Der individuelle Entwicklungsverlauf ist variabel. Als Zeit sehr rascher Veränderungen erscheinen das Säuglingsalter, das 5.–7. Lebensjahr und die Adoleszenz.

Protektive und kompensatorische Faktoren

Nicht alle Kinder, die den genannten ungünstigen Einflüssen ausgesetzt sind, entwickeln psychische Störungen. Nicht bei allen, die psychische Störungen entwickeln, verlaufen diese gleichförmig. Dies kann auf speziellen Eigenschaften oder Bedingungen beruhen, die im Einzelfall schwer zu erklären sind. Sie können in schwierigen Situationen **Vorbeugungs- oder Bewältigungshilfen** sein. Bei jüngeren Kindern sind Aktivität, Responsivität, Autonomie und soziale Orientierung an erster Stelle zu nennen. Im mittleren Kindesalter sind angemessenes Problemlöseverhalten und günstiges Kommunikationsverhalten wichtig. In der Adoleszenz wirken vorrangig Interessen und Aktivitäten sowie die Überzeugung, die Ereignisse selbst kontrollieren zu können, protektiv. **Protektive Mechanismen** beruhen also auf Umwelt-Kind-Interaktionen, in denen aktivem Eingreifen des Kindes ein hoher Stellenwert zukommt. Weibliches Geschlecht gilt als protektives Merkmal, ebenso wie gute Adaptationsfähigkeit, positiv-heitere Grundstimmung, hohe Kreativität, Aktivität und Intelligenz, hohe soziale Attraktivität und gute verbale Ausdrucksfähigkeit. Im Umfeld von Kindern wirken hohes Ansehen von Kindererziehung als Aufgabe, gegenseitige Unterstützung und angemessen aktivierende Freizeitmöglichkeiten hilfreich.

> **Merke**
>
> Schutzfaktoren sind nicht mit dem Fehlen oder Wegfall von Risikofaktoren zu verwechseln. Wesentliches Merkmal sinkender Raten von psychischen Erkrankungen ist der Wegfall von soziogenen und psychogenen Risiken.

20.2 Diagnostik, Therapie und Verlauf

▶ Kinderpsychiatrische Störungen verlaufen entweder kontinuierlich vom Kindesalter bis ins Erwachsenenalter oder nehmen nach frühem Beginn kontinuierlich mit der Reifung des psychischen Apparats ab. Ihre Diagnostik konzentriert sich auf Beobachtung und Exploration von Befinden und Verhalten des Kindes, auch in der Interaktion mit seinem Umfeld. Die Diagnostik wird durch neurologische und testpsychologische Untersuchungen des Kindes ergänzt. Wichtige Interventionen sind die Beratung der Bezugspersonen und Milieuwechsel als indirekte Verfahren, Übungsbehandlungen, körperbezogene Therapien und Psycho- sowie Pharmakotherapie als direkte Behandlungsmaßnahmen.

20.2.1 Diagnostik

> **Merke**
>
> Auch bei geplanten familientherapeutischen Interventionen ist die separate Exploration von Kind und Eltern geboten.

Das auffällige Verhalten bzw. Befinden des Kindes steht im Mittelpunkt der Diagnostik. Auch wenn es empfehlenswert ist, sich die Schwierigkeiten im Beisein des Kindes schildern zu lassen, um ein gemeinsames Verständnis zu schaffen, sind getrennte Gespräche mit den Eltern und dem Kind unerläßlich, um von beiden Fakten zu erfragen, die sie in Gegenwart des jeweils anderen nicht vorbringen würden. Die Befragung zur Symptomatik darf sich nicht nur auf geklagte Symptome, sondern muss sich auch darüber hinaus erstrecken, sonst werden bestimmte Verhaltensweisen wie bulimisches Verhalten bei Adoleszenten oder Suizidtendenzen leicht übersehen. Eltern und Kinder müssen ihre bisherigen Bemühungen schildern, die Symptomatik zu beeinflussen, um hierbei fehlerhafte Versuche aufzudecken (z. B. Windeln bei einnässenden Schulkindern).

Die **neurologische Untersuchung** eines Kindes mit psychischer Problematik ist unabdingbar, wenn organische Faktoren nicht übersehen werden sollen. Der Ausschluss körperlicher Erkrankungen erleichtert konsequentes psychotherapeutisches Vorgehen, ergibt aber nicht die Diagnose einer psychischen Störung; diese muss positiv gestellt werden. Die **Verhaltensbeobachtung** des Kindes gibt Aufschluss über seinen Entwicklungsstand, aber auch über Temperamentsvariablen, über intellektuelle und soziale Kompetenz und emotionale Mitschwingungsfähigkeit; sie kann durch Zeichnungen oder Interaktionsspiele ergänzt werden. In der Exploration von Kindern ist die Art ihrer Aussagen häufig ebenso informativ wie der Inhalt. Kritische Äußerungen verbieten sich dabei. Über Befindlichkeitsprobleme können Kinder häufig bessere Auskünfte geben als ihre Eltern.

Psychometrische Methoden müssen herangezogen werden bei Unklarheit bezüglich der kognitiven Leistungsfähigkeit, vor allem aber zum Ausschluss von umschriebenen Entwicklungsstörungen (Teilleistungsschwächen), die pathogenetisch wirken und den Verlauf psychischer Störungen stark beeinflussen. In der Exploration der Eltern sind Fragebogenverfahren weit weniger aussagekräftig als die direkte Exploration. Zur Interaktionsbeurteilung und zur Persönlichkeitsbeurteilung stehen quantitativ interpretierbare projektive Testverfahren zur Verfügung; nur orientierende, nicht quantitativ interpretierbare Verfahren helfen lediglich zur Gewinnung therapeutisch relevanter Hypothesen.

20.2.2 Therapie

Das therapeutische Vorgehen des Pädiaters bei kinderpsychiatrischen Störungen wird sich häufig auf Beratung der Eltern beschränken. Oft sind aber **mehrdimensionale Therapieansätze** notwendig, entsprechend der mehrdimensionalen Diagnostik. Der Beeinflussung psychiatrischer Symptome oder Syndrome dienen die Beratung, verschiedene Formen der Psychotherapie des Kindes oder der Familie und die medikamentöse Behandlung. Bei der Beeinflussung von Entwicklungsstörungen überwiegen Beratung und heilpädagogische Maßnahmen gegenüber medikamentöser Behandlung deutlich. Am schwierigsten ist die Beeinflussung belastender psychosozialer Umstände; bei diesbezüglicher Beratung und Intervention muss der Arzt mit sozialen Diensten und ggf. mit der Rechtspflege zusammenarbeiten.

Eine gute **Beratungstechnik** setzt Einfühlung in die Belange der Eltern voraus, Verständnis für ihre Bedürfnisse, aber auch klare Erkenntnisse über die Krankheit. Sie müssen u. a. die Entscheidung ermöglichen, ob eine ambulante Behandlung ausreicht oder ob sogar im Sinne einer stationären Psychotherapie eine Langzeitpsychotherapie bei Trennung von den Eltern notwendig wird, eine Maßnahme, die in der Regel in Zusammenarbeit mit der Jugendhilfe eingeleitet werden muss. Wiederholte Beratung muss beide Elternteile einbeziehen und die Eltern auch im Sinne zusätzlicher Informationen häufig zu Wort kommen lassen. Die Sprache muss dem Verständnis der Eltern angemessen sein, Schuldzuweisungen oder Abwertungen sind ebenso zu vermeiden wie Koalitionen mit Kind oder Eltern.

Keine Psychotherapieform kommt im Kindes- oder Jugendalter ohne **pädagogische Elemente** aus. Unter den verschiedenen Formen kommt der analytischen Kinder- und Jugendlichenpsychotherapie, gemessen am Gesamtkrankengut des Kinder- und Jugendpsychiaters, nur beschränkte Bedeutung zu, das gleiche gilt für die Familientherapie oder andere systemische Therapieformen. Wesentlicher sind Formen der klientenzentrierten Gesprächs- und Spieltherapie und verhaltenstherapeutische Maßnahmen, außerdem Entspannungsverfahren und Methoden, die die affektive Äußerungsfähigkeit des Kindes erhöhen sollen (konzentrative Bewegungstherapie, Musiktherapie, Formen des Psychodramas). Gruppentherapie für Kinder und Jugendliche ist relativ selten indiziert, Gruppenarbeit mit Eltern bei Themenzentrierung sinnvoll.

20.2.3 Verlauf

Kinderpsychiatrische Störungen haben drei Verlaufstypen, **zwei diskontinuierliche** und **einen kontinuierlichen.** Dem letzteren folgen Erkrankungen, die bereits im Kindesalter bestehen und sich bis ins Erwachsenenalter fortsetzen, beispielsweise die ausgeprägten Formen des hyperkinetischen Syndroms oder die Störungen des Sozialverhaltens, einige Tic-Erkrankungen oder Zwangssyndrome, aber auch zahlreiche partielle oder umfassende Leistungsschwächen. Eine Reihe von Erkrankungen zeigt **zweigipflige Verläufe,** beispielsweise schulphobisches Verhalten mit einem Maximum bei der Einschulung, einer anschließenden stummen Phase und einem Wiederaufflammen in der Adoleszenz, letztlich sind sie dem persistierenden Verlaufstyp zuzuordnen. Einen **diskontinuierlichen Verlauf** mit abnehmender Krankheitsintensität haben Störungen, an deren Zustandekommen die Unreife des körperlichen oder psychischen Apparats des Kindes stark beteiligt ist, wie zahlreiche Formen des Einnässens, des Einkotens, kindliche Phobien und leichte hyperkinetische Syndrome, ebenso Anpassungsreaktionen und Interaktionsstörungen. Diskontinuierlich mit zunehmender Intensität, oft erst in der Adoleszenz beginnend, verlaufen die meisten psychotischen Erkrankungen, Zwangssyndrome, Essstörungen und viele Phobien mit Vermeidungsverhalten. Solche Erkrankungen ähneln in ihrer Symptomatik häufig denen im Erwachsenenalter.

20.3 Störungen, die im Kindesalter beginnen

> Die ersten im Kindesalter entstehenden Störungen hängen mit der Entwicklung körperlicher Funktionen zusammen, sie betreffen Schlaf, Gefüttertwerden, die Kontrolle von Blase und Mastdarm (Enuresis und Enkopresis), von Motorik (Bewegungsstereotypien und Tics) sowie der Sprechmotorik (Stottern und Poltern). Andere Störungen betreffen den sozialen Kontakt und aufgabenbezogene Situationen. Hier wäre zunächst der Autismus zu nennen, später hyperkinetisches Verhalten, danach Mutismus und Bindungsstörungen, schließlich Trennungsängste (einschließlich der sogenannten Schulphobie), soziale Überempfindlichkeit, Geschwisterrivalität und dissoziales Verhalten.

Merke

Während des Kindesalters rückläufig sind Störungen, die durch die körperliche oder psychische Unreife und Umfeldabhängigkeit von Kindern bedingt sind.

20.3 · Störungen, die im Kindesalter beginnen

20.3.1 Schlafstörungen des Kindesalters

■■■ **Epidemiologie.** Im Kindesalter spielen praktisch nur **Hyposomnien** und **Parasomnien** eine Rolle, also Ein- und Durchschlafstörungen bzw. qualitative Veränderungen des Schlafverhaltens. Einschlafstörungen nehmen mit dem Alter zu (von 20 % auf 40 %), Durchschlafstörungen ab (von 40 % auf 20 %), Angstträume ebenso. Von den Parasomnien kommt der **Pavor nocturnus** (aus dem Schlaf heraus Aufschreien, Weinen, Jammern) häufiger im Vorschulalter vor (maximal 4 %), das Schlafwandeln (**Somnambulismus**) im Schulalter bei etwa 5 %, aber individuell unterschiedlich häufig.

■■■ **Pathogenese.** Pathogenetisch spielen für die Einschlafstörungen Ängste und Trennungsprobleme eine relativ große Rolle, für die Durchschlafstörungen nicht angesprochene Spannungszustände. **Hyposomnien** sind deswegen auch im Kontext neurotischer Störungen häufig. **Pavor nocturnus** und **Somnambulismus** sind keine psychogenen Störungen, sondern werden als Ausdruck unreifer zentralnervöser Regulation verstanden.

■■■ **Klinik und Diagnose.** Nicht-Einschlafen-Können, Wieder-aus-dem-Bett-Kommen, nächtliches Aufwachen oder Ins-Bett-der-Eltern-Kommen – also die **Hyposomnien** – bereiten diagnostisch keine Schwierigkeiten.
Pavor nocturnus und **Schlafwandeln** werden im Gegensatz zu Ein- und Durchschlafstörungen sowie Angstträumen morgens nicht erinnert, treten familiär gehäuft auf, betreffen meist Jungen. Das EEG-Schlafmuster der Betroffenen ist unreif: die Störungen treten im Übergang vom Non-REM-Schlaf zum REM-Schlaf auf. Beim Pavor sitzt das betroffene Kind plötzlich mit starrem Blick schreiend im Bett und schläft, ohne zu erwachen, binnen Minuten wieder ein. Beim Schlafwandeln erfolgt das Aufsitzen und Aufstehen mit ebenso starrem Blick und schlecht artikuliertem Sprechen sowie mit entsprechendem Verletzungsrisiko beim Herumlaufen in der Wohnung.

■■■ **Therapie.** Therapeutisch genügt bei **Hyposomnien** häufig eine Beratung der Eltern über die sinnvolle Gestaltung der Einschlafsituation (Rituale, Angstverminderung, angemessene Autonomie des Kleinkindes), wie auch über den Abbau von Spannungen (Erörterung bedrohlicher Ereignisse mit dem Kind); für die Angstbewältigung kann eine Kurzzeittherapie hilfreich sein. Bei fixierten Schlafstörungen, meist im Schulalter, die gegenüber der Ursprungssituation verselbständigt sind, sind verhaltenstherapeutische Maßnahmen indiziert (zunehmende Verselbständigung beim Einschlafen im eigenen Bett zu einer bestimmten Zeit, Verhalten beim nächtlichen Aufwachen). Schlafmittel sind in der Regel entbehrlich. Wenn sie zur Entlastung unvermeidbar sind, verbieten sich Barbiturate und Benzodiazepine. Symptomatische Durchschlafstörungen müssen im Rahmen der Grundkrankheit therapiert werden. Eine spezifische Therapie der **Parasomnien** existiert nicht. Kinder mit Pavor entwickeln später häufig Schlafwandeln. In der Regel ist die Prognose gut, außer bei Auftreten im späten Schulalter, da dann die Kombination mit Persönlichkeitsstörungen häufiger ist.

20.3.2 Essstörungen des Kindesalters

> **Merke**
>
> Fütterstörungen von Kindern führen selten zu Gedeihstörungen, deswegen lohnt es sich meist nicht, Mütter zu forciertem Bemühen anzuhalten.

■■■ **Epidemiologie.** In der Regel handelt es sich um Störungen bei Säuglingen und Kleinkindern beim **Gefüttertwerden**. Oft wird feste Nahrung abgelehnt. Mäkeligkeit im Essen zeigt jeder fünfte Schulanfänger, Mädchen und Jungen sind gleich betroffen, von den 8 jährigen haben 14 % Essstörungen, darunter 5 % ausgeprägte. Bei 12 % der 8 jährigen besteht **Übergewicht,** meist infolge von Essstörungen.

■■■ **Pathogenese.** Oft wird feste Nahrung abgelehnt. Gestörte Mutter-Kind-Beziehungen sind häufig, heftige Machtkämpfe zwischen den Betroffenen nicht selten die Folge. Oft verbergen sich hinter den Vorstellungen der Mutter über die Unerlässlichkeit bestimmter Nahrungsbestandteile beim Kind auch aggressive Beziehungsanteile. Hinter ablehnendem Essverhalten von Kindern können Temperamentsfaktoren im Sinne erschwerter Anpassung stehen. **Rumination** gehört zu den sich selbst verstärkenden – weil jederzeit reproduzierbaren – Handlungsweisen von Kleinkindern wie Daumenlutschen, Haareausreißen, Nägelbeißen, Jaktationen und Onanieren.

■■■ **Klinik und Diagnose.** Zur Diagnose von **Fütterstörungen** gehört eine sorgfältige Anamnese und die Befragung der Mutter über ihre Vorstellungen von dem betroffenen Kind, außerdem die Beobachtung des Fütterns bzw. der Essenssituation. **Pikazismus** (regelmäßiges Essen nicht essbarer Substanzen) und **Rumination** (Heraufwürgen und Wiederkäuen der Nahrung) als seltene Essstörungen kommen vorzugsweise bei stark intelligenzgeminderten, hirngeschädigten, autistischen oder sehr deprivierten Kindern vor.

■■■ **Therapie.** Sieht man von schweren Deprivationen des Kindes ab, genügt therapeutisch häufig die Beratung der Mutter über die beim Füttern wirksamen Austauschbeziehungen. Sowohl bei schwer gestörter Mutter-Kind-Beziehung wie bei erheblichen äußeren Belastungen der Mutter ist deren Psychotherapie unerlässlich. Gelegentlich kann die stationäre Aufnahme von Mutter und Kind notwendig sein, um unsicheren Müttern zur richtigen Wahrnehmung der Signale ihres Kleinkindes zu verhelfen. Bei **Pikazismus** sind verhaltenstherapeutische Techniken mit Verstärkerentzug anwendbar. Die Behandlung **ruminierender Kinder** gehört bei bedrohlicher Symptomatik in die Hand des Spezialisten.

20.3.3 Störungen der Ausscheidungsfunktionen

■■■ **Epidemiologie.** Beim 4 jährigen Kind ist die Kontrolle der Darmentleerung zu 98,5 % erreicht, beim 5 jährigen die Blasenkontrolle tagsüber und nachts bei ca. 90 %. Beide Formen, **Enuresis** und **Enkopresis,** treten primär und sekundär auf, also ohne bzw. mit vorher erreichter Blasen- bzw. Mastdarmkontrolle. Bei der **Enuresis** ist die sekundäre Form bei etwa $1/4$ der Kinder die seltenere Form, bei der **Enkopresis** die primäre. Primäres oder sekundäres Auftreten hat mehr diagnostische als therapeutische Konsequenzen. Enuresis erfolgt in der Regel nachts, Enkopresis tags, primäre Formen beider Störungen finden sich vorwiegend bei intellektuell beeinträchtigten Kindern. Die **idiopathische Harninkontinenz,** bei der der unwillkürliche Urinabgang nachts und tags (oft mit Drangsymptomen) erfolgt, trifft Jungen wie Mädchen.

■■■ **Pathogenese.** Kinder mit nächtlicher **Enuresis** sind zu $2/3$ erblich belastet und generell unreifer. Die Art des Sauberkeitstrainings spielt für die Enuresis eine geringe Rolle. Psychosoziale Belastungen können die Symptomatik begünstigen. Gehemmtes oder oppositionelles Verhalten kann auch bei primärer Enuresis sekundär entstehen, entscheidet deswegen nicht über die Therapie. Die Genese der Drangsymptomatik bei **idiopathischer Harninkontinenz** ist unklar und beruht nur bei einem Teil der Betroffenen auf Miktionsaufschub.

Unreife, Passivität, Kontaktunsicherheit und aggressive Gehemmtheit sind bei *Enkopresis* häufig. In Verbindung mit Obstipation oder Stuhlretention führt sie zum Bild der **Überlaufenkopresis.** Problematisches Elternverhalten ist häufig, die Art der Sauberkeitserziehung ohne Einfluss; akute Belastungen wirken verstärkend.

■■■ **Klinik und Diagnose.** Neurogene Formen von Inkontinenz einschließlich Reifungsverzögerungen und Missbildungen des Urogenitalsystems sind auszuschließen, wenn tags und nachts, mit wechselnder Intensität und Häufigkeit und pathologischem Harndrang eingenässt wird, bei gleichzeitiger Enkopresis und bei rezidivierenden Harnwegsinfekten Auffälligkeiten von Miktionsfrequenz und Verlauf (Harnstatus, spezifisches Gewicht des Urins, Sonographie wegen Blasenwanddicke und Restharn) sind zu eruieren, ebenso Harnträufeln von Mädchen mit normaler Miktion. Aktuelle und chronische psychische Belastungen sind ebenso zu klären wie die Enuresis aufrechthaltende Faktoren (z. B. Tragen von Windeln). Bei **idiopathischer Harninkontinenz** auf Harnwegsinfekte achten.

Bei **Enkopresis** variieren die abgesetzten Stuhlmengen bis zum bloßen Kotschmieren. Die Diagnostik schließt die Untersuchung der Funktion des Sphincter ani und der Ampulla recti ein (ggf. aganglionäres Segment ausschließen), die Abklärung der intellektuellen Voraussetzungen, das Persönlichkeitsbild, den Kontext der Symptomatik und etwaige aufrechterhaltende Faktoren.

■■■ **Therapie.** Trotz der guten Spontanprognose sind Chronifizierung und Sekundärfolgen Anlass zur Behandlung. Bei **Enuresis** sind verhaltenstherapeutische Vorgehensweisen am erfolgreichsten. **Operante Konditionierung** mit Verstärken für trockene Nächte ist bei ungestörter Eltern-Kind-Interaktion angezeigt. **Blasentraining** mit zunehmend längerem Anhalten des Urins unter Flüssigkeitsbelastung hat die gleiche Voraussetzung. Vorbeugendes Wecken zur bewussten Blasenentleerung bei hohem Blasenfüllgrad setzt hohe Motivation von Kind und Bezugsperson voraus. Ähnliche Voraussetzungen, aber die besten Resultate hat die **apparative Konditionierung** mittels akustischem Wecksignal bei Beginn des Einnässens. Dieses Vorgehen eignet sich auch zur Rezidivbehandlung und bei Versagen der anderen Methoden. Medikamentöse Behandlung mit Imipramin oder Desmopressin hat schlechte Langzeitergebnisse; Desmopressin empfiehlt sich bei notwendigen kurzfristigen Effekten. Jede Enuresisbehandlung setzt sich zusammen aus korrekter Anwendung der verhaltenstherapeutischen Technik und sorgfältiger Beachtung der Eltern-Kind-Interaktion. Konfliktzentrierte psychotherapeutische Vorgehensweisen sind nur bei Einbettung der Enuresis in bedeutsame andere Störungen hilfreich, bessern aber häufig dann nicht das spezielle Symptom. Kinder mit **idiopathischer Harninkontinenz** müssen den Füllungszustand ihrer Blase beurteilen und gegebenenfalls durch verhaltenstherapeutische Vorgehensweisen die Blasenkapazität erweitern lernen. Diese Vorgang lässt sich durch Oxybutynin unterstützen.

20.3.4 Bewegungsstereotypien

■■■ **Epidemiologie.** Ausgeprägte Bewegungsstereotypien finden sich bei etwa 3% aller Vorschulkinder. Selbstverletzungen, auch leichterer Grade bei 2% der 13jährigen.

■■■ **Pathogenese.** Intelligenzgeminderte, blinde und stark deprivierte Kinder sind von allen Stereotypien und Automutilationen häufiger betroffen. Müdigkeit, Isolierung und Langeweile verstärken die Symptomatik als Ausdruck von Unterstimulation des betroffenen Kindes. Für die Pathogenese ist die Selbstverstärkung der Mechanismen bedeutsam; sie wird für die Automutilationen mit dem Endorphinstoffwechsel in Zusammenhang gebracht. Daumenlutschen und Masturbation beim Kind können als komplexe Bewegungsstereotypien aufgefasst werden.

■■■ **Klinik und Diagnose.** Bewegungsstereotypien überschneiden sich häufig mit Selbstverletzungen. Sie sind gleichförmig, betreffen oft Kopf und Hände und stellen zweckvolle Bewegungen dar (anders als beim Tic); eindrucksvoll sind Autonomie und Rhythmizität beim Kopf- und Körperschaukeln, beim Wedeln mit den Händen, Bohren in den Augen, Schlagen oder Beißen bestimmter Körperregionen, Nägelkauen bis zum Abreißen von Finger- und Zehennägeln, Haare- oder Wimpernausreißen usw., am häufigsten sind die **Kopf- und Körperjaktationen**, deren Maxima beim 4. Lebensjahr liegen und die bei den meisten Kindern von selbst aufhören. Immer ist nach Intelligenzminderungen, autistischen Symptomen und Deprivationszeichen zu fahnden.

■■■ **Therapie.** Therapeutisch werden erhöhte alternative Stimulation, Einführen von Ersatzhandlungen, positive Verstärkung und bei schweren Selbstverletzungen auch aversive verhaltenstherapeutische Methoden versucht; sie sind bei nicht intelligenzgeminderten und nicht hirngeschädigten Kindern am wirksamsten. Gegen Selbstverletzungen autistischer Kinder wirken die Reduzierung des – häufig angstbedingten – Erregungsniveaus und Behandlung mit Sulpirid. Das Abreißen der Fingernägel ohne weitere Verletzungen ist eine verbreitete Gewohnheit und ähnlich wie das Daumenlutschen allein nicht krankheitswertig! Mittels Verhaltensmodifikation kann man Motivierten aber helfen, diese Gewohnheiten aufzugeben.

20.3.5 Störungen des Sprechablaufs

> **Merke**
>
> Stottern in Verbindung mit Sprachentwicklungsverzögerungen stellt eine absolute Behandlungsindikation dar.

■■■ **Epidemiologie.** Stottern und polterndes Sprechen betreffen allein den Sprechablauf. **Stottern** betrifft etwa 1% aller Kinder und ist bei 20–30% persistent. Weitaus überwiegend sind Jungen betroffen, ebenso beim **Poltern**.

■■■ **Pathogenese.** Ätiologisch verweisen beim Stottern die familiäre Häufung auf genetische Faktoren, die Zuordnung zu abnormen EEG-Befunden auf hirnorganische Beeinträchtigungen und das posttraumatische Auftreten auf akute Lebensereignisse. Hingegen ist die Betrachtung als neurotisches Symptom in der Regel wenig hilfreich. Im 3. und 4. Lebensjahr stottern bzw. poltern zahlreiche Kinder und die Hälfte der späteren Stotterer. Ihre Sprachentwicklung ist normal, lediglich die Sprechflüssigkeit noch nicht ausreichend entwickelt. Solche Laut-, Wort- und Silbenwiederholungen werden als **Entwicklungspoltern** bezeichnet. Unter den vom echten Poltern Betroffenen sind häufig impulsive Kinder mit zentralnervösen Reifungsverzögerungen.

■■■ **Klinik und Diagnose.** Stimme und Artikulation sind beim Stottern gepresst, da zugleich mit der Inspiration gesprochen wird **(tonisches Stottern),** oder die Artikulation wird unterbrochen, und einzelne Laute werden meist initial wiederholt **(klonisches Stottern).** Beide Formen treten gemischt auf. Sekundär zeigen sich Einfügungen von Flickwörtern, Mitbewegungen von Gesichts- und Halsmuskulatur (manchmal auch der Hände), vegetative Symptome und lange Exspiration vor dem Sprechen, Sprechscheu und mangelnde Modulation der Sprache. Das Poltern ist durch überstürzten Redefluss mit verwaschener Aussprache und das Auslassen von Lauten, Wort- oder Satzteilen bei wenig modulierter Sprache gekennzeichnet. Mischformen mit dem Stottern sind möglich.

■■■ **Therapie.** Das »Entwicklungsstottern« (»Entwicklungspoltern«) im 3. und 4. Lebensjahr gilt in der Regel als nicht behandlungsbedürftig außer bei verzögerter Sprachentwicklung mit gleichzeitigen Artikulationsstörungen. Kritik am Sprechverhalten der Kinder ist zu unterlassen. Jenseits des 4. Lebensjahres ist beim Stottern Behandlung angezeigt, da Spontanremissionen selten vorkommen und die Symptomatik bei ¹/₃ der Betroffenen chronifiziert. Behandelt werden muss die gesamte Sprachentwicklungsverzögerung. Stottern aus bisher unauffälliger Sprachentwicklung im späteren Vorschul- oder im Schulalter, mit oder ohne traumatische Ereignisse, zeigt eher stabile Muster und hat häufig Sprechangst zur Folge. Bei noch wenig fixierten Formen wird sprachheilpädagogisch symptombezogen behandelt und psychotherapeutisch im Sinne von Spannungsverminderung; entspannende Elemente sind beiden Therapiezugängen gemeinsam. Chronifizierte Formen erfordern Beratung des Umfeldes, Modifizierung des Stotterns und die Desensibilisierung des Betroffenen, um die Sprechangst zu reduzieren. Mitunter ist der Besuch einer Sprachheilschule nicht zu umgehen. Zur Unterstützung der Therapie kann Behandlung mit Tiaprid angezeigt sein. Beim Poltern besteht die Therapie entsprechend dem fehlenden Leidensdruck in der Sensibilisierung für die Störung und in einer bewussten Senkung des Sprechtempos mit Verbesserung der Aussprache; generell ist die Prognose günstig.

20.3.6 Tic-Störungen

> **Merke**
>
> Bei länger als einem Jahr bestehenden, sich ausbreitenden motorischen Tics, bei vokalen Tics und beim Tourette-Syndrom ist Behandlung absolut indiziert.

■■■ **Epidemiologie.** Tics zeigen am Anfang des Schulalters ca. 8 %, später 12 % aller Kinder. 90 % der Störungen treten vor dem 12. Lebensjahr auf. Vokale Tics sind seltener als motorische. Das gleichzeitige Auftreten muskulärer und vokaler Tics wird als Tourette-Syndrom bezeichnet und beginnt in der Regel ebenfalls im Kindesalter. Es tritt chronisch rezidivierend auf und kann mit dem Ausstoßen obszöner Worte verbunden sein, die Prävalenz beträgt 0,05 %. Von allen Tic-Störungen sind Jungen häufiger betroffen als Mädchen.

■■■ **Pathogenese.** Passagere Tics treten unter Spannung gehäuft auf, chronische Tic-Formen zeigen zu 40–50 % eine Überschneidung mit hyperkinetischen Syndromen oder stehen im Kontext anderer Entwicklungsverzögerungen. Familiäre Belastungen sind nicht selten. Pathogenetisch wirken Mängel in zentralnervösen Hemmungsmechanismen mit Spannungszuständen jedweder Ätiologie zusammen. Für das Tourette-Syndrom ist eine erbliche Disposition anzunehmen. Ob passagere Ticformen pathogenetisch mit den chronischen Ticformen gleichzusetzen sind, ist offen. Letztere sind nicht selten mit Zwangssymptomen kombiniert.

■■■ **Klinik und Diagnose.** Plötzlich einschießende, wiederholte, willentlich nicht gesteuerte und überwiegend sinnlose Bewegungen einzelner Muskelgruppen werden als Tics bezeichnet. Sie unterbleiben im Schlaf, werden durch Anspannung in der Regel verstärkt und können nur kurzfristig unterdrückt werden. Häufigste Form sind isolierte Tics, die sogar schon im Vorschulalter auftreten können und oft passager bleiben. Die befallene Körperregion kann dabei wechseln, der Verlauf ist fluktuierend, die Dauer nicht länger als ¹/₂–max. 1 Jahr. Wenn die befallenen Muskelgruppen wechseln und eine Ausbreitung vom Gesicht auf den Schultergürtel erfolgt, besteht häufig Symptomdauer von mehr als einem Jahr. Bei fluktuierendem Verlauf wird von chronischen motorischen Tics gesprochen. Sie können auch eine vokale Symptomatik zeigen.

■■■ **Therapie.** Passagere Tics bessern sich häufig mit Ausreifung der zentralnervösen Kontrollmechanismen und unter Stressminderung. Tics von mehr als einem Jahr Dauer, vokale Tics und Tourette-Syndrome bedürfen der Behandlung. Psychotherapeutische Verfahren wirken dabei vorzugsweise spannungsreduzierend. Verhaltenstherapeutische Verfahren sind weniger effektiv. Am wirksamsten ist die medikamentöse Behandlung mit Tiaprid. Das Tourette-Syndrom verlangt in der Regel eine Pharmakotherapie, vor allem bei Kombination mit Zwangssyndrom, Aggressivität und Autoaggressivität. Mittel der Wahl sind in der angegebenen Reihenfolge Tiaprid und Pimozid, nötigenfalls Haloperidol.

20.3.7 Hyperkinetische Syndrome

■■■ **Epidemiologie.** Ausgeprägte Hyperkinesien zeigen 24% der 8jährigen, Ablenkbarkeit und Impulsivität je 11%, Wutanfälle 7%. Nur 4% der 8jährigen zeigen aber das Vollbild des hyperkinetischen Syndroms, bezogen auf die überwiegend betroffenen Jungen sind das 8%, bei den 13jährigen 3%, bei 18jährigen noch 1–2%.

■■■ **Pathogenese.** Die häufige Anwesenheit von Zeichen zerebraler Unreife und umschriebenen Leistungsstörungen verweist auf die zerebrale Beteiligung bei der Pathogenese, die drastische Knabenwendigkeit und die familiäre Häufung auf einen genetischen Faktor. Die Störung beginnt vor dem 6. Lebensjahr und bessert sich bei leichter Ausprägung mit der Adoleszenz, nicht aber bei den ausgeprägten Störungen in Kombination mit Störung des Sozialverhaltens. Psychogene Hypothesen sind therapeutisch nicht hilfreich, für die auf Diät ansprechenden Formen wird eine allergische Genese angenommen.

■■■ **Klinik und Diagnose.** Hyperaktivität und beeinträchtigte Aufmerksamkeit sind Leitsymptome. Tätigkeiten werden nicht vollendet, häufig gewechselt, die Ablenkbarkeit ist hoch, das Kind wirkt ruhelos, kann sich auch in Situationen, die das verlangen, nicht ruhig halten, stört den Unterricht durch Zappeln, Schwätzen usw. Die Symptomatik ist, wenngleich in der Schule am häufigsten, situationsübergreifend erkennbar. Die Diagnose darf nur beim Vorhandensein beider Leitsymptome gestellt werden, begleitend sieht man häufig eine auffallende Angstlosigkeit, eine Distanzstörung in sozialen Beziehungen und das impulsive Überschreiten sozialer Regeln und auffallende Stimmungsschwankungen.

■■■ **Therapie.** Die Therapie besteht aus gründlicher **Beratung** der Eltern und Lehrer, **pharmakotherapeutischer Beeinflussung** der Aufmerksamkeit und teilweise der Hyperaktivität durch Stimulanzien in 2 oder 3 Dosen täglich, trizyklische Antidepressiva oder gegebenenfalls Clonidin (gleichzeitige Ticsymptome können sich darunter verschlimmern!). Dritter Baustein der Behandlung ist der Aufbau angemessener **Selbststeuerungsmechanismen,** der jedoch am ehesten auf der Basis der Behandlung mit Stimulanzien gelingt und einen hohen Aufwand erfordert. Die alleinige Stimulanzientherapie scheint nur bei anderweitiger Therapieresistenz bzw. bei desolatem Umfeld gerechtfertigt. Bei Kombination mit Störung des Sozialverhaltens sind weitere Therapieansätze unerlässlich. Diese, meist mit Impulsivität gekoppelte Form hat eine ungünstige Prognose sowohl für das Sozialverhalten als auch für das Selbstbild der betroffenen Kinder.

20.3.8 Störungen des Sozialverhaltens, aggressives Verhalten

> **Merke**
>
> Dissoziales Verhalten schon junger Kinder hat – auch in Verbindung mit hyperkinetischen Störungen – eine ungünstige Prognose, bedarf deswegen frühzeitiger Behandlung.

■■■ **Epidemiologie.** Störungen des Sozialverhaltens – oft mit dem Leitsymptom oppositionellen aggressiven Verhaltens – bestehen bei ca. 4% der 8jährigen, 8% der 13jährigen und noch 6% der 18jährigen. Einzelne dissoziale Symptome sind weit häufiger. Überwiegend sind Jungen betroffen. Bei etwa 1/3 der dissozialen Jugendlichen bestand im Kindesalter ein hyperkinetisches Syndrom.

■■■ **Pathogenese.** Der familiäre Hintergrund ist häufig durch chronischen Streit, aggressive Modelle unter Eltern und Kameraden, große Familien und mangelnde soziale Kontrolle gekennzeichnet. Auf konstitutionelle Merkmale weisen die hohe Knabenwendigkeit und Temperamentsfaktoren im Sinne von mangelnder Anpassungsfähigkeit hin. Die ineffiziente Erziehungshaltung in betroffenen Familien führt häufig zur gleichen Störung bei Geschwistern. Begleitende **emotionale Störungen,** vor allem in Gestalt depressiver Verstimmungen, werden als Ausdruck mangelnder Selbstachtung der betroffenen Kinder interpretiert, denen positive Identifikationsmöglichkeiten fehlten (Jungen bei alleinerziehenden Müttern!). Aus ihnen erklären sich die in der Adoleszenz hohe Überschneidung mit Substanzmissbrauch, die Häufigkeit der Selbstverletzungen, aber auch parasuizidale und suizidale Handlungen.

■■■ Klinik und Diagnose. Überschreitungen sozialer Regeln, die bei Erwachsenen in den Bereich der Delinquenz fallen, sind der Kern der Symptomatik. Die betroffenen Kinder lassen sich schon früh schlecht lenken, zeigen Wutausbrüche, häufige inner- und außerfamiliäre Konflikte und kommen ihren Pflichten nicht nach. Hinzutreten können Beschimpfungen, körperliche Auseinandersetzungen, Lügen, Stehlen, Schuleschwänzen, Weglaufen und Streunen sowie Auflehnung gegen jegliche Normen und Autoritäten. Die schon im Vorschulalter und frühen Schulalter erkennbaren Formen haben eine schlechte Prognose! Einmalige oder leichte Auffälligkeiten genügen nicht für die Diagnose.

■■■ Therapie. Frühzeitige Intervention ist unerlässlich. Sind Entwicklungsrückstände und hyperkinetisches Verhalten als Begleitumstände behandelt, richtet sich die Therapie nach der Konstellation der Auffälligkeiten. Die Bereinigung der familiären Interaktionen und die Stärkung der Position der Eltern ist bei jener Unterform vorrangig, bei der dissoziales Verhalten auf den engeren familiären Kontext beschränkt ist. Elternorientiert ist das **verhaltenstherapeutische Vorgehen** bei der Form, die über den familiären Kontext hinausreicht und zugleich keine wirksame Einbindung in andere soziale Gruppen zeigt. Die Betroffenen begehen ihre dissozialen Handlungen meist allein; für sie ist, da Beziehungen zu Erwachsenen in der Regel bestehen, der Ausbau dieser Beziehungen mit effektiven und konsistenten Erziehungsstrukturen zum Aufbau prosozialen Verhaltens notwendig. Stärker auf die Unterbindung unerwünschten Verhaltens kann sich die Therapie bei vorhandenen sozialen Bindungen konzentrieren. Wirksame Trainingsprogramme sind stark *handlungsorientiert* sind sorgfältig anzuwenden; eine *konfliktzentrierte* Behandlung kann allenfalls in einer zweiten Phase der Therapie erfolgen. Auch bei der überwiegend oppositionellen Form der Störung mit passiver Verweigerung und Zerstörungsakten ohne die Verletzung sozialer Rechte anderer Kinder oder Erwachsener, stehen Strategien zur Änderung unerwünschten Verhaltens im Vordergrund.

20.3.9 Autistische Störungen

■■■ Epidemiologie. Auf 10 000 Kinder entfallen 4 Erkrankungen an **frühkindlichem Autismus** und etwas mehr an **Asperger-Autismus.** Jungen sind häufiger betroffen als Mädchen, ein Verlaufszusammenhang mit psychotischen Erkrankungen ist nicht belegt.

■■■ Pathogenese. Der **frühkindliche Autismus** ist die gemeinsame Endstrecke unterschiedlicher biologischer Prozesse. Oft wird eine genetische Disposition durch eine frühe Hirnschädigung verstärkt zu werden. Beim **Asperger-Autismus** sind Dispositionen bedeutsamer. Unmittelbar wirksam bei beiden Störungen ist ein Defekt der sozialen Wahrnehmung.

■■■ Klinik und Diagnose. Das psychopathologische Bild beim **frühkindlichen Autismus** wird vor dem 30. Lebensmonat entwickelt. Symptomatisch stehen im Vordergrund die Unfähigkeit, reziproke soziale Beziehungen einzugehen und aufrechtzuerhalten (Wechsel der sozialen Perspektive!), sprachliche und nichtsprachliche Kommunikation zu erzeugen, eine Häufung stereotyper Verhaltensweisen und zwanghaften Festhaltens an der jeweiligen Umwelt sowie ein eingeschränktes Spektrum der Interessen und Aktivitäten. Im frühen Kindesalter fehlen Blickkontakt, Gesten- und Sprachverständnis sprachliche Entwicklung ist drastisch eingeschränkt, oft mit Umkehr der Pronomen (z.B. ich statt du) und Neologismen sowie affektive Erregung bei Hinderung an den bevorzugten Lebensgewohnheiten. Automutilation und Stereotypien sind häufig.

Der **Asperger-Autismus** wird in der Regel erst im 4. Lebensjahr sichtbar und ist weniger schwer als die oben beschriebene Störung. Die Kinder sind an ihrem sozialen Gegenüber wenig interessiert, ihr Kontakt zur Umwelt ist eingeschränkt, Einfühlungsvermögen und Distanz sind begrenzt, die Sprachentwicklung erreicht oft ein hohes Niveau ohne einfühlendes Eingehen auf Gesprächspartner, also bei schlechter Kommunikationsfunktion, typische Sonderinteressen sind ebenso häufig wie heftige Affektdurchbrüche gegen Einschränkungen derselben. Motorisch sind die Betroffenen häufig ungeschickt.

■■■ Therapie. Die Therapie ist so umfassend wie die Störung, die die gesamte Entwicklung eines Kindes betrifft: **Elternberatung,** frühe **verhaltenstherapeutische Beeinflussung** von überschießendem Verhalten, intensives Training bezüglich der Entwicklungsdefizite, ggf. pharmakologische Unterstützung durch Sulpirid oder Risperiden, vor allem bei ausgeprägten Stereotypien, hoher Rigidität oder Selbstverletzungen.

20.3.10 Störungen des sozialen Kontakts

> **Merke**
>
> Bei schulphobischem Verhalten ist Befreiung vom Schulbesuch kontraindiziert, vielmehr muss der Schulbesuch möglichst schnell wieder in Gang gebracht werden.

■■■ **Epidemiologie.** **Mutistisches Verhalten** besteht im Grundschulalter bei ca. 1,5 % aller Kinder, im Vorschulalter etwas häufiger. **Bindungsstörungen** weisen ähnlich viele Kinder auf.

■■■ **Pathogenese.** Bei **Mutismus** sind diskrete Sprachauffälligkeiten nicht selten und markieren die Schwäche der Sprechfunktionen. Die Geschlechter sind etwa gleich häufig betroffen. Die Manifestation beginnt häufig im Vorschulalter nach aktuellen oder chronischen Traumatisierungen. Das Verhalten der nichtsprechenden Kinder verrät Sensibilität, Angst und Kontaktbedürfnis, gleichzeitig ständigen Trotz und kontrollierte Affekte. In den Familien sind überbehütende Eltern ebenso häufig wie misshandelnde. Oft findet man in der Vorgeschichte des Kindes Entwicklungsverzögerungen oder eine hohe Sensibilität, bei den als Sprechvorbilder wirkenden Bezugspersonen sprachliche Zurückhaltung. **Bindungsstörungen** des Kindesalters entstehen häufig nach emotionaler Deprivation, weitgehender Vernachlässigung, chronischer Misshandlung/Missbrauch oder häufigem Beziehungswechsel.

■■■ **Klinik und Diagnose.** **Mutistische Kinder** stellen die im Wesentlichen unkompliziert erlernte sprachliche Kommunikation ein (**totaler Mutismus,** selten) oder beschränken sich auf wenige Bezugspersonen und Gleichaltrige (**elektiver Mutismus**). Die Sprache ist leise, die Sätze sind kurz, auch mit vertrauten Personen wird im Beisein Dritter wenig gesprochen. Extremvarianten zeigen zusätzlich negativistisches Verhalten. Das Sozialverhalten von Kindern mit **Bindungsstörungen** ist schon im frühen Alter ambivalent. Sie zeigen bei Begrüßung oder Abschied keine angemessene Reaktion, auf Zuspruch wird teilweise Widerstand signalisiert, die Kinder sind zurückgezogen, unglücklich, wenig ansprechbar, nicht selten aggressiv, manchmal übervorsichtig. Begleitende Gedeihstörungen sind nicht selten. Im späteren Alter entwickelt sich häufig ein diffuses Bindungsverhalten mit ständiger Aufmerksamkeitssuche und wahlloser Freundlichkeit. Entsprechend unmoduliert wirken dann die Interaktionen mit Gleichaltrigen, die bei jüngeren betroffenen Kindern noch weniger gestört sind.

■■■ **Therapie.** Bei schwereren Formen von **Mutismus** ist stationäre Behandlung unumgänglich. Auf guten Kontakt bei anfänglicher (!) Akzeptanz der Regression lassen sich häufig verhaltenstherapeutische Ansätze aufbauen, die die Intensität der sprachlichen Äußerungen sowie deren Kontext stufenweise erweitern. Später Behandlungsbeginn verschlechtert die Prognose. Die Schule ist in die Behandlung auf jeden Fall einzubeziehen. **Bindungsstörungen** sind im Schulalter weniger gut reversibel als im Vorschulalter. Therapeutisch ist grundsätzlich ein geduldiges und verlässliches Beziehungsangebot wichtig, das über lange Zeit keine Gegenleistungen im Bindungsbereich erwarten darf, ohne dass dabei jegliche Verhaltenskontrolle aufgegeben wird.

20.3.11 Kindheitsspezifische emotionale Störungen

> **Merke**
>
> Altersspezifische Ängste haben eine gute Spontanprognose. Abwarten unter Beratung der Bezugspersonen ist deswegen angezeigt.

■■■ **Epidemiologie.** Jedes vierte Kind leidet an Ängsten, Krankheitswert erreichen diese bei ca. 13 % am Beginn und bei ca. 7 % gegen Ende des Schulalters. Bei 1 % aller Kinder entwickelt sich daraus schulphobisches Verhalten. Ausgeprägte Geschwisterrivalität zeigen ca. 13 % der 8 jährigen.

■■■ **Pathogenese.** Konstitutionelle Ängstlichkeit, vor allem aber fehlende Trennungserfahrungen bzw. geringe Bewältigungsfähigkeit stehen im Vordergrund der **Trennungsangst.** Andere alterstypische Ängste stehen im Zusammenhang mit der Unreife des kognitiven Apparats und der Affektkontrolle. Letztere ist auch für die **Ge-**

schwisterrivalität verantwortlich, weswegen es zu massiven Regressionen oder Übergriffen kommen kann.

▪▪▪ **Klinik und Diagnose. Trennungsangst** beginnt bereits im Vorschulalter und kann sich auf reale oder befürchtete Trennungen beziehen. Die Ängste erreichen phobisches Ausmaß und sind geprägt von Besorgnissen, z. B. dass einer Hauptbezugsperson, meistens der Mutter, etwas zustoßen könnte. Soziale Folgen bestehen im Rückzug von anderen Kindern, vor allem aber in der Verweigerung des Schulbesuches (sog. Schulphobie). Symptomatisch können auch Einschlafängste sein. Übelkeit, Bauchschmerzen, Kopfschmerzen und Erbrechen sind häufige Begleitsymptome, ebenso heftige aggressive Ausbrüche bei erzwungener Trennung. Aus Trennungsängsten folgende sog. **Schulphobien** manifestieren sich meist im frühen Schulalter und in der Adoleszenz. **Altersspezifische Ängste** erstrecken sich auf einzelne Objekte wie Gewitter, Hunde, Dunkelheit. Relevante **Geschwisterrivalität** tritt in der Regel bald nach der Geburt des nachgeborenen Kindes auf und führt zu einer deutlichen Beeinträchtigung des Befindens.

▪▪▪ **Therapie.** Therapeutisch ist bei der **Schulphobie** eine Befreiung vom Schulbesuch kontraindiziert. Kann der Schulbesuch nicht aufrechterhalten oder wiederhergestellt werden, ist stationäre Behandlung unerlässlich. Sie muss dem betroffenen Kind das Trennungserlebnis erträglich machen und seine individuelle Kompetenz durch dosierte Stützung steigern, die die angesichts der Störung zur Überbehütung neigenden Eltern nicht leisten können. Gegen **altersspezifische Ängste** sind Desensibilisierungsverfahren wirksam, sofern es gelingt, symptomverstärkende Haltungen bei Bezugspersonen abzubauen. Aufwendig ist die Behandlung **sozialer Überempfindlichkeit**, also der pathologischen Angst vor gleichaltrigen oder erwachsenen Fremden. Handeln im Übungsfeld steht im Vordergrund der Therapie. Ichstärkende Maßnahmen im Rahmen einer Einzeltherapie ohne Anwendungsbezug sind in der Regel erfolglos. Bei der **Geschwisterrivalität** genügen meistens Aufklärung und Anleitung der Eltern zu einem spezifischen Umgang mit dem Kind. Selten muss eine individuelle Psychotherapie durchgeführt werden.

20.4 Häufige pathogene Bedingungen

> Zu den abnormen Entwicklungs- und Lebensbedingungen von Kindern gehören die umschriebenen Entwicklungsstörungen spezifischer Fertigkeiten, vor allem der Motorik, der Sprache, des Lesens, Rechtschreibens und Rechnens, von denen die sprachbezogenen häufig Sekundärstörungen nach sich ziehen und damit prognostisch ungünstiger sind. Weitere wichtige Hintergrundbedingungen sind chronische Krankheiten vor allem des Zentralnervensystems, Behinderungen und – als psychosoziale Extremsituationen – emotionale und körperliche Vernachlässigung und Misshandlung sowie sexueller Missbrauch.

Die Kinder- und Jugendpsychiatrie kennt eine große Zahl abnormer psychosozialer Bedingungen im Leben von Kindern, die für die Pathogenese psychischer Störungen bedeutsam werden können: z. B. psychiatrische Erkrankungen der Eltern, mangelnde Wärme in den innerfamiliären Beziehungen, schulische Überforderung oder gesellschaftliche Ächtung. Hier werden nur ausgewählte Bedingungsfaktoren behandelt, die in der Regel hochpathogen sind und deswegen der besonderen Berücksichtigung bedürfen. Das heißt nicht, dass nicht eine Vielzahl anderer Faktoren einen ähnlichen Stellenwert haben könnte.

20.4.1 Umschriebene Entwicklungsstörungen

> **Merke**
>
> Umschriebene Entwicklungsstörungen, insbesondere rezeptive Sprachstörungen und Lese-Rechtschreibschwäche, beinhalten ein hohes Risiko für psychiatrische Sekundärsymptome, insbesondere dissoziale Symptome.

▪▪▪ **Epidemiologie.** Umschriebene Entwicklungsstörungen treten bei 13 % der Schulkinder auf, Jungen sind dabei häufiger betroffen als Mädchen. Umschriebene Entwicklungsstörungen von **Sprachverständnis** und **Sprachproduktion** sowie Lesen und Rechtschreiben (4–7 %) sind doppelt so häufig wie solche der **Sensomotorik** (4 %), **Visuomotorik** oder **Artikulation**.

▪▪▪ **Pathogenese.** Eine wesentliche Rolle spielen Reifungsstörungen, wobei neurologische Erkrankungen,

Sinnesbeeinträchtigungen, unzureichende Förderung und Intelligenzminderungen ausgeschlossen werden müssen. Genetische Faktoren bestimmen die sprachgebundenen Störungen, offensichtlich in Kombination mit biologischen Entwicklungsrisiken und mangelnder Förderung in den frühen Lebensjahren. Häufig wird eine familiäre Häufung bei männlichen Verwandten gesehen. Diskutiert wird die Rolle einer **unzureichenden Hemisphärendifferenzierung.**

∎∎∎ **Klinik und Diagnose.** Umschriebene Entwicklungsstörungen des Sprechens und der Sprache haben einen unterschiedlichen Schweregrad und Symptomumfang. Bei der einfachen **Artikulationsstörung,** dem Stammeln, werden bestimmte Laute nicht gebildet, fehlgebildet oder ersetzt. Die Sprache kann beeinträchtigt bis unverständlich sein. Diese Symptomatik ist ohne Störungen der expressiven und perzeptiven Sprache möglich. **Störungen der expressiven Sprache** schliessen Artikulationsstörungen häufig ein. Ihr Hauptmerkmal ist der Dysgrammatismus von Deklinations- und Konjugationsfehlern über infinitivische Sprache bis zum Telegrammstil. Die breiteste Form der Sprachentwicklungsstörung ist die **rezeptive Sprachstörung,** bei der Lautunterscheidungen und Sprachverständnis und demzufolge Artikulation und expressive Sprache beeinträchtigt sind. Diagnostisch sind zunächst die obengenannten Ausschlüsse wichtig, danach die Berücksichtigung des Milieus, das sich in der Regel auf den lexikalischen Anteil der Sprache auswirkt, und der Ausschluss autistischer Störungen. Neben der Bestimmung des Entwicklungsstandes muss die Diagnostik häufig auch die audiometrische Prüfung beinhalten, ebenso eine sorgfältige psychiatrische Untersuchung, da die Auftretungswahrscheinlichkeit für psychische Auffälligkeiten deutlich erhöht ist.

Störungen der Sensomotorik kommen bei wenigstens 4 % der Kinder im Einschulungsalter vor, bei Jungen häufiger als bei Mädchen. Motorische Beeinträchtigungen sind immer mit sensorischen gekoppelt, so auch mit Störungen der Raum-Lage-Orientierung, des konstruktiven Bauens, des Zeichnens usw. Die motorische Beeinträchtigung umfasst weniger Tonus- und Haltungsschwierigkeiten und Dyskinesien als vielmehr Koordinationsprobleme, auch im Zusammenhang mit taktil-kinästhetischen Schwierigkeiten. Die Rückführung dieser Probleme auf prä- und perinatale Schädigungen ist nur begrenzt richtig, die Vergesellschaftung mit Sprech- und Sprachstörungen verweist auf die Einbettung in allgemeine Entwicklungsschwierigkeiten. Diagnostisch sind neben der sorgfältigen neurologischen und motopädischen Untersuchung aus dem EEG Hinweise auf eine allgemeine zerebrale Entwicklungsverzögerung abzuleiten. Morphologischen Veränderungen am Zentralnervensystem kommt eine geringere Rolle zu. Auch hier gilt das Risiko für Überlagerung mit etwaigen psychiatrischen Störungen als erhöht. Differentialdiagnostisch müssen Abbauprozesse ausgeschlossen werden.

Von den **schulbezogenen umschriebenen Leistungsstörungen** stehen die Störungen bei Erwerb der Schriftsprache zahlenmäßig im Vordergrund (zwischen 4 und 7 %, häufiger Jungen als Mädchen betroffen) gegenüber den seltenen Rechenstörungen. Lesestörungen ziehen häufig Rechtschreibstörungen nach sich, deshalb auch die umfassende Bezeichnung **Lese-Rechtschreib-Schwäche,** demgegenüber müssen die übrigen schulischen Leistungen unbeeinträchtigt sein, ebenso das intellektuelle Niveau deutlich besser als die Lese-Rechtschreib-Fähigkeit. In der Vorgeschichte sind die Sprachentwicklungsstörungen sowie Rechts-Links-Unsicherheiten oder Ambidextrie häufig. Unzureichende Förderung ist als Ursache auszuschließen. Unter den Kindern mit signifikanten Differenzen zwischen Intelligenz und Lese-Rechtschreib-Leistungen sind Störungen der Phonetik und auditiven Diskrimination, der Seriation (Reihenbildung, Erkennen von Abfolgen) und der visuell-räumlichen Fertigkeiten unterschiedlich verteilt. Sekundäre psychiatrische Syndrome sind häufig, auch Generalisierung des Leistungsversagens auf die Gesamtheit schulischer Fächer.

Eine **Sonderform** der Störung des richtigen Schreibens schliesst frühere oder begleitende Lesestörungen aus; bei ihr sind mündliches Buchstabieren oder korrektes Schreiben beeinträchtigt, während Ziffern richtig geschrieben werden können. Rechtschreibfehler entsprechen in der Regel dem phonetischen Sprachgebrauch, die Erblichkeit ist vermutlich höher als bei den kombinierten Lese-Rechtschreib-Schwächen.

Bei **Rechenstörungen** werden die Konzepte, die arithmetischen Operationen zugrunde liegen, nicht verstanden. Zahlenbegriffe, Zahlenordnungssystem und räumliche Organisation können beeinträchtigt sein. Eine bedeutsame Diskrepanz zum Intelligenzniveau muss gesichert werden.

∎∎∎ **Therapie.** Der Verlauf der **sprachgebundenen umschriebenen Entwicklungsstörung** ist ungünstiger als der mit motorischen Anteilen. Von den ersteren haben besonders rezeptive Sprachstörungen und Lese-

Rechtschreib-Schwächen eine ungünstige Langzeitprognose; in ihrem Gefolge tauchen häufig psychiatrische Auffälligkeiten, insbesondere dissoziale Störungen auf. Für die Sprech- und Sprachstörungen kommen im Rahmen der logopädischen Behandlung in der Regel erst nach dem 4. Lebensjahr (Diagnostik vorher!) Methoden in Frage, die auch die Sprach- und Sprechfreude steigern. Intensiver Behandlung bedürfen die Störungen des Sprachverständnisses unabhängig von ihrem Ausprägungsgrad. Bei den sensomotorischen Störungen spielen funktionelle Übungsbehandlungen die Hauptrolle, bei feineren Störungen ist die Behandlung von Rechts-Links-Unterscheidungsschwierigkeiten wichtig, bei Ambidextrie die Herausbildung der Präferenz für eine Körperseite. Heilpädagogische Maßnahmen müssen sich häufig auch auf den Schulalltag erstrecken. Bei Lese-Rechtschreib-Schwierigkeiten und Rechenstörungen sind gezielte schulische Fördermaßnahmen bis zur Befreiung von der Notengebung wesentlich. Dazu bedarf es der Aufklärung der Beteiligten. Gegebenenfalls erfordern psychische Sekundärstörungen eine Behandlung.

20.4.2 Chronische Krankheiten

■■■ **Epidemiologie.** Etwa 5 % aller Kinder und 6 % aller Jugendlichen leiden an chronischen körperlichen Erkrankungen mit teils progredientem Verlauf, die das Planen, Verhalten und Befinden der Betroffenen und ihrer Familien deutlich beeinflussen.

■■■ **Pathogenese. Chronische Erkrankungen und Behinderungen** verdoppeln das Risiko für das Auftreten psychischer Störungen, chronische Erkrankungen des Zentralnervensystems, insbesondere solche, die mit Narbenbildungen einhergehen, verdreifachen es. Die Auswirkungen chronischer Erkrankungen addieren sich mit denen ungünstiger psychosozialer Umstände, wie sie bei chronisch kranken Kindern häufiger gesehen werden. Zustände nach Schädelhirntrauma, frühere Intoxikationen, Entzündungen, Hirntumoren und metabolische Störungen sind daher bei der kinderpsychiatrischen Untersuchung ebenso von Interesse wie Diabetes, Asthma oder Neurodermitis. Pathogenetisch wirkt der mit dem unvorhersehbaren Verlauf solcher Erkrankungen verbundene Kontrollverlust.

■■■ **Klinik und Diagnose.** Kombinationen aus Gedächtnisstörungen, Denkstörungen und Antriebsveränderungen sowie affektive Labilität, manchmal motorische Unruhe, Ängstlichkeit und fluktuierende Orientierung, bei Frontalhirnstörungen Steuerungsdefizite sind die Symptome chronischer zentralnervöser Beeinträchtigungen. Das postenzephalitische Syndrom ist von motorischer Unruhe, Desorientierung und neurologischen Restsymptomen gekennzeichnet. Umschriebene Leistungsstörung, Aufmerksamkeitsstörungen und hyperaktives Verhalten sind die Dauerfolgen. Die psychischen Begleiterscheinungen chronischer körperlicher Erkrankungen sind in der Regel unspezifisch und Ausdruck der Verarbeitung des Krankheitserlebens. Erhöht ist die Rate neurotischer Störungen; bei jugendlichen Diabetikerinnen werden gehäuft Essstörungen gesehen. Leistungsbeeinträchtigend können auch Zustände nach radiologischer Behandlung maligner Erkrankungen sein. Die notwendige Krankheitsbewältigung verzögert generell alterstypische Entwicklungsprozesse. Forciertes Normalitätsstreben begünstigt Verleugnung und schlechte Krankheitsanpassung.

Psychosoziale Extremsituationen können bei jungen Kindern zu Gedeih- und Wachstumsstörungen führen. Typische Symptome misshandelter Kinder sind neben Entwicklungsverzögerungen eine Affektverflachung, Rückzugsverhalten und affektive Abkapselung, Sprunghaftigkeit und aggressive Übergriffe. Der misstrauische Rückzug wird, ähnlich wie bei Zuständen nach sexuellem Missbrauch, häufiger als destruktives und aggressives Verhalten fehlgedeutet. Die Selbstwertentwicklung bedrohter, misshandelter und missbrauchter Kinder ist beeinträchtigt. Die Kombination von Rückzug mit Entwicklungsverzögerung muss deshalb den Verdacht auf Misshandlung oder Missbrauch hervorrufen. Zu den psychischen Symptomen zählen auch altersuntypische sexuelle Aktivitäten, nachlassende Leistungen, Schlafstörungen, Trennungsprobleme und überangepasstes Verhalten.

■■■ **Therapie.** Die Therapie bei chronischen Erkrankungen und Behinderungen richtet sich nach den psychischen Folgesymptomen. Präventive Informationen streben die Vermittlung von Krankheitswissen, die Veränderungen von Einstellung zur Krankheit und Erhöhung der sozialen Kompetenz an und stützen außerdem die Eltern. Solche Programme sind verhaltensorientiert und bearbeiten krankheits- und entwicklungsrelevante Themen sukzessiv. Sie wollen das kindliche Körper- und Selbstkonzept ablösen, die Vorwegnahme von Stressfaktoren üben und zur Vergrößerung sozialer Netzwerke beitragen.

20.4.3 Vernachlässigung, Misshandlung, Missbrauch

> **Merke**
>
> Bei Misshandlung und Missbrauch steht der notwendige Schutz des Kindes höher als die ärztliche Schweigepflicht.

■■■ **Epidemiologie.** Wenigstens 5% aller Kinder leiden unter Misshandlungen, zwischen 1% und 1,5% unter ausgeprägten körperlichen Misshandlungen, von den Vorschulkindern 3,5%. Sexuelle Misshandlung mit körperlichen Übergriffen erfahren 7% aller Mädchen und 2–3% der Jungen.

■■■ **Pathogenese.** Seelische Misshandlung im Sinne entwürdigender Erziehungsmethoden, körperliche Misshandlung und sexuelle Misshandlung wirken vorrangig auf das Selbstbild von Kindern und ihr Vertrauen in die Personen ihrer Umgebung. Beeinträchtigt sein können die Entwicklung von Emotionalität, Leistungsverhalten und Sozialverhalten. Den Pädiater beschäftigten mittelfristige Folgen mehr als die Akutreaktionen. Zumindest bei Frauen ist die psychiatrische Morbidität als Spätfolge sexuellen Missbrauchs erhöht. Bei ihnen droht die Opferrolle sich zu wiederholen, bei missbrauchten Jungen droht der Wechsel von der Opfer- zur Täterrolle.

■■■ **Klinik und Diagnose.** Psychosoziale Extremsituationen können bei jungen Kindern zu Gedeih- und Wachstumsstörungen führen. Typische Symptome misshandelter Kinder sind neben Entwicklungsverzögerungen eine verminderte Affektresonanz, Rückzugsverhalten, Distanzstörung, außerdem überwaches Verhalten. Misstrauischer Rückzug wird oft als oppositionelles Verhalten fehlgedeutet. Die Kombination von Rückzug mit Entwicklungsverzögerung muss den Verdacht auf Misshandlung oder Missbrauch hervorrufen, desgleichen akute Essens- oder Spielverweigerung jüngerer Kinder und unmotiviertes Weglaufen älterer Mädchen. Unspezifische Symptome sind altersuntypische sexuelle Aktivitäten, nachlassende Leistung, Schlafstörungen, Trennungsprobleme und überangepasstes Verhalten.

■■■ **Therapie.** Bei Misshandlung oder Missbrauch ist das betroffene Kind zunächst schutzbedürftig, sein Schutz kann das höhere Rechtsgut gegenüber der ärztlichen Schweigepflicht sein. Gelingt die Unterbindung des Fehlverhaltens, oder verlässt der misshandelnde/missbrauchende Elternteil die Familie, kann das Kind dort belassen werden, und familientherapeutische Interventionen können gelingen. Unter anderen Umständen ist wegen des Fortsetzungsrisikos die außerfamiliäre Unterbringung von Kindern zu erwägen (bedürfen verbleibende Geschwister ebenfalls des Schutzes?). Erst dann erfolgt die Entscheidung über mögliche Psychotherapie. Bei nur einmaligen Misshandlungs- und Missbrauchssituationen kann je nach den Umständen des Einzelfalles Zurückhaltung gerechtfertigt sein.

20.5 Störungen mit typischem Beginn in der Adoleszenz

> Die in der späteren Kindheit und mit der Adoleszenz beginnenden Störungen haben häufig einen ähnlichen Charakter wie die der Erwachsenen. Unter diesen Störungen spielen phobische und Angstsyndrome eine größere Rolle als Zwangssyndrome, dissoziative und somatoforme Störungen. Seltener, aber von hoher Bedeutung sind Anorexia und Bulimia nervosa. Die in der Adoleszenz beginnenden affektiven und schizophrenen psychotischen Erkrankungen haben oft einen ungünstigen Verlauf. Substanzmissbrauch ist häufig mit dissozialem Verhalten kombiniert, suizidale Handlungen kommen bei affektiven und dissozialen Störungen vor.

Im Jugendalter beginnende Erkrankungen, die nach den Regeln der Erkrankungen Erwachsener verlaufen, werden hier nur kurz gestreift, und zwar die Neurosen und Anpassungsstörungen, einschließlich des sozialen Verhaltens, schizophrene Psychosen, affektive Erkrankungen, Essstörungen und der Missbrauch psychisch wirksamer Substanzen.

20.5.1 Stressbezogene neurotische, dissoziative und somatoforme Störungen

■■■ **Epidemiologie.** Von den am Beginn der Adoleszenz psychiatrisch auffälligen 17% Jugendlichen leiden nur etwa 3% an neurotischen Störungen im engeren Sinne (zusätzlich 3% an altersspezifischen emotionalen Störungen).

> **Merke**
>
> Somatische Diagnostik bei Verdacht auf dissoziative Störungen muss frühzeitig und gründlich erfolgen, um vor der psychotherapeutischen Behandlung differentialdiagnostische Zweifel auszuräumen.

■■■ **Pathogenese.** Häufig gelten persönliche Konflikte als spezifische Hintergründe. Daneben spielen Temperamentsfaktoren, Verhaltensvorbilder sowie biologische Merkmale eine Rolle. Aktuelle Erlebnisse werden nur für die Diagnose unmittelbar auftretender Stressreaktionen verlangt, in deren Rahmen auch suizidale Handlungen vorkommen können. Anpassungsreaktionen treten häufig binnen weniger Wochen nach Verlust im sozialen Netzwerk auf und halten nicht mehr als 6 Monate an.

■■■ **Klinik und Diagnose.** **Phobische Ängste** vor dem Nichtwegkönnen aus geschlossenen Räumen oder in größeren Menschenmengen, aber auch im engeren sozialen Kontakt können sich zu **Panikreaktionen** steigern. Bei einem Teil der Betroffenen generalisieren phobische Ängste zu **frei flottierenden Ängsten**. Bei generalisierten Ängsten sind Überschneidungen mit Depressionen nicht selten. **Zwangsgedanken** und/oder **Zwangshandlungen** werden vom Patienten als sinnlos und beeinträchtigend erlebt, erstrecken sich aber nichtsdestoweniger oft auf das gesamte Familiensystem. **Dissoziative Störungen** bestehen im Verlust der automatischen oder willentlichen Aufrechterhaltung und Erinnerung der Identität, Willkürmotorik und Wahrnehmungsfunktionen, auch Stuporzuständen und krankhaftem Weglaufen, sie beginnen oft plötzlich. Mit ihnen verbundene Organbefunde sind unphysiologisch. Die Patienten zeigen eine geringe persönliche Betroffenheit. Bei **somatoformen Störungen** bestehen wiederholte, wechselnde und vielgestaltige körperliche Symptome. Die Betroffenen sind vielfach vorbehandelt. Eine Sonderform ist die **Hypochondrie** mit der Befürchtung oder Gewissheit, an bestimmten Erkrankungen zu leiden.

■■■ **Therapie.** Bei spezifischen Ängsten ist die Desensibilisierung angezeigt, bei Überschneidung mit depressiven Störungen antidepressive Therapie, bei Zwangserkrankungen eine Kombination aus Verhaltenstherapie und aktivierenden Antidepressiva. Frei flottierende Ängste sind tiefenpsychologisch orientierten Verfahren zugänglich. Bei dissoziativen, somatoformen Störungen belässt man den Erkrankten in seiner Rolle, reduziert den sekundären Krankheitsgewinn und gleicht Kompetenzdefizite aus.

20.5.2 Verhaltensauffälligkeiten mit körperlichen Störungen und Faktoren

> **Merke**
>
> Buliminische Symptomatik wird häufig erst auf gezieltes Nachfragen berichtet. Wachstumsstillstand verdeckt bei früher Anorexie deren Ausmaß.

■■■ **Epidemiologie.** Zu dieser Gruppe mit wechselseitiger Beeinflussung von Verhaltens- und Körperfunktionen zählen die von Beginn der Adoleszenz bei 0,5–1 % der weiblichen Jugendlichen auftretende **Anorexia nervosa** und **Bulimia nervosa** (männliche Jugendliche sind selten betroffen), und die bei 3 % der Jugendlichen auftretenden **Schlafstörungen,** weiter Zyklusstörungen und Störungen sexueller Funktionen, die hier nicht behandelt werden. Essstörungen mit deutlichem **Übergewicht** im Gefolge bestehen bei etwa 6 % der Jugendlichen beiderlei Geschlechts.

■■■ **Pathogenese.** Bei den **Schlafstörungen** Jugendlicher spielen für die Hypersomnien organische Faktoren die Hauptrolle, für die Hyposomnien und Rhythmusverschiebungen fehlerhafte Schlafgewohnheiten, außerdem Drogenmissbrauch. Bei Essstörungen mit **Übergewicht** stehen Verlusterlebnisse, Stressreaktionen, Minderwertigkeitsgefühle und Ängste im Vordergrund, zusätzlich bestehen biologische Dispositionen. Das Essverhalten verselbständigt sich ähnlich rasch wie bei **Magersucht** und **Bulimie**. Krankheitsauslöser können alle alterstypischen Konflikte sein, häufig werden innerfamiliäre Rollendiffusion mit Identitätsschwierigkeiten, überprotektives Verhalten gesehen. Die Störung scheint in Industriegesellschaften häufiger aufzutreten. Retrospektiv wurden häufiger Essstörungen im Kindesalter beschrieben. Eine familiäre Belastung ist bekannt, depressive Störungen sind häufige Begleiterkrankungen.

■■■ **Klinik und Diagnose.** Symptomatisch und diagnostisch leitend ist bei den **Hypersomnien** der plötzlich auftretende und unabweisbare Tagschlaf, bei den **Hypo-**

somnien stehen Durchschlafstörungen im Vordergrund, Verschiebungen des Schlaf-Wach-Rhythmus erzeugen ein chronisches Schlafdefizit. Tagebuchartige Aufzeichnungen sind für die Therapieplanung unerlässlich. Die Diagnostik **Übergewichtiger** muss auf Essverhalten und körperliche Aktivität achten, außerdem auf das Selbstbild der Betroffenen und die Wahrnehmung eigenen Verhaltens. Diagnostisch leitend für die **Anorexie** ist die selbst herbeigeführte Gewichtsverminderung mehr als 15 % bzw. BMI < 17,5 bei phobischer Angst vor dem Dickwerden. In der Regel besteht eine sekundäre, seltener eine primäre Amenorrhö. Auch Bradykardie, Hypotonie, Ödeme, Lanugobehaarung, endokrine Veränderungen, Blutbildabweichungen und Elektrolytstörungen sind sekundäre Symptome. Die Diagnostik muss nach Diät, körperlicher Überaktivität, Erbrechen, Abführmitteln, Diuretika, Heißhungerattacken und depressiven Symptomen fragen. Bei einem Drittel bestehen Übergänge zur **Bulimie** mit anfallsartigem Konsum kohlehydratreicher, weicher Nahrungsmittel in großen Mengen mit anschließendem Erbrechen, vor allem in Episoden von Einsamkeit, Verstimmung oder Spannungsgefühlen; Elektrolytstörungen und Nierenfunktionsstörungen, Zahnschäden und Zyklusstörungen sind die häufigsten Sekundärfolgen. Die Symptomatik wird häufig verschwiegen.

■■■ **Therapie.** **Hypersomnien** werden medikamentös behandelt, **Hyposomnien** und Schlaf-Rhythmus-Verschiebungen verhaltenstherapeutisch. In der Therapie **Übergewichtiger** spielt neben der Gewichtsabnahme die Selbstwahrnehmung und Veränderung des Essverhaltens und körperliche Aktivität eine wichtige Rolle. Über die Besserung des oft depressiven Befindens allein ist die Symptomatik nicht beeinflussbar. Die **Anorexia nervosa** ist stationär zu behandeln, falls Gewichtszunahme nicht erreicht wird. Frühe intensive Behandlung ist angesichts der Letalität von ca. 15 % im 3. bzw. 4. Lebensjahrzehnt angezeigt. Verhaltenstherapeutische Vorgehensweisen werden mit individuum- oder familienzentrierter (nur bei jüngeren Patientinnen) Psychotherapie kombiniert. Sorgfältige Nachsorge ist unerlässlich. Beginn in der frühen Pubertät ist prognostisch günstig, Beginn im Kindesalter deutet aber oft auf einen ungünstigen Verlauf. Ausreichende Gewichtssteigerung stabilisiert den Verlauf (50 % Wahrscheinlichkeit für Wiedereinsetzen des Zyklus bei BMI 19!). Bei der **Bulimie** ist Regulierung des Essverhaltens Voraussetzung für die Reduzierung des Erbrechens. Die Psychotherapie zielt auf Hebung des Selbstwertgefühls und kognitive Umstrukturierung bezüglich Kompetenzdefiziten. Die Langzeitprognose ist in bezug auf Mortalität günstiger als bei der Anorexie.

20.5.3 Affektive Störungen und suizidale Handlungen

> **Merke**
>
> Von Kindern und Jugendlichen geäußerte Suizidabsichten bergen ein erhöhtes Risiko; wegen Fehleinschätzungen der gewählten Mittel kann ein Versuch ohne ernste Selbsttötungsabsicht dennoch zum Suizid führen.

■■■ **Epidemiologie.** Depressive Verstimmungen bei 12 % der 8jährigen nehmen in der Frühadoleszenz vorübergehend deutlich zu, danach zeigt sich eine Konzentration auf weibliche Jugendliche. Zusammen mit Störungen des Sozialverhaltens und schizophrenen Psychosen sind depressive Störungen die häufigsten Vorerkrankungen für suizidale Handlungen. Suizidgedanken haben 18 % der 13jährigen, 1 % kann als suizidgefährdet gelten. Suizidversuche sind häufiger bei Mädchen, vollendete Suizide häufiger bei Jungen.

■■■ **Pathogenese.** Langfristig erlernte Hilflosigkeit, aktuelle Belastungen und endogene Faktoren ergänzen sich in unterschiedlicher Kombination bei **depressiven Störungen**. Bei **bipolaren affektiven Störungen** ist die genetische Komponente weit deutlicher ausgeprägt. Im Vorfeld suizidaler Handlungen finden sich auffällige aktuelle Belastungen, vor allem Eltern-Kind- und Partnerkonflikte, seltener Schulprobleme. Wichtige Prodrome sind soziale Isolierung und die akute Erwägung bestimmter suizidaler Handlungen.

■■■ **Klinik und Diagnose.** **Depressive Störungen** äußern sich bei Jugendlichen (auch Kindern) wie bei Erwachsenen in unangemessener Traurigkeit, Inhaltslosigkeit, Hoffnungslosigkeit, Neigung zum Weinen, Freudlosigkeit, Todeswünschen und ggf. suizidalen Vorstellungen. Hinzu kommen Schlafstörungen, Inappetenz, Zyklusstörungen und sexuelles Desinteresse. Rezidivierende Verläufe sind häufig. Bei den **bipolaren Formen** wechseln depressive und manische Phasen mit gehobener

Stimmung, gesteigerter Aktivität, Hemmungsverlust, Selbstüberschätzung und Rededrang. Rasche Phasenwechsel und einzelne Wahnvorstellungen erschweren die Differentialdiagnose gegenüber schizophrenen Psychosen.

> **Merke**
>
> Depressivität hat bei Kindern die gleichen Symptome wie bei Erwachsenen. Dergestalt diagnostizierte Depressivität prädestiniert zu psychischen Störungen.

■■■ **Therapie.** Psycho- und pharmakotherapeutische Interventionen werden bei Depressionen kombiniert angewendet, bipolare Störungen fordern häufig Neuroleptika und machen nach Symptomfreiheit eine Rezidivprophylaxe mit Lithiumpräparaten notwendig. Bei Suizidversuchen ist die psychiatrische Exploration im Frühstadium wesentlich. Das fortbestehende Suizidrisiko muss abgeschätzt, begleitende psychiatrische Erkrankungen müssen ausgeschlossen werden. Therapeutisch wird, wenn möglich mit Hilfe des Umfeldes, an der Umstrukturierung des Erlebnisfeldes gearbeitet. Die Behandlung psychiatrischer Begleiterkrankungen ist ein Teil der Rezidivprophylaxe. Wegen der häufig unrealistischen Vorstellungen von Jugendlichen oder gar Kindern kann aus der Wahl der benutzten Mittel nicht auf die Ernsthaftigkeit der Suizidabsicht geschlossen werden.

20.5.4 Schizophrene Psychosen

■■■ **Epidemiologie.** 5–10 % aller schizophrenen Erkrankungen beginnen vor dem 19. Lebensjahr. Die Prävalenz in der Adoleszenz beträgt 0,08 %, höher ist die Rate der verwandten, aber symptomärmeren schizoiden Störungen.

■■■ **Pathogenese.** Eine genetische Disposition wirkt über ungeklärte Mechanismen mit aktuellen Auslösern zusammen, die in der Adoleszenz häufig aus Leistungsversagen erwachsen. Vermutlich begünstigen hirnorganische Vorschädigungen den Krankheitsverlauf.

■■■ **Klinik und Diagnose.** Ängste und motorische Störungen sowie leibnahe Symptome übertreffen an Häufigkeit Denk- und Wahrnehmungsstörungen und die Affektambivalenz. Halluzinationen, vor allem Wahnsymptome treten dahinter zurück. Im Verlauf treten häufig sekundäre Depressionen auf. Bei schleichendem Symptombeginn mit Leistungsversagen, Antriebsstörung und Freudlosigkeit ist die Diagnose schwierig.

■■■ **Therapie. Pharmakotherapie** ist außer bei sehr kurzen Episoden unverzichtbar schon für die subjektive Entlastung des Betroffenen. Die psychotherapeutische Begleitung erfordert in der Regel stationäre Behandlung. Zu günstigen Verläufen disponiert akuter Beginn. Die umgekehrte Konstellation zusammen mit familiärer Belastung führt bei frühem Beginn doppelt so häufig zu Defektheilung wie bei Beginn im Erwachsenenalter.

20.5.5 Missbrauch psychisch wirksamer Substanzen

■■■ **Epidemiologie.** Ausgeprägten Nikotinmissbrauch betreiben etwa 3 % der 13 jährigen, Alkoholkonsum kommt bei 21 % dieser Altersstufe vor, ausgeprägter Alkoholmissbrauch bei 4,5 %, Medikamentenmissbrauch leichteren Grades bei 4,5 %, ausgeprägter bei gut 2 %, Drogenmissbrauch bereits bei 1 % der Frühadoleszenten.

■■■ **Pathogenese.** Früher Nikotingenuss ist Schrittmacher für frühen Alkoholkonsum, früher Alkoholkonsum für Drogenkonsum, Medikamentenmissbrauch folgt meist dem Alkoholkonsum. Euphorisierung, Antriebssteigerung und Enthemmung wieder erleben zu wollen, führt zur psychischen Abhängigkeit. Erschöpfungszustände führen häufig zum Stimulanzienmissbrauch. Neurologische Folgezustände entwickeln sich vor allem beim Schnüffeln lösungshaltiger Substanzen im späteren Schulalter. Persönlichkeitsvariablen, Erwachsenenvorbilder und Gruppeneinflüsse Gleichaltriger fördern den Einstieg.

■■■ **Klinik und Diagnose.** Zunehmende Gleichgültigkeit, Orientierungsstörung, nachlassende Konzentrationsfähigkeit, Inappetenz, Interessenverlust und persönliche Vernachlässigung sowie Beschaffungskriminalität charakterisieren die psychische Symptomatik. Körperlich ist nach Reizsymptomen an den Schleimhäuten, Pupillenveränderungen und Einstichstellen zu fahnden.

■■■ **Therapie.** Frühintervention ist angesichts der ungünstigen Prognose angezeigt. Nach einer Beratungsphase müssen **Entgiftung** und absolute **Entwöhnung** erfolgen, letztere in der Regel in einem geschützten Milieu mit Verhaltenstherapie, Soziotherapie und Gruppentherapie.

> **Kernaussagen**
>
> - Konstitutionelle, organische, soziogene und psychogene Faktoren wirken bei der Genese psychischer Störungen zusammen; ihr Bild wird durch den jeweiligen Entwicklungsstand bestimmt.
> - Beobachtung und Befragung von Kindern müssen in der Diagnostik stets durch die Informationen der Bezugspersonen ergänzt werden.
> - Die Behandlung psychischer Störungen im Entwicklungsalter umschließt neben Psycho- und Pharmakotherapie stets pädagogische Elemente und die Beeinflussung der Interaktion innerhalb der Herkunftsfamilie.
> - Beeinträchtigungen von Schlafen, Essen, Ausscheidungsfunktionen, Sprache, Bewegung und Kommunikationsverhalten sind typische Ausdrucksformen kindlicher Befindens- und Verhaltensstörungen.
> - Verschiedene ursprünglich konfliktbedingte Verhaltensauffälligkeiten können bei Kindern unabhängig von der Auslösesituation autonom fortbestehen und bedürfen dann der direkten Beeinflussung.
> - Leistungsbeeinträchtigungen, chronische Krankheiten, Behinderungen, Vernachlässigung, Misshandlung und Missbrauch sind häufig die Ursache fortwirkender Entwicklungsbeeinträchtigungen.
> - An der Schwelle zur Adoleszenz treten psychische Störungen auf, wie sie auch bei Erwachsenen vorkommen; ihre Auswirkungen sind wegen der nicht abgeschlossenen Persönlichkeitsentwicklung besonders kritisch.
> - Im Zuge der Adoleszenz geht die Häufigkeit der Störungen von Jungen zurück, die Geschlechtsverteilung psychischer Störungen gleicht sich der bei Erwachsenen an.

Fallbeispiel 20.1

Anamnese. Die Eltern berichten, dass der 4 Jahre alte Junge von jeher schlecht gegessen habe. Vor allem seit er Breie und nicht mehr die Flasche erhalten habe, sei jede Mahlzeit ein »Drama« geworden. Man müsse ihn auf den Schoß nehmen, und wenn er sehr strampele, festhalten ... Ablenken, Belohnen, Strafen – nichts habe auf Dauer geholfen. Auch der Vater des Einzelkindes sei in die Problematik mit einbezogen. Er habe schon die elektrische Eisenbahn, die den Jungen sehr fasziniere, unter dem Tisch im Esszimmer aufgebaut. Wenn dann der Zug vorbeikomme, gelinge es den unter dem Tisch hockenden Eltern, dem abgelenkten Jungen einen Löffel Brei in den Mund zu schieben.

Befund. Wohlgenährtes Kleinkind, aufmerksam die Situation beobachtend, aufmerksam den Schilderungen seiner Schwierigkeiten folgend.

Diagnose. Psychogene Essstörung, neurotische Familienkonstellation. Es handelt sich nicht um eine Appetitstörung des Kindes, sondern um die Problematik des Gefüttertwerdens.

Therapie. Ausführliches Gespräch mit den Eltern ohne Anwesenheit des Kindes. Das Kind müsse jetzt nachträglich lernen, selbst am Essen ein Interesse zu haben; es müsse den Löffel selbst in die Hand nehmen und nicht mehr babyhaft gefüttert werden. Bisher sei es so, dass es mit seinem Essverhalten die Eltern tyrannisiere. Die Eltern bezweifeln, dass eine solche »Umkehr« möglich sei, wollen es aber einmal versuchen.

Nach einigen Tagen kommen sie verzweifelt zurück. Wenn man das Kind nicht zwinge, stelle es die Nahrungsaufnahme total ein, es trinke nur Saft.

In dieser Situation scheint eine Klinikaufnahme angezeigt. Der Junge scheint in den ersten 2 Tagen vergnügt, als er nicht mehr zum Essen aufgefordert wird. Dann gleitet sein Blick aber schon begehrlich zum Teller des Nachbarkindes. Nach wenigen Tagen isst er völlig selbständig. Die Eltern lassen sich überzeugen und wollen versuchen, die häusliche Situation von Grund auf zu ändern.

Fallbeispiel 20.2

Anamnese. Die Eltern stellen den 8jährigen Jungen vor, weil er in unerträglicher Weise unruhig und zappelig ist. Schon mit 4 Jahren fiel sein ruheloses Wesen auf. Allem wende er sich zu, aber rasch erlahme jedes Mal seine Aufmerksamkeit. Seit er in der Schule sei, sei es noch schlimmer geworden. Die Lehrerin sei über diesen »Störer« verzweifelt. Er erfordere soviel Aufmerksamkeit wie der Rest der Klasse zusammen. In seiner Stimmung sei er sehr wechselnd. Verwandte hätten der Mutter geraten, alle Farbstoffe und Phosphate in der Nahrung fortzulassen. Aber auch das habe nichts genützt.

Befund. Der Junge ist ständig in Bewegung. Alles im Untersuchungszimmer fasst er an, ins Gespräch mischt er sich ungeniert ein. An den inneren Organen und neurologisch kein pathologischer Befund. EEG o. B.

Diagnose. Hyperkinetisches Syndrom.

Therapie. Ausführliches Gespräch mit den Eltern. Besprechung des Tagesablaufs (Fernsehen!) und der Schlafgewohnheiten. Beruhigend bezüglich der weiteren Aussichten. Vorübergehend Anwendung von Methylphenidat (Ritalin) oral an den Schultagen morgens und mittags. Darunter deutlich besser steuerbar.

Fallbeispiel 20.3

Anamnese. Die Eltern suchen mit dem 4 Jahre alten Jungen die Klinikambulanz auf, nachdem sie schon vielfältigen Rat bei Ärzten eingeholt haben. Sie sind äußerst besorgt, weil sich der Junge seelisch nicht weiterentwickelt. Schon in der Säuglingszeit fiel ihnen das Fehlen von Lächeln auf. Auch später zeigte er nur wenig Reaktionen bei Annäherung und war in keiner Weise anschmiegsam. Erst mit 2 Jahren sagte er »Mama«, man konnte aber nicht erkennen, ob er seine Mutter damit meinte. Meist sei das Kind ruhig, es könne aber auch plötzlich übererregt sein; dann schlage es heftig mit den Armen wie ein flatternder Vogel. Wenn es in eine neue Umgebung komme, sei es sehr unruhig, offenbar angsterfüllt. – Auf die Frage nach früheren Erkrankungen erwähnen die Eltern eine Fieberattacke in der Säuglingszeit, die mit Krämpfen einherging. Damals sei von einem Fieberkrampf, aber auch von einer Enzephalitis gesprochen worden. Im Bekanntenkreis sei die Überbehütung des Kindes durch die Mutter als Ursache der Entwicklungshemmung angeschuldigt worden.

Befund. Das Kleinkind scheint die Umwelt nicht wahrzunehmen; es vermeidet jeden Blickkontakt, ist nur mit seinem Lieblingsspielzeug, einer Lokomotive, beschäftigt, an deren Rädern es ständig dreht. Mit der Mutter wechselt es einige Worte, die aber monoton erscheinen. Das klinische Bild und die Anamnese ergeben die Diagnose.

Diagnose. Frühkindlicher Autismus (Kanner), wahrscheinlich frühkindliche Hirnschädigung.

Therapie. Ausführliches Gespräch mit den sehr verständigen Eltern. Erklärung, dass die Entwicklungsstörung organischer Natur sei und nichts mit einer elterlichen Fehlhaltung zu tun habe.

Einleitung einer spezifischen sonderpädagogischen Förderung auf lernpsychologischer Grundlage.

Weiterer Verlauf. Nur geringe Therapieerfolge, der spätere Versuch, das Kind in einer Schule für geistig Behinderte unterzubringen, scheitert.

Fallbeispiel 20.4

Anamnese. Das 15 Jahre alte Mädchen begann vor $1^1/_2$ Jahren seine Nahrungsaufnahme immer mehr einzuschränken. Zunächst widerstanden ihr Fleisch und Wurstwaren; dann erweiterte sich der Kreis der abgelehnten Nahrungsbestandteile immer mehr. Trotz seiner Abmagerung ist das Mädchen höchst aktiv, geht viel mit dem Hund spazieren und reitet ausdauernd. Sie hält sich für zu dick und hat Angst zuzunehmen. Nachts überfällt sie gelegentlich Heißhunger, und dann geht sie heimlich an den Speiseschrank. Anschliessend kann es zu Erbrechen kommen. Seit längerem ist sie obstipiert; deshalb kaufte sie sich heimlich Abführmittel. Ihre Menarche setzte mit 13 Jahren ein, seit 1 Jahr ist sie aber ohne ihre Tage.

Befund. Abgemagertes junges Mädchen mit 20 % Untergewicht. Gering ausgeprägte Brustentwicklung. Kalte Hände und Füße, Bradykardie, RR 85/50 mm Hg.

Diagnose. Anorexia nervosa.

Therapie. Die Eltern lassen sich davon überzeugen, dass jetzt nur eine klinische Behandlung Erfolg verspricht. Zunächst muss das Mädchen mittels Nasensonde künstlich ernährt werden. Erst nach Besserung des Ernährungszustandes kann mit ihr im therapeutischen Gespräch über ihre Lebensproblematik gesprochen werden. Allmählich fasst sie Vertrauen zur Therapeutin, und es kann zu normaler Nahrungszufuhr übergegangen werden. Gleichzeitig werden mit den Eltern Beratungsgespräche geführt. Es gelingt, vorhandene seelische Spannungen abzubauen.

Prognose. Ausheilung ist möglich, doch drohen Rezidive. Weiterer ständiger Kontakt mit dem Mädchen und seiner Familie ist erforderlich.

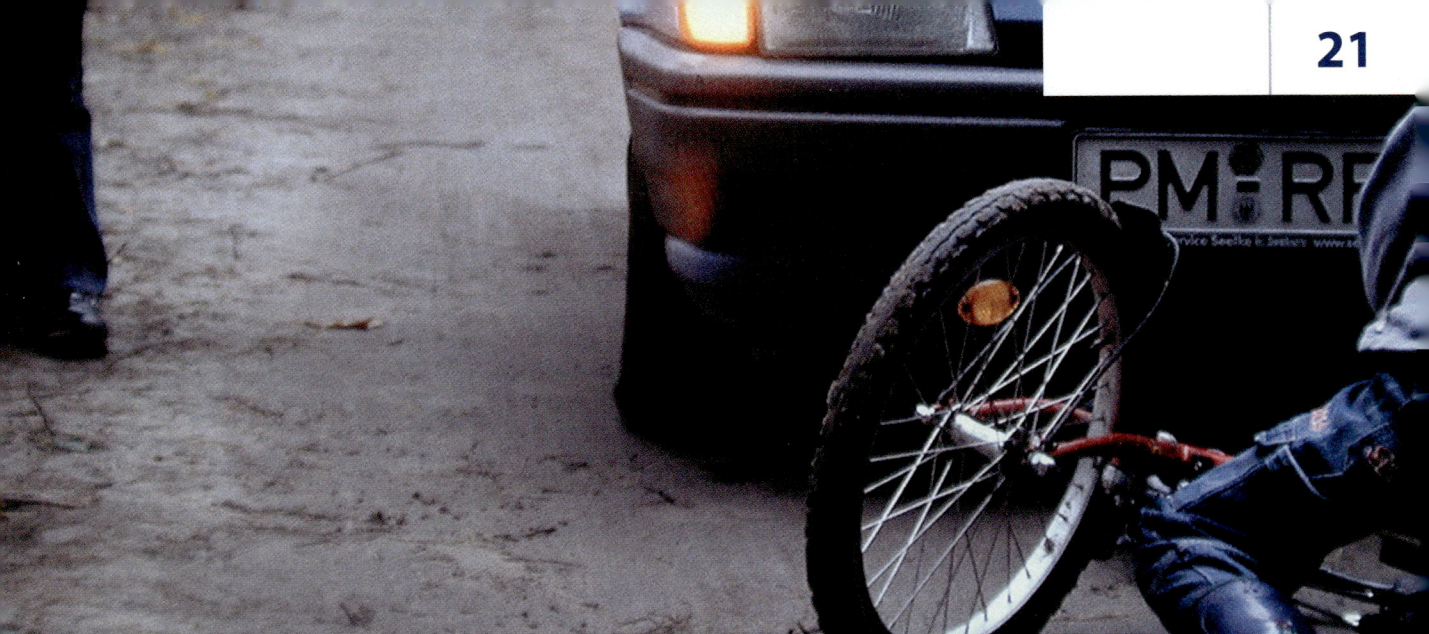

21 Unfälle und akzidentelle Vergiftungen

G. Heimann

In Deutschland sterben mehr Kinder nach dem ersten Lebensjahr an Unfällen als an Infektionen und Krebs zusammen. Hier sind die Haupttodesursachen bei Kindern unter 15 Jahren Verkehrsunfälle, Ertrinken und Verbrennungen. Bei Kleinkindern stehen Vergiftungsunfälle und Verbrennungen im Vordergrund. Die große Mehrzahl dieser Schädigungen könnte durch geeignete Vorsorge vermieden werden.

21 Unfälle und akzidentelle Vergiftungen (Übersicht)

21.1 Thermische Schäden – Verbrühungen und Verbrennungen – 695

21.2 Ertrinkungsunfälle – 696

21.3 Vergiftungen – 696

21.4 Verätzungen – 698

21.1 · Thermische Schäden – Verbrühungen und Verbrennungen

> In den Industrieländern sterben Kinder jenseits des Säuglingsalters zu häufig durch Unfälle im Verkehr und in ihrer häuslichen Umgebung. Die zunehmende Zahl von Vergiftungen steht im Zusammenhang mit dem Verbrauch von Chemikalien und Medikamenten. Viele dieser Ereignisse wären vermeidbar, wenn von Eltern und Aufsichtspersonen die psychomotorischen Fähigkeiten des Kindes richtig eingeschätzt würden, eine kindgerechte Verkehrserziehung erfolgte, ausreichende Spielflächen geschaffen und gefährliche Substanzen unzugänglich und gekennzeichnet aufbewahrt würden.

In der Bundesrepublik Deutschland sterben etwa 1000 Kinder jenseits des Säuglingsalters pro Jahr. In der Todesursachenstatistik entfällt knapp die Hälfte aller Todesfälle auf Unfälle und deren unmittelbare Folgen, darunter sind Säuglinge in 2–3 %, Kleinkinder zu etwa 30 % und Schulkinder bis zu 50 % betroffen. Auf jeden tödlichen Unfall ist darüber hinaus mit 10–20 schwer verletzten Kindern zu rechnen.

Das Spektrum der **Unfallursachen** ist alterstypisch. Im Säuglingsalter ereignen sich etwa 80 % der Unfälle im **häuslichen Bereich.** Stürze von der Wickelkommode, aus dem Hochstuhl oder der Tragetasche, sowie vom Arm der Mutter sind häufige Ursachen. Diese führen infolge noch unkoordinierter Abwehrbewegungen zum Aufschlag des Kopfes und zur Schädel-Hirn-Verletzung. Sog. »Gehfrei-Gestelle« bergen ebenso Gefahren wie an Bändern lose fixierte einseitig befestigte Gurte, durch die sich ein Säugling erdrosseln kann.

Ältere Säuglinge und Kleinkinder sind durch **Fremdkörperaspiration** gefährdet (z.B. ungeeignete Spielzeuge, Kleinteile jeder Art). Erdnusskerne können zur Verlegung von Bronchien mit sofortigem heftigen Husten führen. Wird die Ursache des Hustens nicht erkannt, können Atelektase, Ventilstenose oder entzündliche Prozesse die Folge sein (▶ s. S. 417, 437). Kleine Kugeln oder Kleinteile, die sich vom Spielzeug lösen, können zum Ersticken führen, wenn sie in Kehlkopf oder Luftröhre steckenbleiben.

Mit der Fähigkeit zu laufen und sich damit unbemerkt aus der Aufsicht zu entfernen, steigt für das Kleinkind die Gefahr von Verletzungen oder Stürzen. Engt die Mutter den Spielplatz auf ihren Arbeitsbereich ein, so werden besonders häufig **Verbrühungsverletzungen** (Heran- bzw. Herunterziehen von kochenden oder siedenden Flüssigkeiten), **Verbrennungen** durch Kochplatten oder offene Flammen, aber auch **Ingestionen** von Spül- und Reinigungsmitteln beobachtet.

Im Vorschul- und Schulalter stehen **Unfälle im Straßenverkehr** im Vordergrund, vor allem auf dem Schulweg in der Mittagszeit und am späten Nachmittag bei nachlassender Aufmerksamkeit. Etwa $^2/_3$ aller verletzten Kinder sind Knaben. Je nach Schwere der Gewalteinwirkung muss mit Mehrfachverletzungen gerechnet werden. Am häufigsten sind auch hierbei Schädelhirntraumen (bis zu 45 %), kombiniert mit Extremitätenverletzungen (bis zu 35 %). Bei stumpfen Bauchtraumen (6–8 %) sind Nieren (30 %) und Milz (25 %), seltener Magen-Darm-Trakt, Leber und Pankreas betroffen.

21.1 Thermische Schäden – Verbrühungen und Verbrennungen

Hitzeschäden können Säuglinge bereits durch unsachgemäße Lagerung auf oder neben Wärmespendern erleiden. Bei Kleinkindern stehen die Verbrühungen im Vordergrund, aber auch Kontakte mit ungeschützten Heizgeräten oder mit offenem Feuer (Grill) sind Gefahrenquellen. Ältere Kinder erleiden beim »Zündeln« oder durch unsachgemäße Handhabung von Feuerzeugen nicht selten durch leicht entflammbare Kleidung schwere Verbrennungen.

Krankheitsverlauf und Prognose sind abhängig von der Ausdehnung, vom Schweregrad der absoluten Temperaturhöhe und der Dauer der Einwirkung. Zur Abschätzung der Ausdehnung kann orientierend die sog. »**Neunerregel**« herangezogen werden (◘ Abb. 21.1).

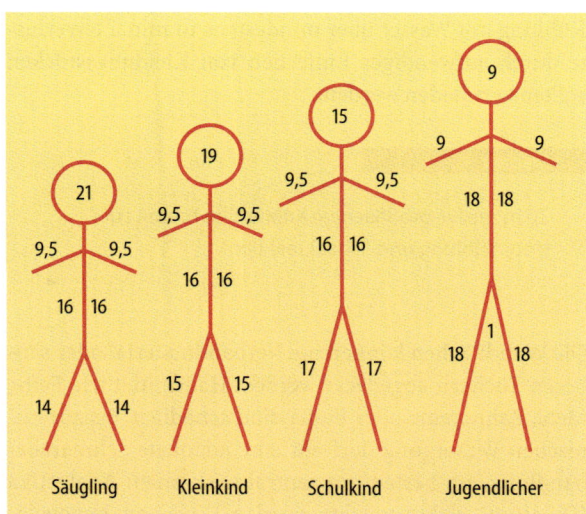

◘ Abb. 21.1. **Sogenannte »Neunerregel«** zur Schätzung des prozentualen Anteils thermischer Hautschäden

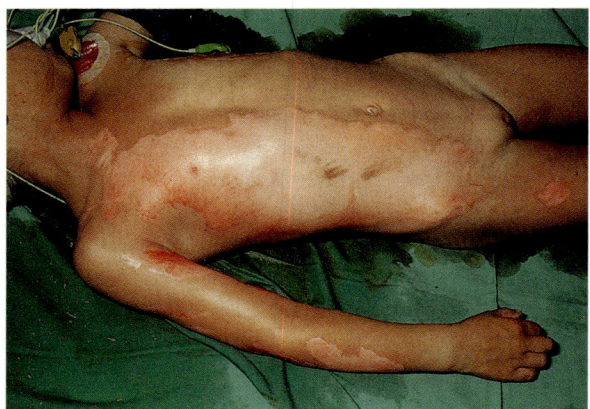

◘ Abb. 21.2. **Verbrühungen II. Grades** nach Abtragung der Hautblasen

Für den Schweregrad gilt folgende Einteilung:
I. Epidermale Verbrennung (Verbrühung) → Erythem
II a. Oberflächliche dermale Verbrennung (Verbrühung) → Blasenbildung (◘ Abb. 21.2)
II b. Tiefe dermale Verbrennung (Verbrühung) → Nekrose von Hautschichten unter Einschluss der Hautanhangsdrüsen (dadurch Reepithelisierung nicht mehr möglich)
III. Vollständige dermale Verbrennung → Koagulationsnekrose (Verkohlungen)

Bei **Verbrühungen** können Säuglinge und Kleinkinder bereits Schocksymptome entwickeln, wenn 5–10 % der Körperoberfläche betroffen sind, jenseits von 30 % besteht Lebensgefahr.

Zu den **Sofortmaßnahmen am Unfallort** zählt eine Kühlung mit Wasser über mindestens 10 min. Zeitverluste durch aufwendiges Entfernen von Kleidungsstücken sollten vermieden werden.

> **Merke**
>
> Zu intensive großflächige Kühlungen führen zur Unterkühlung und Schockreaktion!

Die Wundflächen können mit Verbandmaterial oder sauberen Tüchern abgedeckt werden. Hausmittel wie Fette, Mehl, Zahncreme oder Puder sind schädlich. Bis zur klinischen Versorgung darf auf eine adäquate Schmerzbehandlung, am besten mit zentral wirksamen Analgetika (Opiattyp), nicht verzichtet werden. Um einem hypovolämischen Schock vorzubeugen, muss frühzeitig eine intravenöse Flüssigkeitszufuhr (Humanplasma und Elektrolyte) erfolgen, da nach 1–2 h der Plasmaverlust sein Maximum erreicht. Die Versorgung unter klinischen Bedingungen besteht in einer bilanzierten Infusionstherapie und chirurgischen Nekroseentfernung. Je nach Schweregrad kann eine lokale, offene oder geschlossene Wundbehandlung erfolgen, eine plastische Deckung muss spezialisierten Zentren vorbehalten bleiben.

21.2 Ertrinkungsunfälle

Ertrinkungsunfälle erleiden Säuglinge und Kleinkinder oft in der häuslichen Umgebung (Badewanne, Zierteiche, Schwimmbecken, sog. Kinderbecken). Der Tod tritt im Regelfall durch Ersticken ein. Eine **Reflexasystolie** ist durch Kälteschock möglich. Lange Sonnenbäder und reichliche Mahlzeiten gelten dabei als Risikofaktoren.

Die **Wiederbelebungsmaßnahmen** bestehen in:
- Freimachen und Freihalten der Atemwege in Kopftieflage,
- bei fehlender Spontanatmung Atemspende (Mund-zu-Mund-, Mund-zu-Nase-Beatmung),
- Hochlagern der Beine,
- Herzmassage bei fehlendem Puls (am besten an der Halsschlagader tastbar),
- sofortige intensivmedizinische Notfallversorgung (Notarzt).

Die zunehmende Hypoxie kann nach 3–5 Minuten zu irreversiblen ZNS-Schädigungen führen. Es wurden aber auch folgenlose Überlebenszeiten bei Asphyxien von 10–30 Minuten beobachtet, wenn die erniedrigte Wassertemperatur eine akute Hypothermie induzierte.

21.3 Vergiftungen

Die zunehmende Zahl akzidenteller Vergiftungen im Kindesalter steht im Zusammenhang mit dem Anstieg des Verbrauchs von Haushaltschemikalien und Medikamenten. Die Gifte werden dabei im engeren Wohnbereich wie der Küche (Chemikalien), dem Schlafzimmer (Medikamente), Garten oder Hof (Pflanzenschutzmittel, Gifte pflanzlichen Ursprungs), von Kindern zwischen dem 2. und 5. Lebensjahr, darunter vorwiegend Knaben, bevorzugt oral aufgenommen. Bei Schulkindern und Jugendlichen muss mit Alkohol- und Drogen-

21.3 · Vergiftungen

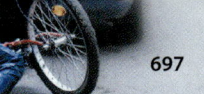

> **Tabelle 21.1.** Auswahl einiger Beratungsstellen für kindliche Vergiftungsunfälle

14050 Berlin, Deutschland
Beratungsstelle für Vergiftungserscheinungen und Embryonaltoxikologie
Berliner Betrieb für zentrale gesundheitliche Aufgaben
Spandauer Damm 130
Tel.: (0 30) 1 92 40
Tel.: (0 30) 30 68 67 21
e-mail: www.giftnotruf.de

81675 München, Deutschland
Giftnotruf München, Tox. Abt. d. II. Med. Klinik
Ismaninger Str. 22
Tel.: (0 89) 1 92 40
Fax: (0 89) 41 40 24 67
e-mail: tox@lrz.tum.de

1090 Wien, Österreich
Vergiftungsinformationszentrale
Österr. Bundesinstitut für Gesundheitswesen
Währinger Gürtel 1–20
Tel.: (01) 4 06 43 43
Fax: (01) 4 04 00 42 25
e-mail: viz@akh-wien.ac.at

8006 Zürich, Schweiz
Toxikologisches Informationszentrum
Freie Str. 16
Tel.: (01) 2 51 51 51
Tel.: (01) 2 52 88 33
e-mail: info@toxi.ch

dungshilfen zu liefern. Jede Vergiftung, auch ein Verdacht, verlangt als klinischer Notfall unverzügliches Handeln. Die Sorgfalt der Anamnese (wie alt, wieviel, wann, Symptome) mit Ausschöpfung und Sicherstellung aller Spuren ist für die Qualität der Beratung entscheidend.

Dabei ist zu beachten, dass anamnestische Angaben vielfach unpräzise und unvollständig sind. Alle Informationen (Telefonate, Gespräche) sollten sofort dokumentiert werden.

Das vorrangige Behandlungsziel ist die **primäre Giftentfernung.** Wenn eine sofortige klinische Behandlung nicht oder nur mit erheblicher Zeitverzögerung möglich ist, kann nach oraler Giftaufnahme den Eltern empfohlen werden, das Kind reichlich Wasser oder Fruchtsaft (auf keinen Fall Milch, keine Salzlösung!) trinken zu lassen, und es anschließend zum Erbrechen zu bringen. Dies darf niemals bei ätzenden oder schäumenden Substanzen, bei Lösungsmitteln, Bewusstseinsstörung oder Krampfbereitschaft des Kindes erfolgen. Nach Hautkontaminationen ist die Bekleidung zu entfernen und die Haut mit reichlich Wasser (Brause im Bad) abzuspülen.

Unter **klinischen Bedingungen** kann Erbrechen durch die Gabe von Ipecacsirup (begrenzt haltbar) induziert werden:
— Sirup Ipecacuanhae (USP XIV) Rad. ipecac. pulv. 7,0
— Glycerini 10,0
— Sirup ad 100,0

Kinder bis zu 2 Jahren erhalten 10–15 ml, ältere 15–30 ml.

Ohne die zusätzliche Gabe von 100–200 ml Flüssigkeit ist Erbrechen nicht zu erwarten, das bei 95 % der Patienten innerhalb von 20–30 min eintritt. Ist diese Maßnahme ohne Erfolg, muss eine Magenspülung durchgeführt werden. Nach vorausgegangener Gabe von Atropin 0,01 mg/kg KG subkutan wird in Bauchlage mit zur Seite gedrehtem Kopf der Magenschlauch eingeführt und mit 5–15 ml 0,9 %iger lauwarmer NaCl-Lösung/kg KG wiederholt gespült. Zu ausgedehnte Spülungen können zur Wasserintoxikation führen. Am Ende der Spülung kann eine Aufschwemmung mit Medizinalkohle (1 g/kg KG) und Natriumsulfat (5 g/kg KG) instilliert werden. Die Effektivität dieser Maßnahmen ist in der Literatur umstritten. Dies gilt insbesondere für den Zusatz von Natriumsulfat. Je nach Gift und klinischem Verlauf ist eine Antidottherapie nötig. Außer physikalisch wirksamen Prinzipien, wie der Gabe von Aktivkohle, können chemisch wirksame Substanzen, wie Chelatbildner, aber auch pharmakologisch wirksame Antagonisten einge-

missbrauch, aber auch Vergiftungen in suizidaler Absicht gerechnet werden, dabei überwiegt das weibliche Geschlecht (3:1). Von Nahrungsmittel- und Pilzvergiftungen werden nicht selten Gruppen oder ganze Familien betroffen.

Aus einer Analyse von 30 000 Vergiftungsfällen in den Jahren zwischen 1975 bis 1978 geht hervor, dass 31 Kinder durch die primäre Gifteinwirkung verstarben, 5 weitere Kinder kamen durch falsche therapeutische Maßnahmen »Übertherapie« ad exitum (Überwässerung durch forcierte Diurese, hyperosmolares Koma durch Glukoselösung, Natriumintoxikation durch hochprozentige Kochsalzlösung als Emetikum).

■■■ **Behandlungsprinzipien.** Beratungsstellen (> Tabelle 21.1) sind meistens in der Lage, aufgrund der Zusammensetzung der toxisch wirksamen Substanzen und der zu erwartenden Dosis-Wirkungs-Relation, Entschei-

setzt werden. **Zusätzliche symptomatische Maßnahmen** müssen bei Atem- und Herz-Kreislauf-Störungen, Schockzuständen, Herzrhythmusstörungen, Azidose oder Alkalose durchgeführt werden. Für die sekundäre Giftentfernung stehen verschiedene Verfahren zur Verfügung, darunter die forcierte osmotische Diurese, Hämodialyse, Hämoperfusion, Hyperventilation (halogenierte Kohlenwasserstoffe) und Plasmapherese.

21.4 Verätzungen

Kleinkinder sind bevorzugt von Verätzungsverletzungen durch Säuren und Laugen betroffen. Eine Vielzahl von Gefahrenstoffen im Haushalt (Geschirrspüler, Entkalker, WC-Reiniger, Desinfektionsmittel), im Hobby- und Werkraum (organische Säuren, Laugen, Abbeizmittel), im Baubereich und in der Landwirtschaft (Kalk, Zement, Maschinenreiniger, Algenvernichter und andere) sind dafür verantwortlich.

Sofortmaßnahmen: Am Unfallort sind bei Hautkontakt die Entfernung der Kleider und die Benetzung der Haut mit reichlich fließendem Wasser (Dusche) notwendig.

Bei Verätzungen im Bereich der Augen muss intensiv und anhaltend (mindestens 10 Minuten) mit Wasser unter Offenhalten der Lider gespült werden.

Bei oraler Aufnahme ätzender Substanzen sollte sofort reichlich Flüssigkeit (kohlensäurefrei) verabreicht werden, da Säuren und Laugen sehr schnell die Schleimhaut schädigen.

> **Merke**
>
> Kein Erbrechen auslösen, keine Magenspülung. Fehlende Ätzspuren in der Mundhöhle schließen Verätzungen weiter distal nicht aus.

Weitere Maßnahmen in Praxis und Klinik sind die Schmerzbehandlung, kreislaufunterstützende Maßnahmen und die Gabe von Steroiden i. v. Eine Oesophagoskopie sollte nach 12–24 Stunden durchgeführt werden.

Verätzungen I. Grades (nicht flächenhafte Rötung, leichtes Ödem und etwas Fibrin) bedürfen keiner weiteren Behandlung und Kontrolle. Bei Verätzungen höheren Grades wird die Gabe von Steroiden bis zur endoskopisch kontrollierten Abheilung empfohlen. Zusätzlich kann eine antibiotische Behandlung notwendig werden, um bei infizierten Ulzera der Gefahr einer Mediastinitis vorzubeugen. Bei schwereren Verätzungen des Ösophagus ist eine parenterale Ernährung notwendig. Zur Abschätzung der Spätfolgen sind Röntgenkontrastuntersuchungen frühestens nach 3 bis 4 Wochen sinnvoll.

■■■ **Prävention.** Viele kindliche Unfälle und Intoxikationen wären vermeidbar, wenn die Aufsichtspflicht in Kenntnis der motorischen und intellektuellen Fähigkeiten der verschiedenen Entwicklungsstufen ausgeübt würde, eine frühe Verkehrserziehung erfolgte, ausreichende Kinderspielbereiche geschaffen würden, gefährliche Chemikalien in gekennzeichneter Originalverpackung völlig unzugänglich aufbewahrt und Haushaltsmittel sowie Arzneimittel originalverpackt, versehen mit kindgesicherten Öffnungsmechanismen, an einem sicheren Ort aufbewahrt würden.

Für die nachwachsende Elterngeneration ist eine ständige Aufklärung erforderlich. Kindergärten, Schulen und Medien sollten sich daran beteiligen. Eine Aufklärung beim Arztbesuch und die Verteilung von Merkblättern an Eltern hat sich als hilfreich erwiesen, so zum Beispiel anlässlich der U6, die zu 90 % wahrgenommen wird.

> **Kernaussagen**
>
> - Knapp die Hälfte aller Todesfälle bei Kindern jenseits des Säuglingsalters werden durch Unfälle im Verkehr und in der häuslichen Umgebung verursacht. Präventionsmaßnahmen mit Information der Eltern und altersgerechter Schulung sowie Vorbeugung von Gefahrenquellen (z. B. Verkehrslenkung in Wohn- und Spielbereichen, kindersichere Verpackungen von Medikamenten und Chemikalien) sind deshalb von Bedeutung.
> - Bei Verbrennungen und Verbrühungen wird als Sofortmaßnahme durch fließendes Wasser über mind. 10 Min. gekühlt, bei großflächiger Verbrennung wird frühzeitig eine intravenöse Flüssigkeits- und Elektrolytzufuhr begonnen.
> - Bei Vergiftungen mit oral aufgenommenen Substanzen wird eine primäre Giftentfernung (Erbrechen mit Sirup Ipecacuanhae oder Magenspülung) angestrebt, die aber nicht bei ätzenden oder schäumenden Substanzen, Lösungsmitteln, kindlicher Bewusstseinstrübung oder Krampfbereitschaft vorgenommen werden darf. Die durchzu-

21.4 · Verätzungen

> - führenden spezifischen Maßnahmen bei einer kindlichen Vergiftung sollen im Einzelfall mit den Beratungsstellen für Vergiftungen telefonisch abgesprochen werden.
> - Bei Verätzungen der Haut mit starken Säuren und Laugen wird sofort die Kleidung entfernt und mit reichlich fließendem Wasser gespült, bei einer Ingestion schließen fehlende Ätzspuren in der Mundhöhle eine weiter distal gelegene Verätzung nicht aus.

Fallbeispiel 21.1

Der 2½ Jahre alte Junge spielt in der Küche unter Aufsicht der Mutter. Als diese sich kurz abwendet, zieht das Kind an der Tischdecke, und das siedende Wasser des Elektrokochers ergießt sich über das Kind.

Reaktion der Mutter: Sie versucht das heftig schreiende Kind zu beruhigen und sucht im Apothekenschrank nach Verbandsmull und »Brandsalbe«. Danach entfernt sie die Kleidung des sich heftig wehrenden Kindes und ruft den Notarzt.

Befund. Verbrühung 12% I. und II. Grades (teilweise Stadium II b).

Therapie. Der Notarzt verabreicht zunächst ein Morphinderivat zur Schmerzbekämpfung und legt eine Infusion an (maximaler Plasmaverlust 1–2 Stunden nach Verbrühung). In der Klinik: Abtragen der entstandenen Blasen (s. Abb. 21.2), Anlegung eines sterilen Salbenverbandes (z. B. Flammazine), Infusionsbehandlung mit Kontrolle der Ein- und Ausfuhr und später plastische Deckung der tiefen Verbrühungsareale und Anlegen von Druckverbänden zur Vermeidung von Narbenbildung. Gesamtbehandlungsdauer 3–4 Monate.

Fazit. Das Ausmaß der Verbrühung hätte vermindert werden können, wenn initial vor Entfernung der Bekleidung eine sofortige effektive Kühlung durch Eintauchen oder Übergießen mit Leitungswasser über mehrere Minuten erfolgt wäre (Cave! Unterkühlung von Kleinkindern).

Fallbeispiel 21.2

Das 3jährige Mädchen erhält während des Fernsehens von seinem Bruder einige Erdnüsse. Kurz darauf hustet es sehr heftig und bekommt dabei einen hochroten Kopf. Anschließend ist es zunächst unauffällig. Beim Zubettgehen fällt der Mutter intervallartiger Husten auf, der auch über Nacht anhält. Ein Kinderarzt äußert bei fehlenden Infektzeichen und diskret differentem Atemgeräusch im Rechts-Linksvergleich den Verdacht auf eine Fremdkörperaspiration.

Diagnostik. Röntgen-Thorax in In- und Exspiration: Verdacht auf Ventilstenose, verursacht durch Fremdkörperaspiration (s. Abb. 13.27, S. 437)

Therapie. Bronchoskopische Entfernung von Erdnussstücken, antibiotische Therapie zur Verhinderung einer Aspirationspneumonie.

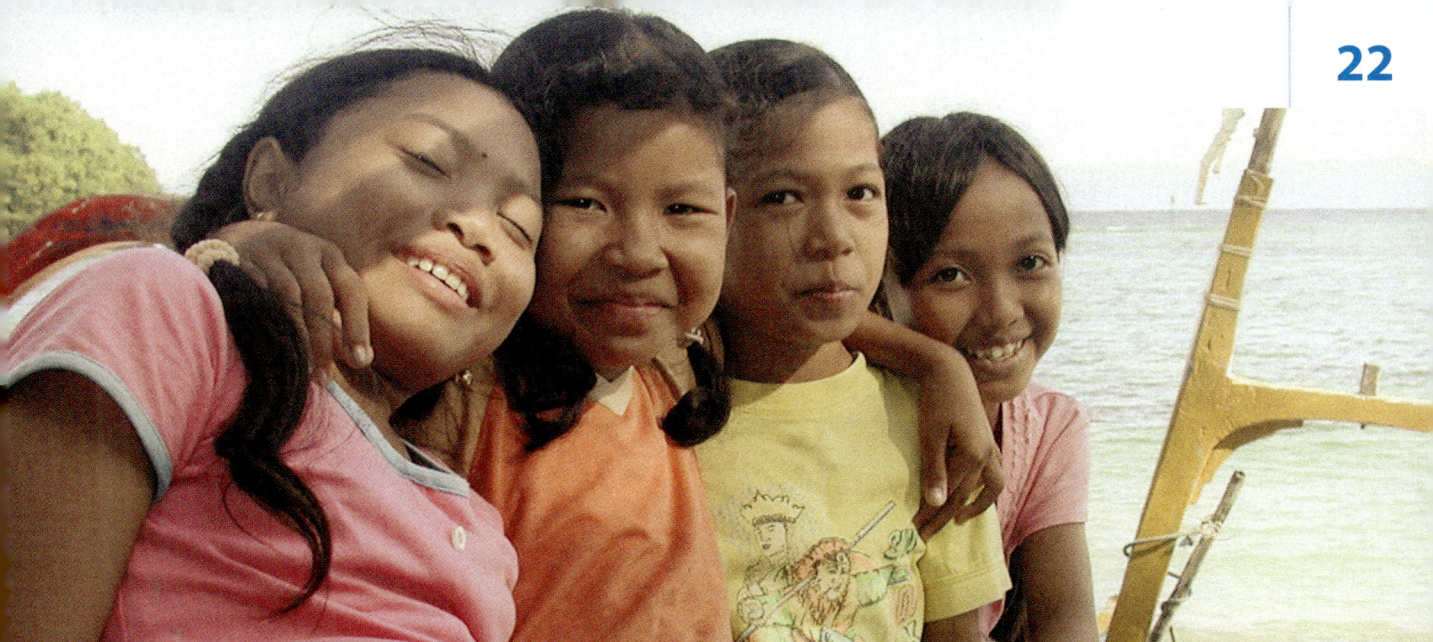

22 Krankheiten von Kindern in der Dritten Welt

M. Leichsenring

Die Kinderheilkunde und Jugendmedizin in den Ländern der sogenannten Dritten Welt ist durch eine hohe Morbidität und Mortalität belastet. Neben tropischen Infektionen sind Kinder in diesen Ländern vor allem durch ungünstige sozioökonomische Verhältnisse, schlechte sanitäre Bedingungen, ungenügende Nahrungsmenge- und qualität sowie durch einen unzureichenden Zugang zu Gesundheitsdiensten gefährdet.

22 Krankheiten von Kindern in Ländern der Dritten Welt (Übersicht)

22.1 Medizinische Versorgung von Kindern in der Dritten Welt – 703

22.2 Mangelernährung – 703

22.3 Malaria – 705

22.4 Weitere Tropenkrankheiten – 706

22.5 HIV-Infektionen – 706

22.2 · Mangelernährung

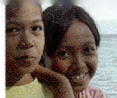

> Die Situation von Kindern in der Dritten Welt ist gekennzeichnet durch hohe Morbidität und Mortalität. Obwohl das Spektrum der auftretenden Erkrankungen regional sehr verschieden sein kann, sind es meist nur wenige Krankheiten, die für die Gesundheit der Kinder von besonderer Bedeutung sind. Dazu gehört von den klassischen »Tropenkrankheiten« lediglich die Malaria. Wichtiger aber sind Erkrankungen wie
> - Durchfallserkrankungen
> - Atemwegserkrankungen und
> - Mangelernährung

Hinzu kommen Krankheiten, die früher auch in Industrieländern häufig waren, heute aber fast nur noch in Ländern der Dritten Welt eine größere Rolle spielen. Dazu gehören z. B. Tetanus, Poliomyelitis, Tuberkulose oder Diphtherie. Andere Infektionserkrankungen, z. B. Masern, haben einen schwereren Verlauf und eine deutlich höhere Letalität als in Industrieländern. Besteht gleichzeitig ein latenter Vitamin A-Mangel kann, die Maserninfektion zur raschen Erblindung der betroffenen Kinder führen.

22.1 Medizinische Versorgung von Kindern in der Dritten Welt

Es sind nicht so sehr die klimatischen Bedingungen, die zu der hohen Morbidität und Mortalität in Ländern der Dritten Welt führen, vielmehr sind es die dort vorherrschenden sozioökonomischen Verhältnisse, schlechte sanitäre Bedingungen und unzureichender Zugang zu Gesundheitsdiensten, die die Ausbreitung von Erkrankungen begünstigen.

> **Merke**
>
> Die klassische »Tropenmedizin« hat sich erweitert zu einer »Medizin der Armut«, die mehr als nur die Beschäftigung mit tropischen Infektionskrankheiten beinhaltet, und mit der versucht wird, trotz eingeschränkter finanzieller Ressourcen in der Dritten Welt, eine möglichst effiziente medizinische Versorgung zu gewährleisten.

Das Alma-Ata-Programm der Weltgesundheitsorganisation soll der Verbesserung der Gesundheit in der Dritten Welt dienen. Wesentliche Punkte des Programms sind:

- Förderung einer angemessenen Ernährung
- Bereitstellung von Wasser- und Sanitärversorgung
- Vorsorgeprogramme
- Impfprogramme

Zur Umsetzung dieser Ziele wurde versucht, ein Netz von Gesundheitsdiensten für Kinder (»under-five-clinics«) aufzubauen, deren wesentliche Aufgaben die Gesundheitsberatung, Durchführung von Impfungen und die Behandlung von häufig vorkommenden Erkrankungen sind.

Die Gesundheitspolitik in Ländern der Dritten Welt hat sich in den letzten Jahrzehnten immer wieder drastisch geändert. Während in den 60er Jahren der Schwerpunkt auf zentralisierter kurativer Versorgung lag, setzte sich in den 70er und 80er Jahren ein sehr stark präventiv orientierter Ansatz (»primary health care«) durch. Es hat sich jedoch gezeigt, dass nur die Verbindung von Prävention mit suffizienten kurativen Angeboten von der betroffenen Bevölkerung akzeptiert wird und zu einer nennenswerten Verbesserung der Gesundheitssituation in Ländern der Dritten Welt führt.

22.2 Mangelernährung

Von Mangelernährung spricht man, wenn ein Kind ein zu geringes Körpergewicht hat. Dieser Zustand muss aber nicht notwendigerweise durch zu geringe Nahrungszufuhr hervorgerufen sein. Er kann auch bedingt sein durch unzureichende gastrointestinale Resorption, oder erhöhten Katabolismus z. B. bei chronischen Erkrankungen wie Tuberkulose oder HIV-Infektion (▶ s. S. 131).

Im Zusammenspiel von Mangelernährung und Infektion spielen Durchfalls- und Atemwegserkrankungen die wohl wichtigste Rolle. Rezidivierende Durchfallserkrankungen führen zu einer verminderten Nährstoffaufnahme bei gleichzeitig erhöhtem Nährstoffbedarf. Während Kinder in Industrieländern die daraus resultierenden Defizite der körperlichen Entwicklung im Anschluss an die Erkrankung in der Regel wieder aufholen können, besteht diese Möglichkeit für Kinder in der Dritten Welt aufgrund eines qualitativ und quantitativ eingeschränkten Nahrungsangebotes meist nicht, es resultiert ein Gewichts- und auch Wachstumsdefizit, das mit jeder Episode einer Infektionskrankheit größer wird.

Der Begriff Mangelernährung beschreibt ein Defizit, das sowohl die Quantität als auch die Qualität der Nahrungszufuhr betrifft; man spricht allgemein von Protein-

Tabelle 22.1. Gomez-Klassifikation.
Das Gewicht des Kindes wird in Prozent vom Median des altersentsprechenden Vergleichskollektivs angegeben

% Gewicht/Alter	Ernährungsstatus
110–90	normal
89–75	Unterernährung Grad I – mild
74–60	Unterernährung Grad II – mäßig
< 60	Unterernährung Grad III – schwer

Tabelle 22.2. Gewichts-Längen-Relation
in Prozent vom Median des altersentsprechenden Vergleichskollektivs und Ernährungsstatus

% Gewicht/Länge	Ernährungsstatus
> 90	normal
90–80	Unterernährung Grad I – leicht
80–70	Unterernährung Grad II – mäßig
< 70	Unterernährung Grad III – schwer

Energie-Malnutrition (PEM). Ein Beispiel für mangelnde Zufuhr eines einzelnen Nährstoffes ist der **Vitamin A-Mangel,** der in vielen Regionen die Hauptursache erworbener Blindheit ist.

Verschiedene Klassifikationssysteme werden herangezogen, um zu erkennen und zu definieren, wann ein Kind »mangelernährt« ist. Alle beruhen auf dem Prinzip, anthropometrische Messungen (Größe, Gewicht oder Oberarmumfang), bezogen auf Alter und Geschlecht, mit einem Referenzkollektiv gesunder Kinder gleichen Alters und Geschlechtes zu vergleichen.

Die einfachste und häufig gebrauchte Klassifikation ist die sog. **Gomez-Klassifikation** (s. Tabelle 22.1). Sie hat den Nachteil, dass kleingewachsene Kinder auch dann als mangelernährt klassifiziert werden, wenn ihr Gewicht für die Größe ausreichend ist. Da ein hoher Prozentsatz von Kindern in Ländern der Dritten Welt vergleichsweise klein gewachsen ist, hat der Gebrauch dieser Klassifikation in vielen Studien zu einer deutlichen Überschätzung der Prävalenz von Mangelernährung geführt.

Die altersunabhängige Gewichts-Längen-Relation und die Größe der Kinder wird für die sog. **Waterlow-Klassifikation** herangezogen. Ein Wachstumsrückstand (engl. stunting) wird dabei als Zeichen einer chronischen PEM interpretiert. Vor dem Hintergrund der vielschichtigen Einflüsse von genetischer Disposition, Ernährung und Infektionen auf das Wachstum von Kindern sollte aber eine solche vereinfachende Gleichsetzung von Wachstumsrückstand und chronischer Mangelernährung vermieden werden.

Ein Defizit des Gewichts in Relation zur Größe (engl. wasting) ist der beste Indikator einer akuten PEM (siehe Tabelle 22.2).

Eine schwere akute Malnutrition liegt meist bei einer Gewichts-Längen-Relation vor, die weniger als 70 % des Normalwertes beträgt. Sie kann sich in sehr verschiedenen klinischen Krankheitsbildern äußern. Der Marasmus ist gekennzeichnet durch ein schweres Gewichtsdefizit mit fehlendem Unterhautfettgewebe und Muskelatrophie (Abb. 22.1).

Treten zusätzlich Ödeme auf, so spricht man von ödematösem Marasmus oder auch **marasmischem Kwashiorkor**. Bei dem 1933 zum ersten Male von C. D. Williams beschriebenen **Kwashiorkor-Syndrom** finden sich neben Untergewichtigkeit und Ödemen auch andere Symptome wie Hautläsionen, neurologische Auffälligkeiten, Haarausfall und Leberverfettung (Abb. 22.2). Während früher der Marasmus als Ausdruck einer mangelnden kalorischen Versorgung bei ausreichender Proteinzufuhr galt, und Kwashiorkor allein als Folge einer mangelnden Proteinzufuhr gesehen wurde, hat sich in neueren Untersuchungen gezeigt, dass darüber hinaus wahrscheinlich noch weitere Faktoren die unterschiedliche Pathogenese der beiden Formen der PEM bedingen.

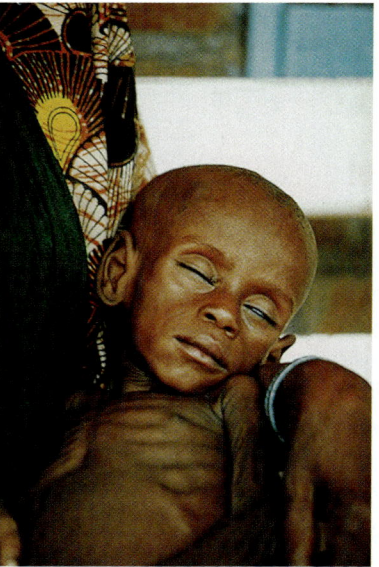

Abb. 22.1. Nigerianisches Kind mit schwerer akuter Protein-Energie-Malnutrition (Marasmus)

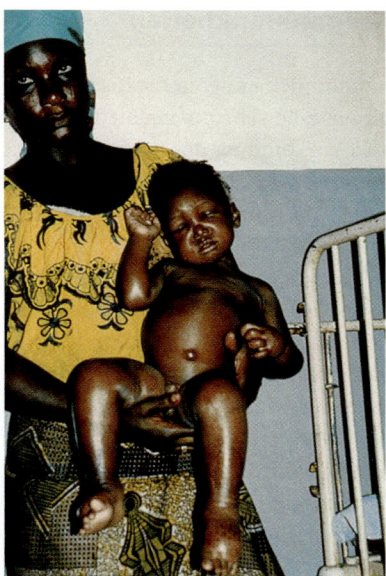

◘ Abb. 22.2. **Vollbild des Kwashiorkor-Syndroms** mit generalisierten Ödemen, Hautveränderungen und reduziertem Allgemeinzustand (Foto: Dr. Katja Becker)

Da die schwere akute PEM fast immer mit Diarrhö einhergeht, ist zunächst meist eine vorsichtige Rehydratation der betroffenen Kinder notwendig. Sie sollte, ebenso wie die daran anschließende diätetische Therapie, möglichst oral erfolgen, wobei vorzugsweise kleine Portionen mittels Magensonde gegeben werden. Die für die Therapie der PEM notwendige Realimentationskost kann aus Milchpulver, Zucker, Öl und Elektrolytzusätzen zubereitet werden. In der 1. Phase orientiert sich dabei die Protein- und Kalorienzufuhr an der unteren Grenze des altersentsprechenden Bedarfs, um eine langsame Adaptation des Metabolismus zu ermöglichen. Ein zu hohes Angebot an Proteinen und Kalorien führt zu plötzlichen Todesfällen und einer insgesamt erhöhten Letalität. Erst nach einigen Tagen, wenn sich der Stoffwechsel an diese Zufuhr adaptiert hat und die Kinder eine klinische Besserung (z. B. Abnahme der Ödeme) zeigen, wird eine hochkalorische und proteinreiche Diät gegeben, die ein Aufholen des Gewichtsdefizites erlaubt (pro 1 g Gewichtszunahme sind ca. 5–6 kcal zusätzlich notwendig). In dieser 2. Phase der Realimentation wird dann auf eine ad libitum-Zufuhr übergegangen. Unbedingt notwendig ist in beiden Phasen der Therapie eine Substitution von Kalium (3–5 mmol/kg/Tag), Magnesium (0,5 mmol/kg/Tag) und Zink (Zinkacetat 2 mg/kg/Tag) sowie unter Umständen Vitamin A (100 000 E i. m. bei Therapiebeginn).

Da bei schwerer Malnutrition fast immer begleitend bakterielle Infektionen bestehen, sollte zusätzlich auch eine antibiotische Therapie durchgeführt werden. Hier haben sich Kombinationen von Penizillinpräparaten, Gentamicin und Metronidazol bewährt.

> **Merke**
>
> Die rasche Realimentation eines schwer unterernährten Kindes mit einer hochkalorischen und proteinreichen Nahrung ist kontraindiziert!

22.3 Malaria

Klinisch bedeutsam sind drei Formen der Malaria:

Malaria tropica   (Erreger: Plasmodium falciparum)
Malaria tertiana (Erreger: Plasmodium vivax, Plasmodium ovale)
Malaria quartana (Erreger: Plasmodium malariae)

Die typischen Symptome der unkomplizierten Malaria im Kindesalter sind Fieber, Anämie, Kopfschmerzen und gastrointestinale Symptome (Durchfall). In komplizierten Fällen, die bei der Malaria tertiana nur sehr selten auftreten, bei der Malaria tropica (◘ s. Abb. 22.3) im Kindesalter jedoch häufig sind, treten neurologische Symptome (Apathie, Koma, Krampfanfälle), Einschränkungen der Nierenfunktion, Hypoglykämien mit metabolischer Azidose oder schwere Kreislaufdepression auf. Die Akutsymptomatik der Malaria quartana ist weniger schwer,

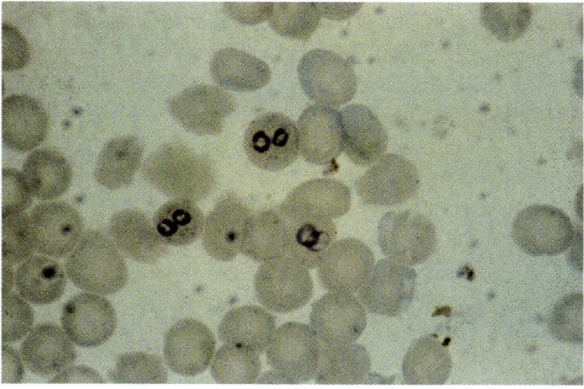

◘ Abb. 22.3. **Erythrozytäre Ringformen von Plasmodium falciparum** im peripheren Blutausstrich bei Malaria tropica

jedoch kann es hier im Verlauf zur Entwicklung eines nephrotischen Syndroms kommen.

> **Merke**
>
> Die Malaria tropica ist bei Kindern immer als akut lebensbedrohliche Erkrankung anzusehen!

Bei rezidivierenden Malariainfektionen wird erst im Laufe von Jahren eine gewisse Immunität aufgebaut, die dann vor einem schweren Verlauf der Erkrankung schützt (Semi-Immunität). Daher sind in endemischen Malaria-Gebieten in hohem Maße Kleinkinder gefährdet, in nicht-endemischen Gebieten dagegen auch ältere Kinder. Eine besondere Gefährdung besteht für Kinder, die aus Europa in entsprechende Gebiete reisen.

Zur Vermeidung einer Malariainfektion ist sowohl der Schutz vor dem Stich von infizierten Moskitos (Expositionsprophylaxe), z. B. durch den Gebrauch von Moskitonetzen, als auch eine Chemoprophylaxe wichtig. Basismedikament in der medikamentösen Prophylaxe und der Therapie der Malaria ist Chloroquin. Chloroquin ist wirksam bei Malaria tertiana und quartana. Da die Erreger der Malaria tropica jedoch in vielen Regionen der Tropen Resistenzen gegen Chloroquin entwickelt haben, wird bei Reisen in diese Gegenden zur Prophylaxe und ggf. Therapie zur Zeit Mefloquin empfohlen. Die Therapie der komplizierten Malaria erfolgt mit Chinin.

Die Malaria kann noch Monate, in manchen Fällen sogar Jahre, nach Rückkehr aus einem Endemiegebiet auftreten und, besonders bei Semi-Immunen, in ihrer Symptomatik ganz uncharakteristisch verlaufen. Auch eine sorgsam durchgeführte Chemoprophylaxe bietet keinen hundertprozentigen Schutz vor Malaria. Jedes Jahr sterben in Deutschland Tropenrückkehrer, weil nicht rechtzeitig an eine Malaria gedacht wurde.

> **Merke**
>
> Bei jeder fieberhaften Erkrankung nach Tropenaufenthalt ist eine Malaria auszuschließen.

22.4 Weitere Tropenkrankheiten

Neben der Malaria kommt den anderen klassischen Tropenkrankheiten regional eine sehr unterschiedliche Bedeutung zu. So ist das Vorkommen der Schistosomiasis (Bilharziose), der viszeralen Leishmaniose (Kala-Azar) und der Onchozerkose (Flussblindheit) auf bestimmte Endemiegebiete beschränkt.

Die **Schistosomiasis** ist eine chronische Wurmerkrankung, die, je nach Erregerspezies, zur Schädigung von Nieren und ableitenden Harnwegen oder aber von Darm und Leber führt. Die Infektion erfolgt durch direkten Kontakt mit infektiösen Wurmlarven, die bevorzugt in ruhig fließenden oder stehenden Gewässern zu finden sind. Frühsymptome sind Blutbeimengungen und Ausscheidung von Wurmeiern im Urin bzw. Stuhl. Die über Jahre bestehende chronische Infektion führt dann schließlich zur obstruktiven Uropathie mit renalen Komplikationen oder zur sog. hepatosplenischen Schistosomiasis mit Leberfibrose und portaler Hypertension.

Die **viszerale Leishmaniose** ist eine durch Schmetterlingsmücken übertragene Infektion mit Protozoen (Leishmanien). Die Erreger vermehren sich vornehmlich in Zellen des retikuloendothelialen Systems, was bei chronischer Infektion zur klassischen Symptomtrias von Panzytopenie, Splenomegalie und Fieber führt. Unbehandelt hat die Erkrankung eine sehr hohe Letalität.

Die **Onchozerkose,** eine Wurmerkrankung, die im Laufe von Jahren oder Jahrzehnten zur Erblindung führen kann, äußert sich im Kindesalter meist nur als stark juckende Dermatitis. Die Ergebnisse neuerer Studien deuten aber darauf hin, dass in manchen Endemiegebieten ein epidemiologischer Zusammenhang zwischen der Prävalenz von Epilepsien bei Kindern und der Onchozerkose besteht. Sollte sich hier eine kausale Beziehung zeigen, müsste die Bedeutung der Onchozerkose im Kindesalter neu beurteilt werden.

22.5 HIV-Infektionen

Die HIV-Pandemie schafft neue und besondere Probleme für die Gesundheitsversorgung von Kindern in der Dritten Welt. In vielen Regionen Afrikas hat sich das Virus in der Bevölkerung so weit verbreitet, dass eine hohe Inzidenz von neonatalen Infektionen resultiert. Dadurch spielt diese Erkrankung für die Pädiatrie in der Dritten Welt eine wesentlich größere Rolle als in Industrieländern. Rezidivierende Infektionen, chronische Diarrhö und sekundäre Mangelernährung bei den betroffenen Patienten überfordern oft die vorhandenen Möglichkeiten der Gesundheitsdienste. Auch entstehen gewaltige soziale Probleme durch eine zunehmende Zahl von älteren Kindern, deren Eltern an den Folgen der HIV-Infektion verstorben sind.

Nachdem sich die Epidemie bereits über das gesamte Afrika südlich der Sahara ausgebreitet hat und dort in vielen Regionen eine nahezu stabile epidemiologische Situation eingetreten ist, stellt die Ausbreitung der Erkrankung in den dichtbevölkerten Ländern Asiens eine neue Dimension des Problems dar. Es wird in den nächsten Jahren von überragender Bedeutung sein, ob es gelingt, die weitere Ausbreitung des Virus in der Dritten Welt einzudämmen.

Kernaussagen

- Die hohe Morbidität und Mortalität von Kindern in der Dritten Welt ist wesentlich bedingt durch Erkrankungen, die nicht tropenspezifisch sind.
- Das Wechselspiel von Mangelernährung und rezidivierenden Infektionen führt zu Beeinträchtigungen von Wachstum und Gedeihen vieler Kinder in der Dritten Welt.
- Von den klassischen Tropenkrankheiten ist die Malaria für Kinder, besonders für Kleinkinder, die größte Bedrohung.
- Die HIV-Pandemie könnte in den nächsten Jahren zu einem der schwerstwiegenden pädiatrischen Probleme in den Ländern der Dritten Welt werden.

Fallbeispiel 22.1

Ein 8 jähriges aus Nigeria stammendes Mädchen erkrankt nach der Rückkehr von einem 4 wöchigen Aufenthalt in Lagos akut mit Fieber, Kopf- und Ohrenschmerzen, Husten und leichter Rhinitis. Während des Aufenthaltes war eine Chemoprophylaxe mit Chloroquin durchgeführt worden. Der Hausarzt diagnostiziert klinisch eine Otitis media und behandelt antibiotisch. Nach 1 Woche Therapie ist das Mädchen weiter hochfiebernd, zunehmend schwach und schwerstkrank. Bei Einweisung in die Klinik wird ein Hb von 6,0 g/dl und eine Thrombopenie von 30 000/mm^3 festgestellt. Das angefertigte mikroskopische Direktpräparat zeigt einen massiven Befall der Erythrozyten mit Plasmodium falciparum. Nach Therapie mit Mefloquin stellt sich innerhalb 1 Woche eine deutliche klinische Besserung ein, die von einem Anstieg des Hb und der Thrombozytenzahlen begleitet wird.

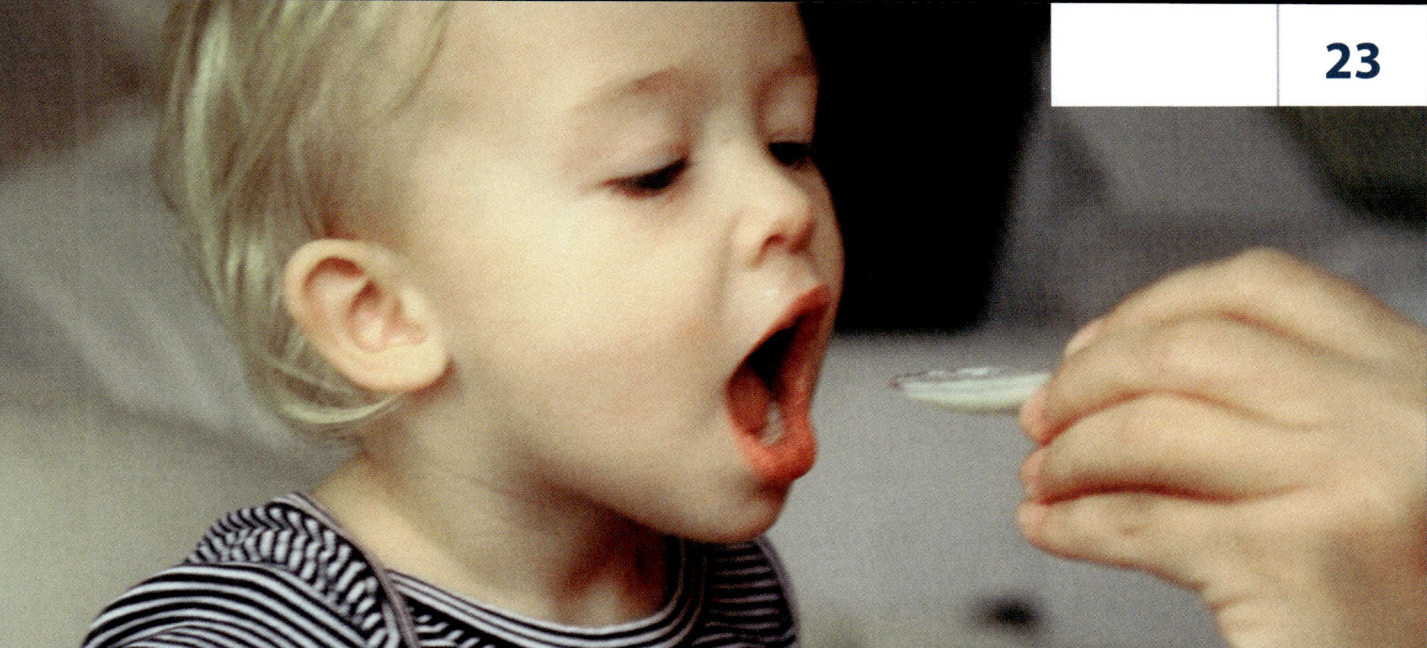

23 Prinzipien der Arzneimitteltherapie beim Kind

G. Heimann

Kinder gehören hinsichtlich der Pharmakotherapie zu den besonders gefährdeten Patientengruppen. Sichere und effektive Therapieempfehlungen bei Kindern und Jugendlichen lassen sich nicht allein aus Erfahrungen bei Erwachsenen ableiten, da sich physiologische Bedingungen im Kindesalater nicht nur quantitativ sondern vielfach auch qualitativ unterscheiden. Dennoch erhalten Kinder oft Arzneimittel, die hinsichtlich Wirkung und Sicherheit bei Kindern nicht geprüft sind. Gerade bei Kindern ist eine sorgfältige Nutzen-Risiko-Abwägung einer Pharmakotherapie notwendig.

> Der Einsatz von Arzneimitteln beim Kind fordert eine besonders strenge **Nutzen-Risiko-Abschätzung**. Diese ist nur möglich, wenn alle altersspezifischen klinisch-pharmakologischen Besonderheiten berücksichtigt werden, die den Konzentrationszeitverlauf eines Pharmakons und damit seine Wirkung beeinflussen. Der Konzentrationsverlauf im Organismus kann durch mehrere Regelgrößen wie die Absorption über die Haut oder den Magen-Darm-Trakt, durch Verteilungsvorgänge, die Metabolisierungskapazität der Leber und durch die Ausscheidungsmechanismen der Niere modifiziert werden (Abb. 23.1). Diese Regelgrößen unterliegen physiologischen Anpassungsvorgängen, die auf bestimmte Lebenszeitabschnitte begrenzt sind (Abb. 23.2).

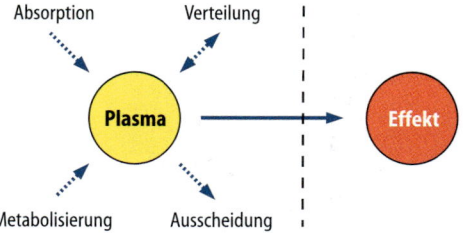

Abb. 23.1. **Regelsysteme,** die den Konzentrationsverlauf eines Pharmakons im Organismus beeinflussen

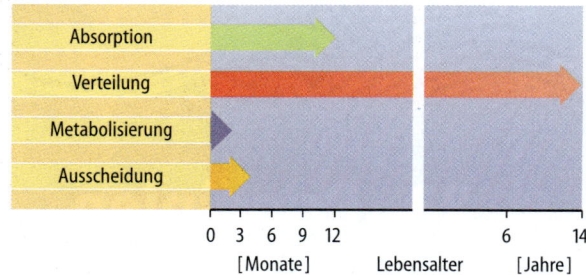

Abb. 23.2. **Zeiträume der physiologischen Anpassung** klinisch-pharmakologisch relevanter Regelsysteme

Absorption (Resorption)

Die Absorption von Pharmaka über die Haut kann bei jungen Säuglingen aufgrund anatomischer Besonderheiten (hoher Wassergehalt, niedriger Kollagengehalt) und der relativ größeren Hautoberfläche ausgeprägter sein als im späteren Lebensalter. Pharmaka wie Steroide oder auch potentiell toxische Substanzen, wie z. B. Salizylate, Alkohol und Phenole, werden leichter perkutan aufgenommen.

Ausmaß und Geschwindigkeit der Resorption nach **intramuskulärer** Verabreichung hängen von der Muskelmasse, der regionalen Durchblutung und vom Injektionsvolumen ab. Beim Neugeborenen und jungen Säugling gibt es Grenzen für diesen Applikationsmodus. Wegen der Schmerzhaftigkeit sollte auf eine repetitive Gabe verzichtet werden.

Die **orale** Arzneimittelgabe ist die häufigste Applikationsart beim Kind. Innerhalb der frühen Säuglingsperiode muss wegen Veränderungen des Magen-pH, der verzögerten Magen-Darm-Motilität und veränderten Resorptionseigenschaften des Dünndarms mit einer eingeschränkten Bioverfügbarkeit, d. h. einer verzögerten oder verminderten Resorption gerechnet werden. Dadurch kann die gewünschte pharmakologische Wirkung verzögert eintreten oder gar verfehlt werden. Bei Kindern ist für die Mehrzahl der verwendeten Arzneimittel eine einschränkende Bioverfügbarkeit zu befürchten, wenn diese zusammen mit der Nahrung verabreicht werden.

Die **rektale** Arzneimittelgabe beim Kind unterliegt keinen altersabhängigen Anpassungsvorgängen. Sie ist aber mit Unsicherheiten behaftet, da die notwendige Verweildauer des Suppositoriums beim Säugling und Kleinkind nicht immer zu sichern ist. Deshalb sollten nur Pharmaka rektal verabreicht werden, deren Wirkungen beim Patienten unmittelbar überprüft werden können (z. B. Antipyretika, Antikonvulsiva, Analgetika). Die rektale Gabe von Antibiotika ist kontraindiziert. Rektale Klysmen (z. B. Diazepam, Chloralhydrat) werden rasch resorbiert und sind Suppositorien im Regelfall überlegen.

Verteilung

Wenn ein Pharmakon die systemische Zirkulation (Blut) erreicht hat, wird es sich entsprechend seiner physikochemischen Eigenschaften und in Abhängigkeit von der Körperzusammensetzung (Flüssigkeitsräume, Fett, Muskelmasse) im Organismus verteilen. Die Veränderungen der Körperzusammensetzung während der Entwicklung des Kindes haben Rückwirkungen auf Konzentrationsverläufe von Pharmaka im Blut und damit am Wirkort. Zahlreiche Pharmaka verteilen sich im extrazellulären Flüssigkeitsvolumen (ECF), so z. B. die meisten antimikrobiell wirksamen Substanzen, andere haben eine höhere Affinität zum Fettgewebe oder Gesamtkörperwasser (Antikonvulsiva, Antipyretika). Ist die Größenveränderung dieser Verteilungsräume die einzige altersabhängige Variable (Abb. 23.1), so kann zur Dosiskalkulation die sog. Oberflächenregel der Dosierung herangezogen werden. Diese basiert auf der nahezu linearen Beziehung zwischen der Größe der Körperoberfläche und der des extrazellulären Flüssigkeitsvolumens:

$$\text{Dosis}_{\text{Kind}} = \text{Dosis}_{\text{Erwachsener}} \cdot \frac{\text{Oberfläche des Kindes}}{1{,}73 \text{ m}^2}$$

Daraus folgt, dass im Vergleich zum Erwachsenen Kinder eine um so höhere auf kg KG bezogene Dosis benötigen, je jünger sie sind. In ◘ Tabelle 23.1 sind entsprechende Orientierungsdaten zusammengefasst. Wenn einige Pharmaka, abweichend von dieser Regel, in allen Altersstufen gewichtskonstant (Zytostatika), niedriger als beim Erwachsenen (Morphin und Derivate) oder höher dosiert werden müssen (Sedativa, Antikonvulsiva), so sind dafür offenbar altersspezifische Rezeptorempfindlichkeiten verantwortlich. Die Oberflächenregel ist für dystrophe oder adipöse Kinder sowie junge Säuglinge im 1. Trimenon nicht geeignet.

Metabolisierung und Ausscheidung

Im Verlauf der ersten 3 Lebensmonate vollziehen sich die Anpassungsvorgänge der hepatischen Metabolisierungsmechanismen. Oxidationsreaktionen benötigen 1–2 Wochen, Konjugationsreaktionen etwa 3 Monate bis zur endgültigen Anpassung an die Erwachsenennorm. Der transitorische Aktivitätsmangel, so z. B. der Glukuronyltransferase, kann bei Früh- und Neugeborenen nach Chloramphenicoltherapie zu toxischen Konzentrationen mit Zyanose und Kreislaufkollaps (Grey-Syndrom) führen. Die Anpassungen der renalen Eliminationsmechanismen, wie der glomerulären Filtration und tubulären Sekretion, tragen ebenfalls dazu bei, dass Pharmaka im 1. Trimenon verzögert eliminiert werden. Dadurch sind die Eliminationshalbwertszeiten nahezu sämtlicher Pharmaka in diesem Lebensabschnitt verlängert. Um Kumulationen zu vermeiden, kann entsprechend der Eliminationshalbwertszeit des Pharmakons und unter Berücksichtigung des therapeutischen Index, entweder das Dosierungsintervall verlängert oder die Dosis verringert werden. Bei Anwendung von Arzneimitteln mit geringer therapeutischer Breite, d. h. geringer Spanne zwischen minimal wirksamer und potentiell toxischer Konzentration, ist eine individuelle Dosisanpassung (Drug-monitoring) notwendig. Für Antikonvulsiva, Aminoglykoside, Zytostatika, Digitalisderivate, Theophyllin, Salizylate und andere Pharmaka stehen dazu Normwerte zur Verfügung.

Arzneimittel in der Schwangerschaft

Der Übertritt eines Pharmakons und seiner Metabolite kann diaplazentar oder paraplazentar (via Fruchtwasser) erfolgen. Da tierexperimentelle Daten nur begrenzt auf den Menschen übertragbar sind, verbleiben Unsicherheiten, die zur äußersten Zurückhaltung beim Einsatz von Pharmaka in der Schwangerschaft zwingen. Nur wenige Wirksubstanzen gelten als unbedenklich, darunter Antiemetika, Kortikosteroide, Insulin und Narkotika. Kontraindikationen bestehen für Substanzen, die in ◘ Tabelle 23.2 zusammengefasst sind. Eine große Anzahl gilt als potentiell toxisch, entsprechende Warnhinweise müssen vom Arzneimittelhersteller im Beipackzettel aufgeführt werden.

Arzneimittel und Stillen

Das Ausmaß des Übertritts von Pharmaka in die Muttermilch hängt von den physikochemischen Eigenschaften der Wirksubstanz und seiner Plasmaeiweißbindung ab.

◘ **Tabelle 23.1.** Merkregel zur Ermittlung der Kinderdosen von Medikamenten, welche sich nach Körperoberfläche dosieren lassen

Alter (Jahre)	Durchschnittsgewicht (kg)	Kinderdosis als Anteil der Erwachsenendosis
1/4	5,5	1/6
1/2	7,5	1/5
1	10	1/4
3	14	1/3
7½	24	1/2
12	38	2/3
Erwachsene	65	1

◘ **Tabelle 23.2.** In der Schwangerschaft toxische Pharmaka

- Alkohol
- Aminopterin
- Androgene
- Diethylstilböstrol
- Heroin
- Methadon
- Nikotin
- Retinoidide
- Jodid
- Jod-131

Tabelle 23.3. Kontraindizierte Pharmaka während der Stillperiode

- Anthrachinone
- Bromocriptin
- Cumarine
- Diazepam[a]
- Ergotaminderivate
- Goldsalze
- Gyrasehemmer
- Jod-131
- Lithiumsalze[a]
- Metronidazol[a]
- Radionuklide
- Thiourazil
- Zytostatika

[a] Gelten nach einigen Autoren nur als überwachungspflichtig.

Bei kleinen, nicht ionisierten Molekülen (MG < 200), wie z. B. Alkohol, ist der Übergang ausgeprägt. Bezogen auf die mütterliche Arzneimitteldosis und die tägliche Trinkmenge des Kindes ist die vom Säugling aufgenommene Dosis selten größer als 1 % der mütterlichen. Nur für wenige Substanzen und Suchtmittel ergibt sich daraus ein Gefährdungsgrad, der zum Abstillen zwingt (Tabelle 23.3). Für die Überzahl der Arzneimittel richtet sich die Nutzen-Risiko-Abschätzung nach der therapeutischen Breite der Wirksubstanz und Dauer der notwendigen Therapie. Keinesfalls sollte zu leichtfertig auf die Vorteile des Stillens verzichtet werden.

Arzneimittelcompliance

Nur etwa $1/3$ der erwachsenen Patienten nimmt Arzneimittel entsprechend den Verordnungsvorschriften zuverlässig ein. Da für das Kind die Compliance der Eltern bestimmend ist, müssen alle Maßnahmen ausgeschöpft werden, die diese positiv beeinflussen.

Es sollten ausschließlich Arzneimittel verschrieben werden, die in kindgerechter Darreichungsform angeboten werden. Eine angemessene Aufklärung der Eltern über die Erkrankung des Kindes und die Notwendigkeit einer Pharmakotherapie verbessert die Compliance. Auch eine schriftliche Fixierung des Therapieplans, angepasst an den familiären Alltag einschließlich der Schlaf- und Wachphasen des Kindes, ist hilfreich. Nicht zuletzt bedarf es einer Erläuterung und Relativierung möglicher Arzneimittelrisiken, die im Beipackzettel meist ungewichtet aufgelistet sind.

Kernaussagen

- Der Einsatz von Arzneimitteln beim Kind fordert eine strenge Nutzen/Risikoabschätzung, da während der Entwicklung altersabhängige Faktoren die Pharmakokinetik und Pharmakodynamik bestimmen. Dies gilt insbesondere für die Säuglingsperiode, in der sich die Absorption (Resorption) von Pharmaka, ihre Verteilung, Metabolisierung und Ausscheidung grundsätzlich anders verhalten als in späteren Lebensabschnitten.
- Altersspezifische Dosierungsempfehlungen sind oft Schätzgrößen, selten liegen für alle Altersgruppen klinisch-pharmakologisch geprüfte Daten vor.
- Deshalb sollten beim Kind bevorzugt Arzneimittel mit großer therapeutischer Breite angewendet werden.
- Zur Sicherung der Arzneimittelcompliance sind eine kindgerechte Darreichungsform und die umfassende Aufklärung der Eltern notwendig.

Sachverzeichnis

A

AB0-Erythroblastose/-Inkompatibilität 85–86
- Anämie, neonatale 79
- Anti-A-/-B-Antikörper 85–86
- Blutaustauschtransfusion 86
- Coombstest 86
- Hämolyse 80, 85
- Hyperbilirubinämie 86
- IgG-Antikörper 86
- Sphärozyten 86

Abbeizmittel, Verätzungen 698

Abdomen
- akutes, Sichelzellerkrankung 315
- aufgetriebenes, Hirschsprung-Krankheit 464
  - – Inspektion 359
  - – Zöliakie 474
- eingesunkenes, Zwerchfellhernie 76
- geblähtes und berührungsempfindliches, Enterokolitis, nekrotisierende 92
- Hypothyreose 205
- Neugeborene, Untersuchung 22
- Palpation 19

Abdominalschmerzen s. Bauchschmerzen

Abdominaltuberkulose 268

Abdominaltumoren, Neuroblastom 349

Abetalipoproteinämie 159
- Neuropathie 631
- Vitamin-E-Mangel 187

Abhängigkeit, psychische, Substanzmissbrauch 690

Ablation, Herzrhythmusstörungen 368

Abort, Varizelleninfektion, mütterliche 98

Absaugung
- Neugeborene, Bradykardie 60
- – Vagusstimulation 60

Absencen 639
- EEG 639
- Epilepsie 639
- Kleinkindesalter 639

- Therapie, medikamentöse 641

Absorption, Arzneimitteltherapie 710

Absprengungen, metaphysäre, Kindesmisshandlung 667

Abstoßungsprophylaxe, Nierentransplantation 530

Abszess
- Gehirn 645
- Kopfschwarte 108
- Lunge 437–438
- paratyphlitischer, Appendizitis 470
- retropharyngealer 409

Abt-Letterer-Siwe-Erkrankung 353

Abtropfmetastasen
- Liquor 650
- Medulloblastom 342

Abwehrmechanismen, menschliche 275

Abwehrreaktionen, zelluläre, Granulozyten 276

Abwehrsystem, humorales, Komplementsystem 276

Acarus siro var. hominis 592

ACE-Hemmer
- Aorteninsuffizienz 385
- Hypertonie 365
- Mitralinsuffizienz 385

Acetyl-CoA, Energiestoffwechsel 149

Acetylsalicylsäure (ASS) 366
- Glucose-6-Phosphat-Dehydrogenase-Mangel 313
- Migräne 636
- Reye-Syndrom 488
- rheumatisches Fieber 390
- Thrombozytenfunktionsstörungen 321

Achalasie 460
- Triple-A-Syndrom 460

Achondroplasie 540
- DNA-Analyse 38
- Epiphysenwachstumsstörungen 539–540
- Erbgang, autosomal-dominanter 34
- Röntgenbild 541

Aciclovir, Zoster 243

Acne
- comedonica 598
- conglobata 598

- papulo-pustulosa 598
- provocata 598
- vulgaris 598
  - – Fallbeispiel 602

Acquired Immune Deficiency Syndrome s. AIDS

ACTH 194, 197
- Kardiomyopathie, hypertrophe (obstruktive) 388
- Kortisolproduktion 209
- Mangel 195
- NNR-Überfunktion 213

ADA-Mangel 278

Adaptationsstörungen, Neugeborene 60

Addison-Krise 210

Addison-Syndrom 209–210
- Adrenoleukodystrophie, X-chromosomale 621
- DAX-Gen 209

Adduktionskontraktur, Perthes-Syndrom 559

Adeninphosphoribosyltransferase-Defekt, Nierensteine 519

adenomatoide Malformation, Atemnot 78

Adenome, Leber 352, 489

Adenosindesaminase-Mangel 278

Adenotomie, Rachenmandelhyperplasie 411

Adenoviren
- Arthritis 299
- Atemwegsinfekt 406
- Bronchitis, chronische 419
- – obstruktive 418
- Erkrankungen 250
- Gastroenteritis, akute 466
- Luftwegsinfektionen 249
- Rhinopharyngitis 408

ADH (antidiuretisches Hormon) 197
- Hyperhydratation, hypotone 178
- Mangel 199–200
- Sekretion, inadäquate 200

Adhäsion 276

Adhäsions-Proteinmangel 279

Adiponecrosis subcutanea neonatorum, Hyperkalzämie 174

Adipositas 19, 133–134
- Adoleszenz 688–689
- BMI 133
- Großwuchs 203

- Hyperinsulinismus 134
- Hyperphagie 134
- Hypertonie 365
- Kleinwuchs, primärer 201
- Längensollgewicht 5
- Leptindefekte 133
- Prader-Willi-Syndrom 31
- Prädisposition, genetische 134
- Quetelet-Index 133
- Therapie 134
- Ursachen 133

Adipositasgigantismus, Großwuchs 203

Adiuretin s. ADH (antidiuretisches Hormon)

Adoleszenz 11–12
- psychische Störungen 687–691
- Skoliose 551

Adoption 665

ADPKD (autosomal dominant polycystic kidney disease) 501–502
- PKD1-Gen 502
- tuberöse Sklerose Typ 2 (TSC2) 502

adrenale Hyperplasie, kongenitale 210

adrenale Insuffizienz, Triple-A-Syndrom 460

Adrenalin
- Herzinsuffizienz 364
- Kardiomyopathien, dilatative 388

Adrenarche 13

adrenogenitales Syndrom (AGS)
- Addison-Syndrom 210
- Aldosteronmangel 212
- CYP21-Gen 210
- Großwuchs 203
- HLA-Bestimmung 212
- Hydrokortison 212
- 21-Hydroxylasemangel 210, 223
- 11-Hydroxylasemangel 210
- 17-Hydroxyprogesteronspiegel 212
- Hypertonie 365
- Hypospadie 532
- late-onset-Formen 211
- nichtklassisches 211
- Polyzythämie 80
- Pränataltherapie 212
- Prednison 212

adrenogenitales Syndrom (AGS)
- Pseudopubertas praecox 211
- salzverlierende Form 211
- Vererbung, autosomal-rezessive 35
- virilisierendes 211

Adrenoleukodystrophie
- X-chromosomale 621–623
- – Neuropathie 631

Adynamie, Hypokaliämie 179

Ängste
- Adoleszenz 690
- altersspezifische 684
- Desensibilisierung 688
- frei flottierende 688
- phobische 688

Ärzte s. Arzt

Affektambivalenz, Adoleszenz 690

affektive Störungen
- Anorexie 689–690
- bipolare 689
- psychosoziale Extremsituationen 686

Affektkrämpfe 642

Affektverflachung, psychosoziale Extremsituationen 686

AFP s. α-Fetoprotein

AGA (appropriate for gestational age) 52

Agammaglobulinämie
- BCG-Impfung 277
- X-chromosomal vererbte (Typ Bruton) 277

aganglionäres Segment, Enkopresis 678

Aganglionose 463–464
- Dickdarm 90
- Fallbeispiel 492
- Obstipation 450

Agenesie
- Milz 319
- Nieren 500

aggressives Verhalten 681–682
- psychosoziale Extremsituationen 686

Agranulozytose 279
- G-CSF 279
- Knochenmarkpunktion 279
- Pseudomonas aeruginosa 266
- Typ Kostmann 279

Agyrie 612

Ahornsirupkrankheit 144
- Guthrie-Test 144

AIDS 247–248
- Candida-Infektionen 270

- Immundefekte 281
- Non-Hodgkin-Lymphome 339
- Pneumocystis-carinii-Pneumonie 436
- Toxoplasmose 269

AIDS-definierende Erkrankungen 248

air trapping, Mekoniumaspiration 72

Akanthozyten/-zytose
- Elliptozytose, hereditäre 313
- Hypolipoproteinämie 159

Akne
- s. a. Acne
- adrenogenitales Syndrom 211
- Pubertät 13

Akromikrie, STH-Mangel 198

Akrozephalie 544

Akrozephalosyndaktylie 544

Akrozyanose
- Bronchiektasen 420
- Verrucae vulgares 585

Aktinomykose, Pneumonie 436

Akustikusneurinom, bilaterales, Neurofibromatose Typ 2 632

Akute-Phase-Proteine, Neugeborenensepsis 104

Akzeleration, Wachstum 6

Alagille-Syndrom 482
- Jagged-1-Gen 483

Alakrimie, Triple-A-Syndrom 460

Alanin-Glyoxylat-Aminotransferase (AGT), Defekt, Hyperkalziurie 519

Albers-Schönberg-Erkrankung 543

Albinismus 144
- okulo-kutaner, Hermansky-Pudlack-Syndrom 321

Albright-Syndrom
- Café-au-lait-Flecken 574
- fibröse Dysplasie 574
- Knochenfibrom 574
- Pubertas praecox 574

Albumin, Herz-Kreislauf-Erkrankungen 364

Albumintest, Mukoviszidose 424

Albuminurie, Masern 237

Aldolase, Dermatomyositis/Polymyositis 292

Aldosteron 209
- Conn-Syndrom 213
- Enzymdefekte 212

Aldosteronismus, Hypertonie 517

Aldosteronmangel 212
- Addison-Syndrom 210
- adrenogenitales Syndrom 212
- Pseudohypoaldosteronismus 212

Algenvernichter, Verätzungen 698

Alkaliresistenztest, Vitamin-K-Mangel 89

Alkalose 180–181
- Hypokaliämie 179
- metabolische 180–181
- – Bartter-Syndrom 521
- – Conn-Syndrom 213
- respiratorische 180–181

Alkaptonurie 144

Alkoholembryopathie (AE) 43–44

Alkoholmissbrauch 690

ALL (akute lymphatische Leukämie) 336–338

Allergene
- Dermatitis atopica 593
- tierische 283

Allergenkarenz, Nahrungsmittelallergie 473

Allergenprovokationstest, inhalativer, Asthma bronchiale 428

Allergenträger, Asthma bronchiale 285–286

Allergien 281–289
- Anamnese 283
- atopy patch test 283
- Belastung, familiäre, diätetische Maßnahmen 127
- – Säuglinge 127
- – Säuglingsmilchnahrungen 128
- Bienen-, Wespen- und Hornissenstiche 410
- bronchiale (inhalative) Provokation 284
- Hauttests (Epi-/Intrakutantest) 283
- Hydrolysatnahrungen, hypoallergene 288
- Hyposensibilisierung 288
- Karenzmaßnahmen 288
- Latex 287–288
- nasale Provokation 284
- Penicillin 287
- Prävention, Säuglingsernährung 126–127
- Provokationsproben 283–284
- therapeutische Prinzipien 288–289

Allergiesyndrom, orales 473

allergische Erkrankungen s. Allergien

allergische Rhinitis, saisonale 285

allergische Sofortreaktion 281

allergologische Diagnostik 283

Alles oder Nichts-Regel 40

Allgemeinbefinden, Kindesmisshandlung 667

Alloimmunthrombozytopenie 320
- IgG-Iso-Antikörper 87
- maternale 320
- neonatale 87–88, 320
- – Immunglobulintherapie 88
- – Thrombozyten, PLA$_1$-positive 88

Alma-Ata-Programm, Weltgesundheitsorganisation 703

Alopecia/Alopezie
- areata 599–600
- Hypoparathyreoidismus 208

Alport-Syndrom 512
- Glomerulonephritis 509
- nephrotisches Syndrom 506
- Schwerhörigkeit/Taubheit 414
- Vererbung, X-chromosomal-dominante 36

ALTE (apparent life threatening events), SIDS 113

Alter, biologisches 539

Altinsulin s. Normalinsulin

alveoläre Rupturen, Keuchhusten 256

Alveolarleck, Pneumothorax 73

Alveolitis
- allergische 431
- – Fallbeispiel 443
- – Prednison 431

Ambidextrie 685

Amelie 545

Amenorrhö
- Anorexie 689
- primäre, testikuläre Feminisierung 222
- Ullrich-Turner-Syndrom 28

American Rheumatism Association (ARA), Lupus erythematodes, systemischer 290

AMH (Anti-Müller-Hormon) 220

Amilorid, Mukoviszidose 425

Aminoazidämie, passagere, postnatale 141

Aminoazidopathien
- Amniozentese 141

Sachverzeichnis

- Chorionzottenbiopsie 141
- Fehlbildungen 55
- geistige Behinderung 607
- Neugeborenenkrämpfe 109
Aminoazidurie, generalisierte 147
- Zystinose 146
Aminoglykoside 231
- Neugeborenensepsis 104
Aminosäuremischungen, Malabsorptionssyndrom 127
Aminosäuren(stoffwechsel/-störungen) 141–148
- aromatische 141–144
- Energiestoffwechsel 149
- Enzymopathien 147
- Hyperammonämie 147
- Hypoglykämie 111
- primäre/sekundäre 141
- Säugling 119
- schwefelhaltige 145
- Transportdefekte 147, 520
- verzweigtkettige 144
5-Aminosalizylsäure, Colitis ulcerosa/Crohn-Krankheit 478
Aminozucker 163
Amiodaron
- Kammerflattern 394
- QT-Syndrom 392
AML (akute myeloische Leukämie) 338
- tuberöse Sklerose 534
Ammoniakintoxikation, Lebererkrankungen 484
Amnioninfektionssyndrom 76
- Frühsepsis, neonatale 102
- Lungenreifung, beschleunigte 64
amniotische Abschnürungen 546
Amniozentese
- Aminoazidopathien 141
- Gangliosidose 161
- Pränataldiagnostik 46
- Rh-Erythroblastose 83
Amöben/Amöbiasis 469
- Gastroenteritis, akute 465–467
Amöbenruhr 270, 469
AMP, zyklisches 193
Amphotericin 231
Ampicillin, Neugeborenensepsis 104
Ampicillin-Exanthem 287
Amplatzer Duct-Occluder, Ductus Botalli, persistierender 369
Amputation, Osteosarkom 347

Amtspflegschaft 662
Amylase
- Mumps 245
- Pankreatitis 491
- - akute 490
Amylo-1,6-Glukosidase 151
- Mangel 153
Amyloidose
- Arthritis, juvenile idiopathische 295
- nephrotisches Syndrom 506
ANA (antinukleäre Antikörper)
- Arthritis, juvenile idiopathische 296
- Autoimmunhepatitis 489
Anämie 306–316
- Anti-D-Antikörper, zirkulierende 84
- aplastische 308
- - Anti-Thymozyten-Serum, heterologes 317
- - ATG (Anti-Thymozytenglobulin) 317
- - Cyclosporin 317
- - erworbene 317
- - - AML 338
- - - Panzytopenie 317
- - familiäre 316–317
- - G-CSF 317
- - Ringelröteln 240
- - Thrombozytopenie 320
- - neonatale 87
- Apnoe 71
- Arthritis, juvenile idiopathische 294
- autoimmunhämolytische 314–315
- - common variable immunodeficiency 277
- - Coombs-Test 314
- - IgG-Kälte- bzw. Wärmeantikörper 314
- Chemotherapie 332
- Colitis ulcerosa 478
- Crohn-Krankheit 477
- Endokarditis, bakterielle 389
- Fanconi-Anämie 316
- fetale, Rh-Erythroblastose 83
- Folsäuremangel 310
- hämolytische 262
- - aplastische Krise 311
- - Autoimmunhepatitis 489
- Enzymdefekte 313
- erworbene 308
- hereditäre 308
- Membrandefekte 311–313

- - Ringelröteln 240
- - Sphärozytose, hereditäre 312
- Herzgeräusche, akzidentelle 395
- HIV-Infektion 248
- hypo- oder aregeneratorische, isolierte 308
- hypoplastische, angeborene 311
- hyporegenerative 311
- immunhämolytische 314–315
- Kawasaki-Syndrom 324
- Klassifikation 307–308
- Leukämie, akute 333
- makrozytäre 307, 310
- - Folsäuremangel 183
- megaloblastäre 310–311
- megalozytäre, Gastritis 473
- mikrozytäre 307–310
- neonatale 79–80
- - Blutbildung, verminderte 79
- - Blutverlust 79
- - Hämolyse 79
- Niereninsuffizienz 528
- normozytäre 307
- - Leukämie, akute 333
- Pankreasinsuffizienz, exokrine 491
- Parvovirus-B19-Infektion 99
- perniziöse 184
- - Hypoparathyreoidismus 208
- Reizdarmsyndrom 457
- renale, Niereninsuffizienz 528
- Salmonellose 262
- Shwachman-Diamond-Syndrom 317
- Thiamin-sensitive 311
- Vitamin-A-Mangel 186
- Vitamin-B_{12}-Mangel 184, 310
- Vitamin-D-Mangelrachitis 170
- Zöliakie 474
Analatresie 90, 454
- Neugeborene, Untersuchung 22
- Rektourethralfistel 454
- Rektovaginalfistel 454
- VACTERL-Assoziation 452, 454
Analdystopie, Neugeborene, Untersuchung 22
Analekzem, Crohn-Krankheit 477

Analfissuren, Blutungen, gastrointestinale 448
Analgesie, exzessive, Tachypnoe, transitorische 71
Analprolaps, Spina bifida cystica 610
Analrhagaden, schmerzhafte, Obstipation, funktionelle 457
Anamneseerhebung 17–18
anaphylaktische/anaphylaktoide Reaktion s. Anaphylaxie
Anaphylaxie 287
- Nahrungsmittelallergie 473
- Schock 288
- Urtikaria, allergische 595
Anastomose, cavopulmonale, totale 380
anatomische Defekte, angeborene, STH-Mangel 197
Androgene
- Effekte beim Knaben 13
- Enzymdefekte 212
- Fanconi-Anämie 316
- Knochenreifung 195
Androgenresistenz 194
- inkomplette/partielle 222
- komplette 222
Androgenrezeptordefekte, Pseudohermaphroditismus masculinus 222
Anenzephalie/-zephalus 55, 609–610
- ACTH-Mangel 195
- Folsäuremangel 183
- Folsäuresubstitution 40
- Wiederholungsrisiken, empirische 41
Aneurysma
- Aorta, Marfan-Syndrom 203
- ZNS 634
Anfälle
- astatische, Therapie, medikamentöse 641
- fokale 639–641
- generalisierte 639
- myoklonisch-astatische 639, 641
- myoklonische 639, 641
- nichtepileptische 642
- Pätau-Syndrom 28
- symptomatische 636–639
- tonisch-klonische, Neugeborenenkrämpfe 638
- zerebrale 636, 641
- - Augenhintergrunduntersuchung 641
- - Diagnose 641

Anfälle
- – Kindes- und Jugendalter 637–642
- – Liquorpunktion 641
- – Neugeborene 109–110
- – Phenylketonurie 141
- – therapeutische Richtlinien 641–642
- – Ursachen 637

Anfallskalender 642
Angelman-Syndrom 31–32
- geistige Behinderung 606
- Krampfanfälle 606
- Zerebralparese, ataktische 617

Angina
- follicularis sive lacunaris 411
- lacunaris, Mononukleose, infektiöse 412
- retronasalis 410
- – Retropharyngealabszess 409
- tonsillaris 411–412
- ulceromembranacea (Plaut-Vincent) 411

Angioblastom, von Hippel-Lindau-Erkrankung 634
Angiographie
- Pulmonalarterie, hypoplastische 375
- Verdauungstrakt 451

Angiokardiographie 362
Angiom, ZNS 634
Angiomatose, zerebelläre, von Hippel-Lindau-Erkrankung 634
Angiomyolipom
- Niere, Hirnsklerose, tuberöse 633
- tuberöse Sklerose 534

Angioödem
- angioneurotisches 287
- Differentialdiagnose 287
- hereditäre 280
- hereditäres 596
- Komplementdefekt 280

Anhydramnion, Lungenflüssigkeit, fehlende 53
Anion Exchanger, Erythrozytenmembran 311
Aniridie, Nephroblastom 350
Aniridie-Gen PAX6, WAGR-Syndrom 350
Anisozytose
- Anämie, megaloblastäre 310
- Eisenmangelanämie 307
- β-Thalassämie 309

Ankylose, Arthritis, juvenile idiopathische 293

Ankyrin
- Erythrozytenmembran 311–312
- Sphärozytose, hereditäre 312

Anorchie, Hodenhochstand 218
anorektale Fehlbildungen 454
Anorexia nervosa/Anorexie
- Adoleszenz 688–689
- Colitis ulcerosa 478
- Fallbeispiel 692
- Gaucher-Krankheit 162
- Hirntumoren 341
- Kleinwuchs 202
- Nierenversagen, akutes 527
- Pubertas tarda 216
- urämische, Niereninsuffizienz 528
- Vitamin-C-Mangel 185

Anotie, Vitamin-A-Embryopathie 44
Anpassungsschwierigkeiten, 47,XYY-Konstitution 29
Anti-A-/-B-Antikörper, AB0-Erythroblastose/-Inkompatibilität 85–86
Antiarrhythmika, Tachykardie 394
Anti-Basalmembran-Glomerulonephritis, nephrotisches Syndrom 506
Antibiotika 231
- Asthma bronchiale 429
- Clostridium difficile 263
- Empfindlichkeit, Infektionsdiagnostik 231
- Endokarditis, bakterielle 389–390
- Mukoviszidose 425
- Pneumonie 435
- Thrombozytenfunktionsstörungen 321

Anti-D-Antikörper 83
- zirkulierende, Anämie 84

Antidiarrhoika, Gastroenteritis, akute 467
antidiuretisches Hormon s. ADH
Anti-DNase, rheumatisches Fieber 297
Anti-D-Prophylaxe, Rh-Inkompatibilität 85
Antielastase, Mukoviszidose 425
antiepileptische Langzeittherapie, Rachitis 171
Antigennachweis, immunologischer, Infektionsdiagnostik 231
Anti-HAV 484

Anti-HAV-IgG/-IgM 485
Anti-HBc 484–485
Anti-HBc-IgM 485
Anti-HBe 484–485
Anti-HBs 485
Anti-HCV 484
Anti-HDV 484
Anti-HEV 484
Antihyaluronidase, rheumatisches Fieber 297
antiinsulinäre Hormone, Diabetes mellitus 156
Antikoagulation 366
- INR-Wert 366

Antikörper 275
- antinukleäre (ANA), Lupus erythematodes, systemischer 290
- Muttermilch 122
- Nierentransplantation 530
- Polysaccharid-spezifische, Wiskott-Aldrich-Syndrom 279

Antikörpermangelsyndrome 276–278
- spezifische 101

Antikonvulsiva 641–642
- Anämie, aplastische 317
- Nebenwirkungen 642

Antimalaria-Mittel, Glucose-6-Phosphat-Dehydrogenase-Mangel 313
antimikrobielle Therapie
- Dauer 231
- Gabe, orale oder intravenöse 231
- Nebenwirkungspotential 231
- pharmakokinetische Gründe 231
- Wirkung, synergistische, additive oder antagonistische 231

Anti-Müller-Hormon (AMH) 220
Antimykotika 231
Antirheumatika, nichtsteroidale (NSAR)
- Arthritis 299
- – juvenile, idiopathische 296
- – reaktive 298

Anti-Sacchachomyces-cervisiai-Antikörper (ASCA), Crohn-Krankheit 477
Antistreptolysin-Titer, rheumatisches Fieber 390
Antithrombin-II-Mangel, Lipoidnephrose 507

Antithrombin-III-Mangel 323
Anti-Thymozyten-Serum, heterologes, Anämie, aplastische 317
Antitoxinserum, Diphtherie 255
α_1-Antitrypsinmangel 487–488
- Cholestase 482
- hepatozelluläres Karzinom 353
- Mukoviszidose 425
- Vererbung, autosomal-rezessive 35

antivirale Therapie, FSME 253
Antriebslosigkeit, Leukämie, akute 334
Antrumgastritis, Helicobacter-pylori-Infektion 472
Anurie
- Nierenversagen, akutes 526
- RPGN 510

Aorta
- Fallot-Tetralogie 375
- und Pulmonalarterie, Shunt 369
- überreitende 375

Aortenaneurysma, Marfan-Syndrom 203
Aortenbogen
- doppelter 387
- Fehlbildungen 385–387
- Ringbildung 387
- Schlingen, vaskuläre 387
- unterbrochener 386–387

Aorteninsuffizienz 384–385
- ACE-Hemmer 385
- Captopril 385
- Geräuschbefunde 360
- kongenitale, Klappensegel, dysplastische 384
- Repolarisationsstörungen 385

Aortenisthmusstenose 385–386
- Ballondilatation 386
- Hypertension, paradoxe 386
- Hypertonie 517
- neonatale 385–386
- präduktale, Fallbeispiel 398
- Recoarctation 386
- Ullrich-Turner-Syndrom 28, 218

Aortenstenose 383–384
- bicuspidale 383
- Dekompensation 384
- Geräuschbefunde 360
- Klappenimplantation 384
- Prostaglandin E_1 384
- Schock, kardiogener 384
- Stenokardie 395
- subvalvuläre 383

A

- supravalvuläre 383
- - Williams-Beuren-Syndrom 31, 384
- tricuspidale 383
- valvuläre 383
aortopulmonales Fenster 370
Apathie
- Bilirubinenzephalopathie 85
- Dehydratation 176
- Hypoglykämie 111, 148
- Malaria 705
- Sepsis, neonatale 103
APC-Gen
- Hepatoblastom 353
- Mutation 330
APC-Resistenz 323
- Nierenvenenthrombose 515
APECED-Syndrom, Hypoparathyreoidismus 208
Apert-Syndrom 544
- Erbgang, autosomal-dominanter 34
- Syndaktylie 546
Apgar-Score
- Enzephalopathie, hypoxisch-ischämische (HIE) 58
- Hypoxie, neonatale 56
- Neugeborene 54
Apherese-Thrombozytenkonzentrate 324
Aphonie, Kehlkopfdiphtherie 254
Aphthen
- orale, Crohn-Krankheit 477
- rezidivierende, Zöliakie 475
Aplasie, Lunge 405
aplastische Krise
- Anämie, chronisch-hämolytische 311
- Ursachen 312
Apnoe
- Affektkrämpfe 642
- Asphyxie, postnatale 56
- CPAP 70
- Enterokolitis, nekrotisierende 92
- Frühgeborene 62, 70–71
- Grand mal 639
- Herpes-simplex-Infektion, neonatale 97
- Hirnblutungen, Frühgeborene 69
- Hypoglykämie 111, 148
- Hypokalzämie 112
- idiopathische 70
- Insektengiftallergie 286
- Keuchhusten 255
- Maskenbeatmung 70
- Meningitis 643

- Nasen-CPAP 70
- Neugeborenenkrämpfe 110
- Neugeborenensepsis 103
- O_2-Zufuhr 70
- prädisponierende Faktoren 71
- Schock, anaphylaktischer 288
- zentrale 70
Apolipoprotein B, Hypolipoproteinämie 159
Apolipoproteine 158
Apoprotein-C-II-Mangel, Hyperlipoproteinämie Typ I 159
Apoproteine, Surfactant 64
Appendix, Carcinoidtumoren 354
Appendizitis 470
- Abszess, paratyphlitischer 470
- Yersinia pseudotuberculosis 263
Appetitlosigkeit, -mangel bzw. -verlust
- ADH-Mangel 200
- Alveolitis, allergische 431
- Endokarditis, bakterielle 389
- Hyperkalzämie 173
- Hypervitaminose A 186
- Nephroblastom 351
- Rhinopharyngitis 408
- Vitamin-B_{12}-Mangel 184
- Zöliakie 474
- Zystinose 145
Apt-Test, Vitamin-K-Mangel 89
Aquäduktstenose
- Keimzelltumoren, ZNS 344
- MASA-Syndrom 613
Arachnodaktylie, Marfan-Syndrom 35, 203
Arachnoiditis, Hirnblutungen, Frühgeborene 68
Arboviren, Arthritis 299
Arcus lipoides, Hyperlipoproteinämie Typ II 159
Areflexie, Miller-Fisher-Syndrom 631
Arginin, STH-Mangel 198
Argininsukzinurie 147
Arhinenzephalie, Pätau-Syndrom 28
Arnold-Chiari-Missbildung 611
ARPKD (autosomal recessive polycystic kidney disease) 501–502
- Magnetresonanztomographie 502
- Pfeffer-und-Salz-Muster 502

Arrhythmie
- Hirninfarkt 635
- Hyper-/Hypokaliämie 179
- Stenokardie 395
Arteria-carotis-interna-Stenose, Fallbeispiel 326
Arteria-mesenterica-Syndrom, Ileus 462
Arterien, große, Ursprung aus dem rechten Ventrikel (DORV) 374
Arteriitis nodosa, Glomerulonephritis 509
Arteriosklerose, Hyperlipoproteinämie 160
arteriovenöse Fehlbildungen
- Hirninfarkt 635
- ZNS 634
Arthralgien
- Colitis ulcerosa 478
- Lupus erythematodes, systemischer 291
- Lyme-Borreliose 264, 298
- rheumatisches Fieber 297
Arthritis
- Agammaglobulinämie 277
- Borreliose 644
- CGD (chronic granulomatous disease) 280
- chronische, juvenile 293–300
- Enthesitisneigung 294
- Haemophilus-influenzae-Infektionen 266
- juvenile, idiopathische 293–300
- - Allgemeinbehandlung 296
- - Amyloidose 295
- - ANA (antinukleäre Antikörper) 296
- - Ankylose 293
- - Antirheumatika, nichtsteroidale 296
- - Basistherapeutika 297
- - Chloroquin 297
- - Coxitis fugax 293
- - D-Penicillamin 297
- - Entzündungsparameter 295–296
- - Fallbeispiel 302
- - Gelenkbeschwerden 295
- - Glukokortikoide 296
- - Gold 297
- - HLA-B27 296
- - Hydrochloroquin 297
- - IgM-Rheumafaktor 296
- - Iridozyklitis 295

- - Klassifikation 294
- - Kopfschmerzen 295
- - Lichtempfindlichkeit 295
- - Perikarderguss 295
- - Perikarditis 295
- - systemische Erkrankung 294
- - Therapie 296–297
- - TNF-α-Blocker 297
- - Uveitis 295
- Lupus erythematodes, systemischer 291
- postinfektiöse (reaktive) 298
- - Antirheumatika, nichtsteroidale 298
- - Campylobacter-Infektion 263
- - virusinduzierte 299
- rheumatoide, Autoimmunneutropenie 318
- - juvenile 293–300
- - Myasthenia gravis 628
- septische 106–107, 299
- - C-reaktives Protein 299
- - Gelenkpunktion 299
- - Monarthritis 299
- - Osteomyelitis 569
- - Scharlach 259
- seronegative, Differentialdiagnose 298
- systemische 294
- Yersinia pseudotuberculosis 263
Arthrogryposis multiplex congenita 556
- Fußerkrankungen 563
Arthrosynovitis, Polyarthritis, seronegative 293
Arthus-Typ, Vasculitis allergica 596
Artikulationsstörungen 684–685
Arylsulfatase A
- Mangel, Leukodystrophie, metachromatische 618
- im Urin, Leukodystrophie, metachromatische 162
Arzneimitteltherapie 710–712
- s. a. Medikamente
- Absorption/Resorption 710
- Ausscheidung 711
- Compliance 712
- Flüssigkeitsvolumen, extrazelluläres 711
- Kinderdosen, Ermittlung 711
- Körperoberfläche 711
- Metabolisierung 711

Arzneimitteltherapie
- Nutzen-Risiko-Abschätzung 710
- orale/rektale 710
- Resorption 710
- Schwangerschaft 711
- Stillen 711–712
- toxische, Schwangerschaft 711
- Unverträglichkeiten 287
- Verteilung 710–711

Arzt
- niedergelassene, Rehabilitation 663
- Schweigepflicht, Kindesmisshandlung, Verdacht 668

ASCA (Anti-Sacchachomyces-cervisiai-Antikörper), Crohn-Krankheit 477
Ascaris lumbricoides 468
Ascorbinsäure 185
- physiologische Funktionen 182

ASD (Atriumseptumdefekt)
- Down-Syndrom 27
- Typ II 370–371
- Typ RI 371

Askariasis 468
- Löffler-Syndrom 438, 468
- Lungeninfiltrat, eosinophiles 438
- Obstruktionsileus 468

Aspartylglukosaminurie 165, 167
Asperger-Autismus 682
Aspergillose
- allergische 270
- - Mukoviszidose 423
- invasive 270
- Pneumonie 436

Aspergillus spp.
- und Chemotherapie 332
- Fallbeispiel 272
- flavus, fumigatus, nidulans bzw. niger 270
- Infektionen 270–271

Asphyxie 56–57
- Bilirubinenzephalopathie 85
- blaue 56
- DIG 89
- Ertrinkungsunfälle 696
- Fetus 56
- Hirnblutungen, Frühgeborene 68
- Hypoglykämie 111
- intrauterine 56
- Mekoniumaspiration 72
- neonatale 56

- Neugeborene 56–57
- perinatale, Enterokolitis, nekrotisierende 91
- - Sehbehinderung 663
- - Tachypnoe, transitorische 71
- PFC-Syndrom 77
- postnatale 56
- Sauerstoffmangel 56
- Thrombozytopenie, neonatale 87
- weiße 56

Aspiration
- Apnoe 71
- Fremdkörper 417–418, 437
- Fruchtwasser s. Fruchtwasseraspiration
- Knorksen 19
- Mekonium s. Mekoniumaspiration
- Ösophagusatresie 89

Aspirationspneumonie, Choanalatresie, totale 404
assist-device-Implantation 364
- Kardiomyopathien, dilatative 388
- Myokarditis 390
- Schock, kardiogener 396

Asthma bronchiale 285–286, 426–430
- Ablauf 427
- Ätiologie 426
- Allergenprovokationstest, inhalativer 428
- Allergenträger 285–286
- allergisches, Dermatitis atopica 593
- - Fallbeispiel 302
- - Fremdproteine in Säuglingsnahrungen 126
- Antibiotika 429
- bronchiale Hyperreagibilität 428
- Bronchiektasen 420
- Bronchitis, obstruktive, rezidivierende 427
- chronisches, Therapie 429–430
- Dauertherapie 430
- Düsenvernebler 429
- Ekzem 427
- Eosinophilie 318
- extrinsisch-(nicht)atopisches 426
- Fallbeispiel 443
- Ganzkörperplethysmographie 429
- genetische Disposition 427

- Glukokortikoide 429–430
- Hausstaubmilben 428
- hormonelle Faktoren 428
- Husten 402
- Hyposensibilisierung 430
- IgE-Antikörper 427
- Inhalationshilfen mit Ventil 430
- intrinsisches 426
- Kälte und Witterungsumschwung 428
- klinisches Bild 428
- körperliches Trainingsprogramm 430
- Lagerung 429
- Lungenfunktionsuntersuchung 428
- Manifestationsgipfel 427–428
- Mischform 426
- Nahrungsmittelallergie 473
- Ozon 428
- Parasympatholytika 429–430
- PEFR 429
- Pneumomediastinum 441
- Pollinosis 427–428
- Prävalenz 426
- Prick-Test 428
- psychische Störungen 686
- RAST 428
- Refluxkrankheit, gastroösophageale 458
- Rhinopharyngitis, chronische 408
- RS-Viren 427
- Säuglingsbronchitis 427
- Sauerstoffzufuhr 429
- Sedierung 429
- β_2-Sympathomimetika 429–430
- Therapie 429
- Tierhaare 428
- Typ-I-Allergie 427

Astigmatismus, Sehbehinderung 663
A-Streptokokkeninfektion 257
astrozytisch-oligodendrogliale Tumoren 343
Astrozytom 343, 650
- Altersmedian 329
- anaplastisches 343
- Häufigkeit 341
- Kleinhirn 342–343
- pilozytisches, Fallbeispiel 652
- Rückenmark 344

Astrozytome 342

- Asystolie, Spannungspneumothorax 74

Aszites
- Herzfehler mit univentrikulärer Korrektur 380
- Inspektion 359
- Lipoidnephrose 508
- Nierenversagen, akutes 526–527
- Pankreatitis, akute 490
- Parvovirus-B19-Infektion 99
- Perikarditis 391
- Rh-Erythroblastose 83

ataktische Zerebralparese 617
Ataxia teleangiectatica 278
- Krebserkrankungen 329
- Non-Hodgkin-Lymphome 339

Ataxie
- Ahornsirupkrankheit 144
- Angelman-Syndrom 31
- FSME 253
- Galaktosämie 154
- Hypolipoproteinämie 159
- Leukodystrophie, metachromatische 162
- Medulloblastom 342
- Miller-Fisher-Syndrom 631
- mitochondriale Erkrankungen 618
- Posterior-Fossa-Syndrom 342
- Refsum-Krankheit 163
- Schädelgrube, hintere, Tumoren 650
- Thiaminmangel 181
- zerebellare 645
- - Hartnup-Syndrom 148

Atelektasen 436–437
- Apnoe 71
- BPD 66
- Keuchhusten 256
- Knorksen 19
- Mekoniumaspiration 72
- Mittellappensyndrom 437
- Mukoviszidose 421
- Pneumonie, Röntgenaufnahme 438
- Röntgenbild 437
- Ursachen 437

Atemantrieb, fehlender, Neugeborene 61
Atembehinderung, Retropharyngealabszess 409
Atembewegungen, Fetus 52
Atemdepression, Mekoniumaspiration 72
Atemfrequenz 401
- Neugeborene 53

Sachverzeichnis

- – Untersuchung 21
- Atemgeräusche 19
  - abgeschwächt, Fremdkörperaspiration 417
  - abgeschwächte, Atemnotsyndrom, Frühgeborene 64
  - Atemwegserkrankungen 401
  - fehlende, Zwerchfellhernie 76
  - Neugeborene, Untersuchung 21
  - Pneumonie 19
  - seitendifferente, Spannungspneumothorax 74
- Ateminsuffizienz 402
  - Edwards-Syndrom 28
  - Herpes-simplex-Infektion, neonatale 97
  - Hypertonie, renal bedingte 516
  - Mukoviszidose 421
  - Myotonie 627
  - Nierenagenesie, bilaterale 500
  - Polyneuroradikulitis, akute 631
- Atemmuskulatur, Krämpfe, Tetanus 260
- Atemnebengeräusche, Mukoviszidose 422
- Atemnot s. Dyspnoe
- Atemnotsyndrom (RDS) 63
  - Apnoe 71
  - Asphyxie, perinatale 57
  - Fetopathia diabetica 111
  - Frühgeborene 62–65
    - – Lungenemphysem, interstitielles 64
    - – Lungenreifungsinduktion 65
    - – Nasen-CPAP 65
    - – Symptome 64
  - Hyperviskositätssyndrom 81
  - Pneumonie, neonatale 76
  - Pneumothorax 73
  - Surfactantmangel, Fallbeispiel 114
- Atemstillstand s. Apnoe
- Atemtests 451
- Atemwege
  - altersabhängige Besonderheiten 401
  - Fehlbildungen 404–406
  - immunologische Reifung 401
- Atemwegseinengung 401

- Atemwegserkrankungen 401–443
  - banaler Infekt 406–407
  - Computertomographie 402
  - Diagnostik 402–404
  - FEV_1 403
  - Husten 402
  - Sekret, seröses 402
  - SIDS 113
  - Stridor, in-/exspiratorischer 402
  - Symptomatologie, differentialdiagnostische 401–402
  - virale 406
- Atemwegsobstruktion
  - Apnoe 71
  - Bronchitis, chronische 419
- Atemwegswiderstand 401
  - BPD 66
- Atemzentrum, Unreife, Apnoe 71
- Atemzug, erster, Druck, intrathorakaler 53
- Atenolol, Hypertonie 365
- ATG (Anti-Thymozytenglobulin), Anämie, aplastische 317
- Athetose
  - Niemann-Pick-Krankheit 161
  - Zerebralparesen, infantile 615
- Athyreose, angeborene, Fallbeispiel 223
- atlantoaxiale Instabilität, Morquio-Syndrom 166
- Atmung
  - Neugeborene 53
  - periodische, Apnoe 70
  - thorakoabdominelle 401
- Atmungskettendefekte 619, 623
  - SIDS 112
- atopische Dermatitis 593
- atopische Krankheitsbilder 284–288
- atopy patch test, Allergien 283
- Atrioseptostomie nach Rashkind 366–367
- Atrioventricularseptumdefekt s. AV-Septumdefekt
- attention deficit disorder, MCD-Syndrom 608
- auditive Diskrimination 685
- Auerstäbchen, Myeloblastenleukämie, akute 335
- Aufwachen, nächtliches 677
- Aufwach-Epilepsie 639

- Augen
  - Neugeborene, Untersuchung 21
  - tiefliegende, Dehydratation 176
- Augenaffektionen/-schädigungen
  - Lyme-Borreliose 264
  - Strahlenschäden, Frühschwangerschaft 41
- Augenanomalien, Ehlers-Danlos-Syndrom 582
- Augenbewegungen/-bewegungsstörungen
  - Miller-Fisher-Syndrom 631
  - Neugeborenenkrämpfe 110
- Augenhintergrunduntersuchung, Anfälle, zerebrale 641
- Auraminfärbung, Tuberkulose 268
- Ausfluss, vaginaler, sexueller Missbrauch 669
- Auskultation 19
  - Herz-Kreislauf-Erkrankungen 360
  - Lunge 19
  - Tracheobronchitis, akute 418
- Ausscheidung
  - Arzneimitteltherapie 711
  - Funktionsstörungen 678–679
  - PDA 66
- Austreibungsgeräusch, niederfrequentes, Aortenstenose 384
- Autismus 682–683
  - frühkindlicher 682
  - MCD-Syndrom 609
- autismusähnliche Syndrome, MCD-Syndrom 609
- Autodigestionen, Pankreatitis, akute 490
- Autoimmunerkrankungen 289–292
  - Autoantikörper 290
  - Immundefekte 281
  - Immuntoleranz 289
  - Komplementdefekt 280
  - Sequenzhomologien 289
  - Zellen, körpereigene 289
- Autoimmunhepatitis, chronische 489
- Autoimmunneutropenie 318
  - common variable immunodeficiency 277

- Autoimmunthrombozytopenie (ITP) 320–321
  - common variable immunodeficiency 277
  - Fallbeispiel 326
  - maternale 320
- Automatismen, orale
  - Absencen 639
  - Herdanfälle, psychomotorische 640
  - Zerebralparese, dyskinetische 617
- autosomal-dominant polycystic kidney disease s. ADPKD
- autosomal-dominanter Erbgang 34
- autosomal-recessive polycystic kidney disease s. ARPKD
- autosomal-rezessiver Erbgang 34–35
- Autosplenektomie, Sichelzellerkrankung 315
- AV-Block 392–393
  - 1. Grades 392
  - 2. Grades Typ I (Wenckebach-Periodik) 393
  - – Typ II (Mobitz) 392
  - 3. Grades 393
  - – Lupus erythematodes, systemischer 291
  - herzchirurgische Eingriffe 393
  - intermittierender, Stenokardie 395
  - kompletter, AV-Septumdefekt 374
  - kongenitaler 391–392
- Avidin 183
- AV-Kanal, Down-Syndrom 27
- AV-Septumdefekt (AVSD) 372–374
  - Echokardiographie 373
  - Farbdoppler-Echokardiographie 373
  - Herzkatheteruntersuchung 373
  - vom Primumtyp 373
  - Sonderform 371
  - Trisomie 21 373
  - unbalanzierter, Ventrikel, hypoplastischer 381
  - Vierkammerblick 373
- Azetongeruch
  - Atemluft, Diabetes mellitus 156
  - Erbrechen, azetonämisches 447
- Azetylsalizylsäure s. Azetylsalizylsäure

Azidose 180
- Aminosäurenstoffwechselstörungen 141
- nach Blutaustauschtransfusion 84
- DIG 89
- Enterokolitis, nekrotisierende 92
- Erbrechen, azetonämisches 447
- Gastroenteritis, akute 466
- Hirnblutungen, Frühgeborene 68
- Kalziumsteine 519
- Mekoniumaspiration 72
- metabolische 141, 180, 466
- – adrenogenitales Syndrom, salzverlierendes 211
- – Dehydratation 176
- – Diabetes mellitus 156
- – Hirnblutungen, Frühgeborene 69
- – Hypothermie, postnatale 53
- – Malaria 705
- – Natriumbicarbonat 396
- – Niereninsuffizienz 528
- neonatale, Hypoxie 56
- PFC-Syndrom 77
- renal-tubuläre 519, 522–523
- – Hyperkalziurie 519
- – Nephrolithiasis 518
- respiratorische 180
- Zystinose 146

B

Bacteroides, Enterokolitis, nekrotisierende 92
Bakteriämie 266–267
- Frühsepsis, neonatale 102
Bakterien
- Gastroenteritis, akute 465–468
- grampositive, Endokarditis, bakterielle 389
- Harnwegsinfektionen 523
- Hauterkrankungen 588–589
Bakterientoxine
- Diphtherie 253
- hämolytisch-urämisches Syndrom 314
Bakteriurie
- asymptomatische 524
- Harnwegsinfektionen 523
Balanitis 530–531

Balkonstirn, Hydrozephalus 613
B-ALL 336–337
Ballonatrioseptostomie, Mitralatresie 380
Ballondilatation 366
- Aortenisthmusstenose 386
- Pulmonalatresie mit intaktem Ventrikelseptum 376
- Pulmonalstenose, valvuläre 382
banaler Atemwegsinfekt 406–407
Bande 3
- Erythrozytenmembran 311
- Sphärozytose, hereditäre 312
Bannwarth-Syndrom 644
Barbiturate, Embryo-/Fetopathien 44
Barlow-Zeichen, Hüftgelenksdysplasie/-luxation 556
Barotrauma, BPD 66
Bart-Hämoglobin 80
Bartter-Syndrom 521–522
- Hyperkalziurie 519
Basalzellnävussyndrom, Vererbung, autosomal-dominante 35
Basedow-Syndrom 206, 282
Basendefizit, Azidose 180
Basilarismigräne 636
Basophilie 318
Bauch, vorgewölbter 19
Bauchdeckenaplasie-Syndrom 506
Bauchlage, SIDS 113
Bauchschmerzen 448
- Alarmsymptome 448
- anamnestische Parameter 448
- Angina follicularis sive lacunaris 411
- Atemwegserkrankungen 401
- Colitis ulcerosa 478
- Diabetes mellitus 156
- funktionelle 456
- Hepatitis A 485
- Hypoglykämie 148
- Invagination 462
- Mittelmeerfieber, familiäres 300
- Nahrungsmittelallergie 473
- Nephroblastom 351
- Streptokokkeninfektion 258
- Viruspneumonie 434
Bauchspeicheldrüse... s. Pankreas...

Bauchwanddefekte 90–91, 455–456
- Obstipation 450
BCG-Impfung
- Agammaglobulinämie 277
- Infektion, tödliche 278
- Tuberkulose 267
BCG-itis 278
BCR-ABL, Mutationen bei ALL 336
Beatmung, maschinelle
- Pneumothorax 73
- Pseudomonas aeruginosa 266
- Spannungspneumothorax 440
- Staphylokokken 266
Bechterew-Syndrom, Differentialdiagnose 295
Beckenendlage
- Hüftgelenksdysplasie/-luxation 556
- STH-Mangel 197
Beckenfraktur, Behandlung 565
Becker-Muskeldystrophie 624–626
- DNA-Analyse 38
- geistige Behinderung 625
- Kardiomyopathie, dilatative 625
Beckwith-Wiedemann-Syndrom
- Hepatoblastom 353
- Hypoglykämie 111
- Nephroblastom 350
- Polyzythämie 80
Begleitergüsse, seröse, Perikarditis 391
Begleitpleuritis, trockene, fibrinöse 439
Begleitpyelonephritis, Oxalose 147
Behaarungstyp, weiblicher, Klinefelter-Syndrom 29
Behinderung 662
- psychische Störungen 686
Beikost 129–130
Beinachsenentwicklung, umwegige 562
Beinachsenfehler 561–562
Beindeformitäten, Phosphatdiabetes 172
Beinlängendifferenz 548–550
- Wirbelsäule, Schiefhaltungen 549
Belastbarkeit, verminderte, ASD I 371
Belastungszyanose, Hyperviskositätssyndrom 81

BERA (brainstem evoked response audiometry) 664
Beratungsstellen
- Schwangere 662
- Vergiftungen 697
Beratungstechnik, psychische Störungen 676
Beri-Beri-Krankheit 181
- infantile 181
Bernard-Soulier-Syndrom, Thrombozytopenie 320
Bernoulli-Gleichung, Echokardiographie 362
Berührungsempfindlichkeit
- Hydrozephalus 613
- Meningitis 643
- – neonatale 105
- Otitis media 412
Betamethason, Lungenreifungsbehandlung 65
Beta-Zellen-Hyperplasie, Fetopathia diabetica 110
Beugeekzem, Neurodermitis 285
Beugekrämpfe, tonische 640
Beutel-Masken-Beatmung
- Blähatmung 60
- Frühgeborene 60
- Neugeborene 60
Beutler-Test, Galaktosämie 154
Bewegungsapparaterkrankungen, Übergewicht 133
Bewegungsarmut, Hirnblutungen, Frühgeborene 69
Bewegungsmuster, Neugeborene, Untersuchung 23
Bewegungsstereotypien 679
Bewegungsstörungen, Vorsorgeuntersuchungen, Kindesalter 20
Bewusstlosigkeit
- Affektkrämpfe 642
- Gastroenteritis, akute 466
- Hypoglykämie 158
- Schädelhirntrauma 647
Bewusstseinsstörungen
- Aminosäurenstoffwechselstörungen 141
- Atmungskettendefekte 619
- Diabetes mellitus 156
- Enzephalitis/Myelitis 644
- Hypoglykämie 148
- Koma 649
- Salmonellose 262
- Subarachnoidalblutungen 648
- Volumen, extrazelluläres und intrazelluläres 178

Sachverzeichnis

- Waterhouse-Friderichsen-Syndrom 643
- Bezoar, Ileus 462
- Bezugspersonen, Adoleszenz 12
- Bienengiftstiche/-allergie 286, 409–410
  - Fallbeispiel 302
- Bilharziose 706
  - Anämie 308
- biliäre Obstruktion, Vitamin-K-Mangel 323
- Bilirubin
  - enterohepatischer Kreislauf 81
  - Gallengangsatresie, extrahepatische 483
  - Ikterus 81
  - Stoffwechsel 81
  - Stoffwechselstörungen 487
- Bilirubinämie 487
- Bilirubinenzephalopathie 85, 487
  - Neugeborenenkrämpfe 109
  - Rh-Erythroblastose 84
  - Zerebralparese, dyskinetische 616
- Bindehautentzündung s. Konjunktivitis
- Bindungsfähigkeit, Adoleszenz 12
- Bindungsstörungen 683
  - Sozialverhalten 683
- Biotin 183
  - Mangel, alimentärer 183
  - physiologische Funktionen 182
- Biotin-bindendes Protein 183
- Biotinidasemangel 183
  - Anfälle, zerebrale 637
  - Neugeborenenscreening 183
- bipolare affektive Störungen 689
- Bisswunden, Kindesmisshandlung 666
- Bitot-Flecken, Vitamin-A-Mangel 186
- biventrikuläre Hypertrophie
  - Fallbeispiel 397
  - Truncus arteriosus communis 378
- Blackfan-Diamond-Anämie, Anämie, neonatale 79
- Blade-Atrioseptostomie, Mitralatresie 380
- Blähatmung, Beutel-Masken-Beatmung 60

- Blähungen, Pankreasinsuffizienz, exokrine 491
- Blässe 19
  - Asphyxie, postnatale 56
  - Blutverlust 80
  - Fruktoseintoleranz, hereditäre 155
  - Hypoglykämie 111, 148, 158
  - Leukämie, akute 333–334
  - Nephritis, tubulointerstitielle 514
  - Neugeborene, Untersuchung 21
  - Neugeborenensepsis 103
- Blalock-Taussig-Shunt, modifizierter, Fallot-Tetralogie 375
- Bland-White-Garland-Syndrom 387
- Blase s. Harnblase
- Blasensprung, vorzeitiger
  - Frühsepsis, neonatale 102
  - Infektionen 93
  - Lungenhypoplasie 75
  - Lungenreifung, beschleunigte 64
  - Pneumonie, neonatale 76
- Blastem, metanephrogenes, Nephroblastom 350
- Blasten, Leukämie, akute 334
- Blickparese, Stammhirntumor 650
- Blindheit
  - kortikale, MELAS-Syndrom 39
  - Leber-Optikusatrophie 39
  - Meningitis, neonatale 106
  - Sanfilippo-Krankheit 164
  - STH-Mangel 164
- Blitz-Nick-Salaam-Krämpfe (BNS) 640–641
- Bloch-Sulzberger-Syndrom, Vererbung, X-chromosomal-dominante 36
- α-Blocker, PFC-Syndrom 78
- β-Blocker
  - Fallot-Tetralogie 375
  - Hypertonie 365
  - Kardiomyopathie, hypertrophe (obstruktive) 388
  - Lungendurchblutung 364
  - Migräne 636
  - QT-Syndrom 392
- Blockwirbel, Apert-Syndrom 545
- Bloom-Syndrom, AML 338
- blue-berry-muffin-Phänomen, Zytomegalievirusinfektion 252

- Blut
  - Galaktitol 154
  - Galaktose 154
  - Galaktose-1-Phosphat 154
  - im Stuhl 448
- Blutanalysen, Nierenerkrankungen 498
- Blutaustauschtransfusion
  - AB0-Inkompatibilität 86
  - Enterokolitis, nekrotisierende 91
  - Komplikationen 84
  - Retinopathia praematurorum 67
  - Rh-Erythroblastose 84
  - Thrombozytopenie, neonatale 87
- Blutbild, Werte in Abhängigkeit vom Lebensalter 306
- Blutbildung
  - extramedulläre, Fetus 82
  - verminderte 79–80
- Blutdruck
  - Abfall, Hirnblutungen, Frühgeborene 69, 176
  - Hypertonie, renal bedingte 515
  - Messung 176
  - Vorsorgeuntersuchungen, Kindesalter 20
- Bluterkrankungen 78–89
- Blutgasanalyse, Nierenerkrankungen 498
- Blutgerinnung s. Gerinnung
- Blutgruppen-Inkompatibilität, Anämie, neonatale 79
- Blutkultur, Sepsis 266
- Blutlipide, Veränderungen 158
- Blut-Liquor-Schranke, Poliomyelitis 250
- Blutschwamm 584–585
- Bluttransfusion
  - Hepatitis C 486
  - Retinopathia praematurorum 67
- Blutungen
  - Anfälle, zerebrale 637
  - epidurale 648
  - fetomaternale, Anämie, neonatale 79
  - gastrointestinale 448–449
  - geburtstraumatische, Nebennierenrindenblutung 60
  - Hämophilie 322
  - hypoprothrombinämische, Vitamin-K-Mangel 187
  - intrakranielle, Frühgeborene 62

  - - Neugeborenenkrämpfe 109
  - - Vitamin-K-Mangelblutung 88
  - intraventrikuläre, Sonographie 69
  - konjunktivale, Neugeborene, Untersuchung 21
  - neonatale, Anämie, neonatale 79
  - Nierenversagen, akutes 527
  - peranale 449
  - Schädelhirntrauma 647
  - subarachnoidale 648
  - - Neugeborenenkrämpfe 638
  - subdurale, geburtstraumatische 59
  - subperiostale, Kindesmisshandlung 667
  - - Vitamin-C-Mangel 185
  - Waterhouse-Friderichsen-Syndrom 643
  - ZNS 648–649
- Blutungsneigung
  - Fruktoseintoleranz, hereditäre 155
  - Glykogenose Typ I 152
  - Leukämie, akute 333
  - Sepsis, neonatale 103
- Blutverlust
  - Anämie, neonatale 79
  - chronischer 80
- Blutvolumen, Neugeborene, reife 79
- Blutzucker
  - Glykogenose Typ I 152
  - Grenzwerte, untere 148
- B-Lymphozyten
  - s. a. B-Zellen
  - Differenzierung 336
- BNS (Blitz-Nick-Salaam-Krämpfe) 640–641
- Body Mass Index (BMI), Adipositas 133
- Borggreve-Umkehrplastik 545
- Bornholmsche Krankheit 251
- Borrelien/Borreliose 264–265
  - Erythema chronicum migrans 589
  - Hauterkrankungen 588–589
  - Meningitis, aseptische 644
  - Pseudolymphom 589
- Botulismus 263
  - Meldepflicht 233
- BPD s. bronchopulmonale Dysplasie
- Brachydaktylie, Down-Syndrom 27

Brachyzephalus 544
- Down-Syndrom 27
Bradykardie
- Absaugung, Neugeborene 60
- Anorexie 689
- Apnoe 70
- Asphyxie, postnatale 56
- Enterokolitis, nekrotisierende 92
- Frühgeborene 62
- Herzgeräusche, akzidentelle 395
- Hyperkaliämie 179
- Mekoniumaspiration 72
- Pneumoperikard 74
- Salmonellose 262
- Spannungspneumothorax 74
Brandwunden, Kindesmisshandlung 666
Briden, Ileus 462
bridging, IgE-Moleküle, allergische Sofortreaktion Typ I 281
bronchiale Hyperreagibilität, Asthma bronchiale 428
bronchiale (inhalative) Provokation, Allergien 284
Bronchialobstruktion, Mukoviszidose 422
Bronchialsystem, hyperreagibles 419
Bronchiektasen 420
- Adenoviruserkrankungen 250
- Agammaglobulinämie 277
- Kartagener-Syndrom 409
- Keuchhusten 256
- Mukoviszidose 35, 421
Bronchien, Fehlbildungen, angeborene 405
Bronchiolitis 419
- Differentialdiagnose 256
- Säugling, Viren 406
Bronchitis 248
- Agammaglobulinämie 277
- akute 418
- asthmatische 418–419
- chronisch-rezidivierende, Atemwegsobstruktion 419
- - Bronchiektasen 420
- eitrige, Mukoviszidose 421
- Fallbeispiel 670
- obstruktive 418–419
- - Asthma bronchiale 428
- - Viren 406
- Parainfluenza 249
- Rachenmandelhyperplasie 410

- spastische 418–419
- - Emphysem, lobäres, kongenitales 406
- Vitamin-A-Mangel 186
bronchitisches Syndrom 419–420
Bronchodilatatoren, BPD 67
bronchogene Zysten, Mediastinaltumoren 441
Bronchokonstriktion, Asthma bronchiale 285
Bronchomalazie, Aortenbogen, doppelter 387
Bronchopneumonie 431–432
- Kartagener-Syndrom 409
- Masern 237
- miliare 432
- Mukoviszidose 422
- Röntgenuntersuchung 432, 435
- zentrale 432
- - Fallbeispiel 443
bronchopulmonale Dysplasie (BPD) 66–67, 439
- Atemnotsyndrom, Frühgeborene 65
- Barotrauma 66
- Bronchodilatatoren 67
- Ductus Botalli, persistierender 369
- Frühgeborene 62
- Oxygenierung 67
- Physiotherapie 67
bronchopulmonale Infektionen, rezidivierende, BPD 67
Bronchoskopie, Atemwegserkrankungen 403
Bronchospasmus, Schock, anaphylaktischer 288
Bronchusatresie, Emphysem, lobäres, kongenitales 406
Bronchusobstruktion
- BPD 66
- Emphysem, lobäres 75
Broviac-Katheter, Hämodialyse 529
Brucellen, Arthritis, reaktive 298
Brudzinski-Zeichen, Meningitis 643
Brügger-Syndrom 548
Brummen
- Bronchitis, obstruktive 418
- grippaler Infekt 406
Brushfield Spots, Down-Syndrom 27
Brustbein, Einziehung, Trichterbrust 568
Brust(drüsengewebe)
- Eintwicklungsstadien 13

- Frühgeborene 54
- Vergrößerung, Pubertas praecox 215
Brustkyphose 548
- Scheuermann-Erkrankung 551
Brustsuchen, Säugling 10
Brustwarze, Frühgeborene 54
Brustwirbelsäule, Wachstumsgeschwindigkeit 548
Bruton-Agammaglobulinämie 277
- Gastritis 473
B-Streptokokken
- Bronchopneumonie 431
- Pneumonie 433–434
B-Symptomatik, Hodgkin-Lymphom 340
B-/T-Zell-Defekte, kombinierte 278
Bülau-Saugdrainage, Pleuraempyem 440
Bürger-Grütz-Syndrom 159
Bürstenschädel, β-Thalassämie 309
bulbär-pontine Form, Poliomyelitis 250
Bulimia nervosa
- Adoleszenz 688
- Hirntumoren 341
Bundesgesetze, Kinderschutz 661
Bundessozialhilfegesetz 662
- Rehabilitation 663
Burkitt-Lymphom 339
- c-myc 337, 339
- EBV-Genom 246
B-Vorläuferzellen 336
B-Zell-Defekte 276–278
B-Zellen 275, 336
- s.a. B-Lymphozyten
- Differenzierung 275
- frühe 336
- reife 275
B-Zell-Lymphome 339
- Therapie 339

C

C1-Inaktivator 596
C2, Defekt 280
C3 276
- Glomerulonephritis, postinfektiöse 510
- Lupus erythematodes, systemischer 291

C4, Lupus erythematodes, systemischer 291
C5b-C9 276
Caesarenhals
- Differentialdiagnose 245
- Diphtherie 254
Café-au-lait-Flecken
- Albright-Syndrom 574
- Nävus, melanozytärer 584
- Neurofibromatose 35, 582, 632–633
Calciferol 186–187
- physiologische Funktionen 186
Calcitriol, Sekretion 174
cAMP 194
Campylobacter 263
- Arthritis, reaktive 298
- fetus 263
- jejuni 263
- - Differentialdiagnose 477
- - Gastroenteritis, akute 466–467
Canavan-Krankheit 622
Candida spp., Candidiasis bzw. Candidose 589–590
- albicans 270, 589–590
- - Sepsis 266
- und Chemotherapie 332
- HIV-Infektion 248
- Infektionen 270
- - lokale 108
- krusei 270
- mukokutane, chronische 590
- parapsilosis 270
- Pneumonie 436
- Sepsis 590
- tropicalis 270
CAPD (zyklisch ambulante Peritonealdialyse) 529
Captopril
- Aorteninsuffizienz 385
- Hypertonie 365
Caput succedaneum 58
- Vakuumextraktion 58
Carcinoidtumoren 354
- Appendix 354
Cardioseal-System 367–368
Carnitin, Supplementation, Glutarazidurie Typ I 622
Carnitinmangel, Laboruntersuchungen 151
Carnitintransportsystem, Defekte, Myopathie 627
Caroli-Syndrom 482
Carotinoide 185–186
Caspofungin 231

Sachverzeichnis

cavopulmonale Anastomose, totale 380
CD3 336
CD4, HIV-Infektion 248
CD4-Lymphozyten, Muttermilch 122
CD4/CD8-positive Zellen 276
- Muttermilch 122
CD10-Antigen, ALL 336
CD11a/b, Adhäsions-Proteinmangel 279
CD18
- Adhäsions-Proteinmangel 279
- Defekte 279
CD19/CD20 336
CD30-Antigen, Lymphome, großzellig anaplastische 339
CDC (Centers for Disease Control)-Klassifikation 248
C-Defekte 281
CDG (Carbohydrate Deficiency Glycoprotein)-Syndrom Typ I 622
Central-Core-Myopathie 626
Cephalosporine, Thrombozytenfunktionsstörungen 321
Ceroid-Pigment, Hermansky-Pudlack-Syndrom 321
Cetirizin, Urtikaria 287
CFTR(-Protein), Mukoviszidose 38, 420
CFU (colony forming units) 305
CGD (chronic granulomatous disease) 280
CH50, Diagnostik 281
Charcot-Marie-Tooth-Erkrankung 630
^{13}C-Harnstoff-Atemtest, Helicobacter-pylori-Infektion 451, 472
CHE (Cholinesterase), Herz-Kreislauf-Erkrankungen 364
Chediak-Higashi-Syndrom, Granulozytendefekte 318
Chemikalien, Vergiftungen 696
Chemoprophylaxe 231–233
- Malaria 706
Chemorezeptoren, Apnoe 70
Chemotaxis, Granulozyten 276
Chemotherapie
- aplastische Krise 311
- Kardiotoxizität 333
- Krebserkrankungen 331–332
- Leukämie, akute 335
- Nebenwirkungen 332
- Neurotoxizität 333

- Osteosarkom 575
- präoperative (neoadjuvante) 332
- Sepsis, bakterielle 332
- Spätfolgen 333
- Stresserythropoese 305
- Tuberkulose 268
- T-Zellsystem 333
- Zweitmalignome 333
- zytostatische (adjuvante) 331
Chiasma-opticum-Gliome 343
Chiasma-opticum-Kompression, Hirntumoren 341
Chinolone 231
Chlamydien
- Arthritis, reaktive 298
- Konjunktivitis, neonatale 109
- Pneumonie 76, 435
- - Differentialdiagnose 256
- - neonatale 76
Chloramphenicol
- Anämie, aplastische 317
- Grey-Syndrom 711
Chlorid-Bicarbonat-Austauscher, Defekt, Azidose, renal-tubuläre 522
Chloridkanal, Mutation, Dentsche Erkrankung 520
Chloroquin, Arthritis, juvenile idiopathische 297
Choanalatresie 404
- Atemnot 78
Cholangiographie, intraoperative, Gallengangsatresie, extrahepatische 483
Cholangitis
- Choledochuszyste/-mündungsanomalien 482
- primär sklerosierende 489
- - Cholestase 482
Choledocholithiasis, Cholestase 482
Choledochuszyste 482
- Cholestase 482
Cholera
- Gastroenteritis, akute 467
- Meldepflicht 233
Cholestase 481–482, 487
- Alagille-Syndrom 482
- Choledocholithiasis 482
- Choledochuszyste 482
- Hyperlipoproteinämie 159
- obstruktive 481
- progrediente, familiäre, intrahepatische 486
- Ursachen 482

- Vitamin-K-Mangelblutung 88
Cholesteatom, Otitis media 413
Cholesterin 158
- Bestimmung, Vorsorgeuntersuchungen 20
- Hypolipoproteinämie 159
- Lipoidnephrose 507
- Nüchternplasma 158
- Zufuhr, sparsame 130
Cholezystektomie, Gallenblasensteine 484
Cholezystitis 483–484
Chondrodysplasia punctata, Warfarinembryopathie 44
Chondrodystrophie 540
Chondroitinsulfat 164
Chondrosarkom 346
Chorea
- Glutarazidurie Typ I 622
- Huntington, DNA-Analyse 38
- minor, rheumatisches Fieber 297
- - Streptokokkeninfektion 257, 259
- Zerebralparesen, infantile 615
Choreoathetose
- Bilirubinenzephalopathie 85
- Zerebralparese, dyskinetische 616
Choriongonadotropin, humanes s. HCG
Chorionkarzinome 344
Chorionzottenbiopsie
- Aminoazidopathien 141
- Fruchtwasserentnahme 46
- Pränataldiagnostik 46
Chorioplexus-Tumoren 344
Chorioretinitis
- CMV-Infektion, konnatale 96
- Toxoplasmose 269
- - konnatale 100
Chromogranin, Ewing-Sarkom 348
Chromosom 1q21, nephrotisches Syndrom 508
Chromosom 8q24, Translokationen, ALL 337
Chromosom 11q23, Translokationen, ALL 337
Chromosom 19q13.1, nephrotisches Syndrom, kongenitales vom finnischen Typ 509
Chromosomenaberrationen 27–34
- Fehlbildungen 55

- numerische 27–30
- strukturelle 30–32
- zytogenetische 32
Chromosomenabschnitte
- fehlende 30
- Umlagerung 30–32
Chromosomenanalyse
- geistige Behinderung 608
- Herz-Kreislauf-Erkrankungen 362
- Pränataldiagnostik 46
- Ullrich-Turner-Syndrom 218
Chromosomenanomalien/-störungen
- Anfälle, zerebrale 637
- Großwuchs 203
- Kleinwuchs 201
- Leukämie, akute, lymphatische 337
Chromosomenmosaike, Ullrich-Turner-Syndrom 28
chronic granulomatous disease (CGD) 280
chronic lung disease (CLD) 439
chronische Krankheiten, psychische Störungen 686
Chvostek-Zeichen, Hypokalzämie 112
Chylomikronen, Hypolipoproteinämie 159
Chylothorax 55, 75, 440
- Lungenhypoplasie 75
Chymotrypsingehalt im Stuhl, Mukoviszidose 424
C1-Inhibitor, Defekt 280
CK (Creatinkinase) 623
- Dermatomyositis/Polymyositis 292
- Herz-Kreislauf-Erkrankungen 363
CK-MB, Herz-Kreislauf-Erkrankungen 363
Claudicatio intermittens, Aortenisthmusstenose 386
CLC-Kb, Mutation, Bartter-Syndrom 521
CLD (chronic lung disease) 439
Click
- Auskultation 360
- frühsystolischer, Aortenstenose 384
- mittsystolischer, Auskultation 360
Clindamycin, Endokarditisprophylaxe 364
CLL (chronisch lymphatische Leukämie) 336–337
Clonidin, STH-Mangel 198

Clostridium/Clostridien
- botulinum 263
- difficile, Antibiotikabehandlung 263
  - Gastroenteritis, akute 466
- Enterokolitis, nekrotisierende 92
- hämolytisch-urämisches Syndrom 314
- tetani 259–260
clumsiness, Zerebralparese 617
Cluster-Kopfschmerz 636
^{13}C-markierter Harnstoff, Helicobacter-pylori-Infektion 471
CML (chronisch-myeloische Leukämie) 338–339
- Onkogene 37
CMV-Antigen pp65 252
CMV-early-antigen 252
CMV-IgM-Antikörper 97
CMV-Infektion 95–97, 252
- Antikörper 95
- Arthritis 299
- blue berry muffin-Phänomen 252
- Diagnostik 96–97
- Enzephalitis/Myelitis 644–645
- Erythrozyten-/Thrombozytenkonzentrate 324
- Eulenaugen 95
- HIV-Infektion 248
- IgM-Test 97
- Immundefekte 281
- Immunsuppression 333
- konnatale 95
- Migrationsstörungen 612
- Mikrozephalus 614
- nephrotisches Syndrom 506
- Neugeborenenpneumonie 433
- perinatale 96
- Pneumonie 76
- Riesenzellen 95
- Thrombozytopenie, neonatale 87
- Verbrauchskoagulopathie 322
CMV-negative immundefiziente Patienten, Erythrozyten- und Thrombozytenkonzentrate CMV-positiver Spender 324
CMV-PCR 252
c-myc, Burkitt-Lymphom 337, 339
Coenzym Q, Atmungskettendefekte 619
Coils, Gefäßverschluss 367

COL$_4$A$_5$, Alport-Syndrom 512
Colitis ulcerosa 478–479
- 5-Aminosalizylsäure 478
- Arthritis, Differentialdiagnose 298
- Autoimmunhepatitis 489
- Charakteristika 476
- Differentialdiagnose 477
- Kolektomie 479
- Kortikosteroide 478
- Megakolon, toxisches 478
- operative Therapie 479
- Pankolitis 478
- Psycho- oder Familientherapie 479
- Salazosulfapyridin 478
collapsing spine 553
colony forming units (CFU) 305
Coma diabeticum 156
common ALL 336–337
common variable immunodeficiency 277
Commotio cerebri 647
Compliance
- Arzneimitteltherapie 712
- Rehabilitation 663
Compoundheterozygotie, α-Thalassämie 310
Computertomographie (CT)
- Atemwegserkrankungen 402
- Herz-Kreislauf-Erkrankungen 362
- thorakale, Mukoviszidose 422
- Verdauungstrakt 450
c-onc 36
Conduit, Truncus arteriosus communis 378
Condylomata acuminata 586
Condylus-radialis-Fraktur, Behandlung 565
Conn-Syndrom 213
- Aldosteronproduktion 213
Contergan®, Embryo-/Fetopathien 42–43
continuous gene syndrome 535
Contusio cerebri 647
- geburtstraumatische 59
- neurologische Herdzeichen 647
Cook-Coils, Ductus Botalli, persistierender 369
Cooley-Anämie 309
Coombs-Test
- AB0-Inkompatibilität 86
- Anämie, autoimmunhämolytische 314

- Lupus erythematodes, systemischer 291
- Rh-Erythroblastose/-Inkompatibilität 83, 86
Cor pulmonale
- BPD 67
- Mukoviszidose 421, 423, 425
Cori-Krankheit 153
- Myopathie 627
Cornelia-de-Lange-Syndrom, Refluxkrankheit, gastroösophageale 458
Corpus liberum 562
Corynebacterium diphtheriae, Diphtherie 253
cough variant asthma 402
Coxa valga et antetorta 556
Coxitis fugax
- Arthritis, juvenile idiopathische 293
- Differentialdiagnose 558
Coxsackie-Virus-Infektion 251
- Bronchitis, obstruktive 418
- Dermatomyositis/Polymyositis 292
- Differentialdiagnose 235
- Herpangina 412
- Luftwegsinfektionen 249
- Meningitis 644
- Myokarditis 390
- Perikarditis 391
- Typ-II-Diabetes 156
CPAP (continuous positive airway pressure)
- Apnoe 70
- Atemnotsyndrom, Frühgeborene 65
CR3, Adhäsions-Proteinmangel 279
Cranium bifidum 610
C-reaktives Protein (CRP)
- Appendizitis 470
- Arthritis, septische 299
- Harnwegsinfektionen 524
- Infektionsdiagnostik 231
- Neugeborenensepsis 104
- Osteomyelitis 570
- Pneumonie 436
- rheumatisches Fieber 297, 390
Credé-Prophylaxe, Konjunktivitis, neonatale 109
CRF (Kortikotropin-Releasing-Faktor) 194
- Kortisolproduktion 209
Cri-du-chat-Syndrom 31
Crigler-Najjar-Syndrom 487
- Hyperbilirubinämie 82
Crohn-Krankheit 476–478

- 5-Aminosalizylsäure 478
- Charakteristika 476
- Differentialdiagnose 298
- Endoskopie 477
- Eosinophilie 318
- Ernährung, parenterale 478
- Fallbeispiel 492–493
- Gastritis 472
- Ileus 462
- Kortikosteroide 477
- Metronidazol 478
- Pubertas tarda 216
- Röntgenenteroklysma 477
- TNF-α 478
- Vitamin-K-Mangel 323
Crouzon-Syndrom 544
CRP s. C-reaktives Protein
CSF (Kolonie-stimulierende Faktoren), Hämatopoese 305
cTCR 336
CTG (Kardiotokogramm), silentes, Mekoniumaspiration 72
Cubita valga, Ullrich-Turner-Syndrom 218
Cumarinderivate, Embryo-/Fetopathien 44
Curschmann-Steinert-Myotonie 627
cushingoides Aussehen (Facies) 353
- Fetopathia diabetica 111
Cushing-Syndrom 212–214
- ACTH-Produktion 199
- Adipositas 133
- Dexamethasontest 213
- Fallbeispiel 223
- Glukokortikoidexzess 213
- Hyperkalziurie 519
- Hypertonie 365, 517
- Kortisolexzess, endogener 212
- NNR-Adenome 214
- NNR-Überfunktion 213
- Pubertas tarda 216
- zentrales 213
Cutis hyperelastica 582
CW-Doppler, Echokardiographie 361
Cyclophosphamid, Lipoidnephrose 508
Cyclosporin A
- Anämie, aplastische 317
- Lipoidnephrose 508
- nephrotisches Syndrom 508
CYP21(-Gen)
- adrenogenitales Syndrom 210
- 21-Hydroxylasemangel 38
Cystinosin 145

Sachverzeichnis

cystische Fibrose (CF) s. Mukoviszidose
Cytochrom b$_5$, Mangel, Methämoglobinämie 315
Cytochrom-b$_5$-Reduktase, Methämoglobinämie 315
C-Zell-Karzinom 207

D

Dakryozystitis, Siebbeinzellenentzündung 409
Daktylitis, Sichelzellerkrankung 315
Darm, irritabler s. Reizdarm(syndrom)
Darmatresie 90
Darmentleerung, vorzeitige, Sauerstoffmangel, intrauterine 56
Darmerkrankungen
- chronisch-entzündliche, Blutungen, gastrointestinale 448
- Eisenmangelanämie 307
- infektiöse, Arthritis, reaktive 298
- – Differentialdiagnose 477
- nichtentzündliche 479–481
- polypöse 480–481
Darmfehlbildungen 55
Darmgeräusche
- Pankreatitis, akute 490
- Zwerchfellhernie 76
Darmischämie 72
Darmtuberkulose, Differentialdiagnose 477
Dauerschnupfen, Rachenmandelhyperplasie 410
Daumenlutschen 677
Daumenveränderungen, Diamond-Blackfan-Anämie 311
DAX-Gen, Addison-Syndrom 209
DDAVP (1-Desamino-8-D-Arginin-Vasopressin)
- Diabetes insipidus 200
- Hämophilie A 322
- von-Willebrand-Jürgens-Syndrom 322
DDAVP-Test, Urinosmolalität 498
Debré-de-Toni-Fanconi-Syndrom 147, 520
- Zystinose 146
Defäkation

- Obstipation, funktionelle 457
- Schock, anaphylaktischer 288
Defäkationsschmerzen, Reizdarmsyndrom 456
Defibrillator, implantierbarer, QT-Syndrom 392
Dehydratation 176–178
- Basis- und Korrekturbedarf 177
- Erbrechen, azetonämisches 447
- Erythrozytenvolumen, mittleres (MCV) 176
- Exsikkose 177
- Gastroenteritis, akute 466
- Glukose-Salz-Lösung 177
- hypertone 176–178, 466
- hypotone 176–178, 466
- isotone 176–177, 466
- – Fallbeispiel 189
- Nierenversagen, akutes 527
- Phototherapie 84
- Säugling, Fallbeispiel 135
- Schock, hypovolämischer 396
- Schweregrade 466
- Stillen, Zufütterung 128
7-Dehydrocholesterin-δ7-Reduktase-Mangel, Smith-Lemli-Opitz-Syndrom 159
Dehydroepiandrosteronsulfat (DHEAS) 194, 209
Dekompensation, Aortenstenose, hochgradige 384
Deletionen 30, 218
- Fluoreszenz-in situ-Hybridisierung 30
- SRY-Gen 30
Demenz
- Leukodystrophie, metachromatische 618
- MELAS-Syndrom 39
- Niemann-Pick-Krankheit 161
- Pellagra 182
Dengue-Fieber 253
Denken, abstraktes, Adoleszenz 12
Denkstörungen, Adoleszenz 690
Dentin, opaleszentes, Osteogenesis imperfecta 542
Dentsche Erkrankung 520
- Hyperkalziurie 519
Denver-Entwicklungsskalen
- Kleinkindalter 11

- Säugling 10
Denver-Test, Sprachentwicklungsstörungen 664
Denys-Drash-Syndrom
- Keimbahnmutationen 330
- Nephroblastom 350
- nephrotisches Syndrom 506
Depigmentierung, Hirnsklerose, tuberöse 633
Depressionen/depressive Störungen 689
- Jugendliche 689
- Neuroleptika 690
- Psychose, manische 42
- Suizidversuche 690
- Tollwut 253
- Wiederholungsrisiken, empirische 42
Deprivation, Kleinwuchs 203
Dermalsinus 610
- Neugeborene, Untersuchung 22
Dermatansulfat 164
Dermatitis 592–595
- atopische 284–285, 593–594
- – IgE-Spiegel 594
- Biotinmangel 183
- exfoliativa, Differentialdiagnose 597
- exfoliativa neonatorum (Ritter von Rittershain) 107, 588–589
- – Fallbeispiel 601
- – Nikolski-Phänomen 107
- HIV-Infektion 248
- intertriginöse, perianale 108
- Kontaktallergene 595
- Langerhanszell-Histiozytose 353
- Pellagra 182
- phototoxische 594–595
- – Fallbeispiel 601
- pratensis 594–595
- – Fallbeispiel 601
- seborrhoische 593
- – periorale, Riboflavinmangel 182
- toxische 594–595
- Windelbereich 592–593
Dermatomyositis 292
Dermatophyten 270
- Hautmykosen 590
Dermatose, impetiginisierte 588
Descensus testis 533
Desensibilisierung, Ängste 688
Desinfektionsmittel, Verätzungen 698
17,20-Desmolasedefekt 209
Desoxykortikosteron (DOC) 209

DeToni-Debré-Fanconi-Syndrom s. Debré-de-Toni-Fanconi-Syndrom
Detrusor-Hyperreflexie/-tonizität, Enuresis 525
Dexamethason, Meningitis, neonatale 106
Dexamethason-Test, Cushing-Syndrom 213
Dextran, Thrombozytenfunktionsstörungen 321
Dezerebration, Niemann-Pick-Krankheit 161
Dezerebrationsstarre, Gangliosidose 161
D-Fluoretten 500 128
D-Glyceratdehydrogenase, Defekt, Hyperkalziurie 519
DHEAS (Dehydroepiandrosteronsulfat) 194, 209
Diabetes insipidus
- centralis neurohormonalis 199–200
- DDAVP 200
- Fallbeispiel 223
- Hirntumoren 341
- Langerhanszell-Histiozytose 353
- Minirin 200
- nephrogener 521
- renalis 200
Diabetes mellitus, juveniler 156–158
- Differentialdiagnose 470
- Hämosiderose, transfusionsbedingte 309
- HbA$_{1c}$ 157
- honeymoon 158
- Hypoglykämie 158
- Hypoparathyreoidismus 208
- Insulinsubstitution 156
- Ketoazidose 156–158
- körperliche Bewegung 157
- mütterlicher, Tachypnoe, transitorische 71
- Mumps 246
- Myasthenia gravis 628
- Nephropathie 158
- nephrotisches Syndrom 506
- Neuropathie 158, 631
- psychische Störungen 686
- Pubertas tarda 216
- Remission 158
- Retinopathie 158
- schlecht eingestellter, Hyperlipoproteinämie 159
- Sicherheitsglukosurie 157

Diabetes mellitus
- Stoffwechselkontrollen, regelmäßige 157
- Wiederholungsrisiken, empirische 42

Diät
- Allergiebelastung, familiäre 127
- galaktosefreie 155
- kohlenhydratdefinierte, Diabetes mellitus 157
- Malabsorptionssyndrom 127

Diagnose, pränatale s. Pränataldiagnostik
Dialyse s. Hämodialyse
Diamond-Blackfan-Anämie 308, 311
- Knochenmarkversagen 316
- Stresserythropoese 305

Diapedese 276
Diaphragma, kongenitales 404
diaphysäre Dysplasie 541–543
Diarrhö 449
- bakteriell bedingte 262–263
- blutig-schleimige, Amöbiasis 469
- chronische 449
- Enterokolitis, antibiotikainduzierte 263
- Escherichia-coli-assoziierte 262–263
- Exanthema subitum 239
- Galaktosämie 154
- Giardia lamblia 469
- Heroinabusus, maternaler 112
- HIV-Infektion 248
- Masern 235
- Nahrungsmittelallergie 473
- Obstipation, funktionelle 457
- osmotische, Kohlenhydratmalabsorption 479
- Pellagra 182
- Phototherapie 84
- Poliomyelitis 250
- Rotavirusinfektionen 252
- Vitamin-K-Mangel 187
- Zöliakie 474

Diastolikum
- Aorteninsuffizienz 384
- Mitralstenose 385

Dickdarm
- Aganglionose 90
- Fehlbildungen 455
- s.a. Kolon...

Dicumarin-Derivate 366

Differenzierung, geschlechtliche 219–223
DIG (disseminierte intravasale Gerinnung) 89
- Asphyxie, perinatale 57
- Enterokolitis, nekrotisierende 92
- Neugeborenensepsis 103
- Thrombozytopenie 320
- – neonatale 87

DiGeorge-Syndrom (DGS) 30–31, 278
- Hypokalzämie 112
- Hypoparathyreoidismus 208
- partielles, Pränataldiagnostik 47

Digitalisglykoside
- Herzinsuffizienz 364
- Myokarditis 390

Digitalis-Intoxikation/-Überdosierung
- Digitalis-Antidot 364
- Extrasystolen 393
- FAB 364

Digoxin
- Derivate 364
- Tachykardie 394

Dihydrobiopterinreduktasedefekt 142
Dihydrobiopterinsynthesedefekt 142
Dihydrotestosteron (DHT), geschlechtliche Differenzierung 220
1,25 Dihydroxyvitamin D $(1,25(OH)_2D)$ 168
Diltiazem, Hypertonie 365
DILV (Double Inlet Left Ventricle) 381
DIOS (distale intestinale Obstruktion), Mukoviszidose 423
Diparese, spastische, Frühgeborene, Rehabilitation 663
Diphtherie 253–255
- Antitoxinserum 255
- Caesarenhals 254
- Corynebacterium diphtheriae 253
- Differentialdiagnose 247
- Impfung 255
- lokale 254
- maligne 254
- Meldepflicht 233
- progrediente 254
- pseudomembranöse Beläge 253
- Rhinopharyngitis, chronische 408
- toxische 254

- – Differentialdiagnose 245
Diplegie, spastische 616
Direktpräparate, Infektionsdiagnostik 230
Disability 662
Disaccharidaseaktivität, Kohlenhydratmalabsorption 480
diskoider Lupus 291
Disomie, uniparentale 32–33
Disomie 7 bzw. 11 33
Disomie 15, maternale/paternale 33
disseminierte intravasale Gerinnung s. DIG
dissoziales Verhalten 681–682
dissoziative Störungen 688
- Stress 687–688

Diurese
- Nierenversagen, akutes 526
- osmotische, forcierte, Vergiftungen 698

Diuresenephrographie, Hydronephrose 503
Diuretika
- Herzinsuffizienz 364
- Hypertonie 365
- Kardiomyopathie, dilatative 388

Divertikel, Meckel-Divertikel 453–454
DNA, mitochondriale (mtDNA) 39
DNA-Amplifikation, Toxoplasmose, konnatale 100
DNA-Analyse 38–39
- Mukoviszidose 424
- Polymerase-Kettenreaktion 38
- Ringelröteln 240

DNA-Reparaturdefekte, Krebserkrankungen 329
DN-ase
- Mukoviszidose 425
- Scharlach 259

DNA-Sonden 30
DNA-Viren 233
DNS-Doppelstrang-Antikörper, Lipoidnephrose 507
Dobutamin
- Herzinsuffizienz 364
- Kardiomyopathie, dilatative 388

Döhle-Körperchen 318
Dolichozephalus 544
Dopamin
- Herzinsuffizienz 364
- Neuroblastom 214

Doppelanlage, Harnleiter/Nieren 504

Doppelbilder, Medulloblastom 342
Doppelblasenphänomen, Duodenalatresie 90
Doppelnieren 504
- Ullrich-Turner-Syndrom 218

Doppler, gepulster, Echokardiographie 361
Doppler-Echokardiographie 363
Dornwarzen 586
DORV s. Double Outlet Right Ventricle
Dottersacktumoren 344
Double bubble, Duodenalatresie 90, 453
Double Inlet Left Ventricle (DILV) 381
Double Outlet Right Ventricle (DORV) 374, 381
- Ventrikel, hypoplastischer 381

Double-Cortex-Syndrom 612
down regulation, Hormonkonzentration 194
Down-Syndrom 27–28
- AML 338
- AV-Septumdefekt 27
- Chromosomendarstellung 32
- Duodenalatresie 90
- geistige Behinderung 606
- Krebserkrankungen 329
- Migrationsstörungen 612
- Polyzythämie 80
- Pränataldiagnostik 46

D-Penicillamin
- Arthritis, juvenile idiopathische 297
- nephrotisches Syndrom 506
- Zystinurie 147

DQ_2-Konstellation, Zöliakie 474
DQ_8-Typ, Zöliakie 474
DR 3/4, Typ-II-Diabetes 156
Drehmann-Zeichen, Epiphysiolysis capitis femoris 560–561
Drehungsanomalien, Dünndarm 453
Dreifach-Beckenosteotomie, Perthes-Syndrom 559
Dreimonatskoliken 457
Drei-Tage-Fieber (Exanthema subitum) 239
Drogenabhängigkeit, mütterliche 690
- Apnoe 71
- Neugeborene, Entzugssymptomatik 112
- Neugeborenenkrämpfe 110

- SIDS 113
Druck
- intraalveolärer, Pneumothorax 73
- intrapulmonaler, Fetus 52
- intrathorakaler, Atemzug, erster 53
- - Keuchhusten 256
Drüsenfieberzellen, Mononucleosis infectiosa 247
DSA, Verdauungstrakt 451
d-TGA s. Transposition der großen Arterien
Dubin-Johnson-Syndrom 487
Dubowitz-Syndrom 317
- Knochenmarkversagen 316
Duchenne-Muskeldystrophie 624–626
- DNA-Analyse 38
- Fallbeispiel 651
- Kontrakturen 625
- Vererbung, X-chromosomal-rezessive 36
Ductus arteriosus (Botalli), persistierender (PDA) 52, 65–66, 369
- Amplatzer Duct-Occluder 369
- Apnoe 71
- Cook-Coils 369
- Enterokolitis, nekrotisierende 91
- Flüssigkeitsrestriktion 66
- Frühgeborene 62
- Geräuschbefunde 360
- Nitinol-Profen 369
- Prostaglandin-Synthesehemmer 66
- Surfactantmangel 64
- TGA 376
- Verschluss 53
Ductus omphaloentericus, Involution, unvollständige 453
Ductus thyreoglossus 205
Dünndarm
- Duplikaturen 452
- Fehlbildungen 452–454
- Polypen 480
- Transplantation, Kurzdarmsyndrom 480
Dünne-Basalmembran-Morphologie, Hämaturie 512
Düsenvernebler, Asthma bronchiale 429
Duodenalatresie 55, 90, 453
- Doppelblasenphänomen 90
- Double bubble 90, 453
- Erbrechen, galliges 453
Duodenalstenose

- Erbrechen, galliges 453
- Membran, intraluminale 453
Duodenalulkus, Helicobacter-pylori-Infektion 471
Duodenumpolypen 480
Duplikatur
- Dünndarm 452
- Ileus 462
Durchblutungsstörungen
- Hirninfarkt 634
- Omphalozele 91
Durchfall s. a. Diarrhö
Durchschlafstörungen, Adoleszenz 689
Durst, Bartter-Syndrom 521
Dysarthrie
- Ataxie, zerebelläre 646
- Stammhirntumoren 650
- Zerebralparese, dyskinetische 617
Dysdiadochokinese, Schädelgrube, hintere, Tumoren 650
Dysgerminom, Ullrich-Turner-Syndrom 28
Dyskeratosis congenita 317
- Knochenmarkversagen 316
Dyskinesien 615
- sensomotorische Störungen 685
- Zerebralparese 616–617
- Zerebralparesen, infantile 615
Dyskranien 614–615
Dyslipidämie, Übergewicht 133
Dysmelien 545
Dysmorphie-Zeichen, Neugeborene, Untersuchung 21
Dysostosen/Dysostosis 543–547
- axiale 544–545
- cleidocranialis (M. Crouzon) 543
- craniofacialis (M. Crouzon) 544
- Gesichtsbeteiligung 543
- kraniale 543
- multiplex, Mukolipidose 167
- - Mukopolysaccharidose 165–166
Dyspepsie
- E. coli 262
- funktionelle 456
Dysphagie, Aortenbogen, doppelter 387
Dysphasie, Migräne, hemiplegische 636
Dysplasia cleidocranialis 543
Dysplasie(syndrom)

- geistige Behinderung 606
- Niere 501
Dyspnoe 402
- Aortenbogen, doppelter 387
- Aorteninsuffizienz 384
- Aortenisthmusstenose 386
- Asphyxie, postnatale 56
- Atemwegserkrankungen 401
- Bland-White-Garland-Syndrom 387
- BPD 66
- Bronchiolitis 419
- Emphysem, lobäres, kongenitales 406
- exspiratorische 401–402
- Hamman-Rich-Syndrom 439
- Inspektion 359
- inspiratorische 402
- Kardiomyopathie, dilatative 387
- - hypertrophe (obstruktive) 388
- Kehlkopfdiphtherie 254
- Leukämie, akute 334
- Mekoniumaspiration 73
- Mitralstenose 385
- Mukoviszidose 422
- Neugeborenensepsis 103
- Pneumothorax 440
- Pulmonalstenose 382
- schwere, Neugeborene 78
- Spannungspneumothorax 74
- VSD 371
- Zwerchfellhernie 75
Dysrhaphie
- kraniale 609–610
- spinale 609
Dystonie
- Glutarazidurie Typ I 622
- Zerebralparese, dyskinetische 616
- Zerebralparesen, infantile 615
Dystrophia/Dystrophie
- adiposogenitalis, Epiphysenlösung 560
- Atemwegserkrankungen 401
- Gaucher-Krankheit 162
- intrauterine, Hypoglykämie 111
- - SIDS 113
- neonatale, Phenylketonurie, maternale 143

- Toxoplasmose, konnatale 100
- Zystinose 146
Dystrophin, Verlust 625

E

E2A-PBX1, Mutationen bei ALL 336
EAggEC 262
Ebola-Fieber 253
EBV-Genom
- Burkitt-Lymphom 246
- Nasopharynxkarzinom 246
- Non-Hodgkin-Lymphome 339
EBV-Infektion 246
- Arthritis 299
- Hodgkin-Lymphom 340
- Immunsuppression 333
- nephrotisches Syndrom 506
Echinococcus granulosus/multilocularis 469–470
Echinokokkose 469–470
Echinozyten, Elliptozytose, hereditäre 313
Echokardiogramm/-graphie 361–363
- ASD II 370
- AV-Septumdefekt 373
- Bernoulli-Gleichung 362
- Ductus Botalli, persistierender 369
- Endokarditis, bakterielle 389
- Fallot-Tetralogie 375
- Kardiomyopathie, restriktive 388
- Mitralinsuffizienz 385
- Pulmonalinsuffizienz 383
- Truncus arteriosus communis 378
- VSD 372
ECHO-Virusinfektionen 251
- Arthritis 299
- Bronchitis, obstruktive 418
- Differentialdiagnose 235
- Luftwegsinfektionen 249
- Meningitis 644
ECMO, Schock, kardiogener 396
Eczema herpeticatum 243, 587
- Differentialdiagnose 242
- Kaposi 244
Edwards-Syndrom 28
- Gallengangsatresie, extrahepatische 483
- Migrationsstörungen 612

Edwards-Syndrom
- partielle, Chromosomendarstellung 32
- Pränataldiagnostik 46–47

EEG (Elektroenzephalogramm)
- Absencen 639
- Anfälle, zerebrale 641
- Enzephalitis 645
- Epilepsie 639
- Fieberkrämpfe 638
- Gangliosidose 161
- West-Syndrom 640

Effloreszenzen, papulovesikuläre, Hand-Fuß-Mund-Syndrom 252

EHEC (enterohämorrhagische Escherichia coli) 262
- Flaschennahrungen, Selbstherstellung 126
- HUS 513

Ehlers-Danlos-Syndrom 323, 582

EIEC (enteroinvasivee Escherichia coli) 262
- Gastroenteritis, akute 465

Eigenblutspenden 325

Einflussstauung
- obere, Inspektion 359
- venöse, Keuchhusten 256

Einkoten s. Enkopresis

Einschlafstörungen 677

Einschlusskörperchen, May-Hegglin-Anomalie 320

Einschlusskörperkonjunktivitis, Chlamydienpneumonie 435

Ein-Wort-Sätze, Säugling 11

Einzelspender-Thrombozytenkonzentrate 324

Einziehungen
- Inspektion 359
- interkostale, Atemnotsyndrom, Frühgeborene 64
- – Atemwegserkrankungen 401
- juguläre, inter-/subcostale 19
- Pneumonie, neonatale 76
- sternale, Atemnotsyndrom, Frühgeborene 64
- Tachypnoe, transitorische 71

Eisenbedarf, Pubertät 130

Eisenmangel 307
- Colitis ulcerosa 478
- Crohn-Krankheit 477
- Kuhmilch 307

Eisenmangelanämie 307–308
- Anisozytose 307
- Eisensubstitution, orale 308
- Fallbeispiel 325

- Hypochromie 307
- Mikrozytose 307
- Zöliakie 475

Eisenmenger-Reaktion
- AV-Septumdefekt 373
- Links-Rechts-Shunt 368
- Lungengefäßwiderstand 368
- Truncus arteriosus communis 378
- VSD 372

Eisenresorption, Trinkmilch 129

Eisensubstitution
- Hämoglobinanstieg 308
- orale, Eisenmangelanämie 308
- Retikulozytose 308

Eisensulfat, -fumarat oder -glukonat, Eisenmangelanämie 308

Eisenverluste, menstruationsbedingte, Pubertät 130

Eiswasser, Tachykardie 394

Eiweißfehlverdauung, Pankreasinsuffizienz, exokrine 491

Eiweißmangel 131

Ejection Click, Auskultation 360

Ejektionsreflex, Milchbildung 121

EKG (Elektrokardiogramm) 361
- Aorteninsuffizienz 384
- Aortenstenose 384
- ASD I 371
- ASD II 370
- Fallot-Tetralogie 375
- Kammerflimmern 393
- Kardiomyopathie, dilatative 387
- – restriktive 388
- Mitralstenose 385
- Myokarditis 390
- Perikarditis 391
- Pulmonalatresie mit intaktem Ventrikelseptum 376
- Pulmonalinsuffizienz 383
- Pulmonalstenose 382
- QT-Syndrom 391–392
- Tachykardie, (supra)ventrikuläre 393
- Torsade de pointes 393
- Trichterbrust 568
- VSD 372
- WPW-Syndrom 391

ektodermale Dysplasie
- autosomal-rezessiv vererbte 582
- X-chromosomale 582

Ektromelie 545

Ekzem 592–595

- Asthma bronchiale 427
- atopisches 284–285, 593
- – Fremdproteine in Säuglingsnahrungen 126
- – TH1-Zytokine 284
- Differentialdiagnose 588
- endogenes 593
- Eosinophilie 318
- genitales, sexueller Missbrauch 669
- Immundefekt 278–279
- Läuse 592
- Rhinopharyngitis, chronische 408

Elastase-α_1-Proteaseinhibitor(PI)-Komplex, Neugeborenensepsis 104

Elastin-Gen
- Mutation, Williams-Beuren-Syndrom 384
- Williams-Beuren-Syndrom 363

Elektroenzephalogramm s. EEG

Elektrokardiogramm s. EKG

Elektrolytstörungen
- Anfälle, zerebrale 637
- Anorexie 689
- Bartter-Syndrom 521
- nach Blutaustauschtransfusion 84
- Niereninsuffizienz 528
- Obstipation 450
- Tachykardie, ventrikuläre 394

ELISA
- Mononucleosis infectiosa 247
- Salmonellose 261

Elliptozyten 313

Elliptozytose, hereditäre 313

Elternberatung, Asperger-Autismus 682

Embolie
- Endokarditis, bakterielle 389
- Homozystinurie 35
- Sichelzellerkrankung 315

embryonale Karzinome 344

Embryopathien
- Alkohol 43–44
- Barbiturate 44
- Hydantoin 44
- Noxen, chemische 42–45
- – exogene 40–45
- – physikalische 41
- Strahlen 41
- Tabak 44
- Thalidomid 42–43
- Thyreostatika 44
- Valproinsäure 44

- Vitamin A 44
- Warfarin 44
- Zytostatika 44

Embryotoxon, Alagille-Syndrom 482

Emden-Meyerhof-Weg, Defekt, Anämie, hämolytische 313

Eminentia
- intercondylica, Fraktur, Behandlung 565
- mediana 196

emotionale Störungen 681–682
- Geschwisterrivalität 684
- kindheitsspezifische 683–684

Emphysem
- s. Lungenemphysem
- Lunge s. Lungenemphysem
- Mediastinum 441
- subkutanes, Pneumothorax 73

Empyem
- Agammaglobulinämie 277
- subdurales, Sinusitis, eitrige 409

Enanthem
- Kawasaki-Syndrom 324
- Röteln 238
- Scharlach 258

Endgröße 3

Endokarditis, bakterielle 389–390
- Antibiotika 389–390
- Echokardiographie 389
- Erregernachweis 389
- Hautembolie, Inspektion 359
- Korrektur-Operation 390
- Streptokokken 257

Endokarditisprophylaxe 231, 364
- Clindamycin 364
- Mundhygiene 390
- Penicillin G 364
- Zahnhygiene 390

endokrine Störungen
- Adipositas 133
- Anorexie 689
- Hypoglykämie 111

Endokrinologie 192–225

Endomysiumantikörper, Zöliakie 475

Endophthalmitis, Candida-Infektionen 270

endoplasmatisches Retikulum, Erkrankungen 622

Endoskopie
- Achalasie 460
- Crohn-Krankheit 477

Sachverzeichnis

- Verdauungstrakt 450
Endothelin-B-Gen, Hirschsprung-Krankheit 464
Endotoxine, Sepsis 266
Energiemangel 131
Energiespeicher 150
- Glukoseüberschuss 149
- Glykogen 150
Energiestoffwechsel
- Regulation 149
- Verbindungen 150
- Wachstumshormon 196
Energieversorgung, Leber 149
Energiezufuhr
- Infektionsbehandlung 231
- Säugling 120
- Übergewicht 134
Enkopresis 678–679
- aganglionäres Segment 678
- Obstipation, chronische 449
Enolase, Ewing-Sarkom 348
Enoximon
- Herzinsuffizienz 364
- Kardiomyopathien, dilatative 388
Entamoeba histolytica 270, 469
Enteric Cytopathogenic Human Orphanvirus s. ECHO-Viren
Enteritis
- Ileus 462
- Otitis media 412
- Yersinia enterocolitica 263
Enterobacter
- Pneumonie 76, 433
- Sepsis, neonatale 102
Enterobiasis/Enterobius vermicularis 468
enterobronchomammäres System 123
enterohepatischer Kreislauf, Bilirubin 81
Enterokokken
- Endokarditis, bakterielle 389
- Pneumonie 76
Enterokolitis
- antibiotikainduzierte 263
- CMV-Infektion 252
- Ileus 462
- Nahrungsmittelprotein-induzierte 473
- nekrotisierende 91–92
- - Apnoe 71
- - Asphyxie, perinatale 57
- - nach Blutaustauschtransfusion 84
- - DIG 89
- - Hyperviskositätssyndrom 81
- - Metronidazol 92

- - Pneumatosis intestinalis 92
- - Thrombozytopenie, neonatale 87
- pseudomembranöse 263
Enteropathie
- glutensensitive 473–476
- - Fallbeispiel 492
- - Zöliakie 476
- Nahrungsmittelprotein-induzierte 473
Enterothorax s. Zwerchfellhernie
Enteroviren
- Enzephalitis/Myelitis 644
- Gastroenteritis, akute 466
- Luftwegsinfektionen 249
- Pneumonie 76
Entkalker, Verätzungen 698
Entwicklung
- Beschleunigung, konstitutionelle 203
- Diagnostik, Kleinkindesalter 11
- - Motorikprüfung 10
- geistig-seelische 9
- intrauterine 3
- körperliche 3–9
- Meilensteine 10
- Säugling 9
- sensomotorische 9–14
- statisch-motorische 9
- Zähne 9
Entwicklungspoltern 679–680
Entwicklungsstörungen/-verzögerung
- konstitutionelle 216–217
- - Fallbeispiel 224
- - Kleinwuchs, sekundärer 202
- psychische Störungen 674
- psychointellektuelle 605–609
- psychosoziale Extremsituationen 686
- Pubertas tarda 216
- Triplo-X-Konstitution 28
- umschriebene 684–686
- - sprachgebundene 685–686
- 47,XYY-Konstitution 29
Entwicklungsstottern 680
Entzündungen 447
- allergische, T-Helfer-2-Zellen 282
- - Zytokine 282
- Ohr 412
- psychische Störungen 686
- ZNS 642–646

Entzündungsmediatoren, BPD 66
Entzündungsparameter, Arthritis, juvenile idiopathische 295–296
Enukleation, Retinoblastom 344
Enuresis 524, 678–679
- Blasenkontinenz-Operation 525
- Blasentraining 678
- DDAVP-Therapie 526
- Diabetes mellitus 156
- Kalender 525
- Mainz-Pouch 525
- nocturna, ADH-Mangel 200
- persistierende 525
Enzephalitis 644–645
- ADH-Sekretion, inadäquate 200
- Alkalose, respiratorische 180
- Anfälle, zerebrale 637
- Differentialdiagnose 261
- EEG 645
- Exanthema subitum 239
- Hirnödem 645
- Hyperhydratation, hypotone 178
- Liquor 645
- Masern 237
- Mumps 246
- nekrotisierende, HSV-Infektion 243
- Neugeborenenkrämpfe 109
- Pleozytose 645
- Q-Fieber 270
- Röteln 238
- Schwerhörigkeit/Taubheit 414
- Shigellose 263
- Tollwut 253
- Toxoplasmose 269
- - konnatale 100
- Varizellen 242
Enzephalomyelitis
- disseminata 646
- progressive, Borreliose 644
Enzephalopathie
- akute, Reye-Syndrom 488
- Asphyxie, perinatale 57
- hypoxisch-ischämische (HIE) 57–58
- - Anfälle, zerebrale 637
- - Apgar-Score 58
- mitochondriale mit Laktatazidose (MELAS) 39
- spongiforme, humane, Meldepflicht 233
Enzephalozele 55, 609–610
Enzymdefekte/Enzymopathien

- Aldosteronsynthese 212
- Aminosäurenstoffwechsel 147
- Anämie, hämolytische 313
- Androgensynthese 212
- angeborene 187
- Hämolyse 313
eosinophiles Granulom 574–575
Eosinophilie 318
- Chlamydienpneumonie 435
- Neugeborene 87
EPEC (enteropathogene Escherichia coli) 262
- Gastroenteritis, akute 466
Ependymom 342, 650
- Altersmedian 329
- Häufigkeit 341
- Rückenmark 344
Epicondylus-ulnaris-Fraktur, Behandlung 565
Epidemiologie 655
Epidermolyse/-lysis 582
- bullosa hereditaria 582
- Typ Hallopeau-Siemens 582
- Typ Herlitz 582
- Typ Weber-Cockayne 582
Epidermophyton 590
Epididymitis 533–534
- Mumps 246
Epiduralblutungen 648
Epiduralhämatom 647
Epiglottitis, akute
- Differentialdiagnose 415
- Fallbeispiel 442
- Haemophilus-influenzae-Infektionen 266
- HiB-Impfstoff 416
- Laryngoskopie 416
- phlegmonöse 416–417
- Tracheotomie 416
Epikanthus
- Down-Syndrom 27
- Edwards-Syndrom 28
- Neugeborene, Untersuchung 21
- Smith-Lemli-Opitz-Syndrom 159
- Zellweger-Syndrom 620
Epikutantest
- Allergien 283
- Kontaktdermatitis 595
Epilepsie 636
- Anfälle, zerebrale 637
- Angelman-Syndrom 31
- EEG 639
- Fieberkrämpfe 638

Epilepsie
- Hirninfarkt 635
- idiopathische, Wiederholungsrisiken, empirische 42
- mitochondriale Erkrankungen 618
- myoklonische, mit Muskelveränderungen (ragged red fibers, MERRF) 39
- Neurofibromatose Typ 1 632
- psychomotorische 640
- tuberöse Sklerose 35
epiphysäre Dysplasie 540
Epiphyse, Längenwachstum 539
Epiphysenfraktur 567
Epiphysenfuge
- Hypogonadismus 217
- Kompressionsfraktur 568
Epiphysenlösung 560–561, 567
Epiphysiolysis capitis femoris 560–561
- acuta 560–561
- Drehmann-Zeichen 560–561
- lenta 560–561
Epispadie 532
- Blasenexstrophie 532
- Neugeborene, Untersuchung 22
Epistaxis 407
- Nasenpharynxkarzinom 354
- Vitamin-K-Mangelblutung 88
Epithelkörperchen 207–208
- Parathormon 207–208
Epstein-Barr-Virus s. EBV-Infektion
Epstein-Perlen, Neugeborene, Untersuchung 21
Erb-Duchenne-Lähmung, geburtstraumatische 58–59
Erbe/Umwelt, Kräfteparallelogramm 39–40
Erbgang
- autosomal-dominanter 34
- autosomal-rezessiver 34–35
- X-chromosomal-dominanter 36
- X-chromosomal-rezessiver 35–36
Erblindung, Leukodystrophie, metachromatische 618
Erbrechen 447–448
- adrenogenitales Syndrom, salzverlierendes 211
- Angina follicularis sive lacunaris 411
- Atemwegserkrankungen 401

- Atmungskettendefekte 619
- atonisches 447
- azetonämisches 447
- Bilirubinenzephalopathie 85
- Choledochuszyste/-mündungsanomalien 482
- Diabetes mellitus 156
- endokrines 447
- Enzephalitis/Myelitis 644
- Exanthema subitum 239
- Fruktoseintoleranz, hereditäre 155
- Galaktosämie 154
- galliges 447
- - Duodenalatresie/-stenose 453
- - Enterokolitis, nekrotisierende 92
- Helicobacter-pylori-Infektion 471
- Heroinabusus, maternaler 112
- Herpes-simplex-Infektion, neonatale 97
- Hirntumoren 341
- Hydrozephalus 613
- Hyperkalzämie 173
- Hypervitaminose D 186
- Hypoglykämie 148
- Invagination 462
- Keuchhusten 255
- Leukämie, akute 334
- medikamentös-toxisches 447
- Medulloblastom 342
- MELAS-Syndrom 39
- Meningitis 643
- metabolisches 447
- Migräne 636
- multiple Sklerose 646
- Nahrungsmittelallergie 473
- Neugeborenensepsis 103
- Otitis media 412
- reflektorisches 447
- rezidivierendes 448
- schwallartiges 447
- - Pylorushypertrophie 460
- Streptokokkeninfektion 258
- Subduralhämatom 648
- Ursachen 447
- Verätzungen, Kontraindikation 698
- Vergiftungen 697
- Viruspneumonie 434
- Volumen, extra-/intrazelluläres 178
- Waterhouse-Friederichsen-Syndrom 643

- zentralnervöses 447
- Zystinose 145–146
Erbscher Punkt 395
Erbsenbreistühle, Salmonellose 262
ERCP (endoskopisch-retrograde Cholangiopankreatographie)
- Choledochuszyste/-mündungsanomalien 482
- Verdauungstrakt 450
Erdbeerzunge, Kawasaki-Syndrom 324
Erdnussallergie, Asthma bronchiale 428
ERG-Gen, Ewing-Sarkom 348
Ergotaminderivate, Migräne 636
Erkältung 406
Erkrankungsinzidenz 655
Ernährung
- Kleinkindalter 130–131
- im 2. Lebensjahr 129–130
- parenterale, Crohn-Krankheit 478
- - Enterokolitis, nekrotisierende 92
- - Frühgeborene 63
- Säugling, gesunder 119–131
- Säuglingsmilchnahrungen 128
- Schulalter 130–131
Erosionen, Impetigo contagiosa 588
Erregbarkeit, Hypoparathyreoidismus 208
Erreger
- bakterielle, Resistenztestung 231
- Endokarditis, bakterielle 389
- gramnegative, Blasenkatheter 266
- Infektionen, konnatale 94
- Nachweis, elektronenmikroskopischer 231
- - molekularbiologischer 231
- im Stuhl, Gastroenteritis, akute 466
- opportunistisch-pathogene, Sepsis 266
- Organotropie 229
- Pathogenität 229
- Pneumonie, neonatale 76
- Sepsis, neonatale 103
Erregung, kreisende, WPW-Syndrom 392
Erregungsausbreitungsverzögerung, rechtsventrikuläre
- ASD I 371

- ASD II 370
- Pulmonalinsuffizienz 383
Ertrinkungsunfälle 696
- Reflexasystolie 696
- Wiederbelebungsmaßnahmen 696
Eruptionen, bläschenförmige, Differentialdiagnose 242
Erysipel 259, 589
- Streptokokken Gruppe A 257
- Streptokokkeninfektionen 257
Erythem(a)
- anulare, rheumatisches Fieber 297
- chronicum migrans 589
- - Borrelia burgdorferi 589
- Enterokolitis, nekrotisierende 92
- infectiosum 239–240
Erythema infectiosum s. a. Ringelröteln
Erythem(a)
- infectiosum, Differentialdiagnose 238
- migrans, Borreliose 644
- - Lyme-Arthritis 298
- - Lyme-Borreliose 264
- multiforme 596–597
- nodosum 448, 597
- - Campylobacter-Infektion 263
- - Colitis ulcerosa 478
- - Crohn-Krankheit 477
- - Yersinia pseudotuberculosis 263
- toxicum neonatorum 21
- - Differentialdiagnose 107
- - Neugeborene, Untersuchung 21
- Verbrennungen 696
- Verbrühung 696
Erythroblasten, Lebenszeit, verkürzte, Anämie 308
Erythroblastopenie
- Stresserythropoese 305
- transitorische 308, 311
- - Fallbeispiel 326
Erythroblastophthise 311
Erythroblastosis fetalis, Hypoglykämie 111
Erythrodermia ichthyosiformis congenitalis bullosa 581
Erythromycin, Pertussiskontakt 231
Erythropoese
- fetale 79

Sachverzeichnis

- ineffektive, β-Thalassämie 309
- Erythropoetin
  - Bildung, autonome, Polyglobulie 317
  - Hämatopoese 305
  - Synthesestörung, Anämie 308
  - – Niereninsuffizienz 528
- erythropoetische Hyperplasie, β-Thalassämie 309
- Erythrozyten 305–306
  - dysmorphe, Purpura Schoenlein-Henoch 512
  - fetale, Besonderheiten 79
  - – Lebensdauer 79
  - Lebensdauer 305
  - Lebenszeit, verkürzte, Anämie 308
  - – β-Thalassämie 309
  - Morphologie, Glomerulonephritis, postinfektiöse 510
  - neonatale, Lebensdauer 79
  - Reifungs- und Produktionsstörung, Anämie 308
  - Verlust, Anämie 308
  - Verteilungsstörungen, Anämie 308
  - Zahl im Urin 498
- Erythrozytenenzymdefekte
  - Anämie, neonatale 79
  - Hämolyse 80
- Erythrozytenindizes, Berechnung 306
- Erythrozytenmembran
  - Anion Exchanger 311
  - Ankyrin 311–312
  - Bande 3 311
  - Defekte, Anämie, neonatale 79
  - Glykophorin 312
  - Spektrin 311–312
- Erythrozytentransfusionen 315
  - β-Thalassämie 309
- Erythrozytenvolumen, mittleres (MCV), Dehydratation 176
- Erythrozytenzylinder, Purpura Schoenlein-Henoch 512
- Erziehungsbeistand 662
- Escherichia coli 262–263
  - enterohämorrhagische (EHEC) 262
  - – Flaschennahrungen, Selbstherstellung 126
  - – HUS 513
  - enteroinvasive (EIEC) 262
  - – Gastroenteritis, akute 465

- enteropathogene (EPEC), Gastroenteritis, akute 466
- enterotoxinbildende, Gastroenteritis, akute 465
- hämolytisch-urämisches Syndrom 263, 513
- Harnwegsinfektionen 523
- Mastitis 108
- Meningitis 106
- Neugeborenenpneumonie 433
- Pneumonie 76, 433
- Essstörungen 677–678
  - Adoleszenz 688
  - psychogene, Fallbeispiel 691
- Essunlust, Atemwegserkrankungen 401
- ETEC (enterotoxinbildende Escherichia coli) 262
  - Gastroenteritis, akute 465
- Ethambutol, Tuberkulose 269
- ETS-Onkogen-Familie 348
- Eulenaugen, CMV-Infektion 95
- Eulenburg-Erkrankung 628
- evozierte Potentiale, Hirntumoren 650
- Ewing-Sarkom 346–348, 576–577
  - Altersmedian 329
  - ERG-Gen 348
  - Fallbeispiel 355, 577
  - FISH 348
  - FLI-1 348
  - klassisches 347
  - neuronale Differenzierung 348
  - PCR 348
  - skelettale Verteilung 347
  - Überlebenswahrscheinlichkeit nach Diagnose 331
  - Zellen, blaue 347
- Ewing-Sarkom-Familie 347
- EWS-Gen, Translokationen 348
- Exanthem(a) 19
  - akneiformes 598
  - allergisches, Differentialdiagnose 235, 237–238
  - bläschenförmiges, Differentialdiagnose 241
  - – Viruskrankheiten 240–245
  - Differentialdiagnose 237
  - flächenhaftes, Viruskrankheiten 234–240
  - infectiosum, Differentialdiagnose 235
  - infekt- und medikamentenallergisches 596–597
  - Kawasaki-Syndrom 324

- makulopapulöses, Q-Fieber 270
- Masern 234
- Mononucleosis infectiosa 247
- Röteln 238
- subitum 239
  - s. a. Drei-Tage-Fieber
  - s. a. HHV-6-Infektion
  - Differentialdiagnose 235, 238
  - Enzephalitis 239
  - Fallbeispiel 271
  - Guillain-Barré-Syndrom 239
- Varizellen 241
- Windpocken 242
- Exostose, kartilaginäre 572–573
- Exotoxine
  - Sepsis 266
  - Tetanus 259–260
- Exsikkose
  - ADH-Mangel 200
  - adrenogenitales Syndrom, salzverlierendes 211
  - Dehydratation 176–177
  - Diabetes insipidus 521
  - Diabetes mellitus 156
  - Salmonellose 261
- extrapyramidal-motorische Störungen, Zerebralparesen, infantile 615
- Extrasystolen 393
  - atriale, Tachykardie 394
  - Digitalis-Intoxikation 393
  - ventrikuläre, Tachykardie 394
- Extremitäten
  - Gliedmaßendefekte 545
  - kühle, Dehydratation 176
  - Neugeborene, Untersuchung 22
  - obere, Frakturen, Behandlung 565
  - Schwellungen, schmerzhafte, Vitamin-C-Mangel 185
  - untere, Frakturen, Behandlung 565

F

- FAB, Digitalis-Intoxikation 364
- Facialisparese s. Fazialisparese
- Facies
  - adenoidea, Rachenmandelhyperplasie 410

- myopathica 624
- Fahrrad-Ergometrie 361
- Fairbank-Syndrom, epiphysäre Dysplasie 540
- Faktor-V-Gen, Resistenz 323
- Faktor-V-Leiden 323
- Faktor VIII, Hämophilie A 38
- Faktor-VIII-Konzentration, von-Willebrand-Jürgens-Syndrom 322
- Faktor IX, Hämophilie B 38
- Fallneigung, Schädelgrubentumoren, hintere 650
- Fallot-Tetrade 374
- Fallot-Tetralogie 374–376
  - Blalock-Taussig-Shunt, modifizierter 375
  - β-Blocker 375
  - hypoxämischer Anfall 375
  - mit Pulmonalatresie 374–376
  - Rechts-Links-Shunt 375
  - Zyanose 375
- Familie und Kind 659
- Familienberatung, genetische 45–46
- Familienhilfe, sozialpädagogische 662
- Fanconi-Anämie 316
  - AML 338
  - Dentsche Erkrankung 520
  - Knochenmarkversagen 316
  - Krebserkrankungen 329
  - Lowe-Syndrom 520
  - Stammzelltransplantation 316
  - Stresserythropoese 305
- Fanconi-Schlesinger-Syndrom, Hyperkalzämie 174
- FAP (familiäre adenomatöse Polyposis) 481
  - FAP 1 37
- Farbdoppler-Echokardiographie
  - AV-Septumdefekt 373
  - Ductus Botalli, persistierender 369
- Farmerlunge 431
  - Fallbeispiel 443
- Fasziitis, nekrotisierende, Streptokokkeninfektionen 257
- Faunenohren, Edwards-Syndrom 28
- Fava-Bohnen, Glucose-6-Phosphat-Dehydrogenase-Mangel 313
- faziale Dysmorphien
  - DiGeorge-Syndrom 31
  - Katzenschreisyndrom 31
  - Miller-Dieker-Syndrom 31

faziale Dysmorphien
- Wolf-Hirschhorn-Syndrom 31
- Zytostatikaembryopathie 45

Fazialisparese
- idiopathische 631
-   - periphere, Fallbeispiel 652
- Lyme-Arthritis 298
- Lyme-Borreliose 264
- periphere 631
-   - Borreliose 644
-   - geburtstraumatische 58–59

FBN1, Marfan-Syndrom 38
FC-Rezeptoren, Autoimmunthrombozytopenie 320

Fehlbildungen
- Aortenbogen 385–387
- chromosomale Störungen 55
- Diamond-Blackfan-Anämie 311
- Dickdarm 454–455
- Dünndarm 452–454
- erkennbare, Neugeborenenperiode 54–55
-   - Schwangerschaft 54–55
- Gallenwege 482–483
- Gastrointestinaltrakt 452–456
- Magen-Darm-Trakt 89–92
- Nervensystem 609–615
- Neugeborene, Untersuchung 21
- Ösophagus 452
- Organsysteme 55
- Pankreas 490
- Varizelleninfektion, mütterliche 98
- Wiederholungsrisiken, empirische 41
- zerebrale 55

Fehlernährung
- Immundefekte 281
- Nierenversagen, akutes 527

Fehlgeburt
- Phenylketonurie, maternale 143
- Translokationen, unbalancierte 31
- Ullrich-Turner-Syndrom 28

Fehlhaltungen 548
Fehlrotation, Nieren 500
Feigwarzen 586

Feinmotorik
- Kleinkindalter 11

- Störungen, Wilson-Syndrom 488

Feinnadelbiopsie
- Krebserkrankungen 330
- Verdauungstrakt, Menghini-Technik 450

Feminisierung 353
Femoralispulse, Neugeborene, Untersuchung 22
Femurdefekt, angeborener 545
Femurschaftfraktur, Behandlung 565
Ferritin, Glykosylierungsmuster, abnormes 622
Fertigbreie 129
fetale Zirkulation, persistierende (PFC) 57, 77–78
- Asphyxie, perinatale 57
- Mekoniumaspiration 72
- Neugeborenensepsis 104
- Zwerchfellhernie 75

fetofetale Transfusion, Anämie, neonatale 79
Fetopathia diabetica 110–111

Fetopathien
- Alkohol 43–44
- Barbiturate 44
- Hydantoin 44
- Noxen, chemische 42–45
-   - exogene 40–45
-   - physikalische 41
- Ringelröteln 240
- Strahlen 41
- Tabak 44
- Thalidomid 42–43
- Thyreostatika 44
- Valproinsäure 44
- Vitamin A 44
- Warfarin 44
- Zytostatika 44

α-Fetoprotein (AFP)
- Keimzelltumoren 352
-   - ZNS 344
- Lebertumoren 352

Fettdeposition, Übergewicht 134
Fette, gesättigte/tierische, Zufuhr 130
Fettembolie, Sichelzellerkrankung 315

Fettmalabsorption
- chronische 187
- Hypolipoproteinämie 159

Fettsäuren, Energiestoffwechsel 149
Fettsäureoxidationsstörungen, mitochondriale, SIDS 112
Fettstoffwechselstörungen 158–163, 168

- Myopathien 627

Fettstühle, Zöliakie 474

Fetus
- Asphyxie 56
- Atembewegungen 52
- Blutbildung, extramedulläre 82
- Druck, intrapulmonaler 52
- Kopfdurchmesser 3
- Lungenentwicklung 53
- Lungenhypoplasie 53
- pulmonale Flüssigkeit 52
- Rechts-Links-Shunt, physiologischer 52
- Sauerstoffversorgung, postnatale 52
- Scheitel-Steiß-Länge 3
- Tachykardie 394

Feuermal 584

FEV_1
- Atemwegserkrankungen 403
- Ventilationsstörungen, obstruktive 403

FGFR3, Achondroplasie 38
Fibrillin-Gen, Marfan-Syndrom 363
Fibrinolyse, Verbrauchskoagulopathie 322
fibröse Dysplasie, Albright-Syndrom 574
fibröser Kortikalisdefekt 574
Fibrohistiozytom, malignes 354
Fibrom, periunguales, Hirnsklerose, tuberöse 633
fibromuskuläre Dysplasie, Hypertonie, renal bedingte 517
Fibrosarkome 345, 354
Fibrose, Lunge 439
Fibulaaplasie/-hypoplasie 545
Ficksches Prinzip 362

Fieber
- Amöbiasis 469
- Atemwegserkrankungen 401
- Bartter-Syndrom 521
- Bronchiektasen 420
- Colitis ulcerosa 478
- Diphtherie 254
- Endokarditis, bakterielle 389
- Enterokolitis, antibiotikainduzierte 263
- Enzephalitis/Myelitis 644
- Frühsepsis, neonatale 102
- FSME 253
- Gastroenteritis, akute 466
- Gaucher-Krankheit 162

- Herzgeräusche, akzidentelle 395
- Leukämie, akute 334
- Lupus erythematodes, systemischer 290
- Lymphohistiozytose, hämophagozytäre (HLH) 319
- Masern 234
- Mastoiditis 413
- Mittelmeerfieber, familiäres 300
- Mononucleosis infectiosa 246
- Nephritis, tubulointerstitielle 514
- Niemann-Pick-Krankheit 161
- Osteomyelitis 569
- Q-Fieber 270
- Retropharyngealabszess 409
- rheumatisches s. rheumatisches Fieber
- Rhinopharyngitis 408
- Sepsis 266
- Shigellose 263
- Sinusitis 408
- Sommergrippe 251
- Streptokokkeninfektion 258
- Subduralhämatom 648
- Toxoplasmose 269
- Zystinose 146

Fieberkrämpfe 637–638
- EEG 638
- Epilepsie 638
- Fallbeispiel 652
- postikteraler Dauerschaden 638
- Therapie 638
- Wiederholungsrisiken, empirische 42

FIF (forced inspiratory flow), Spirometrie 403
Fiktionsspiele, Kleinkindalter 11
Filzlaus 592
Finger, Differenzierung und Separation, Fehler 546
Fingerfraktur, Behandlung 565
Fingerüberlagerungen, Edwards-Syndrom 29
Fischallergie, Asthma bronchiale 428
FISH (Fluoreszenz-in-situ-Hybridisierung)
- Deletionen 30
- Ewing-Sarkom 348

- Helicobacter-pylori-Infektion 471
Fissuren
- Crohn-Krankheit 477
- Obstipation 450
Fisteln
- Crohn-Krankheit 477
- ösophago-tracheale 405
- - Atemnot 78
- Stenokardie 395
Flachrücken 549
Flachwarzen, Stillen 124
Flankenschmerz, Harnwegsinfektionen 523
Flaschen, Hitzesterilisation 128
Flaschennahrungen
- Selbstherstellung 126
- - EHEC-Infektion 126
- - Gluten 126
- - Zöliakie 126
Flavin-Adenin-Dinukleotid (FAD) 182
Flecken, kalkspritzerartige, Masern 234
Fleckfieber, klassisches 270
Flexionskontrakturen, Edwards-Syndrom 28
FLI-1, Ewing-Sarkom 348
floppy infant, Pränataldiagnostik 47
Fluconazol 231
5-Flucytosin 231
Flügelfell, Neugeborene, Untersuchung 21
Flüssigkeitsrestriktion, PDA 66
Flüssigkeitsstörungen, Obstipation 450
Flüssigkeitsverlust, vermehrter, Phototherapie 84
Flüssigkeitsvolumen, extrazelluläres, Arzneimitteltherapie 711
fluid-lung 434
Fluoreszenz-in situ-Hybridisierung s. FISH
D-Fluoretten 500 128
Fluorid, Kariesprophylaxe 128
Fluor-Vigantoletten 500 128
Flussblindheit 706
Fluss-Volumen-Kurve, Spirometrie 403
FMR-1, Fragiles-X-Syndrom 38
fokale noduläre Hypoplasie 489
Folgenahrungen/-milchen 125
- Kuhmilchbasis 125
Follikulitis 589
Folsäure 183
- physiologische Funktionen 182

Folsäuremangel 183
- Anämie 310–311
- Crohn-Krankheit 477
- Neuralrohrdefekte 611
- Thrombozytopenie 320
Fontanelle
- eingesunkene, Dehydratation 176
- gespannte, Exanthema subitum 239
- - Meningitis 643
- - - neonatale 105
- - Subduralhämatom 648
- offene, Hydrozephalus 613
- Untersuchung 19
- vorgewölbte, Bilirubinenzephalopathie 85
- - Exanthema subitum 239
- - Hirnblutungen, Frühgeborene 69
- - Hypervitaminose A 186
- - Vitamin-A-Mangel 186
Fontan-Operation 379
- univentrikuläre Korrektur 379
Foramen ovale 52
- Surfactantmangel 64
Fragiles-X-Syndrom 33–34
- DNA-Analyse 38
- geistige Behinderung 33–34, 606
- Trinukleotidsequenz, instabile 34
Fragmentozyten, hämolytischurämisches Syndrom 314
Frakturen
- Behandlung 564–568
- Einteilung 567
- Extremitäten, obere/untere 565
- gelenknahe 567
- Nachbehandlung 566
- Neugeborene, Untersuchung 21
- Osteogenesis imperfecta 542
- Vitamin-D-Mangelrachitis 170
- wachsende, Schädelhirntrauma 647
Fremdkörper
- Ingestion 451
- Kehlkopf, Differentialdiagnose 415
- Luftwege 417–418
- Magen 451
- Nase 407
- Ösophagus 451

- Ohr 412
- Verdauungstrakt 451
Fremdkörperaspiration 417–418, 437, 695
- Bronchiektasen 420
- Differentialdiagnose 256
- Fallbeispiel 442, 699
- Lungenabszess 437
- Ventilstenose 437
Fremdstoffe, aufgenommene, Stillen 123
fresh frozen Plasma (FFP) 325
Freudlosigkeit, Jugendliche 689
Frontalnaht, Verschluss, prämaturer 544
Frostig-Test, Sprachentwicklungsstörungen 664
Fruchtsaft 130
Fruchttod
- intrauteriner 99
- Parvovirus-B19-Infektion 99
Fruchtwasser, grünlich verfärbtes, Sauerstoffmangel, intrauterine 56
Fruchtwasseraspiration, Tachypnoe, transitorische 71
Fruchtwasserentnahme, Chorionbiopsie 46
Fruchtwasserverlust
- Lungenflüssigkeit, fehlende 53
- Lungenhypoplasie 75
Früherkennung
- Hörstörungen 664
- Sehstörungen 663
- Sprachentwicklungsstörungen 664
- Untersuchungen 660
Frühförderstellen, Rehabilitation 663
Frühgeborene 52, 62
- Anästhesie, mütterliche 63
- Apnoe 70–71
- Atemnotsyndrom 63–65
- Behinderungen, bleibende, Inzidenz 62
- Beutel-Masken-Beatmung 60
- Blutzuckerspiegeluntergrenzwerte 148
- Brustdrüsengewebe 54
- Brustwarze 54
- Candida-Infektionen 270
- Diparese, spastische, Rehabilitation 663
- Ernährung, parenterale 63
- Erstversorgung im Kreißsaal 63
- Gesamtkörperwasser 175

- Hypoglykämie 111
- Immundefizienzen, partielle 101
- Klitoris 54
- Labien 54
- Lungenreife, L/S-Quotient 64
- Mehrlinge 62
- Mortalität 52
- Ohrmuschel 54
- Perinatalzentren 62
- Pulsoxymetrie, kontinuierliche 63
- Retinopathie 68
- sehr kleine, Organsysteme und -funktionen, Unreife 62
- Temperaturregulation 53
- Thromboserisiko 306
- Überlebenschance 62
- Überwachung 63
- unreife, Neugeborenenkrämpfe 110
- Zerebralparese 617
Frühgeburtlichkeit
- Frühsepsis, neonatale 102
- Hypoglykämie 111
- Sehbehinderung 663
- Tabakabusus 44
- Ursachen 62
Frühreife, partielle 216
Frühschwangerschaft, Varizelleninfektion, mütterliche 98
Frühsepsis, neonatale 102
Frühsommer-Meningoenzephalitis (FSME) 253
Frühsterblichkeit 656
Fruktokinase 155
Fruktose, Stoffwechselwege 155
Fruktose-1,6-diphosphatase-Mangel, Laboruntersuchungen 151
Fruktose-1-Phosphat-Aldolase 155
- Fruktoseintoleranz, hereditäre 155
Fruktoseintoleranz, hereditäre 155, 168
- Hypoglykämie 111
- Laboruntersuchungen 151
Fruktosemalabsorption 479–480
- GLUT-2-/-5-Transporter 480
- Sorbitintoleranz 480
Fruktosestoffwechselstörungen 155–156
Frustrationstoleranz, niedrige, 47,XYY-Konstitution 29
FSH, Pubertät 12

FSH (Follikel-stimulierendes Hormon), Pubertas praecox 214
FSME-Virus 253
Fuchsbandwurm 469–470
Fuchs-Syndrom, Erythema multiforme 596
Fünftageskrämpfe, Neugeborene 110
Fürsorge, geschlossene/offene 665
Fütterstörungen 678
Fütterungsversuch, Kontraindikation, Ösophagusatresie 452
Fukosidose 165, 167
Fumarylazetoazetasedefekt 142–143
Fundusvarizen, Blutungen, gastrointestinale 449
Funikulo-Orchidolyse, Hodenhochstand 218
funktionelle Störungen, Verdauungstrakt 456–460
Funktionsdiagnostik, Verdauungstrakt 451
Furosemid
- Herzinsuffizienz 364
- Isotopen-Clearance 499
Furosemid-Rezeptor, Mutation, Bartter-Syndrom 521
Furunkel 589
- Nase 407
Fusionsanomalien, Nieren 500
Fußdeformitäten
- Hüftgelenksdysplasie/-luxation 556
- neurogene 564
Fußerkrankungen 563–564
Fußfehlstellungen, Neugeborene, Untersuchung 22
Fußfraktur, Behandlung 565
Fußmykose 590
Fußsohlenwarzen 586
FVC (forced expiratory vital capacity), Spirometrie 403

G

Gabelrippen, Basalzellnävussyndrom 35
Gähnen, Synkope 395
Gänsehautmagen, Helicobacter-pylori-Infektion 471
gain of function-Mutationen, Tumorerkrankungen 37
Galaktitol, Blut 154
Galaktokinasemangel 154–155

Galaktosämie 154, 168
- Aminoazidurie 147
- Beutler-Test 154
- Hypoglykämie 111
- Neugeborenenscreening 127
- Sojanahrung 125
- Uridyltransferase, Bestimmung 154
- Vererbung, autosomal-rezessive 35
Galaktose
- Blut 154
- Stoffwechselstörungen 153–155
- Stoffwechselwege 154
- Urin 154
Galaktose-1-Phosphat, Blut 154
Galaktose-1-Phosphat-Uridyltransferase(-Mangel) 154
β-Galaktosidase-Mangel 161, 165, 167
Galaktozerebrosid-β-Galaktosidase, Defekt 163
β-Galaktozerebrosidase, Mangel, Krabbe-Erkrankung 618
Galaktozerebrosidose 163
Galant-Reflex 23
Galleabflussstörung 481
Gallenblasenerkrankungen 481–484
Gallenblasensteine, Cholezystektomie 484
Gallengangsatresie
- Cholestase 482
- extrahepatische 483
- - Leberbiopsie 483
- - Szintigraphie 483
- hepatozelluläres Karzinom 353
- Vitamin-K-Mangel 323
- Vitamin-K-Mangelblutung 88
Gallengangshypoplasie 482–483
- Cholestase 482
Gallensäure, Gallengangsatresie, extrahepatische 483
Gallensäuresekretion, Cholestase 482
Gallensteine 483–484
- Sphärozytose, hereditäre 312
- Vitamin-A-Mangel 186
Gallensteinkolik, Ileus 462
Gallenwege
- Fehlbildungen 482–483
- Mündungsanomalien 482

Gallenwegserkrankungen 481–484
Galopprhythmus, Kardiomyopathien, dilatative 387
Gammaglutamyltransferase s. γ-GT
Gangasymmetrie, Vorsorgeuntersuchungen, Kindesalter 20
Ganglientumoren, paravertebrale, Neuroblastom 349
Gangliogliome 343
- Rückenmark 344
Ganglioside 161
Gangliosidose(n) 160–161, 168
- Amniozentese 161
- Elektroenzephalogramm 161
- Makulafleck, kirschroter 161
- Typ Sandhoff 160–161
Gangrän
- Erysipel 589
- Lunge 437–438
Gangstörungen, Schädelgrubentumoren, hintere 650
Ganzkörperplethysmographie
- Asthma bronchiale 429
- Atemwegserkrankungen 402
Ganzkörperszintigraphie, Osteosarkom 346
Gardner-Syndrom 481
Gastritis 470–473
- akute, Granulozyteninfiltration 472
- Anämie 308
- atrophische 472
- chemische 472
- chronische, Helicobacter-pylori-Infektion 471
- eosinophile, allergische 473
- Helicobacter-pylori-Infektion 471–472
- Medikamente 472
- Noxen 472
Gastroenteritis
- Adenoviruserkrankungen 250
- Agammaglobulinämie 277
- akute 465–468
- - Antidiarrhoika 467
- - Bakterien 465–468
- - Dehydratation 466
- - Erreger 465–466
- - Nachweis im Stuhl 466
- - postenteritisches Syndrom 467
- - Realimentation 467

- - Rehydratation, orale 467
- - - parenterale 467
- - Säure-Basenhaushalt 466
- - Therapie 467
- - Toxine 465
- - Viren 465–468
- Coxsackieviren 251
- Differentialdiagnose 470
- Fehldiagnose 463
- größere Kinder 467
- hämorrhagische, HUS 514
- infektiöse 465
- Reizdarmsyndrom 457
- Salmonellose 261
- Schock, hypovolämischer 396
- Staphylokokken 262–263
Gastroenterokolitis, eosinophile, allergische 473
gastroenterologische Diagnostik 450–451
Gastroenteropathie, eosinophile 472
Gastrointestinalblutungen 448–449
gastrointestinale Erkrankungen
- akut entzündliche 465–470
- chronisch entzündliche 470–479
- Klassifikation 473
- Rachitis 171
gastrointestinale Sofortreaktion 473
Gastrointestinaltrakt, Fehlbildungen 452–456
Gastroschisis 55, 91, 455
Gaucher-Krankheit 160, 162, 168
Gaucher-Zellen 162
Gaumenmandeln, Entzündungen 411–412
Gaumensegelparese, Diphtherie 255
Gaumenspalte
- Diamond-Blackfan-Anämie 311
- DiGeorge-Syndrom 31
- Edwards-Syndrom 28
Gauss-Normalverteilung, Polygene 40
G-CSF 305
- Agranulozytose 279
- Anämie, aplastische 317
- Infektionsbehandlung 231
- Knochenmarkaplasie, Chemotherapie-induzierte 332
- Leukämie, akute 339
- Neutropenie, isolierte 318

Sachverzeichnis

G-CSF-mobilisierte Granulozyten, Transfusion 325
Geburt 52
- drohende, Lungenreifungsbehandlung 62
- - tokolytische Therapie 62
- prolongierte und komplizierte, Mekoniumaspiration 72
Geburtsgeschwulst 58
Geburtsgewicht, niedriges, Edwards-/Pätau-Syndrom 28
Geburtsstillstand, Sulfatasemangel, plazentarer 581
geburtstraumatische Schäden/Komplikationen 58–60
- Fetopathia diabetica 111
Gedeihstörung
- Alagille-Syndrom 482
- Aorteninsuffizienz 384
- ASD II 370
- Azidose, renal-tubuläre 522
- Biotinmangel 183
- Edwards-Syndrom 28
- Folsäuremangel 183
- Fruktoseintoleranz, hereditäre 155
- Galaktosämie 154
- Hirntumoren 341
- Hypervitaminose A 186
- Körpergewicht 131
- Nahrungsmittelallergie 473
- Pankreasinsuffizienz, exokrine 491
- psychosoziale Extremsituationen 686–687
- Refluxkrankheit, gastroösophageale 458
- Reizdarmsyndrom 457
- sekundäre, Niereninsuffizienz 528
- Subduralhämatom 648
- Thiaminmangel 181
- Vitamin-B_{12}-Mangel 184
- Vitamin-C-Mangel 185
- VSD 371
- Zellweger-Syndrom 620
Gefäßanomalien/-fehlbildungen
- Blutungen, gastrointestinale 448
- intrakranielle 634
Gefäßnävi 584
Gefäßverbindungen, Verschluss 367
Gefäßverschluss, Coils 367
Gefäßwiderstand, pulmonaler, Neugeborene 53

Gefüttertwerden, Störungen 677
Gegenstromelektrophorese, Arthritis, septische 299
Gehirnabszess, Amöbiasis 469
Gehirnschädel, Verknöcherungsstörungen, Zytostatikaembryopathie 44
geistige Behinderung/Retardierung 605–608
- Ätiologie 605–608
- Alagille-Syndrom 482
- Angelman-Syndrom 31
- Basalzellnävussyndrom 35
- Becker-Muskeldystrophie 625
- Bilirubinenzephalopathie 85
- Chromosomenanalyse 608
- Epidemiologie 605
- Fragiles-X-Syndrom 33–34
- Galaktosämie 35, 154
- IQ 605
- Katzenschreisyndrom 31
- Kleinwuchs, primärer 201
- Lowe-Syndrom 520
- Meningitis, neonatale 106
- Miller-Dieker-Syndrom 31
- Mukopolysaccharidose 164
- Myotonie 628
- Pätau-Syndrom 28
- Risikoindikatoren und -befunde 606
- Smith-Lemli-Opitz-Syndrom 159
- Strahlenschäden, Frühschwangerschaft 41
- Therapie und Prävention 608
- tuberöse Sklerose 35
- Williams-Beuren-Syndrom 31
- Wolf-Hirschhorn-Syndrom 31
geistige Entwicklung, Malnutrition 132
Gelegenheitsanfälle 636–639
Gelegenheitsblutdruckwerte 516
Gelenkbeschwerden
- Arthritis, juvenile idiopathische 295
- Leukämie, akute 334
Gelenkblutungen, Hämophilie 322
Gelenk-Hyperflexibilität, Down-Syndrom 27
Gelenkkörper, freier 562
Gelenkkontrakturen
- Mukopolysaccharidose 164

- Spina bifida cystica 610
gelenknahe Frakturen 567
Gelenkpunktion, Arthritis, septische 299
Gelenkschmerzen, Crohn-Krankheit 477
Gendefekte
- Mukoviszidose 420
- Schwerhörigkeit/Taubheit 414
Gene, mitochondriale 39
Genetik, Tumoren, kindliche 36–37
genetische Beratung 45–48
- individuelle 46
genetische Diagnostik 45–48
genetische Disposition, Asthma bronchiale 427
Genitale
- äußeres, Fehlbildungen 530–534
- - Neugeborenenuntersuchung 22
- Fehlbildungen, Smith-Lemli-Opitz-Syndrom 159
- Verletzungen, sexueller Missbrauch 668
Genitalerkrankungen 530–534
- männliche 530
- weibliche 534
Genitalhypoplasie, STH-Mangel 198
Genodermatosen 582
Genomic Imprinting 32–33
Gentransfer, ZNS-Tumoren 342
Genu valgum/varum 561
- Vitamin-D-Mangelrachitis 170
Gerinnung, Beeinflussung 366
Gerinnungsfaktoren, Herz-Kreislauf-Erkrankungen 364
Gerinnungsstörungen
- angeborene 88
- disseminierte, intravasale s. DIG
- Galaktosämie 154
- Gallengangsatresie, extrahepatische 483
- Hirninfarkt 634
- Lebererkrankungen 484
- plasmatische 88, 321–323
- Reye-Syndrom 488
- Sepsis 266
Germinome 352
- Pubertas praecox 214
Geruchsstörungen, Refsum-Krankheit 163
Gesamt-IgE, Serum 283
Gesamtkörperwasser 175

- Frühgeborene 175
- Neugeborene 175
Gesamt-Protein-Konzentration, Lipoidnephrose 507
Geschirrspüler, Verätzungen 698
Geschlecht
- äußerliches 220
- chromosomales 220
- Entwicklung, verzögerte oder ausbleibende 29
- genetisches 220
- - Störungen 220–221
- gonadales, Störungen 221
- phänotypisches 220
- - Störungen 221–222
- psychologisches 220
- standesamtliches 220
geschlechtliche Differenzierung 219–223
- Anti-Müller-Hormon 220
- Dihydrotestosteron 220
- Physiologie 220
- SRY 220
- Testosteron 220
Geschlechtsmerkmale, sekundäre
- Pubertät 12
- Pubertas praecox 215
Geschmacksstörungen, Herdanfälle, psychomotorische 640
Geschwisterrivalität 684
- emotionale Störungen 684
Gesicht, Neugeborene, Untersuchung 21
Gesichtsdysmorphie
- Hüftgelenksdysplasie/-luxation 556
- Mukopolysaccharidose 164
- Williams-Beuren-Syndrom 384
Gesichtsfeldausfälle, Hirntumoren 650
Gesichtsmykose 590
Gesichtsskoliose 555
Gestationsalter 52
- postpartale Bestimmung 54
- Aufgaben 660–662
- Landesgesetze 661
- Mütterberatungsstellen 661
Gesundheitsamt
- Schulärzte, haupt- bzw. nebenamtliche 661
- Schulzahnpflege 661
Gesundheitsindikatoren 656–659
Getreidebreie, Zöliakie 129

Gewebstransglutaminase (tGT), Zöliakie 474
Gewebszysten, Toxoplasmose 269
Gewicht
- Perzentilenkurven 5–6
- spezifisches, Urin 498
- Untersuchung 3
Gewichtsabnahme/-verlust
- ADH-Mangel 200
- Alveolitis, allergische 431
- Autoimmunhepatitis 489
- Colitis ulcerosa 478
- Diabetes mellitus 156
- Galaktosämie 154
- Hirntumoren 341
- Hodgkin-Lymphom 340
- Leukämie, akute 334
- postpartale, Stillen 123
- Zöliakie 474
Gewichts-Längen-Relation, Mangelernährung 704
Gewichtsstillstand
- Zöliakie 474
- Zystinose 146
Gewichtswachstum
- durchschnittliches, Körperorgane 7
- intrauterines 3
Gewichtszunahme
- durchschnittliche, Merkregel 4
- Hyperhydratation 178
- Lipoidnephrose 507
Gianotti-Crosti-Syndrom 485
Giardia lamblia 469
Gicht
- Nephritis, chronisch-interstitielle 515
- Übergewicht 133
Gicht-Tophi, Glykogenose Typ I 152
Giemen
- Bronchiolitis 419
- Bronchitis, obstruktive 418
- grippaler Infekt 406
von Gierke-Krankheit 151–152, 167
- Fallbeispiel 188
Gifte pflanzlichen Ursprungs 696
Giftentfernung, primäre, Vergiftungen 697
Gigantismus 199
- Omphalozele 455
Gilbert-Meulengracht-Syndrom 487
- Hyperbilirubinämie 82

Gingivahyperplasie, Cyclosporin-A-bedingte 508
Gingivostomatitis herpetica 243
Gitelman-Syndrom 522
Gläschenkost 129
Glanzmann-Naegeli-Thrombasthenie 321
Glasgow-Koma-Schema, Schädelhirntrauma 649
Glasknochenkrankheit 541–543
Glaukom
- Arthritis, juvenile idiopathische 295
- Frühgeborenenretinopathie 68
- kongenitales, Neugeborene, Untersuchung 21
- Lowe-Syndrom 520
- Retinoblastom 344
- Rötelninfektion, konnatale 95
- Sanfilippo-Krankheit 164
Gleichaltrigengruppe, Adoleszenz 12
Gleichgewichtsstörungen, Vestibularisschäden 414
Gleithernie 455
Gleithoden 218, 533
Gleitwirbel 554–555
- Reposition 555
Glenn-Operation, univentrikuläre Korrektur 380
Gliatumoren, supratentorielle, hoch-/niedriggradig maligne 343
Gliederschmerzen
- Influenza 249
- Kleinwuchs 202
- Lyme-Arthritis 298
- Toxoplasmose 269
Gliedmaßendefekte/-fehlbildungen 545
- longitudinale/transversale 545
Glioblastom 343, 650
Gliome
- Chiasma opticum 343
- hochmaligne, Rückenmark 344
- Nervus opticus 343
- Neurofibromatose Typ 1 633
Globalinsuffizienz, Inspektion 359
α-Globin (HBA), α-Thalassämie 38
β-Globin (HBB)
- Sichelzellanämie 38
- β-Thalassämie 38

β-Globingen, Mutationen 309
Globoidzell-Leukodystrophie 163
Globuline, hochmolekulare, Lipoidnephrose 507
glomeruläre Filtrationsrate (GFR) 498
- Glomerulonephritis, postinfektiöse 510
- Niereninsuffizienz, chronische 527
glomeruläre Sklerose, fokal-segmentale, nephrotisches Syndrom 506
Glomerulonephritis 509–513
- akute, Nierenversagen, akutes 527
- - postinfektiöse 510
- Autoimmunhepatitis 489
- chronische 509, 511–512
- - Hypertonie 517
- Einteilung 509
- Endokarditis, bakterielle 389
- Hepatitis B 485
- hereditäre 509, 512
- Hypertonie 365
- - renal bedingte 516
- IgA-Nephritis 511
- infektiös bedingte 509
- Lupus erythematodes 513
- - systemischer 291
- membranöse, nephrotisches Syndrom 508
- membranoproliferative 509, 511
- - nephrotisches Syndrom 506
- mesangioproliferative 509, 511
- - diffuse, nephrotisches Syndrom 506
- - IgA-Nephritis 511
- nephrotisches Syndrom 508
- Niereninsuffizienz 528
- perakute 510–511
- proliferativ-sklerosierende 511
- Purpura Schoenlein-Henoch 512
- rapid-progressive, nephrotisches Syndrom 506
- sklerosierende 509
- Systemerkrankungen 509, 512–513
- tubulointerstitielle 514
Glossitis, Riboflavinmangel 182
glottische Stenose, Atemnot 78
Glottisödem, Differentialdiagnose 415

Glucose s. Glukose
Glukokortikoide
- Arthritis, juvenile idiopathische 296
- Asthma bronchiale 429–430
- Epiglottitis, akute 417
- Exzess, Cushing-Syndrom 213
- Kruppsyndrom 416
- Lungenreifungsbehandlung 65
- NNR-Überfunktion 213
- Striae distensae 598
Glukoneogenese 149–150
- Hemmung, Fruktoseintoleranz, hereditäre 155
- Hypoglykämie 149
Glukose
- Energiestoffwechsel 149
- Überschuss, Energiespeicher 149
- Verwertungsstörung, Typ-I-Diabetes 156
Glukose-1-Phosphat 151
Glukose-6-Phosphat 151
Glukose-6-Phosphatase 150–151
- Defekt 151–152
Glukose-6-Phosphat-Dehydrogenase-Mangel 313
- Hämolyse 80
- Hyperbilirubinämie 82
Glukose-Galaktose-Malabsorption, kongenitale 479
Glukosehomöostase, Leber 149
α-1,4-Glukosidase 151
- Mangel 152–153
Glukosurie
- Diabetes mellitus 156
- Nephritis, tubulointerstitielle 514
- renale 520–521
- Typ 0, A bzw. B 520
- Zystinose 146
Glukozerebrosid-β-Glukosidase 162
Glukozerebrosidose 162
- s. a. Gaucher-Krankheit
Glukuronsäure 164
Glukuronyltransferasemangel 487
GLUT 2
- Debré-de-Toni-Fanconi-Syndrom 520
- Fruktosemalabsorption 480
GLUT 5, Fruktosemalabsorption 480
Glutarazidurie

Sachverzeichnis

- Typ I 622
  - Karnitinsupplementation 622
  - Laboruntersuchungen 151
- Typ II, Laboruntersuchungen 151
- Glutaryl-CoA-Dehydrogenase-Mangel, Glutarazidurie Typ I 622
- Gluten
  - Flaschennahrung, Selbstherstellung 126
  - Getreidebreie 129
  - Zöliakie 474–476
- D-Glyceratdehydrogenase, Defekt, Hyperkalziurie 519
- Glykogen
  - Energiespeicher 150
  - Struktur und Abbau 151
- Glykogenolyse 150
  - Hemmung, Fruktoseintoleranz, hereditäre 155
  - Hypoglykämie 149
- Glykogenosen 150–153
  - Anfälle, zerebrale 637
  - Hypoglykämie 111
  - Kardiomyopathie, hypertrophe (obstruktive) 388
  - Myopathie 627
  - Typ I (v. Gierke) 151–152, 167
    - Fallbeispiel 188
    - Hyperlipoproteinämie 159
    - Laboruntersuchungen 151
  - Typ II (Pompe) 152–153, 168
    - Laboruntersuchungen 151
  - Typ III (Cori) 153
  - Typ IV 153
  - Typ VI, Laboruntersuchungen 151
- Glykogensynthese 150
- Glykogensynthetase-Mangel, Laboruntersuchungen 151
- Glykolipide, Galaktose 154
- Glykolyse 150
  - Defekt, Anämie, hämolytische 313
- Glykopeptide 231
- Glykophorin, Erythrozytenmembran 312
- Glykoproteine, Galaktose 154
- Glykosaminoglykane 163
  - Abbaustörungen 163
- Glyzinämie, ketotische, Thrombozytopenie 320

- Glyzinurie, isolierte 520
- GM$_1$-Gangliosidose 161, 165, 167
- GM$_2$-Gangliosidose 160–161
- GM-CSF 305
- Gnomwaden 624
- GÖRK s. Refluxkrankheit, gastroösophageale
- Gold
  - Arthritis, juvenile idiopathische 297
  - nephrotisches Syndrom 506
- Golgi-Apparat, Erkrankungen 622
- Gomez-Klassifikation, Mangelernährung 704
- Gonaden, Keimzelltumoren 352
- Gonadendysgenesie, Ullrich-Turner-Syndrom 218
- Gonadeninsuffizienz, Pubertät 12
- Gonadoblastom, Ullrich-Turner-Syndrom 28
- Gonadostatus, Sollwertverstellung, Pubertät 12
- Gonadotropine, Pubertas praecox 215
- Gonokokken-Konjunktivitis, neonatale 109
- GOT/GPT, Herz-Kreislauf-Erkrankungen 364
- Gowers-Manöver 624
- gp91 276
- G-Protein, Pseudohypoparathyreoidismus 208
- Graft-versus-host-Erkrankung/-Reaktion 278
  - Dermatomyositis/Polymyositis 292
  - DiGeorge-Syndrom 278
  - T-Lymphozyten, immunkompetente, Transfusion 325
- Graft-versus-Leukemia 339
- Grand mal 639
  - Therapie, medikamentöse 641
- Granulierung, Störungen, Thrombozyten 321
- Granulom, eosinophiles 353, 574–575
- Granulomatose, progressiv-septische 280
  - Fallbeispiel 301
  - Granulozytendefekte 318
  - NBT(Nitroblautetrazolium)-Test 280
- Granulomatosis infantiseptica, Neugeborenenlisteriose 105
- Granulopoesestörungen 318

- Granulozyten
  - s. a. Leukozyten
  - Abwehrreaktionen, zelluläre 276
  - Auffälligkeiten, morphologische 318
  - basophile 305
  - Defekte, funktionelle 318
  - eosinophile 305
  - Funktionsstörungen 279, 318
  - G-CSF-mobilisierte, Transfusion 325
  - hypersegmentierte, Anämie, megaloblastäre 310
  - neutrophile 305
    - Hypersegmentierung, Folsäuremangel 183
- Granulozytenelastase, Neugeborenensepsis 104
- Granulozyteninfiltration, Gastritis, akute 472
- Granulozyteninkompatibilität, fetomaternale 87
- Granulozyten-Kolonie-stimulierender Faktor s. G-CSF
- Granulozytenzahl, Störungen 279
- Granulozytopenie, angeborene 87
- Gregg-Syndrom 94
- Greifen, Kleinkindalter 11
- Grey-Syndrom, Chloramphenicol 711
- GRH (growth hormone-releasing hormone), Wachstumshormonregulation 195
- Griffith-Entwicklungstest/-Scales
  - geistige Behinderung 605
  - Sprachentwicklungsstörungen 664
- grippaler Infekt/Grippe 248, 406–407
  - Influenzavirus 248–249
  - Therapie 406–407
  - Viren 406
- Grippekrupp 249
- Grippepneumonie, Influenza 249
- Grisel-Syndrom, Schiefhals 555
- Grobmotorik, Kleinkindesalter 11
- Größe
  - Perzentilenkurven 5–6
  - Untersuchung 3
- Großhirnhemisphäre, Tumoren 650
- Großwuchs
  - Definition 200

- permanenter 203
- Syndrome 203
- transitorischer 203–204
- γ-GT
  - Gallengangsatresie, extrahepatische 483
  - Herz-Kreislauf-Erkrankungen 364
- GTPase, Wiskott-Aldrich-Syndrom 279
- Guedel-Tubus, Bienen-/Wespenstiche 410
- Gürtelrose 242–243
- Guillain-Barré-Syndrom 631–632
  - Campylobacter-Infektion 263
  - Exanthema subitum 239
- Guthrie-Test, Ahornsirupkrankheit 144
- GvH-Reaktion s. Graft-versus-host-Erkrankung/-Reaktion
- Gynäkomastie, Klinefelter-Syndrom 29

H

- H. A.-Säuglingsnahrungen 125
- Haarausfall/-verlust
  - Biotinmangel 183
  - Chemotherapie 332
  - Hypervitaminose A 186
  - Hypoparathyreoidismus 208
  - kreisförmiger 599–600
  - Myotonie 628
- Haareausreißen 677
  - Bewegungsstereotypen 679
- Hackenfuß 564
- Hämangiom 584–585
  - kapilläres, Neugeborene, Untersuchung 21
  - kavernöses 584
    - Neugeborene, Untersuchung 21
  - Leber 352, 489
- Hämangioperizytom 354
- Hämangiosarkome 345
- Hämarthros, Hämophilie 322
- Hämatemesis, Vitamin-K-Mangelblutung 88
- Hämatinerbrechen 449
- Hämatokrit
  - in Abhängigkeit vom Lebensalter 306
  - Erythrozytenpräparate 324

hämatologische Erkrankungen, nicht-maligne, Differentialdiagnose 334
Hämatom 19
- epidurales 647
- geburtstraumatisches 58
- Kindesmisshandlung 666
- Leukämie, akute 334
- Musculus sternocleidomastoideus 58
- Nierenversagen, akutes 527
- subdurales 648
Hämatomyelie, geburtstraumatische 59
Hämatopoese/hämatopoetisches System
- Differenzierung 305
- Entwicklung 305
- Knochenmark 305
- Leber 305
- Reifung 305
Hämaturie 512
- familiäre 512
- Hyperviskositätssyndrom 81
- Nephroblastom 351
- Nephrolithiasis 518
- Nierenvenenthrombose 515
Hämodialyse 529
- Durchführung 529
- Formen 529
- HUS 514
- Nierenversagen, akutes 527
- RPGN 511
- Vergiftungen 698
Hämoglobin
- s. a. Hb
- Abfall, Hämolyse, chronische 312
  - Helicobacter-pylori-Infektion 471
- in Abhängigkeit vom Lebensalter 306
- adultes (HbA) 305
- Anstieg, Eisensubstitution 308
- fetales (HbF) 305
- Formen 306
- instabiles 315
- Konzentrationsveränderungen 306
- Reifungs- und Produktionsstörung, Anämie 308
- Sauerstoffaffinität, abnorme 315
- Wert 305
Hämoglobinopathien
- Anämie, neonatale 79
- Hämolyse 313
- Hyperbilirubinämie 82

Hämolyse 80
- AB0-Erythroblastose 85
- Anämie, neonatale 79
- chronische, Hämoglobinabfall 312
- extravaskuläre, Sphärozytose, hereditäre 312
- Hyperkaliämie 179
- immunologisch vermittelte 80
- Liley-Diagramm 83
- mechanisch und toxisch bedingte 313–314
- Morbus haemolyticus neonatorum 82
- Rh-Erythroblastose 83
- Thalassämie 309
- Ursachen 313
- Wilson-Syndrom 488
hämolytische Krise, Ursachen 312
hämolytisch-urämisches Syndrom (HUS) 314, 513–514
- Differentialdiagnose 511
- enteropathisches, Meldepflicht 233
- Escherichia coli 263
- Fallbeispiel 536
- Fragmentozyten 314
- Glomerulonephritis 509
- Hypertonie, renal bedingte 516
- Kugelzellen 314
- nephrotisches Syndrom 506
- Nierenversagen, akutes 527
- Shigellose 263
Hämoperfusion, Vergiftungen 698
Hämophilie A 321–322
- DDAVP 322
- DNA-Analyse 38
- Vererbung, X-chromosomal-rezessive 36
Hämophilie B 321–322
- DNA-Analyse 38
- Vererbung, X-chromosomal-rezessive 36
Hämophilie-Patienten, Betreuung 325
Haemophilus influenzae 266
- Bronchiolitis 419
- Bronchopneumonie 431
- HiB-Vakzine, konjugierte 266
- Influenza 249
- Meningitis 643
- Milzfunktionsverlust 319
- Mukoviszidose 423
- Osteomyelitis 570

- Otitis media 412
- Perikarditis 391
- Pneumonie 76, 433–434
- Sepsis 266
- Sichelzellerkrankung 315
- Sinusitis 408
- Typ B, Arthritis, septische 299
hämorrhagische Diathese s. Blutungsneigung
hämorrhagischer Infarkt, Waterhouse-Friderichsen-Syndrom 643
hämorrhagisches Fieber, virales 253
- Meldepflicht 233
Hämosiderose
- Hypoparathyreoidismus 208
- transfusionsbedingte 309
Haferbrei 129
Hakenwirbel, Mukopolysaccharidose 165–166
Halbseitenanfall 640
Halbseitenbefunde, Vorsorgeuntersuchungen, Kindesalter 20
Halbseitenlähmung, Hirninfarkt 634
Hallopeau-Siemens-Epidermolyse 582
Halluzinationen
- Adoleszenz 690
- Tollwut 253
Hals
- kurzer, Down-Syndrom 27
- Neugeborene, Untersuchung 21
Halslymphknotenschwellung, Mononukleose, infektiöse 411
Halslymphknotentuberkulose 268
Halsschmerzen, Streptokokkeninfektion 258
Halsvenenstauung 19
Halswirbelsäulenbeweglichkeit, funktionelle Störungen, Schiefhals 555
Halswirbelsäulenskoliose, Schiefhals 555
Haltung, Klassifikation 549
Haltungsanomalien/-Störungen 548
- Klassifikation 549
- Vorsorgeuntersuchungen, Kindesalter 20
Haltungstest nach Matthias 550
Hamartom

- Leber 352
- Pubertas praecox 214
Hamburg-Wechsler-Intelligenztest
- geistige Behinderung 605
- Sprachentwicklungsstörungen 664
Hamman-Rich-Syndrom 439
Handeln, planerisches, Adoleszenz 12
Hand-Fuß-Mund-Syndrom 251
- Differentialdiagnose 98
- Effloreszenzen, papulovesikuläre 252
Handicap 662
Handknochen, Knochenreife 7
handlungsorientierte Behandlung, Sozialverhaltensstörungen 682
Handmykose 590
Handröntgenaufnahme, Knochenalterbestimmung 8
Hand-Schüller-Christian-Erkrankung 353
Hantavirus-Infektionen 253
H-Antigene, Salmonellen 261
H_1-Antihistaminika, Urtikaria 287
H_2-Antihistaminika, Urtikaria 287
Harlekinfetus, Ichthyose 581
Harnableitung, suprapubische, Urethralklappen 505
Harnanalyse s. Urin(analyse)
Harnblase
- Entleerungsstörungen, Harnwegsinfektionen 523
- neurogene, Harnwegsinfektionen 523
Harnblasendauerkatheter, Harnwegsinfektionen 523
Harnblasenentleerungsstörungen
- Enuresis 525
- Enzephalitis/Myelitis 644–645
- funktionelle 524
- neurogene 524–525
Harnblasenexstrophie 532
- Epispadie 532
Harnblasenkatheter
- Enuresis 525
- Erreger, gramnegative 266
- Urethralklappen 505
Harnblasenkontinenz-Operation, Enuresis 525
Harnblasenlähmung, Neuroblastom 349

Sachverzeichnis

Harnblasen-Pseudodivertikel, Enuresis 525
Harnblasenpseudodivertikel, Urethralklappen 505
Harnblasentraining, Enuresis 678
Harnblasenwandverdickung, Urethralklappen 505
Harnentleerung, schmerzhafte, Harnwegsinfektionen 523
Harnflut, Diabetes mellitus 156
Harninkontinenz, idiopathische 678–679
Harnleiter
– Dilatation, Nephrolithiasis 518
– Doppelanlage 504
– Obstruktion, Hypertonie 517
– Reimplantation, Reflux, vesiko-ureteraler 505
Harnröhre
– Fehlbildungen 505
– Obstruktion, Harnwegsinfektionen 523
Harnsäure
– Leukämie, akute 334
– Nierenerkrankungen 498
Harnsäuresteine 518–519
Harnstauung, Bakteriurie, asymptomatische 524
Harnstoffsynthese- bzw. -zyklusstörungen 147
– Anfälle, zerebrale 637
– Hirninfarkt 635
Harnträufeln, Harnwegsinfektionen 523
Harnwege, ableitende
– Anlagestörungen 503–505
– Fehlbildungen 524
– – Nierenversagen, akutes 527
– Tumoren 534
Harnwegsinfektionen 523–524
– Differentialdiagnose 470
– Enuresis 525
– Harnleiter, Doppelanlage 504
– Inzidenz bei gestillten Kindern 123
– Labiensynechie 534
– Meningitis 105
– Nephrolithiasis 518
– rezidivierende 524
– symptomatische 523
Harnwegsobstruktion
– Nephrolithiasis 518
– Urethralklappen 505

Harrison-Furche, Vitamin-D-Mangelrachitis 170
Hartnup-Syndrom 147–148, 520
H_2-Atemtest, Kohlenhydratmalabsorption 480
Hausstaubmilben
– Asthma bronchiale 428
– Dermatitis atopica 593
– Rhinopharyngitis, chronische 408
Haut
– atrophische, Hypoparathyreoidismus 208
– marmorierte, Dehydratation 176
– Neugeborene, Untersuchung 21
– Verletzungen, geburtstraumatische 58
Hautblässe, Neugeborenenkrämpfe 110
Hautblutung, Vitamin-K-Mangel 88
Hautdiphtherie 254
Hautembolie, Endokarditis, Inspektion 359
Hauterkrankungen/-infektionen 580–602
– bakterielle 588–589
– bullöse 107
– hereditäre 581–582
– Hypervitaminose A 186
– Meningitis 105
– Neugeborene 107–108
– Parasitosen 591
– pustulöse 107
– virale 585–587
Hautinfiltrate, Leukämie, akute 334
Hautkolorit
– Bronchiolitis 419
– grau-marmoriertes, Neugeborenensepsis 103
– Harnwegsinfektionen 523
Hautmale/-marken 583–585
– Neugeborene, Untersuchung 21
Hautmetastasen, Neuroblastom 214
Hautmykosen 589–591
– Dermatophyten 590
Hautnekrosen, Purpura fulminans 324
Hautpigmentierung, Dyskeratosis congenita 317
Haut-Prick-Test, Nahrungsmittelallergie 473
Hautschuppung, Scharlach 258

Hauttests, Allergien 283
Hautturgor, Dehydratation 176
Hb
– s. a. Hämoglobin
– Gower 1/2 306
– Portland 306
HbA 306
HbA_{1c}, Diabetes mellitus 157
HbA_2 306
HBeAg 484–485
HbF 305–306
HbS 314
HBsAg 98, 484–485
HBsAG-positive Kinder 99
HBV-DNS 484
hCG (humanes Choriongonadotropin) 194
– Hodenhochstand 218, 533
– Keimzelltumoren 352
– – ZNS 344
– mütterlicher Spiegel, Bestimmung 195
hCG-Test, Hodenhochstand 218
HCV-RNS 484
HDL (high density lipoproteins) 159
– Mangel, familiärer 159
– Nüchternplasma 158
HDV-RNS 484
Hefen 270
Heimunterbringung 665
Heiserkeit
– exspiratorische, Epiglottitis, akute 416
– grippaler Infekt 406
– Kehlkopfdiphtherie 254
– Larynxzysten 404
– Refluxkrankheit, gastroösophageale 458
– Rhinopharyngitis 408
Helfer-T-Zellen 275
– allergische Sofortreaktion Typ I 281
Helicobacter-pylori-Infektion
– Antrumgastritis 472
– ^{13}C-Harnstoff-Atemtest 451, 471–472
– Duodenalulkus 471
– FISH-Technik 471
– Gänsehautmagen 471
– Gastritis 471–472
– – chronische 471
– genetische Variabilität 471
– MALT-Lymphom 471
– Ureaseschnelltest 471
Helminthosen 468–470
HEMA, Hämophilie A 38
HEMB, Hämophilie B 38

Hemifontan-Operation, univentrikuläre Korrektur 380
Hemiparese
– Hirninfarkt 635
– MELAS-Syndrom 39
– Posterior-Fossa-Syndrom 342
– spastische 615–616
Hemiplegie
– Sichelzellerkrankung 315
– Varizelleninfektion 635
Hemisphärendifferenzierung, unzureichende 685
Hemmkonzentration, minimale (MHK), Infektionsdiagnostik 231
Hemmungsmissbildung, Hodentorsion 533
Heparansulfat 164
Heparin 366
– Thrombozytenfunktionsstörungen 321
Hepatitis
– Anämie, aplastische 317
– autoimmune 489
– Cholestase 482
– HIV-Infektion 248
– infektiöse, Formen 486
– Mononucleosis infectiosa 247
– neonatale, idiopathische, hepatozelluläres Karzinom 353
– Neugeborene 486
– Röteleninfektion, konnatale 95
– Toxoplasmose, konnatale 100
– Verbrauchskoagulopathie 322
Hepatitis A
– Arthritis 299
– Charakteristika 484
– Impfung 485
Hepatitis B 98–99, 485
– Arthritis 299
– Charakteristika 484
– Glomerulonephritis 509
– hepatozelluläres Karzinom 353
– HBs-Ag 98
– Impfung 99, 485
– nephrotisches Syndrom 506
Hepatitis C 486
– Charakteristika 484
Hepatitis D 486
– Charakteristika 484
Hepatitis E 486
– Charakteristika 484

Hepatitis G 486
- Charakteristika 484
hepatobiliäre Erkrankungen, Rachitis 171
Hepatoblastom 352–353, 489
- Altersmedian 329
- APC-Gen 353
hepatolentikuläre Degeneration s. Wilson-Syndom
Hepatomegalie
- Blutverlust 80
- Choledochuszyste/-mündungsanomalien 482
- Fetopathia diabetica 111
- Fruktoseintoleranz, hereditäre 155
- Galaktosämie 35, 154
- Glykogenose Typ I 152
- - Typ IV 153
- Hypervitaminose A 186
- Leukämie, akute 334
- Lungenvenenfehlmündung, totale 378
- Mitralstenose 385
- Palpation 359
- PDA 66
- Perikarditis 391
- Pulmonalstenose 382
- VSD 371
Hepatopathie
- Aminosäurenstoffwechselstörungen 141
- Wilson-Syndrom 488
Hepatosplenomegalie
- Arthritis, juvenile idiopathische 294
- CMV-Infektion, konnatale 96
- Gaucher-Krankheit 162
- HIV-Infektion 248
- Inspektion 359
- Mukopolysaccharidose 164
- Palpation 359
- Rh-Erythroblastose 83
- Schock, kardiogener 396
- β-Thalassämie 309
- Toxoplasmose 269
- - konnatale 100
hepatozelluläres Karzinom 352–353
- Hepatitis B 353, 485
- Lebertransplantation 353
Herdanfälle
- motorische 639–640
- psychomotorische 640
- sensible 640
- sensorische 640
Heredoataxie, Zerebralparese 617

Heredopathia atactica polyneuritiformis 163
Herlitz-Epidermolyse 582
Hermansky-Pudlack-Syndrom 321
Hermaphroditismus, echter 221
Hernien 455–456
- inkarzerierte, Ileus 462
- Mukopolysaccharidose 164
Herpangina 412
Herpes-simplex-genitalis 244–245
- Übertragung, intrapartum 244–245
Herpes-simplex-Infektion 97–98, 243–245, 587
- Antikörpernachweis 98
- Differentialdiagnose 242
- disseminierte, Differentialdiagnose 98
- Enzephalitis 645
- - nekrotisierende 243
- Enzephalitis/Myelitis 644
- HIV-Infektion 248
- HSV-Antikörpernachweis 98
- IgM-Antikörper 98
- Immunsuppression 333
- Meningitis 644
- neonatale 97
- Pneumonie 76
- Thrombozytopenie, neonatale 87
- Typ 1 97–98, 243–244
- Typ 2 244–245
Herpes-simplex-labialis 243–244, 587
Herpes-simplex-Virus (HSV) 97–98
Herpes s. Zoster
Herz
- Rhabdomyom, Hirnsklerose, tuberöse 633
- Trichterbrust 568
- univentrikuläres 379–381
Herzaktion, Auskultation 360
Herzbuckel, Kardiomyopathie, dilatative 387
herzchirurgische Eingriffe, AV-Block 393
Herzerkrankungen, erworbene 389
Herzfehler
- Alagille-Syndrom 482
- angeborene, Endokarditis, bakterielle 389
- - Links-Rechts-Shunt 368
- - operative Verfahren 368

- - Rechts-Links-Shunt 374–378
- - univentrikuläre Zirkulation 379–381
- dekompensierte, Schock, kardiogener 396
- DiGeorge-Syndrom 31
- Down-Syndrom 27
- Inspektion 359
- kongenitale, Rötelninfektion, konnatale 95
- Milzfunktionsverlust 319
- Pätau-Syndrom 28
- Phenylketonurie, maternale 143
- ohne Shunt 381–385
- Ullrich-Turner-Syndrom 28
- VACTERL-Assoziation 452
- Verschluss 367–368
- Vitamin-A-Embryopathie 44
- Williams-Beuren-Syndrom 31
- zyanotische 374
- - Nierenvenenthrombose 515
- - Polyglobulie 363
- - Polyzythämie 363
Herzfigur, Asthma bronchiale 428
Herzfrequenz
- Hypoxie, neonatale 56
- Neugeborene, Untersuchung 21
- Neugeborenenreanimation 61
- Sauerstoffmangel, intrauterine 56
Herzgeräusche
- akzidentelle 395
- Aortenstenose 384
- diastolische 361
- Lautstärke 361
- Neugeborene, Untersuchung 21
- systolische 361
- - Kardiomyopathie, hypertrophe (obstruktive) 388
- - PDA 66
- - Pulmonalstenose 382
Herzinfarkt s. Myokardinfarkt
Herzinsuffizienz
- Aortenisthmusstenose 386
- ASD I 371
- ASD II 370
- AV-Septumdefekt 374
- Bland-White-Garland-Syndrom 387
- Blutverlust 80
- Digitalis 364

- Diuretika 364
- höhergradige, Katecholamine 364
- Hyperviskositätssyndrom 81
- Inspektion 359
- Kardiomyopathien, dilatative 387
- Lungenvenenfehlmündung, totale 378
- Multiorganversagen 364
- Myokarditis 390
- nephrotisches Syndrom 506
- Nierenversagen, akutes 527
- Pulmonalstenose 382
- Rh-Erythroblastose 83
- Therapie 364
- Thiaminmangel 181
- Tricuspidalatresie 380
- Truncus arteriosus communis 378
- VSD 371
Herzkatheteruntersuchung 362
- Atemwegserkrankungen 403
- AV-Septumdefekt 373
- Fallot-Tetralogie 375
- Kardiomyopathie, hypertrophe (obstruktive) 388
- Myokarditis 390
Herzklappenfehler 382–385
Herz-Kreislauf-Erkrankungen 359–398
- Albumin 364
- Anamnese 359
- Auskultation 360
- CHE 364
- Chromosomenanalysen 362
- CK bzw. CK-MB 363
- CT 362
- funktionelle Störungen 395–396
- Gerinnungsfaktoren 364
- GOT, GPT bzw. γ-GT 364
- Homozystinurie 145
- Inspektion 359
- Labordiagnostik 362–364
- Magnetresonanz-Tomographie 362
- Mekoniumaspiration 73
- Palpation 359
- Perkussion 361
- Röntgen-Verfahren 362
- Stigmata 359
- Untersuchung, apparative 361
- - klinische 359–361
Herz-Kreislauf-Stillstand
- Koma 649

H

- Schock, anaphylaktischer 288
Herz-Lungentransplantation, Links-Rechts-Shunt 368
Herzmassage, Neugeborenenreanimation 61
Herzmissbildungen s. Herzfehler
Herzrhythmusstörungen 391–394
- Ablation 368
- bradykarde 392–393
- Hirnsklerose, tuberöse 633
- Hyperkaliämie 179
- Hypokaliämie 179
- primäre 391–392
- Refsum-Krankheit 163
- Schock, kardiogener 396
- Stenokardie 395
- supraventrikuläre, ASD II 370
- tachykarde 393–394
Herzschmerzen 395–396
Herzspitzenstoß
- Palpation 359
- Thorax 19
Herzstillstand, Hypokaliämie 179
Herz-Thorax-Quotient, Fallbeispiel 397
Herztodesfälle, Diphtherie 255
Herztöne
- Aortenstenose 384
- Auskultation 360
- AV-Septumdefekt 373
- Dezeleration, Mekoniumaspiration 72
  - Sauerstoffmangel, intrauterine 56
- Mitralstenose 385
- Neugeborene, Untersuchung 21
- TGA 376
- Verlagerung, Spannungspneumothorax 74
  - Zwerchfellhernie 75
Herztransplantation 368
Herzversagen s. Herzinsuffizienz
Herzvitien s. Herzfehler
Herzzeitvolumen
- Herzgeräusche, akzidentelle 395
- Schock, septischer 396
Heteroglykane 163
Heteroglykanosen 163–168
Heterotopien 612
Heterozygotie, Sichelzellerkrankung 314
Heubnerscher Sternenhimmel, Varizellen 241
Heuschnupfen

- Dermatitis atopica 593
- Eosinophilie 318
- Fremdproteine in Säuglingsnahrungen 126
Hexadaktylie
- Neugeborene, Untersuchung 22
- postaxiale, Pätau-Syndrom 28
Hexenmilch 22
Hexosaminidase A/B 167
- Defekt 165
HGPRT s. ypoxanthin-guaninphosphoribosyl-transferas
HGV-RNS 484
HHV-6 239
- Exanthema subitum 239
HHV-7, Exanthema subitum 239
HHV-8 253
- Erythrozyten- und Thrombozytenkonzentrate 324
Hiatushernie 455
- angeborene 455
- Refluxkrankheit, gastroösophageale 455, 458
HiB-Impfstoff/-Vakzine
- Epiglottitis, akute 416
- konjugierte 266
Hidradenitis 589
HIE s. Enzephalopathie, hypoxisch-ischämische
Hiluslymphknotenvergrößerung, Differentialdiagnose 256
Himbeerzunge, Scharlach 258
von Hippel-Lindau-Erkrankung 634
- Angiome 634
- Keimbahnmutationen 330
Hirnabszess 645
- Anfälle, zerebrale 637
- Mastoiditis 413
- Rechts-Links-Shunt 374
- Sinusitis, eitrige 409
Hirnatrophie, Vitamin-B$_{12}$-Mangel 184
Hirnblutung
- Apnoe 71
- Asphyxie, perinatale 57
- Frühgeborene 68–69
- Hämophilie 322
- Hypertonie 517
- Sehbehinderung 663
- Vitamin-K-Mangel 128
Hirndruck, erhöhter
- Hirntumoren 341
- Hypertonie 365
- Hypervitaminose A 186
- Vitamin-A-Mangel 186
Hirndruckzeichen/-symptome

- Hirntumoren 650
- Leukämie, akute 334
Hirnembolie, Endokarditis, bakterielle 390
Hirnentwicklung, pränatale, Stadien 609
Hirninfarkt 634–635
- Anfälle, zerebrale 637
- Epilepsie 635
- Hemiparese 635
- Rechts-Links-Shunt 374
- Risikofaktoren 635
Hirnkontusion s. Contusio cerebri
Hirnnervenausfälle
- Hirnstammgliome 343
- Leukämie, akute 334
- Medulloblastom 342
Hirnnervenlähmungen/-paresen
- Borreliose 644
- FSME 253
- Stammhirntumoren 650
Hirnödem
- Enzephalitis 645
- Nierenversagen, akutes 527
- Rehydratation, parenterale 467
- Volumen, extrazelluläres und intrazelluläres 178
hirnorganische Defektzustände, Anfälle, zerebrale 637
Hirnschädel, Neugeborene, Untersuchung 21
Hirnschädigung/-verletzung
- Hypertonie 517
- Phenylketonurie 141
- traumatische, Neugeborenenkrämpfe 109
Hirnsklerose, tuberöse 633
- Anfälle, zerebrale 637
Hirnstammgliom 343
- Häufigkeit 341
Hirntumoren 340–344, 650
- Alkalose, respiratorische 180
- Anfälle, zerebrale 637
- evozierte Potentiale 650
- Häufigkeit 341
- Hypertonie 365
- Klassifikation 341
- Klinik 341
- p53-Tumorsuppressorgen 650
- psychische Störungen 686
- RET-Protoonkogen 650
- Therapie 342
Hirschsprung-Krankheit 90, 463
- Endothelin-B-Gen 464
- Fallbeispiel 492

- Kolonkontrasteinlauf 464
- Obstipation 450
- Rektummanometrie 464
- RET-Gen 464
- Saugbiopsie 464
- Wiederholungsrisiken, empirische 41
Hirsutismus, Cyclosporin-A-bedingter 508
Histidasemangel 147
Histidinämie 147
histiozytäre Erkrankungen 318–319
Histiozytose (X) 353
- Langerhanszellen 353
Histoplasma, Pneumonie 436
Hitzesterilisation
- Flaschen 128
- Sauger 128
HIV-IgG-Antikörper 248
HIV-Infektion 247–248, 706–707
- aplastische Krise 311
- CD4 (cluster of differentiation 4) 248
- Dermatitis 248
- Hepatosplenomegalie 248
- IgA 248
- IgG 248
- Immundefekte 248
- Infektionen, rezidivierende 248
- Lymphadenopathie 248
- Mangelernährung 703
- Otitis media 248
- Parotisschwellungen 248
- Retroviren 247
- RNA-Viren 247
- Sinusitis 248
- T-Helfer-Zellen 248
HLA-Antigene, Erythrozyten- und Thrombozytenkonzentrate 324
HLA-B8, Autoimmunhepatitis 489
HLA-B27 295
- Arthritis, juvenile idiopathische 296
- Campylobacter-Infektion 263
HLA-Bestimmung
- adrenogenitales Syndrom 212
- β-Thalassämie 309
- Zöliakie 474
HLA-DR 336
HLA-DR3 bzw. -DR4, Autoimmunhepatitis 489

HLHS (hypoplastisches Linksherzsyndrom) 381
HMG-CoA-Reduktasehemmer, Hyperlipoproteinämie 160
HMSM (hereditäre motorische und sensorische Neuropathien) 630–631
- Typ I/II 630
Hochdruck s. Hypertonie
Hochfrequenzkatheter, Atresie 367
Hochleistungssportler, Anämie 308
Hochwuchs
- Definition 200
- eunuchoider, Epiphysenlösung 560
- Hypogonadismus 217
HOCM (hypertrophe obstruktive Kardiomyopathie) 388
Hoden
- deszendierte, Neugeborene, Untersuchung 22
- kleine, Klinefelter-Syndrom 29
- Lageanomalien 533
- prolabierte, testikuläre Feminisierung 222
- Vergrößerung 13
- - Pubertas praecox 215
Hodenatrophie
- Mumps 246
- Myotonie 628
Hodenektopie 533
Hodenhochstand 217–218, 533
- Anorchie 218
- Funikulo-Orchidolyse 218
- hCG(-Test) 218, 533
- LHRH 218
Hodenschwellung
- Leukämie, akute 334
- schmerzhafte, Mumps 246
Hodentorsion 533
- Neugeborene, Untersuchung 22
Hodgkin-Lymphom 340
- Altersmedian 329
- B-Symptomatik 340
- Epstein-Barr-Virus 340
- Mediastinaltumoren 441
- noduläre Sklerose 340
- Reed-Sternberg-Zelle 340
- Überlebenswahrscheinlichkeit nach Diagnose 331
Hörfähigkeit, Vorsorgeuntersuchungen, Kindesalter 20
Hörgeräteversorgung 664
Hörstörungen
- Diagnose, späte 664

- Früherkennung 664
- Hörgeräteversorgung 664
- Nasopharynxkarzinom 354
- Osteogenesis imperfecta 541
- otoakustische Emissionen 664
Hoffnungslosigkeit, Jugendliche 689
Hohlkreuz 549–550
Hohlrundrücken 548–549
- Vertikalisierung 550
Hohlwarzen, Stillen 124
Holoprosenzephalie, Pätau-Syndrom 28
Holosystolikum
- Mitralinsuffizienz 385
- VSD 371
Holter-EKG 361
Holzbock, Lyme-Borreliose 264
Homöostasemechanismen, physiologische, Säugling 119
Homograft-Implantation, Pulmonalinsuffizienz 383
Homovanillinsäure, Neuroblastom 331
Homozygotie, Sichelzellerkrankung 314
Homozystein
- Metabolisierung 184
- Remethylierungsdefekt 145
Homozystinurie 145, 167
- geistige Behinderung 607
- Hirninfarkt 635
- Vererbung, autosomal-rezessive 35
- Zyanid-Nitroprussid-Test 145
honeymoon, Diabetes mellitus 158
Hormone 193–196
- Definition 193
- downregulation 194
- hypothalamo-hypophysäre Steuerung 193
- Kindesalter, Besonderheiten 194
- Rezeptordefekte 195–196
- Rückkopplungsmechanismus 194
- Steuerung 194
- Über- oder Unterproduktion 195–196
- Wirkungen 193–194
Hormon-Rezeptor-Komplex 194
Hormonstörungen, Großwuchs 203

Hornhauttrübungen, Mukopolysaccharidose 164
HPA (human platelet antigen), Alloimmunthrombozytopenie 320
HPV-Infektion 585–586
HSV-Infektion s. Herpes-simplex-Infektion
HTLV-I/II, Erythrozyten- und Thrombozytenkonzentrate 324
Hüftbeugekontraktur 550
Hüfte, instabile
- Neugeborene, Untersuchung 22
- Vorsorgeuntersuchungen 20
Hüftgelenksbeweglichkeit, Perthes-Syndrom 558
Hüftgelenksdysplasie/-luxation 556
- angeborene 556–558
- Barlow-Zeichen 556
- Down-Syndrom 27
- Neugeborene, Untersuchung 22
- Reposition 557
- Retention 557
- Röntgenbefunde 558
- Roser-Ortolani-Zeichen 556
- Vorsorgeuntersuchungen 20
- Wiederholungsrisiken, empirische 41
Hüftgelenkserkrankungen 555–561
Hüftgelenksverrenkung s. Hüftgelenksdysplasie/-luxation
Hüftkopfnekrose
- Perthes-Syndrom 559
- Sichelzellerkrankung 315
Hüftluxation s. Hüftgelenksdysplasie/-luxation
Hüftschnupfen, Arthritis, juvenile idiopathische 293
Hühnereiweißallergie, Asthma bronchiale 428
Hülsenfruchtallergie, Asthma bronchiale 428
Hufeisenniere 500
- Ullrich-Turner-Syndrom 28, 218
human platelet antigen s. HPA
Humanalbumin, Schock, hypovolämischer 396
Humerusschaftfraktur 565
Hundebandwurm 469–470
Hunger, Hypoglykämie 148

Hunter-Glossitis, Vitamin-B_{12}-Mangel 184
Hunter-Syndrom 166
- Vererbung, X-chromosomal-rezessive 36
Hurler-Syndrom 164, 166
- geistige Behinderung 607
HUS s. hämolytisch-urämisches Syndrom
Husten 402
- Asthma bronchiale 402
- Atemwegserkrankungen 401–402
- bellender, Krupp 415
- - Laryngitis, subglottische 416
- Bronchiektasen 420
- grippaler Infekt 406
- Hamman-Rich-Syndrom 439
- Kehlkopfdiphtherie 254
- Masern 234
- Mononucleosis infectiosa 247
- nächtlicher, Refluxkrankheit, gastroösophageale 459
- paroxysmaler, Keuchhusten 255
- pertussiformer, Mukoviszidose 424
- pharyngealer 402
- quälender, Mukoviszidose 422
- Refluxkrankheit, gastroösophageale 458
- Rhinopharyngitis 408
- sekretfördernder, produktiver 402
- Sinusitis 408
- trockener 402
- - Alveolitis, allergische 431
hyalines Membransyndrom s. Atemnotsyndrom, Frühgeborene
Hyaluronidase, Scharlach 259
Hydantoin, Embryo-/Fetopathien 44
Hydantoin-Barbiturat-Embryopathie 44
Hydrocephalus
- internus, Spina bifida 611
- occlusus, Hirnblutungen, Frühgeborene 68
- - Klinik 343
- - Schädelsonographie 69
Hydrochloroquin, Arthritis, juvenile idiopathische 297
Hydrokortison

Sachverzeichnis

- Addison-Syndrom 210
- adrenogenitales Syndrom 212
- Hydrolysatnahrungen, hypoallergene 288
- Hydronephrose 55, 503
  - Conn-Syndrom 213
  - Hypertonie 517
  - Urethralklappen 505
- Hydrops fetalis
  - Blutverlust 80
  - generalisierter 83
  - Hämolyse 80
  - Lungenhypoplasie 75
  - Parvovirus-B-19-Infektion 99
  - Rh-Erythroblastose 83
  - Ringelröteln 240
  - Ullrich-Turner-Syndrom 28
- Hydrothorax 440
  - Rivalta-Probe 440
- Hydroxylapatit 168
- Hydroxylasemangel
  - 11-Hydroxylasemangel, adrenogenitales Syndrom 210
  - 21-Hydroxylasemangel, adrenogenitales Syndrom 210
  - – DNA-Analyse 38
- 17-Hydroxyprogesteronspiegel, adrenogenitales Syndrom 212
- 25 Hydroxyvitamin D (25-OHD) 168
- Hydrozele 533
  - Hodentorsion 533
  - Neugeborene, Untersuchung 22
- Hydrozephalus 55, 612–614
  - Ätiologie und Pathogenese 612–614
  - Epidemiologie 612
  - Fontanelle, offene 613
  - Koronarnaht, Sprengung 614
  - L1CAM-Gen 613
  - Liquorabflussstörung 613
  - Meningitis, neonatale 106
  - Sanfilippo-Krankheit 164
  - Schädelnähte, offene 613
  - Sehbehinderung 663
  - Shuntsystem, ventrikuloperitoneales 614
  - Toxoplasmose, konnatale 100
  - Vitamin-A-Embryopathie 44
  - Wiederholungsrisiken, empirische 41
  - X-chromosomal vererbter, geistige Behinderung 606

- Zytostatikaembryopathie 44–45
- Hygiene, Infektionsverhütung 231–232
- Hygrom, zystisches, nuchales, Neugeborene, Untersuchung 21
- Hymenalatresie 23, 534
  - Neugeborene, Untersuchung 22
- Hypalbuminämie
  - Colitis ulcerosa 478
  - Crohn-Krankheit 477
- Hyperaktivität
  - MCD-Syndrom 608
  - präkordiale, PDA 66
- Hyperaldosteronismus 353
  - Conn-Syndrom 213
  - Hypertonie 365
  - – renal bedingte 517
- Hyperalimentation, Enterokolitis, nekrotisierende 92
- Hyperaminoazidurie, Nephritis, tubulointerstitielle 514
- Hyperammonämie
  - Aminosäurenstoffwechselstörungen 147
  - Typ I und II 147
- Hyperbetalipoproteinämie 159–160
- Hyperbilirubinämie
  - AB0-Inkompatibilität 86
  - direkte 82
  - Fetopathia diabetica 111
  - Galaktosämie 154
  - Hyperviskositätssyndrom 81
  - indirekte 82
  - Lebererkrankungen 484
  - Neugeborene 81
  - pathologische 81
  - Phototherapie 84
  - Rh-Erythroblastose 83
  - Sphärozytose, hereditäre 312
- Hypercholesterinämie, familiäre 159–160
- hypereosinophiles Syndrom 318
- Hyperexzitabilität
  - Heroinabusus, maternaler 112
  - Herpes-simplex-Infektion, neonatale 97
  - Hyperviskositätssyndrom 81
  - Hypoglykämie 111, 148
  - Hypokalzämie 112
  - Neugeborenensepsis 103

- Hypergammaglobulinämie, Lupus erythematodes, systemischer 290
- Hyperglykämie
  - Diabetes mellitus 156
  - mütterliche, Fetopathia diabetica 110
- Hyperglyzinämie
  - ketotische 144
  - nichtnekrotische 147
- Hyperhydratation 178–179
  - hypertone 177, 179
  - hypotone 177–178
  - isotone 177–178
- Hyperimmunglobuline, Zoster 243
- Hyperinsulinämie, Fetopathia diabetica 110
- Hyperinsulinismus
  - Adipositas 134
  - Hypoglykämie 111, 148
  - Laboruntersuchungen 151
  - primärer, Adipositas 133
- Hyperkaliämie 179
  - adrenogenitales Syndrom, salzverlierendes 211
  - Chemotherapie 332
  - Niereninsuffizienz 528
  - Nierenversagen, akutes 527
- Hyperkaliurie, Zystinose 146
- Hyperkalzämie 169, 173–174
  - Hyperparathyreoidismus, primärer 173
  - Hypervitaminose D 186
  - hypokalziurische, familiäre 173
  - Hypophosphatasie 35
  - – kongenitale 173
  - idiopathische 159
  - – Hyperlipoproteinämie 159
  - – infantile 174
  - – Williams-Beuren-Syndrom 174
  - infantile 174
  - Kalziumsteine 519
  - Pankreatitis, akute 490
  - Vitamin-D-Intoxikation 173
- Hyperkalziurie 519
  - absorptive 519
  - Bartter-Syndrom 521
  - Hyperkalzämie 173
  - Hypervitaminose D 186
- Hyperkapnie, Retinopathia praematurorum 67
- Hyperkeratosen, plantare, Tyrosinämie 143
- hyperkinetisches Syndrom 681–682

- Fallbeispiel 691–692
- Knabenwendigkeit 681
- Selbststeuerungsmechanismen 681
- Hyperkoagulabilität, Nierenvenenthrombose 515
- Hyperkyphose 550–551
  - thorakale 549
- Hyperlaktaturie, Kalziumsteine 519
- Hyperlipidämie
  - Differentialdiagnose 159
  - Glykogenose Typ I 152
  - Pankreatitis, akute 490
  - Stenokardie 395
- Hyperlipoproteinämie 159–160
  - Arteriosklerose 160
  - HMG-CoA-Reduktasehemmer 160
  - Low-density-Lipoproteinrezeptoren, Defekte 160
  - Typ I (Bürger-Grütz) 159
  - Typ II 159–160
- Hyperlordose
  - lumbale 549
  - Skelettdysplasien 541
- Hypermagnesiämie 175
- Hypernatriämie, Neugeborenenkrämpfe 109
- Hyperopie, Sehbehinderung 663
- Hyperostosen, kortikale, diaphysäre, Hypervitaminose A 186
- Hyperoxalurie
  - Hyperkalziurie 519
  - primäre 519
  - Typ II 519
- Hyperparathyreoidismus 208
  - Hyperkalzämie 174
  - Hypertonie 517
  - Hypomagnesiämie 174
  - Niereninsuffizienz 528
  - primärer, Hyperkalzämie 173
  - sekundärer, Rachitis, kalzipenische 170
  - Vitamin-D-Intoxikation 208
- Hyperphagie, Adipositas 134
- Hyperphenylalaninämie
  - leichtere 142
  - Tetrahydrobiopterinmangel 143
- Hyperphosphatämie, Chemotherapie 332
- Hyperphosphatasie 174
  - isolierte 174
  - transitorische 174

Hyperpigmentation, Addison-Syndrom 210
Hyperplasie, lymphoide, Pneumocystis-carinii-Pneumonie 436
Hyperprostaglandin-E-Syndrom, Bartter-Syndrom 521
Hyperreninismus, Hypertonie, renal bedingte 517
Hypersalivation, Grand mal 639
Hypersomnien
- Adoleszenz 688
- Therapie 689
Hypersplenismus 319
- Hämolyse 313
- Thrombozytopenie 320
Hypertelorismus
- Diamond-Blackfan-Anämie 311
- Down-Syndrom 27
- Edwards-Syndrom 28–29
- Neugeborene, Untersuchung 21
- orofaziodigitales Syndrom 36
- Zellweger-Syndrom 620
- Zytostatikaembryopathie 45
Hypertension s. Hypertonie
Hyperthermie
- Apnoe 71
- Ewing-Sarkom 576
- maligne, Muskeldystrophie 625
- Neugeborenensepsis 103
- SIDS 113
Hyperthyreose 282
- Adipositas 133
- Hyperkalzämie 174
- Hypertonie 365, 517
- Hypomagnesiämie 174
- neonatale, Polyzythämie 80
- Thyreostatika 206
- TRH-Test 206
Hypertonie
- ACE-Hemmer 365
- Adipositas 365
- Aortenisthmusstenose 386
- arterielle 133, 365–366
- – ARPKD 502
- – Nierenversagen, akutes 527
- Conn-Syndrom 213
- Diuretika 365
- essentielle 365, 517
- Glomerulonephritis, postinfektiöse 510
- Hirnsklerose, tuberöse 633
- HUS 514

- Hyperkalzämie 173
- Kalziumantagonisten 365
- mitochondriale Erkrankungen 618
- muskuläre, Bilirubinenzephalopathie 85
- – Tetanus 108
- Nephroblastom 351
- Neurofibromatose 35
- Niereninsuffizienz 528
- Nierenvenenthrombose 515
- Nierenversagen, akutes 527
- Panarteriitis nodosa 513
- paradoxe, Aortenisthmusstenose 386
- Phäochromozytom 214
- pulmonale, BPD 67
- – Lungenvenenfehlmündung, totale 378
- – Mukoviszidose 421
- – Sauerstoffmangel, perinataler 57
- renal bedingte 515–518
- – Kontrastmittelangiographie 517
- – Therapie 517–518
- renale, Harnwegsinfektionen 524
- Renin-Angiotensin-System 365
- reno-vaskuläre, Nierenarterienstenose 517
- β-Rezeptorenblocker 365
- sekundäre 365
- 24-Stunden-Langzeit-Blutdruckmessung 365
- Übergewicht 133
- Vorsorgeuntersuchungen, Kindesalter 20
Hypertrichose, Cushing-Syndrom 213
Hypertriglyzeridämie, Lymphohistiozytose, hämophagozytäre (HLH) 319
Hyperurikämie, Nierensteine 519
Hyperventilation, Vergiftungen 698
Hyperventilationsphasen, Apnoe 70
Hyperviskositätssyndrom 80
- Apnoe 71
- Enterokolitis, nekrotisierende 91–92
- Fetopathia diabetica 111
- Neugeborenenkrämpfe 109
- Neugeborenensepsis 104
- PFC-Syndrom 77
Hypervitaminosen 181–187

Hypervolämie, Rh-Erythroblastose 83
Hypobetalipoproteinämie, familiäre 159
Hypochlorämie, Pylorushypertrophie 460
Hypochromie
- Eisenmangelanämie 307
- β-Thalassämie 309
Hypofibrinogenämie, Lymphohistiozytose, hämophagozytäre (HLH) 319
Hypogammaglobinämie, Vererbung, X-chromosomal-rezessive 36
Hypogenitalismus, Prader-Willi-Syndrom 31
Hypoglykämie 148–150
- Addison-Syndrom 210
- Anfälle, zerebrale 637
- Apnoe 71
- Asphyxie, perinatale 57
- Bilirubinenzephalopathie 85
- Definition 111
- Diabetes mellitus 158
- Differentialdiagnose 151, 167
- EPH-Gestose 111
- Erbrechen, azetonämisches 447
- Fetopathia diabetica 111
- Frühgeborene 62
- Fruktoseintoleranz, hereditäre 155
- Glykogenose Typ III und IV 153
- Hyperinsulinismus 148
- Hyperviskositätssyndrom 81
- Hypothermie, postnatale 53
- ketotische 151
- Koma 649
- Krampfanfälle 148
- Laboruntersuchungen 151
- Lebererkrankungen 484
- Malaria 705
- neonatale 111–112
- Neugeborene, dystrophe bzw. hypotrophe 111
- Neugeborenenkrämpfe 109, 638
- neurologische Symptome 148
- PFC-Syndrom 77
- Reye-Syndrom 488
- STH-Mangel 198
- Stillen, Zufütterung 128
- Symptome 148, 158
- Thrombozytenfunktionsstörungen 321

Hypogonadismus 217–220
- Alagille-Syndrom 482
- hypergonadotroper, Galaktosämie 154
- Kleinwuchs, primärer 201
- Klinefelter-Syndrom 217
- Prader-Willi-Syndrom 606
- primärer 217
- – beim Knaben 217
- – beim Mädchen 218–219
- sekundärer 219
Hypokaliämie 179
- Bartter-Syndrom 521
- Conn-Syndrom 213
- Gitelman-Syndrom 522
- Ileus 462
- Insulintherapie 157
- Pylorushypertrophie 460
Hypokalzämie 168–169
- Apnoe 71
- Asphyxie, perinatale 57
- Chemotherapie 332
- DiGeorge-Syndrom 31, 278
- Fallbeispiel 188
- Fetopathia diabetica 111
- Hyperviskositätssyndrom 81
- Hypoparathyreoidismus 208
- Neugeborene 112
- Neugeborenenkrämpfe 109, 638
- Niereninsuffizienz 528
- Vitamin-D-Mangelrachitis 170
Hypokalziurie
- Gitelman-Syndrom 522
- Rachitis, kalzipenische 170
Hypolipoproteinämie 159
Hypomagnesiämie 174–175
- Cyclosporin-A-bedingte 508
- Fetopathia diabetica 111
- Gitelman-Syndrom 522
- Hypokalzämie 112
- Neugeborenenkrämpfe 109
Hyponatriämie
- adrenogenitales Syndrom, salzverlierendes 211
- Bartter-Syndrom 521
- Neugeborenenkrämpfe 109
- Pylorushypertrophie 460
Hypoparathyreoidismus 208
- DiGeorge-Syndrom 278
- Hypokalzämie 112
Hypoperfusion, Gastroenteritis, akute 466
Hypophosphatämie, Rachitis, kalzipenische 170
Hypophosphatasie 168, 175
- Kalziumsteine 519

- kongenitale 173
- Vererbung, autosomal-rezessive 35

Hypophyse 196–200
- Portalkreislauf 193

Hypophysenadenom 650
Hypophyseninsuffizienz, Hämosiderose, transfusionsbedingte 309
Hypophysenvorderlappen
- Anatomie 196
- Entwicklungsgeschichte 196

Hypophysenvorderlappeninsuffizienz 197–199
- Wachstumshormonmangel 197

Hypopituitarismus, Laboruntersuchungen 151
Hypoplasie, Lunge bzw. Niere s. Lungen- bzw. Nierenhypoplasie
hypoplastischer Ventrikel 381
hypoplastisches Linksherzsyndrom (HLHS) 381
Hypoproteinämie
- intrauterine, Rh-Erythroblastose 83
- Nierenversagen, akutes 527
- Pankreasinsuffizienz, exokrine 491

Hypoprothrombinämie, Blutungen, Vitamin-K-Mangel 187
Hyporeflexie, Hypokaliämie 179
Hyposensibilisierung
- Allergien 288
- Asthma bronchiale 430
- Insektengiftallergie 286
- Lymphozyten, TH2-Subtyp 288

Hyposomnien 677
- Adoleszenz 688–689
- Therapie 689

Hypospadia
- coronaria 531
- glandis 22, 531
- perinealis 531
- pinealis 531
- scrotalis 531

Hypospadie 531–532
- adrenogenitales Syndrom 532
- Meatusstenose 532
- Neugeborene, Untersuchung 22

Hypotension s. Hypotonie
hypothalamische Störungen, erworbene, Adipositas 133

hypothalamo-hypophysäre Steuerung, Hormone 193
Hypothalamus 196–200
Hypothermie
- Apnoe 71
- DIG 89
- Frühgeborene 62
- Hypoglykämie 111
- Hypothyreose 205
- Neugeborenensepsis 103
- PFC-Syndrom 77
- postnatale 53
- Thrombozytopenie 320

Hypothyreose
- erworbene 205
- Hämosiderose, transfusionsbedingte 309
- Hyperkalzämie 174
- Hyperlipoproteinämie 159
- Knochenalterbestimmung 205
- konnatale 205
- L-Thyroxin 205
- Obstipation 450
- Pubertas tarda 216
- Schilddrüsenszintigraphie 205
- sekundäre 205

Hypotonie
- Anorexie 689
- Apnoe 71
- arterielle, Nierenversagen, akutes 526
- – Schock, kardiogener 396
- Asphyxie, perinatale 57
- – postnatale 56
- Bilirubinenzephalopathie 85
- nach Blutaustauschtransfusion 84
- Blutverlust 80
- DIG 89
- Enzephalopathie, hypoxisch-ischämische (HIE) 57
- Hyperviskositätssyndrom 81
- Hypoglykämie 111, 148
- Hypoparathyreoidismus 208
- Mekoniumaspiration 72
- mitochondriale Erkrankungen 618
- muskuläre s. Muskelhypotonie
- neonatale, Prader-Willi-Syndrom 31
- Prader-Willi-Syndrom 606
- Schädelgrubentumoren, hintere 650
- Sepsis, neonatale 103

- Vorsorgeuntersuchungen, Kindesalter 20

Hypotrophie
- Herpes-simplex-Infektion, neonatale 97
- intrauterine, Hypoglykämie 111

Hypovolämie
- Apnoe 71
- Nierenversagen, akutes 527
- Schock 396

Hypoxämie, Atemwegserkrankungen 401
hypoxämischer Anfall, Fallot-Tetralogie 375
Hypoxanthin-guanin-phosphoribosyl-transferase(HGPRT)-Defekt
- Lesch-Nyhan-Syndrom 38
- Nierensteine 519

Hypoxie
- Apnoe 71
- Choanalatresie, totale 404
- DIG 89
- Ertrinkungsunfälle 696
- Hirnblutungen, Frühgeborene 68
- Hypothermie, postnatale 53
- intrauterine, Rh-Erythroblastose 83
- Mekoniumaspiration 72
- neonatale, Apgar-Score 56
- – Azidose, neonatale 56
- – Herzfrequenz 56
- Neugeborenenkrämpfe 109
- Parvovirus-B19-Infektion 99
- perinatale, Pathophysiologie 56–57
- PFC-Syndrom 77
- postpartale, Zwerchfellhernie 456

I

I-cell disease 167
Ichthyosis/Ichthyose
- congenita 581
- Steroidsulfatase, Mangel 581
- Therapie 581
- vulgaris 581
- X-chromosomal rezessive 581

Icterus
- s.a. Ikterus
- gravis 81
- – Rh-Erythroblastose 83

- praecox 81
- – Rh-Erythroblastose 83
- prolongatus 81

IDDM (insulin dependent diabetes mellitus) 156
Idiotie
- amaurotische, infantile 160–161
- – juvenile 161
- IQ 605

Iduronsäure 164
IgA 275
- HIV-Infektion 248

IgA-Antikörper
- gegen Endomysium, Zöliakie 475
- gegen Gewebstransglutaminase, Zöliakie 475

IgA-Mangel, selektiver 277
IgA-Nephritis 511
IgA-Serumkonzentration, Purpura Schoenlein-Henoch 512
IgA-tTG, Zöliakie 474
IgD 275
IgE 275
- Dermatitis atopica 594

IgE-Antikörper
- allergenspezifische, Serum 283
- Asthma bronchiale 427
- bridging, allergische Sofortreaktion Typ I 281

IgE-vermittelte Reaktionen vom Soforttyp, Nahrungsmittelallergie 473
IGF-1
- Wachstumshormon 196
- Wachstumshormonmangel 198
- Wachstumshormon(regulation) 195

IGF-1-Mangel 223
IGFBP-3 (IGF-Bindungsprotein 3)
- Wachstumshormon 196
- Wachstumshormonmangel 198

IgG 275
- HIV-Infektion 248

IgG-Antikörper 87
- AB0-Inkompatibilität 86
- Mangel 101

IgG-Banden, oligoklonale, multiple Sklerose 646
IgG-Isoantikörper, Alloimmunthrombozytopenie 87
IgG-Kälteantikörper, Anämie, autoimmunhämolytische 314
IgG-Mangel 277–278

IgG-Masernantikörper, Panenzephalitis, subakute sklerosierende (SSPE) 646
IgG-tTG, Zöliakie 474
IgG-Wärmeantikörper, Anämie, autoimmunhämolytische 314
IgM 275
IgM-Antikörper
- Herpes-simplex-Infektion 98
- Masern 237
IgM-Chlamydien-Antikörper, Chlamydienpneumonie 435
IgM-Rheumafaktor, Arthritis, juvenile idiopathische 296
IgM-Test, CMV-Infektion 97
IIFT (indirekte Immunfluoreszenz), Mononucleosis infectiosa 247
Ikterus
- s. a. Icterus
- Autoimmunhepatitis 489
- Bilirubinkonzentration 81
- Choledochuszyste/-mündungsanomalien 482
- CMV-Infektion, konnatale 96
- Fruktoseintoleranz, hereditäre 155
- Galaktosämie 35, 154
- Hepatitis A 485
- Hyperbilirubinämie 82
- Neugeborene, Untersuchung 21
- physiologischer 81–82
- prolongatus, Harnwegsinfektionen 523
- Rh-Erythroblastose 83
- Sphärozytose, hereditäre 312
- Toxoplasmose, konnatale 100
IL-3/4 s. Interleukine
Ileokolitis, Fallbeispiel 492–493
Ileumatresie 453
Ileum-Conduits, Harnwegsinfektionen 523
Ileus 461–463
- Atemwegserkrankungen 401
- Hirschsprung-Krankheit 464
- Hyperviskositätssyndrom 81
- mechanischer 462
- Mekoniumileus 90
- paralytischer 462
- - Hypokaliämie 179
- Sichelzellerkrankung 315
- Ursachen 462
Ilizarov-Fixateur, Skelettdysplasien 541

Imbezillität, ausgeprägte, IQ 605
Imerslund-Gräsbeck-Syndrom 184
Immigrantenrachitis 171
Immobilisierung, Hyperkalzämie 174
Immunantwort, primäre/sekundäre 275
Immundefekte 275–281
- angeborene 276–281
- Candida-Infektionen 270
- Ekzem 278–279
- erworbene 281
- HIV-Infektion 248
- Malnutrition 132
- opportunistische Infektionen 275
- partielle, Frühgeborene 101
- Ringelröteln 240
- Salmonellose 262
- schwere, kombinierte 278
- schwere kombinierte, Fehlbildungen 55
- - Non-Hodgkin-Lymphome 339
- Thrombozytopenie 278–279
immundefiziente Patienten, Enzephalitis/Myelitis 644
Immundefizienz s. Immundefekte
Immunfluoreszenz, Tuberkulose 268
Immunglobulin, Alloimmunthrombozytopenie, neonatale 88
Immunglobulin A, sekretorisches (sIgA), Muttermilch 122
Immunglobuline, Subklassenmangel 277–278
Immunhämolyse 282, 313
Immunisierung s. Impfungen
Immunität, humorale 275
Immunkomplexerkrankungen
- Komplementdefekt 280
- Typ III 287
- Überempfindlichkeitsreaktionen 282
- Vasculitis allergica 596
Immunneutropenie 318
immunologische Erkrankungen, ZNS 645–646
immunologische Komponenten, Muttermilch 122
immunologische Reifung, Atemwege 401
Immunphänotypisierung
- Leukämie, akute 334
- Leukämiezellen 330
Immunreaktionen

- stimulatorische, Überempfindlichkeitsreaktionen 282
- Viruskrankheiten 234
- zelluläre, T-Lymphozyten 275
Immunsuppression
- Epstein-Barr-Virus 333
- Herpes-simplex-Virus 333
- Lipoidnephrose 507–508
- Nierentransplantation 530
- Varicella-zoster-Virus 333
- Zytomegalie-Virus 333
Immunsystem, Neugeborene 101
Immuntherapie, ZNS-Tumoren 342
Immunthrombozytopenie 320
Immuntoleranz, Autoimmunerkrankungen 289
Impairment 662
Impedanzaudiometrie, Seromukotympanon 414
Impetiginisation, Strophulus 595
Impetigo
- bullosa 107
- contagiosa 588
- neonatorum 107
- Streptokokken 257–258
Impfempfehlungen der Ständigen Impfkommission (STIKO) 232–233
Impfleistungen des Arztes 232
Impfpflicht 232
Impfstatus, Vorsorgeuntersuchungen, Kindesalter 20
Impfungen
- Hepatitis A/B 485
- Infektionsverhütung 231
- Viruskrankheiten 234
Incontinentia pigmenti Bloch-Sulzberger, Vererbung, X-chromosomal-dominante 36
Indikationsimpfungen 233
Indolkörper im Urin, Hartnup-Syndrom 148
Indomethacin
- Anämie, aplastische 317
- Lungendurchblutung 364
- Thrombozytenfunktionsstörungen 321
Infektiologie, klinische 229
Infektionen 228–272
- Anfälligkeit, ASD I 371
- - Vitamin-D-Mangelrachitis 170
- Antibiotikaempfindlichkeit 231

- Antigennachweis, immunologischer 231
- Aspergillus spp. 270–271
- Ausbreitung 229
- bakterielle 253–269, 279
- - Arthritis, reaktive 298
- - rezidivierende, Komplementdefekt 280
- Blasensprung, vorzeitiger 93
- Candida spp. 270
- CRP 231
- Diagnostik 230–231
- - Direktpräparate 230
- Differentialdiagnose 334
- endogene 230
- Energiezufuhr 231
- Epiphysenwachstumsstörungen 540
- Erfassung nach dem Infektionsschutzgesetz 658
- Erregernachweis, elektronenmikroskopischer 231
- - molekularbiologischer 231
- fetale 93–108
- Frühgeborene 62
- G-CSF 231
- gehäufte, Malnutrition 132
- Glucose-6-Phosphat-Dehydrogenase-Mangel 313
- Grundlagen 229
- Hemmkonzentration, minimale (MHK) 231
- Hirninfarkt 635
- intranatale 93
- Kolonisation, physiologische 229
- konnatale 93–94
- - Anämie, neonatale 79
- - Erreger 94
- krankenhauserworbene (nosokomiale) 230
- Leukämie, akute 333–334
- Materialgewinnung 230
- Meldepflicht 233
- mütterliche, Übertragung, Stillen 123
- neonatale 93–108
- Nephritis, tubulointerstitielle 514
- Nierenversagen, akutes 527
- opportunistische 229
- PCR 231
- perinatale, Anämie, neonatale 79
- Phasen 229
- Pilze 270
- postnatale 93

Sachverzeichnis

- Protozoen 269
- rezidivierende, HIV-Infektion 248
- supportive Maßnahmen 231
- Therapie 231
- transfusionsbedingte 325
- Übertragung 230
- überwinden 229
- virale 233–253
- Virusnachweis 231
- Vitalfunktionen 231
- zervikale 635
- Zwischenwirte 230

Infektionshygiene 232
Infektionsprophylaxe 231
- Mukoviszidose 425–426

Infektkrampf, Fallbeispiel 271
Infertilität
- Down-Syndrom 27
- Klinefelter-Syndrom 29
- Ullrich-Turner-Syndrom 28

Influenza
- Arthritis 299
- Atemwegsinfekt 406
- Differentialdiagnose 256
- Enzephalitis/Myelitis 644
- Grippe 248–249
- Luftwegsinfektionen 249
- Neuraminidase-Hemmstoffe 249
- Reye-Syndrom 488
- Rhinopharyngitis 408
- Zanamivir 249

Infusionspyelogramm, Nephrolithiasis 518
Ingestion 695
- Fremdkörper 451

Inguinalhernie s. Leistenhernie
Inkubationszeit 229
- Masern 234

Innenohrerkrankungen 414
Innenohrschwerhörigkeit
- Alport-Syndrom 512
- Phosphatdiabetes 172

Inobhutnahme 662
Inotropie 364
INR-Wert, Antikoagulation 366
Ins-Bett-der-Eltern-Kommen 677
Insektengiftallergie 286
- Hyposensibilisierung 286
- Schnellhyposensibilisierung 286
- TH2-Zytokinsekretionsmuster 286

Insektengifte, Urtikaria, allergische 595
Inspektion 19

- Herz-Kreislauf-Erkrankungen 359
- Mund und Rachen 19

Inspiration, krächzend-juchzende, Keuchhusten 255
Insulin, STH-Mangel 198
insulin dependent diabetes mellitus (IDDM) 156
Insulinmangel, Diabetes mellitus 156
Insulinresistenz, Typ-II-Diabetes 156
Insulintherapie
- Basis-Bolus-Prinzip 157
- Diabetes mellitus 156
- Hypokaliämie 157
- konventionelle (intensivierte) 157

Insulitis, β-Zellen, Zerstörung, autoimmunologisch bedingte, Typ-II-Diabetes 156
intellektuelle Fähigkeiten, Adoleszenz 12
Intelligenzminderung s. geistige Behinderung/Retardierung
Interferon-γ, Asthma bronchiale 428
Interleukine 275, 305
- Asthma bronchiale 428

International Headache Society, Migräne 636
Intersexualität, plastische Operationen 222
interventionelle Therapie 366–368
Intestinalatresie 90
intestinale Obstruktion, Hyperbilirubinämie 82
Intoxikationen s. Vergiftungen
Intrakutantest 283
- Allergien 283

intrauterine Dystrophie 3
intrazerebrale Raumforderung, Hypertonie 517
Intubation, Zwerchfellhernie 76
Invagination 462–463
- Blutungen, gastrointestinale 448
- Fallbeispiel 492
- Ileus 462

In-vitro-Testungen 283
Ionenaustauscherharz, Nierenversagen, akutes 527
Ionenkanäle, Erkrankungen 628
Iontophorese, Atemwegserkrankungen 403
Ipecacsirup, Vergiftungen 697
Iridozyklitis

- Arthritis, juvenile idiopathische 295
- Crohn-Krankheit 477
- Pseudomonas-Infektion 109

Irishamartom, Neurofibromatose Typ 2 632
Iriskolobom, Pätau-Syndrom 28
Iritis, Colitis ulcerosa 478
irritable bowel syndrome (IRS) s. Reizdarm(syndrom)
Ischämie, Gastritis 472
Isodisomie 32
Isolationsmaßnahmen, Infektionen 232
Isomaltase-Mangel, Durchfall 449
Isoniazid (INH)
- Tuberkulinkonversion 231
- Tuberkulose 268

Isotopen-Clearance, Furosemid-Applikation 499
Isotopennephrographie, Hydronephrose 503
Isovalerianazidämie, Tyrosinämie 167
Itraconazol 231
Ivemark-Syndrom, Milzfunktionsverlust 319
Ixodes ricinus, Lyme-Borreliose 264

J

Jackson-Anfall 639–640
Jactatio capitis 642
Jagged-1-Gen, Alagille-Syndrom 483
Jaktationen 677, 679
- Gaucher-Krankheit 162

Jansen-Syndrom, Hyperkalzämie 174
Jejunumatresie 453
JIA (juvenile idiopathische Arthritis) 293–300
jodhaltiges Kontrastmittel, Hypothyreose 205
Jodmangelgebiete, Struma, endemische 206
Jodmangelstruma 206–207
Jodprophylaxe, Vorsorgeuntersuchungen, Kindesalter 20
Jodunterversorgung, Muttermilch 124
Juckreiz, analer, Oxyuriasis 468
Jugendamt
- Aufgaben 660–662
- Pflegeerlaubnis 665

Jugendhilfe, Leistungen 665
juguläre Einziehungen 19
Jugularvenenstauung, Perikarditis 391
Jugulum, Einziehungen, Laryngitis, subglottische 416

K

Kachexie, Gangliosidose 161
Kältegefühl, Synkope 395
Kala-Azar 270, 706
Kaliumhaushaltsstörungen 179
Kalk, Verätzungen 698
Kalkaneusosteomyelitis 106
Kalorienbedarf, Kindes- und Jugendalter, Berechnung 157
kalzipenische Rachitis 169–171
Kalzium
- Ablagerungen, Hypervitaminose D 186
- Aufnahme, Kleinkind-/Schulalter 131
- Gesamtkörperbestand 168

Kalziumantagonisten, Hypertonie 365
Kalziumkanal, muskulärer, Veränderungen 628
Kalzium-Kreatinin-Quotient 519
- Nephrolithiasis 518

Kalziummangelrachitis 171
Kalziumoxalatablagerung, Oxalose 147
Kalzium-Phosphat-Stoffwechsel 168
Kalziumsteine 519
Kalziumstoffwechsel 168
Kalziumstoffwechselstörungen 168–174
Kammerflattern 394
Kammerflimmern 394
- EKG 393
- Hyperkaliämie 179
- QT-Syndrom 392

Kandidose s. Candida spp., Candidiasis bzw. Candidose
Karboxylasemangel 187
- multipler 145
- – Tyrosinämie 167

Karbunkel 589
Karcheln, Epiglottitis, akute 417
Kardiainsuffizienz 447
- Pylorushypertrophie 460

kardiogener Schock 396
kardiologische Therapie 364–368

Kardiomegalie
- Fallbeispiel 397
- Glykogenose Typ II 153
- Kardiomyopathie, dilatative 388
- Lungenvenenfehlmündung, totale 378
- Myokarditis 390

Kardiomyopathie 387–388
- dilatative 387
  - Becker-Muskeldystrophie 625
  - Kardiomegalie 388
  - Myokardbiopsie 388
  - Myokarditis 390
  - Hämosiderose, transfusionsbedingte 309
  - Hirninfarkt 635
- hypertrophe, Fetopathia diabetica 111
  - Glykogenose Typ II 153
  - Stenokardie 395
- hypertroph-obstruktive (HOCM) 388
  - Myokardbiopsie 388
- mitochondriale Erkrankungen 618
- restriktive 388

kardiorespiratorische Funktionen 52

Kardiotoxizität, Chemotherapie 333

kardiovaskuläre Erkrankungen s. Herz-Kreislauf-Erkrankungen

Kardioversion
- Vorhofflattern 394
- Vorhofflimmern 394

Karditis
- Borreliose 644
- Hepatitis B 485
- HIV-Infektion 248
- Lyme-Borreliose 264
- rheumatisches Fieber 297, 390

Karenzmaßnahmen, Allergien 288

Karies
- Prophylaxe, Fluorid 128
- Zucker 130
- zuckerhaltige Speisen 130

Karnitin s. Carnitin
β-Karotin 185
Karottenbrei 129
Karpopedalspasmen, Hypoparathyreoidismus 208
Kartagener-Syndrom 409
Kasai-Operation, Gallengangsatresie, extrahepatische 483

Kasein, Nahrungsmittelallergie 286
Katarakt
- angeborene 22
- Arthritis, juvenile idiopathische 295
- Galaktokinasemangel 154
- Galaktosämie 35, 154
- Herpes-simplex-Infektion, neonatale 97
- Lowe-Syndrom 520
- Myotonie 628
- Neugeborene, Untersuchung 21
- Riboflavinmangel 182
- Rötelninfektion, konnatale 94
- Strahlenschäden, Frühschwangerschaft 41

katarrhalische Erscheinungen
- Mononucleosis infectiosa 247
- Poliomyelitis 250

Katarrh-Hili, Asthma bronchiale 428

Katecholamine
- Herzinsuffizienz, höhergradige 364
- Kardiomyopathien, dilatative 388
- Neuroblastom 214

Katecholaminmetaboliten, Neuroblastom 331, 350
katecholaminproduzierende Tumoren, Hypertonie 365
Katheterperforation nach Blutaustauschtransfusion 84
Katzenauge, amaurotisches, Retinoblastom 344
Katzenschreisyndrom 31
Kaufmann-Assessment-Battery-Test, Sprachentwicklungsstörungen 664
Kautschukschädel, Osteogenesis imperfecta 542
Kavernenbildung 268
Kawasaki-Syndrom 324
- Aorteninsuffizienz 384
- Stenokardie 395

Kayser-Fleischer-Ring, Wilson-Syndrom 488
KCNQ2-Gen, Neugeborenenkrämpfe 638
KCNQ3-Gen, Neugeborenenkrämpfe 638
Kearns-Sayre-Syndrom 39
Kehlkopf
- Entzündungen 414–417

- Fehlbildungen, angeborene 404
- Fremdkörper, Differentialdiagnose 415
- Tumoren 414

Kehlkopfdiphtherie 254
- Differentialdiagnose 415

Keimbahnmutationen
- Krebserkrankungen 329
- Syndrome 330
- Tumorsuppressorgene 37
- Zwei-Treffer-Theorie 37

Keimzelltumoren 343–344, 352
- Altersmedian 329
- α-Fetoprotein 352
- Gonaden 352
- β-HCG 352
- Ovar 352
- primäre, ZNS 344
- Subtypen 352
- Überlebenswahrscheinlichkeit nach Diagnose 331
- ZNS, Aquäduktstenose 344
  - Choriongonadotropin 344
  - α-Fetoprotein 344

Keloid 599
Kephalhämatom 21
- infiziertes 108
- Neugeborene, Untersuchung 21

Keratansulfat 164
Keratitis mit Tränenfluss, Riboflavinmangel 182
Keratoconjunctivitis herpetica 244–245
- Tyrosinämie 143
Keratomalazie, Vitamin-A-Mangel 186
Keratopathie, bandförmige, Arthritis, juvenile idiopathische 295
Kerion Celsi 591
- Fallbeispiel 601
Kernig-Zeichen, Meningitis 643
Kernikterus 85
Kernreifung, Störung, Anämie 308
Kernspintomographie
- Anfälle, zerebrale 641
- Atemwegserkrankungen 402
- Verdauungstrakt 450

Ketoazidose
- diabetische 156–158
  - Ileus 462
- Methylmalonazidämie 144
- Propionazidämie 144

Ketogenese 149–150
Ketonkörper
- Energiestoffwechsel 149
- Erbrechen, azetonämisches 447

α-Ketosäurendekarboxylasedefekt 144
β-Ketothiolase-Defekt, Laboruntersuchungen 151
Keuchen 19
Keuchhusten 255–257
- Bronchiektasen 420
- PCR 256
- Schutzimpfung 257
- Stadium catarrhale 255–256
  - convulsivum 255–256
  - decrementi 256
- Tic 256
- Todesfälle 256
- Zungenbandgeschwür 256

Ki-1, Lymphome, großzellig anaplastische 339
Kieferklemme, Angina follicularis sive lacunaris 411
Kieferwinkellymphknotenschwellung, schmerzhafte, Diphtherie 254
Kieferwinkelödem, Epiglottitis, akute 417
Kieferzysten, Basalzellnävussyndrom 35
Kinder
- und Familie 659
- HBsAg-positive 99
- in der Dritten Welt, Krankheiten 702–707
  - Mangelernährung 703–705
  - medizinische Versorgung 703
- Nährstoffbedarf 134
- Todesursachen 658

Kinder- und Jugendhilfe 660
- Heimunterbringung 665
- Problemfälle 662

Kinder- und Jugendhilfegesetz (KJHG) 665
Kinderlähmung 250–251
Kinderlosigkeit 659
Kinderschutz
- Bundesgesetze 661
- Verordnungen 661

Kindesmisshandlung 666–668
- Fallbeispiel 670
- Kleinwuchs, psychosozialer 197
- Todesursachen 667
- Verdacht, Arzt, Schweigepflicht 668

Sachverzeichnis

Kindspech s. Mekonium
Kindstod, plötzlicher, Säuglingssterblichkeit 657
Kipptischuntersuchung, orthostatische Dysregulation 395
Kirschner-Drähte 567
kissing disease, Mononucleosis infectiosa 246
Kiss-Syndrom, Schiefhals 555
KJNJ1, Mutation, Bartter-Syndrom 521
Klappenimplantation, Aortenstenose 384
Klappeninsuffizienz, rheumatisches Fieber 390
Klappenresektion, transurethrale, Urethralklappen 505
Klappensegel, dysplastische, Aorteninsuffizienz, kongenitale 384
Klarzellsarkom, Niere 352
Klavikulafraktur
- geburtstraumatische 59
- Neugeborene, Untersuchung 21
Klebsiella/Klebsiellen
- Pneumonie 76
- - Chemotherapie 332
- - neonatale 76
- Sepsis, neonatale 102
- Staphylokokkenpneumonie 434
Kleinhirn, Astrozytome 342–343
Kleinkindalter 11
- Absencen 639
- Denver-Entwicklungsskalen 11
- Entwicklungsbeurteilung 11
- Ernährung 130–131
- Kalziumaufnahme 131
- Pneumonie 434–435
- Reizdarm 457
- Thromboserisiko 306
Kleinwuchs
- Definition 200
- Deprivation, psychosoziale 203
- dysproportionierter 201
- Entwicklungsverzögerung, konstitutionelle 216
- familiärer 201
- Hypoparathyreoidismus 208
- Hypothyreose 205
- intrauteriner 201
- - Wachstumshormon 202
- primärer 201
- psychosozialer 197
- sekundärer 202–203

- - Entwicklungsverzögerung, konstitutionelle 202
- Ullrich-Turner-Syndrom 218
Klinefelter-Syndrom (47,XXY) 29
- Großwuchs 203
- Hypogonadismus 217
- Pränataldiagnostik 46
- SRY 220
Klinodaktylie, Down-Syndrom 27
Klippel-Feil-Syndrom 544–545
Klippel-Trenaunay-Syndrom, Naevus flammeus 584
Klitoris, Frühgeborene 54
Klitorishypertrophie, Neugeborene, Untersuchung 22
Klopfschall, hypersonorer
- Asthma bronchiale 428
- Fremdkörperaspiration 417
Klopfschmerz, Appendicitis 470
Klumpfuß 563–564
- angeborener 23, 563–564
- doppelseitiger 564
- Neugeborene, Untersuchung 22
- Wiederholungsrisiken, empirische 41
Klumphand 545
Klumpke-Lähmung, geburtstraumatische 59
Knabenwendigkeit, hyperkinetische Syndrome 681
Knick-Senk-Fuß 563
Kniegelenkserkrankungen 561–563
Knochen, Entwicklung 539
Knochenalter 7
- avanciertes 8
- Bestimmung, Handröntgenaufnahme 8
- - Hypothyreose 205
- sexuelle Reifung 13
- Wachstum 13
Knochenfibrom
- Albright-Syndrom 574
- nicht ossifizierendes 574
- Spontanfraktur 574
Knocheninfarkt, Sichelzellerkrankung 315
Knochenmark, Hämatopoese 305
Knochenmarkaplasie, Chemotherapie-induzierte
- G-CSF 332
- Wachstumsfaktoren, hämatopoetische 332
Knochenmarkinfiltration
- Differentialdiagnose 334

- Thrombozytopenie 320
Knochenmarknekrose, avaskuläre, Sichelzellerkrankung 315
Knochenmarkpunktion
- Agranulozytose 279
- Leukämie, akute 334
Knochenmarkversagen
- Anämie 308
- primäres, Erkrankungen, angeborene 316–317
- Stresserythropoese 305
Knochenreife/-reifung 7–8
- adrenogenitales Syndrom 211
- Androgene 195
- Entwicklung 7
- Entwicklungsverzögerung, konstitutionelle 216
- Handknochen 7
- Kortisol 195
- Östrogene 195
- Pubertas tarda 216
- Schilddrüsenhormone 195
- Wachstumshormon 195
Knochenschmerzen
- Leukämie, akute 334
- Neuroblastom 349
- Phosphatdiabetes 172
- wechselnde, Leukämie, akute 334
Knochenstoffwechselstörungen, Kleinwuchs 201
Knochenszintigraphie, Osteomyelitis 569
Knochentumoren 572–576
- gutartige 572–575
- maligne 345–348, 575–577
Knochenwachstum, Skelettentwicklung 8
Knochenzyste, solitäre, juvenile 573–574
- Spontanfraktur 573
Knopfbatterie, quecksilber- und lithiumhaltige, Magenfremdkörper 451
Knorksen, Aspiration/Atelektasen 19
Knoten, druckschmerzhafte, Erythema nodosum 597
Koagulopathien 321
- erworbene 322–323
- Hirninfarkt 635
- Neugeborene 88
- Stenokardie 395
Kobalamin 184–185
- Mangel, Differentialdiagnose 183

- physiologische Funktionen 182
Körpergewicht, vermindertes, Gedeihstörung 131
Körpergröße, Untersuchung, körperliche 18
Körperhaltung, opisthotone, Bilirubinenzephalopathie 85
Körperjaktationen 679
körperliche Entwicklung 3–9
körperliche Misshandlung 666–668
körperliche Untersuchung 18–19
körperliche Vernachlässigung 666
Körperoberfläche, Arzneimitteltherapie 711
Körperorgane, Gewichtswachstum, durchschnittliches 7
Körperproportionen, Wachstumsverlauf 6
Kohlenhydratmalabsorption 479–480
- Disaccharidaseaktivität 480
- H_2-Atemtest 480
Kohlenhydratmaldigestion 479–480
Kohlenhydratstoffwechselstörungen 148–158
- komplexe 163–168
Kolektomie, Colitis ulcerosa 479
Kolibakterien s. Escherichia coli
Koliken, Dreimonatskoliken 457
Kolitis, ulzerierende, Amöbiasis 469
Kolobom, Neugeborene, Untersuchung 21
Kolon. . . s. Dickdarm
Kolonisation, physiologische, Infektionen 229
Kolonkontrasteinlauf, Hirschsprung-Krankheit 464
Kolonpolypen 480
Kolostrum 121
Koma 649
- Ahornsirupkrankheit 144
- Dehydratation 176
- Diabetes mellitus 156
- Enzephalitis/Myelitis 644
- Enzephalopathie, hypoxisch-ischämische (HIE) 57
- Herpes-simplex-Infektion, neonatale 57
- hyperosmolares, Übertherapie bei Vergiftungen 697
- Hypoglykämie 148
- Malaria 705
- Reye-Syndrom 488

Koma
- Subarachnoidalblutungen 648

Komedonen 598

Kompartment-Syndrom, Hämophilie 322

Komplementdefekt 280–281
- Glomerulonephritis 509

Komplementrezeptor Typ 3 (CR3), Defekte 279

Komplementsystem, Abwehrsystem, humorales 276

Kompressionsbehandlung, Keloid 599

Kompressionsfraktur, Epiphysenfuge 568

Konduktorinnenstatus 581

Konflikte, Adoleszenz 12

konfliktzentrierte Behandlung, Sozialverhaltensstörungen 682

Konjunktivalblutungen, Keuchhusten 256

Konjunktivitis
- Erythema multiforme 596
- Kawasaki-Syndrom 324
- Masern 234–236
- neonatale 108–109
  - Credé-Prophylaxe 109
  - Ophthalmia neonatorum 109
- Pneumonie, neonatale 76
- Pseudomonas 109
- Reiter-Syndrom 298
- Rhinopharyngitis, chronische 408

konnatale Infektionen 93–94

Kontagionsindex, Masern 234

Kontaktdermatitis
- allergische 595
- Epikutantestung 595

Kontinua, Salmonellose 262

Kontrakturen 624
- Duchenne-Muskeldystrophie 625
- Hämophilie 322
- Hüftgelenksdysplasie/-luxation 556–557
- Myotonie 627
- Zerebralparesen, infantile 615

Kontrastmittel, jodhaltiges, Hypothyreose 205

Kontrastmittelangiographie
- Hypertonie, renal bedingte 517
- Nierenarterienstenose 517

Konzentrationsschwäche, Hypoparathyreoidismus 208

Kopfdurchmesser, Fetus 3

Kopfhaltung, Neugeborene, Untersuchung 22

Kopfhautdefekte
- Pätau-Syndrom 28
- Wolf-Hirschhorn-Syndrom 31

Kopfjaktationen 679

Kopfläuse 591
- Differentialdiagnose 588
- Fallbeispiel 601
- Nissen 591

Kopfmykose 590

Kopfschiefhaltung, Schädelgrubentumoren, hintere 650

Kopfschmerzen 635–636
- Aortenisthmusstenose 386
- Arthritis, juvenile idiopathische 295
- Bauchschmerzen, funktionelle 456
- Enzephalitis/Myelitis 644
- Glomerulonephritis, postinfektiöse 510
- Hirntumoren 341, 650
- Hydrozephalus 613
- Hypertonie, renal bedingte 516
- Hypoglykämie 148
- Influenza 249
- Leukämie, akute 334
- Medulloblastom 342
- Meningitis 643
- multiple Sklerose 646
- Q-Fieber 270
- Sinubronchitis 420
- Sinusitis 408
- Streptokokkeninfektion 258
- Subarachnoidalblutungen 648
- vaskuläre 636
- Volumen, extra-/intrazelluläres 178

Kopfschwartenabszess 108

Kopfumfang 7
- frontookzipitaler 8
  - Untersuchung, körperliche 18
- Untersuchung 3

Kopfwachstum 7
- abnormes, Hirntumoren 650

Koplik-Flecken, Masern 234, 236

Kornea
- Trübung, Vitamin-A-Mangel 186
- Ulzeration, Pseudomonas-Infektion 109

- Vaskularisation, Riboflavinmangel 182

Kornzweig-Bassen-Syndrom 159

Koronaraneurysma, Kawasaki-Syndrom 324

Koronararterie, linke, Fehlentsprung aus der Pulmonalarterie 387

koronare Herzerkrankungen, Übergewicht 133

Koronarnaht, Sprengung, Hydrozephalus 614

Koronarperfusion, Störungen, Stenokardie 395

Koronaviren, Gastroenteritis, akute 466

Korrektur-Operation, Endokarditis, bakterielle 390

Korsettbehandlung, Skoliose 552

Kortikalisdefekt, fibröser 574

Kortikosteroide
- Colitis ulcerosa 478
- Crohn-Krankheit 477
- Kardiomyopathie, hypertrophe (obstruktive) 388
- Urtikaria 287

Kortikotropin-Releasinghormon (CRH) 194

Kortisol 209
- ACTH/CRF 209
- Exzess, endogener, Cushing-Syndrom 212
- Knochenreifung 195
- Mangel, Addison-Syndrom 210
- Produktion 210
- Synthese, Enzymdefekte 210–212

Korynebakterien
- Diphtherie 253
- Sepsis 266

Kostmann-Syndrom 318
- Knochenmarkversagen 316

Kotherapeuten, Rehabilitation 663

Kotschmieren 678

Krabbe-Syndrom 160, 163, 618
- Neuropathie 631

Krabbler-Diarrhö, Reizdarmsyndrom 457

Kräfteparallelogramm, Erbe/Umwelt 39–40

Krämpfe/Krampfanfälle
- Aminosäurenstoffwechselstörungen 141
- Angelman-Syndrom 606
- Apnoe 71

- Asphyxie, perinatale 57
- Canavan-Krankheit 622
- CMV-Infektion, konnatale 96
- Dehydratation 176
- DiGeorge-Syndrom 278
- Edwards-Syndrom 28
- Endokarditis, bakterielle 389
- Enterokolitis, antibiotikainduzierte 263
- Enzephalitis/Myelitis 644
- Enzephalopathie, hypoxisch-ischämische (HIE) 57
- Exanthema subitum 239
- Gastroenteritis, akute 466
- Glutarazidurie Typ I 622
- Herpes-simplex-Infektion, neonatale 97
- Hirnblutungen, Frühgeborene 69
- Hirnsklerose, tuberöse 633
- Hirntumoren 341
- Hyperammonämie 147
- Hyperphenylalaninämie 143
- Hyperviskositätssyndrom 81
- Hypoglykämie 111, 148, 158
  - Fruktoseintoleranz, hereditäre 155
- Hypokalzämie 112
- Hypoparathyreoidismus 208
- Lupus erythematodes, systemischer 291
- Malaria 705
- Meningitis 643
- Neugeborene 109–110
- Neugeborenensepsis 103
- Niemann-Pick-Krankheit 161
- Nierenversagen, akutes 527
- prolongierte, Enzephalopathie, hypoxisch-ischämische (HIE) 57
- Pyruvatdehydrogenasemangel 619
- Schädelhirntrauma 647
- Subduralhämatom 648
- Toxoplasmose, konnatale 100
- Volumen, extra-/intrazelluläres 178
- Zellweger-Syndrom 620
- zerebrale, Bilirubinenzephalopathie 85
  - Fallbeispiel 669
- Heroinabusus, maternaler 112
- MERRF-Syndrom 39
- Sepsis, neonatale 103

Krätze 592

Krampfanfälle
 s. Krämpfe/Krampfanfälle
Krampfhusten, Sekret, zähes 402
kraniale Dysrhaphien 609–610
kraniofaziale Dysmorphien
- Down-Syndrom 27
- Edwards-Syndrom 28
- Hyperkalzämie, idiopathische, infantile 174
- Pätau-Syndrom 28
Kraniopharyngeom 343, 650
- Häufigkeit 341
Kraniosynostose 543, 615
Kraniotabes
- Rachitis 19
- Vitamin-D-Mangelrachitis 170
Kraniotomie, Medulloblastom 342
Krankenhaus-Entlassungsdiagnosen, Statistiken 659
5. Krankheit 239–240
- s. a. Ringelröteln
Krankheiten, Kinder in der Dritten Welt 702–707
Kratzwunden, Kindesmisshandlung 666
Kreatinin-Clearance 498
- Glomerulonephritis, postinfektiöse 510
Kreatininkonzentration
- Lipoidnephrose 507
- Nierenerkrankungen 498
Kreatinkinase s. CK (Ceratinkinase)
Krebserkrankungen 328–355
- Altersgipfel 329
- Ataxia teleangiectatica 329
- Chemotherapie 331–332
- Diagnostik 330–331
- Down-Syndrom 329
- Epidemiologie 329
- familiäre Häufungen 329
- Fanconi-Anämie 329
- Feinnadelbiopsie 330
- genetische Faktoren 329
- Mikrometastasen, Chemotherapie 331
- Pathogenese 329
- Prognose 331
- Proliferationsrate 331
- psychosoziale Betreuung 333
- Supportivtherapie 332
- Therapie 331–333
- TNM-Klassifikation 331
- Wiskott-Aldrich-Syndrom 329

Kreislaufdepression, Malaria 705
Kreislaufversagen, hyperdynames, Schock, septischer 396
Kretinismus, Hypothyreose 205
Kreuzschmerzen, Influenza 249
Kristallurie, Nierenversagen, akutes 527
Kropf, Hypothyreose 205
Krümmungswinkel, Skoliose 552–553
Krupp(syndrom) 414–416
- bakterieller, Differentialdiagnose 415
- Differentialdiagnose 415
- Glukokortikoide 416
- Kehlkopfdiphtherie 254
- Maskenüberdruckbeatmung 416
- Sekretverflüssigung 416
- viraler, Differentialdiagnose 415
- Viren 406
Kryotherapie
- Frühgeborenenretinopathie 68
- Keloid 599
- Retinoblastom 344
Kryptenelongation, Zöliakie 474
Kryptorchismus 217–218
- Edwards-Syndrom 28
- Prune-belly-Syndrom 506
Kryptosporidien, Gastroenteritis, akute 466
Kuchenniere 500
Kugelberg-Welander-Muskeldystrophie 630
Kugelzellen
- hämolytisch-urämisches Syndrom 314
- Sphärozytose, hereditäre 312
Kugelzellenanämie 312
- Sphärozytose 35
Kuhmilch
- Eisenmangel 307
- Zusammensetzung 122
Kuhmilchbasis, Säuglingsnahrungen 125
Kuhmilcheiweißallergie 473
- Asthma bronchiale 428
- Differentialdiagnose 457
Kuhmilchernährung, Hypokalzämie 112
Kuhmilchproteinintoleranz
- Durchfall 449
- Nahrungsmittelallergie 286
- Obstipation 450

Kunstherz, Schock, kardiogener 396
Kurzatmigkeit, Alveolitis, allergische 431
Kurzdarmsyndrom 480
- Dünndarmtransplantation 480
- Malabsorption 480
Kurzsichtigkeit, Frühgeborenenretinopathie 68
Kwashiorkor 131–132, 704–705
- Realimentationskost 705
Kypholordose 549
Kyphose 548–551
- fixierte 550
- totale, Scheuermann-Erkrankung 551
Kyphoskoliose, Williams-Beuren-Syndrom 384

L

L1CAM-Gen, Hydrozephalus 613
Labien, Frühgeborene 54
Labiensynechie 534
Labordiagnostik, Herz-Kreislauf-Erkrankungen 362–364
Lachanfälle, Angelman-Syndrom 31
β-Lactam, Thrombozytenfunktionsstörungen 321
Lähmungen
- Hypokaliämie 179
- motorische, Migräne, hemiplegische 636
- schlaffe, Enzephalitis/Myelitis 644
- spastische, Canavan-Krankheit 622
Lähmungsskoliose 553
Längensollgewicht 5, 131
Längenwachstum 539
Lärmempfindlichkeit, Migräne 636
Läuse 591–592
Lageanomalien, Nieren 500
Lagerung, Asthma bronchiale 429
β-Laktamantibiotika 231
Laktasemangel, kongenitaler 479
Laktat, Energiestoffwechsel 149
Laktatdehydrogenase (LDH)
- Chemotherapie 332
- Leukämie, akute 334

Laktazidose, Sauerstoffmangel, intrauteriner 56
Laktoferrin, Muttermilch 122
β-Laktoglobulin, Nahrungsmittelallergie 286
Laktoseintoleranz, Eosinophilie 318
Laktosemaldigestion 479
Lallperiode, Säugling 11
Lamblien/Lambliasis 469
- Gastroenteritis, akute 466
Lancefield-Klassifikation, Streptokokken 258
Landau-Reflex 10
Landesgesetze, Gesundheitsamt 661
Langerhans-Zell-Histiozytose 319, 353
Langgliedrigkeit, Homozystinurie 145
Langhans-Zell-Histiozytose 574–575
Langzeitbeatmung, Atemnotsyndrom, Frühgeborene 65
Langzeit-pH-Metrie, Reflux 451
Lanugobehaarung 54
- Anorexie 689
Lappenpneumonie 432
Laron-Syndrom 197
Laryngitis 248
- Differentialdiagnose 415
- Masern 235, 237
- stenosierende, Parainfluenza 249
- subglottische 415
- - Differentialdiagnose 415
- - Stadieneinteilung 416
- - Therapie 416
- - Viren 406
Laryngomalazie 404
- Stridor 404
Laryngoskopie, Epiglottitis, akute 416
Laryngospasmus
- Hypokalzämie 112
- Tetanie, rachitogene 415
Laryngotracheitis
- Influenza 249
- Krupp 415
Laryngotracheobronchitis
- Krupp 415
- maligne, Differentialdiagnose 415
- stenosierende, maligne 419
Larynx, Zysten 404
L-Ascorbinsäure 185
Lasertherapie, Frühgeborenenretinopathie 68
Lassa-Fieber 253

La-(SS-B-)Antigen, Lupus erythematodes, systemischer 292
late-onset-Formen, adrenogenitales Syndrom 211
Latexagglutination(stest)
- Arthritis, septische 299
- Meningitis, bakterielle 643
Latexallergie 287–288
Laugen, Verätzungen 451, 698
Lautsymbole, Säugling 11
LBW (low birth weight infant) 52
LDL (low density lipoproteins) 159
- Hypolipoproteinämie 159
LDL-Cholesterin, Nüchternplasma 158
LDL-Rezeptor-Defekt, DNA-Analyse 38
L-Dopa, STH-Mangel 198
Lebensmittelvergiftung
- akute 262
- Botulismus 263
Lebensphase der Anpassung, Neugeborene 9
Leber
- Adenome 489
- Energieversorgung 149
- Glukosehomöostase 149
- Hämangiome 489
- Hämatopoese 305
Leberabszess, Amöbiasis 469
Leberbiopsie
- Gallengangsatresie, extrahepatische 483
- Neugeborenenhepatitis 486
Lebererkrankungen 484–489
- cholestatische, Vitamin-K-Mangel 187
- Elliptozytose, hereditäre 313
- metabolische 486–489
- Thrombozytenfunktionsstörungen 321
Leberfibrose
- kongenitale 487
- Schistosomiasis 706
Leberfunktionsstörungen, Schock, kardiogener 396
Lebergröße, Palpation 359
Leberinsuffizienz, α_1-Antitrypsinmangel 488
Lebermetastasen
- Nephroblastom 352
- Neuroblastom 214, 352
Leber-Optikusatrophie 39
Leber-Phosphorylasemangel 153

Leberruptur, geburtstraumatische 60
Lebertransplantation
- α_1-Antitrypsinmangel 488
- hepatozelluläres Karzinom 353
Lebertumoren 352–353, 489
- α-Fetoprotein (AFP) 352
Leberveränderungen, Zellweger-Syndrom 620
Leberverfettung, Kwashiorkor 704
Lebervergrößerung s. Hepatomegalie
Leberzellkarzinom 489
Leberzirrhose
- α_1-Antitrypsinmangel 35, 487
- biliäre, Mukoviszidose 423
- Galaktosämie 154
- Hepatitis B 485
- Hepatitis C 486
- Wilson-Syndrom 488
Legionärskrankheit/-pneumonie bzw. Legionellose 264, 435
Legionella pneumophila 264, 435
leibnahe Symptome, Adoleszenz 690
Leibschmerzen s. Bauchschmerzen
Leigh-Syndrom, geistige Behinderung 607
Leiomyosarkom, HIV-Infektion 248
Leishmaniose 270
- viszerale 706
Leistenhernie 455
- Edwards-Syndrom 28
- indirekte 455
- Neugeborene, Untersuchung 22
- testikuläre Feminisierung 222
Leistenhoden 218, 533
Leistungsabfall, -knick bzw. -schwäche
- Diabetes mellitus 156
- Endokarditis, bakterielle 389
Leistungsstörungen, umschriebene, schulbezogene 685
Leitungsbahn, WPW-Syndrom 392
Lendenlordose 548
Lendenwirbelsäule, Wachstumsgeschwindigkeit 548
Lendenwulst, Skoliose 552
Lennox-(Gastaut-)Syndrom 641

- Therapie, medikamentöse 641
Lentigo 583
Lepra, nephrotisches Syndrom 506
Leptin 133
- Defekte, Adipositas 133
Lernstörungen, Neurofibromatose Typ 1 632
Lesch-Nyhan-Syndrom
- DNA-Analyse 38
- geistige Behinderung 607
- Nierensteine 519
Lese-Rechtschreib-Schwäche 685
- Fördermaßnahmen 686
Leseschwäche/-störungen 685
- MCD-Syndrom 608
Let-down-Reflex, Milchbildung 121
Lethargie
- Enzephalopathie, hypoxisch-ischämische (HIE) 57
- Herpes-simplex-Infektion, neonatale 97
- Hyperviskositätssyndrom 81
- Leukämie, akute 334
- mitochondriale Erkrankungen 618
- Neugeborenensepsis 103
- Vitamin-B_{12}-Mangel 184
Leukämie 333–339
- akute 333–338
- - Anämie, normozytäre 333
- - Blastenpopulation 334
- - Chemotherapie 335
- - Differentialdiagnose 334
- - G-CSF 339
- - Harnsäure 334
- - Immunphänotypisierung 334
- - Klassifikation 334
- - Knochenmarkpunktion 334
- - Knochenschmerzen, wechselnde 334
- - Laktatdehydrogenase 334
- - lymphatische (ALL) 336–338
- - - ALL-BFM 337–338
- - - Altersmedian 329
- - - Chromosomenveränderungen 337
- - - Fallbeispiel 354

- - - immunphänotypische Charakterisierung 336–337
- - - MLL-Gen 337
- - - Philadelphia-Chromosom 337
- - - Prognose 337
- - - Tumor-Suppressor-Gene 337
- - - Überlebenswahrscheinlichkeit nach Diagnose 331
- - - Morphologie 335
- - - myeloblastische, Auerstäbchen 335
- - myeloische (AML) 316, 338
- - - Altersmedian 329
- - - Überlebenswahrscheinlichkeit nach Diagnose 331
- - Neutropenie 333
- - Resterkrankung, minimale 336
- - Retikulozytopenie 333
- - Schädelbestrahlung 335
- - Stammzelltransplantation 339
- - Symptome 334
- - Therapiedauer 336
- - Therapieprinzipien 334–336
- - Thrombozytopenie 333
- - Tumorlysesyndrom 334
- - ZNS-Infiltration 335
- chronische 338
- chronisch-myeloische (CML) 338–339
- - Philadelphia-Chromosom-positive, Basophilie 318
- juvenile myelomonozytäre (JMML) 338–339
- kongenitale, Thrombozytopenie 87
- konnatale, Anämie 79
- Meningitis, aseptische 644
- nephrotisches Syndrom 506
- Oberflächenantigene 330
Leukämieklon 336
Leukämiezellen
- Immunphänotypisierung 330
- Lymphomzellen 330
Leukodystrophie 623
- metachromatische 160, 162, 168, 618, 623
- - Neuropathie 631

Sachverzeichnis

Leukokorie
- Neugeborene, Untersuchung 21
- Retinoblastom 344

Leukomalazie, periventrikuläre 69–70
- Frühgeborene 62
- Neugeborenenkrämpfe 638

Leukopenie
- Exanthema subitum 239
- Fanconi-Anämie 316
- Folsäuremangel 183
- HIV-Infektion 248
- Leukämie, akute 333
- Lupus erythematodes, systemischer 291
- Masern 237
- Pankreasinsuffizienz, exokrine 491
- Röteln 238
- Vitamin-B_{12}-Mangel 184

Leukoplakie, Dyskeratosis congenita 317

Leukotriene, allergische Sofortreaktion Typ I 281

Leukozyten
- s. a. Granulozyten
- in Abhängigkeit vom Lebensalter 306
- Muttermilch 122
- Zahl im Urin 498

Leukozytose
- Appendizitis 470
- Arthritis, juvenile idiopathische 294
- Crohn-Krankheit 477
- Endokarditis, bakterielle 389
- Harnwegsinfektionen 524
- Kawasaki-Syndrom 324
- Pneumonie 436
- rheumatisches Fieber 297
- RPGN 510

Leukozyturie
- Kawasaki-Syndrom 324
- Nephritis, tubulointerstitielle 514

Leuprorelin, Pubertas praecox 215

Leydigzell-Aplasie/-Hypoplasie, Pseudohermaphroditismus masculinus 221

Leydig-Zellen, Schädigung, Hypogonadismus 217

LE-Zellen, Lupus erythematodes, systemischer 291

LFA-1-Mangel 279

LGA (large for gestational age) 52

LH (Luteinisierungshormon)
- Pubertät 12
- Pubertas praecox 214

LHRH, Pubertät 12

LHRH-Analoga
- Hodenhochstand 218
- Pubertas praecox 215

LHRH-Test, Pubertas praecox 215

Lichtempfindlichkeit
- Arthritis, juvenile idiopathische 295
- Migräne 636

Lichtschutz, Hartnup-Syndrom 148

Lidachsen(stellung)
- antimongoloide, Edwards-Syndrom 29
- mongoloide, Down-Syndrom 27

Liddle-Syndrom, Hypertonie 517

Lidocain
- Kammerflattern 394
- Tachykardie, ventrikuläre 394

Lidödeme
- Glomerulonephritis, postinfektiöse 510
- Inspektion 359
- Mononucleosis infectiosa 247

Li-Fraumeni-Syndrom 329
- Keimbahnmutationen 330

Lilakrankheit 292

Liley-Diagramm, Hämolyse 83

Linksherzhypertrophie
- Aorteninsuffizienz 384
- Aortenisthmusstenose 386
- Aortenstenose 384
- AV-Septumdefekt 373
- Ductus Botalli, persistierender 369
- Kardiomyopathie, dilatative 387
- – hypertrophe (obstruktive) 388
- VSD 372

Linksherzsyndrom, hypoplastisches (HLHS) 381

Links-Rechts-Shunt 371
- AV-Septumdefekt 373
- Eisenmenger-Reaktion 368
- Herz-Lungentransplantation 368
- Lungentransplantation 368
- VSD 372

linksventrikuläre Potentiale, EKG 361

Linksverschiebung
- Endokarditis, bakterielle 389
- RPGN 510
- Salmonellose 262

Linsenektopie, Homozystinurie 145

Linsenluxation
- Homozystinurie 35
- Marfan-Syndrom 35

Linsensubluxation, Marfan-Syndrom 203

Lipase
- Blutwerte, Mumps 245
- Mangel, Pankreasinsuffizienz, exokrine 491
- Pankreatitis 491
- – akute 490

Lipide, Lipoidnephrose 507

lipidmetabolisierende Enzyme 158

Lipidspeicherkrankheiten 168
- Fehlbildungen 55

Lipidstoffwechselstörungen, Elliptozytose, hereditäre 313

Lipogenese 150

Lipoidnephrose 507–508
- DNS-Doppelstrang-Antikörper 507
- immunsuppressive Behandlung 507–508
- nephrotisches Syndrom 506
- Nierenbiopsie 507

Lipolyse 150
- Diabetes mellitus 156
- Erbrechen, azetonämisches 447
- Fetopathia diabetica 110
- Hypoglykämie 149
- Stillen 124
- Wachstumshormon 196

lipophile Schadstoffe, Muttermilch 124

Lipoproteine 158

Lipoproteinlipase, Mangel 159

Liposarkom 354

Lippen, Riboflavinmangel 182

Lippen-Kiefer-Gaumen(LKG-)-Spalte 21
- isolierte 40
- Neugeborene, Untersuchung 21
- Pätau-Syndrom 28
- Wiederholungsrisiken, empirische 41
- Wolf-Hirschhorn-Syndrom 31

Liquor
- Abflussstörung, Hydrozephalus 613

- Zirkulationsstörung, Spina bifida 611

Liquorbefunde/-untersuchung
- Abtropfmetastasen 650
- Enzephalitis 645
- Meningitis 643
- – neonatale 105
- multiple Sklerose 646

Liquorfistel, Schädelhirntrauma 647

Liquorpunktion, Anfälle, zerebrale 641

Lisch-Knötchen
- Neurofibromatose 582
- – Typ 2 632

Lis1-Gen, Migrationsstörungen 612

Lissenzephalie 612
- Miller-Dieker-Syndrom 31

Listeria monocytogenes/Listeriose 104–105
- Pneumonie 76
- – Neugeborene 433

Lithium, Anfälle, zerebrale 637

LKM1-Antikörper, Autoimmunhepatitis 489

Lobärpneumonie, Röntgenbild 433

Lobektomie, Emphysem, lobäres, kongenitales 406

Locus Kiesselbachii, Nasenbluten 407

Löffelhand, Syndaktylie 546

Löffler-Infiltrat, Lunge 438

Löffler-Syndrom, Askariasis 468

Loratadin, Urtikaria 287

Lordose 549

Loslassschmerz, Appendizitis 470

loss of function mutation 194

Louis-Bar-Syndrom 278

Low-density-Lipoproteinrezeptoren, Defekte, Hyperlipoproteinämie 160

Lowe-Syndrom 520

Low-output-Syndrom 91
- Pneumoperikard 74

L/S-Quotient
- Frühgeborene, Lungenreife 64
- Lungenreife, Frühgeborene 64

L-Thyroxin, Hypothyreose 205

Lügen, Sozialverhaltensstörungen 682

Lues
- connata, Rhinopharyngitis, chronische 408
- Glomerulonephritis 509

Lues
- nephrotisches Syndrom 506
- Thrombozytopenie, neonatale 87

Luftansammlung, extraalveoläre, Mekoniumaspiration 72

Luftröhre, Fehlbildungen, angeborene 405

Luftwege
- Fremdkörper 417–418
- Infektionen, sekundäre, Mukoviszidose 423
- Virusinfektionen 248–250

lumbosakraler Übergang, Schmerzen, Spondylolyse 554

Lunge
- Aplasie 405
- Auskultation 19
- Entfaltungsstörung, Nierenagenesie, bilaterale 500
- Entwicklung, fetale 53
- Fehlbildungen, angeborene 405–406
- Hämosiderose, idiopathische 439
- Primärtuberkulose 268
- Retraktionskraft 401

Lungenabszess 431, 437–438
- Amöbiasis 469
- Sepsis 266

Lungenblutung
- Asphyxie, perinatale 57
- Hypothermie, postnatale 53

Lungendurchblutung, Beeinflussung 364

Lungenemphysem 431, 436–437
- α_1-Antitrypsinmangel 35, 488
- interstitielles, Atemnotsyndrom, Frühgeborene 64
- – Mekoniumaspiration 72
- – Pneumothorax 73
- Keuchhusten 256
- lobäres 74–75
- – kongenitales 406
- Mukoviszidose 421–422, 424

Lungenerkrankungen 431–439
- Hyperhydratation, hypotone 178
- Neugeborene 71–78
- Symptomatologie, differentialdiagnostische 401–402

Lungenfibrose 439
- progressive, idiopathische 439

Lungenflüssigkeit, fehlende 53
Lungenfunktion
- Beeinträchtigung, Atemwegserkrankungen 401
- – BPD 66

Lungenfunktionsprüfung
- Asthma bronchiale 428
- Mukoviszidose 422

Lungengangrän 437–438
Lungengefäßwiderstand
- Ductus Botalli, persistierender 369
- Eisenmenger-Reaktion 368

Lungengefäßzeichnung, verminderte, Fallot-Tetralogie 375

Lungenhypoplasie 75, 405
- Fetus 53
- PFC-Syndrom 77
- Zwerchfellhernie 456

Lungeninfiltrat
- eosinophiles, Löffler 438
- Gaucher-Krankheit 162

Lungenmetastasen, Ewing-Sarkom 576

Lungenödem
- HUS 514
- Kardiomyopathie, hypertrophe (obstruktive) 388
- Lungenvenenfehlmündung, totale 378
- Mitralstenose 385
- Schock, kardiogener 396

Lungenreifung/-reife
- beschleunigte, Amnioninfektionssyndrom 64
- – Blasensprung, vorzeitiger 64
- – Präeklampsie 64
- – Wachstumsretardierung 64
- Frühgeborene, L/S-Quotient 64
- Induktion, Atemnotsyndrom, Frühgeborene 65
- – Betamethason/Glukokortikoide 65
- – Geburt, drohende 62

Lungenschwindsucht 268
Lungenstauung
- Lungenvenenfehlmündung, totale 378
- Myokarditis 390

Lungentransplantation, Links-Rechts-Shunt 368

Lungentuberkulose, postprimäre 268

Lungentumoren 439
Lungenüberblähung
- Asthma bronchiale 428

- persistierende, Atemwegserkrankungen 401

Lungenunreife, Atemnotsyndrom, Frühgeborene 65

Lungenvenenfehlmündung
- partielle 371
- Pfortader 379
- totale 378–379
- Ullrich-Turner-Syndrom 218
- Vena anonyma 379
- Vorhof, rechter 379

Lungenzyste, solitäre 406
Lupus, diskoider 291
Lupus erythematodes 513
- Autoimmunneutropenie 318
- Glomerulonephritis 509
- Hirninfarkt 635
- Hypertonie 517
- Myasthenia gravis 628
- nephrotisches Syndrom 506
- systemischer 282, 290–291
- – Antikörper, antinukleäre 290
- – ARA-Klassifikation 290
- – C_3/C_4 291
- – Coombs-Test 291
- – Diagnosekriterien 291
- – Fallbeispiel 301
- – La-(SS-B)Antigen 292
- – Leukopenie 291
- – LE-Zellen 291
- – Lymphopenie 291
- – neonataler 291–292
- – Ro-(SS-A)Antigen 292
- – Sm-Antigen 291
- – Thrombozytopenie 291

Lustlosigkeit, Kardiomyopathie, dilatative 387

Luxation, Hüftkopf s. Hüftgelenksdysplasie/-luxation

Lyell-Syndrom, medikamentöses 597

Lyme-Borreliose 264–265
- Arthritis 298
- Erythema migrans 264
- Lymphozytom 265

Lymphadenitis
- Adenoviruserkrankungen 250
- CGD (chronic granulomatous disease) 280
- Differentialdiagnose 245
- mesenterialis, Differentialdiagnose 470
- Scharlach 259
- Streptokokkeninfektion 258

Lymphadenopathie
- Arthritis, juvenile idiopathische 294

- Gaucher-Krankheit 162
- Hirninfarkt 635
- HIV-Infektion 248
- Leukämie, akute 334
- Mononucleosis infectiosa 246–247
- Röteln 238
- Toxoplasmose 100, 269
- – konnatale 100
- zervikale, Hodgkin-Lymphom 340
- – Kawasaki-Syndrom 324
- – Nasopharynxkarzinom 354

Lymphangiom, Mediastinaltumoren 441

Lymphknotenschwellungen s. Lymphadenopathie

Lymphknotensyndrom, mukokutanes 324

Lymphknotenvergrößerung s. Lymphadenopathie

Lymphohistiozytose, hämophagozytäre (HLH) 319

Lymphokine, Früh- und Neugeborene 101

Lymphome
- großzellig anaplastische 339
- Oberflächenantigene 330
- T-Zell-lymphoblastische, Therapie 340

Lymphomzellen, Leukämiezellen 330

Lymphopenie
- Lupus erythematodes, systemischer 291
- Masern 237

lymphoproliferatives Syndrom, X-chromosomales, Non-Hodgkin-Lymphome 339

Lymphosarkom, Invagination 462

Lymphozyten
- Hyposensibilisierung 288
- TH2-Subtyp 288

Lymphozytenfunktionsantigen 1 (LFA-1), Defekte 279

Lymphozytom, Lyme-Borreliose 265

Lymphozytose
- Exanthema subitum 239
- Röteln 238
- Salmonellose 262

lysosomale Erkrankungen/Speicherkrankheiten 163, 618

Lysozym, Muttermilch 122
Lyssaviren, Tollwut 253

Sachverzeichnis

M

Madenwürmer 468
Magen, Fremdkörper 451
Magen-Darm-Trakt, Fehlbildungen 89–92
Magen-Darm-Trakt, Perforation, Asphyxie, perinatale 57
Magensonde, Zwerchfellhernie 76
Magenspülung, Verätzungen, Kontraindikation 698
Magnesiumstoffwechselstörungen 174–175
Magnetresonanztomographie
- ARPKD 502
- Herz-Kreislauf-Erkrankungen 362
- Osteomyelitis 569–570

Mainzer-Orthodese, Perthes-Syndrom 559
Mainz-Pouch, Enuresis 525
Makro-CK 364
α_2-Makroglobulie, Lipoidnephrose 507
Makroglossie
- Down-Syndrom 27
- Glykogenose Typ II 153
- Nephroblastom 350
- Neugeborene, Untersuchung 21
- Omphalozele 455

Makrohämaturie
- Glomerulonephritis, postinfektiöse 510
- HUS 514
- Panarteriitis nodosa 513
- Purpura Schoenlein-Henoch 512
- RPGN 510

Makrophagen, Rezeptoren 321
Makrosomie, Fetopathia diabetica 110–111
Makrozephalie 7, 614
- Mukopolysaccharidose 165
- Neurofibromatose Typ 1 632
- Subduralhämatom 648

Makrozytose
- Anämie, megaloblastäre 310
- Vitamin-B_{12}-Mangel 184

Makulafleck, kirschroter
- Gangliosidose 161
- Leukodystrophie, metachromatische 162

- Niemann-Pick-Krankheit 161

Malabsorption(ssyndrom)
- Aminosäuremischungen 127
- Diätprodukte 127
- Hypokalzämie 112
- Kohlenhydrate 479–480
- Kurzdarmsyndrom 480
- Vitamin-K-Mangel 323
- Zöliakie 474

Malaria 270, 705–706
- Chemoprophylaxe 706
- falciparum, Sichelzellerkrankung 314
- Fallbeispiel 707
- nephrotisches Syndrom 506
- quartana, tertiana bzw. tropica 705

Maldescensus testis 217–218, 533
Maldigestion, Kohlenhydrate 479–480
Malleolarfraktur, Behandlung 565
Malnutrition s. Mangelernährung
Malrotation
- Dünndarm 453
- Duodenalatresie 90
- Ileus 462

Maltase, saure, Mangel 152–153
MALT(mucosa associated lymphoid tissue)-Lymphom, Helicobacter-pylori-Infektion 471
Maltodextrin, Zugabe, Säuglingsnahrung 132
Mandeln, hyperplastische, Tonsillektomie 412
Mangelernährung
- Gewichts-Längen-Relation 704
- Gomez-Klassifikation 704
- HIV-Infektion 703
- Immundefekte 281
- Kinder in der Dritten Welt 703–705
- Mukoviszidose 132
- Pubertas tarda 216
- Tuberkulose 703
- Untergewicht 132
- Waterlow-Klassifikation 704

Mangelgeburten 201
manisch-depressive Psychose, Wiederholungsrisiken, empirische 42
Mannosidose 165, 167

Manometrie, Ösophagus, Druckmessung 451
Marasmus 131–132, 704
- Realimentationskost 705

Marcumar® 366
- Embryo-/Fetopathien 44

Marfan-Syndrom
- DNA-Analyse 38
- Fibrillin-Gen 363
- Großwuchs 203
- Mitralstenose 385
- Vererbung, autosomal-dominante 35

Marmorknochenkrankheit 543
Maroteaux-Krankheit 166
Martin-Bell-Syndrom 33–34
MASA(mental retardation-Aphasia-Shuffling gait-adducted Thums)-Syndrom 613
- Aquäduktstenose 613

Maschinenreiniger, Verätzungen 698
Masern 234–237
- Albuminurie 237
- Bronchopneumonie 237
- Differentialdiagnose 235, 238
- Enzephalitis/Myelitis 237, 644
- Epidemiologie 234
- Exanthem, makulopapulöses 236
- Exanthemstadium 234
- Flecken, kalkspritzerartige 234
- IgM-Antikörper 237
- Immundefekte 281
- Impfung 237–238, 246
- Inkubationszeit 234
- Kontagionsindex 234
- Koplik-Flecken 234, 236
- Laryngitis 237
- Leuko-/Lymphopenie 237
- Meldepflicht 233
- Meningitis 644
- mitigierte 236
- Myxoviren 234
- Otitis media 237
- Panenzephalitis, subakute sklerosierende (SSPE) 646
- Pneumonie 237, 436
- Prodromalstadium 234
- Resistenz 237
- Tuberkulinanergie 237
- Tuberkulose 237

Masern-Mumps-Röteln-Impfung 237–238, 246

Maskenbeatmung, Apnoe 70
Maskenüberdruckbeatmung, Kruppsyndrom 416
Masseterkrampf, Tetanus 260
Mastdarmlähmung/-störungen
- Enzephalitis/Myelitis 645
- Neuroblastom 349

Mastitis 108
- bakterielle, Stillen 124
- Osteomyelitis 106

Mastoiditis 413
- Fazialisparese, periphere 631
- Hirnabszess 645
- okkulte 413
- Scharlach 259

Mastozytose, disseminierte, Säugling 599
Mastzellen, Asthma bronchiale 285
Materialgewinnung, Infektionsdiagnostik 230
Matthias-Haltungstest 550
Mattigkeit, Rhinopharyngitis 408
May-Hegglin-Anomalie, Thrombozytopenie 320
MCD-Syndrom 608–609
MCH (mean corpuscular hemoglobin) 306
MCHC (mean corpuscular hemoglobin concentration) 306
M-CSF 305
MCV (mean corpuscular volume) 305–306
- in Abhängigkeit vom Lebensalter 306
- Veränderungen 306

Meatusstenose, Hypospadie 532
Meckel-Divertikel 453–454
- Blutungen, gastrointestinale 448
- Eisenmangelanämie 307
- Ileus 462
- Invagination 462
- Szintigraphie 454

Mediastinalemphysem 441
Mediastinalerkrankungen 440–442
Mediastinalverlagerung, Zwerchfellhernie 456
Mediastinitis
- akute 440
- Ösophagusatresie 89

Medikamente
- s. a. Arzneimitteltherapie
- eingenommene, Muttermilch 124

Medikamente
- Gastritis 472
- Hyperhydratation, hypotone 178
- Missbrauch 690
- Pankreatitis, akute 490
- Urtikaria, allergische 595
- Vergiftungen 696

Medizinalkohole, Vergiftungen 697

medullary cystic disease 503

Medulloblastom 342, 650
- Abtropfmetastasen 342
- Fallbeispiel 355
- Häufigkeit 341
- Kraniotomie 342
- Posterior-Fossa-Syndrom 342

MEF (mittelexspiratorischer Fluss), Spirometrie 403

Megakaryozyten 305

Megakolon, toxisches, Colitis ulcerosa 478

Megalenzephalie 614

Megaloblasten
- Folsäuremangel 183
- Vitamin-B$_{12}$-Mangel 184

megaloblastische Krise, Ursachen 312

Megalokornea, Neugeborene, Untersuchung 21

Megaureter 503–504
- Reflux, vesiko-ureteraler 504

Mehrlinge, Frühgeborene, Überlebenschance 62

Mekonium 53

Mekoniumabgang
- Hirschsprung-Krankheit 464
- Sauerstoffmangel, intrauterine 56

Mekoniumaspiration 72–73
- Fallbeispiel 115
- fetale Zirkulation, persistierende 72
- PFC-Syndrom 77
- Pneumonie, chemische 72
- Pneumothorax 73

Mekoniumileus 90, 462
- Mukoviszidose 421

Mekoniumpfropfsyndrom 90

Melaena 449
- vera, Vitamin-K-Mangelblutung 88

Melanome, maligne 583

melanozytäre Nävi 583–584

MELAS-Syndrom 39

Meldepflicht, Infektionskrankheiten 233

Membran, intraluminale, Duodenalstenose 453

Membrandefekte
- Anämie, hämolytische 311–313
- angeborene, Thrombozyten 321
- Hämolyse 313

Membranoxygenierung, extrakorporale (ECMO), PFC-Syndrom 78

Membransyndrom, hyalines s. Atemnotsyndrom, Frühgeborene

MEN (multiple endokrine Neoplasie)
- Typ II, Keimbahnmutationen 330
- Typ IIa, Onkogene 37

Menachinon 186–187

Mendel-Mantoux-Test, Tuberkulose 267

Menghini-Feinnadeltechnik, Verdauungstrakt 450

meningeale Symptome, Otitis media 412

Meningeome, Neurofibromatose Typ 1 633

Meningismus
- Atemwegserkrankungen 401
- Kawasaki-Syndrom 324
- Medulloblastom 342
- Meningitis 643
- Viruspneumonie 434

Meningitis 643–644
- ADH-Sekretion, inadäquate 200
- Agammaglobulinämie 277
- Anfälle, zerebrale 637
- Apnoe 71
- aseptische 644
- – bakterielle 644
- – Coxsackieviren 251
- Atemwegserkrankungen 401
- bakterielle 643
- – Hirninfarkt 635
- – Latex-Agglutinationstest 643
- – Umgebungsprophylaxe 643
- Differentialdiagnose 261
- eitrige, Liquorbefunde 643
- Haemophilus-influenzae-Infektionen 266
- HIV-Infektion 248
- HSV-1-Infektion 243

- Hyperhydratation, hypotone 178
- Koma 649
- Liquorbefunde 643
- Lyme-Borreliose 264
- lymphozytäre, Lyme-Arthritis 298
- neonatale 105
- – Bilirubinenzephalopathie 85
- – Dexamethason-Therapie 106
- – Liquoruntersuchung 105
- – Ventrikulus 106
- Neugeborenenkrämpfe 109
- purulenta, Mastoiditis 413
- rezidivierende, Dermalsinus 610
- Scharlach 259
- Schwerhörigkeit/Taubheit 414
- seröse, Mumps 246
- Shigellose 263
- Streptokokken 257
- tuberkulöse 268, 643
- – Liquorbefunde 643
- virale 644

meningitische Symptome, Poliomyelitis 250

Meningoenzephalitis
- FSME 253
- Koma 649
- Listeriose 104
- Mononucleosis infectiosa 247

Meningoenzephalozele, okzipitale 55

Meningokokken-Infektionen 265–266
- Verbrauchskoagulopathie 322

Meningokokkenmeningitis 643
- Meldepflicht 233

Meningokokkensepsis 265–266
- Meldepflicht 233

Meningomyelozele, Folsäuresubstitution 40

Meningoradikulitis
- Borreliose 644
- Lyme-Borreliose 264

Meningozele 610–611

Menstruation, verstärkte, Anämie 308

MEN-Syndrom, Schilddrüsentumoren 207

mentale Retardation s. geistige Behinderung/Retardierung

MePC2-Gen, Rett-Syndrom 607

Mercaptopropionylglycin, Zystinurie 147

Merosinmangel, Muskeldystrophie, kongenitale 626

MERRF-Syndrom 39

mesenchymale Tumoren, maligne 354

Messen, Untersuchung, körperliche 18

metabolische Programmierung, Säugling 119

metabolische Störungen 110–112
- Asphyxie, perinatale 57

Metabolisierung, Arzneimitteltherapie 711

Metajodbenzylguanidin (MIBG)-Szintigraphie, Neuroblastom 349

metaphysäre Dysplasie 540

Metastasen, Neuroblastom 214

Methämoglobinämie 315

Methionin, Synthese, Kobalamin 184

Methylen-Tetrahydrofolat-Reduktase (MTHFR) 183–184
- Mangel 145

Methylgluconazidurie, geistige Behinderung 607

Methylmalonazidämie 144
- Tyrosinämie 167

Methylmalonazidurie, Thrombozytopenie 320

Metoprolol, Hypertonie 365

Metronidazol
- Crohn-Krankheit 478
- Enterokolitis, nekrotisierende 92

M-Hämoglobine 315

MHC-Klasse-II-Defekt 278
- allergische Sofortreaktion Typ I 281

Migräne 635–636
- einfache 636
- hemiplegische 636
- Hirninfarkt 635
- klassische 636
- mit/ohne Aura 636
- Nahrungsmittel 636

Migrationsstörungen 612
- Anfälle, zerebrale 637

Mikroangiopathie 320
- Hämolyse 313

Mikrobizidie, Granulozyten 276

Mikrodeletionen
- Chromosomendarstellung 33
- Nachweis 30

Sachverzeichnis

- Syndrome 31
Mikrodeletionssyndrome 30
Mikrognathie
- Hypoparathyreoidismus 208
- Smith-Lemli-Opitz-Syndrom 159
- Zellweger-Syndrom 620
Mikrohämaturie
- Alport-Syndrom 512
- Endokarditis, bakterielle 389–390
- Glomerulonephritis, postinfektiöse 510
- HUS 514
- Lupus erythematodes 513
- Purpura Schoenlein-Henoch 512
Mikrokolon, Fetopathia diabetica 111
Mikrokornea, Neugeborene, Untersuchung 21
Mikrometastasen, Chemotherapie, Krebserkrankungen 331
Mikropenis, STH-Mangel 198
Mikrophthalmie
- Herpes-simplex-Infektion, neonatale 97
- Lowe-Syndrom 520
- Pätau-Syndrom 28
- Rötelninfektion, konnatale 94
- Warfarinembryopathie 44
Mikroretrognathie, Edwards-Syndrom 28
Mikrosporie 591
- Wood-Lampe 591
Mikrosporon 590
Mikrotie, Vitamin-A-Embryopathie 44
Mikrozephalie/-zephalus 7, 55, 614
- CMV-Infektion, konnatale 96
- Edwards-Syndrom 28
- Galaktosämie 154
- Herpes-simplex-Infektion, neonatale 97
- Katzenschreisyndrom 31
- Pätau-Syndrom 28
- Phenylketonurie, maternale 143
- Rötelninfektion, konnatale 94
- Smith-Lemli-Opitz-Syndrom 159
- Strahlenschäden, Frühschwangerschaft 41

- Toxoplasmose, konnatale 100
- Vitamin-A-Embryopathie 44
Mikrozirkulationsstörungen
- Atemnotsyndrom, Frühgeborene 64
- Neugeborenensepsis 103
Mikrozytose
- Eisenmangelanämie 307
- β-Thalassämie 309
Miktionszystureterogramm 499
- Megaureter 504
- Nephrolithiasis 518
- Reflux, vesiko-ureteraler 505
Mikulicz-Linie 561
Milben 592
- Sensibilisierung 284
Milch, transitorische 121
Milchbildung
- Ejektionsreflex 121
- Let-down-Reflex 121
- Physiologie 119–123
- Prolaktinsekretion 120
- Regulation 121
- Saugen, kindliches 120
Milcheinschuss 120
Milchkaffeeflecken s. Café-au-lait-Flecken
Milchnahrungen
- antigenreduzierte/hypoallergene 125
- für Säuglinge 124–126, 130
Milchpumpe, elektrische 121
Milchschorf, Neurodermitis 285
Milchsekretion, transitorische 22
Milchvolumen, Stilldauer 121
Miliartuberkulose 269
Miller-Dieker-Syndrom 31, 612
- Migrationsstörungen 612
Miller-Fisher-Syndrom 631
Milz
- Agenesie 319
- Erkrankungen 319
- Funktionsverlust 319
Milzbrand, Meldepflicht 233
Milzruptur, geburtstraumatische 60
Milzsequestration, Sichelzellerkrankung 315
Milzvergrößerung s. Splenomegalie
β_2-Mimetika, Urtikaria 287
Minderbegabung, Williams-Beuren-Syndrom 384
Minderperfusion, pulmonale 364
Minderwuchs

- Atemwegserkrankungen 401
- Diamond-Blackfan-Anämie 311
- Hirntumoren 341
- Hyperkalzämie, idiopathische, infantile 174
- MELAS-Syndrom 39
- Osteochondrom 573
- Phosphatdiabetes 172
- Prader-Willi-Syndrom 31
- Skelettdysplasien 540
- Strahlenschäden, Frühschwangerschaft 41
- Ullrich-Turner-Syndrom 28
minimale zerebrale Dysfunktion 608–609
Minimal-Läsion-Nephrose 507–508
Minirin, Diabetes insipidus 200
Miosis, Neuroblastom 349
Mischgonaden, Hermaphroditismus 221
Missbrauch, sexueller 668–669
Misshandlung
- körperliche 666–668
- psychische Störungen 687
- seelische 666
Mitesser 598
mitochondriale Erkrankungen 39, 618–620
- geistige Behinderung 607
- SIDS 112
mitochondriale Gene 39
Mitralatresie 380–381
Mitralinsuffizienz
- ACE-Hemmer 385
- AV-Septumdefekt 373
- Geräuschbefunde 360
- Holosystolikum 385
- Kardiomyopathien, dilatative 387
- Mitralstenose 385
Mitralklappenendokarditis, Mitralstenose 385
Mitralklappenersatz, Mitralstenose 385
Mitralöffnungston
- Auskultation 360
- Mitralstenose 385
Mitralstenose
- kongenitale 385
- Marfan-Syndrom 385
- Mitralinsuffizienz 385
- Mitralklappenendokarditis 385
- Mitralklappenersatz 385

Mitralvitien 385
Mittellappensyndrom 437
- Röntgenaufnahme 438
Mittelliniendefekte/-fehlbildungen
- Pätau-Syndrom 28
- STH-Mangel 197
Mittelmeerfieber, familiäres 300
- Pyrin-Gen, Mutationen 300
Mittelmeerfleckfieber 270
Mittelohrerkrankungen 412–414
Mittelstrahlurin 498
- Bakteriurie, asymptomatische 524
- Harnwegsinfektionen 523
- Untersuchung, mikrobiologische 498
MJBG (Metajodobenzyloguanidin)-Szintigraphie, Neuroblastom 214
MLL (11q23), Mutationen bei ALL 336–337
M-Mode, Echokardiographie 361
Möller-Barlow-Krankheit 185
Molluscum contagiosum 587
Monarthritis 295
- septische 299
Mondgesicht, Cushing-Syndrom 213
Mongolenfleck 584
- Neugeborene, Untersuchung 21
mongoloide Lidachse, Zellweger-Syndrom 620
monogene Vererbung 34–39
Mononucleosis infectiosa 246–247, 411
- Angina lacunaris 412
- Blutbild 247
- Differentialdiagnose 259
- Drüsenfieberzellen 247
- Halslymphknotenschwellung 411
- kissing disease 246
- Meningitis 644
- Plasmazellen 247
- Reizformen 247
Monozyten 305
Monozyten-Makrophagen-System 318
Morbidität 658
Morbilli s. Masern
Morbus
- s. unter den Eigennamen bzw. Eponymen

Morbus
- haemolyticus neonatorum 82–84
- haemorrhagicus neonatorum 88–89

Moro-Reflex 23
- Neugeborene, Untersuchung 23
- Säugling 10

Morquio-Syndrom 166
Mortalität s. Sterblichkeit
Mosaikwarzen, multiple 586
Motilitätsstörungen, Verdauungstrakt 458–464
Motoneurone, Erkrankungen 629
Motorikprüfung
- Entwicklungsdiagnostik 10
- Säugling 10–11
- Säuglingszeit 9

motorische Funktionen, Verlust, Hyperphenylalaninämie 143
motorische Herdanfälle 639–640
motorische Störungen, Adoleszenz 690
MPS s. Mukopolysaccharidosen
MSH (Melanozyten-stimulierendes Hormon) 197
- Addison-Syndrom 210

MTHFR (Methylen-Tetrahydrofolat-Reduktase) 183–184
Mucha-Habermann-Syndrom 597
Müdigkeit
- Bauchschmerzen, funktionelle 456
- Kardiomyopathien, dilatative 387
- Leukämie, akute 333–334
- Medulloblastom 342
- Thiaminmangel 181
- Toxoplasmose 100

Müller-Gänge 220
- Rückbildung, AMH 220

Münchner Funktionelle Entwicklungsdiagnostik, Sprachentwicklungsstörungen 664
Mündungsanomalien, Gallenwege 482
Mütterberatungsstellen, Gesundheitsamt 661
Mukolipidose, Typ II/III 167
Mukopolysaccharidosen 163–166, 168
- Enzymdefekt, lysosomaler 618
- Fehlbildungen 55

- Skelettaufnahme 165
- Typen 164–166
- Vererbung, X-chromosomal-rezessive 36

Mukositis
- Chemotherapie 332
- Leukämie, akute 333

Mukoviszidose 420–426
- Albumintest 424
- Amilorid 425
- anatomische Veränderungen 421
- Antibiotika 425
- Antielastase 425
- α_1-Antitrypsin 425
- Aspergillose, allergische 423
- atypische Verläufe 424
- basaler Defekt 421
- Bronchiektasen 420
- CFTR-Protein 420
- Cholestase 482
- Chymotrypsingehalt im Stuhl 424
- Computertomographie (CT), thorakale 422
- Cor pulmonale 423, 425
- Diagnose 424
- Differentialdiagnose 256
- DIOS (distale intestinale Obstruktion) 423
- DNA-Analyse 38
- DN-ase 425
- DNA-Typisierung 424
- Durchfall 449
- Emphysem 424
- Fallbeispiel 442–443
- Flatter 426
- Gendefekt 420
- Ileus 462
- Infektionsprophylaxe 425–426
- intestinale Verlaufsform 422
- Invagination 462
- Komplikationen 423
- Leberzirrhose, biliäre 423
- Malnutrition 132
- Mekoniumileus 421
- O_2-Gaben 425
- Pankreaselastasegehalt im Stuhl 424
- Pankreasenzymsubstitution 425
- Pankreasinsuffizienz 422
- – exokrine 491
- Pankreatitis 490
- Physiotherapie 426
- Pilokarpin-Iontophorese 424
- Pleurodese 424

- Pneumothorax 424
- Pränataldiagnostik 424
- Prognose 426
- Pseudomonasinfektion 425, 434
- Pubertas tarda 216
- pulmonale Verlaufsform 422, 425
- Refluxkrankheit, gastroösophageale 458
- Schweißtest 422, 424
- Sekretolyse 425
- Sinusitis, chronische 423
- Therapie 424–425
- Thoraxaufnahme 423
- Thoraxklopfmassage 426
- Thoraxübersichtsaufnahme 421
- Verdauungsinsuffizienz, chronische 422
- Vererbung, autosomal-rezessive 35
- Vitamin-K-Mangel 187, 323
- Vitamin-K-Mangelblutung 88

Multiorganversagen
- Herzinsuffizienz 364
- Neugeborenensepsis 103
- Schock, kardiogener 396
- – septischer 101

multiple Sklerose 646
Mumps 245–246
- Amylasewerte im Blut 245
- Arthritis 299
- Diabetes mellitus 246
- Enzephalitis/Myelitis 644
- Lipasewerte im Blut 245
- Meningitis, seröse 246
- neurologische Ausfälle 246
- Schwerhörigkeit/Taubheit 246, 414
- Typ-II-Diabetes 156

Mund, offener, Down-Syndrom 27
Munddreieck, blasses, Scharlach 258
Mundgeruch
- faulig-süßer, Diphtherie 254
- fötider, Plaut-Vincent-Angina 411

Mundhygiene, Endokarditisprophylaxe 390
Mundinspektion 19
Mundsoor 108
- Candida-Infektionen 270

Mundwinkelrhagaden
- Crohn-Krankheit 477
- Hypervitaminose A 186
- Riboflavinmangel 182

Musculus sternocleidomastoideus, Hämatom 58
Muskelatrophie, spinale (SMA) 629
- Atmungskettendefekte 619
- Thiaminmangel 181
- Typ I (Werdnig-Hoffmann) 629–630
- Typ II/III (Kugelberg-Welander) 630

Muskeldystrophie 624–628
- s. a. myotone Dystrophie
- Hyperthermie, maligne 625
- kongenitale, Merosinmangel 626
- Refluxkrankheit, gastroösophageale 458
- Schilddrüsenkarzinom, medulläres 35
- Typ Becker 38, 624–626
- – DNA-Analyse 38
- Typ Duchenne 624–626, 651
- – DNA-Analyse 38
- – Vererbung, X-chromosomal-rezessive 36

Muskeleigenreflexe
- Leukodystrophie, metachromatische 618
- Zerebralparesen, infantile 615

Muskelenzyme, Dermatomyositis/Polymyositis 292
Muskelerkrankungen, primäre 623–629
Muskelhypertonie, Azidose, renal-tubuläre 522
Muskelhypotonie
- Ataxie, zerebelläre 646
- Canavan-Krankheit 622
- Down-Syndrom 27
- Glykogenose Typ II 153
- Kleinwuchs, primärer 201
- Lowe-Syndrom 520
- Pyruvatdehydrogenasemangel 619
- Zellweger-Syndrom 620

Muskelkrämpfe s. Muskelspasmen
Muskelrigidität
- Niemann-Pick-Krankheit 161
- Paramyotonia congenita 628

Muskelschmerzen
- Phosphatdiabetes 172
- Toxoplasmose 269

Sachverzeichnis

Muskelschwäche
- Duchenne-Muskeldystrophie 625
- Hyperkalzämie 173
- Hypervitaminose D 186
- Kearns-Sayre-Syndrom 39
- MELAS-Syndrom 39
- MERRF-Syndrom 39
- multiple Sklerose 646
- Myasthenia gravis 628

Muskelspasmen, Tetanus 260
Muskeltonus, Neugeborene, Untersuchung 22
Muskulatur, Verletzungen, geburtstraumatische 58
Mustard-Senning-Operation, TGA 377
Mutismus 683
- elektiver/totaler 683
- Posterior-Fossa-Syndrom 342

Mutter-Kind-Beziehung, Essstörungen 677
Muttermilch 119–123
- Antikörper 122
- Immunglobulin A, sekretorisches (sIgA) 122
- immunologische Komponenten 122
- Infektionsprotektion 123
- Jodunterversorgung 124
- Komponenten, humorale 122
- – zelluläre 122
- Laktoferrin 122
- Leukozyten 122
- lipophile Schadstoffe 124
- Lysozym 122
- Medikamente, eingenommene 124
- Nährstoffe, Bioverfügbarkeit 122
- Nährstoffversorgung, marginale 124
- Regulation 121
- Schadstoffe 124
- Stillen 123
- Transitzeit, gastrointestinale 122
- Vitamin-B_{12}-Mangel 124
- Vitamin D 124
- Vitamin K 124, 128
- Zusammensetzung 121–122

Muttermilchikterus, Hyperbilirubinämie 82
Muttermilchstühle 122
Myalgien, Q-Fieber 270
Myasthenia gravis 628–629
- Tensilontest 628

Myasthenie, kongenitale 628
MYC(8q24), Mutationen bei ALL 336
Mycobacterium
- africanum 267
- bovis 267
- catarrhalis, Sinusitis 409
- tuberculosis 267
- – Pneumonie 76

Mycoplasma pneumoniae 433
Mydriasis, Grand mal 639
Myelitis 644–645
Myeloblastenleukämie, akute, Auerstäbchen 335
myelodysplastisches Syndrom (MDS) 316
- AML 338

Myelom 336
Myelomeningozele 610–611
- Folsäuremangel 183
- Fußerkrankungen 563

myeloproliferative Syndrome 338–339
Myelose
- funikuläre, Vitamin-B_{12}-Mangel 184
- Vitamin-B_{12}-Mangel 184

Myelozele 610–611
Mykobakterien
- Arthritis, septische 299
- atypische 267
- säurefeste 267

Mykoplasmen
- Bronchopneumonie 431
- Enzephalitis/Myelitis 644
- Pneumonie 76, 435
- – neonatale 76

Mykosen 270, 279, 589–591
- Enzephalitis/Myelitis 644
- Pneumonie 436

Myokardbiopsie
- Kardiomyopathie, dilatative 388
- – hypertrophe (obstruktive) 388

Myokardhypertrophie, Kardiomyopathie, hypertrophe (obstruktive) 388
Myokardinfarkt
- Bland-White-Garland-Syndrom 387
- Risiko, Folsäuremangel 183

Myokardinfiltration, Myokarditis 390
Myokardischämie
- Asphyxie, perinatale 57
- Bland-White-Garland-Syndrom 387

Myokarditis
- akute 390
- Coxsackieviren 251
- Diphtherie 255
- Kardiomyopathie, dilatative 387
- Kawasaki-Syndrom 324
- Lupus erythematodes 513
- Mononucleosis infectiosa 247
- Rötelninfektion, konnatale 95
- Schock, kardiogener 396
- Shigellose 263
- Stenokardie 395
- Toxoplasmose, konnatale 100

Myokardschädigung, postoperative, Schock, kardiogener 396
Myoklonien
- Hyperphenylalaninämie 143
- Hyperviskositätssyndrom 81
- Hypokalzämie 112
- MERRF-Syndrom 39
- Neuroblastom 349
- Panenzephalitis, subakute sklerosierende (SSPE) 646
- Zerebralparese, dyskinetische 616

Myopathien
- Chromosomenanalysen 363
- Cori-Krankheit 627
- Fettstoffwechselstörungen 627
- funktionelle 627–628
- Glykogenose 627
- Ileus 462
- intestinale 464
- Kardiomyopathien, dilatative 387
- Karnitintransportsystem, Defekte 627
- kongenitale 626–627
- metabolische 627
- myotubuläre (zentronukleäre) 626
- Obstipation 450
- Pompe-Krankheit 627
- Reye-Syndrom-ähnliche Erkrankungsbilder 627
- Rhabdomyolyse 627
- Vitamin-D-Mangelrachitis 170

Myopie, Sehbehinderung 663
Myositis
- Lyme-Borreliose 264
- ossificans progressiva, Erbgang, autosomal-dominanter 34

myotone Dystrophie
- s.a. Muskeldystrophie
- Curschmann-Steinert 627
- DNA-Analyse 38
- Erwachsenenform 627
- neonatale 627

Myotonie 627–628
- paradoxe 627

Myxoviren
- Luftwegsinfektionen 249
- Masern 234

N

Nabelarterie
- Katheterisierung, Hypertonie 517
- pH-Wert 54

Nabelgefäße
- Infektion, Omphalitis 108
- Katheterisierung, Enterokolitis, nekrotisierende 91

Nabelhernie 455
- Hypothyreose 205

Nabelinfektion
- Meningitis 105
- Tetanus 108

Nabelphlegmone, Omphalitis 108
Nabelschnurblutung, Vitamin-K-Mangel 88
Nabelschnureinriss, Anämie, neonatale 79
Nabelschnurpunktion, Pränataldiagnostik 46
Nabelsepsis, Omphalitis 108
Nachsterblichkeit 656
Nachtschweiß, Hodgkin-Lymphom 340
Nackenhaaransatz, tiefer, Ullrich-Turner-Syndrom 28
Nackensteifigkeit s. Meningismus
Nägelbeißen/-kauen 677
- Bewegungsstereotypen 679

Nährstoffbedarf, Säuglinge/Kinder 134
Nährstoffe, Muttermilch, Bioverfügbarkeit 122
Nährstoffversorgung
- marginale, Muttermilch 124
- – Stillen 123

Nähte, Säuglingsschädel 544

Naevus/Nävus bzw. Nävi 583–585
- blauer 584
- coeruleus 584
- dysplastischer 583
- flammeus 584
  - – Klippel-Trenaunay-Syndrom 584
  - – Sturge-Weber-Syndrom 584, 633
- kongenitale, Neugeborene, Untersuchung 21
- melanozytärer 583
  - – Café-au-lait-Flecken 584
  - – kongenitale 583
  - – Neurofibromatose 584
- organoide 585
- sebaceus 585
- simplex, Neugeborene, Untersuchung 21
- spilus 583
- Spitz 583

Nävuszellnävus 583
Nageldystrophie
- Dyskeratosis congenita 317
- Hypoparathyreoidismus 208

Nagelmykose 590
Nahrungen, milchfreie 126
Nahrungsmittel, Migräne 636
Nahrungsmittelallergie 286, 473–474
- Allergenkarenz 473
- Differentialdiagnose 457
- Fallbeispiel 302
- Haut-Prick-Test 473
- IgE-vermittelte Reaktionen vom Soforttyp 473
- Neurodermitis 285
- Prick-Tests 286
- Prick-to-Prick-Test 286
- RAST-Test 473
- Säuglingsnahrungen 126
- Spätreaktionen 473

Nahrungsmittelvergiftung, akute 262
Nahrungsverweigerung
- Enterokolitis, nekrotisierende 92
- Nahrungsmittelallergie 473

Nail-patella-Syndrom, nephrotisches Syndrom 506
Na/K/2Cl-Kotransporter, Mutation, Bartter-Syndrom 521
Naloxon, Kontraindikationen, Neugeborene, heroinabhängige Mütter 61
Narben 19
Narbenphimose 530

nasale Provokation, Allergien 284
Nase
- äußere, Entzündungen 407
- Anomalien, angeborene 404
- Entzündungen 407–410
- Fremdkörper 407
- verstopfte, Heroinabusus, maternaler 112

Nasenatmung
- behinderte, Nasenpharynxkarzinom 354
- – Sinubronchitis 420
- – Rhinopharyngitis 407

Nasenbluten 407
- Aortenisthmusstenose 386
- Keuchhusten 256
- Leukämie, akute 334

Nasen-CPAP
- Apnoe 70
- Atemnotsyndrom, Frühgeborene 65

Nasendiphtherie 254
Nasenflügeln 19
- Atemnotsyndrom, Frühgeborene 64
- Atemwegserkrankungen 401
- Bronchiolitis 419
- Inspektion 359
- Pneumonie, neonatale 76
- Tachypnoe, transitorische 71

Nasenfurunkel 407
Nasenöffnung, antevertierte, Smith-Lemli-Opitz-Syndrom 159
Nasen-Rachen-Infekte 248
Nasenwurzel
- breite, Basalzellnävussyndrom 35
- – Down-Syndrom 27
- eingesunkene, Down-Syndrom 27
- tiefe, Zellweger-Syndrom 620

Nasopharyngealabstrich, Streptokokkeninfektion 258
Nasopharynxkarzinom 354
- EBV-Genom 246

Nativpräparate, Zystinspeicherung 146
Natriumausscheidung, fraktionelle 498
Natriumbicarbonat, Azidose, metabolische 396
Natriumhaushaltstörungen 176–179
Natriumintoxikation, Übertherapie bei Vergiftungen 697

Natriumkanal, muskulärer, Veränderungen 628
Natriumsulfat, Vergiftungen 697
N-Azetyl-Galaktosamin 164
NBT-Test, Granulomatose, progressiv-septische 280
Nebenhöhlen, Entzündungen 407–410
Nebennieren, Verkalkung, Wolman-Krankheit 162
Nebenniereninsuffizienz, adrenogenitales Syndrom 35
Nebennierenmarkerkrankungen 214
Nebennierenrinde
- Erkrankungen 208–214
- – Hypertonie 365
- fetale, Östriol 194
- Hyperplasie, Fallbeispiel 223
- Überfunktion 212–214
- Versagen, chronisches 209–210

Nebennierenrindenadenom, Cushing-Syndrom 214
Nebennierenrindenblutung
- s. a. Blutungen
- Asphyxie, perinatale 57
- geburtstraumatische 60

Nebennierenrindeninsuffizienz
- Adrenoleukodystrophie, X-chromosomale 621
- Hyperkalzämie 174
- Laboruntersuchungen 151

Nebennierenrindenkarzinom 353
Nebennierenrindensteroide, Steuerung 209
Nebenschilddrüsen 207–208
NEC s. Enterokolitis, nekrotisierende
Neisseria
- gonorrhoeae 109
- meningitidis 265–266, 643

Nekrolyse, epidermale, toxische (TEN) 588
- Erythema multiforme 596

Nemalin-1-Myopathie 626
NEM1-Gen, Veränderungen 626
Nennfunktion, Säugling 11
Neonatalerhebungen 658
Neonatalzeit 9
Neonatologie 52–116
Nephrektomie
- ARPKD 502
- tuberöse Sklerose 534

Nephritis
- Angina follicularis sive lacunaris 411

- interstitielle 514–515
- – chronische 515
- – Nierenversagen, akutes 527
- tubulointerstitielle 514
- Varizellen 242

Nephroblastom 31, 350–352, 534
- s. a. Wilms-Tumor
- Altersmedian 329
- bilaterales 351
- Blastem, metanephrogenes 350
- Chemotherapie, präoperative 351
- Hämaturie 351
- Histogenese 350
- Klinik 351
- Lebermetastasen 352
- MRT 332
- Onkogene 37
- Pseudozysten 351
- Therapiekomplikationen 351
- Überlebenswahrscheinlichkeit nach Diagnose 331
- WT1-Mutationen 350
- Zwei-Mutationen-Theorie nach Knudson 350

Nephrokalzinose
- Azidose, renal-tubuläre 522
- Bartter-Syndrom 521
- Hyperkalzämie 173
- Hyperkalziurie 519
- Oxalose 147

Nephrolithiasis 518–519
- Aminosäurenstoffwechselstörungen 141
- Dent'sche Erkrankung 520
- Hyperkalzämie 173
- Hyperkalziurie 519
- Nierenversagen, akutes 527
- Oxalose 147
- Vitamin-A-Mangel 186
- X-gebundene, Hyperkalziurie 519

Nephrom, kongenitales, mesoblastisches 352
Nephronophthise 502–503
- NPHP1-Gen 502

Nephropathie
- diabetische 158
- HIV-Infektion 248

Nephrose s. nephrotisches Syndrom
nephrotisches Syndrom 506–507
- Einteilung 506
- Fallbeispiel 536

Sachverzeichnis

- familiäres 506
- Hyperlipoproteinämie 159
- infektiöse Ursachen 506
- kongenitales, Fehlbildungen 55
  - – vom finnischen Typ 506, 508–509
- Kreislauf-bedingtes 506
- Lupus erythematodes 513
- medikamenteninduziertes 506
- Minimal-Läsionen 507–508
- Nephroblastom 350
- Nierenvenenthrombose 515
- Nierenversagen, akutes 527
- primäres/sekundäres 506
- steroidresistentes 508
- tumorassoziiertes 506

Nervenleitgeschwindigkeit, Leukodystrophie, metachromatische 162

Nerven(system)
- Erkrankungen, periphere 630–632
- Fehlbildungen 609–615
- Verletzungen, geburtstraumatische 58

Nervus opticus
- -Gliome 343
- Anomalien, Vitamin-A-Embryopathie 44
- Kompression, Hirntumoren 341

Nesidioblastose
- Hypoglykämie 111
- Kardiomyopathie, hypertrophe (obstruktive) 388

Nesselsucht 595

Netzhautablösung, Retinopathia praematurorum 67

Netzhautblutung, Subduralhämatom 648

Neuerkrankungen, Inzidenz 655

Neugeborene
- Adaptation, postnatale 52–54
- Adaptationsstörungen 60
- Alloimmunthrombozytopenie 87–88
- Anämie 79–80
- Apgar-Schema 54
- Asphyxie 56–57
- Atemantrieb, fehlender 61
- Atemfrequenz 53
- Atemnot, schwere 78
- Atmung 53
- Beutel-Masken-Beatmung 60

- Blutbild, weißes 86–87
- Blutzuckerspiegel, Grenzwerte, untere 148
- Dermatitis, intertriginöse, perianale 108
- dystrophe, Hypoglykämie 111
- Entzugssymptomatik, Drogenabhängigkeit, mütterliche 112
- Eosinophilie 87
- Ernährung 127–128
- eutrophe 52
  - – Reifezeichen, somatische 54
- Fehlbildungen, erkennbare 54–55
- Gefäßwiderstand, pulmonaler 53
- Gesamtkörperwasser 175
- Hautinfektionen 107–108
- heroinabhängige Mütter, Naloxon, Kontraindikationen 61
- Hyperbilirubinämie 81
- hypertrophe 52
  - – makrosome 110
- Hypoglykämie 111
- Hypokalzämie 112
- Hypothermie 53
- hypotrophe 52
  - – Hypoglykämie 111
  - – Temperaturregulation 53
- hypoxische, Temperaturregulation 53
- Ikterus 81–82
- Immundefizienzen, partielle 101
- Immunsystem 101
- Koagulopathie 88
- Konjunktivitis 108–109
- Lebensphase der Anpassung 9
- Lungenerkrankungen 71–78
- Lupus erythematodes, systemischer 291
- Masern 236
- Mastitis 108
- Mekonium 53
- Meningitis 105
- Mundsoor 108
- Neutrozytopenie 87
- Omphalitis 108
- Osteomyelitis/Arthritis 106–107
- Parathormon 207–208
- Pneumonie 76–77, 433

- Reflexe 23
  - – abgeschwächte, Bilirubinenzephalopathie 85
  - reife 52
  - – Adaptation, postnatale 54
  - – Blutvolumen 79
  - – Subependymalblutung 68
  - Struma 207
  - Temperaturregulation 53
  - Tetanus 108, 260–261
  - Thrombozytopenie 87
  - Toxoplasmose 100, 269
  - übertragene 52
  - untergewichtige 52
  - – Mortalität 52
  - Untersuchung 20–24
  - – Abdomen 22
  - – Augen 21
  - – Bewegungsmuster 23
  - – Extremitäten 22
  - – Genitale 22
  - – Gesicht 21
  - – Hals 21
  - – Haut 21
  - – Hirnschädel 21
  - – Muskeltonus 22
  - – Thorax 21
  - – Wirbelsäule 22
  - Urinausscheidung 53
  - Vitamin-K-Mangel 88–89
  - Weichteilinfektionen 107–108

Neugeborenenhepatitis 486
- Leberbiopsie 486

Neugeborenenikterus
- Stillen 123
- verlängerter, Hypothyreose 205
- verstärkter und verlängerter, Stillen 123

Neugeborenenkrämpfe 109–110, 638–639
- KCNQ2-/KCNQ3-Gen 638

Neugeborenenlisteriose 104–105
- Granulomatosis infantiseptica 105

Neugeborenenperiode 9

Neugeborenenreanimation 60–62
- Herzfrequenz 61
- Herzmassage 61
- Suprarenin 61

Neugeborenenscreening 20
- Biotinidasemangel 183
- Galaktosämie 127

Neugeborenensepsis 101–104

- Aminoglykosid 104
- Ampicillin 104
- Streptokokken Gruppe B 257
- Symptomatik 103

Neunerregel, Verbrennungen 695

Neuralrohrdefekte 55
- Ätiologie und Pathogenese 610
- Epidemiologie 609
- Folsäure 611
- Folsäuremangel 183
- Therapie 611

Neuraminidase
- bakterielle, hämolytisch-urämisches Syndrom 314
- Hemmstoffe, Influenza 249
- Mangel 167

Neurinome
- Mediastinaltumoren 441
- Schilddrüsenkarzinom, medulläres 35

Neuroblastom 214, 348–350
- Altersmedian 329
- Chemotherapie 350
- Früherkennung 350
- Homovanillinsäure 331
- Hypertonie 365
- Katecholaminabbauprodukte 350
- Katecholaminmetaboliten 331
- Lebermetastasen 352
- Metajodbenzylguanidin (MIBG)-Szintigraphie 214, 349
- N-myc-Protoonkogen 348–349
- Onkogene 37
- Prognose 349
- Pseudorosetten 348
- Screening 350
- Stadieneinteilung 349
- Stammzelltransplantation 350
- Therapie 349
- Überlebensrate 349
- Überlebenswahrscheinlichkeit nach Diagnose 331
- Vanillinmandelsäure 331

Neurodermitis 284–285
- Beugeekzem 285
- diffusa 593
- Eosinophilie 318
- Fremdproteine in Säuglingsnahrungen 126
- Milchschorf 285

Neurodermitis
- Nahrungsmittelallergie 285, 473
- Provokationstests, orale 285
- psychische Störungen 686
- Sensibilisierung 285

neuroektodermale Tumoren, Altersmedian 329

Neuroepitheliom 354

Neurofibrome/fibromatose bzw. -fibromatosis 632–633
- Café-au-lait-Flecken 582, 633
- generalisata 582
- Hypertonie 517
- Lisch-Knötchen 582
- Mediastinaltumoren 441
- Nävus, melanozytärer 584
- Onkogene 37
- Phäochromozytom 214
- Skoliose 553
- Typ 1 354, 582, 632–633
- – Keimbahnmutationen 330
- – Onkogene 37
- Typ 2 632
- Vererbung, autosomal-dominante 35

neurokutane Erkrankungen 632–634
- Anfälle, zerebrale 637

neurokutane Syndrome, seltene 633

Neuroleptika, Depressionen 690

Neurolipidose, Anfälle, zerebrale 637

neurologische Herdzeichen, Contusio cerebri 647

neurologische Schädigung, Frühgeborene 62

neurologische Störungen
- Hypoglykämie 148
- Lupus erythematodes 513
- Mumps 246
- Sichelzellerkrankung 315

neurologische Untersuchung, psychische Störungen 675

neurometabolische Erkrankungen 617–623
- mit bekanntem Defekt 618–622
- mit unbekanntem Defekt 622–623

neuromuskuläre Erkrankungen 623–632

Neuropathien
- diabetische 158
- erworbene 631–632
- hereditäre motorische und sensorische (HMSM) 630–631
- Ileus 462
- intestinale 464
- metabolische 631
- Obstipation 450
- Thiaminmangel 181

neurophysiologische Technik nach Vojta, Schiefhals, angeborener 555

neurotische Störungen, Stress 687–688

Neurotoxizität, Chemotherapie 333

Neutropenie 279
- Anämie, megaloblastäre 310
- Chemotherapie 332
- chronisch benigne 279
- Fanconi-Anämie 316
- isolierte 318
- – G-CSF 318
- kongenitale, AML 338
- – Knochenmarkversagen 316
- – schwere 318
- Leukämie, akute 333
- Virusinfektion 318
- zyklische 318

Neutrophilie, Salmonellose 262

Neutrozytopenie, Neugeborene 87

NF1-Mutation 330
- Diagnosekriterien 632
- Neurofibromatose Typ 1 37

NHL s. Non-Hodgkin-Lymphome

Niacin 182

Nicht-Einschlafen-Können 677

Nicht-Stillen, SIDS 113

Nick-Krämpfe 640

NIDDM (non insulin dependent diabetes mellitus) 156

Nidus, Osteoidosteom 574

Niemann-Pick-Krankheit 160–162, 168
- s. a. Sphingomyelinose
- Enzymdefekt, lysosomaler 618

Nieren
- Agenesie 55
- – bi-/unilaterale 500
- – Lungenhypoplasie 75
- Angiomyolipom, Hirnsklerose, tuberöse 633
- Anlagestörungen 500
- Doppelanlage 504
- Entwicklung 499–500
- Entwicklungsstörungen 500
- Fehlbildungen, Ullrich-Turner-Syndrom 218
- Fehlrotation 500
- Fusionsanomalien 500
- Klarzellsarkom 352
- Lageanomalien 500
- stumme 501

Nierenarterienstenose
- Hypertonie 365, 517
- – reno-vaskuläre 517
- Kontrastmittelangiographie 517

Nierenbiopsie 499
- Hämaturie 512
- IgA-Nephritis 511
- Lipoidnephrose 507
- Purpura Schoenlein-Henoch 512
- RPGN 510

Nierenblutungen, Nierenversagen, akutes 527

Nierendegeneration, polyzystische s. Nierenerkrankungen, polyzystische

Nierendysplasie
- kongenitale, Hypertonie 517
- multizystische 501
- Nierenhypoplasie 501

Nierenerkrankungen 498–523
- bildgebende Verfahren 499
- Blutanalysen 498
- nuklearmedizinische Verfahren 499
- polyzystische 55, 501–502
- – Hypertonie 365
- – tuberöse Sklerose 534
- Pubertas tarda 216
- Sonographie (B-Mode-Verfahren) 499

Nierenersatztherapie 528–530

Nierenhypoplasie 501
- Hypertonie 365
- segmentale, Hypertonie 517

Niereninsuffizienz
- akute s. Nierenversagen, akutes
- ARPKD 502
- chronische 527–528
- dekompensierte 528
- Glomerulonephritis 528
- Hirnsklerose, tuberöse 633
- Hyperkaliämie 179
- Hypertonie 365
- Oxalose 147
- präterminale 528
- terminale, Nierentransplantation 530
- – Zystinose 146

Nierenkarzinom s. Nierentumoren

Nierennekrose, Asphyxie, perinatale 57

Nierenparenchymerkrankungen, Hypertonie, renal bedingte 515

Nierenrindenhyperplasie, kongenitale, Hypertonie 517

Nierensteine s. Nephrolithiasis

Nierensteinkolik, Ileus 462

Nierentransplantation 530
- Abstoßungsprophylaxe 530
- Antikörper 530
- Hypertonie, renal bedingte 516
- Immunsuppression 530
- Niereninsuffizienz, terminale 530

Nierentrauma, Hypertonie 517

Nierentumoren 350–352, 534
- von Hippel-Lindau-Erkrankung 634
- Hypertonie 517
- tuberöse Sklerose 534

Nierenvenenthrombose 515
- Hypertonie 517
- nephrotisches Syndrom 506
- Nierenhypoplasie 501

Nierenvergrößerung, Neugeborene, Untersuchung 22

Nierenversagen, akutes (ANV) 526–527
- Aortenisthmusstenose 386
- Dialysetherapie 527
- Hyperkaliämie 527
- Hypertonie 516
- Hyperviskositätssyndrom 81
- Ionenaustauscherharz 527
- Panarteriitis nodosa 513
- prärenales 386, 526
- Schock, kardiogener 396
- Ursachen 527

Nifedipin, Hypertonie 365

Nikolski-Phänomen, Dermatitis exfoliativa neonatorum (Ritter von Rittershain) 107

Nikotinamid-Adenin-Dinukleotid (NAD) 182

Nikotinmissbrauch 690
- SIDS 113

Nikotinsäureamid, Hartnup-Syndrom 148

Nikotinsäuremangel 182

Nissen, Kopflaus 591

Nitinol-Profen, Ductus Botalli, persistierender 369

Nitritvergiftung, Methämoglobinämie 315

Sachverzeichnis

Nitroblautetrazolium(NBT)-Test, Granulomatose, progressivseptische 280
Nitrofurantoin, Glucose-6-Phosphat-Dehydrogenase-Mangel 313
N-myc
- Amplifikation 349
- Neuroblastom 37, 348–349
NNR s. Nebennierenrinden...
NO (Nitric Oxide), PFC-Syndrom 78
NO-Beatmung, VSD 372
noduläre Sklerose, Hodgkin-Lymphom 340
Noduli, subkutane, rheumatisches Fieber 297
non insulin dependent diabetes mellitus (NIDDM) 156
Non-Hodgkin-Lymphome (NHL) 339–340
- Altersmedian 329
- B-Zelltyp 339
- EBV-Genom 339
- Epidemiologie 339
- Fallbeispiel 354–355
- Mediastinaltumoren 441
- nephrotisches Syndrom 506
- Überlebenswahrscheinlichkeit nach Diagnose 331
Nonnensausen 395
Non-REM-Schlaf, Pavor nocturnus 677
Non-Rotation, Dünndarm 453
Noonan-Syndrom, Kleinwuchs 201
Normalinsulin, Diabetes mellitus 157
Norm-Gewicht, 50. Gewichtsperzentille 5
Normoblasten, Anämie, autoimmunhämolytische 314
Normoglykämie, Diabetes mellitus 157
Norrie-Syndrom, Vererbung, X-chromosomal-rezessive 36
nosokomiale Infektionen 230
Noxen
- chemische, Embryo-/Fetopathien 42–45
- exogene, Embryo-/Fetopathien 40–45
- Gastritis 472
- intrathekale, Meningitis, aseptische 644
- physikalische, Embryo-/Fetopathien 41

NPHP1-Gen, Nephronophthise 502
Nuckelflaschen-Karies 130
Nüchternerbrechen
- Hirntumoren 341, 650
- Hydrozephalus 613
- Medulloblastom 342
Nüchternplasma
- Cholesterin 158
- HDL-Cholesterin 158
- LDL-Cholesterin 158
- Triglyzeride 158
nuklearmedizinische Verfahren, Nierenerkrankungen 499
Nukleosidanaloga, Zoster 243
Nukleotidase-Mangel, Anämie, hämolytische 313
Nukleotidstoffwechsel, Defekt, Anämie, hämolytische 313
numerische Chromosomenaberrationen 27–30
Nystagmus
- Ataxie, zerebelläre 646
- Leukodystrophie, metachromatische 162

O

O_2 s. Sauerstoff
O-Antigene, Salmonellen 261
O-Bein 561
Oberbauchschmerzen
- Autoimmunhepatitis 489
- Choledochuszyste/-mündungsanomalien 482
- Helicobacter-pylori-Infektion 471
Oberflächenantigene
- Leukämie 330
- Lymphome 330
Oberkieferosteomyelitis, Siebbeinzellenentzündung 409
Oberschenkelfraktur 566
- Fallbeispiel 670
Obst-Getreide-Brei 129
Obstipation 449–450
- chronische 449
- - Differentialdiagnose 470
- funktionelle 457
- Hyperkalzämie 173
- Hypothyreose 205
- Nahrungsmittelallergie 473
- Ursachen 450
Obstruktionsileus, Askariasis 468
oculo-cerebro-renales Syndrom 520

Ödeme 19
- angioneurotische, Fallbeispiel 601–602
- Anorexie 689
- Enterokolitis, nekrotisierende 92
- Hyperhydratation 178
- Kardiomyopathien, dilatative 387
- Kwashiorkor 704
- Lipoidnephrose 508
- Lupus erythematodes 513
- nephrotisches Syndrom, kongenitales vom finnischen Typ 509
- Niereninsuffizienz 528
- Nierenversagen, akutes 526–527
- Pankreasinsuffizienz, exokrine 491
- prätibiale, Lipoidnephrose 507
- Rh-Erythroblastose 83
- Ullrich-Turner-Syndrom 218
- zerebrale, Reye-Syndrom 488
Ösophagitis
- eosinophile, allergische 473
- Refluxkrankheit, gastroösophageale 459–460
- ulzerierende 459
ösophago-tracheale Fisteln 405
Ösophagus
- Druckmessung, Manometrie 451
- Fehlbildungen 452
- Fremdkörper 451
Ösophagusatresie 55, 89, 452
- Fütterungsversuch, Kontraindikation 452
- Refluxkrankheit, gastroösophageale 458
- Trachealfistel 452
- VACTERL-Assoziation 452
Ösophagusbreischluck, Achalasie 460
Ösophagus-pH-Metrie, Refluxkrankheit, gastroösophageale 459
Ösophagussphinkter, unterer (UÖS) 458
Ösophagusstrikturen, Ösophagusatresie 89
Ösophagusvarizen, Blutungen, gastrointestinale 449
Östradiol, Pubertät 12
Östriol
- mütterlicher Spiegel, Bestimmung 195

- Nebennierenrinde, fetale 194
Östrogene
- Effekte bei Mädchen 13
- Hüftgelenksdysplasie/-luxation 556
- Knochenreifung 195
- Pseudopubertas praecox 216
3-OH-Methylglutarazidurie, Laboruntersuchungen 151
Ohr(en)
- dysmorphe, Down-Syndrom 27
- - Edwards-Syndrom 28–29
- - Pätau-Syndrom 28
- Entzündungen 412
- Erkrankungen, äußere 412
- Fremdkörper 412
Ohrlaufen, Otitis media 413
Ohrmuschel, Frühgeborene 54
Ohrspeicheldrüsen, Schwellung 245
Okklusivverbände, Keloid 599
okulärer Tumor, Neugeborene, Untersuchung 21
Olekranonfraktur, Behandlung 565
Oligoarthritis 294–295
- erweiterte 295
- Lyme-Borreliose 264
- Mittelmeerfieber, familiäres 300
- reguläre 295
Oligodendrogliom 343, 650
- Rückenmark 344
Oligohydramnion
- Hüftgelenksdysplasie/-luxation 556
- Lungenhypoplasie 75
Oligophrenie
- Gaucher-Krankheit 162
- Phenylketonurie 35
Oligurie
- Glomerulonephritis, postinfektiöse 510
- Harnwegsinfektionen 523
- HUS 514
- Hyperviskositätssyndrom 81
- nephrotisches Syndrom, kongenitales vom finnischen Typ 509
- Nierenversagen, akutes 526
- RPGN 510
Omphalitis 108
- Osteomyelitis 106
Omphalozele 55, 90–91, 455
- Pätau-Syndrom 28

Onanieren 677
Onchozerkose 706
Onkogene 36–37
onkologische Erkrankungen, Hirninfarkt 635
onkologische Therapie 329–333
Onychomykose 590
Oozysten, Toxoplasmose 269
Operationen/operative Verfahren
- Herzfehler, angeborene 368
- plastische, Keloid 599
- Schock, hypovolämischer 396
Ophthalmia neonatorum
- Gonokokken 109
- Konjunktivitis 109
Ophthalmoplegie, Kearns-Sayre-Syndrom 39
Opisthotonus 19
- Herpes-simplex-Infektion, neonatale 97
- Meningitis, neonatale 105
- Tetanus 260
opportunistische Infektionen 229
- Immundefekte 275
Opsoclonus, Neuroblastom 349
Optikusatrophie
- CMV-Infektion, konnatale 96
- Lebersche 39
- Leukodystrophie, metachromatische 162
- mitochondriale Erkrankungen 618
- Sanfilippo-Krankheit 164
- Warfarinembryopathie 44
orale Provokationstests, Neurodermitis 285
Orbitalphlegmone, Siebbeinzellenentzündung 409
Orbitaphlegmone, Sinusitis ethmoidalis 409
Orbitatumoren 345
Orchitis 533–534
- Mumps 246
Organismus, Formwandel 6
Organoazidurie 144–145
- Laboruntersuchungen 151
- Tandem-Massenspektrometrie (TMS) 144
- Tyrosinämie 167
Organomegalie, Nephroblastom 350
Organopathien
- chronisch verlaufende, Kleinwuchs 202
- geistige Behinderung 607

- Wolf-Hirschhorn-Syndrom 31
Organotropie, Erreger 229
Organsysteme, Fehlbildungen 55
Organtransplantierte, Candida-Infektionen 270
Organtuberkulose, extrapulmonale 268
Organverletzungen, geburtstraumatische 60
Organwachstum 7
Ornithosepneumonie 435
orofaziodigitales Syndrom 36
- Vererbung, X-chromosomal-dominante 36
Orotazidurie, hereditäre, Anämie, megaloblastäre 311
Orthesen
- Perthes-Syndrom 559
- Scheuermann-Erkrankung 551
orthostatische Dysregulation 395
- Kipptischuntersuchung 395
- Präsynkope 395
- Schellong-Test 395
- Synkope 395
Ortolani-Phänomen, Neugeborene, Untersuchung 22
Ossifikation 539
Ossifikationsstörung, Mukopolysaccharidose 165
Osteochondrodysplasien 540–543
Osteochondrom 572–573
- Auswüchse 573
- Druckerscheinungen 573
- isoliertes 573
- Minderwuchs 573
Osteochondronekrose 562
- aseptische 558–560
Osteochondrosis dissecans 562–563
- Knochenbereich, avitaler 562
Osteogenesis imperfecta 541–543
- Typen 542
Osteoidosteom 574
- Nidus 574
Osteolyse, Osteosarkom 346
Osteomyelitis 106–107, 569–572
- Agammaglobulinämie 277
- akute, hämatogene 569–572
- - Fallbeispiel 577
- Prognose 571
- Therapie 571

- Arthritis, septische 569
- Ausbreitungswege 569
- BSG 570
- Candida-Infektionen 270
- CGD (chronic granulomatous disease) 280
- chronische 572
- - Sequestrotomie 572
- C-reaktives Protein 570
- Dermatitis exfoliativa neonatorum (Ritter von Rittershain) 107
- Haemophilus-influenzae-Infektionen 266
- Magnetresonanztomographie 570
- plasmazelluläre 572
- Pseudoparalyse 106
- Säuglingsalter 569
- Scharlach 259
- Streptokokken Gruppe B 257
- subakute, Differentialdiagnose 576
Osteopathie, renale 171
- Niereninsuffizienz 528
Osteopetrosis 543
Osteoporose
- Homozystinurie 35
- Niemann-Pick-Krankheit 161
Osteosarkom 346–347, 575–576
- Altersmedian 329
- Amputation 347
- Chemotherapie 347, 575
- chirurgische Entfernung 575
- Diagnose 347
- Fibula als Humerusersatz 347
- Ganzkörperszintigraphie 346
- Metallendoprothesen 347
- MRT 346
- Osteolyse 346
- Röntgenaufnahme 346
- Schmerzen 575
- Schwellung, überwärmte 575
- skelettale Verteilung 346
- Spiculae 575
- Überlebenswahrscheinlichkeit nach Diagnose 331
Osteosynthese 567
Otitis externa 412
- Nasopharynxkarzinom 354
Otitis media
- acuta 412
- Agammaglobulinämie 277
- catarrhalis 412

- chronica 413
- - Schwerhörigkeit/Taubheit 414
- Fazialisparese, periphere 631
- Hirnabszess 645
- HIV-Infektion 248
- Inzidenz bei gestillten Kindern 123
- Kartagener-Syndrom 409
- Keuchhusten 256
- Masern 237
- Mastoiditis 413
- Meningitis 105
- Ohrlaufen 413
- Otoskopie 413
- purulenta 412
- Rachenmandelhyperplasie 410
- rezidivierende 413
- Scharlach 258–259
- seromuköse 413
- Shigellose 263
- Streptokokkeninfektion 257–258
- Tragusdruckschmerz 19
- Varizellen 242
otoakustische Emissionen, Hörstörungen 664
Otoliquorrhoe, Schädelhirntrauma 647
Otosklerose, Osteogenesis imperfecta 541–542
Otoskopie 19
- Otitis media 413
Outlet-Septum 371
Ovar, Keimzelltumoren 352
Ovarialgewebe, undifferenziertes, Ullrich-Turner-Syndrom 28
Ovotestes, Hermaphroditismus 221
Oxalatausscheidung, Nephrolithiasis 518
Oxalose 147
- Nephritis, chronisch-interstitielle 515
- Nephrolithiasis 518
β-Oxidationsdefekte, Laboruntersuchungen 151
Oxygenierung, BPD 67
Oxygenierungsstörungen, Atemnotsyndrom, Frühgeborene 65
Oxytozin, Stillen 121
Oxyuriasis 468
- Juckreiz, analer 468
Ozaena durch Nasentropfen 408

P

P0-Gen, HMSM Typ I 630
p53
- Hirntumoren 650
- Mutation 330
Pachygyrie 612
pädagogische Elemente, psychische Störungen 676
Pätau-Syndrom 28
- Chromosomendarstellung 32
- Migrationsstörungen 612
- Pränataldiagnostik 46–47
Palmarerythem 448
- Autoimmunhepatitis 489
- Kawasaki-Syndrom 324
Palmarreflex 23
- Säugling 10
Palmaz-Stent 367
Palpation 19
- Abdomen 19
- Herz-Kreislauf-Erkrankungen 359
Panaritium
- Sepsis 266
- Staphylokokkengastroenteritis 262
Panarteriitis nodosa 513
- Hepatitis B 485
Pancreas anulare 490
- Duodenalatresie 90
- Ileus 462
Pancreas divisum 490
Panenzephalitis, subakute sklerosierende (SSPE) 237, 646
Panhypopituitarismus 197–199
Panikreaktionen 688
Pankolitis, Colitis ulcerosa 478
Pankreas
- Erkrankungen 489–492
- Fehlbildungen 490
- Pseudozystenbildung 490
- Verletzungen 490
Pankreaselastase, Gehalt im Stuhl, Mukoviszidose 424
Pankreasenzyme, Substitution, Mukoviszidose 425
Pankreasgang, Mündungsanomalien 490
Pankreasinsuffizienz
- exokrine 491
- - Mukoviszidose 491
- - Vitamine, fettlösliche 491
- Mukoviszidose 422
- Pankreatitis 491

- Rötelninfektion, konnatale 95
Pankreastumoren 354
Pankreaszysten, von Hippel-Lindau-Erkrankung 634
Pankreatitis
- akute 490
- Choledochuszyste/-mündungsanomalien 482
- chronische 490–491
- Ileus 462
- Mukoviszidose 490
- rekurrierende, hereditäre 490
Pantothensäure 182–183
- Mangel 183
Panzytopenie 316
- Anämie, aplastische, erworbene 317
- Hepatitis B 485
- Knochenmarkversagen 316
- Lymphohistiozytose, hämophagozytäre (HLH) 319
Papillennekrose, Nierenversagen, akutes 527
Papillenödem
- Hirntumoren 341
- Leukämie, akute 334
- Medulloblastom 342
Papillome, Stimmbänder 414
Papillomviren, humane 585–586
Paracetamol, Migräne 636
Parästhesien
- multiple Sklerose 646
- Neuroblastom 349
parainfektiöse Erkrankungen, ZNS 645–646
Parainfluenza 249
- Atemwegsinfekt 406
- Bronchiolitis 419
- Bronchitis, chronische 419
- - obstruktive 418
- Krupp 415
- Luftwegsinfektionen 249
- Pneumonie 434, 436
- Rhinopharyngitis 408
Paralyse, periodische
- hyperkaliämische 628
- hypokaliämische, autosomaldominante 628
paralytisches Stadium
- Poliomyelitis 250
- Tollwut 253
Paramyotonia congenita 628
Paraphimose 531
- Ulzeration 531
- Zirkumzision 531
Paraplegie, Neuroblastom 349
Parasiten/Parasitosen

- Gastroenteritis, akute 466
- Haut 591
- Urtikaria, allergische 595
Parasomnien 677
Parasympatholytika, Asthma bronchiale 429–430
Parathormon (PTH) 168
- Epithelkörperchen 207–208
- Neugeborene 207–208
Paratyphus, Meldepflicht 233
Paresen
- Endokarditis, bakterielle 389
- Hyperkaliämie 179
- Refsum-Krankheit 163
- schlaffe, Hirnblutungen, Frühgeborene 69
Paronychien 108
Parotisschwellungen, HIV-Infektion 248
Parotitis
- eitrige, Differentialdiagnose 245
- epidemica 245–246
- Meningitis 644
paroxysmale Erkrankungen 636–642
Partialanfälle, komplexe 640
Parvoviren, Arthritis 299
Parvovirus-B19-Infektion 99–100
- aplastische Krise 311
Parvovirus-B-19-Infektion 100
Passagestörungen 447
Patch
- AV-Septumdefekt 374
- VSD 372
Patellafraktur, Behandlung 565
pathogene Erreger, opportunistische 229
Pathogenität, Erreger 229
Paukenerguss, Otitis media 413
Pavor nocturnus 677
PAX6, WAGR-Syndrom 350
P-biatriale, Kardiomyopathie, restriktive 388
pCO$_2$
- Atemnotsyndrom, Frühgeborene 65
- BPD 66
PCR (polymerase chain reaction)
- Arthritis, septische 299
- DNA-Analyse 38
- Ewing-Sarkom 348
- Infektionsdiagnostik 231
- Keuchhusten 256
- Mononucleosis infectiosa 247
- Ringelröteln 240
- Salmonellose 261

- Tuberkulose 268
PDA s. Ductus arteriosus, persistierender
P-Dauer, EKG 361
Pectus excavatum 568–569
Pediculosis capitis 591
- Fallbeispiel 601
Pedikulose 591–592
peers, Adoleszenz 12
PEF (peak expiratory flow), Spirometrie 403
PEFR, Asthma bronchiale 429
Peitschenwurm 469
pektanginöse Beschwerden, Bland-White-Garland-Syndrom 387
Pelger-Huët-Kernanomalie 318
Pellagra 182
- Dermatitis 182
PEM (Protein-Energie-Malnutrition), Kinder in der Dritten Welt 704
Pemphigus neonatorum 107
Pendeldaumen 546
Pendelhoden 218, 533
Penicillin G
- Endokarditisprophylaxe 364
- rheumatisches Fieber 390
Penicillinallergie 287
Penicilline, Thrombozytenfunktionsstörungen 321
Penicillinprophylaxe
- rheumatisches Fieber 297
- Scharlachkontakt 231
Peribronchitis, Mukoviszidose 421
Pericarditis sicca 391
- s. a. Perikarditis
- Reibegeräusch 391
Perikarderguss
- Arthritis, juvenile idiopathische 295
- Herzfehler mit univentrikulärer Korrektur 380
- Parvovirus-B19-Infektion 99
- Perikarditis 391
- Rh-Erythroblastose 83
- rheumatisches Fieber 390
- tuberkulöser 391
Perikarditis 391
- s. Pericarditis exsudativa
- Arthritis, juvenile idiopathische 295
- hämorrhagische 391
- Kawasaki-Syndrom 324
- Lupus erythematodes 513
- - systemischer 291
- Myokarditis 390
- Perikarderguss 391

Perikarditis
- Perikardtamponade 391
- purulente 391
- seröse 391
- Stenokardie 395
- tuberkulöse 391

Perikardpunktion, Pneumoperikard 74

Perikardtamponade
- Perikarditis 391
- Schock, kardiogener 396

Perikardzysten, Mediastinaltumoren 441

perinatale Schäden 56–60
Perinatalerhebungen 658
Perinatalsterblichkeit 656–657
Perinatalzeit, Physiologie 52–54
Perinatalzentren, Frühgeborene 62
periorale Schwäche 624
Peritonealdialyse 529–530
- zyklisch ambulante (CAPD) 529
- zyklische (CPD) 530

Peritonitis, Ileus 462
Peritonsillarabszess, Angina follicularis sive lacunaris 411
Perkussion, Herz-Kreislauf-Erkrankungen 361
Peromelie 545
peroxisomale Erkrankungen 620–622
- geistige Behinderung 607
- Refsum-Krankheit 163

Perthes-Syndrom 558–560
- Fragmentationsstadium 558–559
- Hüftgelenksbeweglichkeit 558
- Initialstadium 558–559
- Kondensationsstadium 558–559
- Mainzer Orthodese 559
- Orthesen 559
- Reparationsstadium 558–559
- Thomas-Splint 559
- Vierer-Zeichen 558, 560

Pertussis 255–257
Pertussiskontakt, Erythromycin 231
Perzentilenkurven 5
- Wachstumsbeurteilung 5

Pest 263
- Meldepflicht 233

Petechien
- CMV-Infektion, konnatale 96
- Keuchhusten 256
- Leukämie, akute 334
- Scharlach 258
- Sepsis, neonatale 103
- Waterhouse-Friderichsen-Syndrom 643

Petit-mal-Status 639
Peutz-Jeghers-Syndrom 481
Pfannendysplasie 556
PFC-Syndrom 57, 77–78
- ECMO 78
- Hyperviskositätssyndrom 81
- Neugeborenensepsis 104
- NO (Nitric Oxide) 78
- α-Rezeptoren-Blocker 78
- Tolazolin 78
- Zwerchfellhernie 75

Pfeffer-und-Salz-Muster, ARPKD 502
Pfeifen
- asthmatisches 19
- Atemwegserkrankungen 401
- Bronchitis, obstruktive 418

Pfeiffer-Drüsenfieber s. Mononucleosis infectiosa
PFFD (proximaler fokaler Femurdefekt), angeborener 545
PFIC 1-3 486
Pflanzenschutzmittel, Vergiftungen 696
Pflegeeltern, Rechtsstellung 665
Pflegeerlaubnis, Jugendamt 665
Pfortader, Lungenvenenfehlmündung 379
Pfortaderthrombose nach Blutaustauschtransfusion 84
Phäochromozytom 214
- Hypertonie 365, 517
- Neurofibromatose 35
- Schilddrüsenkarzinom, medulläres 35

Phagozytose 276
- Defekte 279–280
- Granulozyten 276

Phakomatose
- Naevus flammeus 584
- retinale, Hirnsklerose, tuberöse 633

Phalangen, partielles Fehlen 545
Pharyngitis 248
- Differentialdiagnose 259
- Parainfluenza 249
- Sommergrippe 251
- Streptokokken Gruppe A 257
- Streptokokkeninfektion 258
- Viren 406

Phenylalanin
- Phenylketonurie 141
- Zufuhr, Unterdosierung 143

phenylalaninarme Kost, Phenylketonurie 143
Phenylalaninhydroxylase (defekt) 142
Phenylbrenztraubensäureschwachsinn (Fölling) 141–143
Phenylbutazon
- Anämie, aplastische 317
- Thrombozytenfunktionsstörungen 321

Phenylketonurie 141–143, 167
- DNA-Analyse 38
- Fehldiagnose 147
- geistige Behinderung 607
- klassische, Diagnose, pränatale 142
- – Tandem-Massenspektrometrie (TMS) 142
- maternale 143, 167
- phenylalaninarme Kost 143
- Phenylalaninblutspiegel 141
- Vererbung, autosomal-rezessive 35

PHEX-Gen, Mutationen 172
Philadelphia-Chromosom, ALL 337
Philtrum, verstrichenes, Edwards-Syndrom 29
Phimose 530
- Zirkumzision 530

Phlegmone, Erysipel 589
24h-pH-Metrie
- Atemwegserkrankungen 403
- Refluxkrankheit, gastroösophageale 459

Phokomelie 545
Phonetik, Störungen 685
Phosphatase, alkalische (AP) 483
- Gallengangsatresie, extrahepatische 483
- Hypophosphatasie, kongenitale 173
- Phosphatdiabetes 172

Phosphatdiabetes 172–173
phosphate regulation gene with homologies to endopeptidases located on the X-chromosome s. PHEX-Gen
Phosphatmangel, Hyperkalzämie 174
Phosphatstoffwechselstörungen 173–174
Phosphaturie, Zystinose 146
Phosphodiesterase-Hemmer
- Herzinsuffizienz 364
- Kardiomyopathie, dilatative 388

Phosphoenolpyruvatkarboxykinase-Defekt, Laboruntersuchungen 151
Phospholipide 158
- Surfactant 64

phosphopenische Rachitis 172–173
Phosphor, Gesamtkörperbestand 168
Phosphorylase 151
Phosphorylierung, oxidative 150
Phosphotransferase-Mangel 167
Photokoagulation, Retinoblastom 344
Photosensibilität, Lupus erythematodes, systemischer 291
Phototherapie 84
- Hyperbilirubinämie 84
- Indikationen 84
- Rh-Erythroblastose 83

phototoxische Dermatitis 594–595
Phthirus pubis 592
Phthise/Phthisis 268
- bulbi, Arthritis, juvenile idiopathische 295

pH-Wert, Nabelarterienblut 54
Phyllochinon 187
- physiologische Funktionen 186

Phytansäure, Refsum-Krankheit 163
Phytansäure-α-Oxydase-Defekt, Refsum-Krankheit 163
Phytoöstrogene, Pseudopubertas praecox 216
Pierre-Robin-Syndrom 78
- Atemnot 78

Pikazismus 678
- Verhaltenstherapie 678

Pilokarpin-Iontophorese, Mukoviszidose 424
Pilzinfektionen s. Mykosen
PiM, PiMM, α₁-Antitrypsinmangel 487
Pinealoblastom 341, 343–344
Pityriasis
- furfur 590
- lichenoides chronica 597
- – et varioliformis acuta Typ Mucha-Habermann 597
- versicolor 590

PiZZ, α₁-Antitrypsinmangel 487
PKD1-Gen, ADPKD 502
PKHD1-Gen, Zystennieren 501

Sachverzeichnis

Placenta praevia, Anämie, neonatale 79
Plantarerythem, Kawasaki-Syndrom 324
Plantargreifreflex, Säugling 10
Plasmaosmolalität, Veränderungen 175
Plasmapherese, Vergiftungen 698
Plasmareninaktivität, Addison-Syndrom 210
Plasmazellen 305, 336
- Mononucleosis infectiosa 247
Plasminogenmangel, Hirninfarkt 635
Plasmodieninfektion 270
Plasmodium falciparum, malariae, ovale bzw. vivax 705
plastische Operationen, Intersexualität 222
Plattfuß 563
Plaut-Vincent-Angina 411
Plazentalösung, Anämie, neonatale 79
Pleozytose
- Enzephalitis 645
- Kawasaki-Syndrom 324
- Poliomyelitis 251
Plethora
- Fetopathia diabetica 111
- Hyperviskositätssyndrom 81
- Neugeborene, Untersuchung 21
Pleuradrainage, Pneumothorax 74
Pleuraempyem 440
Pleuraerguss
- Herzfehler mit univentrikulärer Korrektur 380
- Pankreatitis, akute 490
- Parvovirus-B19-Infektion 99
- Perikarditis 391
- Rh-Erythroblastose 83
- Schock, kardiogener 396
- Tachypnoe, transitorische 71
Pleuraerkrankungen 439–440
Pleuraknarren 439
Pleurapunktion, Pneumothorax 74
Pleuritis
- exsudativa 439
- Lupus erythematodes, systemischer 291
- purulenta 440
- seröse, nichteitrige 439
- sicca 439
- Stenokardie 395
- Tuberkulose 439

Pleurodese, Mukoviszidose 424
Pleuropneumonie 434
Plexus brachialis, Schädigung, geburtstraumatische 58
Plexuslähmung
- obere, nach Erb-Duchenne, geburtstraumatische 58–59
- untere, nach Klumpke, geburtstraumatische 59
P-mitrale, Kardiomyopathien, dilatative 387
PMP22-Gen, HMSM Typ I 630
PNET (primitive neuroektodermale Tumoren) 341, 348
- Fallbeispiel 355
- Häufigkeit 341
Pneumatosis intestinalis, Enterokolitis, nekrotisierende 92
Pneumatozele 406
- Differentialdiagnose 438
- Staphylokokkenpneumonie 434
Pneumocystis-carinii-Pneumonie 76, 248, 269, 431, 435–436
- AIDS 248, 436
- Hyperplasie, lymphoide 436
Pneumokokken
- Arthritis, septische 299
- Bronchopneumonie 431
- hämolytisch-urämisches Syndrom 314
- Influenza 249
- Milzfunktionsverlust 319
- Otitis media 412
- Pleuraempyem 440
- Pneumonie 433–435
- Rhinopharyngitis, eitrige 408
- Sichelzellerkrankung 315
- Sinusitis 408
Pneumomediastinum 441
- Atemnotsyndrom, Frühgeborene 65
- Mekoniumaspiration 72
- Pneumothorax 73
Pneumonie 431–436
- Adenoviruserkrankungen 250
- Agammaglobulinämie 277
- Antibiotika 435
- Apnoe 71
- Atemgeräusche 19
- atypische 435
- bakterielle, HSV-1-Infektion 243
- basale, Differentialdiagnose 470
- Bronchiektasen 420
- Candida-Infektionen 270

- CGD (chronic granulomatous disease) 280
- chemische, Mekoniumaspiration 72
- Chlamydien 435
- CMV-Infektion 252
- Einteilung 432–435
- Fehldiagnose 378
- HIV-Infektion 248
- interstitielle 435
- - CMV-Infektion, konnatale 96
- - HIV-Infektion 248
- Kleinkind 434–435
- Legionellen 435
- lobuläre, Mukoviszidose 421
- Lokalisation 432
- Masern 237
- Meningitis 105
- Mykoplasmen 435
- neonatale 76–77
- Neugeborene 433
- Ösophagusatresie 89
- Ornithose 435
- Parainfluenza 249
- PFC-Syndrom 77
- Pilze 436
- plasmazelluläre, interstitielle 435–436
- - Trübung, milchglasartige 435–436
- Pneumocystis carinii 76, 248, 269, 431, 435–436
- Q-Fieber 270
- rezidivierende, Refluxkrankheit, gastroösophageale 459
- Röntgenmorphologie 432
- Rötelninfektion, konnatale 95
- Säugling 434–435
- Scharlach 259
- Schulalter 435
- Sepsis 266
- Shigellose 263
- Staphylokokken 434
- Streptokokken Gruppe A 257
- Toxoplasmose, konnatale 100
- Varizellen 242
- virale 406, 436
Pneumopathia bullosa 406
- Differentialdiagnose 438
Pneumoperikard 74
- Atemnotsyndrom, Frühgeborene 65
- Notfall 74
- Pneumothorax 73

- Spannungspneumothorax 74
- Therapie 74
Pneumoperitoneum
- Atemnotsyndrom, Frühgeborene 65
- Pneumothorax 73
Pneumothorax 73–74, 440
- Alveolarleck 73
- Apnoe 71
- Atemnotsyndrom, Frühgeborene 65
- Dyspnoe 440
- Keuchhusten 256
- Mekoniumaspiration 72
- Mukoviszidose 424
- Pleuradrainage 74
- Pleurapunktion 74
pO_2, Atemnotsyndrom, Frühgeborene 65
Pocken, Arthritis 299
Poikilozytose
- Anämie, megaloblastäre 310
- β-Thalassämie 309
Poliomyelitis 250–251, 630
- Blut-Liquor-Schranke 250
- bulbär-pontine Form 250
- Meldepflicht 233
- paralytisches Stadium 250
- Pleozytose 251
- präparalytisches Stadium 250
- Prophylaxe-Impfstoff 251
- Restlähmung 251
- Salk-Impfstoff 251
- Schluckimpfung 630
- Skoliose 551
- spinale Form 250
Polioviren, Luftwegsinfektionen 249
Pollenallergie/Pollinosis 283
- Asthma bronchiale 427–428
- Rhinopharyngitis, chronische 408
Poltern 680
Polyarteriitis nodosa, nephrotisches Syndrom 506
Polyarthritis
- Lupus erythematodes 513
- Reiter-Syndrom 298
- rheumatisches Fieber 297
- Röntgenaufnahme 293
- seronegative 294
- - Arthrosynovitis 293
- - Differentialdiagnose 298
- - Tendosynovitis 293
- seropositive 294–295
Polydaktylie 546

Polydipsie
- ADH-Mangel 199
- Diabetes mellitus 156
- Hyperkalzämie 173
- Hypertonie, renal bedingte 516
- Nephritis, tubulointerstitielle 514
- Nephronophthise 503
- Zystinose 146

Polyendokrinopathie, Autoimmunhepatitis 489

Polygenie 39–40
- additive 40
- Gauss-Normalverteilung 40

Polyglobulie 317
- Inspektion 359
- neonatale s. a. Polyzythämie
- Neugeborenenkrämpfe 109
- Rechts-Links-Shunt 374
- Vitien, zyanotische 363

Polyhydramnion
- Bartter-Syndrom 521
- Duodenalatresie 90

Polymerase-Kettenreaktion s. PCR

Polymyositis 292

Polyneuritis
- Diphtherie 255
- Hepatitis B 485
- Mononucleosis infectiosa 247

Polyneuroradikulitis, akute 631–632

Polypen 410–411
- Blutungen, gastrointestinale 448
- Darm 480–481
- juvenile 480

Polyposis
- familiäre adenomatöse (FAP) 481
  - Keimbahnmutationen 330
  - Onkogene 37
- juvenile 481

Polyserositis, Perikarditis 391

Polyspleniesyndrom, Gallengangsatresie, extrahepatische 483

Polyurie
- ADH-Mangel 199
- Azidose, renal-tubuläre 522
- Diabetes mellitus 156
- Hyperkalzämie 173
- Hypertonie, renal bedingte 516
- Hypokaliämie 179

- Nephronophthise 503
- Zystinose 146

Polyzythämie 80
- Fetopathia diabetica 111
- Hyperbilirubinämie 82
- Hypoglykämie 111
- Thrombozytopenie, neonatale 87
- Vitien, zyanotische 363

Pompe-Krankheit 152–153, 168
- Kardiomyopathie, hypertrophe (obstruktive) 388
- Myopathien 627

Pool-Thrombozytenkonzentrate 324

Poritis 589

Porphyrie, Neuropathie 631

portale Hypertension 472
- α_1-Antitrypsinmangel 35
- Schistosomiasis 706

Portalkreislauf, Hypophyse 193

postenteritisches Syndrom
- Durchfall 449
- Gastroenteritis, akute 467

postenzephalitisches Syndrom, Toxoplasmose, konnatale 100

Posterior-Fossa-Syndrom, Medulloblastom 342

postpartale Bestimmung
- Gestationsalter 54
- Reifezustand 54

Postperikardiotomie-Syndrom, Perikarditis 391

Poststreptokokkenglomerulonephritis 257
- akute 259, 509
- nephrotisches Syndrom 506

Potter-Sequenz
- Lungenflüssigkeit, fehlende 53
- Lungenhypoplasie 75
- Nierenagenesie, bilaterale 500

pp 65 252

PQ-Strecke
- AV-Block 1. Grades 392
- EKG 361
- rheumatisches Fieber 390
- WPW-Syndrom 391–392

Prader-Willi-Syndrom 31
- Disomie, uniparentale 32
- geistige Behinderung 606
- Kleinwuchs 201
- Pränataldiagnostik 47

präaurikuläre Anhängsel, Neugeborene, Untersuchung 21

prä-B-ALL 336–337

Prä-B-Zellen 275

Präeklampsie, Lungenreifung, beschleunigte 64

Pränataldiagnostik 46–47
- Chromosomenanalyse 46
- Indikationen 46
- Mukoviszidose 424
- Phenylketonurie, klassische 142

pränatale Infektionen, Sehbehinderung 663

Pränataltherapie, adrenogenitales Syndrom 212

präparalytisches Stadium, Poliomyelitis 250

Präsynkope, orthostatische Dysregulation 395

Prävalenz 655

Prävention 659–660
- primäre 659–660
- sekundäre 659
- tertiäre 660

Prednisolon, rheumatisches Fieber 390

Prednison
- adrenogenitales Syndrom 212
- Alveolitis, allergische 431
- rheumatisches Fieber 390

Pre-Nahrungen 125
- mit Laktose 125

Priapismus, Sichelzellerkrankung 315

Prick-Test 283
- Asthma bronchiale 428
- Nahrungsmittelallergie 286
- Urtikaria, allergische 595

Prick-to-Prick-Test, Nahrungsmittelallergie 286

Primärprävention 660

Primärtuberkulose 267
- Lunge 268

primitive neuroektodermale Tumoren (PNET) 341, 348
- Fallbeispiel 355
- Häufigkeit 341

pro-B-ALL 336–337

Proktokolitis, Nahrungsmittelprotein-induzierte 473

Prolaktin 197
- Milchbildung 120

Prolaktinome 199

Prophylaxe 659–660

Propionazidämie 144
- Tyrosinämie 167

Proportionsverschiebung, Wachstum 6

Prostaglandin E_1
- Aortenstenose 384
- d-TGA 377

- Lungendurchblutung 364
- Pulmonalatresie mit intaktem Ventrikelseptum 376
- Pulmonalstenose, valvuläre 382

Prostaglandin E_2, PDA 66

Prostaglandine
- allergische Sofortreaktion Typ I 281
- Bartter-Syndrom 521

Prostaglandinsynthese-Hemmer
- Lungendurchblutung 364
- PDA 66

Prostazyklin-Infusion, VSD 372

Protein-C-Mangel 323
- Hirninfarkt 635

Protein-S-Mangel 323
- Hirninfarkt 635

Protein S19, ribosomales, Mutation, Diamond-Blackfan-Anämie 311

Proteinelektrophorese, Nephritis, tubulointerstitielle 514

Protein-Energie-Malnutrition (PEM) 131
- Kinder in der Dritten Welt 704
- Realimentationskost 705

Proteinurie
- Alport-Syndrom 512
- Amyloidose 295
- HUS 514
- Kawasaki-Syndrom 324
- Lupus erythematodes 513
- Nephritis, tubulointerstitielle 514
- Panarteriitis nodosa 513
- Purpura Schoenlein-Henoch 512
- RPGN 510

Proteohormone, Wirkungen 193–194

Proteolyse 150
- Hypoglykämie 149

Proteus, Pneumonie 76

Prothrombinmutante (FII 20210A), Thrombophilie 323

Protomesosystolikum, ASD II 370

Protoonkogene 36

Protozoeninfektion 269–270, 468–470
- Myokarditis 390

Protrusio bulbi
- Neuroblastom 349
- Orbitatumoren 345

Provitamin A 185–186

Provitamin D_3 186

Provokationsproben, Allergien 283–284
Prune-belly-Syndrom 506
PR-Zeit, Verkürzung, Glykogenose Typ II 153
PSC (primär sklerosierende Cholangitis) 489
Pseudarthrosen, Neurofibromatose 35
Pseudoallergien 595
- Arzneimittelunverträglichkeit 287
Pseudohermaphroditismus
- femininus 222
- - adrenogenitales Syndrom 211
- masculinus 221–222
- - Leydigzellaplasie/-hypoplasie 221
- - Testosteronsynthese, Enzymdefekt 221
Pseudohypoaldosteronismus
- Aldosteronmangel 212
- Typ 1 (PHA Typ 1) 522
Pseudohypoparathyreoidismus 194, 208
- G-Protein 208
Pseudokrupp 415
- Parainfluenza 249
Pseudolymphom, Borrelia burgdorferi 589
pseudomembranöse Beläge, Diphtherie 253
Pseudomonas aeruginosa
- Agranulozytose 266
- Arthritis, septische 299
- Beatmung, maschinelle 266
- und Chemotherapie 332
- Konjunktivitis 109
- Mukoviszidose 423, 425, 434
- Otitis media 413
- Pneumonie, neonatale 76
- Sepsis 266
- - neonatale 102
- Staphylokokkenpneumonie 434
Pseudoobstipation, Pylorushypertrophie 460
Pseudoobstruktion, chronische, intestinale 464
Pseudoparalyse
- Osteomyelitis 106
- Vitamin-C-Mangel 185
Pseudopubertas praecox 215–216
- adrenogenitales Syndrom 211
- Östrogene 216
- Phytoöstrogene 216

Pseudorosetten, Neuroblastom 348
Pseudoskrotum, adrenogenitales Syndrom 211
Pseudo-Vitamin-D-Mangelrachitis Typ I und II 175
Pseudozysten
- Pankreas 490
- postpneumonische 406
P-sinistroatriale, Ductus Botalli, persistierender 369
Psittakose, Pneumonie 435
Psoriasis vulgaris 597–598
Psoriasisarthritis 294–295
psychische Abhängigkeit, Substanzmissbrauch 690
psychische Störungen 673–692
- Adoleszenz 687–691
- Alkalose, respiratorische 180
- alleinerziehende Mütter 673
- Behinderungen 686
- Beratungstechnik 676
- chronische Belastungen 673
- chronische Krankheiten 686
- Diagnostik 675
- Entwicklungsvorsprünge 674
- Faktoren, entwicklungsbezogene 674
- - organische 673
- - protektive und kompensatorische 674–675
- - psychogene 674
- - soziogene 673–674
- im Kindesalter beginnende 676–684
- konstitutionelle Merkmale 673
- Misshandlung 687
- neurologische Untersuchung 675
- pädagogische Elemente 676
- pathogene Bedingungen, häufige 684–686
- psychometrische Methoden 675
- sexueller Missbrauch 687
- Substanzmissbrauch 690–691
- Suizidtendenzen 675
- Therapie 675–676
- Verlauf 676
- Vernachlässigung 687
- Vorbeugungs- und Bewältigungshilfen 674
psychointellektuelle Entwicklungsstörungen 605–609
- CMV-Infektion, konnatale 96

- Hirnsklerose, tuberöse 633
- Phenylketonurie, maternale 143
psychometrische Methoden, psychische Störungen 675
psychomotorische Entwicklungsstörungen
- Aminosäurenstoffwechselstörungen 141
- Atmungskettendefekte 619
- BPD 67
- Canavan-Krankheit 622
- Diabetes insipidus 521
- Edwards-Syndrom 28
- Frühgeborene 62
- Hyperkalzämie, idiopathische, infantile 174
- mitochondriale Erkrankungen 618
- Pätau-Syndrom 28
- Vitamin-D-Mangelrachitis 170
- Zellweger-Syndrom 620
psychomotorische Herdanfälle 640
Psychosen
- Lupus erythematodes, systemischer 291
- schizophrene, Adoleszenz 690
psychosoziale Betreuung, Krebserkrankungen 333
psychosoziale Deprivation, Kleinwuchs 203
psychosoziale Extremsituationen 686
- Gedeih-/Wachstumsstörungen 687
psychosoziale Störungen
- Obstipation, funktionelle 457
- Übergewicht 133
Pterygium colli
- Apert-Syndrom 545
- Ullrich-Turner-Syndrom 28, 218
Ptosis 663
- Kearns-Sayre-Syndrom 39
- mitochondriale Erkrankungen 618
- Myasthenia gravis 628
- Neuroblastom 349
- Smith-Lemli-Opitz-Syndrom 159
Pubarche, prämature 216
- adrenogenitales Syndrom 211
Pubertät 12–14
- Eisenbedarf 130

- Eisenverluste, menstruationsbedingte 130
- Gonadeninsuffizienz 12
- Gynäkomastie 216
- normale 12
- Sexualhormone 12
- Steuerung 12
- Störungen 214–217
- - Niereninsuffizienz 528
- Wachstumshormonmangel, isolierter 13
- Wachstumsspurt 3–4
- Zeichen beim Knaben 13
Pubertas
- praecox 214–215
- - Albright-Syndrom 574
- - echte oder zentrale 214
- - Fallbeispiel 224
- - Gonadotropine 215
- - Großwuchs 203
- - Hirntumoren 341
- - LHRH-Test 215
- - zentrale 199
- tarda 216
- - Hirntumoren 341
Puerperalsepsis, Streptokokken 257
Puffersysteme, Säure-Basen-Haushalt 179
Pufferung, Azidose 180
Pulmonalarterie
- und Aorta, Shunt 369
- hypoplastische, Angiographie 375
Pulmonalarterienbifurkation s. Pulmonalstenose
Pulmonalatresie
- Prostaglandin E_1 376
- Ventrikelseptum, intaktes 376
- VSD 374–376
pulmonale Flüssigkeit, Fetus 52
pulmonale Regulation, Säure-Basen-Haushalt 179
Pulmonalinsuffizienz 383
- Geräuschbefunde 360
- Homograft-Implantation 383
Pulmonalklappe, dysplastische 382
Pulmonalstenose 374–376, 382
- Geräuschbefunde 360
- infundibuläre 374–375
- periphere, Williams-Beuren-Syndrom 384
- Schweregrade 375
- supravalvuläre 374
- TGA 376
- Tricuspidalatresie 380

Pulmonalstenose
- Truncus arteriosus communis 378
- valvuläre 374–375, 382
- – Ballondilatation 382
- – Prostaglandin E1 382
pulmonalvenöse Stauung
- Kardiomyopathie, hypertrophe (obstruktive) 388
- Lungenvenenfehlmündung, totale 378
- Mitralstenose 385
Pulsationen 19
Pulsoxymetrie, kontinuierliche, Frühgeborene 63
Puls(us)
- celer et altus, Aorteninsuffizienz 384
- – Aortenisthmusstenose 386
- – Ductus Botalli, persistierender 369
- – Palpation 359
- – PDA 66
- Palpation 359
- peripherer, nicht tastbarer, Blutverlust 80
Pupillenreflex, Neugeborene, Untersuchung 21
Purpura
- abdominalis 324
- cerebralis 324
- CMV-Infektion, konnatale 96
- fulminans 324
- necroticans 324
- rheumatica 324
- Schoenlein-Henoch 300, 323–324, 512–513
- – Blutungen, gastrointestinale 448
- – Differentialdiagnose 511
- – Glomerulonephritis 509
- – Hirninfarkt 635
- – Hypertonie 365
- – – renal bedingte 516
- – IgA-Nephritis 511
- – Ileus 462
- – nephrotisches Syndrom 506
- – Vasculitis allergica 596
- thrombozytopenische, Toxoplasmose, konnatale 100
PW-Doppler, Echokardiographie 361
P-Wellen, AV-Block 3. Grades 393
PWS-Gen 33
Pyelographie, intravenöse 499

Pyelonephritis
- atrophische, Nierenhypoplasie 501
- chronische, Hypertonie 517
- Conn-Syndrom 213
- Fallbeispiel 535–536
- Harnwegsinfektionen 523–524
- Nierenversagen, akutes 527
Pyknolepsie 639
Pylorushypertrophie 460–461
- idiopathische, Fallbeispiel 492
- Pylorotomie nach Weber-Ramstedt 461
- Sonographie 461
Pylorusstenose
- adrenogenitales Syndrom, salzverlierendes 211
- Wiederholungsrisiken, empirische 41
Pyoderma gangraenosum 448
Pyodermie
- Impetigo contagiosa 588
- Läuse 592
- Osteomyelitis 106
- Staphylokokkengastroenteritis 262
Pyopneumothorax 440
- Staphylokokkenpneumonie 434
Pyramidenbahnzeichen, Zerebralparesen, infantile 615
Pyrazinamid, Tuberkulose 269
Pyridoxal 182
Pyridoxalphosphat 182
- Hypophosphatasie, kongenitale 173
Pyridoxamin 182
Pyridoxaminphosphat 182
Pyridoxin 182–183
- Mangel 183
Pyrimidinstoffwechsel(defekt)
- Anämie, hämolytische 313
- – megaloblastäre 311
Pyrin-Gen, Mutationen, Mittelmeerfieber, familiäres 300
Pyruvat, Energiestoffwechsel 149
Pyruvatdehydrogenase 150
Pyruvatdehydrogenasemangel 619–620
Pyruvatkarboxylasemangel 151
Pyruvatkinasemangel 313
- Hämolyse 80
- Hyperbilirubinämie 82

Q

Q-Fieber 270
QRS-Komplex
- AV-Block 3. Grades 393
- EKG 361
- Glykogenose Typ II 153
- Kammerflattern 394
- WPW-Syndrom 392
QT-Komplex, QT-Syndrom 391
QT-Syndrom 392
- Chromosomenanalysen 363
- EKG 391
- QT-Zeit 391
Quadratschädel, Vitamin-D-Mangelrachitis 170
Querschnittslähmung
- Morquio-Syndrom 166
- Skoliose 553
Quetelet-Index, Adipositas 133
Quincke-Ödem 287, 596
- Bienen-/Wespenstiche 410
Q-Zacken, fehlende, Kardiomyopathie, hypertrophe (obstruktive) 388

R

Rabies 253
Rachen
- Diphtherie 254
- Entzündungen 407–410
- Inspektion 19
- Verätzungen 410
- Verbrühungen 410
Rachenmandelhyperplasie 410–411
Rachitis 169
- antiepileptische Langzeittherapie 171
- Epiphysenwachstumsstörungen 540
- gastrointestinale Erkrankungen 171
- hepatobiliäre Erkrankungen 171
- hypophosphatämische, hereditäre, mit Hyperkalziurie, Differentialdiagnose 172
- X-chromosomal vererbte, familiäre 172–173
- Immigranten 171
- kalzipenische 169–171

- – Röntgenuntersuchungen 170
- Kraniotabes 19
- Prophylaxe 175
- renale, Niereninsuffizienz 528
- Vitamin-D-abhängige, Typ I/II (VDAR I/II) 171
- Vitamin-D-Mangel 170–171
- Vitamin-D-refraktäre/-resistente 175
- – Vererbung, X-chromosomal-dominante 36
- – Zystinose 146
rachitisähnliche Knochenveränderungen, Hypophosphatasie 35
Rademecker-Komplex, Panenzephalitis, subakute sklerosierende (SSPE) 646
radioaktive Implantate, Retinoblastom 344
Radio-Allergo-Sorbent-Test s. RAST
Radiotherapie, Retinoblastom 344
Radiusaplasie, Neugeborene, Untersuchung 22
rapid-progressive Glomerulonephritis (RPGN) 510–511
Rashkind-Operation 366–367
- TGA 377
Rasselgeräusche
- feinblasige, Lungenvenenfehlmündung, totale 378
- grobblasige, Tracheobronchitis, akute 418
- PDA 66
- Retropharyngealabszess 409
RAST (Radio-Allergo-Sorbent-Test) 283
- Asthma bronchiale 428
- Bienen-/Wespenstiche 410
- Nahrungsmittelallergie 473
- Urtikaria, allergische 595
Rastelli-Operation
- TGA 377
- Truncus arteriosus communis 378
- Ventrikelseptumdefekt und Pulmonalstenose 377
Rathkesche Tasche, Kraniopharyngiom 343
Rauchen s. Nikotinmissbrauch
Raumforderungen, intrakranielle, Makrozephalus 614
Raumtemperatur, zu hohe, SIDS 113

Rb, Retinoblastom 37
RB1-Gen
- Mutation 330
- Retinoblastom 344
RBP-Synthese, gestörte 185
RDS (Respiratory Distress Syndrome) s. a. Atemnotsyndrom
Realimentation, Gastroenteritis, akute 467
Reanimation
- Neugeborene 60–62
- unsachgemäße, Pneumothorax 73
Rechenschwäche/-störungen
- Fördermaßnahmen 686
- Galaktosämie 154
- MCD-Syndrom 608, 685
Rechtschreibfehler 685
Rechtschreibschwäche, MCD-Syndrom 608
Rechtsherzhypertrophie
- AV-Septumdefekt 373
- Fallot-Tetralogie 375
- Pulmonalstenose 382
- VSD 372
Rechtsherzinsuffizienz
- ASD II 370
- BPD 67
- Inspektion 359
- Mitralstenose 385
- Mukoviszidose 421
Rechts-Links-Shunt 368
- Fallot-Tetralogie 375
- Herzfehler, angeborene 374–378
- Inspektion 359
- PDA 66
- persistierender, Sauerstoffmangel, perinataler 57
- PFC-Syndrom 77
- physiologischer, Fetus 52
- Polyglobulie 374
- Pulmonalstenose 382
- Surfactantmangel 64
- Tachypnoe, transitorische 71
Rechts-Links-Unsicherheiten 685
Rechtsstellung, Pflegeeltern 665
rechtsventrikuläre Dysfunktion, ASD II 370
Recklinghausen-Syndrom 582
Recoarctation, Aortenisthmusstenose 386
5α-Reduktasemangel, Pseudohermaphroditismus masculinus 222

Reed-Sternberg-Zelle, Hodgkin-Lymphom 340
Reentry-Tachykardie 393
Reflexasystolie, Ertrinkungsunfälle 696
Reflexe
- primitive, Säuglingszeit 9
- verzögerte, Down-Syndrom 27
Reflux 458
- galliger 472
- vesikoureteraler 504–505
- - Hypertonie 517
- - Megaureter 504
- - Miktionszystourethrographie 499
- - Schweregrade 505
Refluxkrankheit, gastroösophageale (GÖRK) 458
- Apnoe 71
- Hiatushernie 455
- Langzeit-pH-Metrie 451
- Ösophagitis 460
- - ulzerierende 459
- nach Ösophagusoperation 452
- Ösophagus-pH-Metrie 459
- 24h-pH-Metrie 459
Refluxnephropathie
- Harnwegsinfektionen 524
- Hypertonie 365
- Nierenhypoplasie 501
- Reflux, vesikoureteraler 505
Refluxösophagitis 460
- Differentialdiagnose 457
- Eisenmangelanämie 307
Refraktionsanomalien, Sehbehinderung 663
Refsum-Krankheit 163, 168
Regelkreis, Stellwert 194
Regressionssyndrom, kaudales, Fetopathia diabetica 111
Regurgitation
- Aorteninsuffizienz 384
- Pulmonalinsuffizienz 383
Rehabilitation 662–664
- Ärzte, niedergelassene 663
- Bundessozialhilfegesetz 663
- Compliance 663
- Frühförderstellen 663
- Hilfe, umfassende 663
- Kotherapeuten 663
- Sozialgesetzbuch V 663
- Sozialpädiatrische Zentren 663
Rehydratation 181
- orale, Gastroenteritis, akute 467

- parenterale, Gastroenteritis, akute 467
- - Hirnödem 467
Rehydratationslösung, orale 467
Reibegeräusch, Pericarditis sicca 391
Reifezeichen, somatische, Neugeborene, eutrophe 54
Reifezustand, postpartale Bestimmung 54
Reifung, sensomotorische 9–14
Reisbrei 129
Reiseimpfungen 233
Reiter-Syndrom 298
- Arthritis, reaktive 298
- Campylobacter-Infektion 263
Reizbarkeit, Tollwut 253
Reizdarm(syndrom) 456
- Durchfall 449
- Kleinkind 456–457
Reizformen, Mononucleosis infectiosa 247
Reizleitungsstörungen, Myotonie 628
Rekanalisierung 367
Rektourethralfistel, Analatresie 454
Rektovaginalfistel, Analatresie 454
Rektumatresie 454
Rektummanometrie, Hirschsprung-Krankheit 464
Rektusdiastase, Edwards-Syndrom 28
Rekurrensparese, geburtstraumatische 404
Relaxin, Hüftgelenksdysplasie/-luxation 556
Remethylierungsdefekt, Homozystein 145
Remission, Diabetes mellitus 158
REM-Schlaf, Pavor nocturnus 677
renale Regulation, Säure-Basen-Haushalt 180
renal-tubuläres Syndrom, Galaktosämie 154
Rendu-Osler-Syndrom 323
Renin-Angiotensin-System, Hypertonie 365
Reninkonzentration, niedrige, Hypertonie 517
Reoviren, Luftwegsinfektionen 249
Repolarisationsstörungen
- Aorteninsuffizienz 385

- Bland-White-Garland-Syndrom 387
- Kardiomyopathie, dilatative 387
- - hypertrophe (obstruktive) 388
Residualvolumen (RV), Spirometrie 403
Resistenz(testung)
- Masern 237
- Tuberkulose 268
Resorption, Arzneimitteltherapie 710
respiratorische Infektionen
- Coxsackieviren 251
- Inzidenz bei gestillten Kindern 123
respiratorische Insuffizienz, Azidose 180
Restlähmung, Poliomyelitis 251
- Hirntumoren 650
- Hirschsprung-Krankheit 464
- MEN Typ IIa 37
- Mutation 330
- Schilddrüsentumor 37
Retardierung, WAGR-Syndrom 31
Retentio testis 217–218, 533
Retention, Hüftgelenksdysplasie/-luxation 557
retikuläre Dysgenesie 317
- Knochenmarkversagen 316
Retikulozyten, Anämie, autoimmunhämolytische 314
Retikulozytopenie
- aplastische Krise 311
- Leukämie, akute 333
Retikulozytose
- Eisensubstitution 308
- Erythroblastopenie, transitorische 311
- postpartale 79
Retinitis
- nekrotisierende, CMV-Infektion 252
- - Toxoplasmose 269
- pigmentosa, Hypolipoproteinämie 159
- - Kearns-Sayre-Syndrom 39
- - mitochondriale Erkrankungen 618
- - Nephronophthise 503
- - Refsum-Krankheit 163
Retinoblastom 341, 344–345
- Altersmedian 329
- Keimbahnmutationen 330
- Onkogene 37
- Prognose 345

Retinoblastom
- RB1-Gen 344
- Überlebenswahrscheinlichkeit nach Diagnose 331

Retinol 185–186
- physiologische Funktionen 186

Retinol-bindendes Protein (RBP) 185

Retinopathia/-pathie
- diabetische 158
- Frühgeborene 62
- Hypertonie, renal bedingte 516
- praematurorum 67–68
- - Sauerstofftoxizität 67
- - Stadieneinteilung 68

Retraktion, sternale, Tracheobronchitis, obstruktive 418

Retropharyngealabszess 409

Retrotonsillarabszess, Tonsillektomie 412

Retroviren, HIV-Infektion 247

Rett-Syndrom 607–608
- geistige Behinderung 607
- MePC2-Gen 607

Reye-Syndrom 488
- Enzephalopathie, akute 488
- Ödem, zerebrales 488

Reye-Syndrom-ähnliche Erkrankungsbilder, Myopathie 627

Rezeptordefekte, Hormone 195–196

Rezeptoren, Makrophagen 321

β-Rezeptorenblocker s. β-Blocker

Rhabdomyolyse, Myopathie 627

Rhabdomyom, Herz, Hirnsklerose, tuberöse 633

Rhabdomyosarkom (RMS) 345
- Histologie 345
- Überlebenswahrscheinlichkeit nach Diagnose 331

Rhagaden, Obstipation 450

Rh-Erythroblastose/-Inkompatibilität 83
- Amniozentese 83
- Anämie, neonatale 79
- Anti-D-Prophylaxe 85
- Bilirubinenzephalopathie 84
- Blutaustauschtransfusion 84
- Coombs-Test 83, 86
- Fallbeispiel 115
- Hämolyse 80, 83
- Hyperbilirubinämie 83
- Phototherapie 83
- Prävention 85
- Therapie, intrauterine 83

rheumatische Erkrankungen 293–300

- Differentialdiagnose 334
- Nephritis, chronisch-interstitielle 515

rheumatisches Fieber 297–298, 390–391
- Acetylsalicylsäure 390
- Angina follicularis sive lacunaris 411
- Anti-DNase 297
- Antihyaluronidase 297
- Aorteninsuffizienz 384
- C-reaktives Protein 297
- Leukozytose 297
- Penicillin G 390
- Penicillinprophylaxe 297
- Prednisolon/Prednison 390
- Rezidivprophylaxe 391
- Scharlach 259
- Streptokokkeninfektionen 257

Rhinitis 248
- allergische 285
- - Nahrungsmittelallergie 473
- Dermatitis atopica 593
- Masern 236
- Sommergrippe 251

Rhinoliquorrhoe, Schädelhirntrauma 647

Rhinopharyngitis
- akute 407–408
- allergische 408
- chronische 408
- Retropharyngealabszess 409
- Streptokokkeninfektion 258

Rhinoviren
- Atemwegsinfekt 406
- Luftwegsinfektionen 249

Rhizomelia chondrodysplasia punctata 621

Ribbing-Müller-Syndrom, epiphysäre Dysplasie 540

Riboflavin 181–182
- Atmungskettendefekte 619
- Mangel 182
- physiologische Funktionen 182

Richner-Hanhart-Syndrom 143

Rickettsia prowazekii/Rickettsien 270

Riesenhämangiom
- DIG 89
- Thrombozytopenie, neonatale 87

Riesenpigmentnävi 583

Riesenthrombozyten, May-Hegglin-Anomalie 320

Riesenwuchs 546

Riesenzellen, CMV-Infektion 95
Rifampicin, Tuberkulose 269
Rinderbandwurm 469
Rinderflechte 591
Ringbildung, Aortenbogen 387
Ringchromatose 218
Ringelröteln 239–240
Rippenbeschaffenheit, Thorax 19
Rippenbuckel, Skoliose 552
Rippenfrakturen, Kindesmisshandlung 667
Risikoneugeborene, Zerebralparese 617
Ristocetin-Cofaktor, von-Willebrand-Jürgens-Syndrom 322
Risus sardonicus, Tetanus 260
Ritter-von-Rittershain-Dermatitis 107
Rivalta-Probe, Hydrothorax 440
RNA-Viren 233
- HIV-Infektion 247
Robertson-Translokation 31
- Chromosomendarstellung 32
- familiäre 28
- de novo 28
Röcheln, exspiratorisches, Epiglottitis, akute 416–417

Röntgenaufnahme/-befunde
- Atelektasen 437
- Bronchiolitis 419
- Bronchopneumonie 432
- - miliare 432
- - zentrale 432
- Fremdkörperaspiration 417
- Hand(skelett), Knochenalterbestimmung 8
- - Mukopolysaccharidose 166
- Herz-Kreislauf-Erkrankungen 362
- Hüftgelenksdysplasie/-luxation 558
- Lobärpneumonie 433
- Mittellappensyndrom 438
- PDA 66
- Phosphatdiabetes 172
- Pneumonie 438
- Rachitis, kalzipenische 170
- Thymushyperplasie 441
- Verdauungstrakt 450

Röntgenenteroklysma, Crohn-Krankheit 477

Röteln 237–239
- Differentialdiagnose 235, 237
- Enanthem/Exanthem 238

- Enzephalitis 238
- Hirninfarkt 635
- katarrhalische Erscheinungen 238
- konnatale 94–95
- Leukopenie 238
- Lymphknotenschwellungen 238
- Lymphozytose 238
- Meningitis 644
- Mikrozephalus 614
- Neugeborenenpneumonie 433
- Pneumonie 76
- Sehbehinderung 663
- Splenomegalie 238
- Thrombozytopenie, neonatale 87

Rötelnembryopathie 238
Roger-Syndrom, VSD 372
Rollenspiele, Kleinkindalter 11
Rooting-Reflex 23
- Säugling 10
Rosenkranz, skorbutischer 185
Roser-Ortolani-Zeichen, Hüftgelenksdysplasie/-luxation 556
Ro-(SS-A-)Antigen, Lupus erythematodes, systemischer 292
Rotavirusinfektion 252
- Gastroenteritis, akute 465–466
Rotor-Syndrom 487
RPGN (rapid-progressive Glomerulonephritis) 510–511
RS-Viruserkrankungen 249–250
- Asthma bronchiale 427
- Atemwegsinfekt 406
- Bronchitis, chronische 419
- Luftwegsinfektionen 249
- Palivizumab 250
- Pneumonie 434
Rubella/Rubeola s. Röteln
Rücken, hohlrunder 548–549
Rückenmarkskompression, Morquio-Syndrom 166
Rückenmarkstumoren, intramedulläre 344
Rückenmarksverletzungen, akute, schwere, geburtstraumatische 59
Rückenschmerzen, Influenza 249
Rückkopplungsmechanismus, Hormone 194
Rückzugsverhalten, psychosoziale Extremsituationen 686
Rumination 447, 677–678
Rumpfmykose 590

Rumpforthesen, Skoliose 552
Rundrücken 548–549
Ryanodin-Rezeptor/RYR-Gen,
  Central-Core-Myopathie 626

S

Saccharase-Isomaltase-Mangel 479
Saccharase-Mangel, Durchfall 449
säkulärer Wachstumstrend 6
Sängerknötchen 414
Säugling 9–11
- Allergiebelastung, familiäre 127
- Aminosäurestoffwechsel 119
- Bronchiolitis, Viren 406
- Bronchitis, Asthma bronchiale 427
- Dehydratation, Fallbeispiel 135
- Denver-Entwicklungsskalen 10
- Energiezufuhr 120
- Entwicklungsmeilensteine 9
- gesunder, Ernährung 119–131
- Homöostasemechanismen, physiologische 119
- Hyperkalzämie, idiopathische 174
- Masern 236
- Mastozytose, disseminierte 599
- metabolische Programmierung 119
- Milchmahlzeiten 130
- Motorik 9
- Motorikprüfung 10–11
- Nährstoffbedarf 134
- Nasendiphtherie 254
- Osteomyelitis 569
- Pneumonie 434–435
- Reflexmuster, primitive 9
- Schädelnähte 544
- Sinneserfahrung 9
- Spracherwerb 9, 11
- Spucken 447
- Urvertrauen 9
- Werkzeuggebrauch 10
Säuglingsnahrungen/-ernährung 124–126, 128
- Allergiebelastung, familiäre 128
- Allergievorbeugung 126–127
- Anfangsnahrungen 125
- handelsübliche 125
- Kuhmilchbasis 125
- Maltodextrin, Zugabe 132
- Nahrungsmittelallergie 126
Säuglingssterblichkeit 656–658
- Perinatalmedizin 657
- postneonatale 657
- Todesursachen 657
Säuglingstod, plötzlicher 112–116, 657
- Prävention 113–114
Säuglingswaage 18
Säure-Basen-Haushalt
- Puffersysteme 179
- pulmonale Regulation 179
- renale Regulation 180
Säure-Basen-Haushaltsstörungen 179–181
- Aminosäurenstoffwechselstörungen 141
- Gastroenteritis, akute 466
- Niereninsuffizienz 528
Säuren
- organische 698
- - Apnoe 71
- Verätzungen 451–452, 698
sakrokokzygeales Teratom 55, 352
Salaam-Krämpfe 640
Salazosulfapyridin, Colitis ulcerosa 478
Salk-Impfstoff, Poliomyelitis 251
Salmonella
- paratyphi A/B 262
- typhi 261
Salmonellen/Salmonellose 261–262
- Arthritis, reaktive 298
- Bewusstseinsstörungen 262
- Bradykardie 262
- ELISA 261
- Erbsenbreistühle 262
- Exsikkose 261
- Gastroenteritis 261
- - akute 465–466
- H-Antigene 261
- O-Antigene 261
- Organinfektionen, fokale 262
- Osteomyelitis 570
- PCR 261
- Serogruppen 261
- Virulenzantigene 261
Salzverlust
- AGS 211
- renaler, Conn-Syndrom 213
Sandalenlücke, Down-Syndrom 27
Sandhoff-Syndrom 160, 165, 167
Sanduhrtumor, Neuroblastom 349
Sanfilippo-Krankheit 164–166
Sarcoptes scabiei 592
Sarkoidose
- Erythema nodosum 597
- Hyperkalzämie 174
- Nephritis, chronisch-interstitielle 515
Sarkom, osteogenes 575–576
Sauerstoffaffinität, abnorme, Hämoglobine 315
Sauerstoffmangel
- Asphyxie 56
- intrauteriner 56
- perinataler 56–57
- postnataler 56
Sauerstoffradikale, BPD 66
Sauerstofftherapie
- Apnoe 70
- Mukoviszidose 425
Sauerstofftoxizität
- Atemnotsyndrom, Frühgeborene 65
- Retinopathia praematurorum 67
Sauerstoffversorgung, postnatale 52
Sauerstoffzufuhr, Asthma bronchiale 429
Saugautomatismen, Neugeborenenkrämpfe 110
Saugbiopsie, Hirschsprung-Krankheit 464
Saugen, kindliches, Milchbildung 120
Sauger, Hitzesterilisation 128
Saugreflex, Neugeborene, Untersuchung 23
Scapulae alatae 624
SCF (Stammzellfaktor), Hämatopoese 305
Schadstoffe, Muttermilch 124
Schädeldeformitäten, Hüftgelenksdysplasie/-luxation 556
Schädelfraktur
- geburtstraumatische 59
- Kindesmisshandlung 667
Schädelgrubentumoren, hintere 650
Schädelhirntrauma 646–648
- ADH-Sekretion, inadäquate 200
- Alkalose, respiratorische 180
- Anfälle, zerebrale 637
- Fraktur, wachsende 647
- gedecktes 647
- Glasgow-Koma-Schema 649
- Hyperhydratation, hypotone 178
- Kindesmisshandlung 666
- Klinik 647
- Koma 649
- offenes 647
- psychische Störungen 686
Schädelkalotte, verdickte, Mukopolysaccharidose 165
Schädelnähte
- Hydrozephalus 613
- offene, Hydrozephalus 613
- Sprengung 613
Schädelprellung 647
Schädigung 662
Schallleitungsschwerhörigkeit, Seromukotympanon 414
Schallleitungsstörung, Otitis media 413
Schaltenbrand-Reflex 10
Schamhaare, Pubertät 13
Scharlach 258–259
- Differentialdiagnose 235, 237
- DNAse 259
- Enanthem 258
- Hautschuppung 258
- Himbeerzunge 258
- Hyaluronidase 259
- Munddreieck, blasses 258
- Penicillinprophylaxe bei Kontakt 231
- Petechien 258
- rheumatisches Fieber 297
- septischer 258
- Streptokinase 259
- Streptokokkeninfektionen 257
- toxischer 258
Scharlachzunge 258
Schaumpilz, Grand mal 639
Scheie-Krankheit 166
Scheitel-Steiß-Länge, Fetus 3
Schellong-Test, orthostatische Dysregulation 395
Schenkelhalsfraktur, Behandlung 565
Scheuermann-Erkrankung 550–551
- Brustkyphose 551
- Kyphose, totale 551
- Orthese 551
- Schmorl-Knötchen 551

Schiefhals 555
- angeborener 555
- - neurophysiologische Technik nach Vojta 555
- funktioneller 555
- Grisel-Syndrom 555
- Halswirbelsäulenskoliose 555
- Hüftgelenksdysplasie/-luxation 556
- kindlicher 58
- Kiss-Syndrom 555
- Medulloblastom 342
Schiefhaltung, skoliotische 549
Schielen
- Frühgeborenenretinopathie 68
- plötzlich auftretendes, Hirntumoren 650
Schienbeinrauhigkeit, Schlatter-Syndrom 563
Schießscheibenzellen
- Elliptozytose, hereditäre 313
- β-Thalassämie 309
Schilddrüse
- Anlagestörungen, angeborene 205
- Aplasie, Hypothyreose 205
- Ektopie, Zungengrund 205
- Funktion 204
- Überfunktion 206
- Unterfunktion 205
Schilddrüsenantigen, mikrosomales, Hyperthyreose 206
Schilddrüsenerkrankungen 204–207
Schilddrüsenhormone, Knochenreifung 195
Schilddrüsenkarzinom 207, 353
- medulläres 353
- - Phäochromozytom 214
- - Vererbung, autosomal-dominante 35
- MEN-Syndrom 207
- Onkogene 37
Schilddrüsenszintigraphie, Hypothyreose 205
Schildthorax, Ullrich-Turner-Syndrom 28
Schimmelpilze 270
Schistosomiasis 706
- nephrotisches Syndrom 506
Schizophrenie
- Adoleszenz 690
- Wiederholungsrisiken, empirische 42
Schlafphase, Apnoe 71

Schlafstörungen 677
- Adoleszenz 688
- Otitis media 412
- Rhinopharyngitis 408
Schlaf-Wach-Rhythmus, Verschiebung, Adoleszenz 689
Schlafwandeln, Pavor nocturnus 677
Schlankwuchs, Schilddrüsenkarzinom, medulläres 35
Schlatter-Syndrom 563
- Schienbeinrauhigkeit 563
Schleimhautblutungen, von-Willebrand-Jürgens-Syndrom 322
Schleimhautschäden, Folsäuremangel 183
Schlingen, vaskuläre, Aortenbogen 387
Schluckbeschwerden/-störungen
- Diphtherie 254
- Laryngitis, subglottische 416
- Myasthenia gravis 628
- Plaut-Vincent-Angina 411
- Retropharyngealabszess 409
Schlundparese, Diphtherie 255
Schmatzen, Neugeborenenkrämpfe 110
Schmerzen
- Ewing-Sarkom 576
- lumbale, Spondylolyse 554
- Nasopharynxkarzinom 354
- Osteosarkom 575
- periumbilikale, Bauchschmerzen, funktionelle 456
Schmetterlingserythem
- Dermatomyositis/Polymyositis 292
- Lupus erythematodes, systemischer 291
Schmetterlingswirbel, Alagille-Syndrom 482
Schmierinfektion 230
Schmorl-Knötchen, Scheuermann-Erkrankung 551
Schnappatmung
- Blutverlust 80
- Mekoniumaspiration 72
Schnellhyposensibilisierung, Insektengiftallergie 286
Schnorcheln
- Retropharyngealabszess 409
- Rhinopharyngitis 407
Schnüffeln 690

Schnürfurchen 546
Schnupfen
- grippaler Infekt 406
- Masern 234
- Mononucleosis infectiosa 247
- Rhinopharyngitis 408
- Sinusitis 408
Schock 396–397
- anaphylaktischer 282, 288
- Bienen-/Wespenstiche 410
- Blutverlust 80
- DIG 89
- Enterokolitis, nekrotisierende 92
- hypovolämischer 396, 490
- Ileus 462
- Insektengiftallergie 286
- kardiogener 391, 396
- - Aortenstenose, hochgradige 384
- - Kardiomyopathie, dilatative 387
- Mekoniumaspiration 72
- Meningokokken-Infektionen 265
- Nierenversagen, akutes 526–527
- Pankreatitis, akute 490
- Perikarditis 391
- Sepsis 266
- septischer 396–397
- - Multiorganversagen 101
- - Neugeborenensepsis 103
- - Nierenversagen, akutes 527
- Spannungspneumothorax 74
- spinaler, geburtstraumatische 59
- Thrombozytopenie, neonatale 87
- toxischer, Streptokokkeninfektionen 257
- Waterhouse-Friderichsen-Syndrom 643
- Zwerchfellhernie 75
Schocknieren 526
Schoenlein-Henoch-Purpura 300, 323–324, 512–513
- Blutungen, gastrointestinale 448
- Differentialdiagnose 511
- Glomerulonephritis 509
- Hirninfarkt 635
- Hypertonie 365
- - renal bedingte 516
- IgA-Nephritis 511

- Ileus 462
- Nephritis 324
- nephrotisches Syndrom 506
- Vasculitis allergica 596
Schräglage(syndrom)
- Hüftgelenksdysplasie/-luxation 556
- kopfgelenkinduziertes 555
Schreckhaftigkeit
- Bewegungen, myoklonische 160
- Enzephalopathie, hypoxisch-ischämische (HIE) 57
Schreien
- hochfrequentes, Heroinabusus, maternaler 112
- Nahrungsmittelallergie 473
- Otitis media 412
- plötzliches, Bland-White-Garland-Syndrom 387
- schrilles, Bilirubinenzephalopathie 85
- - Dehydratation 176
- - Meningitis, neonatale 105
Schreiknötchen 414
Schreikrämpfe 642
Schreitbewegung/-reflex 23
- Neugeborene, Untersuchung 23
- Säugling 10
Schriftsprache, Störungen 685
Schrittmacher
- Implantation, AV-Septumdefekt 374
- wandernder 392
Schrumpfniere, pyelonephrotische, Hypertonie, renal bedingte 517
Schüttelfrost
- Erysipel 589
- Osteomyelitis 569
- Sepsis 266
Schütteltrauma 667
Schulärzte, haupt- bzw. nebenamtliche 661
Schulalter 11
- Ernährung 130–131
- Kalziumaufnahme 131
- Pneumonie 435
Schuleschwänzen, Sozialverhaltensstörungen 682
Schulleistung, nachlassende, Wilson-Syndrom 488
Schulphobie 683–684
Schulreife 11
Schulterzugreflex, Säugling 10
Schulzahnpflege 661
Schuppenflechte 597–598

Sachverzeichnis

Schwachsichtigkeit, Frühgeborenenretinopathie 68
Schwachsinn, Hyperammonämie 147
Schwangere/Schwangerschaft
- Arzneimitteltherapie 711
- Beratungsstellen 662
- Fehlbildungen, erkennbare 54–55
Schwannom, malignes 354
Schwartz-Bartter-Syndrom 200
- Hyperhydratation, hypotone 178
Schweigepflicht, Arzt, Kindesmisshandlung, Verdacht 668
Schweinebandwurm 469
Schweißausbruch s. Schwitzen
Schweißtest, Mukoviszidose 422, 424
Schwellung, überwärmte, Osteosarkom 575
Schwerbehindertengesetz 662
Schwerhörigkeit
- Otitis media 413
- postnatal erworbene 414
- Sanfilippo-Krankheit 164
Schwimmbadotitis 412
Schwindel
- Bauchschmerzen, funktionelle 456
- Hypertonie, renal bedingte 516
- Hypervitaminose D 186
- multiple Sklerose 646
- Subarachnoidalblutungen 648
- Synkope 395
Schwirren
- präkordiales, Palpation 359
- – Pulmonalstenose 382
Schwitzen
- Fruktoseintoleranz, hereditäre 155
- Grand mal 639
- Hypoglykämie 158
- Synkope 395
- vermehrtes, Aorteninsuffizienz 384
- – Bland-White-Garland-Syndrom 387
- – VSD 371
SCID (severe combined immune deficiency) 278
SC-Krankheit 315
Screening, Neuroblastom 350
Seckel-Syndrom 317
- Knochenmarkversagen 316
second messenger 193

Sectio caesarea, Tachypnoe, transitorische 71
Sedierung, Asthma bronchiale 429
seelische Misshandlung/Vernachlässigung 666
Segmentpneumonie 432
Sehnenfäden, akzessorische, Herzgeräusche, akzidentelle 395
Sehstörungen 663
- Atmungskettendefekte 619
- Früherkennung 663
- Herdanfälle, psychomotorische 640
- Hypertonie, renal bedingte 516
- Hypoglykämie 148
- Korrektur, zu späte 663
- Lowe-Syndrom 520
- multiple Sklerose 646
- Niemann-Pick-Krankheit 161
- Refsum-Krankheit 163
- Retinoblastom 344
Sehtestgerät, Vorsorgeuntersuchungen, Kindesalter 20
Sehvermögen, Einschränkung 663
Seiten- und Hinterstränge, Degeneration, Vitamin-B_{12}-Mangel 184
Seitenstrangangina 411–412
Sekret
- seröses, Atemwegserkrankungen 402
- zähes, Krampfhusten 402
Sekretolyse
- Kruppsyndrom 416
- Mukoviszidose 425
Sekundärglaukom, Retinopathia praematurorum 67
Sekundärphimose 530
Sekunden-Herztod, Tachykardie, ventrikuläre 394
Selbstherstellung, Flaschennahrungen 126
Selbststeuerungsmechanismen, hyperkinetische Syndrome 681
Selbstwertgefühl, Adoleszenz 12
Selbstwertprobleme, Obstipation, funktionelle 457
Semilunarklappen, Stenose 381
Senior-Loken-Syndrom, Nephronophthise 503
Sensibilisierung, Neurodermitis 285

Sensibilitätsstörungen, Migräne, hemiplegische 636
sensible/sensomotoroische Herdanfälle 640
sensomotorische Entwicklung/Reifung 9–14
- Störungen 684–686
Sepsis 266–267
- Agammaglobulinämie 277
- Angina follicularis sive lacunaris 411
- Apnoe 71
- Arthritis 299
- bakterielle, Chemotherapie 332
- – DIG 89
- – Neutropenie 318
- nach Blutaustauschtransfusion 84
- Blutkultur 266
- Candida-Infektionen 270, 590
- CGD (chronic granulomatous disease) 280
- Dermatitis exfoliativa neonatorum (Ritter von Rittershain) 107
- Galaktosämie 154
- Harnwegsinfektionen 523
- HIV-Infektion 248
- Ileus 462
- Meningokokken 265
- neonatale 101–104
- – Erreger 103
- – Fallbeispiel 115–116
- – Hypoglykämie 111
- – Symptome 103
- – Thrombozytopenie, neonatale 87
- – Verlaufsformen 102
- Neugeborenenkrämpfe 109
- Nierenversagen, akutes 526
- Scharlach 259
- Streptokokken Gruppe A 257
- Verbrauchskoagulopathie 322
septischer Schock s. Schock, septischer
septooptische Dysplasie, STH-Mangel 197
Sequenzhomologien, Autoimmunerkrankungen 289
Sequestrotomie, Osteomyelitis, chronische 572
Seriationsstörungen 685
Serogruppen, Salmonellen 261
Seromukotympanon 413–414

Seropapeln, Strophulus 595
Serositis
- Arthritis, juvenile idiopathische 294
- Mittelmeerfieber, familiäres 300
Serotoninantagonisten, Migräne 636
Serratia marcescens/Serratien
- Pneumonie 76
- Sepsis 266
Serumcholesterinwerte, hohe, Prävention 130
Serumeiweißkörper, Nierenerkrankungen 498
Serumelektrolyte, Nierenerkrankungen 498
Serumharnstoff
- Glomerulonephritis, postinfektiöse 510
- Nierenerkrankungen 498
Serum-IgE 283
- Antikörper, allergenspezifische 283
Serumkalium, Hypokaliämie 179
Serumkrankheit 282
Serumkreatinin 498
- Glomerulonephritis, postinfektiöse 510
- Nierenerkrankungen 498
Serumnatrium
- Dehydratation, hypertone 178
- – hypotone 178
- – isotone 177
- Hyperhydratation, hypertone 179
- – hypotone 178
- – isotone 178
severe combined immune deficiency (SCID) 278
Sexualhormone, Pubertät 12
sexuell übertragbare Erkrankungen, Condylomata acuminata 586
sexuelle Differenzierung/Reifung
- Ablauf 13–14
- Knochenalter 13
- normale 220
- Skelettalter 13
- Störungen 220–222
sexuelle Objektpräferenz, Störungen, psychische Störungen 674
sexueller Missbrauch 668–669
- Genitalverletzungen 668
- psychische Störungen 687
- Spermaflüssigkeit 668

SGA (small for gestational age) 52
Shigatoxin 1 263
- HUS 513
Shigella boydii, flexneri bzw. sonnei 263
Shigellen, Arthritis, reaktive 298
Shigellen/Shigellose 263
- Gastroenteritis, akute 466–467
Shprintzen-Syndrom 30
Shunt
- intrapulmonaler, Sauerstoffmangel, perinataler 57
- - Surfactantmangel 64
- auf Ventrikelebene 371–374
- ventrikuloatrialer, Infektion 267
- - Staphylokokken, koagulasenegative 267
- ventrikuloperitonealer, Hydrozephalus 614
- - Infektion 267
- auf Vorhofebene 370–371
- zwischen den großen Arterien 369–370
Shunt-Umkehr 368
Shuntvitien
- azyanotische 368
- zyanotische 374–378
Shwachman-Diamond-Syndrom 317, 491
- AML 338
- Knochenmarkversagen 316
Sialidose 165, 167
Sichelzellanämie, DNA-Analyse 38
Sichelzellanämie/-erkrankung 314–316
- Haemophilus influenzae 315
- Hetero-/Homozygotie 314
- Hirninfarkt 635
- Krisen 315
- Malaria falciparum 314
- Milzfunktionsverlust 319
- nephrotisches Syndrom 506
- Pneumokokken 315
- Salmonellose 262
Sichelzellen 315
Sicherheitsglukosurie, Diabetes mellitus 157
Sick-Sinus-Syndrom 392
SIDS (sudden infant death syndrome) 112
- ALTE 113

- Prävention 113–114
- Todesbescheinigung 113
Siebbeinzellenentzündung, eitrige, akute 409
Siebener-Syndrom nach Mau, Hüftgelenksdysplasie/-luxation 556
Sinneserfahrung, Säuglingszeit 9
sinubronchiales Syndrom 408
Sinubronchitis 408, 420
- Kartagener-Syndrom 409
- rezidivierende, IgA-Mangel 277
Sinus urogenitalis, adrenogenitales Syndrom 211
Sinusitis 408–409
- Agammaglobulinämie 277
- chronische, Mukoviszidose 423
- eitrige, akute 408
- ethmoidalis, Orbitaphlegmone 409
- Hirnabszess 645
- HIV-Infektion 248
- maxillaris 409
- - Sinubronchitis 420
- Rachenmandelhyperplasie 410
- rheumatisches Fieber 297
- Scharlach 259
- Streptokokkeninfektion 258
Sinusknotenstillstand
- intermittierender, Sick-Sinus-Syndrom 392
- Stenokardie 395
Sinusrhythmus, Sick-Sinus-Syndrom 392
Sinusthrombose, septische, Mastoiditis 413
Situs inversus
- Gallengangsatresie, extrahepatische 483
- Kartagener-Syndrom 409
- Milzfunktionsverlust 319
Sitzen, Fähigkeit, Säugling 10
Sitzkyphose, Vitamin-D-Mangelrachitis 170
Sjögren-Syndrom, Nephritis, chronisch-interstitielle 515
Skabies 592
- Differentialdiagnose 588
- impetiginisierte, ekzematisierte 592
Skelettalter/-entwicklung 539
- allgemeine 539
- Anomalien, angeborene 540

- Knochenwachstum 8
- sexuelle Reifung 13
- Wachstum 13
Skelettaufnahme, Mukopolysaccharidose 165
Skelettdysplasien 540–543
- allgemeine 539
- Epiphysenwachstumsstörungen 539
- Hyperlordose 541
- Ilizarov-Fixateur 541
- Kleinwuchs 201
Skeletttuberkulose 268
Skelettveränderungen, Vitamin-D-Mangelrachitis 170
Skelettverletzungen, geburtstraumatische 59
Skleren, blaue, Osteogenesis imperfecta 541–542
Sklerodermie, Refluxkrankheit, gastroösophageale 458
Sklerose
- diffus-mesangiale, nephrotisches Syndrom 506
- fokale, nephrotisches Syndrom 508
- tuberöse, Vererbung, autosomal-dominante 35
Sklerosesaum, Langerhanszell-Histiozytose 353
Skoliose 549, 551–554
- Apert-Syndrom 545
- Hüftgelenksdysplasie/-luxation 556
- idiopathische, Vorbeugetest 552–553
- infantile 551
- Korsettbehandlung 552
- Krümmungswinkel 552–553
- myopathische 551
- Neurofibromatose 553
- neuropathische 551
- nichtidiopathische 553
- osteopathische 551, 553
- Querschnittslähmung 553
- Refluxkrankheit, gastroösophageale 458
- Rumpforthesen 552
- Spondylolyse 554
- Wirbelsäulenkrümmung 552
Skorbut 185
Skrotum, Schwellung, Neugeborene, Untersuchung 22
slapped cheek 240
SLC4A1-Defekt, Azidose, renal-tubuläre 522
SLC12A1-Mutation, Bartter-Syndrom 521

SLE s. Lupus erythematodes, systemischer
Sly-Krankheit 166
SMA (Smooth-Muscle-Antikörper), Autoimmunhepatitis 489
small-for-date 3
Sm-Antigen, Lupus erythematodes, systemischer 291
Smith-Lemli-Opitz-Syndrom 159
- Migrationsstörungen 612
SMN(survival motor neuron)-Gen 629
Sofortreaktion Typ I 281
Sojanahrung 125
- Galaktosämie 125
Soll-Gewicht, Ermittlung 5
somatoforme Störungen 688
- Stress 687–688
Somatogramm 4–5
- Wachstumsbeurteilung 4–5
Somatomedin C s. IGF-1
Somatostatin, Wachstumshormonregulation 195
somatotropes Hormon (STH) 196
Somatotropin (STH) 196
Sommergrippe 251
- Myokarditis 390
Somnambulismus 677
Somnolenz
- FSME 253
- Hirntumoren 341
Sondennahrungen, pädiatrische 132
Sonnenbrand, Fehldiagnose 182
Sonnenuntergangsphänomen, Hydrozephalus 613
Soorösophagitis, Candida-Infektionen 270
Sorbitintoleranz, Fruktosemalabsorption 480
Sotos-Syndrom, Großwuchs 203
sozial gefährdete Kinder und Jugendliche, Betreuung 665
Sozialamt, Aufgaben 660–662
soziale Beziehungen, Adoleszenz 12
soziale Regeln, Überschreitung 682
sozialer Kontakt
- Kleinkindalter 11
- Störungen 683
Sozialgesetzbuch V 662
- Rehabilitation 663
Sozialhilfe 660

Sozialkompetenz, Adoleszenz 12
Sozialpädiatrie 654–670
sozialpädiatrische Zentren, Rehabilitation 663
Sozialverhalten, Bindungsstörungen 683
Sozialverhaltensstörungen 681–682
- handlungsorientierte Behandlung 682
- konfliktzentrierte Behandlung 682
- Verhaltenstherapie 682
SP (surfactant protein) 64
Spätreaktionen, Nahrungsmittelallergie 473
Spätsepsis, neonatale 102
Spätsterblichkeit 656
Spaltbildungen, Neugeborene, Untersuchung 21–22
Spaltfuß 545–546
Spalthand 22–23, 545–546
Spaltlampenbefund, Zystinose 146
Spannungskopfschmerz 636
Spannungspneumothorax 74, 440
- Beatmung, künstliche 440
- Leitsymptome 74
- Notfall 74
- Pleuraempyem 440
spasmodic croup 415
- Differentialdiagnose 415
Spasmus/Spasmen
- nutans 642
- Tetanus 108
Spastik 615
- Atmungskettendefekte 619
- Gaucher-Krankheit 162
- Zerebralparesen, infantile 615
spastische Diplegie 616
spastische Hemiparese 615–616
spastische Tetraparese 616
Speichelfluss
- Angina follicularis sive lacunaris 411
- Niemann-Pick-Krankheit 161
Speichelsteine, Differentialdiagnose 245
Speicherkrankheiten, lysosomale 163
Spektrin
- Erythrozytenmembran 311–312
- Sphärozytose, hereditäre 312

Spermaflüssigkeit, sexueller Missbrauch 668
Sphärozyten
- AB0-Inkompatibilität 86
- Anämie, autoimmunhämolytische 314
Sphärozytose, hereditäre 312
- Hämolyse 80
- - extravaskuläre 312
- Hyperbilirubinämie 82
- Kugelzellen 312
- Vererbung, autosomal-dominante 35
Sphingolipidosen 160–163
Sphingomyelinase-Defekt, Wolman-Krankheit 162
Sphingomyelinose 161–162
Sphinkter-Detrusor-Dyssynergie, Enuresis 525
Sphinkterrelaxation, inadäquate 458
Spiculae, Osteosarkom 575
Spider naevi 448
- Autoimmunhepatitis 489
Spiel, Kleinkindalter 11
Spielunlust, Rhinopharyngitis 408
Spina bifida 55, 611
- cystica 610–611
- - Langzeitprognose 611
- Enuresis 525
- Folsäuremangel 183
- Folsäuresubstitution 40
- Hackenfuß 564
- Neugeborene, Untersuchung 22
- Obstipation 450
- occulta 524–525, 610–611
- Wiederholungsrisiken, empirische 41
spinale Dysrhaphien 609
spinale Form, Poliomyelitis 250
Spirometrie, Atemwegserkrankungen 402–403
Spironolacton, Herzinsuffizienz 364
Spitzenfluss, exspiratorischer 403
Splenektomie, Milzfunktionsverlust 319
Splenomegalie 319
- Blutverlust 80
- Endokarditis, bakterielle 389
- Leukämie, akute 334
- Lymphohistiozytose, hämophagozytäre (HLH) 319
- Masern 235
- Mononucleosis infectiosa 246

- Palpation 359
- Röteln 238
- Sphärozytose, hereditäre 312
Spondylitis ankylosans 295
Spondylolisthese 554–555
Spondylolyse 554–555
Spondyloptose 555
Spontanbewegungen/-motorik 19
- Meningitis, neonatale 105
Spontanfraktur
- Knochenfibrom 574
- Knochenzyste, solitäre, juvenile 573
Spontannystagmus 414
Spontanpneumothorax 73
- idiopathischer 440
- Pneumomediastinum 441
Sprache, Kleinkindalter 11
Sprachentwicklungsstörungen
- Fragiles-X-Syndrom 33
- Früherkennung 664
- Klinefelter-Syndrom 29
Spracherwerb, Säugling 9, 11
Sprachproduktion, Entwicklungsstörungen 684
Sprachstörungen
- expressive 685
- FSME 253
- Galaktosämie 154
- Myasthenia gravis 628
- rezeptive 685
Sprachverständnis
- Entwicklungsstörungen 684
- Vorsorgeuntersuchungen, Kindesalter 20
Sprechen, polterndes 679–680
Sprechenlernen, Säugling 11
Sprengel-Deformität, Apert-Syndrom 545
Sproßpilze 270
Sprue, einheimische, Nahrungsmittelallergie 473
Sprunghaftigkeit, psychosoziale Extremsituationen 686
Spucken, häufiges
- Refluxkrankheit, gastroösophageale 458
- Säugling 447
Spulwurm 468
SRY (sex-determining region des Y-Chromosoms) 30
- geschlechtliche Differenzierung 220
- Klinefelter-Syndrom 220
SRY-Gen
- Deletion 30

- Translokationen 31
SSPE (subakute sklerosierende Panenzephalitis) 646
SSSS (staphylococcal scalded skin syndrome) 588
- Differentialdiagnose 597
- Fallbeispiel 601
Stadiometer, Untersuchung, körperliche 18
Stadium
- catarrhale, Keuchhusten 255–256
- convulsivum, Keuchhusten 255–256
- decrementi, Keuchhusten 256
Stakkatohusten, Keuchhusten 255
Stammfettsucht, Cushing-Syndrom 213
Stammhirntumoren 650
Stammzellen, lymphatische, myeloische bzw. pluripotente 305
Stammzelltransplantation
- allogene 325
- Fanconi-Anämie 316
- Leukämie, akute 339
staphylococcal scalded skin syndrome s. SSSS
Staphylococcus aureus
- Arthritis, septische 299
- Bronchopneumonie 431
- und Chemotherapie 332
- Endokarditis 389
- Kopfschwartenabszess 108
- Mastitis 108
- Mukoviszidose 423
- Osteomyelitis 570
- Paronychien 108
- Pneumonie 76, 433
- Sepsis, neonatale 102
Staphylococcus epidermidis
- Sepsis, neonatale 102
- Venenkatheter, zentraler 266
Staphylokokken(infektion) 589
- Beatmung, maschinelle 266
- Endokarditis, bakterielle 389–390
- Gastroenteritis 262
- Hauterkrankungen 588–589
- Impetigo contagiosa 588
- Influenza 249
- koagulasenegative, Sepsis 266
- - Shunt, ventrikuloatrialer 267

Staphylokokken(infektion)
- – ventrikuloatrialer Shunt 267
- koagulasepositive, Sepsis 266
- Konjunktivitis, neonatale 109
- nekrotisierende, Varizellen 242
- Neugeborenenpneumonie 433
- Perikarditis 391
- Pleuraempyem 440
- Pneumonie 434
- – Pneumothorax 73
- – Pyopneumothorax 434
- Pneumothorax 440
- Rhinopharyngitis, eitrige 408
- Sinusitis 409

Statistiken, Krankenhaus-Entlassungsdiagnosen 659
Status asthmaticus 428
- Therapie 429

Stauungspapille
- Hydrozephalus 613
- Schädelhirntrauma 647
- Subduralhämatom 648

Stauungszeichen, Schock, kardiogener 396

Steatorrhö
- Pankreasinsuffizienz, exokrine 491
- Reizdarmsyndrom 457

Stechapfelbildung der Erythrozyten, Hypolipoproteinämie 159
Stehlen, Sozialverhaltensstörungen 682
Steinanalyse, biochemische, Nephrolithiasis 518
Steißbeinteratom 352
Stellwert, Regelkreis 194
Stenokardie 395–396

Stenose
- postoperative, nach Ösophagusoperation 452
- uteropelvine 503
- – Hydronephrose 503

Stent-Implantation 366
- Pulmonalatresie mit intaktem Ventrikelseptum 376

Stents, selbstexpandierende 366
Sterblichkeit 656–658
- Hypothermie, postnatale 53
- bei Kindern 658
- Lebensjahr, erstes 658
- perinatale 656
- postneonatale 657
- RDS-assoziierte, Atemnotsyndrom, Frühgeborene 65

Stereotypien, Bewegung 679
Sterilität, Mumps 246
sternale Retraktionen, Atemwegserkrankungen 401
sternokostales Belastungssyndrom (Brügger) 548
Steroid-17-Reduktase, Defekt 209
Steroid-21-Hydroxylase, Defekt, adrenogenitales Syndrom 223
Steroidakne 598
Steroidsulfatase, Mangel, Ichthyose 581
Steroidsynthese 209
Steuerung, NNR-Steroide 209
Steuerungshormone, hypothalamische 196
Stevens-Johnson-Syndrom, Erythema multiforme 596

ST-Hebungen
- Myokarditis 390
- Perikarditis 391

STH (somatotropes Hormon, Somatotropin) 196
STH-Mangel 199
- Arginin 198
- Beckenendlage 197
- – Clonidin 198
- idiopathischer 197–199
- Insulin 198
- L-Dopa 198

STH-Stimulationstests 198
Stickstoffmonoxid (NO), Lungendurchblutung 364
Stigmata, Herz-Kreislauf-Erkrankungen 359
STIKO (Ständige Impfkommission), Impfempfehlungen 232–233
Stilldauer, Milchvolumen 121
Stillen 119–124
- Arzneimitteltherapie 711–712
- Lipolyse 124
- Maßnahmen zur Förderung 127
- Muttermilch 123
- Neugeborenenikterus 123
- Oxytozin 121
- Pharmaka, kontraindizierte 712
- potentielle Risiken für das Kind 123
- Trinkschwäche 120
- Zufütterung 127–128

Stillhindernisse, mütterliche 124
Stillikterus 487
Stimmbänder, Papillome 414
Stimmbruch, adrenogenitales Syndrom 211
Stirnhöcker, Basalzellnävussyndrom 35
Stöhnen, exspiratorisches
- Atemnotsyndrom, Frühgeborene 64
- Tachypnoe, transitorische 71

Stoffwechselstörungen
- Aminosäuren, aromatische 141–144
- – schwefelhaltige 145
- – verzweigtkettige 144
- geistige Behinderung 606–607
- Koma 649

Stomatitis aphthosa 243–244
Stoma-Träger, Harnwegsinfektionen 523
Storchenbiss, Neugeborene, Untersuchung 21
Stottern 679–680
- klonisches/tonisches 680

Strabismus, Gaucher-Krankheit 162
Strahlen, ionisierende, Embryo-/Fetopathien 41
Strahlentherapie, ZNS-Tumoren 342
Stranggonaden, Ullrich-Turner-Syndrom 28
Strangulationsileus 90
Strangurie, Harnwegsinfektionen 523
Streptococcus agalactiae bzw. equisimilis 257
Streptococcus pneumoniae, Meningitis 643
Streptococcus pyogenes 257
Streptococcus viridans 257
- und Chemotherapie 332

Streptokinase, Scharlach 259
Streptokokken(infektion) 257–259
- Angina 411
- Arthritis, septische 299
- Differentialdiagnose 247
- Endokarditis, bakterielle 390
- Erysipel 589
- Erythema nodosum 597
- Gruppe A 102, 257
- – Pneumonie 433
- Gruppe B 257
- – Kopfschwartenabszess 108
- – Mastitis 108
- – Meningitis 643
- – Neugeborenenpneumonie 433
- – Paronychien 108
- – Pneumonie 433
- Gruppe C 257
- α-hämolysierende, Endokarditis, bakterielle 389
- β-hämolysierende, rheumatisches Fieber 297
- – Tachypnoe, transitorische 71
- Hauterkrankungen 588–589
- Impetigo contagiosa 258, 588
- Lancefield-Klassifikation 258
- lokale 258
- nekrotisierende, Varizellen 242
- Osteomyelitis 570
- Otitis media 412
- Pneumonie 76
- Rhinopharyngitis, eitrige 408
- Sepsis 266
- Sinusitis 409

Streptomycin, Schwerhörigkeit/Taubheit 414

Stress
- dissoziative Störungen 687–688
- Gastritis 472
- neurotische Störungen 687–688
- oxidativer, Glucose-6-Phosphat-Dehydrogenase-Mangel 313
- somatoforme Störungen 687–688

Stresserythropoese 305
Streunen, Sozialverhaltensstörungen 682
Striae distensae 598–599
- Cushing-Syndrom 213
- Glukokortikosteroide 598

Stridor
- Atemwegserkrankungen 401
- connatus 404
- exspiratorischer 19
- – Atemwegserkrankungen 402
- inspiratorischer 19

Sachverzeichnis

- – Aortenbogen, doppelter 387
- – Atemwegserkrankungen 402
- – Epiglottitis, akute 416
- – Kehlkopfdiphtherie 254
- – Krupp 415
- Laryngitis, subglottische 416
- Laryngomalazie 404–405
- Larynxzysten 404
- Leukämie, akute 334
- Tracheomalazie 405

Strophulus 595–596
- Impetiginisation 595
- Seropapeln 595

strukturelle Chromosomenaberrationen 30–32

Struma
- endemische, Jodmangelgebiete 206
- – TSH 206
- euthyreote 206
- Hypothyreose 205
- Jodmangel 206–207
- konnatale 404
- Neugeborene 21–22, 207

Strychninvergiftung, Differentialdiagnose 261
ST-Senkung, Aortenstenose 384
Stühle s. Stuhl(gang)
Stuhlentfärbung, Hepatitis A 485
Stuhlfrequenz, Reizdarmsyndrom 456
Stuhl(gang)
- blutiger 448
- – Colitis ulcerosa 478
- – Invagination 462
- fettglänzender, Mukoviszidose 424
- Frequenz, Pylorushypertrophie 460
- Konsistenz, Reizdarmsyndrom 456
- nächtlicher 448
- schleimig-blutiger, Enterokolitis, nekrotisierende 92
- schleimig-weicher 448
- Untersuchungen 451
- wässrig-schleimiger, Shigellose 263

Stuhlinkontinenz, Spina bifida cystica 610
Stuhlretention, Enkopresis 678
Stuhlschmieren, Obstipation, chronische 449
Sturge-Weber-Syndrom 633

- Anfälle, zerebrale 637
- Angiome 634
- Naevus flammeus 584
- Phäochromozytom 214

Sturzanfälle 641
Subaortenstenose
- fibröse 383
- Kardiomyopathie, hypertrophe (obstruktive) 388
- muskuläre 383

Subarachnoidalblutung 648
- Neugeborenenkrämpfe 638

subcostale Einziehungen 19
Subduralblutung, geburtstraumatische 59
subdurale Effusionen, Meningitis, neonatale 106
Subduralempyem, Sinusitis, eitrige 409
Subduralhämatom 648
Subduralraum, Hirnhäute, harte und weiche 647
Subependymalblutung, Neugeborene, reife 68
subglottische Stenose, Atemnot 78
Subileus, Obstipation 450
Subluxation
- Hüftkopf 556
- Perthes-Syndrom 559

Subperiostalblutungen
- Kindesmisshandlung 667
- Vitamin-C-Mangel 185

Subsepsis allergica Wissler 294
Substanzmissbrauch, psychische Störungen 690–691
Suchreflex 23
sudden infant death syndrome (SIDS) 112–113
Suizidalität 689–690
- Depressionen 690
- psychische Störungen 675

Sulfatasemangel, plazentarer, Geburtsstillstand 581
Sulfatidose 162
- s. a. Leukodystrophie, metachromatische

Sulfonamide, Glucose-6-Phosphat-Dehydrogenase-Mangel 313
Supportivtherapie
- Infektionsbehandlung 231
- Krebserkrankungen 332

Suprarenin, Neugeborenenreanimation 61
suprasselläre Tumoren, Klinik 343
Surfactant
- Apoproteine 64

- Phospholipide 64
- Pneumozyten Typ II 63

Surfactantmangel
- Atemnotsyndrom, Fallbeispiel 114
- Hypothermie, postnatale 53
- Pathophysiologie 64
- Plasmaproteine, Akkumulation, intraalveoläre 64

Swiss-cheese-VSD 371
Switch-Operation, arterielle, d-TGA 377
β_2-Sympathomimetika, Asthma bronchiale 429–430
Synaptophysin, Ewing-Sarkom 348
Syndaktylie 546
- Apert-Syndrom 546
- Löffelhand 546
- Neugeborene, Untersuchung 22

Syndrom(e)
- der blinden Schlinge 453
- der immotilen Zilien 409
- des kranken Sinusknotens 392
- Mikrodeletionen 31

Synechien
- hintere, Arthritis, juvenile idiopathische 295
- Pseudomonas-Infektion 109
- Retinopathia praematurorum 67

Synkope 395
- Aortenstenose 384
- orthostatische Dysregulation 395
- QT-Syndrom 392

Synostosen, Extremitätenbefall 545
Synovialitis 562
Synovialsarkom 345, 354
Systemerkrankungen
- Differentialdiagnose 511
- Fußerkrankungen 563

Systolikum
- Aortenisthmusstenose 386
- Ductus Botalli, persistierender 369
- Pulmonalstenose 382

Szintigraphie
- Gallengangsatresie, extrahepatische 483
- Meckel-Divertikel 454
- Verdauungstrakt 450

T

Tabak, Embryo-/Fetopathien 44
Tachydyspnoe, VSD 371
Tachykardie
- Antiarrhythmika 394
- Blutverlust 80
- Dehydratation 176
- Digoxin 394
- fetale 394
- Grand mal 639
- Heroinabusus, maternaler 112
- Hypoglykämie 158
- Hypokaliämie 179
- PDA 66
- Schock, kardiogener 396
- Stenokardie 395
- supraventrikuläre 393–394
- – EKG 393
- – WPW-Syndrom 392
- ventrikuläre 394
- – EKG 393

Tachypnoe 19
- Atemnotsyndrom, Frühgeborene 64
- Atemwegserkrankungen 401
- Blutverlust 80
- BPD 66
- Chlamydienpneumonie 435
- Enterokolitis, nekrotisierende 92
- Hypoglykämie 148
- Inspektion 359
- Mekoniumaspiration 73
- Neugeborenensepsis 103
- Pneumonie, neonatale 76
- Pulmonalstenose 382
- transitorische 71–72
- Zwerchfellhernie 456

Taenia saginata/solium 469
Takayasu-Syndrom, nephrotisches Syndrom 506
Talgdrüsennävus 585
T-ALL 334
Tandem-Massenspektrometrie (TMS) 167
- Organoazidurie 144
- Phenylketonurie, klassische 142

Tangier-Erkrankung 159
Taubenzüchterlunge 431
Taubheit
- Bilirubinenzephalopathie 85
- Frühgeborene 62
- Meningitis, neonatale 106

Taubheit
- Mumps 246
- Niemann-Pick-Krankheit 161
- postnatal erworbene 414
- Refsum-Krankheit 163
- Rötelninfektion, konnatale 94

Tay-Sachs-Erkrankung 160–161
- Enzymdefekt, lysosomaler 618
- Varianten 161

Tay-Sachs-Gangliosid 161
TCRαδ, Mutationen bei ALL 336
TCR (T-Zell-Rezeptor) 336
TDF (Testis-determinierender Faktor) 220
Tee, gezuckerter 130
Teerstühle 449
- Helicobacter-pylori-Infektion 471

Teilleistungsschwächen, psychische Störungen 674
TEL-AML1, Mutationen bei ALL 336
Teleangiectasia hereditaria 323
Temperaturregulation/-störungen
- Atemnotsyndrom, Frühgeborene 64
- Hirnblutungen, Frühgeborene 69
- Neugeborene 53

TEN (toxische epidermale Nekrolyse) 588
Tendosynovitis, Polyarthritis, seronegative 293
Tenesmen
- Amöbiasis 469
- Colitis ulcerosa 478

Tensilontest, Myasthenia gravis 628
Teratom(e)
- maligne 344
- Mediastinaltumoren 441
- sakrokokzygeales 55, 352

testikuläre Feminisierung 222
Testis-determinierender Faktor (TDF) 220
Testosteron
- Enzymdefekt, Pseudohermaphroditismus masculinus 221
- geschlechtliche Differenzierung 220
- Hypogonadismus 217
- Metabolisierungsdefekte, Pseudohermaphroditismus masculinus 222

Tetanie
- Hypokalzämie 112
- Hypoparathyreoidismus 208
- rachitogene, Differentialdiagnose 261
- – Laryngospasmus 415

Tetanospasmin 259–260
Tetanus 259–261
- Exotoxin 259–260
- Masseterkrampf 260
- neonatorum 108, 260–261
- Risus sardonicus 260
- Schutzimpfung 259
- Tetanospasmin 259–260
- Trismus 260

Tethered-cord-Syndrom 524, 610
Tetrahydrobiopterinmangel, Hyperphenylalaninämie 143
Tetrahydrofolsäure 183
Tetraparese, spastische 616
Tetraspastik, Leukodystrophie, metachromatische 618
Thalassaemia
- intermedia 309
- major 309
- minor 309

Thalassämie 309–310
- α-Thalassämie 310
- – Compoundheterozygotie 310
- – DNA-Analyse 38
- – Hämolyse 80
- β-Thalassämie 309–310
- – Bürstenschädel 309
- – DNA-Analyse 38
- – Erythrozytentransfusionen 309
- – Hepatosplenomegalie 309
- Elliptozytose, hereditäre 313
- Fehlbildungen 55
- Hämolyse 309
- HLA 309

Thalidomid, Embryo-/Fetopathien 42–43
Thelarche 13
- prämature 216

T-Helfer-Zellen
- Entzündung, allergische 282
- HIV-Infektion 248
- thermische Schädigung 695–696
- Hämolyse 313

Thiamin 181
- Mangel 181
- physiologische Funktionen 182

Thiazide, Hyperkalzämie 174

Thiazid-sensitiver Na-Cl-Kotransporter (NCCT), Gitelmann-Syndrom 522
Thomas-Splint, Perthes-Syndrom 559
Thorakotomie, Aortenbogen, doppelter 387
Thorax
- asymmetrisch vorgewölbter, Zwerchfellhernie 76
- Fehlbildungen, Neugeborene, Untersuchung 21
- Herzspitzenstoß 19
- hypoplastischer, Nierenagenesie, bilaterale 500
- Neugeborene, Untersuchung 21
- Rippenbeschaffenheit 19
- schildförmiger, Ullrich-Turner-Syndrom 218

Thoraxasymmetrie
- Hüftgelenksdysplasie/-luxation 556
- Spannungspneumothorax 74

Thoraxklopfmassage, Mukoviszidose 426
Thoraxschmerzen
- Atemwegserkrankungen 401
- Mittelmeerfieber, familiäres 300

Thoraxsyndrom, Sichelzellerkrankung 315
Thoraxübersichtsaufnahme
- Atemwegserkrankungen 402
- Mukoviszidose 421, 423

Thrombasthenie Glanzmann-Naegeli 321
Thromboembolie 323
- Ursachen 323

Thrombophilie 323
- Lipoidnephrose 507
- Prothrombinmutante (FII 20210A) 323

Thrombopoetin 305
Thrombosen
- Homozystinurie 35
- Nierenvenen 515

Thromboserisiko, Frühgeborene/Kleinkinder 306
thrombotische Auflagerungen, Endokarditis, bakterielle 389
Thrombozyten 305
- Funktionsstörungen 321
- – erworbene, Hermansky-Pudlack-Syndrom 321

- Granulierung, Störungen 321
- Konzentrate (TK) 324
- Lebensdauer 305
- Membrandefekte, angeborene 321
- PLA$_1$-positive, Alloimmunthrombozytopenie, neonatale 88
- Transfusionen 321

Thrombozytenapherese 324
Thrombozytopathie 321
Thrombozytopenie 319–321
- amegakaryozytäre 317
- – Knochenmarkversagen 316
- Anämie, megaloblastäre 310
- aplastische Krise 311
- Chemotherapie 332
- Fanconi-Anämie 316
- mit fehlendem Radius 320
- Folsäuremangel 183
- HIV-Infektion 248
- HUS 514
- Hyperviskositätssyndrom 81
- Immundefekt 278–279
- infektionsassoziierte 320
- Knochenmarkversagen 316
- Leukämie, akute 333
- Lupus erythematodes, systemischer 291
- medikamenteninduzierte 320
- neonatale 87
- Pankreasinsuffizienz, exokrine 491
- Shwachman-Diamond-Syndrom 317
- Ursachen 320
- Vitamin-B$_{12}$-Mangel 184
- Wiskott-Aldrich-Syndrom 278

Thrombozytose 319–321
- Kawasaki-Syndrom 324

Thymom
- Anämie, aplastische 317
- Mediastinaltumoren 441

Thymusaplasie
- DiGeorge-Syndrom 31
- Hypokalzämie 112
- Hypoparathyreoidismus 208

Thymushyperplasie 440–441
- Röntgendiagnostik 441

Thymushypoplasie, DiGeorge-Syndrom 31
Thymusinfiltration, Leukämie, akute 334
Thymusschatten, DiGeorge-Syndrom 278

Thyreoidektomie, totale, Hypoparathyreoidismus 208
Thyreoiditis
- Hypoparathyreoidismus 208
- Rötelninfektion, konnatale 95
Thyreostatika
- Embryo-/Fetopathien 44
- Hyperthyreose 206
- Plazentagängigkeit 44
thyreotropes Hormon (TSH) 197
Thyroxin (T_4) 204
- Hyperthyreose 206
- Hypothyreose 205
TH_1/TH_2-Zellen, Asthma bronchiale 428
TH_1-Zytokine, Ekzem, atopisches 284
TH_2-Zytokine, Insektengiftallergie 286
Tibiaaplasie/-hypoplasie 545, 547
Tics 680–681
- chronische 680
- Epidemiologie 680
- passagere 680–681
- Pathogenese 680
- vokale 681
Tierhaare/-schuppen
- Asthma bronchiale 428
- Dermatitis atopica 593
- Sensibilisierungen 284
Tinea
- capitis 590
- - Fallbeispiel 601
- corporis 590
- faciei 590
- manuum/pedum 590
- tiefe 591
- unguium 590
TLC (total lung capacity), Spirometrie 403
T-Lymphozyten
- s. a. T-Zellen
- Differenzierung 336
- immunkompetente, Transfusion, Graft-versus-host-Erkrankung 325
- Immunreaktion, zelluläre 275
TNF-α
- Asthma bronchiale 428
- Crohn-Krankheit 478
TNF-α-Blocker, Arthritis, juvenile idiopathische 297
TNF (Tumor-Nekrose-Faktor) 275
TNM-Klassifikation, Krebserkrankungen 331

Todesbescheinigung, SIDS 113
Todesursachen
- Kindesalter 658
- Kindesmisshandlung 667
Todeswünsche, Jugendliche 689
Tokolyse, Geburt, drohende 62
Tokopherole 187
- physiologische Funktionen 186
Tolazolin, PFC-Syndrom 78
Tollwut 253
- Differentialdiagnose 261
- Lyssaviren 253
- Meldepflicht 233
- Schutzimpfung 253
Tonsillarabszess, Scharlach 259
Tonsillektomie, Indikation 412
Tonsillen, hyperplastische, orange bis gelbgraue, Tangier-Erkrankung 159
Tonsillendiphtherie 254
Tonsillitis 248
- catarrhalis 411
- chronische 412
- Glomerulonephritis, postinfektiöse 510
- Mononucleosis infectiosa 246
- rezidivierende 412
- rheumatisches Fieber 297
- Sommergrippe 251
- Streptokokken Gruppe A 257
- Streptokokkeninfektionen 257
Tonsillopharyngitis 258
- Differentialdiagnose 247
Tonusverlust, Hyperphenylalaninämie 143
TORCH 94
Torsade de pointes
- EKG 393
- QT-Syndrom 392
Totalkyphose 549
Totgeburt
- Translokationen, unbalancierte 31
- Varizelleninfektion, mütterliche 98
Tourette-Syndrom 680–681
Toxine
- Anämie, aplastische 317
- Gastroenteritis, akute 465
- Hämolyse 313
toxische Dermatitis 594–595
Toxoplasma gondii 269
Toxoplasma gondii/Toxoplasmose 100–101, 269

- HIV-Infektion 248
- kongenitale 269
- konnatale, Chorioretinitis 100
Toxoplasmose
- konnatale, DNA-Amplifikation 100
- - Formen 100
- - Verkalkungen, intrazerebrale 100
- nephrotisches Syndrom 506
- Pneumonie 76
- Thrombozytopenie, neonatale 87
Trachealfistel, Ösophagusatresie 452
Tracheitis 248
Tracheobronchitis
- akute 418–419
- chronische 419–420
- Masern 235
- nekrotisierende, Influenza 249
- obstruktive, Retraktion, sternale 418
Tracheomalazie 405
- Aortenbogen, doppelter 387
- Ösophagusatresie 89
tracheo-ösophageale Fistel, Atemnot 78
Tracheotomie, Epiglottis, akute 416
Tragusdruckschmerz, Otitis media 19
Traktionsversuch 10
Transaminasen(erhöhung)
- Fruktoseintoleranz, hereditäre 155
- Gallengangsatresie, extrahepatische 483
- Hepatitis A/B 485
- Hepatitis C 486
Transfusionsreaktionen, akute 325
Transfusionstherapie 324–325
- Infektionen 325
Transkobalamin-II-Mangel 184
Translokationen 30
- reziproke 30
- SRY-Gen 31
- unbalancierte 31
Translokationstrisomie 21 28
- Chromosomendarstellung 32
Transplantatabstoßung 282
- Hypertonie 517

Transposition der großen Arterien s. TGA
Transposition der großen Arterien (TGA) 376
- Mustard-Senning-Operation 377
- Prostaglandin E_1 377
- Rashkind-Manöver 377
- Rastelli-Operation 377
- Switch-Operation, arterielle 377
- Tricuspidalatresie 380
- Vorhofseptumdefekt 377
Trauma
- Hirninfarkt 635
- Ileus 462
- Nierenversagen, akutes 527
- Schock, hypovolämischer 396
Tremor
- Heroinabusus, maternaler 112
- Hypoglykämie 148, 158
- Hypokalzämie 112
- Leukodystrophie, metachromatische 162
- Niemann-Pick-Krankheit 161
- Wilson-Syndrom 488
- Zerebralparese, dyskinetische 616
Trennungsangst 684
Treponema pallidum
- Meningitis, aseptische 644
- Pneumonie 76
TRH (TSH-releasing hormone) 197
TRH-Test, Hyperthyreose 206
Trichophyton 590
Trichterbrust 568–569
Trichuris trichiura 469
Tricuspidalatresie 380–381
Tricuspidalinsuffizienzgeräusch, Pulmonalatresie mit intaktem Ventrikelseptum 376
Triglyzeride 158
- Energiestoffwechsel 149
- Hypolipoproteinämie 159
- Nüchternplasma 158
Triglyzeridlipase, Mangel, Hyperlipoproteinämie Typ I 159
Trigonozephalus 544
Trijodthyronin (T_3) 204
- Hyperthyreose 206
- Hypothyreose 205
Trinkmilch 129
- Eisenresorption 129
Trinknahrungen, pädiatrische 132

Trinkschwäche
- Aorteninsuffizienz 384
- Atemwegserkrankungen 401
- Bilirubinenzephalopathie 85
- Bland-White-Garland-Syndrom 387
- Enzephalopathie, hypoxisch-ischämische (HIE) 57
- Galaktosämie 154
- Hydrozephalus 613
- Hypoglykämie 111, 148
- Neugeborenensepsis 103
- Prader-Willi-Syndrom 606
- Stillen 120
- Tetanus 108
- VSD 371
- Zellweger-Syndrom 620

Trinukleotidsequenz, instabile, Fragiles-X-Syndrom 34
Triple-A-Syndrom, Achalasie 460
Triple-Test, Pränataldiagnostik 46
Triplo-X-Syndrom (47,XXX) 28
- Pränataldiagnostik 46

Trismus, Tetanus 260
Trisomie 13
- Chromosomendarstellung 32
- Migrationsstörungen 612
- Pränataldiagnostik 46–47

Trisomie 18 28
- Gallengangsatresie, extrahepatische 483
- Migrationsstörungen 612
- partielle, Chromosomendarstellung 32
- Pränataldiagnostik 46

Trisomie 21 27–28
- AML 338
- AV-Septumdefekt 373
- Chromosomendarstellung 32
- Duodenalatresie 90
- Formen 28
- geistige Behinderung 606
- Migrationsstörungen 612
- partielle 28
- Polyzythämie 80
- Pränataldiagnostik 46

Trommelfellperforation, Otitis media 413
Trommelschlegelfinger
- Atemwegserkrankungen 401
- Bronchiektasen 420
- Inspektion 359
- Mukoviszidose 422

Tropenkrankheiten 706
Trousseau-Zeichen, Hypokalzämie 112
Truncus arteriosus communis 378
Trypsinogenmangel, Pankreasinsuffizienz, exokrine 491
TSC1-/TSC2-Gen, Hirnsklerose, tuberöse 633
TSH (thyreotropes Hormon) 197
- Hypothyreose 205
- Struma, endemische 206

TSH-Antikörper, Hyperthyreose 206
TSH-Rezeptor, Hyperthyreose 206
TSH-Test 223
Tubenkatarrh
- Otitis media 412
- Rachenmandelhyperplasie 410

Tubera, kortikale, Hirnsklerose, tuberöse 633
Tuberkulinanergie, Masern 237
Tuberkulinkonversion, Isoniazid 231
Tuberkulinprobe/-reaktion 268, 282
Tuberkulintyp, Überempfindlichkeitsreaktionen 282
Tuberkulose 267–269
- Ätiologie 267
- Ansteckungsfähigkeit 267
- Auraminfärbung 268
- BCG-Impfung 267
- Chemotherapie 268
- Differentialdiagnose 256
- Epidemiologie 267
- Erregernachweis 268
- Erythema nodosum 597
- Ethambutol 269
- Immunfluoreszenz 268
- Infektionsweg 267
- Isoniazid 268
- Mangelernährung 703
- Masern 237
- Mendel-Mantoux-Test 267
- PCR 268
- Pleuritis 439
- Pyrazinamid 269
- Resistenztestungen 268
- Rifampicin 269
- Röntgendiagnostik 268
- Tuberkulinprobe 268
- Ziehl-Neelsen-Färbung 268

tuberöse Hirnsklerose 534–535, 633
- Phäochromozytom 214
- Typ 2 (TSC2), ADPKD 502
- Vererbung, autosomal-dominante 35

tubuläre Dysfunktion, proximale, Fruktoseintoleranz, hereditäre 155
tubuläre Nekrose, Nierenversagen, akutes 527
Tubulopathien 520–522
- Fruktoseintoleranz, hereditäre 155

Tubulusinsuffizienz, Zystinose 146
Tumoren/Tumorerkrankungen
- familiär auftretende 37
- gain of function-Mutationen 37
- Hyperkalzämie 174
- Ileus 462
- Kehlkopf 414
- kindliche, Genetik 36–37
- Leber 489
- Lunge 439
- maligne, Immundefekte 281
- Mediastinum 440
- Schädelgrube, hintere 650
- tuberöse Sklerose 35
- ZNS 340–344, 650

Tumorlysesyndrom 332
- Leukämie, akute 334

Tumorrachitis 172
Tumorsuppressorgene 37
- ALL 337
- Keimbahnmutation 37
- Krebserkrankungen 329

Turmschädel 544
Turner-Syndrom s. Ullrich-Turner-Syndrom (45,X)
T-Vorläuferzellen 336
T-Welle, EKG 361
Tympanometrie, Seromukotympanon 414
Typ-I-Allergie (Atopie)
- Asthma bronchiale 427
- Urtikaria, allergische 595

Typ-I-Diabetes 156
- Glukoseverwertungsstörung 156
- Ursachen 156

Typ-II-Diabetes 156
- Insulinresistenz 156

Typ-I-Reaktion 281
Typ-II-Reaktion 282
Typ-III-Reaktion 282, 431
- Vasculitis allergica 596

Typ-IV-Reaktion 282
Typhus abdominalis 261–262
- Meldepflicht 233

Tyrosinämie 143
- hepatorenale 488
- Typ I 143, 167, 488
- – Aminoazidurie 147
- Typ II 143, 167

Tyrosinkinase, zytosolische 37
Tyrosin-Proteinkinase 37
T-Zell-Aktivierung 275
T-Zell-Defekt
- DiGeorge-Syndrom 31
- isolierter 278

T-Zellen
- s. a. T-Lymphozyten
- Chemotherapie 333
- reife 336

T-Zell-Lymphome 339
- Therapie 340

T-Zell-Proliferation 275
T-Zell-Rezeptor 275
T-Zell-vermittelte Zytotoxizität, Früh- und Neugeborene 101

U

U1-10, Vorsorgeuntersuchungen, Kindesalter 20
UDP-Galaktose-4-Epimerase 154
UDP-Glukose-Pyrophosphorylase 154
Übelkeit
- Bauchschmerzen, funktionelle 456
- Diabetes mellitus 156
- Helicobacter-pylori-Infektion 471
- Hyperkalzämie 173
- Hypoglykämie 148
- Migräne 636
- Nahrungsmittelallergie 473
- Streptokokkeninfektion 258

Überempfindlichkeitsreaktionen Typ I-V 282
Übererregbarkeit, Vitamin-C-Mangel 185
Übergewicht s. Adipositas
Überlaufenkopresis 449, 678
- Obstipation, chronische 449

Überlebenschance, Frühgeborene/Mehrlinge 62
Überstimulation
- transösophageale, Vorhofflattern 394
- – Vorhofflimmern 394

Sachverzeichnis

Übertherapie, Vergiftungen 697
Übertragungswege
- Infektionen 230
- Viruskrankheiten 234

Überwärmung s. Hyperthermie
Überwässerung
- Nierenversagen, akutes 527
- Übertherapie bei Vergiftungen 697

Uhrglasnägel 448
- Bronchiektasen 420
- Inspektion 359
- Mukoviszidose 422

Ulkus, peptisches 470–473
Ulkusblutung, Helicobacter-pylori-Infektion 471
Ullrich-Turner-Syndrom (45,X) 28, 218–219
- Chromosomenanalyse 218
- Kleinwuchs 201
- Neugeborene, Untersuchung 21
- Wachstumshormonmangel 219

Ulzerationen
- Crohn-Krankheit 477
- Folsäuremangel 183
- Lupus erythematodes, systemischer 291
- Paraphimose 531

Umbilikalhernien, Edwards-Syndrom 28
Umgebungsprophylaxe, Meningitis, bakterielle 643
Umweltgifte, Immundefekte 281
Umwelt-Kind-Interaktionen 674
Umweltschadstoffe, Belastung, Stillen 123
Unfälle 695–699
Unfallursachen 695
uniparentale Disomie 32–33
univentrikuläre Korrektur 379–380
- Fontan-Operation 379
- Glenn-Operation 380
- Hemifontan-Operation 380

univentrikuläre Zirkulation, Herzfehler, angeborene 379–381
Unreife
- Hirnblutungen, Frühgeborene 68
- Retinopathia praematurorum 67

Unruhe
- Dehydratation 176
- Hypoglykämie 158
- Nahrungsmittelallergie 473

Unterarmstumpf, kurzer, angeborener 545
Unterernährung, Schweregrade 131
Untergewicht 19, 131–133
- Längensollgewicht 5
- Malnutrition 132
- Ursachen 132

Unterhautfettgewebe, Zöliakie 474
Unterlippe, dicke, Schilddrüsenkarzinom, medulläres 35
Unterschenkelfraktur, Behandlung 565
Untersuchung
- s. a. Vorsorgeuntersuchungen
- körperliche 18–19
- Neugeborene 20–24
- rektale, Appendizitis 470

Untersuchungsliege 17
- Wärmestrahler 17

Untersuchungszimmer, Bedingungen, äußere 17
Unvermögen 662
UPS (uteropelvine Stenose) 503
Urämie
- Anfälle, zerebrale 637
- Niereninsuffizienz 528
- Nierenversagen, akutes 527
- Pankreatitis, akute 490
- Zystinose 146

Uratnephropathie, Chemotherapie 332
Ureaplasmen, Pneumonie 76
Ureaseschnelltest, Helicobacter-pylori-Infektion 471
Ureter fissus 504
Ureterabgangsstenose 503
- Nierenversagen, akutes 527

Ureterozele
- Harnleiter, Doppelanlage 504
- Nierenversagen, akutes 527

Urethralklappen 505–506
- Harnwegsobstruktion 505
- Lungenhypoplasie 75
- Nierenversagen, akutes 527

Urethritis, Reiter-Syndrom 298
Uridyltransferase, Bestimmung, Galaktosämie 154
Urin(analyse) 498
- dunkler, Hepatitis A 485
- Erythrozytenzahl 498
- Galaktose 154
- Gewicht, spezifisches 498
- Leukozytenzahl 498
- Mengenbestimmung, quantitative 498

- Vorsorgeuntersuchungen, Kindesalter 20

Urinausscheidung, Neugeborene 53
Urinosmolalität 498
- DDAVP-Test 498

Uroflow, Enuresis 525
urogenitale Fehlbildungen
- Nephroblastom 350
- WAGR-Syndrom 31

Urogenitaltuberkulose 268
Uronsäuren 163
Uropathie
- obstruktive 55
- – Conn-Syndrom 213

Urosepsis, Fallbeispiel 536
Urtikaria/Urticaria 287, 595
- allergische 595
- – Pricktest 595
- – RAST 595
- chronische 287
- Eosinophilie 318
- Nahrungsmittelallergie 473
- physikalische 595
- pigmentosa 599
- Schock, anaphylaktischer 288

Urvertrauen, Säugling 9
uteropelvine Stenose (UPS) 503
Uveitis
- Arthritis, juvenile idiopathische 295
- Crohn-Krankheit 477

V

VACTERL-Assoziation
- Analatresie 452, 454
- Herzfehler 452
- Ösophagusatresie 452

Vaginalsekretion, Neugeborene, Untersuchung 22
Vagusstimulation, Absaugung, Neugeborene 60
Vakuumextraktion, Caput succedaneum 58
Valgusfehlstellung 561
Valproat/Valproinsäure
- Embryo-/Fetopathien 44
- Thrombozytenfunktionsstörungen 321

Valsalva-Manöver, Tachykardie 394
Vanillinmandelsäure, Neuroblastom 214, 331

Varizella-zoster-Virus (VZV) 98–99, 240–242
- Enzephalitis/Myelitis 644
- Hirninfarkt 635
- Immunsuppression 333

Varizellen 240–242
- s. a. Windpocken
- angeborene 240
- Arthritis 299
- Eenzephalitis 242
- Embryofetopathie 240
- Exanthem 241
- Hemiplegie 635
- Heubnerscher Sternenhimmel 241
- Meningitis 644
- Pneumonie 436
- Reye-Syndrom 488
- Verbrauchskoagulopathie 322
- Vorexanthem (Rash) 241

Varizellenbläschen, Sekundärinfektionen 242
Varusfehlstellung 561
Vasa praevia, Anämie, neonatale 79
Vasculitis/Vaskulitis
- allergica 596
- – Immunkomplex 596
- erworbene 323–324
- Hirninfarkt 635
- Hypertonie 517

Vaskulopathie, Meningitis, aseptische 644
Vasopathien 323–324
Vasopressin (DDAVP) 521
Vasopressin-Rezeptor-Gen, Defekt 521
veganische Ernährung, Vitamin-B_{12}-Mangel 184
Vena anonyma, Lungenvenenfehlmündung 379
Vena-Galeni-Aneurysma 55
Venenkatheter, zentraler, Staphylococcus, epidermidis 266
Venenzeichnung, Inspektion 359
Ventilationsstörungen
- Atemnotsyndrom, Frühgeborene 65
- obstruktive, FEV_1 403

Ventilstenose, Fremdkörperaspiration 417, 437
Ventrikel, hypoplastischer 381
Ventrikelebene, Shunt 371–374
Ventrikelseptum, intaktes, Pulmonalatresie 376

Ventrikelseptumdefekt (VSD) 371–372
- AV-Septumdefekt 373
- Down-Syndrom 27
- Echokardiographie 372
- Fallot-Tetralogie 375
- Geräuschbefunde 360
- Pulmonalatresie 374–376
- und Pulmonalstenose, Rastelli-Operation 377
- Vierkammerblick 372
- Wiederholungsrisiken, empirische 41

Ventrikelseptumhypertrophie, Aortenstenose 383

ventrikuloatrialer Shunt
- Infektion 267
- Staphylokokken, koagulase-negative 267

ventrikuloperitonealer Shunt, Infektion 267

Verätzungen 698
- Laugen 451
- Rachen 410
- Säuren 451–452
- Verdauungstrakt 451

Verbrauchskoagulopathie 322–323

Verbrennungen 695–696
- Blasenbildung 696
- epidermale 696
- Erythem 696
- Gastritis 472
- Hyperkaliämie 179
- Immundefekte 281
- Neunerregel 695
- oberflächliche 696
- Schock, hypovolämischer 396
- Sofortmaßnahmen 696

Verbrühungen 695–696
- Erythem 696
- Fallbeispiel 699
- Rachen 410
- Sofortmaßnahmen 696

Verbrühungsverletzungen 695

Verdauungsinsuffizienz/-störungen
- Mukoviszidose 35, 422
- Myotonie 628

Verdauungstrakt
- bildgebende Verfahren 450–451
- Erkrankungen 446–493
- Fremdkörper 451
- funktionelle Störungen 456–460
- Funktionsdiagnostik 451

- Motilitätsstörungen 458–464
- Verätzungen 451

Vererbung
- monogene 34–39
- multifaktorielle (polygene) 39–40

Vergiftungen 696–698
- Beratungsstellen 697
- Differentialdiagnose 261
- Erbrechen 697
- Giftentfernung, primäre 697
- Ipecacsirup 697
- Kardiomyopathien, dilatative 387
- Koma 649
- Medizinalkohle 697
- Natriumsulfat 697
- psychische Störungen 686
- Tachykardie, ventrikuläre 394
- Übertherapie 697

Verhaltensauffälligkeiten
- Hypoglykämie 148, 158
- Klinefelter-Syndrom 29
- mit körperlichen Störungen und Faktoren 688–689
- Williams-Beuren-Syndrom 31
- 47,XYY-Konstitution 29

Verhaltenstherapie
- Asperger-Autismus 682
- Pikazismus 678
- Sozialverhaltensstörungen 682

Verhornungsstörungen, Ichthyose 581

Verkalkungen
- intrazerebrale, CMV-Infektion, konnatale 96
- – Toxoplasmose, konnatale 100

Verkühlung 406

Verletzungen
- Kindesmisshandlung 666
- ZNS 646–649

Vernachlässigung
- körperliche 666
- psychische Störungen 687
- seelische 666

Verordnungen, Kinderschutz 661

Verrucae
- planae juveniles 586
- plantares 586
- vulgares 585–586

Verschluss
- Gefäßverbindungen 367

- Herzdefekte 367–368

Verschlusshydrozephalus, Klinik 343

Verteilung, Arzneimitteltherapie 710–711

Vertikalisierung, Hohlrundrückenbildung 550

Verwirrtheit, Endokarditis, bakterielle 389

Vesicostomata, Harnwegsinfektionen 523

vesikoureteraler Reflux s. Reflux, vesikoureteraler

Vestibularisschäden, Gleichgewichtsstörungen 414

Vibrio cholerae, Gastroenteritis, akute 465

Vielkornbreie 129

Vierer-Zeichen, Perthes-Syndrom 558, 560

Vierfingerfurche
- Down-Syndrom 27
- Neugeborene, Untersuchung 22

Vierhügelregion, Tumoren 343, 344

Vierkammerblick
- AV-Septumdefekt 373
- VSD 372

Virämie, DIG 89

Viridans-Streptokokken, Endokarditis, bakterielle 389

Virilisierung 353
- adrenogenitales Syndrom 35, 211
- Pseudohermaphroditismus masculinus 221

Virostatika 231

Virulenzantigene (Vi)
- Salmonellen 261
- Salmonellose 261

Virushepatitis, akute, Meldepflicht 233

Virusinfektionen 233–253
- Anämie, aplastische 317
- Atemwege 406
- Exanthem, bläschenförmiges 240–245
- – flächenhaftes 234–240
- Gastroenteritis, akute 465–468
- Haut 585–587
- Immundefekte 281
- Immunisierung 234
- Immunreaktionen 234
- konnatale 99–100
- Luftwege 248–250
- Neutropenie 318

- ohne obligates Exanthem 245
- Übertragungswege 234
- ZNS-Beteiligung 250–252

Virusmeningitis 644
- Liquorbefunde 643

Virusnachweis, Infektionsdiagnostik 231

Viruspapillome 585–586

Viruspneumonie 431, 436

Virusreplikation 234

Virusübertragung 234

visuelle Perzeption, Störungen, Galaktosämie 154

visuell-räumliche Störungen 685

Visuomotorik, Entwicklungsstörungen 684

Visusverlust, Arthritis, juvenile idiopathische 295

Vitalfunktionen, Infektionsbehandlung 231

Vitalkapazität, Spirometrie 403

Vitamin A 185–186
- Embryo-/Fetopathien 44
- Hyperkalzämie 174

Vitamin-A-Intoxikation, akute 186

Vitamin-A-Mangel 185–187
- Kinder in der Dritten Welt 704

Vitamin-A-Teratogenität 186

Vitamin B_1 181–182

Vitamin B_2 181–182

Vitamin B_6 181–182

Vitamin-B_6-Antagonisten, Pyridoxinmangel 183

Vitamin-B_6-Mangel 187
- Neugeborenenkrämpfe 109

Vitamin B_{12} 184–185
- physiologische Funktionen 182

Vitamin-B_{12}-Mangel 184, 187
- Anämie 310–311
- Anfälle, zerebrale 637
- Crohn-Krankheit 477
- Differentialdiagnose 183
- Gastritis 473
- Muttermilch 124
- Thrombozytopenie 320

Vitamin C s. Ascorbinsäure

Vitamin D 186–187
- Hyperkalzämie 174
- Muttermilch 124
- Supplementierung 128

Vitamin-D-abhängige Rachitis Typ I/II (VDAR I/II) 171

Vitamin-D-Intoxikation
- Hyperkalzämie 173

Sachverzeichnis

- Hyperparathyreoidismus 208
- Kalziumsteine 519
- Vitamin-D-Mangelrachitis 170–171, 175
  - Fallbeispiel 188
  - Prophylaxe 128
  - – Vitamin D 128
- Vitamin-D-Metabolite, Rachitis, kalzipenische 170
- Vitamin-D-resistente Rachitis, Vererbung, X-chromosomal-dominante 36
- Vitamin-D-Stoffwechsel 168
- Vitamin-D-Stoffwechselstörung, Niereninsuffizienz 528
- Vitamin-D-Überdosierung, Hyperkalziurie 519
- Vitamin-D-Zufuhr, inadäquate, Hypokalzämie 112
- Vitamin-E, Mangel 187
- Vitamin K
  - Atmungskettendefekte 619
  - Glucose-6-Phosphat-Dehydrogenase-Mangel 313
  - Muttermilch 124, 128
  - Prophylaxe 187
  - Supplementierung 128
- Vitamin K_1/K_2 187
- Vitamin-K-Mangel 187
  - Alkaliresistenztest 89
  - Apt-Test 89
  - außerhalb der Neonatalperiode 323
  - Blutung 88
  - Hirnblutungen 128
  - Neugeborene 88–89
  - Spätmanifestation 88
- Vitamine
  - fettlösliche 185–187
  - – Mangel, Gallengangsatresie, extrahepatische 483
  - – Pankreasinsuffizienz, exokrine 491
  - wasserlösliche 181–185
- Vitaminmangel 181–187
- Vitien s. Herzfehler
- Vitiligo, Autoimmunhepatitis 489
- Vitium cordis
  - Duodenalatresie 90
  - Fetopathia diabetica 111
  - Rötelninfektion, konnatale 94
- VLBW (very low birth weight infant) 52

VLDL (very low density lipoproteins) 159
Vogelhalterlunge 431
Vogelschnabelzeichen, Achalasie 460
Vollmilch 129
Vollzeitpflege 662
Volumenbelastung, linksventrikuläre, Aorteninsuffizienz 384
Volumensubstitution, Schock, hypovolämischer 396
Volvulus 90, 453
- Ileus 462
v-onc 36
Vorbeugetest, Skoliose, idiopathische 552–553
Vorbeugungs- und Bewältigungshilfen, psychische Störungen 674
Vorderarmfraktur, Behandlung 565
Vorexanthem (Rash), Varizellen 241
Vorhof, rechter, Lungenvenenfehlmündung 379
Vorhofebene, Shunt 370–371
Vorhofflattern 394
- ASD II 370
- Kardioversion 394
- Überstimulation, transösophageale 394
Vorhofflimmern 394
- Kardioversion 394
- Überstimulation, transösophageale 394
Vorhofseptumdefekt (ASD)
- d-TGA 376–377
- Geräuschbefunde 360
- vom Primumtyp (ASD I) 371
- vom Sekundumtyp (ASD II) 370–371
- – Fallbeispiel 398
Voriconazol 231
Vormilch 121
Vorsorgeuntersuchungen 19–20
- s. a. Untersuchung
- Kindesalter 20
VSD s. Ventrikelseptumdefekt

W

Wabenlunge 405–406
Wachstum 539
- Akzeleration 6
- nach der Geburt 3–4

- intrauterines 3
- Knochenalter 13
- Kopf 7
- Organe 7
- Proportionsverschiebung 6
- Pubertät 3–4
- Skelettalter 13
- Tempo 7
- Trend, säkulärer 6

Wachstum, Beschleunigung, adrenogenitales Syndrom 211
Wachstumsbeurteilung 4–6
- Perzentilenkurven 5
- Somatogramm 4–5
Wachstumsfaktoren, hämatopoetische, Knochenmarkaplasie, Chemotherapie-induzierte 332
Wachstumsfuge 539
Wachstumsgeschwindigkeit 4
- Brustwirbelsäule 548
- Entwicklungsverzögerung, konstitutionelle 216
- Lendenwirbelsäule 548
Wachstumshormon (STH) 196, 223
- Exzess, Großwuchs 203
- Kleinwuchs, intrauteriner 202
- Knochenreifung 195
- Steuerung und Funktionen 195
- Übersekretion 199
Wachstumshormonmangel 197–198
- Hypophysenvorderlappeninsuffizienz 197
- IGF-1 198
- IGFBP-3, niedriges 198
- isolierter, Pubertätswachstumsspurt 13
- STH, rekombinantes 199
- Ullrich-Turner-Syndrom 219
- Vorgehen bei Verdacht 198
Wachstumsplatte 539
Wachstumsstörungen 200–203, 550
- Atemwegserkrankungen 401
- Bartter-Syndrom 521
- Crohn-Krankheit 477
- epiphysäre, Ursachen 539
- Erkennung 540
- Kopf 7
- Lungenreifung, beschleunigte 64
- Mukopolysaccharidose 164
- Nephronophthise 503

- Neurofibromatose Typ 1 632
- Niereninsuffizienz 528
- Pankreasinsuffizienz, exokrine 491
- psychosoziale Extremsituationen 686–687
- Pubertas praecox 215
Waden, Pseudohypertrophie 624
Wadenschmerzen, Aortenisthmusstenose 386
Wärmestrahler, Untersuchungsliege 17
WAGR-Syndrom 31, 350
- Aniridie-Gen PAX6 350
- Nephroblastom 350
- WT1-Gen 350
Wahnsymptome, Adoleszenz 690
Wahrnehmungsstörungen, Adoleszenz 690
Warfarin, Embryo-/Fetopathien 44
Warzen, vulgäre 585–586
WAS-Protein, Wiskott-Aldrich-Syndrom 38, 279
Wasserbestand 175
Wasserbruch 533
Wasserhaushaltsstörungen 175–179
Wasserintoxikation, Hyperhydratation, hypotone 178
Wasserlassen, nächtliches, ADH-Mangel 200
Wasserumsatz 175
Waterhouse-Friderichsen-Syndrom 265, 643
Waterlow-Klassifikation, Mangelernährung 704
WC-Reiniger, Verätzungen 698
Weber-Cockayne-Epidermolyse 582
Weber-Ramstedt-Operation, Pylorushypertrophie 461
Wegener-Granulomatose
- Differentialdiagnose 511
- Glomerulonephritis 509
Weglaufen, Sozialverhaltensstörungen 682
Wegschreien 642
Weichteilinfektionen, Neugeborene 107–108
Weichteilnekrosen, Purpura fulminans 324
Weichteilsarkome 345
Weigert-Meyersches Gesetz 504
Weinen, Jugendliche 689
well baby seizures, Neugeborenenkrämpfe 638

Weltgesundheitsorganisation, Alma-Ata-Programm 703
Werdnig-Hoffmann-Muskeldystrophie 629–630
Werkzeuggebrauch, Säugling 10
Wespengiftallergie 286
Wespenstiche 409–410
West-Syndrom 640–641
- EEG 640
- Therapie, medikamentöse 641
wheezy bronchitis 418
Wiedemann-Beckwith-Syndrom, Omphalozele 455
Wieder-aus-dem-Bett-Kommen 677
Wiederbelebungsmaßnahmen, Ertrinkungsunfälle 696
Wiegen
- Stillen 127–128
- Untersuchung, körperliche 18
Wiesengräserdermatitis 594–595
- Fallbeispiel 601
von-Willebrand-Antigen, von-Willebrand-Jürgens-Syndrom 322
von-Willebrand-Faktor (vWF), Mangel 322
von-Willebrand-Jürgens-Syndrom 322
- DDAVP 322
Williams-Beuren-Syndrom 31
- Aortenstenose 384
- Elastin-Gen 363
- - Mutation 384
- Hyperkalzämie, idiopathische, infantile 174
Wilms-Tumor 31, 350–352, 534
- s. a. Nephroblastom
- Onkogene 37
- WT1-Gen 37, 350
Wilms-Tumor-Aniridie 31
Wilson-Gen, Mutation 488
Wilson-Mikity-Syndrom 439
Wilson-Syndrom 488
- Aminoazidurie 147
- Cholestase 482
- Zäruloplasmin 488
Wimpernausreißen, Bewegungsstereotypen 679
Windeldermatitis 592–593
- Candida-Infektionen 270
Windelsoor 592
Windpocken 240–242
- s. a. Varizelleninfektion
- Exanthem 242

- Heubnerscher Sternenhimmel 241
- Hirninfarkt 634
- HIV-Infektion 248
- konnatale 240
Wirbelkörper, bikonvexe, Mukopolysaccharidose 166
Wirbelkörperfrakturen, Tetanus 260
Wirbelsäule
- Entwicklung 548
- Erkrankungen 547–555
- Fehlstellungen, Neugeborene 22
- Form, definitive, Entwicklung 549
- Fraktur, Behandlung 565
- Neugeborene, Untersuchung 22
- Schiefhaltungen, Beinlängendifferenz 549
Wirbelsäulenfehlbildungen
- Alagille-Syndrom 482
- Entwicklung 547
- Schiefhals 555
Wirbelsäulenhaltung 548–550
Wirbelsäulenkrümmung, Skoliose 551–552
Wiskott-Aldrich-Syndrom 38, 278–279
- DNA-Analyse 38
- Krebserkrankungen 329
- Non-Hodgkin-Lymphome 339
- Thrombozytopenie 278, 320
- - neonatale 87
- Vererbung, X-chromosomal-rezessive 36
- WASP 279
Wissler-Subsepsis, allergische 294
Wohlstandsvernachlässigung, Kleinwuchs, psychosozialer 197
Wolff-Chaikoff-Effekt, Hypothyreose 205
Wolff-Gänge 220
Wolff-Parkinson-White(WPW)-Syndrom 392
- EKG 391
- PQ-Zeit 391
Wolf-Hirschhorn-Syndrom 31
Wolman-Krankheit 162, 168
Wood-Lampe, Mikrosporie 591
Wortverständnis, Säugling 11
WT1-Gen
- Mutation 330, 350
- - Nephroblastom 350
- WAGR-Syndrom 350

- Wilms-Tumor 37
Wunden, nässende, sexueller Missbrauch 669
Wundheilung, Ehlers-Danlos-Syndrom 582
Wundinfektion, Streptokokken Gruppe C 257
Wundinfektionsverhütung 231
Wundstarrkrampf 259–261
Wurmfortsatz, Entzündung s. Appendizitis

X

Xanthelasmen, Hyperlipoproteinämie Typ II 159
Xanthinoxidase-Defekt, Xanthinsteine 519
Xanthinsteine 519
Xanthome
- Glykogenose Typ I 152
- Hyperlipoproteinämie Typ II 159
X-Bein 561
X-Chromosom
- Veränderungen, geistige Behinderung 606
- zusätzliches, Pränataldiagnostik 46
X-chromosomal-dominanter Erbgang 36
X-chromosomal-rezessiver Erbgang 35–36
Xeroderma pigmentosum 582
Xerophthalmie, Vitamin-A-Mangel 185
Xerose, konjunktivale, Vitamin-A-Mangel 186
Xq21.1-22.1, Alport-Syndrom 512
X-Syndrom, fragiles s. Fragiles-X-Syndrom
XX-Männer 220
XY-Frauen 220
47,XYY-Konstitution 29–30

Y

Y-Chromosom, Deletion 30
Yersinia
- enterocolitica 263
- - Gastroenteritis, akute 466
- pestis 263
- pseudotuberculosis 263

Yersinien/Yersiniose 263
- Arthritis, reaktive 298
- Differentialdiagnose 477
- Erythema nodosum 597
- Gastroenteritis, akute 467

Z

Zähne
- Durchbruch, Hypothyreose 205
- Dystrophie, Hypoparathyreoidismus 208
- Entwicklung 9
- hypoplastische, Hyperkalzämie, idiopathische, infantile 174
Zäruloplasmin, Wilson-Syndrom 488
Zahnabszesse, Phosphatdiabetes 172
Zahnanomalien, Ehlers-Danlos-Syndrom 582
Zahnausfall, Hypophosphatasie 35
Zahnentwicklungsstörungen
- Osteogenesis imperfecta 541
- Phosphatdiabetes 172
Zahnhygiene, Endokarditisprophylaxe 390
Zahnschmelzdefekte
- Rötelninfektion, konnatale 94
- Vitamin-D-Mangelrachitis 170
- Zöliakie 475
Zahnstellungsanomalien, Vorsorgeuntersuchungen, Kindesalter 20
Zanamivir, Influenza 249
Zeckenbiss/-stich
- Borreliose 644
- Erythema chronicum migrans 589
Zehenfraktur, Behandlung 565
Zellen
- blaue, Ewing-Sarkom 347
- körpereigene, Autoimmunerkrankungen 289
zelluläre Reaktionen Typ IV 287
Zellulitis, Haemophilus-influenzae-Infektionen 266
Zellweger-Syndrom 620–621
- Migrationsstörungen 612
Zement, Verätzungen 698

Sachverzeichnis

Zentralisation
- Kardiomyopathie, dilatative 387
- Schock, kardiogener 396

zentralnervöse Störungen, Hyperkalzämie 173

zerebelläre Symptome, Enzephalitis/Myelitis 644

zerebrale Dysfunktion, minimale 608–609

zerebrale Erkrankungen, degenerative, Neugeborenenkrämpfe 110

zerebrale Fehlbildungen 55
- Neugeborenenkrämpfe 110

Zerebralparese
- ataktische 617
- dyskinetische 616–617
- infantile 615–617
- – Ätiologie 615
- – Fußdeformitäten, neuromuskuläre 564
- – Fußerkrankungen 563
- – Rehabilitation 663
- – Skoliose 551
- Meningitis, neonatale 106
- minimale 617
- nicht-klassifizierte 617
- spastische, Einteilung, klinische 616
- Therapie 617
- Toxoplasmose, konnatale 100

Zerebrosidspeicherung, Gaucher-Krankheit 162

zerebrovaskuläre Erkrankungen 634–636

zerebrovaskuläre Fehlbildungen, Hirninfarkt 635

Zeroidlipofuszinose, neuronale 161

Zeruminalpfropf 412

Ziegenpeter 245–246

Ziehl-Neelsen-Färbung, Tuberkulose 268

Ziliendyskinesie
- Bronchiektasen 420
- primäre 409

Ziliensyndrom, immotiles 409

Zirkulation, fetale, persistierende s. PFC-Syndrom

Zirkulationsstörungen 634–636
- Herpes-simplex-Infektion, neonatale 97
- PDA 66

Zirkumzision
- Paraphimose 531
- Phimose 530

Zitratzyklus 150
- Energiestoffwechsel 149

Zitrullinämie 147

ZNS (Zentralnervensystem)
- Aneurysma 634
- Angiome 634
- arteriovenöse Fehlbildungen 634
- Blutungen 648–649
- Entwicklung, Säugling 9
- Entzündungen 642–646
- Fehlbildungen, Anfälle, zerebrale 637
- Herpes-simplex-Infektion, neonatale 97
- immunologische Erkrankungen 645–646
- Infarkt, Sichelzellerkrankung 315
- Keimzelltumoren, primäre 344
- Läsionen, Obstipation 450
- Lymphome, primäre, AIDS 248
- parainfektiöse Erkrankungen 645–646
- Störungen, Thiaminmangel 181
- Tumoren 340–344, 650
- – Gentransfer 342
- – Immuntherapie 342
- – Klassifikation 341
- – Strahlentherapie 342
- – Therapie 342
- – Überlebenswahrscheinlichkeit nach Diagnose 331
- Verletzungen 646–649
- – geburtstraumatische 59

ZNS-Beteiligung, Virusinfektionen 250–252

Zöliakie 473–476
- Antikörper gegen Gewebstransglutaminase (IgA-tTG bzw. IgG-tTG) 475
- Aphthen, rezidivierende 475
- Diagnose 476
- DQ$_2$-Konstellation 474
- DQ$_8$-Typ 474
- Durchfall 449
- Eisenmangelanämie 307, 475
- Endomysiumantikörper 475
- Enteropathie, glutensensible 476
- Fallbeispiel 492
- Flaschennahrungen, Selbstherstellung 126
- Folsäuremangel 183
- gehäufte, IgA-Mangel 277
- Getreidebreie 129
- Gewebstransglutaminase (tGT) 474
- Gluten 474, 476
- Glutenelimination 475
- HLA-Marker 474
- IgA-Antikörper gegen Endomysium 475
- IgA-tTG 474
- IgG-tTG 474
- Kryptenelongation 474
- Malabsorption 474
- Nahrungsmittelallergie 473
- Pubertas tarda 216
- silente 475–476
- Vitamin-K-Mangel 323
- Zahnschmelzdefekte 475
- Zottenatrophie 474

Zoster 242–243, 587
- Aciclovir 243
- generalisatus 242
- Hirninfarkt 635
- HIV-Infektion 248
- Hyperimmunglobuline 243
- Nukleosidanaloga 243
- ophthalmicus 242
- oticus 242
- Superinfektionen 243

Zottenatrophie, Zöliakie 474

Zucker(exposition)
- Karies 130
- Nuckeln 130

Zufütterung, Stillen 127–128

Zunge
- gefurchte, Down-Syndrom 27
- hervortretende, Down-Syndrom 27

Zungenbandgeschwür, Keuchhusten 256

Zungengrund, Schilddrüsenektopie 205

Zuwendung zum Kind und zur Betreuungsperson 17

Zwangsgedanken 688

Zwangshandlungen 688

Zwei- und Drei-Wort-Sätze, Säugling 11

Zwei-Mutationen-Theorie nach Knudson, Nephroblastom 350

Zweitmalignome, Chemotherapie 333

Zwei-Treffer-Theorie, Keimbahnmutation 37

Zwerchfellatmung 401

Zwerchfellhernie 55, 75–76, 456
- angeborene, Lungenhypoplasie 75
- – Pneumothorax 73
- PFC-Syndrom 77

Zwerchfellkrämpfe, Tetanus 260

Zwergwuchs, Achondroplasie 540

Zwilling
- intrauteriner Tod, DIG 89
- wachstumsretardierter, Hypoglykämie 111

Zwischenwirte, Infektionen 230

Zyanid-Nitroprussid-Probe
- Homozystinausscheidung, Harn 145
- Zystinurie 147

Zyanose 19, 368
- Affektkrämpfe 642
- Apnoe 70
- Asphyxie, postnatale 56
- Atemnotsyndrom, Frühgeborene 64
- Atemwegserkrankungen 401
- Choanalatresie, totale 404
- Fallot-Tetralogie 375
- Grand mal 639
- Hamman-Rich-Syndrom 439
- Herzfehler 374
- Hypoglykämie 148
- Inspektion 359
- Lungenvenenfehlmündung, totale 378
- Mekoniumaspiration 73
- Mukoviszidose 422
- Neugeborene, Untersuchung 21
- periphere 360
- Pulmonalstenose 382
- Schock, anaphylaktischer 288
- Spannungspneumothorax 74
- Tachypnoe, transitorische 71
- Tricuspidalatresie 380
- zentrale 360
- Zwerchfellhernie 75, 456

Zystathioninsynthetasedefekt 145

Zysten
- bronchogene, Mediastinaltumoren 441
- enterogene, Mediastinaltumoren 441
- Larynx 404

Zystenlunge 405–406

Zystennieren 501–502
- Conn-Syndrom 213
- Pätau-Syndrom 28
- PKHD1-Gen 501
- Zellweger-Syndrom 620
Zystinausscheidung, Nephrolithiasis 518
Zystinose 145–147, 167
- Aminoazidurie 147
Zystinose
- Debré-de-Toni-Fanconi-Syndrom 520
- Enzymdefekt, lysosomaler 618
- Fallbeispiel 188
- nephropathische 146
- Spaltlampenbefund 146
Zystinspeicherung, Nativpräparate 146
Zystinsteine 519
Zystinurie 147–148, 167
- Aminosäurentransportdefekte 147
- D-Penicillamin 147
- Mercaptopropionylglycin 147
- Nephrolithiasis 518
- Zyanid-Nitroprussid-Probe 147
Zystinvermehrung, intrazelluläre 146
zystische Fibrose s. Mukoviszidose
Zystitis, Enuresis 525
Zystizerkose 469
zytogenetische Chromosomenaberrationen 32
Zytokine 275
- Entzündung, allergische 282
- Fanconi-Anämie 316
- Früh- und Neugeborene 101
Zytomegalievirus-Infektion s. CMV-Infektion
Zytopenie, Knochenmarkversagen 316
Zytoplasma, Erkrankungen 622
Zytostatika, Embryo-/Fetopathien 44
zytotoxische Reaktion, Überempfindlichkeitsreaktionen 282

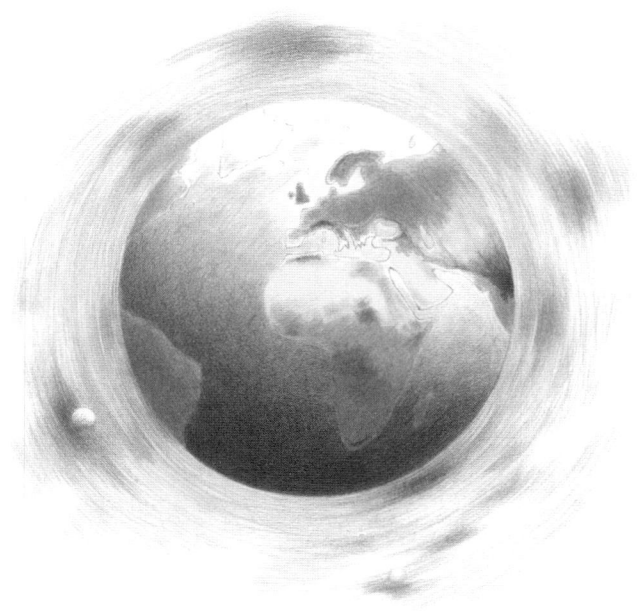

Famulatur, PJ oder AiP im Ausland –
Wir sichern Sie rund um die Uhr, rund um die Welt

Wir halten Ihnen den Rücken frei, wenn Sie beruflich ins Ausland gehen.

Weil wir Sie sichern bei:
- Haftpflichtansprüchen beruflich wie privat
- Unfällen – 24 Stunden am Tag
- Krankheit incl. Flugrettung für den Notfall.

Gerne sagen wir Ihnen mehr.

www.aerzteversicherung.de
Telefon: 02 21/1 48-2 27 00
Telefax: 02 21/1 48-2 14 42

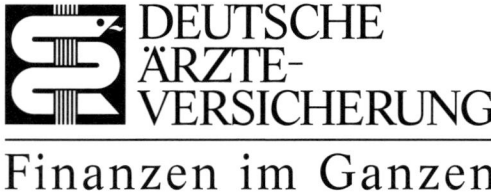

Finanzen im Ganzen